Dukes
FISIOLOGIA DOS ANIMAIS DOMÉSTICOS

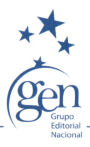

O GEN | Grupo Editorial Nacional – maior plataforma editorial brasileira no segmento científico, técnico e profissional – publica conteúdos nas áreas de ciências da saúde, exatas, humanas, jurídicas e sociais aplicadas, além de prover serviços direcionados à educação continuada e à preparação para concursos.

As editoras que integram o GEN, das mais respeitadas no mercado editorial, construíram catálogos inigualáveis, com obras decisivas para a formação acadêmica e o aperfeiçoamento de várias gerações de profissionais e estudantes, tendo se tornado sinônimo de qualidade e seriedade.

A missão do GEN e dos núcleos de conteúdo que o compõem é prover a melhor informação científica e distribuí-la de maneira flexível e conveniente, a preços justos, gerando benefícios e servindo a autores, docentes, livreiros, funcionários, colaboradores e acionistas.

Nosso comportamento ético incondicional e nossa responsabilidade social e ambiental são reforçados pela natureza educacional de nossa atividade e dão sustentabilidade ao crescimento contínuo e à rentabilidade do grupo.

Dukes
FISIOLOGIA DOS ANIMAIS DOMÉSTICOS

Editor

William O. Reece DVM, PhD

University Professor Emeritus, Department of Biomedical Sciences, College of Veterinary Medicine, Iowa State University, Ames, Iowa, USA.

Editores Associados

Howard H. Erickson DVM, PhD

Professor Emeritus of Physiology, Department of Anatomy and Physiology, College of Veterinary Medicine, Kansas State University, Manhattan, Kansas, USA.

Jesse P. Goff DVM, PhD

Professor and Anderson Chair, Department of Biomedical Sciences, College of Veterinary Medicine, Iowa State University, Ames, Iowa, USA.

Etsuro E. Uemura DVM, MS, PhD

Professor, Department of Biomedical Sciences, College of Veterinary Medicine, Iowa State University, Ames, Iowa, USA.

Revisão Técnica

Luís Carlos Reis

Médico-Veterinário pela Universidade Federal Rural do Rio de Janeiro (UFRRJ). Mestre em Fisiologia pela Universidade Estadual de Campinas (UNICAMP). Doutor em Fisiologia pela Universidade de São Paulo (USP). Pós-Doutorado pelo Instituto de Investigación Médica Mercedes y Martín Ferreyra – INIMEC-CONICET (Córdoba, Argentina). Professor Titular de Fisiologia do Departamento de Ciências Fisiológicas do Instituto de Ciências Biológicas e da Saúde da UFRRJ.

André de Souza Mecawi

Médico-Veterinário pela Universidade Federal Rural do Rio de Janeiro (UFRRJ). Mestre e Doutor em Fisiologia pela Universidade de São Paulo (USP). Pós-Doutorado na Universidade de Bristol (Inglaterra – UK). Professor Ajunto de Fisiologia do Departamento de Ciências Fisiológicas do Instituto de Ciências Biológicas e da Saúde da UFRRJ.

Tradução

Carlos Henrique Cosendey (Capítulos 4 a 9, 34, 35, 38, 39, 46, 52 a 55)
Patricia Lydie Voeux (Capítulos 1 a 3, 10 a 33, 36, 37, 40 a 45, 47 a 51)

Décima terceira edição

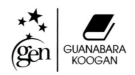

- Os autores deste livro e a editora empenharam seus melhores esforços para assegurar que as informações e os procedimentos apresentados no texto estejam em acordo com os padrões aceitos à época da publicação. Entretanto, tendo em conta a evolução das ciências, as atualizações legislativas, as mudanças regulamentares governamentais e o constante fluxo de novas informações sobre os temas que constam do livro, recomendamos enfaticamente que os leitores consultem sempre outras fontes fidedignas, de modo a se certificarem de que as informações contidas no texto estão corretas e de que não houve alterações nas recomendações ou na legislação regulamentadora.

- Os autores e a editora se empenharam para citar adequadamente e dar o devido crédito a todos os detentores de direitos autorais de qualquer material utilizado neste livro, dispondo-se a possíveis acertos posteriores caso, inadvertida e involuntariamente, a identificação de algum deles tenha sido omitida.

- **Atendimento ao cliente: (11) 5080-0751 | faleconosco@grupogen.com.br**

- Traduzido de
  DUKES' PHYSIOLOGY OF DOMESTIC ANIMALS, THIRTEENTH EDITION
  This edition first published 2015 © 2015 by John Wiley & Sons, Inc.
  Copyright © 1933 by H.H. Dukes
  Copyright © 1934, 1935, 1937, 1942 and 1947 by Comstock Publishing Company, Inc.
  Copyright © 1955, 1970, 1977, 1984, 1993 and 2004 by Cornell University Press
  All Rights Reserved. This translation published under license with the original publisher John Wiley & Sons Inc.
  ISBN 978-1-118-50139-9

- Direitos exclusivos para a língua portuguesa
  Copyright © 2017 by
  EDITORA GUANABARA KOOGAN LTDA.
  Uma editora integrante do GEN | Grupo Editorial Nacional
  Travessa do Ouvidor, 11
  Rio de Janeiro – RJ – CEP 20040-040
  www.grupogen.com.br

  Reservados todos os direitos. É proibida a duplicação ou reprodução deste volume, no todo ou em parte, em quaisquer formas ou por quaisquer meios (eletrônico, mecânico, gravação, fotocópia, distribuição pela Internet ou outros), sem permissão, por escrito, da EDITORA GUANABARA KOOGAN LTDA.

- Capa: Rubens Lima
  Editoração eletrônica: Anthares

- Ficha catalográfica

D914
13. ed.

Dukes | Fisiologia dos animais domésticos / editor William O. Reece, editores associados Howard H. Erickson, Jesse P. Goff, Etsuro E. Uemura; revisão técnica Luís Carlos Reis, André de Souza Mecawi. – 13. ed. – [Reimpr.]. – Rio de Janeiro: Guanabara Koogan, 2022.
   il.

   Tradução de: Dukes' physiology of domestic animals
   ISBN: 978-85-277-3125-6

   1. Medicina veterinária. I. Reece, William O. II. Título.

17-39176   CDD: 636.089
             CDU: 636.09

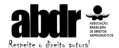

Colaboradores

Michele Borgarelli DMV, PhD
Diplomate
European College of Veterinary Internal Medicine (Cardiology)
Associate Professor of Cardiology
Virginia-Maryland Regional College of Veterinary Medicine
Blacksburg, VA
USA
(Autora sênior do Capítulo 39)

Scott A. Brown VMD, PhD
Diplomate
American College of Veterinary Internal Medicine
Edward H. Gunst Professor of Small Animal Studies and Josiah Meigs
Distinguished Teaching Professor
Departments of Physiology and Pharmacology and Small Animal Medicine
and Surgery
College of Veterinary Medicine
University of Georgia
Athens, GA
USA
(Autor do Capítulo 40)

Richard L. Engen MS, PhD
Professor Emeritus
Department of Biomedical Sciences
College of Veterinary Medicine
Iowa State University
Ames, IA
USA
(Coautor do Capítulo 30)

Howard H. Erickson DVM, PhD
Emeritus Professor
Department of Anatomy and Physiology
College of Veterinary Medicine
Kansas State University
Manhattan, KS
USA
(Coautor dos Capítulos 37 e 41; Editor da Parte 6; Editor Associado)

Robert F. Gilmour, Jr PhD
Vice President, Research and Graduate Studies
Professor of Biomedical Sciences
University of Prince Edward Island
Charlottetown, PE
Canada
(Autor sênior dos Capítulos 31 e 32)

Jesse P. Goff DVM, PhD
Professor and Anderson Chair
Department of Biomedical Sciences
College of Veterinary Medicine
Iowa State University
Ames, IA
USA
(Autor dos Capítulos 42–45, 47–50 e 51; Editor das Partes 7, 8 e 9;
Editor Associado)

Patrick J. Gorden DVM
Director
Food Supply Veterinary Medicine
Veterinary Diagnostic and Production Animal Medicine
College of Veterinary Medicine
Iowa State University
Ames, IA
USA
(Autor sênior do Capítulo 54)

Jens Häggström DVM, PhD
Diplomate
European College of Veterinary Internal Medicine (Cardiology)
Department of Clinical Sciences
Faculty of Veterinary Medicine and Animal Science
Swedish University of Agricultural Sciences
Uppsala
Sweden
(Coautor do Capítulo 39)

Eileen M. Hasser PhD
Professor
Department of Biomedical Sciences, College of Veterinary Medicine
Department of Medical Pharmacology and Physiology
Resident Investigator, Dalton Cardiovascular Research Center
University of Missouri
Columbia, MO
USA
(Coautora dos Capítulos 34 e 35; Autora sênior do Capítulo 38)

Cheryl M. Heesch PhD
Professor
Department of Biomedical Sciences, College of Veterinary Medicine
Resident Investigator, Dalton Cardiovascular Research Center
University of Missouri
Columbia, MO
USA
(Autora sênior do Capítulo 35; Coautora dos Capítulos 34 e 38)

Patricia A. Johnson PhD
Professor and Chair
Department of Animal Science
College of Agriculture and Life Sciences
Cornell University
Ithaca, NY
USA
(Autora do Capítulo 55)

David D. Kline PhD
Associate Professor
Department of Biomedical Sciences, College of Veterinary Medicine
Resident Investigator, Dalton Cardiovascular Research Center
University of Missouri
Columbia, MO
USA
(Autor sênior do Capítulo 34; Coautor dos Capítulos 35 e 38)

M. Harold Laughlin PhD
Curators' Professor and Chair
Department of Biomedical Sciences, College of Veterinary Medicine
Professor
Department of Medical Pharmacology and Physiology
Investigator, Dalton Cardiovascular Research Center
University of Missouri
Columbia, MO
USA
(Coautor dos Capítulos 36 e 38)

John W. Ludders DVM
Diplomate
American College of Veterinary Anesthesia and Analgesia
Professor Emeritus
Department of Clinical Sciences
College of Veterinary Medicine
Cornell University
Ithaca, NY
USA
(Autor do Capítulo 26)

Luis A. Martinez Lemus DVM, PhD
Associate Professor
Department of Medical Pharmacology and Physiology and Dalton Cardiovascular Research Center
University of Missouri
Columbia, MO
USA
(Autor sênior do Capítulo 36)

N. Sydney Moïse DVM, MS
Diplomate
American College of Veterinary Internal Medicine
Professor of Medicine
Department of Clinical Sciences
College of Veterinary Medicine
Cornell University
Ithaca, NY
USA
(Coautor do Capítulo 32)

David C. Poole PhD, DSc
Fellow, American College of Sports Medicine
Professor
Departments of Kinesiology, Anatomy and Physiology
Kansas State University
Manhattan, KS
USA
(Autor sênior dos Capítulos 37 e 41)

William O. Reece DVM, PhD
University Professor Emeritus
Department of Biomedical Sciences
College of Veterinary Medicine
Iowa State University
Ames, IA
USA
(Autor dos Capítulos 11–25, 27–29, 52 e 53; Autor sênior do Capítulo 46; Editor das Partes 2, 3, 4 e 5; Editor)

Dean H. Riedesel DVM, PhD
Diplomate
American College of Veterinary Anesthesia and Analgesia
Professor
Department of Veterinary Clinical Sciences
College of Veterinary Medicine
Iowa State University
Ames, IA
USA
(Autor do Capítulo 33; Autor sênior do Capítulo 30)

Leo L. Timms PhD
Morrill Professor
Departments of Animal Science and Veterinary Diagnostics and Production Animal Medicine
Colleges of Agriculture and Veterinary Medicine
Iowa State University
Ames, IA
USA
(Coautor do Capítulo 54)

Darrell W. Trampel DVM, PhD (Falecido)
Professor
Poultry Extension Veterinarian
Department of Veterinary Diagnostic and Production Animal Medicine
College of Veterinary Medicine
Iowa State University
Ames, IA
USA
(Coautor do Capítulo 46)

Etsuro E. Uemura DVM, PhD
Professor
Department of Biomedical Sciences
College of Veterinary Medicine
Iowa State University
Ames, IA
USA
(Autor dos Capítulos 1–10; Editor da Parte 1; Editor Associado)

Dedicatória

Este livro é dedicado à minha esposa Shirley Ann Bruckner Reece, nascida em 03/12/1932 e falecida em 29/09/1999.

Sou muito grato a Deus por ter feito dela um presente para mim, pelos 46 anos felizes de nosso casamento e pelos sete filhos (Mary Kay, Kathy Ann, Barbara Jean, Sara Lucinda, Anna Marie, Susan Theresa, and William Omar II) que tivemos o privilégio de conceber. Shirley foi criada em Chicago, e recebeu seu BS em Foods and Nutrition pela Iowa State University. Estávamos casados antes de receber nossos diplomas em 1954.

Shirley foi um modelo de esposa e de mãe. Em cada idade, ela demonstrava uma sabedoria superior aos seus anos de vida, e era admirada por todos que a conheciam. Ela personificava a alegria, recebida pela graça de Deus, gostava da vida e amava a Ames. Pelo seu louvável exemplo, apoio e entusiasmo devotados à família, à igreja, à comunidade e à profissão veterinária, fui encorajado a continuar com este projeto e, assim, honrar sua presença em minha vida.

W.O.R.

Agradecimentos

Somos gratos aos esforços dos seguintes colaboradores: Erica Judisch, editora de comissionamento, Veterinary Medicine, Wiley Blackwell; Heidi Lovette, editora de ciências, Cornell University Press; e Tonya Cook, gestora de direitos, Cornell University Press, por seu êxito em negociar a transferência dos direitos autorais da Cornell University Press à Wiley Blackwell. Reconhecemos seu profissionalismo e sua paciência durante todo o complexo processo.

A Cornell University Press tem sido importante para o sucesso do livro *Fisiologia dos Animais Domésticos* como um legado, que começou com o Dr. Dukes, cuja carreira de editor foi desempenhada em Ithaca. A integridade e a cooperação ininterruptas da Cornell University Press como editora durante o período em que exerci o cargo sempre foram evidentes. Reconheço e agradeço a todos os diretores, editores de ciências e equipe por seus esforços durante todos estes anos.

Um projeto desta complexidade requer a participação de muitas pessoas. Minha dívida e meus agradecimentos são estendidos a todas essas pessoas maravilhosas.

Os autores e editores das partes, além de suas atividades de ensino, pesquisa, serviço e administração, dedicaram seus talentos a esse projeto.

Grande parte de meu tempo dispendido durante as fases preliminares e a preparação dos manuscritos incluiu a Veterinary Medical Library, da Iowa State University. Kristi Schaaf, diretora, foi um recurso amigável e de valor inestimável para a localização do material de referência e outras informações necessárias. Também agradeço a Lana Greve, assistente da biblioteca.

O Dr. Anumantha Kanthasamy, Professor e Catedrático do Department of Biomedical Sciences, College of Veterinary Medicine, Iowa State University, proporcionou recursos e serviços de escritório – em colaboração com Linda Erickson, especialista administrativo, William Robertson, supervisor de laboratório, e Kim Adams. Paige Behrens, auxiliar de escritório e estudante de Desenho Gráfico da Iowa State University, com a ajuda de Megan Demoss, transformou meus manuscritos e todos os outros itens essenciais em documentos informatizados.

Os Drs. Howard Erickson, Jesse Goff e Etsuro Uemura, Editores Associados desta edição, ajudaram no seu planejamento e na sua execução. Suas orientações, entusiasmo e trabalho árduo nunca esmaeceram e suas inovações forneceram vigor renovado. Além disso, o Dr. Howard Erickson ofereceu apoio enfático e planejamento da 12ª edição.

Mal Rooks Hoover, ilustrador médico certificado, College of Veterinary Medicine, Kansas State University, emprestou generosamente sua experiência para aumentar a efetividade de algumas das figuras, inclusive coloridas, que aparecem nos capítulos escritos pelos Doutores Reece, Erickson e vários outros autores da parte cardiovascular.

Infelizmente, o Dr. Darrell Trampe faleceu durante a produção dessa obra. Sua falta será imensamente sentida pelos colegas e amigos.

Nancy Turner, editora sênior de desenvolvimento, da Wiley Blackwell, forneceu informações e orientações oportunas desde o início desse projeto. Quero agradecer muito por seu conhecimento, experiência, profissionalismo e colaboração em todas as fases do projeto. Este trabalho foi continuado com a experiência de Catriona Cooper, Editora sênior de projeto, da Wiley Blackwell, na finalização do manuscrito e dos detalhes associados necessários ao envio para o revisor. Nossos agradecimentos também a Nancy e Catriona em nome de todos os autores por sua ajuda paciente e amigável e sua atenção aos detalhes. Agradecemos também a Kathy Syplywczak, gestora de projeto, e a Jolyon Philips, revisor, por sua experiência e atenção aos detalhes necessários à publicação dessa obra – todos temos muito orgulho de vocês.

Acima de tudo, agradeço a Deus por esse grupo de pessoas e por Sua resposta às minhas orações por este projeto.

William O. Reece

Tributo aos Doutores H. Hugh Dukes e Melvin J. Swenson

Veterinários, educadores, pesquisadores, autores e administradores

Dr. H. Hugh Dukes (1895-1987)

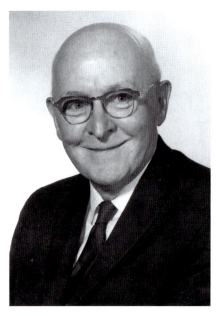

BS, Clemson College, 1915; DVM, Iowa State College, 1918; United States Army, 1918-1920; MS, 1923, Iowa State College; Professor Assistente, Pesquisa de Fisiologia Veterinária e Fisiologia, Divisão de Medicina Veterinária, Iowa State College, 1921-1932; Professor e Chefe do Departamento de Fisiologia Veterinária, New York State Veterinary College, Cornell University, 1932-1960. Autor da 1ª à 7ª edição de *Fisiologia dos Animais Domésticos*, 1933-1955.

Dr. Melvin J. Swenson (1917-2005)

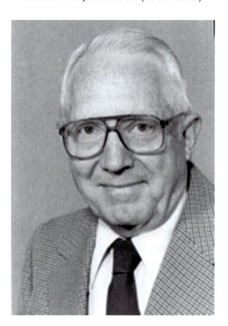

DVM, 1943, College of Veterinary Medicine, Kansas State University; United States Army Veterinary Corps, 1943-1946; MS, 1947, PhD, 1950, College of Veterinary Medicine, Iowa State University; Professor e Chefe, Fisiologia e Farmacologia Veterinárias, College of Veterinary Medicine, Iowa State University, 1957-1973; Professor de Anatomia, Fisiologia e Farmacologia Veterinárias, College of Veterinary Medicine, Iowa State University, 1973-1987; Editor da 8ª à 11ª edição de *Dukes | Fisiologia dos Animais Domésticos*, 1970-1993.

Prefácio

Temos a satisfação de dar continuidade ao legado iniciado em 1933 pelo Dr. H. Hugh Dukes, quando a primeira edição litoimpressa de *Fisiologia dos Animais Domésticos* foi publicada pela Edwards Brothers, Inc., Ann Arbor, Michigan. O prefácio escrito por H. H. Dukes incluía a seguinte declaração em sua abertura:

> Em sua maior parte, este livro foi escrito no Iowa State College, mas foi concluído na Cornell University. Com base em quase 15 anos de experiência no campo da fisiologia animal, a obra é uma tentativa de fornecer aos estudantes de medicina veterinária um livro-texto apropriado ao seu curso de fisiologia. Com base nessa experiência, também acredito que grande parte da obra será útil aos estudantes de produção animal. Além disso, atrevo-me a opinar que este livro será considerado útil por médicos-veterinários que desejam manter-se atualizados com as tendências da fisiologia animal.

As primeiras duas edições litoimpressas foram seguidas da terceira edição revisada em 1935, com melhoria do formato do livro, então impresso em tipos pela Comstock Publishing Company, Inc., Ithaca e Nova York. A sétima edição – última na qual o Dr. Dukes foi o autor – foi publicada em 1955. Essa foi a primeira edição publicada pela Comstock Publishing Associates, uma divisão da Cornell University Press, Ithaca e Londres, que continuou como publicadores das 8ª, 9ª, 10ª, 11ª e 12ª edições, esta última lançada em 2004.

A 8ª edição foi a primeira a ser publicada com diversos autores e foi iniciada pelo Dr. Melvin J. Swenson como editor. O Dr. Swenson continuou como editor nas 9ª e 10ª edições e como coeditor com o Dr. William O. Reece na 11ª edição. O Dr. Reece organizou a 12ª edição, que foi a última publicada pela Cornell University Press. Os direitos de publicação foram cedidos pela Cornell University Press à John Wiley & Sons, Inc., para esta 13ª edição do livro com diversos autores, tendo William O. Reece como Editor e Howard H. Erickson, Jesse P. Goff e Etsuro E. Uemura como Editores Associados.

A visão do Dr. Dukes para *Fisiologia dos Animais Domésticos*, que era oferecer aos estudantes de medicina veterinária um compêndio apropriado para seus cursos de fisiologia e ser útil aos estudantes de produção animal e médicos-veterinários, tem sido o objetivo deste livro desde a sua primeira edição e assim continuará nesta 13ª edição.

Diversas características de sucesso da edição anterior serão mantidas nesta edição, como:

- Os capítulos iniciam com um boxe que contém os principais tópicos que serão abordados
- Introdução sucinta em cada capítulo
- Lista de perguntas em cada título principal, de forma a alertar os estudantes quanto às informações importantes que se seguem. As respostas são encontradas no próprio texto
- Termos-chave estão em negrito colorido na primeira ocorrência
- Exercícios de autoavaliação são disponibilizados no final de cada capítulo, de modo a ressaltar fatos ou conceitos importantes do conteúdo estudado
- Respostas, explicações ou soluções estão incluídas em todos os exercícios de autoavaliação.

O uso criterioso dessas características possibilita não apenas um estudo organizado quando o material é utilizado pela primeira vez, mas também facilita uma revisão rápida do texto quando necessário.

Em diversos aspectos, fica evidente nosso esforço de tornar a 13ª edição em uma obra inteiramente nova. Os capítulos das diversas partes têm um único autor e seu número foi reduzido em outras partes. Isso assegura maior consistência da exposição e diminui a redundância de conteúdo.

Alterações significativas foram efetuadas nos capítulos sobre fisiologia renal e respiratória. Nas edições anteriores, ambos os tópicos eram abordados em um único capítulo. Nesta 13ª edição, um único capítulo foi dividido em vários capítulos, de forma a enfatizar um único conceito. Isso facilita a organização de aulas e as referências seletivas.

Uma novidade importante desta edição é o projeto gráfico em cores, que não apenas torna o livro mais atraente, como também oferece um meio de contrastar trechos dentro do texto e das figuras.

Em termos gerais, a 13ª edição de *Dukes | Fisiologia dos Animais Domésticos* mantém sua estatura clássica como recurso abrangente, não apenas ressaltando a fisiologia básica aplicada aos animais, mas também com características atualizadas para aumentar a eficácia do ensino.

William O. Reece

Sumário

PARTE 1 | Neurofisiologia, 1
Editor da parte: Etsuro E. Uemura

1 Tecido Nervoso, 3
Etsuro E. Uemura

2 Base Eletroquímica da Função dos Neurônios, 13
Etsuro E. Uemura

3 Transmissão Sináptica, 23
Etsuro E. Uemura

4 Sensibilidades Somática e Visceral, 31
Etsuro E. Uemura

5 Olfação e Gustação, 42
Etsuro E. Uemura

6 Sistema Auditivo, 48
Etsuro E. Uemura

7 Sistema Visual, 56
Etsuro E. Uemura

8 Sistema Motor, 66
Etsuro E. Uemura

9 Sistema Vestibular, 76
Etsuro E. Uemura

10 Sistema Nervoso Autônomo, 86
Etsuro E. Uemura

PARTE 2 | Líquidos Corporais e Homeostasia, 97
Editor da parte: William O. Reece

11 Água Corporal | Propriedades e Funções, 99
William O. Reece

12 Composição e Funções do Sangue, 110
William O. Reece

13 Princípios Básicos do Equilíbrio Acidobásico, 132
William O. Reece

14 Temperatura Corporal e sua Regulação, 144
William O. Reece

PARTE 3 | Rins e Sistema Urinário, 151
Editor da parte: William O. Reece

15 Sistema Renal | Estruturas e Funções, 153
William O. Reece

16 Filtração Glomerular e Transporte Tubular, 161
William O. Reece

17 Manutenção da Hidratação do Líquido Extracelular, 168
William O. Reece

18 Regulação Renal do Volume e Eletrólitos do Líquido Extracelular, 174
William O. Reece

19 Micção, Características da Urina e Depuração Renal, 181
William O. Reece

20 Função Renal nas Aves, 186
William O. Reece

PARTE 4 | Respiração, 193
Editor da parte: William O. Reece

21 Visão Geral do Sistema Respiratório, 195
William O. Reece

22 Aspectos Físicos e Mecânicos da Respiração, 205
William O. Reece

23 Ventilação Pulmonar e Transporte de Gases, 214
William O. Reece

24 Regulação da Respiração, 223
William O. Reece

25 Outras Funções do Sistema Respiratório, 230
William O. Reece

26 Respiração nas Aves, 236
John W. Ludders

PARTE 5 | Fisiologia Muscular, 251
Editor da parte: William O. Reece

27 Fisiologia do Músculo Esquelético, 253
William O. Reece

28 Fisiologia do Músculo Liso, 264
William O. Reece

29 Fisiologia do Músculo Cardíaco, Adaptações do Músculo e Distúrbios Musculares, 269
William O. Reece

PARTE 6 | Sistema Cardiovascular, 275
Editor da parte: Howard H. Erickson

30 Coração e Vascularização | Estrutura Macroscópica e Propriedades Básicas, 277
Dean H. Riedesel e Richard L. Engen

xiv Dukes | Fisiologia dos Animais Domésticos

31 Eletrofisiologia do Coração, 293
Robert F. Gilmour, Jr.

32 Eletrocardiograma e Arritmias Cardíacas, 304
Robert F. Gilmour, Jr e N. Sydney Moïse

33 Atividade Mecânica do Coração, 315
Dean H. Riedesel

34 Regulação do Coração, 329
David D. Kline, Eileen M. Hasser e Cheryl M. Heesch

35 Mecanismos de Controle do Sistema Circulatório, 339
Cheryl M. Heesch, David D. Kline e Eileen M. Hasser

36 Microcirculação, Linfa e Edema, 359
Luis A. Martinez-Lemus e M. Harold Laughlin

37 Circulação Pulmonar, 372
David C. Poole e Howard H. Erickson

38 Circulações Especiais, 385
*Eileen M. Hasser, Cheryl M. Heesch, David D. Kline
e M. Harold Laughlin*

39 Bulhas e Sopros Cardíacos, 403
Michele Borgarelli e Jens Häggström

40 Hipertensão, Insuficiência Cardíaca e Choque, 414
Scott A. Brown

41 Fisiologia do Exercício dos Animais Terrestres, 428
David C. Poole e Howard H. Erickson

PARTE 7 | Digestão, Absorção e Metabolismo, 449
Editor da parte: Jesse P. Goff

42 Motilidade Gastrintestinal, 451
Jesse P. Goff

43 Atividades Secretoras do Tubo Gastrintestinal, 467
Jesse P. Goff

44 Digestão e Absorção de Nutrientes, 485
Jesse P. Goff

45 Fisiologia Digestiva e Microbiologia Intestinal
dos Ruminantes, 505
Jesse P. Goff

46 Digestão das Aves, 514
William O. Reece e Darrell W. Trampel

47 Distúrbios do Metabolismo dos Carboidratos
e Lipídios, 522
Jesse P. Goff

48 Vitaminas, 532
Jesse P. Goff

PARTE 8 | Minerais, Ossos e Articulações, 547
Editor da parte: Jesse P. Goff

49 Minerais, 549
Jesse P. Goff

50 Cartilagem, Ossos e Articulações, 575
Jesse P. Goff

PARTE 9 | Endocrinologia, Reprodução e Lactação, 597
Editor da parte: Jesse P. Goff

51 Sistema Endócrino, 599
Jesse P. Goff

52 Reprodução Masculina nos Mamíferos, 636
William O. Reece

53 Reprodução Feminina dos Mamíferos, 651
William O. Reece

54 Lactação, 674
Patrick J. Gorden e Leo L. Timms

55 Reprodução das Aves Domésticas, 695
Patricia A. Johnson

Índice Alfabético, 707

PARTE 1

Neurofisiologia

Editor da parte: Etsuro E. Uemura

1 Tecido Nervoso

Etsuro E. Uemura

Divisão do sistema nervoso, 3
Células do sistema nervoso, 3
　Neurônios, 4
　Neuróglia, 5
Ambiente extracelular do SNC, 8
Barreira hematoliquórica, 8
Barreira hematencefálica, 9
Autoavaliação, 11

O sistema nervoso possui duas categorias de células: os neurônios (do grego *neuron*, nervo) e a neuróglia (do grego *glia*, cola). Seus nomes refletem o fato de que os neurônios dão origem aos nervos, enquanto a neuróglia é considerada como constituída por células que simplesmente mantêm os neurônios unidos entre si. Os neurônios e a neuróglia são muito mais complexos do que as células de qualquer outro tecido no que concerne a seu formato. Sua heterogeneidade morfológica reflete a complexidade funcional do sistema nervoso. Os neurônios e a neuróglia desempenham papéis diferentes no tecido nervoso. Os neurônios são especializados no processamento da informação. Áreas de contato especializadas, denominadas sinapses, medeiam os sinais transmitidos de um neurônio para outros neurônios. As sinapses constituem a base das complexas redes neuronais destinadas ao processamento da informação. Os neurônios reduzem drasticamente o seu processo de divisão em poucos meses após o nascimento. Por conseguinte, se ocorrer lesão do nervo acometendo o corpo celular no animal adulto, a consequente morte neuronal poderá modificar permanentemente a estrutura e as funções das áreas afetadas. Diferentemente dos neurônios, a neuróglia continua se dividindo. Essa capacidade de divisão da neuróglia é essencial para o suporte estrutural e funcional dos neurônios. Os neurônios e as células gliais necessitam de um ambiente quimicamente estável. As células endoteliais do sistema nervoso central e o plexo coroide ajudam a manter esse ambiente, regulando as moléculas secretadas no líquido intersticial e no líquido cerebrospinal (LCS).

Divisão do sistema nervoso

1 Diferencie o sistema nervoso central do sistema nervoso periférico.
2 Qual é a relação entre o sistema nervoso autônomo e o sistema nervoso central?

O sistema nervoso pode ser classificado em dois sistemas: o sistema nervoso central e o sistema nervoso periférico. O **sistema nervoso central (SNC)** é composto pelo cérebro, cerebelo, tronco encefálico e medula espinal. Trata-se da unidade de processamento central de todo o sistema nervoso. Todo o tecido nervoso, além do cérebro, tronco encefálico, cerebelo e medula espinal, é denominado **sistema nervoso periférico (SNP)**. O SNP é constituído pelos nervos, gânglios (espinais, cranianos, simpáticos paravertebrais, colaterais e terminais) e por receptores sensoriais. O SNP transmite (i) sinais sensoriais sobre o ambiente externo e interno do corpo para o SNC e (ii) sinais motores do SNC para os efetores periféricos (músculo esquelético, músculo cardíaco, músculo liso e glândulas). Certos componentes neurais do SNC e do SNP regulam os órgãos viscerais, os músculos lisos (p. ex., vasculares, dilatador da pupila, esfíncter da pupila, ciliar, orbital e eretor do pelo) e glândulas (salivares, lacrimais, nasais e suprarrenais). Esses componentes neurais do SNC e do SNP são coletivamente designados como **sistema nervoso autônomo (SNA)**. Em geral, o SNA não está sob controle voluntário, porém a sua ação é controlada pelo hipotálamo. O SNA consiste em numerosos componentes neurais especializados (p. ex., núcleos, gânglios, nervos, tratos e plexos viscerais). Por exemplo, o aumento da frequência cardíaca na resposta de "luta ou fuga" envolve o hipotálamo (*i. e.*, o SNC), a coluna intermediolateral da medula espinal (*i. e.*, o SNC), os gânglios (*i. e.*, o SNP) e nervos periféricos (*i. e.*, o SNP).

Células do sistema nervoso

1 Quais são os três tipos diferentes de neurônios?
2 Quais são as funções do axônio e do dendrito?
3 O que é cone axônico? Qual é o seu significado funcional?
4 Quais são as diferenças estruturais e funcionais entre axônios mielinizados e não mielinizados?
5 Descreva a neuróglia do SNC e do SNP e explique suas funções.
6 De que maneira as células de Schwann diferem dos oligodendrócitos?
7 Quais são as bases para a classificação das fibras nervosas periféricas?

Os neurônios e a neuróglia constituem as duas categorias de células do sistema nervoso. Os **neurônios** compartilham certas características celulares universais com todas as outras células do corpo; entretanto, os neurônios exibem certas características singulares que os separam das outras células. Por exemplo, apresentam formatos distintos, com uma membrana capaz de gerar impulsos elétricos. Transferem impulsos de um neurônio para outro por meio de sinapses (do grego *synapsis*, conexão), que constituem as áreas de contato especializadas entre dois neurônios. Embora a transmissão de impulsos seja uma função biológica básica realizada por todos os neurônios, sua propriedade elétrica por si só não explica os diversos papéis que eles desempenham em uma complexa rede neural. As células da **neuróglia** constituem as células mais abundantes do tecido nervoso (mais de 90%), preenchendo essencialmente todos os espaços no sistema nervoso não ocupados por neurônios e vasos sanguíneos. A neuróglia fornece o suporte estrutural, metabólico e protetor para os neurônios.

Neurônios

A diferença mais óbvia entre neurônios e outras células do corpo reside na sua grande variedade de formatos e tamanhos. Os neurônios possuem formatos altamente irregulares, com um ou mais prolongamentos celulares que se estendem a partir do corpo celular (Figura 1.1). O **corpo celular do neurônio** (também designado como **soma** ou **pericário**) contém as mesmas organelas encontradas em outras células. Todavia, o retículo endoplasmático rugoso e os polissomos (coletivamente designados como **corpúsculo de Nissl**) estão particularmente abundantes no pericárdio. Cada neurônio possui um único axônio. A área do corpo celular onde se origina o axônio é o **cone de implantação do axônio**. O cone axônico também é designado como zona de gatilho ou de disparo, visto que os potenciais de ação são gerados nesse local. Imediatamente distal ao cone axônico, encontra-se o **segmento inicial** do axônio.

Os axônios frequentemente se ramificam a certa distância do corpo celular, formando sinapses com outros neurônios, células musculares ou glândulas. Os prolongamentos neuronais remanescentes são denominados **dendritos** (do grego *dendron*, árvore), visto que se assemelham a árvores (Figura 1.1). Os dendritos e os pericários constituem os principais locais de recepção de impulsos provenientes de outros neurônios. O número de dendritos varia, dependendo do tipo de neurônio (Figura 1.2). Os potenciais de ação são gerados no cone axônico. Um potencial de ação se propaga ao longo do axônio, em uma velocidade que varia de 0,5 a 120 m/s. Os axônios maiores, com mais de 1 μm de diâmetro, são mielinizados tanto no SNC quanto no SNP, enquanto os axônios com menos de 1 μm de diâmetro não são mielinizados. Os axônios mielinizados conduzem os impulsos muito mais rapidamente do que os axônios não mielinizados. Existe uma relação constante entre o diâmetro do axônio, o comprimento internodal (o comprimento de cada bainha de mielina) e a velocidade de condução. Os axônios maiores apresentam internós mais longos e velocidades de condução mais rápidas. Os neurônios não são contíguos, e comunicam-se entre si por meio de sinapses. Se um neurônio estiver associado a mais de um neurônio receptor, seu axônio se ramifica para estabelecer conexões sinápticas com todos os neurônios receptores. À semelhança das células musculares, os neurônios não se dividem prontamente ou sob demanda quando alcançam a maturidade. Por conseguinte, qualquer lesão física que provoque morte neuronal poderá modificar permanentemente a estrutura e as funções das áreas afetadas.

A cor do tecido nervoso fresco reflete os corpos celulares e axônios dos neurônios. As áreas com alta população de pericários (p. ex., o córtex cerebral) aparecem com cor cinzenta e são designadas como **substância cinzenta**. Em contrapartida, as áreas constituídas principalmente por axônios mielinizados aparecem brancas, devido à presença de lipídios na mielina. O termo **substância branca** é utilizado para descrever essas áreas.

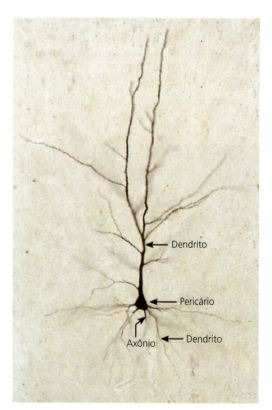

Figura 1.1 Neurônio multipolar cortical corado pelo método de impregnação de prata de Golgi, mostrando o pericário, o axônio e os dendritos. Apenas um axônio origina-se do pericário. Todos os outros prolongamentos neuronais são dendritos.

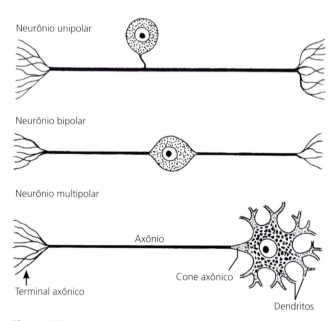

Figura 1.2 A classificação dos neurônios baseia-se no número de prolongamentos celulares que emergem do corpo celular. Os corpos celulares dos neurônios unipolares encontram-se nos gânglios dos nervos espinais e cranianos. Os corpos celulares dos neurônios bipolares encontram-se na retina do olho, no gânglio do nervo coclear, gânglios vestibulares do nervo vestibular e epitélio olfatório. Os neurônios são, em sua maioria, neurônios multipolares.

Classificação dos neurônios

Os neurônios são classificados em três tipos (unipolares, bipolares e multipolares), com base no número de prolongamentos celulares que se estendem a partir do corpo celular (Figura 1.2). Os **neurônios unipolares** possuem um único prolongamento que se bifurca para formar dois prolongamentos: um periférico e outro central. Os neurônios unipolares inervam os tecidos periféricos, trazendo a informação sensorial somática e visceral para o SNC. Por esse motivo, são também designados como neurônios sensitivos primários. Os **neurônios bipolares** possuem dois prolongamentos. Os neurônios bipolares estão localizados na retina do olho (ver Figura 7.4), no gânglio coclear (ver Figura 6.2B), no gânglio vestibular do órgão vestibular (ver Figura 9.1) e no epitélio olfatório (ver Figura 5.2). Os neurônios bipolares são neurônios sensitivos. Seus prolongamentos periféricos inervam receptores sensitivos, trazendo sinais sensoriais para o SNC. Uma exceção a essa regra é constituída pelas células olfatórias. Um ramo terminal da célula olfatória forma um bulbo dendrítico, e seus cílios atuam como receptores para detectar o ambiente químico no ar do nariz. Os **neurônios multipolares** constituem o tipo mais prevalente. Como o próprio nome "múltiplo polar" sugere, cada neurônio possui numerosos prolongamentos celulares (um axônio e muitos dendritos). O comprimento e a disposição dos prolongamentos neuronais variam de modo considerável.

Neuróglia

A neuróglia geralmente consiste em células de tamanho pequeno, cujo número ultrapassa o dos neurônios em razões entre 10:1 e 50:1. Seu tamanho é tão pequeno que apenas os seus núcleos são claramente visualizados em preparações histológicas de rotina. Os núcleos variam de 3 a 10 μm de diâmetro, o que corresponde aproximadamente ao tamanho dos menores neurônios. Diferentemente dos neurônios, as células da neuróglia têm grande capacidade de sofrer divisão. As células de Schwann constituem a única neuróglia do SNP. A neuróglia do SNC é constituída por oligodendrócitos, células ependimárias, micróglia e astrócitos.

As **células de Schwann** (também denominadas neurolemócitos) sustentam os axônios do SNP, dependendo do tamanho do axônio, de duas maneiras. As células de Schwann associadas à maioria dos axônios com mais de 1 μm de diâmetro formam bainhas de mielina, envolvendo concentricamente sua membrana plasmática ao redor do axônio (formando até 50 ou mais camadas) (Figura 1.3C). As células de Schwann dispõem-se lado a lado ao longo do axônio. Cada célula de Schwann forma um **internó** de bainha de mielina de vários comprimentos (25 a 1.000 μm). Os axônios maiores apresentam internós mais longos e maior velocidade de condução. A junção entre cada internó é o **nó de Ranvier** (Figura 1.3B). As células de Schwann também estão associadas à maioria dos axônios com menos de 1 μm de diâmetro. As células de Schwann associadas aos axônios menores não formam uma bainha de mielina, porém mantêm muitos axônios menores em seus prolongamentos. Os **oligodendrócitos** (do grego *oligos*, pouco; *dendron*, dendrito) formam a neuróglia pequena do SNC. São encontradas tanto substância branca quanto cinzenta. Os oligodendrócitos possuem prolongamentos celulares, que se estendem até axônios adjacentes, formando bainhas de mielina (Figura 1.3A). Em geral, os oligodendrócitos estão envolvidos na

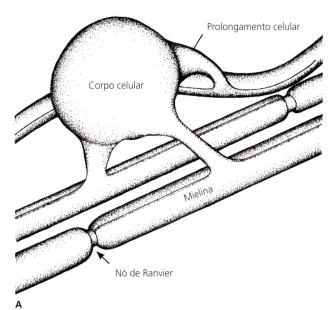

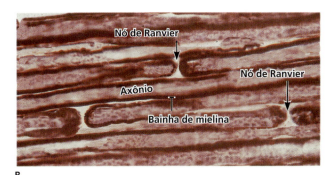

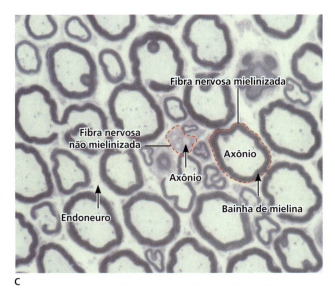

Figura 1.3 A. Os oligodendrócitos estão envolvidos na mielinização da maioria dos axônios com cerca de 1 μm ou mais de diâmetro. Cada oligodendrócito contribui com segmentos de bainha de mielina (internós) para muitos axônios. **B.** Corte longitudinal de um nervo periférico, mostrando os axônios e sua bainha de mielina densamente corada e nós de Ranvier. **C.** Eletromicrografia de axônios não mielinizados e mielinizados. Os axônios não mielinizados são muito menores do que os mielinizados. Cada axônio é circundado por endoneuro.

mielinização da maioria dos axônios com mais de 1 μm de diâmetro acelerando a velocidade de condução do impulso nervoso. (Tabelas 1.1 e 1.2).

Um axônio e sua bainha de mielina (quando presente) juntos formam uma **fibra nervosa**. As fibras nervosas periféricas variam quanto a seu diâmetro, de 0,3 a 22 μm. As fibras nervosas são classificadas de acordo com o diâmetro da fibra, a velocidade de condução e as funções desempenhadas. As maiores fibras nervosas são classificadas como Aα, e as menores, como C (Tabela 1.1). Como a condução da velocidade reflete a mielinização e o diâmetro dos axônios, as fibras nervosas Aα que inervam o músculo esquelético são densamente mielinizadas e apresentam a maior velocidade de condução. Outras fibras nervosas de tipo A (β, γ, δ) e B são progressivamente menores e pouco mielinizadas. As fibras nervosas classificadas como C não são, em sua maioria, mielinizadas e apresentam uma velocidade de condução lenta. Um sistema numérico (I, II, III, IV) é utilizado para classificar as fibras nervosas sensitivas (Tabela 1.2). As maiores fibras sensitivas são classificadas como Ia, e as menores, como IV. As fibras sensitivas do tipo IV são, em sua maior parte, não mielinizadas.

A **micróglia** compreende de 10 a 20% de toda a neuróglia. A micróglia são os macrófagos do SNC, que atuam como primeira linha de defesa contra lesão ou infecção tecidual. Uma vez ativada, a micróglia prolifera e assume um papel de fagocitose, desenvolvendo-se em células redondas e frequentemente grandes. Essas células removem os resíduos da área lesionada. Entretanto, a fagocitose não constitui a única maneira de destruir os invasores estranhos. Por exemplo, as células da micróglia também liberam óxido nítrico, que impede a replicação viral.

Os **astrócitos** (do grego *astron*, estrela) são células em forma de estrela com numerosos e longos prolongamentos celulares (Figura 1.4). Todavia, aparecem como células com núcleos ovoides e pálidos na coloração de rotina. Os astrócitos representam aproximadamente 50% da população de células gliais do SNC. Fornecem suporte estrutural e metabólico para os neurônios. Por exemplo, os astrócitos vedam as superfícies externa e interna do SNC, formando membranas limitantes gliais externa e interna, respectivamente. Os astrócitos liberam **fatores neurotróficos** (p. ex., fator de crescimento do nervo), que

Tabela 1.1 Classificação das fibras nervosas periféricas pelo sistema de letras.

Tipo	Diâmetro (μm)	Velocidade de condução (m/s)	Função
Aα	12 a 22	70 a 120	Motora somática, propriocepção
Aβ	5 a 12	30 a 70	Toque, pressão
Aγ	3 a 8	15 a 30	Motora para o fuso muscular
Aδ	1 a 5	12 a 30	Dor rápida e temperatura
B	1 a 3	3 a 15	Motora visceral (pré-ganglionar)
C	0,3 a 1,5	0,3 a 1,5	Motora visceral (pós-ganglionar), dor lenta e temperatura

Tabela 1.2 Classificação das fibras nervosas sensitivas periféricas pelo sistema numérico.

Tipo	Letra equivalente	Diâmetro (μm)	Origem
Ia	Aα	12 a 22	Fuso muscular (primária)
Ib	Aα	10 a 15	Órgão tendíneo de Golgi
II	Aβ, Aγ	5 a 12	Fuso muscular (secundária), toque pressão
III	Aδ	1 a 5	Dor rápida e temperatura
IV	C	0,3 a 1,5	Dor lenta e temperatura

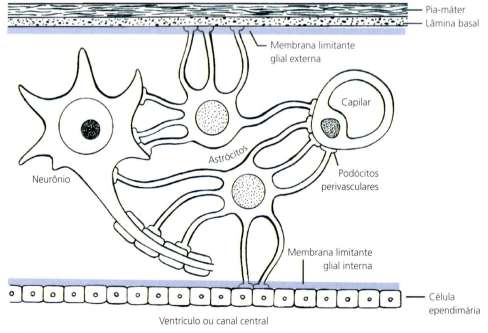

Figura 1.4 Relação dos astrócitos com outros componentes celulares e estruturais do sistema nervoso central. Os prolongamentos dos astrócitos circundam os neurônios, sinapses individuais ou grupos de sinapses, capilares e áreas internodais entre as bainhas de mielina. Formam também um plexo abaixo da pia-máter (membrana limitante glial externa) e epêndima (membrana limitante glial interna).

são importantes para a sobrevivência dos neurônios. O alongamento dos axônios e dos dendritos não exige apenas a presença física dos astrócitos, mas também **moléculas de adesão extracelulares** (p. ex., laminina, fibronectina) liberadas pelos astrócitos. Os prolongamentos dos astrócitos recobrem a maior parte dos neurônios, sítios sinápticos, áreas internodais e capilares. O revestimento dos sítios sinápticos e das áreas internodais pelos astrócitos pode impedir a interferência de sinais de sinapses e axônios adjacentes.

Os prolongamentos astrocíticos que recobrem os capilares são os **podócitos perivasculares**. Estudos experimentais sugerem que esse contato íntimo entre os astrócitos e o endotélio capilar é importante para o transporte de glicose, a regulação do ambiente extracelular (pH, concentração de íons, osmolaridade), o metabolismo do glutamato e a manutenção da barreira hematencefálica endotelial. Os astrócitos mantêm o ambiente extracelular ideal para os neurônios e a neuróglia. Por exemplo, os astrócitos possuem canais iônicos para o potássio (K^+), o sódio (Na^+), o cloreto (Cl^-), o bicarbonato (HCO_3^-) e o cálcio (Ca^{2+}). Por conseguinte, são capazes de efetuar a troca desses íons com células adjacentes, incluindo neurônios. A excitação dos neurônios acompanha um fluxo acentuado de K^+ para dentro do espaço extracelular. Todavia, os astrócitos impedem um aumento na concentração de K^+, capturando-o e transferindo-o para áreas com baixa atividade neuronal ou liberando-o no sangue e no LCS. Os astrócitos também impedem o acúmulo de substâncias potencialmente neurotóxicas. Por exemplo, o glutamato é um neurotransmissor que excita os neurônios pós-sinápticos (ver Figura 3.2B). O glutamato também é neurotóxico quando acumulado acima de determinada concentração. Os astrócitos impedem o acúmulo excessivo de glutamato extracelular ao metabolizá-lo a glutamina. A glutamina dos astrócitos é usada pelos neurônios na síntese de novo glutamato, que é reacondicionado em vesículas sinápticas para uso como neurotransmissor.

Os astrócitos participam no processo de reparo após a ocorrência de lesão tecidual. Em condições degenerativas lentas, os astrócitos mantêm o seu tamanho pequeno. Por conseguinte, apenas o uso de corantes especiais possibilita a visualização de seu citoplasma reativo e prolongamentos. Entretanto, as reações astrocíticas típicas a condições patológicas consistem em tumefação celular e hiperplasia (do grego *hyper*, acima; *plasis*, formação; uma condição caracterizada por aumento no número de células). A tumefação dos astrócitos frequentemente é induzida por lesões em consequência de hipoxia (uma condição em que os níveis de oxigênio estão abaixo do normal), traumatismo e hipoglicemia (do grego *hypo*, sob; *glykys*, doce; *haima*, sangue; a presença de baixos níveis de açúcar no sangue). A tumefação reflete habitualmente alterações nas concentrações de íons extracelulares (p. ex., aumento do K^+, diminuição do Na^+ e Cl^-) ou acúmulo de glutamato. As lesões destrutivas do SNC, particularmente aquelas causadas por traumatismo, promovem hiperplasia dos astrócitos. No infarto cerebral, isto é, uma área de necrose (do grego *nekrosis*, morte; morte do tecido) em decorrência do suprimento sanguíneo insuficiente, os astrócitos proliferam ao longo da borda da área necrótica, isolando frequentemente a área lesionada.

As **células ependimárias** (do grego *ependyma*, revestimento superior) revestem os ventrículos e o canal central do SNC (Figura 1.5). Essas células também revestem o plexo coroide.

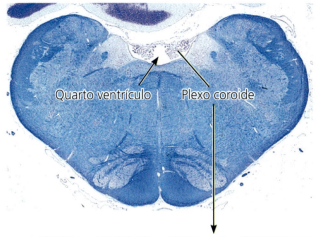

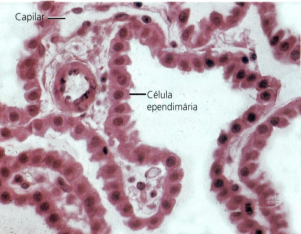

Figura 1.5 Plexo coroide no quarto ventrículo do bulbo. O plexo coroide é composto de tecido conjuntivo vascular revestido por células ependimárias na superfície ventricular.

As células ependimárias dos ventrículos e do canal central da medula vertebral formam uma barreira seletiva entre o tecido nervoso e o **LCS**. Existem complexos juncionais entre as células ependimárias adjacentes, possibilitando a modificação do LCS por meio de processos secretores ou absortivos. O LCS é secretado pelo plexo coroide (Tabela 1.3). Entretanto, ele não constitui a única fonte do LCS. O LCS também é liberado do cérebro por meio (i) do revestimento ependimário dos ventrículos e do canal central e (ii) da pia-máter (membrana limitante glial externa que recobre a superfície externa do SNC).

O LCS deixa o sistema ventricular por meio de uma pequena abertura, a abertura lateral do quarto ventrículo, para entrar no espaço subaracnóideo. Ele também entra no canal central da parte caudal da bulbo e medula espinal. O LCS no espaço subaracnóideo é drenado para dentro do seio sagital dorsal, que também recebe numerosas veias tributárias dos hemisférios cerebrais e que transfere o sangue para as veias maxilares, jugulares

Tabela 1.3 Valores normais do LCS.

Cor: clara
Células: < 5/mm³
Proteína: < 25 mg/dℓ
Glicose: 2,7 a 4,2 mmol/ℓ
Pressão: < 170 mmH$_2$O

internas e vertebrais e para os plexos venosos vertebrais. O LCS no espaço subaracnóideo das meninges não apenas protege o cérebro e a medula espinal de traumatismos, mas também reduz significativamente o peso efetivo do cérebro ao proporcionar um efeito de flutuabilidade.

Ambiente extracelular do SNC

> 1 O que são as barreiras hematoliquórica e hematencefálica? Onde elas se localizam?
> 2 Que mecanismos de transporte estão envolvidos na produção do LCS pelo plexo coroide?
> 3 Explique a formação, a circulação e a função do LCS.
> 4 Que estrutura representa a barreira hematencefálica?
> 5 Que mecanismos de transporte estão envolvidos na barreira hematencefálica?
> 6 Liste as áreas do cérebro onde a barreira hematencefálica está ausente e explique o motivo disso.

Os neurônios e a neuróglia necessitam de um ambiente quimicamente estável. Por conseguinte, o cérebro só recebe os materiais essenciais a partir do sangue e do LCS. Existem duas estruturas que atuam como guardiões do interior do cérebro: (i) o **epitélio coroide** do plexo coroide, que atua como barreira hematoliquórica, e (ii) os **capilares** do tecido nervoso que atuam como barreira hematencefálica.

Barreira hematoliquórica

O plexo coroide está presente nos ventrículos laterais, no terceiro e no quarto ventrículos (Figura 1.6). É formado pela invaginação da pia-máter coberta por células epiteliais coroides na superfície voltada para o ventrículo. A vascularização da pia-máter acompanha o plexo coroide, fornecendo uma rica rede de capilares. As células epiteliais do plexo coroide são células ependimárias modificadas (possuem microvilosidades em lugar de cílios na superfície apical). O endotélio capilar do plexo coroide possui numerosas fenestrações em sua parede, que possibilitam a passagem de muitas moléculas pequenas. Em contrapartida, as células epiteliais do plexo coroide são unidas por zônulas de oclusão, o que impede a passagem de moléculas hidrossolúveis para dentro do LCS. As zônulas de oclusão constituem a base anatômica da **barreira hematoliquórica** (Figura 1.7). Por conseguinte, as **células epiteliais do plexo coroide** desempenham um papel essencial na regulação das moléculas que podem entrar e sair do tecido do SNC, mantendo um ambiente ideal para os neurônios e a neuróglia. O plexo coroide depende de proteínas carreadoras para o transporte de moléculas essenciais. Essas proteínas carreadoras estão localizadas na superfície basal das células epiteliais coroides. As moléculas essenciais são liberadas dentro do ventrículo através da superfície apical das células epiteliais coroides, provavelmente por difusão facilitada. O LCS também é importante para remoção dos produtos de degradação do SNC. Os produtos de degradação removidos do SNC são drenados para dentro do seio sagital dorsal por meio das granulações aracnóides.

> **Correlações clínicas**
>
> Certos antibióticos (p. ex., a penicilina e a maioria das cefalosporinas) são ativamente removidos do LCS. Por conseguinte, a concentração de penicilina no LCS é de cerca de 1% da concentração sanguínea. É interessante assinalar que o plexo coroide em condições inflamatórias (p. ex., meningite) torna-se permeável, resultando em ruptura parcial da barreira hematoliquórica. Em consequência, a concentração de penicilina no LCS aumenta para 20% ou mais da concentração sanguínea, impedindo o crescimento das bactérias ou até mesmo destruindo-as. Com a regressão da inflamação, o plexo coroide retoma a função da barreira hematoliquórica e passa a remover novamente a penicilina do LCS, levando à possibilidade de recidiva do crescimento bacteriano. Por conseguinte, no tratamento de muitos tipos de meningite, deve-se considerar o uso de antibióticos que não sejam ativamente removidos do LCS (p. ex., ceftriaxona com atividade de amplo espectro contra bactérias gram-positivas e gram-negativas).

O **líquido cerebrospinal** consiste em 99% de água, e é secretado pelo plexo coroide dentro dos ventrículos, criando gradientes iônicos nas superfícies tanto apical quanto basal das células epiteliais coroides (Figura 1.7). A água nas células epiteliais coroides dissocia-se em íons hidrogênio (H^+) e hidroxila (OH^-). A OH^- combina-se com o CO_2 intracelular produzido pelo metabolismo celular, formando íons bicarbonato (HCO_3^-). Na superfície basal das células, ocorre troca de H^+ por íons sódio (Na^+) extracelulares provenientes do sangue. O Na^+ é bombeado através da superfície apical para dentro dos ventrículos. O fluxo de Na^+ resulta em uma carga positiva excessiva nos ventrículos. Para neutralizar essa carga positiva em excesso, os íons cloreto (Cl^-) e o HCO_3^- movem-se para dentro dos ventrículos. A água também sofre difusão para dentro dos ventrículos para manter o equilíbrio osmótico. Esses processos mantêm a água e a concentração de íons do LCS apropriadas para o cérebro e a medula espinal. A água e os íons não constituem as únicas substâncias que o SNC precisa obter do sangue. A maioria dos micronutrientes (substâncias que são essenciais para o cérebro, porém apenas necessárias em quantidades relativamente pequenas) provém do LCS. Os micronutrientes incluem a vitamina B_6 (piridoxina), folatos (membros do complexo de vitamina B) e vitamina C. Por outro lado, os macronutrientes (glicose, aminoácidos, lactato) necessários para o SNC em grandes quantidades são liberados diretamente no líquido intersticial pelo endotélio capilar. Esse processo depende de um sistema de difusão facilitada.

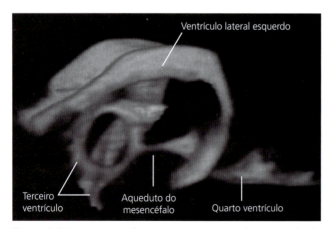

Figura 1.6 Reconstrução de ressonância magnética dos ventrículos de um cão, mostrando os ventrículos laterais, o terceiro ventrículo, o aqueduto do mesencéfalo e o quarto ventrículo. Dr. A. Zur Linden, Iowa State University College of Veterinary Medicine. Reproduzida, com autorização, do Dr. A. Zur Linden.

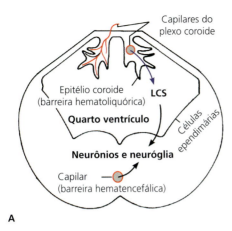

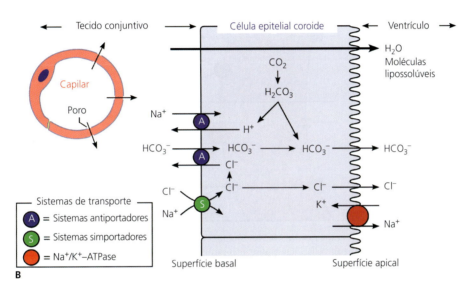

Figura 1.7 A. Os neurônios e as células da neuróglia recebem materiais essenciais a partir de duas vias. Os capilares no plexo coroide fornecem micronutrientes, enquanto os capilares intersticiais fornecem oxigênio e substâncias que o SNC consome rapidamente e em grandes quantidades. O quarto ventrículo está exagerado nesta figura e não é proporcional ao tamanho do bulbo. **B.** Os capilares no plexo coroide não atuam como barreira hematoliquórica, visto que são fenestrados (apresentam muitos poros), e os espaços intercelulares entre as células endoteliais não são estreitos como aqueles encontrados nos capilares do SNC. Em consequência, as moléculas atravessam facilmente as células endoteliais capilares do plexo coroide. A barreira hematoliquórica é formada pelas células epiteliais coroides, que são mantidas unidas por zônulas de oclusão. As microvilosidades das células epiteliais coroides estão presentes no lado ventricular do epitélio. O plexo coroide produz LCS por difusão, difusão facilitada e sistemas de transporte ativo. O epitélio do plexo coroide também transporta metabólitos do LCS para o sangue (não mostrados).

Barreira hematencefálica

Sabe-se que um corante, como o azul de tripan, quando injetado por via intravenosa, cora todos os tecidos do corpo, exceto o cérebro e a medula espinal. Os animais não apresentam qualquer efeito adverso com esse procedimento. Entretanto, quando o corante é injetado no ventrículo, todo o cérebro é corado difusamente, e o animal apresenta problemas neurológicos. Evidentemente, o tecido nervoso central possui alguma barreira contra a passagem de um corante na circulação, e essa barreira é designada como barreira hematencefálica (Figura 1.8). O local da barreira hematencefálica foi demonstrado pelo uso de um marcador, a peroxidase de rábano silvestre (PRS). A PRS injetada no ventrículo entra facilmente os espaços extracelulares do cérebro ao atravessar as células ependimárias. Embora a PRS no cérebro passe através da membrana basal dos capilares, ela não consegue atravessar a parede capilar para dentro do lúmen. Entretanto, existem algumas áreas especializadas no cérebro que possibilitam a entrada de corantes ou da PRS. Essas regiões sem barreira incluem o plexo coroide, a hipófise, a eminência mediana, a glândula pineal, órgão subfornicial, órgão vascular da lâmina terminal e a área postrema. Os capilares nessas áreas são fenestrados, uma característica essencial para que essas áreas possam desempenhar suas funções (p. ex., liberação de hormônios na circulação, monitoramento das moléculas circulantes). Por conseguinte, os capilares constituem o fator que restringe o que pode entrar no cérebro a partir do sangue.

A base morfológica da barreira hematencefálica é estabelecida pela microscopia eletrônica. Os capilares do SNC estão associados a três características singulares: (i) **zônulas de oclusão** contínuas, que vedam as células endoteliais adjacentes, (ii) ausência de **fenestrações** e (iii) apenas um pequeno número de **vesículas pinocitóticas**. Embora o endotélio capilar constitua a base estrutural da barreira hematencefálica, essa propriedade parece ser mantida pelos astrócitos, que formam podócitos

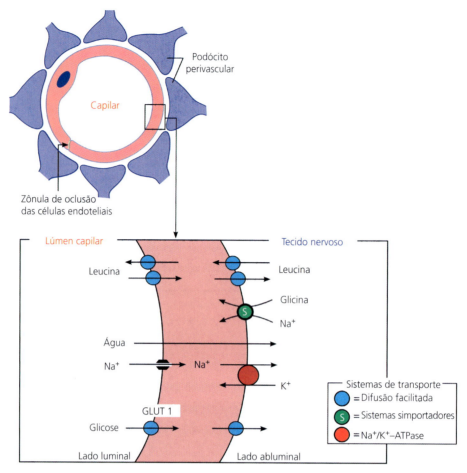

Figura 1.8 Transporte de moléculas através dos capilares do SNC. As zônulas de oclusão contínuas das células endoteliais restringem a difusão de solutos grandes e pequenos através das células endoteliais. Os podócitos perivasculares envolvem o capilar. Os carreadores para o transporte de aminoácidos essenciais e glicose facilitam o seu movimento para dentro do SNC. Os sistemas de transporte ativo transferem pequenos aminoácidos não essenciais do cérebro para o sangue. O Na^+ é transportado do sangue para o SNC por transportadores de Na^+ na membrana luminal e pela Na^+/K^+-ATPase na membrana abluminal. Esse movimento de Na^+ impulsiona o transporte de água para dentro do SNC.

perivasculares ao redor de toda a superfície externa do endotélio capilar (Figura 1.8). Essa associação sugere que a interação dos astrócitos com as células endoteliais é importante para a manutenção da barreira hematencefálica. Por conseguinte, não é surpreendente constatar a ausência das relações normais entre astrócitos e células endoteliais nas regiões do cérebro sem barreiras mencionadas anteriormente, bem como nos tumores cerebrais. O transporte transcelular constitui a única maneira de entrada de qualquer substância do sangue para dentro do SNC. A membrana plasmática é formada por uma bicamada lipídica. Não é permeável a moléculas com carga e à maioria das moléculas polares, como açúcares e aminoácidos. Os ânions na água são atraídos eletrostaticamente para o átomo de hidrogênio da água, enquanto os cátions são atraídos para o átomo de oxigênio da água. Essa atração dos íons para as moléculas de água impõe uma barreira para a passagem de íons através da bicamada lipídica hidrofóbica da membrana. Por conseguinte, as substâncias lipofílicas (p. ex., nicotina e etanol) são muito permeáveis, e o seu transporte através das células endoteliais é apenas limitado pelo fluxo sanguíneo. Os gases (p. ex., CO_2, O_2, N_2O) sofrem rápida difusão para dentro do cérebro. A água também atravessa livremente a membrana em ambas as direções por difusão à medida que a osmolalidade do plasma se modifica.

O cérebro necessita de certos nutrientes hidrossolúveis, como glicose ou certos aminoácidos essenciais. Entretanto, a passagem de compostos hidrossolúveis através da barreira hematencefálica para dentro do cérebro é restrita. A glicose constitui uma fonte vital de energia para o cérebro, e o seu transporte depende de um carreador de glicose específico (GLUT 1) presente nas células endoteliais capilares. O GLUT 1 é um transportador facilitador localizado em ambos os lados luminal e abluminal da membrana endotelial. A difusão facilitada realizada pelos carreadores não consome energia. A difusão facilitada transfere moléculas em ambas as direções através da membrana, porém o fluxo efetivo ocorre do lado de maior concentração para o lado de menor concentração. Como a glicose é rapidamente consumida no SNC, a concentração de glicose no líquido intersticial é normalmente mais baixa que a do plasma sanguíneo. Em consequência, o fluxo efetivo de glicose através da barreira hematencefálica ocorre do sangue para o líquido intersticial. Os carreadores específicos exibem especificidade de substrato. Por conseguinte, os carreadores que transportam a D-glicose não transportam o L-enantiômero.

Os grandes aminoácidos neutros (p. ex., fenilalanina, leucina, tirosina, isoleucina, valina, triptofano, metionina, histidina e L-DOPA) são transportados por difusão facilitada em ambos os lados luminal e abluminal das células endoteliais. Alguns deles, como, por exemplo, o triptofano, são precursores de neurotransmissores (serotonina, melatonina) sintetizados no SNC. A serotonina está envolvida no humor e no sono, enquanto a melatonina regula o ciclo de sono-vigília (ritmo circadiano). Os aminoácidos neutros menores, como glicina, alanina, serina, cisteína, prolina e ácido γ-aminobutírico (GABA), são sintetizados no SNC. Esses aminoácidos também são transportados principalmente do cérebro para a circulação. Seu transporte exige um carreador simportador dependente de energia e dependente de Na$^+$, localizado no lado abluminal da membrana da célula endotelial. A Na$^+$/K$^+$-ATPase localizada na membrana endotelial abluminal fornece a energia necessária para impulsionar o Na$^+$ e o carreador simportador de aminoácidos, mantendo concentrações extracelulares elevadas de Na$^+$ no SNC. Existem também canais iônicos na membrana endotelial luminal. Esses canais iônicos e a Na$^+$/K$^+$-ATPase atuam em conjunto para remover o K$^+$ do líquido intersticial do SNC, a fim de manter uma concentração constante de K$^+$.

Os aminoácidos essenciais que são precursores das catecolaminas (epinefrina e norepinefrina sintetizadas a partir da tirosina) e indolamina (p. ex., serotonina e melatonina sintetizadas a partir do triptofano) são transportados para dentro do SNC. Por outro lado, os aminoácidos sintetizados no SNC e que atuam como neurotransmissores não são apenas impedidos de atravessar a barreira hematencefálica para penetrar no SNC, como também são transportados para fora do SNC. Esse transporte desigual através da barreira hematencefálica pode assegurar que não irá ocorrer acúmulo de neurotransmissores no cérebro, impedindo o efeito neurotóxico potencial do glutamato e a inibição indesejável dos neurônios pela glicina e pelo GABA.

Autoavaliação

As respostas encontram-se no final do capítulo.

1 Os dendritos dos neurônios recebem sinais de outros neurônios.
  A Verdadeiro
  B Falso

2 Os neurônios que apresentam um axônio e numerosos dendritos são classificados como:
  A Neurônios bipolares
  B Neurônios multipolares
  C Neurônios unipolares

3 O cone axônico é um local que gera potenciais de ação.
  A Verdadeiro
  B Falso

4 A neuróglia que faz parte do plexo coroide compreende:
  A Astrócitos
  B Células ependimárias
  C Micróglia
  D Oligodendrócitos

5 Qual das seguintes afirmativas sobre os astrócitos não é correta?
  A Os astrócitos formam o plexo coroide
  B Os astrócitos transportam a glicose dos capilares para os neurônios
  C Os astrócitos formam podócitos perivasculares
  D Os astrócitos continuam sofrendo divisão depois do nascimento
  E Os astrócitos impedem o acúmulo intercelular do neurotransmissor glutamato

6 A bainha de mielina:
  A É formada pelos oligodendrócitos no SNP
  B É formada pelas células de Schwann no SNC
  C Retarda o impulso nervoso que se propaga ao longo dos axônios
  D Possibilita maior velocidade de condução

7 A fibra nervosa é constituída por:
  A Apenas um axônio
  B Um axônio e células de Schwann
  C Um axônio e endoneuro
  D Um axônio e epineuro

8 A leucina é transportada por difusão facilitada na barreira hematencefálica.
  A Verdadeiro
  B Falso

9 Que estrutura representa a barreira hematencefálica?
  A Plexo coroide
  B Micróglia
  C Células endoteliais
  D Astrócitos
  E Meninges

Correlações clínicas

A água atravessa livremente a membrana em ambas as direções por difusão. Essa propriedade da água através da membrana pode ser clinicamente útil na osmoterapia. Por exemplo, o manitol, $C_6H_8(OH)_6$, é pouco permeável, e a sua administração intravenosa provoca desidratação osmótica do cérebro. Por conseguinte, o manitol pode ser usado para reduzir a elevação perigosa da pressão intracraniana (p. ex., após traumatismo cranioencefálico). O manitol também é usado experimentalmente para a administração de fármacos no SNC ao abrir temporariamente a barreira hematencefálica. Essa abordagem de ruptura osmótica utiliza uma dose concentrada de manitol para remover o líquido das células endoteliais do cérebro, causando retração das células endoteliais e abertura das zônulas de oclusão. Entretanto, a abertura temporária da barreira hematencefálica só pode ser aplicada a distúrbios que não necessitam de tratamento a longo prazo.

A barreira hematencefálica é essencial para manter as funções estáveis do SNC. A barreira imposta pelo endotélio capilar assegura que quaisquer alterações nos nutrientes, íons e hormônios não tenham uma influência direta nas funções sinápticas. Infelizmente, os critérios estritos estabelecidos pela barreira aplicam-se igualmente aos agentes terapêuticos. O antibiótico lipofílico cloranfenicol atravessa a barreira hematencefálica sem problemas, porém a penicilina altamente hidrofílica é incapaz de atravessar a barreira. Uma alta proporção (mais de 95%) dos fármacos constituídos por grandes moléculas não atravessa a barreira hematencefálica, incluindo todos os produtos de biotecnologia, proteínas recombinantes e anticorpos monoclonais. Por conseguinte, a maioria dos fármacos que são efetivos no tratamento de doenças sistêmicas não é eficaz para o tratamento das doenças do SNC. É altamente desejável que fármacos sejam desenvolvidos com a capacidade de escapar direta ou indiretamente da barreira hematencefálica. Felizmente, a inflamação associada a certas doenças afeta a barreira hematencefálica, aumentando a permeabilidade das membranas endoteliais a determinados antibióticos, possibilitando a entrada dos fármacos no SNC. Com a resolução da inflamação, a entrada do antibiótico também diminui, reduzindo a eficiência do tratamento.

12 Parte 1 | Neurofisiologia

10 As fibras nervosas classificadas como Aα têm maior diâmetro e condução mais rápida do que as fibras classificadas como fibras C.
 A Verdadeiro
 B Falso

11 Os axônios no SNC são mielinizados por:
 A Astrócitos
 B Células de Schwann
 C Células ependimárias
 D Oligodendrócitos

12 A Na^+/K^+-ATPase está localizada em que membrana das células endoteliais?
 A Luminal
 B Abluminal

13 A glicose no SNC é transportada por:
 A Difusão simples
 B GLUT 1
 C Difusão facilitada
 D Carreador simportador dependente de Na^+
 E Na^+/K^+-ATPase

14 O plexo coroide produz o LCS:
 A Verdadeiro
 B Falso

15 O LCS no terceiro ventrículo entra no quarto ventrículo por meio do aqueduto do mesencéfalo.
 A Verdadeiro
 B Falso

16 O que representa a barreira hematoliquórica?
 A Meninges
 B Endotélio capilar do plexo coroide
 C Podócitos perivasculares
 D Epitélio coroide
 E Astrócitos

17 A barreira hematencefálica está ausente:
 A Na medula espinal
 B No cerebelo
 C No plexo coroide
 D Na área postrema
 E Em dois locais anteriores

Leitura sugerida

Abbott, N.J. (2002) Astrocyte–endothelial interactions and blood–brain barrier permeability. *Journal of Anatomy* 200:629–638.

Cserr, H.F. (1971) Physiology of the choroid plexus. *Physiological Reviews* 51:273–311.

De Terlizzi, R. and Platt, S.R. (2006) The function, composition and analysis of cerebrospinal fluid in companion animals. Part I. Function and composition. *Veterinary Journal* 172:422–431.

Eurell, J.A. and Frappier, B.L. (2006) *Dellmann's Textbook of Veterinary Histology*, 6th edn. Wiley-Blackwell, Hoboken, NJ.

Fitzgerald, T.C. (1961) Anatomy of the cerebral ventricles of domestic animals. *Veterinary Medicine* 56:38–45.

Goldstein, G.W. and Betz, A.L. (1986) The blood–brain barrier. *Scientific American* 255(3):74–83.

Gomez, D.G. and Potts, D.G. (1981) The lateral, third and fourth ventricle choroid plexus of the dog: a structural and ultrastructural study. *Annals of Neurology* 10:333–340.

Janzer, R.C. and Raff, M.C. (1987) Astrocytes induce blood–brain barrier properties in endothelial cells. *Nature* 325:253–257.

Masuzawa, T., Ohta, T., Kawakami, K. and Sato, F. (1985) Immunocytochemical localization of Na^+, K^+-ATPase in the canine choroid plexus. *Brain* 108:625–646.

Segal, M.B. and Pollay, M. (1977) The secretion of cerebrospinal fluid. *Experimental Eye Research* 25(Suppl.):127–148.

Spector, R. and Johanson, C.E. (1989) The mammalian choroid plexus. *Scientific American* 261(5):68–74.

Respostas

1 A		**10** A	
2 B		**11** D	
3 A		**12** B	
4 B		**13** B	
5 A		**14** A	
6 D		**15** A	
7 B		**16** D	
8 A		**17** E	
9 C			

2

Base Eletroquímica da Função dos Neurônios

Etsuro E. Uemura

Distribuição dos íons intracelulares e extracelulares, 13

Potencial de repouso da membrana, 15

Potencial graduado, 15

   Potenciais pós-sinápticos excitatório e inibitório, 15

   Somação de potenciais graduados, 16

Potencial de ação, 17

   Canais de Na^+ regulados por voltagem, 17

Duas fases do potencial de ação, 18

Na^+/K^+-ATPase e potenciais de ação, 19

   Período refratário, 19

Propagação dos potenciais de ação, 20

   Velocidade de condução, 20

Autoavaliação, 21

Os neurônios funcionam ao estabelecer uma comunicação mediada por meios elétricos e químicos. Por conseguinte, a excitabilidade dos neurônios e a sua capacidade de propagar sinais elétricos constituem uma das características mais proeminentes do sistema nervoso. O potencial de membrana relativamente estático das células inativas é o **potencial de repouso da membrana**. Reflete a permeabilidade iônica seletiva da membrana plasmática, mantida à custa do metabolismo basal contínuo. O potencial de repouso da membrana desempenha um papel central na excitabilidade dos neurônios. Quando um neurônio recebe sinais excitatórios ou inibitórios, a membrana neuronal gera potenciais graduados de membrana excitatórios ou inibitórios (alterações transitórias no potencial de repouso da membrana). Quando o estímulo elétrico preenche critérios específicos, a membrana neuronal sofre uma inversão dinâmica do potencial de membrana, conhecido como potencial de ação. Neste capítulo, são discutidas quatro propriedades fisiológicas básicas dos neurônios (potencial de repouso da membrana, potencial graduado, potencial de ação e propagação do potencial de ação) para melhor compreensão das funções neuronais.

Distribuição dos íons intracelulares e extracelulares

1 Cite cinco íons intracelulares e extracelulares principais e indique quais deles estão mais altamente concentrados dentro dos neurônios em relação ao exterior.

2 Quais são os dois gradientes de energia que impulsionam o movimento de íons através da membrana?

3 O que é potencial de equilíbrio?

4 O que ocorre com o potencial de membrana se um íon conseguir atravessar seletivamente a membrana?

5 Quais são as propriedades e as funções da Na^+/K^+-ATPase?

A membrana neuronal, à semelhança de outras membranas celulares, é formada por uma bicamada lipídica. Não é permeável a moléculas que apresentam cargas e à maioria das moléculas polares, como açúcares e aminoácidos. Os ânions na água são atraídos eletrostaticamente para o átomo de hidrogênio da água, enquanto os cátions são atraídos para o átomo de oxigênio. A atração de íons pelas moléculas de água atua como barreira contra a passagem de íons através da bicamada lipídica hidrofóbica da membrana. Essa propriedade constitui a base para a distribuição singular dos íons inorgânicos (p. ex., Na^+, K^+, Ca^{2+} e Cl^-) através da membrana neuronal. As proteínas presentes na membrana consistem em receptores, transportadores e enzimas. A permeabilidade seletiva da membrana neuronal reflete a presença de canais iônicos. Esses canais iônicos possibilitam a passagem de alguns íons através da membrana na direção de seus gradientes de concentração e eletrostáticos. O neurônio possui quatro tipos principais de canais iônicos seletivos: os canais de Na^+, de K^+, de Ca^{2+} e de Cl^-. Esses canais iônicos encontram-se sempre abertos (um estado também designado como canais sem comportas ou permeáveis) ou apresentam comportas que podem se abrir ou se fechar em resposta a estímulos específicos (p. ex., voltagem ou substâncias químicas). Os canais sem comportas desempenham um importante papel na manutenção das concentrações de íons intracelulares e extracelulares. Os canais iônicos regulados por voltagem são importantes na geração de potenciais de ação e sua propagação ao longo dos axônios. Os canais iônicos regulados quimicamente desempenham um papel na transmissão sináptica pela abertura dos canais iônicos quando se ligam a uma variedade ligante, como neurotransmissor ou moléculas de sinalização intracelular. As proteínas do canal medeiam o transporte passivo de moléculas através da membrana, não havendo necessidade de energia metabólica. As moléculas sem carga são **transportadas passivamente** através da membrana, de acordo com o gradiente de concentração do soluto. As moléculas sem carga difundem-se através da membrana do lado de maior concentração para o lado de menor concentração. As moléculas com carga atravessam a membrana de acordo com o gradiente eletroquímico (combinação dos gradientes de concentração e elétrico). O **transporte ativo** necessita de proteínas carreadoras específicas e de energia metabólica, como a hidrólise do ATP.

No estado de repouso dos neurônios, o conteúdo eletrolítico difere acentuadamente daquele do líquido extracelular (Tabela 2.1). A concentração de íons Na⁺ é aproximadamente 10 vezes maior no líquido extracelular (150 mmol/ℓ) do que no líquido intracelular (15 mmol/ℓ). De modo semelhante, a concentração de íons Cl⁻ é muito maior no líquido extracelular (150 mmol/ℓ) do que no líquido intracelular (13 mmol/ℓ). Em contrapartida, a concentração de K⁺ intracelular (100 mmol/ℓ) é aproximadamente 20 vezes maior que a do líquido extracelular (5 mmol/ℓ). Existem muitas moléculas orgânicas intracelulares de carga negativa (p. ex., proteínas, ácidos nucleicos, grupos carboxílicos e metabólitos que transportam fosfato). Como os ânions orgânicos são demasiado grandes para atravessar a membrana, são denominados **ânions fixos**. Eles impulsionam a carga elétrica do citoplasma em contato com a membrana plasmática para negativa em relação ao lado externo da membrana.

A permeabilidade seletiva da membrana é fundamental para manter a separação de cargas através da membrana (Figura 2.1). Se a membrana neuronal fosse seletivamente permeável apenas ao K⁺, o alto **gradiente de concentração** de K⁺ o impulsionaria de dentro para fora da célula através dos canais de K⁺ sem comporta. Entretanto, os ânions fixos intracelulares impedem o efluxo de íons K⁺. Ao mesmo tempo, as cargas positivas extracelulares impulsionam o K⁺ dentro do neurônio, devido a **forças eletrostáticas**. Todavia, a distribuição do K⁺ permanece estável, visto que o movimento de íons em uma direção, sob a influência do gradiente de concentração, é equilibrado com precisão pelo movimento de íons na direção oposta, devido ao **gradiente eletroquímico**. Quando as duas forças opostas (gradiente de concentração e forças eletrostáticas) são iguais, as concentrações de K⁺ intracelulares e extracelulares estão em equilíbrio. O potencial de membrana derivado no equilíbrio de K⁺ é denominado potencial de equilíbrio de K⁺ (aproximadamente –80 mV) (Tabela 2.2). De modo semelhante, se a membrana for seletivamente permeável apenas ao Na⁺, o gradiente eletroquímico irá impulsionar o Na⁺ para dentro do neurônio, a fim de estabelecer

Tabela 2.1 Distribuição intracelular e extracelular de íons através da membrana neuronal.

Íon	Concentração extracelular (mmol/ℓ)	Concentração intracelular (mmol/ℓ)
Na⁺	150	15
K⁺	5	100
Ca²⁺	2	0,0002
Cl⁻	150	13
Ânions fixos	–	385

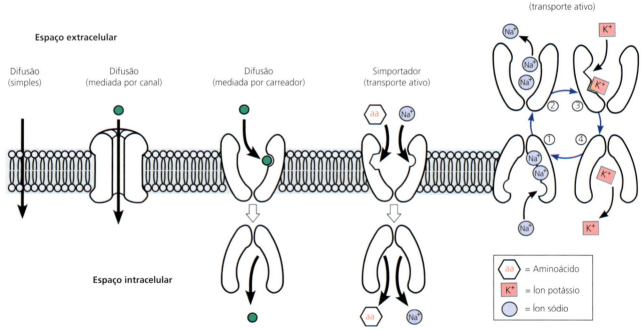

Figura 2.1 Transporte de solutos através da membrana neuronal. *Difusão simples*: as moléculas movem-se de acordo com seu gradiente de concentração. A difusão simples não necessita de energia, e o movimento efetivo das moléculas cessa após alcançar o equilíbrio. *Difusão mediada por canais*: quando o canal está aberto, determinados íons com carga (p. ex., Na⁺ e K⁺) são capazes de atravessar o poro para alcançar o outro lado da membrana plasmática. *Difusão mediada por carreador*: o movimento de substâncias através das membranas celulares com o auxílio de uma proteína carreadora (p. ex., o transportador GLUT que move as hexoses, como glicose, galactose, manose e frutose). *Simportador*: uma proteína carreadora que efetua o cotransporte de duas ou mais moléculas na mesma direção através da membrana celular. Os exemplos incluem Na⁺-glicose, Na⁺-aminoácidos, Na⁺-captação de neurotransmissor. *Antiportador*: a troca de moléculas ocorre em direções opostas, isto é, uma molécula entra na célula, enquanto a outra sai da célula. Um exemplo é a Na⁺/K⁺-ATPase que mantém os gradientes de concentração de Na⁺ e K⁺ através da membrana celular. As seguintes etapas estão envolvidas no movimento de moléculas contra o seu gradiente de concentração. (1) Uma molécula de ATP liga-se à ATPase. Essa etapa cria sítios de ligação para três íons Na⁺ no lado intracelular do carreador. (2) A energia liberada pela hidrólise da ligação de alta energia modifica a conformação da proteína carreadora, de modo que o canal se abre para o lado extracelular. Ao mesmo tempo, a afinidade de ligação pelo Na⁺ diminui, e os íons Na⁺ são liberados no lado extracelular. (3) Após a perda de Na⁺, o grupo fosfato se desprende, criando sítios de ligação de alta afinidade para o K⁺ no lado extracelular do canal carreador. Dois íons K⁺ do líquido extracelular ligam-se à proteína carreadora. (4) Uma nova molécula de ATP liga-se à ATPase, modificando a sua conformação. A abertura subsequente do canal para o lado citoplasmático libera K⁺ dentro do citoplasma.

Tabela 2.2 Equação de Nernst para determinar o potencial de equilíbrio de íons.

A equação de Nernst para calcular o potencial de equilíbrio de um íon presente em ambos os lados da membrana celular é a seguinte:

$$E_{ion} = 2,303 \frac{RT}{zF} \log \frac{[ion]_o}{[ion]_i}$$

Em que:
E_{ion} = potencial de equilíbrio iônico
R = constante dos gases (8,314J mol^{-1} K^{-1})
T = temperatura na escala Kelvin (273,15 + temperatura em °C)
z = valência do íon
F = constante de Faraday (96.485 C mol^{-1})
$[ion]_o$ = concentração iônica fora da célula
$[ion]_i$ = concentração iônica dentro da célula

O potencial de equilíbrio calculado pela equação de Nernst:
E_K = 61,5 mV log 5/100 = −80 mV
E_{Na} = 61,5 mV log 150/15 = +62 mV
E_{Cl} = 61,5 mV log 150/13 = −65 mV

o equilíbrio. O potencial de membrana derivado do equilíbrio do Na$^+$ é o potencial de equilíbrio de Na$^+$ (aproximadamente +62 mV). O potencial de equilíbrio do Cl$^-$ é muito semelhante ao potencial de equilíbrio de K$^+$.

Potencial de repouso da membrana

> **1** Explique os mecanismos iônicos que contribuem para o potencial de repouso da membrana e voltagem aproximada na maioria dos neurônios dos mamíferos.
>
> **2** Qual é a relação entre forças propulsoras iônicas, canais iônicos e potencial de membrana?
>
> **3** Qual o papel desempenhado pela Na$^+$/K$^+$-ATPase na manutenção do potencial de repouso da membrana?

A diferença de potencial através da membrana de neurônios em repouso é designada como potencial de repouso da membrana. Seu valor é de cerca de −65 mV (o lado interno do neurônio tem cerca de 65 mV a menos em relação ao lado externo). O potencial de repouso da membrana reflete uma distribuição assimétrica de determinados íons (K$^+$, Na$^+$, Cl$^-$, ânions fixos) através da membrana neuronal. O potencial de repouso da membrana de um neurônio está mais próximo do potencial de equilíbrio para o K$^+$ (−80 mV) do que o Na$^+$ (+62 mV). O motivo disso é que a membrana dos neurônios em repouso é seletivamente permeável ao K$^+$, devido à presença de um grande número de canais de K$^+$ sem comporta. Os íons Na$^+$ são impelidos para dentro da célula através da membrana pelo gradiente eletroquímico. Entretanto, a condutância do Na$^+$ é extremamente pequena, em virtude da disponibilidade limitada de canais de Na$^+$ sem comporta. Isso limita significativamente o influxo de Na$^+$, apesar de seu grande gradiente eletroquímico. Por conseguinte, o potencial de repouso reflete a distribuição desigual de íons através da membrana neuronal.

A distribuição assimétrica do K$^+$ e do Na$^+$ através da membrana é mantida pela Na$^+$/K$^+$-ATPase (bomba de Na$^+$/K$^+$) na membrana (Figura 2.1). A Na$^+$/K$^+$-ATPase move o Na$^+$ e o K$^+$ contra seus gradientes eletroquímicos, removendo o Na$^+$ do neurônio e acrescentando o K$^+$ dentro do neurônio. O bombeamento de Na$^+$ e de K$^+$ pode ser interrompido reversivelmente pelo uso de inibidores metabólicos (p. ex., dinitrofenol, azida, cianeto), enquanto a injeção intracelular de ATP pode reverter esse efeito inibitório. A bomba de Na$^+$/K$^+$ trabalha de modo contínuo, independentemente do estado de atividade elétrica de um neurônio, mantendo os grandes gradientes de concentração iônica através da membrana.

Potencial graduado

> **1** Quais são os dois tipos de potenciais pós-sinápticos e de que maneira geram a despolarização ou hiperpolarização da membrana?
>
> **2** Onde se localiza o cone axônico no neurônio e que papel ele desempenha nos potenciais de membrana pós-sinápticos?
>
> **3** Quais são os dois mecanismos que modificam os potenciais de membrana no cone axônico?

Um neurônio recebe centenas de impulsos aferentes de outros neurônios, principalmente por meio de sinapses axodendríticas e axossomáticas. Em resposta a neurotransmissores de neurônios pré-sinápticos, são geradas alterações locais de curta duração nas membranas pós-sinápticas em cada sítio sináptico. Esses potenciais de membrana locais são designados como **potenciais graduados**, visto que a sua amplitude é diretamente proporcional à intensidade do estímulo aplicado nos sítios sinápticos. Cada sítio sináptico gera potenciais graduados, de modo que ocorrem milhares de potenciais graduados nos corpos celulares e nos dendritos. Os potenciais graduados gerados pelos sítios sinápticos nos dendritos e nos corpos celulares alcançam o cone axônico (também designado como **zona de gatilho**) de um neurônio (ver Figura 1.2). O cone axônico é o local onde os potenciais graduados são integrados para gerar potenciais de ação. Nos neurônios unipolares e bipolares, a zona de gatilho situa-se em uma área terminal de um prolongamento neuronal que é equivalente a um dendrito. A zona de gatilho é mais sensível à ação despolarizante das correntes locais e constitui uma região crucial do neurônio, que gera potenciais de ação em resposta à chegada de potenciais graduados. Os potenciais graduados que alcançam a zona de gatilho precisam ser fortes o suficiente para despolarizar a membrana até o nível conhecido como **limiar de excitação** (voltagem) de cerca de −55 mV. Quando a soma dos potenciais graduados ultrapassa o limiar, a zona de gatilho deflagra potenciais de ação que se propagam ao longo do axônio. Se a despolarização não alcançar o limiar, não há geração de potencial de ação, e os potenciais graduados decaem.

Potenciais pós-sinápticos excitatório e inibitório

Os potenciais graduados modulam o neurônio pós-sináptico desviando o potencial de repouso da membrana em direção ao potencial limiar ou afastando-se dele. O desvio do potencial de membrana para um valor mais positivo é denominado **despolarização** (Figura 2.2), e um potencial graduado despolarizante é denominado **potencial pós-sináptico excitatório (PPSE)** (Figura 2.3A). Por exemplo, os neurotransmissores acetilcolina e glutamato induzem potenciais graduados despolarizantes por meio da abertura dos canais de Na$^+$ regulados por ligantes, desencadeando um influxo de Na$^+$. As sinapses que induzem PPSE são denominadas **sinapses excitatórias**, visto que elas impulsionam o potencial de membrana pós-sináptico em direção ao limiar. Por outro lado, neurotransmissores como o ácido γ-aminobutírico (GABA) e a glicina ligam-se a canais de Cl$^-$ regulados por ligantes que desencadeiam o influxo de Cl$^-$. O desvio subsequente do

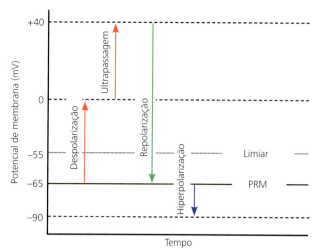
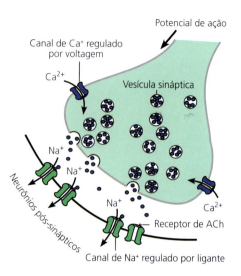

Figura 2.2 Terminologia relacionada com o potencial de membrana dos neurônios. *Despolarização*: diminuição da diferença de potencial através da membrana plasmática, em direção a um valor mais positivo. *Ultrapassagem*: porção da despolarização que faz com que o lado interno da célula tenha uma carga positiva em relação ao exterior. *Repolarização*: mudança no potencial que faz com que o potencial de membrana retorne a um valor negativo após a fase de despolarização de um potencial de ação. A repolarização induz o retorno do potencial de membrana ao potencial de repouso da membrana (PRM) (–65 mV). *Hiperpolarização*: aumento na diferença de potencial através da membrana para um valor mais negativo, afastando-se do PRM. *Limiar*: voltagem crítica da membrana (–55 mV) em que o potencial de membrana precisa ser despolarizado para gerar um potencial de ação. Quando o potencial graduado alcança o potencial limiar, existe uma probabilidade de cerca de 50% de gerar um potencial de ação. O potencial de membrana precisa ultrapassar o limiar para gerar um potencial de ação.

potencial de membrana para um valor mais negativo é denominado **hiperpolarização** (Figura 2.2). Um potencial graduado hiperpolarizante é denominado **potencial pós-sináptico inibitório (PPSI)** e as sinapses que induzem os PPSI são denominadas **sinapses inibitórias** (Figura 2.3B). Por conseguinte, a membrana pós-sináptica pode ser estimulada ou inibida, dependendo do transmissor envolvido e da mudança subsequente na permeabilidade iônica que altera a excitabilidade da membrana.

Somação de potenciais graduados

Numerosos axônios pré-sinápticos convergem para um neurônio pós-sináptico, gerando milhares de PPSE e PPSI. O cone axônico é capaz de processar todos os potenciais graduados por meio de processamento algébrico, isto é, adicionando ou subtraindo mudanças de potencial. O cone axônico continua processando potenciais graduados desde que (i) a soma de todos os potenciais graduados permaneça abaixo do limiar de excitação, e (ii) as mudanças pré-sinápticas ocorram mais rapidamente do que a taxa de declínio do potencial graduado no neurônio pós-sináptico. Por conseguinte, quando uma sinapse desencadeia uma pequena despolarização (PPSE), uma despolarização simultânea em outra sinapse localizada em um sítio diferente no mesmo corpo celular ou dendritos é somada para induzir uma despolarização maior. Entretanto, a hiperpolarização simultânea (PPSI) em outra sinapse localizada em outro sítio no mesmo corpo celular ou dendritos resulta em uma menor despolarização da membrana.

Existem dois modos de somação: espacial e temporal (Figura 2.4). Na **somação espacial**, potenciais graduados

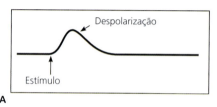
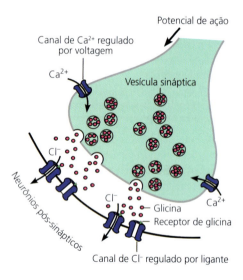
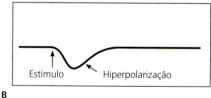

Figura 2.3 Potenciais pós-sinápticos gerados no corpo celular e dendritos pós-sinápticos. **A.** Os neurotransmissores, como, por exemplo, a acetilcolina (ACh) e o glutamato, induzem potenciais pós-sinápticos excitatórios (PPSEs) por meio da abertura dos canais de Na+ regulados por ligantes, desencadeando um influxo de Na+. Os PPSEs impulsionam o potencial de membrana para a voltagem limiar. **B.** Os neurotransmissores glicina e GABA induzem potenciais pós-sinápticos inibitórios (PPSIs) por meio de sua ligação a canais de Cl– regulados por ligantes, que desencadeiam o influxo de íons Cl–. Os PPSIs impulsionam o potencial de membrana para longe da voltagem limiar.

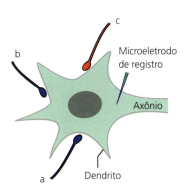
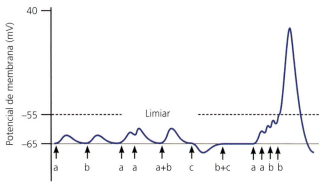

Figura 2.4 Somação dos PPSEs e PPSIs no neurônio pós-sináptico. Três neurônios pré-sinápticos (a, b, c) foram estimulados nos momentos indicados pelas setas no gráfico, e o potencial de membrana foi registrado no neurônio pós-sináptico. Um potencial de ação é gerado quando o PPSE é grande o suficiente para ultrapassar a voltagem limiar (−55 mV). Os axônios a e b são excitatórios, enquanto o axônio c é inibitório para o neurônio pós-sináptico.

induzidos por diferentes sinapses somam-se nos dendritos e corpo celular pós-sinápticos. Na **somação temporal**, potenciais graduados induzidos pela ação sucessiva de terminais pré-sinápticos somam-se no neurônio pós-sináptico. Quando PPSEs e PPSIs ocorrem simultaneamente na mesma célula, suas potências relativas determinam a resposta do neurônio pós-sináptico. Por conseguinte, o cone axônico dos neurônios pós-sinápticos soma todos os potenciais graduados locais gerados pelos axônios aferentes e desencadeia potenciais de ação quando a soma de todos os potenciais graduados ultrapassa o limiar. Essa somação de potenciais graduados processados no potencial de membrana subliminar constitui a etapa-chave na integração dos sinais elétricos que ocorre em nível neuronal. Um potencial graduado que ultrapassa o potencial limiar na zona de gatilho gera uma salva de potenciais de ação, e não apenas um potencial de ação. Além disso, a intensidade do potencial graduado é proporcional à frequência dos potenciais de ação gerados na zona de gatilho.

Potencial de ação

1 Explique um potencial de ação e um potencial graduado em relação a:
  (a) Localização do neurônio no qual ocorrem
  (b) Canais iônicos envolvidos na geração desses potenciais.
2 O que é "limiar de excitação" em relação a um potencial de ação?
3 Quais são os mecanismos iônicos responsáveis pela geração de um potencial de ação?
4 Ilustre um potencial de ação, indicando:
  (a) Despolarização, ultrapassagem, repolarização e hiperpolarização
  (b) Voltagem máxima aproximada e duração.
5 Descreva os três estágios dos canais de Na$^+$ regulados por voltagem e explique de que maneira cada um desses estágios está relacionado com potenciais de ação.
6 Quais são as duas fases do período refratário de um potencial de ação e por que elas são importantes?
7 O que é responsável pela manutenção de gradientes de concentração iônicos através da membrana, apesar da geração contínua de potenciais de ação?
8 De que maneira os anestésicos locais bloqueiam sinais sensoriais, impedindo que alcancem o seu destino?

Um potencial de ação é uma breve reversão do potencial de membrana quando a permeabilidade da membrana ao Na$^+$ e ao K$^+$ aumenta após a ativação dos canais de Na$^+$ e de K$^+$ regulados por voltagem (Figura 2.5B). O potencial de membrana em que um número suficiente de canais de Na$^+$ regulados por voltagem se abre para gerar um potencial de ação é denominado **potencial limiar** (cerca de −55 mV). Para gerar um potencial de ação, os PPSEs gerados no corpo celular e nos dendritos precisam ser grandes o suficiente para despolarizar a zona de gatilho além do limiar (Figura 2.5A). Os potenciais de ação representam despolarizações da membrana idênticos de amplitude de cerca de 100 mV. A potência do PPSE que inicia um potencial de ação não exerce nenhuma influência sobre a sua amplitude. É importante assinalar que nem todos os canais de Na$^+$ regulados por voltagem se abrem simultaneamente no potencial limiar. Alguns canais de Na$^+$ regulados por voltagem começam a se abrir quando a membrana inicia a despolarização. Quando o potencial graduado alcança o potencial limiar, ocorre abertura de um maior número de canais de Na$^+$ regulados por voltagem, e existe uma probabilidade de cerca de 50% de geração de um potencial de ação. Somente quando a despolarização da membrana ultrapassa o potencial limiar é que ocorre abertura de um número suficiente de canais de Na$^+$ regulados por voltagem, assegurando a geração de um potencial de ação. Como a geração de um potencial de ação depende do limiar de excitação (a voltagem da membrana precisa alcançar o limiar para gerar um potencial de ação, e nada ocorre abaixo do limiar), o potencial de ação é frequentemente designado como fenômeno de **tudo ou nada**. A duração total de um potencial de ação em um neurônio é de cerca de 2 ms.

Canais de Na$^+$ regulados por voltagem

Os potenciais de ação possuem duas fases: a fase ascendente e a fase descendente. Os canais de Na$^+$ regulados por voltagem constituem a chave para a compreensão de um potencial de ação. Esse canal possui comportas de ativação e inativação. Dependendo da comporta que está aberta ou fechada, os canais de Na$^+$ passam por três estados (repouso, ativação ou inativação) durante um potencial de ação (Figura 2.6). O **estado de repouso** dos canais de Na$^+$ dependentes de voltagem é mantido quando um neurônio está no potencial de repouso da membrana. Durante o estado de repouso, a comporta de ativação fecha o poro do canal, enquanto a comporta de inativação está aberta (Figura 2.6A). Quando a comporta de ativação se fecha,

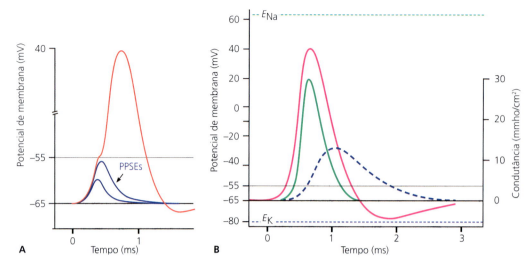

Figura 2.5 A. Os potenciais pós-sinápticos excitatórios (PPSEs) sublimiares não desencadeiam um potencial de ação. Quando o PPSE é grande o suficiente para elevar o potencial de membrana na zona de gatilho (cone axônico) de modo que ultrapasse o limiar, a zona de gatilho gera um potencial de ação que se propaga ao longo do axônio. **B.** Curso temporal das alterações no potencial de membrana e na permeabilidade da membrana durante um ciclo de atividade. Os fluxos de corrente de entrada e de saída resultam do influxo de Na^+ e do efluxo de K^+ durante as fases ascendente e descendente do potencial de ação, respectivamente. O pico na condutância do sódio ocorre próximo ao momento em que o potencial de membrana cruza a linha zero. O declínio na condutância do sódio é acompanhado de aumento na condutância do K^+. O efeito combinado consiste em repolarização da membrana, em seguida hiperpolarização antes do retorno ao potencial de repouso da membrana. As linhas tracejadas horizontais representam o potencial de equilíbrio, conforme calculado a partir da equação de Nernst para K^+ (E_K) e Na^+ (E_{Na}).

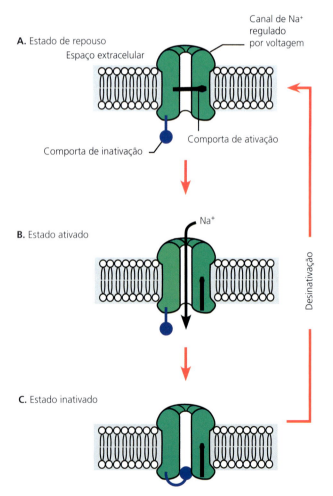

Figura 2.6 Três estados do canal de Na^+ regulado por voltagem: (**A**) estado de repouso, (**B**) estado ativado e (**C**) estado inativado.

o Na^+ não pode fluir para dentro do neurônio. Os canais de Na^+ no estado de repouso passam para o estado ativado durante a fase ascendente do potencial de ação. Durante o **estado ativado**, as comportas tanto de ativação quanto de inativação do canal de Na^+ estão abertas, e ocorre fluxo de íons Na^+ para dentro do neurônio (Figura 2.6B). O estado ativado é imediatamente seguido pelo estado inativado. Durante o **estado inativado**, a comporta de inativação fecha o canal, impedindo a entrada de Na^+ no neurônio, porém a comporta de ativação ainda está aberta (Figura 2.6C). O estado inativado reverte para o estado de repouso (*i. e.*, a comporta de inativação se abre, enquanto a comporta de ativação de fecha) para repetir o ciclo de ativação e inativação dos canais de Na^+. O processo de mudança do estado inativado para o estado de repouso é denominado **desinativação**, e esse processo só ocorre quando o potencial de membrana repolarizante é negativo o suficiente (*i. e.*, abaixo da voltagem limiar). Não pode haver geração de um potencial de ação sem reverter o estado inativado dos canais de Na^+ para o estado de repouso. Por conseguinte, a repolarização e a hiperpolarização suficientes da membrana são condições críticas para que os canais de Na^+ regulados por voltagem sejam desinativados.

Duas fases do potencial de ação

As permeabilidades ao Na^+ e K^+ não aumentam simultaneamente durante o potencial de ação. Os canais de Na^+ regulados por voltagem são os primeiros a se abrir, seguidos dos canais de K^+. Subsequentemente, existem duas fases do potencial de ação: as fases ascendente e descendente. Durante a **fase ascendente**, a membrana neuronal despolariza rapidamente após abertura dos canais de Na^+ regulados por voltagem que leva a um grande aumento da permeabilidade da membrana Na^+ (Figura 2.5B). Quando os canais de Na^+ se abrem, um influxo de Na^+ impulsiona o potencial de membrana para o potencial de equilíbrio do Na⁺ (+62 mV). Essa porção do potencial de ação, em que o interior do neurônio é positivo em relação ao exterior, é designada como **ultrapassagem** (*overshoot*) (Figura 2.2). Os canais de Na⁺ regulados por voltagem não permanecem abertos por muito tempo. Eles são rapidamente inativados, com interrupção do influxo de Na⁺ através desses canais.

A **fase descendente** do potencial de ação reflete a inativação do canal de Na⁺ e a abertura dos canais de K⁺ regulados por voltagem, que se abrem depois de um período de cerca de 1 ms após a despolarização da membrana. O neurônio é repolarizado por rápido efluxo de K⁺. No final da fase descendente, o potencial de membrana é muito mais negativo do que o potencial de repouso. Isso reflete o aumento da permeabilidade ao K⁺ após a abertura dos canais de K⁺. Como existe pouca permeabilidade ao Na⁺ durante essa fase, o efluxo de K⁺ impulsiona o potencial de membrana bem abaixo do potencial de repouso da membrana (–65 mV) e para o potencial de equilíbrio do K⁺ (–80 mV). Essa porção do potencial de ação abaixo do potencial de repouso da membrana é designada como **hiperpolarização** (ou *undershoot*) (Figura 2.2). Quando os canais de K⁺ regulados por voltagem começam a se fechar, o potencial de repouso da membrana é restaurado de modo gradual antes de estabelecer o potencial de equilíbrio do K⁺.

Na⁺/K⁺-ATPase e potenciais de ação

A Na⁺/K⁺-ATPase não desempenha papel direto na geração do potencial de ação; simplesmente atua de maneira contínua, independentemente do estado do potencial de membrana. Por conseguinte, a bomba conduz (i) o K⁺ que extravasa através da membrana em repouso, (ii) o K⁺ que saiu durante o potencial de ação, e (iii) o Na⁺ que entra durante um potencial de ação. Embora a Na⁺/K⁺-ATPase seja essencial para restaurar as concentrações de Na⁺ e o K⁺ através da membrana, a interrupção da bomba pelo uso de inibidores metabólicos não afeta imediatamente a excitabilidade da membrana. Isso se deve ao fato de que um potencial de ação movimenta apenas uma pequena fração de íons através da membrana, e um grande reservatório de K⁺ intracelular é suficiente para gerar potenciais de ação por um breve período.

Período refratário

O período refratário é o período que uma membrana excitável leva para estar pronta para um segundo estímulo quando retorna a seu estado de repouso após excitação. Em outras palavras, o período refratário representa o tempo necessário para a reversão dos canais de Na⁺ regulados por voltagem do estado inativado para o estado de repouso. Quando um potencial de ação é iniciado, um segundo potencial de ação não pode ser desencadeado durante um período de cerca de 1 ms, independentemente da magnitude do estímulo aplicado ao neurônio. Esse período, denominado **período refratário absoluto**, garante que um segundo potencial de ação não será iniciado antes do término do primeiro potencial de ação, impedindo a sobreposição de potenciais de ação. O período refratário absoluto corresponde a quase toda a duração do potencial de ação (Figura 2.7). É iniciado pela inativação dos canais de Na⁺ que originalmente se abriram para despolarizar a membrana. O estágio que segue o período refratário absoluto é conhecido como **período refratário relativo**. Esse período começa quando

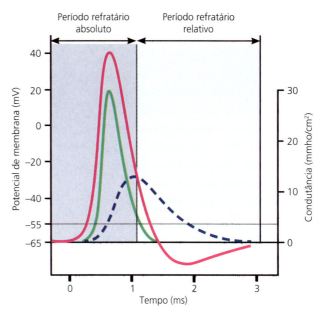

Figura 2.7 O período refratário limita a taxa com que os sinais podem ser transmitidos ao longo de um neurônio. O período refratário absoluto também assegura o percurso unidirecional de um potencial de ação do corpo celular para o terminal axônico, impedindo a condução retrógrada do potencial de ação.

o potencial de membrana sofre repolarização e aproxima-se da voltagem de membrana limiar. A sua duração se estende até o momento em que ocorre fechamento dos canais de K⁺ regulados por voltagem. Durante o período refratário relativo, o início de um segundo potencial de ação é inibido, porém não é impossível, visto que uma corrente despolarizante muito mais forte que desvia o potencial de membrana para o limiar pode gerar um potencial de ação.

Existem dois motivos que explicam a dificuldade de gerar potenciais de ação durante o período refratário:

- Os canais de Na⁺ regulados por voltagem precisam ser desinativados antes de retornar ao estado de repouso para gerar um potencial de ação, e esse processo exige a repolarização da membrana que se aproxima da voltagem limiar. Nem todos os canais de Na⁺ inativados sofrem desinativação simultânea, e a geração de um potencial de ação requer um potencial despolarizante muito mais forte para recrutar um número suficiente de canais de Na⁺ desinativados.
- O potencial de membrana sofre hiperpolarização quando os canais de K⁺ regulados por voltagem começam a se abrir, e é necessária uma corrente despolarizante muito mais forte para desviar o potencial de membrana para o limiar.

Correlações clínicas

Alterações nas concentrações de íons extracelulares resultam em atividade elétrica anormal dos neurônios. Por exemplo, a **hiperpotassemia** desloca o potencial de repouso da membrana para um ponto mais próximo do limiar. A hiperpotassemia crônica sustentada quase sempre está associada a algum comprometimento na excreção urinária de potássio. Um aumento nos níveis extracelulares de potássio leva à despolarização do potencial de membrana das células excitáveis (neurônio, músculo). A despolarização lentamente crescente começa a ativar alguns canais de Na⁺ regulados por voltagem, porém o seu número não é suficiente para deflagrar potenciais de ação. Esses canais de Na⁺ ativados sofrem imediatamente o processo de inativação e permanecem inativados. Não podem ser ativados novamente sem desinativação (Figura 2.6). Além disso, a despolarização também impulsiona a abertura e o fechamento dos canais de K⁺ regulados por voltagem, e as células tornam-se refratárias. Como não pode haver geração de nenhum potencial de ação nessa condição, é inevitável ocorrer comprometimento disseminado das células excitáveis. A presença de baixos níveis circulantes de K⁺ (**hipopotassemia**) leva à hiperpolarização da membrana, deslocando o potencial de membrana para longe do limiar. Em consequência, são necessários PPSE mais fortes para gerar potenciais de ação. Os animais com hipopotassemia podem apresentar fraqueza muscular, visto que os neurônios motores não estão gerando adequadamente potenciais de ação.

Diversas substâncias químicas afetam a condução dos potenciais de ação por meio de sua ligação aos canais iônicos na membrana. Por exemplo, o anestésico local **lidocaína** (ou xilocaína) bloqueia a condução de sinais por meio de bloqueio dos canais de Na⁺ regulados por voltagem. Em consequência, os neurônios tornam-se incapazes de gerar um potencial de ação, impedindo a iniciação dos sinais de dor pelos neurônios sensitivos. A **tetrodoxina** (TTX), isolada do baiacu, liga-se também aos canais de Na⁺ regulados por voltagem. Isso impede o disparo de potenciais de ação pelas células nervosas afetadas. O envenenamento por TTX frequentemente é fatal devido à insuficiência respiratória.

Propagação dos potenciais de ação

1 Explique a sequência de eventos envolvidos no movimento do potencial de ação ao longo do axônio.
2 Por que o movimento do potencial de ação ao longo do axônio é normalmente unidirecional?
3 Quais são os dois fatores que influenciam a velocidade de condução dos potenciais de ação?
4 Por que o termo "condução saltatória" é aplicado apenas aos axônios mielinizados, mas não aos axônios não mielinizados?

Todos os potenciais de ação gerados na **zona de gatilho** são idênticos e propagam-se ao longo dos axônios sem perder a sua força. Essa propriedade singular de propagação (também denominada condução) permite que um potencial de ação percorra uma longa distância. A propagação de um potencial de ação envolve a disseminação passiva da corrente, pelo movimento dos elétrons ao longo do axônio. Essa corrente local abre os canais de Na⁺ regulados por voltagem de localização próxima e gera um novo potencial de ação (Figura 2.8A). Esse ciclo prossegue ao longo de um axônio. Por conseguinte, a disseminação passiva de corrente ao longo de um axônio é responsável pela regeneração ativa de um potencial de ação que continua até alcançar a extremidade terminal de um axônio. O potencial de ação que alcança a extremidade terminal é idêntico ao potencial de ação inicial gerado na zona de gatilho. Essa disseminação passiva de corrente envolvendo um processo de regeneração ativo é ligeiramente semelhante ao movimento de queda de uma série de dominós dispostos para formar uma linha. Quando o primeiro dominó cai, ele atinge o dominó seguinte, passando a sua energia cinética. O segundo dominó cai e transfere uma energia cinética idêntica ao terceiro dominó. Esse processo continua até cair o último dominó.

Velocidade de condução

A **propagação** de potenciais de ação ao longo do axônio depende de dois princípios das propriedades dos cabos: o diâmetro do axônio e a resistência da membrana axônica à

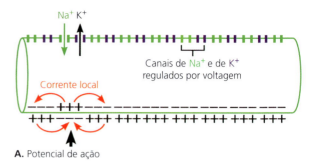

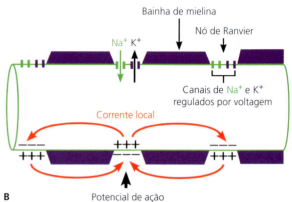

Figura 2.8 Percursos da corrente durante a propagação do potencial de ação nos axônios mielinizados (**A**) e não mielinizados (**B**). Em ambos os axônios, a porção superior da membrana ilustra a distribuição dos canais de Na⁺ e de K⁺ regulados por voltagem. A parte inferior do axônio mostra a reversão de polaridade da membrana deflagrada pela despolarização local. As correntes locais geradas por um potencial de ação fluem para áreas adjacentes da membrana axônica, despolarizando e gerando mais potenciais de ação. Os axônios mielinizados possuem canais de Na⁺ e K⁺ no nó de Ranvier, e os potenciais de ação saltam de um nó de Ranvier para o seguinte. Esse processo é designado como condução saltatória.

corrente que vaza (Figura 2.9). A corrente que passa para dentro do um axônio assemelha-se à água que flui dentro de uma mangueira: ela enfrenta a resistência da membrana. Como a velocidade da corrente passiva depende da condutância longitudinal do axoplasma, o aumento do tamanho do axônio ajuda a aumentar a velocidade de condução de um axônio. Outra maneira de ajudar a velocidade de condução consiste na mielinização dos axônios, que impede o vazamento da corrente através da membrana do axônio, isolando-os efetivamente.

A porção mielinizada de um axônio (internó) não tem canais de Na⁺ e K⁺ regulados por voltagem. Esses canais estão localizados no nó de Ranvier. Em consequência, a corrente passiva gerada por um potencial de ação precisa alcançar o nó de Ranvier adjacente para gerar um novo potencial de ação (Figura 2.8B). Isso é possível em virtude da mielinização dos axônios. Quando a corrente passiva gerada por um potencial de ação em um nó é forte o suficiente para alcançar o nó adjacente, ela ativa os canais de Na⁺ e K⁺ regulados por voltagem e gera um novo potencial de ação. Ao mesmo tempo, os canais de Na⁺ no nó de Ranvier precedente são inativados, os canais de K⁺ se abrem, e ocorre repolarização. Esse ciclo continua até o final do axônio. Por conseguinte, a bainha de mielina ao redor de um axônio permite que a corrente possa

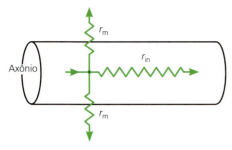

Figura 2.9 Um axônio é semelhante a um fio elétrico. As correntes locais que vazam através da resistência da membrana (r_m) são perdidas do axônio, enquanto as correntes que seguem o seu percurso pelo axoplasma, isto é, resistência longitudinal (r_{in}), transportam o sinal elétrico ao longo do axônio. Por conseguinte, a transmissão de sinal ao longo do axônio é mais eficiente pelo aumento da relação r_m/r_{in}.

saltar de um nó para o nó adjacente, em lugar de percorrer todo o axônio mícron por mícron. A condução do potencial de ação saltando de um nó para outro é denominada **condução saltatória** (do latim *saltare*, saltar). A mielinização aumenta a velocidade de condução sem aumentar o diâmetro do axônio. Por exemplo, um axônio não mielinizado de 10 μm conduz potenciais de ação em uma velocidade de 0,5 m/s, em comparação com 50 m/s por um axônio mielinizado do mesmo diâmetro. Por conseguinte, o diâmetro maior e a mielinização dos axônios aumentam efetivamente a velocidade de condução.

Um neurônio gera potenciais de ação cujas amplitude e duração das fases ascendente e descendente são idênticas. Os neurônios pós-sinápticos determinam a intensidade do estímulo aplicado a neurônios pré-sinápticos por meio de monitoramento da frequência dos potenciais de ação que chegam. É importante lembrar que um potencial graduado que ultrapassa o limiar na zona de deflagração gera uma salva de potenciais de ação, e não apenas um potencial de ação. Além disso, a intensidade do potencial graduado é proporcional à frequência de potenciais de ação gerados na zona de gatilho. A quantidade de neurotransmissor liberada no terminal pré-sináptico também é proporcional à frequência de potenciais de ação que alcançam o local pré-sináptico.

> **Correlações clínicas**
>
> A desmielinização pode resultar de certas doenças, como mielopatia degenerativa e cinomose canina em animais e esclerose múltipla nos humanos. A **mielopatia degenerativa canina** é uma doença lentamente progressiva e incurável da medula espinal. Essa doença degenerativa assemelha-se à esclerose lateral amiotrófica nos humanos. Na **cinomose canina**, o vírus tem como alvo as células gliais, levando à desmielinização dos axônios. Os sinais clínicos associados à desmielinização dependem do comprometimento de fibras motoras ou sensitivas. A perda da mielina pode ter efeitos devastadores sobre a sinalização neuronal. A intensidade da corrente gerada por potenciais de ação diminui quando a corrente vaza das áreas desmielinizadas dos axônios. Em consequência, a corrente não tem mais a capacidade de alcançar o nó de Ranvier adjacente, onde estão localizados os canais de Na^+ e K^+ regulados por voltagem, e a corrente simplesmente desaparece. Por conseguinte, após a desmielinização, os axônios são incapazes de conduzir potenciais de ação.

Autoavaliação

As respostas encontram-se no final do capítulo.

1. Qual das seguintes afirmativas descreve melhor um neurônio no estado de repouso?
    A. As bombas de Na^+/K^+-ATPase não são ativas
    B. O potencial de repouso da membrana é de cerca de +65 mV
    C. Os íons K^+ extravasam de um neurônio através dos canais de K^+ sem comporta
    D. Ocorre abertura dos canais de K^+ regulados por voltagem
    E. O estado de repouso representa o período refratário relativo

2. Um anestésico local, como a lidocaína, impede a geração de um potencial de ação ao inativar:
    A. Os receptores de GABA
    B. Os canais de Na^+ sem comporta
    C. Os canais de Ca^{2+} regulados por voltagem
    D. Os canais de Na^+ regulados por voltagem
    E. A liberação do neurotransmissor acetilcolina

3. A fase ascendente de um potencial de ação é deflagrada por:
    A. Potenciais pós-sinápticos inibitórios (PPSI)
    B. Bombas de Na^+/K^+-ATPase
    C. Abertura dos canais de K^+ regulados por voltagem
    D. Inativação dos canais de Na^+ regulados por voltagem
    E. Ativação dos canais de Na^+ regulados por voltagem

4. Ocorrem potenciais graduados em:
    A. Locais pré-sinápticos
    B. Locais pós-sinápticos

5. Os potenciais de ação obedecem ao princípio de tudo ou nada.
    A. Verdadeiro
    B. Falso

6. Qual das seguintes afirmativas é uma característica do potencial graduado?
    A. Obedece ao princípio de tudo ou nada do estímulo aplicado a locais sinápticos
    B. Despolariza ou hiperpolariza a membrana pós-sináptica
    C. Abre os canais de Na^+ regulados por voltagem
    D. Propaga-se ao longo dos axônios

7. A membrana dos neurônios em repouso é seletivamente permeável ao K^+, devido à presença de grandes números de canais de K^+ sem comporta.
    A. Verdadeiro
    B. Falso

8. Um PPSE é uma hiperpolarização local da membrana.
    A. Verdadeiro
    B. Falso

9. Um PPSI é uma despolarização local da membrana.
    A. Verdadeiro
    B. Falso

10. Para que ocorram potenciais graduados inibitórios (PPSIs) durante a transmissão sináptica, um neurotransmissor inibitório deve ligar-se a:
    A. Receptores regulados por ligantes para desencadear o influxo de Cl^-

B Receptores regulados por ligantes para desencadear o influxo de Na^+

C Canais de Na^+ regulados por voltagem para desencadear o influxo de Na^+

D Canais de K^+ regulados por voltagem para desencadear o influxo de K^+

11 Qual é o resultado no neurônio pós-sináptico quando os PPSEs aumentam, porém os PPSI permanecem os mesmos?

A A probabilidade de um potencial de ação aumenta

B A probabilidade de um potencial de ação diminui

C A probabilidade de um potencial de ação permanece a mesma

D Os PPSEs e os PPSIs não afetam o neurônio pós-sináptico

12 O que desencadeia a fase de despolarização de um potencial de ação?

A Movimento de Na^+ para dentro da célula

B Movimento de Na^+ para fora da célula

C Aumento da permeabilidade aos íons K^+

D Movimento de K^+ para dentro da célula

13 A hipopotassemia induz _____ da membrana neuronal e torna os axônios _____.

A Hiperpolarização, mais excitáveis

B Hiperpolarização, menos excitáveis

C Despolarização, mais excitáveis

D Despolarização, menos excitáveis

14 Durante o período refratário absoluto, que comporta no canal de Na^+ regulado por voltagem está fechada?

A Comporta de ativação

B Comporta de inativação

C Ambas as comportas de ativação e inativação

D Nenhuma das comportas

15 Que neurotransmissor gera PPSEs que despolarizam a membrana pós-sináptica durante a transmissão sináptica?

A Glicina

B Acetilcolina

C GABA

D Todos os neurotransmissores acima

16 A condução de um potencial de ação de um nó de Ranvier para o nó seguinte é designada como:

A PPSE

B Condução saltatória

C Condução iônica

17 A despolarização durante um potencial de ação é causada pela abertura de qual das comportas nos canais de Na^+ regulados por voltagem?

A Comporta de ativação

B Comporta de inativação

C Ambas as comportas de ativação e inativação

18 Quando dois potenciais de ação provêm de dois neurônios pré-sinápticos separados e alcançam simultaneamente os mesmos neurônios pós-sinápticos, a somação dos potenciais graduados pós-sinápticos é denominada?

A Somação espacial

B Somação temporal

Leitura sugerida

Aidley, D.J. (1998) *The Physiology of Excitable Cells*, 4th edn. Cambridge University Press, Cambridge, UK.

Berne, R.M., Levy, M.N., Koeppen, B.M. and Stanton, B.A. (2008) *Physiology*, 6th edn. Mosby Elsevier, Philadelphia.

Dwyer, T.M. (2006) The electrochemical basis of nerve function. In: *Fundamental Neuroscience for Basic and Clinical Applications*, 3rd edn (ed. D.E. Haines), pp. 35–68. Elsevier, Philadelphia.

Kandel, E.R., Schwartz, J.H. and Jessell, T.M. (eds) (2000) *Principles of Neural Science*, 4th edn. McGraw-Hill, New York.

Magee, J.C. and Johnston, D. (1995) Synaptic activation of voltage-gated channels in the dendrites of hippocampal pyramidal neurons. *Science* 268:301–304.

Narahashi, T., Moore, J.W. and Scott, W.R. (1964) Tetrodotoxin blockage of sodium conductance increase in lobster giant axons. *Journal of General Physiology* 47:965–974.

Poo, M. (1985) Mobility and locations of proteins in excitable membranes. *Annual Review of Neuroscience* 8:369–406.

Siegel, A. and Sapru, H.N. (2006) *Essential Neuroscience*, revised 1st edn. Lippincott, Williams & Wilkins, Baltimore.

Stein, W.H. (1990) *Channels, Carriers, and Pumps: An Introduction to Membrane Transport*. Academic Press, San Diego, CA..W. and Betz, A.L. (1986) The blood–brain barrier. *Scientific American* 255(3):74–8.

Respostas

1 C	**10** A
2 D	**11** A
3 E	**12** A
4 B	**13** B
5 A	**14** B
6 B	**15** B
7 A	**16** B
8 B	**17** C
9 B	**18** A

3 Transmissão Sináptica

Etsuro E. Uemura

Neurotransmissores, 23
   Neurotransmissores do SNP e do SNC, 23
Receptores para neurotransmissores, 24
   Receptores colinérgicos, 25
   Receptores adrenérgicos, 25
   Receptores de glutamato, 27

Sinapse neuromuscular, 27
   Transmissão sináptica na sinapse neuromuscular, 28
Botões terminais, 29
   Transdução de sinais simpáticos, 29
   Transdução de sinal parassimpático, 29
Autoavaliação, 29

A sinapse é um local especial de contato, onde um neurônio se comunica com outros. A transferência de sinais de um neurônio para outro por meio de sinapses é denominada transmissão sináptica. A transmissão sináptica também ocorre entre neurônios motores (somáticos, viscerais) e seus tecidos-alvo (músculo esquelético, músculo cardíaco, músculo liso, glândulas). Existem duas classes distintas de sinapses, elétrica e química, porém a maior parte das sinapses encontradas no sistema nervoso dos mamíferos consiste em sinapses químicas. Na **sinapse elétrica**, os canais iônicos conectam o citoplasma das células pré-sináptica e pós-sináptica em uma junção comunicante, possibilitando o fluxo passivo da corrente iônica através dos poros da junção comunicante de um neurônio para outro. Por exemplo, ocorrem sinapses elétricas no hipotálamo, no neocórtex, no hipocampo e no tálamo. No hipotálamo, as sinapses elétricas permitem que grupos de neurônios conectados possam disparar e secretar hormônios quase simultaneamente na circulação. Por outro lado, uma **sinapse química** não possui junções comunicantes. Com efeito, existe um espaço estreito, denominado fenda sináptica, entre a membrana pré-sináptica e a membrana pós-sináptica. O terminal pré-sináptico contém numerosas vesículas sinápticas repletas de neurotransmissor, e a membrana pós-sináptica possui receptores para esse neurotransmissor específico. A transmissão sináptica envolve a liberação de um neurotransmissor dos terminais pré-sinápticos e, em seguida, a sua ligação a receptores pós-sinápticos. Os receptores, em resposta, abrem canais iônicos específicos, que levam a mudanças no potencial de membrana pós-sináptico.

Neurotransmissores

1 Quais são os principais neurotransmissores do SNC e do SNP?

2 Forneça exemplos de neurotransmissores que sejam aminas, aminoácidos e peptídios.

3 Explique a síntese e a reciclagem dos neurotransmissores excitatórios, acetilcolina e glutamato.

4 Explique de que maneira os impulsos nervosos são transmitidos de um neurônio para outros neurônios.

Um potencial de ação despolariza o terminal pré-sináptico. Isso leva à abertura dos canais de Ca^{2+} regulados por voltagem na membrana pré-sináptica (Figura 3.1). O cálcio está altamente concentrado no lado externo da célula (2 mmol/ℓ), em comparação com o interior da célula (0,0002 mmol/ℓ). O Ca^{2+} entra nos neurônios devido ao gradiente eletroquímico. A entrada de cálcio desencadeia a sequência de eventos que levam à fusão das vesículas sinápticas com a membrana pré-sináptica, com liberação do neurotransmissor na fenda sináptica pelo processo de exocitose. Os neurotransmissores são liberados em aglomerados com números distintos de moléculas por vesículas sinápticas de aproximadamente 50 nm de diâmetro. Em seguida, os neurotransmissores na fenda sináptica ligam-se a seus receptores pós-sinápticos específicos. Essa ação provoca a abertura dos canais regulados por ligantes. O tipo de neurotransmissor e seu receptor específico regulado por ligante determinam que íons irão entrar ou sair.

Neurotransmissores do SNP e do SNC

Os neurotransmissores presentes no sistema nervoso periférico (SNP) são a acetilcolina (ACh), a norepinefrina e a epinefrina. No sistema nervoso central (SNC), diversas substâncias químicas atuam como neurotransmissores, incluindo ACh, aminas, serotonina, dopamina, norepinefrina, epinefrina, glutamato, aspartato, glicina, ácido γ-aminobutírico (GABA), peptídios e óxido nítrico (Tabela 3.1). A **acetilcolina** é sintetizada a partir da colina e acetil coenzima A (acetil-CoA) no terminal axônico (Figura 3.2A). Os neurônios que liberam ACh são denominados neurônios colinérgicos. Os neurotransmissores **aminérgicos** (p. ex., dopamina, norepinefrina, epinefrina, serotonina, histamina, tirosina) derivam de aminoácidos. A dopamina, a norepinefrina e a epinefrina são sintetizadas a partir da tirosina. Os neurônios que liberam norepinefrina e epinefrina são denominados neurônios adrenérgicos. A serotonina (ou 5-hidroxitriptamina ou 5-HT) deriva do aminoácido triptofano, e a histamina, da histidina. O **glutamato** e o **aspartato** são os neurotransmissores excitatórios do SNC. Os principais neurotransmissores inibitórios no SNC são o **GABA** e a **glicina**. Os peptídios que atuam como neurotransmissores incluem a substância P e peptídios

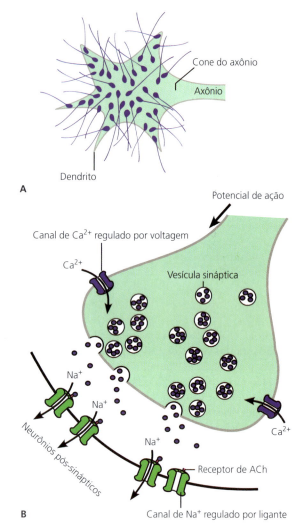

Figura 3.1 Sinapse no sistema nervoso central e sistema nervoso periférico. **A.** O neurônio pós-sináptico recebe numerosos axônios excitatórios e inibitórios. **B.** A membrana pré-sináptica contém canais de Ca^{2+} regulados por voltagem. Existem também numerosas vesículas sinápticas nos terminais pré-sinápticos. Quando um potencial de ação alcança o terminal, ocorre abertura dos canais de Ca^{2+} regulados por voltagem, com consequente influxo de Ca^{2+} no terminal pré-sináptico. O Ca^{2+} desencadeia a sequência de eventos que levam à fusão das vesículas sinápticas com a membrana pré-sináptica e a liberação do neurotransmissor na fenda sináptica por exocitose. A ligação de neurotransmissores a um receptor pós-sináptico regulado por ligante induz uma resposta pós-sináptica específica. Em seguida, os neurotransmissores são eliminados da fenda sináptica por meio de degradação enzimática ou recaptação por neurônios.

opioides, como as encefalinas e endorfinas. A substância P está envolvida nas vias de dor, enquanto as encefalinas e endorfinas medeiam a analgesia. Um neurotransmissor incomum, o **óxido nítrico (NO)**, sofre difusão livre no neurônio-alvo e liga-se a proteínas intracelulares. O óxido nítrico é sintetizado a partir do oxigênio e do aminoácido arginina.

Os neurotransmissores são removidos rapidamente da fenda sináptica após se desprender de seus receptores. Isso envolve pelo menos dois processos: (i) inativação enzimática na fenda sináptica e (ii) difusão para longe da fenda sináptica. A **inativação enzimática** na fenda sináptica é seguida de captação subsequente dos constituintes pelo terminal pré-sináptico para a nova síntese de neurotransmissor. Por exemplo, a ACh liberada na fenda sináptica liga-se a receptores pós-sinápticos e desprende-se rapidamente antes de ser degradada a colina e acetato pela acetilcolinesterase (AChE) presente na membrana pós-sináptica (Figura 3.2A). A colina é ativamente transportada de volta ao terminal pré-sináptico para a nova síntese de mais neurotransmissor ACh. O outro processo para a remoção de neurotransmissores da fenda sináptica é a **difusão**. Isso possibilita a entrada dos neurotransmissores na circulação ou o seu transporte de volta ao neurônio ou para dentro de astrócitos. Por exemplo, o glutamato é transportado de volta ao terminal pré-sináptico ou para astrócitos (Figura 3.2B). No terminal pré-sináptico, o glutamato é reacondicionado em vesículas sinápticas. Nos astrócitos, o glutamato é convertido em glutamina pela glutamina sintetase. Em seguida, a glutamina é transportada até o terminal pré-sináptico por transportadores de glutamina e é reacondicionada dentro de vesículas sinápticas para ser usada como neurotransmissor.

Tabela 3.1 Principais neurotransmissores do sistema nervoso central.

Acetilcolina
Aminoácidos
  Glutamato
  Aspartato
  Glicina
  Ácido γ-aminobutírico (GABA)
Aminas
  Dopamina
  Norepinefrina
  Epinefrina
  Serotonina
  Histamina
Peptídios
  Endorfinas
  Encefalinas
  Substância P
Purinas
  ATP
Gases
  Óxido nítrico

Receptores para neurotransmissores

> **1** Defina um receptor ionotrópico e um receptor metabotrópico.
> **2** Descreva a relação espacial existente entre o receptor e a célula efetora.
> **3** Quais são os subtipos de receptores colinérgicos e adrenérgicos e onde eles estão localizados no corpo?

Os neurotransmissores liberados dos locais pré-sinápticos ligam-se a receptores na membrana pós-sináptica. Os receptores pós-sinápticos consistem em proteínas especiais de reconhecimento de sinais. Sua ligação a um neurotransmissor modifica a permeabilidade a íons selecionados através de seus canais iônicos. Isso possibilita a distribuição dos íons através da membrana neuronal, de acordo com seu gradiente eletroquímico. Os canais iônicos são controlados, direta ou indiretamente, pela ativação de um sistema de segundo mensageiro do neurônio pós-sináptico. Nos **canais iônicos diretamente controlados**, o sítio de ligação do neurotransmissor faz parte do canal iônico, e a ligação do neurotransmissor resulta em uma mudança de

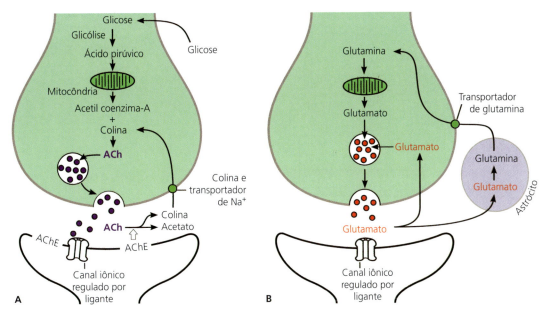

Figura 3.2 Síntese e reciclagem dos neurotransmissores excitatórios, a acetilcolina (ACh) e o glutamato. **A.** A ACh liberada na fenda sináptica liga-se a receptores de ACh e, em seguida, desprende-se rapidamente dos receptores. A acetilcolinesterase (AChE) degrada a ACh na fenda sináptica a colina e acetato. A colina é transportada ativamente de volta ao terminal pré-sináptico para a síntese de nova ACh. **B.** O glutamato liberado na fenda sináptica é transportado de volta ao terminal pré-sináptico ou para dentro de astrócitos. No terminal pré-sináptico, o glutamato é reacondicionado em vesículas sinápticas. Os astrócitos convertem o glutamato em glutamina, que é utilizada na síntese de glutamato nos neurônios.

conformação, que leva à abertura do canal iônico. Um receptor com canais iônicos diretamente controlados é designado como **receptor ionotrópico**. Essa resposta sináptica rápida ocorre em apenas alguns milissegundos. Os neurotransmissores que se ligam a receptores ionotrópicos incluem a ACh, o glutamato, a glicina e o GABA. Em contrapartida, os **canais indiretamente controlados** são separados do sítio de ligação do neurotransmissor. Esses receptores são denominados **receptores metabotrópicos**. A ligação de neurotransmissores aos receptores metabotrópicos pode ativar a proteína de ligação de guanosina 5'-trifosfato (GTP) (proteína G) ou ativar uma atividade enzimática do próprio receptor metabotrópico. Por exemplo, a proteína G pode ativar um sistema de segundo mensageiro que (i) abre o canal iônico por meio de sua ação direta sobre ele ou (ii) ativa uma enzima que abre o canal por meio de fosforilação da proteína do canal. O fechamento dos canais iônicos é induzido pela sua desfosforilação. A ativação dos receptores metabotrópicos leva a uma ação sináptica lenta e de longa duração. Os neurotransmissores no SNC e no SNP, com exceção do óxido nítrico, ligam-se a vários tipos diferentes de receptores. Cada tipo de receptor pode apresentar vários subtipos, que desencadeiam efeitos diferentes sobre a ligação a determinado neurotransmissor.

Receptores colinérgicos

Existem dois subtipos de **receptores colinérgicos** (receptores que se ligam à ACh), os receptores nicotínicos e os receptores muscarínicos. O nome indica simplesmente que a nicotina é um agonista do receptor nicotínico, enquanto a muscarina, encontrada em alguns fungos, é um agonista do receptor muscarínico. Os **receptores nicotínicos de acetilcolina (nAChRs)** estão presentes no músculo esquelético, bem como nos sistemas nervosos central e autônomo (Figura 3.3, ver também Figura 10.7). Os canais iônicos dos receptores nicotínicos possibilitam a passagem tanto de Na^+ quanto de K^+ com base no gradiente eletroquímico. Entretanto, o influxo de Na^+ ultrapassa de longe o pequeno efluxo de K^+. A ativação dos receptores nicotínicos leva à geração de potenciais pós-sinápticos excitatórios (PPSEs).

Os **receptores muscarínicos de acetilcolina (mAChRs)** são encontrados no SNC e na divisão parassimpática do sistema nervoso autônomo (Figura 3.4, ver também Figura 10.7). Existem vários subtipos de receptores muscarínicos (M_1, M_2, M_3 etc.) e todos estão acoplados a proteínas G, que estão ligadas a sistemas de segundos mensageiros. A ação da ACh difere, dependendo dos subtipos de receptores muscarínicos presentes no tecido. A ligação de neurotransmissores a seus receptores leva à geração de potenciais graduados pós-sinápticos excitatórios ou inibitórios. Os subtipos de receptores ativados pelos neurotransmissores e a abertura subsequente de canais regulados por ligantes para íons específicos determinam a mudança que ocorre no potencial pós-sináptico. Por exemplo, a ACh causa contração do músculo liso bronquiolar por meio de sua ligação ao receptor colinérgico M_3. Por outro lado, a ACh induz uma redução da frequência cardíaca por meio de sua ligação ao receptor colinérgico M_2 presente no coração.

Receptores adrenérgicos

Existem dois subtipos de **receptores adrenérgicos** (i. e., receptores que se ligam à epinefrina e à norepinefrina), α e β. Os receptores adrenérgicos, à semelhança dos receptores colinérgicos muscarínicos, ligam-se às proteínas G e iniciam cascatas de segundos mensageiros (Figura 3.5). Todavia, os receptores α- e β-adrenérgicos iniciam diferentes vias de segundos mensageiros.

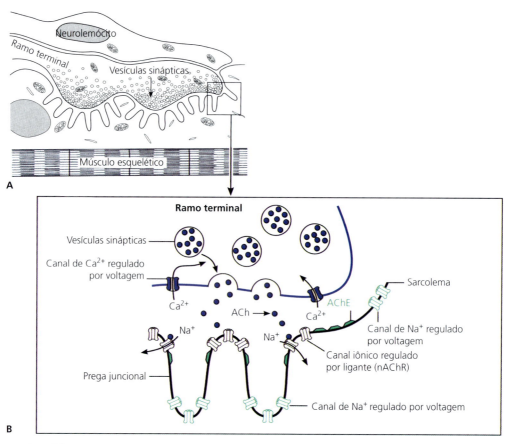

Figura 3.3 A. Vista lateral da sinapse neuromuscular, que compreende um ramo terminal da placa motora e pregas juncionais do sarcolema. Um ramo terminal da placa motora contém numerosas vesículas sinápticas contendo acetilcolina. **B.** A transmissão sináptica na sinapse neuromuscular envolve (1) a despolarização do ramo terminal, que abre o canal de Ca^{2+} regulado por voltagem e o influxo subsequente de Ca^{2+} para dentro do ramo terminal, resultando em liberação de ACh na fenda sináptica por exocitose; e (2) ligação da ACh a receptores nicotínicos de ACh (nAChR) no sarcolema e influxo efetivo subsequente de Na^+, que resulta na geração de um PPM. Existem canais de Na^+ regulados por voltagem nas profundidades das pregas juncionais pós-sinápticas e na área perijuncional. Se o PPM alcançar o limiar de voltagem (−50 mV), ocorre abertura dos canais de Na^+ regulados por voltagem, gerando um potencial de ação.

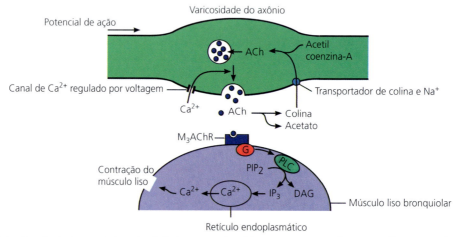

Figura 3.4 Os axônios terminais de neurônios pós-sinápticos parassimpáticos possuem tumefações semelhantes a esferas, conhecidas como botões terminais. Essas varicosidades contêm o neurotransmissor ACh. A ACh liberada liga-se a receptores muscarínicos (M_3) de acetilcolina acoplados à proteína G pós-sinápticos, que ativam a fosfolipase C (PLC). A PLC converte os lipídios de membrana em trifosfato de inositol (IP_3) e diacilglicerol (DAG). O IP_3 libera o Ca^{2+} armazenado no retículo endoplasmático, aumentando o Ca^{2+} citoplasmático. Isso leva à contração do músculo liso (broncoconstrição).

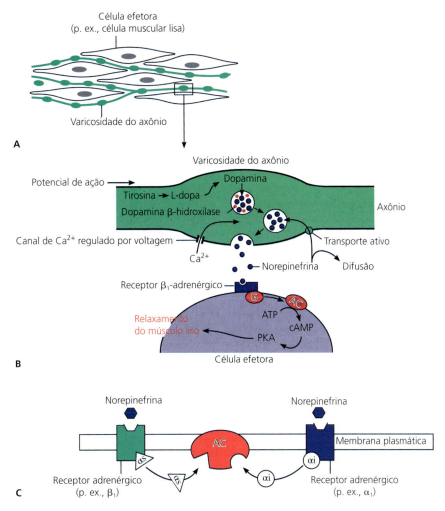

Figura 3.5 A. Os axônios terminais de neurônios pós-sinápticos autônomos possuem dilatações semelhantes a esferas, conhecidas como botões terminais. Essas varicosidades dos axônios contêm neurotransmissores. Permanecem próximo da superfície das células efetoras, porém geralmente não há estruturas semelhantes na sinapse neuromuscular. **B.** A norepinefrina é liberada em uma varicosidade do axônio simpático. Um potencial de ação abre os canais de Ca^{2+} regulados por voltagem, desencadeando a fusão das vesículas sinápticas com a membrana de uma varicosidade e a liberação de norepinefrina. A norepinefrina na fenda sináptica liga-se a receptores adrenérgicos, difunde-se para longe da sinapse ou retorna aos axônios. No axônio, a norepinefrina pode ser metabolizada pela monoamina oxidase ou captada dentro de vesículas para liberação. Por exemplo, os receptores beta-adrenérgicos estão acoplados à proteína G, que estimula a adenilato ciclase (AC). Foi sugerido que a proteína quinase A (PKA) dependente de cAMP aumenta a captação de Ca^{2+} por reservas internas, inativa a quinase da cadeia leve de miosina e ativa canais iônicos da membrana celular e transportadores, como os canais de K^+ e a Na^+/K^+-ATPase. Esses efeitos da PKA reduzem a concentração intracelular de Ca^{2+} e aumentam a fosforilação das proteínas contráteis, levando ao relaxamento do músculo liso. **C.** A adenilato ciclase (AC) pode ser estimulada ou inibida por vias de transdução de sinais. Receptores para agonistas que estimulam a AC ativam a G_s, cuja subunidade α_s dissocia-se das subunidades $\beta\gamma$ e, em seguida, interage com a AC para estimulá-la. Os receptores para agonistas que inibem a AC ativam a G_i, cuja subunidade α_i inibe a AC.

Receptores de glutamato

O principal neurotransmissor excitatório no SNC é glutamato. A resposta dos neurônios pós-sinápticos ao glutamato varia, dependendo dos subtipos de receptores de glutamato presentes no tecido. Existem dois subtipos de receptores de glutamato, o **NMDA** (*N*-metil-D-aspartato) e o **AMPA** (ácido α-amino-3-hidroxi-5-metil-4-isoxazol propiônico). O nome reflete que o *N*-metil-D-aspartato é um agonista do receptor NMDA, enquanto o ácido α-amino-3-hidroxi-5-metil-4-isoxazol propiônico é um agonista do receptor AMPA. Os receptores NMDA representam canais regulados por ligantes, que possibilitam a passagem de Na^+, K^+ e Ca^{2+}. Os receptores AMPA também são canais catiônicos regulados por ligantes. Sua ligação ao glutamato abre os canais para o influxo de Na^+, gerando PPSE.

Sinapse neuromuscular

> 1. Quais são as diferenças morfológicas entre uma sinapse neuromuscular e uma sinapse no SNC?
> 2. Qual é o neurotransmissor da sinapse neuromuscular?
> 3. Defina o potencial pós-sináptico excitatório (PPSE) e o potencial da placa motora (PPM).
> 4. Explique as principais etapas envolvidas na transmissão sináptica na sinapse neuromuscular.

Um neurônio motor inerva um grupo de fibras musculares esqueléticas. Para fazê-lo, os axônios dos neurônios motores ramificam-se em seus terminais para inervar as fibras musculares, todos os quais fazem contato juntos como uma unidade.

Essa unidade, que é constituída por um neurônio motor e as fibras musculares que ele inerva, é conhecida como **unidade motora**. As fibras musculares que pertencem a uma unidade motora não fazem contato sináptico com qualquer outro neurônio motor. Os impulsos nervosos para as fibras musculares esqueléticas são mediados por uma sinapse neuromuscular (também denominada **junção neuromuscular**). É composta por um grupo de vários ramos terminais e fibras musculares esqueléticas.

As sinapses neuromusculares ocorrem comumente no ponto médio das fibras musculares. Nesse local, um axônio termina sobre uma fibra muscular na forma de placa motora, de cerca de $40 \times 60\ \mu\text{m}$ de diâmetro. A placa motora é formada por numerosos ramos terminais curtos de um axônio. À microscopia óptica, essas estruturas aparecem como estruturas oblongas semelhantes a discos sobre as fibras musculares esqueléticas. Nos ramos terminais da placa motora, existem vesículas sinápticas contendo ACh (Figura 3.3A), onde são encontradas proteínas de atracagem em estreita proximidade com os canais de Ca^{2+} regulados por voltagem. Essa organização possibilita a execução eficiente de eventos associados à transmissão sináptica, incluindo a abertura dos canais de Ca^{2+} regulados por voltagem e o influxo de Ca^{2+} dentro dos ramos terminais, seguido de desprendimento das vesículas sinápticas dependente de cálcio das membranas pré-sinápticas e liberação de ACh na fenda sináptica por exocitose (Figura 3.3B).

Neurotransmissores excitatórios. Os ramos terminais da placa motora situam-se em uma fenda sináptica primária do sarcolema. A área pós-sináptica é ampliada por pregas juncionais que se estendem a partir da fenda sináptica primária. Verifica-se a presença de nAChR na parte superior das pregas (Figura 3.3B). A membrana basal do sarcolema pós-sináptico contém uma alta concentração da enzima AChE, que hidrolisa o transmissor em colina e acetato. A AChE é sintetizada no pericário pré-sináptico e transportada até o local sináptico.

Transmissão sináptica na sinapse neuromuscular

Os potenciais de ação alcançam o ramo terminal de um axônio e despolarizam a membrana pré-sináptica. Os eventos iônicos subsequentes que ocorrem na sinapse neuromuscular assemelham-se àqueles que ocorrem nas sinapses entre neurônios. A despolarização do ramo terminal abre os canais de Ca^{2+} regulados por voltagem. O influxo de Ca^{2+} desencadeia uma série de etapas que promove a fusão da vesícula sináptica com a membrana terminal e a liberação de ACh dentro da fenda sináptica por exocitose. A ACh liga-se aos nAChR nas pregas juncionais do sarcolema. Isso abre os canais iônicos regulados por ligantes, que são permeáveis ao Na^+ e ao K^+. Nas células musculares esqueléticas no potencial de repouso (-90 mV), a força propulsora para a entrada de Na^+ excede de longe a do K^+ para a saída da célula. De fato, o efluxo de K^+ é tão pequeno que alguns livros simplesmente indicam que os canais iônicos colinérgicos medeiam apenas o influxo de Na^+. Um influxo efetivo de Na^+ resulta na geração de um PPSE, movendo o potencial de membrana de -90 mV em direção ao zero. Nas células musculares, o PPSE é designado como **potencial da placa motora (PPM)**. Embora o sarcolema pós-sináptico esteja despolarizado e gere um PPM, ele não é eletricamente excitável e por si só não gera potenciais de ação.

Correlações clínicas

O comprometimento da transmissão sináptica nas junções neuromusculares resulta em perda do controle motor dos músculos esqueléticos. Por exemplo, o **curare** é um relaxante muscular não despolarizante, que bloqueia os nAChR na sinapse neuromuscular. A principal, toxina do curare, a D-tubocurarina, liga-se ao nAChR na mesma posição que a ACh com afinidade igual ou maior, tornando-a um antagonista competitivo. Por conseguinte, o curare bloqueia o PPM que normalmente leva à iniciação do potencial de ação do músculo. Os indígenas da América do Sul usavam o curare como veneno paralisante. Caçavam a presa com flechas ou dardos impregnados com curare, resultando em asfixia do animal, em virtude do bloqueio da transmissão neuromuscular nos músculos respiratórios. O antídoto para o envenenamento por curare é uma anti-AChE, que inibe a acetilcolinesterase. A anti-AChE aumenta a disponibilidade de ACh na sinapse neuromuscular. Como o curare é um antagonista competitivo da ACh, os níveis aumentados de ACh ativam em taxa maior os AChR não bloqueados pela toxina.

Quando a transmissão sináptica está comprometida em um local pré-sináptico, ocorrem sinais clínicos semelhantes àqueles induzidos por lesão de um neurônio motor. Por exemplo, a paralisia por carrapato e o botulismo são causados por toxinas que atuam em um sítio pré-sináptico das sinapses neuromusculares, interferindo na liberação de ACh. A **paralisia por carrapato** é induzida por uma neurotoxina secretada por fêmeas de carrapatos durante a sua alimentação (*Dermacentor andersoni, Dermacentor variabilis*). Os sinais clínicos aparecem em 7 a 9 dias após a fixação dos carrapatos e evoluem rapidamente para hipotonia, arreflexia e paralisia. O prognóstico é satisfatório se os carrapatos forem removidos imediatamente, e, na maioria dos casos, ocorre uma rápida recuperação. O **botulismo** é induzido por toxinas produzidas por *Clostridium botulinum*. Com mais frequência, a toxina do tipo C afeta cães. A ingestão de alimentos contaminados constitui a principal via de exposição à toxina. O animal desenvolve quadriplegia progressiva aguda, com hipotonia e acentuada redução do reflexo miotático. Os nervos cranianos podem ser acometidos, resultando em fraqueza facial. Como a toxina afeta apenas a sinapse neuromuscular, as fibras sensitivas permanecem intactas, e o cão sente dor.

A perda dos AChR pós-sinápticos nas sinapses neuromusculares também resulta em perda da força muscular. Por exemplo, a **miastenia *gravis*** provoca sinais clínicos semelhantes aos das doenças de neurônios motores. Caracteriza-se por fraqueza muscular progressiva e fatigabilidade. Tipicamente, os cães acometidos sofrem de fraqueza induzida por exercício, que melhora após o repouso. A fraqueza muscular e a fatigabilidade associadas à miastenia *gravis* adquirida são causadas por um ataque autoimune dos AChR. Foi constatado que os anticorpos antimiastênicos dirigidos contra o AChR afetam a transmissão neuromuscular por meio de (i) ligação ao AChR, alterando a sua função; (ii) indução de ligações cruzadas entre os receptores, seguida de sua incorporação nas células musculares pelo processo de endocitose, diminuindo efetivamente o número disponível de AChR para a ligação da ACh; e (iii) ativação do complemento, resultando em destruição da superfície pós-sináptica.

Os canais de Na^+ regulados por voltagem estão concentrados nas profundidades das pregas juncionais e na área perijuncional (Figura 3.3B). Se o PPM for grande o suficiente na sinapse neuromuscular (em torno de -50 mV), os canais de Na^+ regulados por voltagem começam a se abrir e geram um potencial de ação. Os potenciais de ação propagam-se ao longo da fibra muscular e desencadeiam a série de eventos que levam à contração do músculo esquelético. Os eventos eletroquímicos que governam a sinapse neuromuscular e a sinapse entre neurônios são semelhantes; entretanto, a sinapse neuromuscular é, de certo modo, singular nos seguintes aspectos.

- Um neurônio motor inerva um número variável de fibras musculares, formando uma unidade motora (enquanto as sinapses entre neurônios são constituídas por numerosos outros neurônios motores, neurônios sensitivos e interneurônios)
- Os potenciais de ação geram apenas PPM (enquanto as sinapses entre neurônios geram tanto PPSE quanto PPSI)
- A ACh é o único neurotransmissor (enquanto as sinapses entre neurônios envolvem muitos outros neurotransmissores, como, por exemplo, ACh, glutamato, aspartato, GABA, glicina, 5-HT, substância P)
- O nAChR é o único tipo de receptor (enquanto as sinapses entre neurônios utilizam muitos outros receptores) (p. ex., muscarínicos, NMDA, AMPA).

Botões terminais

> **1** Quais são as diferenças morfológicas entre a sinapse neuromuscular e os botões terminais?
>
> **2** Cite exemplos de segundos mensageiros nos terminais axônicos de neurônios pós-sinápticos autônomos e explique suas vias associadas a receptores acoplados à proteína G.

O sistema nervoso autônomo inerva as células musculares lisas, as células musculares cardíacas e as células mioepiteliais das glândulas. As fibras nervosas autônomas são altamente ramificadas e formam plexos extensos. Os terminais axônicos apresentam dilatações semelhantes a esferas (varicosidades) em sua extensão. As varicosidades são designadas como botões terminais (Figura 3.5A). Contêm neurotransmissores adrenérgicos nas fibras nervosas simpáticas e neurotransmissores colinérgicos nas fibras nervosas parassimpáticas. Os botões terminais permanecem próximos à membrana plasmática das células efetoras, porém não existem estruturas semelhantes à sinapse neuromuscular.

Transdução de sinais simpáticos

Os neurotransmissores da **divisão simpática** incluem a norepinefrina e a epinefrina. A ação estimuladora ou inibidora desses neurotransmissores depende do receptor. Os receptores adrenérgicos são classificados em duas categorias: os receptores α e β-adrenérgicos. Cada categoria de receptor adrenérgico é ainda dividida em vários subtipos de receptores (p. ex., α_1, α_2, β_1, β_2, β_3). Os receptores adrenérgicos estão acoplados às proteínas G. As proteínas G que estão acopladas aos subtipos de receptores beta-adrenérgicos são designadas como G_s. A norepinefrina ativa essas proteínas G heterotriméricas tipo G_s, causando a dissociação da subunidade α_s (em que "s" indica estimuladora) das subunidades $\beta\gamma$ e a ativação da adenilil ciclase. Essa ação resulta em aumento do monofosfato de adenosina cíclico (cAMP) intracelular, que ativa a proteína quinase A (PKA). O mecanismo pelo qual o cAMP provoca relaxamento do músculo liso não está bem elucidado. Todavia, alguns estudos sugerem que a PKA dependente de cAMP aumenta a captação de Ca^{2+} por reservas internas, inativa a quinase da cadeia leve de miosina e ativa os canais iônicos da membrana celular e transportadores, como os canais de K^+ e a Na^+/K^+-ATPase. Esses efeitos da PKA levam à redução da concentração intracelular de Ca^{2+} e a um aumento na fosforilação das proteínas contráteis e relaxamento subsequente do músculo liso. Em contrapartida, as proteínas G acopladas aos subtipos de receptores alfa-adrenérgicos são designadas como G_i. A norepinefrina também ativa as proteínas G heterotriméricas do tipo G_i, causando a dissociação da subunidade α_i (em que "i" indica inibidora) das subunidades $\beta\gamma$ da proteína G. A subunidade α_i inibe a adenilil ciclase e provoca uma redução subsequente do cAMP intracelular, levando à contração do músculo liso. Por conseguinte, a adenilil ciclase pode ser estimulada ou inibida pela proteína G.

Transdução de sinal parassimpático

Existem dois subtipos de receptores colinérgicos: os receptores nicotínicos e muscarínicos. Os nAChRs no sistema nervoso autônomo são encontrados nos gânglios pré-simpáticos das divisões tanto simpática quanto parassimpática. Os canais iônicos dos receptores nicotínicos possibilitam a passagem de Na^+ e de K^+, com base no gradiente eletroquímico. Os neurônios são despolarizados, visto que a força propulsora para a entrada de Na^+ dentro da célula ultrapassa acentuadamente aquela para a saída de K^+ da célula. Os mAChRs são encontrados nos neurônios pós-ganglionares. Estão também presentes nas células das glândulas sudoríparas. Existem vários subtipos de receptores muscarínicos (M_1, M_2, M_3 etc.) e todos eles estão acoplados às proteínas G. A ação da ACh reflete os subtipos de receptores muscarínicos presentes no tecido. Por exemplo, a ACh provoca contração do músculo liso bronquiolar por meio de sua ligação aos receptores M_3 (Figura 3.4). As etapas envolvidas na contração do músculo liso bronquiolar são as seguintes: a ACh liga-se ao receptor muscarínico M_3. Isso leva à ativação da proteína G, seguida de estimulação da fosfolipase C (PLC). A ativação da PLC gera dois segundos mensageiros intracelulares, o trifosfato de inositol (IP_3) e o diacilglicerol (DAG), a hidrólise do fosfatidilinositol 4,5-bifosfato (PIP_2). O IP_3 liga-se a um canal de cálcio no retículo endoplasmático. Essa ligação do IP_3 abre o canal de Ca^{2+}, possibilitando a difusão do Ca^{2+} do retículo endoplasmático para dentro do citosol. Um aumento do Ca^{2+} intracelular leva à contração do músculo liso (broncoconstrição).

As proteínas G também modulam certos canais iônicos sem mediação de um segundo mensageiro. Por exemplo, os receptores colinérgicos M_2 no coração ativam uma classe específica de canais de K^+. Em resposta à ACh, os receptores M_2 ativam proteínas G do tipo G_i, com dissociação da subunidade α_i da subunidade $\beta\gamma$. A subunidade $\beta\gamma$ ativa diretamente uma classe específica de canais de K^+ e hiperpolariza as células cardíacas e marca-passo. Por conseguinte, a ligação da ACh aos receptores M_2 no coração resulta em aumento da condutância do K^+ para reduzir a frequência cardíaca.

Autoavaliação

As respostas encontram-se no final do capítulo.

1 Qual é o neurotransmissor liberado na sinapse neuromuscular?
   A Norepinefrina
   B Acetilcolina
   C Glutamato

2 A acetilcolinesterase (AChE) presente na membrana pós-sináptica degrada a ACh na fenda sináptica em colina e acetato.
   A Verdadeiro
   B Falso

Parte 1 | Neurofisiologia

3 A colina é ativamente transportada de volta ao terminal pré-sináptico para a síntese de nova ACh.
   A Verdadeiro
   B Falso

4 O íon mais diretamente responsável pela liberação de neurotransmissores é o cálcio.
   A Verdadeiro
   B Falso

5 Que neurotransmissor gera um potencial graduado que despolariza a membrana pós-sináptica durante a transmissão sináptica?
   A Glicina
   B Acetilcolina
   C GABA
   D Todos os anteriores

6 Qual dos seguintes neurotransmissores é um neurotransmissor excitatório?
   A Glicina
   B Acetilcolina
   C GABA

7 Qual dos seguintes é um receptor ionotrópico?
   A Acetilcolina
   B Norepinefrina
   C Epinefrina

8 Qual das seguintes afirmativas é verdadeira sobre a sinapse neuromuscular?
   A A membrana pré-sináptica possui canais de Na^+ regulados por voltagem
   B Os axônios da placa motora possuem corpos celulares no corno dorsal
   C O sarcolema forma pregas juncionais
   D A membrana pré-sináptica possui canais iônicos regulados por ligantes

9 A ação enzimática constitui uma das maneiras de remover um neurotransmissor em uma sinapse.
   A Verdadeiro
   B Falso

10 Os receptores beta-adrenérgicos estão acoplados à proteína G, que estimula diretamente a adenilil ciclase.
   A Verdadeiro
   B Falso

11 Um dos sítios de ligação da norepinefrina é:
   A Receptor muscarínico do subtipo M_1
   B Receptor muscarínico do subtipo M_2
   C Receptores nicotínicos
   D Receptor β_1-adrenérgico

12 Os neurônios parassimpáticos pós-ganglionares apresentam receptores _____ que se ligam ao neurotransmissor _____.
   A Nicotínicos, norepinefrina
   B β_1-adrenérgicos, norepinefrina
   C Muscarínicos, acetilcolina
   D α_1-adrenérgicos, acetilcolina

13 Qual dos seguintes é afetado em um cão com paralisia por carrapato?
   A Neurônios sensitivos no corno dorsal
   B Receptores de acetilcolina pós-sináptico
   C Liberação de acetilcolina na sinapse neuromuscular
   D Liberação de glicina dos sítios pré-sinápticos
   E Neurônios motores no corno ventral

14 Qual dos seguintes é afetado pela miastenia *gravis*?
   A Acetilcolinesterase na fenda sináptica
   B Receptores de acetilcolina
   C Liberação de acetilcolina
   D Liberação de GABA

15 A desmielinização dos axônios tende a resultar em:
   A Aumento da velocidade de condução dos axônios
   B Nenhuma mudança aparente na velocidade de condução, visto que os canais de Na^+ e de K^+ regulados por voltagem permanecem disponíveis na área desmielinizada
   C Perda significativa da condução do potencial de ação
   D Aumento da velocidade de condução, devido à perda da resistência imposta pela bainha de mielina

Leitura sugerida

Augustine, G.J., Charlton, M.P. and Smith, S.J. (1987) Calcium action in synaptic transmitter release. *Annual Review of Neuroscience* 10:633–693.

Caldwell, J.H. (2000) Clustering of sodium channels at the neuromuscular junction. *Microscopy Research and Technique* 49:84–89.

Cowan, W.M., Sudhof, T.C. and Stevens, C.F. (2001) *Synapses.* Johns Hopkins University Press, Baltimore.

Creese, I., Sibley, D.R., Hamblin, M.W. and Leff, S.E. (1983) The classification of dopamine receptors. *Annual Review of Neuroscience* 6:43–71.

Daw, N.W., Stein, P.S.G. and Fox, K. (1993) The role of NMDA receptors in information processing. *Annual Review of Neuroscience* 16:207–222.

Jahn, R. and Studhof, T.C. (1994) Synaptic vesicles and exocytosis. *Annual Review of Neuroscience* 17:219–246.

Kandel, E.R., Schwartz, J.H. and Jessell, T.M. (eds) (2000) *Principles of Neural Science*, 4th edn. McGraw-Hill, New York.

Moore, R.Y. and Bloom, F.E. (1979) Central catecholamine neuron systems: anatomy and physiology of the norepinephrine and epinephrine systems. *Annual Review of Neuroscience* 2:113–168.

O'Dowd, B.F., Lefkowitz, R.J. and Caron, M.G. (1989) Structure of the adrenergic and related receptors. *Annual Review of Neuroscience* 12:67–83.

Schuman, E.M. and Madison, D.V. (1994) Nitric oxide and synaptic function. *Annual Review of Neuroscience* 17:153–184.

Respostas

1 A		**9** A	
2 A		**10** A	
3 A		**11** D	
4 A		**12** C	
5 B		**13** C	
6 B		**14** B	
7 A		**15** C	
8 C			

Sensibilidades Somática e Visceral

Etsuro E. Uemura

Propriedades dos receptores sensoriais, 31
    Receptores somatossensoriais, 31
    Receptores viscerossensoriais, 34
Transdução do estímulo gerado pelo receptor, 34
    Modalidade do estímulo, 35

Intensidade e duração do estímulo, 35
    Localização do estímulo, 35
Vias sensoriais ascendentes, 36
    Campo receptivo do corpo e córtex cerebral, 38
Autoavaliação, 40

O sistema nervoso monitora as estruturas somáticas e viscerais de forma a manter as funções normais do corpo. A informação sensorial é obtida nos segmentos terminais das fibras nervosas sensoriais craniais e espinais e é transmitida ao sistema nervoso central (SNC) para processamento adicional. Parte da informação sensorial é detectável conscientemente, por exemplo, permitindo que os animais sintam dor, toque, temperatura e distensão da bexiga. Outras informações como pressão arterial e níveis de oxigênio e dióxido de carbono no sangue não chegam aos níveis conscientes. Cada estímulo físico é reconhecido por um receptor somatossensorial ou viscerossensorial específico. Os sinais **somatossensoriais** originam-se das áreas cutâneas, dos músculos e das articulações. Esses receptores respondem aos estímulos mecânicos, químicos ou térmicos e são responsáveis pelas sensações de toque, pressão, vibração, dor e calor ou frio. Os sinais **viscerossensoriais** originam-se das estruturas internas do corpo. Alguns desses sinais, inclusive estiramento do estômago e da bexiga, são detectáveis conscientemente. Os sinais sensoriais são transmitidos por vários tratos ascendentes até o tálamo, que então os projeta ao córtex somatossensorial.

Propriedades dos receptores sensoriais

1. Qual é a base da classificação dos receptores sensoriais?
2. Quais são as diferenças estruturais e funcionais entre as terminações nervosas livres e as terminações nervosas encapsuladas?
3. Descreva os receptores associados às sensibilidades a toque, pressão, temperatura, dor ou posição.
4. Quais são os receptores sensoriais presentes no músculo esquelético? Quais são suas funções?
5. Descreva a função de um nociceptor.
6. Qual trato ascendente transmite os sinais de dor? Onde se localiza esse trato dentro da medula espinal?
7. Defina termorreceptores e mecanorreceptores e explique os estímulos que os ativam.
8. O que são proprioceptores e onde se localizam?
9. Defina os receptores fisiológicos e cite exemplos.
10. Qual é o receptor principal da dor visceral? O que causa dor visceral?

Os receptores sensoriais estão presentes em todos os tecidos do corpo, exceto no próprio sistema nervoso. A maioria deles consiste em terminações dos axônios dos neurônios sensoriais primários. Esses receptores são classificados em dois grupos com base na morfologia de suas terminações. Os receptores que não apresentam modificações especiais são conhecidos como **terminações nervosas livres** (Figura 4.1). As extremidades das terminações nervosas livres formam numerosos ramos nos tecidos inervados. Essas terminações não são mielinizadas e estão envolvidas apenas por uma bainha de células de Schwann. As terminações nervosas livres são os receptores mais amplamente distribuídos no corpo. Essas terminações nervosas são receptores das sensibilidades somática e visceral à dor e à temperatura (quente, frio) e são classificadas como **nociceptores** e **termorreceptores**, respectivamente. Existe apenas um receptor sensorial que envolve células especializadas para detectar estímulos sensoriais. Esse receptor – conhecido como **corpúsculo de Merkel** – é formado por um axônio terminal mantendo sinapse com uma célula de Merkel epidérmica especializada. Os corpúsculos de Merkel detectam pressão, ou seja, são **mecanorreceptores** que reagem à deformação mecânica dos tecidos circundantes e transformam força mecânica em potencial elétrico.

Ao contrário das terminações nervosas livres, algumas terminações sensoriais são envolvidas por uma cápsula de tecido conjuntivo. Esses receptores são classificados como **terminações nervosas encapsuladas**. As partes encapsuladas dos axônios não são mielinizadas. As terminações nervosas encapsuladas são encontradas principalmente na derme profunda, nas fáscias, nos mesentérios, nos músculos esqueléticos e em algumas vísceras e incluem corpúsculos de Pacini, corpúsculos de Meissner e corpúsculos de Ruffini. Todas as terminações encapsuladas são **mecanorreceptores**. Também existem mecanorreceptores especiais essenciais à percepção de cinestesia (*i. e.*, posição da articulação e direção e velocidade dos movimentos articulares). Esses receptores – conhecidos como órgãos tendíneos de Golgi – estão localizados nos tendões e nos fusos musculares (também referidos como fusos neuromusculares) dos músculos esqueléticos. Eles são conhecidos como **proprioceptores**.

Receptores somatossensoriais

As sensações detectadas pelos receptores periféricos incluem dor, temperatura, toque e posição do corpo (Tabela 4.1). Cada tipo de sensação à qual um animal responde é conhecido como

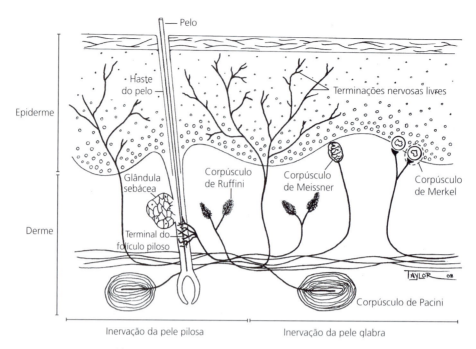

Figura 4.1 As fibras nervosas entram na epiderme como terminações nervosas livres. As terminações nervosas livres da pele são sensíveis à dor e à temperatura. O terminal do folículo piloso é um segmento terminal não mielinizado da fibra nervosa mielinizada. Ele circunda o folículo piloso abaixo da glândula sebácea. Os terminais dos folículos pilosos são sensíveis ao toque. O corpúsculo de Merkel é formado de células de Merkel epidérmicas e terminações das fibras sensoriais que as inervam. Esse receptor é sensível ao toque e à pressão. A derme contém vários receptores sensoriais encapsulados. O corpúsculo de Ruffini é formado por ramos finos de um axônio não mielinizado, que são encapsulados pelas células perineurais. Esse receptor é sensível ao estiramento da pele. Os receptores localizados dentro de uma cápsula articular são conhecidos como proprioceptores. Os corpúsculos de Pacini consistem em uma terminação axônica encapsulada por várias camadas concêntricas de células epineurais. Esses receptores são sensíveis à vibração de alta frequência. Os corpúsculos de Pacini da cápsula articular também atuam como proprioceptores.

modalidade sensorial. Para cada modalidade sensorial, receptores sensoriais especializados reagem ao estímulo desta modalidade e convertem um estímulo em impulsos nervosos.

Tabela 4.1 Receptores sensoriais e suas funções.

Tipo de receptor	Função	Limiar	Adaptação
Nociceptor e termorreceptor			
Terminações nervosas livres	Dor ou temperatura (frio, quente)	Alto	Depende da informação
Mecanorreceptor			
Corpúsculo de Meissner	Toque, vibração (< 100 Hz)	Baixo	Rápida
Corpúsculo de Merkel	Pressão	Baixo	Lenta
Corpúsculo de Pacini	Vibração de alta frequência (100 a 400 Hz)	Baixo	Rápida
Folículo piloso	Toque		Rápida
Corpúsculo de Ruffini	Estiramento (direção, amplitude)	Baixo	Lenta
	Pressão e ângulo articulares	Baixo	Lenta
Fusos musculares	Propriocepção	Baixo	Transitória inicial rápida e sustentada lenta
Órgão tendíneo de Golgi	Propriocepção Tensão muscular	Baixo Baixo	Lenta Lenta

Na epiderme, as **terminações nervosas livres** detectam **dor** e **temperatura**. Entretanto, os terminais do folículo piloso (*i. e.*, terminações nervosas livres que circundam os folículos pilosos e estão localizados logo abaixo das glândulas sebáceas) reagem à inclinação dos pelos. As terminações dos folículos pilosos são receptores que se adaptam rapidamente: eles geram uma série inicial curta de impulsos quando o pelo é inclinado e, em seguida, permanecem inativos até que o pelo seja liberado – isto desencadeia uma segunda série de impulsos. As terminações dos folículos pilosos reagem à sensação de tremulação (*i. e.*, mobilização com movimento irregular suave). Os corpúsculos de Merkel são sensíveis ao **toque** e à **pressão** e detectam deslocamento e velocidade de um estímulo. Os corpúsculos de Merkel têm adaptação lenta (*i. e.*, ficam ativos enquanto o estímulo está presente). Esses receptores estão presentes nas cristas interpapilares da derme. Os **corpúsculos de Meissner** são receptores de limar baixo e adaptação rápida sensíveis ao toque e à **vibração** (< 100 Hz) (Figura 4.2).

Os **corpúsculos de Pacini** (também conhecidos como corpúsculos lamelares) são sensíveis à pressão e à vibração. Esses receptores são formados por uma terminação axônica circundada por várias camadas concêntricas de células epitelioides perineurais. Os corpúsculos de Pacini são encontrados principalmente nos tecidos subcutâneos situados abaixo das peles pilosa e glabra e são especialmente numerosos pouco abaixo da derme dos dedos. Esses receptores também estão presentes nas cápsulas articulares e funcionam como proprioceptores (*i. e.*, receptores sensoriais que detectam sensação de movimento e posição do corpo). Os corpúsculos de Pacini são mecanorreceptores que se adaptam rapidamente e são sensíveis à vibração de

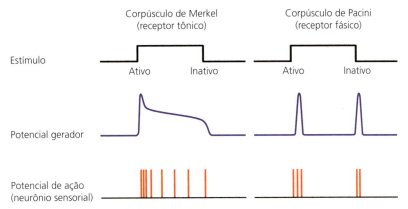

Figura 4.2 Dois tipos de receptores sensoriais e suas respostas a um estímulo. Os receptores tônicos adaptam-se lentamente e continuam a disparar a uma taxa constante, enquanto o estímulo é mantido. Por outro lado, os receptores fásicos adaptam-se rapidamente. Eles respondem com uma série de potenciais de ação quando se aplica um estímulo, depois se adaptam rapidamente a um estímulo constante. Quando o estímulo é retirado, esses receptores são ativados novamente.

alta frequência (100 a 400 Hz). Desse modo, eles reagem à aplicação e à remoção inicial de um estímulo, mas não respondem durante a estimulação continuada (Figura 4.2). Os corpúsculos de Pacini das cápsulas articulares são proprioceptores e permitem a percepção de cinestesia. Os **corpúsculos de Ruffini** estão localizados na derme da pele e na cápsula articular. Esses receptores são sensíveis à amplitude e à direção do estiramento cutâneo, mas os corpúsculos de Ruffini situados na cápsula articular são proprioceptores e reagem aos movimentos articulares. Os corpúsculos de Ruffini são formados por terminações axônicas mielinizadas interceptadas por fibras de colágeno e circundadas por várias camadas de células perineurais. Eles são mecanorreceptores de adaptação rápida e têm campos receptivos amplos.

Os **órgãos tendíneos de Golgi** são receptores e proprioceptores de estiramento com limiares altos. Esses receptores estão presentes nos tendões, onde fascículos de colágeno reúnem as fibras musculares esqueléticas (Figura 4.3). Os órgãos tendíneos de Golgi são sensíveis ao aumento da tensão muscular induzido pela contração do músculo, mas não reagem ao estiramento passivo que ocorre quando todo o músculo é alongado

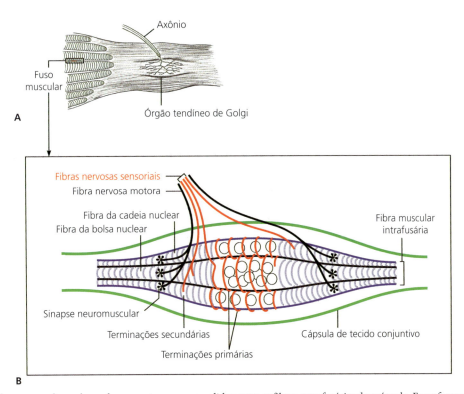

Figura 4.3 A. Os fusos musculares alongados encontram-se escondidos entre as fibras extrafusárias do músculo. Esses fusos estão dispersos entre as fibras musculares extrafusárias e dispostas em paralelo a estas. Cada fuso muscular é formado por uma cápsula ou bainha de tecido conjuntivo, que circunda um grupo de fibras musculares intrafusárias. A figura ilustra apenas um dos vários fusos musculares presentes. O órgão tendíneo de Golgi monitora a tensão aplicada aos tendões durante a contração muscular, bem como o movimento e a posição do corpo. **B.** A figura ilustra três fibras musculares intrafusárias. As terminações primárias (também conhecidas como terminações anuloespirais) circundam as regiões equatoriais das fibras musculares intrafusárias. As fibras sensoriais secundárias (também conhecidas como terminações de "borrifador de flor") estão localizadas em cada extremidade das terminações primárias (ilustradas apenas em um lado de cada fibra muscular intrafusária).

passivamente – por exemplo, pela percussão do tendão patelar com um martelo. Os **fusos musculares** são receptores de estiramento e proprioceptores altamente especializados distribuídos por todo o músculo esquelético. Esses receptores fusiformes são formados por várias fibras pequenas de músculo esquelético e, em geral, são referidos como fibras musculares intrafusárias (Figura 4.3). Existem dois tipos de fibras musculares intrafusárias. A fibra da bolsa nuclear tem uma área central dilatada, onde se localiza um grupo de núcleos. A fibra da cadeia nuclear tem uma única fileira de núcleos na região central de cada fibra. Uma cápsula de tecido conjuntivo envolve as fibras musculares intrafusárias e as fibras nervosas.

Os segmentos terminais das fibras sensoriais circundam a região equatorial de cada fibra muscular. Existem dois tipos de receptores sensoriais associados às fibras musculares intrafusárias: primários e secundários. As **terminações primárias** (também conhecidas como terminações anuloespirais) estão associadas à parte central da bolsa nuclear e às fibras da cadeia muscular. Essas terminações são ativadas pelo estiramento breve das fibras musculares intrafusárias, que detectam o comprimento do músculo e sua taxa de alteração. As **terminações secundárias** (também conhecidas como terminações em "borrifador de flor") estão localizadas em cada extremidade das terminações primárias que circundam a bolsa nuclear e as fibras da cadeia nuclear. As terminações secundárias respondem ao estiramento continuado do músculo e detectam seu comprimento e sua tensão. O estiramento equatorial é passivo ou ativo. O estiramento passivo ocorre quando todo o músculo é alongado passivamente – por exemplo, pela percussão do tendão com um martelo patelar. A base estrutural do estiramento passivo do músculo intrafusário inclui (i) a cápsula de tecido conjuntivo, que está em continuidade com o perimísio das fibras musculares extrafusárias; e (ii) os fusos musculares, que estão dispostos em paralelo às fibras musculares extrafusárias. O estiramento equatorial ativo ocorre quando o músculo intrafusário contrai-se em resposta à estimulação dos neurônios motores gama (ver Figura 8.7).

Receptores viscerossensoriais

Os receptores sensoriais das vísceras (ou receptores viscerossensoriais) são formados basicamente por terminações nervosas livres. As terminações nervosas livres das vísceras são nociceptores ou receptores fisiológicos. Os **nociceptores** detectam alterações das estruturas viscerais causadas por condições físicas anormais (p. ex., distensão gastrintestinal ou cólicas) ou patológicas (p. ex., peritonite, pericardite). Os órgãos viscerais não são sensíveis à dissecção, ao calor ou ao frio, mas reagem ao estiramento, à distensão, ao espasmo, à inflamação ou à isquemia (do grego *ischein*, suprimir; *haima*, sangue: isto é, perda do suprimento de sangue). A dor visceral é mal localizada. Os receptores que reagem aos estímulos inócuos são conhecidos como **receptores fisiológicos**. Por exemplo, os barorreceptores localizados no seio carotídeo e na croça da aorta respondem às alterações da pressão arterial. Por outro lado, o quimiorreceptor do corpo carotídeo é sensível às alterações das pressões arteriais de oxigênio (Pao_2) e dióxido de carbono ($Paco_2$). Esses receptores sensoriais ativam reflexos viscerais normais para regular a frequência cardíaca e a respiração. Algumas terminações nervosas livres do epitélio respiratório são sensíveis às partículas inaladas para as vias respiratórias. Por exemplo, o reflexo da tosse

é ativado por esses receptores. Outros receptores fisiológicos estão localizados na camada de musculatura lisa das vísceras. Esses receptores reagem ao estiramento ou à tensão. Os sinais sensoriais desses receptores são importantes para a percepção de plenitude de alguns órgãos (p. ex., estômago, intestino grosso, bexiga), a motilidade gastrintestinal, a micção e a evacuação.

Transdução do estímulo gerado pelo receptor

> **1** O que são receptores tônicos e fásicos? Quais são os receptores que fazem parte desses grupos?
>
> **2** Explique a relação entre intensidade do estímulo e resposta do receptor.
>
> **3** Defina adaptação do receptor e explique sua importância.
>
> **4** Como os animais detectam a localização de um estímulo sensorial aplicado ao corpo?
>
> **5** Qual é o significado de um dermátomo?
>
> **6** O que determina a intensidade e a duração do estímulo sensorial?

De modo que o SNC reconheça estímulos sensoriais, os receptores sensoriais precisam converter um estímulo em atividade neural (Figura 4.4). Isso envolve um processo conhecido como **transdução de estímulo**. Um estímulo aplicado a um receptor sensorial produz um potencial despolarizante local na membrana do axônio. O estímulo aumenta a permeabilidade do neurônio ao Na^+ e o influxo resultante deste íon despolariza a célula. Quando essa despolarização – conhecida como **potencial receptor** – alcança o limiar do potencial de membrana, é gerado um potencial de ação. Entretanto, alguns segmentos terminais dos neurônios sensoriais estabelecem contatos sinápticos com células especializadas da epiderme. Por exemplo, a estimulação sensorial de uma célula de Merkel resulta na liberação do neurotransmissor. Quando os transmissores liberados são suficientes para despolarizar o axônio terminal que os inerva, são gerados potenciais de ação. **Adaptação** é uma característica singular dos receptores sensoriais (Figura 4.2). À medida que a duração do estímulo aumenta, a amplitude do potencial de ação diminui. Consequentemente, a intensidade da sensação diminui com o tempo, à medida que a duração do estímulo aumenta. Alguns receptores sensoriais podem até "desligar" e deixar de responder a um estímulo contínuo. Com base na forma como reagem aos estímulos contínuos, os receptores sensoriais são classificados em dois grupos: fásicos e tônicos. Os receptores fásicos (p. ex., corpúsculos de Pacini e Meissner) são receptores que se adaptam rapidamente. Eles despolarizam quando recebem o primeiro estímulo, mas param de despolarizar quando a magnitude do estímulo não se altera. Os receptores tônicos são receptores (corpúsculos de Merkel e Ruffini, barorreceptores) que se adaptam lentamente. Eles continuam a gerar potenciais de ação enquanto durar a estimulação.

Os sistemas sensoriais codificam quatro aspectos elementares dos estímulos: modalidade, intensidade, duração e localização. Os diversos tipos de receptores sensoriais estão especializados em detectar determinados estímulos, inclusive dor, temperatura (frio, quente), toque, pressão, vibração e propriocepção (Tabela 4.1). Cada tipo de sensação à qual um animal responde é conhecido como **modalidade** sensorial. Para cada

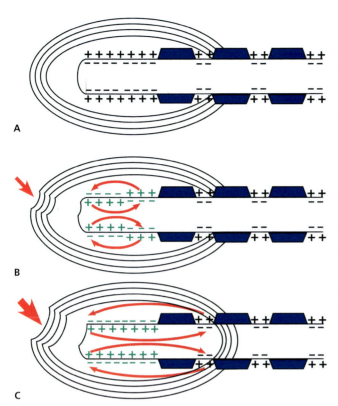

Figura 4.4 Potencial receptor e geração do potencial de ação por um corpúsculo de Pacini. **A.** Corpúsculo de Pacini em repouso. **B.** O deslocamento mecânico suave aplicado ao corpúsculo de Pacini altera a condução iônica do axônio dentro do corpúsculo, despolarizando sua membrana e induzindo um pequeno potencial do receptor. O potencial do receptor gera uma corrente fraca, que percorre uma distância curta ao longo do axônio. **C.** À medida que a potência do estímulo aplicado aumenta, a amplitude do potencial do receptor e a corrente local subsequente também aumentam. Quando o potencial do receptor é maior que o potencial limítrofe, gera-se um potencial de ação no primeiro nó de Ranvier. Os potenciais de ação não são gerados na mesma área do receptor que induz o potencial do receptor. O primeiro nó continua a gerar potenciais de ação, enquanto sua membrana continuar acima do limiar de excitação.

modalidade, receptores sensoriais especializados respondem seletivamente aos estímulos desta modalidade e convertem os estímulos em impulsos nervosos. A detecção inicial de um estímulo específico requer transdução e adaptação. A transdução consiste na conversão de um estímulo em atividade neural que especifica seu tipo e sua intensidade. Adaptação é uma alteração que ocorre na reatividade do receptor sensorial a um estímulo constante ao longo do tempo. A **intensidade** da estimulação é sinalizada pelas frequências de disparo de um receptor, enquanto a **duração** da estimulação é definida pela evolução temporal do estímulo. A **localização** de um estímulo é determinada pela organização central e periférica das vias somatestésicas, assim como pelas representações talâmicas e corticais da superfície do corpo.

Modalidade do estímulo

O **sistema somatossensorial** processa sinais de modalidades específicas (*i. e.*, dor, temperatura, toque, propriocepção). Cada uma dessas modalidades depende dos neurônios específicos desta modalidade. Desse modo, os neurônios que respondem ao "frio" na pele não respondem ao "calor" na pele ou a outros estímulos (p. ex., toque ou vibração). Consequentemente, os neurônios sensoriais são específicos para cada modalidade e formam os tratos somatossensoriais que transmitem sinais da modalidade específica às áreas definidas do tálamo, que então se projetam às áreas específicas do córtex cerebral somatossensorial. O **sistema viscerossensorial** processa sinais sensoriais provenientes das vísceras. Os sinais viscerossensoriais são essenciais a respiração, frequência cardíaca, pressão arterial e micção. A sensação corporal é determinada pela qualidade e intensidade do estímulo. A qualidade da sensação é a interpretação subjetiva dos estímulos como dor, toque, vibração, frio, calor ou movimento. Para que seja gerada uma sensação, a intensidade do estímulo precisa alcançar um limiar subjetivo. Entretanto, qualquer aumento adicional da intensidade do estímulo altera a qualidade da sensação e é percebido como desagradável e doloroso.

Intensidade e duração do estímulo

Como foi mencionado antes, receptores sensoriais especializados reagem seletivamente aos estímulos e geram sinais de uma modalidade específica. Contudo, o processo de transdução pelos receptores sensoriais sempre é igual, independentemente do tipo de receptor. Eles convertem alterações físicas em fenômenos elétricos, isto é, geram potenciais de ação. O potencial do receptor induzido pela estimulação de um receptor sensorial assemelha-se ao potencial gradativo dos neurônios pós-sinápticos. Quando o potencial receptor alcança e depois ultrapassa o limiar do potencial de membrana, o axônio de um neurônio sensorial gera um potencial de ação. O potencial receptor é convertido em código neural, que especifica o padrão dos potenciais de ação. Por exemplo, o aumento da intensidade do estímulo gera um potencial receptor maior (Figura 4.5A), que aumenta a taxa de geração dos potenciais de ação (Figura 4.5B). Desse modo, a intensidade da sensação reflete a potência do estímulo aplicado aos receptores sensoriais. A duração de um estímulo aplicado a um axônio sensorial é codificada por duração dos potenciais de ação gerados pelo neurônio sensorial. Quanto mais tempo persistir o estímulo, maior é a série de potenciais de ação gerados pelo neurônio sensorial.

Localização do estímulo

Os animais são capazes de detectar diferentes modalidades e percebem a localização de um estímulo aplicado ao corpo. Como já foi mencionado, os receptores sensoriais são específicos para cada modalidade e as sensações detectadas pelos receptores periféricos incluem dor, temperatura, toque e posição do corpo. A localização de um estímulo sensorial é determinada por: (i) organização central e periférica das vias somatestésicas (do grego *soma*, corpo; *aisthesis*, sensação; isto é, vias que transmitem sinais recebidos dos receptores somatossensoriais); e (ii) representações talâmica e cortical da superfície corporal.

Dermátomo

Cada segmento da medula espinal inerva um campo receptivo específico do corpo. As fibras do nervo trigêmeo também têm campos receptivos específicos na face. A área de pele inervada pelos ramos cutâneos de um único nervo espinal é descrita como **dermátomo** (Figura 4.6A). Os dermátomos inervados por nervos espinais adjacentes ficam sobrepostos (Figura 4.6B).

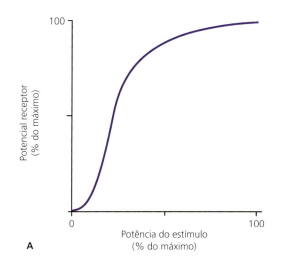

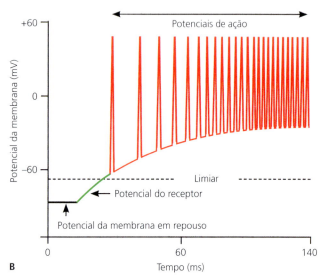

Figura 4.5 A. O potencial receptor aumenta em função da potência do estímulo. Esse gráfico está baseado em um corpúsculo de Pacini e não se aplica aos outros tipos de receptor sensorial. **B.** Frequência dos potenciais de ação em função do potencial do receptor. A frequência de disparo de um axônio representa a amplitude do estímulo (*i. e.*, potencial da membrana), mas a relação não é linear. Adaptada de Hall, J.E. (2011) *Guyton and Hall Textbook of Medical Physiology*, 12th ed. Saunders Elsevier, Philadelphia.

Por exemplo, uma parte da área de C7 também é inervada pelos nervos de C6 e C8. Por isso, há pouca ou nenhuma perda sensorial depois da interrupção de uma única raiz dorsal de um nervo espinal. Contudo, quando um nervo periférico é lesado, há perda sensorial na área inervada por este nervo. O **campo receptivo** de um neurônio sensorial é a área na qual um estímulo altera a taxa de despolarização deste neurônio. O tamanho do campo receptivo não apenas varia, como também se superpõe em certa medida (Figura 4.7). Os neurônios sensoriais que inervam determinado campo receptor convergem para um número menor de neurônios pós-sinápticos. Desse modo, o campo receptivo coberto por um neurônio central reflete uma área combinada monitorada por grandes quantidades de neurônios sensoriais primários. O tamanho de um campo receptivo determina a localização exata do estímulo aplicado na área. Os campos receptivos grandes permitem que o neurônio sensorial detecte estímulos aplicados em uma área mais ampla, mas resulta na percepção menos precisa que a dos campos pequenos.

Vias sensoriais ascendentes

> **1** Defina uma fibra aferente primária, um neurônio de primeira ordem e um neurônio de segunda ordem.
> **2** O que é trato espinotalâmico? Por onde ele ascende na medula espinal? Onde ele termina?
> **3** Qual é a diferença de trajeto das fibras sensoriais primárias provenientes das vísceras e da pele?
> **4** No cérebro, onde se localizam as áreas somatossensoriais auditiva e visual primárias?
> **5** Explique como o SNC detecta a localização específica de um estímulo aplicado ao corpo.

As vias sensoriais estão organizadas de acordo com um plano geral (Figura 4.8). Os corpos celulares dos neurônios sensoriais primários (também conhecidos como neurônios de primeira ordem) estão localizados nos gânglios das raízes dorsais dos nervos espinais e nos gânglios dos nervos cranianos. Os **processos periféricos** dos neurônios sensoriais primários inervam os receptores sensoriais ou terminam como receptores sensoriais. Os processos periféricos dirigem-se para fora dos nervos espinais para inervar a pele e os tecidos profundos (p. ex., músculos, tendões, articulações) ou dos ramos comunicantes e do tronco simpático para inervar os órgãos viscerais. Os **processos centrais** dos neurônios sensoriais primários entram na região dorsal da medula espinal. Alguns axônios estabelecem sinapses com neurônios de segunda ordem (*i. e.*, os neurônios secundários para transmitir informações) localizados no corno dorsal da medula espinal, enquanto outros ascendem na medula espinal sem formar sinapses nos segmentos medulares nos quais entram. Por exemplo, os sinais de dor transmitidos pelos processos centrais dos neurônios primários alcançam os neurônios de segunda ordem situados no corno dorsal da medula espinal. Os axônios dos neurônios de segunda ordem cruzam a linha média e dirigem-se à substância branca contralateral, por onde ascendem na forma de **trato espinotalâmico** e chegam ao tálamo (Figura 4.9). Os neurônios talâmicos transmitem sinais ao córtex somatossensorial primário ipsilateral. Os sinais da propriocepção seguem um trajeto diferente até o córtex cerebral. Os sinais originados dos proprioceptores (p. ex., fusos musculares) dos membros pélvicos são transmitidos pelos neurônios sensoriais primários dos gânglios das raízes dorsais até a medula espinal. Ao contrário dos axônios que transmitem os sinais de dor, os axônios que transmitem sinais proprioceptivos formam sinapses com neurônios do núcleo torácico localizado nos segmentos torácico e lombar cranial da medula espinal. Seus axônios entram no funículo lateral e ascendem como trato espinomedular até o tálamo. Desse modo, cada modalidade de determinado campo receptivo tem suas vias neurais próprias na medula espinal e no tronco encefálico.

As **fibras viscerossensoriais** são reunidas nos nervos simpáticos e parassimpáticos. As fibras viscerossensoriais dos nervos parassimpáticos transmitem sinais originados

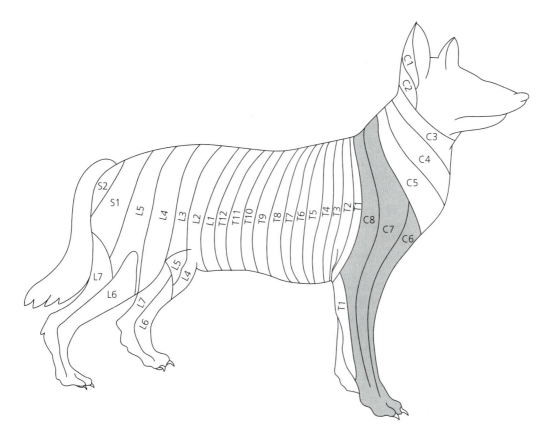

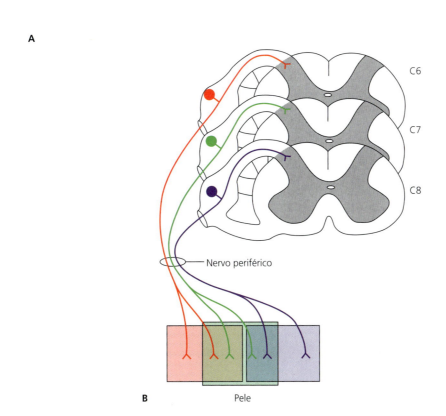

Figura 4.6 A. Dermátomos do cão. Esta ilustração é uma composição teórica baseada em vários estudos (Fletcher e Kitchell, 1996; Hekmatpanah, 1961; Kitchell *et al.*, 1980; Bailey *et al.*, 1982). Os segmentos C6, C7 e C8 da medula espinal inervam a área sombreada. Como as áreas cutâneas inervadas pelos nervos espinais adjacentes superpõem-se, uma parte da área de C7, por exemplo, também é inervada por C6 e C8. **B.** Relação entre a área cutânea inervada pelo nervo periférico e pelas raízes dorsais. A lesão de um nervo periférico acarreta perda completa da informação sensorial da área inervada por este nervo. As diferenças de área e formato da pele ressaltam o padrão de superposição das áreas, mas não sugerem uma diferença real de tamanho da área de inervação pelos segmentos medulares.

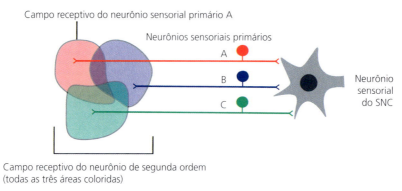

Figura 4.7 Campo receptivo dos neurônios sensoriais primários. Vários neurônios unipolares (p. ex., A, B e C) formam sinapses com um neurônio de segunda ordem na medula espinal ou no tronco encefálico. O campo receptivo dos neurônios sensoriais de segunda ordem é a combinação dos campos receptivos dos neurônios sensoriais primários A, B e C.

principalmente de receptores fisiológicos, enquanto as fibras viscerossensoriais dos nervos simpáticos transmitem sinais originados dos nociceptores. Embora as fibras viscerossensoriais sejam um dos componentes estruturais dos nervos simpáticos e parassimpáticos, elas não são consideradas como partes do sistema nervoso autônomo. Os sinais viscerossensoriais são transmitidos pelas fibras viscerossensoriais que entram no corno dorsal por meio do tronco simpático e dos ramos comunicantes e estabelecem sinapses com neurônios de segunda ordem do corno dorsal. Seus axônios reúnem-se no trato espinotalâmico e terminam no tálamo (Figura 4.9). Desse modo, o córtex cerebral pode perceber sensações viscerais como dor ou distensão do estômago e da bexiga.

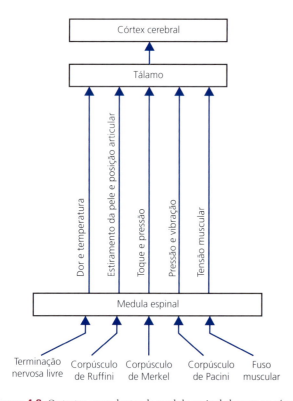

Figura 4.8 Os tratos ascendentes da medula espinal chegam ao córtex por meio do tálamo. Cada trato transmite sinais de modalidades específicas.

Campo receptivo do corpo e córtex cerebral

Os receptores sensoriais são específicos para cada modalidade e seus sinais são transmitidos ao tálamo por tratos sensoriais ascendentes específicos de cada modalidade, inclusive trato espinotalâmico (dor, temperatura) e trato espinomedular (propriocepção dos membros pélvicos) (Figura 4.9A). O tálamo envia informações organizadas topograficamente para áreas específicas do córtex cerebral (Figura 4.9B). Desse modo, o papel do tálamo é retransmitir informações sensoriais específicas para áreas somatestésicas específicas do córtex cerebral. A área somatestésica do córtex cerebral consiste nos giros pós-cruciado, suprassilviano rostral e ectossilviano rostral. Essa área também se estende por cerca de 4 mm adentro da parede medial do hemisfério caudal ao sulco cruciado. As superfícies receptivas do corpo estão mapeadas no córtex cerebral (Figura 4.9B). Nos seres humanos, essa representação cerebral das áreas somatestésicas primárias assemelha-se a um homem minúsculo, motivo pelo qual esse mapa cerebral é conhecido como **homúnculo** (do latim, *homunculus*, que significa homem pequeno). A representação cerebral é proporcional à sua importância na análise sensorial, não ao seu tamanho físico. Por exemplo, algumas partes do corpo – como membros e dorso – ocupam áreas pequenas do córtex somatestésico. Por outro lado, as superfícies exploratórias sensoriais principais dos dedos, da face, da língua e dos lábios são grandemente ampliadas. Essas distorções da representação de determinadas partes do corpo refletem o grau com que o córtex cerebral analisa os elementos dos eventos somáticos.

Nos cães, duas áreas dos lobos frontais e temporais representam a superfície do corpo. A área somatestésica I representa um cão que parece estar deitado com a cauda e a coxa pós-axial na parede medial do hemisfério e a coxa pré-axial na superfície dorsal. O dorso do animal e a região occipital da cabeça ficam ao longo da borda caudal da área somatestésica na direção do lobo parietal. A superfície ventral do tronco, os ápices dos membros e o focinho estão orientados em direção rostral. Essa área é ativada por estimulação da metade contralateral do corpo. A área somatestésica II mostra o dorso do cão voltado para a região ventral ao longo da borda dorsal do sulco ectossilviano rostral, enquanto os membros e a face estendem-se para cima sobre o giro suprassilviano rostral na direção de SI, com o focinho em posição mais rostral e a pata mais caudal. A área SI pode ser ativada pela estimulação dos dois lados do corpo.

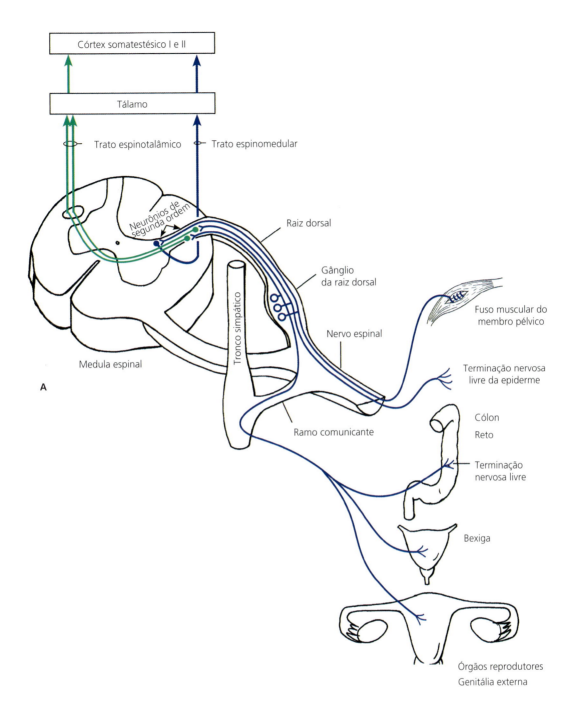

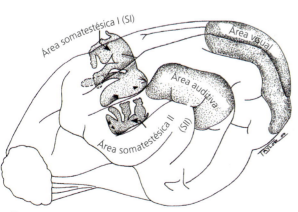

Figura 4.9 A. Fibras somatossensoriais que inervam a derme e o fuso muscular do membro pélvico e fibras viscerossensoriais originadas das vísceras pélvicas. As fibras somatossensoriais chegam à medula espinal por meio dos nervos espinais. As fibras sensoriais que transmitem sinais de dor epidérmica ou propriocepção do fuso muscular entram na medula espinal e formam sinapses com neurônios de segunda ordem do corno dorsal, que transmitem sinais de cada modalidade específica. Os neurônios de segunda ordem formam os tratos ascendentes – trato espinotalâmico para dor e trato espinomedular para propriocepção dos membros pélvicos. Esses sinais chegam ao tálamo e daí se projetam para o córtex cerebral somatestésico. As fibras viscerossensoriais passam pelo nervo esplâncnico e o pelo ramo comunicante, antes de chegar à medula espinal e formar sinapses com neurônios de segunda ordem do corno dorsal. Os axônios dos neurônios de segunda ordem reúnem-se ao trato espinotalâmico. **B.** Vista lateral do hemisfério cerebral indicando as áreas somatestésicas de SI e SII.

Correlações clínicas

A destruição unilateral do córtex somatossensorial pode causar déficit transitório no lado contralateral do corpo. A destruição bilateral da área somatossensorial pode causar déficits mais acentuados, ainda que transitórios. Por isso, é provável que uma lesão pequena da área somatestésica não cause sinais clínicos detectáveis. Em alguns casos, as lesões unilaterais do córtex somatestésico ou do tálamo podem causar hipoalgesia branda (*i. e.*, redução da sensibilidade aos estímulos dolorosos). A propriocepção consciente dos membros torácicos e pélvicos podem ser testada observando-se a capacidade de o animal reconhecer a localização dos seus membros sem os ver. Por exemplo, quando a superfície dorsal da pata é colocada no chão, o animal deve retorná-la imediatamente à sua posição normal (Figura 4.10). Esse teste é conhecido como **teste de posicionamento proprioceptivo**. O trato envolvido no posicionamento proprioceptivo do membro torácico é o fascículo cutâneo, que ocupa o funículo dorsal dos segmentos cervicais e torácicos craniais da medula espinal. O posicionamento proprioceptivo dos membros pélvicos depende do trato espinomedular. Esse trato ocupa o funículo lateral da medula espinal.

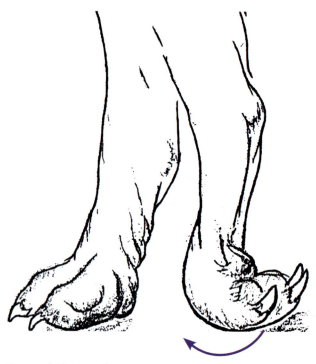

Figura 4.10 Teste de posicionamento proprioceptivo. Quando a superfície dorsal da pata é colocada no chão, o animal imediatamente a recola na posição normal.

Autoavaliação

As respostas encontram-se no final do capítulo.

1 Os corpúsculos de Pacini têm adaptação rápida, enquanto os corpúsculos de Merkel têm adaptação lenta.
   A Verdadeiro
   B Falso

2 A dor é detectada por:
   A Terminações nervosas livres
   B Corpúsculos de Pacini
   C Fuso muscular
   D Corpúsculos de Merkel
   E Nenhuma das anteriores

3 Qual afirmação sobre o sistema que transmite sinais para percepção da dor está certa?
   A As raízes ventrais transmitem sinais de dor à medula espinal
   B O pericário dos neurônios sensoriais primários está localizado no gânglio da raiz dorsal
   C Os neurônios de segunda ordem estão localizados no corno ventral
   D O trato espinotalâmico ascende no corno dorsal até chegar ao tálamo

4 As células do gânglio da raiz dorsal são classificadas como:
   A Neurônios multipolares
   B Neurônios unipolares
   C Neurônios bipolares
   D Neuróglia

5 As células do gânglio da raiz dorsal transmitem:
   A Apenas sinais motores
   B Apenas sinais sensoriais
   C Sinais motores e sensoriais

6 Qual afirmação sobre fusos musculares está certa?
   A Eles são formados por fibras musculares extrafusárias circundados por uma cápsula de tecido conjuntivo
   B Eles são formados por fibras musculares extrafusárias sem cápsula de tecido conjuntivo
   C Eles são formados por fibras musculares intrafusárias sem cápsula de tecido conjuntivo
   D Eles são formados por fibras musculares intrafusárias circundadas por uma cápsula de tecido conjuntivo
   E Eles são formados por fibras musculares lisas circundadas por uma cápsula de tecido conjuntivo

7 Os fusos musculares são inervados por fibras nervosas motoras e sensoriais.
   A Verdadeiro
   B Falso

8 O potencial do receptor aumenta em função da potência do estímulo.
   A Verdadeiro
   B Falso

9 A frequência dos potenciais de ação representa a potência do estímulo, mas a relação não é linear.
   A Verdadeiro
   B Falso

10 Os campos receptivos dos neurônios sensoriais primários são circulares e do mesmo tamanho.
   A Verdadeiro
   B Falso

11 Qual estrutura envia sinais sensoriais diretamente ao córtex cerebral?
   A Gânglio da raiz dorsal
   B Tálamo
   C Neurônios sensoriais primários do corno dorsal
   D Neurônios de segunda ordem do corno dorsal

12 Os fusos musculares são:

   A Receptores não encapsulados

   B Localizados no tendão

   C Proprioceptores

   D O mesmo que placas motoras terminais

   E O mesmo que órgão tendíneo de Golgi

13 A propriocepção consciente pode ser avaliada pelo teste de posicionamento proprioceptivo:

   A Verdadeiro

   B Falso

Leitura sugerida

Bailey, C.S., Kitchell, R.L. and Johnson, R.D. (1982) Spinal nerve root origins of the cutaneous nerves arising from the canine brachial plexus. *American Journal of Veterinary Research* 43:820–825.

Bell, J., Bolanowski, S. and Holmes, M.H. (1994) The structures and function of Pacinian corpuscles: a review. *Progress in Neurobiology* 42:79–128.

Bennett, G.J., Selzer, Z., Lu, W., Hishidawa, N. Bessen, J.M. and Chaouch, A. (1987) Peripheral and spinal mechanisms of nociception. *Physiological Reviews* 67:67–186.

Boyd, I.A. (1954) The histological structure of the receptors in the knee-joint of the cat correlated with their physiological response. *Journal of Physiology* 124:476–488.

Brown, A.G., Brown, P.B., Fyffe, W. and Pubols, L.M. (1969) Receptive field organization and response properties of spinal neurons with axons ascending the dorsal column in the cat. *Journal of Physiology* 337:231–249.

Brown, A.G. and Fyffe, W. (1981) Form and function of dorsal horn neurones with axons ascending the dorsal columns in cats. *Journal of Physiology* 321:31–47.

Dilly, P.N., Wall, P.D. and Webster, D.E. (1968) Cells of origin of the spinothalamic tract in the cat and rat. *Experimental Neurology* 21:550–562.

Eurell, J.A. and Frappier, B.L. (2006) *Dellmann's Textbook of Veterinary Histology*, 6th edn. Wiley-Blackwell, Hoboken, NJ.

Fletcher, T.F. and Kitchell, R.L. (1966) The lumbar, sacral and coccygeal tactile dermatomes of the dog. *Journal of Comparative Neurology* 128:171–180.

Hall, J.E. (2011) *Guyton and Hall Textbook of Medical Physiology*, 12th edn. Saunders Elsevier, Philadelphia.

Hekmatpanah, J. (1961) Organization of tactile dermatomes, C1 through L4 in cat. *Journal of Physiology* 24:129–140.

Kitchell, R.I., Whalen, L.R., Bailey, C.S. and Lohse, C.L. (1980) Electrophysiologic studies of cutaneous nerves of the thoracic limb of the dog. *American Journal of Veterinary Research* 41:61–76.

Siegel, A. and Sapru, H.N. (2006) *Essential Neuroscience*. Lippincott Williams & Wilkins, Philadelphia.

Willis, W.D. and Coggeshall, R.E. (1978) *Sensory Mechanisms of the Spinal Cord*. Plenum, New York.

Respostas

1 A	**8** A
2 A	**9** A
3 B	**10** B
4 B	**11** B
5 B	**12** C
6 D	**13** A
7 A	

5 Olfação e Gustação

Etsuro E. Uemura

Olfato, 42
  Receptores de substâncias odoríferas, 42
  Transdução do estímulo olfatório, 43
  Via central do olfato, 43

Gustação, 44
  Transdução do estímulo gustatório, 46
  Vias centrais da gustação, 46
Autoavaliação, 46

Os sistemas olfatório e gustatório, como também ocorre com outros sistemas sensoriais, reúnem informações sobre o ambiente exterior. Os receptores sensoriais desses sistemas respondem às moléculas químicas misturadas no ar ou na saliva e esses dois sistemas complementam um ao outro para facilitar a interpretação do que o animal come e cheira. **Olfação** (percepção do cheiro) é um sentido especial fundamental dos animais e seu sentido olfatório é muito mais sensível que o humano. Por exemplo, um cão tem mais de 220 milhões de receptores olfatórios em seu focinho, enquanto os seres humanos têm apenas 5 milhões. Não é surpreendente que eles consigam detectar até mesmo uma quantidade diminuta das substâncias químicas e seguir rastros de quase todos os tipos de cheiro. **Gustação** (paladar) é a sensação induzida pela ligação das moléculas químicas aos seus receptores. As células sensoriais das papilas gustatórias são capazes de diferenciar diferentes sabores detectando a interação com moléculas ou íons diferentes. O mais importante é que o cheiro e o paladar determinam os sabores – ou seja, as impressões sensoriais do alimento ou de outras substâncias.

Olfato

1 Cite as estruturas neurais do sistema olfatório.
2 Explique a transdução do estímulo olfatório.
3 Descreva as vias neurais centrais do olfato.

O sistema olfatório consiste no bulbo olfatório, no trato olfatório, no giro olfatório lateral e no lobo piriforme (Figura 5.1). O olfato é essencial à localização do alimento, à secreção reflexa das enzimas digestivas e à detecção de perigo. As células olfatórias fazem parte do epitélio olfatório especializado, que está localizado nos ossos etmoturbinados da cavidade nasal (Figura 5.2). A mucosa olfatória ocupa uma área relativamente ampla nos cães (100 cm^2), em comparação com a que é ocupada nos seres humanos (cerca de 5 cm^2). As células olfatórias originam as fibras do nervo olfatório, que terminam no bulbo olfatório.

Receptores de substâncias odoríferas

As moléculas odoríferas que entram na cavidade nasal são dissolvidas no líquido secretado pelas glândulas olfatórias localizadas na mucosa olfatória. As moléculas odoríferas estimulam os receptores olfatórios, mas parece que uma proteína do muco conhecida como **proteína de ligação olfatória** seja necessária a esse processo. As glândulas olfatórias da mucosa nasal secretam a proteína de ligação olfatória. Essa proteína parece transportar e/ou concentrar as moléculas odoríferas. As células olfatórias são capazes de distinguir vários odores em concentrações extremamente baixas. Os neurônios sensoriais da mucosa olfatória são bipolares. Seus corpos celulares estão presentes na mucosa olfatória da cavidade nasal, logo abaixo de uma lâmina fina do osso (lâmina cribriforme) etmoide (Figura 5.2). O neurônio sensorial tem um único dendrito em cada extremidade. Ele termina na superfície da mucosa olfatória na forma de um **botão olfatório** expandido. Cada botão olfatório emite cerca de 10 a 20 cílios, que se espalham sobre a superfície da mucosa olfatória. Esses cílios ficam cobertos por muco. As moléculas odoríferas precisam penetrar nessa camada, antes que possam ligar-se às proteínas de ligação olfatória. Os cílios têm receptores

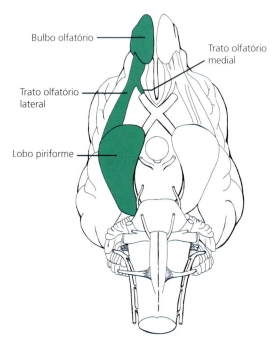

Figura 5.1 Vista ventral do cérebro de um cão. O bulbo olfatório e seu trato transmitem sinais olfatórios que se originam do epitélio olfatório da cavidade nasal.

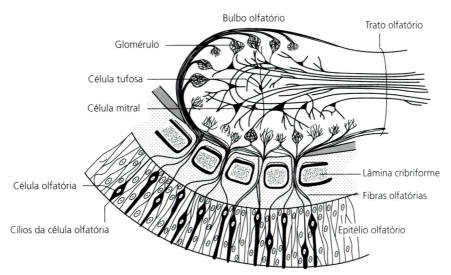

Figura 5.2 Vista lateral dos neurônios olfatórios, dos fascículos olfatórios do nervo olfatório, do bulbo olfatório e do trato olfatório. Os dendritos dos neurônios olfatórios bipolares contêm 10 a 20 cílios curtos. Os axônios dos neurônios olfatórios formam as fibras olfatórias, que terminam no bulbo olfatório e estabelecem sinapses com as células tufosas e mitrais.

sensoriais essenciais à transdução do estímulo olfatório. Existem grupos de neurônios sensoriais que expressam receptores olfatórios, que se ligam ao mesmo grupo de odores, mas não aos demais. Entretanto, sua afinidade pelas moléculas odoríferas varia amplamente e esta diferença de afinidade resulta em um padrão de ativação singular dos receptores sensoriais e, em seguida, na percepção de um odor também singular.

Um axônio não mielinizado emerge da extremidade oposta do neurônio sensorial. Ao contrário dos outros nervos cranianos, esses axônios não formam um nervo único, mas se reúnem e formam alguns fascículos pequenos de axônios conhecidos como **fibras olfatórias**. Esses fascículos atravessam os forames da lâmina cribriforme do osso etmoide e entram no **bulbo olfatório**, onde estabelecem sinapses com as células tufosas e mitrais.

Transdução do estímulo olfatório

A membrana nos cílios está coberta por receptores olfatórios acoplados às proteínas G (Figura 5.3). A ligação de uma molécula **odorífera** ao receptor dos cílios ativa uma proteína G (G_{olf}), que se liga ao trifosfato de guanosina (GTP). Dois sistemas de segundos mensageiros – trifosfato de inositol (IP_3) e monofosfato de adenosina cíclico (cAMP) – estão envolvidos na transdução dos sinais olfatórios (Figura 5.3). O complexo GTP-G_{olf} ativa (i) a fosfolipase C, que forma **IP_3** responsável por abrir os canais de Ca^{2+}; e (ii) a adenililciclase, que forma **cAMP** responsável por abrir os canais de Na^+ e Ca^{2+} na membrana, permitindo a entrada destes dois íons (principalmente Ca^{+2}) e a despolarização subsequente das células olfatórias. Desse modo, o complexo GTP-G_{olf} resulta em uma série de reações (i. e., aumento da concentração intracelular de Ca^{2+}, abertura dos canais de Cl^- regulados pelo Ca^{2+} e saída dos íons Cl^-), que geram potenciais gradativos pós-sinápticos excitatórios (PPSEs) dos cílios. Os PPSEs ciliares são transmitidos dos cílios para a zona ativadora (i. e., montículo axônico) da célula olfatória. Quando os **PPSEs** que chegam ao montículo axônico são suficientemente fortes para ultrapassar o potencial limiar, os potenciais de ação começam a ser gerados e propagam-se ao longo dos axônios das células olfatórias até o bulbo olfatório. Em seguida, esses estímulos são dispersos para áreas amplas do sistema nervoso central, inclusive o lobo piriforme para percepção dos odores. Um aspecto singular da transmissão olfatória é sua adaptação rápida ao estímulo. Desse modo, a despolarização inicial dos axônios em resposta à estimulação é seguida rapidamente pelo declínio até um estado de despolarização estável de amplitude mais baixa.

Via central do olfato

As **fibras do nervo olfatório** (i. e., fibras olfatórias) terminam no bulbo olfatório ipsolateral. As células localizadas no bulbo olfatório são conhecidas como tufosas e mitrais (Figura 5.2).

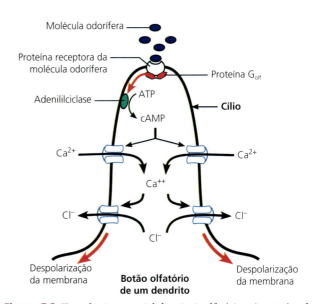

Figura 5.3 Transdução sensorial dos sinais olfatórios. A proteína de ligação olfatória transporta as moléculas odoríferas até os cílios dos neurônios sensoriais olfatórios. O complexo formado pelo receptor e pela substância odorífera ativa uma proteína G, que leva à ativação de um sistema de segundo mensageiro e à abertura subsequente dos canais de Ca^{2+} e à despolarização das células olfatórias.

Os dendritos das células tufosas e mitrais estabelecem sinapses com os segmentos terminais das fibras do nervo olfatório, formando os glomérulos do bulbo olfatório. Os neurotransmissores (quase certamente peptídios) liberados do segmento terminal dos axônios olfatórios excitam as células mitrais e tufosas e as atividades destas células são moduladas pelos interneurônios periglomerulares inibitórios.

Os axônios das células tufosas e mitrais deixam o **bulbo olfatório** e dirigem-se para várias estruturas centrais para processamento adicional. Esses axônios formam um trato olfatório lateral volumoso (Figuras 5.1 e 5.4). As estruturas centrais que recebem sinais olfatórios incluem a amígdala e o córtex entorrinal. Essas áreas também enviam sinais olfatórios ao hipocampo e ao córtex frontal. Desse modo, ao contrário dos outros sistemas sensoriais, os sinais olfatórios não se projetam diretamente ao tálamo. As células tufosas e mitrais também enviam seus axônios ao núcleo septal ipsilateral. Os eferentes das células tufosas e mitrais alcançam o bulbo olfatório contralateral por meio do trato olfatório medial e da comissura anterior. A projeção dos sinais olfatórios sugere que a reação emocional ao olfato seja desempenhada pelo córtex entorrinal, formação hipocampal, núcleos septais e amígdala do **sistema límbico**. Além disso, a reação autônoma ao olfato é realizada pelo hipotálamo e pela substância periaqueductal do mesencéfalo, porque estas duas áreas são componentes fundamentais do sistema nervoso autônomo e estão associadas diretamente ao sistema límbico. Desse modo, os sinais olfatórios não servem apenas à olfação. O processamento dos sinais odoríferos pelo sistema límbico é a base da formação das memórias olfatórias e o olfato pode evocar reações emocionais intensas.

> **Correlações clínicas**
>
> **Anosmia** (do grego *an*, negação + *osme*, cheiro + *ia*, perda de) e hiposmia (capacidade reduzida de sentir cheiro) não são problemas clínicos comuns e a causa básica da anosmia e da hiposmia nem sempre é evidente. Em muitos casos, a anosmia resulta de inflamação grave da mucosa olfatória ou de lesões bilaterais do nervo olfatório ou dos bulbos olfatórios. A anosmia ou a hiposmia também pode ser causada pela lesão da mucosa olfatória em consequência de infecções virais (p. ex., cinomose e parainfluenza). Em alguns casos de traumatismo craniano, o bulbo olfatório é desviado de sua posição na lâmina cribriforme, causando danos aos axônios das fibras olfatórias que atravessam esta lâmina em seu trajeto até o bulbo olfatório. Isso provoca redução do olfato. As deficiências olfatórias podem ser avaliadas observando-se a reação do animal ao odor (p. ex., virar a cabeça na direção do cheiro, contrair os músculos faciais, farejar). Durante a avaliação do olfato, o examinador deve evitar substâncias irritantes. Todas essas substâncias tendem a ativar uma reação do animal, não porque seu sistema olfatório esteja preservado, mas por causa da estimulação das terminações nervosas sensoriais do nervo trigêmeo na mucosa nasal.

Gustação

1 Descreva a inervação dos botões gustatórios.
2 Explique a transdução dos estímulos dos sabores salgado e doce.
3 Descreva a via neural central da gustação.

Os **botões gustatórios** contêm células receptoras da gustação. Nos cães, esses botões estão localizados em vários tipos de papilas (fungiformes, valadas e foliadas), que são protrusões nas superfícies dorsolaterais da língua. As papilas fungiformes estão distribuídas

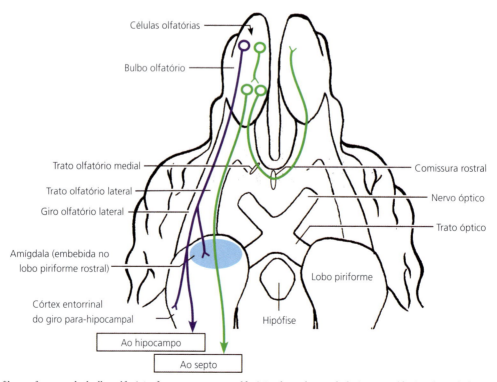

Figura 5.4 As fibras eferentes do bulbo olfatório formam os tratos olfatórios lateral e medial. O trato olfatório lateral alcança a área olfatória ipsilateral (lobo piriforme) e também as áreas não olfatórias que fazem parte do sistema límbico (amígdala, córtex entorrinal do giro para-hipocampal, formação hipocampal e septo).

por toda a superfície dorsal dos dois terços rostrais da língua, especialmente ao longo das bordas laterais e na ponta. As papilas valadas ocupam a parte caudal do dorso da língua. As papilas foliadas estão localizadas na parte dorsolateral do segmento caudal da língua. Os receptores gustatórios dos cães reagem às mesmas substâncias químicas que estimulam o sentido gustatório dos seres humanos. Os cães parecem ter capacidade de sentir sabores doce, salgado, ácido e amargo. Entretanto, eles não têm receptores altamente sensíveis ao sal e não têm atração forte a comer alimentos salgados. Isso pode refletir o fato de que os ancestrais selvagens dos cães, como eram carnívoros, conseguiam sal suficiente da dieta e não havia necessidade de desenvolver receptores altamente sensíveis ao sal.

Botões gustatórios
Os cães têm cerca de 1.700 botões gustatórios, enquanto os seres humanos têm cerca de 9.000. Os cães têm quantidades significativamente maiores de botões gustatórios que os gatos que, em média, têm apenas cerca de 470. A língua apresenta uma distribuição singular dos botões gustatórios para os sabores básicos (carne, sal, doce, ácido, amargo). Os botões gustatórios dos sabores de carne estão localizados principalmente nos dois terços rostrais da superfície dorsal da língua. As áreas rostral e lateral da língua são sensíveis ao sabor doce. Os botões gustatórios sensíveis aos sabores salgado e ácido são mais ativos nas superfícies laterais, ainda que em posição mais distal à área ocupada pelos botões gustatórios do sabor doce. Entretanto, os botões gustatórios do sal ocupam apenas uma área pequena. A parte distal da língua é mais sensível aos sabores amargos.

As moléculas químicas que desencadeiam o sentido da gustação são dissolvidas pela saliva. Elas entram no botão gustatório por um poro (Figura 5.5A). Os botões gustatórios são compostos por grupos de 50 a 150 células receptoras gustatórias colunares, que são reunidas como um cacho de bananas. As células receptoras gustatórias presentes dentro de um botão estão dispostas de

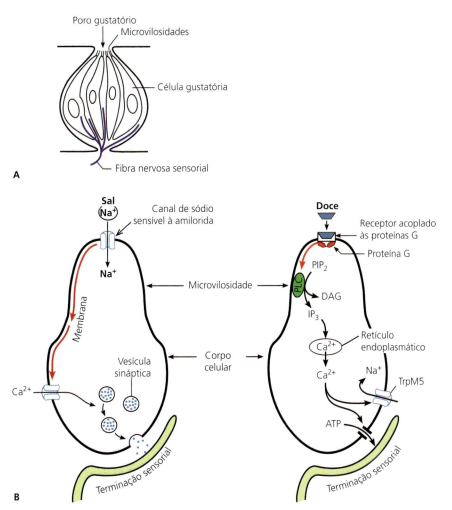

Figura 5.5 A. O botão gustatório é composto por um grupo de células fusiformes, que se estendem até um orifício pequeno – poro do botão gustatório – na superfície epitelial da língua. As células gustatórias têm muitas microvilosidades apicais, que se projetam no poro gustatório. A figura mostra uma célula gustatória com apenas duas microvilosidades. As células receptoras sensíveis ao sabor doce ou salgado não estabelecem sinapses identificáveis ao exame ultraestrutural. Em vez disso, os axônios estão em contato direto com essas células. **B.** Transdução de sinais envolvida na percepção do sabor doce ou salgado. O sabor salgado do Na^+ é detectado pelo influxo deste íon através dos canais iônicos da membrana (inclusive ENaC), que a despolarizam. Alguns pesquisadores especularam que a transdução do sabor salgado envolva canais de Ca^{2+} regulados por voltagem, que são ativados pela despolarização da membrana depois do influxo de Na^+. Os ligandos doces conectam-se aos receptores acoplados às proteínas G, que ativam a fosfolipase C (PLC); esta enzima converte os lipídios da membrana em trifosfato de inositol (IP_3) e diacilglicerol (DAG). O IP_3 libera o Ca^{2+} intracelular armazenado no retículo endoplasmático, aumentando sua concentração no citoplasma. O Ca^{2+} intracelular ativa canais de cátions seletivos gustatórios (TrpM5) e hemicanais das junções estreitas da membrana plasmática. O influxo de Na^+ pelos canais TrpM5 despolariza a membrana do receptor. A ação combinada do aumento do Ca^{2+} e da despolarização da membrana abre os grandes poros grandes das máculas comunicantes, resultando na liberação de ATP.

tal forma que suas pontas formam um poro gustatório pequeno e, por este poro, estendem-se microvilosidades. As **células receptoras** gustatórias sobrevivem por cerca de 10 dias e precisam ser substituídas. Existe um número relativamente pequeno de células gustatórias, em comparação com o número grande de moléculas que ativam as sensações gustatórias. Além disso, parece que cada célula gustatória tem receptores para apenas um tipo de sabor. Desse modo, cada célula de um botão gustatório detecta doce, ácido, amargo ou salgado. Essas observações estão baseadas em estudos comportamentais com camundongos transgênicos, que não têm um ou mais receptores gustatórios.

Transdução do estímulo gustatório

As substâncias químicas dissolvidas na saliva penetram nos botões gustatórios através do poro existente na parte superior e ligam-se aos receptores localizados na membrana das microvilosidades das células gustatórias. A ligação das moléculas aos receptores despolariza a membrana das células gustatórias. Os mecanismos que provocam despolarização da membrana dependem das moléculas gustatórias que se ligam aos seus receptores específicos. Por exemplo, a transdução do **sabor salgado** é mediada pelo influxo de Na$^+$ pelo canal de Na$^+$ sensível à amilorida (ENaC) (Figura 5.5B). Isso provoca despolarização da membrana. As vias de transdução do gosto salgado não estão bem esclarecidas. Alguns autores especularam que a transdução desse tipo de sabor envolva a abertura dos canais de Ca^{2+} regulados por voltagem e o influxo subsequente de íons Ca^{2+}, resultando na liberação dos neurotransmissores. As células gustatórias que detectam sabor salgado não têm sinapses bem diferenciadas e seu neurotransmissor é desconhecido.

A transdução do **sabor doce** é mediada por receptores acoplados às proteínas G, que ativam a fosfolipase C (PLC) (Figura 5.5B). A ativação dessa enzima forma dois segundos mensageiros intracelulares: trifosfato de inositol (IP$_3$) e diacilglicerol (DAG), ambos produzidos pela hidrólise do fosfatidilinositol-4,5-bifosfato (PIP$_2$). O IP$_3$ liga-se ao canal de cálcio do retículo endoplasmático. Essa ligação do IP$_3$ abre o canal de Ca^{2+}, permitindo que este íon difunda-se para fora do retículo endoplasmático e chegue ao citoplasma. Alguns autores especularam que os canais de cátions seletivos gustatórios (TrpM5) sejam sensíveis ao cálcio e que o IP$_3$ desempenhe um papel fundamental na ativação destes canais. O influxo subsequente de Na$^+$ mediado pelos canais TrpM5 resulta na produção de um potencial receptor despolarizante na célula receptora. A elevação intracelular do Ca^{2+} combinada com a despolarização da membrana resultam na liberação de ATP pelos canais da mácula comunicante da membrana plasmática. O transmissor ATP atua nas terminações nervosas sensoriais, induzindo potenciais geradores. Em seguida, são gerados potenciais de ação quando os potenciais geradores alcançam um potencial limiar. As células gustatórias que detectam sabores doces não têm sinapses bem diferenciadas.

Vias centrais da gustação

As células gustatórias na língua são inervadas por neurônios bipolares, que contribuem com axônios para dois nervos cranianos: facial (NC VII) e glossofaríngeo (NC IX) (Figura 5.6). Os corpos celulares dos neurônios bipolares estão localizados no gânglio geniculado do nervo facial e no gânglio distal do nervo glossofaríngeo. Os axônios periféricos do gânglio geniculado

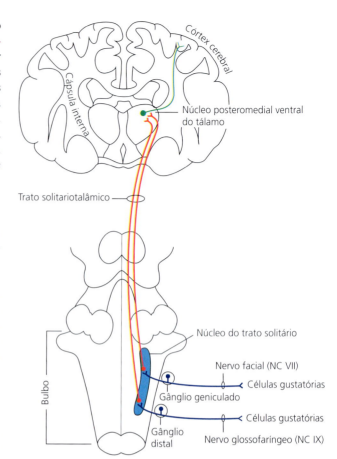

Figura 5.6 Via sensorial central da gustação. Os neurônios unipolares que transmitem a sensação gustatória por meio dos nervos facial e glossofaríngeo estão localizados nos gânglios geniculado e distal, respectivamente. Os processos centrais desses gânglios estabelecem sinapses com os neurônios do núcleo do trato olivar do bulbo. O núcleo solitário origina o trato solitariotalâmico e termina no núcleo posteromedial ventral do tálamo, que se projeta ao córtex cerebral.

(NC VII) deixam o nervo facial depois que saem do crânio para formar o nervo corda do tímpano, que se estende através da cavidade da orelha média. O nervo corda do tímpano reúne-se ao nervo lingual e ambos inervam os botões gustatórios dos dois terços rostrais da língua. Os axônios centrais provenientes do gânglio distal (IX) chegam à língua por meio do nervo lingual. Esse nervo entra na base da língua e fornece fibras sensoriais aos botões gustatórios da parte caudal da língua.

Os prolongamentos centrais dos neurônios bipolares dos gânglios geniculado e distal entram no núcleo do trato solitário no bulbo. As fibras eferentes originadas do núcleo do trato solitário ascendem como trato solitariotalâmico e terminam no núcleo posteromedial ventral do tálamo. Os neurônios talâmicos projetam-se ao córtex cerebral ipsilateral. O núcleo do trato solitário também se projeta à amígdala do sistema límbico.

Autoavaliação

As respostas encontram-se no final do capítulo.

1. As fibras do nervo olfatório terminam no:
   A Lobo piriforme
   B Tálamo

C Bulbo olfatório
D Trato olfatório

2 As substâncias odoríferas ligam-se aos receptores localizados nos:
A Cílios das células olfatórias
B Pericários das células olfatórias
C Neurônios do bulbo olfatório
D Axônios das células olfatórias

3 A proteína receptora de substâncias odoríferas está acoplada à proteína G.
A Verdadeiro
B Falso

4 A despolarização das membranas das células olfatórias é desencadeada por:
A Canais de Na$^+$ regulados por voltagem
B Canais de K$^+$ regulados por voltagem
C Canais de Cl$^-$ regulados por Ca^{2+}
D Todas as opções anteriores

5 As moléculas gustatórias ligam-se aos receptores localizados nas:
A Microvilosidades das células receptoras
B Pericários das células receptoras
C Nervos cranianos que transmitem sinais gustatórios
D Terminações axônicas que inervam as células gustatórias

6 Os nervos cranianos que transmitem sinais gustatórios são os nervos facial e glossofaríngeo.
A Verdadeiro
B Falso

7 Qual das afirmações seguintes sobre detecção do sabor salgado está certa?
A O ligando conecta-se ao receptor acoplado às proteínas G

B Os canais de sódio sensíveis à amilorida desencadeiam o influxo de Na$^+$, despolarizando as células receptoras
C ATP é o transmissor mais provável da despolarização das terminações sensoriais
D A PLC está envolvida na transdução de sinais

8 As fibras aferentes primárias que transmitem sinais gustatórios terminam no:
A Córtex somestésico primário
B Tálamo
C Núcleo do trato solitário
D Gânglios dos nervos glossofaríngeo e vago

Leitura sugerida

Bieri, S., Monastyrskaria, K. and Schilling, B. (2004) Olfactory receptor neuron profiling using sandalwood odorants. *Chemical Senses* 29:483–487.

Breer, H., Krieger, J., Meinken, C., Kiefer, H. and Strotman, J. (1998) Expression and functional analysis of olfactory receptors. *Annals of the New York Academy of Sciences* 855:175–181.

Chaudhari, N. and Roper, S.D. (2010) The cell biology of taste. *Journal of Cell Biology* 190:285–296.

Pevsner, J., Sklar, P.B. and Snyser, S.H. (1986) Odorant-binding protein: localization to nasal glands and secretions. *Proceedings of the National Academy of Sciences USA* 83:4942–4946.

Vogt, R.G., Prestwich, G.D. and Lemer, M.R. (1991) Odorant-binding-protein subfamilies associate with distinct classes of olfactory receptor neurons in insects. *Developmental Neurobiology* 22:78–84.

Respostas

1	C	**5**	A
2	A	**6**	A
3	A	**7**	B
4	C	**8**	C

6 Sistema Auditivo

Etsuro E. Uemura

Orelhas externa e média, 48
Orelha interna, 49
 Órgão sensorial auditivo, 49
 Transdução do estímulo auditivo, 49
 Detecção da frequência do tom, 50
Vias auditivas centrais, 52
 Vias auditivas ascendentes, 52
 Córtex auditivo, 53
Reflexo auditivo, 54
Autoavaliação, 54

O sistema auditivo tem como funções detectar e analisar os sons do ambiente e grande parte da comunicação dos animais depende deste sistema. Os sons são ondas de pressão transmitidas pelo ar com determinadas frequências e amplitudes. O sistema auditivo percebe a frequência dos sons como tons agudos e sua amplitude como tons graves. A audição requer ao menos uma orelha normal; contudo, a localização dos sons exige duas orelhas, porque o sistema auditivo precisa detectar a diferença de tempo de chegada ou de intensidade dos sons que alcançam as duas orelhas. O sentido da audição dos animais também é potencializado por sua capacidade de movimentar as orelhas de um lado para outro de modo a rastrear o ambiente para detectar sons diferentes e localizar de onde eles vêm. A audição é uma função do córtex cerebral, enquanto o reflexo auditivo (p. ex., girar a cabeça em resposta ao som) é mediado pelo tronco encefálico. A audição depende da orelha externa, da orelha média e da orelha interna, onde se localizam os receptores sensoriais (i. e., órgão de Corti). O nervo coclear inerva o órgão de Corti situado na orelha interna e retransmite os estímulos auditivos aos núcleos cocleares do bulbo. Os axônios provenientes do órgão de Corti ascendem pelo tronco encefálico e estabelecem sinapses com vários núcleos de retransmissão, antes de alcançar o núcleo geniculado mediado do tálamo que, por sua vez, projeta-se ao córtex auditivo cerebral.

Orelhas externa e média

1 Descreva a organização estrutural das orelhas externa, média e interna.
2 Qual é a função dos ossículos da orelha média na transmissão do som?

A **orelha externa** direciona as ondas sonoras para o canal auditivo. As ondas sonoras provocam vibração da membrana timpânica, que separa a orelha externa da orelha média (Figura 6.1). A **orelha média** é uma cavidade cheia de ar, que está separada

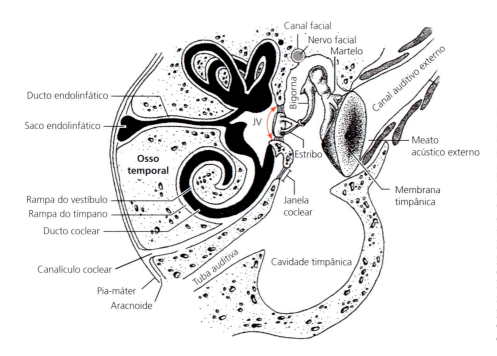

Figura 6.1 Componentes estruturais das orelhas externa, média e interna. A membrana timpânica separa a orelha externa da orelha média. A orelha média contém três ossículos (martelo, bigorna e estribo), que transmitem o som da membrana timpânica para a orelha interna. O estribo encaixa-se em uma abertura óssea, ou janela vestibular (JV). A orelha interna está localizada na parte petrosa do osso temporal. O receptor sensorial da audição está situado no ducto coclear, que se localiza entre a rampa do vestíbulo e a rampa do tímpano. A cóclea está simplificada nessa ilustração, que não demonstra suas três voltas e um quarto.

da orelha externa pela membrana timpânica e da orelha interna pelas janelas vestibular e coclear. A orelha média comunica-se com a nasofaringe por meio da tuba auditiva, que tem a função de equalizar as pressões da cavidade timpânica com a pressão do canal auditivo externo. A orelha média contém uma cadeia de três ossículos auriculares – martelo, bigorna e estribo. O **martelo** está ligado à membrana timpânica, enquanto a base plana do **estribo** encaixa dentro da janela vestibular da parede óssea entre as orelhas média e interna. A borda da base está ligada à borda da janela vestibular por tecido conjuntivo elástico. A base do estribo está em contato com a perilinfa que preenche a orelha interna. Nos cães, a membrana timpânica e os ossículos da orelha média têm uma faixa de eficiência ampla e podem detectar sons nas frequências entre 30 e 35.000 Hz. Por outro lado, a orelha humana tem mais eficiência na faixa de 100 a 4.000 Hz; à medida que a frequência ultrapassa esta faixa, a eficiência diminui drasticamente. Os ossículos estabelecem uma relação mecânica entre a membrana timpânica e a janela vestibular. Desse modo, a vibração da membrana timpânica alcança a orelha interna, onde se localiza o receptor sensorial da audição.

Dois ossículos da orelha média – martelo e bigorna – formam uma alavanca angulada com o braço mais longo do martelo fixado à membrana timpânica e o braço mais curto da bigorna ligado ao estribo. Nos seres humanos, por exemplo, o cabo do martelo é 1,3 vez maior que o processo longo da bigorna. Essa configuração combinada com a diferença relativa de tamanho entre a membrana timpânica e o estribo serve a dois propósitos: (i) aumenta a pressão vibratória da membrana timpânica transmitida ao estribo, mas (ii) reduz a amplitude das ondas sonoras na janela vestibular. O aumento da pressão vibratória é essencial, porque as ondas sonoras são transferidas do ar para um meio líquido (perilinfa) na orelha interna. A redução da amplitude das ondas sonoras transmitidas à perilinfa protege as células sensoriais delicadas do órgão de Corti.

Orelha interna

> **1** Quais são as três câmaras da cóclea? Qual dessas câmaras está cheia de endolinfa?
>
> **2** Qual nervo craniano inerva os receptores auditivos?
>
> **3** Explique como a polarização morfológica das células sensoriais está relacionada com a geração dos potenciais dos receptores.
>
> **4** Quais são as diferenças estruturais e funcionais entre as janelas vestibular e coclear?
>
> **5** Explique a disposição estrutural do órgão do Corti e o significado funcional dessa configuração.
>
> **6** Como o órgão de Corti detecta frequências sonoras diferentes?

A orelha interna contém os órgãos sensoriais dos sistemas auditivo e vestibular. A cóclea com formato de espiral contém três voltas e um quarto. A cóclea é composta de três câmaras tubulares (Figura 6.2) – o ducto vestibular (rampa do vestíbulo), o ducto coclear e o ducto timpânico (rampa do tímpano). Um canal estreito conhecido como helicotrema conecta a rampa do vestíbulo à rampa do tímpano. Essas câmaras estão preenchidas com um líquido conhecido como **perilinfa**, que tem concentração alta de íons Na^+. A rampa do vestíbulo da extremidade basal está em contato com a janela vestibular, enquanto a rampa do tímpano está voltada para a janela coclear (Figura 6.1). Desse modo, a

pressão na janela vestibular gerada pelo movimento do estribo é equalizada pela flutuação da bainha de tecido conjuntivo que recobre a janela coclear. O ducto coclear está localizado entre a rampa do vestíbulo e a rampa do tímpano. O ducto coclear está cheio de **endolinfa**, que tem concentração alta de íons K^+ em comparação com a perilinfa, mantendo o potencial endolinfático de + 80 mV.

Órgão sensorial auditivo

A orelha interna contém o órgão sensorial do sistema auditivo, que é conhecido como **órgão de Corti**. Essa estrutura está localizada na cóclea, separando-a em duas câmaras: rampa do vestíbulo e rampa do tímpano (Figura 6.2A, B). O ducto coclear está separado da rampa do vestíbulo pela membrana vestibular e da rampa do tímpano pela membrana basilar. O órgão de Corti ocupa toda a extensão da membrana basilar desde a base até o ápice (Figura 6.2B). Seus componentes estruturais incluem **células sensoriais**, células de sustentação e membrana tectorial (Figura 6.2C). As células sensoriais também são conhecidas como **células pilosas sensoriais** porque têm **estereocílios** na superfície apical. As células pilosas sensoriais têm 50 a 100 estereocílios na sua superfície apical. Os estereocílios estão conectados por conexões distais em suas pontas (Figura 6.3B). A conexão distal é formada de material filamentar, por meio do qual uma ponta é ligada à face lateral do estereocílio e a outra ponta à extremidade distal do estereocílio mais curto adjacente. Alguns autores sugeriram que a conexão distal esteja ligada a um canal de K^+. Essa configuração permite que os canais de K^+ abram quando a inclinação dos estereocílios afasta as conexões distais umas das outras. Quando estão danificados, os estereocílios não se regeneram. Ainda não está claro quantas células pilosas sensoriais precisam ser destruídas (em consequência de acidente, doença, sons altos ou envelhecimento) antes que a perda auditiva se torne evidente. A **membrana tectorial** (do latim *tectum*, teto) é uma estrutura gelatinosa formada basicamente de glicoproteínas, que recobre as células sensoriais embebendo as pontas dos estereocílios mais longos das células pilosas sensoriais. Por causa dessa conformação estrutural, os movimentos vibratórios da membrana basilar provocam a inclinação dos estereocílios das células pilosas sensoriais (Figura 6.3A). As células pilosas convertem essa inclinação mecânica dos estereocílios em alterações de voltagem da membrana celular.

Transdução do estímulo auditivo

As células pilosas sensoriais em repouso têm potencial intracelular de cerca de –70 mV. Diferente do que ocorre no líquido extracelular, a endolinfa tem concentração alta de K^+, enquanto a perilinfa tem concentração baixa deste íon. Quando a membrana basilar se movimenta para cima em resposta ao movimento da perilinfa na cóclea óssea, as fileiras externas dos estereocílios mais altos são deslocadas contra a membrana tectorial, inclinando todos os estereocílios lateralmente (*i. e.*, no sentido dos estereocílios menores) (Figura 6.3A). Isso tem os seguintes efeitos: (i) os canais iônicos localizados nas pontas dos estereocílios abrem em consequência do aumento da tensão da conexão distal, provocando o influxo de K^+ ao longo de um gradiente elétrico e despolarizando a célula pilosa sensorial (ver Figura $9.3B_2$); (ii) a abertura dos canais de Ca^{2+} regulados por voltagem na base da célula e o influxo subsequente deste cátion; e (iii) a liberação de um neurotransmissor na fenda sináptica entre as células pilosas sensoriais e as terminações nervosas do nervo coclear. Quando a membrana basilar se

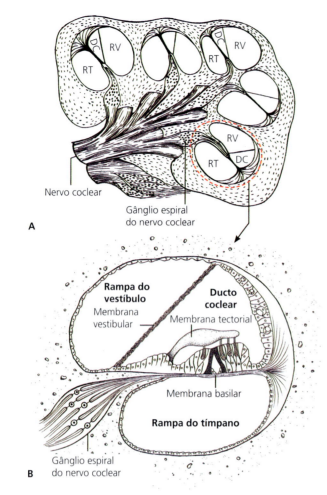

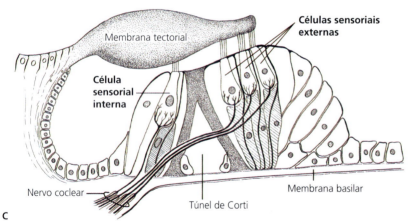

Figura 6.2 A. Corte transversal da cóclea demonstrando as três câmaras – rampa do vestíbulo (RV), ducto coclear (DC) e rampa do tímpano (RT). **B.** O órgão de Corti cobre a membrana basilar da superfície do ducto coclear. A membrana tectorial recobre o órgão de Corti. **C.** O órgão de Corti é formado por células sensoriais e células de sustentação. Os processos periféricos das células ganglionares bipolares estabelecem sinapses com as células pilosas sensoriais internas, ou atravessam o túnel de Corti para formar sinapses com as células pilosas sensoriais externas.

move para baixo, os estereocílios inclinam-se medialmente, isto é, afastam-se do estereocílio maior (ver Figura 9.3B$_3$). Isso causa hiperpolarização das células pilosas sensoriais, possivelmente envolvendo a abertura dos canais de K$^+$ na parte basolateral das células e a saída destes íons. Desse modo, os estímulos sensoriais causam alterações de voltagem induzidas pela vibração, gerando um potencial do receptor que estimula as terminações nervosas do nervo coclear. Um potencial de ação é gerado quando o potencial do receptor alcança seu limiar. As fibras do nervo coclear inervam as células pilosas internas e externas, transmitindo os sinais auditivos até os núcleos cocleares situados no bulbo. As células pilosas sensoriais também participam do processo de diferenciar a intensidade do som. Aparentemente, existem algumas células pilosas sensoriais com limiares de ativação progressivamente mais altos. Essas células fornecem informações quanto à sonoridade, reagindo apenas aos sons altos.

Detecção da frequência do tom

Quando a endolinfa do ducto coclear e a perilinfa da rampa do tímpano vibram em ressonância, a membrana basilar também vibra (Figura 6.4A). A **membrana basilar** tem estrutura física singular, ou seja, é estreita e esticada perto da base e mais larga e flácida perto do ápice da cóclea (Figura 6.4B). Por causa da sua rigidez e largura progressivas, a área de deslocamento máximo da membrana basilar está relacionada com a frequência do tom (Figura 6.5). Os tons de alta frequência distorcem seletivamente

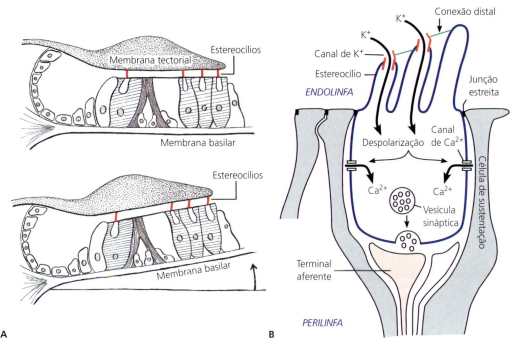

Figura 6.3 A. A deflexão da membrana basilar inclina os estereocílios das células pilosas sensoriais. Quando a membrana basilar descreve um movimento para cima, isto gera uma força de cisalhamento, inclinando os estereocílios no sentido dos estereocílios menores. Por outro lado, o movimento da membrana basilar para baixo (não ilustrado) causa inclinação dos estereocílios, que se afastam dos estereocílios maiores. Esses eventos alteram o potencial das células pilosas sensoriais, resultando na despolarização ou na hiperpolarização do nervo coclear. **B.** Célula pilosa sensorial externa com processos das células de sustentação. Elas formam junções estreitas, isolando os corpos das células sensoriais da endolinfa do ducto coclear. A inclinação dos estereocílios no sentido dos estereocílios maiores abre os canais de K$^+$, resultando no afluxo deste íon para dentro da célula. Isso despolariza a célula pilosa sensorial, abrindo os canais de cálcio regulados por voltagem. O influxo de cálcio provoca liberação do transmissor pela célula pilosa sensorial na fenda sináptica entre as células sensoriais e as fibras do nervo sensorial coclear.

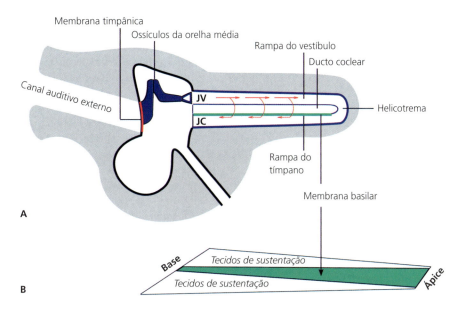

Figura 6.4 A. A cóclea espiralada está ilustrada em corte retilíneo para fornecer uma visão clara de suas relações estruturais. As setas indicam como as ondas sonoras da perilinfa e da endolinfa provocam vibrações da membrana basilar. A vibração do estribo gera ondas correspondentes da perilinfa na rampa do vestíbulo. A membrana basilar vibra em resposta às ondas da endolinfa no ducto coclear, que são induzidas pelas ondas transmitidas da rampa do vestíbulo para a rampa do tímpano. A bainha membranosa da janela coclear atenua as ondas de pressão na cóclea. JV, janela vestibular; JC, janela coclear. **B.** A membrana basilar e seus tecidos de sustentação estão ilustrados como se tivessem sido desenrolados e esticados. A largura da membrana basilar aumenta da base para o ápice.

> **Correlações clínicas**
>
> Existem diversos compostos reconhecidamente ototóxicos e alguns causam danos irreversíveis ao órgão de Corti. Um bom exemplo de antibióticos que comprovadamente causam ototoxicidade são os aminoglicosídeos como gentamicina e estreptomicina. Alguns desinfetantes como a clorexidina também têm efeitos ototóxicos comprovados e não se deve subestimar os problemas causados pelo uso desses desinfetantes em cirurgias da orelha. Do mesmo modo, deve-se examinar os animais para verificar se têm otite externa (*i. e.*, infecção do canal auditivo externo) antes de usar clorexidina para limpar e irrigar as orelhas. Os agentes ototóxicos precisam reagir com a orelha interna para induzir seu efeito tóxico. Por exemplo, a solução de clorexidina pode entrar na orelha média de um animal com otite externa e otite média (infecção da orelha média) por meio da membrana timpânica rompida. A janela oval é uma porta de acesso para muitos elementos exteriores (bactérias, toxinas, fármacos etc.) na orelha interna e a clorexidina não é exceção. Na orelha interna, a clorexidina chega à cóclea e, quando atinge o órgão de Corti e o órgão vestibular, ela causa degeneração de suas células sensoriais. Durante o período de recuperação da anestesia administrada para limpar as orelhas, o cão fica surdo da orelha afetada e apresenta sinais vestibulares anormais, inclusive ataxia (movimentos descoordenados) e nistagmo (oscilações dos olhos).
>
> **Infecção da orelha**
>
> A otite média é causada principalmente pela disseminação da otite externa. Em geral, a otite médica causa otite interna (*i. e.*, infecção da orelha interna) quando não é tratada adequadamente. A otite externa e a otite média geralmente se caracterizam por inflamação do canal auditivo e secreção na orelha. O uso de antibióticos apropriados é essencial ao tratamento dessas otites. Os **antibióticos aminoglicosídeos** (p. ex., amicacina, canamicina, tobramicina e neomicina) podem causar efeitos ototóxicos e podem induzir degeneração das células pilosas sensoriais do órgão de Corti. A otite média pode afetar o nervo facial que atravessa o canal facial do osso petroso. Uma parte pequena do canal facial não tem parede óssea separando-a da bolsa timpânica (Figura 6.1). Nessa parte do canal, o nervo facial está separado da cavidade timpânica apenas por tecido conjuntivo frouxo recoberto por epitélio escamoso simples. A infecção do nervo facial também pode afetar o nervo vestibulococlear, na medida em que ele acompanha o nervo facial na orelha interna. Desse modo, a paralisia facial está associada frequentemente aos sinais vestibulares. A otite média também pode causar **síndrome de Horner** quando a infecção afeta os axônios pós-ganglionares que se estendem pela orelha média. Com a **otite média interna**, os nervos facial e vestibulococlear frequentemente são afetados por causa de sua localização na orelha interna.

a membrana basilar perto da base da cóclea (*i. e.*, perto da janela vestibular); os tons intermediários distorcem a membrana basilar desde a base até uma região intermediária; e os tons de baixa frequência tendem a distorcer toda a membrana basilar com deslocamento máximo da membrana perto do ápice do ducto coclear. Desse modo, o espectro de frequências do órgão de Corti é disposto precisamente na membrana basilar desde os tons graves aos agudos. Essa disposição ordenada é conhecida como organização tonotópica ou tonotopia. A organização tonotópica do órgão de Corti é mais ou menos preservada em todo o sistema auditivo.

Vias auditivas centrais

> 1 Descreva a via neural central da audição e explique por que um déficit auditivo unilateral é detectável apenas quando há lesão do órgão de Corti, do nervo coclear ou dos núcleos cocleares.
> 2 Descreva a via neural central que medeia o reflexo auditivo.
> 3 Como o sistema auditivo localiza o som?
> 4 Como o sistema auditivo protege as células pilosas sensoriais dos sons excessivamente agudos e altos?

O sistema auditivo tem vias ascendentes complexas. Os sinais auditivos originados do órgão de Corti ascendem por meio da cóclea e vários núcleos de retransmissão existentes no tronco encefálico, até chegar ao tálamo e ao córtex auditivo (Figura 6.6). Existem algumas vias auditivas ascendentes no tronco encefálico e vários neurônios de retransmissão ao longo de seus trajetos. É bem provável que eles desempenhem uma função importante na integração e no processamento dos estímulos. O córtex auditivo não recebe sinais de todas as células sensoriais, mas trabalha com os sinais previamente processados pelos inúmeros neurônios do tronco encefálico e do tálamo.

Vias auditivas ascendentes

Os **neurônios sensoriais primários** são células bipolares. Seus corpos celulares formam o gânglio espiral da cóclea óssea. Os processos centrais das células bipolares formam o nervo coclear à medida que deixam a cóclea. O **nervo coclear** transmite os sinais auditivos aos núcleos cocleares do bulbo. Nos **núcleos cocleares**, a localização tonotópica periférica é preservada. A base da cóclea está representada dorsalmente e o ápice ventralmente, enquanto cada célula responde apenas a uma faixa de frequência estreita. Todas as fibras do nervo coclear terminam nos núcleos cocleares dorsal e ventral. As fibras originadas do núcleo dorsal do corpo trapezoide formam as **estrias acústicas**. Essas fibras cruzam para se reunirem ao lemnisco lateral. As fibras originadas do núcleo coclear ventral avançam ventralmente para formar o **corpo trapezoide** na superfície ventral do bulbo. As fibras eferentes dos núcleos cocleares terminam no núcleo motor dorsal ipsolateral ou contralateral. Algumas fibras ascendem como parte do lemnisco lateral, sem terminar no núcleo dorsal do corpo trapezoide. As fibras do corpo trapezoide estendem-se ventralmente ao núcleo dorsal do corpo trapezoide. Depois dos núcleos cocleares, o sistema auditivo tem alguns núcleos de retransmissão. Contudo, nem todas as fibras auditivas estabelecem sinapses com todos os núcleos de retransmissão. Algumas fibras desviam-se de certos núcleos e avançam até seus núcleos sinápticos subsequentes.

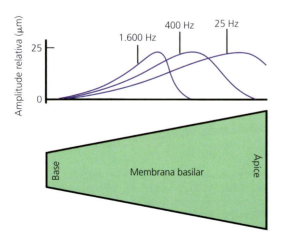

Figura 6.5 A figura ilustra a localização do deslocamento máximo da membrana basilar em relação com as frequências sonoras diferentes.

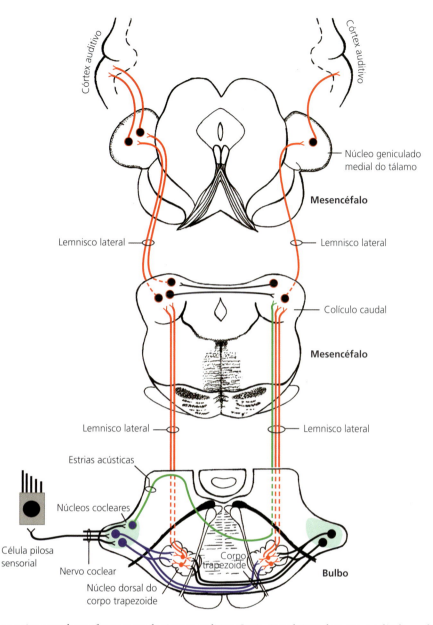

Figura 6.6 Vários núcleos e vias ascendentes fazem parte do sistema auditivo. Os sinais auditivos alcançam o colículo caudal e o núcleo geminado medial do tálamo. A via auditiva é bilateral, isto é, cada orelha projeta-se aos dois lados do córtex auditivo.

O **núcleo dorsal do corpo trapezoide** está localizado no bulbo rostral em posição dorsal ao corpo trapezoide. O núcleo dorsal do corpo trapezoide recebe estímulos excitatórios bilaterais dos núcleos cocleares. Essa ativação binaural é essencial à localização precisa dos sons. A diferença de tempo de chegada dos sons às duas orelhas resulta em um retardo entre a produção dos impulsos. Os comprimentos dos trajetos ipsolateral e contralateral determinam a chegada dos sinais no núcleo dorsal do corpo trapezoide por meio dos núcleos cocleares. Quase todas as fibras auditivas ascendentes terminam no **colículo caudal** do mesencéfalo. Algumas células coliculares respondem aos sinais auditivos provenientes de uma ou outra orelha. O colículo caudal funciona como centro auditivo reflexo (p. ex., rotação da cabeça em resposta a um som forte súbito). Alguns neurônios do colículo caudal, assim como os neurônios do núcleo dorsal do corpo trapezoide, são sensíveis às diferenças de tempo de chegada dos sons às duas orelhas. Por isso, esses neurônios são importantes para a localização do som. A informação sonora é processada pelo **núcleo geniculado medial** do tálamo (Figura 6.6), antes de chegar ao córtex auditivo do lobo temporal.

Córtex auditivo

O córtex auditivo primário é representado basicamente pelo giro ectossilviano médio do lobo temporal. Cada cóclea está mapeada bilateralmente no córtex auditivo. O córtex auditivo é necessário à decodificação e ao processo de sinais auditivos complexos. As áreas corticais de associação que circundam o córtex auditivo primário integram os diversos estímulos sensoriais e, por isso, são essenciais à percepção do ambiente circundante.

Reflexo auditivo

1 Como as células pilosas sensoriais são protegidas dos sons altos?
2 Qual é a via que medeia o reflexo da orelha média?

A perda de audição ocorre quando a orelha interna sofre agressões acústicas que destroem os estereocílios por causa de sua movimentação excessiva. O **reflexo da orelha média** (também conhecido como **reflexo acústico estapediano**) protege as células sensoriais contraindo reflexamente os músculos tensor do tímpano e estapédio em resposta aos sons altos (Figura 6.7). A contração desses músculos limita a movimentação da membrana timpânica e do estribo, reduzindo a força e a amplitude do som aplicado ao órgão de Corti. O reflexo envolve núcleos motores dos nervos trigêmeo e facial. As fibras eferentes dos núcleos cocleares chegam aos núcleos motores desses dois nervos. O núcleo motor do nervo trigêmeo inerva o **músculo tensor do tímpano**, enquanto o núcleo motor do nervo facial inerva o **músculo estapédio**. O reflexo da orelha média é bilateral: um som alto aplicado a uma das orelhas também dispara o reflexo na orelha contralateral. Isso é conseguido por meio do envio de sinais dos núcleos cocleares ao núcleo dorsal contralateral do corpo trapezoide.

Como as células sensoriais do órgão de Corti podem ser destruídas pela movimentação excessiva da endolinfa na orelha interna, a contração reflexa dos músculos tensor do tímpano e estapédio é essencial à proteção destas células contra sons altos persistentes que, de outro modo, poderiam causar surdez. A proteção conferida contra sons altos é apenas parcial, porque é preciso algum tempo até que esses músculos contraiam totalmente. Nos coelhos, por exemplo, a tensão máxima pode ser alcançada apenas depois de 63 ms no músculo estapédio e 132 ms no músculo tensor do tímpano; neste intervalo, as células sensoriais podem sofrer danos graves causados pelas ondas iniciais de som agudo e intenso. Desse modo, os músculos estapédio e tensor do tímpano podem atenuar sons altos e súbitos apenas quando estes ocorrem em sucessão rápida.

Autoavaliação

As respostas encontram-se no final do capítulo.

1 O ducto coclear está cheio de:
   A Perilinfa
   B Endolinfa

2 Qual das seguintes estruturas não faz parte da cóclea?
   A Membrana basilar
   B Membrana tectorial
   C Crista ampular
   D Gânglio espiral
   E Rampa do tímpano

3 O estribo está encaixado dentro da janela vestibular na parede óssea entre as orelhas média e interna.
   A Verdadeiro
   B Falso

4 O músculo tensor do tímpano é inervado pelo nervo facial.
   A Verdadeiro
   B Falso

5 Qual câmara está cheia de endolinfa?
   A Rampa do tímpano
   B Rampa do vestíbulo
   C Ducto coclear
   D Cavidade timpânica

6 A inclinação dos estereocílios no sentido dos estereocílios mais altos abre os canais de K^+, resultando na_____ de K^+ e na _____ das células pilosas sensoriais.
   A Saída, hiperpolarização
   B Saída, despolarização
   C Entrada, hiperpolarização
   D Entrada, despolarização

7 Os tons de alta frequência distorcem seletivamente a membrana basilar perto da base da cóclea (i. e., perto da janela vestibular), mas os tons de baixa frequência tendem a distorcer toda a membrana basilar com deslocamento máximo da membrana perto do ápice do ducto.
   A Verdadeiro
   B Falso

8 Um dos núcleos do sistema auditivo que desempenha papel fundamental na localização da origem do som é:
   A Núcleo geniculado medial
   B Núcleos cocleares
   C Núcleo dorsal do corpo trapezoide
   D Gânglio espiral

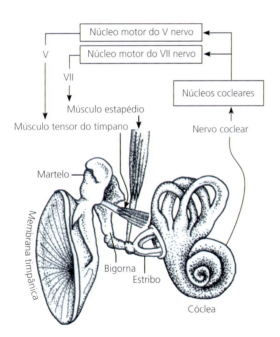

Figura 6.7 O músculo tensor do tímpano localizado na orelha média é inervado pelo núcleo motor do nervo trigêmeo. Esse músculo está ligado ao processo muscular do maléolo e contrai reflexamente em resposta aos sons altos, limitando a movimentação do maléolo e da membrana timpânica. Essa ação reduz a força e a amplitude do som aplicado ao órgão de Corti na orelha interna. Uma função semelhante também é desempenhada pelo músculo estapédio, que é inervado pelo nervo facial. O músculo estapédio liga-se ao processo muscular do estribo. A contração desse músculo puxa o estribo em sentido caudal, limitando sua mobilidade.

9 O núcleo geniculado medial envia sinais auditivos ao:

A Lobo frontal do cérebro

B Lobo parietal do cérebro

C Lobo occipital do cérebro

D Lobo temporal do cérebro

10 O reflexo acústico estapediano é mediado pelo(s):

A Nervos trigêmeo e facial

B Nervo facial apenas

C Nervo trigêmeo apenas

D Nervo vago

11 Qual das seguintes lesões poderia explicar mais claramente a perda auditiva total da orelha esquerda de um cão?

A Lesão das estrias acústicas esquerdas

B Lesão dos núcleos cocleares esquerdos

C Lesão do lemnisco lateral direito

D Lesão do lobo occipital direito

12 Qual das seguintes estruturas não faz parte das vias auditivas?

A Núcleo geniculado medial

B Colículo caudal

C Núcleo coclear

D Núcleo do trato solitário

E Lobo temporal

13 O reflexo da orelha média protege os estereocílios das células pilosas sensoriais do órgão de Corti.

A Verdadeiro

B Falso

Leitura sugerida

Borg, E. and Counter, S.A. (1989) The middle-ear muscles. *Scientific American* 261:74–80.

Fettiplace, R. (1999) Mechanisms of hair cell tuning. *Annual Review of Physiology* 61:809–834.

Freeman, D.M. and Weiss, T.F. (1988) The role of fluid inertia in mechanical stimulation of hair cells. *Hearing Research* 35:201–207.

Getty, R.H., Foust, L., Presley, E.T. and Miller, M.E. (1956) Macroscopic anatomy of the ear of the dog. *American Journal of Veterinary Research* 17:364–375.

Gummer, A.W., Hemmert, W. and Zenner, H.P. (1996) Resonant tectorial membrane motion in the inner ear: its crucial role in frequency tuning. *Proceedings of the National Academy of Sciences USA* 93:8727–8732.

Harrison, J.M. and Krving, R. (1964) Nucleus of the trapezoid body: dural afferent innervation. *Science* 143:473–474.

Heine, P.A. (2004) Anatomy of the ear. *Veterinary Clinics of North America: Small Animal Practice* 34:379–395.

Kosmal, A. (2000) Organization of connections underlying the processing of auditory information in the dog. *Progress in Neuropsychopharmacology and Biological Psychiatry* 24:825 854.

Nadol, J.B. Jr (1988) Comparative anatomy of the cochlea and auditory nerve in mammals. *Hearing Research* 34:253–266.

Pickles, J.O. and Corey, D.P. (1992) Mechanoelectrical transduction by hair cells. *Trends in Neurosciences* 15:254–259.

Respostas

1	B	**8**	C
2	C	**9**	D
3	A	**10**	A
4	B	**11**	B
5	C	**12**	D
6	D	**13**	A
7	A		

7 Sistema Visual

Etsuro E. Uemura

Estrutura do olho, 56
Células fotorreceptoras, 57
Transdução dos sinais visuais, 59
Acuidade visual, 61
Vias dos sinais visuais, 62
Campo visual, 63
Reflexo pupilar à luz, 64
Autoavaliação, 64

A visão é um componente tão importante da função neural, que mesmo atividades simples como ficar de pé e caminhar não são fáceis com os olhos fechados. Os dois olhos são necessários à visão periférica mais ampla e à percepção de profundidade. Os animais têm visão periférica mais ampla que os seres humanos, porque os campos visuais de cada olho não se superpõem completamente. Nos cães, a superposição dos campos visuais é de cerca de 50%, de modo que os dois olhos percebem a metade medial do campo de visão. Essa área de superposição visual possibilita a visão binocular para avaliar distâncias. O campo de visão fora da zona binocular é a zona monocular. A visão binocular varia significativamente entre os diversos animais, refletindo a posição dos olhos na frente da cabeça. Para manter a visão binocular, os dois olhos movimentam-se simultaneamente como unidade. O olho está equipado com uma pupila que ajusta o diâmetro da abertura e um cristalino que focaliza a luz na retina, onde as células fotorreceptoras recebem as imagens. Entretanto, a retina não apenas converte a imagem em estímulos nervosos, como também facilita a análise das características da imagem capturada. A análise das características e o processamento da informação visual ocorrem progressivamente à medida que os sinais visuais são transmitidos ao tálamo, ao colículo rostral do mesencéfalo e ao córtex visual.

Estrutura do olho

1 Quais são as três camadas do olho? Qual é a função que cada camada desempenha?
2 Onde se localiza o *tapetum lucidum*? Qual é sua função?
3 Por que a superfície interna do olho parece negra?
4 Quais estruturas do olho precisam ser atravessadas pela luz antes de chegar à retina?
5 Explique como o olho responde às alterações de intensidade da luz ambiente.
6 O que é acomodação? Quais são as estruturas e o nervo que desempenha um papel importante na acomodação?

A parede do olho consiste em três camadas concêntricas. Do plano mais superficial do olho para o mais interno, essas camadas são túnica fibrosa, túnica vascular e túnica neuroepitelial (ou interna) (Figura 7.1A). O humor vítreo e o humor aquoso mantêm a pressão no bulbo ocular e, deste modo, impedem que o bulbo ocular entre em colapso. A túnica fibrosa consiste em **esclerótica** e **córnea**. Essa camada confere sustentação mecânica e proteção ao olho. A túnica vascular consiste em três

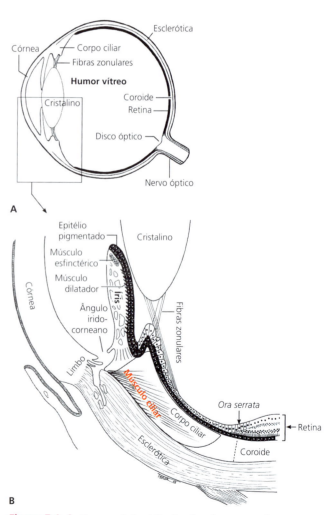

Figura 7.1 A. Corte sagital médio do olho, demonstrando seus componentes estruturais. A íris deixa passar a quantidade certa de luz, que é focalizada na retina. A imagem nítida formada na retina é resultante de quatro elementos estruturais: córnea, humor aquoso, cristalino e humor vítreo. **B.** Uma parte do olho foi ampliada para demonstrar a topografia da córnea, íris, corpo ciliar e esclerótica.

estruturas principais: íris, corpo ciliar e coroide. Essas estruturas são amplamente pigmentadas e vascularizadas. A retina é a camada mais interna do olho.

A **íris** contém os músculos dilatador e esfinctérico (Figura 7.1B). O músculo dilatador tem ação oposta à do músculo esfinctérico. O **músculo esfinctérico da pupila** tem disposição circular na íris perto da borda pupilar (Figura 7.2). Esse músculo é inervado pelo nervo ciliar (fibras parassimpáticas pós-ganglionares) originado do gânglio ciliar. A contração do músculo esfinctérico diminui o diâmetro da pupila (miose). O **músculo dilatador da pupila** faz parte das células epiteliais anteriores pigmentadas da íris. A parte anterior dessas células tem extensões celulares com características estruturais de células musculares lisas. Desse modo, a maioria das células epiteliais anteriores pigmentadas é de origem mioepitelial e suas extensões celulares constituem o músculo dilatador. As fibras desse músculo estão dispostas radialmente. Esse músculo é inervado pelos neurônios pós-ganglionares simpáticos localizados no gânglio cervical cranial. As fibras pós-ganglionares estendem-se ao lado do ramo ciliar do nervo oftálmico, até chegar ao músculo dilatador. A contração do músculo dilatador causa dilatação da pupila (midríase). A dilatação pupilar reflete o estado geral do tônus simpático e algumas emoções como dor, medo e raiva provocam dilatação das pupilas.

O **músculo ciliar** é um músculo liso localizado no corpo ciliar (Figura 7.1B). Esse músculo é inervado pelo nervo ciliar (fibras parassimpáticas), que contrai suas fibras. Nos cães, o músculo ciliar está orientado predominantemente em disposição meridional. As fibras meridionais originam-se da superfície interna da esclerótica, por trás do ângulo iridocorneano. Essas fibras têm suas inserções no estroma do corpo ciliar. O músculo ciliar contrai em resposta à estimulação parassimpática e diminui a tensão das fibras zonulares que sustentam o cristalino. Consequentemente, o cristalino torna-se mais esférico por causa de suas propriedades viscoelásticas (Figura 7.3). A focalização

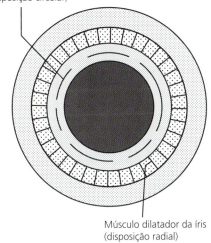

Figura 7.2 Visão frontal da íris e da pupila. As linhas radiais e circunferenciais da íris representam os músculos dilatador e esfinctérico, respectivamente. A dilatação das pupilas sob luz fraca é causada pela contração do músculo dilatador. Esse músculo é inervado por fibras simpáticas. A constrição das pupilas sob luz intensa é induzida pelo músculo esfinctérico, que é inervado pelas fibras parassimpáticas do nervo ciliar.

de um objeto próximo requer um cristalino mais convexo, que permite distância focal mais curta. Por isso, quando o olhar é dirigido para um objeto próximo, o músculo ciliar contrai e diminui a distância entre as bordas do corpo ciliar, além de relaxar as fibras zonulares que sustentam o cristalino. Isso confere ao cristalino uma conformação mais convexa (*i. e.*, mais esférica e com maior potência focal) em vista de sua elasticidade intrínseca. Esse processo, por meio do qual a curvatura do cristalino altera-se para focalizar um objeto próximo ou distante, é conhecido como **acomodação**. Quando o animal olha para um objeto distante, o músculo ciliar relaxa e puxa as fibras zonulares para longe do cristalino, tornando-o menos convexo, com distância focal mais longa. Essa alteração é necessária à focalização dos objetos distantes.

A **coroide** consiste em tecidos conjuntivos frouxos com numerosos vasos sanguíneos e melanócitos. Essa estrutura tem a função de nutrir os tecidos oculares. Os melanócitos impedem que a luz que consegue passar pela retina seja refletida de volta, porque isto poderia obscurecer a imagem. O "brilho ocular" que ocorre à noite quando a luz incide no olho é causado pelo ***tapetum lucidum*** (do latim *tapetum*, tapete; *lucidum*, brilhante) da coroide. Embora essa superfície reflexiva da luz aumente a visão adaptada à escuridão sob luz reduzida, ela dispersa a luz na retina e compromete a nitidez da imagem. A **retina** é a camada mais interna do olho e é responsável pela detecção da luz.

Células fotorreceptoras

> **1** Quais são as diferenças estruturais e funcionais entre os cones e os bastonetes da retina?
> **2** Explique por que os cães são dicromáticos e detectam apenas comprimentos de onda nas faixas azul e amarelada do espectro luminoso.
> **3** Cite as 10 camadas da retina e explique os componentes estruturais de cada camada.
> **4** O que é *area centralis*? Qual é a diferença entre essa área e o restante da retina?

Os elementos celulares principais da retina são células fotorreceptoras, células bipolares, células ganglionares, células horizontais, células amácrinas e células epiteliais pigmentares (Figura 7.4). Existem dois tipos de fotorreceptores: cones e bastonetes, assim denominados em razão de seus formatos (Figura 7.5). As células fotorreceptoras são subdivididas em duas partes: segmentos interno e externo. O segmento externo é a região fotossensível. Nos **cones**, o segmento externo é formado basicamente por invaginações membranosas. Nos **bastonetes**, o segmento externo contém numerosas bolsas membranosas achatadas dispostas como uma pilha de moedas. A membrana dessas invaginações e bolsas contém **fotopigmentos**, que convertem um estímulo luminoso em alterações do potencial de membrana. O segmento externo das células fotorreceptoras forma a camada de cones e bastonetes da retina. O segmento interno dos fotorreceptores representa a região metabólica da célula fotorreceptora. O segmento interno das células fotorreceptoras forma a camada nuclear externa da retina. Cerca de 130 milhões de cones e bastonetes estão presentes na retina. A maioria (95%) das células fotorreceptoras é representada por bastonetes. O elemento fotoquímico dos bastonetes é **rodopsina**, que é responsável pela

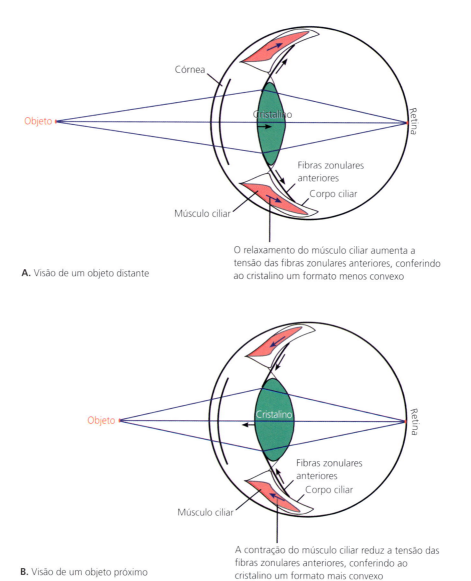

Figura 7.3 Ações do músculo ciliar sobre a curvatura do cristalino em resposta à focalização de um objeto próximo ou distante. Esse processo de ajuste do formato do cristalino, de modo que a imagem externa incida exatamente sobre a retina, é conhecido como acomodação. O músculo ciliar do cão origina-se da superfície interna da esclerótica por trás do ângulo iridocorneano e tem suas inserções no estroma do corpo ciliar. **A.** O relaxamento do músculo ciliar, conforme está indicado pela seta no corpo ciliar, aumenta a tensão das fibras zonulares anteriores que se estendem entre a periferia anterior do cristalino e o corpo ciliar. Isso confere ao cristalino um formato menos convexo. Essa alteração é necessária para focalizar objetos distantes. **B.** A contração do músculo ciliar relaxa as fibras zonulares. Isso confere ao cristalino um formato mais convexo (*i. e.*, mais esférico com potência focal maior), em razão de sua elasticidade intrínseca. Essa acomodação é necessária à focalização de objetos próximos.

percepção das tonalidades de cinza. A rodopsina tem limiar baixo de excitabilidade e é facilmente estimulada pela luz de baixa intensidade. Na verdade, os bastonetes são cerca de 300 vezes mais sensíveis à luz que os cones. Além disso, centenas de bastonetes enviam sinais para cada célula ganglionar, amplificando seu efeito estimulador nestas células. Desse modo, os bastonetes são essenciais à visão noturna.

Os cones têm limiar mais alto de excitabilidade que os bastonetes, porque o elemento fotoquímico **iodopsina** requer luz de intensidade relativamente alta para que seja estimulado. Desse modo, os cones são menos sensíveis à luz que os bastonetes. Entretanto, os cones permitem a percepção de cores. Nos primadas, cada cone tem uma dentre três opsinas: um pigmento sensível principalmente à cor azul, verde ou vermelha com absorções máximas de 445, 535 ou 570 nm, respectivamente.

O sistema visual é capaz de misturar e contrastar o efeito de cada cone. Desse modo, a cor é a interpretação cerebral das diferenças de comprimentos de onda da luz. Quando a intensidade da luz diminui até ser muito fraca para estimular os cones, a visão em cores desaparece. Isso explica por que as cenas crepusculares e noturnas parecem acinzentadas. Nos cães, cada cone tem uma dentre duas opsinas: um pigmento sensível à luz com comprimento de onda na faixa violeta (429 a 435 nm) ou verde-amarelo (555 nm). Desse modo, a visão em cores dos cães parece ser dicromática (Figura 7.6) e eles não conseguem diferenciar entre (i) amarelo, laranja, verde, verde-amarelo ou vermelho; e (ii) verde e azul-esverdeado. Se isso realmente for assim, um cão-guia que pare no sinal pode usar indícios como a posição dos sinais luminosos e seu brilho relativo, em vez das cores dos sinais.

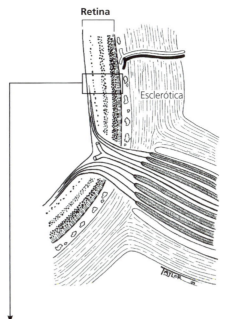

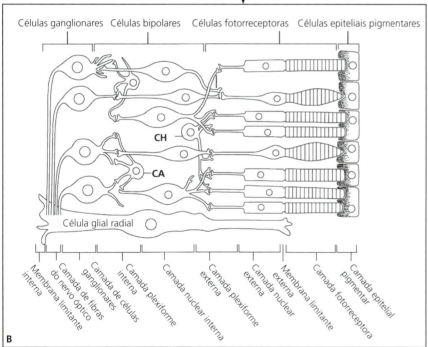

Figura 7.4 A retina é a camada mais interna do olho. Suas superfícies internas estão voltadas para o humor vítreo, enquanto a camada mais externa está em contato com a coroide. **A.** Ilustração do olho caudal demonstrando as áreas da retina ilustradas em (**B**). **B.** Ilustração esquemática da camada da retina. As células fotorreceptoras formam a camada nuclear interna e a camada fotorreceptora. As camadas plexiforme externa e interna são as áreas sinápticas das duas camadas celulares adjacentes. As células radiais estendem-se entre as duas membranas limitantes. As células ganglionares formam a camada de fibras do nervo óptico e o epitélio pigmentar é a camada celular mais exterior da retina. Os axônios das células ganglionares formam a superfície interna da retina. Esses axônios dirigem-se ao disco óptico, por onde emergem do olho como nervo óptico. A luz precisa passar por toda a espessura da retina para chegar às células fotorreceptoras. CH, células horizontais; CA, células amácrinas.

A distribuição os cones e dos bastonetes também difere. A maioria dos cones está localizada na *area centralis*, ou seja, uma área delimitada onde o olho consegue obter imagens mais nítidas. Entretanto, ao contrário da fóvea do olho humano (equivalente à *area centralis* dos cães), na qual quase todas as células fotorreceptoras são cones, nos cães cerca de 5% das células fotorreceptoras da *area centralis* são cones. A *area centralis* está localizada em posição dorsolateral ao disco óptico. Essa *area centralis* oval também é conhecida como estria visual em razão de sua extensão longitudinal maior. A estria visual varia significativamente entre as raças. Como a fóvea do primata contém exclusivamente cones, os objetos focados na fóvea desaparecem na escuridão. Para evitar essa perda de imagem, os olhos dos primatas adaptam-se focando na retira fora da fóvea. Nos cães, isso pode não ocorrer porque os bastonetes são os elementos fotorreceptores principais da *area centralis*.

Transdução dos sinais visuais

1 Explique as bases iônicas da geração dos potenciais receptores dos cones e dos bastonetes.
2 Explique a fototransdução dos bastonetes com e sem luz.
3 O que é corrente escura de fotorreceptores?

As células fotorreceptoras (cones e bastonetes) convertem a energia física dos sinais luminosos em estímulos elétricos. Esse processo de transdução de sinais depende das opsinas presentes na rodopsina dos bastonetes e da iodopsina (também conhecida como opsina) dos cones. A rodopsina e a iodopsina estão embebidas na membrana discal do segmento externo. A transdução dos sinais visuais ocorre por meio das opsinas, que representam o receptor acoplado às proteínas G. As opsinas contêm o cromóforo 11-*cis*-retinal, que se liga covalentemente ao receptor da opsina. Quando um fóton incide sobre ele, o 11-*cis*-retinal sofre fotoisomerização em all-*trans*-retinal. Isso altera a conformação da opsina e desencadeia uma série de reações de transdução de sinais, que reduz a quantidade de monofosfato de guanosina cíclico (GMPc) nas células fotorreceptoras. Os cones e os bastonetes têm canais de Na^+ regulados por GMPc na membrana do segmento externo e canais de K^+ não regulados na membrana do segmento interno (Figura 7.7A). Os canais de Na^+ regulados por GMPc abrem na ausência de luz ou fecham em presença de luz. O K^+ sai do segmento interno por meio dos canais de K^+ não regulados, mantendo os níveis apropriados deste cátion. NA^+-K^+-ATPases estão presentes nos segmentos internos do fotorreceptor. Essas bombas de Na^+-K^+ mantêm as concentrações intracelulares do Na^+ e do K^+.

A absorção de **luz** pelos cones altera a conformação da rodopsina (Figura 7.7B). Essa reação estimula uma proteína G, que ativa a fosfodiesterase (PDE) do GMPc. A PDE ativada hidrolisa o GMPc, reduzindo a concentração deste mediador e acarretando o fechamento subsequente dos canais de Na^+ regulados pelo GMPc. Essa condição impede o influxo de Na^+, causando hiperpolarização de bastonetes. Deste modo, em presença de luz, os bastonetes estão hiperpolarizados. Os bastonetes têm sensibilidade notável à detecção de fótons. Essa sensibilidade depende dos seguintes fatores: (i) grande quantidade de fotopigmentos presente no segmento externo; e (ii) capacidade de a rodopsina ativar centenas de moléculas transdutoras, associada à grande capacidade de a PDE hidrolisar moléculas de GMPc com extrema rapidez. Os cones têm mecanismos semelhantes de fototransdução para causar hiperpolarização da membrana. Desse modo, a transdução dos sinais visuais não é a mesma de outros sinais sensoriais, nos quais os receptores sensoriais são despolarizados em resposta aos estímulos.

Na **escuridão**, os fotorreceptores estão despolarizados porque os níveis de GMPc estão altos nos fotorreceptores. O GMPc liga-se aos canais de Na^+ regulados por GMPc, que estão localizados no segmento externo dos fotorreceptores. Isso provoca a abertura dos canais de Na^+ regulados pelo GMPc e o influxo deste íon para dentro do segmento externo, gerando uma corrente para dentro, que é conhecida como **corrente escura**. Esse influxo de Na^+ leva

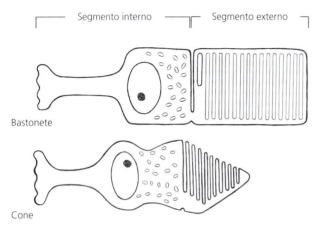

Figura 7.5 As células fotorreceptoras (cones e bastonetes) estão localizadas na retina. Os cones e bastonetes têm segmentos internos e externos. O segmento interno contém o núcleo e as organelas. Esse segmento está voltado na direção do centro do olho, enquanto os segmentos externos estão voltados para a coroide. O segmento externo dos cones é composto de numerosas invaginações membranosas, enquanto os bastonetes têm numerosas bolsas membranosas achatadas. Essas invaginações e bolsas membranosas contêm fotopigmentos, que convertem um estímulo luminoso em potencial do receptor. Os bastonetes são responsáveis pela percepção das tonalidades do cinza. Os cones permitem a visão em cores. Nos cães, cada cone tem um dentre dois fotopigmentos (*i. e.*, opsinas): um pigmento sensível à cor violeta ou um pigmento sensível à cor verde-amarelado. Desse modo, a visão em cores dos cães é, muito provavelmente, dicromática.

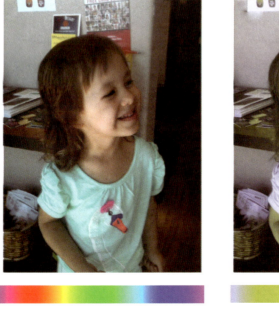
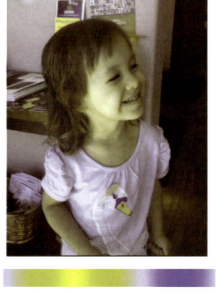

A — Visão dos seres humanos   B — Visão dos cães

Figura 7.6 A. Os seres humanos têm visão plena das cores, por causa da presença de numerosos cones na retina e porque a mácula é formada principalmente por este tipo de célula. **B.** Os cães são dicromáticos: eles conseguem detectar comprimentos de onda nas faixas azul e amarela do espectro luminoso, mas não conseguem diferenciar as cores vermelha e laranja. Como demonstra a fotografia da menina, seu cão é cego para as cores verde-vermelha.

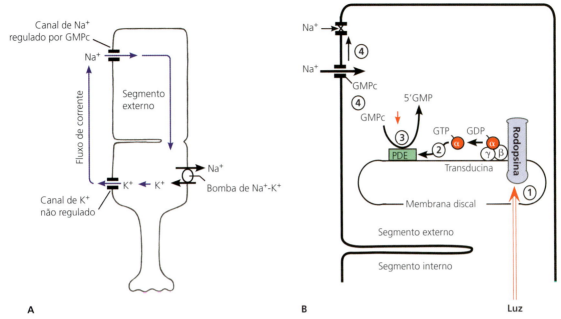

Figura 7.7 Fototransdução dos fotorreceptores. **A.** Fototransdução em um bastonete na escuridão. Os fotorreceptores têm canais de Na^+ regulados por GMPc na membrana do segmento externo, enquanto os canais de K^+ não regulados estão localizados na membrana do segmento interno. O GMPc liga-se aos canais de Na^+ e abre estes canais, permitindo o influxo de Na^+. Os fotorreceptores têm níveis altos de GMPc nos ambientes de escuridão. Isso provoca a abertura dos canais de Na e causa um influxo deste íon para dentro dos fotorreceptores, gerando a corrente de entrada. Desse modo, os fotorreceptores são despolarizados na escuridão. O K^+ sai através dos canais de K^+ não regulados. Bombas de Na^+-K^+ mantêm as concentrações intracelulares do Na^+ e do K^+. **B.** Fototransdução nos bastonetes em condições de luminosidade. A sequência da fototransdução é a seguinte: (1) a luz estimula a rodopsina, que causa ativação da transducina (uma proteína G); (2) a transducina estimula a fosfodiesterase (PDE) do GMPc; (3) o GMPc é hidrolisado pela PDE ativada, reduzindo os níveis intracelulares deste mediador; (4) a redução do GMPc resulta no fechamento dos canais de Na^+ regulados pelo GMPc, impedindo o influxo do Na^+ e a hiperpolarização subsequente dos bastonetes.

o potencial da membrana para perto do potencial de equilíbrio do Na^+, despolarizando os bastonetes. Portanto, no escuro, essas células estão despolarizadas e liberam o neurotransmissor glutamato nas fendas sinápticas das células bipolares e horizontais da retina. Desse modo, os cones e os bastonetes geram apenas potenciais receptores, não potenciais de ação.

Acuidade visual

1 O que determina a acuidade das imagens visuais?

Cada célula ganglionar tem uma pequena área definida da retina com a qual está ligada. Essas áreas são conhecidas como campos receptivos. O campo visual determina a acuidade das imagens visuais, que reflete vários fatores: quantidade de células da retina, razão entre células fotorreceptoras dos cones e dos bastonetes e razão entre células fotorreceptoras e células ganglionares. A maior acuidade é conseguida quando cada fibra do nervo óptico transmite sinais de uma única célula fotorreceptora. Por exemplo, quando uma imagem de dois pontos pequenos adjacentes e separados na retina é transmitida por duas células ganglionares, o córtex visual pode percebê-los como dois pontos; contudo, quando os dois pontos pequenos adjacentes são transmitidos por uma única célula ganglionar, o córtex visual não consegue reconhecê-los como dois pontos separados. Por isso, o aumento da acuidade (*i. e.*, aumento da clareza e precisão visuais) pode ser conseguido aumentando-se o número de células ganglionares com menos células fotorreceptoras transmitindo informações para uma única célula ganglionar. Os cones proporcionam mais acuidade que dos bastonetes. Isso ocorre porque centenas de bastonetes enviam sinais por meio das células bipolares para uma única célula ganglionar, enquanto apenas alguns cones enviam sinais para uma única célula ganglionar (Figura 7.8). A razão

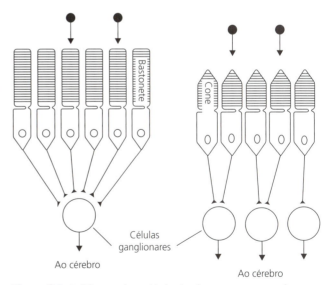

Figura 7.8 A diferença de acuidade visual entre os cones e os bastonetes e a razão entre estas células e as células ganglionares. Como alguns bastonetes adjacentes enviam sinais por meio das células bipolares (não ilustradas aqui) a uma única célula ganglionar, dois pontos adjacentes projetados pelos bastonetes são percebidos como um único ponto. Por outro lado, apenas um ou dois cones enviam informações para uma célula ganglionar, de modo que os mesmos dois pontos projetados nestas células são percebidos como dois pontos separados.

entre os cones e células ganglionares dos cães não é conhecida. Nos gatos, essa razão é de 4:1 na *area centralis*, mas de 20:1 na periferia. Como a *area centralis* tem alguns cones (cerca de 5% das células fotorreceptoras), esta área proporciona a maior acuidade visual da retina. Nos seres humanos, a acuidade visual alta também ocorre em razão dos cerca de 1,2 milhão de fibras do nervo óptico presentes, em comparação com mais de 167.000 fibras do nervo óptico estimadas nos cães.

Vias dos sinais visuais

1 Como o campo visual de cada olho projeta-se no córtex visual dos dois hemisférios cerebrais?
2 Descreva as vias visuais.
3 Descreva as vias envolvidas na constrição e na dilatação das pupilas.

As células ganglionares da retina enviam axônios ao nervo óptico (Figura 7.4), que emerge do bulbo ocular no disco óptico. O disco óptico está localizado em posição ventrolateral ao polo posterior do bulbo ocular. Essa área pequena da retina (cerca de 1 a 2 mm de diâmetro) não tem células fotorreceptoras e representa o **ponto cego** do olho. Os axônios das células ganglionares da retina tornam-se mielinizados à medida que saem do olho, formando o nervo óptico. As fibras do nervo óptico originadas da parte medial (*i. e.*, nasal) da retina cruzam no quiasma óptico, enquanto as que se originam da retina lateral (*i. e.*, temporal) permanecem no mesmo lado (Figura 7.9A). Em consequência do cruzamento no quiasma óptico, o córtex visual de cada lobo occipital é capaz de analisar a metade oposta do campo visual inteiro. As fibras do nervo óptico terminam em três núcleos: (i) **núcleo geniculado lateral** do tálamo, que projeta fibras ao córtex visual (Figura 7.9B); (ii) **colículo rostral**, que medeia os reflexos visuais como a rotação da cabeça

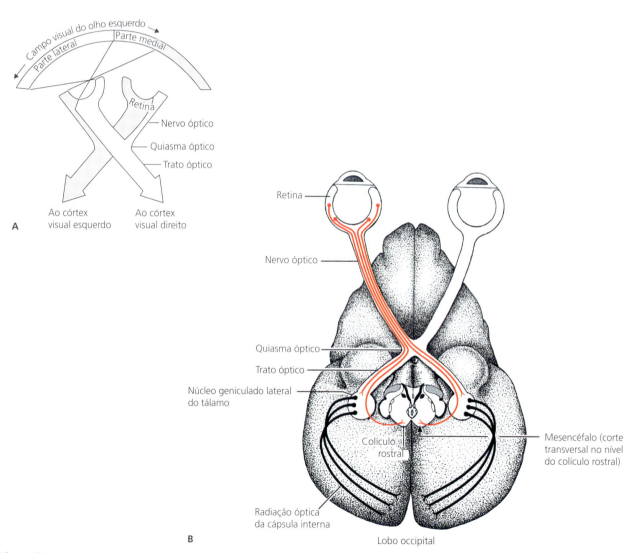

Figura 7.9 A. Campo visual do olho esquerdo de um cão. A área correspondente aos 75% mediais da retina recebe todo o campo visual ipsolateral (*i. e.*, campo visual lateral do olho esquerdo) e projeta fibras do nervo óptico ao córtex visual contralateral. Por outro lado, a área correspondente aos 25% laterais da retina recebe os 25% restantes do campo visual (*i. e.*, campo visual medial do olho esquerdo). Essa parte pequena da retina projeta fibras do nervo óptico ao córtex visual ipsolateral. Desse modo, a maioria (75%) das fibras do nervo óptico de cada trato óptico origina-se do olho contralateral, enquanto as fibras restantes (25%) partem do olho ipsolateral. **B.** Visão ventral do cérebro, demonstrando a projeção visual ao núcleo geniculado lateral do tálamo e ao colículo rostral do mesencéfalo. O núcleo geniculado lateral do tálamo retransmite a informação visual ao córtex visual. O colículo rostral é o centro dos reflexos visuais.

em resposta a um estímulo visual súbito ou à dilatação pupilar (Figura 7.9B); e (iii) o **núcleo pré-tectal**, que é responsável pela constrição das pupilas (Figura 7.10).

Campo visual

O campo visual de cada olho é dividido em duas partes desiguais por um plano que passa verticalmente pelo ponto de fixação – uma parte lateral maior e uma parte medial menor (Figura 7.9A) – enquanto um plano que passa horizontalmente pelo ponto de fixação divide o campo visual em partes superior e inferior. A área da retina também é dividida em partes lateral e medial por um plano sagital que passa por uma linha interligando o centro da pupila e a *area centralis*. Um plano horizontal passando no meio do bulbo ocular, nos ângulos retos ao plano sagital, também subdivide as áreas retinianas lateral e medial em quadrantes superior e inferior. Os raios luminosos originados do campo visual lateral projetam-se na retina medial, enquanto os raios de luz provenientes do campo visual medial projetam-se na retina lateral. Desse modo, cada quadrante da retina recebe apenas uma parte da cena completa. Nos cães, as fibras do nervo óptico originadas dos 25% laterais da retina mantêm sua posição ipsolateral, enquanto as fibras provenientes dos 75% mediais da retina cruzam e reúnem-se ao trato óptico contralateral. O lobo occipital recebe informações visuais da metade contralateral do campo visual inteiro. O campo visual de cada quadrante da retina está mapeado com exatidão no nervo óptico, no núcleo geniculado lateral e no córtex visual.

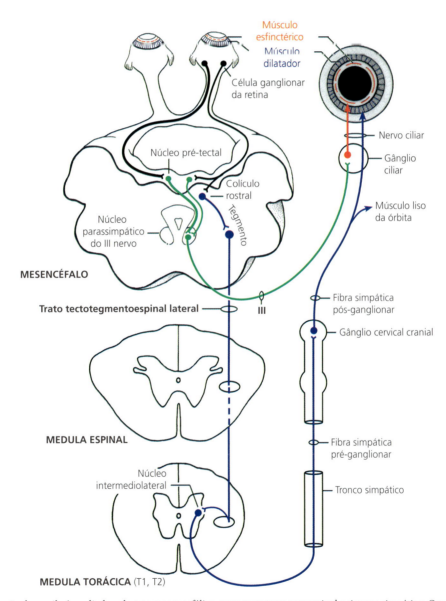

Figura 7.10 A dilatação da pupila é mediada pelo teto mesencefálico, trato tectotegmentoespinal e sistema simpático. O trato tectotegmentoespinal lateral pode enviar e receber fibras do tegmento. Esse sistema também inerva os músculos lisos periorbitários. A síndrome de Horner pode ser causada por lesões que afetam qualquer parte da via central descendente, ou a inervação simpática do olho. A constrição pupilar em resposta à luz depende de núcleo pré-tectal, núcleo parassimpático do nervo oculomotor, nervo oculomotor, gânglio ciliar, nervo ciliar e músculo esfinctérico da pupila. As pupilas dos dois olhos reagem à luz, ainda que apenas um olho tenha sido exposto. Entretanto, a reação direta é muito mais acentuada que a resposta consensual. Essa diferença na reação pupilar reflete o cruzamento predominante das fibras do nervo óptico no quiasma óptico e o cruzamento de volta das fibras eferentes para o núcleo parassimpático do nervo oculomotor.

Reflexo pupilar à luz

Quando a luz brilhante incide diretamente no olho, a pupila contrai em consequência da contração dos músculos lisos da íris dispostos circunferencialmente (Figura 7.2). De modo a funcionar normalmente, o reflexo pupilar à luz (RPL) depende de retina, nervo óptico, dois núcleos centrais (núcleo pré-tectal e núcleo parassimpático do nervo oculomotor), nervo oculomotor, gânglio ciliar e nervo ciliar (Figura 7.10). O núcleo pré-tectal está localizado na junção entre o colículo rostral e o tálamo. A reação pupilar à luz é consensual: mesmo que apenas um olho possa ter sido iluminado, a resposta das pupilas é bilateral. A reação pupilar que ocorre no olho iluminado é conhecida como **resposta direta**, enquanto a reação da pupila do olho que não foi iluminado diretamente é referida como **resposta consensual (ou indireta)**. A resposta direta é muito mais acentuada que a consensual. Existem três razões para a resposta direta acentuada (Figura 7.11): (i) o núcleo pré-tectal recebe as fibras retinianas dos dois olhos, mas a maioria delas provém do olho contralateral; (ii) os núcleos pré-tectais direito e esquerdo permutam fibras entre si; e (iii) a distribuição bilateral das fibras eferentes pré-tectais ao núcleo parassimpático do nervo oculomotor; contudo, a maioria das fibras eferentes pré-tectais cruza para o lado oposto e termina no núcleo parassimpático contralateral do nervo oculomotor. Por isso, os sinais que chegam ao olho ipsolateral predominam e provocam uma reação pupilar mais vigorosa. A resposta pupilar instantânea à luz é um aspecto essencial de regulação e segurança do sistema visual. Além disso, esse reflexo tem importância diagnóstica. O RPL não testa a visão, mas apenas o controle automático das pupilas. Por isso, esse reflexo está presente mesmo quando há lesão extensiva da retina ou do nervo óptico, contanto que exista um número de fibras intactas no nervo óptico suficientes para transmitir os sinais luminosos ao centro reflexo.

As fibras do nervo óptico que se dirigem ao núcleo pré-tectal provêm principalmente do olho contralateral (Figura 7.11). O núcleo pré-tectal de cada lado do tronco encefálico tem inervação recíproca. Os neurônios pré-tectais também se projetam ao núcleo parassimpático do nervo oculomotor no mesencéfalo, mas a maioria (80%) projeta-se ao núcleo parassimpático contralateral do nervo oculomotor. As fibras pré-ganglionares originadas do núcleo parassimpático do nervo oculomotor chegam ao gânglio ciliar por meio do nervo oculomotor. O gânglio ciliar origina o nervo ciliar. Esse nervo leva as fibras pós-ganglionares até o músculo esfinctérico da pupila na íris e ao músculo ciliar.

> **Correlações clínicas**
>
> Miose (do grego *meiosis*, diminuição) é uma condição de constrição exagerada da pupila. Isso ocorre quando há perda do tônus dilatador da pupila, que passa a ser suplantado pelo tônus dos músculos constritores pupilares. Miose sugere lesão da inervação simpática do olho. Três lesões podem interromper a inervação simpática do olho: (i) interrupção do trato tectotegmentoespinal por uma lesão do funículo lateral; (ii) interrupção do tronco vagossimpático na região cervical em consequência de avulsões ou traumatismo direto; e (iii) interrupção das fibras pós-ganglionares na orelha média em consequência de otite média. A ausência do RPL acompanhada de dilatação pupilar fixa sugere lesão do mesencéfalo ou do nervo oculomotor ipsolateral. O RPL testa o controle pupilar autônomo, não a visão. Em condições normais, a luz incidida em um olho provoca constrição pupilar bilateral. O RPL varia de acordo com a localização da lesão que afeta suas vias. Quando há lesão do nervo óptico esquerdo, a luz incidida no olho esquerdo não provoca constrição pupilar dos dois olhos. Entretanto, quando o olho direito é iluminado, os dois olhos apresentam reação pupilar. Quando uma lesão do nervo óptico preserva quantidades de fibras nervosas normais suficientes para transmitir a luz ao centro reflexo, o RPL está presente. Entretanto, a reação pupilar poderia ser mais lenta e parcial nessas condições. Do mesmo modo, uma lesão parcial do nervo oculomotor pode não ser evidente quando as reações pupilares são testadas. Contudo, é provável que esse animal apresente fissura palpebral mais estreita, dilatação pupilar e estrabismo lateral do olho do lado afetado.

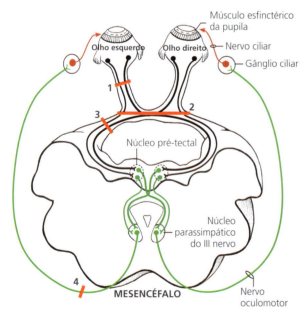

Figura 7.11 Os números 1 a 4 indicam as localizações das lesões hipotéticas. O reflexo pupilar à luz (RPL) está presente mesmo quando há lesão da retina ou do nervo óptico, contanto que o número de fibras preservadas seja suficiente para transmitir sinais luminosos ao centro reflexo. Lesão 1: uma lesão do nervo óptico esquerdo causa cegueira do olho esquerdo. A incidência de luz no olho esquerdo não ativa o RPL em um dos olhos, enquanto a incidência da luz no olho direito provoca reações direta e consensual. Lesão 2: a cegueira binocular está associada a uma lesão do quiasma óptico. O RPL não está presente nos dois olhos. Lesão 3: uma lesão que afeta parcialmente um trato óptico e limita a visão, mas não interfere na reação pupilar de um dos olhos. Lesão 4: uma lesão do nervo oculomotor causa estrabismo lateral, ptose (*i. e.*, estreitamento da fissura palpebral) e dilatação pupilar. O RPL está ausente no olho esquerdo.

Autoavaliação

As respostas encontram-se no final do capítulo.

1. O *tapetum lucidum* está localizado na(o):
   A Íris
   B Coroide
   C Retina
   D Corpo ciliar

2. Os corpos celulares das células fotorreceptoras estão localizados na:
   A Camada de células ganglionares
   B Mancha cega
   C Camada nuclear interna
   D Camada de cones e bastonetes
   E Camada nuclear externa

3 O reflexo pupilar à luz (RPL):
- **A** Descreve a dilatação da pupila em resposta à iluminação fraca
- **B** Não depende do nervo oculomotor
- **C** Não pode ser induzido no olho com uma lesão do nervo óptico
- **D** Desencadeia apenas uma resposta direta no olho no qual a luz incide

4 A maioria dos cones está na *area centralis*.
- **A** Verdadeiro
- **B** Falso

5 A hiperpolarização dos bastonetes é causada por:
- **A** Fechamento dos canais de Na^+ regulados pelo GMPc
- **B** Abertura dos canais de Na^+ regulados pelo GMPc
- **C** Aumento da atividade das bombas de Na^+-K^+
- **D** Fechamento dos canais de K^+ não regulados

6 Na escuridão, os fotorreceptores estão despolarizados por causa dos níveis elevados de GMPc.
- **A** Verdadeiro
- **B** Falso

7 Quando o olho esquerdo é iluminado, qual lesão provavelmente resulta na ocorrência de resposta direta (RPL), mas sem reação consensual?
- **A** Lesão do nervo óptico esquerdo
- **B** Lesão do quiasma óptico
- **C** Lesão do trato óptico esquerdo
- **D** Lesão do nervo oculomotor direito

8 O núcleo pré-tectal medeia qual das seguintes reações:
- **A** Transmissão das informações visuais ao córtex visual primário
- **B** Dilatação pupilar em resposta à iluminação fraca
- **C** Constrição pupilar em resposta à luz incidente
- **D** Reflexos ocular e corporal

9 A causa mais provável da perda completa do campo visual do olho esquerdo seria:
- **A** Lesão do nervo óptico direito
- **B** Lesão do nervo óptico esquerdo
- **C** Lesão do córtex visual esquerdo
- **D** Lesão do nervo oculomotor direito

10 A corrente escura é gerada pelos fotorreceptores em resposta à:
- **A** Luz
- **B** Escuridão

11 Um cão apresenta os seguintes sinais clínicos: dilatação da pupila do olho direito, estrabismo lateral do olho direito e ptose da pálpebra direita. A lesão provavelmente envolve:
- **A** Ponte
- **B** Mesencéfalo
- **C** Bulbo
- **D** Medula espinal

12 Quais células emitem os axônios do nervo óptico?
- **A** Fotorreceptoras
- **B** Bipolares
- **C** Ganglionares
- **D** Células do núcleo geniculado lateral
- **E** Células do núcleo geniculado medial

Leitura sugerida

Evans, H.E. (ed.) (1993) *Miller's Anatomy of the Dog*, 3rd edn. W.B. Saunders, Philadelphia.

Gamlin, P.D. and Clarke, R.J. (1995) The pupillary light reflex pathway of the primate. *Journal of the American Optometric Association* 66:415–418.

Glickstein, M., King, R.A., Miller, J. and Berkley, M. (1967) Cortical projections from the dorsal lateral geniculate nucleus of the cat. *Journal of Comparative Neurology* 130:55–75.

Howard, D.R. and Breazile, J.E. (1973) Optic fiber projections to dorsal lateral geniculate nucleus in the dog. *American Journal of Veterinary Research* 34:419–424.

Hultborn, H., Mori, K. and Tsukahara, N. (1978) The neuronal pathway subserving the pupillary light reflex. *Brain Research* 159:255–267.

Koch, S.A. and Rubin, L.F. (1972) Distribution of cones in retina of the normal dog. *American Journal of Veterinary Research* 33:361–363.

Laties, A.M. and Sprague, J.M. (1966) The projection of optic fibers to the visual centers in the cat. *Journal of Comparative Neurology* 127:35–70.

Mowat, F.M. Peterson-Jones, S.M., Willamson, H., Luthert, P.J., Ali R.R. and Bainbridge, J.W. (2008) Topographical characterization of cone photoreceptors and the area centralis of the canine retina. *Molecular Vision* 14:2518–2527.

Respostas

1	B	**7**	D
2	E	**8**	C
3	C	**9**	B
4	A	**10**	B
5	A	**11**	B
6	A	**12**	C

8 Sistema Motor

Etsuro E. Uemura

Controle motor voluntário, 66	Unidade motora, 71
Córtex cerebral, 66	Controle motor reflexo, 71
Núcleos motores do tronco encefálico, 67	Manutenção da postura e do tônus muscular, 72
Neurônios motores superiores e inferiores, 69	Controle motor rítmico, 73
Núcleos da base e movimentos dirigidos por objetivo, 70	Autoavaliação, 74
Modulação cerebelar dos movimentos voluntários, 70	

O sistema motor dirige o controle voluntário dos músculos. Esse é o sistema que permite aos animais andar, correr, latir, comer ou, se necessário, morder. O sistema motor inclui o córtex motor cerebral, os núcleos da base, o cerebelo, o tronco encefálico, a medula espinal e os nervos periféricos. Essas estruturas trabalham conjuntamente para integrar os sinais iniciados pelo córtex motor em padrões motores. A locomoção depende de três componentes fundamentais dos movimentos corporais: **voluntário**, **reflexo** e **rítmico**. Os movimentos voluntários estão sob controle central e podem até variar durante a realização da mesma atividade voluntária. Além disso, esses movimentos aperfeiçoam-se com a experiência e o aprendizado. Os movimentos reflexos representam respostas motoras locais estereotipadas aos estímulos sensoriais. Esses reflexos locais fazem parte do sistema que mantém a postura e o tônus muscular apropriados, que são essenciais aos movimentos voluntários. Os movimentos reflexos são modulados pelos centros motores centrais. Os movimentos voluntários também dependem do controle neural da locomoção, que é desencadeado pelos geradores de padrões centrais da medula espinal. Esses movimentos produzem padrões coordenados de atividade rítmica e os sinais motores descendentes não são necessários ao controle de todos os aspectos da atividade muscular. Isso possibilita o uso eficiente da regulação motora superior da locomoção.

Controle motor voluntário

1 O que são neurônios motores superiores e neurônios motores inferiores? Onde eles estão localizados?

2 Qual é a área motora primária do córtex cerebral? Quais são os tratos motores que se originam dessa área?

3 Quais são as funções desempenhadas pelos núcleos basais no movimento dirigido por objetivos?

4 Cite os núcleos motores do tronco encefálico que desempenham um papel importante no controle motor voluntário. Explique como eles controlam os neurônios motores inferiores.

5 Cite os tratos motores descendentes que desempenham um papel fundamental nos movimentos voluntários. Explique onde eles começam e terminam, sua localização na medula espinal e suas funções.

6 Explique as funções moduladoras do cerebelo no movimento dirigido por objetivos, na manutenção da postura e no equilíbrio.

7 Quais são as causas da ataxia e da hipermetria?

8 Qual é a função da unidade motora nos movimentos voluntários?

O movimento voluntário é controlado pelo córtex motor primário (Figura 8.1). Entretanto, a função do córtex motor de sintetizar numerosos sinais em padrões de ação requer a coordenação de todo o córtex cerebral, dos núcleos da base e do cerebelo (Figura 8.2). O córtex motor e os centros motores do tronco encefálico originam os tratos motores descendentes, que controlam os neurônios motores que inervam os músculos esqueléticos. Esses tratos motores também atuam nos circuitos reflexos locais para manter a postura e o tônus muscular e no gerador de padrões centrais da medula espinal para iniciar, modificar ou interromper a atividade locomotora. Por meio dessa organização, o sistema motor dirige o controle voluntário dos músculos, desde os movimentos mais simples até os mais complexos. Mesmo o movimento mais simples é altamente integrado e requer estímulos originados de várias áreas dos sistemas nervosos central e periférico.

Córtex cerebral

O córtex cerebral inicia os movimentos voluntários. Nos cães, a **área motora primária** é representada pelo giro pós-cruciado e pelo giro suprassilviano rostral. Essa área pode estender-se até o giro pré-cruciado. De modo a iniciar movimentos dirigidos por objetivos, o córtex motor depende das informações originadas de outras áreas do córtex cerebral, inclusive posição atual do corpo, objetivo a ser alcançado e estratégia para alcançar esta meta, além das memórias associadas às experiências pregressas. Todo o córtex cerebral envia sinais aos núcleos da base e ao cerebelo (Figura 8.2). Por sua vez, essas duas áreas enviam *feedback* (retroalimentam) ao córtex motor primário. Isso permite que o córtex motor primário facilite ou iniba os neurônios motores inferiores da medula espinal e do tronco encefálico por meio de seus tratos motores descendentes.

O córtex motor cerebral origina três tratos motores descendentes: corticonuclear, corticopontino e corticoespinal (Figura 8.3). Seus axônios entram na substância cinzenta, onde afetam os neurônios motores inferiores principalmente por meio dos **interneurônios**. O **trato corticonuclear** desce até chegar aos seus núcleos finais no tronco encefálico. Esse trato é responsável por ações voluntárias como movimentos oculares, mastigação, expressão facial, deglutição e movimentos do pescoço e da língua. O **trato corticopontino** termina na ponte e estabelece

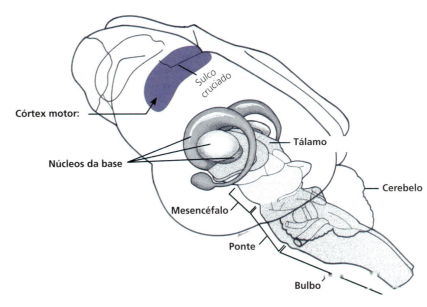

Figura 8.1 Posições relativas do córtex motor cerebral, núcleos da base, tálamo, mesencéfalo, ponte, bulbo e cerebelo. O córtex motor primário, que inicia a atividade muscular voluntária, está representado pelo giro pós-cruciado e pelo giro suprassilviano rostral. A área motora pode estender-se até o giro pré-cruciado. O córtex cerebral origina os tratos corticoespinal, corticonuclear e corticopontino. O mesencéfalo origina o trato rubroespinal, a ponte dá origem ao trato reticuloespinal e o bulbo forma o trato reticuloespinal bulbar.

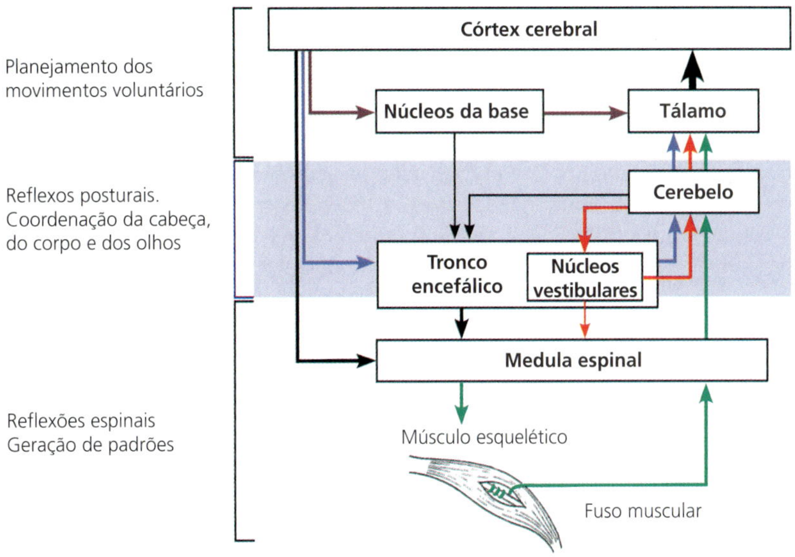

Figura 8.2 Centros motores que afetam os neurônios motores espinais. Quase todas as regiões do córtex cerebral são capazes de regular o córtex motor primário por meio dos núcleos da base e do cerebelo. Os núcleos da base controlam a saída de estímulos motores enviando fibras eferentes ao tronco encefálico (p. ex., formação reticular e núcleo rubro), que originam os tratos motores descendentes que controlam os neurônios motores inferiores da medula espinal. O cérebro também afeta o cerebelo por meio do tronco encefálico. Os núcleos vestibulares atuam conjuntamente com o cerebelo para manter as posições estáveis dos olhos e do corpo em resposta às alterações da posição da cabeça.

sinapses com os neurônios que enviam seus axônios (na forma de fibras pontocerebelares) ao cerebelo contralateral. Essa é uma das várias formas pelas quais o cerebelo monitora as atividades motoras do cérebro. O **trato corticoespinal** é uma via cruzada, porque a maioria das suas fibras (cerca de 75% nos cães) cruza na decussação das pirâmides e desce como **trato corticoespinal lateral** no lado contralateral da medula espinal. As fibras restantes permanecem no mesmo lado da medula espinal e descem como **trato corticoespinal ventral**. Entretanto, as fibras do trato corticoespinal ventral cruzam de volta à posição inicial quando alcançam o nível dos neurônios motores inferiores que elas inervam. Por isso, cada hemisfério cerebral controla o lado oposto do corpo. O trato corticoespinal é mais desenvolvido nos primatas que nos outros animais. Nos cães, o trato corticoespinal lateral termina cerca de 50% dos seus axônios nos segmentos cervicais da medula, 30% nos segmentos torácicos e 20% nos segmentos lombossacrais. O trato corticoespinal ventral desce até os segmentos intermediários da medula espinal. Nos seres humanos, o trato corticoespinal é essencial às atividades precisas e elaboradas de cada músculo dos membros. Esse trato permite movimentos não posturais modificáveis, que são a base das habilidades motoras adquiridas.

Núcleos motores do tronco encefálico

Os três núcleos motores principais do tronco encefálico são o núcleo rubro do mesencéfalo, as formações reticulares da ponte e do bulbo e os núcleos vestibulares do bulbo (Tabela 8.1 e Figuras 8.1 e 8.4). O **núcleo rubro** origina o trato rubroespinal, que funcionalmente é semelhante ao trato corticoespinal lateral. Nos animais, o trato rubroespinal é um trato motor fundamental aos movimentos voluntários. A função principal desse trato é controlar o sistema motor flexor e os movimentos delicados das extremidades.

A **formação reticular** origina os tratos reticuloespinais pontino e bulbar. Esses tratos motores descendentes mantêm o tônus muscular necessário à sustentação do corpo contra a gravidade, assim como realizam a adaptação postural e os movimentos sinérgicos do corpo. O **trato reticuloespinal pontino** desce pelo

Tabela 8.1 Tratos motores descendentes.

Trato	Origem	Localização (funículo)	Cruzado ou não cruzado	Destino	Efeito geral
Corticoespinal lateral	Córtex cerebral	Lateral	Cruzado	Toda a medula*	
Rubroespinal	Núcleo rubro	Lateral	Cruzado	Toda a medula	Facilita a flexão, mas inibe a extensão
Reticuloespinal bulbar	FR bulbar	Lateral	Bilateral	Toda a medula	
Reticuloespinal pontino	FR pontina	Ventral	Não cruzado	Toda a medula	
Tectoespinal	Colículo rostral	Ventral	Cruzado	Cervical	Facilita a extensão, mas inibe a flexão
Vestibuloespinal lateral	Núcleos vestibulares	Ventral	Não cruzado	Toda a medula	
Vestibuloespinal medial	Núcleos vestibulares	Ventral	Não cruzado	Cervical e torácica superior	

*Termina cerca de 50% dos seus axônios nos segmentos cervicais, 30% nos segmentos torácicos e 20% nos segmentos lombossacrais.
FR, formação reticular.

funículo ventral da medula espinal e facilita os neurônios motores espinais (alfa e gama) que inervam os músculos extensores, mas simultaneamente inibe os neurônios motores que inervam os músculos flexores (Figura 8.5B). Desse modo, a estimulação da formação reticular pontina tem efeitos marcantes nos músculos extensores ipsolaterais. O **trato reticuloespinal bulbar** desce pelo funículo lateral da medula espinal. Esse trato opõe-se ao trato reticuloespinal pontino porque inibe os neurônios motores espinais (alfa e gama) que inervam os músculos extensores e, simultaneamente, facilita os neurônios motores dos músculos flexores. Desse modo, a formação reticular desempenha um papel fundamental na coordenação dos músculos flexores e extensores. Essa ação reticular é a base da manutenção da postura, do tônus muscular e dos reflexos espinais. Os **núcleos vestibulares** do bulbo originam dois tratos descendentes – os tratos vestibuloespinais medial e lateral. Esses tratos descem pelo funículo ventral da medula espinal (Figura 8.5) e mantêm o equilíbrio do corpo, facilitando os neurônios motores inferiores que inervam os músculos extensores e inibindo os neurônios motores inferiores que inervam os músculos flexores.

Os tratos motores descendentes que se dirigem à medula espinal podem ser divididos em dois grupos, tendo como base sua preferência no controle da musculatura axial, dos músculos proximais dos membros ou dos músculos distais dos membros.

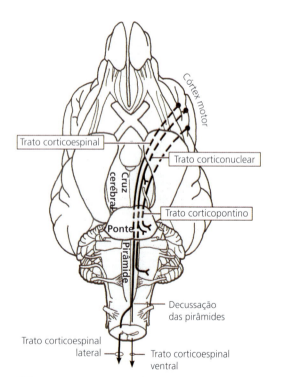

Figura 8.3 Os três tratos motores descendentes: corticoespinal, corticonuclear e corticopontino. O trato corticonuclear termina em todos os núcleos motores cranianos do tronco encefálico, enquanto o trato corticoespinal desce até a medula espinal. O trato corticopontino termina na ponte. Algumas das fibras corticonucleares e todas as fibras corticoespinais que chegam ao bulbo formam a pirâmide na superfície ventral do bulbo e, por isso, são conhecidas como trato piramidal.

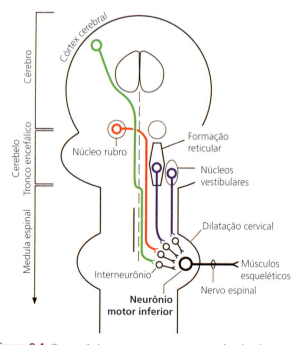

Figura 8.4 Os neurônios motores superiores estão localizados no córtex motor primário, no núcleo rubro do mesencéfalo, na formação reticular e nos núcleos vestibulares. Esses neurônios originam os tratos motores descendentes (ver Tabela 8.1), que afetam os neurônios motores inferiores do tronco encefálico (não ilustrados) e a medula espinal. Os tratos descendentes influenciam os neurônios motores inferiores principalmente por meio dos interneurônios.

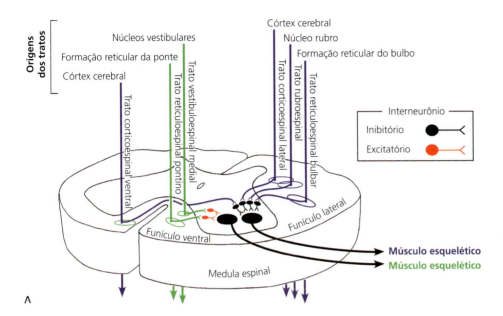

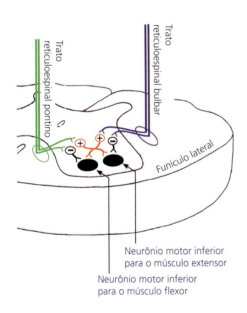

Figura 8.5 A. Os tratos motores descendentes estão localizados na substância branca. Esse diagrama ilustra apenas os tratos do lado direito da medula espinal, com exceção do trato corticoespinal ventral. Nem todos os tratos ocupam uma área independente dos outros. Por exemplo, as áreas ocupadas pelo trato corticoespinal lateral e pelo trato rubroespinal podem sobrepor-se no funículo lateral. **B.** O diagrama ilustra dois tratos descendentes (reticuloespinais pontino e bulbar) com seus interneurônios. O trato reticuloespinal bulbar situado no funículo lateral tem ação excitatória dos músculos flexores e inibitória dos músculos extensores. Por outro lado, o trato reticuloespinal pontino situado no funículo ventral tem ação excitatória nos extensores e inibitória nos flexores. Essa diversidade funcional contrastante reflete os interneurônios espinais [excitatórios (+) e inibitórios (−)] que transmitem os sinais motores aos neurônios motores inferiores.

Um grupo de tratos que descem pelo funículo lateral (p. ex., corticoespinal lateral, rubroespinal) controla basicamente os neurônios motores que inervam os músculos distais. Uma exceção é o trato reticuloespinal bulbar originado da formação reticular do bulbo. Esse trato controla os neurônios motores inferiores que inervam os músculos axiais e proximais dos membros. O outro grupo de tratos motores desce pelo funículo ventral. Exemplificados pelo trato reticuloespinal bulbar, esses tratos controlam os neurônios motores inferiores que inervam os músculos axiais e proximais dos membros. Os tratos motores descendentes têm sido classificados tradicionalmente em tratos piramidais e extrapiramidais. Os tratos corticoespinais e corticonucleares são referidos coletivamente como **trato piramidal**, porque eles formam a pirâmide na superfície ventral do bulbo (Figura 8.3). Todos os outros tratos motores descendentes que controlam os movimentos voluntários são referidos como **trato extrapiramidal**. Os tratos piramidais são menos bem desenvolvidos nos animais domésticos que nos primatas. Nos animais domésticos, os tratos extrapiramidais desempenham um papel mais importante na locomoção. Os tratos motores piramidal e extrapiramidal descem pelo funículo lateral ou ventral da medula espinal (Tabela 8.1 e Figura 8.5).

Neurônios motores superiores e inferiores

Os neurônios motores são classificados em superiores e inferiores com base em sua localização e nos tecidos que eles inervam. Os neurônios motores corticais são comumente referidos como **neurônios motores superiores**, mas o núcleo rubro do mesencéfalo, os núcleos vestibulares e os neurônios motores da formação reticular também são considerados neurônios motores superiores (Figura 8.4). Os neurônios motores superiores são responsáveis pelo controle dos músculos voluntários, pela regulação do tônus muscular e pela manutenção da postura contra a gravidade. Esses neurônios não inervam diretamente os músculos esqueléticos, mas exercem sua influência nos neurônios motores inferiores por meio de seus tratos motores descendentes. Os **neurônios motores inferiores** estão localizados nos núcleos motores cranianos e espinais. Ao contrário dos neurônios motores superiores, seus axônios deixam o sistema nervoso central (SNC) e inervam os músculos esqueléticos (Figura 8.4). Os neurônios motores inferiores incluem os neurônios motores alfa, gama e viscerais, assim como os neurônios motores dos núcleos motores cranianos. No contexto clínico, contudo, os neurônios motores alfa são frequentemente referidos como neurônios motores inferiores.

> ### Correlações clínicas
>
> Nos cães, as lesões bilaterais do núcleo rubro podem causar hipocinesia (do grego *cinesis*, movimento), uma condição que se evidencia por função ou atividade motora reduzida. Entretanto, o controle motor voluntário quase certamente não é prejudicado. As lesões que afetam a formação reticular do bulbo ou o trato reticuloespinal bulbar descendente causam influência excitatória desimpedida na formação reticular pontina sobre os neurônios motores inferiores espinais. Nessa condição, o movimento voluntário dos músculos pode ser fraco (paresia), o reflexo miotático pode estar exacerbado (hiper-reflexia) e o tônus muscular pode estar aumentado (hipertonia). A lesão dos núcleos vestibulares, do nervo vestibular ou do receptor vestibular provavelmente causa desvio da cabeça, movimentos circulares e queda para o mesmo lado da lesão. Nistagmo anormal (*i. e.*, nistagmo que ocorre enquanto a cabeça está imóvel) também pode ocorrer. Esses sinais clínicos são causados pela supressão do controle vestibular sobre os tratos vestibuloespinais que exercem influência excitatória nos músculos extensores e influência inibitória nos músculos flexores.

Núcleos da base e movimentos dirigidos por objetivo

Os **núcleos da base** incluem o núcleo caudado, o putame e o globo pálido. Esses núcleos estão localizados nos planos profundos do cérebro. Os núcleos da base coordenam os movimentos complexos do corpo por suas influências no córtex motor cerebral e outros centros motores principais (p. ex., núcleo rubro, formação reticular) do tronco encefálico (Figura 8.2). Os aferentes primários dos núcleos da base provêm de amplas áreas do córtex cerebral. Por sua vez, os núcleos da base modulam a estimulação motora cerebral atuando no córtex motor primário por meio do tálamo. Esse *feedback* enviado ao córtex cerebral permite que os núcleos da base participem não apenas na regulação dos movimentos voluntários, mas também na aprendizagem das habilidades motoras. Os eferentes dos núcleos da base também alcançam os centros motores do tronco encefálico. Essa conexão atua em conjunto com o cerebelo e inicia os movimentos voluntários bem coordenados.

Estudos realizados com macacos demonstraram que as alterações da atividade neuronal dos núcleos da base ocorrem antes do disparo dos neurônios do córtex motor e antes da movimentação do corpo. A importância dos núcleos da base no planejamento motor e na iniciação dos movimentos voluntários pode ser observada nos pacientes com doença de Parkinson. Esses pacientes têm lesões dos núcleos da base e apresentam rigidez, tremores rítmicos em repouso, além de iniciação e execução lentas dos movimentos voluntários. Essas observações sugerem que os núcleos da base são elementos importantes dos processos complexos que executam o planejamento, a iniciação e a coordenação das sequências motoras específicas. Estudos experimentais também demonstraram que o efeito dos núcleos da base em geral é inibitório em alguns dos seus núcleos de atuação. Em seguida, um sistema motor torna-se ativo quando esse efeito inibitório dos núcleos da base é perdido. Desse modo, a aplicação e a remoção apropriadas do controle inibitório é crucial em repouso, na posição ereta e na marcha. Quaisquer disfunções dos núcleos da base causam déficits de movimento do corpo, inclusive movimentos involuntários estranhos ou dificuldade de iniciar movimentos intencionais.

Modulação cerebelar dos movimentos voluntários

Como os movimentos voluntários iniciados no córtex cerebral exigem grau máximo de sinergia, o cerebelo está em contato direto com o cérebro, o tronco encefálico e a medula espinal (Figura 8.2). O cerebelo pode ser entendido, se imaginarmos que ele tem uma cópia do padrão de atividade motora cerebral. As vias por meio das quais o cerebelo monitora os eferentes do córtex motor cerebral são o trato corticopontino e as fibras ponto-cerebelares que projetam os sinais motores cerebrais ao cerebelo contralateral. O cerebelo também monitora a posição de cabeça, pescoço, olhos, tronco e membros porque recebe sinais dos **proprioceptores** dos músculos e das articulações. Desse modo, a organização interna permite que o cerebelo (i) avalie discrepâncias entre as ações motoras pretendidas pelo córtex cerebral e as respostas musculares em andamento e (ii) corrija qualquer discrepância enquanto o movimento está em execução, influenciando o córtex motor e os centros motores do tronco encefálico. Os centros motores incluem o núcleo rubro, a formação reticular e os núcleos vestibulares (Tabela 8.1). Esses centros motores originam os tratos descendentes que afetam os neurônios motores inferiores. Portanto, o cerebelo funciona como um dispositivo corretor de erros para os movimentos dirigidos por objetivo.

> ### Correlações clínicas
>
> A lesão do cerebelo não causa paralisia ou déficit de sensibilidade, mas acarreta perda da precisão espacial e da execução suave dos movimentos. Além disso, as lesões cerebelares reduzem o tônus muscular e afetam o equilíbrio. O cerebelo continua seu desenvolvimento durante a gestação e ao longo de vários dias depois do nascimento. Desse modo, uma infecção *intrauterina* (p. ex., herpes-vírus) pode causar destruição dos neurônios e hipoplasia cerebelar subsequente. Nos gatos, a infecção *intrauterina* pelo vírus da panleucopenia também causa hipoplasia cerebelar. Esses animais têm **ataxia** (*i. e.*, falta de coordenação voluntária dos movimentos musculares) e **tremores intencionais** (*i. e.*, um distúrbio caracterizado por tremores grosseiros e amplos com frequência baixa) da cabeça e do corpo. Esses sinais clínicos tornam-se evidentes à medida que os animais começam a andar, mas não tendem a progredir com o tempo. Quando a iniciação de cada movimento sucessivo é retardada, os movimentos alternantes rápidos não podem ser realizados. Por outro lado, quando a terminação de cada movimento é retardada por uma resposta lenta dos músculos antagonistas, o resultado é um erro de sincronização e um movimento exagerado (**hipermetria**). Quando um cão com hipermetria aproxima-se de um prato para beber água, sua cabeça passa do ponto e bate contra a borda do prato, em vez de alcançar a água. A marcha dos animais com ataxia caracteriza-se por movimentos instáveis e o animal afasta suas patas de modo a estabilizar sua postura (posição estática com base ampla). A lesão da área cerebelar que tem conexões recíprocas com o sistema vestibular afeta a capacidade de manter o equilíbrio e os movimentos oculares que ocorrem em resposta às alterações da posição da cabeça.

Unidade motora

Cada fibra do músculo esquelético recebe apenas uma placa motora terminal, formando a sinapse neuromuscular, mas a quantidade de fibras musculares inervadas por um único neurônio motor alfa varia significativamente (de uma dúzia até centenas). Essa unidade funcional de um único neurônio motor alfa e todas as fibras musculares que ele inerva são conhecidas como **unidade motora**. Cada unidade motora tem força contrátil singular, que é determinada pelo número de fibras musculares que ela inerva. O número de fibras musculares inervadas por um único neurônio motor diminui à medida que aumenta a necessidade de ter controle fino de um músculo. Desse modo, um único neurônio motor inerva apenas uma dúzia ou menos de fibras dos músculos extraoculares. Por outro lado, as unidades motoras maiores geralmente inervam músculos mais volumosos que geram muita força e cada neurônio motor inerva centenas e milhares de fibras musculares. O sistema motor utiliza eficazmente as unidades motoras para gerar força contrátil apropriada para cada atividade específica. A ordem de recrutamento das unidades motoras é determinada pelo tamanho dos corpos celulares neuronais. Quando a força necessária é menor, os neurônios motores menores são ativados primeiramente. Isso ocorre porque o limiar de despolarização depende do tamanho do neurônio, isto é, os primeiros neurônios a disparar são os de menor tamanho por causa de seu limiar baixo de ativação sináptica, enquanto os últimos a disparar são os maiores por causa de seu limiar alto.

Controle motor reflexo

1 Explique a força e os reflexos flexores e suas funções na manutenção da postura.
2 Descreva as diferenças entre reflexos monossinápticos e polissinápticos e cite os reflexos espinais que utilizam estas vias.
3 Qual é o papel do circuito gama no controle motor reflexo?

Reflexo é uma reação involuntária relativamente simples a um estímulo sensorial específico. O reflexo é um dos componentes necessários à manutenção do tônus muscular e da postura. A medula espinal e o tronco encefálico contêm os circuitos neurais necessários, que não apenas executam os reflexos locais, como também mantêm o tônus muscular. O reflexo pode ser monossináptico ou polissináptico. O **reflexo monossináptico** é o tipo mais simples. Esse tipo de reflexo requer que os neurônios sensoriais periféricos transmitam sinais sensoriais dos receptores sensoriais à medula espinal e aos neurônios motores centrais, que respondem aos sinais sensoriais ativando a contração dos músculos esqueléticos. Um exemplo de reflexo monossináptico é o reflexo de estiramento demonstrado comumente por um movimento súbito do joelho (Figura 8.6). O reflexo monossináptico demonstra a importância da conexão entre as fibras sensoriais do tipo Ia (ver Tabela 1.2) que inervam os fusos musculares e os neurônios motores alfa da medula espinal. O SNC utiliza essa via para modular a sensibilidade do fuso muscular. A estimulação dos neurônios motores gama pelas fibras motoras descendentes estira as fibras musculares intrafusárias e aumenta a frequência de disparo das fibras sensoriais Ia que inervam o fuso muscular (Figura 8.7). Em resposta à ativação exacerbada das fibras sensoriais Ia, os neurônios motores alfa da medula espinal iniciam a contração muscular. Esse circuito

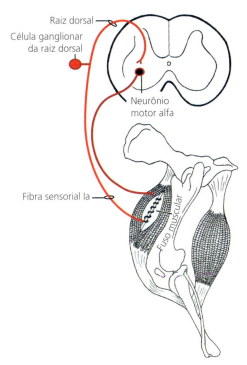

Figura 8.6 O reflexo do quadríceps requer no mínimo dois neurônios (um sensorial e outro motor). Os neurônios sensoriais têm seus corpos celulares localizados no gânglio da raiz dorsal, enquanto os corpos celulares dos neurônios motores estão situados no corno ventral. As fibras sensoriais (tipo Ia) entram na medula espinal e estabelecem sinapses com os neurônios motores inferiores do corno ventral. Os axônios dos neurônios motores inferiores deixam a medula para inervar o músculo esquelético. Um déficit da reação reflexa ou um reflexo anormal sugere lesão dos componentes sensoriais ou motores, inclusive nervos periféricos, medula espinal, neurônios motores superiores ou seus tratos descendentes, ou ainda do músculo esquelético. Desse modo, o teste dos reflexos tem valor diagnóstico quando é combinado com outros exames neurológicos.

neural formado pelos neurônios motores gama, pelas fibras sensoriais primárias Ia e pelos neurônios motores alfa é conhecido como **circuito gama**. Desse modo, o SNC modula os reflexos de estiramento e o tônus muscular, modulando o circuito gama.

O circuito gama também é essencial à manutenção dos fusos musculares em atividade, mesmo quando um músculo esquelético contrai e reduz seu comprimento. Os fusos musculares estão localizados no perimísio e não estão apenas circundados por fibras dos músculos extrafusárias, mas também estão em paralelo com elas. Desse modo, os fusos musculares estão em posição ideal para monitorar alterações da tensão e do comprimento das fibras musculares extrafusárias, à medida que contraem e relaxam. Entretanto, quando as fibras musculares intrafusárias permanecem com o mesmo comprimento durante a contração muscular, uma fibra muscular intrafusária frouxa poderia ser inútil para detectar alterações do comprimento muscular. Contudo, isso não acontece. As fibras motoras descendentes inervam os neurônios motores alfa e gama. À medida que as fibras musculares extrafusárias contraem, os neurônios motores gama também contraem os músculos intrafusários, mantendo seu comprimento apropriado (Figura 8.8). Desse modo, os fusos musculares continuam a monitorar alterações da tensão e do comprimento do músculo, ainda que ele entre em contração e sofra encurtamento.

Figura 8.7 Ativação dos neurônios motores alfa por meio do circuito gama. Os músculos intrafusários do fuso muscular são inervados pelos neurônios motores gama e sensoriais primários. Essa inervação dupla permite que os centros motores superiores modifiquem a sensibilidade do fuso muscular por meio dos neurônios motores gama. (1) O neurônio motor gama é ativado pelos centros motores superiores (p. ex., via trato reticuloespinal pontino). (2) A ativação do neurônio motor gama inicia a contração das fibras musculares intrafusárias. (3) Essa contração aumenta a frequência de disparo da fibra sensorial Ia. (4) A fibra sensorial Ia aumenta a frequência de disparo do neurônio motor alfa. (5) As fibras musculares extrafusárias contraem em resposta à descarga do neurônio motor alfa. Os interneurônios excitatórios e inibitórios que se interpõem entre o trato motor descendente e os neurônios motores do corno ventral não estão ilustrados nessa figura.

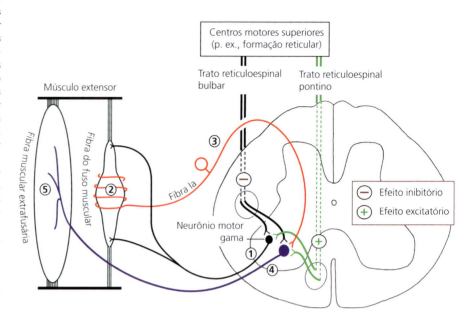

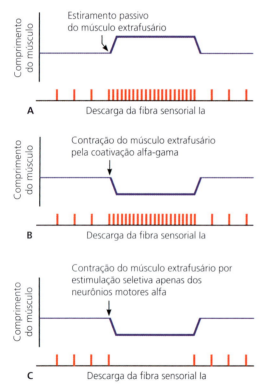

Figura 8.8 As fibras motoras descendentes inervam os neurônios motores alfa e gama, permitindo que as fibras musculares intrafusárias mantenham o comprimento apropriado em resposta à contração das fibras musculares extrafusárias. **A.** O estiramento passivo do músculo pela percussão do seu tendão estira as fibras musculares intrafusárias e aumenta a frequência de disparo das fibras sensoriais Ia. **B.** A contração voluntária das fibras musculares extrafusárias provoca coativação alfa-gama. Ainda que as fibras musculares extrafusárias encurtem à medida que contraem, a contração simultânea das fibras musculares intrafusárias ajusta seu comprimento proporcionalmente, permitindo-lhes detectar a alteração das fibras musculares extrafusárias. **C.** A estimulação experimental dos neurônios motores alfa (i. e., sem coativação alfa-gama) provoca contração muscular, mas as fibras musculares intrafusárias não conseguem detectar a alteração dos comprimentos das fibras musculares extrafusárias.

Correlações clínicas

Os circuitos neurais locais estão sob a influência do córtex cerebral e dos centros motores do tronco encefálico (p. ex., núcleo rubro, formação reticular). Por isso, a lesão da medula espinal frequentemente acarreta alterações do tônus muscular e do reflexo miotático distal à lesão. Desse modo, o exame dos membros por mobilização passiva encontra mais resistência (i. e., hipertonia) e o reflexo miotático pode estar exacerbado (i. e., hiper-reflexia). Esses efeitos são mais acentuados nos músculos extensores. O mecanismo responsável pela espasticidade e sua hipertonia e hiper-reflexia associadas não está bem esclarecido. Alguns autores especularam que essa condição é atribuída à ativação exagerada (ou à supressão dos estímulos inibitórios) dos neurônios motores gama e ao aumento subsequente da atividade dos aferentes do tipo Ia dos fusos musculares (Figura 8.7). Isso acarreta excitação dos neurônios motores alfa associados e de suas fibras musculares esqueléticas.

Manutenção da postura e do tônus muscular

O sistema motor mantém a postura (i) fornecendo uma tendência excitatória tônica aos circuitos motores que excitam os músculos extensores e (ii) modulando o reflexo de estiramento. O reflexo de estiramento causa contração dos músculos extensores sempre que eles são estirados pelas alterações posturais. Os músculos extensores são basicamente antigravitacionais e são excitados pelos tratos motores descendentes, que passam pelo funículo ventral da medula espinal (Figura 8.5B). Qualquer lesão que interrompa os tratos motores descendentes afeta a postura e o animal pode cair na direção do lado afetado pela lesão.

Por que o **reflexo de estiramento** está envolvido na manutenção da postura e do tônus muscular? Os animais suportam a força da gravidade, exigindo contração contínua dos músculos esqueléticos para manter o corpo de pé. Quando a força gravitacional exercida no corpo estira os músculos extensores, seus fusos musculares também são estirados, excitando suas fibras sensoriais. Os eferentes do fuso muscular estimulam os neurônios motores alfa da medula espinal, que contraem os músculos extensores. Esse sistema de *feedback* mantém cada músculo exatamente com o tônus correto. A importância do reflexo de estiramento na manutenção postural foi demonstrada por um estudo sobre a influência estabilizadora da articulação do joelho. Nesse estudo, seres humanos mantidos de pé sobre uma plataforma móvel foram submetidos a uma oscilação corporal para frente ou para trás por deslizamento da plataforma para trás ou de sua inclinação para cima (Figura 8.9). Quando a postura era desestabilizada pela inclinação do corpo para frente por causa do deslizamento da plataforma para trás, o músculo extensor do tornozelo (*i. e.*, gastrocnêmio) estirava, desencadeando um reflexo de estiramento que estendia o tornozelo. A extensão do tornozelo estabiliza a postura nessa posição. Entretanto, quando a rotação do tornozelo era induzida diretamente pela inclinação da plataforma, o reflexo de estiramento era suprimido e o tornozelo não estendia. Quando a rotação direta do tornozelo ativa o reflexo de estiramento, a postura torna-se instável por causa da extensão do tornozelo. Desse modo, parece que o reflexo de estiramento pode ser exacerbado ou suprimido, dependendo se o reflexo serve para estabilizar ou desestabilizar a postura. Essa modulação do reflexo de estiramento está sob controle dos tratos descentes originados dos centros motores superiores.

A maioria dos arcos reflexos envolve neurônios sensoriais e motores, além de outros neurônios conhecidos como **interneurônios**. Os interneurônios estão interpostos entre os neurônios sensoriais e motores. Alguns interneurônios são excitatórios e outros inibitórios em suas ações sobre os neurônios-alvo. Os interneurônios espinais estão localizados na substância cinzenta da medula espinal. Os interneurônios podem cruzar a linha média da medula espinal e terminar nos neurônios motores contralaterais. Os interneurônios conferem versatilidade ao arco reflexo, conectando os neurônios aferentes e eferentes apropriados. Por exemplo, o animal retira a pata estimulada pela dor, mas estende o membro contralateral ao mesmo tempo (*i. e.*, **reflexo extensor cruzado**) (Figura 8.10). Nesse exemplo, o estímulo sensorial excita os neurônios medulares que inibem os antagonistas (extensores) dos músculos flexores desse membro. Essa organização dos neurônios é conhecida como inervação recíproca e ocorre com alguns tipos de reflexos. A manutenção da postura (*i. e.*, sustentação do corpo contra a gravidade) requer a extensão dos quatro membros, que é induzida por um reflexo espinal local e pelos neurônios motores superiores que modificam a atividade dos neurônios motores alfa e gama. Quando um membro é flexionado, o membro oposto precisa estender para sustentar o peso maior nesta pata. Essa flexão ipsolateral com reflexo de extensão contralateral ajuda a manter a postura.

Controle motor rítmico

1 Quais são as duas fases dos ciclos de locomoção em passadas?
2 Qual é a função do modulador de padrões centrais na locomoção?

A marcha pode ser definida como um método de locomoção utilizando as quatro patas alternadamente para proporcionar apoio e propulsão, com no mínimo um membro em contato com o chão a todo momento. O ciclo da marcha é usado para descrever a atividade complexa da locomoção desde a colocação inicial do calcanhar de sustentação no chão até quando o mesmo calcanhar entra em contato com o piso pela segunda vez. Cada etapa do ciclo de locomoção consiste em duas fases: (i) **fase de oscilação**, na qual a pata está fora do chão e oscilando para frente e (ii) **fase de postura**, na qual a pata está plantada no chão e a perna está em movimento para trás. A fase de oscilação é mediada pelos músculos flexores, enquanto a fase de postura é mediada pelos músculos extensores. A marcha de um gato em uma esteira rolante demonstra episódios recíprocos de atividade elétrica dos flexores durante a fase de oscilação e dos extensores durante a fase de postura da marcha.

Esse padrão rítmico de marcha é dependente dos grupos de interneurônios espinais que atuam como um **gerador de padrões centrais**, que está localizado na medula espinal toracolombar. O gerador de padrões centrais induz contrações e relaxamentos rítmicos e repetitivos dos músculos flexores e extensores. Os estímulos motores descendentes (p. ex., provenientes do córtex cerebral) podem atuar nesses circuitos espinais para iniciar, modificar ou terminar a atividade locomotora. O mesencéfalo também é uma estrutura envolvida na iniciação da atividade locomotora. Por exemplo, a estimulação elétrica da área locomotora do mesencéfalo inicia a ação do animal de caminhar em uma esteira rolante. A velocidade das passadas é proporcional à intensidade da estimulação elétrica e os animais caminham mais rápido à medida que a intensidade dos estímulos elétricos aumenta. Entretanto, não existem tratos motores descendentes conhecidos que se originem da área locomotora do mesencéfalo. Nos animais, a estimulação da área locomotora do mesencéfalo excita a formação reticular do bulbo, enquanto a destruição do trato reticuloespinal bulbar bloqueia efetivamente o efeito locomotor do mesencéfalo. Essa observação sugere que a formação reticular do bulbo transmite os sinais locomotores do mesencéfalo para os geradores de padrões centrais da medula espinal.

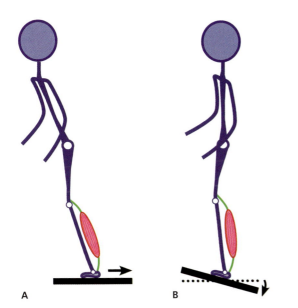

Figura 8.9 A. O deslizamento inesperado da plataforma para trás inclina o corpo para frente. O reflexo de estiramento induzido pelo estiramento do músculo gastrocnêmio mantém o equilíbrio. Esse reflexo de estiramento é exacerbado e sua latência é encurtada depois de experiências repetidas. **B.** Quando a rotação do tornozelo é induzida diretamente pela inclinação da plataforma, o reflexo de estiramento é suprimido e o tornozelo não estende. Adaptada de Nashner (1976).

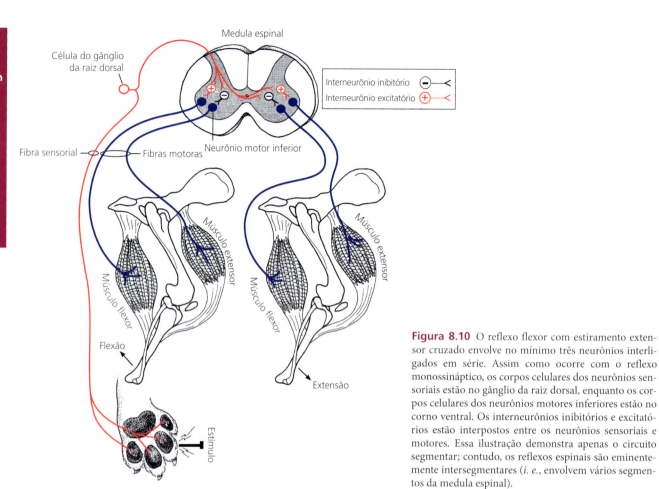

Figura 8.10 O reflexo flexor com estiramento extensor cruzado envolve no mínimo três neurônios interligados em série. Assim como ocorre com o reflexo monossináptico, os corpos celulares dos neurônios sensoriais estão no gânglio da raiz dorsal, enquanto os corpos celulares dos neurônios motores inferiores estão no corno ventral. Os interneurônios inibitórios e excitatórios estão interpostos entre os neurônios sensoriais e motores. Essa ilustração demonstra apenas o circuito segmentar; contudo, os reflexos espinais são eminentemente intersegmentares (i. e., envolvem vários segmentos da medula espinal).

O *feedback* sensorial desempenha uma função fundamental na geração do ciclo de passadas rítmicas das fases de oscilação e postura. Quando a extensão do membro (fase de postura) alcança determinado ponto, o receptor sensorial envia sinais ao gerador de padrões centrais, que então altera da fase de postura para a fase de oscilação. Nos gatos, aparentemente existe no mínimo um gerador de padrões centrais para cada membro e eles estão interligados para que haja movimento rítmico coordenado. Como foi mencionado antes, o padrão rítmico básico do gerador de padrões centrais é independente dos centros motores superiores. Desse modo, um gato com tratos motores descendentes interrompidos não tem problema para andar em uma esteira rolante com apoio. Contudo, esse animal não tem controle motor voluntário da marcha e o gato simplesmente segue a velocidade da esteira rolante. Desse modo, o sistema motor que controla os movimentos dirigidos por objetivos funciona em paralelo com o gerador de padrões centrais. Essa configuração singular permite o uso eficiente da regulação motora superior da locomoção. Como os movimentos rítmicos básicos dos quatro membros são iniciados pelos geradores de padrões centrais da medula espinal, não há necessidade de que os sinais motores descendentes controlem cada aspecto da atividade muscular, mas apenas modulem a atividade dos geradores de padrões espinais. Isso simplifica o papel regulador dos centros motores superiores nos circuitos locais pré-programados para a geração de um padrão rítmico básico da locomoção.

Autoavaliação

As respostas encontram-se no final do capítulo.

1 Uma lesão dos neurônios motores inferiores causa:
   A Hipermetria
   B Hiper-reflexia
   C Atrofia muscular
   D Déficit sensorial

2 Os tratos motores que descem pelo funículo ventral são:
   A Excitatórios para os neurônios motores inferiores que inervam os músculos extensores
   B Excitatórios para os neurônios motores inferiores que inervam os músculos flexores
   C Inibitórios para os neurônios motores inferiores que inervam os músculos extensores
   D Inibitórios para os neurônios motores inferiores que inervam os músculos extensores e flexores

3 Qual das seguintes afirmações sobre o fuso muscular está certa?
   A Ele é formado por músculos extrafusários circundados por uma cápsula de tecido conjuntivo
   B Ele é formado por músculos extrafusários sem cápsula de tecido conjuntivo
   C Ele é formado por músculos intrafusários circundados por uma cápsula de tecido conjuntivo
   D Ele é formado por músculos lisos circundados por uma cápsula de tecido conjuntivo

4 A via do reflexo de estiramento é formada:
  A Apenas por neurônios sensoriais
  B Apenas por neurônios motores
  C Neurônios motores e sensoriais
  D Neurônios sensoriais, neurônios motores e interneurônios

5 Os tratos motores do funículo ventral controlam os músculos axiais e proximais.
  A Verdadeiro
  B Falso

6 O reflexo flexor é um exemplo de reflexo monossináptico.
  A Verdadeiro
  B Falso

7 A pirâmide do bulbo transmite as fibras descendentes do:
  A Trato corticoespinal
  B Trato reticuloespinal bulbar
  C Trato corticopontino
  D Todas as opções anteriores

8 Os neurônios motores gama estão/são:
  A Localizados no corno dorsal da medula espinal
  B Muito maiores que os neurônios motores alfa
  C Neurônios motores grandes que inervam as fibras musculares extrafusárias
  D Neurônios motores pequenos que inervam as fibras musculares intrafusárias

9 O circuito gama é formado por:
  A Fibras sensoriais primárias Ia e neurônios motores alfa
  B Fibras sensoriais primárias Ia e fibras musculares extrafusárias
  C Neurônios motores gama, fibras sensoriais primárias Ia e neurônios motores alfa
  D Neurônios motores gama e fibras musculares intrafusárias

10 O padrão rítmico da marcha depende do gerador de padrões centrais localizado em:
  A Córtex motor cerebral
  B Núcleos da base
  C Cerebelo
  D Medula espinal toracolombar

11 A fase de postura do ciclo de passadas ocorre quando a pata é retirada do chão e oscilada para frente.
  A Verdadeiro
  B Falso

12 Os axônios dos neurônios motores alfa da medula espinal:
  A Não são mielinizados
  B Passam pela raiz dorsal para inervar o músculo liso
  C Terminam nas fibras musculares esqueléticas na forma de placas motoras terminais
  D Terminam nas fibras intrafusárias dos fusos musculares

13 O estiramento passivo do músculo por percussão do seu tendão estira as fibras musculares intrafusárias e diminui a frequência de disparo das fibras sensoriais Ia.
  A Verdadeiro
  B Falso

Leitura sugerida

Dietz, V. (2003) Spinal cord pattern generators for locomotion. *Clinical Neurophysiology* 114:1379–1389.

Drew, T. (1996) Role of the motor cortex in the control of visually triggered gait modification. *Canadian Journal of Physiology and Pharmacology* 74:426–442.

Ijspeert, A.J. (2008) Central pattern generators for locomotion control in animals and robots: a review. *Neural Networks* 2:642–653.

Jankowska, E. and Lundbeg, A. (1981) Interneurons in the spinal cord. *Trends in Neurosciences* 4:230–233.

Leblond, H., Menard, A. and Gossard, J.P. (2001) Corticospinal control of locomotor pathways generating extensor activities in the cat. *Experimental Brain Research* 138:173–184.

Nashner, L.M. (1976) Adapting reflexes controlling the human posture. *Experimental Brain Research* 26:59–72.

Schubert, M., Curt, A., Colombo, G. and Berger, W. (1996) Voluntary control of human gait: conditioning of magnetically evoked motor responses in a precision stepping task. *Experimental Brain Research* 126:583–588.

Respostas

1 C	**8** D
2 A	**9** C
3 C	**10** D
4 C	**11** B
5 A	**12** C
6 B	**13** B
7 A	

9 Sistema Vestibular

Etsuro E. Uemura

Órgão vestibular, 76
　Orientação das células sensoriais, 77
Transdução do estímulo vestibular, 78
Detecção do movimento da cabeça, 80
　Aceleração e desaceleração angulares, 80
　Inclinação da cabeça, 80
　Aceleração e desaceleração lineares, 81

Nervo vestibular e vias centrais, 81
　Reflexo vestibuloespinal, 82
　Via vestibulocular, 82
Nistagmo, 83
　Fase lenta do nistagmo, 83
　Fase rápida do nistagmo, 84
Autoavaliação, 84

O sistema vestibular mantém as posições dos olhos e do corpo estáveis em resposta às alterações da posição da cabeça. Isso é conseguido por "sentir" a posição da cabeça e regular os neurônios motores inferiores que inervam os músculos extraoculares e outros músculos do corpo. Quando a cabeça vira para um lado, a posição do corpo é mantida por ativação da influência vestibular descendente sobre os músculos extensores. O sistema vestibular também movimenta os olhos na direção contrária, de modo que o animal possa manter uma imagem estável na retina. Entretanto, o sistema vestibular não é o único sistema que desempenha essa função. As informações proprioceptivas e visuais também são importantes à manutenção do equilíbrio. Os proprioceptores dos músculos e das articulações enviam sinais quanto à posição e ao movimento das partes do corpo, enquanto a visão também envia sinais quanto à posição da cabeça e do corpo em relação com o ambiente. Por exemplo, um reflexo conhecido como reflexo de retificação permite que o gato aterrisse sempre com o lado certo voltado para cima quando cai. Com esse reflexo, a primeira resposta compensatória do corpo consiste em movimentar a cabeça na direção de sua posição normal, seguindo-se outros movimentos reflexos do corpo. A estimulação excessiva ou prolongada do sistema vestibular pode causar náuseas e até vômitos. As vias neurais que ativam esses efeitos vestibulares parecem ser as fibras eferentes dos núcleos vestibulares, que se projetam aos centros viscerais do tronco encefálico.

Órgão vestibular

1 O que é órgão vestibular? Onde se localiza?
2 Descreva a morfologia do órgão vestibular e seus receptores sensoriais.
3 Qual é a diferença entre crista e mácula ampulares no que se refere à orientação das células pilosas sensoriais? Como essas diferenças morfológicas relacionam-se com suas funções?
4 Explique o que significa polarização morfológica das células sensoriais.
5 Quais receptores do órgão vestibular são sensíveis à rotação da cabeça? Qual é a razão de sua sensibilidade?
6 Quais receptores do órgão vestibular são sensíveis ao movimento linear da cabeça? Qual é a razão de sua sensibilidade?

O órgão vestibular está localizado no labirinto ósseo do osso temporal (ver Figura 6.1). O órgão vestibular é formado por duas câmaras – o **utrículo** (do latim *utriculus*, um odre pequeno) e o **sáculo** (do latim, *saccule*, um saco pequeno) – e três ductos ou **canais semicirculares**, que se comunicam no utrículo (Figura 9.1). Cada canal semicircular também contém uma dilatação ou **ampola**. Essas câmaras e ductos são formados por uma bainha fina de tecido conjuntivo coberta nos dois lados por epitélio escamoso simples. O órgão vestibular contém **endolinfa**, que tem concentração alta de K^+ e concentração baixa de Na^+. O líquido conhecido como **perilinfa** preenche o espaço entre o órgão vestibular e sua cavidade óssea. Esse líquido é semelhante ao líquido cefalorraquidiano e tem concentração alta de Na^+ e concentração baixa de K^+. Os canais semicirculares de cada orelha estão dispostos em três planos ortogonais no espaço.

O órgão vestibular da orelha interna contém receptores sensoriais que detectam a orientação espacial da cabeça. Existem dois tipos de receptores sensoriais vestibulares: a mácula e a

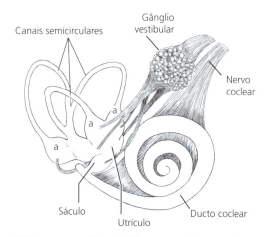

Figura 9.1 A parte vestibular do labirinto membranoso é formada por três canais semicirculares, utrículo e sáculo – cada qual contendo um receptor vestibular. O nervo vestibular origina-se da crista ampular da ampola (a) e da mácula do sáculo e do utrículo. Ligado ao sáculo está o ducto coclear, que contém o receptor sensorial (órgão de Corti) da audição.

crista ampular. A **crista ampular** (do latim *crista*, ou saliência; e *ampola*, um jarro) está localizada em cada ampola dos canais semicirculares e detecta aceleração e desaceleração angulares. A **mácula** (do latim *macula*, mancha; este receptor assemelha-se a uma pequena mancha) está situada no utrículo e no sáculo e responde basicamente à aceleração ou desaceleração linear e à gravidade.

A crista ampular estende-se transversalmente através de cada ampola (Figuras 9.1 e 9.2A). As células receptoras sensoriais estão separadas umas das outras por células de sustentação. As células receptoras sensoriais também são conhecidas como **células pilosas sensoriais** porque têm estruturas semelhantes a pelos, que formam um cinocílio e numerosos estereocílios na superfície apical (Figura 9.2B). As células pilosas sensoriais estão dispostas em um padrão ordenado. O cinocílio está ligado a uma borda da superfície apical da célula, enquanto os estereocílios ocupam a superfície apical restante. Por causa dessa disposição singular do cinocílio e dos estereocílios, a célula pilosa sensorial frequentemente é substituída por uma seta nas ilustrações – a ponta da seta voltada para o cinocílio e a haste representando os estereocílios (Figura 9.2C). Os estereocílios também estão orientados em fileiras com alturas crescentes – ou seja, os mais altos estão situados mais perto do cinocílio. Cada estereocílio está ligado ao seu vizinho por um filamento diminuto, ou conexão distal (Figura 9.3A). Em cada ampola, as células pilosas sensoriais são sustentadas pela crista de tecido conjuntivo, que se estende através da base da ampola. A cúpula (uma estrutura gelatinosa) origina-se da crista e envolve ou encapsula completamente os estereocílios. A **cúpula** (do latim *cupula*, uma pequena xícara invertida) liga-se à cobertura da ampola, formando uma divisão líquida exígua. A aceleração angular provocada pelos movimentos rotacionais da cabeça causa deslocamento da endolinfa dentro dos canais semicirculares. Esse deslocamento da endolinfa empurra a cúpula para um lado ou para o outro, inclinando os estereocílios das células pilosas sensoriais na mesma direção. A inclinação dos estereocílios afeta a taxa de despolarização das fibras do nervo vestibular, que formam sinapses com as células pilosas sensoriais.

A mácula é um receptor sensorial localizado no utrículo e no sáculo. Os elementos estruturais das células sensoriais da mácula são semelhantes aos da crista ampular (Figura 9.4). O cinocílio e os estereocílios projetam-se para dentro da membrana estatoconial (também conhecido como otólito). Essa membrana é formada por uma substância gelatinosa semelhante à que está presente na cúpula da crista ampular. Contudo, ao contrário da cúpula, a membrana estatoconial está coberta por cristais pesados de carbonato de cálcio conhecidos como **estatocônios** (ou otocônios) (do grego *ous*, orelha, *konis*, pó). Esses cristais são cerca de três vezes mais densos que a endolinfa circundante e funcionam como massa inercial dentro do receptor. A membrana estatoconial tem uma depressão central estreita (**estríola**), que intercepta a mácula subjacente em duas partes.

Orientação das células sensoriais

Na crista ampular do canal semicircular lateral, todas as células pilosas sensoriais estão dispostas com seus cinocílios ao lado do utrículo (Figura 9.5). Por outro lado, os canais semicirculares anterior e posterior têm suas células pilosas dispostas com os cinocílios do outro lado do utrículo. As células sensoriais da mácula estão dispostas em um padrão ordenado (Figura 9.6). Entretanto, os estereocílios não estão voltados para uma única direção. As células sensoriais do utrículo são polarizadas, de modo que os cinocílios sempre estão voltados para o lado da estríola – uma saliência divisória curva que se estende através do meio da mácula. Por outro lado, os cinocílios das células sensoriais saculares estão orientados para o lado contrário ao da estríola. A estríola curva-se através da mácula. Consequentemente, as células sensoriais das máculas são polarizadas em muitas direções

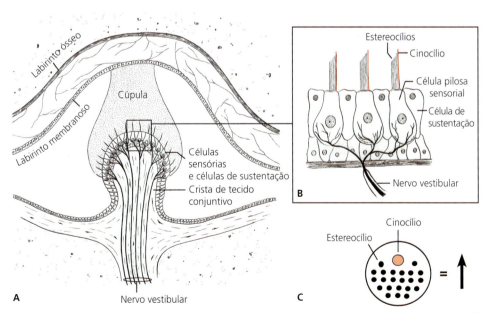

Figura 9.2 A. Corte da ampola demonstrando a crista ampular. Essa estrutura consiste em células pilosas sensoriais, células de sustentação, cúpula e crista de tecido conjuntivo. Os estereocílios e o cinocílio estão embebidos em um retalho gelatinoso conhecido como cúpula. **B.** Cada célula pilosa sensorial tem um único cinocílio longo e vários estereocílios na extremidade apical. **C.** Visão dorsal de uma célula pilosa sensorial. A célula sensorial é substituída por uma seta para ilustrar a disposição morfológica singular de um cinocílio e seus estereocílios. A ponta da seta indica a posição do quinocílio, enquanto a haste representa os estereocílios.

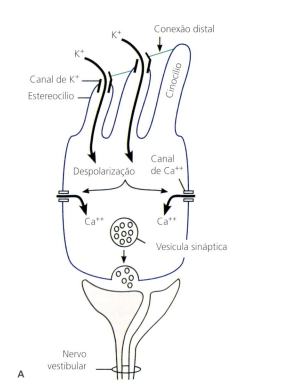
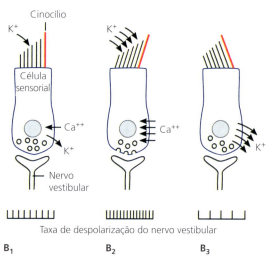

Figura 9.3 A. As células sensoriais contêm canais de K^+ regulados mecanicamente nas partes apicais dos estereocílios. A inclinação dos estereocílios na direção do cinocílio resulta na abertura desses canais de K^+, permitindo a entrada deste cátion dentro da célula e despolarizando sua membrana celular. Isso abre os canais de Ca^{2+} regulados por voltagem, que estão presentes na base das células sensoriais, iniciando um influxo destes cátions. O aumento do Ca^{2+} intracelular estimula as vesículas sinápticas a liberar seu neurotransmissor dentro das fendas sinápticas. **B₁.** As células pilosas sensoriais mantêm o potencial de repouso quando o cinocílio e os estereocílios estão na posição ereta. A inclinação dos estereocílios modifica a resposta das células sensoriais vestibulares e suas fibras aferentes, como se pode observar em **B₂** e **B₃**. **B₂.** A inclinação dos estereocílios na direção do cinocílio abre os canais de K^+ dos estereocílios, resultando no influxo deste íon para dentro da célula. O influxo subsequente de Ca^{2+} estimula a liberação do transmissor da célula pilosa sensorial e aumenta a taxa de despolarização do nervo vestibular. **B₃.** A inclinação do estereocílios afastando-se do cinocílio parece abrir os canais de K^+ existentes nas partes basolaterais das células sensoriais. Isso estimula a saída de K^+, a hiperpolarização da célula e a redução do neurotransmissor. Consequentemente, o nervo vestibular diminui sua taxa de despolarização.

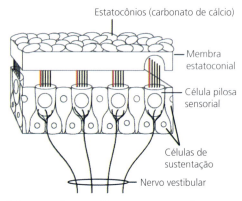

Figura 9.4 A mácula é semelhante à crista ampular, com exceção de que a membrana otolítica da mácula contém cristais pesados de carbonato de cálcio.

diferentes. Essa disposição torna as células sensoriais utriculares e saculares sensíveis à direção determinada por grande variedade de movimentos lineares e posições da cabeça.

Transdução do estímulo vestibular

> **1** Explique como a polarização morfológica das células sensoriais está relacionada com os potenciais receptores das células sensoriais vestibulares.

As células pilosas sensoriais mantêm seu potencial de repouso quando os cinocílios e os estereocílios estão na posição ereta (Figura 9.3B₁). Os movimentos dos estereocílios na direção do cinocílio causam despolarização da membrana da célula pilosa sensorial, resultando no aumento da taxa de disparos das fibras do nervo vestibular (Figura 9.3B₂). Quando os estereocílios são inclinados na direção oposta aos cinocílios, a célula pilosa sensorial fica hiperpolarizada e a taxa de disparos das fibras do nervo vestibular diminui (Figura 9.2B₃). Os mecanismos responsáveis pela despolarização e hiperpolarização das células pilosas sensoriais dependem da endolinfa rica em K^+, que banha a porção apical das células pilosas sensoriais. A deflexão dos estereocílios na direção do cinocílio causa estiramento das conexões distais, abrindo os canais de K^+ regulados mecanicamente situados nas partes apicais dos estereocílios. Isso permite que o K^+ flua da endolinfa para dentro da célula e despolarize a membrana celular. Por sua vez, essa despolarização abre os canais de Ca^{2+} regulados por voltagem situados na base das células pilosas, permitindo que este cátion entre nas células. O aumento do Ca^{2+} intracelular estimula as vesículas sinápticas a liberar seu neurotransmissor dentro das fendas sinápticas. As fibras do nervo vestibular respondem entrando em despolarização e aumentando sua taxa de disparos. O aumento do Ca^{2+} intracelular também ativa os canais de K^+ ativados pelo Ca^{2+} situados na área basolateral

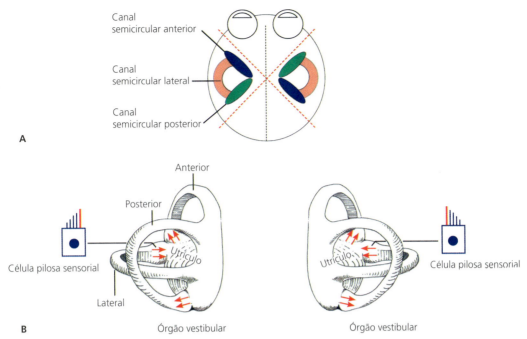

Figura 9.5 A. Visão dorsal dos três canais semicirculares de cada orelha interna. Os canais semicirculares laterais estão no plano horizontal. Os canais semicirculares anterior e posterior estão no plano vertical e formam praticamente um ângulo reto um com o outro. Além disso, o canal semicircular anterior de um lado é praticamente paralelo ao canal semicircular posterior do outro lado. **B.** Na ampola do canal semicircular lateral, todas as células pilosas sensoriais estão dispostas com seus cinocílios ao lado do utrículo. Entretanto, nas ampolas dos canais semicirculares anterior e posterior, as células pilosas estão dispostas com os cinocílios no lado oposto ao do utrículo. Nessa figura, apenas duas células pilosas sensoriais estão ilustradas em cada ampola. A configuração singular das células pilosas sensoriais em cada ampola leva o nervo vestibular a aumentar ou diminuir a taxa de despolarização, dependendo da direção da rotação da cabeça.

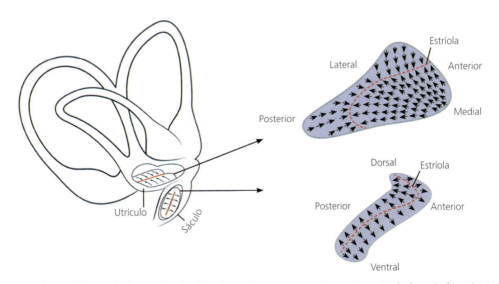

Figura 9.6 Orientação da mácula no utrículo e no sáculo. Quando a cabeça está na posição ereta, a mácula do utrículo está orientada horizontalmente, enquanto a mácula do sáculo está orientada verticalmente. As células sensoriais das máculas estão dispostas em um padrão ordenado. Todas as células sensoriais do utrículo têm seus cinocílios no lado voltado para a estríola, que é uma saliência divisória curva através do meio da mácula. Entretanto, as células sensoriais do sáculo têm seus cinocílios no lado oposto ao da estríola.

das células sensoriais. O íon K$^+$ deixa a célula sensorial na área basolateral porque a concentração deste íon no espaço intercelular é baixa. A saída do K$^+$ causa hiperpolarização das células sensoriais, fechando os canais de Ca^{2+}. À medida que a célula hiperpolariza e os aumentos transitórios do Ca^{2+} dissipam, os canais de K$^+$ ativados pelo Ca^{2+} fecham parcialmente, mas em razão da continuação do influxo de K$^+$ pelos canais de K$^+$ dos estereocílios, a membrana despolariza, iniciando outro ciclo de influxo de Ca^{2+} por meio dos canais ativados por este íon. Isso continua enquanto a deflexão dos estereocílios é mantida na direção do cinocílio.

Quando o cinocílio e os estereocílios voltam às suas posições de repouso (Figura 9.3B$_1$), os canais de Ca^{2+} fecham e os canais de K$^+$ ativados pelo Ca^{2+} na área basolateral das células sensoriais também fecham; contudo, como as fibras do nervo vestibular disparam espontaneamente a uma taxa aproximada de 90 picos por segundo, é provável que alguns canais de Ca^{2+} das células pilosas sensoriais estejam sempre abertos, causando liberação lenta e constante do neurotransmissor. A deflexão dos estereocílios afastando-se do cinocílio causa hiperpolarização das células sensoriais (Figura $9.3B_3$). Esse processo pode envolver a abertura dos canais de K^+, permitindo que este íon saia das células sensoriais e entre no espaço intersticial. A hiperpolarização reduz a taxa com que o neurotransmissor é liberado pelas células pilosas sensoriais. Isso diminui a taxa de disparos das fibras do nervo sensorial.

Detecção do movimento da cabeça

> 1 Quais são as bases estruturais e funcionais da detecção dos movimentos da cabeça (angular, linear) e da inclinação da cabeça?

Aceleração e desaceleração angulares

Os três canais semicirculares de cada órgão vestibular detectam aceleração e desaceleração angulares sempre que o animal altera sua taxa de movimento angular enquanto gira ou inclina a cabeça e/ou o corpo. Quando a cabeça está imóvel, a endolinfa e a cúpula permanecem estáticas e as fibras nervosas da crista ampular de cada orelha disparam na mesma frequência (Figura 9.7). Quando a cabeça gira, a endolinfa do canal semicircular demora a acompanhar o movimento de rotação em razão da inércia. A inércia da endolinfa gera uma força de cisalhamento na cúpula, que faz os cinocílios inclinarem-se. Quando a força de cisalhamento inclina os estereocílios na direção do cinocílio, a frequência de disparos do nervo vestibular aumenta. Por outro lado, a inclinação dos estereocílios em direção oposta ao cinocílio diminui a frequência de disparos do nervo vestibular. Quando a rotação é breve, a taxa tônica de repouso é rapidamente reiniciada. Quando a rotação é prolongada, o atrito da endolinfa sobre as paredes do labirinto membranoso provoca aceleração do movimento da endolinfa, até que a velocidade da endolinfa seja igual à velocidade de rotação da cabeça, resultando na eliminação da força de cisalhamento exercida sobre a cúpula. Em seguida, a taxa tônica de disparos é reiniciada como se a cabeça não estivesse rodando. Quando a rotação da cabeça é interrompida bruscamente, a endolinfa que entrou em movimento durante a rotação inicial da cabeça não para imediatamente. Consequentemente, o *momentum* da endolinfa gera uma força de cisalhamento sobre a cúpula em direção contrária, inclinando os estereocílios. Essa estimulação vestibular excessiva causa sensação de tontura. Logo que o atrito das paredes reduz a velocidade do movimento da endolinfa, a cúpula volta à sua posição estável e a taxa tônica de disparos recomeça.

O canal semicircular lateral de cada lado da cabeça está no plano horizontal. O canal semicircular anterior de um lado está praticamente no mesmo plano vertical que o canal semicircular posterior do lado oposto (Figura 9.5A). Curiosamente, as células pilosas dos canais semicirculares direito e esquerdo em determinado plano estão polarizadas em sentido contrário. Desse modo, as células pilosas sensoriais dos canais semicirculares laterais estão dispostas com seus cinocílios no lado do utrículo (Figura 9.5B). Por outro lado, as células pilosas sensoriais dos canais semicirculares anterior e posterior estão dispostas com seus cinocílios no lado oposto ao do utrículo. Por causa dessa orientação singular dos canais semicirculares e de suas células pilosas sensoriais de cada orelha, a rotação da cabeça em qualquer plano resulta em respostas diferentes de disparo das células pilosas sensoriais dos canais semicirculares direito e esquerdo complementares. Por exemplo, quando a cabeça gira em sentido anti-horário, a endolinfa dos canais semicirculares laterais não acompanha o movimento de rotação da cabeça em razão da inércia. Consequentemente, a endolinfa da ampola esquerda inclina os estereocílios das células pilosas sensoriais na direção dos cinocílios, excitando as fibras do nervo vestibular que as inervam. Por outro lado, a endolinfa da ampola direita puxa os estereocílios, afastando-os dos cinocílios e causando hiperpolarização das fibras do nervo vestibular que as inervam e reduzindo sua frequência de disparo. A rotação da cabeça no sentido horário induz a resposta contrária de cada canal semicircular lateral, levando o nervo vestibular direito a aumentar sua taxa de disparo e o nervo esquerdo a reduzir sua frequência de disparo. Do mesmo modo, o canal semicircular anterior de um lado e o canal semicircular posterior do outro lado geram taxas discrepantes de disparo do nervo vestibular.

O canal semicircular lateral de cada lado funciona como um par funcional, respondendo em direção contrária a cada movimento da cabeça (Figura 9.5). O canal semicircular anterior de um lado e o canal semicircular posterior do outro lado fazem o mesmo. Desse modo, o movimento direcional da cabeça é codificado por sinais vestibulares contrários. Como os núcleos vestibulares de cada lado permutam fibras, eles são capazes de detectar movimentos da cabeça comparando suas taxas relativas de disparo dos receptores vestibulares direitos e esquerdos. Essa informação vestibular também é processada pelo córtex cerebral e pelo cerebelo para melhor interpretar os movimentos da cabeça.

Inclinação da cabeça

As máculas detectam a inclinação da cabeça em relação com a gravidade. Além disso, as máculas reagem a aceleração e desaceleração lineares. A inclinação de um lado para outro é conhecida como rotação, enquanto a inclinação para frente e para trás é referida como lançamento. Em repouso, as fibras do nervo vestibular das máculas têm frequências de disparo espontâneo moderadas (Figura 9.8). Quando a cabeça inclina para um lado

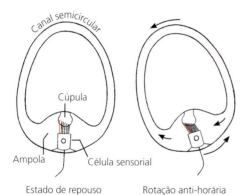

Figura 9.7 Força de cisalhamento exercida sobre a cúpula pela endolinfa quando a cabeça começa a virar. Isso faz com que os cinocílios e os estereocílios inclinem em uma direção específica, dependendo da direção de rotação da cabeça. Por exemplo, a rotação anti-horária desse canal semicircular causa deslocamento da endolinfa dentro do canal semicircular, empurrando a cúpula e os estereocílios em direção contrária.

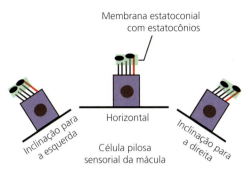

Figura 9.8 As máculas detectam a inclinação da cabeça em relação com a gravidade. Além disso, as máculas reagem a aceleração e desaceleração lineares. Em repouso, as fibras do nervo vestibular das máculas mantêm uma taxa de disparo espontâneo moderada. Quando a cabeça inclina para um lado ou para o outro, a força da gravidade desloca a membrana estatoconial pesada na direção do lado inclinado. Isso gera uma força de cisalhamento sobre os cinocílios e os estereocílios. A inclinação dos estereocílios na direção do cinocílio aumenta a taxa de disparo do nervo vestibular. A inclinação dos estereocílios na direção oposta ao cinocílio reduz a frequência de disparo do nervo vestibular.

ou outro, a força da gravidade desloca suavemente a membrana estatoconial pesada na direção do lado inclinado. Isso gera uma força de cisalhamento sobre os cinocílios e os estereocílios. Quando a inclinação da cabeça é tal que o movimento da membrana estatoconial força os estereocílios na direção dos cinocílios, o resultado é um aumento da taxa tônica de disparo do nervo vestibular. Quando a inclinação ocorre na direção oposta, o resultado é uma redução da taxa tônica de disparos.

Aceleração e desaceleração lineares

A mácula reage com intensidade máxima aos movimentos lineares, em razão da inércia da membrana estatoconial durante a aceleração ou a desaceleração linear da cabeça. Quando a aceleração não continua (*i. e.*, a velocidade mantém-se constante), a membrana estatoconial volta à sua posição habitual e a frequência de disparos do nervo vestibular retorna à taxa de repouso. Durante a desaceleração da cabeça, os estatocônios pesados têm um *momentum* e geram uma força de cisalhamento sobre as células pilosas, até que o *momentum* termine. Com o movimento linear, a aceleração ou a desaceleração é necessária para alterar a atividade das fibras vestibulares. A crista ampular dos canais semicirculares também serve parcialmente para detectar movimentos em linha reta, embora em menor grau que a maneira como reagem à aceleração angular. Por outro lado, as máculas do utrículo e do sáculo provavelmente são estimuladas até certo ponto pela rotação da cabeça.

O utrículo e o sáculo de cada orelha interna trabalham como uma unidade funcional. As células pilosas sensoriais da mácula estão dispostas com seus cinocílios voltados para a estríola, ou no lado contrário ao da estríola (Figura 9.6). A estríola curva-se através da mácula, tornando os estereocílios e os cinocílios polarizados em várias direções diferentes. Desse modo, a inclinação da cabeça em qualquer direção despolariza algumas células sensoriais e hiperpolariza outras, embora sem causar qualquer efeito em outros grupos de células. A orientação da mácula de cada orelha e a disposição singular de suas células pilosas sensoriais permitem que o sistema nervoso central (SNC) detecte movimentos da cabeça em qualquer direção.

Nervo vestibular e vias centrais

1 Como o sistema vestibular controla os movimentos oculares e mantém o equilíbrio?
2 O que é nistagmo e o que significa nistagmo anormal?
3 Explique o reflexo vestibulocular.

O **nervo vestibular** inerva a crista ampular e a mácula do órgão vestibular. No nível central, o nervo vestibular termina em três áreas do SNC: lobo floculonodular, verme do cerebelo e núcleos vestibulares. Os **núcleos vestibulares** ocupam a parede ventricular lateral do bulbo rostral (Figura 9.9B). O lobo floculonodular e os núcleos vestibulares têm conexões recíprocas por meio do pedúnculo cerebelar caudal (Figura 9.9A). O nervo vestibular de cada lado dispara continuamente em resposta às despolarizações espontâneas das células sensoriais. A frequência de disparo do nervo vestibular é modulada pelas células pilosas sensoriais, enquanto a frequência de disparos dos núcleos vestibulares está sob controle do nervo vestibular, do cerebelo e dos proprioceptores. Quando a cabeça está imóvel, o padrão de disparos do sistema vestibular de cada lado é equilibrado. Quando a cabeça se movimenta, os olhos movem-se para manter o campo visual e o corpo ajusta-se para conservar a postura. Essas adaptações refletem as alterações do padrão de disparo dos receptores vestibulares direitos e esquerdos. Quando a cabeça é movimentada, os sinais enviados aos núcleos vestibulares de cada lado não são mais iguais, porque os núcleos vestibulares que recebem disparos a uma frequência mais alta predominam sobre os núcleos vestibulares do outro lado. Essa diferença relativa da frequência de disparos dos núcleos vestibulares é a base da ativação dos reflexos como o reflexo vestibuloespinal ou o reflexo vestibulocular.

Os núcleos vestibulares têm uma conexão recíproca com o cerebelo (Figura 9.9A). As células de Purkinje do lobo floculonodular do cerebelo são inibitórios para os núcleos vestibulares. Os eferentes inibitórios alcançam os núcleos vestibulares por meio do pedúnculo cerebelar caudal. Por isso, uma lesão unilateral do lobo floculonodular ou do pedúnculo cerebelar caudal libera os núcleos vestibulares do lado da lesão de sua inibição cerebelar. Consequentemente, o lado danificado não consegue contrapor-se aos núcleos do outro lado, desencadeando reflexos vestibulares anormais dos olhos e do corpo. Os núcleos vestibulares também colaboram com a formação reticular. Isso permite que o sistema vestibular coordene as atividades dos músculos inervados pelos diferentes segmentos da medula espinal.

Os núcleos vestibulares originam (i) os tratos vestibuloespinais descendentes que controlam os neurônios motores inferiores que inervam os músculos esqueléticos do tronco e dos membros (Figura 9.9A); (ii) o trato ascendente, ou seja, o fascículo longitudinal médio que inerva os núcleos motores dos músculos extraoculares (Figura 9.9A); e (iii) o trato vestibulotalamocortical (dos gatos) que se dirige aos giros pós-cruciado e suprassilviano anterior do córtex cerebral (Figura 9.9B). O significado funcional da projeção vestibular ao córtex cerebral não está esclarecido. Alguns autores sugeriram que ela desempenhe um papel importante na integração dos sinais somatossensoriais proprioceptivos e vestibulares, que é necessária à atividade

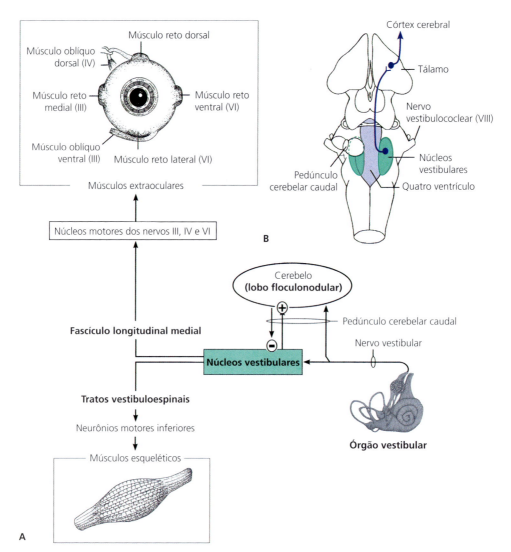

Figura 9.9 A. Vias reflexas do sistema vestibular que mantêm as posições dos olhos e do corpo. Os eferentes do órgão vestibular alcançam o lobo floculonodular, o verme cerebelar (não ilustrado) e os núcleos vestibulares. Os eferentes vestibulares são excitatórios (+) para o cerebelo. Os eferentes floculonodulares são inibitórios (–) para os núcleos vestibulares. Os eferentes do cerebelo e do órgão vestibular são integrados pelos núcleos vestibulares, que em seguida regulam as posições dos olhos e do corpo. **B.** Visão dorsal do tronco encefálico dissecado, demonstrando o nervo vestibulococlear (VIII) e os núcleos vestibulares do bulbo. A via ascendente que se origina dos núcleos vestibulares e dirige-se ao córtex cerebral passando pelo tálamo é conhecida como via vestibulotalamocortical. É muito provável que essa via seja responsável pela percepção consciente da orientação do corpo e da cabeça.

motora. Estudos eletrofisiológicos com animais demonstraram que alguns neurônios das áreas corticais vestibulares reagem aos estímulos proprioceptivos, visuais e vestibulares. Esses neurônios são ativados por estímulos visuais de movimento e também pela rotação do corpo (mesmo com os olhos fechados), sugerindo que estas áreas corticais estejam envolvidas na percepção da orientação do corpo.

Reflexo vestibuloespinal

O controle vestibular dos músculos esqueléticos do tronco e dos membros é mediado pelos **tratos vestibuloespinais** descendentes (Figura 9.9A). Esses tratos descem pelo funículo ventral da medula espinal e modulam os neurônios motores alfa e gama por meio dos interneurônios espinais. Eles mantêm o equilíbrio do corpo facilitando os neurônios motores inferiores que inervam os músculos extensores e inibindo os neurônios motores inferiores que inervam os músculos flexores. Embora os tratos vestibuloespinais não regulem os movimentos voluntários dirigidos pelo córtex cerebral, eles são essenciais à coordenação motora altamente habilidosa.

Via vestibulocular

O controle vestibular dos músculos extraoculares é mediado pelo fascículo longitudinal medial ascendente. Esse trato começa nos núcleos vestibulares e ascende pelo tronco encefálico até terminar nos núcleos motores dos nervos oculomotor, troclear e abducente. Essa regulação vestibular dos músculos extraoculares permite que um animal mantenha seus olhos em um alvo, movimentando-os em direção contrária ao movimento da cabeça (Figuras 9.9A e 9.10). Esse **reflexo vestibulocular** mantém o olhar fixo, enquanto a cabeça está em movimento. Esse movimento ocular compensatório ocorre para qualquer direção de movimento da cabeça, seja linear, rotação ou uma combinação dos dois. O reflexo vestibulocular pode ser inibido voluntariamente quando o animal pretende focar um objetivo em movimento, ao mesmo tempo que gira a cabeça na mesma direção. Os movimentos oculares induzidos pelo sistema vestibular caracterizam-se por movimentos horizontais, verticais e rotacionais. Os movimentos oculares horizontais são induzidos pelo canal semicircular horizontal e pelo utrículo, enquanto os movimentos oculares verticais são controlados pelos canais semicirculares verticais (*i. e.*, anterior e posterior) e pelo sáculo. Os movimentos oculares rotacionais são induzidos pelos canais semicirculares verticais e pelo utrículo.

Correlações clínicas

As lesões do sistema vestibular estão associadas à inclinação, à rotação e à queda da cabeça para o lado da lesão. Essa alteração é causada pela supressão do controle vestibular sobre os tratos vestibuloespinais que exercem influência excitatória nos músculos extensores ipsolaterais. Quando a lesão do tronco encefálico afeta o fascículo longitudinal medial, o animal não tem reflexo vestibulocular (*i. e.*, não tem movimentos reflexos dos olhos em resposta à movimentação da cabeça). A lesão do fascículo longitudinal medial é sugerida quando há um déficit inequívoco do movimento ocular quando a cabeça é virada de um lado para outro. O examinador pode suspeitar de cegueira quando os olhos não acompanham seu dedo, mas o reflexo vestibulocular está preservado. A cegueira causada por lesões do nervo óptico pode ser testada quando se observa que não há reflexo pupilar à luz. As lesões como meningiomas da área da fissura orbitária também podem causar perda dos movimentos oculares voluntários (p. ex., os olhos não conseguem acompanhar um objeto em movimento) e do reflexo vestibulocular (p. ex., os olhos não conseguem compensar quando a posição da cabeça é alterada). Isso ocorre porque os nervos cranianos que inervam os músculos extraoculares (oculomotor, troclear e abducente) passam pela fissura orbitária.

Nistagmo

1 O que é nistagmo fisiológico e qual é a diferença entre ele e o nistagmo anormal?
2 Explique as bases anatômicas dos sinais vestibulares.

Quando a cabeça é movimentada lentamente em qualquer plano, os olhos mantêm seu olhar fixo girando lentamente em direção contrária à da rotação da cabeça. Entretanto, à medida que os olhos se aproximam do limite de rotação da órbita, eles movimentam-se rapidamente na direção da rotação da cabeça de modo a retornar os olhos para uma posição central. O movimento lento dos olhos mantém o olhar fixo tanto quanto possível, enquanto o movimento rápido serve para direcionar os olhos para um novo campo visual. Quando a cabeça continua a rodar lentamente, a fase lenta recomeça e é seguida da fase rápida. Essa combinação de movimentos involuntários lentos e rápidos dos olhos é conhecida como **nistagmo**. A **direção do nistagmo** é a direção da **fase rápida** (*i. e.*, nistagmo para a direita indica que o movimento ocular rápido seja para a direita).

Fase lenta do nistagmo

O reflexo vestibulocular mantém o olhar fixo. Quando a cabeça está imóvel, o mesmo acontece com os olhos. Isso ocorre porque os sistemas vestibulares direito e esquerdo estão em equilíbrio. O nervo vestibular de cada lado dispara espontaneamente a todo

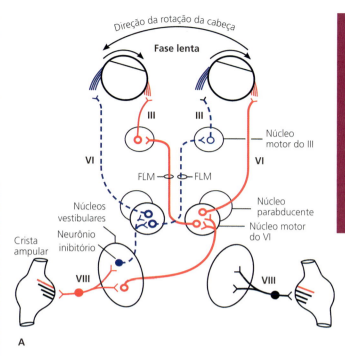

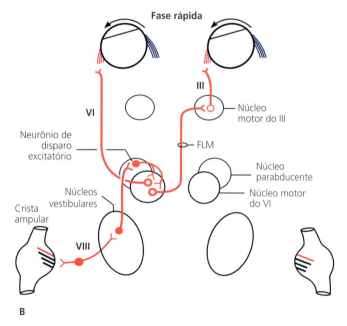

Figura 9.10 Fases lenta e rápida do nistagmo. **A.** Circuito neural que inicia a fase lenta do nistagmo. Quando a cabeça vira em sentido anti-horário, o nervo vestibular esquerdo é mais excitado que o direito. Os núcleos vestibulares esquerdos desencadeiam movimentos lentos do olho na direção contrária à da rotação da cabeça, estimulando o núcleo motor ipsolateral do nervo oculomotor e o núcleo motor contralateral do nervo abducente. O movimento dos olhos para a esquerda é inibido pelos interneurônios vestibulares inibitórios que inervam o núcleo motor esquerdo do nervo abducente e o núcleo motor direito do nervo oculomotor. FLM, fascículo longitudinal medial. **B.** Circuito neural que inicia a fase rápida do nistagmo. A fase rápida do nistagmo é desencadeada pelas células de disparo excitatórias (demonstradas no núcleo parabducente esquerdo). As células de disparo excitatórias controlam o núcleo motor ipsolateral do nervo abducente e o núcleo motor contralateral do nervo oculomotor. Os neurônios de disparo excitatório precisam receber estimulação vestibular progressiva antes que alcancem seu limiar de despolarização e, deste modo, proporcionam um intervalo para que a fase lenta seja concluída.

tempo. Esses disparos tônicos são modificados pelas alterações da posição da cabeça, que provocam despolarização ou hiperpolarização das células pilosas sensoriais dos receptores vestibulares. O movimento ocular reflexo reflete essa alteração dos padrões de disparo dos órgãos vestibulares direito e esquerdo.

Quando a cabeça roda no plano horizontal, a endolinfa desloca a cúpula de um lado, inclinando os estereocílios e os cinocílios em uma direção, enquanto a cúpula do outro lado inclina os estereocílios e os cinocílios em direção contrária (Figura 9.10A). Os núcleos vestibulares medeiam os sinais vestibulares transmitidos ao núcleo motor ipsolateral do nervo oculomotor e o núcleo motor contralateral do nervo abducente, que também se projeta ao núcleo motor contralateral do nervo oculomotor por meio do fascículo longitudinal medial. Desse modo, os núcleos vestibulares giram os olhos – por meio dos núcleos oculomotor e abducente – lentamente para a direita ou para a esquerda, dependendo da direção de rotação da cabeça. Por exemplo, quando a cabeça gira em sentido anti-horário (Figura 9.10A), o receptor sensorial do canal semicircular lateral esquerdo estimula os núcleos vestibulares esquerdos, enquanto o receptor sensorial do canal semicircular direito suprime os núcleos vestibulares direitos. Os núcleos vestibulares esquerdos desencadeiam o movimento lento do olho em direção contrária à rotação da cabeça. Essa ação é mediada pelo núcleo motor direito do nervo abducente, que inerva o músculo reto lateral do olho direito, e pelo núcleo motor esquerdo do nervo oculomotor, que inerva o músculo reto medial do olho esquerdo. Durante o movimento ocular lento para a direita, o movimento ocular para a esquerda é impedido pelos interneurônios vestibulares inibitórios.

Fase rápida do nistagmo

Quando a cabeça começa a girar em sentido anti-horário (Figura 9.10A), o receptor vestibular estimula o nervo vestibular esquerdo, aumentando sua frequência de disparos. Isso provoca excitação progressiva dos **neurônios de disparo excitatórios** do núcleo parabducente da formação reticular (Figura 9.10B). Os neurônios de disparo excitatórios precisam de estimulação vestibular progressiva antes que alcancem seu potencial limiar de disparo. Esse retardo antes de responder aos eferentes vestibulares oferece tempo suficiente para concluir a fase lenta. Quando o potencial limiar é alcançado, os neurônios de disparo excitatórios despolarizam brevemente e colocam em ação os músculos

---

Correlações clínicas

O nistagmo anormal pode ocorrer quando uma lesão afeta o órgão vestibular, o nervo vestibular ou os núcleos vestibulares. Por exemplo, uma lesão do órgão vestibular direito interfere nos disparos espontâneos dos núcleos vestibulares direitos, resultando na supressão do controle vestibular direito dos músculos extraoculares. Consequentemente, o sistema vestibular esquerdo normal predomina no controle dos músculos extraoculares, desencadeando nistagmo mesmo quando a cabeça está imóvel. Os sinais tônicos gerados pelos sistemas vestibulares direito e esquerdo também constituem a base do reflexo vestibuloespinal que mantém a postura. Desse modo, uma lesão do receptor vestibular, do nervo vestibular ou dos núcleos vestibulares de um lado anula a excitação originada dos tratos vestibuloespinais ipsolaterais. Os tratos vestibuloespinais contralaterais desimpedidos forçam todo o corpo a inclinar ou cair na direção do lado danificado. Um animal com esse problema também pode apresentar marcha circular na direção do lado danificado.

---

retos lateral esquerdo e medial direito, estimulando o núcleo motor ipsolateral do nervo abducente e o núcleo motor contralateral do nervo oculomotor. Ao mesmo tempo, os neurônios de disparo excitatórios da formação reticular parabducente relaxam o conjunto contralateral dos músculos extraoculares, inibindo os neurônios de disparo excitatórios e também o núcleo motor do nervo abducente.

Autoavaliação

As respostas encontram-se no final do capítulo.

1. A inclinação dos estereocílios na direção do cinocílio resulta na abertura dos:
   A. Canais de K^+ regulados mecanicamente nos estereocílios
   B. Canais de Na^+ regulados mecanicamente no quinocílio
   C. Canais de K^+ regulados por ligandos no quinocílio
   D. Canais de Na^+ regulados por ligandos nos estereocílios

2. O receptor que detecta aceleração e desaceleração lineares da cabeça é o(a):
   A. Órgão de Corti
   B. Mácula do sáculo
   C. Crista ampular
   D. Mácula do utrículo

3. Os núcleos vestibulares têm uma conexão recíproca com o lobo floculonodular do cerebelo.
   A. Verdadeiro
   B. Falso

4. Qual das seguintes afirmações é verdadeira?
   A. Os canais semicirculares estão preenchidos com endolinfa
   B. Cada célula pilosa sensorial tem um cinocílio e vários estereocílios na superfície basal da célula
   C. A cúpula da crista ampular está associada aos estatocônios (*i. e.*, carbonato de cálcio)
   D. A crista ampular está presente no utrículo e no sáculo

5. O reflexo vestibulocular desempenha função na manutenção do olhar fixo enquanto a cabeça se move.
   A. Verdadeiro
   B. Falso

6. Os nervos cranianos inervados pelo fascículo longitudinal medial do sistema vestibular são:
   A. II, III e IV
   B. III, IV e V
   C. IV, VI e VII
   D. III, IV e VI
   E. III, V e VI

7. Os tratos vestibulares facilitam os neurônios motores inferiores que inervam os:
   A. Músculos flexores
   B. Músculos extensores
   C. Músculos extensores e flexores

8. Nistagmo para a direita significa que:
   A. A fase rápida do nistagmo é para a esquerda
   B. A fase rápida do nistagmo é para a direita
   C. A fase lenta do nistagmo é para a esquerda
   D. A fase lenta do nistagmo é para a direita

9 Quando a cabeça continua a rodar em sentido horário, a direção do nistagmo é para a:

A Direita

B Esquerda

10 Um animal com lesão do nervo vestibular direito provavelmente cai ou anda em círculos para a:

A Direita

B Esquerda

11 O reflexo vestibulocular depende do fascículo longitudinal medial.

A Verdadeiro

B Falso

Leitura sugerida

Carleton, S.C. and Carpenter, M.B. (1984) Distribution of primary vestibular fibers in the brainstem and cerebellum of the monkey. *Brain Research* 294:281–298.

De Lahunta, A. and Glass, E. (2009) *Veterinary Neuroanatomy and Clinical Neurology*, 3rd edn. Saunders Elsevier, St Louis, MO.

Dieterich, M. and Brandt, T. (1995) Vestibulo-ocular reflex. *Current Opinion in Neurology* 8:83–88.

Flock, A. and Goldstein, M.H. Jr (1978) Cupular movement and nerve impulse response in the isolated semicircular canal. *Brain Research* 157:11–19.

Ogawa, Y., Kushiro, K., Zakir, M., Sata, H. and Uchino, Y. (2000) Neuronal organization of the utricular macula concerned with innervation of single vestibular neurons in the cat. *Neuroscience Letters* 278:89–92.

Parker, D.E. (1980) The vestibular apparatus. *Scientific American* 243:118–135.

Schunk, K.L. (1988) Disorders of the vestibular system. *Veterinary Clinics of North America: Small Animal Practice* 18:641–665.

Wilson, V.J., Wylis, R.M. and Marco, L.A. (1967) Projection to the spinal cord from the medial and descending vestibular nuclei of the cat. *Nature* 215:429–430.

Respostas

1 A

2 C

3 A

4 A

5 A

6 D

7 B

8 D

9 A

10 A

11 A

10 Sistema Nervoso Autônomo

Etsuro E. Uemura

Organização do sistema nervoso autônomo, 86	Origem das fibras parassimpáticas, 90
Divisão simpática, 87	Neurotransmissores e seus receptores, 92
Inervação da cabeça e do pescoço, 88	Receptores colinérgicos, 93
Inervação dos músculos lisos e das glândulas do corpo, 89	Receptores adrenérgicos, 93
Inervação das vísceras torácicas, 89	Micção, 94
Inervação das vísceras abdominais e pélvicas, 90	Autoavaliação, 95
Divisão parassimpática, 90	

O sistema nervoso autônomo (SNA) destina-se a manter a homeostasia ao controlar os órgãos viscerais e as secreções glandulares. O SNA regula funções como a frequência cardíaca, a digestão, a frequência respiratória, a salivação, a transpiração, a dilatação das pupilas, a micção e a excitação sexual. O SNA apresenta duas divisões: a simpática e a parassimpática. Em geral, esses sistemas atuam juntos, habitualmente de modo antagônico, para manter a homeostasia do sistema corporal. A maioria das vísceras recebe dupla inervação simpática e parassimpática, porém algumas são inervadas apenas pela divisão simpática (p. ex., glândulas sudoríparas, músculo liso vascular do músculo esquelético, pele e músculo eretor dos pelos) ou apenas pela divisão parassimpática (p. ex., músculo esfíncter da pupila, músculo ciliar). Diferentemente do sistema motor somático que controla os músculos esqueléticos, o controle motor autônomo precisa ter efeitos mais lentos e de maior duração. Além disso, determinadas vísceras, como o trato gastrintestinal e o coração, são equipadas com um sistema neural intrínseco que possibilita movimentos rítmicos. O papel do SNA nesses órgãos consiste em modular o sistema neural intrínseco. O SNA está principalmente sob o controle do hipotálamo, que atua como integrador das funções autônomas. As funções autônomas são, em sua maior parte, involuntárias, porém determinadas ações podem ser realizadas com certo grau de controle consciente. O controle hipotalâmico é mediado pela formação reticular, que compreende o núcleo central do tronco encefálico, que se estende do bulbo até o mesencéfalo. Os eferentes reticulares alcançam os núcleos simpáticos e parassimpáticos do tronco encefálico e da medula espinal. O hipotálamo também controla a liberação de hormônios da hipófise. Essas influências neuronais e humorais constituem a base da regulação hipotalâmica, por exemplo, da frequência cardíaca, respiração, pressão arterial, temperatura corporal, movimento ocular conjugado, locomoção, deglutição, vômito, micção e defecação, equilíbrio hidreletrolítico, ingestão de alimento, ritmos circadianos e emoção. O córtex cerebral tem alguma influência sobre o SNA. Por exemplo, a visão do alimento desencadeia a secreção de saliva e a antecipação de uma caminhada aumenta a frequência cardíaca do cão.

Organização do sistema nervoso autônomo

1 Quais são as diferenças anatômicas e funcionais entre os sistemas nervosos central, periférico e autônomo?

2 Quais são os neurônios pré-ganglionares e pós-ganglionares do sistema nervoso autônomo?

3 Onde se localizam, no sistema nervoso central (SNC), os pericários dos neurônios pré-ganglionares simpáticos ou parassimpáticos?

4 Explique as diferenças na localização dos gânglios exclusivamente simpáticos e parassimpáticos.

5 Que tecidos ou órgãos são inervados exclusivamente pela divisão simpática ou pela divisão parassimpática?

6 Quais são as diferenças entre as placas motoras da sinapse neuromuscular e as varicosidades axônicas das fibras autônomas?

As influências neurais são transmitidas aos tecidos-alvo pelas divisões simpática e parassimpática (Figura 10.1). Nos cães, as fibras simpáticas originam-se da medula espinal torácica (T1–T13) e lombar (L1–L3), enquanto as fibras parassimpáticas originam-se do tronco encefálico e de segmentos da medula sacral (S2–S3) (Figura 10.2). Em geral, os dois sistemas complementam um ao outro. O sistema simpático funciona de modo a fortalecer as defesas do corpo contra condições adversas pelo aumento do gasto de energia. Por outro lado, a divisão parassimpática conserva e restaura a energia. Uma característica exclusiva do SNA é o fato de que ambas as divisões necessitam de uma cadeia de dois neurônios entre o núcleo de origem no SNC e o órgão-alvo periférico. A sinapse entre os dois neurônios ocorre fora do SNC, em gânglios. Utilizando o gânglio como ponto de referência, um axônio pré-sináptico (*i. e.*, um axônio de um corpo celular de neurônio no SNC) é denominado **fibra pré-ganglionar**. Um axônio pós-ganglionar (*i. e.*, axônios do corpo celular de um neurônio no gânglio) é denominado **fibra pós-ganglionar**. As fibras pós-ganglionares transportam impulsos até os tecidos e órgãos-alvo. Em ambas as divisões simpática e parassimpática, as fibras pré-ganglionares são mielinizadas, enquanto as fibras pós-ganglionares não são mielinizadas.

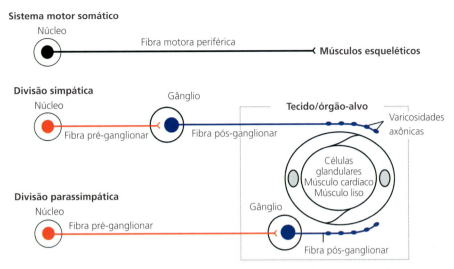

Figura 10.1 Organização do sistema nervoso autônomo. As divisões simpática e parassimpática inervam os órgãos viscerais e as glândulas. Entretanto, alguns tecidos recebem apenas inervação simpática ou parassimpática. Ambas as divisões do sistema nervoso autônomo necessitam de uma cadeia de dois neurônios entre o núcleo de origem no SNC e os alvos periféricos.

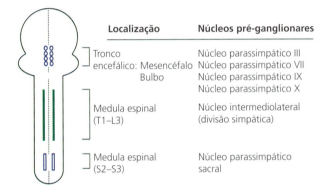

Figura 10.2 Em ambos os sistemas simpático e parassimpático, os corpos celulares dos neurônios pré-ganglionares estão localizados no SNC. Os corpos celulares dos neurônios pré-ganglionares simpáticos formam o núcleo intermediolateral dos segmentos T1–L3 da medula espinal. Os corpos celulares dos neurônios pré-ganglionares parassimpáticos estão localizados em duas regiões: o tronco encefálico e os segmentos da medula espinal sacral S2 e S3 nos cães.

Os órgãos viscerais são inervados, em sua maioria, por nervos tanto simpáticos quanto parassimpáticos. Exercem ações opostas: a divisão simpática prepara o corpo para situações de emergência, enquanto a divisão parassimpática conserva e restaura as fontes de energia do corpo. Por esse motivo, o sistema simpático é frequentemente considerado como sistema de "**luta ou fuga**", enquanto o sistema parassimpático é o sistema de "**repouso e digestão**". Entretanto, suas ações são mais bem consideradas como de natureza complementar, e não antagônicas. Por exemplo, as divisões simpática e parassimpática modulam continuamente a frequência cardíaca em resposta aos ciclos respiratórios.

Alguns tecidos e órgãos são controlados principalmente por uma das divisões (Tabela 10.1). Os tecidos inervados apenas por **fibras parassimpáticas** incluem o músculo esfíncter da íris, o músculo ciliar e as glândulas nasofaríngeas. Os tecidos inervados apenas por **fibras simpáticas** incluem as glândulas sudoríparas (apócrinas, merócrinas), a medula adrenal, os vasos sanguíneos, o músculo eretor do pelo, as ilhotas pancreáticas, a glândula pineal e o músculo dilatador da pupila. As **glândulas sudoríparas apócrinas** são inervadas por fibras pós-ganglionares simpáticas adrenérgicas. Secretam um líquido viscoso que pode conter feromônios. Por outro lado, as glândulas sudoríparas **merócrinas** (ou écrinas) são inervadas por fibras pós-ganglionares colinérgicas simpáticas. As glândulas merócrinas são encontradas na pele dos pés. A **medula adrenal** é inervada por fibras pré-ganglionares simpáticas, que fazem sinapse com células cromafins, os neurônios pós-ganglionares vestigiais da medula adrenal. A maioria das células cromafins libera epinefrina e certa quantidade de norepinefrina. Os **vasos sanguíneos** em sua maioria não são inervados pela divisão parassimpática, porém encontram-se em um estado de contração parcial mantida pelo tônus simpático. Por conseguinte, os vasos sanguíneos podem sofrer dilatação ou constrição pela diminuição ou aumento da estimulação simpática, respectivamente. Sem um aumento compensatório no tônus simpático das arteríolas, o ato de levantar de uma posição sentada resulta em queda da pressão arterial e desmaio.

Os tecidos e órgãos respondem de modo diferente à estimulação simpática e parassimpática. Por exemplo, a estimulação simpática durante a resposta de luta ou fuga induz vasoconstrição, que leva a elevação da pressão arterial, aumento da frequência cardíaca e do fluxo de ar através dos pulmões e liberação de epinefrina pela glândula adrenal; entretanto, ocorre vasodilatação no coração, nos pulmões e no músculo esquelético para fornecer o oxigênio necessário. Os efeitos parassimpáticos são suprimidos durante a resposta de luta ou fuga. Conforme discutido em seções posteriores deste capítulo, esses efeitos simpáticos e parassimpáticos paradoxais refletem diferentes tipos de receptores adrenérgicos (alfa-adrenérgicos, beta-adrenérgicos) e receptores colinérgicos (nicotínicos, muscarínicos) presentes nos tecidos e órgãos efetores (Tabela 10.1).

Divisão simpática

1 O que é a resposta de luta ou fuga? Qual seria a resposta esperada nos vários órgãos do corpo?

Tabela 10.1 Inervação dos tecidos e órgãos pelo sistema nervoso autônomo.

Órgão e tecido-alvo	Divisão simpática	Tipo de receptor	Divisão parassimpática
Pele			
Glândulas sudoríparas apócrinas	Aumento da secreção	β_2	–
Glândulas sudoríparas merócrinas	Aumento da secreção	M_3	–
Músculo eretor do pelo	Ereção	α_1	–
Olho			
Íris: músculo dilatador	Dilatação das pupilas	α_1	–
Músculo esfíncter	–	–	Constrição das pupilas
Músculo ciliar	–	–	Contração (visão para perto)
Pulmão			
Músculo bronquiolar	Relaxamento	β_2	Contração
Coração			
Nó SA	Aumento da frequência cardíaca	β_1	Diminuição da frequência cardíaca
Nó AV e fibras de Purkinje	Aumento na velocidade de condução	β_1	Diminuição na velocidade de condução
Átrios, ventrículos	Aumento na contratilidade	β_1	Diminuição da contratilidade
Arteríolas			
Pele e mucosa	Constrição	α	–
Glândulas salivares	Constrição	α	–
Cerebrais	Leve constrição	α	–
Músculo esquelético	Dilatação	β_2	–
Coronárias	Dilatação	β_2	Dilatação leve
Pulmonares	Dilatação	β_2	–
Vísceras abdominais	Constrição	α	–
Veias (sistêmicas)	Constrição, dilatação	α, β_2	–
Sistema gastrintestinal			
Estômago, trato intestinal	Diminuição da motilidade*	α_2, β_2	Aumento da motilidade
Esfíncteres	Contração	α_1	Relaxamento
Glândula gástrica	Diminuição da secreção	α_2	Aumento da secreção
Bexiga	Relaxamento	β_2	Contração
Fígado	Glicogenólise, gliconeogênese	α_1, β_2	Síntese de glicogênio
Pâncreas			
Ácinos	Diminuição da secreção	α	Aumento da secreção
Ilhotas	Diminuição da secreção	α_2	–
Medula adrenal	Secreção de E e NE	N	–
Rim	Secreção de renina	β_2	–
Bexiga			
Músculo detrusor	Relaxamento	β_3	Contração
Trígono e esfíncter	Contração	α_1	Relaxamento
Órgãos reprodutores			
Pênis	Ejaculação	α_1	Ereção
Útero (grávido)	Contração	α_1	Variável
Útero (não grávido)	Relaxamento	β_2	Variável
Glândulas			
Lacrimais	Secreção leve	α	Aumento da secreção
Salivares	Secreção viscosa leve	α	Aumento da secreção aquosa
Nasofaríngea	–	–	Secreção
Pineal	Síntese de melatonina	β	–

*As fibras adrenérgicas podem fazer sinapse em (1) receptores α inibitórios nas células pós-ganglionares parassimpáticas do plexo mioentérico e (2) receptores β inibitórios nas fibras musculares lisas.
E, epinefrina; NE, norepinefrina; N, receptor nicotínico de acetilcolina.

2 Descreva a inervação simpática da cabeça.

3 Descreva a inervação simpática do músculo liso e das glândulas do corpo.

4 Descreva a inervação simpática das vísceras torácicas, abdominais e pélvicas.

5 Qual é o efeito simpático sobre o diâmetro das pupilas?

6 Qual é o efeito simpático sobre a vascularização do músculo esquelético e da pele?

7 O que é síndrome de Horner? Qual é a causa dessa síndrome?

8 Onde estão localizadas as células pós-ganglionares na glândula adrenal?

Inervação da cabeça e do pescoço

A inervação simpática da cabeça e do pescoço é mediada pelos **gânglios cervicais craniais** (Figura 10.3). As fibras pré-ganglionares dos segmentos da medula espinal T1–T5 (algumas fibras podem até mesmo se originar de T6 e T7) unem-se ao tronco vasossimpático para alcançar o gânglio cervical cranial. As fibras pós-ganglionares que deixam o gânglio cervical cranial continuam na forma de plexos ao longo das artérias da cabeça e região do pescoço. As fibras pós-ganglionares do gânglio cervical cranial inervam as glândulas salivares, as glândulas nasais e os músculos lisos (músculo eretor do pelo, vasos sanguíneos, periórbita, pálpebras, dilatador da pupila)

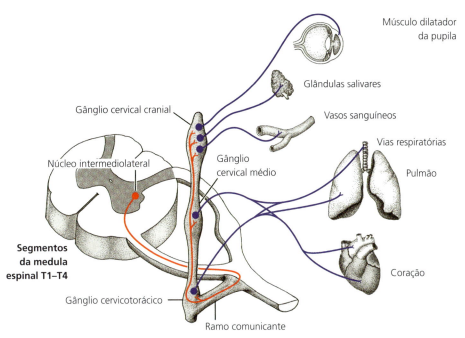

Figura 10.3 A inervação simpática da cabeça é mediada pelo gânglio cervical cranial. As fibras pós-ganglionares inervam o músculo dilatador da íris, as glândulas salivares e os vasos sanguíneos. As vísceras torácicas são inervadas por fibras pós-ganglionares dos gânglios cervicotorácicos e cervical médio. A alça subclávia (não mostrada) também contribui com fibras pós-ganglionares para as vísceras torácicas.

(Tabela 10.1). As fibras pós-ganglionares do gânglio cervical cranial também alcançam o glomo carótico, o seio carótico e a glândula tireoide. As fibras pós-ganglionares também podem unir-se aos ramos laríngeos craniais e ramo faríngeo do nervo vago.

> **Correlações clínicas**
>
> Uma lesão que acomete a inervação simpática para a cabeça tende a provocar os seguintes sinais clínicos da **síndrome de Horner** no lado afetado: miose (i. e., pequeno tamanho pupilar), ptose (i. e., queda da pálpebra), enoftalmia (i. e., ligeira retração do globo ocular) e prolapso parcial da terceira pálpebra. A **miose** resulta da perda do controle simpático do músculo dilatador da pupila. A **ptose** é causada pela perda do tônus no músculo liso da pálpebra. A ptose resulta em leve retração do globo ocular (i. e., enoftalmia) e em protrusão parcial da terceira pálpebra. A **enoftalmia** reflete uma perda de tônus no músculo liso periorbital que normalmente traciona o globo ocular rostralmente. O músculo liso periorbital também se insere na base da terceira pálpebra, mantendo a sua posição normal retraída. Por conseguinte, o **prolapso** parcial resulta da perda de retração da terceira pálpebra. Além disso, a retração leve do olho para dentro da órbita (i. e., enoftalmia) desloca a cartilagem da terceira pálpebra, contribuindo também para a protrusão parcial da terceira pálpebra. Isso reflete o fato de que o cão não tem nenhum músculo específico para mover a terceira pálpebra através da córnea, e o deslocamento da terceira pálpebra é passivo. Além desses sinais clínicos, um cão pode apresentar pele de coloração rosada e mais quente (mais bem observada na orelha), em virtude da vasodilatação. Pode ocorrer síndrome de Horner quando o animal sofre de (i) infecção da orelha média, visto que as fibras pós-ganglionares simpáticas passam através da orelha média, em proximidade com a parte petrosa do temporal; (ii) avulsão grave do plexo braquial (C7–T12) que lesiona as fibras pré-ganglionares simpáticas para o gânglio cervical cranial; ou (iii) lesões da medula espinal que interrompem o trato reticuloespinal da formação reticular bulbar que regula os neurônios motores viscerais da medula espinal.

Inervação dos músculos lisos e das glândulas do corpo

O gânglio cervical cranial inerva os vasos sanguíneos, o músculo eretor do pelo e a glândula nasal lateral na região da cabeça (Figura 10.3). Os gânglios do tronco simpático caudalmente a T4 inervam o restante da parede corporal e membros (Figura 10.4). As fibras pós-ganglionares unem-se aos nervos espinais por meio dos ramos comunicantes para inervar os vasos sanguíneos, as glândulas sudoríparas e os músculos eretores dos pelos. Essas estruturas não recebem inervação parassimpática, de modo que constituem uma exceção à inervação dupla. A atividade aumentada do sistema simpático resulta em contração do músculo liso arteriolar. Isso leva a aumento da resistência vascular periférica e elevação subsequente da pressão arterial (Tabela 10.1). Em contrapartida, a atividade diminuída do sistema simpático diminui a resistência vascular, devido ao relaxamento do músculo liso arteriolar. Por conseguinte, a diminuição da atividade simpática reduz a pressão arterial.

Inervação das vísceras torácicas

As vísceras torácicas são principalmente inervadas pelos gânglios cervicotorácico e cervical médio (Figura 10.3). A alça subclávia também pode contribuir com algumas fibras. As fibras pré-ganglionares originam-se dos segmentos da medula espinal T1–T4. Alcançam os neurônios pós-ganglionares no **gânglio cervicotorácico** por meio dos ramos comunicantes. As fibras pré-ganglionares também ascendem para a **alça subclávia** e o **gânglio cervical médio**, onde fazem sinapse com neurônios pós-ganglionares. Essas fibras inervam a vascularização e o músculo liso das vias respiratórias e do pulmão. O nervo cardíaco estrelado simpático medeia o relaxamento do músculo liso das vias respiratórias e dos vasos sanguíneos, enquanto o nervo vago provoca contração do músculo liso. A estimulação das fibras simpáticas resulta em aumento da frequência cardíaca

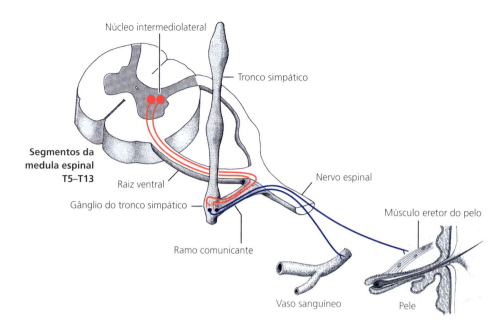

Figura 10.4 Os gânglios do tronco simpático nos segmentos T5–T13 dão origem a fibras pós-ganglionares que inervam os músculos lisos do corpo, exceto a cabeça e o pescoço.

por meio do aumento da atividade marca-passo das células do nó sinoatrial (SA), condução do impulso no nó atrioventricular (AV) e força contrátil das fibras musculares atriais e ventriculares (Tabela 10.1).

Inervação das vísceras abdominais e pélvicas

As vísceras abdominais e pélvicas são inervadas pelos segmentos da medula espinal T5–L3. Para alcançar o gânglio celíaco na cavidade abdominal, as fibras pré-ganglionares dos segmentos espinais torácicos caudais a T5 descem pelo tronco simpático e emergem como **nervo esplâncnico maior** em nível do gânglio do tronco simpático T13 (Figura 10.5). A partir do gânglio celíaco, as fibras pós-ganglionares acompanham as artérias até o estômago, duodeno, pâncreas, fígado, vesícula biliar, baço e glândulas adrenais. A motilidade do trato gastrintestinal é intensificada por fibras parassimpáticas do nervo vago. Entretanto, ainda não está bem esclarecido de que modo a divisão simpática controla o **trato gastrintestinal**. Foi especulado que as fibras adrenérgicas fazem sinapse em receptores alfa-adrenérgicos inibitórios nas células pós-ganglionares parassimpáticas do plexo mioentérico e em receptores beta-adrenérgicos inibitórios nas fibras musculares lisas. Por conseguinte, a ação peristáltica pode ser diminuída pelo sistema simpático.

A **medula adrenal** recebe fibras pré-ganglionares simpáticas dos segmentos T4 (ou T5) a L1 (ou L2). A medula adrenal é composta de células cromafins, que consistem em neurônios pós-ganglionares vestigiais. As células cromafins secretam catecolaminas (principalmente epinefrina e certa quantidade de norepinefrina) na corrente sanguínea em resposta a sinais provenientes de neurônios pré-ganglionares simpáticos. Por conseguinte, o sistema simpático regula funções das células endócrinas na glândula adrenal. As fibras pré-ganglionares dos segmentos espinais L1–L3 alcançam os gânglios abdominais e pélvicos por meio do tronco simpático (Figura 10.5). Deixam os gânglios do tronco simpático no nível de sua entrada ou descem pelo tronco simpático antes de sua saída. Cada gânglio do tronco simpático dos segmentos lombares dá origem a um **nervo esplâncnico lombar**. Esse nervo é assim denominado devido ao nível a partir do qual surge. Os primeiros cinco nervos esplâncnicos lombares inervam um ou mais dos seguintes gânglios colaterais: gânglios celíaco, mesentérico cranial, renal e gonadal.

Divisão parassimpática

> 1 De que maneira a divisão parassimpática responde a uma situação de luta ou fuga?
> 2 Descreva a inervação parassimpática da cabeça.
> 3 Descreva a inervação parassimpática das vísceras torácicas, abdominais e pélvicas.
> 4 Qual é o efeito parassimpático sobre o diâmetro da pupila e a curvatura da lente?

A divisão parassimpática do SNA conserva e restaura as fontes de energia do corpo. Por exemplo, para conservar a energia, essa divisão diminui a pressão arterial por meio da redução da frequência cardíaca. Para restaurar as fontes de energia, a divisão parassimpática aumenta a atividade digestiva por meio de aumento do fluxo sanguíneo para o trato intestinal, aumento da motilidade intestinal e estimulação da secreção das enzimas digestivas. A divisão parassimpática também media a micção ao contrair a bexiga.

Origem das fibras parassimpáticas

As fibras pré-ganglionares craniais originam-se dos núcleos parassimpáticos dos nervos oculomotor (III), facial (VII), glossofaríngeo (IX) e vago (X) (Figura 10.6). As fibras parassimpáticas do **nervo oculomotor** inervam a íris e o corpo ciliar do olho. A ativação das fibras parassimpáticas provoca contração do músculo

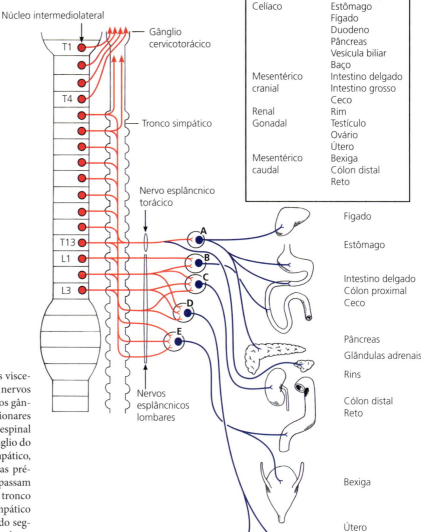

Figura 10.5 As fibras simpáticas para os órgãos viscerais abdominais e pélvicos são supridas pelos nervos esplâncnicos torácicos e lombares. Para alcançar os gânglios colaterais abdominais, as fibras pré-ganglionares dos segmentos torácicos superiores da medula espinal descem pelo tronco simpático para alcançar o gânglio do tronco simpático em T13. Deixam o tronco simpático, formando o nervo esplâncnico torácico. As fibras pré-ganglionares dos segmentos espinais L1–L3 passam pelos gânglios vertebrais L1–L3 ou descem pelo tronco simpático para alcançar os gânglios do tronco simpático caudais a L4. Cada gânglio do tronco simpático do segmento lombar dá origem a um nervo esplâncnico lombar. A, gânglio celíaco; B, gânglio mesentérico cranial; C, gânglio renal; D, gânglio gonadal; E, gânglio mesentérico caudal.

esfíncter da pupila e do músculo ciliar. Por conseguinte, a pupila torna-se menor, e a lente (cristalino), mais convexa, possibilitando maior refração da luz para a visão de perto (ver Figura 7.3). As fibras parassimpáticas do **nervo facial** inervam as glândulas salivares (mandibulares, sublinguais) e lacrimais. As fibras parassimpáticas do **nervo glossofaríngeo** inervam as glândulas parótidas e zigomáticas. Essas fibras induzem a secreção aquosa de saliva pelas glândulas salivares parótidas e zigomáticas. As fibras parassimpáticas do **nervo vago** controlam as vísceras torácicas e abdominais.

A **parte sacral do sistema parassimpático** origina-se dos segmentos espinais S2 e S3 nos cães (Figura 10.6) e S1–S3 nos gatos. As fibras pré-ganglionares são formadas pelo núcleo parassimpático sacral localizado na substância intermediária da medula sacral. As fibras pré-ganglionares seguem o seu trajeto através da raiz ventral dos nervos espinais S2 e S3, que juntos formam o **nervo pélvico** localizado na parede lateral da parte distal do reto. O nervo pélvico forma um plexo, que também recebe as fibras simpáticas do nervo hipogástrico. As fibras pré-ganglionares terminam nos gânglios pélvicos do plexo pélvico ou passam através do plexo para terminar nos gânglios terminais na parede das vísceras pélvicas. O nervo pélvico é essencial para a ereção, a ejaculação, a micção e a defecação.

Correlações clínicas

Os sinais clínicos associados a uma lesão do nervo facial dependem de sua localização. Uma lesão do nervo facial entre o bulbo e a orelha média pode causar diminuição na produção de lágrimas e desenvolvimento potencial de ceratite (do grego *keras*, córnea; *-itis*, inflamação; isto é, inflamação da córnea), perda do piscar e do reflexo palpebral e paresia (ou paralisia) facial do lado afetado da face. Se a localização da lesão for mais distal (p. ex., externa ao forame estilomastóideo), a produção de lágrimas não será afetada. Uma lesão unilateral do nervo vago não tem probabilidade de causar qualquer sinal clínico óbvio. Entretanto, a doença vagal cervical bilateral tende a induzir paralisia da laringe com dispneia (do grego *dyspnoia*, dificuldade de respirar) inspiratória, que leva à cianose (do grego *kyanos*, azul; isto é, coloração azulada da pele e das mucosas), alteração da vocalização e disfagia (do grego *dys*, difícil; *phagein*, comer; isto é, dificuldade em deglutir).

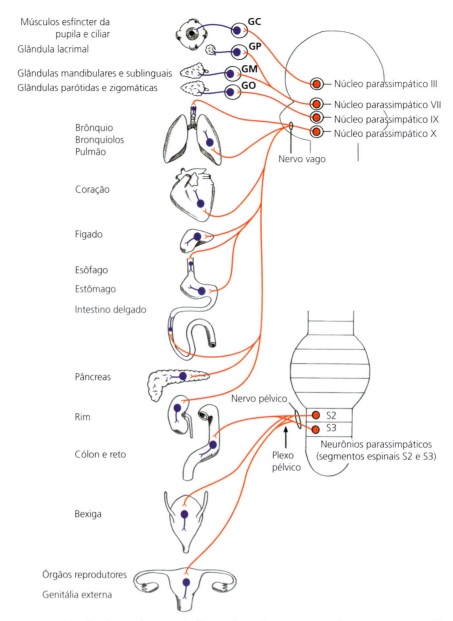

Figura 10.6 Inervação parassimpática da cabeça e do corpo. As fibras pré-ganglionares craniais deixam o tronco encefálico como parte dos nervos cranianos III, VII, IX e X. Os corpos celulares pós-ganglionares encontram-se no gânglio ciliar (GC), no gânglio pterigopalatino (GP), no gânglio mandibular (GM) e no gânglio ótico (GO). As fibras pré-ganglionares espinais deixam a medula espinal sacral (S2 e S3 nos cães) pelas raízes ventrais e formam o nervo pélvico. Os gânglios parassimpáticos para as vísceras pélvicas estão localizados no plexo do nervo pélvico na parede do reto ou na parede dos órgãos-alvo. Apenas os gânglios intramurais são mostrados nesta ilustração.

Neurotransmissores e seus receptores

1 Classifique as divisões do SNA com base nos tipos de neurotransmissores liberados nos neurônios pós-sinápticos.
2 Quais são as duas classes de receptores colinérgicos? Onde estão localizados? Qual é o seu efeito sobre os neurônios pós-sinápticos quando se ligam à acetilcolina?
3 Quais são os subtipos de receptores muscarínicos? Que funções eles desempenham?
4 Quais são as duas classes de receptores adrenérgicos; onde esses receptores são encontrados? Que funções eles desempenham?
5 Quais são os subtipos de receptores responsáveis pelos efeitos simpáticos e parassimpáticos sobre o coração e os bronquíolos dos pulmões?
6 Quais são os subtipos de receptores responsáveis pelos efeitos simpáticos e parassimpáticos sobre a bexiga?
7 Descreva a inervação autônoma das glândulas adrenais e explique como essa inervação é singular do ponto de vista estrutural e funcional.

A acetilcolina (ACh) é o neurotransmissor pré-ganglionar simpático e parassimpático. A ACh também é um neurotransmissor pós-ganglionar parassimpático. Consequentemente, a divisão parassimpática é descrita, com frequência, como **divisão colinérgica**. Em contrapartida, as fibras pós-ganglionares simpáticas, em sua maioria, liberam norepinefrina (noradrenalina), de modo que a divisão simpática é designada como **divisão adrenérgica**. A exceção a essa regra geral é representada pelas glândulas sudoríparas merócrinas (ou écrinas), que são inervadas por fibras pós-ganglionares simpáticas colinérgicas (Figura 10.7). As porções terminais dos axônios pós-sinápticos formam uma série de dilatações semelhantes a esferas (varicosidades) (Figura 10.1). São designadas como botões terminais, e os neurotransmissores estão localizados nessas varicosidades. As varicosidades do axônio permanecem próximo da superfície das células efetoras, porém geralmente não existem estruturas semelhantes na sinapse neuromuscular.

Receptores colinérgicos

Os receptores colinérgicos são classificados em dois tipos, os receptores nicotínicos e muscarínicos, com base em sua resposta seletiva à nicotina ou à muscarina (Figura 10.7). Os **receptores nicotínicos de acetilcolina** (nAChR) foram encontrados nas sinapses neuromusculares e em todos os gânglios autônomos. A ligação da ACh ao nAChR determina a abertura de seus canais iônicos, possibilitando o influxo de Na^+ e efluxo de K^+, de acordo com o gradiente eletroquímico. Os neurônios são despolarizados, visto que a força propulsora para a entrada de Na^+ dentro da célula excede de longe a do K^+ para a sua saída da célula. A ativação dos receptores nicotínicos resulta na geração de potenciais pós-sinápticos excitatórios (PPSE) do neurônio pós-sináptico.

Os **receptores muscarínicos de acetilcolina** (mAChR) são encontrados nos tecidos efetores inervados por fibras pós-ganglionares parassimpáticas. Estão também presentes nas glândulas sudoríparas merócrinas inervadas por fibras simpáticas colinérgicas (Figura 10.7). Existem vários subtipos de receptores muscarínicos (M_1, M_2, M_3) e todos estão acoplados a proteínas G ligadas a sistemas de segundos mensageiros. A ligação da ACh ao mAChR leva à geração de potenciais pós-sinápticos excitatórios ou inibitórios (PPSE ou PPSI). A resposta pós-sináptica reflete o subtipo de receptor ativado pela ACh e a abertura subsequente de canais regulados por ligantes para íons específicos. Por conseguinte, a ação da ACh em uma sinapse depende dos subtipos de receptores muscarínicos presentes no tecido. Por exemplo, os receptores M_2 são encontrados no coração (Figura 10.8) e respondem à ACh liberada dos axônios pós-ganglionares parassimpáticos por meio de redução da frequência cardíaca. Por outro lado, os receptores M_3 nos bronquíolos e na bexiga respondem à ACh por meio de contração dos músculos lisos bronquiolares e vesicais (Figura 10.9). Um fármaco anticolinérgico, a **atropina**, bloqueia os efeitos parassimpáticos. A atropina é utilizada para dilatar a pupila ou para suprimir a salivação e as secreções respiratórias.

Receptores adrenérgicos

Os **receptores adrenérgicos** são de dois tipos: os receptores **alfa** (α) e **beta** (β) (Tabela 10.1). Os **receptores alfa-adrenérgicos** são principalmente excitatórios e induzem vasoconstrição na maioria dos vasos sanguíneos, elevação da pressão arterial, constrição dos esfíncteres do trato gastrintestinal, contração do músculo liso uretral e dilatação das pupilas. Os **receptores beta-adrenérgicos** apresentam vários subtipos de receptores (p. ex., $β_1$, $β_2$, $β_3$). Os receptores $β_1$-adrenérgicos no coração (músculo cardíaco, marca-passo) aumentam a frequência cardíaca e a força da contração (Figura 10.8). Os betabloqueadores que atuam sobre os receptores $β_1$ do coração reduzem a frequência cardíaca e impedem a ocorrência de arritmias. O receptor $β_2$-adrenérgico é encontrado no músculo liso do trato gastrintestinal. Esses receptores $β_2$ relaxam o músculo liso gastrintestinal. O receptor $β_2$-adrenérgico também está presente no músculo liso vascular do coração e

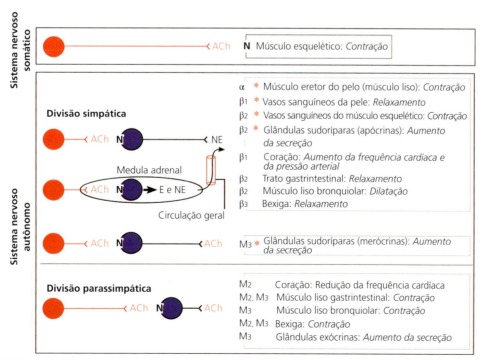

Figura 10.7 Neurotransmissores e seus receptores pós-sinápticos dos sistemas nervosos somático e autônomo. O tipo de receptor determina o efeito dos neurotransmissores sobre células efetoras. ACh, acetilcolina; E, epinefrina; NE, norepinefrina; N, receptor nicotínico colinérgico; M, receptor muscarínico colinérgico; α, receptor alfa-adrenérgico; β, receptor beta-adrenérgico. Os asteriscos indicam os tecidos inervados exclusivamente pela divisão simpática.

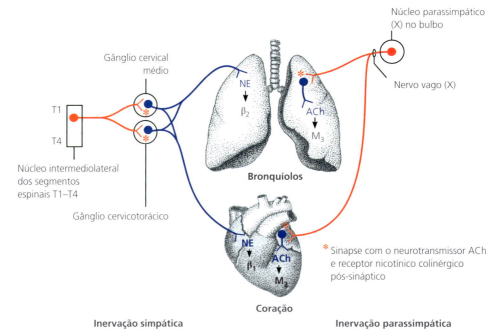

Figura 10.8 Inervação autônoma dos bronquíolos e do coração. Os neurônios pré-ganglionares simpáticos estão localizados no núcleo intermediolateral da medula espinal. Seus axônios terminam nos gânglios cervicotorácico e cervical médio. Os neurônios pré-ganglionares parassimpáticos encontram-se no núcleo parassimpático do nervo vago (X), e seus axônios terminam nos gânglios intramurais do pulmão e do coração. Ambos os neurônios pré-ganglionares simpáticos e parassimpáticos liberam ACh, que se liga aos receptores nicotínicos de ACh dos neurônios pós-sinápticos. As fibras pós-sinápticas simpáticas dos gânglios cervical médio e cervicotorácico liberam o neurotransmissor norepinefrina (NE). A NE liga-se a receptores β_2-adrenérgicos no pulmão para relaxar o músculo liso bronquiolar e aos receptores β_1 no coração para aumentar a contração cardíaca e a frequência cardíaca. O pulmão e o coração também recebem fibras pós-sinápticas parassimpáticas que liberam ACh. No pulmão, a ACh liga-se a receptores M_3 colinérgicos para causar constrição do músculo liso bronquiolar. No coração, a ACh liga-se aos receptores M_2 para diminuir a frequência cardíaca.

músculo esquelético, bem como no músculo liso bronquiolar. Os receptores β_3-adrenérgicos são encontrados na bexiga e relaxam o músculo detrusor em resposta à norepinefrina liberada do nervo hipogástrico simpático.

Micção

> 1 Que nervos autônomos e somáticos inervam a bexiga e a parte proximal da uretra? Que segmentos da medula espinal dão origem a esses nervos?
> 2 Onde se localiza o centro da micção? Qual é a sua função?
> 3 Que neurotransmissores são liberados e que receptores estão presentes na bexiga e na parte proximal da uretra?
> 4 Quais são os problemas clínicos esperados em um cão com lesão da medula espinal sacral ou do nervo pélvico?

A bexiga urinária nos cães é inervada pelo nervo hipogástrico simpático que se origina dos segmentos espinais L1–L3, pelo nervo pélvico de S2 e S3 (nos cães) e nervo pudendo de S1 a S3. O enchimento da bexiga com urina ocorre passivamente, sem grande aumento de pressão, em virtude da adaptação do músculo detrusor ao estiramento. Enquanto a bexiga está se enchendo, os neurônios sensitivos sacrais que inervam a parede da bexiga apresentam baixa atividade. À medida que a bexiga continua se enchendo, e a pressão aumenta, sinais sensitivos dos nervos hipogástrico e pélvico estimulam de modo reflexo os neurônios motores do **nervo hipogástrico** a relaxar o músculo detrusor e do **nervo pudendo** a causar constrição do músculo esfíncter da uretra, impedindo a passagem de urina (Figura 10.9). Sinais sensitivos também alcançam o centro pontino da micção e o córtex cerebral.

Quando a bexiga está próxima de sua capacidade de manter a urina, o centro pontino da micção responde a sinais sensitivos ao desencadear a contração do músculo detrusor. Essa ação é mediada pelo **trato reticulospinal pontino** que excita tanto o **nervo hipogástrico** quanto o **nervo pélvico**, enquanto inibe o **nervo pudendo**. O nervo hipogástrico, em resposta, libera norepinefrina que se liga aos receptores β_3-adrenérgicos, relaxando o músculo detrusor. O nervo pélvico libera ACh que se liga aos receptores M_3, causando contração do músculo detrusor. O nervo pudendo é inibido por interneurônios inibitórios espinais. A ativação voluntária pode superar esse reflexo da micção, estimulando os neurônios motores do nervo pudendo por meio do trato corticoespinal. Com o esvaziamento da bexiga, o disparo do nervo pélvico cessa, e o nervo pudendo começa a disparar, causando contração do músculo esfíncter da uretra.

O córtex cerebral é essencial para o reconhecimento de distensão, desconforto e dor da bexiga. Ele também inicia o controle voluntário da micção. Esse controle cortical é mediado pelo trato corticoespinal que desce no funículo lateral da medula espinal. O trato corticoespinal inerva (i) os neurônios motores inferiores do nervo pudendo que inervam o músculo esquelético uretral do esfíncter externo e (ii) os músculos abdominais. A atuação cortical na micção constitui a base para o treinamento dos animais de estimação e a marcação territorial. Por conseguinte, o músculo esfíncter externo está sujeito a um controle tanto reflexo quanto voluntário.

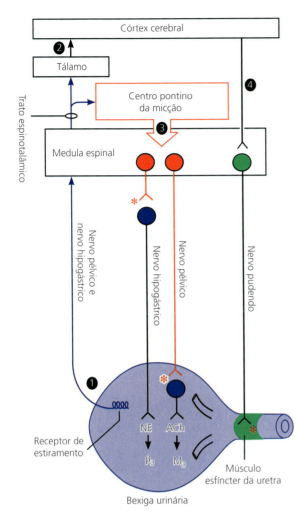

Figura 10.9 A bexiga urinária é inervada pelo nervo hipogástrico (simpático) e pelo nervo pélvico (parassimpático), enquanto a parte proximal da uretra está sob o controle do nervo pudendo (somático). As fibras sensitivas dos nervos hipogástrico e pélvico medeiam sinais a partir dos receptores de estiramento na parede da bexiga, que monitoram o estado de distensão da bexiga. Ocorre enchimento passivo da bexiga com urina, sem grande aumento na tensão. A sequência da micção é a seguinte. (1) Quando a bexiga quase alcança a sua capacidade, as fibras sensitivas começam a aumentar sua atividade. Os sinais sensitivos alcançam o tálamo e o centro pontino da micção. (2) O tálamo projeta-se para o córtex cerebral somatossensorial para o reconhecimento de distensão, desconforto e dor da bexiga. (3) O centro da micção inicia a micção, estimulando o nervo pélvico que desencadeia a contração da bexiga, e inibindo o nervo pudendo para relaxar a uretra. Com o esvaziamento da bexiga, os receptores sensitivos na parede da bexiga não são mais ativados. Subsequentemente, os nervos hipogástrico, pélvico e pudendo retomam a sua atividade normal. Isso resulta em relaxamento da parede da bexiga e fechamento do esfíncter para novo enchimento da bexiga com urina. (4) O córtex cerebral é essencial para o reconhecimento de distensão, desconforto e dor da bexiga. O córtex cerebral também inicia o controle voluntário da micção. Por conseguinte, o músculo esfíncter externo está sujeito a um controle tanto reflexo quanto voluntário. Os asteriscos indicam sinapse com o neurotransmissor ACh e os receptores nicotínicos pós-sinápticos de ACh.

O cólon e o reto, à semelhança da bexiga, são inervados pelo sistema tanto simpático quanto parassimpático. A inervação simpática do músculo **esfíncter interno do ânus** é excitatória, porém é inibitória para o cólon descendente e o reto. As fibras pré-ganglionares parassimpáticas do plexo sacral inervam o músculo **estriado esfíncter externo do ânus** por meio do plexo sacral e nervo pudendo. As grandes lesões da medula espinal cranial aos segmentos sacrais tendem a afetar o controle voluntário da defecação, podendo resultar em certo grau de retenção fecal. Todavia, a motilidade gastrintestinal também é regulada pelos neurônios intrínsecos do plexo mioentérico, e essas lesões da medula espinal não tendem a afetar o fluxo do conteúdo intestinal e levam habitualmente à evacuação involuntária.

Correlações clínicas

Com frequência, a ocorrência de **lesão dos segmentos espinais C1–L7** está associada à compressão da medula espinal (p. ex., hérnia de disco), fratura ou lesão vascular. A micção depende tanto do trato espinotalâmico ascendente quanto do trato reticulospinal pontino descendente. Se esses tratos forem acometidos por uma lesão, não haverá sensação vesical, nem micção voluntária. A bexiga enche-se até que a pressão no seu interior ultrapasse a pressão do esfíncter. Embora o aumento da pressão abdominal frequentemente leve ao extravasamento de urina, a retenção de urina é sempre alta. O cão não percebe o enchimento da bexiga nem o extravasamento de urina, devido à ausência de sinais sensitivos que alcançam o córtex cerebral. A ocorrência de lesão do trato corticoespinal remove seu efeito sobre os neurônios motores inferiores do nervo pudendo, resultando em hipertonicidade do esfíncter externo. À medida que a bexiga continua se distendendo, a evacuação manual da urina torna-se difícil e até mesmo perigosa. A pressão excessiva dentro da bexiga provoca refluxo da urina, aumentando o risco de desenvolvimento de pielonefrite (do grego *pyelos*, pelve renal; *nephros*, rim; *-itis*, inflamação; isto é, inflamação do rim). Além disso, a parede da bexiga torna-se extremamente fina com a hiperdistensão, e a evacuação manual da urina pode causar ruptura da bexiga.

As **lesões dos segmentos sacrais da medula espinal** levam ao extravasamento da urina, devido à bexiga distendida atônica e ao baixo tônus do esfíncter externo da uretra. A expressão manual da urina pode ser realizada com pouca resistência. Pode ocorrer lesão de segmentos sacrais ou raízes nervosas por fratura sacral ou isquemia. O animal apresenta ausência ou diminuição do reflexo perineal. As **lesões do nervo pélvico** levam à bexiga atônica, e o animal é incapaz de urinar. Essa condição resulta de paralisia do músculo detrusor, acompanhada de resistência normal da uretra mantida pelo nervo pudendo. Com a distensão da bexiga, ocorre extravasamento de urina. A evacuação manual da urina pode ser realizada com pouca resistência.

Autoavaliação

As respostas encontram-se no final do capítulo.

1 Os corpos celulares dos neurônios pós-ganglionares simpáticos que desempenham um papel na dilatação da pupila estão localizados no:
   A Núcleo intermediolateral
   B Gânglio cervical cranial
   C Gânglio ciliar
   D Gânglio cervicotorácico
   E Núcleo motor do nervo oculomotor (III)

2 Tecido inervado exclusivamente pela divisão simpática:
   A Vasos sanguíneos do músculo esquelético
   B Trato gastrintestinal
   C Coração
   D Bexiga
   E Músculo liso bronquiolar

Parte 1 | Neurofisiologia

3 Os corpos celulares dos neurônios pós-ganglionares parassimpáticos estão localizados nos gânglios do tronco simpático.
A Verdadeiro
B Falso

4 Qual a afirmativa verdadeira sobre a inervação autônoma da medula adrenal?
A A medula adrenal é inervada por ambas as divisões simpática e parassimpática
B A medula adrenal é inervada apenas pela divisão parassimpática
C Os neurônios pré-ganglionares simpáticos inervam as células cromafins na medula
D As células cromafins liberam ACh em resposta a seus estímulos pré-ganglionares

5 A contração da bile é mediada por:
A Núcleo intermediolateral
B Gânglio cervical cranial
C Núcleo parassimpático do nervo vago
D Gânglio cervicotorácico
E Núcleo parassimpático do nervo oculomotor

6 A síndrome de Horner resulta de uma lesão que acomete:
A O nervo vago
B O gânglio cervicotorácico
C A medula espinal lombar
D O nervo pélvico

7 O nervo periférico que desencadeia a contração do músculo detrusor da bexiga é:
A O nervo hipogástrio
B O nervo pélvico
C O nervo pudendo
D O nervo vago

8 A ausência de micção voluntária associada a uma forte resistência à evacuação manual da bexiga sugere que a lesão mais provavelmente acomete:
A Os segmentos espinais T3–T5
B Os segmentos espinais S1–S3
C O nervo hipogástrico
D O nervo pudendo

9 Os neurônios pós-ganglionares simpáticos que inervam o coração liberam o neurotransmissor _____, que se liga a receptores _____.
A Acetilcolina, muscarínicos (M_2)
B Acetilcolina, nicotínicos
C Norepinefrina, adrenérgicos (β_1)
D Norepinefrina, adrenérgicos (β_2)
E Norepinefrina, muscarínicos (M_2)

10 Um cão apresenta os seguintes sinais clínicos: (i) dilatação pupilar do olho direito, (ii) estrabismo lateral do olho direito e (iii) ptose da pálpebra direita. A lesão provavelmente acomete a(o):
A Ponte
B Mesencéfalo
C Bulbo
D Medula espinal

11 Qual dos seguintes sinais não constitui uma característica da síndrome de Horner?
A Miose
B Estrabismo
C Ptose
D Protrusão da terceira pálpebra
E Enoftalmia

Leitura sugerida

Andersson, P.O., Sjogren, C., Uvnas, B. and Uvnas-Moberg, K. (1990) Urinary bladder and urethral responses to pelvic and hypogastric nerve stimulation and their relation to vasoactive intestinal polypeptide in the anesthetized dog. *Acta Physiologica Scandinavica* 138:409–416.

Cummings, J.F. (1969) Thoracolumbar preganglionic neurons and adrenal innervation in the dog. *Acta Anatomica* 73:27–37.

De Lahunta, A. and Glass, E. (2009) *Veterinary Neuroanatomy and Clinical Neurology*, 3rd edn. Saunders Elsevier, St Louis, MO.

Federici, A., Rizzo, A. and Cevese, A. (1985) Role of the autonomic nervous system in the control of heart rate and blood pressure in the defence reaction in conscious dogs. *Journal of the Autonomic Nervous System* 12:333–345.

Marley, E. and Prout, G.I. (1968) Innervation of the cat's adrenal medulla. *Journal of Anatomy* 102:257–273.

Milner, P. and Burnstock, G. (1995) Neurotransmitters in the autonomic nervous system. In: *Handbook of Autonomic Nervous System Dysfunction* (ed. A.D. Korczyn), pp. 5–32. Marcel Dekker, New York.

Petras, J.M. and Faden, A.I. (1978) The origin of sympathetic preganglionic neurons in the dog. *Brain Research* 144:353–357.

Randall, W.C., Pace, J.P., Wechsler, J.S. and Kim, K.S. (1969) Cardiac responses to separate stimulation of sympathetic and parasympathetic components of the vagosympathetic trunk in the dog. *Cardiologia* 54:104–108.

Taira, N. (1972) The autonomic pharmacology of the bladder. *Annual Review of Pharmacology* 12:197–208.

Respostas

1	B	**7**	B
2	A	**8**	A
3	B	**9**	C
4	C	**10**	B
5	E	**11**	B
6	B		

PARTE 2

Líquidos Corporais e Homeostasia

Editor da parte: William O. Reece

11

Água Corporal | Propriedades e Funções

William O. Reece

Parte 2 | Líquidos Corporais e Homeostasia

Propriedades físico-químicas das soluções, 99
  Difusão, 99
  Osmose e pressão osmótica, 100
  Tonicidade das soluções, 101
  Interconversão das unidades de medida, 103
Distribuição da água corporal, 104
  Água corporal total e compartimentos de líquidos, 104
  Líquidos intracelular e extracelular, 104
  Movimento da água entre os compartimentos de líquidos, 105
Equilíbrio hídrico, 105
  Ganho de água, 106

Perda de água, 106
  Necessidades de água, 107
Desidratação, sede e aporte de água, 107
  Desidratação, 107
  Estímulo para a sede, 107
  Alívio da sede, 107
Adaptação à falta de água, 108
  Camelos, 108
  Ovelhas e jumentos, 108
Autoavaliação, 108

A água é o constituinte mais abundante dos líquidos corporais e compreende cerca de 60% do peso corporal total. É o solvente das substâncias químicas presentes no corpo, e as soluções aquosas assim formadas constituem os meios transportados por difusão para dentro das células. As propriedades físicas da água a tornam ideal para essa função de transporte. Possui calor específico relativamente alto, de modo que o calor das células é absorvido com elevação mínima da temperatura. A água também proporciona a lubrificação necessária para reduzir ao máximo o atrito associado ao fluxo de líquidos, movimento celular e movimento das partes do corpo. Além dessas propriedades físicas da água, a compreensão das propriedades físico-químicas das soluções aquosas é fundamental quando se consideram os numerosos fenômenos fisiológicos, que incluem manutenção do tamanho das células, função renal na produção de urina, movimento dos gases respiratórios, produção de impulsos nervosos, dinâmica capilar e muitos outros. Na prática da medicina veterinária, o conhecimento das soluções é utilizado no planejamento de esquemas de tratamento para a reposição hídrica e a perda de eletrólitos.

Propriedades físico-químicas das soluções

1 Como a difusão facilitada difere da difusão simples?

2 Quais são as partes da membrana celular (proteínas ou lipídios) responsáveis pela difusão das substâncias hidrossolúveis? Quais são as partes consideradas como poros?

3 Como o transporte ativo difere da difusão facilitada?

4 Defina osmose.

5 Defina uma membrana semipermeável.

6 Defina pressão osmótica e explique como é determinada.

7 Como a membrana seletivamente permeável difere de uma membrana semipermeável?

8 No que concerne ao tônus, como a pressão osmótica efetiva de uma solução difere da pressão osmótica medida?

9 Qual a diferença entre hemoglobinemia e hemoglobinúria?

Quando H.F. Weisberg tratou desse assunto, ele aparentemente teve a percepção de sua importância básica quando citou o seguinte verso bíblico (Provérbios 4:7): "A sabedoria é a coisa principal; adquire pois a sabedoria: sim, com tudo o que possuis adquire o entendimento." É nesse contexto que são apresentadas as propriedades físico-químicas das soluções: com ênfase no entendimento.

Difusão

A **difusão simples** refere-se ao movimento aleatório de moléculas, íons e partículas de coloides em suspensão sob a influência do **movimento browniano (térmico)**. O movimento browniano é observado quando a luz brilha através do ar e as partículas de poeira podem ser vistas em movimento aleatório. O movimento das partículas de poeira é causado pelo bombardeio das moléculas de ar. Esse mesmo movimento aleatório ocorre entre o ar e a poeira ou entre dois diferentes metais colocados lado a lado. Com o passar do tempo, os dois metais irão se fundir. Esse processo ainda constitui uma difusão simples. Se houver um **gradiente de concentração** (diferencial), as moléculas, os íons e as partículas coloidais tendem a se deslocar da área de sua maior concentração para a área de menor concentração. O movimento é específico de cada substância, isto é, o Na^+ irá se difundir da área de sua maior concentração para a área de menor concentração, independentemente da presença e das concentrações de outras substâncias. Quando as moléculas e os íons se dispersam igualmente, o movimento aleatório continua, porém não resulta em movimento ou fluxo efetivo; isso representa um estado de equilíbrio. Não há necessidade de energia para a difusão simples.

As barreiras à difusão no corpo dos animais geralmente são constituídas pelas membranas das células. As membranas consistem em uma bicamada lipídica, que é uma fina película de lipídios com apenas duas moléculas de espessura através da qual as substâncias lipossolúveis (particularmente dióxido de

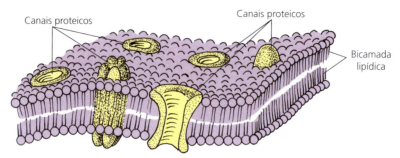

Figura 11.1 Estrutura de uma membrana celular. A bicamada lipídica é representada por uma fina película de lipídios com espessura de duas moléculas. Os canais proteicos (poros) podem ser compostos de uma única proteína ou de um agrupamento de proteínas. Os canais podem ter especificidade para determinadas substâncias, ou podem ser restritivos quanto ao tamanho. Praticamente toda a água se difunde através dos canais proteicos. Adaptada de Reece, W.O. (2009) *Functional Anatomy and Physiology of Domestic Animals,* 4th edn. Wiley-Blackwell, Ames, IA.

carbono e oxigênio) podem se difundir com facilidade (Figura 11.1). Pode ocorrer **difusão facilitada** de outras substâncias, na qual é necessário um carreador (Figura 11.2). Entretanto, a difusão facilitada de qualquer substância ainda ocorre da área de sua maior concentração para a área de menor concentração, e, como no caso da difusão simples, não há necessidade de energia. Como as membranas celulares são predominantemente lipídicas, elas são relativamente hidrofóbicas (*i. e.*, repelem a água), e a difusão da água através da bicamada lipídica prossegue com dificuldade; entretanto, a água pode se difundir através de canais proteicos. Os **canais proteicos** (Figura 11.1) consistem em grandes moléculas de proteína entremeadas na película de lipídios, que proporcionam vias estruturais (**poros**) não apenas para a água, mas também para substâncias hidrossolúveis. Algumas substâncias podem ser excluídas do processo de difusão através dos poros em virtude de seu grande tamanho; em contrapartida, a difusão pode ser facilitada devido a outros fatores, como o tamanho relativamente menor da substância, sua carga elétrica (p. ex., a carga negativa do poro ajuda na difusão do Na^+) ou a especificidade do canal proteico (p. ex., canais iônicos específicos). Outros canais proteicos atuam como proteínas carreadoras para o transporte de substâncias em direção oposta à sua via natural de difusão. Esse processo é conhecido como **transporte ativo**. Embora o transporte da glicose na maioria das células do corpo ocorra por difusão facilitada, existem exceções no lúmen dos túbulos renais e no lúmen do intestino, onde o transporte ativo está envolvido. Nesses locais, a glicose é continuamente transportada do lúmen, onde a sua concentração pode ser mínima, para o sangue, onde está presente em altas concentrações. A perda de glicose do corpo é evitada nesses locais por meio de seu transporte ativo. O transporte ativo exige não apenas um carreador, mas também energia.

Osmose e pressão osmótica

A substância mais abundante no organismo que sofre difusão é a água. A difusão da água ocorre de maneira relativamente fácil em todo o corpo. A quantidade que se difunde para dentro das células é habitualmente equilibrada por uma quantidade igual que se difunde para fora. A **osmose** refere-se ao processo de difusão da água através de uma membrana semipermeável, de uma solução com maior concentração de água para uma solução com menor concentração de água. (É importante assinalar que é a difusão de água.) Uma **membrana semipermeável** é uma membrana permeável (*i. e.*, que permite a passagem) à água, mas não aos solutos. Quando se comparam concentrações de soluções aquosas, está implícito que a solução com a maior quantidade de água é a que possui menor concentração de solutos. A Figura 11.3 ilustra uma situação na qual pode ocorrer osmose, onde duas concentrações diferentes de água estão separadas por uma membrana semipermeável. Ocorre difusão efetiva do compartimento com maior concentração de água, o compartimento 1, para o de menor concentração de água, o compartimento 2.

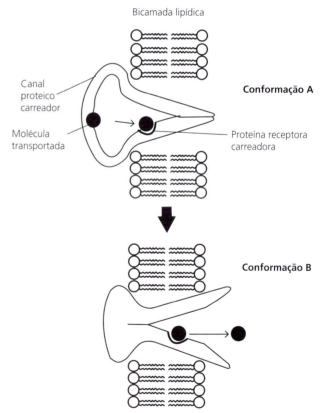

Figura 11.2 Mecanismo postulado de difusão facilitada. **A.** A molécula transportada entra no canal proteico e liga-se ao receptor no sítio de ligação. **B.** Após a ligação, o canal proteico sofre uma mudança de conformação para abrir o canal no lado oposto, e a molécula transportada é liberada, resultando em retorno da conformação original do canal proteico. De Reece, W.O. (2009) *Functional Anatomy and Physiology of Domestic Animals,* 4th edn. Wiley-Blackwell, Ames, IA. Reproduzido, com autorização de Wiley.

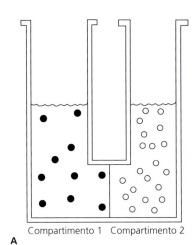 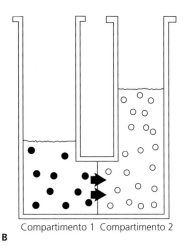

Figura 11.3 Osmose (**A**) Antes da osmose. São colocados volumes iguais de soluções aquosas (os solutos são representados por círculos pretos e círculos abertos) em compartimentos separados por uma membrana permeável à água, mas não aos solutos (membrana semipermeável). A solução aquosa no compartimento 1 apresenta a uma concentração mais alta de água (menor concentração de soluto). **B.** Durante a osmose. A osmose (difusão de água) ocorre do compartimento 1 para o compartimento 2 (da concentração mais alta de água para a concentração menor de água), e observa-se um aumento do nível de água no compartimento 2. De Reece, W.O. (2009) *Functional Anatomy and Physiology of Domestic Animals,* 4th edn. Wiley-Blackwell, Ames, IA. Reproduzida, com autorização, de Wiley.

A medida quantitativa da tendência da água a sofrer difusão é a **pressão osmótica**. No exemplo anterior, é a pressão que deveria ser aplicada ao compartimento com menor concentração de água (compartimento 2) para impedir a difusão efetiva de água do compartimento com concentração mais alta de água (compartimento 1). No corpo dos animais, a pressão osmótica é uma pressão potencial, visto que a osmose não é impedida quando existem desequilíbrios da água. O número de **partículas em uma solução** (*i. e.*, íons, moléculas) determina a sua pressão osmótica; quanto maior o número de partículas, mais alta a pressão osmótica. No caso de duas soluções aquosas de NaCl separadas por uma membrana que permite a difusão de água, mas não de NaCl, a pressão osmótica mais alta é medida na solução que contém a concentração mais alta de NaCl (a menor concentração de água). A água irá se difundir para a área de maior pressão osmótica.

São usadas **concentrações osmolares** para expressar a força osmótica das soluções (p. ex., urina, plasma, NaCl). Um mol de uma substância não dissociada (não ionizada) é igual a 1 **osmol**. Quando uma substância se dissocia em dois íons (NaCl → Na^+ e Cl^-), 0,5 mol da substância corresponde a 1 osmol. O número de partículas, e não a massa do soluto, é que determina a pressão osmótica. Um litro de uma solução que contém 300 mosmol de 0,3 mol/ℓ de glicose (que não se dissocia) exerce a mesma pressão osmótica que uma solução contendo 300 mosmol de 0,15 mol/ℓ de NaCl. De modo semelhante, a osmolalidade de uma amostra de urina (muitas substâncias, tanto ionizadas quanto não dissociadas) medida como 300 mosmol exerce a mesma pressão osmótica do que as soluções anteriores de glicose e de NaCl.

A Tabela 11.1 fornece uma comparação da pressão osmótica de várias soluções. Os valores foram determinados por meio de um osmômetro e são expressos em **osmolalidade (mosmol/kg H_2O)**. Um osmômetro é um instrumento para medir a osmolalidade por depressão do ponto de congelamento ou redução da pressão de vapor (propriedades coligativas). Os valores obtidos são representativos da difusão através de membranas semipermeáveis. Observe que a urina bovina apresenta uma pressão osmótica 3,3 vezes maior que a do plasma bovino (menor concentração de água, concentração de solutos mais alta que a do plasma bovino). A urina canina tem uma pressão osmótica 6,1 vezes maior que a do plasma canino. A urina é formada a partir do plasma, e os caninos têm maior potencial de concentrar a urina do que os bovinos.

Tonicidade das soluções

As membranas no corpo variam quanto à sua permeabilidade e permitem a difusão de certos solutos (bem como de água). Trata-se de **membranas seletivamente permeáveis**. A pressão osmótica medida de uma solução contendo solutos passíveis de difusão através das membranas não seria, portanto, um índice de sua tendência a causar osmose. Em verdade, a **tonicidade de uma solução** é definida, que é a **pressão osmótica efetiva**. Apenas as partículas (moléculas, íons) às quais a membrana não é permeável contribuem para a tonicidade. Os princípios de osmose continuam prevalecendo, exceto que, agora, a água difunde-se para o compartimento de maior pressão osmótica efetiva. A Figura 11.4 ilustra a tonicidade das soluções. Duas soluções de iguais volumes e números de partículas estão

Tabela 11.1 Osmolalidade de várias soluções, determinada por osmometria com redução da pressão de vapor.*

Identificação da solução	Osmolalidade (mosmol/kg H_2O)
Plasma bovino	302
Urina bovina	1.031
Leite de vaca (desnatado)	272
Plasma canino	312
Urina canina	1.904
Água da torneira	58

*Valores obtidos de exercícios realizados por estudantes no laboratório.
Fonte: Reece, W.O. (2009) *Functional Anatomy and Physiology of Domestic Animals,* 4th edn. Wiley-Blackwell, Ames, IA. Reproduzida, com autorização, de Wiley.

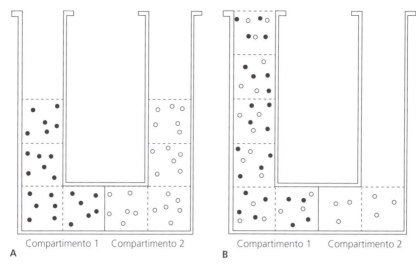

Figura 11.4 Exemplo hipotético de tonicidade das soluções. **A.** Antes da osmose. Duas soluções aquosas (os solutos são representados por círculos pretos e círculos abertos) de pressão osmótica igual são separadas por uma membrana permeável à água e aos solutos representados por círculos abertos (membrana seletivamente permeável). **B.** Durante a osmose. A pressão osmótica efetiva só é exercida pelo soluto representado por círculos pretos, e a água sofre difusão do compartimento 2 para o compartimento 1. Em equilíbrio, o soluto representado por círculos abertos apresenta uma nova concentração mais baixa que é igual através dos compartimentos 1 e 2. As linhas tracejadas representam divisões de igual volume. De Reece, W.O. (2009) *Functional Anatomy and Physiology of Domestic Animals*, 4th edn. Wiley-Blackwell, Ames, IA. Reproduzida, com autorização, de Wiley.

separadas por uma membrana que permite a passagem de água e das partículas no compartimento 2. Cada solução possui a mesma pressão osmótica medida (a mesma concentração de partículas). Como o compartimento 1 contém partículas que não podem sofrer difusão através da membrana, essas partículas são as que contribuem para uma pressão osmótica efetiva, e, como a solução no compartimento 2 não tem nenhuma pressão osmótica efetiva (visto que as partículas são difusíveis), a água difunde-se para a maior pressão osmótica efetiva ou do compartimento 2 para o compartimento 1. Nesse exemplo, a difusão efetiva de água cessa quando a pressão resultante do peso da solução no compartimento 2 opõe-se à difusão resultante da pressão osmótica efetiva no compartimento 1.

Do ponto de vista prático, a tonicidade de soluções que podem ser infundidas no sangue de animais é habitualmente comparada com a solução existente dentro dos eritrócitos. A solução dos eritrócitos está em equilíbrio osmótico com o plasma (a parte líquida do sangue). Uma solução infundida é **hipotônica** se tiver menor pressão osmótica efetiva do que a solução dos eritrócitos, enquanto é **hipertônica** se tiver uma pressão osmótica efetiva mais alta que a solução dos eritrócitos.

O efeito de soluções de diferentes tonicidades sobre os eritrócitos é ilustrado na Figura 11.5. Um eritrócito colocado na solução A aumenta de volume. Essa solução precisa ter menor pressão osmótica efetiva do que a solução do eritrócito (a água difunde-se para a maior pressão osmótica efetiva) e é classificada como hipotônica em relação ao plasma. Na solução B, não há nenhuma mudança no tamanho do eritrócito. A solução no béquer e a do eritrócito precisam ter a mesma pressão osmótica efetiva, e a solução do béquer é classificada como **isotônica** em relação ao plasma. O eritrócito na solução C apresenta uma redução de tamanho, indicando uma perda de água eritrocitária para a solução do béquer. Nesse caso, a maior pressão osmótica efetiva é encontrada na solução C (a água difunde-se para a maior pressão osmótica efetiva). A perda de água dos eritrócitos causada por soluções hipertônicas faz com que a célula adquira uma aparência enrugada, e essas células são descritas como **crenadas**.

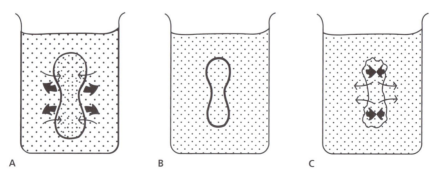

Figura 11.5 Efeito da tonicidade de uma solução sobre os eritrócitos. **A.** A solução é hipotônica, e ocorre aumento de volume do eritrócito. **B.** A solução é isotônica, e não há nenhuma mudança no volume do eritrócito. **C.** A solução é hipertônica, e o eritrócito diminui de tamanho. As setas espessas indicam a direção de mudança no volume da célula. As setas finas indicam a direção de difusão da água. De Reece, W.O. (2009) *Functional Anatomy and Physiology of Domestic Animals*, 4th edn. Wiley-Blackwell, Ames, IA. Reproduzida, com autorização, de Wiley.

A Tabela 11.2 fornece os resultados de um exercício de laboratório, em que eritrócitos de um cão foram colocados em diferentes concentrações de soluções de NaCl. A solução de NaCl de 0,167 mol/ℓ (0,977%) foi considerada isotônica para os eritrócitos desse cão (nenhuma mudança de volume). Tanto a solução de 0,15 mol/ℓ (0,877%) quanto a de 0,10 mol/ℓ (0,585%) foram hipotônicas (aumento de volume), enquanto a solução de 0,3 mol/ℓ (1,76%) foi decididamente hipertônica (diminuição de volume).

Os eritrócitos variam na sua capacidade de resistir à **hemólise** (ruptura dos eritrócitos com liberação de hemoglobina). Os eritrócitos mais velhos são mais frágeis e seriam os primeiros a sofrer hemólise em soluções com tonicidade reduzida. A fragilidade dos eritrócitos também pode aumentar em decorrência de certas doenças ou exposição a toxinas e substâncias. O grau de fragilidade pode ser determinado pelo **teste de fragilidade osmótica**. O sangue de um animal é colocado em soluções de NaCl de concentrações decrescentes. O percentual de hemólise é determinado para cada solução, em comparação com uma solução na qual se espera uma hemólise de 100%. Os resultados de um teste de fragilidade osmótica em um cão normal são apresentados na Tabela 11.3 e são comparados com os de uma cabra normal (caprino). É evidente que os eritrócitos caprinos são menos resistentes à hemólise do que os eritrócitos caninos quando colocados em soluções de hipotonicidade crescente.

Tabela 11.2 Mudanças no volume dos eritrócitos caninos atribuíveis à tonicidade da solução de NaCl.*

Solução		
Molaridade	Percentual	Mudança de volume (percentual)
0,3	1,76	−16,7
0,167	0,977	0,0
0,15	0,877	+2,0
0,10	0,585	+16,7

*Valores obtidos em exercícios de laboratório realizados por estudantes.
Fonte: Reece, W.O. (2009) Functional Anatomy and Physiology of Domestic Animals, 4th edn. Wiley-Blackwell, Ames, IA. Reproduzida, com autorização, de Wiley.

Tabela 11.3 Fragilidade osmótica de eritrócitos de cães normais (caninos) e cabras normais (caprinos).*

Solução (porcentagem de NaCl)	Cães normais (porcentagem de hemólise)	Cabras normais (porcentagem de hemólise)
0,85	0,0	0,0
0,75	0,6	2,1
0,65	0,7	88,0
0,60	1,7	93,6
0,55	14,0	97,7
0,50	67,4	97,7
0,45	94,4	97,7
0,40	95,7	100,0
0,35	100,0	100,0
0,30	100,0	100,0

*Valores obtidos em exercícios de laboratório realizados por estudantes.
Fonte: Reece, W.O. (2009) Functional Anatomy and Physiology of Domestic Animals, 4th edn. Wiley-Blackwell, Ames, IA. Reproduzida, com autorização, de Wiley.

Enquanto os eritrócitos caninos são descritos como discos bicôncavos, os eritrócitos caprinos são mais esféricos; por conseguinte, o potencial de expansão é mínimo, e a hemólise ocorre mais precocemente.

As soluções que provocam aumento dos eritrócitos podem ser hipotônicas o suficiente para causar hemólise dos eritrócitos. A hemoglobina nos eritrócitos confere à solução a sua cor vermelha. O plasma de um animal no qual ocorre hemólise apresenta certo grau de coloração avermelhada, dependendo da extensão da hemólise (o plasma é habitualmente de coloração amarelo-claro a incolor). Isso é conhecido como **hemoglobinemia**. Algumas vezes, a hemólise é tão pronunciada que a hemoglobina entra nos túbulos renais e aparece na urina. Nessa condição, denominada **hemoglobinúria**, a urina adquire uma cor avermelhada.

Interconversão das unidades de medida

A composição e a concentração das soluções são expressas de modo variável em moles, osmoles e equivalentes, e cada uma dessas medidas tem uma referência com o peso em gramas a partir do qual podem derivar. Essas unidades estão relacionadas, e podem ser feitas interconversões, que devem seguir as vias apresentadas na Figura 11.6.

Os problemas listados a seguir são frequentemente encontrados quando se preparam soluções para infusão ou quando se interpreta o conteúdo apresentado em bulas de soluções comercialmente preparadas. Esses problemas irão ampliar sua compreensão e suas habilidades relacionadas com as propriedades físico-químicas das soluções.

Questão 1: Quantos gramas serão necessários para preparar 1 ℓ de uma solução de glicose a 5%?

Resposta

Passo 1: Porcentagem de uma solução = concentração de solutos em gramas por 100 mℓ de solução aquosa. Por conseguinte, uma solução de glicose a 5% deve conter 5 g por 100 mℓ.

Passo 2: Como é necessário 1 ℓ (1.000 mℓ), a quantidade de glicose deve ser (5 g × 1.000)/100 = 50 g

Questão 2: Qual é a molaridade de uma solução de NaCl contendo 8,775 g/ℓ?

Resposta

Passo 1: Molaridade = g por ℓ/peso molecular (PM)

Passo 2: Peso molecular do NaCl; portanto, molaridade = 8,775/58,5 = 0,15 mol/ℓ

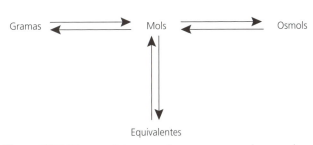

Figura 11.6 Vias para interconversão em gramas, moles, osmoles e equivalentes. De Reece, W.O. (2009) *Functional Anatomy and Physiology of Domestic Animals*, 4th edn. Wiley-Blackwell, Ames, IA. Reproduzida, com autorização, de Wiley.

Questão 3: Qual é a osmolaridade de uma solução de 0,1 mol/ℓ de $CaCl_2$?

Resposta

Passo 1: A osmolaridade é uma medida da pressão osmótica, que é determinada pelo número de partículas

Passo 2: Uma molécula de $CaCl_2$, quando colocada em solução, deve ionizar e fornecer três partículas (uma de Ca^{2+} e duas de Cl^-)

Passo 3: Osmolaridade (para moléculas que sofrem ionização em solução) = número de íons da molécula $\times$ molaridade = 3 $\times$ 0,1 = 0,3 osmol = 300 mosmol (miliosmol)

Questão 4: Quantos gramas são necessários para fazer 1 ℓ de uma solução de 300 mosmol de NaCl?

Resposta

Passo 1: 300 mosmol NaCl = 150 mmol/ℓ NaCl = 0,15 mol/ℓ NaCl

Passo 2: g/ℓ = molaridade $\times$ PM = 0,15 $\times$ 58,5 = 8,775 g

Questão 5: Quantos equivalentes (mEq/ℓ) de Na^+ e Cl^- estão contidos em uma solução 0,15 mol/ℓ de NaCl?

Resposta

Passo 1: O NaCl é uma molécula monovalente

Passo 2: Eq para cada íon = 1 (valência) $\times$ molaridade = 0,15 Eq Na^+ e Cl^- = 150 mEq Na^+ + 150 mEq Cl^-

Questão 6: Quantos equivalentes (mEq/ℓ) de Ca^{2+} e Cl^- estão contidos em uma solução 0,1 mol/ℓ de $CaCl^2$?

Resposta

Passo 1: O $CaCl_2$ é uma molécula divalente

Passo 2: Eq para cada íon = 2 (valência) $\times$ molaridade = 2 $\times$ 0,1 = 0,2 Eq Ca^{2+} e 0,2 Eq Cl^- = 200 mEq Ca^{2+} e 200 mEq Cl^-

Questão 7: Qual é a osmolaridade (mosmol/ℓ) de uma solução de $CaCl_2$ contendo 200 mEq de Ca^{2+} e 200 mEq de Cl^-?

Resposta

Passo 1: Converter miliequivalentes em milimols (mEq/valência = 200/2 = 100 mmol/ℓ de $CaCl_2$

Passo 2: Converter mmol/ℓ em mosmol = 100 mmol/ℓ $\times$ número de átomos por molécula (partículas) = 100 $\times$ 3 = 300 mosmol

Distribuição da água corporal

> **1** Como a água e o líquido diferem um do outro?
>
> **2** Qual a porcentagem do peso corporal constituída por água?
>
> **3** Quais são os dois principais compartimentos corporais de água e qual é a porcentagem do peso corporal representada por cada um deles?
>
> **4** Defina líquido intersticial. Qual é o espaço que ele ocupa?
>
> **5** Qual a substância que confere à água intersticial as características de um gel?
>
> **6** Líquido intravascular e plasma são sinônimos? Por que o volume plasmático tem um valor maior do que a água plasmática?

Os termos "água" e "líquido" são quase iguais, porém diferem na medida em que um líquido, como aquele encontrado no corpo, contém não apenas água, mas também solutos. A medida do volume de um compartimento inclui habitualmente todo o espaço ocupado pela água e pelos solutos. Por exemplo, o plasma sanguíneo é um líquido, porém o seu volume é ligeiramente maior do que o espaço ocupado pela água que ele contém. Para fins práticos, os compartimentos são designados como **compartimentos de líquidos**, visto que o volume de líquido, mais do que o volume de água, é o volume habitualmente medido.

Água corporal total e compartimentos de líquidos

A água corporal total (ACT) refere-se à soma da água contida em divisões arbitrárias de sua distribuição entre os compartimentos intracelular e extracelular. O compartimento extracelular ainda pode ser subdividido em compartimentos intersticial, intravascular e transcelular.

A ACT é variável e depende principalmente da quantidade de gordura no corpo. O tecido adiposo é excepcional pelo seu baixo conteúdo de água (10% ou menos); por conseguinte, o conteúdo total de água de um animal gordo será menor que o de um animal magro. No gado muito magro, cerca de 70% do peso corporal consistem em água, ao passo que, nos animais muito gordos, a ACT pode responder por apenas 40%. O animal médio (nem gordo nem magro) provavelmente apresenta um equivalente de água de 60% de seu peso corporal.

Líquidos intracelular e extracelular

Cerca de dois terços da água corporal encontram-se no interior das células, constituindo o **líquido intracelular (LIC)**. As quantidades expressas como porcentagem do peso corporal são valores médios e podem variar. Toda a água que não se encontra dentro das células é designada como **líquido extracelular (LEC)** ou fora das células. Inclui o **líquido intersticial (LIS)**, o **líquido intravascular (LIV)** e **líquido transcelular (LTC)**. O líquido intravascular é mais frequentemente designado como **volume plasmático (VP)**. Cerca de 92% do volume plasmático consistem em água, enquanto os 8% restantes são constituídos principalmente por proteínas. A divisão da ATC entre os compartimentos é mostrada na Figura 11.7.

O líquido intersticial refere-se ao líquido existente fora dos capilares, que circunda imediatamente as células. Trata-se do ambiente das células. Ele ocupa o **espaço intercelular** (também denominado **espaço intersticial** e **interstício**), juntamente com diversas **substâncias intercelulares** (p. ex., colágeno, fibras elásticas, fibroblastos, plasmócitos e mastócitos). É importante visualizar a localização do espaço intersticial (Figura 11.8) em relação aos capilares sanguíneos e células corporais, particularmente no contexto do edema (ver Capítulo 36). Além das fibras elásticas e colágenas da substância intercelular, existe uma **substância fundamental amorfa** (*i. e.*, sem forma ou formato definido); o seu principal componente é o **ácido hialurônico**. O ácido hialurônico é um gel muito hidratado, que mantém o líquido tecidual nos interstícios. Em virtude de sua forma em gel, não há fluxo nem acúmulo desse líquido nas partes corporais inferiores, e tampouco ocorre fluxo a partir de um corte na superfície.

O líquido transcelular é o líquido encontrado nas cavidades corporais. Inclui o líquido intraocular, o líquido cerebrospinal, o líquido sinovial, a bile e os líquidos do trato digestório. O líquido transcelular mais abundante encontra-se no trato digestório, e a sua quantidade é maior nos ruminantes, devido aos compartimentos gástricos associados à fermentação.

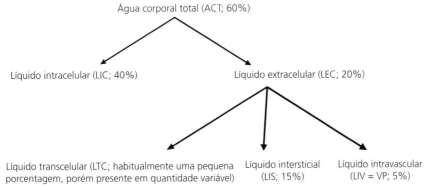

Figura 11.7 Água corporal total e sua distribuição entre os compartimentos de líquidos. De Reece, W.O. (2009) *Functional Anatomy and Physiology of Domestic Animals*, 4th edn. Wiley-Blackwell, Ames, IA. Reproduzida, com autorização de Wiley.

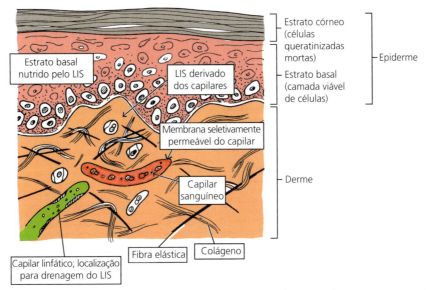

Figura 11.8 Representação esquemática da parte externa da pele de um porco, com ênfase especial no espaço intersticial, o espaço fora dos capilares e das células. O líquido do espaço intersticial é conhecido como líquido intersticial (LIS). O ácido hialurônico da substância fundamental amorfa confere ao LIS as características de um gel. A ocorrência de um aumento anormal do LIS nessa localização é evidente em uma condição conhecida como edema. Adaptada de Reece, W.O. (2009) *Functional Anatomy and Physiology of Domestic Animals*, 4th edn. Wiley-Blackwell, Ames, IA. Reproduzido, com autorização de Wiley.

Movimento da água entre os compartimentos de líquidos

As moléculas de água podem penetrar rapidamente na maioria das membranas celulares. Se houver um gradiente de pressão osmótica ou hidrostática entre os compartimentos dos líquidos corporais, ocorrerá um deslocamento de água. Quando nenhuma pressão hidrostática apreciável está envolvida, o resultado do movimento da água consiste em igualar a osmoconcentração dos compartimentos de líquidos.

A resposta a uma infusão intravascular de água seria uma redução na osmoconcentração de todos os compartimentos. Isso ocorreria com a infusão intravascular de qualquer solução hipotônica que tivesse uma pressão osmótica efetiva menor que a do LIC. Haveria difusão de água para dentro do compartimento de LIC, causando hiperidratação celular. A infusão de um grande volume poderia alterar a função metabólica normal, e esse estado de hiperidratação é conhecido como **intoxicação hídrica**.

A infusão de uma solução isotônica levaria a uma distribuição uniforme pelos compartimentos extracelular e intracelular, visto que não haveria nenhuma diferença na osmoconcentração. A infusão de uma solução hipertônica resultaria em maior pressão osmótica efetiva no compartimento extracelular do que no compartimento intracelular, e ocorreria difusão de água das células para o compartimento extracelular. A infusão de uma solução hipertônica tem sido útil no tratamento de lesões cranianas para reduzir a tumefação (volume) frequentemente associada a essas lesões.

Equilíbrio hídrico

1 O que significa renovação da água?
2 Qual é a derivação da água metabólica? Por que 5 g de gordura produzem mais água metabólica do que 5 g de proteína ou carboidrato?
3 Quais são os exemplos de perda de água insensível?
4 Por que perdas excessivas de água (p. ex., diarreia) são de importância mais crítica em animais jovens do que em adultos da mesma espécie?

Em qualquer animal, o conteúdo de água do corpo permanece relativamente constante dia a dia, com equilíbrio entre os ganhos e as perdas. A renovação da água refere-se à quantidade de água adquirida por um animal para compensar a quantidade perdida. A Tabela 11.4 fornece os valores típicos para vacas amamentando e vacas que não amamentam em condições ambientais moderadas. A renovação de água em uma vaca que não amamenta é de 29 ℓ/dia, enquanto a de uma vaca amamentando é de 56 ℓ/dia. Em ambos os casos, a ingestão de água é igual ao débito, e existe um equilíbrio hídrico. O "tamanho do reservatório" permanece constante, porém a água na reserva muda **(renovação da água)**. O débito na vaca que amamenta aumenta, não apenas devido à produção de leite, mas também devido à maior eliminação fecal associada a uma ingestão quase duas vezes maior, e devido às maiores perdas de urina e vapor associadas ao aumento do metabolismo.

Ganho de água

O ganho de água ocorre por meio da ingestão de água nos alimentos e de água para beber e água metabólica. O alimento ingerido pelos animais contém uma quantidade variável de água; o líquido habitual é a água ou, no animal muito jovem, o leite. A **água metabólica** provém das reações químicas do metabolismo celular nas mitocôndrias. No final da cadeia de transferência de elétrons, o hidrogênio combina-se com o oxigênio para formar água, que é conhecida como água metabólica, como mostra a Figura 11.9.

O metabolismo das proteínas, dos carboidratos e dos lipídios necessita de quantidades diferentes de cofatores, e as gorduras são as que necessitam de maiores quantidades. Por conseguinte, a produção de água metabólica é maior para uma determinada quantidade de gordura do que para uma quantidade igual de proteína ou de carboidrato. Por exemplo, a produção de água metabólica a partir de cada 100 g de proteína, de carboidrato e de lipídio é de 40, 60 e 110 mℓ, respectivamente. A energia na forma de trifosfato de adenosina (ATP) é formada durante a transferência de elétrons. A quantidade de água metabólica produzida varia, mas pode ser substancial em certas condições. Nos animais domésticos, corresponde, em média, a cerca de 5 a 10% do ganho diário de água, mas pode aproximar-se de 100% do ganho de água em alguns roedores pequenos.

Tabela 11.4 Equilíbrio hídrico diário de vacas Holstein alimentando-se de leguminosas forrageiras (valores em litros).

Equilíbrio	Vacas que não amamentam	Vacas que amamentam
Ingestão		
Água para beber	26	51
Água dos alimentos	1	2
Água metabólica	2	3
Total	29	56
Débito		
Fezes	12	19
Urina	7	11
Vapor	10	14
Leite	0	12
Total	29	56

Fonte: Houpt, T.R. (2004) Water and electrolytes. In: *Duke's Physiology of Domestic Animals,* 12th edn (ed. W.O. Reece). Cornell University Press, Ithaca, NY. Reproduzida, com autorização, de Cornell University Press.

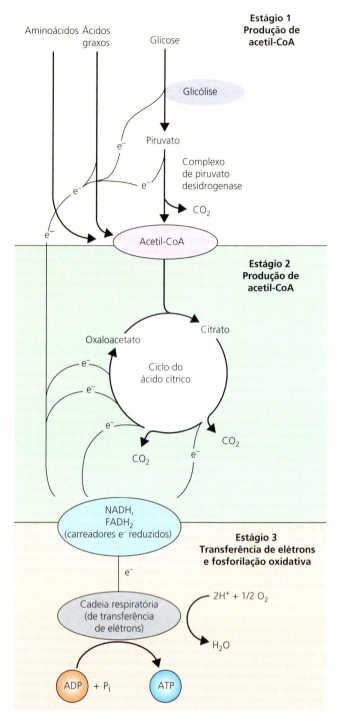

Figura 11.9 Catabolismo das proteínas, dos lipídios e dos carboidratos, resultando em liberação de energia. O estágio 3, a cadeia de transferência de elétrons, proporciona a fosforilação oxidativa do difosfato de adenosina (ADP) e a produção de uma substância de alta energia, o trifosfato de adenosina (ATP). Trata-se do local de consumo de oxigênio pelo corpo e da produção de água metabólica. Adaptada de Nelson, D.L. and Cox, M.M. (2000) *Lehninger Principles of Biochemistry,* 3rd edn. Worth Publishers, New York.

Perda de água

A perda de água do corpo é classificada em perda insensível e perda sensível. As **perdas insensíveis** estão associadas a perdas de vapor e ocorrem constantemente por evaporação da pele e pela perda de vapor d'água no ar exalado. O ar inalado torna-se saturado com vapor d'água nas vias respiratórias e nos pulmões, porém não existe nenhum mecanismo corporal para remover a umidade dos gases respiratórios antes de sua exalação. As **perdas sensíveis** são as perdas visíveis; incluem a urina, as fezes e as secreções corporais eliminadas do corpo e que não estão sujeitas à evaporação. As perdas sensíveis podem tornar-se excessivas em certas condições, como diarreia, ameaçando as reservas corporais de água.

Necessidades de água

Não existe nenhuma relação linear entre as necessidades basais de água e o peso corporal. Assim, uma vaca de 500 kg não necessita de uma quantidade de água 10 vezes maior do que um bezerro de 50 kg. Entretanto, as necessidades **diárias basais de água** (água necessária para manter o equilíbrio hídrico) estão relacionadas com o gasto calórico. Em **condições metabólicas basais** (p. ex., animal em repouso, ambiente térmico neutro, jejum), o **gasto calórico** tem uma relação linear com a área de superfície corporal. A vaca pode necessitar de apenas três a quatro vezes a quantidade de água do que um bezerro, visto que a sua área de superfície corporal é três a quatro vezes maior. Se o LEC (20% do peso corporal) for considerado como o compartimento a partir da qual a água de emergência é retirada, a vaca de 500 kg tem 100 kg de líquido, enquanto o bezerro de 50 kg tem apenas 10 kg. Por conseguinte, a vaca possui uma reserva consideravelmente maior para suprir suas necessidades basais de água do que o bezerro. Em outras palavras, a vaca tem uma reserva de água dez vezes maior para suprir suas necessidades, e essas necessidades são apenas três a quatro vezes maiores que as do bezerro. Devido às reservas mais limitadas associadas às suas necessidades relativamente maiores, os bezerros tornam-se afetados mais rapidamente em condições de perda descontrolada de água (como diarreia). Além disso, convém assinalar que, em virtude da maior área de superfície em relação ao peso corporal dos bezerros, eles também perdem mais rapidamente calor corporal do que as vacas.

Desidratação, sede e aporte de água

---

1 Na desidratação, qual é a fonte imediata (compartimento) da perda de água do corpo?

2 Na maioria dos animais, o que se considera uma perda grave de água corporal?

3 Com a perda contínua de água (desidratação), existe uma perda proporcional de eletrólitos?

4 Defina sede.

5 Onde se localiza o centro da sede?

6 Como a desidratação estimula a sede?

7 Como a hipovolemia estimula a sede?

8 Como a sede pode ser temporariamente aliviada?

Quando as perdas de água excedem os ganhos, surge uma condição conhecida como **desidratação**. O grau de desidratação é variável, e, quando leve, os mecanismos fisiológicos podem ser adequados para restaurar o equilíbrio da água por meio do mecanismo da sede se houver água disponível. Podem ser necessárias medidas terapêuticas (reposição hídrica, tratamento da causa subjacente) quando as perdas de água são moderadas a graves e estão relacionadas a alguma condição patológica.

Desidratação

Na desidratação, o LEC constitui a fonte imediata de perda de água do corpo, seguida de um deslocamento do líquido intracelular para o compartimento extracelular. Uma perda de água igual a 10% do peso corporal é considerada grave na maioria dos animais. As concentrações de eletrólitos (íons) nos líquidos corporais não continuam aumentando durante a desidratação, porém eles são excretados pelos rins proporcionalmente à perda de água. Com a desidratação contínua, ocorre depleção de água e de eletrólitos. Por conseguinte, a reidratação requer não apenas água, mas também eletrólitos apropriados.

Estímulo para a sede

Quando as perdas de água excedem os ganhos, os rins se esforçam para conservar a água. Além disso, os animais possuem um **mecanismo da sede** para reconhecer a necessidade de uma ingestão de água maior do que a fornecida pelos alimentos e pela água metabólica. A **sede** refere-se ao desejo consciente de água. No mecanismo da sede, existe um centro da sede localizado no hipotálamo e representado por "células da sede" – neurônios osmossensíveis, constituintes do órgão vascular da lâmina terminal (OVLT). A **osmoconcentração** (perda de água e aumento da concentração de solutos) dos líquidos corporais estimula os neurônios osmossensíveis do centro da sede como consequência da desidratação.

Outro estímulo da sede é a **angiotensina II**, um hormônio produzido a partir de cascata de reações que se inicia com a liberação de renina pelas células justaglomerulares das arteríolas aferentes renais. A angiotensina II é formada em resposta a uma baixa concentração plasmática de íons Na^+ que leva a uma queda da pressão arterial para desencadear alterações visando à elevação da pressão arterial (p. ex., retenção de sal, vasoconstrição periférica, ingestão de água). A perda de volume sanguíneo (**hipovolemia**), como na hemorragia (perda de líquido isotônico) resulta em diminuição da pressão arterial, com consequente formação de angiotensina II. A estimulação da sede previamente descrita leva o animal a ingerir água e NaCl, os quais, após absorção, induzem a restauração do volume sanguíneo e da pressão arterial para valores normais.

Alívio da sede

Pode-se efetuar um experimento com um cão para demonstrar o efeito da desidratação sobre a estimulação da sede. Injeta-se lentamente uma solução de NaCl hipertônica por via intravenosa, que aumenta a osmoconcentração do plasma, e, subsequentemente, a do ambiente circunjacente aos neurônios osmossensíveis no hipotálamo. Depois de alguns minutos, a água anteriormente oferecida ao cão e ignorada é agora ingerida. A quantidade consumida equivale aproximadamente à quantidade que teria sido necessária para que o plasma hipertônico se tornasse isotônico. Embora não tenha havido tempo suficiente para a absorção da água ingerida, a sede do cão foi temporariamente aliviada, visto que pode ocorrer alívio temporário quando a boca e a faringe são umedecidas, e quando o estômago é distendido após a ingestão de água. Ambos esses métodos de alívio temporário ajudam a prevenir a ingestão excessiva que de outro modo ocorreria, visto que é necessário um breve período de tempo para que a água seja absorvida com ambos os métodos e para reduzir a osmoconcentração das células da sede ou

Parte 2 | Líquidos Corporais e Homeostasia

aumentar a pressão arterial, dependendo do estímulo que produziu a sede. A sede representa um importante mecanismo para manter o equilíbrio hídrico. A água precisa ser fornecida adequadamente aos animais, visto que, caso contrário, observa-se a ocorrência de deterioração da saúde, desconforto ou perda de produção.

Adaptação à falta de água

> **1** Por que o gado indiano é mais tolerante ao calor do que o gado europeu?
>
> **2** Como o camelo se adaptou à disponibilidade limitada de água?
>
> **3** Compare os mecanismos adaptativos das ovelhas e dos jumentos à falta de água entre os dois e com o camelo.

Em toda a história, alguns animais tiveram de se adaptar a condições de falta de água em virtude de seu hábitat (entretanto, houve necessidade de pouca adaptação para o gado, os suínos, cães e gatos). O problema é ainda mais complicado pela exposição a altas temperaturas. O gado indiano (Zebu e Brahman) é mais tolerante ao calor do que o gado europeu, devido à maior transpiração (e, portanto, maior resfriamento), e não devido a nenhum mecanismo especial de conservação da água. É necessário fornecer água adequada. Entretanto, os camelos, os jumentos e as ovelhas adaptaram-se para enfrentar períodos de falta de água.

Camelos

O meio pelo qual o dromedário (camelo de apenas uma corcova) se adaptou à falta de água foi alvo de muito interesse. Muitas lendas foram associadas a esse camelo e à sua capacidade de sobreviver no deserto por longos períodos sem água. Acreditava-se que o metabolismo da gordura da corcova e a maior produção de água metabólica a partir dela fornecessem a água adicional necessária, porém essa noção foi, em geral, desacreditada. A quantidade de gordura na corcova não é grande, e embora maior quantidade de água metabólica seja obtida a partir do metabolismo da gordura, há também produção de mais energia (ATP). Em consequência, apenas metade da quantidade de gordura seria metabolizada, em relação às proteínas e aos carboidratos, resultando aproximadamente na mesma produção de água.

O achado mais importante consiste na capacidade do camelo de tolerar um grau de desidratação correspondente a cerca de 30% de seu peso corporal, em comparação com 10 a 12% para a maioria dos outros animais. Isso possibilita a sobrevivência por maior período de tempo quando não existe água disponível. Outro mecanismo adaptativo é a capacidade do camelo de armazenar o calor corporal (resultando em aumento da temperatura corporal) durante o dia, em lugar de dissipá-lo. Em um dia, a temperatura corporal do camelo pode variar de 34,2 a 40,7°C, uma variação muito maior do que os 38 a 39,3°C para uma vaca leiteira. Dessa maneira, a água é conservada, visto que a dissipação do calor exige a evaporação de água. O camelo aguarda a noite fria do deserto para dissipar o calor armazenado (ver Capítulo 14). O camelo também tem uma pelagem de verão, que é mais proeminente no dorso; essa pelagem é efetiva para reduzir a absorção de calor solar. Por fim, o camelo ingere rapidamente água em uma quantidade equivalente a 25%

de seu peso corporal depois de um período de desidratação, o que possibilita a reidratação nos pontos de água raramente encontrados. A redução da pressão osmótica do plasma que ocorre quando esse grande volume de água é absorvido após a sua rápida ingestão não provoca a hemólise que normalmente poderia ocorrer devido à seguinte razão. Durante a desidratação, a osmolalidade do plasma aumenta e está associada a uma redução do volume dos eritrócitos. Com a reidratação, ocorre normalização da osmolalidade plasmática, possibilitando o retorno do volume dos eritrócitos ao valor de pré-desidratação (*i. e.*, os eritrócitos não ultrapassam o seu volume normal, que, de outro modo, iria predispor à sua ruptura). Embora o camelo possa concentrar a sua urina e desidratar as suas fezes, estes não são fatores significativos em relação à capacidade desse animal de suportar a privação de água.

Ovelhas e jumentos

As ovelhas e os jumentos também são notáveis pela sua capacidade de suportar a falta de água. Assemelham-se ao camelo, visto que são capazes de resistir a uma desidratação de até cerca de 30% de seu peso corporal. Além disso, as ovelhas e os jumentos assemelham-se ao camelo na sua capacidade de ingerir uma quantidade de água que corresponde a quase 25% de seu peso corporal, sem causar efeitos prejudiciais. A ovelha é protegida do calor solar pela sua lã e elimina fezes secas e urina relativamente concentrada. O jumento dissipa o calor por uma transpiração maior que a do camelo e das ovelhas; o seu tempo de sobrevida é correspondentemente menor. Como as ovelhas não apresentam tanta transpiração quanto os camelos e os jumentos, a perda de calor por evaporação através das vias respiratórias (respiração ofegante) constitui um fator mais importante nas ovelhas.

Autoavaliação

As respostas encontram-se no final do capítulo.

1 Soluções diferentes são colocadas em ambos os lados de uma membrana seletivamente permeável. A água sofre difusão do lado A para o lado B. Qual dos lados tem maior pressão osmótica efetiva para que isso ocorra?
A Lado
B Lado B

2 A solução 1 tem maior pressão osmótica efetiva do que a solução 2. Qual dessas soluções tem maior tonicidade?
A Solução 1
B Solução 2

3 O ácido hialurônico (um componente da substância intercelular):
A Mantém o pH ideal do LIS
B Neutraliza os efeitos da hialuronidase
C É um gel altamente hidratado que mantém o LIS em seus interstícios

4 Os volumes dos líquidos corporais foram determinados, e os valores foram expressos em mililitros por quilograma de peso corporal, porém sem nenhuma ordem estabelecida e sem a identificação do compartimento corporal. A água corporal total foi de 610 mℓ/kg de peso corporal, e os volumes dos compartimentos foram de 170, 230, 380 e 60. Selecione a opção que corresponde aos valores apresentados.

A LEC, LIC, LIS, VP
B VP, LIS, LEC, LIC
C LIS, LEC, LIC, VP
D LEC, LIC, LIS, VP

5 A necessidade de água de uma vaca de 454 kg é de cerca de 30 ℓ por dia. Se um bezerro pesa 23 kg e apresenta uma área de superfície corporal de cerca de um quinto daquela da vaca, qual seria a sua necessidade diária aproximada de água?
A 30 ℓ
B 3 ℓ
C 6 ℓ

6 As necessidades diárias basais de água estão diretamente relacionadas com:
A O peso corporal
B O gasto calórico e a área de superfície corporal
C A cor do animal

7 Maior quantidade de água metabólica é obtida do metabolismo de 100 g de gordura do que de 100 g de proteína ou de carboidrato, visto que:
A Os animais bebem mais água e ingerem gordura
B Mais cofatores são reduzidos (e, portanto, precisam ser reoxidados) quando a gordura é metabolizada
C 1 g de gordura é mais pesado do que 1 g de proteína ou de carboidrato

8 Qual das seguintes soluções levaria um cão a beber água (ficar com sede) se ela fosse infundida no sangue no animal?
A NaCl hipertônico
B NaCl isotônico
C NaCl hipotônico

9 Com a desidratação contínua:
A Ocorre depleção apenas de água
B Ocorre depleção apenas de eletrólitos
C Ocorre depleção de água e eletrólitos

10 Qual das seguintes afirmativas é correta no que concerne à tolerância à desidratação?
A O gado tem mais tolerância do que as ovelhas
B As ovelhas têm mais tolerância do que o gado e os suínos
C As ovelhas, o gado e os suínos têm a mesma tolerância
D Os suínos têm menor tolerância do que as ovelhas

Leitura sugerida

Houpt, T.R. (2004) Water and electrolytes. In: *Dukes' Physiology of Domestic Animals*, 12th edn (ed. W.O. Reece), pp. 12–25. Cornell University Press, Ithaca, NY.

Reece, W.O. (2004) Physiochemical properties of solutions. In: *Dukes' Physiology of Domestic Animals*, 12th edn (ed. W.O. Reece), pp. 3–11. Cornell University Press, Ithaca, NY.

Schmidt-Nielsen, K. (1997) *Animal Physiology: Adaptation and Environment*, 5th edn. Cambridge University Press, Cambridge, UK.

Vander, A.J., Sherman, J.H. and Luciano, D.S. (1994) *Human Physiology: The Mechanisms of Body Function*, 6th edn. McGraw-Hill, New York.

Respostas

1 B	6 B
2 A	7 B
3 C	8 A
4 C	9 C
5 C	10 B

12 Composição e Funções do Sangue

William O. Reece

Parte 2 | Líquidos Corporais e Homeostasia

Características gerais, 110	Destino dos eritrócitos, 119
Hematócrito, 110	Metabolismo do ferro, 120
Cor do sangue, 110	Anemia e policitemia, 121
Volume sanguíneo, 111	Hemóstase	Prevenção da perda de sangue, 122
pH do sangue, 111	Componentes hemostáticos, 122
Leucócitos, 111	Reações plaquetárias, 123
Classificação e aparência, 111	Formação do coágulo (coagulação sanguínea), 124
Tempo de sobrevida e números, 112	Degradação da fibrina, 126
Função, 113	Prevenção da coagulação sanguínea, 126
Procedimentos diagnósticos, 116	Prevenção na circulação normal, 127
Eritrócitos, 116	Prevenção no sangue coletado, 127
Hemoglobina e suas formas, 116	Testes de coagulação, 127
Eritropoese, 117	Defeitos da coagulação, 127
Números, 118	Diferenças entre espécies, 128
Formato, 118	Plasma e sua composição, 128
Tamanho, 119	Proteínas plasmáticas, 128
Índices eritrocitários, 119	Outros constituintes plasmáticos, 130
Tempo de sobrevida, 119	Autoavaliação, 130

O sistema vascular evoluiu para transportar os nutrientes até as células, quando estas se tornaram tão numerosas e tão distantes da superfície que o processo de difusão deixou de ser adequado. O meio circulante passou a ser conhecido como sangue. Em geral, as funções do sangue estão relacionadas com o transporte (p. ex., nutrientes, oxigênio, dióxido de carbono, produtos de degradação, hormônios, calor e anticorpos). O sangue desempenha funções adicionais relacionadas com o seu papel na manutenção do equilíbrio hídrico e do pH no corpo. Como o sangue precisa ser mantido em um sistema fechado para a eficiência de seu transporte, ele dispõe de um mecanismo para evitar a perda de sangue se houver alguma ruptura do sistema normalmente fechado.

Características gerais

1 Quais são os componentes do hematócrito?

2 O que confere a cor do sangue e a do plasma?

3 Um cão pesa 10 kg e apresenta um volume globular de 42% e um volume plasmático de 500 mℓ. Qual é o volume sanguíneo expresso em porcentagem de peso corporal?

4 Por que o sangue venoso é mais ácido do que o sangue arterial?

5 Se o pH sanguíneo medido é de 7,1, e a concentração de H^+ foi duplicada, qual é o pH aproximado do sangue antes do aumento de H^+? O sangue tornou-se mais alcalino ou mais ácido?

Hematócrito

A proporção relativa entre as células e o plasma fornece uma medida clinicamente útil, que pode ser determinada pelo hematócrito (Hct). Quando uma coluna de sangue é centrifugada, os componentes são separados de acordo com a sua densidade específica relativa. Os componentes celulares (eritrócitos, leucócitos e plaquetas, também conhecidos como trombócitos) ocupam a porção inferior e, em seu conjunto, são designados como Hct. O plasma ocupa porção superior e constitui o componente líquido do sangue no qual as células coloides estão em suspensão, enquanto outras substâncias transportadas estão dissolvidas (Figura 12.1).

Cor do sangue

A cor vermelha do sangue é produzida pela hemoglobina contida no interior dos eritrócitos. São observadas gradações de cor, do vermelho brilhante ao púrpura-azulado, dependendo do grau de saturação de oxigênio da hemoglobina. Quanto maior a saturação, mais brilhante a cor vermelha. O plasma é amarelo a incolor, dependendo da quantidade e da espécie examinada. O plasma que normalmente é amarelo-claro quando observado em um tubo de ensaio pode ser quase incolor em um tubo capilar. A cor do plasma resulta principalmente da presença de **bilirrubina**, um produto de degradação da hemoglobina. Nos gatos, cães, ovelhas e cabras, o plasma é incolor ou apenas levemente

pH do sangue

O sangue tem um pH de cerca de 7,4. O sangue venoso é ligeiramente mais ácido do que o sangue arterial. Por conseguinte, se o pH do sangue arterial é de 7,4, estima-se que o pH do sangue venoso seja de cerca de 7,36. A maior acidez do sangue venoso está relacionada com o transporte de dióxido de carbono; existem concentrações mais altas de CO_2 no sangue venoso. A hidratação do dióxido de carbono no sangue venoso (CO_2 + H_2O ↔ H_2CO_3 ↔ H^+ + HCO_3^-) forma íons hidrogênio, resultando, assim, em sua maior acidez e menor pH.

O **símbolo pH** é a notação química do logaritmo da recíproca da **concentração de íons hidrogênio [H^+]** em átomos-grama por litro de solução. Para as substâncias monovalentes, as medições equivalentes são as mesmas do que as medições de átomos-grama; quando o pH é de 7,4, a [H^+] é de 0,00000040 g átomo-grama de H^+ em 1 ℓ de solução ou 40 nEq (nanoequivalentes). Quando a [H^+] duplica (80 nEq) ou é reduzida à metade (20 nEq), o pH muda em 0,3 unidade da seguinte maneira:

pH	[H^+]
7,4	Normal
7,1	Dobro do normal
7,7	Metade do normal
6,8	Quatro vezes o normal

Embora o pH possa aparentemente mudar muito pouco, a [H^+] modifica-se de modo considerável. Por esse motivo, o pH dos líquidos corporais precisa ser regulado com precisão.

Leucócitos

1. Como os leucócitos são classificados? Onde as várias células são produzidas? As células segmentadas e os bastões referem-se a que tipo de células?
2. Qual dos leucócitos parece ter o maior tempo de sobrevida?
3. Como se comparam os números de eritrócitos e leucócitos?
4. Quais os leucócitos que predominam no cavalo, no cão e no gato? No porco, na vaca, na ovelha e na cabra?
5. Descreva o movimento dos neutrófilos da circulação até os locais de inflamação.
6. Qual é a principal função de cada um dos leucócitos?
7. Qual o leucócito classificado como célula do sistema mononuclear fagocitário? Qual é a célula do sistema mononuclear fagocitário que se encontra em uma posição fixa no fígado?
8. Qual dos leucócitos se torna mais numeroso em determinados tipos de parasitismo?
9. Diferencie as funções das células T e das células B.
10. O que são plasmócitos e megacariócitos?
11. Diferencie leucopenia, leucocitose e leucemia.
12. O que se entende por número absoluto de leucócitos?
13. Defina fagocitose, pinocitose e endocitose.

Classificação e aparência

Os leucócitos são classificados em **granulócitos**, que contêm grânulos no citoplasma, ou **agranulócitos**, que contêm poucos grânulos ou nenhum no citoplasma. Existem três tipos de

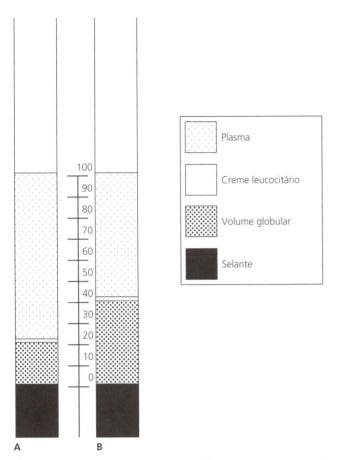

Figura 12.1 O micro-hematócrito como ele aparece para um animal anêmico (**A**) e normal (**B**). O creme leucocitário ocupa um volume insignificante e não é considerado. Por conseguinte, no hematócrito normal, o volume plasmático seria de 60%. Adaptada de Reece, W.O. (2009) *Functional Anatomy and Physiology of Domestic Animals*, 4th edn. Wiley-Blackwell, Ames, IA. Reproduzida, com autorização, de Wiley.

amarelo. Apresenta uma cor amarela mais intensa na vaca e ainda mais intensa no cavalo, que possui uma concentração relativamente alta de bilirrubina.

Volume sanguíneo

O **volume sanguíneo (VS)** é uma função do peso corporal sem gordura e, em geral, corresponde a 8 a 10% do peso corporal. O VS não pode ser medido diretamente, visto que a exsanguinação (*i. e.*, remoção do sangue) resulta na perda de apenas cerca de 50% do sangue; o restante é retido nos capilares, seios venosos e outros vasos. O volume eritrocitário e o **volume plasmático (VP)** podem ser medidos por diversas técnicas. Se um deles for medido, e o Hct for conhecido, pode-se calcular o VS. Por exemplo, se o VP for de 600 mℓ, e o Hct for de 40%, o VP representa 60% do VS. O VS é então determinado pela seguinte relação:

$$VS = VP/(1 - Hct) = 600/0,60 = 1.000 \text{ m}\ell$$

em que o equivalente decimal do Hct é usado. Se esses valores fossem obtidos de um cão de 12,5 kg, o VS de 1.000 mℓ seria de 80 mℓ/kg. Um cálculo adicional mostra que isso equivale a 8% do peso corporal se for feita uma correção para a densidade específica, e se 1 mℓ de sangue for considerado como 1 g de peso (80 mℓ = 80 g/1.000 g = 0,08 = 8%).

granulócitos, designados de acordo com o componente da coloração pela hematoxilina e eosina (H&E) (hematoxilina, básica e de coloração azul; eosina, ácida e de coloração vermelha) captado pelos grânulos. Os **neutrófilos** não são acentuadamente acidófilos nem basófilos e incorporam ambos os componentes ácido e básico em seus grânulos. Os **basófilos** só aceitam o componente básico (hematoxilina), enquanto os **eosinófilos** só aceitam o componente ácido (eosina). Existem dois tipos de agranulócitos: os **monócitos** e os **linfócitos**. Os granulócitos e os monócitos são produzidos na medula óssea a partir de **células-tronco mieloides**, conhecidas como **mieloblastos** e **monoblastos**, respectivamente. Os linfócitos originam-se de uma célula-tronco linfoide, conhecida como linfoblasto, em tecidos linfáticos, como linfonodos, baço, tonsilas e vários agrupamentos linfoides no intestino e em outros locais. Os diferentes tipos de leucócitos nos seres humanos são mostrados na Figura 12.2; existem muitas semelhanças com os tipos observados em animais.

Os núcleos dos granulócitos assumem vários formatos à medida que amadurecem (Figura 12.3). Os núcleos das formas maduras são geralmente divididos em lobos ou segmentos conectados por filamentos; esses leucócitos são algumas vezes denominados **células segmentadas**. As formas mais jovens têm um núcleo que se assemelha a um bastão curvo ou espiralado sem segmentação; essas formas são conhecidas como **bastões**.

Tempo de sobrevida e números

Após o seu desenvolvimento, os leucócitos circulam no sangue até o momento (período relativamente curto) de sua saída para desempenhar suas funções extravasculares. Os granulócitos podem estar presentes no sangue durante 6 a 20 horas e saem constantemente da circulação. O tempo de permanência dos granulócitos nos tecidos varia consideravelmente, mas pode ser de 2 ou 3 dias. Quando deixam o sangue, os granulócitos normalmente não retornam à circulação. Essas células deixam o corpo a partir dos locais de inflamação ou pelos tratos gastrintestinal, urinário, respiratório ou reprodutor. Esses órgãos normalmente são revestidos por neutrófilos, que ajudam a impedir a entrada de organismos ou partículas estranhas. Os monócitos têm um tempo de circulação de 24 horas ou menos, mas podem permanecer nos tecidos por vários meses. Muitos monócitos transformam-se em macrófagos fixos nos sinusoides do fígado, baço, medula óssea e linfonodos; dessa maneira, continuam desempenham a sua função no sangue e na linfa.

Os linfócitos recirculam repetidamente do sangue para os tecidos, a linfa e de volta ao sangue. A **população dos linfócitos** consiste em **células T** e **células B**. O seu tempo de sobrevida varia, dependendo da classificação. Em geral, as células T são de vida longa (100 a 200 dias), as células B são de vida curta (2 a 4 dias) e as células T e B de memória são de vida muito longa (anos).

Os leucócitos circulantes são consideravelmente menos numerosos do que os eritrócitos. O seu número varia de 7.000 a 15.000 por microlitro (μℓ) entre os animais domésticos (Tabela 12.1). Para estimar o volume a partir do qual se obtém o número, convém lembrar que um microlitro (μℓ) é um milionésimo de um litro, enquanto um mililitro (mℓ) é um milésimo de um litro. Por conseguinte, existem 1.000 μℓ em 1 mℓ. A distribuição percentual dos vários tipos de leucócitos não é a mesma entre as

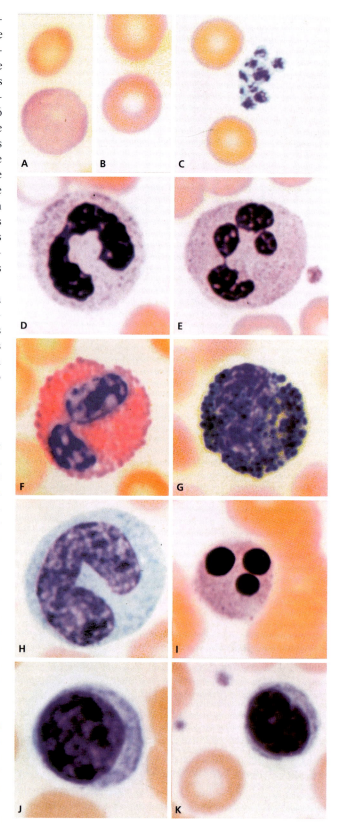

Figura 12.2 Eritrócitos, leucócitos e plaquetas (esfregaço de sangue periférico, coloração de Wright). **A.** Eritrócito policromatófilo. **B.** Eritrócito (maduro). **C.** Plaquetas. **D.** Bastão. **E.** Neutrófilo (maduro). **F.** Eosinófilo. **G.** Basófilo. **H.** Monócito. **I.** Neutrófilo em degeneração. **J.** Grande linfócito. **K.** Pequeno linfócito. Adaptada de Cormack, D.H. (2001). *Essential Histology,* 2nd edn. Lippincott Williams & Wilkins, Baltimore. Reproduzida, com autorização, de Lippincott, Williams & Wilkins.

espécies domésticas. Existe maior porcentagem de linfócitos em comparação com os neutrófilos entre animais de casco fendido (porco, vaca, ovelha, cabra). O inverso (maior porcentagem de neutrófilos em comparação com os linfócitos) é observado no cavalo, cão e gato.

Função

Os leucócitos, como grupo, atuam como mecanismo de defesa contra infecções bacterianas, virais e parasitárias e proteínas estranhas ao corpo. Cada um dos leucócitos desempenha um papel específico nessa ampla função.

Neutrófilos

As membranas celulares de determinadas células são capazes de englobar matéria particulada (p. ex., bactérias, células, tecido em degeneração) e líquido extracelular e trazê-los para dentro do citoplasma. A ingestão de matéria particulada é conhecida como **fagocitose**, a ingestão de líquido extracelular é denominada **pinocitose**, e ambas constituem formas de **endocitose**.

Os neutrófilos possuem dois tipos de grânulos em seu citoplasma. Os **grânulos azurófilos** são os lisossomos dos neutrófilos, que fornecem enzimas para a digestão das bactérias, vírus e restos celulares ingeridos. Os outros grânulos produzem **peróxido de hidrogênio**, uma substância bactericida, que é potencializada (que se torna mais ativa) pela **peroxidase**, uma das enzimas lisossômicas.

As substâncias nos grânulos específicos incluem a **colagenase** e uma proteína de ligação do ferro, denominada **lactoferrina**. A lactoferrina possui afinidade muito alta pelo ferro na forma férrica e pode privar as bactérias fagocitadas do ferro necessário para o seu crescimento.

Os neutrófilos são altamente fagocíticos, o que, juntamente com a sua mobilidade, proporciona um mecanismo de defesa corporal efetivo. Seu número aumenta rapidamente durante infecções bacterianas agudas. O mecanismo pelo qual os neutrófilos se movem do sangue até o local de inflamação é descrito a seguir (Figura 12.4).

- Os produtos degenerativos do tecido inflamado ou das células bacterianas podem ser **quimiotáticos** (quimicamente atraentes) e sofrer difusão através dos espaços intersticiais para os capilares e as vênulas
- As substâncias quimiotáticas aumentam a porosidade desses vasos e também proporcionam a adesão dos neutrófilos ao endotélio (**marginação**)
- Os neutrófilos se comprimem para passar pelas aberturas endoteliais (**diapedese**)
- Os neutrófilos seguem o seu percurso até os locais de inflamação por **movimento ameboide**.

Esse mecanismo provavelmente aplica-se também aos outros leucócitos. Quando os neutrófilos alcançam o local inflamado, eles fagocitam as bactérias e restos celulares. O tempo de sobrevida do neutrófilo é relativamente curto; os neutrófilos mortos e seu líquido são conhecidos como **pus**. O acúmulo de pus em uma cápsula de tecido conjuntivo é conhecido como **abscesso**.

O leucócito comparável ao neutrófilo nas aves é conhecido como **heterófilo**.

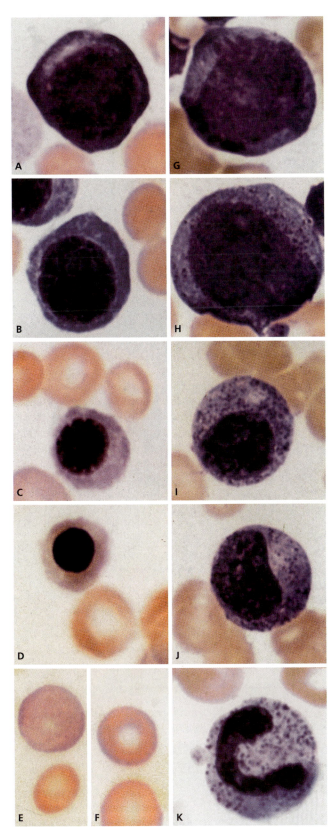

Figura 12.3 Estágios de maturação eritroide e granulocítica (esfregaço de medula óssea, coloração de Wright) reconhecidos ao microscópio. **A.** Pró-eritroblasto. **B.** Eritroblasto basófilo. **C.** Eritroblasto policromatófilo. **D.** Normoblasto. **E.** Eritrócito policromatófilo. **F.** Eritrócito (maduro). **G.** Mieloblasto. **H.** Pró-mielócito. **I.** Mielócito neutrofílico. **J.** Metamielócito neutrofílico. **K.** Bastão. Adaptada de Cormack, D.H. (2001). *Essential Histology,* 2nd edn. Lippincott Williams & Wilkins, Baltimore. Reproduzida, com autorização, de Lippincott, Williams & Wilkins.

Tabela 12.1 Contagem total de leucócitos por microlitro de sangue e porcentagem de cada leucócito.

Espécies	Contagem total de leucócitos (por µℓ)	Neutrófilos (%)	Linfócitos (%)	Monócitos (%)	Eosinófilos (%)	Basófilos (%)
Porco						
1 dia	10.000 a 12.000	70	20	5 a 6	2 a 5	< 1
1 semana	10.000 a 12.000	50	40	5 a 6	2 a 5	< 1
2 semanas	10.000 a 12.000	40	50	5 a 6	2 a 5	< 1
6 semanas e mais	15.000 a 22.000	30 a 35	55 a 60	5 a 6	2 a 5	< 1
Cavalo	8.000 a 11.000	50 a 60	30 a 40	5 a 6	2 a 5	< 1
Vaca	7.000 a 10.000	25 a 30	60 a 65	5	2 a 5	< 1
Ovelha	7.000 a 10.000	25 a 30	60 a 65	5	2 a 5	< 1
Cabra	8.000 a 12.000	35 a 40	50 a 55	5	2 a 5	< 1
Cão	9.000 a 13.000	65 a 70	20 a 25	5	2 a 5	< 1
Gato	10.000 a 15.000	55 a 60	30 a 35	5	2 a 5	< 1
Galinha	20.000 a 30.000	25 a 30	55 a 60	10	3 a 8	1 a 4

Fonte: Reece, W.O. and Swenson, M.J. (2004). The composition and functions of blood. In: *Dukes' Physiology of Domestic Animals,* 12th edn (ed. W.O. Reece). Cornell University Press, Ithaca, NY. Reproduzida, com autorização, de Cornell University Press.

Monócitos

Os monócitos são habitualmente os maiores leucócitos observados em um esfregaço de sangue corado. Estão presentes no sangue normal apenas em grau limitado. Em comparação com outros leucócitos, essas células apresentam citoplasma abundante. Os monócitos circulantes fagocitam bactérias, vírus e complexos de antígeno-anticorpo da corrente sanguínea. Entretanto, a sua função fagocítica circulatória não é tão pronunciada quanto aquela observada nos tecidos. O movimento dos neutrófilos a partir dos capilares e das vênulas é acompanhado de marginação e diapedese semelhantes dos monócitos. Quando entram nos tecidos, os monócitos são transformados em **macrófagos (grandes células fagocitárias)** e participam inicialmente na fagocitose das células bacterianas. Os macrófagos matam os micróbios fagocitados por meio de seu pH ácido, proteínas bacteriostáticas e enzimas degradativas. Além disso, produzem peróxido de hidrogênio em quantidades maiores do que os neutrófilos. Os macrófagos finalmente predominam no local de inflamação, em virtude de seu tempo de sobrevida mais longo. Além disso, são atraídos para alguns organismos ignorados pelos neutrófilos e fagocitam os restos celulares que permanecem após a resolução da inflamação. Os sistemas enzimáticos dos monócitos destinam-se a degradar os restos teciduais ingeridos das reações inflamatórias crônicas, e o número de monócitos aumenta nas infecções crônicas. Essas células são particularmente valiosas na defesa contra a inflamação prolongada,

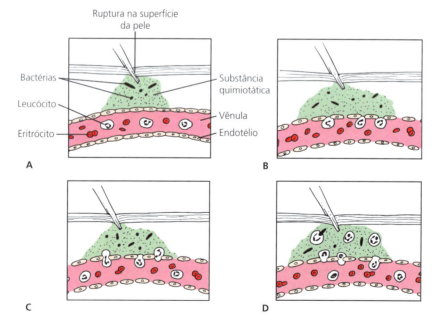

Figura 12.4 Mecanismos pelos quais os neutrófilos são atraídos até locais de lesão. **A.** A lesão tecidual e a introdução de bactérias provocam difusão de uma substância quimiotática para os capilares e as vênulas. **B.** A substância quimiotática aumenta a porosidade endotelial e a adesão dos neutrófilos ao endotélio. **C.** Por meio de um processo conhecido como diapedese, os neutrófilos aderidos se comprimem para atravessar os poros endoteliais. **D.** Os neutrófilos seguem o seu percurso até o local de lesão por movimento ameboide e fagocitam as bactérias e outros resíduos. Adaptada de Reece, W.O. (2009) *Functional Anatomy and Physiology of Domestic Animals,* 4th edn. Wiley-Blackwell, Ames, IA. Reproduzida, com autorização de Wiley.

devido a seu maior tamanho e maior tempo de sobrevida. Os lisossomos presentes no citoplasma dos neutrófilos e monócitos ajudam na digestão dos materiais fagocitados.

Os monócitos são as células que compreendem o **sistema mononuclear fagocitário (SMF)**. O SMF era antigamente conhecido como sistema reticuloendotelial. Suas células são monócitos (intravasculares) ou são derivadas de monócitos (extravasculares). As células são móveis (macrófagos) ou tornam-se fixas (**células de Kupffer** nos sinusoides hepáticos e outras no baço e nos linfonodos. As células fixas também são fagocíticas.

Eosinófilos

Os eosinófilos exibem grânulos citoplasmáticos que se coram de vermelho ou vermelho-alaranjado (grânulos eosinófilos). Têm aproximadamente o mesmo tamanho dos neutrófilos. Os grânulos contêm várias enzimas (p. ex., **histaminase**) que diminuem e interrompem as reações inflamatórias locais de origem alérgica. Os eosinófilos tornam-se mais numerosos em certos tipos de parasitismo. As formas parasíticas são **opsonizadas** (atacadas por anticorpos), e os eosinófilos descarregam o conteúdo dos grânulos na superfície do parasito opsonizado, causando lesão letal.

Na doença de Cushing, ocorre secreção excessiva de hormônios esteroides adrenocorticais (ver Capítulo 51). Quando se injeta cortisol (um corticosteroide suprarrenal), este distúrbio é simulado, e o número de eosinófilos circulantes diminui. O cortisol reduz a contagem de eosinófilos ao aumentar a diapedese dos eosinófilos e ao diminuir a liberação dessas células da medula óssea. A produção de cortisol aumenta durante o estresse, e baixas contagens de eosinófilos foram associadas ao estresse.

Basófilos

Os basófilos do sangue assemelham-se ligeiramente aos **mastócitos** presentes nos espaços intersticiais, fora dos capilares. Aparentemente, essas células carecem de capacidade fagocítica. Os grânulos dos basófilos contêm histamina, bradicinina, serotonina e enzimas lisossômicas, substâncias que iniciam a resposta inflamatória. Os basófilos e os mastócitos possuem receptores em suas membranas celulares para anticorpos imunoglobulina E (IgE) (aqueles associados a alergias). Quando o anticorpo presente na membrana celular entra em contato com seu antígeno, o basófilo sofre ruptura, liberando o conteúdo de seus grânulos, e ocorre manifestação das reações vasculares e teciduais locais da alergia. Os basófilos são raros no sangue normal, e a sua distribuição na circulação é habitualmente considerada inferior a 1%.

Os basófilos intensificam as reações alérgicas, enquanto os eosinófilos tendem a diminuí-las. Existe um equilíbrio entre suas funções, visto que as reações inflamatórias ocorrem rapidamente por meio dos basófilos e, em seguida, são modificadas pelos eosinófilos, de modo que não ocorra uma reação excessiva.

Linfócitos

Os linfócitos podem ser classificados morfologicamente em **pequenos** ou **grandes**. Acredita-se que os grandes linfócitos representem formas imaturas, enquanto os pequenos linfócitos constituam formas mais maduras. Os linfócitos estão envolvidos nas respostas imunes, e, com base nessa característica, são classificados como células T ou células B. Tanto as células T quanto as células B originam-se de **células-tronco hematopoéticas (linfoblastos)**, que se diferenciam para formar os linfócitos. Nos mamíferos, pouco antes ou depois do nascimento, o timo constitui o local de processamento e diferenciação iniciais das células-tronco em linfócitos T; para os linfócitos B, os locais incluem o fígado, o baço e a medula óssea fetais. As células T estão envolvidas na **imunidade celular**, que consiste na formação de grandes números de linfócitos para destruir substâncias estranhas (antígenos). Os três tipos diferentes de células T são as **células T citotóxicas**, as **células T auxiliares** e as **células T de memória**. As células citotóxicas são algumas vezes denominadas células *killer*. Os receptores de células T ligam-se a antígenos específicos, e as substâncias citotóxicas são liberadas dentro da célula estranha (p. ex., bactérias, vírus, células teciduais) (Figura 12.5). As células citotóxicas também atacam células de órgãos transplantados. Como as células cancerosas produzem antígenos singulares quando se tornam cancerosas, as células T citotóxicas reconhecem essas células como estranhas ao corpo e as atacam. As células T auxiliares são as mais numerosas das células T. Quando ativadas, as células T auxiliares ajudam na ativação das células T citotóxicas e células B. Os antígenos normalmente ativam as células T citotóxicas e as células B, porém a ativação é mais intensa quando auxiliada pelas células T auxiliares. As células T de memória têm vida longa e respondem ao mesmo antígeno quando expostas em um momento posterior.

Os linfócitos B foram descobertos pela primeira vez em aves, e foi constatado que o processamento e a diferenciação iniciais ocorrem na **bolsa de Fabricius**, do qual provém o seu nome (B de bolsa). Após exposição a um antígeno, as **células B ativadas** proliferam e transformam-se em **plasmócitos** e em um número menor de **células de memória**. As **células B de memória** desempenham uma função semelhante às células T de memória e são prontamente convertidas em células efetoras por ocasião de um encontro posterior com o mesmo antígeno. As células B não atacam diretamente as substâncias estranhas; em lugar disso, os plasmócitos produzem grandes quantidades de **anticorpos (moléculas de globulinas denominadas imunoglobulinas)** que inativam a substância estranha. Esse tipo de imunidade é

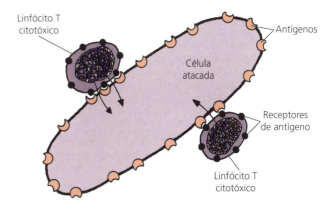

Figura 12.5 Mecanismo pelo qual os linfócitos T citotóxicos sensibilizados destroem uma célula estranha. A célula atacada é destruída pela liberação de enzimas citotóxicas e digestivas pelos linfócitos T diretamente no citoplasma da célula atacada. Os linfócitos T podem continuar atuando em outras células após o ataque de uma célula. Adaptada de Reece, W.O. (2009) *Functional Anatomy and Physiology of Domestic Animals,* 4th edn. Wiley-Blackwell, Ames, IA. Reproduzida, com autorização de Wiley.

conhecido como **imunidade humoral**. Os anticorpos podem produzir inativação ao causar **aglutinação**, **precipitação**, **neutralização** (quando recobrem os locais tóxicos) ou **lise** (ruptura da célula). As reações de aglutinação e de precipitação são mostradas na Figura 12.6.

Método humoral mais comum de imunidade é representado pelo **sistema complemento**, que é composto por um número de precursores enzimáticos que são ativados de modo sucessivo. A partir de uma pequena reação inicial, ocorre uma grande reação. Exemplos de **reações do complemento** incluem (i) **opsonização**, em que as substâncias estranhas são cobertas por anticorpos e tornam-se vulneráveis à fagocitose por neutrófilos e macrófagos; e (ii) **quimiotaxia**, em que o produto do complemento atrai os neutrófilos e macrófagos para a região do agente antigênico.

Os linfócitos representam cerca de dois terços dos leucócitos nas aves e, nesse aspecto, assemelham-se aos animais com casco fendido.

Procedimentos diagnósticos

Os procedimentos diagnósticos relacionados com os leucócitos incluem a contagem de seu número total e distribuição dos tipos de leucócitos. O número total pode ser determinado por diluição e contagem subsequente, seja manual por meio de um hemocitômetro, ou com contador eletrônico. A **leucocitose** refere-se a um aumento do número de leucócitos, que habitualmente ocorre nas infecções bacterianas. A **leucopenia** refere-se a uma diminuição do número de leucócitos, que está habitualmente associada aos estágios iniciais das infecções virais. A **leucemia** é um câncer de leucócitos, que se caracteriza por leucocitose. A determinação da distribuição percentual dos leucócitos é conhecida como **contagem diferencial**. Nesse procedimento, efetua-se um esfregaço com uma gota de sangue, que é subsequentemente corado. As células são examinadas ao microscópio, e os diferentes tipos são contados e classificados até somar um total de 100. O **número relativo** de cada tipo é então estimado como distribuição percentual no sangue (ver Tabela 12.1).

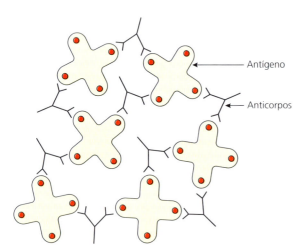

Figura 12.6 Aglutinação e precipitação de antígenos-anticorpos. Os antígenos (moléculas ou células) são unidos a outros antígenos por anticorpos divalentes (dois sítios de ligação). Isso provoca a sua aglutinação ou precipitação. Adaptada de Hall, J.E. (2011) *Guyton and Hall Textbook of Medical Physiology,* 12th edn. Saunders Elsevier, Philadelphia. Com autorização da Elsevier.

O **número absoluto** de leucócitos é calculado após a determinação da contagem total e contagem diferencial. O número absoluto refere-se ao número por microlitro de cada tipo de leucócito. A determinação do número absoluto pode evitar uma interpretação incorreta da contagem diferencial. Por exemplo, a contagem total de leucócitos de uma vaca normal pode ser de 9.000/$\mu\ell$. O número relativo pode ser de 30% de neutrófilos e 60% de linfócitos; nesse caso, os números absolutos seriam 2.700/$\mu\ell$ (0,3 × 9.000) e 5.400/$\mu\ell$ (0,60 × 9.000), respectivamente. Na presença de reticuloperitonite traumática (doença por corpos estranhos metálicos), essa mesma vaca poderia ter uma contagem total de leucócitos de 27.000/$\mu\ell$ e uma contagem diferencial de 70% de neutrófilos e 20% de linfócitos. Uma primeira interpretação poderia ser a presença de linfopenia (diminuição dos linfócitos de 60 para 20%). Entretanto, um cálculo adicional mostra que o número absoluto de linfócitos permanece o mesmo (27.000/$\mu\ell$ × 0,20 = 5.400/$\mu\ell$), enquanto o número absoluto de neutrófilos aumenta (27.000/$\mu\ell$ × 0,70 = 18.900/$\mu\ell$). O aumento de neutrófilos indica a presença de inflamação.

Eritrócitos

> 1 Qual o átomo químico associado à hemoglobina que se liga frouxamente e de modo reversível ao oxigênio? Quantas moléculas de O_2 podem ser transportadas por uma molécula de hemoglobina?
>
> 2 Qual a valência do ferro antes e depois de sua ligação ao oxigênio?
>
> 3 O que são metemoglobina, mioglobina e carboxi-hemoglobina, e como elas diferem da hemoglobina?
>
> 4 Qual é a concentração média de hemoglobina no sangue dos animais domésticos?
>
> 5 Qual é o nome fisiológico para referir-se à produção de eritrócitos?
>
> 6 Onde ocorre a produção de eritrócitos durante os períodos pós-natal, de crescimento e adulto?
>
> 7 Como a presença de reticulócitos está relacionada com o tempo de sobrevida dos eritrócitos?
>
> 8 Qual a substância que controla a taxa de eritropoese? Onde ela é produzida?
>
> 9 Quanto tempo leva para a entrada de novos eritrócitos na circulação após iniciar-se a sua formação?
>
> 10 Se existem 7 milhões de eritrócitos em cada microlitro de sangue de uma vaca, quantos eritrócitos deve haver em 1 mℓ?
>
> 11 Quais são as vantagens do formato discoide dos eritrócitos? Como é conhecida a tolerância à mudança no formato dos eritrócitos?
>
> 12 Qual o animal doméstico que apresenta os maiores eritrócitos? E os menores eritrócitos?
>
> 13 Qual dos índices eritrocitários está relacionado com o volume dos eritrócitos? Qual a unidade de expressão? Qual a unidade usada para referir-se à quantidade de hemoglobina em cada eritrócito?

Hemoglobina e suas formas

O principal componente dos eritrócitos é a **hemoglobina (Hb)**, que representa cerca de um terço do conteúdo do eritrócito, sendo o restante constituído por água e estroma (componentes estruturais). A molécula de hemoglobina (Figura 12.7) possui um peso molecular de cerca de 67.000 e é composta de quatro grupos heme combinados com uma molécula de globina (o componente proteico). A globina é constituída de quatro cadeias polipeptídicas, contendo, cada uma, um dos grupos heme. Cada grupo heme contém um átomo de ferro, que se combina frouxamente e de modo reversível com uma molécula de oxigênio. Por conseguinte, uma molécula de hemoglobina contém quatro moléculas de oxigênio. O átomo de ferro do heme tem uma valência de +2 (Fe^{2+}, ferroso), independentemente de sua combinação com o oxigênio molecular. Devido à presença de hemoglobina, o sangue pode transportar cerca de 60 vezes mais oxigênio do que seria possível por meio de sua simples solução. Certas condições causam oxidação do ferro ferroso do heme a seu estado férrico. Em uma dessas condições, a intoxicação por nitrato, a hemoglobina formada é conhecida como **metemoglobina** e não consegue transportar o oxigênio. Outra forma anormal de hemoglobina é a **carboxi-hemoglobina**. Como o próprio nome sugere, o monóxido de carbono ocupa o sítio normalmente ocupado pelo oxigênio. A hemoglobina possui uma afinidade pelo monóxido de carbono cerca de 200 vezes maior do que a sua afinidade pelo oxigênio. Por conseguinte, pequenas concentrações de monóxido de carbono competem mais favoravelmente pelos sítios na Hb do que concentrações normais de oxigênio.

A hemoglobina do músculo é conhecida como **mioglobina**. Difere da hemoglobina pela presença de apenas uma cadeia polipeptídica e um grupo heme associado, de modo que ela só pode se combinar com uma molécula de oxigênio, em lugar de quatro. A concentração de hemoglobina no sangue dos animais domésticos é, em média, de cerca de 12 g/dℓ (Tabela 12.2).

Eritropoese

A produção de eritrócitos é conhecida como **eritropoese**. Antes do nascimento, a formação dos eritrócitos ocorre no fígado, no baço e na medula óssea. No período pós-natal, durante o crescimento e na vida adulta, a eritropoese limita-se quase exclusivamente à medula óssea. Parece que a maioria dos ossos está envolvida na eritropoese, e o esqueleto axial e o apendicular respondem, respectivamente, por cerca de 35 e 65% da produção de eritrócitos. Esse padrão tem sido observado em cães Beagle de 1 ano de idade e pode variar em outros animais. O **esqueleto axial** inclui quase todos os ossos, com exceção daqueles dos

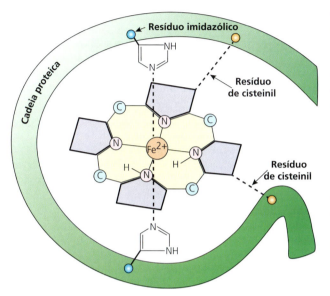

Figura 12.7 Representação esquemática de um grupo heme e sua cadeia polipeptídica associada. A hemoglobina é constituída por quatro dessas combinações, em orientações diferentes. O heme é ligado à sua cadeia polipeptídica específica (uma de quatro na globina) por pontes de cisteína (um aminoácido) e pela ligação do ferro aos grupos imidazólicos da histidina (um aminoácido). O oxigênio molecular liga-se ao ferro. Adaptada de Conn, E.E. and Stumpf, P.K. (1963) *Outlines of Biochemistry*. John Wiley & Sons, New York.

Tabela 12.2 Valores médios de diversas variáveis do sangue.

Variável	Cavalo*	Vaca	Ovelha	Porco	Cão	Galinha
Contagem total de eritrócitos ($\times 10^6/\mu\ell$)	9,0	7,0	12,0	6,5	6,8	3,0
Diâmetro do eritrócito (μm)	5,5	5,9	4,8	6,0	7,0	Elíptico 7 × 12
Hct (%)	41,0	35,0	35,0	42,0	45,0	30,0
Velocidade de hemossedimentação (mm/min)	2 a 12/10	0/60	0/60	1 a 14/60	6 a 10/60	1,5 a 4/60
Hemoglobina (g/dℓ)	14,4	11,0	11,5	13,0	15,0	9,0
Tempo de coagulação (método do tubo capilar, min)	2 a 5	2 a 5	2 a 5	2 a 5	2 a 5	—[+]
Densidade específica (g/dℓ)	1,060	1,043	1,042	1,060	1,059	1,050
Proteína plasmática (g/dℓ)	6 a 8	7 a 8,5	6 a 8	6,5 a 8,5	6 a 7,8	4,5
pH do sangue (arterial)	7,40	7,38	7,48	7,4	7,36	7,48
Volume sanguíneo (porcentagem do peso corporal)	8 a 10	5 a 6	5 a 6	5 a 7	8 a 10	7 a 9
Volume corpuscular médio (VCM; fℓ)	45,5	52,0	34,0	63,0	70,0	115,0
Hemoglobina corpuscular média (HCM, pg)	15,9	14,0	10,0	19,0	22,8	41,0
Concentração de hemoglobina corpuscular média (CHCM; %)	35,0	33,0	32,5	32,0	34,0	29,0

*Puro-sangue.
[+]Ver seção sobre Diferenças entre espécies.
Fonte: dados compilados de Swenson, M.J. (1993) Physiological properties and cellular and chemical constituents of blood. In: *Duke's Physiology of Domestic Animals*, 11th edn (eds M.J. Swenson and W.O. Reece). Cornell University Press, Ithaca, NY; e Jain, N.C. (1993) *Essentials of Veterinary Hematology*. Lea & Febiger, Philadelphia.

membros, que pertencem ao **esqueleto apendicular**. Os eritrócitos são continuamente formados e destruídos. Tendo em vista o grande número de eritrócitos no sangue, deve-se considerar o aspecto dinâmico desse fenômeno. Por exemplo, aproximadamente 35.000.000 de eritrócitos são formados e destruídos a cada segundo em um cavalo de 450 kg.

Os eritrócitos são formados na medula óssea a partir de uma célula-base, denominada **rubriblasto**. Várias formas intermediárias são reconhecidas na gênese dos eritrócitos (Figura 12.8). A distribuição dessas formas pode ser estudada por meio de preparação e exame de esfregaços de medula óssea. Imediatamente antes da entrada do eritrócito em desenvolvimento na circulação, o núcleo é expelido. Os polirribossomos e os ribossomos são conservados e ainda podem ser visualizados em esfregaços corados por um dia ou mais após a chegada do eritrócito na circulação. Se estiverem presentes, essas células são identificadas como **reticulócitos**, em virtude da aparência dos polirribossomos e ribossomos semelhantes a uma rede. Os **polirribossomos (polissomos)** consistem em vários ribossomos unidos entre si pela mesma molécula de RNA-mensageiro. Durante períodos de rápida produção de eritrócitos, o número de reticulócitos pode aumentar. Os reticulócitos são habitualmente encontrados no sangue de animais quando o tempo de sobrevida dos eritrócitos é inferior a 100 dias. O cão é uma exceção. Os ruminantes adultos e, em particular, os cavalos com tempo de sobrevida dos eritrócitos mais longo não apresentam reticulócitos no sangue circulante em condições de saúde. Os núcleos dos eritrócitos das aves não são expelidos antes de sua entrada na circulação e persistem durante toda a vida dos eritrócitos.

A taxa de eritropoese parece ser controlada pela necessidade tecidual de oxigênio. Uma concentração reduzida de oxigênio nos tecidos resulta na secreção de um hormônio pelos rins, denominado **eritropoetina**. A eritropoetina estimula a medula óssea a iniciar a produção de novos eritrócitos. O tempo de sobrevida da eritropoetina é de menos de 1 dia; esse curto período ajuda a proporcionar maior flexibilidade no ajuste do número de eritrócitos, a fim de regular com mais precisão a necessidade de oxigênio dos tecidos. Novos eritrócitos só aparecem na circulação em cerca de 5 dias após o início de sua formação. Por conseguinte, pode haver síntese adicional de eritropoetina para possibilitar a produção contínua nesse ínterim. Quando os novos eritrócitos aparecem na circulação, a necessidade de oxigênio dos tecidos começa a ser suprida, e a eritropoetina não é mais secretada.

Números

O número de eritrócitos pode ser determinado por meio de preparação de diluições conhecidas e contagem dos eritrócitos em um volume conhecido, utilizando a câmara de contagem de um hemocitômetro com o auxílio de um microscópio. O sistema de microcoleta Unopette® (Becton Dickinson and Company, Franklin Lakes, NJ) é amplamente usado para esse propósito. Além dos eritrócitos, os leucócitos e as plaquetas também podem ser contados com esse sistema. Utilizando vários fatores de multiplicação (que levam em conta a diluição e o volume limitado a partir do qual se efetua a contagem), é possível determinar o número de eritrócitos por microlitro de sangue. Determinações mais acuradas podem ser obtidas com o uso de equipamento de contagem eletrônico. Dispõe-se de diversos sistemas capazes de fornecer a contagem dos eritrócitos, leucócitos e plaquetas e determinar a concentração de hemoglobina. As células são contadas à medida que passam por uma célula fotelétrica em uma fileira única. Um computador fornece os resultados de médias, faixas e avisos de valores elevados e baixos. Os índices eritrocitários também são calculados. Em geral, existem cerca de 7.000.000 de eritrócitos por microlitro de sangue na vaca, no porco e no cão (ver Tabela 12.2). Observa-se maior número de eritrócitos no cavalo Puro-sangue (9.000.000/$\mu\ell$) e na ovelha (11.000.000/$\mu\ell$). Os valores para a cabra não são fornecidos na Tabela 12.2, porém são, em média, de cerca de 13.000.000/$\mu\ell$.

Formato

Em geral, os eritrócitos são considerados discócitos (disco bicôncavo), com certo grau de concavidade. Os eritrócitos do cão são discos bicôncavos típicos, enquanto os da cabra são mais esféricos. O camelo possui eritrócitos elípticos, enquanto o veado tem eritrócitos de formato ligeiramente falciforme. As vantagens de uma forma discoide são as seguintes: (i) produção de maior razão entre área de superfície e volume, (ii) distância mínima para a difusão e (iii) maior absorção osmótica (entrada de água) possível, sem ameaçar a integridade da membrana.

O formato característico dos eritrócitos é mantido pela constituição molecular da hemoglobina e por determinadas proteínas contráteis da membrana celular. A alteração do formato, em consequência de uma diferença na constituição da hemoglobina, pode resultar em doença, como a anemia falciforme nos humanos. Uma substituição geneticamente induzida do ácido glutâmico habitual pelo aminoácido valina na sequência de aminoácidos da hemoglobina faz com que os eritrócitos adquiram uma forma falciforme, em lugar do disco bicôncavo habitual, quando a hemoglobina é desoxigenada. A alteração do formato torna as células mais vulneráveis à destruição, com consequente anemia.

Os eritrócitos são tolerantes a mudanças de formato enquanto circulam. Observam-se numerosas variações quando os eritrócitos passam pelo pequeno lúmen (ducto) dos capilares

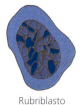

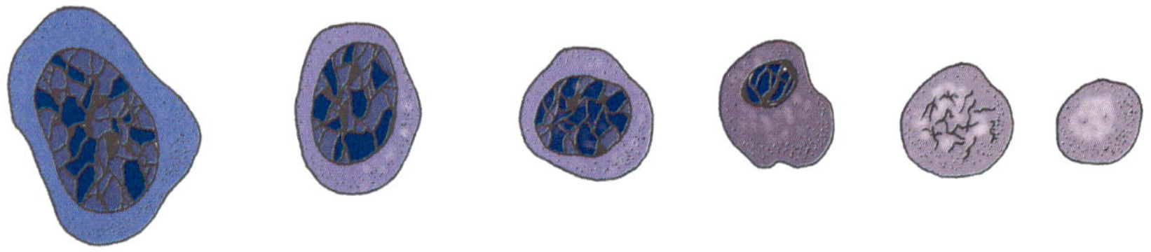

Rubriblasto   Rubrícito basófilo   Rubrícito policromatófilo   Metarrubrícito   Reticulócito   Eritrócito

Figura 12.8 Estágios no desenvolvimento dos eritrócitos. Adaptada de Reece, W.O. (2009) *Functional Anatomy and Physiology of Domestic Animals,* 4th edn. Wiley-Blackwell, Ames, IA. Reproduzida, com autorização de Wiley.

ou sofrem rebote devido a uma colisão com a bifurcação de um vaso (ramo). Essa propriedade de tolerância à mudança de formato é conhecida como **plasticidade**.

Tamanho

Entre os animais domésticos, os cães são os que possuem eritrócitos com maior diâmetro (7 μm), enquanto as ovelhas e cabras têm os menores eritrócitos (4 a 4,5 μm). Parece que essa variação representa uma característica adaptativa, visto que os eritrócitos de menor tamanho são encontrados em maiores números. Como as ovelhas e cabras são frequentemente encontradas em regiões de grandes altitudes, com menores concentrações de oxigênio, a hemoglobina disponível foi colocada em maior número de células menores, de modo que houvesse maior área de superfície disponível para difusão.

Índices eritrocitários

Os **índices eritrocitários** são determinações que são calculadas após a contagem dos eritrócitos e a determinação do Hct e da concentração de Hb. Existem três índices, e cada um fornece um valor para um único eritrócito. Por conseguinte, as unidades são pequenas, e cada uma delas é fornecida a seguir.

- **Volume corpuscular médio (VCM)** em fentolitros (fℓ); um fentolitro é igual a um quadrilhão de avos (10^{-15})
- **Hemoglobina corpuscular média (HCM)** em picogramas (pg); um picograma é igual a um trilionésimo (10^{-12})
- **Concentração de hemoglobina corpuscular média (CHCM)** em g/dℓ (decilitro) ou g por cento.

As derivações de valores são as seguintes (manipulações dos expoentes realizadas, mas não incluídas):

Volume corpuscular médio
VCM = (Hct/eritrócitos) × 10
Exemplo: Hct = 42%; eritrócitos = 7 milhões/μℓ
VCM = (42/7) × 10 = 60 fℓ

Hemoglobina corpuscular média
HCM = ([Hb]/eritrócitos) × 10
Exemplo: [Hb] = 14 g/dℓ; eritrócitos = 7 milhões/μℓ
HCM = (14/7) × 10 = 20 pg

Concentração de hemoglobina corpuscular média
CHCM = ([Hb]/Hct) × 100
Exemplo: [Hb] = 14 g/dℓ; Hct = 42%
CHCM = (14/42) × 100 = 33,3%

Os valores desses índices são fornecidos para cada espécie na Tabela 12.2. Os índices são auxiliares valiosos no diagnóstico de várias anemias.

Tempo de sobrevida

O tempo de sobrevida dos eritrócitos varia de acordo com a espécie. Os valores apresentados para cavalos são de 140 a 150 dias. Nos ruminantes adultos (bovinos, ovinos e caprinos), o tempo de sobrevida dos eritrócitos varia de 125 a 160 dias. Nos suínos, é de 75 a 95 dias, nos cães, de 100 a 120 dias, e nos gatos, de 70 a 80 dias. O tempo de sobrevida dos eritrócitos nas galinhas é de 20 a 30 dias.

Destino dos eritrócitos

> **1** Qual é a célula responsável pela remoção de cerca de 90% dos eritrócitos senescentes? Quais são os órgãos onde ocorre essa remoção?
>
> **2** Como pode ocorrer a icterícia durante a degradação da hemoglobina?
>
> **3** Como podem ocorrer hemoglobinemia e hemoglobinúria em consequência da destruição dos eritrócitos?

Com o envelhecimento dos eritrócitos, ocorrem várias alterações metabólicas: a membrana torna-se mais rígida e frágil, e o discócito transforma-se em um esferócito pouco deformável. Em consequência, ocorre certo grau de hemólise intravascular dos eritrócitos (10%), enquanto os eritrócitos senescentes remanescentes (cerca de 90%) são removidos seletivamente do reservatório circulante por células do SMF, principalmente pelas células fixas no baço, no fígado e na medula óssea.

Quando são fagocitados pelas células do SMF, os eritrócitos sofrem hemólise na célula fagocítica (**hemólise extravascular ou intravascular**), e ocorre catabolismo da Hb, de outras proteínas e dos lipídios da membrana dos eritrócitos fagocitados. A Figura 12.9 fornece um resumo da degradação da Hb que começa dessa maneira. O ferro e a globina são separados do heme, a globina é degradada em seus aminoácidos, e tanto o ferro quanto os aminoácidos da globina são reutilizados. O ferro é armazenado nas células do SMF na forma de **ferritina** e **hemossiderina**, ou é transferido para o plasma, onde se combina com uma proteína plasmática, **apotransferrina**, transformando-se em **transferrina**. A transferrina circula até a medula óssea, onde o ferro é usado na síntese de nova hemoglobina. Durante a síntese da Hb, o ferro liberado dos eritrócitos em processo de decomposição é usado preferencialmente ao ferro de armazenamento.

O **heme** é convertido em **biliverdina** (um pigmento verde) e, em seguida, reduzido a bilirrubina (um pigmento amarelo). A **bilirrubina livre** (insolúvel em água) é liberada no plasma, onde se liga à albumina (uma proteína plasmática) e é transportada até o fígado e "descarregada". No fígado, a bilirrubina insolúvel conjuga-se com ácido glicurônico para formar **glicuronídeo de bilirrubina**, principalmente diglicuronídeo, que é hidrossolúvel. Essa forma é secretada na bile e entra no intestino. As bactérias presentes no intestino grosso reduzem o diglicuronídeo de bilirrubina a **urobilinogênio**. O urobilinogênio é excretado, em sua maior parte, nas fezes, nas formas oxidadas de **urobilina** ou **estercobilina**, que são pigmentos que conferem às fezes a sua coloração normal. Parte do urobilinogênio sofre reabsorção na circulação êntero-hepática, a partir da qual a maior parte é novamente excretada na bile. Uma certa quantidade do urobilinogênio absorvido é desviada do fígado, entra na circulação geral e é excretada na urina, constituindo parte do pigmento normal da urina, na forma de urobilina. Ocorre formação de monóxido de carbono (CO) quando o anel de porfirina do heme é aberto. Trata-se da única reação no corpo em que há formação de CO, que é excretado pelos pulmões.

Na presença de doença hepática, a bilirrubina livre combinada com albumina pode não ser "descarregada" e, assim, pode continuar circulando, aparecendo no plasma e nos líquidos intersticiais em altas concentrações. Além disso, se houver obstrução do ducto biliar, o glicuronídeo de bilirrubina (bilirrubina solúvel)

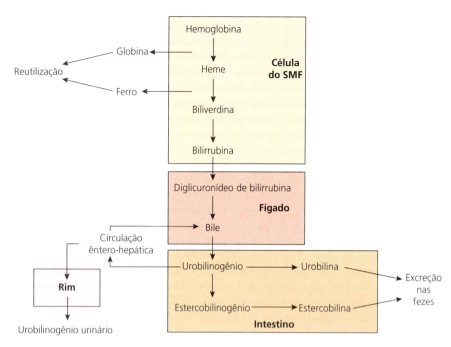

Figura 12.9 A degradação da hemoglobina começa nas células do sistema mononuclear fagocitário (SMF). O ferro liberado é usado preferencialmente para a síntese de nova hemoglobina. A proteína (globina) é degradada em seus aminoácidos, que são reutilizados. A bilirrubina liberada das células do SMF é insolúvel e combina-se com uma proteína (conhecida como bilirrubina livre) e é transportada até o fígado, onde é convertida em diglicuronídeo de bilirrubina (forma solúvel da bilirrubina). A forma solúvel entra no sistema biliar e é transportada até o intestino. A redução bacteriana do diglicuronídeo de bilirrubina produz urobilinogênio, que pode recircular por meio da circulação êntero-hepática, ou que é ainda reduzido a urobilina ou estercobilinogênio. Uma certa quantidade do urobilinogênio recirculado é desviada do fígado, entra na circulação geral e é excretada na urina. Adaptada de Reece, W.O. and Swenson, M.J. (2004). The composition and functions of blood. In: *Dukes' Physiology of Domestic Animals*, 12th edn (ed. W.O. Reece). Cornell University Press, Ithaca, NY. Reproduzida, com autorização, de Cornell University Press.

pode extravasar o plasma. Ambas as condições podem conferir aos tecidos uma coloração amarela, conhecida como **icterícia**.

Quando os eritrócitos sofrem hemólise intravascular, a Hb liga-se inicialmente à **haptoglobina** (uma proteína plasmática). Esse complexo é rapidamente removido pelas células do SMF, e a Hb é degradada conforme descrito anteriormente para a hemólise extravascular. Como o complexo é uma grande molécula, ele não é filtrado através dos glomérulos renais. Todavia, pode ocorrer hemólise intravascular excessiva (doença hemolítica), podendo não haver haptoglobina disponível em quantidade suficiente. O plasma adquire uma aparência avermelhada, e a condição é conhecida como **hemoglobinemia**. A Hb livre é então filtrada nos glomérulos e penetra nos túbulos renais. Grande parte é reabsorvida a partir dos túbulos, mas pode ultrapassar o limiar renal para reabsorção, continuando na urina e conferindo-lhe uma coloração avermelhada, uma condição conhecida como **hemoglobinúria**.

Metabolismo do ferro

1. Qual é o estado de oxidação da forma de armazenamento do ferro?
2. Qual é o estado de oxidação do ferro para transferência através das membranas celulares?
3. Qual o nome da forma de transporte do ferro?
4. O ferro em sua forma de transporte pode ser tóxico? Caso não seja, por quê?
5. Quais são as limitações normais para a absorção do ferro? Pode ocorrer toxicidade do ferro em consequência de sua ingestão excessiva e absorção subsequente?

O ferro livre (Fe^{3+}) catalisa a separação de radicais livres do oxigênio molecular, e os radicais livres de oxigênio são tóxicos. Para evitar essa toxicidade, o ferro intracelular liga-se a várias proteínas ou é incorporado nelas. É transportado e armazenado em uma forma ligada à proteína, no **estado de oxidação férrico (Fe^{3+})**. Para ser transportado através das membranas, o ferro precisa estar em seu **estado de oxidação ferroso (Fe^{2+})**.

Uma grande proporção do ferro ingerido sofre redução a ferro ferroso (Fe^{2+}) no estômago. No duodeno e jejuno, o ferro ferroso é, em sua maior parte, absorvido nas células epiteliais intestinais. A absorção, o transporte, o armazenamento e a utilização do ferro estão resumidos na Figura 12.10. A partir da célula intestinal, o ferro entra no sangue ou pode combinar-se com uma proteína celular (apoferritina), transformando-se em ferritina, uma forma de armazenamento do ferro. Em 2 ou 3 dias, a ferritina é convertida de volta em sua forma livre (Fe^{2+}) e absorvida no sangue ou lançada no lúmen intestinal. Esta última situação seria o resultado da renovação normal das células epiteliais intestinais conforme migram das criptas para as pontas das vilosidades, a partir das quais são esfoliadas (liberadas no lúmen). O ferro que entra no sangue combina-se com a apotransferrina (uma proteína plasmática) para formar a transferrina. A combinação com uma proteína impede a sua excreção pelos rins (a combinação é pouco filtrada no glomérulo).

Na medula óssea, todas as formas eritroides, incluindo os reticulócitos, possuem receptores de membrana superficiais para a transferrina. A transferrina plasmática liga-se a esses receptores, é internalizada por endocitose e libera o ferro, com retorno da apotransferrina ao plasma. O ferro internalizado é transportado para dentro das mitocôndrias do eritrócito em

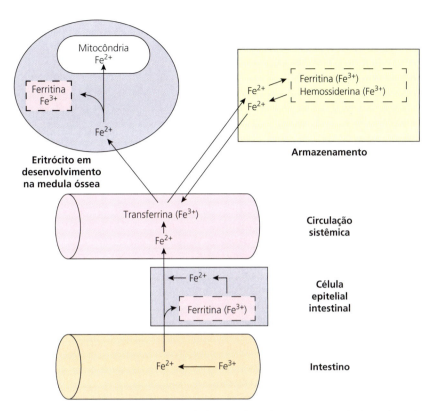

Figura 12.10 Resumo da absorção, do armazenamento e do uso do ferro. O ferro deve estar no estado de oxidação ferroso (Fe^{2+}) para ser transportado através das membranas. O ferro intracelular liga-se ou é incorporado a várias proteínas ou outras substâncias quelantes em seu estado de oxidação férrico (Fe^{3+}) para reduzir a sua toxicidade. Com efeito, o ferro livre pode catalisar radicais livres do oxigênio molecular e dos íons hidrogênio, podendo ter consequências desastrosas para os materiais biológicos. O ferro transportado está ligado à proteína apotransferrina e é conhecido como transferrina. O ferro é armazenado nos tecidos na forma de fração difusa, solúvel e móvel (ferritina) ou em depósitos agregados insolúveis (hemossiderina). Os principais locais de armazenamento do ferro são o fígado e o baço, seguidos dos rins, coração, músculo esquelético e cérebro. Na medula óssea, todas as formas eritroides possuem receptores de membrana de superfície para a transferrina. Quando internalizado, o ferro liberado é transportado até as mitocôndrias dos eritrócitos em desenvolvimento, onde é incorporado na molécula de heme ou se combina com a proteína apoferritina para ser armazenado como ferritina. De Reece, W.O. and Swenson, M.J. (2004) The composition and functions of blood. In: *Dukes' Physiology of Domestic Animals,* 12th edn (ed. W.O. Reece). Cornell University Press, Ithaca, NY. Reproduzida, com autorização da Cornell University Press.

desenvolvimento, onde é incorporado na molécula do heme, ou combina-se com a apoferritina para seu armazenamento como ferritina em seu estado de oxidação férrico (Fe^{3+}).

Dois fatores geralmente afetam a absorção do ferro do epitélio intestinal para o sangue: (i) a extensão das reservas de ferro no corpo, e (ii) a taxa de eritropoese. Se a necessidade de ferro aumentar, e as reservas de ferro estiverem vazias, a absorção aumenta. Se a necessidade de ferro diminuir, e as reservas de ferro estiverem adequadas, a absorção de ferro a partir do intestino diminui. Parece que existe um mecanismo autolimitante para a absorção do ferro, com base nas suas necessidades. Entretanto, um excesso de ferro pode ser ingerido e subsequentemente absorvido, com consequente toxicidade. A excreção de ferro é mínima, de modo que a regulação é unidirecional, isto é, consiste em sua absorção controlada. O ferro da transferrina pode ser liberado para as células em qualquer local, de modo que o excesso de ferro pode se depositar em todas as células, particularmente as do fígado. A ferritina é uma forma de armazenamento do ferro (ver texto anterior). Além disso, uma forma mais insolúvel, a hemossiderina, acumula-se em épocas de excesso. O fígado é o principal órgão de armazenamento do ferro. Quando as reservas hepáticas estão adequadas, a produção de apotransferrina diminui, e, quando ocorre depleção, a produção de apotransferrina aumenta. Os animais com anemia ferropriva apresentam concentrações elevadas de apotransferrina.

Anemia e policitemia

1 Definir anemia e policitemia.
2 Na ausência de ferro suplementar, por que a anemia seria comum em filhotes de porco?
3 Diferencie a policitemia absoluta da relativa.
4 Quais são algumas condições primárias que causam policitemia absoluta?

A **anemia**, que pode ter várias causas, refere-se a uma redução do número de eritrócitos e/ou da concentração de hemoglobina. É denominada **anemia funcional** quando a produção de eritropoetina não é estimulada devido à falta de esforço, em que os tecidos não se tornam hipóxicos. A perda de sangue de qualquer causa (p. ex., traumatismo, parasitismo) também pode causar anemia. Um tipo comum de anemia em filhotes de porco é a **anemia ferropriva**. Esse tipo é comum nos filhotes de porco, em virtude de seu rápido crescimento e consequente necessidade de maior volume sanguíneo, bem como devido à falta de ferro em sua dieta normal, que consiste em leite da mãe. Devido à deficiência de ferro, há produção de uma quantidade insuficiente de hemoglobina. A anemia também pode ocorrer em consequência de produção deficiente de eritrócitos, como na situação em que faltam certos fatores nutricionais, ou quando há comprometimento da medula óssea. Esse último tipo é conhecido como **anemia aplásica**.

Uma condição oposta à anemia é a **policitemia**. Nesse distúrbio, ocorre acentuado aumento da massa eritrocitária. A policitemia pode ser relativa ou absoluta. Na **policitemia relativa**, observa-se um aumento da massa eritrocitária, e ocorre diminuição do volume plasmático. Essa situação é encontrada comumente em condições de choque e desidratação, bem como em animais tratados com diuréticos ou medicamentos cardíacos. A **policitemia absoluta** está associada a um aumento da massa eritrocitária sem diminuição do volume plasmático. É secundária (*i. e.*, não é o distúrbio primário) quando associada a hipoxemia (diminuição do O_2 do sangue arterial) ou a um tumor, visto que ambos aumentam a produção de eritropoetina. Na ausência de hipoxemia ou de tumor, e quando as concentrações de eritropoetina estão normais ou diminuídas, o distúrbio é classificado como distúrbio mieloproliferativo (aumento da produção na medula óssea) ou **policitemia vera**. A policitemia vera é rara em animais, embora tenha sido descrita em gatos, cães e gado bovino.

Hemóstase | Prevenção da perda de sangue

> **1** Qual é a sequência de eventos entre a ocorrência de lesão vascular e a normalização?
>
> **2** Qual é o principal componente químico dos fatores da coagulação? Assinalar os principais locais de sua síntese.
>
> **3** Qual é a vitamina necessária para a síntese de vários fatores da coagulação?
>
> **4** Qual é o elemento químico necessário para quase todas as reações hemostáticas?
>
> **5** Qual é a substância contida na membrana basal dos capilares e em todo o espaço intersticial que proporciona a adesão das plaquetas?
>
> **6** Quais são as propriedades do endotélio vascular que impedem a ativação das plaquetas e procoagulantes?
>
> **7** Qual o outro nome das plaquetas?
>
> **8** Estude a estrutura fina da plaqueta e relacione a sua estrutura com a liberação do conteúdo dos grânulos.
>
> **9** Qual é a primeira resposta das plaquetas à ruptura do endotélio e contato com os tecidos subendoteliais?
>
> **10** Além do colágeno, qual é a substância necessária para a adesão inicial das plaquetas?
>
> **11** Qual é o principal mensageiro formado após a estimulação das plaquetas que libera Ca^{2+} dos grânulos de armazenamento?
>
> **12** Qual é o papel do ácido acetilsalicílico no esquema da coagulação sanguínea?
>
> **13** O que é a reação de liberação das plaquetas e como ela é iniciada?
>
> **14** O que ocorre com a agregação plaquetária?
>
> **15** Quais são as quatro reações essenciais envolvidas na formação de um coágulo?
>
> **16** Qual é a relação dos complexos da tenase e protrombinase com a formação da trombina?

> **17** Qual a diferença entre os sistemas extrínseco e intrínseco (vias do fator tecidual e de ativação por contato, respectivamente) e sua relação entre si?
>
> **18** De que maneira a ativação do fator X é um ponto focal no esquema da coagulação sanguínea?
>
> **19** Qual é a importância do fator XIII? Qual é a sua origem?
>
> **20** Como ocorre a retração do coágulo? Qual é a sua função?
>
> **21** Uma vez iniciada, o que impede a disseminação da coagulação sanguínea (crescimento do coágulo)?
>
> **22** Qual é o papel da plasmina? Qual é o principal ativador do plasminogênio?

A efetividade da função do sangue depende de sua circulação em um sistema fechado de vasos. Os vasos podem sofrer ruptura devido à ocorrência de doença ou acidente, e a perda de sangue pode ser evitada ou reduzida ao máximo pela **hemostasia**. A hemostasia é um processo complicado, de modo que um resumo é fornecido a seguir como orientação para os detalhes apresentados posteriormente.

Quando um vaso sanguíneo sofre lesão, as células endoteliais são separadas, ocorre exposição do colágeno subjacente, e a superfície perde suas características habituais de superfície lisa e impermeável. Com frequência, o vaso é rasgado, cortado ou separado, e a crise hemostática é exacerbada. Independentemente da gravidade, as plaquetas começam a entrar em contato com a superfície lesionada. Esse contato inicia o processo de adesão, visto que as plaquetas emitem projeções e tornam-se viscosas. As plaquetas aderidas sofrem uma reação na qual agentes agregantes são liberados, causando o acúmulo de mais plaquetas. Quando isso ocorre, a coagulação sanguínea torna-se logo evidente no local danificado, e o tampão plaquetário é reforçado pela formação de uma rede de fibrina. Ocorre retração do coágulo (redução de tamanho), e a fibrinólise (dissolução da fibrina) começa. Por fim, ocorre reparo do vaso lesionado por meio de crescimento de tecido conjuntivo e células endoteliais, e observa-se uma normalização quando o complexo de plaquetas-fibrina e outros restos celulares são removidos (Figura 12.11).

Componentes hemostáticos

O processo hemostático consiste em uma complexa série de reações bioquímicas. Os principais contribuintes ao processo são proteínas, o endotélio vascular e as plaquetas.

Proteínas

A Tabela 12.3 apresenta os componentes proteicos da via da coagulação sanguínea, seus sinônimos ou abreviaturas comuns e seu local de síntese. A designação de cada fator com algarismo romano foi feita por ocasião de sua descoberta e inclui os fatores I a XIII. Como mostra a Tabela 12.3, muitos desses fatores ainda persistem, porém a identificação de outros foi eliminada (p. ex., o fator VI foi inicialmente descrito; entretanto, foi constatado posteriormente que ele não existe; o fator IV foi identificado como Ca^{2+} e removido, visto que não se trata de uma proteína). Os principais componentes atualmente listados são proteínas, e a lista aumentou como resultado de sua contínua descoberta. Essas proteínas são encontradas no sangue ou nos tecidos e simplesmente aguardam um mecanismo de ativação.

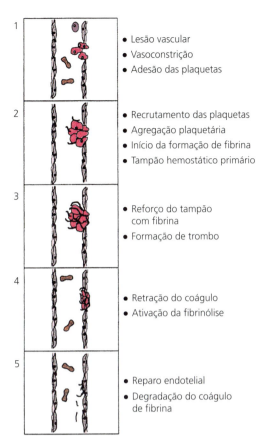

Figura 12.11 Os cinco estágios principais na formação e dissolução de um coágulo sanguíneo ou trombo em torno do local de lesão vascular, começando com a iniciação da ativação plaquetária após lesão vascular e terminando com o reparo endotelial. Adaptada de Gentry, P.A. (2004) Blood coagulation and hemostasis. In: *Dukes' Physiology of Domestic Animals,* 12th edn (ed. W.O. Reece). Cornell University Press, Ithaca, NY. Reproduzida, com autorização, de Cornell University Press.

Tabela 12.3 Principais componentes da via da coagulação (enzimas, cofatores proteicos e substratos) envolvidos na formação e na degradação da fibrina.

Componente	Sinônimo	Local de síntese
Fibrinogênio	Fator I	Fígado
Protrombina	Fator II	Fígado*
Trombina		Plasma
Fator tecidual	Tromboplastina	Endotélio vascular
Fator V		Endotélio vascular
Fator VII		Fígado*
Fator VIII	Fator anti-hemofílico	Endotélio vascular
Fator IX	Fator de Christmas	Fígado*
Fator X	Fator Stuart	Fígado*
Fator XI	Antecedente da tromboplastina plasmática	Fígado
Fator XII	Fator Hageman	Fígado
Fator XIII	Fator estabilizador da fibrina	Fígado
Fator de von Willebrand	FvW	Endotélio vascular
Pré-calicreína	PK, fator Fletcher	Fígado
Cininogênio de alto peso molecular	HK, HMWK	Fígado
Proteína C		Fígado*
Proteína S		Fígado*
Trombomodulina	TM	Endotélio vascular
Plasminogênio		Fígado
Ativador do plasminogênio tipo tecidual	t-PA	Fígado
Ativador do plasminogênio tipo uroquinase	uPA, pró-uroquinase	Desconhecido

*Proteína dependente de vitamina K.
Fonte: Gentry, P.A. (2004) Blood coagulation and hemostasis. In: *Dukes' Physiology of Domestic Animals,* 12th edn (ed. W.O. Reece). Cornell University Press, Ithaca, NY. Reproduzida, com autorização, da Cornell University Press.

É importante reconhecer que o Ca^{2+} é necessário para quase todas as reações, e que a vitamina K é necessária para a síntese de protrombina, proteína C, proteína S e fatores VII, IX e X pelo fígado.

Endotélio vascular

Todo o sistema cardiovascular é revestido por uma única camada de células planas, conhecida como **endotélio**. O endotélio não apenas reveste o coração, mas também os vasos. Nos capilares, o único componente que permanece é a camada endotelial. Independentemente de sua localização, apresenta uma membrana basal subjacente que contém **colágeno**. As fibras colágenas também estão presentes em todo o espaço intersticial. O colágeno no tecido subendotelial e a **fibronectina** liberada das células endoteliais proporcionam a adesão das plaquetas ao local de lesão vascular.

Enquanto o endotélio estiver intacto, as plaquetas e as proteínas associadas à coagulação sanguínea (**procoagulantes**) não são ativadas. As propriedades do endotélio que impedem a ativação incluem: (i) a carga negativa existente na superfície das células endoteliais, que repele as plaquetas de carga negativa; (ii) a síntese de inibidores da função plaquetária (p. ex., **prostaciclina**) e da formação de fibrina (p. ex., **trombomodulina**); e (iii) a geração de ativadores da degradação da fibrina (p. ex., **ativador do plasminogênio tecidual**).

Plaquetas

As plaquetas são também conhecidas como **trombócitos**. Pode-se obter uma estimativa da complexidade da plaqueta a partir da Figura 12.12. A faixa de microtúbulos que circunda a plaqueta sofre contração quando as plaquetas são ativadas e resulta em mudança de seu formato e expulsão do conteúdo dos grânulos da plaqueta no sistema canalicular aberto e liberação subsequente pela plaqueta para o meio externo. Os grânulos (grânulos α e grânulos densos) contêm muitos dos fatores da coagulação, outras proteínas, cálcio, serotonina, difosfato de adenosina (ADP) e trifosfato de adenosina (ATP), que auxiliam ou potencializam o processo da coagulação. A liberação do conteúdo dos grânulos exige energia proveniente das mitocôndrias e partículas de glicogênio e cálcio ionizado do sistema tubular denso, um componente do sistema da membrana da plaqueta.

Reações plaquetárias

As plaquetas circulantes são recrutadas no local de lesão vascular, onde sofrem mudanças estruturais. Essas alterações estão associadas a reações plaquetárias que, acopladas com a liberação dos componentes dos grânulos, proporcionam uma superfície altamente reativa para a formação de trombina e fibrina.

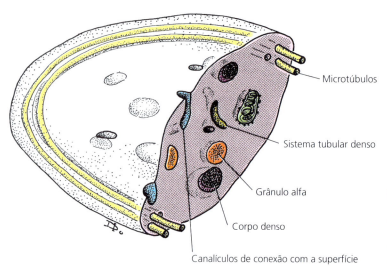

Figura 12.12 Detalhes internos de uma plaqueta observados ao microscópio eletrônico. Os corpúsculos densos são também conhecidos como grânulos densos. Adaptada de Cormack, D.H. (2001). *Essential Histology*, 2nd edn. Lippincott Williams & Wilkins, Baltimore. Com autorização, de Lippincott, Williams & Wilkins.

Adesão das plaquetas

A primeira resposta das plaquetas à ruptura do endotélio e contato com os tecidos subendoteliais consiste em sua adesão ou fixação a essas superfícies. Quando isso ocorre, uma monocamada de plaquetas adere ao local, e as plaquetas perdem o seu formato discoide e formam **pseudópodes**, como mostra a Figura 12.13. Os pseudópodes possibilitam maior contato com outras plaquetas que se dirigem ao local de lesão e também com as que já estão aderidas ao endotélio roto e subendotélio exposto. A adesão inicial requer colágeno que está presente no subendotélio, bem como fibronectina das células endoteliais. A adesão continuada resulta do fator de **von Willebrand (FvW)** e fibronectina nos grânulos das plaquetas que são expulsos das plaquetas ativadas.

Ativação das plaquetas

A ativação plaquetária é o mecanismo pelo qual as plaquetas são estimuladas a iniciar seu papel adicional na hemóstase. A interação de um **agonista** (p. ex., colágeno, trombina, ADP) com seu receptor específico na superfície da plaqueta inicia a transmissão de um sinal através da membrana celular, que, por sua vez, ativa **mensageiros intracelulares**. A ativação desses mensageiros intracelulares resulta na liberação de Ca^{2+} das reservas no citoplasma da plaqueta. O principal mensageiro, o **tromboxano A_2 (TXA_2)**, é produzido a partir de fosfolipídios da membrana plaquetária após interação do agonista com receptores de membrana. O ácido acetilsalicílico bloqueia a formação de TXA_2, impedindo, assim, que mensageiro possa mobilizar o Ca^{2+} dos grânulos para o citoplasma.

Reação de liberação das plaquetas

Esse evento é iniciado pelo aumento do cálcio intracelular em resposta ao mensageiro intracelular, com secreção do conteúdo dos grânulos. Envolve o agrupamento do conteúdo dos grânulos no centro da plaqueta após a contração dos microtúbulos e, por fim, a expulsão do conteúdo dos grânulos para o meio externo pelo **sistema canalicular aberto**. Os mecanismos de liberação estão ilustrados na Figura 12.14.

Agregação plaquetária

A presença externa dos conteúdos dos grânulos proporciona altas concentrações de fibrinogênio (necessário para a formação de fibrina), fibronectina e FvW (ambos necessários para a adesão), fator V e outras proteínas, que participam na conversão da protrombina em trombina na superfície da plaqueta, que, ao empilhar as plaquetas umas sobre as outras, pode levar à formação do tampão plaquetário primário. Após a reação de liberação, as plaquetas perdem a sua integridade individual, ocorre fusão das membranas de lipoproteína, os receptores são expostos às proteínas (fatores) da coagulação e, assim, ocorre exposição de uma superfície altamente reativa (agregados plaquetários) para a formação de trombina e fibrina.

Formação do coágulo (coagulação sanguínea)

A formação da **trombina** é o penúltimo estágio na formação da **fibrina**, que é insolúvel e estabiliza o **tampão plaquetário**. O tampão plaquetário estabilizado, formado pela coagulação sanguínea, é conhecido como **tampão hemostático secundário ou coágulo**. Uma vez formado o coágulo, a perda de sangue através

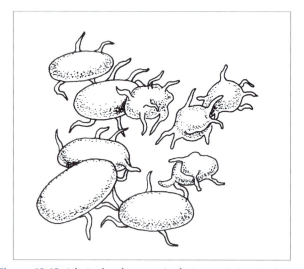

Figura 12.13 Adesão das plaquetas. A adesão constitui a primeira resposta à lesão do vaso sanguíneo. As plaquetas perdem o seu formato discoide e formam projeções pegajosas (pseudópodes) para a sua adesão ao vaso lesionado e aprisionamento de outras plaquetas. Adaptada de Reece, W.O. (2009) *Functional Anatomy and Physiology of Domestic Animals*, 4th edn. Wiley-Blackwell, Ames, IA. Reproduzido, com autorização de Wiley.

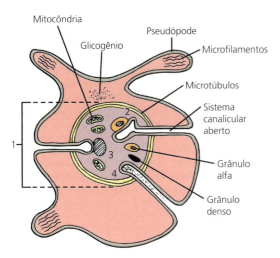

Figura 12.14 Corte transversal de uma plaqueta mostrando como a contração dos microtúbulos resulta em expulsão do conteúdo dos grânulos da plaqueta no sistema canalicular aberto e sua liberação da plaqueta. (1) Agrupamento dos grânulos no centro da plaqueta após contração dos microtúbulos. (2) Contato da membrana do granulo com a membrana do sistema canalicular aberto. (3) Fusão da membrana do granulo com a membrana do sistema canalicular aberto. (4) Saída do conteúdo do granulo pelo sistema canalicular aberto. Adaptada de MacIntyre, D.E. (1976) The platelet release reaction: association with adhesion and aggregation and comparison with secretory responses in other cells. In: *Platelets in Biology and Pathology,* Vol. 1 (ed. J.L. Gordon). Elsevier, Amsterdam. Com autorização da Elsevier.

do endotélio lesionado é interrompida por completo. Sabia-se anteriormente que, após as reações plaquetárias, eram criadas as condições para a coagulação sanguínea. As proteínas que participam no processo hemostático em sua maioria circulam no plasma como proenzimas inativas, e cada uma delas sofre ativação em sequência à medida que a coagulação prossegue. A sequência é designada como **fenômeno em cascata**, em que cada reação representa um ponto de amplificação, e um pequeno estímulo resulta em uma resposta de maior magnitude.

Existem quatro reações essenciais envolvidas na formação do coágulo: (i) ativação do fator IX, (ii) ativação do fator X, (iii) formação de trombina e (iv) formação de fibrina (Figura 12.15). O fator IX ativado (FIXa) é um componente do **complexo da tenase**, enquanto o fator X ativado (FXa) é um componente do **complexo da protrombinase**. Trata-se de complexos enzimáticos essenciais reunidos em estreita proximidade na superfície dos agregados plaquetários. Esses complexos aceleram a velocidade das reações bioquímicas da cascata, resultando na **geração de trombina** (Figura 12.15).

Vias para a formação de trombina

A conversão da protrombina em trombina (a enzima-chave na hemóstase) é catalisada pelo complexo da protrombinase, que compreende o FXa, o fator V ativado (FVa), fosfolipídios e Ca^{2+}. Existem dois mecanismos de ativação separados, que levam à formação do complexo de protrombinase (ver Figura 12.15): a **via do fator tecidual (sistema extrínseco)** e a **via de ativação por contato (sistema intrínseco)**. A via do fator tecidual começa com o traumatismo da parede vascular ou de tecidos extravasculares que entram em contato com o sangue. A via de ativação por contato começa com o traumatismo do próprio sangue ou exposição do sangue ao colágeno da parede de um

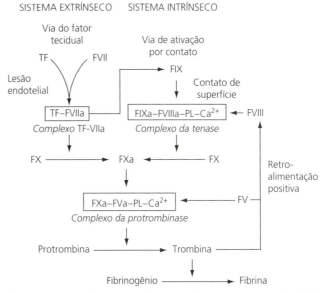

Figura 12.15 As duas vias pelas quais pode ocorrer ativação do (F)X. Na via extrínseca (via do tecido tecidual), o FX ativado (FXa) é produzido pela ação direta do complexo de fator tecidual (TF)-FVIIa, ao passo que, na via intrínseca (via de ativação por contato), o FIXa precisa se combinar com FVIII, fosfolipídios (PL) e Ca^{2+} para formar o complexo da tenase antes que o FX possa ser ativado em uma taxa fisiologicamente relevante. As etapas comuns finais na formação de fibrina envolvem a formação do complexo da protrombinase, que ativa a protrombina, possibilitando a conversão do fibrinogênio em fibrina pela trombina. De Gentry, P.A. (2004) Blood coagulation and hemostasis. In: *Dukes' Physiology of Domestic Animals,* 12th edn (ed. W.O. Reece). Cornell University Press, Ithaca, NY. Reproduzida, com autorização, de Cornell University Press.

vaso sanguíneo traumatizado. As vias não são independentes uma da outra, e, após a ruptura de um vaso sanguíneo a coagulação ocorre por ambas as vias simultaneamente. O **fator tecidual (TF)**, também conhecido como **tromboplastina**, inicia a via do fator tecidual (ver Figura 12.15), enquanto o contato do FXII e das plaquetas com colágeno na parede vascular inicia a via de ativação por contato (Figura 12.16).

Após a ocorrência de lesão vascular, o TF e os sítios de ligação para o FVII, FIX e FX são expostos na superfície das células endoteliais. Na presença de Ca^{2+}, o complexo TF-VIIa forma-se em primeiro lugar e, em seguida, ativa o FIX e o FX (ver Figura 12.15). Em seguida, o FIX ativado (FIXa) pode fazer parte do complexo da tenase, sem a ativação do FIX por meio do FXII na via de ativação por contato, conforme ilustrado na Figura 12.16. A velocidade de formação do FXa pela ação proteolítica do complexo da tenase ocorre muito mais rapidamente do que aquela produzida pelo complexo TF-VIIa atuando isoladamente e, portanto, proporciona uma etapa de amplificação na geração de trombina. Além disso, a formação inicial da trombina acelera a produção de FXa por uma resposta de retroalimentação positiva, que ativa o FVIII, um componente do complexo da tenase, e o FV, um componente do complexo da protrombinase (ver Figura 12.15). A via de ativação por contato é necessária para sustentar a formação de trombina no local de traumatismo grave.

Após a ativação do FX, existe uma via comum para a formação de trombina, quando então a fibrina é formada a partir do fibrinogênio (ver Figura 12.15).

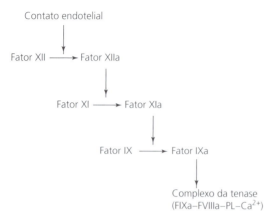

Figura 12.16 A fase de contato para a ativação do fator IX, iniciada quando o fator XII é ativado por contato com o endotélio lesionado. O fator XIIa ativa o fator XI (processo acelerado pela pré-calicreína e cininogênio de alto peso molecular). O fator X ativado, na presença de Ca^{2+}, ativa o fator IX (FIXa). O FIXa, em associação com outros componentes do complexo da tenase, possibilita a ativação do fator X e a associação do FXa com o complexo da protrombinase. PL, fosfolipídio. De Reece, W.O. (2009) *Functional Anatomy and Physiology of Domestic Animals*, 4th edn. Wiley-Blackwell, Ames, IA. Reproduzida, com autorização, de Wiley.

Formação da fibrina

A etapa final da coagulação sanguínea consiste na conversão do **fibrinogênio** (uma proteína plasmática) em fibrina. Essa etapa começa quando houver formação de trombina. A primeira reação produz monômeros de fibrina, que sofrem polimerização espontânea, e ocorre formação de uma rede frouxamente entrelaçada, mantida por ligações peptídicas covalentes. Essa estrutura polimérica é permeável ao fluxo sanguíneo e é designada como fibrina solúvel. A estabilização (formação de ligações isopeptídicas) da fibrina solúvel em coágulo de fibrina insolúvel é catalisada pelo fator XIII ativado (FXIIIa). O fator XIII é liberado das plaquetas aprisionadas, e a sua conversão na forma ativa é induzida pela trombina na presença de cálcio. A estabilização torna a fibrina mais elástica e menos sujeita a lise.

Retração do coágulo

Após estabilização, ocorre **retração do coágulo (encolhimento do coágulo)** por meio da ação das **proteínas contráteis** da plaqueta, a **trombostenina**, a **actina** e a **miosina**. Essas proteínas são expostas quando as plaquetas são ativadas. A ativação induz alterações que ativam trombostenina, actina e miosina, as quais reagem de modo análogo ao processo observado durante a contração muscular, resultando em retração do coágulo (o soro é eliminado do coágulo). A retração do coágulo possibilita um maior fluxo sanguíneo na área lesionada, enquanto o tecido está sendo reparado. A ausência de retração do coágulo pode estar associada a uma redução do número de plaquetas.

Crescimento do coágulo

Uma vez iniciada a coagulação sanguínea, o processo se estende no sangue circulante, um processo conhecido como **crescimento do coágulo**. O crescimento do coágulo cessa quando o sangue flui rapidamente o suficiente para remover a trombina produzida; essa trombina não foi absorvida normalmente pela fibrina que é formada e pelos outros fatores ativados. A trombina e os fatores ativados carregados pelo sangue não são efetivos, visto que foram diluídos, e visto que existem substâncias anticoagulantes naturais no plasma (p. ex., antitrombina III). Essas substâncias podem evitar uma coagulação indesejada quando existem procoagulantes (substâncias que favorecem a coagulação) em pequenas quantidades.

Degradação da fibrina

Uma vez estabelecida a hemóstase, ocorre reparo da área vascular lesionada pelo crescimento de novo tecido auxiliado por fatores de crescimento, que são liberados das plaquetas ativadas. A fibrina formada para atuar no processo hemostático sofre degradação (**fibrinólise**) por uma enzima proteolítica, denominada **plasmina** (Figura 12.17). O **plasminogênio**, uma proteína presente no plasma, é retido no coágulo quando este é formado. O plasminogênio é ativado e transforma-se em plasmina por substâncias no sangue e nos tecidos conhecidas como ativadores do plasminogênio. O principal ativador do plasminogênio endógeno é o ativador do plasminogênio tecidual (t-PA), que é liberado pelas células endoteliais quando estas são estimuladas pela presença de trombina ou pela estase do sangue. A plasmina degrada a molécula de fibrina em fragmentos de proteína, conhecidos como **produtos de degradação da fibrina (PDFs)**. Quando a superfície externa do coágulo de fibrina é removida, a superfície nova é exposta e degradada até que a remoção do coágulo seja completa. Os PDFs, as plaquetas e outros restos celulares são removidos da circulação pelo SMF. O ativador do plasminogênio tecidual é produzido comercialmente para uso médico humano a fim de dissolver coágulos que estão alojados em vasos sanguíneos e que bloqueiam o fluxo sanguíneo (p. ex., artérias coronárias).

Prevenção da coagulação sanguínea

1 Quais são os fatores preventivos contra a coagulação no sistema vascular normal?
2 Como a heparina impede a coagulação intravascular?
3 Qual é a importância dos mastócitos? Por que estão presentes no pulmão em grandes números?
4 Como os agentes quelantes impedem a coagulação do sangue coletado?

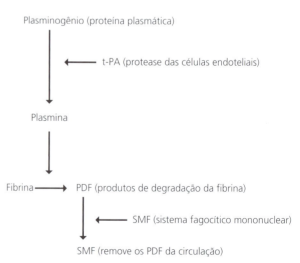

Figura 12.17 Degradação da fibrina (fibrinólise). De Reece, W.O. (2009) *Functional Anatomy and Physiology of Domestic Animals*, 4th edn. Wiley-Blackwell, Ames, IA. Reproduzida, com autorização, de Wiley.

Além dos procoagulantes no sangue, existem também anticoagulantes. A sua presença equilibra e evita a coagulação que, de outro modo, poderia ocorrer, devido às pequenas quantidades de procoagulantes normalmente presentes. Além disso, quando se coleta sangue para fins analíticos ou para armazenamento, são acrescentados anticoagulantes aos frascos de sangue para impedir a coagulação.

Prevenção na circulação normal

A formação de trombina ocorre por meio de uma série de reações químicas, de modo que é normal haver uma pequena quantidade de trombina na circulação. A trombina presente poderia causar a conversão do fibrinogênio (uma proteína plasmática normal) em fibrina, não fosse a existência de outra proteína, a **antitrombina III**, que bloqueia a ação da trombina sobre o fibrinogênio e que também inativa a trombina à qual se liga.

Além da ação da antitrombina III, a coagulação no sistema vascular normal é impedida pela **superfície lisa do endotélio**. Essa textura lisa impede a ativação do fator XII por contato, que está envolvido na ativação do fator IX do sistema intrínseco (ver Figura 12.16). Além disso, uma **camada monomolecular de proteína (com carga negativa efetiva)** é absorvida na superfície do endotélio, repelindo os fatores da coagulação e as plaquetas. Quando ocorre lesão endotelial, tanto a textura lisa quanto a camada proteica são perdidas no local lesionado.

A heparina, um anticoagulante, é produzida pelos mastócitos que residem nos tecidos conjuntivos pericapilares. Os mastócitos são particularmente abundantes nos pulmões, devido à vulnerabilidade dos pulmões a êmbolos, que são coágulos que se desprendem de seu local de origem e que são livremente transportados no sangue. A concentração plasmática de heparina é normalmente baixa. A efetividade da heparina na prevenção da coagulação intravascular normal depende de sua combinação com a antitrombina III, formando um complexo que remove não apenas a trombina, mas também os fatores IX, X, XI e XII.

Em virtude da potência biológica da trombina, existem mecanismos que limitam a taxa e a extensão da geração de trombina nos locais de lesão vascular. Um desses mecanismos, a **via anticoagulante da proteína C**, envolve a ligação de alta afinidade da trombina à **trombomodulina (TM)**, uma proteína de membrana das células endoteliais e células sanguíneas periféricas. Quando ligada à TM, a trombina perde a sua capacidade de ativar as plaquetas e de coagular o fibrinogênio e torna-se um ativador da proteína C. A proteína C ativada destrói a atividade dos fatores Va e VIIIa (FV e FVIII modificados pela trombina), que são cofatores nos complexos da protrombinase e tenase, respectivamente (ver Figura 12.15).

Prevenção no sangue coletado

Com frequência, é desejável evitar a coagulação sanguínea quando se coleta sangue de um animal para exame e análise posteriores. Para essa finalidade, são usados anticoagulantes. Os **agentes quelantes** são utilizados com mais frequência; ligam-se aos íons cálcio, de modo que estes não estão mais disponíveis para o processo da coagulação. O citrato trissódico, o oxalato de sódio ou o ácido etilenodiaminotetracético (EDTA sódico, sal dissódico) são adicionados em uma quantidade adequada ao frasco de coleta e misturados com o sangue coletado. Dispõe-se também de heparina no comércio, que pode ser usada para

impedir a coagulação do sangue coletado. A heparina também é utilizada na prevenção da coagulação sanguínea no corpo em certas condições patológicas que predispõem à formação de coágulos.

Testes de coagulação

> 1 Qual o tempo levado em minutos para a coagulação normal pelo método do tubo capilar em animais domésticos?
>
> 2 Por que uma baixa contagem de plaquetas está associada a tempos de coagulação prolongados?
>
> 3 Como o dicumarol está associado a defeitos da coagulação?
>
> 4 Por que deve haver suspeita de doença hepática como causa de defeitos da coagulação?
>
> 5 Como o FvW está associado a defeitos da coagulação?
>
> 6 Por que o sangue coletado de aves, nas quais não ocorre lesão das células endoteliais, coagula com dificuldade?
>
> 7 Na ausência do sistema de ativação por contato, por que as aves não apresentam problemas hemorrágicos?

Os testes de coagulação sanguínea são usados para determinar a adequação da coagulação em um animal. Dispõe-se de várias técnicas. O sangue é coletado e submetido a métodos padronizados, e observa-se o intervalo de tempo entre a coleta da amostra e a sua coagulação. Um deles é o método do tubo capilar, em que o sangue é coletado diretamente em um tubo capilar não heparinizado. O tubo é quebrado manualmente a intervalos de 1 min até que o sangue nas extremidades quebradas permaneça conectado por um filamento de fibrina. O tempo levado em minutos para que isso ocorra é o tempo de coagulação (ver Tabela 12.2 para valores normais). Um tempo prolongado indica a existência de um mecanismo inadequado no corpo. Como as plaquetas fornecem vários fatores para o mecanismo da coagulação, além de formar o tampão plaquetário, a sua contagem também é útil na avaliação da coagulação sanguínea.

Um teste de triagem laboratorial comum é o tempo de protrombina em um estágio. Nesse teste, o plasma é ativado com uma mistura de TF e fosfolipídios. Adiciona-se cálcio, e determina-se o tempo de coagulação. Se o tempo de coagulação for prolongado, significa que pode haver anormalidades nos FV, FVII, FX, na atividade da protrombina ou na concentração de fibrinogênio do plasma.

Defeitos da coagulação

O conhecimento do processo da coagulação é útil para entender os defeitos da coagulação quando estes ocorrem. A deficiência de vitamina K resulta em hemorragia, devido à formação inadequada de protrombina e dos fatores VII, IX e X. Além disso, o dicumarol interfere na utilização da vitamina K e, portanto, na produção de protrombina.

O **dicumarol** é um produto de pesquisa de uma doença hemorrágica do gado, conhecida como **envenenamento por trevo-doce**. O trevo-doce tanto amarelo quanto branco tem um elevado conteúdo de cumarina, que é suscetível ao metabolismo por vários fungos comuns, com consequente dimerização da cumarina quando ocorre crescimento de fungos. O feno de trevo-doce tem hastes espessas e está sujeito a secagem incompleta após a sua colheita e armazenagem (fardos, pilhas, palheiro). O crescimento do fungo é favorecido, e ocorre produção de dicumarol. Em virtude de suas propriedades hemorrágicas, o dicumarol é comercialmente disponível em rodenticidas, nos quais é misturado com alimento para roedores. Na medicina humana, utiliza-se um derivado do dicumarol como substância que "afina o sangue".

Outras causas de defeitos da coagulação estão relacionadas com doença hepática, defeitos plaquetários e um problema complexo, conhecido como coagulação intravascular disseminada, bem como defeitos hereditários. Os defeitos hereditários mais comuns identificados em animais domésticos são aqueles associados à ativação do fator IX e à formação do complexo da tenase. Nessa categoria, a deficiência de fator VIII (fator anti-hemofílico) é o defeito hereditário mais disseminado. Outros defeitos hereditários comuns incluem as deficiências de fator IX e FvW. Na deficiência de FvW, os agregados de plaquetas não se fixam firmemente ao endotélio lesionado e são mais suscetíveis a seu desprendimento pelo sangue circulante. Essa deficiência é conhecida como **doença de von Willebrand (DvW).**

Diferenças entre espécies

A interação das plaquetas ativadas com o endotélio lesionado e as proteínas da coagulação é necessária em todos os animais para um mecanismo hemostático normal, embora o número e a morfologia das plaquetas possam variar. A ausência de fator XII (um componente do mecanismo intrínseco) no sangue de mamíferos marinhos e répteis prolonga o tempo de coagulação do sangue coletado.

Nas aves, toda a via de ativação por contato parece estar ausente, de modo que não ocorre ativação do fator IX por essa via. Isso pode ser observado quando se coleta sangue sem traumatismo, de modo que não haja traumatismo do sangue nem do endotélio. Haverá formação de um coágulo; porém o soro é extraído com dificuldade. Por esse motivo, quando se deseja efetuar uma análise química, deve-se utilizar um anticoagulante apropriado e coletar uma amostra de plasma (pressupondo uma compatibilidade do plasma com a análise). O sangue irá coagular com extrema rapidez se houver traumatismo da parede do vaso durante a coleta. Nesse caso, a via do TF é ativada para formar trombina e potencializadores associados para ativar o complexo da tenase (ver Figura 12.15). Este é o motivo pelo qual as aves possuem um mecanismo da coagulação intacto, embora não tenham um sistema de ativação por contato funcional.

Plasma e sua composição

> 1 O que diferencia o plasma do soro?
>
> 2 Qual é a concentração das proteínas no plasma?
>
> 3 Quais são as três principais classes de proteínas plasmáticas?
>
> 4 Qual a imunoglobulina mais abundante nos animais normais?
>
> 5 O que significa estado de equilíbrio entre proteínas plasmáticas, aminoácidos e proteínas teciduais?
>
> 6 Qual a principal contribuição das proteínas plasmáticas na pressão osmótica efetiva intravascular? Por quê?
>
> 7 Qual o cátion mais abundante no plasma? Qual o ânion mais abundante?
>
> 8 Qual é a concentração de glicose no porco e no cão? É mais baixa nos ruminantes e no cavalo?

O plasma, a parte líquida acelular do sangue, pode ser obtido do sangue coletado cuja coagulação é impedida. Quando se deixa coagular o sangue, os fatores da coagulação são efetivamente removidos, e o líquido é conhecido como soro. Todos os fatores da coagulação estão presentes no plasma. O plasma é um líquido complexo (que contém numerosas substâncias quimicamente ativas) que proporciona o meio de troca entre os vasos sanguíneos e as células do corpo. Várias dessas substâncias que costumam ser determinadas clinicamente são mostradas na Tabela 12.4 para várias espécies. O principal constituinte do plasma é a água (cerca de 92 a 94%), e a porcentagem irá variar dependendo, em grande parte, da concentração de proteína. As proteínas são as substâncias mais abundantes dissolvidas ou em suspensão na água, e a sua concentração varia de 6 a 8 g/dℓ.

Proteínas plasmáticas

As três principais classes de proteínas plasmáticas são a **albumina**, as **globulinas** (α_1, α_2, β_1, β_2, γ) e o **fibrinogênio**. Nos humanos, nas ovelhas, cabras e cães, a albumina predomina em relação às globulinas; nos cavalos, porcos, vacas e gatos, as proporções relativas de albumina e globulinas são quase iguais.

As **gamaglobulinas** incluem proteínas denominadas **imunoglobulinas** (anticorpos), que são produzidas por linfócitos e plasmócitos. Existem cinco isótipos principais de imunoglobulinas, classificadas como IgG, IgE, IgA, IgM e IgD. A IgG é a imunoglobulina mais abundante nos animais normais. Atravessa a barreira placentária da fêmea para proporcionar imunidade aos recém-nascidos em algumas espécies (primatas e roedores), mas não em outras. Nestas últimas, a transferência depende da presença de IgG no colostro e de sua ingestão precoce pelo recém-nascido. A IgE, a IgA, a IgM e a IgD proporcionam a resposta imune a condições alérgicas ou a parasitismo (liberação de histamina), aos microrganismos presentes na boca e no trato gastrintestinal (por meio do colostro), ativação do sistema complemento e formação de clones de linfócitos, respectivamente.

As **alfa e betaglobulinas** atuam como substratos para novas substâncias e também desempenham funções de transporte (p. ex., lactoferrina, uma globulina que transporta o ferro).

Origem

A albumina plasmática, algumas das globulinas e o fibrinogênio (bem como outros fatores da coagulação) são formados no fígado. O restante das globulinas, incluindo gamaglobulinas, é formado nos linfonodos e tecidos mucosos.

As proteínas plasmáticas, os aminoácidos e as proteínas teciduais encontram-se em um estado de equilíbrio (Figura 12.18). Quando a concentração de aminoácidos nas células teciduais diminui abaixo daquela do plasma, os aminoácidos entram nas células e são usados na síntese de proteínas plasmáticas e teciduais essenciais. As proteínas plasmáticas, que são formadas principalmente no fígado, também podem ser degradadas a aminoácidos por células do SMF, tornando-os disponíveis para a síntese de proteínas celulares. Isso ocorre particularmente quando o suprimento de aminoácidos dos processos digestivos é inadequado. As proteínas plasmáticas extravasam dos capilares para dentro do líquido intersticial e retornam ao sangue por meio dos linfáticos. Dessa maneira, ocorre uma renovação de 12 a 24 h (tempo durante o qual toda a proteína sofre extravasamento e retorna ao sangue).

Tabela 12.4 Valores (faixa) de alguns constituintes do sangue de animais domésticos maduros.

Constituinte	Cavalo	Vaca	Ovelha	Porco	Cão	Galinha
Glicose (mg/dℓ)	60 a 110	40 a 80	40 a 80	80 a 120	70 a 120	130 a 270
		80 a 120 (bezerro)		80 a 120 (cordeiro)		
Nitrogênio não proteico (mg/dℓ)	20 a 40	20 a 40	20 a 38	20 a 45	17 a 38	20 a 35
Ureia (mg/dℓ)	10 a 24	10 a 30	8 a 20	8 a 24	10 a 30	0,1 a 1,0
Ácido úrico (mg/dℓ)	0,5 a 1	0,1 a 2	0,1 a 2	0,1 a 2	0,1 a 1,5	1 a 2
						1 a 7 (galinha poedeira)
Creatinina (mg/dℓ)	1 a 2	1 a 2	1 a 2	1 a 2,5	1 a 2	1 a 2
Nitrogênio de aminoácidos (mg/dℓ)	5 a 7	4 a 8	5 a 8	6 a 8	7 a 8	4 a 10
Ácido láctico (mg/dℓ)	10 a 16	5 a 20	9 a 12		8 a 20	47 a 56
						20 a 98 (galinha poedeira)
Colesterol (mg/dℓ)	75 a 150	80 a 180	60 a 150	60 a 200	120 a 250	125 a 200
Bilirrubina						
Direta (mg/dℓ)	0 a 0,4	0 a 0,3	0 a 0,3	0 a 0,3	0,06 a 0,1	
Indireta (mg/dℓ)	0,2 a 5	0,1 a 0,5	0 a 0,1	0 a 0,3	0,01 a 0,5	
Total (mg/dℓ)	0,2 a 6	0,2 a 1,5	0,1 a 0,4	0 a 0,6	0,10 a 0,6	
Eletrólitos (mEq/ℓ)						
Sódio	132 a 152	132 a 152	139 a 152	135 a 150	141 a 155	151 a 161
Potássio	2,5 a 5,0	3,9 a 5,8	3,9 a 5,4	4,4 a 6,7	3,7 a 5,8	4,6 a 4,7
Cálcio	4,5 a 6,5	4,5 a 6,0	4,5 a 6,0	4,5 a 6,5	4,5 a 6,0	4,5 a 6,0
						8,5 a 19,5 (galinha poedeira)
Fósforo	2 a 6	2 a 7	2 a 7	3 a 6	2 a 6	3 a 6
Magnésio	1,5 a 2,5	1,5 a 2,5	1,8 a 2,3	2 a 3	1,5 a 2,0	
Cloro	99 a 109	97 a 111	95 a 105	94 a 106	100 a 115	119 a 130

Fonte: Reece, W.O. and Swenson, M.J. (2004). The composition and functions of blood. In: *Dukes' Physiology of Domestic Animals,* 12th edn (ed. W.O. Reece). Cornell University Press, Ithaca, NY. Reproduzida, com autorização, da Cornell University Press.

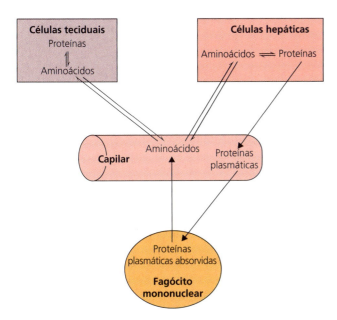

Figura 12.18 Equilíbrio reversível entre as proteínas teciduais, as proteínas plasmáticas e os aminoácidos do plasma. Adaptada de Reece, W.O. and Swenson, M.J. (2004). The composition and functions of blood. In: *Dukes' Physiology of Domestic Animals,* 12th edn (ed. W.O. Reece). Cornell University Press, Ithaca, NY. Reproduzida, com autorização, da Cornell University Press.

Proteínas plasmáticas e pressão coloidosmótica

A **pressão coloidosmótica do plasma** (também denominada **pressão oncótica**) refere-se à **pressão osmótica efetiva do plasma** (ver Capítulo 36). Está intimamente associada ao equilíbrio dos líquidos corporais entre os compartimentos de líquido intravascular e líquido intersticial. Surge devido à presença das moléculas de proteína e cátions retidos pela carga negativa efetiva da proteína. As proteínas são coloidais e não difusíveis. A pressão osmótica efetiva produzida por essas moléculas opõe-se à pressão hidrostática do sangue nos capilares e é responsável pela reabsorção de líquido na extremidade venosa dos capilares. A albumina é responsável por cerca de 80% da pressão coloidosmótica do plasma, em virtude de sua abundância e menor peso molecular. A contribuição de cada fração proteica para a pressão osmótica está inversamente relacionada com o peso molecular e diretamente relacionada com a sua concentração em termos de número de partículas do plasma (convém lembrar que a pressão osmótica está relacionada com o número de partículas, e não com a massa). Os pesos moleculares do fibrinogênio, da albumina e das globulinas são, respectivamente, de cerca de 300.000, 70.000 e 180.000. O peso molecular do fibrinogênio é alto, porém a sua concentração plasmática é baixa, de modo que a sua contribuição para a pressão coloidosmótica é pequena. Quando as concentrações de globulinas e albumina são quase as mesmas, a albumina contribui duas a três vezes mais para a pressão osmótica do que as globulinas, visto que existem duas a

Parte 2 | Líquidos Corporais e Homeostasia

três vezes mais moléculas (partículas) na albumina do que em um peso (concentração) igual de globulina.

Devido às numerosas funções das proteínas plasmáticas, é evidente que a doença hepática e a consequente deficiência na síntese adequada de proteínas, ou a deficiência prolongada de proteína dietética podem levar a numerosos problemas de função orgânica.

Outros constituintes plasmáticos

O oxigênio, o dióxido de carbono e o nitrogênio são os principais gases da atmosfera e são encontrados no plasma. A sua concentração no plasma depende de sua concentração na atmosfera e de sua solubilidade no plasma. Os principais tipos de lipídios no plasma são os triglicerídios, os fosfolipídios e o colesterol. Os principais compostos nitrogenados não proteicos (NPN) consistem em aminoácidos, ureia, ácido úrico, creatina, creatinina e sais de amônio. As substâncias inorgânicas presentes no plasma são representadas principalmente pelos eletrólitos, incluindo cátions (Na^+, K^+, Ca^{2+}, Mg^{2+}) e ânions (Cl^-, HCO_3^-, HPO_4^{2-}). Os valores para muitos desses constituintes são fornecidos na Tabela 12.4.

Autoavaliação

As respostas encontram-se no final do capítulo.

1 Ocorreu hemólise intravascular, e a presença de hemoglobinemia é evidente, de modo que:
   A Nunca haverá hemoglobinúria
   B Sempre irá ocorrer hemoglobinúria
   C A presença de hemoglobinúria irá depender da quantidade de hemólise
   Explique a escolha feita para a resposta correta.

2 A icterícia é muito visível em um cão. Qual das seguintes opções indicaria icterícia obstrutiva como parte do problema?
   A Urina amarelo-escura
   B Ausência de urobilinogênio na urina
   C Episódio recente de doença hemolítica
   Explique a escolha feita para a resposta correta.

3 A eritropoese associada à deficiência de ferro resulta em:
   A Anemia microcítica hipocrômica
   B Anemia microcítica hipercrômica
   Explique a escolha feita para a resposta correta.

4 Qual dos seguintes leucócitos tem a sua contagem frequentemente aumentada na presença de reações inflamatórias locais de origem alérgica ou certos tipos de parasitismo?
   A Neutrófilos
   B Eosinófilos
   C Monócitos
   D Linfócitos
   Explique a escolha feita para a resposta correta.

5 Dados hematológicos de dois bezerros:

	Bezerro 1	Bezerro 2
Eritrócitos ($\times 10^6/\mu\ell$)	6,8	9,0
Hct (%)	23,0	33,0
Hb (g/dℓ)	7,0	11,5

Qual dos bezerros apresenta anemia microcítica hipocrômica? (O outro bezerro é normal.)
   A Bezerro 1
   B Bezerro 2
   Explique a escolha feita para a resposta correta.

6 Qual das seguintes células pode tornar-se mais prevalente no sangue circulante durante um período prolongado de secreção de eritropoetina?
   A Plaqueta
   B Monócito
   C Reticulócito
   D Eosinófilo
   Explique a escolha feita para a resposta correta.

7 As faixas para a porcentagem de cada leucócito (relativa) e das contagens absolutas para o gado, com base em uma contagem total de leucócitos de 7.000 a 10.000/$\mu\ell$), são as seguintes:

	Relativa	Absoluta
Neutrófilos	25 a 30	1.750 a 3.000
Linfócitos	60 a 65	4.200 a 6.500
Monócitos	5	350 a 500
Eosinófilos	2 a 5	140 a 500
Basófilos	< 1	< 100

A contagem total de leucócitos na semana 1 para "Elsie" (vaca Borden) foi de 8.000/$\mu\ell$, e a distribuição dos neutrófilos e linfócitos foi, respectivamente de 30 e 60%. Na semana 2, a contagem de leucócitos da vaca Elsie foi de 25.000/$\mu\ell$, e a distribuição foi de 70% de neutrófilos e 20% de linfócitos.
   A Quando a distribuição dos neutrófilos e linfócitos está normal (semana 1, semana 2)?
   B Qual é a contagem absoluta de linfócitos e neutrófilos na primeira semana?
   C Quando houve leucocitose (semana 1, semana 2)?
   D Houve neutropenia manifestada em alguma semana?
   E Houve leucocitose neutrofílica (neutrofilia) manifestada em alguma semana?
   F Houve linfopenia manifestada em alguma semana?
   G Houve linfocitose manifestada em alguma semana?

8 Qual dos seguintes valores se aproxima mais estreitamente da contagem de eritrócitos em animais domésticos?
   A 7.000.000/animal
   B 7.000.000/mℓ
   C 7.000/$\mu\ell$
   D 7.000.000/$\mu\ell$

9 Um bovino Brown Swiss que pesa 817 kg apresenta um volume sanguíneo de cerca de 8% de seu peso corporal. Qual é o seu volume sanguíneo em mililitros?

10 O sangue arterial muda de vermelho vivo para uma cor púrpura mais escura quando se transforma em sangue venoso. Qual é a causa dessa mudança de cor?
   A Perda de oxigênio
   B Ganho de dióxido de carbono

Leitura sugerida

Feldman, B.F., Zinkl, J.G. and Jain, N.C. (2000) *Schalm's Veterinary Hematology*, 5th edn. Lippincott Williams & Wilkins, Baltimore.

Gentry, P.A. (2004) Blood coagulation and hemostasis. In: *Dukes' Physiology of Domestic Animals*, 12th edn (ed. W.O. Reece). Cornell University Press, Ithaca, NY.

Jackson, M.L. (1987) Platelet physiology and platelet function: inhibition by aspirin. *Compendium on Continuing Education for the Practising Veterinarian* 9:627.

Jain, N.C. (1993) *Essentials of Veterinary Hematology*. Lea & Febiger, Philadelphia.

Reece, W.O. and Swenson, M.J. (2004) The composition and functions of blood. In: *Dukes' Physiology of Domestic Animals*, 12th edn (ed. W.O. Reece). Cornell University Press, Ithaca, NY.

Respostas

1 C. Na hemólise intravascular, a hemoglobina torna-se livre no plasma. Se não estiver presente em quantidade excessiva, a hemoglobina livre liga-se à haptoglobina, e a combinação forma um complexo molecular demasiado grande para ser filtrado no glomérulo. Na presença de hemólise excessiva, não há haptoglobina suficiente, e a hemoglobina não combinada começa a ser filtrada. Existe uma capacidade limitada de endocitose da hemoglobina pelo epitélio tubular, e a hemoglobina pode prosseguir pelos túbulos, aparecendo finalmente na urina (hemoglobinúria). À medida que a água é reabsorvida do túbulo, a concentração de hemoglobina pode aumentar até ocorrer precipitação da hemoglobina, causando insuficiência renal aguda.

2 B. A hemoglobina é conjugada (torna-se solúvel) no fígado e é transportada até o intestino delgado pelo ducto biliar. No intestino delgado, a ação bacteriana converte a bilirrubina em urobilinogênio e, finalmente, em estercobilina. Parte do urobilinogênio sofre reabsorção na circulação porta, e a parte que não recircula para o intestino pode ser filtrada no glomérulo, aparecendo na urina. A doença hemolítica aumenta a concentração de bilirrubina livre, e o fluxo biliar na ausência de obstrução possibilita a entrada da forma conjugada no intestino delgado, com conversão em urobilinogênio. Embora a bilirrubina ou seus produtos de degradação possam conferir à urina uma coloração mais escura do que o normal, sabe-se também que outros fatores (p. ex., urina concentrada) contribuem para uma cor mais escura.

3 A. A deficiência de ferro causa um retardo na síntese de hemoglobina. Quando há formação de 20% da hemoglobina, a síntese de DNA cessa, e a replicação celular é interrompida. Devido ao retardo na síntese de hemoglobina, a síntese de DNA e as divisões mitóticas prosseguem, resultando em células de menor tamanho (microcíticas) que possuem menos hemoglobina (hipocrômicas).

4 B. Os eosinófilos também atenuam a resposta inflamatória associada a reações de hipersensibilidade de tipo imediato, liberando histaminase para inativar a histamina liberada pelos mastócitos. Os eosinófilos ligam-se também a parasitos opsonizados e liberam suas proteases sobre a superfície do parasito, causando-lhe dano letal.

5 A. O bezerro 1 apresenta anemia microcítica hipocrômica, de acordo com os índices eritrocitários abaixo:

	Bezerro 1	Bezerro 2
VCM (fℓ)	33,8	36,0
HCM (pg)	10,3	12,8
CHCM (%)	31,4	34,8

6 C. A contagem de reticulócitos frequentemente está aumentada quando existe uma necessidade aguda de reposição dos eritrócitos (p. ex., lesões traumáticas que causam ruptura do baço). A secreção contínua de eritropoetina leva à liberação precoce e contínua de reticulócitos no sangue circulante.

7 A. A contagem absoluta de neutrófilos e linfócitos é, respectivamente, de 2.400 e 4.800/$\mu\ell$ na semana 1 e de 17.500 e 5.000/$\mu\ell$ na semana 2. Ambos os valores na semana 1 estão dentro da faixa aceita.

B. Linfócitos: semana 1, 4.800/$\mu\ell$; semana 2, 5.000/$\mu\ell$. Neutrófilos: semana 1, 2.400/$\mu\ell$; semana 2, 17.500/$\mu\ell$.

C. Semana 2, quando a contagem de leucócitos foi de 2.500/$\mu\ell$.

D. Não; o valor baixo de 2.400/$\mu\ell$ ainda se encontra dentro da faixa.

E. Sim; semana 2, visto que 17.500/$\mu\ell$ está acima da faixa.

F. Não; o valor baixo de 4.800/$\mu\ell$ ainda está dentro da faixa.

G. Não; o valor elevado de 5.000/$\mu\ell$ ainda está dentro da faixa.

8 D

9 8% de 817 kg = 65 kg de sangue = 68 ℓ; 68 ℓ = 68.000 mililitros.

10 A

13 Princípios Básicos do Equilíbrio Acidobásico

William O. Reece

Parte 2 | Líquidos Corporais e Homeostasia

Introdução ao equilíbrio acidobásico, 132
  Relação do pH com a concentração de H+, 132
  Terminologia, 132
Manutenção do equilíbrio acidobásico, 133
  Sistemas tampões químicos, 133
  Papel do sistema respiratório, 134
  Papel dos rins, 135
Relações das concentrações intracelulares de íons potássio e hidrogênio, 136
  Normopotassemia, 137

Hipopotassemia e hiperpotassemia, 137
Distúrbios do equilíbrio acidobásico, 138
  Acidose metabólica, 139
  Alcalose metabólica, 140
  Acidose respiratória, 140
  Alcalose respiratória, 140
Avaliação do estado acidobásico, 140
  Diagrama pH-bicarbonato, 141
  Intervalo aniônico (anion gap) e estado acidobásico, 142
Autoavaliação, 142

O equilíbrio acidobásico nos líquidos corporais fornece uma impressionante ilustração da homeostasia e constitui uma das variáveis mais vigorosamente reguladas do corpo. A concentração de íons hidrogênio [H+] relativamente constante é o resultado de um equilíbrio entre ácidos e bases. Em condições normais, ácidos ou bases são acrescentados continuamente aos líquidos corporais, devido à sua ingestão ou como resultado de sua produção no metabolismo celular. Na presença de doença, pode ocorrer uma perda ou ganho anormal de ácido ou de base em consequência de doença metabólica, ventilação respiratória insuficiente, vômitos, diarreia ou insuficiência renal. Em muitas dessas situações, há necessidade de hidratação para o tratamento. Por conseguinte, é essencial adquirir um conhecimento da fisiologia acidobásica para facilitar a terapia hidreletrolítica.

Introdução ao equilíbrio acidobásico

> 1 Quais são as respectivas alterações na concentração de íons hidrogênio quando o pH aumenta e quando diminui?
>
> 2 É um ácido ou uma base que aceita e se liga aos íons hidrogênio de uma solução?
>
> 3 Como as definições dos termos "acidemia" e "alcalemia" diferem de seus respectivos correspondentes de acidose e alcalose?
>
> 4 Qual é a equação química designada como reação de hidratação?

A regulação do equilíbrio acidobásico significa, na realidade, a regulação da [H+] nos líquidos corporais. A [H+] é habitualmente expressa em termos de pH, que é o log negativo da concentração de íons hidrogênio.

Relação do pH com a concentração de H+

O pH do **líquido extracelular (LEC)** raramente varia de seu valor normal de 7,4. Mudanças relativamente pequenas do pH estão associadas a alterações correspondentemente grandes na concentração de H+. Por exemplo, um pH de 7,4 representa uma [H+] de 40 nEq/ℓ. Uma redução do pH de 7,4 para 7,1 (0,3 unidade) duplica a [H+] de 40 para 80 nEq/ℓ. Quando o pH aumenta de 7,4 para 7,7 (0,3 unidade), a [H+] é reduzida à metade, de 40 para 20 nEq/ℓ. As reações enzimáticas nas células do corpo operam, em condições ideais, em uma faixa muito estreita de pH. Por conseguinte, existem mecanismos no corpo para efetuar correções dos desvios que normalmente ocorrem.

Terminologia

Os **ácidos** são definidos como substâncias que doam íons hidrogênio a uma solução, enquanto as **bases** são definidas como substâncias que aceitam e se ligam a íons hidrogênio de uma solução. Uma aplicação dessas definições ajudará a obter melhor compreensão e é apresentada na seção Hemoglobina e outras proteínas.

A faixa normal do pH sanguíneo pode ser considerada de 7,35 a 7,45. A redução do pH abaixo dessa faixa normal é conhecida como **acidemia**, enquanto a elevação acima da faixa normal é denominada **alcalemia**. A acidemia é levemente anormal quando o pH varia entre 7,20 e 7,35, porém é gravemente anormal quando inferior a 7,20. A alcalemia é levemente anormal quando o pH varia entre 7,45 e 7,60, porém é gravemente anormal quando superior a 7,60.

A **acidose** refere-se a um distúrbio causado pela adição de ácido em excesso ou pela remoção de base do LEC. A **alcalose** refere-se a um distúrbio causado pela adição de base em excesso ou pela perda de ácido.

O metabolismo da maioria dos compostos orgânicos que contêm carbono, hidrogênio, oxigênio e nitrogênio resulta na formação de água, dióxido de carbono e ureia. O dióxido de carbono reage com água, formando ácido carbônico, que se dissocia em íons hidrogênio e bicarbonato, da seguinte maneira:

$$CO_2 + H_2O \leftrightarrow H_2CO_3 \leftrightarrow H^+ + HCO_3^- \qquad (13.1)$$

Trata-se de uma reação reversível, conhecida como **reação de hidratação**. A reação de hidratação será mencionada muitas vezes na fisiologia renal e respiratória. O inverso ocorre com a expiração do dióxido de carbono.

Manutenção do equilíbrio acidobásico

1. Qual é a definição de um sistema tampão químico?
2. Qual é o componente ácido fraco e sua base conjugada para cada um dos sistemas tampões químicos de bicarbonato e de fosfato?
3. Por que o sistema tampão de bicarbonato é considerado o mais importante sistema tampão do corpo?
4. Por que o sistema tampão de fosfato tem maior importância no líquido intracelular e no líquido tubular dos rins?
5. Como é o tamponamento da hemoglobina pelo grupo imidazol associado à oxigenação e à desoxigenação nos pulmões?
6. Após conversão em sangue arterial nos pulmões e seu retorno aos tecidos, a hemoglobina encontra-se em sua forma básica ou ácida?
7. Após a carga de íons hidrogênio do tecido e quando retorna aos pulmões, a hemoglobina encontra-se na sua forma básica ou na sua forma ácida?
8. Qual é o mecanismo envolvido na secreção renal de íons hidrogênio que está associado ao sistema tampão de bicarbonato?
9. Qual é o mecanismo envolvido na secreção renal de íons hidrogênio associado ao sistema tampão de fosfato?
10. Qual é o mecanismo envolvido na excreção de íons amônio para acomodar os íons hidrogênio em excesso e facilitar as limitações do sistema do fosfato?

Os mecanismos envolvidos na manutenção da [H⁺] relativamente constante nos líquidos corporais são proporcionados pelos sistemas tampões químicos, pelo sistema respiratório e pelos rins.

Sistemas tampões químicos

Um **sistema tampão químico** consiste em uma mistura de um ácido fraco e sua base conjugada. Um exemplo é fornecido por uma solução de ácido carbônico e íon carbonato. Na presença de um sistema tampão, a adição de um ácido ou de uma base irá resultar em um desvio muito menor do pH, em comparação com aquele que ocorreria se não houvesse nenhum tampão.

A **equação de Henderson-Hasselbalch** descreve a relação entre o pH e a mistura de um ácido fraco e sua base conjugada da seguinte maneira:

$$pH = pK_a + \log \frac{[Base]}{[\text{Ácido}]} \quad (13.2)$$

Como é usada na equação de Henderson-Hasselbalch, K_a é a **constante de dissociação** para a dissociação do componente ácido fraco. Assim, pH = pK_a quando a base e o ácido são iguais (i. e., o pH em que a razão entre base e ácido é igual a 1). Isso é ilustrado pela curva de titulação do sistema tampão de bicarbonato na Figura 13.1.

Um sistema tampão ideal para manter o pH e os líquidos corporais em um valor próximo a 7,40 deve ter uma pK_a em torno de 7,40 e deve estar presente em alta concentração. Os sistemas tampões a seguir podem diferir ligeiramente desses critérios, porém possuem a sua própria singularidade.

Sistema tampão de bicarbonato

O componente ácido fraco do **sistema tampão de bicarbonato** é o H_2CO_3, e a base conjugada é HCO_3^-. Reagem com ácido forte e base forte da seguinte maneira:

$$HCl + NaHCO_3 \leftrightarrow H_2CO_3 + NaCl \quad (13.3)$$

$$NaOH + H_2CO_3 \leftrightarrow NaHCO_3 + H_2O \quad (13.4)$$

Na equação 13.3, o componente básico do sistema reage com um ácido para formar um ácido mais fraco e um sal. Na equação 13.4 o componente ácido fraco reage com uma base para formar uma base mais fraca e água.

O CO_2 total do plasma é encontrado em três formas: CO_2 dissolvido, ácido carbônico e íons bicarbonato. O CO_2 dissolvido está em equilíbrio com o ácido carbônico de acordo com a seguinte equação:

$$CO_2 + H_2O \leftrightarrow H_2CO_3 \quad (13.5)$$

O equilíbrio dessa equação encontra-se à esquerda, e, no plasma, a concentração de CO_2 dissolvido é cerca de 1.000 vezes maior que a concentração de ácido carbônico. Todavia, a concentração de CO_2 dissolvido e ácido carbônico é diretamente proporcional à pressão parcial de CO_2 (P_{CO_2}), e a sua soma, na qual a concentração de CO_2 dissolvido é a parte maior, está relacionada com a P_{CO_2} por uma constante, a, em que a é igual a 0,03. Por conseguinte, como é difícil medir a concentração de H_2CO_3, em

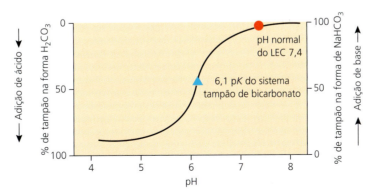

Figura 13.1 Curva de titulação do sistema tampão de bicarbonato. O pH (6,1) é igual à pK quando a base (NaHCO₃) e o ácido (H₂CO₃) são iguais, o que representa o poder de tamponamento máximo. A efetividade relativa do sistema varia entre um pH de 5 e 7. O poder de tamponamento para o líquido extracelular é muito menor, visto que o pH normal é de 7,4.

comparação com a relativa facilidade de medir a pressão parcial de CO_2, a equação de Henderson-Hasselbalch é expressa da seguinte maneira:

$$pH = pK_a + \frac{[HCO_3^-]}{aPCO_2} \quad (13.6)$$

A pK_a do sistema tampão do bicarbonato é de 6,1, de modo que ela não parece representar um sistema tampão ideal para o sangue com um pH de 7,4. Todavia, o sistema tampão de bicarbonato pode ser considerado como o sistema tampão mais importante no corpo, visto que as concentrações de seus componentes podem ser reguladas de modo independente, isto é, a concentração de CO_2 pelos pulmões, e a concentração de bicarbonato pelos rins.

Sistema tampão de fosfato

O sistema tampão de fosfato é representado pelo NaH_2PO_4, o ácido fraco, e pelo Na_2HPO_4, base conjugada. Reagem com ácido e com base de maneira semelhante ao sistema tampão de bicarbonato:

$$HCl + Na_2HPO_4 \leftrightarrow NaH_2PO_4 + NaCl \quad (13.7)$$

$$NaOH + NaH_2PO_4 \leftrightarrow Na_2HPO_4 + H_2O \quad (13.8)$$

Na reação do bicarbonato e do fosfato com um ácido forte, formam-se um ácido mais fraco e um sal do ácido forte, e, nas reações com uma base forte, há formação de uma base mais fraca e água. A concentração dos tampões fosfato no LEC é relativamente baixa e corresponde a cerca de um sexto daquela dos tampões de bicarbonato. Por conseguinte, esse sistema tampão desempenha um papel menor no sangue. Ele é mais importante no líquido intracelular (LIC), em virtude de sua maior concentração, e a pK_a do sistema tampão de fosfato é de 6,8. Em geral, o pH intracelular é ligeiramente mais baixo do que o pH extracelular e, portanto, mais próximo da pK_a do tampão fosfato. Além disso, o sistema tampão de fosfato dos rins é efetivo no tamponamento do líquido tubular, visto que (i) ele se torna acentuadamente concentrado no líquido tubular, devido à reabsorção de água maior que de fosfato, e (ii) o pH do líquido tubular geralmente torna-se mais ácido (em carnívoros) do que o pH do LEC e, portanto, mais próximo da pK_a do sistema tampão de fosfato.

Hemoglobina e outras proteínas

As proteínas são tampões, visto que suas moléculas contêm um grande número de grupos ácidos e básicos. Os grupos básicos (RNH_2) atuam como tampões ao aceitar íons hidrogênio, formando cátions (RNH_3^+). As proteínas plasmáticas não constituem um tampão significativo para o sangue, porém as proteínas das células corporais, juntamente com os tampões de fosfato celulares, e consideradas como agregado, são importantes no equilíbrio acidobásico corporal total.

A **hemoglobina** é uma proteína conjugada complexa contendo ferro, conhecida como globina, uma histona (Figura 13.2). A hemoglobina é um tampão, visto que a sua molécula contém um grande número de grupos ácidos e básicos, conforme descrito anteriormente, e outros tipos de grupos de tamponamento, como os grupos **imidazol** da **histidina**. A histidina é um aminoácido que apresenta resíduos de imidazol que se ligam ao ferro dos grupos heme. Grande parte do tamponamento pela oxi-hemoglobina na faixa fisiológica é realizada pelos grupos imidazol.

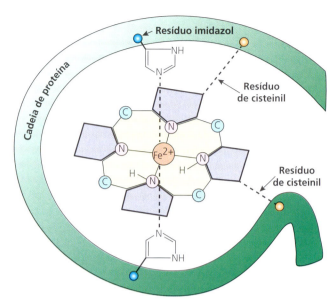

Figura 13.2 Representação esquemática de um grupo heme e sua cadeia polipeptídica associada. A hemoglobina é composta por quatro dessas combinações, tendo, cada uma delas, diferentes orientações. O heme é ligado à sua cadeia polipeptídica específica (uma de quatro na globina) por pontes de cisteína (um aminoácido) e pela ligação do ferro aos grupos imidazol da histidina (um aminoácido). O oxigênio molecular liga-se ao ferro. Adaptada de Conn, E.E. and Stumpf, P.K. (1963) *Outlines of Biochemistry*. John Wiley & Sons, New York.

Os íons hidrogênio são acomodados pela hemoglobina da seguinte maneira:

- Combinação com os grupos carboxila básicos, suprimindo a sua ionização e formando grupos dissociados:

$$R - COO^- + H^+ \leftrightarrow RCOOH \quad (13.9)$$

- Combinação com grupos imidazol da hemoglobina. A ação de tamponamento químico dos grupos imidazol da hemoglobina é afetada pela oxigenação e desoxigenação da hemoglobina. Os grupos imidazol tornam-se mais ácidos (doam H^+) quando a hemoglobina é oxigenada nos pulmões e tornam-se mais básicos (aceitam H^+) quando a hemoglobina é desoxigenada nos tecidos (Figura 13.3).

Princípio iso-hídrico

Os tampões do sangue e dos líquidos corporais não atuam independentemente uns dos outros, porém reagem em sincronia. Quando íons hidrogênio são adicionados ao LEC, cada base de cada par tampão liga-se aos íons hidrogênio e compartilha a carga ácida; os tampões tamponam os próprios tampões. Isso é conhecido como **princípio iso-hídrico**.

Papel do sistema respiratório

Além dos tampões químicos envolvidos na regulação do pH dos líquidos corporais, o sistema respiratório e os rins contribuem de modo significativo. O transporte de dióxido de carbono é facilitado por várias reações, que efetivamente proporcionam outras formas de CO_2, além daquela que está em solução. Embora o CO_2 seja mais solúvel do que o O_2 em água, a quantidade produzida ultrapassa a que pode ser transportada em solução. Cerca de 80% do transporte do CO_2 ocorrem na forma de bicarbonato (HCO_3^-). Sua formação resulta da reação de hidratação (ver

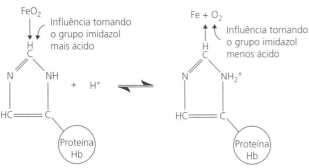

Figura 13.3 Representação esquemática do efeito da oxigenação e desoxigenação da ação de tamponamento químico do grupo imidazol ($C_3H_4N_2$) da hemoglobina. Quando a hemoglobina oxigenada é desoxigenada (à direita), as cadeias β da hemoglobina modificam o seu formato (não mostrado). Em sua nova conformação, as histidinas C-terminais nas cadeias β reagem com o aspartato na posição 94 da mesma cadeia. Essa interação eleva a pK aparente do grupo imidazol das histidinas, e os íons hidrogênio são captados da solução. Quando a hemoglobina desoxigenada é novamente oxigenada (à esquerda), a histidina C-terminal torna-se mais uma vez livre em solução; sua pK cai e ela libera íons hidrogênio. Reimpressa de *The ABC of Acid-Base Chemistry* by H.W. Davenport, com autorização da University of Chicago Press. © 1947, 1949, 1950, 1958, 1969, 1974 by the University of Chicago.

equação 13.1). O equilíbrio da reação de hidratação está deslocado para a esquerda no plasma, e a reação plasmática responde por um pequeno transporte de CO_2. A reação de hidratação é favorecida dentro dos eritrócitos, devido à presença da enzima anidrase carbônica, e prossegue com facilidade, formando H^+ e HCO_3^-. Entretanto, seria uma reação limitada por velocidade se os seus produtos (H^+ e HCO_3^-) não fossem removidos. A remoção é realizada pelo tamponamento químico do H^+ por grupos imidazol e pela difusão do HCO_3^- dos eritrócitos para o plasma. Essas reações estão ilustradas na Figura 13.4. Nem todos os íons hidrogênio são tamponados, de modo que o sangue venoso tem um pH menor que o sangue arterial. Além disso, devido à difusão do HCO_3^- dos eritrócitos para o plasma, o sangue venoso apresenta uma concentração mais alta de HCO_3^- do que o sangue arterial.

Quando o sangue venoso alcança os alvéolos, e a diferença de pressão favorece a difusão de CO_2 em solução do plasma para os alvéolos, ocorre uma reversão imediata da reação de hidratação, com perda de CO_2. O sangue venoso transforma-se em sangue arterial, e a hemoglobina novamente se torna básica.

A hemoglobina é o composto mais abundante disponível para o tamponamento do H^+ formado durante a reação de hidratação. Quando há deficiência de hemoglobina, como na anemia, o tamponamento do H^+ de todas as fontes é comprometido, e ocorre acidemia durante períodos de aumento na produção de H^+, como esforço.

O aumento da P_{CO_2} e a concentração elevada de H^+ estimulam um aumento da ventilação pulmonar (ver Capítulo 24). A resposta resulta em maior remoção de CO_2 e redução associada dos íons hidrogênio.

Papel dos rins

As células epiteliais dos túbulos proximais, túbulos distais e ductos coletores secretam íons hidrogênio. Cerca de 85% dos íons hidrogênio são secretados pelas células do túbulo proximal. Aumentos do dióxido de carbono do LEC causam um aumento da secreção de H^+, enquanto reduções do dióxido de carbono do LEC diminuem a secreção de H^+. Além disso, o elevado pH intracelular (que inclui as células epiteliais tubulares) associado a alcalemia e hipocapnia (baixo valor de P_{CO_2}) deprime a secreção de H^+, enquanto o baixo pH intracelular causado por acidemia e hipercapnia (valor elevado da P_{CO_2}) aumenta a secreção de H^+ (ver seção Hipopotassemia e hiperpotassemia).

O mecanismo envolvido na secreção de H^+ associado ao sistema tampão de bicarbonato é mostrado na Figura 13.5. O dióxido de carbono difunde-se do líquido intersticial para a célula epitelial tubular, e a hidratação com água é facilitada pela anidrase carbônica, com formação de ácido carbônico. O equilíbrio é desviado para a direita, e o ácido carbônico se dissocia, formando HCO_3^- e H^+. O H^+ é secretado no lúmen tubular por um mecanismo de contracorrente, com Na^+ no lúmen tubular. O Na^+ é transportado por meio de transporte ativo para dentro do líquido intersticial (LIS). A neutralidade elétrica é mantida pelo movimento simultâneo de Na^+ tubular para dentro do LIS com HCO_3^-. É preciso assinalar que o HCO_3^- reabsorvido para o LIS não é o mesmo HCO_3^- do líquido tubular. Além disso, convém observar na Figura 13.5 que o H^+ transportado até o lúmen tubular combina-se com HCO_3^- para formar $H_2CO_3^-$. A anidrase carbônica presente na superfície da borda em escova luminal da célula epitelial do túbulo proximal promove a dissipação do HCO_3^- em CO_2 e H_2O. Em condições de equilíbrio normal, a quantidade de secreção de H^+ é aproximadamente igual à quantidade de HCO_3^- filtrada no glomérulo, e o pH da urina formada cai ligeiramente. Quando a velocidade de filtração do HCO_3^- ultrapassa a da secreção de H^+, todo o H^+ secretado reage com o HCO_3^- filtrado, e o bicarbonato que escapa da reação com H^+ aparece na urina alcalina.

Os animais com doença renal avançada frequentemente desenvolvem acidose, devido a uma capacidade reduzida de secreção de H^+ e sua reabsorção reduzida associada de HCO_3^-. Além disso, os agentes farmacológicos que inibem a anidrase carbônica causam redução da secreção de H^+ e reabsorção de HCO_3^-, contribuindo, assim, para a acidemia.

Quando quantidades maiores de íons H^+ são secretadas nos túbulos e ultrapassam o tamponamento tubular do HCO_3^-, elas prosseguem até os néfrons distais. Nesses locais, a capacidade de secreção de íons H^+ é limitada quando o pH tubular é reduzido para 4,5. Antes disso, o sistema tampão de fosfato é importante. Convém lembrar que o sistema tampão ideal é aquele em que a pK_a do sistema aproxima-se do líquido que está sendo tamponado, e em que o tampão está presente em alta concentração. No túbulo proximal, a concentração dos componentes do tampão fosfato (HPO_4^{2-} e $H_2PO_4^-$) é muito baixa e, portanto, não constitui um fator de tamponamento significativo. Nos néfrons distais, a concentração de fosfato no líquido tubular está significativamente aumentada, devido à maior reabsorção de água do que de fosfato. Além disso, a sua pK_a de 6,8 está mais adaptada para uma urina ácida. O mecanismo envolvido na secreção renal de H^+ associado ao sistema tampão de fosfato é mostrado na Figura 13.6.

A quantidade de fosfato disponível permanece relativamente constante, mesmo em condições de acidose, quando os rins precisam excretar íons H^+ adicionais. Para acomodar os íons H^+ adicionais, uma grande fração de íons H^+ em excesso é excretada na forma de íons amônio (NH_4^+). Esse processo acomoda as limitações do sistema do fosfato. O processo

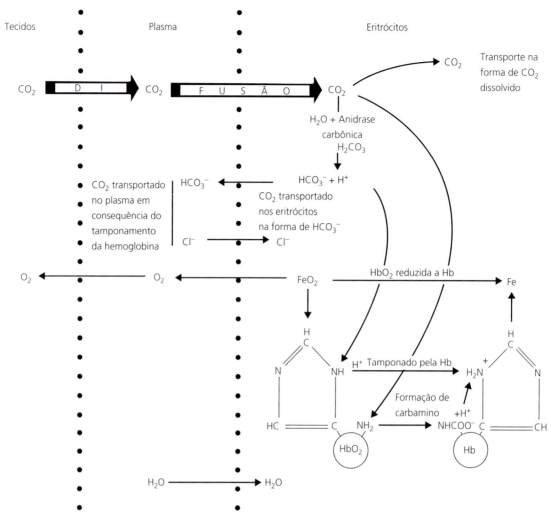

Figura 13.4 Representação esquemática dos processos que ocorrem quando o dióxido de carbono se difunde dos tecidos para dentro dos eritrócitos. As reações mostradas dentro dos eritrócitos fornecem os principais métodos de transporte de dióxido de carbono das células para os pulmões. Reimpressa de *The ABC of Acid-Base Chemistry* by H.W. Davenport, com autorização da University of Chicago Press. © 1947, 1949, 1950, 1958, 1969, 1974 by the University of Chicago.

começa no fígado com o NH_4^+, que constitui um produto final do metabolismo das proteínas. Se o NH_4^+ for usado na síntese de ureia, ocorre liberação de íons H^+ que contribuem para a carga de ureia. Entretanto, parte desse NH_4^+ é deslocado da síntese de ureia para a formação de glutamina. A glutamina é transportada pela circulação até o epitélio tubular do rim e é metabolizada a α-cetoglutarato e NH_4^+. Em seguida, o NH_4^+ é secretado na urina, removendo efetivamente íons H^+ do organismo. O metabolismo adicional do α-cetoglutarato produz HCO_3^-, que é adicionado ao sangue. Quando existe uma necessidade de excretar mais íons H^+, a produção de glutamina no fígado aumenta, elevando acentuadamente a quantidade de NH_4^+ excretada na urina. De modo global, os íons H^+ em excesso foram excretados, e uma quantidade equivalente de HCO_3^- retornou ao sangue. O processo de excreção de íons H^+ em excesso na forma de íons amônio está ilustrado na Figura 13.7.

Se, em lugar de ácido em excesso, houver liberação de base em excesso no metabolismo corporal, isso irá resultar em uma diminuição da secreção de íons H^+ pelos túbulos renais e ductos coletores, aumento na excreção de HCO_3^- e formação de uma urina alcalina. Nesse caso, uma quantidade muito menor de glutamina é formada, e praticamente nenhum íon amônio aparece na urina.

Relações das concentrações intracelulares de íons potássio e hidrogênio

1. Como a hiperpotassemia resulta da resposta para manter o equilíbrio acidobásico quando o sangue se torna ácido?
2. Como a hipopotassemia resulta da resposta para manter o equilíbrio acidobásico quando o sangue se torna alcalino?
3. Quais são os efeitos da hiperpotassemia sobre os potenciais de membrana dos nervos?
4. Quais são os efeitos da hipopotassemia sobre as membranas dos nervos e das fibras musculares?

Nessa discussão, os aspectos intracelulares referem-se a todas as células do corpo e incluem as células epiteliais dos túbulos renais. A **normopotassemia**, a **hiperpotassemia** e a **hipopotassemia** referem-se, respectivamente, a concentrações plasmáticas normais, elevadas e diminuídas de íons potássio.

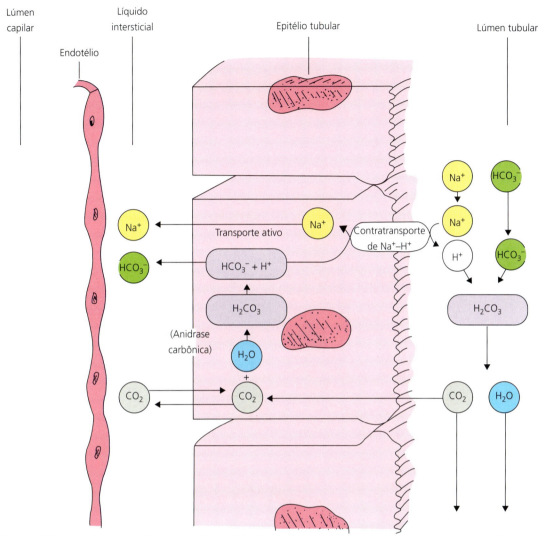

Figura 13.5 Mecanismo envolvido na secreção renal de H⁺ associado ao sistema tampão de bicarbonato no líquido tubular.

Normopotassemia

A concentração intracelular de potássio normalmente é elevada, de cerca de 140 mEq/ℓ, enquanto a sua concentração extracelular é normalmente de 5 mEq/ℓ. As células contêm numerosos ânions grandes, como proteínas e fosfatos orgânicos, e, portanto, precisam conter um número suficiente de cátions para manter a neutralidade elétrica. O principal cátion intracelular é o K⁺, que, portanto, é principalmente responsável pela manutenção da neutralidade elétrica. O Na⁺ e o H⁺ são outros cátions intracelulares presentes em quantidades menores, envolvidos na manutenção da neutralidade elétrica.

Hipopotassemia e hiperpotassemia

A hipopotassemia refere-se a uma concentração diminuída de íons K⁺ no LEC. A hipopotassemia possui um efeito sobre as membranas dos nervos e das fibras musculares, impedindo a transmissão dos potenciais de ação normais. Com frequência, observa-se o desenvolvimento de fraqueza muscular intensa. A hiperpotassemia refere-se a um aumento da concentração de íons K⁺ no LEC. As altas concentrações de potássio interferem nos potenciais de membrana, podendo resultar em toxicidade cardíaca, incluindo fraqueza da contração e arritmias.

O potássio é importante no equilíbrio acidobásico. Na alcalemia, os íons hidrogênio saem das células e entram no LEC em troca de íons potássio, que se tornam intracelulares. A troca de íons hidrogênio por íons potássio leva à hipopotassemia. A perda intracelular de íons hidrogênio também ocorre nas células epiteliais dos túbulos renais, em que a secreção de íons hidrogênio diminui, possibilitando a correção da alcalemia.

Na acidemia, os íons hidrogênio entram no compartimento intracelular em troca de íons potássio, que saem das células para manter a neutralidade elétrica. A troca de íons hidrogênio por íons potássio aumenta a concentração de íons potássio no LEC, levando à hiperpotassemia. Ocorre também aumento intracelular de íons hidrogênio nas células epiteliais tubulares. Em consequência, a secreção de íons hidrogênio a partir das células epiteliais dos túbulos renais aumenta e está associada a um aumento do bicarbonato que retorna ao LEC, ajudando na correção da acidemia (ver Figura 13.5).

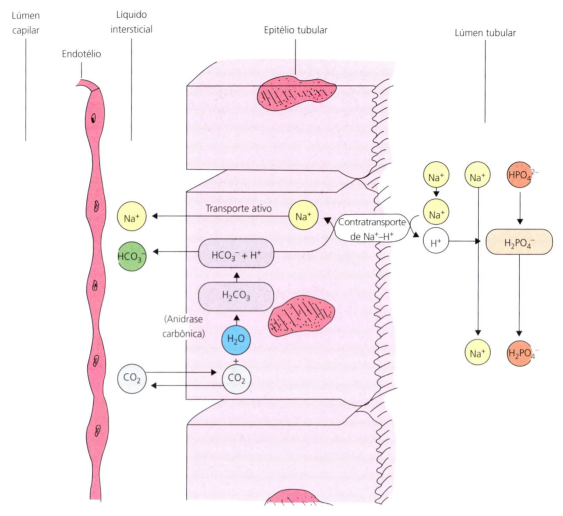

Figura 13.6 Mecanismo envolvido na secreção renal de H+ associado ao sistema tampão de fosfato no líquido tubular.

Distúrbios do equilíbrio acidobásico

1. Quais são os distúrbios acidobásicos que estão associados às bases tampão?
2. Quais são os distúrbios do equilíbrio acidobásico que envolvem um aumento ou diminuição anormais da P_{CO_2}?
3. Quais são algumas causas da acidose metabólica e como elas contribuem para a acidose?
4. Quais são algumas causas da alcalose metabólica e como elas contribuem para a alcalose?
5. Quais são algumas causas da acidose respiratória e como elas contribuem para a acidose?
6. Como a hiperventilação pode causar alcalose respiratória?

O pH do LEC é determinado pela razão entre bases conjugadas e seus ácidos fracos, conforme expresso para cada par de tampão na equação de Henderson-Hasselbalch (ver equação 13.2). A quantidade total de base no sangue total, incluindo bicarbonato, hemoglobina e outras bases de menor importância, é denominada **base tampão**. Essas bases constituem o componente metabólico que determina o pH do sangue, e os distúrbios acidobásicos que envolvem principalmente uma diminuição ou aumento anormais dessas bases são conhecidos como **acidose metabólica** ou **alcalose metabólica**, respectivamente.

Os ácidos fracos presentes no sangue, quando considerados em conjunto, são habitualmente medidos na forma de dióxido de carbono dissolvido (i. e., sP_{CO_2}). De acordo com o princípio iso-hídrico, todos os outros ácidos fracos dos pares tampão (principalmente a forma ácida da hemoglobina) acompanham as alterações do dióxido de carbono. Os distúrbios acidobásicos que envolvem principalmente uma elevação ou redução anormais da P_{CO_2}, que habitualmente decorrem de algum problema do sistema respiratório, são denominados **acidose respiratória** ou **alcalose respiratória**, respectivamente.

Com o desenvolvimento de qualquer um dos quatro processos mencionados, a primeira resposta consiste em melhorar o efeito sobre o pH por meio de reação com tampões no sangue e no LIS. A segunda resposta é a compensação, em que o componente não primariamente afetado pela substância inicial é ajustado, a fim de normalizar o pH do sangue. Por exemplo, se o defeito primário consistir em acidose respiratória, ocorrerá compensação renal para a excreção de H+ e o retorno do HCO_3^- ao LEC (ver Figura 13.5). A compensação é completa se o pH retornar à sua faixa normal. Embora o pH possa ser restaurado para a sua faixa normal, pode não ocorrer correção, visto que as quantidades dos componentes respiratórios ou metabólicos podem não ser normalizadas. A correção completa irá ocorrer quando o pH do sangue e a concentração de todos os componentes acidobásicos estiverem normalizados.

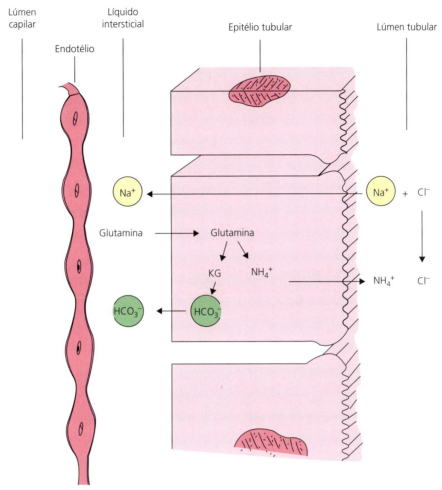

Figura 13.7 Mecanismo envolvido na secreção de H+ associado à secreção de amônio pelas células epiteliais tubulares e α-cetoglutarato (KG).

Acidose metabólica

A adição de ácido forte ao LEC ou a perda de base (bicarbonato) do LEC resultam em acidose metabólica. As condições patológicas típicas que causam acidose metabólica incluem:

- Cetose e diabetes melito, em que ocorre produção de ácido β-hidrobutírico e ácido acetoacético
- Acidose renal, em que ocorre deficiência na reabsorção de bicarbonato, com perda de bicarbonato na urina
- Diarreia, em que os sucos pancreáticos e a secreção intestinal contendo bicarbonato não são reabsorvidos, e ocorre perda de bicarbonato.

Em todos esses casos, há perda de HCO_3^-, e ocorre diminuição do pH. De acordo com o princípio iso-hídrico, a redução da $[HCO_3^-]$ provoca uma diminuição de todas as bases tampão do LEC e dos eritrócitos. A baixa concentração sanguínea de bases tampão é denominada **hipobasemia**.

O esperado é que a P_{CO_2} plasmática aumente em consequência da produção de CO_2 quando o ácido adicionado reage com o bicarbonato (ver equação 13.3). O H_2CO_3 produzido por essa reação é hidratado a CO_2 e H_2O (ver equação 13.5). Os centros de controle respiratórios são muito sensíveis a mudanças da P_{CO_2} e corrigem rapidamente qualquer desvio do valor normal de 40 mmHg. Se a queda do pH persistir, o H+ aumentado irá atuar como estímulo para o centro de controle respiratório, com aumento da ventilação alveolar em consequência da redução da P_{CO_2} (o reverso da reação de hidratação com perda de H+). O ajuste respiratório da P_{CO_2} plasmática começa dentro de poucos minutos, porém o seu desenvolvimento máximo pode não ser alcançado por até 24 h.

A compensação por meio de redução da P_{CO_2} irá normalizar o valor da relação entre base conjugada e ácido fraco, porém a hipobasemia irá persistir até a reposição do bicarbonato perdido. A ação renal de correção é necessária, por meio da qual os íons hidrogênio são excretados, e ocorre restauração dos íons de bicarbonato plasmático (ver Figura 13.5) pela secreção de H+ pelas células tubulares renais dentro do líquido tubular. Isso garante inicialmente a absorção de todo o bicarbonato no filtrado glomerular. Os íons H+ em excesso, além daqueles necessários para efetuar a reabsorção de todos os íons bicarbonato, irão começar a acidificar a urina. A maior parte do excesso de H+ será excretada do corpo em combinação com bases tampão da urina. Para cada íon H+ excretado, um íon HCO_3^- será restaurado no plasma (ver Figura 13.6). Esse processo continuará enquanto persistir a acidemia. Entretanto, em muitas doenças graves, a ação renal não será suficiente para acompanhar a liberação de produtos ácidos dentro do corpo, com consequente desenvolvimento de acidemia grave. A correção completa será efetuada quando houver recuperação da doença ou em decorrência da ação terapêutica acidobásica vigorosa.

Alcalose metabólica

O ganho de base (íons hidroxila ou bicarbonato) pelo LEC ou uma perda de ácido forte do LEC resultam em acidose metabólica e, tipicamente, alcalemia. As condições mais comuns associadas à alcalose metabólica incluem:

- Vômitos persistentes, em que ocorre perda de ácido gástrico
- Deficiência de potássio (hipopotassemia), em que as células tubulares renais secretam quantidades inapropriadas de íons hidrogênio na urina (ver seção Hipopotassemia e hiperpotassemia)
- Oxidação de sais de ácidos orgânicos ingeridos ou injetados, como lactato ou citrato
- Injeção de solução de bicarbonato.

Em todas essas condições, ocorre aumento do bicarbonato no LEC, o que leva secundariamente a um ajuste com elevação de todas as bases tampão, conhecido como **hiperbasemia**. As respostas à alcalose metabólica são, em sua maioria, correspondentes, porém opostas àquelas observadas na acidose metabólica. A hiperbasemia é acompanhada de alcalemia. A elevação do pH deprime a ventilação pulmonar, e haverá elevação da P_{CO_2} (aumentando a hidratação do CO_2 e a produção de íons hidrogênio). A compensação respiratória irá normalizar o pH, porém a hiperbasemia irá persistir. A correção renal consiste em secreção diminuída de íons hidrogênio e, portanto, excreção aumentada de bicarbonato. O processo continua até que a alcalemia seja abolida.

Acidose respiratória

Se a taxa de produção de CO_2 ultrapassar a perda de CO_2 pelos pulmões, haverá desenvolvimento de acidose respiratória. A principal alteração consiste em elevação da P_{CO_2} do sangue (**hipercapnia**) associada à incapacidade dos pulmões de expirar o CO_2 em uma taxa normal. As causas comuns de acidose respiratória incluem as seguintes:

- Depressão dos centros respiratórios no sistema nervoso central
- Anormalidade da parede do tórax ou dos músculos respiratórios que impedem a ação sob o tórax
- Obstrução ao movimento ou difusão dos gases no pulmão, em que a ventilação dos alvéolos pulmonares está diminuída, ou a difusão entre os alvéolos e o sangue capilar é impedida.

A elevação da P_{CO_2} representa um aumento do ácido carbônico, e as reações tampão ocorrem com as bases não bicarbonato, das quais a hemoglobina (Hb) é a mais importante:

$$H_2CO_3 + Hb \leftrightarrow HCO_3^- + HHb \qquad (13.10)$$

A ação tampão melhora a queda do pH causada pela elevação do ácido carbônico. A compensação renal torna-se evidente dentro de poucas horas, e o pH baixo estimula as células tubulares a aumentar a secreção de íons hidrogênio na urina, com elevação concomitante do bicarbonato plasmático. A compensação renal pode levar vários dias para que o pH possa retornar à sua faixa normal. A recuperação completa da acidose respiratória só será possível quando houver recuperação da doença pulmonar.

Alcalose respiratória

A perda de CO_2 pode ultrapassar a sua taxa de produção quando ocorre hiperventilação, podendo resultar em alcalose respiratória. Essa condição caracteriza-se por P_{CO_2} plasmática baixa (**hipocapnia**) e alcalemia. A hiperventilação pode ser causada por algum estímulo anormal dos centros respiratórios, diretamente, como na toxicidade da amônia, ou indiretamente por meio de reflexo a partir dos receptores periféricos, devido à **hipoxemia** (P_{O_2} baixa). A $[HCO_3^-]$ plasmática inicialmente permanece inalterada pela queda da P_{CO_2}, porém ocorrem imediatamente reações tampão com tampões não bicarbonato. O tamponamento pela hemoglobina ocorre da seguinte maneira:

$$HHb + HCO_3^- \rightarrow Hb^- + H_2CO_3 \rightarrow CO_2 \text{ (removido)} \quad (13.11)$$

A $[HCO_3^-]$ cai, e ocorre aumento equivalente dos íons proteinato da Hb. A compensação renal começa em poucas horas, e a capacidade máxima é alcançada depois de vários dias. A alcalemia deprime a taxa de secreção de H^+ pelas células tubulares renais, e ocorre aumento na excreção do bicarbonato filtrado. Com a queda do bicarbonato plasmático, o pH do sangue normaliza-se. A correção final da alteração primária da P_{CO_2} requer a recuperação da causa da hiperventilação.

Avaliação do estado acidobásico

> **1** Quais são as variáveis do sangue envolvidas na avaliação dos distúrbios acidobásicos?
>
> **2** Quando aplicada ao diagrama pH-bicarbonato, o que representa a linha de tampão normal e a isóbara da P_{CO_2}?
>
> **3** Qual o mecanismo compensatório existente para a alcalose respiratória e a acidose respiratória? Estude cada um deles em relação ao diagrama de pH-bicarbonato.
>
> **4** Qual o mecanismo compensatório existente para a alcalose metabólica e a acidose metabólica? Estude cada um deles em relação ao diagrama pH-bicarbonato.
>
> **5** Que situações dão credibilidade ao uso do método do intervalo (hiato) aniônico para a avaliação dos distúrbios acidobásicos?
>
> **6** Qual a equação usada para calcular o intervalo aniônico plasmático?

As variáveis do sangue envolvidas na avaliação dos distúrbios acidobásicos são o pH, a P_{CO_2}, a $[HCO_3^-]$ plasmática e a concentração de hemoglobina. Com frequência, utilizam-se dois sistemas de avaliação clínica. Um sistema emprega o diagrama de pH-bicarbonato, que pode ser usado para visualizar e determinar os tipos de acidose ou alcalose e estimar sua gravidade. A análise envolve uma amostra de sangue total e inclui a influência da hemoglobina como tampão sanguíneo. Apenas os valores de pH e $[HCO_3^-]$ são representados graficamente. O outro sistema emprega valores do sangue total que podem ser representados no **nomograma de alinhamento de Siggaard-Andersen**, e o excesso de base é então determinado a partir do nomograma. Nesse sistema, o excesso de base pode ser determinado, se não for fornecido de outro modo, porém a visualização do tipo de acidose ou alcalose não é evidente. A maioria dos analisadores de pH-gasometria pode ser ajustada para a concentração de hemoglobina e pH, P_{CO_2} e $[HCO_3^-]$, e os valores de excesso de base são fornecidos e, em seguida, plotados no diagrama de pH-bicarbonato. O nomograma de Siggaard-Andersen não fornece informações adicionais. O diagrama do pH-bicarbonato fornece mais instruções e também melhor visualização do tipo de acidose ou alcalose e, portanto, é aquele que será explicado de modo mais pormenorizado. Se o valor de um excesso de base não for fornecido, ele ainda pode ser estimado a partir do diagrama de pH-bicarbonato pela medida de uma linha vertical traçada a partir da linha de tampão normal até a representação gráfica dos valores de pH e bicarbonato. A estimativa é obtida pela extrapolação do comprimento da linha vertical para a escala de bicarbonato no diagrama.

Diagrama pH-bicarbonato

A Figura 13.8 mostra um **diagrama de pH-bicarbonato** que ilustra as compensações que podem ocorrer. Seus componentes consistem em uma isóbara da P_{CO_2} e uma linha de tampão normal. Qualquer ponto ao longo da isóbara da P_{CO_2} (mostrada para P_{CO_2} = 40 mmHg) irá representar possíveis combinações de concentração de bicarbonato e pH que podem existir quando a P_{aCO_2} permanece em 40 mmHg. Os pontos à direita ou à esquerda da isóbara da P_{CO_2} representam os desvios respectivos para a alcalose respiratória (diminuição da P_{aCO_2}) e a acidose respiratória (aumento da P_{aCO_2}). A linha de tampão normal indica um equilíbrio entre os ácidos metabólicos e as bases metabólicas, onde os pontos ao longo da linha representam possíveis combinações de concentração de bicarbonato e pH que podem ocorrer contanto que os ácidos e bases metabólicos nos líquidos corporais não se modifiquem. Os pontos acima ou abaixo da linha representam desvios respectivos para a alcalose metabólica e a acidose metabólica.

Existem mecanismos compensatórios para todos os desvios previamente discutidos. Ocorre compensação renal para a alcalose respiratória e a acidose respiratória, enquanto ocorre compensação respiratória para a alcalose metabólica e a acidose metabólica. Para cada uma das anormalidades acidobásicas a seguir, a localização 1 na Figura 13.8 refere-se ao desenvolvimento sem compensação, enquanto a localização 2 representa desenvolvimento com compensação.

Compensação renal para a alcalose respiratória (P_{aCO_2} baixa) e acidose respiratória (P_{aCO_2} elevada)

1. *Alcalose respiratória.* Qualquer fator capaz de aumentar a ventilação pulmonar diminui a P_{aCO_2}. Em consequência, a concentração de íons hidrogênio está diminuída, de modo que a secreção de ácido tubular renal e a "reabsorção" de bicarbonato estão aumentadas, e o pH é normalizado (via A, Figura 13.8).
2. *Acidose respiratória.* Qualquer fator capaz de diminuir a ventilação pulmonar aumenta a P_{aCO_2}. Por conseguinte, a concentração de íons hidrogênio aumenta, por meio da qual a secreção de ácido tubular renal e a "reabsorção de bicarbonato aumentam, com normalização do pH (via B, Figura 13.8).

Compensação respiratória para a acidose metabólica e a alcalose metabólica

1. *Acidose metabólica.* O aumento na concentração de íons hidrogênio em consequência de aumento dos ácidos metabólicos estimula a ventilação pulmonar, por meio da qual a P_{aCO_2} diminui após uma redução na concentração de íons hidrogênio e normalização do pH (via C, Figura 13.8).
2. *Alcalose metabólica.* A redução na concentração de íons hidrogênio em consequência de uma diminuição dos ácidos metabólicos diminui a ventilação pulmonar, por meio da qual a P_{aCO_2} aumenta, seguida de elevação na concentração de íons hidrogênio e normalização do pH (via D, Figura 13.8).

Os desvios do pH e da [HCO_3^-] nos distúrbios acidobásicos que não são imediatamente compensados resultam de uma reação do ácido ou da base adicionados com tampões químicos. Todavia, a compensação respiratória e a renal tornam-se rapidamente efetivas.

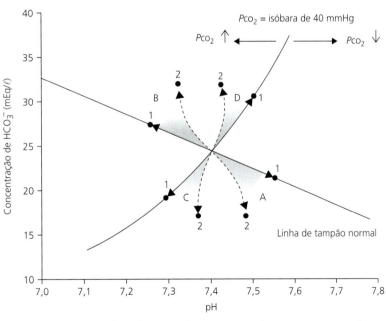

Figura 13.8 Diagrama do pH-bicarbonato. As setas dirigidas para os locais 1 provêm de uma posição normal central e extrapolam para um pH e uma concentração de bicarbonato sem compensação. As setas tracejadas em direção aos locais 2 extrapolam para um pH e uma concentração de bicarbonato que resultam da compensação do distúrbio primário. **A.** Compensação renal para a alcalose respiratória. **B.** Compensação renal para a acidose respiratória. **C.** Compensação respiratória para a acidose metabólica. **D.** Compensação respiratória para a alcalose metabólica.

142 Parte 2 | Líquidos Corporais e Homeostasia

Na acidose e alcalose respiratórias, a compensação renal melhora o distúrbio. Se o problema primário consistir em doença respiratória, a correção deverá aguardar a recuperação da doença. Se o problema primário consistir em doença renal, o ajuste renal do bicarbonato pode estar comprometido, causando um distúrbio mais grave.

Em muitas doenças graves ou prolongadas, o distúrbio no equilíbrio acidobásico tende a ser apenas parcialmente compensado. Existem combinações complexas de acidose e alcalose que resultam de processos patológicos separados ocorrendo simultaneamente no mesmo animal.

Intervalo aniônico (anion gap) e estado acidobásico

O uso do diagrama pH-bicarbonato para a avaliação do estado acidobásico depende da coleta de sangue arterial em condição anaeróbica e de seu armazenamento em gelo até o momento do exame em um analisador de pH e gases sanguíneos. O **método do intervalo aniônico** (*anion-gap*) oferece uma maneira menos precisa, porém ainda útil, para avaliar clinicamente determinados distúrbios acidobásicos, quando não se dispõe do método do analisador de pH e gases sanguíneos. Esse método baseia-se no uso das concentrações plasmáticas de sódio, potássio, cloreto e bicarbonato que são habitualmente incluídas nos painéis de bioquímica de rotina. As concentrações de ânions e cátions no plasma precisam ser iguais para manter a neutralidade elétrica, de modo que, na realidade, não existe nenhum "intervalo aniônico" ou "hiato aniônico". Os cátions predominantes no plasma são o sódio e o potássio, e estão em grande parte equilibrados pelos ânions cloreto e bicarbonato. Existem cátions e ânions não medidos que estão normalmente presentes no plasma, mas que não são rotineiramente incluídos nas medições. Os cátions que não são incluídos são o cálcio e o magnésio, enquanto os ânions não incluídos consistem em sulfatos, fosfatos, íons proteinato e ânions de ácidos orgânicos. Por conseguinte, existe uma desigualdade nos íons medidos, com excesso de cátions em relação aos ânions. Como a concentração de potássio varia muito pouco, ela pode não ser incluída no cálculo do intervalo aniônico. O intervalo aniônico do plasma é calculado da seguinte maneira:

$$\text{Intervalo aniônico do plasma} = [Na^+] - ([HCO_3^-] + [Cl^-]) \quad (13.12)$$

Com valores de 144, 24 e 108 mEq/ℓ, respectivamente, o intervalo aniônico seria igual a 12 mEq/ℓ. Os valores podem variar de 8 a 16 mEq/ℓ.

O método mostra-se útil na avaliação da acidose metabólica. Na cetose, as cetonas em excesso irão reagir com bicarbonato (reduzindo o seu valor), e seus ânions, o acetoacetato e o β-hidroxibutirato, irão se acumular (porém não são medidos). Em seguida, o intervalo aniônico aumenta bem acima de seu nível normal, visto que o bicarbonato medido diminui e é substituído por ânions não medidos. Entretanto, quando a causa da acidose metabólica envolve a perda de íons sódio e bicarbonato, pode não haver nenhuma alteração do intervalo aniônico. Isso pode ocorrer na diarreia. Além disso, se a perda de íons bicarbonato for equilibrada por um ganho de íons cloreto, não haverá nenhum intervalo aniônico evidente. Essa situação pode ocorrer na doença renal.

Ocorre redução modesta do intervalo aniônico quando os cátions não medidos aumentam (p. ex., hipercalcemia ou hipermagnesemia), reduzindo, assim, a [Na⁺], ou quando os ânions não medidos diminuem (p. ex., hipoproteinemia). Na alcalose hipoproteinêmica, tanto a [HCO₃⁻] quanto a [Cl⁻] irão aumentar para preencher o intervalo proteico.

Em resumo, uma diminuição do intervalo aniônico está mais bem associada à alcalose hipoproteinêmica, enquanto o aumento está habitualmente associado a alguma forma de acidose metabólica, devido à retenção de ácido (p. ex., cetonas, ácidos acetoacético e β-hidroxibutírico).

Autoavaliação

As respostas encontram-se no final do capítulo.

1 De acordo com a equação de Henderson-Hasselbalch, o pH dos líquidos corporais diminui se houver uma redução da razão entre base conjugada e ácido fraco (mais ácido do que base).
A Verdadeiro
B Falso

2 Um aumento da P_{CO_2} ou da concentração de íons hidrogênio nas células epiteliais do túbulo renal aumenta a secreção de íons hidrogênio no líquido tubular.
A Verdadeiro
B Falso

3 Os estados de deficiência de potássio (hipopotassemia) resultam em baixa concentração de íons potássio intracelulares e alta concentração de íons hidrogênio intracelulares. Por conseguinte:
A A urina torna-se mais ácida (secreção de íons hidrogênio), e o LEC torna-se mais alcalino (reabsorção de íons bicarbonato)
B A urina e o LEC tornam-se mais ácidos
C A urina e o LEC tornam-se mais alcalinos
D A urina torna-se mais alcalina, e o LEC torna-se mais ácido

4 Quando você considera a compensação respiratória na acidose metabólica, você pensa em:
A Aumento da concentração de íons hidrogênio, o que estimula a ventilação, que reduz a P_{CO_2}
B Diminuição da concentração de íons hidrogênio, o que "freia" a ventilação, com acúmulo de P_{CO_2}

5 Na compensação respiratória da acidose metabólica, o pH dos líquidos corporais normaliza-se, porém o conteúdo de CO_2 dos líquidos corporais está _____, em consequência de _____ da respiração. Qual das seguintes respostas contém as respectivas palavras corretas para preencher os espaços em branco?
A Aumentado, aumento
B Diminuído, redução
C Aumentado, redução
D Diminuído, aumento

6 a 9 Para as questões 6 a 9, respectivamente, identifique o distúrbio acidobásico primário e a condição compensatória aos Casos 1 a 4: (**A**) acidose metabólica, (**B**) alcalose metabólica, (**C**) acidose respiratória ou (**D**) alcalose respiratória. Para ajudar na avaliação, consulte a Figura 13.8.

	Caso 1	Caso 2	Caso 3	Caso 4
pH	7,24	7,20	7,60	7,50
P_{CO_2} (mmHg)	71	32	21	45
HCO₃⁻ (mEq/ℓ)	33	12	17	35
Excesso de base (mEq/ℓ)	+5	−15	−3	+13

Cada uma das condições apresentadas nas questões 10 a 13 pode levar a um distúrbio acidobásico primário. Identifique o distúrbio primário que pode ser produzido como (**A**) acidose metabólica, (**B**) alcalose metabólica, (**C**) acidose respiratória ou (**D**) alcalose respiratória.

10 Diarreia (suco pancreático contendo HCO_3^- que não é reabsorvido e, portanto, que é perdido.

11 Torção do abomaso (presença de ácido clorídrico no estômago que não consegue passar para o duodeno, acúmulo de HCO_3^- no plasma).

12 Obstrução ao movimento de gases para dentro e para fora dos pulmões.

13 Hiperventilação causada por hipoxemia persistente.

Leitura sugerida

Hall, J.E. (2011) Acid–base regulation. In: *Guyton and Hall Textbook of Medical Physiology*, 12th edn, pp. 379–396. Saunders Elsevier, Philadelphia.

Houpt, T.R. (2004) Acid–base balance. In: *Dukes' Physiology of Domestic Animals*, 12th edn (ed. W.O. Reece), pp. 162–177. Cornell University Press, Ithaca, NY.

Reece, W.O. (2004) Respiration in mammals. In: *Dukes' Physiology of Domestic Animals*, 12th edn (ed. W.O. Reece), pp. 138–139. Cornell University Press, Ithaca, NY.

Reece, W.O. (2009) The urinary system. In: *Functional Anatomy and Physiology of Domestic Animals*, 4th edn, pp. 344–347. Wiley-Blackwell, Ames, IA.

Respostas

1 A	**8** D, B
2 A	**9** B, C
3 A	**10** A
4 A	**11** B
5 D	**12** C
6 C, B	**13** D
7 A, D	

14 Temperatura Corporal e sua Regulação

William O. Reece

Parte 2 | Líquidos Corporais e Homeostasia

Temperatura corporal, 144	Aumento da produção de calor, 147
Gradientes de temperatura, 144	Hibernação, 147
Temperatura diurna, 144	Despertar da hibernação, 148
Reações fisiológicas ao calor, 145	Tecido adiposo marrom *versus* tecido adiposo branco, 148
Ajustes circulatórios, 145	Hipotermia e hipertermia, 148
Perda de calor por evaporação, 145	Hipotermia, 148
Reações aos extremos de calor, 146	Febre, 148
Reações fisiológicas ao frio, 147	Insolação e evaporação reduzida, 148
Redução da perda de calor, 147	Autoavaliação, 149

As reações químicas do corpo e, consequentemente, suas funções dependem da temperatura corporal. A elevação da temperatura acelera as reações, enquanto a redução da temperatura deprime estas reações. Para evitar oscilações das funções causadas pela temperatura, os mamíferos e as aves desenvolveram mecanismos pelos quais a temperatura corporal é mantida em um nível relativamente constante, independentemente da temperatura ambiente. Os mamíferos e as aves são classificados como **homeotérmicos (endotérmicos)** ou **animais de sangue quente**. Os **animais pecilotérmicos (ectotérmicos) ou animais de sangue frio** têm temperaturas corporais que variam com a temperatura ambiente.

Temperatura corporal

1 Quais são os fatores que afetam a temperatura corporal?

2 O que significa temperatura central?

3 A aferição da temperatura retal representa a temperatura de todo o corpo?

4 O que significa temperatura diurna?

5 Cite um exemplo de armazenamento de calor nos animais. Qual é a vantagem oferecida pelo armazenamento de calor?

6 Quais são os valores aproximados das temperaturas retais dos animais domésticos comuns?

Cada espécie de animal doméstico tem uma temperatura corporal média. Essas temperaturas estão relacionadas na Tabela 14.1 com suas faixas de variação observadas comumente. Essas temperaturas foram obtidas por inserção retal de um termômetro nos animais em repouso. Algumas condições podem afetar a temperatura corporal, inclusive atividade física, hora do dia, temperatura ambiente, digestão e ingestão de água.

Gradientes de temperatura

As diversas partes do corpo podem ter temperaturas diferentes por causa das diferenças na taxa metabólica, no fluxo sanguíneo ou na distância da superfície. Por exemplo, o fígado e o cérebro podem ter temperaturas mais altas que a do sangue e, por isso, eles são resfriados pelo sangue circulante. A temperatura corporal profunda – ou temperatura central – é mais alta que a temperatura dos membros ou até mesmo que a temperatura aferida por via retal (VR). Contudo, a **temperatura retal** representa um estado de equilíbrio estável da temperatura, porque seu equilíbrio é alcançado mais lentamente.

Temperatura diurna

As variações da temperatura relacionadas com as horas do dia são referidas como **temperaturas diurnas**. Os animais que se mantêm em atividade durante o dia e dormem à noite têm temperaturas corporais menores pela manhã que ao entardecer. O contrário aplica-se aos **animais noturnos (ativos durante a noite)**. Além disso, como medida da conservação de água, a temperatura corporal do camelo pode aumentar durante o dia,

Tabela 14.1 Temperaturas retais médias de várias espécies.

Temperatura	Média (°C)	Variação (°C)
Cavalo (garanhão)	37,6	37,2 a 38,1
Égua	37,8	37,3 a 38,2
Burro	37,4	36,4 a 38,4
Camelo	37,5	34,2 a 40,7
Vaca de corte	38,3	36,7 a 39,1
Vaca de leite	38,6	38,0 a 39,3
Ovelha	39,1	38,3 a 39,9
Cabra	39,1	38,5 a 39,7
Porco	39,2	38,7 a 39,8
Cão	38,9	37,9 a 39,9
Gato	38,6	38,1 a 39,2
Coelho	39,5	38,6 a 40,1
Galinha (luz do dia)	41,7	40,6 a 43,0

Fonte: Andersson, B.E. and Jonasson, H. (1993) Temperature regulation and environmental physiology. In: *Duke's Physiology of Domestic Animals*, 11th ed. (eds. M.J. Swenson and W.O Reece). Cornell University Press, Ithaca, NY.

para que o excesso de calor possa ser dissipado durante a noite, quando o ar do deserto é mais frio; isto é conhecido como armazenamento de calor. A temperatura do camelo normal, que pode beber água diariamente e está bem hidratado, varia em menos de 2°C na faixa de 36 e 38°C (mais água disponível para a evaporação e menos necessidade de armazenar calor). Contudo, quando o camelo fica privado de beber água, sua temperatura pela manhã pode ser de apenas 34°C e sua temperatura mais alta no final da tarde pode chegar a 41°C (Figura 14.1).

Reações fisiológicas ao calor

1 De que maneira o desvio do sangue para a pele provoca perda de calor corporal? Como a perda de calor por essa via é regulada?
2 Qual é o estímulo que permite a perda de calor pela pele?
3 Onde se localizam as células termossensíveis do cérebro?
4 Existem reflexos associados à acumulação ou à perda de calor?
5 Qual porcentagem do calor produzido pelo corpo é perdida normalmente por mecanismos imperceptíveis?
6 Qual são os tipos de glândulas sudoríparas que predominam nos animais?
7 Qual é a função principal das glândulas sudoríparas apócrinas?
8 A transpiração é um mecanismo importante para a perda de calor pelos animais domésticos? Qual dos animais domésticos utiliza mais esse mecanismo? E o que utiliza menos?
9 Qual é a função desempenhada pela respiração ofegante? O que é respiração ofegante? De que maneira a hiperventilação é impedida quando o animal tem respiração ofegante? A respiração ofegante é observada apenas nos cães?
10 Quais animais domésticos são mais aptos a suportar extremos de calor?
11 Quais são os fatores associados à intolerância dos porcos ao calor?
12 De que maneira os gatos aumentam a perda de calor por evaporação?
13 Qual é a temperatura corporal aproximada das aves? Por que a ventilação pulmonar tem mais chances de resfriar o corpo das aves, que o dos mamíferos?

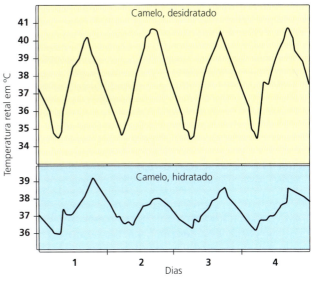

Figura 14.1 Temperaturas diurnas dos camelos hidratados e desidratados. As elevações da temperatura retal ocorrem durante o dia, mas a temperatura diminui à noite. Segundo Schmidt-Nielsen, K. (1963) Osmotic regulation in higher vertebrates. In: *The Harvey Lectures, 1961-1963*, Series 58. Academic Press, London.

O corpo produz continuamente calor em consequência do metabolismo. Se não tivessem mecanismos para perder calor, a temperatura do corpo dos animais poderia aumentar a níveis insuportáveis. Os dois mecanismos principais de perda de calor são (i) radiação, condução e conversão e (ii) evaporação da água da pele e das vias respiratórias. Um terceiro mecanismo consiste na excreção das fezes e da urina, que deixam o animal à temperatura corporal. A perda de calor por excreção de fezes e urina é pequena e considerada desprezível. Em condições normais, cerca de 75% do calor perdido pelo corpo são dissipados por radiação, condução e convecção, que são mecanismos controlados basicamente pela atividade vasomotora.

Ajustes circulatórios

Visto que o sangue circulante é um veículo de distribuição do calor corporal, o animal pode perder calor pelo sangue quando este é levado à superfície da pele e exposto a um gradiente, resultando na perda de calor para o ambiente. Um corte esquemático da pele do cão (Figura 14.2) ilustra a rede abundante de vasos sanguíneos cutâneos. O volume de sangue que circula na pele é controlado pelas fibras vasoconstritoras simpáticas que inervam os vasos sanguíneos. O aumento do tônus desses vasos causa constrição dos vasos sanguíneos e desvio do sangue da superfície, deste modo conservando calor. A redução do tônus vascular permite que mais sangue chegue à superfície. Um estímulo para a redução do tônus, para que mais calor possa ser perdido pelo corpo, é a temperatura do sangue que circula no cérebro. As células termossensíveis do hipotálamo rostral reagem ao aquecimento ativando os mecanismos fisiológicos e comportamentais que levam à perda de calor. Do mesmo modo, o resfriamento da mesma região estimula outras células termossensíveis a ativar reações termorreguladoras para acumular calor. Os reflexos que inibem o tônus vasoconstritor também se originam dos termorreceptores da pele e de outras partes do corpo.

Perda de calor por evaporação

A evaporação de água causa resfriamento. A perda de água por evaporação é descrita como **perda imperceptível de água**; isto inclui a água perda pelas superfícies da pele e pelo ar aquecido exalado. Normalmente, cerca de 25% do calor produzido por um animal em repouso são perdidos quando a água é eliminada por meios imperceptíveis.

As perdas de calor por evaporação aumentam com a transpiração e a respiração ofegante. A importância relativa da transpiração como mecanismo de perda de calor varia entre as espécies. Em geral, a função das glândulas sudoríparas como dissipadores de calor corporal é menos eficaz nos animais domésticos que nos seres humanos.

Existem dois tipos de glândulas sudoríparas: **apócrinas** e **écrinas**. As glândulas sudoríparas écrinas são as encontradas tipicamente nos seres humanos, mas são escassas nos animais domésticos. Nos cães e nos gatos, essas glândulas estão presentes apenas nas almofadas das patas. Essa área não participa da termorregulação, mas fornece uma superfície úmida

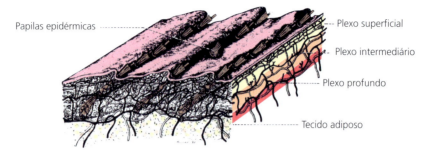

Figura 14.2 Corte esquemático da pele do cão, demonstrando a rede profusa de vasos sanguíneos e a localização do tecido adiposo isolante. Adaptada segundo Evans, H.E. (1993) *Miller's Anatomy of the Dog*, 3rd ed. W.B. Saunders, Philadelphia.

e aumenta a tração subsequente. Cavalos, bois, ovelhas, cães e gatos têm glândulas sudoríparas apócrinas dispersas por toda a superfície do corpo (Figura 14.3). A composição, o volume, o estímulo para a secreção e a função das glândulas apócrinas variam entre as espécies. Nos cães e talvez nas outras espécies, o suor liberado pelas glândulas apócrinas é um líquido proteináceo leitoso, branco, inodoro produzido lenta e continuamente. Na superfície da pele, ele mistura-se com o sebo produzido pelas glândulas sebáceas e forma uma emulsão protetora, que atua como barreira fisicoquímica. Os odores típicos dos animais originam-se da ação da flora bacteriana nas secreções apócrinas. A perda de calor por transpiração (função termorreguladora) provavelmente é mais acentuada nos cavalos e, em seguida (em ordem decrescente), nos bois, nas ovelhas, nos cães, nos gatos e nos porcos.

O mecanismo da respiração ofegante é efetivo para dissipar excesso de calor, por causa das quantidades maiores de ar que são forçadas a passar sobre as superfícies úmidas (ver Capítulo 25). A respiração ofegante é mais efetiva nos cães, mas também é observada em outros animais domésticos. Essencialmente, a respiração ofegante é um aumento da ventilação do espaço morto, sem alteração da ventilação alveolar respiratória. A redução do volume corrente está associada ao aumento da frequência respiratória da respiração ofegante; deste modo, evita-se que ocorra hiperventilação dos alvéolos.

No gado, a respiração ofegante acompanha-se de aumento da salivação e a secreção salivar facilita o resfriamento por evaporação. A perda de secreções salivares por evaporação e baba (perda física ao exterior do corpo) pode causar acidose metabólica, em consequência das perdas dos tamponadores bicarbonato e fosfato presentes na saliva dos ruminantes.

Os aumentos da transpiração e a respiração ofegante são desencadeados pela elevação da temperatura corporal, por ajustes subsequentes realizados pelo hipotálamo e pelos reflexos produzidos pelo aquecimento local da pele.

Reações aos extremos de calor

As diversas espécies animais diferem quanto a sua capacidade de resistir ao calor. A umidade do ar torna-se um fator importante: à medida que a umidade aumenta, a evaporação por perdas imperceptíveis diminui e o resfriamento é menor. Dentre todos os animais domésticos, os bois e os carneiros parecem ter mais capacidade de resistir aos extremos de calor. A respiração ofegante com a boca aberta e a transpiração começam

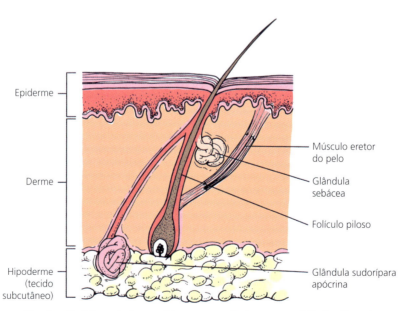

Figura 14.3 Ilustração esquemática das glândulas apócrinas e sebáceas e suas relações com um folículo piloso. As partes secretórias das glândulas apócrinas estão localizadas na derme e nos tecidos subcutâneos da pele. Os ductos excretores atravessam a derme e esvaziam-se dentro dos folículos pilosos, acima dos ductos das glândulas sebáceas. Adaptada segundo Reece, W.O. (2009) *Functional Anatomy and Physiology of Domestic Animals*, 4th ed. Cornell University Press, Ithaca, NY.

Capítulo 14 | Temperatura Corporal e sua Regulação **147**

à medida que a temperatura aumenta e esses animais podem suportar temperaturas na faixa de até 43°C com umidade acima de 65%.

Os porcos não conseguem tolerar temperaturas acima de 35°C com umidade acima de 65%. A intolerância desses animais ao calor é conhecida pelos transportadores de cargas vivas. Durante os períodos de calor, o transporte de porcos geralmente é postergado até a noite e, em geral, estes animais são regados com água. Os porcos não transpiram copiosamente e suas bocas pequenas tornam ineficaz a respiração ofegante. Além disso, esses animais geralmente têm gordura subcutânea expressiva.

Quando a umidade relativa é maior que 65%, os gatos não podem suportar exposição prolongada às temperaturas ambientes iguais ou maiores que 40°C. Além da respiração ofegante, os gatos podem aumentar as perdas evaporativas dispersando saliva sobre sua cobertura de pelos. Como os cães usam efetivamente a respiração ofegante, eles podem suportar temperaturas ambientes extremas com mais eficácia que os gatos, mas existe o risco de colapso quando a temperatura retal chega a 41°C.

Nas aves, as bolsas de ar (sacos aéreos) são extensões dos pulmões, que se estendem dentro das cavidades corporais. A temperatura corporal das aves é de cerca de 41°C. O ar da ventilação pulmonar tem mais chances de resfriar o corpo das aves que o dos mamíferos, tendo em vista o gradiente maior e a proximidade entre o ar e os órgãos corporais (por meio das bolsas de ar, ver Capítulo 26). Aparentemente, a exposição prolongada de uma galinha à temperatura do ar de 38°C não é segura quando a umidade relativa está acima de 75%. A temperatura retal de 45°C é o limite superior de segurança das galinhas.

Reações fisiológicas ao frio

> 1 Como são ativadas as reações ao frio?
>
> 2 O que é conseguido com o fluxo sanguíneo contracorrente nos membros dos animais?
>
> 3 Quais são algumas das respostas comportamentais para reduzir a perda de calor?
>
> 4 O que é piloereção?
>
> 5 Quais animais de fazenda têm temperatura crítica mais baixa?
>
> 6 Qual é o efeito dos calafrios?
>
> 7 Qual é a função do hormônio tireóideo na adaptação ao frio?

O frio ativa os mecanismos de aquecimento do corpo, assim como o excesso de calor coloca em ação os mecanismos de resfriamento corporal. Com o esfriamento excessivo, o calor é conservado por redução da perda ou ele é gerado para compensar o que é perdido. As reações fisiológicas ao frio são ativadas pela temperatura do sangue e pelos reflexos locais, como também ocorre com as reações ao calor.

Redução da perda de calor

Na tentativa de reduzir a perda de calor, os animais instintivamente enrolam-se sobre o corpo quando estão deitados. Essa resposta comportamental diminui a superfície exposta ao frio. A **piloereção** tem como propósito aumentar a eficácia do isolamento dos pelos. Nesse processo, o pelo é esticado pelos músculos eretores do pelo que se localizam no folículo piloso (ver Figura 14.3). Com a exposição continuada ao frio, a cobertura de pelos engrossa e a quantidade de gordura subcutânea aumenta.

Ao contrário da vasodilatação que ocorre para permitir perda de calor, os vasos periféricos são contraídos pelo aumento do tônus vasoconstritor. O calor também é conservado pela disposição dos vasos sanguíneos profundos que irrigam os membros dos animais. O sangue que retorna pelas veias das patas mais frias está perto do sangue mais quente das artérias que se dirigem aos membros. Em razão das diferenças de temperatura, o calor é transferido das artérias para as veias; isto diminui o gradiente necessário à perda de calor entre o sangue arterial e o ambiente. Essa configuração dos vasos sanguíneos é conhecida como **sistema de contracorrente**.

Aumento da produção de calor

Quando a capacidade de reduzir a perda de calor não é suficiente para manter a temperatura corporal normal, o animal precisa produzir calor. A temperatura na qual a temperatura corporal diminui antes que comece a produção de calor é conhecida como **temperatura crítica**. Entre os animais de fazenda, os bois e as ovelhas têm as menores temperaturas críticas, ou seja, estes animais estão mais bem adaptados para resistir ao frio.

Calafrio (sensação de frio acompanhada de contrações musculares involuntárias) é um dos meios pelos quais o animal produz calor. Calafrios são contrações rítmicas generalizadas dos músculos. Como 30 a 50% da energia da contração muscular são convertidos em calor, a contração aparentemente espasmódica do músculo tem uma finalidade útil.

Além dos calafrios, outros métodos são usados para produzir calor. A **epinefrina** e a **norepinefrina** são liberadas em quantidades maiores sob temperaturas baixas. O **tecido adiposo marrom** é uma fonte importante de termogênese (ver seção sobre Tecido adiposo marrom *versus* tecido adiposo branco). A epinefrina e a norepinefrina estimulam o aumento do metabolismo do tecido adiposo marrom. Além dos animais que hibernam, o tecido adiposo marrom também é encontrado nos mamíferos recém-nascidos. A epinefrina e a norepinefrina têm efeitos calorigênicos também nas outras células e estes efeitos são potencializados pelo hormônio tireóideo. O **hormônio tireóideo** é secretado em quantidades maiores durante os períodos de frio.

Hibernação

> 1 Qual é a definição preferida para hibernação? A redução acentuada da temperatura central é um elemento necessário à hibernação?
>
> 2 O urso é considerado um animal hibernante verdadeiro?
>
> 3 A hibernação é típica dos animais homeotérmicos ou dos pecilotérmicos?
>
> 4 O que impede que os animais hibernantes congelem? Ocorrem despertares periódicos durante a hibernação?
>
> 5 O que é tecido adiposo marrom?

Hibernação é o ato de repousar em um estado dormente em uma cova protegida. Recentemente, essa definição reconquistou aceitação. No passado, a definição proposta era:

> Hibernação é um estado de redução acentuada da temperatura central por um mamífero ou uma ave, que tem sua temperatura corporal ativa na faixa de 37°C, embora mantendo sua capacidade de reaquecer-se espontaneamente de volta ao nível homeotérmico normal sem absorver calor do seu ambiente (Menaker, 1962).

De acordo com essa primeira definição, os ursos não eram considerados animais verdadeiramente hibernantes porque sua temperatura central não era reduzida acentuadamente. A temperatura corporal central dos ursos diminui em apenas 6,8° durante seu período de dormência, em contraste com a redução de 20° a 30° nos animais que eram considerados realmente hibernantes. Atualmente, acredita-se que a redução menos expressiva da temperatura corporal dos ursos seja uma proteção biológica aos animais em hibernação; por isso, esses animais são classificados como hibernantes verdadeiros. Em vista de sua massa corporal volumosa, parece que seria necessário muito tempo para que reiniciassem suas atividades se sua temperatura corporal fosse reduzida em 20° a 30°C. O tempo de reavivamento mais longo tornaria esses animais vítimas indefesas contra um outro urso canibal que já tivesse acordado.

As características da hibernação são as seguintes:

- Hibernação é um processo que ocorre nos animais de sangue quente
- O processo é autônomo: o animal induz e reverte o processo por algum mecanismo intrínseco
- O processo é radical: as alterações envolvem não apenas as funções fisiológicas evidentes, mas também alterações celulares e subcelulares
- Todas as funções fisiológicas são mantidas, embora a um nível reduzido
- Durante o processo, a temperatura corporal é reduzida expressivamente a um nível compatível com a sobrevivência das espécies.

Despertar da hibernação

Os animais hibernantes despertam periodicamente de seu estado dormente. Por exemplo, os rins continuam a produzir urina e o animal precisa urinar. Também existe um mecanismo de proteção contra o resfriamento profundo nos animais que hibernam no inverno. Quando a temperatura corporal cai a níveis próximos do congelamento, o animal desperta e reaquece rapidamente.

Tecido adiposo marrom *versus* tecido adiposo branco

O tecido adiposo marrom é um tecido conjuntivo, cuja cor é resultante dos pigmentos de citocromo e da densidade alta de mitocôndrias. Esse tipo de gordura é encontrado tipicamente nos animais que hibernam e nas espécies menores, mas também está presente nos recém-nascidos de algumas espécies e desaparece nos primeiros meses de vida. A localização habitual do tecido adiposo marrom é na região subcutânea entre as escápulas (omoplatas dos ombros) e na região dos rins, assim como no miocárdio. A capacidade que os animais hibernantes têm de elevar sua temperatura corporal a partir dos níveis baixos até a temperatura necessária ao despertar (termogênese sem calafrios) é facilitada pelos depósitos de gordura marrom. O tecido adiposo marrom difere do tecido adiposo branco não apenas por sua cor, mas também por suas características metabólicas. Quando as células do tecido adiposo marrom são estimuladas, elas consomem oxigênio e produzem calor a uma taxa elevada.

Hipotermia e hipertermia

1 O que é hipotermia?

2 Como a hipotermia pode ocorrer nos animais anestesiados?

3 O que é febre? Quais são seus efeitos benéficos?

4 Qual é a necessidade de verificar se um animal tem febre?

5 Quais são as características da insolação? Como a hipertermia associada a essa condição pode ser atenuada?

Nos animais que não hibernam, a redução da temperatura corporal profunda abaixo do normal é conhecida como **hipotermia**; **hipertermia** é o contrário disto.

Hipotermia

A hipotermia pode ocorrer facilmente durante a anestesia do sistema nervoso central, porque a resposta hipotalâmica ao sangue resfriado é deprimida. Isso ocorre normalmente como consequência da exposição prolongada ao frio combinada com a incapacidade de compensar por mecanismos de conservação de calor e produção de calor. A tolerância às temperaturas corporais baixas varia entre as espécies. Nos cães, o animal pode morrer quando a temperatura retal se aproxima de 25°C. A hipotermia de qualquer animal pode ser fatal, a menos que as condições ambientais melhorem ou seja fornecido calor.

É importante monitorar a temperatura corporal durante e depois dos procedimentos que requeiram anestesia, em vista da resposta hipotalâmica deprimida. Fontes externas de calor são adaptadas frequentemente às mesas de cirurgia para manter a temperatura corporal. Quando essas fontes são usadas, deve-se assegurar que não haja lesão da pele local exposta. Quando os animais não se recuperam rapidamente depois da anestesia (p. ex., anestesia com pentobarbital), o monitoramento da temperatura corporal e a aplicação de calor externo são medidas extremamente importantes.

Febre

Febre é uma elevação da temperatura corporal profunda provocada por alguma doença causada por microrganismos. Em geral, a febre é benéfica porque os mecanismos imunes são acelerados e a temperatura alta induzida é deletéria aos microrganismos, mas também pode ter efeitos desfavoráveis quando se permite que a temperatura aumente excessivamente. Quando há febre, o ponto de ajuste do hipotálamo é elevado e o corpo sente que o sangue está muito frio, de modo que são ativados mecanismos para conservar e produzir calor. Calafrios e sensação de frio são reações típicas do início da febre. Em geral, a febre é autolimitada; as temperaturas máximas alcançadas podem ficar na faixa de 41°C.

Insolação e evaporação reduzida

A hipertermia exclusiva da febre pode estar associada à **insolação**. Nessa condição, a produção de calor é maior que a capacidade de evaporação do ambiente e ocorre quando a umidade está alta. A hipertermia também pode ocorrer quando os mecanismos de evaporação são dificultados em consequência da perda de líquidos corporais, ou da redução do volume sanguíneo. Os agentes antipiréticos (efetivos contra a febre) são ineficazes para reduzir a temperatura corporal dos animais com insolação e condições que reduzem a evaporação; a redução da temperatura é conseguida apenas por resfriamento do corpo inteiro.

Autoavaliação

As respostas encontram-se no final do capítulo.

1 A temperatura retal média de uma vaca saudável deve ficar em torno de:
   A 25°C
   B 38,5°C
   C 40°C
   D 41,5°C

2 As variações de temperatura relacionadas com a hora do dia são conhecidas como:
   A Temperaturas diurnas
   B Temperaturas centrais
   C Pecilotermia
   D Temperaturas ambientes

3 Qual é a parte do cérebro que tem um centro regulador da temperatura?
   A Bulbo
   B Tálamo
   C Hipotálamo
   D Córtex cerebral

4 Qual é o tipo de glândula sudorípara que predomina nos animais domésticos?
   A Écrina
   B Apócrina

5 Qual dos seguintes animais tem perda de calor mais acentuada por transpiração?
   A Ovelhas
   B Gatos
   C Cães
   D Cavalos
   E Porcos

6 Qual dos seguintes animais domésticos tem mais capacidade de resistir aos extremos de calor?
   A Cavalo
   B Cão
   C Porco
   D Bois e ovelhas

7 Qual dos seguintes animais domésticos tem mais capacidade de resistir ao frio?
   A Cavalo

   B Cão
   C Porco
   D Bois e ovelhas

8 Piloereção é uma reação ao:
   A Calor
   B Frio
   C Assistir TV

9 Um animal hibernante verdadeiro:
   A Urso não faz parte desse grupo.
   B Abandona a homeotermia no clima frio, mas acorda quando a temperatura corporal aproxima-se do congelamento, ou algum outro ponto de ajuste mais elevado
   C Abandona a homeotermia no frio e pode congelar se a temperatura corporal ficar abaixo da temperatura de congelamento
   D Mantém uma temperatura corporal constante, ainda que durma no clima frio

10 A febre não tem efeitos benéficos.
   A Certo
   B Errado

Leitura sugerida

Andersson, B.E. and Jonasson, H. (1993) Temperature regulation and environmental physiology. In: *Dukes' Physiology of Domestic Animals*, 11th edn (eds M.J. Swenson and W.O. Reece). Cornell University Press, Ithaca, NY.

Folk, G.E. Jr, Larson, A. and Folk, M.A. (1976) Physiology of hibernating bears. In: *Bears: Their Biology and Management* (eds M.R. Pelton, J.W. Lentfer and G.E. Folk), pp. 373–380. Proceedings of the Third International Conference on Bear Research and Management, June 1974. International Union for Conservation of Nature and Natural Resources, Morges, Switzerland.

Menaker, M. (1962) Hibernation–hypothermia: an annual cycle of response to low temperature in the bat *Myotis lucifugus*. *Journal of Cellular and Comparative Physiology* 59:163–173.

Nakayama, T., Hammel, H.T., Hardy, J.D. and Eisenman, J.S. (1963) Thermal stimulation of electrical activity of single units of the preoptic region. *American Journal of Physiology* 204:1122–1126.

Robertshaw, D. (2004) Temperature regulation and the thermal environment. In: *Dukes' Physiology of Domestic Animals*, 12th edn (ed. W.O. Reece). Cornell University Press, Ithaca, NY.

Respostas

1 B	6 D
2 A	7 D
3 C	8 B
4 B	9 B
5 D	10 B

PARTE 3

Rins e Sistema Urinário

Editor da parte: William O. Reece

15 Sistema Renal | Estruturas e Funções

William O. Reece

Anatomia macroscópica dos rins e do sistema urinário, 153
Néfron, 153
    Componentes do néfron, 155
Aparelho justaglomerular, 157
Inervação, 157

Controle da função renal por reflexos renorrenais, 159
Considerações gerais sobre a formação de urina, 159
    Do plasma para a urina, 159
    Distribuição do sangue no glomérulo, 159
Autoavaliação, 160

As duas principais funções dos rins consistem na excreção de escórias metabólicas e na regulação do volume e da composição do meio interno do corpo, o líquido extracelular (LEC). Nesse aspecto, foi aventado que a composição dos líquidos corporais não é determinada pelo que a boca ingere, mas sim pelo que os rins conservam. Outras funções essenciais consistem na secreção de hormônios e na hidrólise de pequenos peptídios. Os hormônios participam na regulação da dinâmica sistêmica e renal, produção de eritrócitos e metabolismo do cálcio, fósforo e osso. A hidrólise de pequenos peptídios conserva os aminoácidos, desintoxica os peptídios tóxicos e regula os níveis plasmáticos efetivos de alguns hormônios peptídicos. Em virtude dessas múltiplas funções, existem muitos sinais clínicos associados à doença renal.

Anatomia macroscópica dos rins e do sistema urinário

1 Por que os rins são considerados estruturas retroperitoneais?
2 Diferencie o hilo renal da pelve renal.
3 Diferencie o ureter da uretra.
4 Qual é o limite funcional entre a bexiga e a uretra?
5 Como as porções medulares dos túbulos coletores são conhecidas?
6 O que diferencia o esfíncter externo do esfíncter interno?

Os rins consistem em um par de órgãos suspensos da parede dorsal do abdome por uma prega peritoneal e vasos sanguíneos que os irrigam. Possuem uma localização ligeiramente cranial à região lombar média (Figura 15.1). Por serem separados da cavidade abdominal pelo seu revestimento de peritônio, são denominados estruturas **retroperitoneais**. O sangue é transportado até cada rim por uma artéria renal, e o sangue venoso sai de cada rim por uma veia renal. A artéria renal origina-se diretamente a partir da aorta, e a veia renal desemboca diretamente na veia cava caudal (Figura 15.2).

O rim é descrito como uma estrutura em formato de feijão na maioria dos animais domésticos. Entretanto, no cavalo, é descrito como uma estrutura cordiforme e, no gado, aparece lobulado (Figura 15.3). Quando se efetua um corte sagital mediano através do rim (Figura 15.4), observam-se um córtex externo e uma medula interna. As estrias da medula são formadas pela disposição anatômica das principais partes que ocupam a medula, a **alça de Henle** dos néfrons de alças longas e a porção medular dos **túbulos coletores** (ver seção Néfron). As porções medulares dos túbulos coletores são conhecidas como **ductos coletores**. O **hilo renal** é a área entalhada na borda côncava do rim, através do qual o ureter, os vasos sanguíneos, os nervos e os linfáticos entram ou saem. A **pelve renal** (ver Figura 15.4) é a origem alargada do ureter no rim. A descarga final de urina a partir dos numerosos ductos coletores é recebida pela pelve renal. O **ureter** é o túbulo muscular (de músculo liso) que transporta a urina da pelve renal até a bexiga. A bexiga é um órgão muscular (de músculo liso) oco, cujo tamanho varia, dependendo da quantidade de urina nele contida em qualquer momento. O músculo liso da bexiga é conhecido como **músculo detrusor**.

O **colo da bexiga** é a continuação caudal da bexiga que leva até a uretra. O músculo liso do colo é misturado com uma quantidade considerável de tecido elástico e atua como **esfíncter interno**. A **uretra** é a continuação caudal do colo da bexiga. Transporta a urina da bexiga até o exterior (Figura 15.5). O **esfíncter externo** situa-se depois do colo; é composto de músculo esquelético que, nesse local, circunda a uretra. O limite funcional entre a bexiga e a uretra é representado por esse esfíncter.

Néfron

1 Os cães de grande porte apresentam um número significativamente maior de néfrons do que os cães de pequeno porte?
2 Além de sua localização, o que diferencia os néfrons justamedulares dos néfrons corticais?
3 O líquido tubular dos néfrons tanto corticais quanto justaglomerulares está sujeito à influência medular associada à concentração da urina?
4 Qual é a ordem progressiva dos vasos à medida que o sangue flui pelas arteríolas aferentes e sai por meio das veias renais?
5 Quais são os componentes do néfron (por ordem sequencial) do glomérulo até o ducto coletor medular interno?
6 Esteja atento para o local onde começa o túbulo distal e a localização de seu débito. Isso é a influência do túbulo distal no córtex ou na medula?

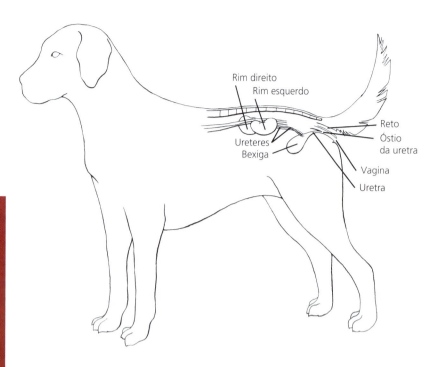

Figura 15.1 Vista lateral de fêmea de cão, mostrando a localização geral dos rins, dos ureteres, da bexiga, uretra, óstio da uretra e vagina. De Reece W.O. (2009) *Functional Anatomy and Physiology of Domestic Animals,* 4th edn. Wiley-Blackell, Ames, IA. Reproduzida, com autorização, de Wiley.

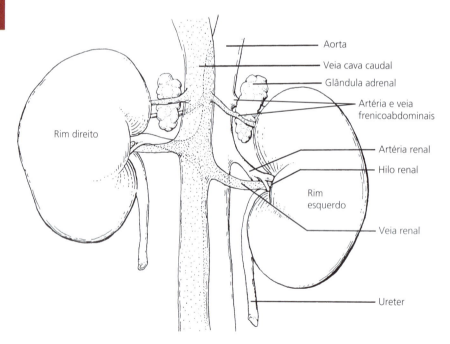

Figura 15.2 Vista ventral dos rins de cão, mostrando as artérias renais, veias renais e ureteres e suas posições em relação à aorta, veia cava e glândulas adrenais. De Reece W.O. (2009) *Functional Anatomy and Physiology of Domestic Animals,* 4th edn. Wiley-Blackell, Ames, IA. Reproduzida, com autorização, de Wiley.

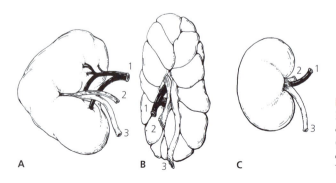

Figura 15.3 Rim direito, vista ventral. **A.** Cavalo. **B.** Vaca. **C.** Ovelha. Representam, respectivamente, rins cordiforme, lobulado e em formato de feijão. (1) Artéria renal; (2) veia renal; (3) ureter. De Reece W.O. (2009) *Functional Anatomy and Physiology of Domestic Animals,* 4th edn. Wiley-Blackell, Ames, IA. Reproduzida, com autorização, de Wiley.

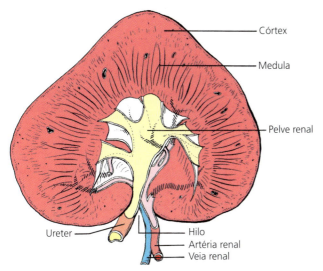

Figura 15.4 Plano sagital mediano do rim de cavalo, mostrando o córtex, a medula, a pelve renal, o hilo, o ureter, a artéria renal e a veia renal. Adaptada de Reece W.O. (2009) *Functional Anatomy and Physiology of Domestic Animals,* 4th edn. Wiley-Blackell, Ames, IA. Reproduzida, com autorização, de Wiley.

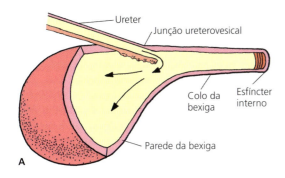
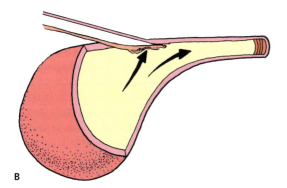

Figura 15.5 Junção ureterovesical (entrada oblíqua do ureter na bexiga). **A.** A urina é transportada da pelve renal para a bexiga por meio de peristaltismo e entra na junção ureterovesical. **B.** Durante a micção (esvaziamento da bexiga), a urina é direcionada através do colo da bexiga até a uretra. A uretra não retorna ao ureter, devido ao fechamento da junção ureterovesical pela pressão hidrostática da urina associada à contração do músculo detrusor da parede da bexiga. Adaptada de Reece W.O. (2009) *Functional Anatomy and Physiology of Domestic Animals,* 4th edn. Wiley-Blackell, Ames, IA. Reproduzida, com autorização, de Wiley.

O **néfron** é a unidade funcional do rim. É essencial adquirir uma compreensão da função do néfron para entender a função renal. O número de néfrons varia consideravelmente entre as espécies, e a Tabela 15.1 fornece números aproximados para diversas espécies. Em uma determinada espécie, o número de néfrons é relativamente constante. Tendo em vista as diferenças de tamanho entre as várias raças de cães, seria possível imaginar que os rins dos cães de grande porte pudessem conter um maior número de néfrons do que os rins de cães de pequeno porte. Entretanto, isso não ocorre, e o maior tamanho dos rins nos cães de grande porte é compensado pela presença de néfrons maiores, em lugar de néfrons mais numerosos.

O rim dos mamíferos possui dois tipos principais de néfrons, identificados pela (i) localização de seus glomérulos e (ii) profundidade de penetração das alças de Henle dentro da medula. Os néfrons com glomérulos localizados nas partes externas e média do córtex são denominados **néfrons cortimedulares** ou superficiais. Esses néfrons estão associados a uma alça curta de Henle, que se estende até a junção do córtex com a medula ou até a zona externa da medula. Os néfrons com glomérulos localizados no córtex, próximo à medula, são conhecidos como **néfrons justamedulares**. Os néfrons justamedulares estão associados a alças longas de Henle que se estendem mais profundamente dentro da medula; alguns estendem-se até alcançar a pelve renal. A relação de cada tipo de néfron com o córtex e a medula é mostrada na Figura 15.6. Os néfrons justamedulares são os que desenvolvem e mantêm o gradiente osmótico do líquido intersticial da medula, de baixo para cima na medula externa para a medula interna, respectivamente. A porcentagem de néfrons que apresentam alças longas de Henle (néfrons justamedulares) varia entre espécies de animais e inclui desde 3% no porco até 100% no gato. Nos seres humanos, a porcentagem de néfrons de alças longas é de cerca de 14%. Entretanto, é importante assinalar que o líquido tubular de todos os néfrons (corticais e justamedulares) deságua em ductos coletores compartilhados, que seguem o seu percurso pela medula até a pelve renal. Por conseguinte, independentemente da influência dos diferentes tipos de néfrons sobre o líquido tubular, o débito final de cada néfron está sujeito aos mesmos fatores que afetam a concentração da urina (influência medular).

Componentes do néfron

A Figura 15.7 mostra um néfron típico, com suas partes componentes. O **glomérulo** é o tufo de capilares através dos quais ocorre filtração. Os capilares glomerulares são cobertos por células epiteliais, e o glomérulo total é envolvido pela cápsula de Bowman, que coleta o filtrado glomerular para o seu transporte

Tabela 15.1 Número aproximado de néfrons em cada rim de vários animais domésticos e seres humanos.

Espécies	Néfrons
Gado bovino	4.000.000
Suínos	1.250.000
Cão	415.000
Gato	190.000
Ser humano	1.000.000

Fonte: Reece W.O. (2009) *Functional Anatomy and Physiology of Domestic Animals,* 4th edn. Wiley-Blackell, Ames, IA.

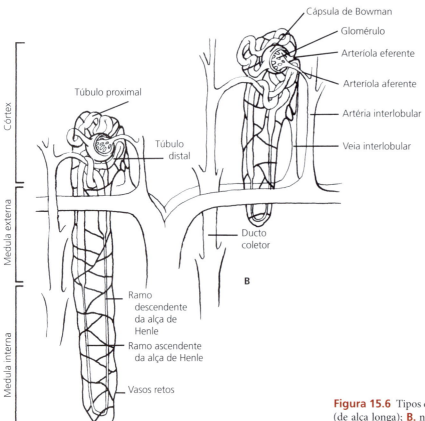

Figura 15.6 Tipos de néfrons de mamíferos: **A.** néfron justamedular (de alça longa); **B.** néfron cortical. De Reece W.O. (2009) *Functional Anatomy and Physiology of Domestic Animals,* 4th edn. Wiley-Blackwell, Ames, IA. Reproduzida, com autorização, de Wiley.

através dos túbulos e ductos do néfron. A **arteríola aferente** transporta sangue para o glomérulo, enquanto a **arteríola eferente** leva o sangue do glomérulo. O sangue que deixa o glomérulo pelas arteríolas eferentes é redistribuído em outro leito de capilares, conhecidos como **capilares peritubulares**, que perfundem os túbulos do néfron. Os vasos retos são ramos capilares dos capilares peritubulares associados aos néfrons de alça longa. Após a perfusão dos rins, o sangue retorna à veia cava caudal pelas veias renais.

Túbulos e ductos dos néfrons

O filtrado do glomérulo é coletado pela **cápsula de Bowman** e, subsequentemente, direcionado através dos túbulos proximais contorcidos, situados no córtex do rim. O túbulo proximal continua-se pela **alça de Henle**, que mergulha na medula. A alça de Henle consiste em um **ramo descendente** e um **ramo ascendente**. O ramo ascendente retorna a seu glomérulo de origem no córtex, onde a sua extremidade apresenta um segmento espesso, conhecido como **mácula densa**. Depois da mácula densa, o túbulo é conhecido como **túbulo distal**, localizado totalmente no córtex renal, que termina com seu respectivo túbulo conector, que desemboca em um **túbulo coletor cortical**. O túbulo coletor cortical não é exclusivo de um único néfron, visto que recebe o líquido tubular da parte contorcida de vários túbulos distais. Quando o túbulo coletor afasta-se do córtex e penetra na medula, passa a ser conhecido como ducto coletor. Gerações sucessivas de ductos coletores coalescem para formar ductos coletores progressivamente maiores. O líquido tubular é finalmente descarregado dos ductos coletores maiores para dentro da pelve renal e, a partir daí, transportado pelos ureteres até a bexiga para armazenamento, até a sua liberação através da uretra. A Figura 15.8 fornece um resumo das partes componentes do néfron pelas quais passa o filtrado glomerular à medida que se transforma em líquido tubular e, por fim, em urina, com sua eliminação final pela uretra.

Alça de Henle

A alça de Henle é composta de três segmentos: o **ramo descendente delgado**, o **ramo ascendente delgado** e o **ramo ascendente espesso**. A espessura relativa desses três segmentos resulta de diferenças nas células epiteliais e não se refere a mudanças no diâmetro do lúmen. O segmento descendente delgado de cada alça é contínuo com o segmento ascendente delgado na curva em formato de grampo. Os ramos descendentes dos néfrons corticais só se estendem até a face externa da medula externa. Os néfrons justamedulares são os néfrons de alças longas, que possuem ramos descendentes que podem se estender até a pelve renal. O segmento delgado do ramo descendente é um túbulo reto que é a continuação do túbulo proximal e que é seguido, depois da curva em formato de grampo, pelo ramo ascendente delgado. O segmento espesso do ramo ascendente é um túbulo reto que provém do ramo ascendente delgado. O segmento espesso do ramo ascendente da alça de Henle retorna, em seu trajeto ascendente, até o glomérulo de origem, passa entre as arteríolas aferente e eferente e, a partir daí, prossegue como túbulo distal até o túbulo coletor cortical.

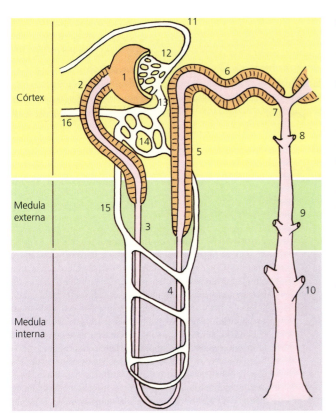

Figura 15.7 O néfron funcional com seu suprimento sanguíneo. Um néfron justamedular é mostrado, exibindo os vasos retos. (1) Cápsula de Bowman; (2) túbulo proximal; (3) ramo descendente da alça de Henle; (4) ramo ascendente delgado da alça de Henle; (5) ramo ascendente espesso da alça de Henle; (6) túbulo distal; (7) túbulo conector; (8) túbulo coletor cortical; (9) ducto coletor medular externo; (10) ducto coletor medular interno; (11) arteríola aferente; (12) glomérulo; (13) arteríola aferente; (14) capilares peritubulares; (15) vasos retos; (16) veia renal. O ramo ascendente espesso da alça de Henle transforma-se em túbulo distal quando passa entre as arteríolas aferente e eferente no glomérulo (localização da mácula densa). Adaptada de Reece W.O. (2009) *Functional Anatomy and Physiology of Domestic Animals,* 4th edn. Wiley-Blackwell, Ames, IA. Reproduzida, com autorização, de Wiley.

Aparelho justaglomerular

1 Qual a designação coletiva das células epiteliais tubulares espessadas que fazem contato com o seu glomérulo de origem?
2 Qual é o nome das células musculares lisas especializadas que estabelecem contato com o epitélio tubular espessado do ramo ascendente espesso que faz contato com o seu glomérulo de origem?
3 Qual é o nome das células localizadas fora do glomérulo e entre as células mencionadas anteriormente nas questões 1 e 2?
4 Quais são os três componentes do aparelho justaglomerular?
5 Qual é a função do aparelho justaglomerular?

Quando o segmento espesso do ramo ascendente da alça de Henle retorna a seu glomérulo de origem no córtex, foi constatado que ele passa no ângulo entre as arteríolas aferente e eferente e continua como túbulo distal (Figura 15.9). O lado do túbulo voltado para o glomérulo entra em contato com as arteríolas; as células epiteliais de contato dos túbulos são mais densas do que as outras células epiteliais e são coletivamente designadas como **mácula densa**. A mácula densa marca o início do túbulo distal. As células musculares lisas da arteríola aferente que faz contato com a mácula densa consistem em células musculares lisas especializadas, denominadas **células granulares justaglomerulares (JG)**. As células granulares JG possuem grânulos secretores que contêm **renina**, uma enzima proteolítica.

O espaço entre a mácula densa e as arteríolas aferente e eferente, bem como o espaço entre os capilares glomerulares, é conhecido como **região mesangial**, e consiste em **células e matriz mesangiais** (Figura 15.9). As células mesangiais secretam a matriz, secretam a membrana basal glomerular, proporcionam um suporte estrutural, apresentam atividade fagocítica e secretam prostaglandinas. As células mesangiais também exibem atividade contrátil e podem influenciar o fluxo sanguíneo através dos capilares glomerulares. As células localizadas entre a mácula densa e as arteríolas são conhecidas mais especificamente como **células mesangiais extraglomerulares** ou **células *lacis***.

Em virtude de relações funcionais e de proximidade, os três componentes do aparelho JG são (i) a mácula densa, (ii) as células granulares JG e (iii) as células mesangiais extraglomerulares. O aparelho JG está envolvido em mecanismos de retroalimentação, que ajudam na regulação do fluxo sanguíneo renal e taxa de filtração glomerular.

Inervação

1 Qual a divisão do sistema nervoso autônomo que proporciona a inervação aos rins?
2 Quais são as estruturas inervadas?
3 Que alterações são provocadas pela atividade dos nervos simpáticos renais eferentes (ANSRE)?
4 Qual o significado de nervos simpáticos renais contendo grupos de fibras funcionalmente específicos *versus* grupos de fibras integralmente homogêneos?
5 As fibras sensoriais (aferentes) estão misturadas com fibras motoras (eferentes) nos nervos renais?
6 O que é reflexo renorrenal?
7 Qual é a resposta à obstrução do fluxo ureteral no ureter direito?

A inervação do rim é proporcionada pela **divisão simpática (adrenérgica)** do **sistema nervoso autônomo**. Os nervos renais pós-ganglionares entram no hilo do rim em associação a artéria e veia renais e proporcionam a inervação adrenérgica da vascularização renal, de todos os segmentos do néfron e das células granulares JG. A **atividade dos nervos simpáticos renais eferentes (ANSRE)** produz alterações acentuadas na hemodinâmica renal, no transporte tubular de íons e de água e na secreção de renina. Embora os nervos simpáticos renais tenham sido previamente considerados como um grupo homogêneo de fibras, sabe-se, atualmente, que os efeitos mencionados de estimulação são mediados por grupos funcionalmente específicos de fibras, que inervam separadamente os vasos renais, os túbulos e as células granulares JG.

Embora o sistema nervoso autônomo seja descrito como um sistema motor (eferente), existem fibras sensoriais (aferentes) misturadas com as fibras motoras. Por conseguinte, os nervos renais constituem o elo de comunicação entre o sistema

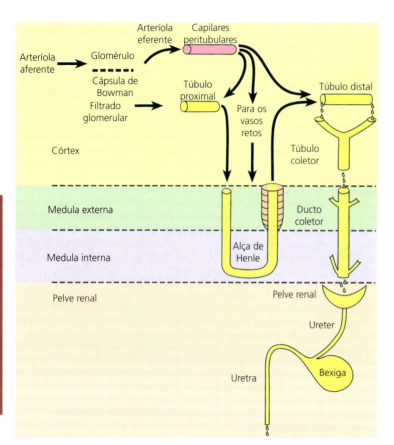

Figura 15.8 Resumo do fluxo sanguíneo renal e do fluxo de líquido tubular relacionado com o néfron. A fração do plasma filtrado no glomérulo entra na cápsula de Bowman como filtrado glomerular. Segue pelos túbulos e ductos do néfron na forma de líquido tubular. O líquido tubular está sujeito a reabsorção e secreção e penetra na pelve renal como urina. Após a remoção da fração de filtração do plasma no glomérulo, o sangue remanescente que entra na arteríola eferente é distribuído por meio dos capilares peritubulares até os túbulos proximais, vasos retos e túbulos distais para troca com o líquido tubular. A urina é finalmente eliminada da bexiga pela micção. Adaptada de Reece W.O. (2009) *Functional Anatomy and Physiology of Domestic Animals,* 4th edn. Wiley-Blackwell, Ames, IA. Reproduzida, com autorização, de Wiley.

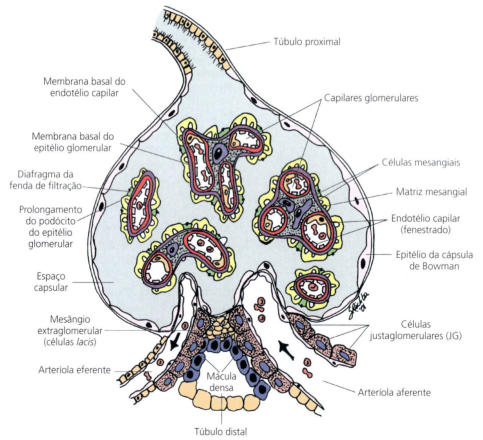

Figura 15.9 Aparelho justaglomerular (JG). O aparelho JG localiza-se na junção do túbulo distal e seu glomérulo de origem. Está associado com a regulação do fluxo sanguíneo e da fração de filtração do néfron e com a secreção de renina, uma enzima envolvida na formação de angiotensina II. As estruturas no espaço capsular (cápsula de Bowman) aparecem como estruturas independentes, devido à vista em corte transversal. Estruturalmente, continuam-se uma com a outra e com as arteríolas aferente e eferente. Adaptada de Reece W.O. (2009) *Functional Anatomy and Physiology of Domestic Animals,* 4th edn. Wiley-Blackwell, Ames, IA. Reproduzida, com autorização, de Wiley.

nervoso central e os rins. Reflexos renorrenais por meio da via aferente, a partir de receptores sensoriais nos rins, possibilitam a autorregulação da função renal total e o equilíbrio entre os dois rins.

Controle da função renal por reflexos renorrenais

Os **reflexos renorrenais** são definidos como respostas que ocorrem em um dos rins, em consequência de uma intervenção no mesmo rim (ipsolateral) ou no rim oposto (contralateral), que são mediados por mecanismos neuro-humorais. Foram identificadas duas classes de receptores sensoriais renais: (i) os **mecanorreceptores renais**, que respondem a elevações da pressão intrarrenal, e (ii) os **quimiorreceptores renais**, que respondem à isquemia renal e/ou a alterações no ambiente químico do **interstício renal**.

Os nervos renais aferentes exercem uma inibição tônica da ANSRE contralateral, promovendo a excreção de água e de sódio pelo rim oposto. Por conseguinte, os receptores sensoriais renais formam a base dos reflexos renorrenais, que, com as vias neurais aferentes e eferentes, atuam como sistema de autorregulação ou retroalimentação para equilibrar a função renal excretora entre os dois rins.

A pressão na pelve renal aumenta quando ocorre obstrução do fluxo ureteral de urina. Os neurônios mecanossensitivos são ativados em pressões abaixo do limiar de sensação da dor, e seus nervos renais aferentes levam a uma diminuição reflexa na ANSRE contralateral, seguida de diurese e natriurese contralaterais. O comprometimento ipsolateral do fluxo de urina e da excreção de solutos é compensado por um aumento no fluxo de urina e na excreção de solutos contralaterais, resultando em fluxo de urina e excreção de solutos totais inalterados.

Considerações gerais sobre a formação de urina

> 1 Quais são os três processos associados à formação de urina?
> 2 Qual é a diferença entre plasma, filtrado glomerular e urina?
> 3 Acompanhe o percurso do líquido do plasma na arteríola aferente através dos vários componentes do néfron até a sua descarga final pela uretra.
> 4 Defina FSR, FPR, TFG e FF. Qual das variáveis (FSR, FPR, TFG ou FF) representa o maior volume? Qual o valor aproximado para a porcentagem de filtrado glomerular que é excretado como urina?

Do plasma para a urina

Os três processos que envolvem os néfrons, os ductos coletores e o seu suprimento sanguíneo na formação da urina são a filtração glomerular, a reabsorção tubular e a secreção tubular. Como resultado da filtração glomerular, aparece na cápsula de Bowman um ultrafiltrado de plasma, conhecido como **filtrado glomerular**. O filtrado glomerular passa a constituir o **líquido tubular** quando entra nos túbulos do néfron, devido às mudanças de composição que começam a ocorrer imediatamente, em consequência da reabsorção a partir do lúmen tubular e secreção dentro do lúmen tubular (Figura 15.10). Reabsorção e secreção tubulares prosseguem em toda a extensão dos néfrons e dos

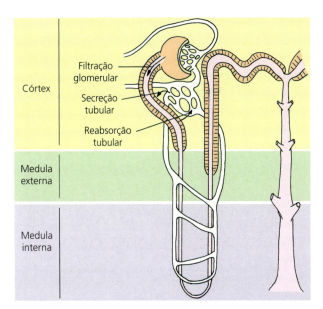

Figura 15.10 Néfron e processos funcionais envolvidos na formação da urina. As setas indicam as origens e os destinos dos três processos associados à formação de urina. Após a filtração glomerular, o filtrado glomerular entra no túbulo proximal e transforma-se em líquido tubular. A secreção tubular é direcionada dos capilares peritubulares para dentro dos túbulos, enquanto a reabsorção tubular ocorre dos túbulos para dentro dos capilares peritubulares. A reabsorção e a secreção tubulares ocorrem em toda a extensão do néfron. Adaptada de Reece W.O. (2009) *Functional Anatomy and Physiology of Domestic Animals,* 4th edn. Wiley-Blackwell, Ames, IA. Reproduzida, com autorização, de Wiley.

ductos coletores, de modo que o líquido tubular só se transforma em urina quando entra na pelve renal. Com a possível exceção da adição de muco no cavalo, não ocorrem mudanças na composição da urina depois de sua passagem pelos ductos coletores.

Distribuição do sangue no glomérulo

O **fluxo sanguíneo renal (FSR)** refere-se à taxa de fluxo de sangue para os rins. Tendo em vista que o plasma é a parte líquida do sangue, a partir do qual se forma o filtrado glomerular, o **fluxo plasmático renal (FPR)** refere-se à parte do FSR que consiste em plasma. Enquanto continuar havendo um FSR, ocorrerá formação de filtrado glomerular no glomérulo, a partir do plasma. A taxa de sua formação é conhecida como **taxa de filtração glomerular (TFG)** e é medida em mililitros por minuto. O FSR e o FPR também são medidos em milímetros por minuto, e a razão entre a TFG e o FPR é denominada **fração de filtração (FF)**. A FF é a fração (ou porcentagem) do plasma que flui pelo glomérulo, que se transforma em filtrado glomerular. O sangue que continua nas arteríolas eferentes apresenta um valor globular e uma concentração de proteína de valor elevado, visto que houve filtração de uma fração do plasma, que entrou nos túbulos. A concentração de proteína é mais alta, visto que praticamente não consegue ser filtrada com os outros componentes do plasma.

A Tabela 15.2 fornece um exemplo das relações do FSR, FPR, TFG, FF e porcentagem de urina formada em relação à quantidade de filtrado formado em 24 horas.

160 Parte 3 | Rins e Sistema Urinário

Tabela 15.2 Valores aproximados de diversas variáveis da função renal em um cão de 11,35 kg com estado normal de hidratação.

Variável	Valor
Débito cardíaco (mℓ/min)	1.500
Fluxo sanguíneo para os rins (% do débito cardíaco)	20
Fluxo sanguíneo renal (mℓ/min)	300
Fluxo plasmático renal* (mℓ/min)	180
Taxa de filtração glomerular (mℓ/min)	45
Fração de filtração (equivalente decimal)	0,25
Volume de urina em 24 h+ (mℓ)	681
Volume do filtrado glomerular em 24 h (mℓ)	64.800
Volume de urina como porcentagem do filtrado	1,05
Filtrado reabsorvido (%)	98,95

*Com base na parte de plasma do hematócrito, de aproximadamente 60%.
+Calculado a partir de uma taxa média para cães: 60 mℓ/kg por 24 horas.
Fonte: Reece W.O. (2009) *Functional Anatomy and Physiology of Domestic Animals,* 4th edn. Wiley-Blackwell, Ames, IA.

Autoavaliação

As respostas encontram-se no final do capítulo.

1 Na medida em que afeta a concentração de urina, o resultado é influenciado por:
   A Néfrons corticais
   B Néfrons justamedulares
   C Ambos os néfrons corticais e justamedulares
   Explique a sua resposta.

2 O ramo descendente delgado, o ramo ascendente delgado e o ramo ascendente espesso da alça de Henle:
   A Apresentam um lúmen com o mesmo diâmetro
   B Apresentam células epiteliais da mesma espessura
   C Apresentam um lúmen cujo diâmetro depende de o ramo ser delgado ou espesso
   Explique a sua resposta.

3 A inervação dos rins é realizada por:
   A Um grupo homogêneo de fibras motoras (eferentes)
   B Grupos funcionalmente específicos de fibras de atividade tanto motora (eferente) quanto sensorial (aferente)
   C Grupos funcionalmente específicos de fibras com atividade apenas motora (eferente)
   Explique a sua resposta.

4 Os seguintes valores foram obtidos em um laboratório de fisiologia renal, onde o FSR, o FPR, a TFG e a FF foram medidos, porém a sua identidade perdida: 16 mℓ/min por kg; 3,36 mℓ/min por kg; 8,64 mℓ/min por kg; 0,35. Os valores identificados devem corresponder a:
   A TFG, FSR, FF, FPR
   B FSR, TFG, FPR, FF
   C FSR, TFG, FF, FPR
   D FPR, FSR, FF, TFG
   Explique a sua resposta.

5 Qual seria a resposta de um reflexo renorrenal após obstrução do ureter esquerdo?
   A Ocorreria uma resposta dos mecanorreceptores apenas quando a dor se tornasse evidente
   B O comprometimento do fluxo urinário do ureter esquerdo não envolve a intervenção das fibras aferentes (sensoriais)
   C Os mecanorreceptores no rim esquerdo ativam um reflexo para aumentar a atividade do rim direito
   Explique a sua resposta.

Leitura sugerida

Dibona, G.F. (2000) Differentiation of vasoactive renal sympathetic nerve fibers. *Acta Physiologica Scandinavica* 168:195–200.
Dibona, G.F. and Kopp, U.C. (1997) Neural control of renal function. *Physiological Reviews* 77:75–197.
Reece, W. (2004) Kidney function in mammals. In: *Dukes' Physiology of Domestic Animals*, 12th edn (ed. W.O. Reece), pp. 73–106. Cornell University Press, Ithaca, NY.
Reece, W. (2009) *Functional Anatomy and Physiology of Domestic Animals*, 4th edn. Wiley-Blackwell, Ames, IA.

Respostas

1 C. O líquido tubular de todos os néfrons, tanto corticais quanto justamedulares, desemboca em ductos coletores compartilhados, que seguem o seu percurso pela medula até a pelve renal. Por conseguinte, independentemente da influência de diferentes tipos de néfrons sobre o líquido tubular, o débito final de cada néfron está sujeito aos mesmos fatores que afetam a concentração da urina (influência medular).

2 A. A espessura relativa resulta de diferenças nas células epiteliais, e não se refere a mudanças no diâmetro do lúmen.

3 B. Atualmente, sabe-se que os efeitos da estimulação são mediados por grupos funcionalmente específicos de fibras, que inervam separadamente os vasos renais, os túbulos e as células granulares JG. Além disso, embora o sistema nervoso autônomo seja descrito como um sistema motor (eferente), existem fibras sensoriais (aferentes) misturadas com as fibras motoras, que atuam como elo de comunicação entre o sistema nervoso central e os rins.

4 B. O fluxo sanguíneo renal é o que apresenta maior valor, seguido do fluxo plasmático renal. A taxa de filtração glomerular é a parte do fluxo plasmático renal que passa a constituir o filtrado glomerular. A fração de filtração é a fração do fluxo plasmático renal que se transforma em filtrado glomerular.

5 C. Os neurônios mecanossensitivos são ativados pelo ureter esquerdo, e seus nervos renais aferentes levam a um aumento reflexo na atividade nervosa simpática renal eferente do rim direito, e o comprometimento do fluxo urinário e da excreção de solutos no rim esquerdo é compensado por um aumento do fluxo de urina e da excreção de solutos no rim direito, resultando em fluxo urinário e excreção de solutos totais inalterados.

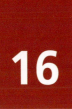

Filtração Glomerular e Transporte Tubular

William O. Reece

Filtração glomerular, 161
   Formação do filtrado, 161
   Natureza do filtrado, 161
   Fatores que influenciam a filtração, 162
   Autorregulação, 162
Transporte tubular, 163

Dinâmica capilar nos capilares peritubulares, 163
   Reabsorção tubular, 163
   Secreção tubular, 165
   Transporte máximo, 166
   Equilíbrio glomerulotubular, 166
Autoavaliação, 166

Duas funções importantes do rim consistem em filtrar o plasma e em fazer retornar as substâncias filtradas ao plasma ou excretá-las com a urina. A primeira função é descrita como filtração glomerular, enquanto a segunda é designada como transporte tubular.

Filtração glomerular

> 1. Como os leitos capilares dos glomérulos e os capilares peritubulares diferem entre si? Qual deles se assemelha à extremidade arterial de um capilar muscular e qual deles representa a extremidade venosa?
> 2. Que fatores associados à lise intravascular dos eritrócitos resultariam em hemoglobinúria e/ou falência renal aguda?
> 3. Como a constrição arteriolar eferente aumenta a FF?
> 4. Como a perfusão renal diminuída está relacionada com um maior acesso à filtração de grandes moléculas?
> 5. Descreva o mecanismo de retroalimentação tubuloglomerular para a regulação do FSR e da TFG.
> 6. Qual é o papel da renina na autorregulação do FSR e da TFG?

Formação do filtrado

Os rins possuem a contraparte funcional de dois leitos capilares, representados pelos glomérulos e pelos capilares peritubulares. Os glomérulos são considerados como um sistema de alta pressão (pressão hidrostática elevada, que favorece a filtração), enquanto os capilares peritubulares, que são perfundidos com sangue proveniente do leito capilar glomerular, são considerados como um sistema de baixa pressão (pressão hidrostática baixa, que favorece a reabsorção). Por conseguinte, os glomérulos assemelham-se à extremidade arterial de um capilar muscular típico, enquanto os capilares peritubulares assemelham-se à extremidade venosa.

A formação de urina começa quando um **ultrafiltrado de plasma** passa através do endotélio capilar fenestrado, da membrana basal glomerular e do epitélio glomerular da cápsula de Bowman para dentro do espaço capsular da cápsula de Bowman (Figura 16.1). A energia para esse processo de filtração é fornecida pelo coração na forma de **pressão hidrostática (PH)** dentro dos capilares glomerulares e é oposta pela **pressão coloidosmótica (PCO)** das proteínas plasmáticas mais a PH do filtrado.

A dinâmica da filtração está ilustrada na Figura 16.1. De acordo com os valores apresentados, ocorre filtração efetiva, visto que a PH dos capilares de 60 mmHg ultrapassa os valores combinados da PCO dos capilares de 32 mmHg e da PH do espaço da cápsula de Bowman de 18 mmHg (60 − [32 + 18] = 10 mmHg). Embora ocorra alguma filtração de proteína (uma fonte potencial de PCO na cápsula de Bowman) (como nos capilares musculares), o filtrado não se acumula como o faz no músculo, visto que a PH na cápsula de Bowman faz com que o filtrado siga o seu fluxo para longe da cápsula e através dos túbulos dos néfrons. Por conseguinte, a CPO no espaço da cápsula de Bowman é insignificante.

Natureza do filtrado

O filtrado glomerular é denominado ultrafiltrado do plasma, visto que os maiores componentes (coloides e células sanguíneas) não são filtrados. Em termos práticos, assemelha-se ao plasma e ao líquido intersticial, exceto que possui uma concentração de proteínas menor que a de ambos.

Em virtude de suas fenestrações (ver Figura 16.1), o endotélio capilar do glomérulo é mais poroso do que o endotélio capilar dos músculos, e as moléculas maiores são mais facilmente filtradas. A filtração das moléculas de proteína é relativamente restrita (semelhante à restrição observada nos capilares musculares), em virtude de seu grande tamanho molecular; porém podem não ser excluídas totalmente. As proteínas com peso molecular de 70.000 ou mais são praticamente excluídas do filtrado. A albumina, a menor das proteínas plasmáticas, tem um peso molecular médio de cerca de 69.000, e 0,2 a 0,3% de sua concentração plasmática pode aparecer no filtrado. A hemoglobina tem um peso molecular de cerca de 68.000 e, quando não ligada, aparece no filtrado em uma concentração igual a cerca de 5% de sua concentração plasmática na forma não ligada. A hemoglobina no plasma que surge em consequência da lise intravascular normal dos eritrócitos está ligada à **haptoglobina**

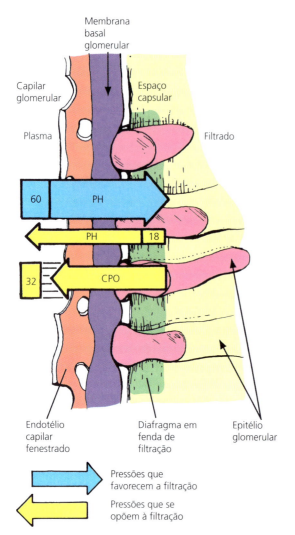

Figura 16.1 Dinâmica da filtração glomerular nos mamíferos. A cápsula de Bowman é separada do glomérulo por uma membrana glomerular, através da qual ocorre filtração. A extensão da filtração é determinada pelas diferenças entre as pressões que favorecem a filtração e as que se opõem a ela. Nessa ilustração, ocorre filtração, visto que 60 – (32 + 18) = 10 mmHg. Os valores acima ou abaixo de 10 mmHg estão correlacionados com maior ou menor filtração, respectivamente. Os valores de pressão (60, 32, 18) são expressos em mmHg. PH, pressão hidrostática; PCO, pressão coloidosmótica. Adaptada de Reece, W.O. (2009) *Functional Anatomy and Physiology of Domestic Animals*, 4th edn. Wiley-Blackwell, Ames, IA.

plasmática (uma proteína plasmática), de modo que o tamanho combinado impede qualquer extravasamento no glomérulo. Se houver lise intravascular excessiva, a haptoglobina plasmática torna-se saturada, e a hemoglobina não ligada começa a aparecer na urina, constituindo a denominada **hemoglobinúria**. Se a concentração tubular de hemoglobina aumentar demasiado, juntamente com a reabsorção contínua de água dos túbulos, a hemoglobina pode precipitar e causar obstrução tubular. Os túbulos obstruídos podem causar **falência renal aguda**.

Fatores que influenciam a filtração

Pode ocorrer variação da TFG em consequência de alterações no diâmetro das arteríolas aferente e eferente. A dilatação da arteríola aferente aumenta o fluxo sanguíneo para o glomérulo, o que, por sua vez, aumenta a PH e o potencial de filtração. A constrição da arteríola eferente aumenta a PA glomerular, assim como a obstrução de uma veia aumenta a PH dos capilares que a antecedem. Ao mesmo tempo, diminui o **fluxo sanguíneo renal (FRS)**. Os fatores neurais e humorais também são capazes de afetar essas mudanças de diâmetros e serão discutidos em momentos apropriados neste capítulo.

Para qualquer tamanho molecular, as moléculas de carga positiva são mais facilmente filtradas do que as de carga negativa. Isso se deve à repulsão eletrostática pelos sítios aniônicos na membrana basal glomerular, que são compostos, em sua maior parte, de **proteoglicanos**. Esses proteoglicanos de carga negativa repelem moléculas de carga semelhante. Na faixa de pH fisiológico, as moléculas de albumina plasmática são polianiônicas; além de seu grande tamanho molecular, este aspecto é importante na restrição de sua filtração. A perfusão diminuída dos rins pode resultar em mudança na carga eletrostática da membrana glomerular, e moléculas com filtração previamente restrita podem ser filtradas e entrar no espaço capsular.

Autorregulação

Em situações normais do dia a dia, com níveis variáveis de atividade, o FSR e a **taxa de filtração glomerular (TFG)** permanecem relativamente constantes dentro de uma ampla faixa de pressão arterial sistêmica média. Entre 80 e 130 mmHg, as mudanças no FSR e na TFG são mínimas. Esse fenômeno, intrínseco ao rim e independente da atividade nervosa renal, é denominado **autorregulação**.

Uma explicação está relacionada com a resposta de um receptor de estiramento miogênico na arteríola aferente, por meio do qual a ocorrência de pressão arterial elevada aumenta o estiramento, com contração da arteríola em resposta a esse estiramento. Dessa maneira, ocorrem diminuição do FSR e redução da PH glomerular. A PH glomerular reduzida diminui a TFG. Uma redução da pressão arterial provoca menos tensão, de modo que ocorre dilatação do vaso sanguíneo, aumentando, assim, o FSR e a PH glomerular, com consequente aumento da TFG.

Um mecanismo de autorregulação estreitamente relacionado é conhecido como **retroalimentação tubuloglomerular**. Esse mecanismo apresenta dois componentes, que atuam em conjunto para controlar a TFG: (i) um mecanismo de retroalimentação da arteríola aferente e (ii) um mecanismo de retroalimentação da arteríola eferente. As **células da mácula densa** (ver Figura 15.9) detectam mudanças no aporte de volume aos túbulos distais. A diminuição da TFG reduz a velocidade de fluxo na alça de Henle, o que possibilita um aumento da reabsorção de íons sódio e cloreto no ramo ascendente da alça de Henle, diminuindo, assim, a concentração desses dois íons nas células da mácula densa. Isso resulta em um sinal emitido pela mácula densa, diminuindo a resistência ao fluxo sanguíneo nas arteríolas aferentes, que eleva a PH glomerular, ajudando a normalização da TFG. O sinal proveniente da mácula densa também aumenta a liberação de renina pelas células justaglomerulares (JG) das arteríolas aferente e eferente (que constituem os principais locais de armazenamento da renina). A **renina**, que é uma enzima, aumenta a formação de angiotensina I, que é convertida em **angiotensina II pela enzima conversora de angiotensina (ECA)**. A **angiotensina II** provoca contração das arteríolas eferentes, aumentando, assim, a PH glomerular e a filtração glomerular e ajudando a normalização da TFG. A produção de angiotensina II continua, devido à conversão do **angiotensinogênio** (produzido no fígado) plasmático em angiotensina I pela renina e sua subsequente conversão em angiotensina II pela ECA (Figura 16.2). Embora a ECA seja principalmente derivada do endotélio capilar do pulmão, em virtude de sua vascularidade, ela também provém do endotélio renal e de outros leitos orgânicos.

Depois da vasopressina, a angiotensina II é o segundo vasoconstritor mais potente produzido no corpo. É rapidamente destruída nos leitos capilares periféricos por várias enzimas, denominadas angiotensinases. Embora não esteja relacionada com a autorregulação, a angiotensina II estimula a secreção de aldosterona, que causa a reabsorção de Na^+. Isso se torna um fator na regulação do volume do LEC.

Transporte tubular

> 1 Por que a reabsorção de líquido dos túbulos nos capilares peritubulares é análoga à reabsorção que ocorre na extremidade venosa de um capilar muscular?
>
> 2 Como a redução da PH capilar peritubular e a elevação da PCO capilar peritubular estão relacionadas com maior reabsorção tubular.
>
> 3 Quais são os três mecanismos pelos quais ocorre reabsorção de 65% do Na^+ nos túbulos proximais?
>
> 4 Quais são os mecanismos e a localização que respondem por 25% da reabsorção de Na^+?
>
> 5 Qual é a importância da flexibilidade atribuída à reabsorção de Na^+ no néfron distal?
>
> 6 Qual o processo responsável pela reabsorção de 65% da água nos túbulos proximais? Observe as limitações para a ureia e outros solutos que não são ativamente reabsorvidos.
>
> 7 Quais são os mecanismos envolvidos na reabsorção das proteínas e dos peptídios?
>
> 8 Quais são os dois métodos associados à secreção de H^+? Como a secreção de K^+ está relacionada com o seu aporte dietético?
>
> 9 Qual é a relação do transporte máximo com o diabetes melito?
>
> 10 Qual a importância da propriedade do túbulo proximal conhecida como equilíbrio glomerulotubular?

O **transporte tubular** refere-se a todos os fenômenos associados ao líquido tubular em toda a extensão do néfron e ductos coletores. O transporte da cápsula de Bowman até a pelve renal é realizado por uma diferença de PH (alta na cápsula de Bowman e baixa na pelve renal). A reabsorção tubular envolve o transporte de água e de solutos do líquido tubular para os capilares peritubulares. A secreção tubular está associada ao transporte de solutos dos **capilares peritubulares** para o líquido tubular. As direções e estruturas envolvidas tanto na reabsorção quanto na secreção são mostradas na Figura 16.3.

Dinâmica capilar nos capilares peritubulares

A reabsorção de líquido dos túbulos para dentro dos capilares peritubulares é análoga à reabsorção que ocorre na extremidade venosa de um capilar muscular. Em outras palavras, diferentemente da filtração que ocorre no glomérulo, a dinâmica dos capilares peritubulares favorece a reabsorção. Isso ocorre porque a proteína não filtrada no glomérulo passa a contribuir para maior PCO no capilar peritubular do que a PCO no líquido tubular. Além disso, uma redução da PH dos capilares peritubulares diminui essa força que iria se opor ao ganho na PCO. É importante associar as reduções da PH e as elevações da PCO dos capilares peritubulares com maior reabsorção tubular.

Reabsorção tubular

As substâncias importantes ao desempenho da função corporal, como Na^+, glicose e aminoácidos, entram no líquido tubular por filtração no glomérulo. Em virtude de seu tamanho molecular relativamente pequeno, essas substâncias atravessam com facilidade a membrana glomerular, e suas concentrações no filtrado glomerular são aproximadamente iguais às concentrações encontradas no plasma. A não ser que retornem ao sangue, essas substâncias são excretadas na urina e, portanto, perdidas do corpo. Para que o Na^+, a glicose e os aminoácidos do líquido tubular possam retornar ao sangue, a energia necessária é suprida pela **bomba de Na^+/K^+-ATPase (bomba de sódio e potássio)** nas superfícies basal e lateral das células epiteliais tubulares. O transporte simultâneo de dois ou mais compostos pelo mesmo carreador na mesma direção (p. ex., Na^+ mais glicose, ou Na^+ mais aminoácido) é conhecido como **cotransporte**.

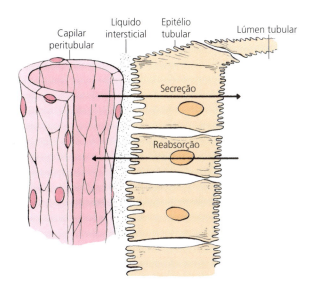

Figura 16.3 Estruturas que separam o líquido tubular no lúmen tubular do plasma nos capilares peritubulares. A energia necessária para os processos de reabsorção e de secreção é fornecida pela Na^+/K^+-ATPase ("bomba de sódio e potássio") localizada na membrana basolateral das células epiteliais do túbulo proximal. Adaptada de Reece, W.O. (2009) *Functional Anatomy and Physiology of Domestic Animals*, 4th edn. Wiley-Blackwell, Ames, IA.

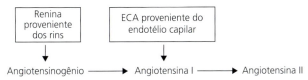

Figura 16.2 Conversão do angiotensinogênio em angiotensina II. O angiotensinogênio plasmático é produzido no fígado. É convertido em angiotensina I pela renina liberada pelas células justaglomerulares das arteríolas aferente e eferente. A angiotensina I é convertida em angiotensina II pela enzima conversora de angiotensina (ECA) derivada do endotélio capilar.

O **contratransporte** refere-se ao movimento de um composto em uma direção, impulsionado pelo aumento de um segundo composto na direção oposta (p. ex., contratransporte de Na^+–H^+). Esses dois mecanismos estão ilustrados na Figura 16.4.

Absorção de sódio

Cerca de 65% da reabsorção de Na^+ ocorrem no túbulo proximal por meio de três mecanismos principais. A necessidade de energia em cada um deles provém da Na^+/K^+-ATPase localizada nas bordas basal e lateral das células epiteliais dos túbulos proximais. A direção do transporte é, portanto, do túbulo proximal do néfron para os capilares peritubulares. Convém lembrar que a reabsorção é favorecida nesse local, devido à dinâmica capilar (i. e., aumento da PCO, diminuição da PH) distalmente ao glomérulo. A reabsorção de Na^+ é acompanhada de ânions para manter a neutralidade elétrica. Cerca de 75% dos ânions consistem em Cl^- e 25%, em HCO_3^-.

Quando o Na^+ é ativamente transportado das células epiteliais tubulares (em direção aos capilares peritubulares), um gradiente químico e elétrico (**gradiente eletroquímico**) é criado entre as células epiteliais e o lúmen do túbulo proximal. A membrana luminal contém proteínas carreadoras específicas para o Na^+ acoplado com glicose ou um aminoácido (cotransporte). Devido ao gradiente eletroquímico e ao mecanismo de cotransporte, o Na^+ difunde-se com facilidade (difusão facilitada) do lúmen tubular para dentro da célula epitelial, juntamente com o seu soluto acoplado (glicose ou aminoácido). O espaço peritubular torna-se eletropositivo, em virtude do transporte de Na^+ para esse espaço. Para manter a neutralidade elétrica, íons Cl^- difundem-se prontamente do lúmen tubular para o espaço peritubular através das zônulas de oclusão entre as células epiteliais tubulares.

Um segundo mecanismo para a reabsorção de Na^+ é representado pelo contratransporte com H^+. As células epiteliais dos túbulos proximais e distais e os ductos coletores secretam íons H^+ que resultam da hidratação do CO_2 nas células epiteliais, com produção de H^+ e HCO_3^-. Entretanto, cerca de 85% dos íons H^+ são secretados pelas células do túbulo proximal. Os íons HCO_3^- nas células que produziram H^+ difundem-se através das membranas basolaterais para dentro do espaço peritubular para manter a neutralidade elétrica com o Na^+ que foi contratransportado com o H^+.

Um terceiro mecanismo para reabsorção de Na^+ é conhecido como transporte de Na^+ impulsionado pelo cloreto, que ocorre nas porções mais distais dos túbulos proximais. Nesse local, ocorre mais reabsorção de HCO_3^- no espaço peritubular como ânion do que Cl^-, e o aumento da concentração de Cl^- no túbulo cria um gradiente para a sua difusão para dentro do espaço peritubular através das zônulas de oclusão "permeáveis". Isso é acompanhado de difusão de Na^+ através das zônulas de oclusão na mesma direção, a fim de manter a neutralidade elétrica.

Os três mecanismos descritos respondem por cerca de 65% da reabsorção de Na^+, e os 35% remanescentes prosseguem além dos túbulos proximais. Cerca de 25% da carga tubular de Na^+ são reabsorvidos no ramo ascendente espesso da alça de Henle (medular e cortical). A entrada de sódio ocorre por meio de um carreador de Na^+–K^+–$2Cl^-$ na membrana luminal (cotransporte). Todos os quatro sítios no carreador precisam estar ocupados para a ocorrência de transporte efetivo dentro da célula. Uma vez no interior da célula, o Na^+ é ativamente expulso através da superfície basolateral pela Na^+/K^+-ATPase, e o Cl^- sofre difusão passiva para manter a neutralidade elétrica. O cotransporte de Na^+–K^+–$2Cl^-$ na alça de Henle é inibido pelos denominados diuréticos de alça, como a furosemida (os diuréticos aumentam o débito de urina).

Os 10% remanescentes de Na^+ filtrado são apresentados ao néfron distal. O mecanismo para a reabsorção ativa de Na^+ no túbulo contorcido distal e túbulo conector dos néfrons distais está acoplado com o cotransporte de Cl^-. Além dos túbulos conectores, a reabsorção de Na^+ nos ductos coletores não está acoplada com a reabsorção de Cl^-, mas ocorre por meio de **canais de Na^+ condutores**. As zônulas de oclusão nesse local são mais firmes e não apenas limitam a capacidade do Cl^- de acompanhar o Na^+, mas também impedem que o Na^+ bombeado para dentro dos espaços basolaterais retorne ao lúmen tubular. Uma característica do canal de Na^+ condutor é a de que haverá reabsorção de uma quantidade aumentada de Na^+ pelo ducto coletor se uma carga aumentada for apresentada. A reabsorção de Na^+ pelo canal de Na^+ condutor no ducto coletor é estimulada pelo hormônio **aldosterona**, por meio do qual a reabsorção de Na^+ aumenta. Isso constitui uma acomodação para a **hipovolemia** e está associado a um declínio da pressão arterial. O aumento do Na^+ é seguido de reabsorção de água por osmose, normalizando, assim, o volume sanguíneo e, por sua vez, a pressão arterial.

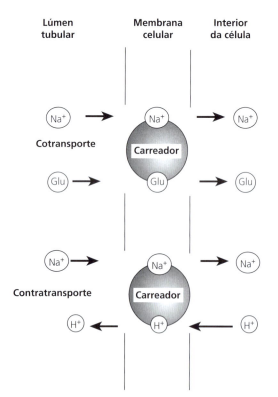

Figura 16.4 Mecanismos de transporte da membrana. O cotransporte refere-se ao transporte de dois compostos através de uma membrana na mesma direção, com o fluxo de um dos compostos (Na^+) ao longo de seu gradiente preexistente, transportando o outro (glicose) contra um gradiente. O contratransporte também acopla o transporte de um composto (Na^+, conforme mostrado) ao transporte do outro (H^+) em direção oposta. De Reece, W.O. (2009) *Functional Anatomy and Physiology of Domestic Animals*, 4th edn. Wiley-Blackwell, Ames, IA.

Reabsorção de glicose e de aminoácidos

A glicose e os aminoácidos são reabsorvidos por cotransporte (Figura 16.5). Estão acoplados a carreadores específicos, que exigem a ligação e difusão do Na$^+$ para o interior da célula, devido ao gradiente eletroquímico do Na$^+$. No interior da célula, o Na$^+$ e a glicose ou os aminoácidos separam-se do carreador. Em seguida, o Na$^+$ é ativamente transportado pela Na$^+$/K$^+$-ATPase até o espaço peritubular, e, presumivelmente, existem carreadores específicos para a difusão facilitada da glicose e dos aminoácidos no espaço peritubular. É provável que existam vários carreadores específicos de Na$^+$-aminoácidos na membrana luminal para o transporte de aminoácidos.

Transporte de água e solutos de reabsorção não ativa

Após o movimento de solutos (Na$^+$, Cl$^-$, HCO$_3^-$, glicose, aminoácidos) para dentro do espaço peritubular, um gradiente osmótico é estabelecido por meio do qual ocorre maior pressão osmótica efetiva no espaço peritubular. Em resposta à pressão osmótica efetiva mais alta no espaço peritubular, a água sofre difusão do lúmen tubular através das zônulas de oclusão (paracelular) e células tubulares (transcelular) para dentro do espaço peritubular.

A reabsorção de cerca de 65% do Na$^+$ e seus ânions associados dos túbulos proximais responde pela maior parte da pressão osmótica efetiva no espaço peritubular. Por conseguinte, 65% da água são reabsorvidos a partir do túbulo proximal (uma quantidade adicional para as outras substâncias osmoticamente ativas, isto é, glicose, aminoácidos). À medida que a água é reabsorvida, a ureia e outros solutos de reabsorção não ativa são concentrados no lúmen tubular. Um gradiente de concentração químico é estabelecido para a ureia e outros solutos de reabsorção não ativa, os quais são reabsorvidos ao longo do seu gradiente de concentração. O grau de sua reabsorção depende da permeabilidade do epitélio tubular proximal para o soluto específico. A permeabilidade do epitélio tubular proximal à ureia é menor que a da água, e, por conseguinte, mais da metade da quantidade de ureia no filtrado glomerular prossegue após ter passado pelo túbulo proximal.

Reabsorção de proteínas e peptídios

Foi assinalado que as proteínas com peso molecular inferior a cerca de 69.000 têm o potencial de constituir parte do filtrado glomerular. Por serem nutrientes importantes, essas proteínas são, em sua maioria, reabsorvidas no túbulo proximal e não são perdidas na urina. Entretanto, existe uma pequena quantidade de proteínas na urina normal. A concentração de proteína em amostras aleatórias de urina de 157 cães sem nenhuma evidência de doença do trato urinário foi, em média, de 23 mg/dℓ. Foi relatado que a proteína na urina de cães normais contém 40 a 60% de albumina. Outros componentes incluem todas as frações das globulinas. Por exemplo, se um Beagle de 9,5 kg produz 500 mℓ de urina em 24 h, a quantidade de proteína perdida nesse período deve ser de cerca de 115 mg.

As proteínas (e polipeptídios) sofrem reabsorção por endocitose e, subsequentemente, são degradadas por lisossomos celulares a seus aminoácidos constituintes. Os aminoácidos movem-se presumivelmente do interior da célula para o espaço peritubular por difusão facilitada. Os pequenos peptídios são hidrolisados na borda em escova luminal do túbulo proximal, e os aminoácidos resultantes são captados pela célula pelo mecanismo de cotransporte da membrana luminal.

A hidrólise dos pequenos peptídios é um mecanismo de alta capacidade, capaz de devolver ao corpo grandes quantidades de aminoácidos que, de outro modo, poderiam ser perdidos na urina, na forma de peptídios, ou que não seriam reabsorvidos nas células por endocitose.

Outras substâncias

Os intermediários do ciclo de Krebs (i. e., lactato e citrato) são reabsorvidos, assim como os cátions e ânions plasmáticos, Ca^{2+}, Mg^{2+}, K$^+$ e fosfato. As vitaminas hidrossolúveis presentes no plasma seriam de outro modo perdidas na urina, não fosse a existência de mecanismos para a sua reabsorção.

Secreção tubular

Várias substâncias são transportadas dos capilares peritubulares para o líquido intersticial e, em seguida, para o lúmen tubular por meio das células epiteliais tubulares. Um exemplo é fornecido pelo contratransporte de H$^+$ que acompanha a reabsorção de Na$^+$ nos túbulos proximais e distais (ver Figura 16.4). A secreção de H$^+$ continua no néfron distal, mas não parece estar acoplada com a reabsorção de Na$^+$. A secreção de H$^+$ no néfron distal é principalmente um processo ativo, que ocorre nas células intercaladas do ducto coletor.

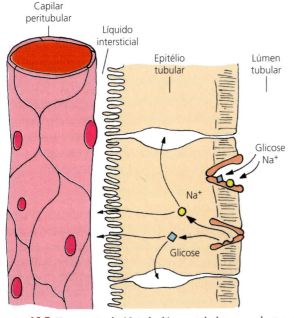

Figura 16.5 Transporte de Na$^+$ do lúmen tubular para dentro da célula epitelial tubular e seu cotransporte com glicose. A conformação da proteína carreadora possibilita a ligação do Na$^+$ e da glicose a partir do lúmen. A mudança de conformação do carreador possibilita a liberação de Na$^+$ e de glicose no citoplasma epitelial. Uma vez liberado, o carreador retorna a sua conformação original para a ligação de mais Na$^+$ e glicose. O Na$^+$ liberado dentro do citoplasma epitelial tubular é ativamente transportado através das bordas basal e lateral das células para o líquido intersticial e, a partir daí, sofre difusão para dentro dos capilares. A glicose segue a mesma via, exceto que ela não é ativamente transportada. Os aminoácidos também são cotransportados com Na$^+$, de modo semelhante à glicose. Adaptada de Reece, W.O. (2009) *Functional Anatomy and Physiology of Domestic Animals*, 4th edn. Wiley-Blackwell, Ames, IA.

O transporte renal de K^+ é singular, visto que o K^+ é reabsorvido em algumas partes do túbulo e secretado em outras. Quando o aporte dietético de potássio é extremamente baixo, ocorre maior reabsorção de K^+ no néfron distal, e, quando o potássio dietético é elevado, ocorre maior secreção de K^+. Diversos ácidos e bases orgânicos são secretados por mecanismos inespecíficos. A penicilina é perdida dos líquidos corporais por meio de secreção tubular. Foi desenvolvida uma penicilina de ação mais longa que persiste no corpo por maior período de tempo, visto que a sua taxa de secreção foi reduzida.

Transporte máximo

Para determinadas substâncias, como a glicose, que estão associadas a um carreador para o seu transporte do lúmen tubular para o líquido peritubular, existe uma taxa máxima na qual podem ser reabsorvidas: trata-se do **transporte máximo** (T_m) tubular. Quando o T_m da substância no néfron é ultrapassado, a substância aparece na urina. Na doença conhecida como **diabetes melito**, o movimento de glicose do plasma para dentro das células corporais está comprometido, devido à falta de insulina. Por conseguinte, a concentração plasmática de glicose aumenta, causando um aumento na carga de glicose tanto plasmática quanto tubular. Quando a carga tubular aumentada ultrapassa a disponibilidade das moléculas carreadoras para a reabsorção de glicose, o excesso de glicose segue o seu fluxo através dos túbulos para a urina. Como a glicose é retida nos túbulos, ela contribui para a pressão osmótica efetiva do líquido tubular, de modo que a água permanece no líquido tubular. Por conseguinte, no diabetes melito, a glicose pode ser detectada na urina, e observa-se a formação de maior volume de urina. Devido à perda de maiores quantidades de água do corpo na urina, o animal afetado ingere mais água para compensar a perda urinária. A formação aumentada de urina é conhecida como **diurese**; quando é causada pela retenção de água nos túbulos, em virtude da pressão osmótica efetiva elevada no lúmen tubular, é conhecida como **diurese osmótica**.

Equilíbrio glomerulotubular

A quantidade de filtrado reabsorvida pelo túbulo proximal é consistentemente uma determinada porcentagem do filtrado (cerca de 65% para a água e o NaCl), e não uma quantidade constante para cada unidade de tempo. Essa propriedade do túbulo proximal de reabsorver uma fração consistente da quantidade de filtrado glomerular é conhecida como **equilíbrio glomerulotubular**. Se a TFG for baixa, apenas uma fração da quantidade de filtrado é reabsorvida no túbulo proximal (e não a maior parte), e a fração remanescente (cerca de um terço) prossegue até o néfron distal, onde os processos reguladores podem atuar. Se a TFG for alta, a quantidade adicional de filtrado não prossegue até o néfron distal, porém apenas cerca de um terço, e a capacidade limitada de regulação não é sobrecarregada.

Autoavaliação

As respostas encontram-se no final do capítulo.

1 Qual dos seguintes têm os maiores valores de hematócrito e concentração plasmática de proteína?
   A Sangue nas arteríolas aferentes
   B Filtrado tubular
   C Sangue na arteríola eferente
   Explique a escolha feita para a resposta correta.

2 Em termos práticos, as moléculas de proteína têm a sua filtração normalmente restrita através da membrana glomerular devido a:
   A Tamanho e natureza polianiônica
   B Formato molecular
   C Combinação com cátions
   Explique a escolha feita para a resposta correta.

3 Foi encontrada uma concentração plasmática de glicose de 300 mg/dℓ e um exame de urina positivo para glicose em um cão. Qual das seguintes opções seria um provável sinal clínico?
   A Estrangúria
   B Poliúria e polidipsia
   C Hematúria
   Explique a escolha feita para a resposta correta.

4 Devido a uma redução da TFG, o líquido tubular da alça de Henle teve a sua velocidade reduzida, possibilitando maior reabsorção de íons sódio e cloreto na alça ascendente de Henle. A mácula densa detecta a diminuição da concentração de sódio. Qual das seguintes respostas ocorre?
   A Dilatação da arteríola aferente, liberação de renina e dilatação da arteríola eferente
   B Constrição das arteríolas aferente e eferente
   C Dilatação da arteríola aferente, liberação de renina e constrição da arteríola eferente
   Explique a escolha feita para a resposta correta.

5 A hemoglobina que surge da lise intravascular dos eritrócitos:
   A Permanece como hemoglobina livre no plasma e está sujeita a filtração
   B Liga-se à haptoglobina (uma proteína plasmática), independentemente da extensão da hemólise, e devido à exclusão de substâncias de maior peso molecular da filtração
   C Liga-se à haptoglobina, contanto que a lise não seja intensa; entretanto, se a lise for excessiva, a haptoglobina torna-se saturada, e a hemoglobina não ligada pode ser filtrada e aparecer na urina, uma condição conhecida como hemoglobinúria

Leitura sugerida

Hall, J.E. (2011) Urine formation by the kidneys: I. Glomerular filtration, renal blood flow, and their control. In: *Guyton and Hall Textbook for Medical Physiology*, 12th edn, pp. 303–322. Saunders Elsevier, Philadelphia.

Reece, W. (2004) Kidney function in mammals. In: *Dukes' Physiology of Domestic Animals*, 12th edn (ed. W.O. Reece), pp. 73–106. Cornell University Press, Ithaca, NY.

Reece, W. (2009) The urinary system. In: *Functional Anatomy and Physiology of Domestic Animals*, 4th edn, pp. 312–358. Wiley-Blackwell, Ames, IA.

Respostas

1 C. A perda de volume plasmático do sangue que perfunde os glomérulos através das arteríolas aferentes e a retenção de proteína fazem com que o sangue da arteríola eferente tenha maior hematócrito e concentração de proteína.

2 A. A albumina plasmática é a menor das proteínas plasmáticas, e o seu peso molecular é imediatamente acima do limiar que praticamente impede a filtração através das fenestrações de poros em fenda. A barreira de filtração ainda é caracterizada por grupos de carga negativa. Na faixa do pH fisiológico, a molécula de albumina plasmática é polianiônica, e a sua filtração é efetivamente impedida.

3 B. A elevada concentração plasmática de glicose acoplada com a presença de glicose na urina indica que o limiar renal para a glicose foi ultrapassado, de modo que a glicose filtrada permanece nos túbulos. A glicose tubular contribui para maior pressão osmótica efetiva no túbulo, e a água é retida no túbulo, com perda obrigatória de água juntamente com a excreção de glicose. A maior perda de água provoca aumento da sede e micção mais frequente.

4 C. Para alcançar o aumento necessário da TFG, a primeira resposta consiste em dilatação da arteríola aferente, que aumenta a PH glomerular. Essa dilatação é seguida de liberação de renina das células justaglomerulares das arteríolas aferentes e eferentes. A renina atua na conversão da angiotensina II, um potente vasoconstritor, causando constrição da arteríola eferente, com consequente aumento da PH glomerular e normalização da TFG.

5 C

17

Manutenção da Hidratação do Líquido Extracelular

William O. Reece

Mecanismo de contracorrente, 168
　Sistema multiplicador por contracorrente, 168
　Sistema de troca por contracorrente, 170
Concentração de urina, 171

Hormônio antidiurético e retorno da água tubular, 171
Outros fatores que afetam a liberação de ADH, 172
Incapacidade de concentração da urina, 172
Autoavaliação, 173

Mecanismo de contracorrente

1. Qual é a função do mecanismo de contracorrente?
2. Quais são as características do ramo descendente da alça de Henle que causam elevação da osmolalidade do líquido tubular na curva em grampo?
3. Quais são os fatores nos segmentos delgado e espesso do ramo ascendente da alça de Henle que causam a diluição do líquido tubular antes de sua entrada no túbulo distal?
4. Como a recirculação da ureia ajuda no sistema multiplicador por contracorrente?
5. O que ocorreria ao gradiente medular vertical na medula se o sistema de troca por contracorrente não existisse?
6. Durante períodos de diurese, como a ureia contribui para a lavagem medular?

As numerosas funções da água e a sua importância já foram descritas (ver Capítulo 11). Uma importante função dos rins consiste em regular o volume e a composição do ambiente interno do corpo, o líquido extracelular (LEC). O início desse processo foi discutido no Capítulo 16. Este capítulo irá discutir o modo pelo qual o líquido tubular é submetido a um processamento que irá possibilitar a conservação ou a eliminação de água para manter a hidratação constante do LEC.

A função do sistema de contracorrente consiste em preparar o líquido intersticial (LIS) da medula renal, de modo que o líquido tubular dos túbulos proximais que entra na alça medular de Henle possa ser modificado antes de seu retorno ao túbulo distal. A modificação do líquido tubular (após deixar o túbulo proximal) para a conservação ou a eliminação de água depende da existência de uma osmolalidade muito alta no LIS da medula renal. A osmolalidade aumenta com a distância a partir do córtex, alcançando um valor máximo nas partes mais internas da medula. O valor máximo varia de acordo com a espécie. No cão, é de cerca de 2.400 mosmol/kg H_2O, em comparação com a osmolalidade plasmática de cerca de 300 mosmol/kg H_2O. A alta osmolalidade deve-se ao **mecanismo de contracorrente**. Esse mecanismo é estabelecido pela atividade da alça de Henle e mantido pelas características especiais do suprimento sanguíneo para a medula (os **vasos retos**).

Existe um sistema de contracorrente de túbulos ou vasos no local onde o influxo de líquido segue em direção paralela, em direção oposta e em estreita proximidade com o efluxo por alguma distância. Essas características são comuns nos arranjos anatômicos das alças de Henle e vasos retos. Por conseguinte, o mecanismo de contracorrente no rim compreende dois sistemas de contracorrente: o **multiplicador por contracorrente** (alça de Henle) e o **trocador por contracorrente** (vasos retos).

Sistema multiplicador por contracorrente

O sistema multiplicador por contracorrente é representado na Figura 17.1 pelo (i) ramo descendente, (ii) segmento delgado do ramo ascendente e (iii) segmento espesso do ramo ascendente da alça de Henle. A osmolalidade do líquido tubular modifica-se com a progressão através da alça de Henle, devido às características de permeabilidade dos ramos e segmentos da alça de Henle acoplados com o cotransporte ativo de NaCl no segmento espesso do ramo ascendente. No ramo descendente (impermeável a solutos, permeável à água), a água difunde-se por osmose para região de pressão osmótica mais elevada do LIS, e a concentração de solutos (principalmente NaCl) aumenta à medida que se aproxima da curva em grampo da alça de Henle. O segmento delgado do ramo ascendente é permeável ao NaCl e impermeável à água. Por conseguinte, a água permanece no túbulo, e o NaCl sofre difusão (devido ao gradiente de concentração) para o LIS. No segmento espesso do ramo ascendente, o NaCl é ativamente transportado (cotransporte) para o LIS, e a água continua sendo retida. Enquanto a osmolalidade do líquido tubular que entra no ramo descendente é de 300 mosmol/kg H_2O, o líquido tubular que deixa o ramo ascendente e entra no túbulo distal está diluído (osmolalidade de 185 mosmol/kg H_2O). No túbulo distal e nos ductos coletores, ocorrem variações na osmolalidade do líquido tubular (descrita em seções adiante), que determinam se a urina será diluída ou concentrada.

O gradiente osmótico vertical no LIS (menor na parte externa da medula, mais elevado na medula interna e na curva em grampo) é estabelecido e mantido (i) pelo transporte ativo contínuo de NaCl pelo segmento espesso do ramo ascendente, (ii) pela concentração do líquido tubular no ramo descendente, e (iii) por difusão passiva do NaCl do lúmen do segmento delgado do ramo ascendente para o LIS da parte interna da medula.

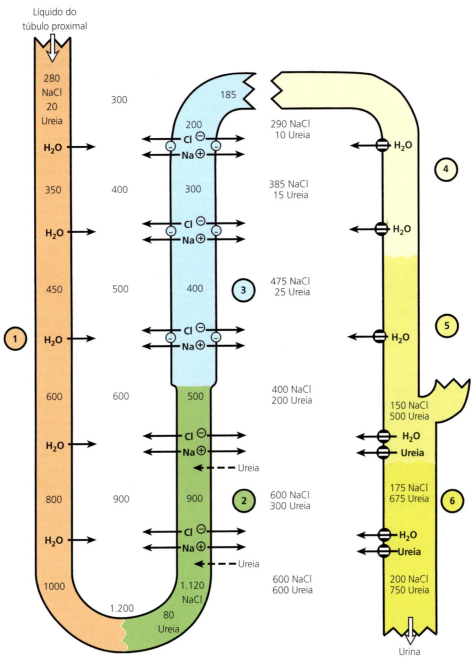

Figura 17.1 Multiplicação por contracorrente na alça de Henle e recirculação da ureia. Os valores apresentados (em mosmol/kg H$_2$O) são hipotéticos, porém aproximam-se daqueles de humanos em condições de baixa ingestão de água. Os números individuais representam a osmolalidade total. Os números identificados (NaCl, ureia) representam a contribuição específica para a osmolalidade total. O transporte de NaCl e de ureia no segmento delgado do ramo ascendente da alça de Henle ocorre por difusão simples. O transporte ativo de Na$^+$ no ramo ascendente espesso está acoplado com o transporte de Cl$^-$ (cotransporte). Os canais de água (também ureia) à direita estão abertos (influência do hormônio antidiurético). Neste exemplo, a urina está sendo concentrada. Os números dentro de círculos indicam as localizações da seguinte maneira: (1) ramo descendente da alça de Henle; (2) segmento delgado do ramo ascendente da alça de Henle; (3) segmento espesso do ramo ascendente da alça de Henle; (4) ducto coletor cortical; (5) ducto coletor medular externo; (6) ducto coletor medular interno. Consultar o texto para maiores detalhes. De Reece, W.O. (2009) *Functional Anatomy and Physiology of Domestic Animals*, 4th edn. Wiley-Blackwell, Ames, IA. Reproduzida, com autorização, de Wiley.

Papel da ureia

Além do NaCl, a ureia também contribui para a concentração elevada de solutos no LIS da medula renal. A presença de ureia deve-se a um mecanismo de recirculação da ureia entre os ductos coletores e a alça de Henle (ver Figura 17.1). A **recirculação** significa que a ureia se difunde dos ductos coletores medulares internos para o LIS e, a partir daí, para dentro do lúmen do segmento delgado do ramo ascendente da alça de Henle. A difusão ocorre devido à permeabilidade dessas partes do néfron à ureia e devido a diferenças de concentração (concentração alta para baixa). Após a sua entrada nas alças de Henle, a ureia é retida devido à impermeabilidade da membrana até alcançar novamente os ductos coletores medulares internos, que possuem uma permeabilidade variável, dependendo da quantidade de hormônio antidiurético (ADH) (ver seção Concentração da urina). O mecanismo de recirculação e a alta concentração de ureia na medula não apenas ajudam o sistema multiplicador por contracorrente e o gradiente osmótico, mas também asseguram a excreção de ureia quando o débito urinário estiver baixo. Por exemplo, se a urina for formada em uma taxa de 2 mℓ/min e tiver uma concentração de ureia de 2 mg/mℓ, devem ser excretados 4 mg de ureia a cada minuto. Entretanto, se a formação de urina for reduzida para 1 mℓ/min (maior reabsorção de água), a concentração de ureia aumenta para 4 mg/mℓ, e a excreção é mantida em 4 mg/min). A concentração de ureia permanece alta nos ductos coletores, visto que a concentração também está elevada no LIS (difusão a partir dos ductos coletores limitada pela diferença de concentração).

Sistema de troca por contracorrente

Um trocador por contracorrente é um sistema de contracorrente em que o transporte entre efluxo e influxo é totalmente passivo. Os vasos retos atuam como trocadores de contracorrente (Figura 17.2). São permeáveis à água e aos solutos em toda sua extensão. Nos ramos descendentes, a água é retirada por osmose do plasma dos vasos retos para o LIS hiperosmótico (criado pelo multiplicador por contracorrente), e os solutos difundem-se do LIS para os vasos retos. Nos ramos ascendentes, os solutos difundem-se de volta ao LIS, e a água é novamente retirada por osmose para dentro dos vasos retos. O resultado final é que os solutos responsáveis pelo gradiente medular vertical são, em sua maior parte, retidos no LIS da medula. Os vasos retos transportam ligeiramente mais solutos do que a quantidade que entra neles.

Uma taxa aumentada de fluxo sanguíneo medular reduziria o tempo para a difusão de solutos do ramo ascendente de volta ao LIS, e o sangue que deixa o ramo ascendente teria uma concentração mais alta de solutos. O resultado seria uma perda gradual ou lavagem do gradiente medular, designada como **lavagem (*washout*) medular**. A perda medular de solutos é normalmente impedida devido à redução do fluxo sanguíneo para os vasos retos (os vasos retos compreendem 10 a 20% do fluxo sanguíneo renal) e caracteriza-se frequentemente pela sua lentidão. Todo o sal em excesso removido do LIS medular pelos vasos retos precisa ser reposto pelas alças de Henle para a manutenção do gradiente osmótico. Se o fluxo sanguíneo por contracorrente nos vasos retos não existisse, e o sangue dos ramos descendentes dos vasos retos retornasse diretamente à veia renal em lugar de seguir um contrafluxo no ramo ascendente, os solutos da medula renal seriam rapidamente removidos, em lugar de retidos.

Lavagem (*washout*) medular

A perda do gradiente medular (perda da concentração de solutos) diminui a capacidade de concentração do líquido tubular em sua descida pelos ductos coletores medulares. Além do fluxo sanguíneo lento e reduzido nos vasos retos, a lavagem medular também pode ser causada por diuréticos que bloqueiam o cotransporte ativo de NaCl nos segmentos espessos dos ramos ascendentes das alças de Henle. Exemplos desses diuréticos são a furosemida e o ácido etacrínico, conhecidos como diuréticos de alça. Esses agentes produzem diurese, visto que o aporte aumentado de NaCl (devido à reabsorção bloqueada) nos néfrons distais aumenta a pressão osmótica efetiva nos túbulos e impede a reabsorção de uma quantidade proporcional de água. Além disso, a incapacidade de reabsorção de NaCl das alças de Henle para dentro do interstício medular diminui a osmoconcentração do líquido intersticial medular (*washout*), reduzindo o seu potencial de reabsorção de água a partir do líquido tubular dos ductos coletores medulares.

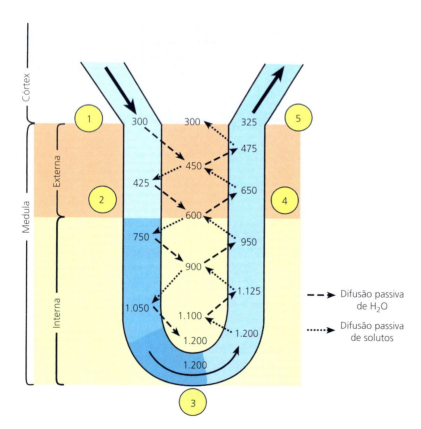

Figura 17.2 Troca por contracorrente nos vasos retos. Os valores (em mosmol/kg H_2O) aproximam-se daqueles de humanos. O sangue entra no córtex próximo de (1) com uma osmolalidade de cerca de 300 e desce através de um líquido peritubular cada vez mais hipertônico na medula (2). A água difunde-se para fora, e os solutos difundem-se para dentro até alcançar a curva em grampo (3). Em seguida, o sangue ascende através de uma hipertonicidade cada vez menor, e a água difunde-se dentro, e o soluto para fora (4). Quando o sangue retorna ao córtex (5), a osmolalidade é apenas ligeiramente mais alta do que quando entrou nos vasos retos. De Reece, W.O. (2009) *Functional Anatomy and Physiology of Domestic Animals*, 4th edn. Wiley-Blackwell, Ames, IA. Reproduzida, com autorização, de Wiley.

Uma contribuição para a lavagem medular também é fornecida pela ureia durante períodos de diurese. O fluxo aumentado de urina aumenta a depuração da ureia, com consequente excreção de maior quantidade de ureia filtrada. Por conseguinte, menor quantidade recircula, e a contribuição da ureia para a osmolalidade medular é diminuída, o que reduz ainda mais a capacidade de concentrar o líquido tubular nos ductos coletores.

Concentração de urina

> 1 Quais são os fatores que contribuem para a baixa osmolalidade do líquido tubular na extremidade do túbulo distal?
> 2 Quais são as células-alvo do ADH?
> 3 Como a taxa de secreção de ADH é responsiva a desvios da osmolalidade plasmática?
> 4 Qual seria a razão osmolar entre urina e plasma se a osmolalidade da região mais interna da medula fosse de 1.200 mosmol e houvesse uma extrema necessidade de conservação da água?

Na extremidade do túbulo distal, e antes da entrada do líquido nos túbulos e ductos coletores corticais, a osmolalidade é de cerca de 150 mosmol. O líquido tubular que entra nos túbulos distais tem uma osmolalidade inferior à do plasma, devido à remoção de Na^+ e Cl^- que ocorreu no ramo ascendente da alça de Henle, juntamente com a retenção simultânea de água nos túbulos. Além disso, ocorrem transporte ativo contínuo de NaCl e baixa permeabilidade à água e ureia no túbulo distal.

Hormônio antidiurético e retorno da água tubular

O **hormônio antidiurético (ADH)**, também conhecido como **vasopressina**, é um hormônio peptídico secretado pelos núcleos supraóptico e paraventricular do hipotálamo e liberado por terminações axônicas na neuro-hipófise. As células-alvo do ADH secretado são os túbulos coletores corticais e ductos coletores medulares. Ocorrem mudanças significativas na taxa de secreção de ADH quando há desvios na osmolalidade plasmática de apenas 1% em ambas as direções.

As células epiteliais dos túbulos e ductos coletores têm uma permeabilidade variável à água, dependendo da quantidade de ADH que foi secretada pela neuro-hipófise. O ADH aumenta a permeabilidade dessas células à água. Se houver necessidade de conservação da água, conforme determinado pela hiperosmolalidade do LEC, ocorre secreção de maior quantidade de ADH. As células epiteliais tornam-se mais permeáveis à água, e esta é reabsorvida dos túbulos e ductos coletores. A água nos túbulos torna-se mais concentrada, e ocorre redução da hiperosmolalidade do LEC (Figura 17.3).

Nos animais sadios, quando o líquido tubular entra nos túbulos e ductos coletores, a água é reabsorvida em seu trajeto até a pelve renal, visto que é exposta à pressão osmótica efetiva de magnitude crescente no LIS da medula renal, conforme estabelecido pelo mecanismo de contracorrente. A secreção de ADH é compatível com a necessidade de conservação de água. Em casos extremos de conservação de água, seria possível que a osmolalidade do líquido tubular e, portanto, a da urina se aproximassem da osmolalidade do LIS na

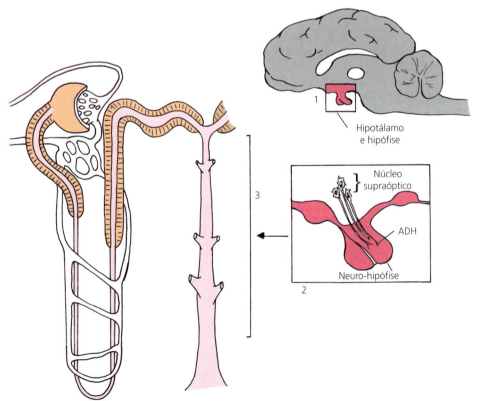

Figura 17.3 Relações entre o hipotálamo, a neuro-hipófise e os rins na regulação da hidratação extracelular. (1) Desidratação extracelular detectada por osmorreceptores no hipotálamo. A área no retângulo mostra a localização da área em (2) no cérebro. (2) Secreção de ADH (neurossecreção do núcleo supraóptico do hipotálamo) no sangue em resposta à desidratação. (3) Os túbulos coletores corticais e os ductos coletores medulares são alvos do ADH, causando aumento na reabsorção de água. Adaptada de Reece, W.O. (2009) *Functional Anatomy and Physiology of Domestic Animals*, 4th edn. Wiley-Blackwell, Ames, IA. Reproduzida, com autorização, de Wiley.

região mais interna da medula. No cão, esse valor se aproximaria de 2.400 mosmol, e a razão osmolar entre urina e plasma (2.400/300) seria de cerca de 8:1. A urina teria uma concentração oito vezes maior que a do plasma. Alguns roedores do deserto (p. ex., rato-canguru) alcançam uma razão osmolar entre urina e plasma de cerca de 16:1. Essa razão representa uma adaptação extrema para a conservação de água corporal. Não há disponibilidade de água no ambiente para os animais do deserto (ganho de água principalmente a partir da água metabólica), e as perdas de água são reduzidas ao máximo para a sobrevivência. A Tabela 17.1 fornece uma comparação da porcentagem de néfrons de alça longa (alças de Henle que se estendem profundamente na medula) com a **espessura relativa da medula** de diferentes animais. A espessura relativa da medula é obtida de medidas da profundidade da medula a partir da junção corticomedular até sua profundidade máxima, que faz protrusão na pelve renal. Acredita-se que a espessura relativa da medula seja um melhor preditor da capacidade de concentração da urina do que a porcentagem de néfrons de alças longas. Com base na depressão do ponto de congelamento (as partículas de soluto reduzem o ponto de congelamento das soluções), o rato-canguru tem a maior capacidade de concentração da urina. Em comparação com seres humanos, parece que a sua osmolalidade medular mais interna seria cerca de quatro vezes a dos seres humanos ou cerca de 4.800 mosmol.

Outros fatores que afetam a liberação de ADH

A liberação de ADH pela neuro-hipófise é influenciada por outros fatores, além da hidratação do LEC. Os ambientes frios inibem a liberação de ADH, de modo que a produção de urina e a ingestão de água aumentam. A necessidade de ingestão de água resulta da sede induzida pela perda de água por diurese.[1] A necessidade de disponibilidade de água em clima frio é evidente. O álcool etílico inibe a secreção de ADH, e a desidratação constitui uma consequência do consumo de álcool (o que não representa um fator nos animais domésticos).

---

[1]N.R.T.: O aumento da diurese resulta em aumento da osmolalidade dos líquidos corporais.

Incapacidade de concentração da urina

> **1** Como o exame de urina consegue diferenciar o diabetes insípido do diabetes melito?
>
> **2** Por que a polidipsia é um sinal clínico tanto no diabetes insípido quanto no diabetes melito?
>
> **3** Quais são algumas causas de comprometimento da capacidade de concentração da urina associadas à insuficiência renal crônica?

O líquido tubular hipotônico que entra nos túbulos e ductos coletores poderia ser excretado como urina se não houvesse reabsorção de água. Essa situação é observada no **diabetes insípido**, que se caracteriza pela ausência de ADH ou por quantidades acentuadamente diminuídas do hormônio. Animais com esse distúrbio apresentam sinais clínicos de **poliúria** (formação e excreção de um grande volume de urina) e **polidipsia** (sede excessiva que se manifesta por ingestão excessiva de água). A urina formada é diluída e apresenta uma densidade específica abaixo do normal. Animais com **diabetes melito** também podem apresentar poliúria e polidipsia. Nessa doença, a poliúria[2] é causada por uma diurese osmótica, devido à presença de glicose no líquido tubular (que não é reabsorvida), mas não é provocada por ausência de ADH. A densidade específica da urina tende a ser mais alta do que o normal, e o teste para glicose é positivo. À semelhança do diabetes insípido, a polidipsia constitui uma compensação para a poliúria, a fim de superar o déficit de água.

Além do diabetes insípido, outras doenças renais se caracterizam por diminuição da capacidade de concentração. A redução da capacidade de concentração é notável na **insuficiência renal crônica**. Os motivos citados são os seguintes:

- Devido a uma perda no número de néfrons, maior quantidade de solutos (Na^+, Cl^-) não é reabsorvida, contribuindo, assim, para a diurese osmótica.

---

[2]N.R.T.: Nessa condição o aumento da carga de glicose filtrada pelos glomérulos ultrapassa o limiar de reabsorção da hexose pelo túbulo contorcido proximal. A saturação do sistema de transporte tubular leva a um aumento da concentração tubular de glicose que promove drenagem osmótica e resultantes glicosúria e poliúria.

Tabela 17.1 Relação da estrutura com a capacidade de concentração dos rins de mamíferos.

Animal	Tamanho do rim* (mm)	Néfrons de alças longas (%)	Espessura relativa da medula[†]	Depressão do ponto de congelamento máximo da urina (°C)
Castor	36	0	1,3	0,96
Porco	66	3	1,6	2
Ser humano	64	14	3	2,6
Cão[‡]	40	100	4,3	4,85
Gato	24	100	4,8	5,8
Rato	14	28	5,8	4,85
Rato-canguru	5,9	27	8,5	10,4
Jerboa	4,5	33	9,3	12
Psammomys	13	100	10,7	9,2

*Tamanho do rim = raiz cúbica do produto das dimensões do rim.
[†]Espessura relativa da medula = espessura da medula em milímetros = 10/tamanho do rim.
[‡]Beeuwkes e Bonventre (1975) mostraram que o rim do cão contém néfrons de alça curta ou corticomedulares; por conseguinte, os néfrons de alça longa compreendem menos de 100% dos néfrons.
Fonte: Schmidt-Nielsen, B. and O'Dell, R. (1961) Structure and concentrating mechanism in the mammalian kidney. *American Journal of Physiology* 200:1119-1124. Reproduzida, com autorização, da American Physiological Society.

- A hipertonicidade no LIS medular não é mantida (lavagem medular), devido a perda dos tecidos medulares, diminuição do fluxo sanguíneo nos vasos retos e cotransporte diminuído de Na^+ e Cl^- no segmento espesso do ramo ascendente da alça de Henle.
- Em consequência de sua lesão nos túbulos e ductos coletores, as células são menos responsivas ao ADH.

Autoavaliação

As respostas encontram-se no final do capítulo.

1 Qual das seguintes partes do néfron está associada ao estabelecimento de uma alta concentração de sal na medula dos rins?
A Cápsula de Bowman
B Túbulo proximal
C Alça de Henle
D Túbulo distal

2 A perda de soluto (Na^+, Cl^-) e a retenção de água que ocorre no ramo ascendente da alça de Henle faz com que o líquido tubular seja _____ em comparação com o plasma.
A Hipotônico
B Hipertônico
C Isotônico

3 No que concerne ao transporte tubular da ureia:
A A ureia é ativamente transportada a partir do túbulo proximal, de modo que cerca de um terço à metade continua na alça de Henle
B A ureia é essencialmente retida dentro dos túbulos do néfron em toda sua extensão, de modo que possa ser excretada
C A ureia não desempenha nenhum papel na osmoconcentração do LIS da medula renal
D Durante o processo de sua excreção, ocorre recirculação de parte da ureia dos ductos coletores medulares internos para o ramo ascendente delgado da alça de Henle

4 Qual das seguintes situações não está associada ao diabetes melito?
A Formação aumentada de urina
B Limiar renal ultrapassado para glicose
C Aumento da sede
D Ausência do hormônio antidiurético (ADH)

5 Quando o hormônio antidiurético da neuro-hipófise é liberado em maiores quantidades, o que ocorre ao líquido nos ductos coletores do rim?
A Torna-se mais diluído
B Permanece igual
C Torna-se mais concentrado

6 A detecção de osmoconcentração aumentada do LEC pelos osmorreceptores no hipotálamo resulta em:
A Urina mais concentrada
B Urina mais diluída
C Nenhuma mudança na concentração da urina

7 Qual é a parte da alça de Henle que apresenta a menor osmolalidade (maior diluição)?
A Ramo ascendente delgado
B Ramo descendente delgado
C Ramo ascendente espesso
D Curva em grampo

8 Onde começa e termina a permeabilidade à ureia na alça de Henle?
A Começa e termina no ramo ascendente delgado
B Começa no ramo ascendente delgado e termina na extremidade do ramo ascendente espesso
C Começa e termina no ramo ascendente espesso
D Existe permeabilidade à ureia em toda a extensão da alça de Henle

9 O movimento de solutos e de água entre os vasos retos e o LIS ocorre por:
A Difusão passiva para a água e a ureia e transporte ativo para o NaCl
B Difusão passiva para a água e o NaCl e transporte ativo para a ureia
C Difusão passiva para a água, a ureia e o NaCl

10 Um diurético que interfere no cotransporte de NaCl no segmento espesso do ramo ascendente da alça de Henle deve:
A Diminuir a osmolalidade do líquido tubular
B Predispor (tendência) à lavagem medular
C Concentrar ainda mais o LIS medular
D Reduzir a excreção de ureia

Leitura sugerida

Hall, J.E. (2011) Urine concentration and dilution: regulation of extracellular fluid osmolarity and sodium concentration. In: *Guyton and Hall Textbook of Medical Physiology*, 12th edn, pp. 345–360. Saunders Elsevier, Philadelphia.

Reece, W. (2004) Kidney function in mammals. In: *Dukes' Physiology of Domestic Animals*, 12th edn (ed. W.O. Reece), pp. 73–106. Cornell University Press, Ithaca, NY.

Reece, W. (2009) The urinary system. In: *Functional Anatomy and Physiology of Domestic Animals*, 4th edn, pp. 312–358. Wiley-Blackwell, Ames, IA.

Respostas

1	C	6	A
2	A	7	C
3	D	8	A
4	D	9	C
5	C	10	B

18 Regulação Renal do Volume e Eletrólitos do Líquido Extracelular

William O. Reece

Regulação da osmolalidade e do volume do líquido extracelular, 174
    Osmorregulação, 174
    Regulação do volume, 174
    Diuréticos e ajuste de volume, 176
Regulação dos eletrólitos do líquido extracelular, 177
    Concentração de sódio, 177

Concentração de potássio, 177
Concentração de cálcio, 179
Concentração de magnésio, 179
Concentração de fosfato, 179
Autoavaliação, 180

Uma das duas principais funções dos rins consiste em regular o volume e a composição do meio interno do corpo, o líquido extracelular (LEC). Este capítulo trata detalhadamente do modo pelo qual essa regulação é efetuada. Não depende apenas dos conhecimentos apresentados nos capítulos anteriores da Parte 3, mas também do Capítulo 11 na Parte 2. A revisão desses capítulos será útil para entender a discussão deste capítulo.

Regulação da osmolalidade e do volume do líquido extracelular

1. Qual é a resposta à hiperosmolalidade em relação à sede e à liberação de hormônio antidiurético (ADH)? Qual seria a resposta à hipo-osmolalidade?
2. Como a regulação da [Na⁺] está relacionada com a expansão e a depleção de volume do LEC?
3. Onde estão localizados os principais receptores que respondem a mudanças agudas do volume sanguíneo?
4. Quais são os três níveis de ANSRE em resposta à hipovolemia (analisar a Figura 18.3)?
5. Quais são os efeitos do reflexo de estiramento atrial esquerdo iniciado pela hipervolemia?
6. Qual é o estímulo para a liberação de ANP na hipervolemia e qual o seu papel na redução do volume intravascular?
7. Que ação dos diuréticos promove a diurese?

A capacidade de reter água no LEC deve-se à sua pressão osmótica efetiva. Como cerca de 90% da pressão osmótica efetiva do LEC são devidos ao Na⁺ e seus ânions associados, é preciso reconhecer o papel central desempenhado pela Na⁺ quando se considera a regulação da **osmolalidade do LEC (osmorregulação)** e do **volume de LEC (regulação do volume)**. Na osmorregulação, ocorre regulação da razão entre o Na⁺ e a água (**osmoconcentração**), ao passo que, na regulação de volume, as quantidades absolutas de Na⁺ e água presentes estão sendo reguladas.

Osmorregulação

De um dia para outro, o conteúdo de água do corpo de qualquer animal é relativamente constante. Existe um equilíbrio hídrico, visto que a ingestão de água é igual à sua excreção. A excreção de água sem a sua ingestão causaria hiperosmolalidade do LEC, enquanto a ingestão de água sem a sua excreção provocaria hipo-osmolalidade. Para evitar ambas as situações, a osmolalidade do plasma é mantida dentro de limites estreitos por ajustes apropriados na excreção e ingestão de água. Esses ajustes são governados por centros localizados no hipotálamo, que influenciam tanto a secreção de ADH (excreção de água) quanto a **sede** (ingestão de água).

Na situação de carga hídrica (a ingestão de água excede a sua excreção), o LEC fica diluído, causando hipo-osmolalidade. A resposta dos **osmorreceptores** no hipotálamo consiste em inibir a secreção de ADH e, subsequentemente, aumentar a excreção de água, normalizando a osmolalidade.

Quando a perda de água excede a sua ingestão, ocorre concentração do LEC, resultando em **hiperosmolalidade**. Um déficit hídrico requer a prevenção da perda de água, bem como um aporte de água para a sua correção. A hiperosmolalidade do LEC estimula maior secreção de ADH, de modo a suprimir a excreção de água. O principal mecanismo de defesa contra a hiperosmolalidade é a estimulação da sede, de modo que o animal passa a procurar água para ingerir (Figura 18.1). Os osmorreceptores respondem à pressão osmótica efetiva no LEC; consequentemente, o aumento da osmolalidade só pode ser devido a substâncias cuja difusão nas células osmorreceptoras é restrita. Como o Na⁺ predomina nesse aspecto, as células osmorreceptoras foram designadas como receptores de sódio. O aumento da osmolalidade devido à ureia (que é livremente difusível) não contribui para a pressão osmótica efetiva e a estimulação subsequente dos osmorreceptores. Quando ocorrem defeitos na capacidade de concentração da urina, conforme observado no diabetes insípido (ausência de ADH), as perdas hídricas aumentam e são seguidas de elevação simultânea da osmolalidade plasmática. Isso ativa o mecanismo da sede, promovendo a ingestão de água, e impede a hiperosmolalidade que de outro modo poderia ocorrer em consequência da excreção excessiva de água (Figura 18.1).

Regulação do volume

A manutenção do volume plasmático normal, que varia diretamente com o volume de LEC, é essencial para a perfusão adequada dos tecidos e está estreitamente relacionada com a regulação do equilíbrio de sódio. Uma carga de Na⁺ (excesso) tende a produzir expansão do volume de LEC (devido a um aumento da

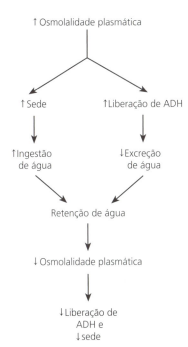

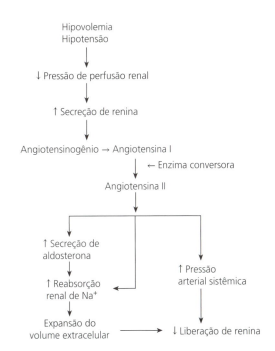

Figura 18.1 Ciclo de eventos para a correção da hiperosmolalidade. O aumento da sede constitui o fator predominante para a correção da hiperosmolalidade. ADH, hormônio antidiurético. De Reece W.O. (2004) Kidney function in mammals. In: *Duke's Physiology of Domestic Animals*, 12th edn (ed. W.O. Reece). Cornell University Press, Ithaca, NY. Reproduzida, com autorização, da Cornell University Press.

Figura 18.2 Resposta do sistema renina-angiotensina-aldosterona a hipovolemia e hipotensão. De Reece W.O. (2004) Kidney function in mammals. In: *Duke's Physiology of Domestic Animals*, 12th edn (ed. W.O. Reece). Cornell University Press, Ithaca, NY. Reproduzida, com autorização, da Cornell University Press.

pressão osmótica efetiva e retenção associada de água), e a excreção de Na⁺ pelos rins aumenta na tentativa de reduzir e normalizar o volume. Por outro lado, os rins retêm o Na⁺ na presença de depleção de volume do LEC. A ocorrência de mudança de volume é o sinal que possibilita uma variação na excreção urinária de Na⁺, necessária com as flutuações na ingestão de Na⁺.

Sistema renina-angiotensina-aldosterona

Em virtude de seu papel na homeostasia do volume sanguíneo, segue-se uma revisão do **sistema renina-angiotensina-aldosterona** e seus efeitos. As **células granulares justaglomerulares (JG)** da arteríola aferente de cada glomérulo secretam a enzima proteolítica renina. A renina converte o **angiotensinogênio** (produzido no fígado) plasmático em **angiotensina I**. A angiotensina I é convertida em **angiotensina II** pela **enzima conversora de angiotensina**, que está localizada nas células endoteliais vasculares. O pulmão é o principal órgão que contribui para a conversão, em virtude de sua vascularidade.

Os principais efeitos da angiotensina II revertem a redução de volume do LEC e a hipotensão que são habitualmente responsáveis pela sua produção. Nos rins, a angiotensina II promove a reabsorção de Na⁺ e a retenção subsequente de água. A reabsorção de Na⁺ é estimulada diretamente pela angiotensina II na parte inicial do túbulo proximal e indiretamente pela secreção aumentada de aldosterona pelo córtex da adrenal. A aldosterona estimula a reabsorção de Na⁺ nos ductos coletores corticais e medulares. Em nível sistêmico, a angiotensina II provoca vasoconstrição arteriolar, o que aumenta a resistência vascular e eleva a pressão arterial sistêmica. A Figura 18.2 fornece um resumo da resposta do sistema renina-angiotensina-aldosterona a hipovolemia e hipotensão.

Receptores de mudança de volume

Os receptores periféricos no sistema cardiovascular que respondem a mudanças de volume são receptores de pressão, que incluem os barorreceptores arteriais (arco da aorta e seio carotídeo e **barorreceptores cardíacos** (paredes dos átrios e ventrículos). Embora possa haver uma interação entre esses receptores, os principais receptores que respondem a mudanças agudas do volume sanguíneo são aqueles localizados no átrio esquerdo do coração. Os aferentes vagais desses receptores proporcionam uma ligação neural entre o coração como sensor do volume sanguíneo e o rim como órgão efetor, que varia a excreção de água e de sódio para manter a homeostasia do volume dos líquidos corporais (sangue).

Atividade nervosa simpática renal eferente

Os efeitos da **atividade nervosa simpática renal eferente (ANSRE)** são mediados por grupos funcionalmente específicos de fibras que inervam separadamente as células granulares JG, os túbulos do néfron e a vasculatura renal (ver seção Inervação no Capítulo 15). As respostas desses grupos à ANSRE são graduadas: com intensidade crescente, a secreção de renina pelas células granulares JG é a primeira a aumentar, seguida de aumento da reabsorção tubular renal de sódio e, por fim, vasoconstrição renal, que diminui o **fluxo sanguíneo renal (FSR)** e aumenta a resistência vascular. Foi mencionado que esses efeitos podem superar as respostas autorreguladoras.

Hipovolemia

Na **hipovolemia (depleção de volume)**, a diminuição da estimulação vagal aferente dos receptores no átrio esquerdo aumenta a ANSRE, e as respostas descritas anteriormente estão associadas a um retorno da normovolemia pelo aumento na reabsorção de NaCl e de água (Figura 18.3). A discussão que se

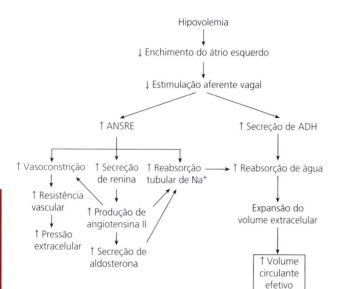

Figura 18.3 Respostas renais e cardiovasculares induzidas pela divisão simpática do sistema nervoso autônomo em resposta a uma redução do volume circulante (hipovolemia). As respostas da atividade nervosa simpática renal eferente (ANSRE) são graduadas, dependendo da gravidade da hipovolemia. Por conseguinte, a secreção de renina é a primeira resposta observada, seguida de reabsorção tubular de Na⁺ e, por fim, vasoconstrição para corrigir o declínio da pressão arterial associado a hipovolemia. ADH, hormônio antidiurético. De Reece W.O. (2004) Kidney function in mammals. In: *Duke's Physiology of Domestic Animals*, 12th edn (ed. W.O. Reece). Cornell University Press, Ithaca, NY. Reproduzida, com autorização, da Cornell University Press.

segue trata das respostas máximas, porém é preciso reconhecer a existência de gradações.

A secreção de renina é a primeira resposta a ser recrutada pelo aumento da ANSRE e é seguida da produção de angiotensina II. A angiotensina II promove a retenção renal de NaCl e de água e, portanto, a expansão do volume plasmático, de acordo com a discussão anterior. A correção do declínio da pressão arterial sistêmica, associada à hipovolemia, também é realizada pela angiotensina II por meio de vasoconstrição arteriolar, que eleva a resistência vascular sistêmica.

A ANSRE aumenta diretamente a reabsorção tubular renal de sódio como segunda resposta de recrutamento. Essa resposta é seguida de aumento na reabsorção de água e expansão do volume de LEC.

A ANSRE suficiente para influenciar a vasculatura renal constitui o último elemento a ser recrutado para a correção da hipovolemia e da hipotensão associada. As respostas consistem em vasoconstrição renal, com diminuição do FSR e aumento da resistência vascular. Além disso, ocorre contração das células mesangiais glomerulares. As arteríolas aferentes sofrem maior constrição do que as arteríolas eferentes pela ANSRE, reduzindo, assim, o FSR e a pressão hidrostática glomerular, enquanto desvia ao mesmo tempo o sangue dos rins para restaurar a pressão arterial sistêmica. Todavia, a função renal pode continuar, devido ao recrutamento simultâneo da reabsorção tubular e secreção de renina.

Hipervolemia

Na **hipervolemia (expansão do volume sanguíneo)**, as células miocárdicas no átrio esquerdo são distendidas, e um reflexo é desencadeado, cujo ramo aferente encontra-se no nervo vago. O ramo eferente para a resposta diurética resulta em supressão da liberação de ADH, enquanto o da resposta natriurética resulta em supressão da ANSRE. Além da supressão da liberação de ADH como fator na resposta diurética, a supressão da ANSRE também contribui de modo substancial para a diurese produzida pela distensão atrial esquerda (reabsorção diminuída de Na⁺). Em seu conjunto, a diurese e a natriurese reduzem a expansão de volume que constituiu o estímulo para o desencadeamento do reflexo destinado a restabelecer a normovolemia.

As células miocárdicas dos átrios liberam o **peptídio natriurético atrial (ANP[1])** quando são distendidas durante a expansão do volume sanguíneo[2]. Além da natriurese e da diurese, as outras ações biológicas do ANP que tendem a reduzir o volume intravascular e, consequentemente, o estímulo que resultou em sua liberação, são as seguintes:

- Relaxamento do músculo liso vascular
- Redução do débito cardíaco por meio de deslocamento de líquidos do compartimento intravascular para o compartimento extravascular
- Inibição do sistema renina-angiotensina-aldosterona
- Inibição do sistema nervoso simpático
- Ação sobre o sistema nervoso central para modular o tônus vasomotor, a sede[3] e a liberação de ADH.

Muitas das ações do ANP contrabalançam as do sistema renina-angiotensina-aldosterona, e acredita-se que os dois sistemas possam atuar de maneira combinada para regular os líquidos corporais e a atividade cardiovascular.

Normovolemia

A **regulação do volume normal (normovolemia)** é provavelmente mantida de acordo com mecanismos autorreguladores (ver seção Autorregulação no Capítulo 16). A resposta a uma redução do volume de LEC que acompanha um aporte diminuído de Na⁺ depende da gravidade da redução. Por conseguinte, a secreção de renina (e efeitos associados da produção de angiotensina II), a reabsorção tubular proximal de Na⁺ e a vasoconstrição sistêmica são recrutadas, nessa sequência, pelo aumento da ANSRE (ver Figura 18.3). Esses eventos proporcionam antinatriurese e antidiurese e restauram o declínio do volume de LEC e da pressão arterial. Com a expansão do volume associada a um aumento na ingestão de Na⁺, a distensão atrial esquerda resulta em um reflexo por meio do qual a secreção de ADH e a ANSRE diminuem. Esses eventos proporcionam natriurese e diurese, com redução do volume de LEC e retorno à normovolemia. Ultrapassado o limite de autorregulação da deficiência ou excesso de Na⁺, os mecanismos descritos para a hipovolemia e hipervolemia podem anular os mecanismos autorreguladores.

Diuréticos e ajuste de volume

Um **diurético** é um agente que aumenta a taxa de volume urinário eliminado; trata-se de grupo de fármacos úteis para o tratamento de condições nas quais é necessária uma perda de LEC, como, por exemplo, edema e hipertensão. O **aumento do débito urinário (diurese)** é secundário a um **aumento do débito de**

---

[1] N.R.T.: Originalmente, a descoberta do ANP por De Bold *et al.* (1981) ocorreu após a demonstração de resposta natriurética/diurética alcançada após a administração intravenosa de extrato de miocárdio atrial.
[2] N.R.T.: Fenômeno associado ao aumento da pressão venosa central.
[3] N.R.T.: Além da ação antidipsogênica, o ANP inibe o apetite ao sódio (Antunes-Rodrigues *et al.*, 1985; Johnson *et al.*, 1997; Antunes-Rodrigues *et al.*, 2004).

Capítulo 18 | Regulação Renal do Volume e Eletrólitos do Líquido Extracelular **177**

sódio (natriurese) produzido pela ação do diurético ao inibir a reabsorção de NaCl em vários locais dos túbulos do néfron. A retenção de NaCl nos túbulos aumenta a sua pressão osmótica efetiva, o que, por sua vez, causa retenção de um volume de água que, de outro modo, poderia ter sido reabsorvido, mas que agora se transforma em urina. O potássio, o cálcio e o magnésio, além do cloreto, são outros solutos associados secundariamente à reabsorção de sódio, e o débito renal desses solutos pode aumentar pela ação de alguns dos diuréticos.

Existem várias classes de diuréticos, que diferem quanto ao local e mecanismo de ação. A Tabela 18.1 fornece uma lista desses diuréticos. Os diuréticos de alça são mais efetivos em relação à quantidade excretada de NaCl e de água. Entre os diuréticos de alça, a **furosemida** já foi mencionada (ver seção Transporte tubular no Capítulo 16) em relação à inibição do mecanismo de cotransporte de Na^+–K^+–2Cl^- no ramo ascendente espesso da alça de Henle. Dois outros diuréticos pertencentes a essa classe são o ácido etacrínico e a bumetanida. Consulte a Tabela 18.1 para outras classes de diuréticos (com alguns dos fármacos comumente usados), locais de ação, mecanismo de ação e porcentagem do Na^+ filtrado que é excretada. Os **diuréticos osmóticos** são substâncias que inibem a reabsorção de água e de solutos por meio de aumento da pressão osmótica efetiva do líquido tubular. São representados pelo manitol, um polissacarídio não reabsorvível. O seu principal local de ação é o túbulo proximal. Esses diuréticos produzem diurese relativa, com perda de água superior à de Na^+ e K^+. Todos os diuréticos envolvem um certo grau de excreção de Na^+ associada à perda de água.

Regulação dos eletrólitos do líquido extracelular

> **1** Como a [Na^+] do LEC é regulada?
>
> **2** Por que a regulação da [K^+] do LEC é criticamente controlada?
>
> **3** Qual é o processo de regulação da [K^+] do LEC e qual é o estímulo para a sua produção?
>
> **4** Qual é o papel do paratormônio após a sua secreção em resposta a uma [Ca^{2+}] baixa no LEC?
>
> **5** Qual é o efeito do paratormônio sobre a excreção de fosfato?

Concentração de sódio

Cerca de 65% da reabsorção de Na^+ ocorrem nos túbulos proximais, cerca de 25% no ramo ascendente espesso na alça de Henle (medular e cortical), e os 10% remanescentes são apresentados ao néfron distal. O mecanismo envolvido na reabsorção ativa de Na^+ nos túbulos contorcido distal e conector dos néfrons distais está acoplado ao cotransporte de Cl^-. Depois dos túbulos conectores, a reabsorção de Na^+ nos túbulos e ductos coletores não está acoplada à reabsorção de Cl^-, porém ocorre por meio de canais de Na^+ condutores. As zônulas de oclusão são mais firmes e não limitam apenas a capacidade do Na^+, porém também impedem o extravasamento do Na^+ bombeado nos espaços basolaterais de volta ao lúmen tubular. A reabsorção unidirecional de Na^+ através do canal de Na^+ condutor nos túbulos e ductos coletores é influenciada pelas concentrações de **aldosterona**. Na ausência completa de aldosterona, pode ocorrer aparentemente uma perda de 10% da carga tubular de Na^+ (e ânions associados) na urina. Por outro lado, na presença de um excesso de aldosterona, pode ocorrer reabsorção do último vestígio de carga tubular de Na^+.

Embora a aldosterona esteja associada à reabsorção de Na^+ ela não constitui um regulador da concentração de Na^+ do LEC. Essa falta de regulação pela aldosterona em cães está ilustrada na Figura 18.4. Nessa situação, o sistema de aldosterona foi bloqueado, e pode-se observar que a concentração plasmática de Na^+ permanece estabilizada quase no seu valor normal, embora haja aumento no aporte de sódio. Em outro experimento com cães, o sistema da aldosterona é mantido intacto, e o **sistema de ADH-sede** é bloqueado (Figura 18.5). Este último experimento mostra que a concentração plasmática de Na^+ aumenta proporcionalmente a aumentos no aporte de sódio e, juntamente com o primeiro experimento, demonstra que a concentração de Na^+ do LEC é regulada pelo sistema de ADH-sede (como na osmorregulação), e não pela aldosterona.

Concentração de potássio

Os valores médios para as concentrações de K^+ no líquido intracelular (LIC) e no LEC são, respectivamente, de 140 mEq/ℓ e 5 mEq/ℓ. A grande diferença de concentração de K^+ através das

Tabela 18.1 Classes de diuréticos, locais de ação nos túbulos, mecanismos de ação e porcentagem excretada do Na^+ filtrado.

Classe de diuréticos	Local de ação	Mecanismo de ação	Porcentagem de Na^+ filtrado excretado
Diuréticos de alça Furosemida Ácido etacrínico Bumetanida	Ramo ascendente espesso da alça de Henle	Inibem o cotransporte de Na^+–K^+–2Cl^- na membrana luminal	Até 25
Diuréticos tiazídicos Clorotiazida	Túbulo distal e túbulo conector	Inibem o cotransporte de Na^+–Cl^- na membrana luminal	Até 3 a 5
Inibidores competitivos da aldosterona* Espironolactona	Túbulo coletor cortical	Inibem a ação da aldosterona sobre o receptor tubular, diminuem a reabsorção de Na^+ e a secreção de K^+	Até 1 a 2
Diuréticos osmóticos Manitol	Principalmente túbulo proximal	Inibem a reabsorção de água e de solutos pelo aumento da pressão osmótica efetiva do líquido tubular	Mínima
Inibidores da anidrase carbônica[†] Acetazolamida	Túbulo proximal	Inibem a secreção de H^+ e a reabsorção de HCO_3^-, o que reduz a reabsorção de Na^+	Mínima

*Designados como diuréticos poupadores de potássio.
[†]Produzem perda de NaCl e H_2CO_3. A diurese é modesta, porém útil na presença de alcalose metabólica concomitante, visto que o excesso de HCO_3^- na urina tende a restaurar o equilíbrio acidobásico.
Fonte: Reece W.O. (2004) Kidney function in mammals. In: *Duke's Physiology of Domestic Animals*, 12th edn (ed. W.O. Reece). Cornell University Press, Ithaca, NY.

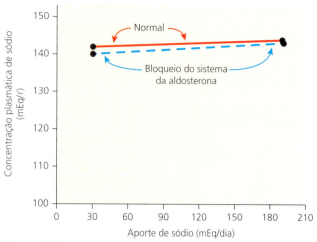

Figura 18.4 Resposta da concentração plasmática de sódio de cão a um aporte crescente de sódio em casos nos quais o sistema da aldosterona é bloqueado, enquanto o sistema de ADH-sede permanece intacto. Adaptada de Reece W.O. (2004) Kidney function in mammals. In: *Duke's Physiology of Domestic Animals*, 12th edn (ed. W.O. Reece). Cornell University Press, Ithaca, NY. Reproduzida, com autorização, da Cornell University Press.

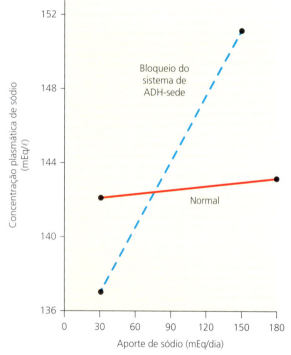

Figura 18.5 Resposta da concentração plasmática de sódio de cão a um aporte crescente de sódio em casos nos quais o sistema de ADH-sede é bloqueado, enquanto o sistema da aldosterona permanece intacto. Cortesia do Dr. David B. Young, University of Mississippi School of Medicine, Jackson. Reproduzida, com autorização, de D. Young.

Como não existe nenhuma regulação relacionada com a ingestão dietética de K^+, o equilíbrio do K^+ envolve mudança do débito de K^+ para igualar a sua entrada, e esse processo é regulado principalmente pela mudança na quantidade de K^+ excretada na urina. Cerca de 10% da carga tubular de K^+ alcançam o néfron distal independentemente do aporte e do débito de K^+, de modo que o equilíbrio do K^+ ocorre quase exclusivamente nos ductos coletores dos néfrons distais. Em uma situação de grande ingestão de K^+, a secreção ultrapassa a reabsorção, e o K^+ é excretado na urina para manter o equilíbrio do K^+ no LEC.

A regulação da concentração de K^+ no LEC é realizada pela aldosterona, e a ocorrência de um aumento na concentração plasmática de K^+ constitui o principal estímulo para a secreção de aldosterona. Uma vez secretada, a aldosterona facilita a excreção de K^+ no lúmen tubular dos ductos coletores da seguinte maneira:

- Aumenta a atividade da Na^+/K^+-ATPase e seu transporte associado de K^+ do líquido peritubular para dentro das células tubulares, por meio do qual o gradiente de concentração para a difusão da célula tubular para o lúmen dos ductos coletores aumenta
- Estimula a reabsorção de Na^+ do lúmen dos ductos coletores para dentro da célula, o que aumenta a diferença de potencial transepitelial (lúmen negativo), por meio da qual o gradiente elétrico para a difusão de K^+ da célula tubular para o lúmen tubular aumenta
- Aumenta a permeabilidade da membrana do lúmen tubular ao K^+, facilitando, assim, a difusão da célula tubular para o lúmen.

A excreção de potássio após um aumento no aporte de potássio está ilustrada na Figura 18.6.

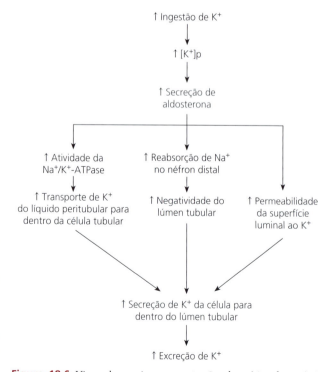

Figura 18.6 Vias pelas quais a concentração plasmática de potássio ($[K^+]_p$) é restaurada após um aumento no aporte de potássio. De Reece W.O. (2004) Kidney function in mammals. In: *Duke's Physiology of Domestic Animals*, 12th edn (ed. W.O. Reece). Cornell University Press, Ithaca, NY. Reproduzida, com autorização, da Cornell University Press.

membranas, de 135 (140 – 5) mEq/ℓ, é mantida pelo **sistema da Na^+/K^+-ATPase** e tem importância crítica para a excitabilidade das células nervosas e células musculares, bem como para a contratilidade celular. Por conseguinte, a regulação da concentração de K^+ no LEC é muito sensível; uma elevação da $[K^+]$ de alguns décimos de miliequivalente por litro provoca um aumento de sete vezes na excreção urinária.

O papel da aldosterona na regulação da concentração de K+ do LEC é mostrado na Figura 18.7. No experimento apresentado nesta figura, cães com glândulas adrenais intactas receberam quantidades crescentes de potássio após bloqueio do sistema de retroalimentação da aldosterona. A concentração plasmática de K+ aumentou simultaneamente com o aumento no aporte de K+.

Concentração de cálcio

Cerca da metade do Ca^{2+} plasmático está ligada à albumina e não é filtrada no glomérulo. A outra metade é encontrada como Ca^{2+} iônico, e parte está ligada ao citrato, bicarbonato ou fosfato.

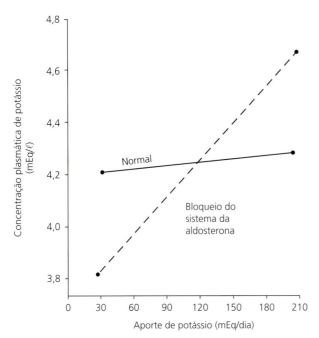

Figura 18.7 Resposta da concentração plasmática de K+ de cães a um aporte crescente de potássio quando o sistema da aldosterona é bloqueado: a concentração plasmática de K+ aumenta simultaneamente com aumentos no aporte de potássio. Cortesia do Dr. David B. Young, University of Mississippi School of Medicine, Jackson. Reproduzida, com autorização, de D. Young.

O Ca^{2+} filtrado é reabsorvido, em sua maior parte (80 a 85%), do túbulo proximal e das porções medulares da alça de Henle. A reabsorção nessas partes é passiva e segue gradientes estabelecidos pelo NaCl e pela água.

A regulação do Ca^{2+} ocorre principalmente no túbulo distal e túbulo conector. O **paratormônio (PTH)**, que é secretado pelas glândulas paratireoides, atua sobre os túbulos renais, aumentando a reabsorção de Ca^{2+} e promovendo, ao mesmo tempo, a excreção de fosfato. O PTH é secretado em resposta a baixas concentrações de Ca^{2+} no LEC. Outro papel dos rins em resposta a uma diminuição da concentração de Ca^{2+} no LEC envolve a constituição da forma ativa da **vitamina D (1,25-di-hidroxicolecalciferol)**, também conhecida como **calcitriol** (Figura 18.8). O PTH controla a formação de vitamina D ativa pelos rins. A vitamina D ativa promove a absorção intestinal de Ca^{2+}.

Concentração de magnésio

Menor porcentagem de Mg^{2+} (cerca de 25%) está ligada à proteína, de modo que cerca de 75% são filtrados. O túbulo proximal responde por 20 a 30% de sua reabsorção, enquanto a maior parte do restante é reabsorvida a partir da alça de Henle. As alterações que ocorrem na excreção de Mg^{2+} resultam de mudanças na reabsorção da alça de Henle. Não foram identificados fatores específicos que regulem a concentração plasmática de Mg^{2+}. Acredita-se que possa haver um efeito direto da concentração plasmática de Mg^{2+} sobre a função tubular e sua reabsorção subsequente.

Concentração de fosfato

Cerca de 80 a 95% do fosfato filtrado são reabsorvidos, e a maior parte da reabsorção ocorre no túbulo proximal. Existe um **cotransportador de Na+-fosfato** específico na membrana luminal para o transporte do lúmen até a célula. Após a sua entrada na célula, o fosfato sofre difusão através da membrana basolateral para dentro do líquido peritubular.

Dois fatores parecem regular o transporte de fosfato: a concentração plasmática de fosfato e o PTH. Praticamente nenhum

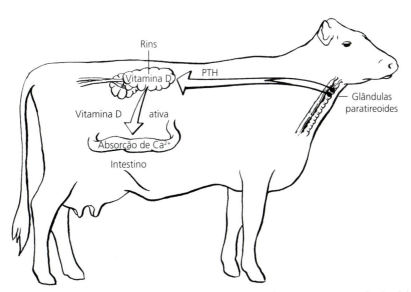

Figura 18.8 Relação entre o paratormônio (PTH), os rins e a homeostasia dos íons cálcio na vaca. O PTH da glândula paratireoide ativa a vitamina D no rim; a vitamina D ativada promove a absorção de Ca^{2+} a partir do intestino. De Reece W.O. (2009) *Functional Anatomy and Physiology of Domestic Animals*, 4th edn Wiley-Blackwell, Ames, IA. Reproduzida, com autorização, de Wiley.

fosfato é excretado com uma baixa carga de fosfato, e acredita-se que isso seja devido a um aumento na atividade do cotransporte de Na^+-fosfato. Na presença de uma alta carga de fosfato, a excreção urinária aumenta, devido a um efeito direto da concentração de fosfato e também devido à secreção aumentada de PTH que promove a excreção do excesso de fosfato.

Autoavaliação

As respostas encontram-se no final do capítulo.

1 O sistema renina-angiotensina-aldosterona é efetivo nos ajustes necessários para a correção da:
   A Hipovolemia
   B Hipervolemia
   Explique a escolha feita para a resposta correta.

2 Os receptores de volume no átrio esquerdo são distendidos durante a hipervolemia que resulta de um aumento no aporte de Na^+. Qual das seguintes opções tem influência na normalização?
   A Aldosterona
   B Inibição da ANSRE e liberação de ANP
   C ADH
   Explique a escolha feita para a resposta correta.

3 A concentração de Na^+ no líquido extracelular é regulada pelo:
   A Sistema de osmorreceptores-ADH e mecanismo da sede
   B Mecanismo da aldosterona
   Explique a escolha feita para a resposta correta.

4 A detecção de uma osmoconcentração aumentada do LEC pelos osmorreceptores no hipotálamo deve ser seguida de:
   A Secreção de ADH, urina mais diluída, supressão da sede e perda de água
   B Secreção de ADH, urina mais concentrada, estimulação da sede e retenção de água
   Explique a escolha feita para a resposta correta.

5 Qual dos seguintes hormônios promove a reabsorção tubular de Na^+ e a secreção tubular de K^+?
   A Hormônio antidiurético
   B Secretina
   C Aldosterona
   D Ocitocina
   Explique a escolha feita para a resposta correta.

Leitura sugerida

Dibona, G.F. (2000) Neural control of renal function. *Physiological Reviews* 77:75–197.

Hall, J.E. (2011) Renal regulation of potassium, calcium, phosphate, and magnesium: integration of renal mechanisms for control of blood volume and extracellular fluid volume. In: *Guyton and Hall Textbook of Medical Physiology*, 12th edn, pp. 361–378. Saunders Elsevier, Philadelphia.

Reece, W. (2009) Kidney function in mammals. In: *Dukes' Physiology of Domestic Animals*, 12th edn (ed. W.O. Reece), pp. 73–106. Cornell University Press, Ithaca, NY.

Respostas

1 A. A hipoperfusão renal em consequência de hipovolemia contribui para a secreção de renina, que resulta na produção de angiotensina II. A angiotensina II estimula diretamente a reabsorção de Na^+ (e, portanto, a reabsorção de água) nos túbulos proximais, e, como ela também estimula a secreção de aldosterona, o Na^+ é reabsorvido dos ductos coletores (estimulado pela aldosterona), resultando também em reabsorção de água. A reabsorção de água ajuda a restaurar o volume sanguíneo.

2 B. Enquanto a aldosterona e o hormônio antidiurético aumentariam ainda mais a hipervolemia, a inibição da atividade nervosa simpática renal eferente (ANSRE) e a liberação de peptídio natriurético atrial (ANP) resultariam em natriurese e diurese, com retorno da normovolemia.

3 A. O Na^+ e seus ânions associados compreendem cerca de 90% da pressão osmótica efetiva do LEC. Qualquer elevação na concentração de Na^+ estimula os osmorreceptores, causando secreção aumentada de ADH, bem como estimulação da sede. A combinação de conservação da água pelo ADH e ingestão de água pela sede reduz a concentração plasmática de Na^+ para seu valor normal. Baixa concentração de Na^+ diminui a secreção de ADH, e ocorre perda de água, com consequente elevação da concentração plasmática de Na^+.

4 B. Em virtude da osmoconcentração, existe a necessidade de conservação de água e sua ingestão. O hormônio antidiurético responde pela conservação da água ao diminuir o débito urinário, de modo que a urina se torna mais concentrada. Ao mesmo tempo, a sede seria estimulada, com aumento na ingestão de água.

5 C. Em seu papel na regulação da concentração de K^+ do LEC, a aldosterona exerce sua atividade nos túbulos coletores corticais e ductos coletores medulares. Nesse aspecto, a aldosterona é secretada em resposta a concentrações elevadas de K^+ no LEC. Embora a reabsorção de Na^+ seja acoplada com a secreção de K^+, a aldosterona não está envolvida na regulação da concentração de Na^+.[4]

---

[4]N.R.T.: Essa observação carece de evidências replicadas na literatura. Ao contrário, vários estudos têm demonstrado o papel desse mineralocorticoide na regulação do Na^+ extracelular e, portanto, do volume dos líquidos corporais. Contribui para essa afirmação a sua influência na regulação da expressão dos canais ENaC e inserção na membrana luminal dos ductos coletores (Schild, 2010; Palmer *et al.*, 2012; Che *et al.*, 2015; Pearse *et al.*, 2014).

Micção, Características da Urina e Depuração Renal

William O. Reece

Micção, 181
    Transporte da urina até a bexiga urinária, 181
    Reflexos de micção, 182
    Aspectos comportamentais e práticos, 182
    Termos descritivos, 182
Características da urina dos mamíferos, 182

Avaliação laboratorial, 183
Depuração renal, 183
    Aplicação da depuração da creatinina, 184
    Outras aplicações da depuração renal, 184
Autoavaliação, 184

Cláudio Galeno (≈130-200 d.C.), um médico e escritor grego, foi o primeiro a demonstrar que a urina se formava nos rins e era transportada dos rins para a bexiga pelos ureteres. Antes de Galeno, houve muita especulação sobre como o líquido ingerido pela boca passava do intestino para a bexiga.

Sir **William Bowman (1816-1892)** publicou a sua teoria da secreção urinária e a descoberta da cápsula que circunda o **corpúsculo de Malpighi (glomérulo)**, demonstrando que era contínuo com o túbulo urinário, em 1842. Acreditava que somente a água era secretada no corpúsculo de Malpighi, e que os constituintes dissolvidos eram secretados pelo epitélio dos túbulos urinários. De acordo com a sua teoria, a quantidade de água secretada na cápsula aproximava-se do volume urinário. Em 1874, **Rudolph Heidenhain (1834-1897)** restabeleceu a teoria de Bowman e indicou que a urina é formada pelas atividades secretoras combinadas dos tufos de capilares glomerulares e dos túbulos renais. Depois disso, a teoria secretora foi designada como **teoria de Bowman-Heidenhain**.

A denominada teoria moderna da formação da urina foi proposta por **Arthur Cushny (1866-1926)** em 1917. Ele concluiu que a ultrafiltração (e não a secreção) ocorria no glomérulo, e que a reabsorção tubular era responsável não apenas pela água, mas também por outros constituintes do plasma. O líquido reabsorvido era considerado de composição constante, semelhante ao plasma sem proteína. Cushny rejeitou a secreção tubular.

Houve muitas outras teorias sobre a formação da urina durante esse período, e todas elas contribuíram para a compreensão atual desse processo, que reconhece a filtração glomerular, a reabsorção tubular de um líquido de composição variável e a secreção tubular. Os capítulos anteriores foram elaborados nesse contexto, e o presente capítulo fornece um resumo dos aspectos da eliminação e características da urina e também descreve um método para a avaliação do desempenho dos rins associado à depuração renal.

Micção

1. O que impede o fluxo retrógrado de urina da bexiga para os ureteres?
2. De que modo os reflexos espinal sacral e do tronco encefálico coordenados possibilitam o armazenamento da urina enquanto está sendo formado?
3. Quais são os eventos associados ao início e à manutenção da micção?
4. Qual o papel dos nervos simpáticos na micção?
5. De que maneira as lesões espinais estão relacionadas com a incontinência urinária?
6. Que termo descreve o sinal clínico associado à SUF?

Durante a formação da urina, o líquido tubular flui através dos túbulos, devido à existência de uma diferença de pressão hidrostática (PH) entre a **cápsula de Bowman** e a pelve renal. A PH na cápsula de Bowman é de cerca de 15 a 20 mmHg, enquanto quase não há PH na pelve renal.

Transporte da urina até a bexiga urinária

A urina é transportada da pelve renal para a bexiga urinária por peristalse nos ureteres. Os ureteres entram na bexiga em ângulo oblíquo para formar uma válvula funcional, a **válvula vesicoureteral** (ver Capítulo 15). Após a entrada da urina na bexiga, o seu fluxo retrógrado é impedido à medida que a bexiga se enche.

A bexiga é um órgão oco muscular (músculo liso), cujo tamanho varia, dependendo da quantidade de urina que contém em determinado momento. O esvaziamento da bexiga é realizado por meio da contração da musculatura vesical, disposta em três camadas. As camadas musculares convergem para o colo da bexiga, de modo que a sua contração também encurta e alarga o colo, diminuindo a resistência uretral. A tensão passiva dos elementos elásticos na mucosa normalmente mantém o lúmen do colo fechado.

A célula epitelial que reveste a bexiga, conhecida como **epitélio de transição**, acomoda-se para a mudança no tamanho da bexiga. Quando a bexiga está vazia, as células parecem estar empilhadas umas sobre as outras, conferindo-lhes uma aparência estratificada. Ocorre uma transição com o enchimento, de modo que a aparência empilhada dá lugar a uma estratificação epitelial mais fina.

A uretra é a continuação caudal do colo da bexiga. Ela transporta a urina da bexiga para o exterior. O **esfíncter externo** situa-se além da bexiga; é composto de músculo esquelético que envolve a bexiga nesse ponto. O limite funcional entre a bexiga e a uretra é representado por esse esfíncter.

O escape de urina durante o enchimento da bexiga é evitado pela contração do esfíncter externo e pela tensão passivamente exercida pelos elementos elásticos dentro da mucosa. Quando o esfíncter exteno se relaxa, e o músculo da bexiga se contrai, a urina é expelida da bexiga.

Reflexos de micção

A **micção** é o termo fisiológico para referir-se ao esvaziamento da bexiga. A bexiga pode se encher antes de seu esvaziamento, devido a reflexos cujos centros de controle estão na medula espinal sacral e tronco encefálico. Os receptores na parede da bexiga são distendidos durante o enchimento e têm a capacidade reflexa (ativação do centro do reflexo da medula espinal sacral) de possibilitar a evacuação da urina através do colo da bexiga e do esfíncter externo. Entretanto, o centro reflexo do tronco encefálico impede a contração da bexiga e o relaxamento do esfíncter externo que de outro modo poderiam ocorrer. Ocorre enchimento normal, e o córtex cerebral é estimulado quando a bexiga está suficientemente cheia. O controle voluntário intervém, permitindo a ocorrência da micção quando apropriado. Uma vez iniciada a micção, o esvaziamento completo é assegurado devido a outro reflexo (tronco encefálico) ativado por **receptores de fluxo** na uretra. Enquanto a urina estiver fluindo, a contração da bexiga continua até que não exista mais nenhum fluxo (a bexiga está vazia).

Os nervos parassimpáticos constituem o único suprimento motor para o músculo detrusor da bexiga. Os nervos simpáticos não exercem nenhum efeito sobre a micção, mas parecem causar constrição do colo da bexiga durante a ejaculação, direcionando, assim, o ejaculado pela uretra peniana, sem fluxo retrógrado para dentro da bexiga.

Aspectos comportamentais e práticos

As seguintes observações perspicazes que descrevem a micção foram retiradas de um livro redigido há mais de 90 anos. A palavra "cavalo", como é usada aqui, pode referir-se ao macho ou a ambos os sexos.

> No momento em que a bexiga começa se contrair, ela é auxiliada pelos músculos abdominais e pelo diafragma fixo. O fluxo nunca é tão forte na fêmea quanto no macho, sendo a expulsão final das últimas gotas da uretra no macho efetuada pela contração rítmica dos músculos perineais e acelerador da urina. Durante o ato, tanto o cavalo quanto a égua permanecem em estação com as patas traseiras estendidas e separadas, repousando nos dedos de ambos os pés posteriores, abaixando, assim, a parte posterior do corpo. O macho também avança frequentemente os membros anteriores, para evitar que sejam borrifados com a urina; nessa posição, o pênis faz protrusão, e a cauda é elevada e agitada. Os jatos que fluem de ambos os sexos são de tamanhos muito diferentes, dependendo dos diâmetros relativos do canal uretral. A égua após urinar apresenta ereção espasmódica do clitóris, cuja causa é difícil de definir; essa ereção pode ser devido à passagem de um líquido alcalino quente sobre uma superfície notavelmente sensível. Em circunstâncias normais, o cavalo pode eliminar a urina apenas quando em posição de estação, embora ambos os sexos possam defecar durante o trote; todavia, na condição de estro, a égua pode esvaziar a bexiga durante o meio galope. No touro, a urina simplesmente goteja, devido ao caráter curvo do canal uretral, e é dirigida para o solo pelo tufo de pelos encontrado na extremidade da bainha. O touro pode eliminar a urina enquanto caminha. A vaca arqueia o dorso para urinar; entretanto, em vez de estender os membros posteriores, como o faz a égua, ela os traz para baixo do corpo, elevando ao mesmo tempo a cauda.
>
> A posição em estação é essencial para a micção; nenhum equino de ambos os sexos consegue esvaziar a bexiga enquanto está deitado – um aspecto de extrema importância na prática. Além disso, é preciso lembrar que o fundo de uma bexiga superdistendida pende dentro da cavidade do abdome e, portanto, encontra-se em um nível mais baixo do que a uretra, o que contribui para a dificuldade de esvaziar um órgão superdistendido. Como um cavalo não consegue urinar enquanto trabalha, é óbvio que essa oportunidade deve ser regularmente oferecida, ou o animal terá muito sofrimento.

> Smith, F. (1921) *Manual of Veterinary Physiology,*
> 5th ed. Alex. Eger, Chicago.

Termos descritivos

A **continência urinária** refere-se à condição normal de armazenamento da urina na bexiga durante o seu enchimento. A continência é mantida pelo tônus contínuo do músculo esfíncter externo e pelo fechamento do colo da bexiga, que é reforçado por tecido elástico. Um animal incontinente apresenta gotejamento da urina a intervalos frequentes, em lugar de deixar a bexiga se encher. A causa frequentemente consiste em lesões espinais craniais ao sacro; nessas lesões, os reflexos do tronco encefálico não impedem efetivamente o esvaziamento, de modo que o esvaziamento é iniciado pelos reflexos sacrais à medida que a bexiga se enche.

A **poliúria** refere-se a um aumento do débito urinário, enquanto a **oligúria** indica um débito diminuído e a **anúria** descreve a condição de ausência de débito urinário. A **disúria** é um termo empregado para descrever uma micção difícil ou dolorosa. A **estrangúria** refere-se à eliminação lenta, gotejante e dolorosa de urina causada por espasmo da uretra e da bexiga. A estrangúria é um sinal clínico da **síndrome urológica felina (FUS)**, que é causada pela obstrução da uretra por um tampão constituído de cristais de estruvita (fosfato de magnésio e amônio) e material mucoide.

Características da urina dos mamíferos

> **1** Por que a cor da urina é normalmente amarela?
>
> **2** Qual parece ser o propósito da secreção e presença de muco na urina do cavalo?
>
> **3** Qual é o principal constituinte nitrogenado da urina dos mamíferos e onde ele se forma?

O exame de urina é um procedimento diagnóstico muito importante, que consiste na avaliação de várias propriedades físicas e químicas da urina, estimativa da concentração de solutos e exame microscópico do sedimento urinário. Exige um domínio das técnicas laboratoriais e interpretação minuciosa. Está além do propósito deste livro fornecer informações detalhadas do exame de urina, e são apenas consideradas algumas características gerais da urina.

Avaliação laboratorial

Composição

A urina é formada para manter constante a composição do **líquido extracelular (LEC)**, e, em geral, a maior parte das substâncias encontradas no LEC também está presente na urina. Além disso, a composição da urina varia dependendo da conservação ou excreção das substâncias particulares.

Cor

A urina tem habitualmente uma cor amarela. Essa cor amarela deriva da **bilirrubina** excretada no intestino e reabsorvida na circulação porta como **urobilinogênio**. Grande parte do urobilinogênio é novamente excretada pelo fígado no intestino, porém o urobilinogênio que escapa do fígado pode ser excretado pelos rins na urina. Os vários bilinogênios são incolores, porém sofrem oxidação espontânea com exposição ao oxigênio. Por conseguinte, o urobilinogênio, quando parcialmente oxidado, é conhecido como **urobilina** e é responsável, em grande parte, pela cor amarela da urina.

Odor

O odor da urina é característico da espécie e provavelmente é influenciado pela dieta. Um exemplo dietético é o odor característico conferido à urina humana após a ingestão de aspargo, produzido pela formação de **asparagina** (a forma amida do aminoácido, ácido aspártico). Entre os animais, as diferenças entre espécies são prontamente reconhecidas quando se entra em um alojamento de determinada espécie.

Consistência

A urina possui consistência aquosa na maioria das espécies. Entretanto, a urina do cavalo é ligeiramente espessa e xaroposa, devido à secreção de **muco** por glândulas localizadas na pelve dos rins e na parte superior dos ureteres. A urina do cavalo apresenta altas concentrações de carbonatos e fosfatos, que parecem precipitar em repouso. A secreção de muco proporciona um meio carreador para os carbonatos e fosfatos precipitados e impede o seu acúmulo na pelve renal. A combinação dos carbonatos e fosfatos precipitados confere a aparência de pus, que pode ser erroneamente descrita como tal.

Componente nitrogenado

O principal constituinte nitrogenado da urina dos mamíferos é a **ureia**. A ureia é formada pelo fígado a partir da amônia, que é produzida durante o metabolismo dos aminoácidos. O corpo consome uma considerável quantidade de energia na produção de ureia, de modo que a toxicidade da amônia possa ser evitada. Em comparação com a amônia, a ureia é relativamente atóxica em concentrações normais.

Quantidade e densidade específica

A quantidade de urina excretada diariamente varia de acordo com a dieta, o trabalho, a temperatura externa, o consumo de água, a estação e outros fatores. Podem ocorrer variações patológicas acentuadas. A densidade específica da urina varia de acordo com a proporção relativa de substâncias dissolvidas e de água. Em geral, quanto maior o volume, menor a densidade. A Tabela 19.1 fornece os volumes e as densidades específicas para vários animais domésticos e para o ser humano.

Depuração renal

> **1** Quais são as características da creatinina que a tornam útil na fórmula da depuração renal para avaliação da função renal?
>
> **2** Por que os rins enfermos apresentam menor depuração renal do que os rins normais?
>
> **3** Uma concentração plasmática de creatinina de 6 mg/dℓ seria um fato preocupante?
>
> **4** Por que os valores de depuração osmolar são úteis na avaliação dos diuréticos?

A **depuração renal** é a medida da capacidade dos rins de remover substâncias do plasma. As medidas de depuração têm sido usadas para determinar os elementos da função renal discutidos anteriormente (ver Capítulo 15): fluxo sanguíneo renal (FSR), fluxo plasmático renal (FPR), taxa de filtração glomerular (TFG) e fração de filtração (FF). Como medida da capacidade dos rins de remover substâncias do plasma, as medidas da depuração renal também podem ser usadas na avaliação da doença renal.

A depuração renal pode ser determinada pela seguinte fórmula geral:

$$C_x = \frac{U_x \dot{V}}{P_x}$$

em que C_x indica a depuração da substância x (mℓ/min), U_x, a concentração de x na urina (mg/mℓ), $\dot{V}$, a velocidade de formação da urina (mℓ/min) e P_x, a concentração de x no plasma (mg/mℓ). Por conseguinte, se $U_x = 130$ mg/mℓ, $\dot{V} = 1$ mℓ/min e $P_x = 2$ mg/mℓ, logo $C_x = (130 \times 1)/2 = 65$ mℓ/min. Observe que $U_x \dot{V}$(130 mg/mℓ $\times$ 1 mℓ/min) é a taxa de excreção da substância x.

Por conseguinte, dividindo a taxa de excreção pela concentração da substância no plasma (130 mg/min divididos por 2 mg/mℓ = 65 mℓ/min), obtém-se a quantidade de plasma que seria necessária (completamente depurada) a cada minuto para fornecer a quantidade excretada. Esse valor não implica que 65 mℓ do FPR sejam totalmente depurados de x, e que o restante prossiga através dos rins, sem nenhuma extração. Na verdade, significa que cada mililitro de FPR contribui com parte de x que é excretada, porém a quantidade excretada na urina a cada minuto necessitaria de toda a x em 65 mℓ de FPR.

Tabela 19.1 Volumes e densidades específicas da urina.

Animal	Volume (mℓ/kg de peso corporal por dia)	Densidade específica (média e faixa)
Gato	10 a 20	1,030 (1,02 a 1,040)
Bovino	17 a 45	1,032 (1,030 a 1,045)
Cão	20 a 100	1,025 (1,016 a 1,060)
Caprino	10 a 40	1,030 (1,015 a 1,045)
Equino	3 a 18	1,040 (1,025 a 1,060)
Ovino	10 a 40	1,030 (1,015 a 1,045)
Suíno	5 a 30	1,012 (1,010 a 1,050)
Humano	8,6 a 28,6	1,020 (1,002 a 1,040)

Fonte: Reece W.O. (2009) *Funcional Anatomy and Physiology of Domestic Animals*, 4th edn. Wiley-Blackwell, Ames, IA. Reproduzida, com autorização, de Wiley.

Aplicação da depuração da creatinina

A **depuração da creatinina** proporciona medida clínica útil para a avaliação da doença renal. Em muitos animais (p. ex., cão, gato, ovinos, bovinos), a creatinina é filtrada livremente e não é reabsorvida nem secretada. Sua medição fornece uma estimativa da função renal. O **método de depuração da creatinina endógena** é mais frequentemente usado para a avaliação da doença renal. É endógena porque utiliza a quantidade que normalmente está presente no sangue.

A **creatinina** é um subproduto nitrogenado do metabolismo muscular. A principal reação que produz a creatinina é a perda espontânea do ácido fosfórico do **fosfato de creatina** no músculo. A produção de creatinina é independente do metabolismo das proteínas. A quantidade produzida depende da massa muscular no corpo e é muito consistente de um dia para outro. Em virtude de sua produção ser constante, ela é excretada constantemente, e as concentrações plasmáticas normais são de 0,5 a 2,0 mg/dℓ. A presença de concentrações plasmáticas elevadas de creatinina constitui a primeira indicação de doença renal.

A depuração de creatinina é essencialmente uma medida da TFG e pode ser usada clinicamente para avaliar a função renal, visto que a depuração de creatinina está diretamente relacionada com a massa renal funcional. Por conseguinte, a perda do número de néfrons em consequência de doença renal pode ser confirmada por uma diminuição correspondente na depuração de creatinina. Os rins enfermos apresentam um valor mais baixo de depuração renal da creatinina em comparação com o rim normal, visto que a taxa de excreção está diminuída em consequência da filtração reduzida (menor número de néfrons funcionais), e, por não haver depuração, a concentração plasmática está correspondentemente mais elevada. Uma redução na taxa de excreção associada a uma concentração plasmática elevada de creatinina resulta em valores mais baixos de depuração da creatinina. Os valores normais da depuração de creatinina endógena no cão situam-se entre 2 e 4 mℓ/min por kg de peso corporal.

Para compreender a depuração da creatinina como medida da função renal, devem-se considerar os seguintes aspectos.

- A concentração de creatinina no filtrado glomerular é a mesma do que a concentração de creatinina no plasma (visto que ela é filtrada livremente)
- A água é reabsorvida dos túbulos, porém a creatinina permanece (além disso, não há adição de nenhuma creatinina por secreção tubular) e torna-se mais concentrada
- A creatinina excretada representa toda a quantidade que estava presente quando filtrada
- A concentração plasmática de creatinina representa a sua concentração no filtrado, à medida que este é formado
- O volume de filtrado pode ser determinado dividindo-se a concentração urinária de creatinina pela sua concentração plasmática
- O volume por unidade de tempo (mℓ/min) é obtido pela aplicação apropriada da velocidade de fluxo urinário.

A depuração da creatinina (C_{cr}), quando determinada pelo método endógeno, deve considerar os seguintes aspectos.

- Coleta de urina durante um período de 24 h (pode-se utilizar um período mais curto)
- O volume coletado é dividido por 1.440 (número de minutos em 24 h) para determinar a velocidade do fluxo urinário ($\dot{V}$) em mℓ/min

- Determinação da concentração de creatinina na urina [U_{cr}] e no plasma [P_{cr}]
- O produto da concentração urinária [U_{cr}] pela $\dot{V}$ fornece a taxa de excreção [U_{cr}] ($\dot{V}$)
- O quociente obtido de [U_{cr}] ($\dot{V}$) ÷ [P_{cr}] é ainda dividido pelo peso do animal em quilogramas para fornecer uma estimativa da TFG em mg/min por kg.

A Tabela 19.2 fornece um exemplo de determinação da função renal pelo método de depuração da creatinina endógena em um cão sadio de 14 kg.

Outras aplicações da depuração renal

O conceito de depuração renal pode ser aplicado a outras substâncias além da creatinina para o estudo da função renal, além da avaliação do estado de saúde dos rins. São realizadas medidas da depuração renal para determinar o FPR e a TFG. Os valores para a TFG e o FPR são usados para calcular a FF (TFG/FPR = FF), e o valor determinado para o FPR, quando associado ao hematócrito (Hct), pode ser usado para calcular o FSR (FPR/VG = FSR). Essas medidas foram inicialmente apresentadas no Capítulo 15. Além disso, nos estudos fisiológicos e farmacológicos, mostra-se útil para determinar a fração de substâncias reabsorvidas, determinando se as substâncias são reabsorvidas ou secretadas, para estimativas quantitativas da capacidade de concentração da urina em diferentes animais (**depuração de água isenta de solutos**) e **depuração osmolar**, que fornece uma estimativa quantitativa da excreção de solutos. As estimativas da depuração osmolar são valiosas na avaliação dos diuréticos. Valores aumentados indicam que a perda de água está associada a uma perda de solutos, que é o propósito dos diuréticos administrados.

Tabela 19.2 Determinação da TFG pelo método da depuração de creatinina endógena em um cão sadio de 14 kg.*

Dados coletados

$\dot{V}$ = fluxo urinário = 280 mℓ ÷ 1.440 min = 0,194 mℓ/min
[U_{cr}] = concentração urinária de creatinina = 150 mg/dℓ = 1,5 mg/mℓ
[P_{cr}] = concentração plasmática de creatinina = 0,6 mg/dℓ = 0,006 mg/mℓ

Cálculos

[U_{cr}]$\dot{V}$ = taxa de excreção de creatinina = 1,5 mg/mℓ × 0,194 mℓ/min = 0,291 mg/min
C_{cr} = [U_{cr}]$\dot{V}$/[P_{cr}] = 0,291 mg/min ÷ 0,006 mg/mℓ = 48,5 mℓ/min
TFG = C_{cr}/kg de peso corporal = 48,5 mℓ/min ÷ 14 kg = 3,46 mℓ/min por kg

*Valores normais para a depuração da creatinina endógena em cães: 2,98 ± 0,96 mℓ/min por kg de peso corporal.
Fonte: Reece W.O. (2009) *Functional Anatomy and Physiology of Domestic Animals*, 4th edn. Wiley-Blackwell, Ames, IA. Reproduzida, com autorização, de Wiley.

Autoavaliação

As respostas encontram-se no final do capítulo.

1 O líquido tubular é transportado da cápsula de Bowman para a pelve renal por:
   A Ação dos cílios
   B Peristaltismo
   C Gradiente de pressão hidrostática
   D "Brigada de baldes"

Capítulo 19 | Micção, Características da Urina e Depuração Renal

2 O principal constituinte nitrogenado na urina dos mamíferos é:
- **A** Aminoácidos
- **B** Ácido úrico
- **C** Ureia
- **D** Amônia

3 A razão mais provável para a secreção abundante de muco na pelve renal e na parte superior do ureter no cavalo é que:
- **A** Fornece um carreador para os carbonatos e fosfatos, impedindo seu acúmulo na pelve renal
- **B** Impede a irritação da urina altamente alcalina
- **C** Diminui o atrito para passagem da urina

4 Uma depuração renal de ureia de 50 mℓ/min significa que:
- **A** 50 mℓ de FPR são totalmente depurados da ureia, e o restante prossegue através dos rins sem haver nenhuma extração
- **B** 50 mℓ de filtrado são formados a cada minuto, e toda ureia é excretada
- **C** Cada mililitro do FPR contribui para a ureia excretada, porém a quantidade excretada na urina a cada minuto necessitaria toda a ureia presente em 50 mℓ do FPR

5 A avaliação da depuração da creatinina fornece uma estimativa da:
- **A** Massa renal funcional
- **B** Quantidade de metabolismo proteico
- **C** Massa muscular
- **D** Capacidade de concentração da urina

6 Qual a divisão do sistema nervoso autônomo associada à micção?
- **A** Simpática
- **B** Parassimpática
- **C** Ambas as divisões simpática e parassimpática

7 Qual das seguintes afirmativas sobre a creatinina *não* é verdadeira?
- **A** A quantidade produzida depende da massa muscular no corpo e é muito constante de um dia para outro
- **B** A creatinina é um subproduto nitrogenado do metabolismo muscular
- **C** A produção de creatinina depende da quantidade de metabolismo proteico e, portanto, é variável

D As concentrações plasmáticas elevadas de creatinina constituem a primeira indicação de doença renal

8 O reflexo do centro sacral de esvaziamento da bexiga (sem o controle do tronco encefálico e do córtex cerebral):
- **A** Não pode ocorrer sem a integração com o centro do tronco encefálico
- **B** É quase normal, exceto que irão faltar a inibição voluntária e facilitação pelo córtex cerebral
- **C** É frequente e incompleto

9 Qual dos seguintes termos descreve mais acuradamente um sinal clínico da síndrome urológica felina (SUF)?
- **A** Estrangúria
- **B** Oligúria
- **C** Poliúria
- **D** Anúria

10 A cor amarela habitual da urina provém de:
- **A** Caroteno
- **B** Ácido úrico
- **C** Bilirrubina
- **D** Ureia

Leitura sugerida

Reece, W. (2004) Kidney function in mammals. In: *Dukes' Physiology of Domestic Animals*, 12th edn (ed. W.O. Reece), pp. 73–106. Cornell University Press, Ithaca, NY.

Respostas

1 C	**6** B
2 C	**7** C
3 A	**8** C
4 C	**9** A
5 A	**10** C

Parte 3 | Rins e Sistema Urinário

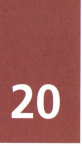

20 Função Renal nas Aves

William O. Reece

Anatomia macroscópica, 186
   Tipos de néfron, 187
   Sistema porta renal, 187
Formação da urina, 188
   Concentração da urina nas aves, 188
Composição da urina, 189

Formação e excreção de ácido úrico, 189
Excreção de eletrólitos, 190
Modificação da urina ureteral, 190
Características da urina, 190
Glândula de sal aviária, 190
Autoavaliação, 191

No que concerne à formação e à eliminação da urina, as aves possuem muitas semelhanças com os mamíferos, porém existem diferenças importantes e notáveis. As semelhanças incluem filtração glomerular, seguida de reabsorção tubular e secreção tubular por meio das quais o filtrado é modificado. Além disso, a urina das aves pode apresentar osmolalidade acima ou abaixo daquela do plasma. As diferenças dos mamíferos incluem a presença de dois tipos principais de néfron, a presença de um sistema porta renal, a formação de ácido úrico em lugar de ureia como principal produto final do metabolismo do nitrogênio e modificação pós-renal da urina ureteral.

Para compreender a fisiologia renal das aves, é importante rever a anatomia dos órgãos urinários aviários e relacioná-la com a sua função.

Anatomia macroscópica

1 Visualize a divisão dos rins em lobos e lóbulos e o detalhe estrutural de um lóbulo.
2 Quais são os dois tipos de néfron associados aos rins das aves?
3 Qual é a localização de cada tipo de néfron em um lóbulo?
4 Qual a estrutura ausente no néfron do tipo réptil que o torna incapaz de concentrar a urina?
5 Onde se localizam as alças de Henle dos néfrons dos mamíferos localizados em um lóbulo?
6 Quais são as estruturas localizadas no cone medular?
7 O líquido tubular dos néfrons do tipo réptil seria exposto ao gradiente osmótico do cone medular em sua saída do rim?
8 Qual é a origem e a distribuição do sangue porta renal?
9 Qual a estrutura que controla a quantidade de sangue porta renal que perfunde o rim?

Os rins das aves são estruturas retroperitoneais pareadas, que estão estreitamente ajustados às depressões ósseas da pelve fundida. Cada rim é dividido em lobos cranial, médio e caudal. Os ureteres transportam a urina dos rins até a **cloaca**, que constitui o local comum de coleta dos órgãos digestivos, reprodutores e urinários (Figura 20.1). Cada lobo é composto de lóbulos, como mostra a Figura 20.2. O lóbulo assemelha-se

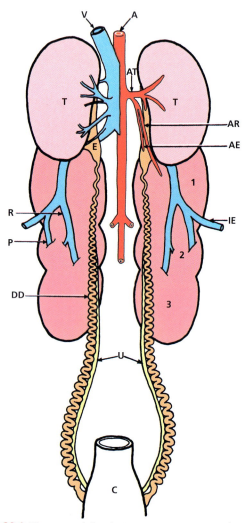

Figura 20.1 Vista ventral dos órgãos e estruturas associadas da cavidade dorsal do abdome de um frango. A, parte abdominal da aorta; AE, artéria epididimária; AR, artéria renal cranial; C, cloaca; E, epidídimo; IE, veia ilíaca externa; P, veia porta renal caudal; R, veia renal; T, testículo; AT, artéria testicular; U, ureteres, V, veia cava posterior; DD, ducto deferente; 1, 2 e 3, lobos cranial, médio e caudal do rim esquerdo, respectivamente. Adaptada de Hodges, R.D. (1974) *The Histology of the Fowl*. Academic Press, New York. Reproduzida, com autorização, de Elsevier.

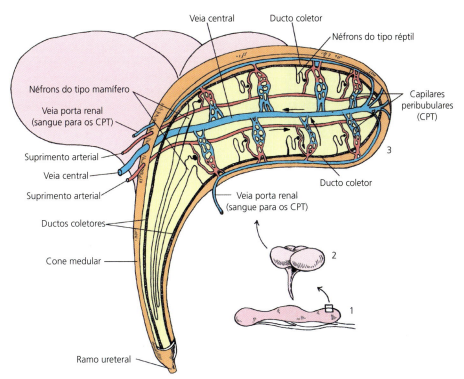

Figura 20.2 Disposição dos néfrons do tipo réptil e do tipo mamífero em um lóbulo. (1) Rim de ave com seus três lobos; (2) lóbulo de um lobo; (3) estrutura interna de um lóbulo. Os néfrons do tipo réptil não possuem alças de Henle. Os néfrons do tipo mamífero estão localizados próximo ao cone medular e estendem suas alças de Henle até o cone. O líquido tubular de ambos os tipos de néfrons entra nos ductos coletores comuns, que também se estendem dentro do cone medular, onde fica exposto a gradientes de concentração do líquido intersticial semelhantes aos dos rins de mamíferos. Toda a urina de um lóbulo sai por um ramo ureteral comum. Adaptada de Reece, W.O. (1997) *Physiology of Domestic Animals*. Williams & Wilkins, Baltimore. Lippincott Williams & Wilkins © 1997.

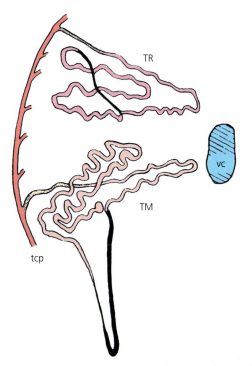

Figura 20.3 Localização dos néfrons das aves do tipo réptil (TR) e do tipo mamífero (TM) em relação a uma veia central (vc) intralobular e um túbulo coletor perilobular (tcp). O segmento intermediário do néfron TR e a alça do néfron TM são mostrados em preto. As áreas finamente pontilhadas representam o início dos túbulos coletores, também conhecidos como ductos. Adaptada de Johnson, O.W. (1979). Urinary organs. In: *Form and Function in Birds,* Vol. 1 (eds A.S. King and J. McClelland). Academic Press, San Diego, CA. Reproduzida, com autorização, de Elsevier.

ligeiramente a um cogumelo, em que o córtex corresponde ao chapéu ou píleo do cogumelo, enquanto a medula menor corresponde ao estipe.

Tipos de néfron

Os rins das aves caracterizam-se pela presença de dois tipos principais de néfrons, o néfron dos répteis e o dos mamíferos (Figura 20.3). Os **néfrons do tipo réptil** estão localizados no córtex e não possuem alças de Henle. Foi descrito um segmento intermediário que conecta os túbulos proximal e distal e que se acredita possa representar uma alça de néfron primitiva. Os néfrons do tipo réptil não são capazes de concentrar a urina.

Os **néfrons do tipo mamífero** possuem alças de Henle bem definidas, que são agrupadas em um **cone medular** (ver Figura 20.2), a parte do lóbulo que corresponde ao estipe de um cogumelo. Outras estruturas presentes no cone medular incluem os **ductos coletores** e os **vasos retos**, que entram pela extremidade cortical mais larga do cone. A extensão dos vasos retos é mostrada na Figura 20.4.

Sistema porta renal

Uma característica exclusiva do rim das aves é o **sistema porta renal**, que fornece parte do sangue que irriga os túbulos. O sangue venoso que chega por meio desse sistema provém dos membros posteriores através das veias ilíaca externa e isquiática (Figura 20.5). O sangue porta renal entra no rim pela sua periferia, fornecendo sangue aferente aos capilares peritubulares. Nos capilares peritubulares, esse sangue é misturado com o sangue

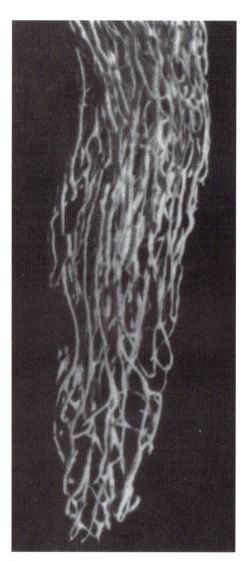

Figura 20.4 Os vasos retos e o plexo capilar associado de um cone medular de rim de ave. Injeção de "Microfil" através da artéria isquiática. De Johnson, O.W. (1979). Urinary organs. In: *Form and Function in Birds*, Vol. 1 (Eds A.S. King and J. McClelland). Academic Press, San Diego, CA. Reproduzida, com autorização, de Elsevier.

arteriolar eferente proveniente dos glomérulos (Figura 20.6). A mistura perfunde os túbulos e segue pela veia central do lóbulo. Segundo estimativas, o sistema porta renal fornece metade a dois terços do sangue para os rins.

Existe uma **válvula porta renal** (esfíncter de músculo liso) localizada na junção das veias renais direita e esquerda e suas veias ilíacas associadas (ver Figura 20.5). As válvulas recebem fibras nervosas tanto adrenérgicas quanto colinérgicas. A inervação simpática é estimuladora e resulta em fechamento da válvula, enquanto a estimulação parassimpática é inibidora e facilita a abertura da válvula. O fechamento das válvulas tem o potencial de desviar maior quantidade de sangue para o sistema porta renal. O sistema porta renal parece ser um sistema de maior capacidade, que possibilita maior fluxo de sangue para os rins quando a ave está assustada ou fugindo. A ingurgitação das veias porta renais é algumas vezes confundida com hemorragia perirrenal no exame de necropsia, em virtude da localização superficial dessas veias.

Formação da urina

> **1** Em condições de controle, que tipo de néfron proporciona um maior volume de filtrado?
> **2** O líquido tubular dos néfrons do tipo réptil seria exposto ao gradiente osmótico do cone medular em sua saída dos rins?
> **3** Qual seria a osmolalidade aproximada da urina ureteral em aves desidratadas?

O **fluxo plasmático renal (FPR)** e a **taxa de filtração glomerular (TFG)** parecem ser autorregulados em uma ampla faixa de pressão arterial (110 a 60 mmHg na galinha). Acredita-se que a resposta do músculo liso arteriolar renal ao estiramento (pressão) constitua o provável mecanismo de autorregulação. Independentemente dos mecanismos autorreguladores habituais, a TFG é variável e modifica-se, quando necessário, para um débito urinário variável de água e sódio.

Há algumas evidências de que o rim das aves possa alternar entre o uso de néfrons do tipo réptil e do tipo mamífero, dependendo da necessidade de conservação de água. Por exemplo, quando aves recebem uma carga de sal (e, portanto, precisam conservar a água para diluir o sal acrescentado), a maioria (cerca de 80%) dos néfrons do tipo réptil suspendem a filtração.

Concentração da urina nas aves

O túbulo proximal aviário absorve cerca de 70% do volume de água filtrada, o que depende da reabsorção ativa de sódio. A regulação da reabsorção de água ocorre nos ductos coletores, onde pode ser produzida uma urina mais concentrada do que o plasma, e está associada a um mecanismo de contracorrente semelhante ao dos mamíferos.

Existe um gradiente osmótico corticomedular no líquido peritubular do cone medular, que é estabelecido pelas alças de Henle dos néfrons do tipo mamífero e mantido pelos vasos retos. O gradiente osmótico possibilita a excreção de urina com osmolalidade maior que a do plasma. Todo o líquido tubular, seja ele proveniente dos néfrons do tipo réptil ou dos néfrons do tipo mamífero, é exposto ao gradiente osmótico, devido à saída dos ductos coletores através do cone medular para se unir ao ramo ureteral comum.

A resposta renal ao **hormônio antidiurético das aves,** a **arginina vasotocina**, à semelhança dos mamíferos, consiste em aumento da permeabilidade dos ductos coletores à água. O líquido tubular alcança um equilíbrio osmótico com o líquido intersticial peritubular que circunda os túbulos, tornando-se, assim, hiperosmótico ao plasma à medida que os ductos coletores passam pelo cone medular. A ureia (1 a 10% do nitrogênio urinário total) praticamente não desempenha nenhum papel no estabelecimento da hipertonicidade do líquido intersticial do cone medular nas aves. A hipertonicidade é mais provavelmente criada pelo transporte de NaCl a partir do ramo ascendente espesso das alças de Henle. A concentração máxima que a urina pode alcançar situa-se próximo da concentração do líquido intersticial na extremidade do cone medular. Nas aves com livre acesso à água, a osmolalidade urinária é quase isosmótica com o plasma (320 mosmol/kg H_2O). Durante a desidratação, a concentração osmótica pode aumentar para cerca de 600 mosmol/kg H_2O, com uma razão osmolal entre urina e plasma de 1,60:1.

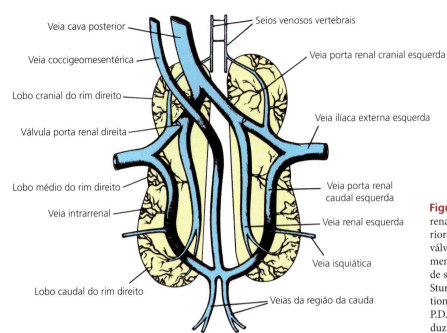

Figura 20.5 As veias associadas ao sistema porta renal das aves. O sangue chega dos membros posteriores através das veias ilíaca externa e isquiática. A válvula porta renal também é mostrada. Seu fechamento tem o potencial de desviar maior quantidade de sangue para o sistema porta renal. Adaptada de Sturkie, P.D. (1986) Kidneys, extrarenal salt excretion, and urine. In: *Avian Physiology*, 4th edn (ed. P.D. Sturkie). Springer-Verlag, New York. Reproduzida, com autorização, de Elsevier.

Composição da urina

1. Qual é o principal constituinte nitrogenado da urina das aves?
2. Qual é o valor de apresentar duas fontes de sangue na perfusão dos túbulos?
3. Qual é o valor da precipitação do ácido úrico nos túbulos?
4. Que órgãos nas aves constituem os locais de conversão da amônia em ácido úrico?
5. Como os efeitos da angiotensina II nas aves variam dos efeitos observados nos mamíferos?
6. Qual é o papel da aldosterona nos rins?
7. Quais são os efeitos do peptídio natriurético atrial?
8. Qual é o hormônio envolvido na regulação do cálcio e do fósforo?
9. Qual é o principal local de modificação pós-renal da urina ureteral?
10. Qual é a função aparente do muco presente nas fezes das aves?

Formação e excreção de ácido úrico

O metabolismo das proteínas e dos aminoácidos resulta na produção de produtos finais nitrogenados. Entre os numerosos tipos diferentes de animais, a amônia, a ureia ou o ácido úrico são responsáveis por dois terços ou mais do nitrogênio total excretado. Por conseguinte, os animais são divididos em três grupos, com base no principal produto excretor nitrogenado: amônia, ureia ou ácido úrico.

Como a amônia é uma substância muito tóxica, ela precisa ser excretada rapidamente ou convertida em uma substância menos tóxica, como a ureia ou o ácido úrico. A **excreção de amônia** é apenas encontrada em animais de vida totalmente aquática, em que a amônia pode ser rapidamente eliminada no ambiente aquático. O **grupo de excreção de ureia** é encontrado entre os mamíferos e os anfíbios.

Nos répteis e nas aves, ocorre formação de **ácido úrico** em lugar de ureia, visto que esses animais se desenvolvem em ovos com casca que são impermeáveis à água. A excreção de ureia exige a excreção de água (devido à sua pressão osmótica efetiva), e, como existe apenas uma quantidade limitada de água nos ovos, ela precisa ser conservada. Quando alcança uma determinada concentração, o ácido úrico precipita. Como precipitado (sem pressão osmótica efetiva), não há necessidade de água para sua excreção. Se a ureia fosse excretada, seria necessário eliminar a urina líquida formada, e isso não é possível no interior dos ovos.

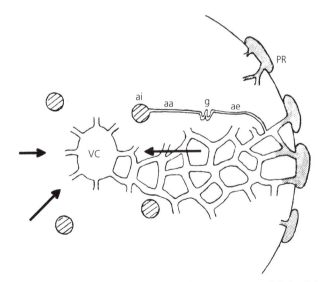

Figura 20.6 Fluxo sanguíneo intralobular. A artéria intralobular (ai) supre as arteríolas aferentes (aa), fornecendo o sangue aos glomérulos (g). O sangue que deixa os glomérulos por meio das arteríolas eferentes (ae) entra nos capilares peritubulares e mistura-se com o sangue proveniente dos ramos das veias porta renal (PR). O sangue peritubular entra na veia central (VC) de cada lóbulo. As setas indicam a direção do fluxo sanguíneo. De Johnson, O.W. (1979) Urinary organs. In: *Form and Function in Birds*, Vol 1 (Eds A.S. King and J. McClelland). Academic Press, San Diego, CA. Reproduzida, com autorização, de Elsevier.

Assim como ocorre formação de ureia no fígado dos mamíferos a partir da amônia, o ácido úrico também é formado no fígado das aves a partir da amônia. Os rins das aves também constituem um local de formação de ácido úrico. O ácido úrico precipita nos túbulos, visto que a maior quantidade de sangue do sistema porta renal que perfunde os túbulos leva a maior secreção tubular e, consequentemente, maior concentração tubular. As maiores quantidades de ácido úrico nos túbulos excedem a sua solubilidade, e ele precipita. O ácido úrico continua nos túbulos em sua forma precipitada como urato e aparece na urina na forma de coágulo esbranquiçado. Como o ácido úrico não se encontra mais em solução, ele não contribui para a pressão osmótica efetiva do líquido tubular, e a perda obrigatória de água é evitada.

Excreção de eletrólitos

As aves possuem considerável controle sobre a reabsorção tubular de Na^+ e Cl^-, e a fração da quantidade filtrada que é excretada pode variar de menos de 0,5 a 30%. Os hormônios envolvidos na produção das quantidades variadas de cloreto de sódio excretado são a **angiotensina II**, a **aldosterona** e o **peptídio natriurético atrial**.

A presença de um **sistema renina-angiotensina-aldosterona** completo nas aves está bem estabelecida. Parece que os efeitos fisiológicos da angiotensina variam de acordo com o estado osmorregulador. Quando há depleção de sal e de volume, a angiotensina II estimula uma redução da TFG, antidiurese e antinatriurese. Na presença de uma carga de sal e de volume, a resposta à angiotensina II torna-se natriurética e diurética. Nos mamíferos, a angiotensina II só estimula a antinatriurese e a antidiurese.

Acredita-se que a **aldosterona** exerça uma ação nos rins semelhante àquela dos mamíferos, em que está associada à reabsorção de sódio acoplada com a secreção de potássio. A aldosterona provavelmente é o principal regulador da concentração plasmática de potássio. Nas galinhas, as concentrações urinárias de potássio estão elevadas (40 mEq/ℓ) quando as concentrações plasmáticas estão elevadas em consequência de desidratação, enquanto estão diminuídas (6 mEq/ℓ) quando as concentrações plasmáticas são reduzidas por uma carga de água.

As aves secretam o **peptídio natriurético atrial (PNA)** pelos átrios cardíacos. O PNA possui atividade de natriurese e diurética nas aves, semelhante à sua função nos mamíferos.

Em condições normais, o rim aviário reabsorve mais de 98% do cálcio filtrado. A reabsorção depende da presença do **paratormônio (PTH)** e está acoplada com a excreção de fosfato. O PTH inibe a reabsorção de fosfato e estimula a sua secreção. A dupla ação do PTH sobre a reabsorção de cálcio e a excreção de fosfato ajuda na manutenção de uma razão cálcio/fósforo apropriada.

Modificação da urina ureteral

A modificação pós-renal da urina ureteral é possível devido à sua exposição às membranas da **cloaca**. É também exposta às membranas do cólon e do ceco, em virtude do fluxo retrógrado produzido por peristaltismo reverso. A cloaca atua principalmente como órgão de armazenamento, e a principal modificação pós-renal da urina ureteral ocorre no cólon. A reabsorção de água a partir do cólon acompanha a reabsorção ativa de Na^+. A reabsorção de NaCl e de água ocorre a partir do ceco e pode envolver água da urina se o fluxo retrógrado alcançou esse local.

Características da urina

A **urina das aves** não misturada com fezes é de coloração creme e contém muco espesso. O ácido úrico precipitado é misturado com o muco. A secreção de muco provavelmente facilita o transporte de solutos precipitados, semelhante ao papel do muco na urina do equino.

Glândula de sal aviária

> **1** Que aves modificaram as glândulas nasais conhecidas como glândulas de sal?
>
> **2** Onde se localizam as glândulas?
>
> **3** Qual é a função das glândulas de sal?
>
> **4** As glândulas de sal atuam continuamente como os rins?

Todas as aves possuem glândulas na cabeça conhecidas como **glândulas nasais**, que, em muitas espécies, produzem uma secreção não serosa e não mucoide de função incerta. Nas espécies com estilo de vida marinho, essas glândulas estão bem desenvolvidas e são capazes de produzir secreções copiosas contendo altas concentrações de NaCl. Em virtude de sua função osmorreguladora nessas espécies, essas glândulas foram denominadas **glândulas de sal**. Foram descritas glândulas de sal funcionais em muitos representantes de 13 ordens de aves, incluindo avestruzes, pinguins, pelicanos, patos, gansos, gaviões, águias e gaivotas.

As glândulas de sal aviárias derivam embriologicamente de invaginações no epitélio nasal que persistem na forma dos ductos principais da glândula. Ocorrem em pares e são compostas de lobos tubulares (Figura 20.7A,B) que são paralelos e que se estendem pela extensão da glândula. Cada lobo possui um canal central que é contínuo com um ducto da glândula. A secreção é formada nos túbulos secretores, que estão dispostos radialmente em torno do canal central de cada lobo e que são contínuos com ele (Figura 20.7C,D). As células epiteliais que compõem os túbulos são responsáveis pelo processo de secreção. O fluxo sanguíneo para a glândula forma uma rede de capilares que seguem o seu percurso ao longo dos túbulos até a periferia dos lobos, onde veias coletam o sangue próximo da superfície (Figura 20.7C,D).

As glândulas de sal possuem uma estrutura inteiramente diferente daquela do rim e podem excretar uma solução salina de até duas vezes a concentração da água do mar. Essas glândulas secretam o excesso de sal quando a ave ingere alimento com alto teor de sal ou quando ingere água do mar. A secreção de sal flui através dos ductos da glândula de sal para dentro da cavidade nasal, escorre pelas narinas e goteja pela ponta do bico. As glândulas de sal secretam apenas NaCl, porém nenhuma das outras substâncias excretadas pelos rins. Elas funcionam apenas quando existe uma carga de sal; nas demais situações, permanecem em repouso.

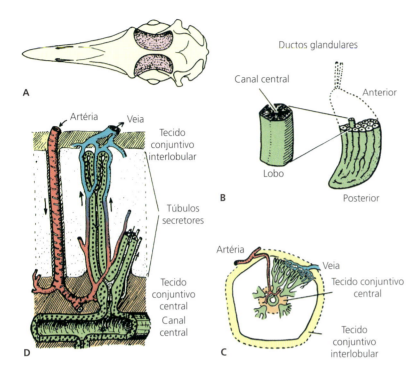

Figura 20.7 Glândula de sal aviária. **A.** Crânio da gaivota-prateada (*Larus argentatus*) visto de cima, mostrando a posição das glândulas de sal. **B.** Estrutura macroscópica da glândula de sal. **C.** Corte transversal através de um lobo da glândula de sal. **D.** Circulação na glândula de sal, mostrando as direções opostas do fluxo nos túbulos secretores e nos capilares. Os túbulos ramificam-se repetidamente, porém apenas duas ramificações são mostradas. Reproduzida, com autorização, de Fänge, R., Schmidt-Nielsen, K. and Osaki, H. (1958) The salt gland of the herring gull. *Biological Bulletin* 115:162-171.

Autoavaliação

As respostas encontram-se no final do capítulo.

1. Qual dos seguintes componentes do néfron está ausente nos néfrons do tipo réptil?
   A Túbulo proximal
   B Alça de Henle
   C Túbulo distal
   D Ducto coletor

2. O sangue do sistema porta renal consiste em:
   A Sangue venoso
   B Sangue arterial

3. O líquido tubular do néfron do tipo réptil desvia-se dos cones medulares onde poderia, de outro modo, se tornar concentrado.
   A Verdadeiro
   B Falso

4. O néfron aviário associado ao mecanismo de contracorrente é o:
   A Tipo réptil
   B Tipo mamífero

5. O sangue porta renal passa para o suprimento vascular que perfunde os túbulos renais em nível do(s):
   A Glomérulo
   B Capilares peritubulares
   C Vasos retos

6. O principal componente nitrogenado da urina aviária é?
   A Amônia
   B Ureia
   C Ácido úrico

7. O ácido úrico precipita nos túbulos renais para:
   A Evitar a toxicidade da amônia
   B Evitar a excreção obrigatória de água
   C Lubrificar os túbulos renais
   D Ter melhor mistura com as fezes

8. A amônia é convertida em ácido úrico nas aves:
   A No fígado
   B Nos rins
   C No fígado e nos rins

9. A localização da maior modificação pós-renal da urina ureteral é:
   A Cólon
   B Cloaca
   C Ceco

10. As glândulas de sal (glândulas nasais):
    A Secretam apenas NaCl e desempenham uma função osmorreguladora extrarrenal
    B São continuamente ativas
    C Atuam de modo semelhante aos rins

Leitura sugerida

Goldstein, D.L. and Skadhauge, E. (2000) Renal and extrarenal regulation of body fluid composition. In: *Sturkie's Avian Physiology*, 5th edn (ed. G.C. Whittow). Academic Press, San Diego, CA.

Hodges, R.D. (1974) *The Histology of the Fowl*. Academic Press, New York.

Johnson, O.W. (1979) Urinary organs. In: *Form and Function in Birds*, Vol. 1 (eds A.S. King and J. McClelland). Academic Press, San Diego, CA.

Shoemaker, V.H. (1972) Osmoregulation and excretion in birds. In: *Avian Biology*, Vol. 2 (eds D.S. Farner and J.R. King). Academic Press, New York.

Sturkie, P.D. (1986) Kidneys, extrarenal salt excretion, and urine. In: *Avian Physiology*, 4th edn (ed. P.D. Sturkie). Springer-Verlag, New York.

Respostas

1	B	6	C
2	A	7	B
3	B	8	C
4	B	9	A
5	B	10	A

PARTE 4

Respiração

Editor da parte: William O. Reece

21 Visão Geral do Sistema Respiratório

William O. Reece

Sistema respiratório, 195
  Pulmões e pleura, 195
  Vias respiratórias para os pulmões, 195
  Alvéolos pulmonares, 198
Fatores associados à respiração, 199
  Ciclo respiratório, 199

Tipos de respiração, 199
Estados da respiração, 200
Frequência respiratória, 200
Sons pulmonares, 202
Volumes e capacidades pulmonares, 203
Autoavaliação, 203

A respiração é o processo pelo qual os animais obtêm e utilizam o oxigênio e eliminam o dióxido de carbono. Vários aspectos distintos estão envolvidos nesse processo, incluindo os fatores químicos associados a captação de oxigênio e produção de dióxido de carbono, aspectos mecânicos e físicos relacionados com a ventilação dos pulmões, transporte dos gases entre os pulmões e o sangue e entre o sangue e os tecidos, e a regulação da ventilação. Este capítulo tem por objetivo fornecer uma orientação sobre o sistema respiratório para os temas discutidos nos capítulos subsequentes.

Sistema respiratório

1 Como as narinas do cavalo estão adaptadas para a necessidade de maior inspiração de ar?

2 Quais as funções das conchas nasais?

3 Onde se localiza o epitélio olfatório?

4 Relacione as aberturas para a faringe.

5 Qual é a função da faringe e da siringe?

6 Qual é a função das cartilagens traqueais? Por que são incompletas dorsalmente?

7 Quais são as subdivisões da traqueia (por ordem das maiores para as menores)?

8 Onde ocorre a maior parte da difusão de gás entre o ar e o sangue?

9 Descreva a pleura e o mediastino.

10 Que estruturas estão localizadas no mediastino?

11 O que ocorre com a pressão mediastínica quando a pressão intrapleural diminui?

O **sistema respiratório** é composto dos pulmões e pleura e das passagens aéreas que levam aos pulmões, incluindo as narinas, as cavidades nasais, a faringe, a laringe, a traqueia, os brônquios e os bronquíolos.

Pulmões e pleura

Os pulmões são as principais estruturas do sistema respiratório. São estruturas pareadas, que ocupam todo o espaço do tórax não preenchido por outras estruturas. Quando o tórax expande o seu volume, ocorre também expansão dos pulmões, o que possibilita o fluxo de ar para dentro dos pulmões. O ar é um excelente meio de contraste radiológico, em virtude de sua radiotransparência (relativamente penetrável pelos raios X). Por conseguinte, os pulmões preenchidos de ar fornecem um bom contraste para as estruturas torácicas (normais e patológicas) que são radiopacas (relativamente impenetráveis pelos raios X). A Figura 21.1 mostra radiografias nas incidências ventrodorsal e lateral de um tórax normal de cão. Os objetos radiopacos (coração e vasos sanguíneos) aparecem sobrepostos sobre o fundo radiotransparente de ar. O coração e os vasos sanguíneos são visíveis, visto que o sangue neles contido é relativamente radiopaco. Os vasos sanguíneos aparecem como tubos brancos ramificados.

Os pulmões possuem um movimento quase sem atrito no tórax devido à existência da **pleura**, uma membrana serosa lisa. A pleura consiste em uma única camada de células fundidas com a superfície de uma camada de tecido conjuntivo. Envolve ambos os pulmões (**pleura visceral**). A pleura do pulmão direito e a do pulmão esquerdo unem-se próximo da linha média, a partir da qual se reflete para cima (dorsalmente), retorna na parede torácica interna, proporcionando o seu revestimento (**pleura costal**). O espaço entre as respectivas camadas da pleura visceral à medida que ascendem pela parede dorsal é conhecido como **mediastino**. No espaço mediastínico encontram-se as veias cavas, o ducto linfático torácico, o esôfago, a aorta e a traqueia (Figura 21.2). O mediastino está intimamente associado ao **espaço intrapleural** (espaço entre a pleura visceral e costal); por conseguinte, mudanças de pressão no espaço intrapleural são acompanhadas de mudanças semelhantes no mediastino. Além disso, as mudanças de pressão no espaço mediastínico são acompanhadas de mudanças nas estruturas mediastínicas, contanto que suas paredes sejam responsivas a uma distensibilidade com pressão relativamente baixa.

Vias respiratórias para os pulmões

As **narinas** são as aberturas externas pareadas para a passagem do ar (Figura 21.3). As narinas são mais flexíveis e dilatáveis no cavalo e mais rígidas no porco. A dilatação das narinas é vantajosa quando há necessidade de maior quantidade de ar, como

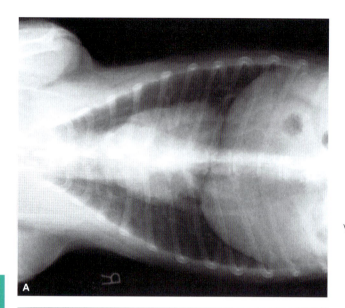

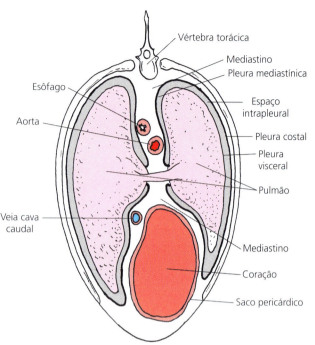

Figura 21.2 Corte transversal esquemático de tórax equino, mostrando as relações da pleura visceral, costal e mediastínica. A aorta, o esôfago, as veias cavas e o ducto linfático torácico (não mostrado) estão situados no mediastino. O esôfago, as veias cavas e o ducto linfático (estruturas moles) respondem com elevação e diminuição das pressões em seus lumens a mudanças semelhantes nos espaços intrapleural e mediastínico. De Reece, W.O. (2009) *Functional Anatomy and Physiology of Domestic Animals,* 4th edn. Wiley-Blackwell, Ames, IA. Reproduzida, com autorização, de Wiley.

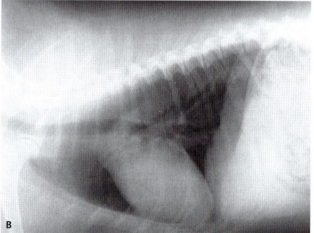

Figura 21.1 Radiografias de tórax de cão saudável. **A.** Incidência ventrodorsal. **B.** Incidência lateral. O coração e os principais vasos sanguíneos são visíveis, visto que o sangue é relativamente radiopaco. O sangue nos vasos sanguíneos menores confere ao campo pulmonar uma aparência ligeiramente turva, em comparação com a aparência clara do ar na traqueia. Cortesia da Dra. Elizabeth Riedesel, Iowa State University, College of Veterinary Medicine, Veterinary Clinical Sciences Department, Radiology Section. Adaptada de Reece, W.O. (2009) *Functional Anatomy and Physiology of Domestic Animals,* 4th edn. Wiley-Blackwell, Ames, IA. Reproduzida, com autorização, de Wiley.

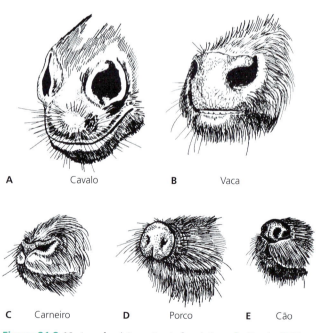

Figura 21.3 Narinas de vários animais domésticos. **A.** Cavalo. **B.** Vaca. **C.** Carneiro. **D.** Porco. **E.** Cão. De Frandson, R.D., Wilke, W.L. and Fails, A.D. (2003) *Anatomy and Physiology of Farm Animals,* 6th edn. Lippincott Williams & Wilkins, Baltimore. Reproduzida, com autorização, de Lippincott Williams & Wilkins.

durante a corrida, ou em situações nas quais a respiração não ocorre através da boca. O cavalo é um animal corredor, e a respiração pela boca não é uma característica, de modo que a existência de narinas dilatáveis constitui uma vantagem.

As narinas são as aberturas externas para as **cavidades nasais** pareadas. As cavidades nasais são separadas uma da outra pelo **septo nasal** e da boca pelos **palatos duro e mole**. Além disso, cada cavidade nasal contém **conchas** nasais recobertas por mucosa, que se projetam para o interior a partir das paredes dorsal e lateral, separando a cavidade em passagens, conhecidas como meatos comum, dorsal, médio e ventral (Figura 21.4). A mucosa das conchas é bem vascularizada e serve para aquecer e umidificar o ar inalado. Outra função principalmente desempenhada pelas conchas e que, com frequência, é omitida envolve o resfriamento do sangue arterial que irriga o cérebro. As artérias

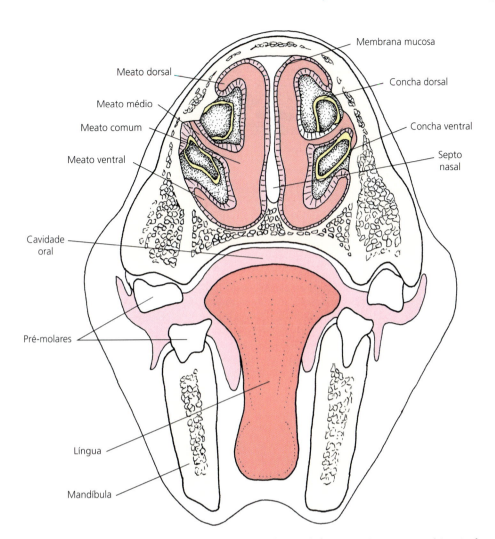

Figura 21.4 Corte transversal da cabeça de um cavalo, mostrando a divisão das cavidades nasais. As vias respiratórias são descritas como meato nasal dorsal, médio, ventral e comum. As conchas consistem em ossos cobertos por uma membrana mucosa altamente vascularizada. Pode-se observar que o ar que entra é exposto a uma grande área de superfície para ajuste de sua temperatura e umidade. Adaptada de Reece, W.O. (2009) *Functional Anatomy and Physiology of Domestic Animals,* 4th edn. Wiley-Blackwell, Ames, IA. Reproduzida, com autorização, de Wiley.

que fornecem sangue ao cérebro dividem-se em numerosas artérias menores em sua base e, em seguida, reúnem-se antes de sua entrada. Essas artérias menores são banhadas em um reservatório de sangue venoso que provém das paredes das passagens nasais, onde foi resfriado. Em consequência, a temperatura do cérebro pode ser 2 ou 3°C abaixo da temperatura central do corpo. O cérebro é o órgão do corpo mais sensível ao calor, de modo que esse método de resfriamento é particularmente importante durante os momentos de atividade extrema. A respiração pela boca que ocorre quando o ar do ambiente é extremamente frio parece ser reflexiva, podendo impedir o resfriamento excessivo do cérebro que, de outro modo, poderia ocorrer se todo o ar inalado atravessasse o meato e entrasse em contato com as conchas. O **epitélio olfatório** está localizado na porção caudal de cada cavidade nasal, e maior percepção dos odores (função não respiratória) é obtida pelo **farejar** (*i. e.*, inspirações e expirações rápidas, alternadas e superficiais).

A **faringe** é de localização caudal em relação às cavidades nasais e constitui uma passagem comum para o ar e o alimento (Figura 21.5). As aberturas para a faringe incluem duas narinas internas (cóanas), duas tubas auditivas, uma boca (cavidade oral), a glote e o esôfago. A abertura da faringe que leva à continuação das vias respiratórias é a **laringe**, o órgão da fonação (produção de sons) nos mamíferos. O som é produzido pela passagem controlada de ar, que provoca vibração das cordas na laringe. O órgão de fonação nas aves é denominado **siringe**. A siringe está localizada onde a traqueia se divide para formar os brônquios.

A **glote** é a abertura semelhante a uma fenda entre as cordas vocais e constitui o local de inserção de um tubo endotraqueal (na traqueia) para a ventilação assistida e para a administração de anestésicos inalatórios. A **epiglote** estende-se cranialmente a partir da laringe. Trata-se de uma placa de cartilagem em formato de folha coberta com membrana mucosa, que se localiza na raiz da língua e se curva passivamente sobre a laringe durante o ato da deglutição, impedindo, assim, a entrada de um bolo alimentar na traqueia. A Figura 21.6 mostra uma vista cranial da glote e da epiglote como elas aparecem com a boca aberta e a língua estendida. Nesta vista, o palato mole (extensão caudal do palato duro) foi hiperestendido com a maxila. Quando se insere um tubo endotraqueal, o palato mole é, com frequência, visto ventralmente à epiglote com a abertura habitual da boca e precisa ser elevado pela manipulação do tubo endotraqueal para

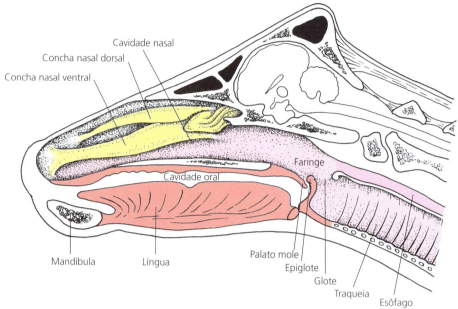

Figura 21.5 Corte sagital mediano da cabeça de uma vaca com o septo nasal removido. A área pontilhada representa a via de passagem do ar pela cavidade nasal, faringe, laringe e traqueia. A glote é a abertura para a laringe que se continua caudalmente com a traqueia. Adaptada de Reece, W.O. (2009) *Functional Anatomy and Physiology of Domestic Animals*, 4th edn. Wiley-Blackwell, Ames, IA. Reproduzida, com autorização, de Wiley.

expor a glote. A Figura 21.7 mostra um tubo endotraqueal em posição, em relação às estruturas encontradas.

A **traqueia** é a principal passagem para o ar até os pulmões. É uma continuação cranial da laringe e divide-se caudalmente para formar os brônquios direito e esquerdo. A parede da traqueia contém anéis de cartilagem para impedir o colapso da via respiratória traqueal (Figura 21.8). Cada cartilagem traqueal é incompleta (não está unida dorsalmente), possibilitando variações de diâmetro, que são reguladas pelo músculo liso traqueal. Esse diâmetro pode aumentar durante momentos de maior necessidade ventilatória.

Os brônquios direito e esquerdo e suas subdivisões prosseguem o seu percurso até os **alvéolos**, a menor subdivisão final das passagens aéreas (Figura 21.9). As subdivisões da traqueia até os alvéolos, das maiores para as menores, compreendem os brônquios, bronquíolos, bronquíolos terminais, bronquíolos respiratórios, ducto alveolar, saco alveolar e alvéolos.

Alvéolos pulmonares

Os **alvéolos pulmonares** constituem os principais locais de difusão de gás entre o ar e o sangue. A separação entre ar e sangue e, portanto, a distância de difusão, é mínima em nível alveolar. O epitélio alveolar e o endotélio capilar estão intimamente associados (Figura 21.10). Nesse local, o sangue venoso das **artérias pulmonares** transforma-se em sangue arterial e retorna ao átrio esquerdo pelas **veias pulmonares**. A cor púrpura mais escura do sangue venoso transforma-se em sangue arterial vermelho vivo durante a saturação da hemoglobina com novo oxigênio que sofreu difusão a partir dos alvéolos. No século dezessete, Richard Lower mostrou que a mudança na cor do sangue ocorria nos pulmões, devido à influência de ar fresco. A ideia de que a difusão de oxigênio e de dióxido de carbono entre o sangue e o ar era separada de um processo de secreção foi provada por August e Marie Krogh. (August Krogh recebeu o Prêmio Nobel em 1920 pelos seus estudos sobre capilares.)

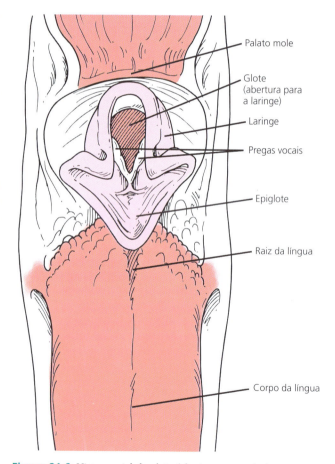

Figura 21.6 Vista cranial da glote (abertura para a laringe, entre as pregas vocais) e epiglote (extensão cranial da laringe) do cão. O palato mole não é mostrado na localização que seria vista com as técnicas habituais de abertura da boca. Adaptada de Reece, W.O. (2009) *Functional Anatomy and Physiology of Domestic Animals*, 4th edn. Wiley-Blackwell, Ames, IA. Reproduzida, com autorização, de Wiley.

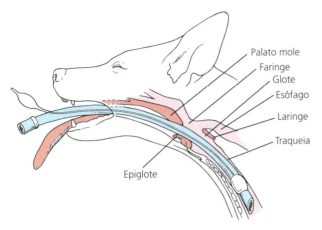

Figura 21.7 Vista esquemática de um tubo endotraqueal em posição, em relação às estruturas encontradas. Adaptada de Reece, W.O. (2009) *Functional Anatomy and Physiology of Domestic Animals*, 4th edn. Wiley-Blackwell, Ames, IA. Reproduzida, com autorização, de Wiley.

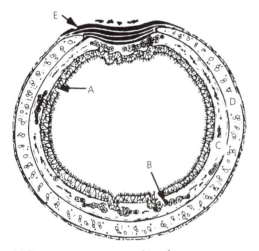

Figura 21.8 Representação esquemática de um corte transversal da traqueia. (A) O lúmen é revestido por epitélio pseudoestratificado. (B) Glândulas na lâmina própria. (C) Glândulas na submucosa. (D) Cartilagem. (E) Faixa de músculo liso. O músculo traqueal e a cartilagem formam a maior parte da parede da traqueia. De Dellmann, H.D. (1993) *Textbook of Veterinary Histology*, 4th edn. Lea & Febiger, Philadelphia. Com autorização de Wiley.

Fatores associados à respiração

> 1 Quais são as atividades mecânicas associadas à inspiração? Quais são algumas das condições para a expiração ativa?
> 2 Diferencie a respiração abdominal da costal. Quando cada uma delas é acentuada?
> 3 Quais são alguns dos estados comumente referidos da respiração?
> 4 Conheça a subdivisão do volume pulmonar. Qual é a diferença entre uma subdivisão do volume pulmonar e uma subdivisão da capacidade pulmonar?
> 5 Quando a expansão dos pulmões é restrita, como a ventilação adequada é mantida?
> 6 Quais são alguns dos fatores que afetam a frequência respiratória?

Muitos fatores da terminologia da respiração precisam ser compreendidos para observar, descrever e medir o comportamento individual do animal em relação à respiração.

Ciclo respiratório

O **ciclo respiratório** consiste em uma fase de inspiração, seguida de uma fase de expiração. A **inspiração** envolve a dilatação do tórax e dos pulmões, acompanhada de entrada de ar. O tórax aumenta por meio da contração do **diafragma** (a separação musculotendínea entre o tórax e o abdome) e contração dos **músculos intercostais** externos (músculos localizados entre as costelas) (Figura 21.11). A contração do diafragma dilata o tórax em direção caudal, enquanto a contração dos músculos intercostais externos aumenta o tórax em direção cranial e para fora. Em condições normais de respiração, a inspiração exige maior esforço do que a expiração, e, algumas vezes, a expiração parece passiva. A **expiração** pode se tornar um processo muito ativo, particularmente durante momentos de respiração acelerada e também quando há impedimentos ao fluxo de saída do ar. Os músculos intercostais internos se contraem para ajudar a fase de expiração. Outros músculos esqueléticos podem ajudar na inspiração ou na expiração, como os músculos do abdome. Quando contraídos, esses músculos forçam as vísceras abdominais para a frente, exercendo pressão sobre o diafragma que, por sua vez, diminui o volume do tórax.

O **padrão respiratório** ou **forma de onda**, quando registrado, varia pouco entre as espécies de mamíferos. As fases de inspiração e de expiração do ciclo geralmente são uniformes e simétricas. Uma exceção a esse padrão geral é representada pelo cavalo, no qual existem duas fases durante a inspiração e duas fases durante a expiração (Figura 21.12). Essa diferença de espécie pode decorrer de um atraso no disparo dos neurônios inspiratórios tardios. Esses neurônios são descritos no Capítulo 24.

Os **ciclos respiratórios complementares** caracterizam-se por uma inspiração rápida e profunda, seguida de expiração de maior duração. Ocorrem normalmente em muitas espécies, mas aparentemente não existem no cavalo. Esse tipo de ciclo foi frequentemente denominado **suspiro**. Por ser de ocorrência natural, trata-se provavelmente de um mecanismo compensatório para a ventilação deficiente. Em exercícios realizados em laboratório, onde a ventilação é reduzida pela adição de volume de espaço morto, não apenas a frequência respiratória e o volume corrente aumentam, mas também o número de ciclos respiratórios complementares aumenta. Com frequência, os anestésicos criam ciclos complementares a intervalos regulares por meio de compressão manual da bolsa de reinalação.

Tipos de respiração

Existem dois **tipos de respiração**: abdominal e costal. A **respiração abdominal** caracteriza-se por movimentos visíveis do abdome, em que o abdome se protrai durante a inspiração e se retrai durante a expiração. Normalmente, predomina a respiração de tipo abdominal. O outro tipo é denominado **respiração costal**; caracteriza-se pela movimentação pronunciada das costelas. Na existência de afecções abdominais dolorosas, como peritonite, em que o movimento das vísceras agravaria a dor, a respiração costal pode predominar. De modo semelhante, durante afecções dolorosas do tórax, como pleurite, a respiração abdominal pode ser mais aparente. A sustentação do tórax para minimizar a sua expansão para fora e cranial exige maior esforço do diafragma, e o movimento subsequente das vísceras abdominais acentua a respiração do tipo abdominal.

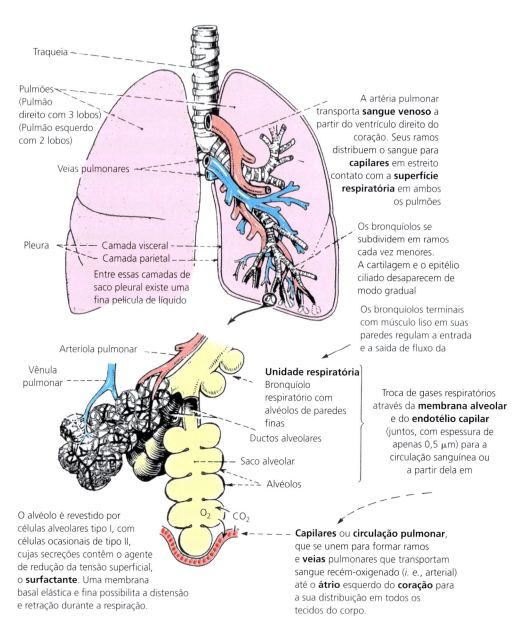

Figura 21.9 Representação esquemática das subdivisões dos pulmões. Adaptada de Mackenna, B.R. and Callander, R. (1997) *Illustrated Physiology*, 6th edn. Churchill Livingstone, Edinburgh. Com autorização de Elsevier.

Estados da respiração

Além dos diferentes tipos de respiração, existem variações na respiração relacionadas com a frequência dos ciclos respiratórios, a profundidade da inspiração ou ambos. A **eupneia** é o termo usado para descrever a respiração comum silenciosa, sem desvio na sua frequência ou profundidade. A **dispneia** refere-se à respiração difícil, em que há necessidade de um esforço visível para respirar. O animal habitualmente tem uma percepção desse estado de respiração. A **hiperpneia** refere-se à respiração caracterizada pelo aumento da profundidade, frequência ou ambas e pode ser observada após esforço físico. O animal não tem consciência aguda desse estado. A **polipneia** refere-se à respiração rápida e superficial, ligeiramente semelhante à respiração ofegante. A polipneia assemelha-se à hiperpneia quanto à frequência, porém difere dela quanto à profundidade. A **apneia** refere-se a uma cessação da respiração. Entretanto, quando o termo é usado clinicamente, refere-se, em geral, a um estado transitório de parada da respiração. A **taquipneia** refere-se a uma rapidez excessiva da respiração, enquanto a **bradipneia** é uma lentidão anormal da respiração.

Frequência respiratória

A frequência respiratória refere-se ao número de ciclos respiratórios em um minuto. Trata-se de um excelente indicador do estado de saúde do animal, porém precisa ser interpretado corretamente, uma vez que está sujeito a numerosas variações. Além das variações observadas entre espécies, a frequência respiratória pode ser afetada por outros fatores, como tamanho corporal, idade, exercício físico, excitação, temperatura ambiente, gestação, grau de enchimento do trato digestório e estado de saúde. A gestação e o enchimento do trato digestório aumentam a frequência, visto que limitam a excursão do diafragma durante

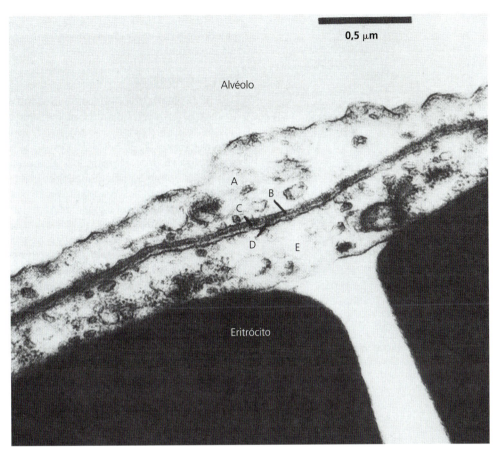

Figura 21.10 Eletromicrografia de pulmão de camundongo, mostrando uma porção atenuada do epitélio alveolar e sua proximidade com o endotélio capilar. A membrana respiratória (sem camada de líquido alveolar) é composta de (A) epitélio alveolar, (B) membrana basal epitelial alveolar, (C) espaço intersticial, (D) membrana basal do endotélio capilar e (E) endotélio capilar. De Reece, W.O. (2004) Respiration in mammals. In: *Dukes' Physiology of Domestic Animals*, 12th edn (ed. W.O. Reece). Cornell University Press, Ithaca, NY. Reproduzida, com autorização, da Cornell University Press.

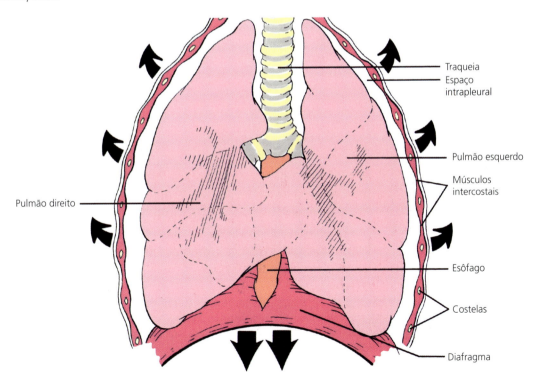

Figura 21.11 Desenho esquemático do tórax durante a inspiração (vista ventral). São mostradas as direções do aumento (*setas*) quando o diafragma e os músculos intercostais inspiratórios se contraem durante a inspiração. Adaptada de Reece, W.O. (2009) *Functional Anatomy and Physiology of Domestic Animals*, 4th edn. Wiley-Blackwell, Ames, IA. Reproduzida, com autorização, de Wiley.

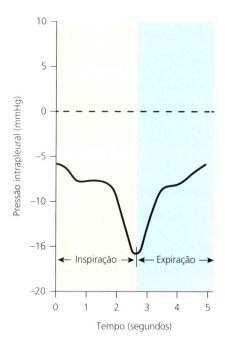

Figura 21.12 O ciclo respiratório no cavalo registrado pela medida da pressão intrapleural. Observe as duas fases durante a inspiração e as duas fases durante a expiração. Adaptada de McCutcheon, F.H. (1951). The mammalian breathing mechanism. *Journal of Cellular and Comparative Physiology* 37:447-476.

a inspiração. Quando a expansão dos pulmões é restrita, a ventilação adequada é mantida pelo aumento da frequência. Por exemplo, quando um boi está deitado, o rúmen volumoso comprime o diafragma e restringe o seu movimento, e observa-se um aumento da frequência respiratória.

A frequência respiratória aumenta habitualmente na existência de doença. Por conseguinte, a frequência constitui um determinante útil do estado de saúde, porém é preciso conhecer a frequência de uma espécie em várias condições, de modo que esse parâmetro possa ser interpretado corretamente (Tabela 21.1). Os valores só são significativos quando obtidos de animais em repouso, sem que o animal seja importunado.

Sons pulmonares

A partir da Figura 21.9, é evidente que ocorre uma considerável ramificação das vias respiratórias pulmonares. Embora os ramos possam ter diâmetros menores do que o ramo de origem, a área de corte transversal combinada dos ramos mostra um aumento em relação ao do ramo de origem. Consequentemente, a velocidade do fluxo de ar diminui de modo progressivo da traqueia em direção aos bronquíolos. A **ausculta** refere-se à técnica de ouvir os sons pulmonares com a ajuda de um estetoscópio. Deve-se usar um estetoscópio de boa qualidade em um ambiente sem ruídos. O fluxo de ar turbulento em alta velocidade na traqueia e nos brônquios produz os sons pulmonares ouvidos por meio de um estetoscópio no animal normal. O fluxo laminar de baixa velocidade nos bronquíolos não produz nenhum som. Para amplificar os sons, esforços respiratórios profundos podem ser produzidos pela colocação de um saco de plástico frouxamente sobre o focinho do animal.

O termo **som respiratório** refere-se a qualquer som que acompanhe o movimento de ar através da árvore traqueobrônquica. Os sons respiratórios variam aleatoriamente na sua intensidade em uma ampla faixa, dependendo de os sons serem produzidos nas vias respiratórias maiores ou no parênquima pulmonar remanescente.

Os **ruídos adventícios** são extrínsecos ao mecanismo de produção normal de sons do trato respiratório e consistem em sons anormais sobrepostos aos sons respiratórios. Os ruídos adventícios são ainda classificados em estertores e sibilos. As doenças que resultam em edema ou exsudatos nas vias respiratórias podem produzir estertores. Os sibilos sugerem estreitamento das vias respiratórias (p. ex., broncoconstrição, espessamento da parede brônquica, compressão externa das vias respiratórias).

Com a exceção do fluxo laminar de baixa velocidade nos bronquíolos (assinalado anteriormente), a existência de sons respiratórios implica um tecido pulmonar não funcional ao estetoscópio.

Tabela 21.1 Frequência respiratória de várias espécies de animais em diferentes situações.*

Animal	Nº de animais	Condição	Ciclos/min Variação	Ciclos/min Média
Equino	15	Em estação (em repouso)	10 a 14	12
Vaca leiteira	11	Em estação (em repouso)	26 a 35	29
	11	Em decúbito esternal	24 a 50	35
Bezerro de vaca leiteira	6	Em estação (peso corporal de 52 kg, 3 semanas de idade)	18 a 22	20
	6	Deitado (peso corporal de 52 kg, 3 semanas de idade)	21 a 25	22
Suíno	3	Deitado (peso corporal de 23 a 27 kg)	32 a 58	40
Cão	7	Dormindo (24°C)	18 a 25	21
	3	Em estação (em repouso)	20 a 34	24
Gato	5	Dormindo	16 a 25	22
	6	Deitado, acordado	20 a 40	31
Carneiro	5	Em estação, ruminando, lã de 1,3 cm, 18°C	20 a 34	25
	5	Condições iguais, exceto a 10°C	16 a 22	19

*Dados de tarefas laboratoriais por estudantes de veterinária.
Fonte: Reece, W.O. (2004) Respiration in mammals. In: *Dukes' Physiology of Domestic Animals,* 12th edn (ed. W.O. Reece). Cornell University Press, Ithaca, NY.

Volumes e capacidades pulmonares

> 1 Qual é a diferença entre volumes pulmonares e capacidades pulmonares?
> 2 Qual é a definição de capacidade vital?
> 3 O que é capacidade residual funcional?

As descrições convencionais dos volumes pulmonares estão associadas à quantidade de ar no seu interior em qualquer momento determinado ou à quantidade relacionada com uma respiração. O **volume corrente** é o volume de ar que é inspirado ou expirado durante um ciclo respiratório. Pode aumentar ou diminuir, dependendo das necessidades de ventilação. Volume corrente é provavelmente usado com mais frequência do que outros termos. O **volume de reserva inspiratório** é o volume de ar que ainda pode ser inalado após a inspiração do volume corrente, enquanto o **volume de reserva expiratório** é o volume de ar que ainda pode ser exalado após a expiração do volume corrente. O **volume residual** é o volume de ar que permanece nos pulmões após expiração forçada. Além disso, uma parte do volume residual permanece nos pulmões após terem sido removidos do tórax durante o abate ou para exame *post-mortem*. Devido ao volume residual remanescente, os cortes de pulmão excisado flutuam na água. A consolidação do tecido pulmonar, como ocorre na pneumonia, provoca o seu afundamento.

Algumas vezes, é útil combinar dois ou mais desses volumes. Essas combinações são denominadas capacidades. A capacidade pulmonar total é a soma de todos os volumes. A capacidade vital é a soma de todos os volumes sobre e acima do volume residual; é a quantidade máxima de ar que pode ser inspirada após expiração forçada. A **capacidade inspiratória** é a soma do volume corrente e do volume de reserva inspiratório. A **capacidade residual funcional** é a soma do volume de reserva expiratório e volume residual. Este é o volume pulmonar que é ventilado pelo volume corrente. Serve como reservatório de ar e ajuda a proporcionar uma constância nas concentrações sanguíneas dos gases inspirados. As relações dos volumes e das capacidades pulmonares estão ilustradas na Figura 21.13.

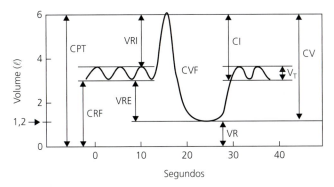

Figura 21.13 Subdivisões dos volumes e das capacidades pulmonares. CPT, capacidade pulmonar total; CRF, capacidade residual funcional; VRE, volume de reserva expiratório; VRI, volume de reserva inspiratório; VR, volume residual; CI, capacidade inspiratória; V_T, volume corrente; CV, capacidade vital; CVF, capacidade vital forçada. De Cloutier, M.M. and Thrall, R.S. (2004). The respiratory system. In: *Physiology*, 5th edn (eds R.M. Berne, M.N. Levy, B.M. Koeppen and B.A. Stanton). Mosby, St Louis, MO. Com autorização da Elsevier.

Autoavaliação

As respostas encontram-se no final do capítulo.

1 Qual das seguintes mucosas está associada ao resfriamento do sangue, proporcionando um mecanismo de resfriamento para o cérebro?
 A Mucosa faríngea
 B Mucosa das conchas
 C Mucosa traqueal
 Explique a escolha feita para a resposta correta.

2 A cor púrpura mais escura do sangue venoso deve-se a:
 A Concentração diminuída de dióxido de carbono
 B Concentração aumentada de dióxido de carbono
 C Concentração diminuída de oxigênio
 D Concentração aumentada de oxigênio
 Explique a escolha feita para a resposta correta.

3 Que tipo de respiração predomina durante a respiração normal silenciosa?
 A Abdominal
 B Costal
 Explique a escolha feita para a resposta correta.

4 Qual dos seguintes volumes respiratórios está associado ao volume de ar inspirado ou expirado durante um ciclo respiratório?
 A Volume de reserva inspiratório
 B Volume corrente
 C Volume residual
 Explique a escolha feita para a resposta correta.

5 Qual dos seguintes estados da respiração caracteriza-se por aumento da profundidade, frequência ou ambas e torna-se evidente após esforço físico?
 A Dispneia
 B Hiperpneia
 C Polipneia
 Explique a escolha feita para a resposta correta.

Leitura sugerida

Dellman, H. (1993) *Textbook of Veterinary Histology*, 4th edn. Lea & Febiger, Philadelphia.
Frandson, R., Wilke, W. and Fails, A. (2009) *Anatomy and Physiology of Farm Animals*, 7th edn. Wiley-Blackwell, Ames, IA.
Mackenna, B. and Callander, R. (1997) *Illustrated Physiology*, 6th edn. Churchill Livingstone, Edinburgh.

Respostas

1 B. O sangue arterial que irriga as conchas altamente vascularizadas é resfriado pelo ar inalado nos espaços das conchas. O sangue arterial que foi resfriado transformou-se agora em sangue venoso que retorna para a base do cérebro, onde entra em um reservatório. As artérias que fornecem sangue ao cérebro dividem-se em numerosas artérias menores, que são então banhadas no reservatório venoso resfriado e voltam a se unir antes de entrar no cérebro, proporcionando, assim, um mecanismo de resfriamento.

2 C. A cor do sangue não está relacionada com o dióxido de carbono, mas com a existência de hemoglobina. Quando a hemoglobina está

saturada com oxigênio, adquire uma cor vermelho vivo. Com uma perda crescente da saturação de oxigênio, torna-se mais escura e de coloração mais púrpura.

3 A. A respiração costal caracteriza-se por uma movimentação pronunciada das costelas e é proeminente na existência de afecções dolorosas do abdome, como peritonite. A respiração abdominal caracteriza-se por movimentos visíveis do abdome e normalmente predomina. Ela só é substituída pela respiração costal quando a respiração abdominal se torna dolorosa.

4 B. O volume inspiratório é o volume de ar que ainda pode ser inspirado após inalação do volume corrente. O volume residual é o volume de ar que permanece nos pulmões após expiração forçada. O volume corrente é o volume de ar que é inspirado ou expirado durante um ciclo respiratório.

5 B. A dispneia refere-se à respiração difícil, em que há necessidade de esforço visível para respirar. A polipneia refere-se a uma respiração rápida e superficial. Assemelha-se à hiperpneia na sua frequência, porém é diferente desta quanto à profundidade.

Aspectos Físicos e Mecânicos da Respiração

22

William O. Reece

Princípios físicos da troca gasosa, 205
  Física dos gases, 205
  Pressões parciais, 205
  Pressões parciais dos gases nos pulmões, no sangue e nos tecidos, 206
  Fatores que afetam a difusão dos gases, 207
Mecânica da respiração, 208

Pressões respiratórias, 208
Tendência ao colapso dos pulmões, 210
Complacência pulmonar, 211
Consumo metabólico da respiração, 212
Resistência ao fluxo de ar, 212
Autoavaliação, 212

Os gases envolvidos na fisiologia da respiração são o oxigênio, o dióxido de carbono, o nitrogênio e o vapor d'água. Todas essas moléculas gasosas estão na atmosfera e em soluções nos líquidos corporais. Os princípios básicos das propriedades físico-químicas das soluções continuam válidos, porém aplicam-se agora a moléculas gasosas.

Princípios físicos da troca gasosa

1. Quando o oxigênio e o dióxido de carbono estão sujeitos à mesma pressão nos líquidos corporais, qual deles irá transportar a maior quantidade de seu respectivo gás?

2. Como você definiria as pressões parciais? Consulte a Tabela 22.1 para verificar como são usadas.

3. Os gases individuais nos líquidos corporais podem sofrer difusão independente de outros gases, qualquer que seja sua pressão parcial?

4. O sangue submetido a 400 mmHg tem quatro vezes mais oxigênio do que o mesmo sangue submetido a 100 mmHg? Explique.

5. Por que a pressão parcial de oxigênio no gás alveolar (PAO_2) é menor do que a pressão parcial de oxigênio que está sendo inalado?

6. Por que a soma total das pressões parciais em espaços fechados (p. ex., cavidade abdominal) é inferior à soma total das pressões parciais no sangue arterial e no ar alveolar?

7. Por que ocorre diminuição da PaO_2 e da $PaCO_2$ na hiperpneia associada ao espessamento da membrana pulmonar (p. ex., edema intersticial pulmonar)?

Física dos gases

Várias leis físicas são úteis no estudo dos gases. A **lei de Boyle** relaciona a pressão com o volume. Se a massa e a temperatura de um gás em uma câmara permanecem constantes, porém a pressão é elevada ou reduzida, o volume do gás varia inversamente com a pressão; por exemplo, se a pressão for elevada, ocorre diminuição do volume.

A **lei de Charles** está relacionada com o efeito da temperatura sobre o volume dos gases. Se a pressão de determinado volume de gás permanece constante, porém a temperatura varia, o volume do gás aumenta de modo diretamente proporcional à elevação da temperatura; por exemplo, se a temperatura for elevada, o volume do gás aumenta.

Por fim, uma lei muito importante que precisa ser entendida é a **Lei de Henry**, que está relacionada com os volumes dos gases dissolvidos em água. Especificamente, a quantidade de gás dissolvido na água em equilíbrio é afetada pela pressão do gás à qual a água é exposta, bem como pelo coeficiente de solubilidade do gás, e é diretamente proporcional a cada um deles:

$$\text{Volume} = \text{Pressão} \times \text{coeficiente de solubilidade}$$

Os gases encontrados na água corporal dos animais são o dióxido de carbono, o oxigênio e o nitrogênio. O dióxido de carbono é o mais solúvel desses gases, sendo cerca de 22 vezes mais solúvel do que o oxigênio. O nitrogênio é o menos solúvel, sendo aproximadamente metade menos solúvel do que o oxigênio. O efeito da lei de Henry é mostrado para o oxigênio e o dióxido de carbono na Figura 22.1.

Pressões parciais

A **pressão parcial** de um gás é um conceito comum associado à fisiologia da respiração. Pode ser definida como a pressão exercida por determinado gás em uma mistura de gases. A soma das pressões parciais de cada um dos gases em uma mistura é sempre igual à pressão total. As pressões parciais específicas são identificadas por símbolos acrescentados a P, que é a designação fisiológica da pressão parcial. Por exemplo, a designação da pressão parcial de oxigênio é PO_2. Maior particularização é obtida pelo uso de símbolos adicionais. Descrições arteriais, venosas e alveolares são comumente usadas e indicadas pelos símbolos a, v e A, respectivamente. A pressão parcial de CO_2 no sangue arterial é designada como $PaCO_2$ ou PCO_2 arterial. Os símbolos e suas definições são apresentados na Tabela 22.1.

A pressão parcial de um gás é obtida pela multiplicação de sua concentração pela pressão total. Por exemplo, o ar seco contém 20,94% de O_2. A pressão total do ar ao nível do mar (pressão barométrica) é de 760 mmHg. A PO_2 é o produto de sua composição percentual pela pressão total da mistura ($PO_2 = 0,2093 \times 760$ mmHg = 159 mmHg).

Tabela 22.1 Símbolos comuns para a fisiologia respiratória.

Símbolo	Definição
P	Pressão parcial
PO_2	Pressão parcial de oxigênio
PaO_2, PvO_2, PAO_2	PO_2 arterial, venosa e alveolar, respectivamente
PCO_2	Pressão parcial de dióxido de carbono
$PaCO_2$, $PvCO_2$, $PACO_2$	PCO_2 arterial, venosa e alveolar, respectivamente
PN_2	Pressão parcial de nitrogênio
PH_2O	Pressão parcial de vapor de água (fase gasosa da H_2O)
V	Volume de gás
$\dot{V}$	Volume de gás por unidade de tempo
V_T, V_D, V_A	V corrente, do espaço morto e alveolar, respectivamente
V_E, V_I	V expirado e inspirado, respectivamente
MRV	Volume minuto respiratório (volume total de gás movido para dentro ou para fora das vias respiratórias e alvéolos em 1 min)
Q	Volume de sangue
$\dot{Q}$	Volume de sangue por unidade de tempo
$\dot{V}/\dot{Q}$	Relação ventilação-perfusão

Fonte: Reece, W.O. (2004) Respiration in mammals. In: *Dukes' Physiology of Domestic Animals,* 12th edn (ed. W.O. Reece). Cornell University Press, Ithaca, NY. Reproduzida, com autorização, de Cornell University Press.

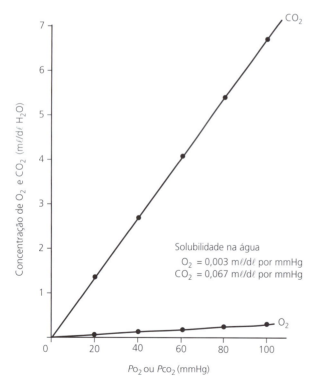

Figura 22.1 Solubilidades relativas do dióxido de carbono e do oxigênio na água. De Reece, W.O. (2004) Respiration in mammals. In: *Dukes' Physiology of Domestic Animals,* 12th edn (ed. W.O. Reece). Cornell University Press, Ithaca, NY. Reproduzida, com autorização, de Cornell University Press.

Os gases exibem um movimento efetivo por difusão simples em resposta a diferenças de pressão. A difusão efetiva ocorre de áreas de alta pressão para áreas de pressão menor, e isso se aplica a gases em uma mistura gasosa, gases em solução e gases que passam da fase gasosa para o estado dissolvido (aplicação da lei de Henry). Independente da pressão total da mistura gasosa, cada gás individual difunde-se independentemente, isto é, ocorre difusão de sua alta pressão parcial para a sua baixa pressão parcial.

Os estudantes têm tendência a acreditar que as altas pressões de oxigênio no sangue estão relacionadas com grandes volumes de oxigênio. A lei de Henry pode explicar que isso não é correto, visto que, segundo essa lei, a quantidade de gás dissolvido em água em equilíbrio é afetada não apenas pela pressão do gás à qual a água é exposta, mas também pela sua solubilidade. A lei de Henry aplica-se à água do sangue, e não à hemoglobina. Como a solubilidade do oxigênio (0,003 mℓ/dℓ por mmHg) é muito baixa, é evidente que o oxigênio em solução representa uma pequena porção do oxigênio existente no sangue. Por conseguinte, uma PaO_2 de 400 mmHg não significa a presença de quatro vezes mais oxigênio no sangue do que quando a PaO_2 é de 100 mmHg. Seria quatro vezes maior se a solubilidade fosse o único fator. Entretanto, a hemoglobina absorve o oxigênio (o remove da solução) e torna-se praticamente saturada quando a PaO_2 é de 100 mmHg. Cerca de 20 mℓ de oxigênio estão presentes em cada 100 mℓ de sangue quando a concentração de hemoglobina é de aproximadamente 15 g/dℓ (a quantidade varia de acordo com a espécie), e a PaO_2 é de 100 mmHg. Por conseguinte, o aumento adicional de pressão para 400 mmHg aumentaria apenas o conteúdo de oxigênio do sangue pela sua solubilidade em água (0,3 mℓ/100 mmHg), ou 0,9 mℓ de oxigênio além dos 20 mℓ de oxigênio no sangue representado pelos primeiros 100 mmHg, visto que a hemoglobina fica saturada em 100 mmHg.

É difícil visualizar uma pressão parcial para a água. É preciso lembrar que a água tem uma fase gasosa, conhecida como vapor. A pressão de vapor da água é causada pelas moléculas de água na superfície que tendem a escapar no gás acima do líquido. Quando a temperatura da água aumenta, também aumenta a tendência das moléculas de água de escapar. O símbolo para a pressão de vapor d'água é P_{H_2O}, e, em uma pressão barométrica de 760 mmHg, a PH_2O é igual a 47 mmHg a 37°C e 52 mmHg a 39°C. A temperatura corporal profunda média em muitos dos animais domésticos é de 39°C.

Pressões parciais dos gases nos pulmões, no sangue e nos tecidos

A composição aproximada (e pressões parciais correspondentes) do ar atmosférico sérico ao nível do mar (760 mmHg) é a seguinte: 20,93% de O_2 (PO_2, 159 mmHg), 0,03% de CO_2 (PCO_2, 0,23 mmHg); 79,0% de N_2 (PN_2, 600 mmHg). Os valores para a pressão parcial desses gases nos tecidos, no sangue e nos alvéolos pulmonares de humanos estão relacionados na Tabela 22.2. Observe que a PO_2 do ar alveolar (109 mmHg) está muito reduzida em relação ao valor de 159 mmHg para o ar seco inspirado. Essa redução é o resultado de três fatores: (i) o oxigênio é consumido pelos tecidos (com redução do oxigênio sanguíneo) e, portanto, o oxigênio constantemente deixa os alvéolos e entra no sangue venoso quando se torna arterial; (ii) o ar é umidificado, criando uma PH_2O de 47 mmHg de 37°C, que, por sua vez, dilui o oxigênio presente nos alvéolos; e (iii) o CO_2 entra constantemente nos alvéolos a partir do sangue venoso, e isso também dilui o oxigênio presente.

Uma ventilação aumentada poderia elevar a P_{O_2} alveolar, visto que a substituição com ar atmosférico, que contém mais oxigênio do que ar alveolar, seria mais rápida. Nessas condições, observa-se que a P_{O_2} arterial aumenta, devido à maior diferença de pressão parcial. Além disso, convém observar os seguintes aspectos, que estão demonstrados na Tabela 22.2.

- Pode haver uma diferença entre a P_{O_2} arterial e a P_{O_2} alveolar ($P_{aO_2} < P_{AO_2}$), visto que parte do sangue que deixa os pulmões foi desviado (não recebe oxigênio). O *shunt* é definido como qualquer mecanismo pelo qual o sangue que não passou por áreas ventiladas do pulmão é acrescentado às artérias sistêmicas. O efeito pode ser pequeno nos animais saudáveis
- A P_{CO_2} alveolar e a P_{CO_2} arterial são iguais, devido ao maior coeficiente de difusão para o CO_2 e também devido à pequena diferença arteriovenosa da P_{CO_2}, que resulta em uma mudança imperceptível do sangue do *shunt*
- O nitrogênio está em equilíbrio virtual em todo o sistema, visto que ele não é consumido nem produzido
- A pressão de vapor d'água é igual em todo o sistema, visto que os gases permanecem em umidificação de 100%
- Enquanto a soma da pressão parcial no ar alveolar e colunas arteriais seja aproximadamente a da atmosfera (760 mmHg), isso não ocorre com as colunas venosas e teciduais. São menores em aproximadamente a quantidade de oxigênio consumida. Ocorre absorção de gás dos espaços fechados (cavidades peritoneal e pleural) para o sangue venoso, devido a diferenças de pressão parcial no oxigênio entre o sangue venoso e os espaços fechados. Esse fenômeno é observado quando a cavidade peritoneal é cirurgicamente aberta, e ocorre uma ligeira entrada de ar
- Cada gás se difunde em resposta à sua própria diferença de pressão parcial e é independente dos outros gases. Ocorre difusão simples, devido ao movimento aleatório das moléculas de uma área de maior concentração para uma área de menor concentração.

A Figura 22.2 mostra a direção da difusão para o oxigênio e o dióxido de carbono em resposta a diferenças nas pressões parciais.

Fatores que afetam a difusão dos gases

A difusão entre o gás alveolar e o sangue é separada pela membrana respiratória (ver Figura 21.10, Visão geral do sistema respiratório). Em geral, a membrana respiratória é composta do epitélio alveolar, membrana basal do epitélio alveolar, espaço intersticial, membrana basal do endotélio capilar e endotélio capilar. A distância para a difusão entre o gás alveolar e o sangue, conforme ilustrado na Figura 21.10, provavelmente representa uma distância mínima. A separação pulmonar pode tornar-se maior, dependendo da interposição de células e da quantidade de espaço intersticial. A difusão através dos tecidos é descrita da seguinte maneira:

$$\dot{V}_{\text{gás}} = \frac{A \cdot D \,(P_1 - P_2)}{T}$$

Em que a taxa de difusão ($\dot{V}_{\text{gás}}$) é proporcional à área de superfície (A), à diferença na pressão parcial de gás entre os dois lados ($P_1 - P_2$) e um coeficiente de difusão (D) e inversamente proporcional à espessura do tecido (T). O coeficiente de difusão para o dióxido de carbono através da membrana respiratória é cerca de 22 vezes maior que o do oxigênio. Além disso, à medida que aumenta a distância de difusão, como no edema intersticial pulmonar, a taxa de difusão diminui. Nessa condição, pode-se verificar maior esforço ventilatório na tentativa de compensar a hipoxemia (diminuição da concentração de oxigênio no sangue arterial) que se desenvolveu em consequência da taxa diminuída de difusão do oxigênio. A análise dos gases sanguíneos do sangue arterial mostraria uma redução da pressão parcial tanto para o oxigênio quanto para o dióxido de carbono. Devido à diminuição da taxa de difusão em consequência da distância, pode-se esperar um aumento do dióxido de carbono; todavia, como o seu coeficiente de difusão é muito maior que o do oxigênio, a ventilação aumentada hipercompensa a diminuição da difusão devido à distância, e observa-se uma redução da P_{aCO_2}. Outra característica que precisa ser assinalada é a relação direta da área de superfície com a taxa de difusão. Os pequenos mamíferos apresentam necessidades muito altas de oxigênio em comparação com os mamíferos de grande porte, visto que a necessidade de oxigênio basal é quase mais proporcional à área de superfície corporal do que ao peso corporal. Entretanto, os pequenos mamíferos têm aproximadamente a mesma proporção entre volume pulmonar e peso corporal dos mamíferos de grande porte. Possuem maior eficiência pulmonar para o determinado volume, devido a maior número de alvéolos menores, o que aumenta a área de superfície para difusão. A eficiência dos pulmões é diminuída quando há destruição das paredes alveolares (p. ex., enfisema), reduzindo, assim, a área de superfície e a taxa de difusão.

Até esse ponto, foi apenas mencionada a difusão entre o ar alveolar e o sangue. É preciso entender que os mesmos princípios se aplicam para a difusão entre o sangue e os tecidos corporais. As diferenças entre sangue arterial e sangue venoso constituem um reflexo da difusão de gases que ocorre nos pulmões e em outros tecidos do corpo. A difusão de gases no corpo resulta da geração de diferenças de pressão, de acordo com a equação da taxa de difusão apresentada anteriormente. Com a exceção da diferença de pressão, os outros fatores da equação são um tanto fixos em condições normais. Ocorre difusão porque o oxigênio é consumido pelos tecidos, o que diminui a P_{aO_2}, e o CO_2 é produzido pelos tecidos, aumentando a P_{vCO_2}. À medida que o ar fresco entra nos pulmões, um gradiente é gerado para reabastecer o sangue com oxigênio e remover o dióxido de carbono que se acumulou.

Tabela 22.2 Pressões totais e parciais (em mmHg) dos gases respiratórios em humanos em repouso (nível do mar).

Gases	Sangue venoso	Ar alveolar	Sangue arterial	Tecido
Oxigênio	40	109	100	30 ou menos
Dióxido de carbono	45	40	40	50 ou mais
Nitrogênio	569	564	569	569
Vapor de água	47	47	47	47
Total	701	760	756	696

Fonte: Reece, W.O (2009). *Functional Anatomy and Physiology of Domestic Animals,* 4th edn. Willey-Blackwell, Ames, IA. Reproduzida, com autorização, de Wiley.

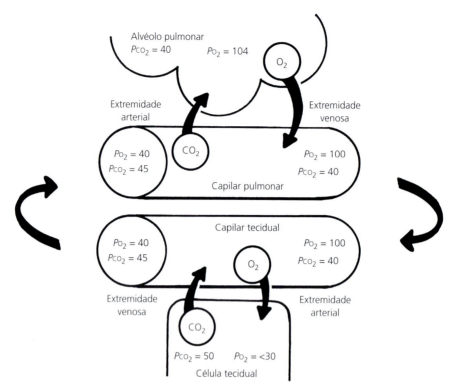

Figura 22.2 Direção da difusão de oxigênio (O_2) e dióxido de carbono (CO_2), como mostram as setas. No alvéolo pulmonar, a P_{CO_2} é de 40 mmHg, e a P_{O_2} é de 104 mmHg; na extremidade arterial do capilar pulmonar, a P_{O_2} é de 40 mmHg, e a P_{CO_2} é de 45 mmHg, ao passo que, na extremidade venosa, a P_{O_2} é de 100 mmHg, e a P_{CO_2} é de 40 mmHg; na extremidade venosa do capilar tecidual, a P_{O_2} é de 40 mmHg, e a P_{CO_2} é de 45 mmHg, ao passo que, na extremidade arterial, a P_{O_2} é de 100 mmHg, e a P_{CO_2} é de 40 mmHg; e na célula tecidual, a P_{CO_2} é de 50 mmHg, e a P_{O_2} é de < 30 mmHg. De Reece, W.O (2009). *Functional Anatomy and Physiology of Domestic Animals*, 4th edn. Willey-Blackwell, Ames, IA. Reproduzida, com autorização, de Wiley.

Mecânica da respiração

1 Por que a pressão intrapleural é sempre inferior à pressão intrapulmonar?
2 Por que os animais com pneumotórax são incapazes de inflar os pulmões?
3 Como a pressão mediastínica ajuda o retorno do sangue ao coração, bem como a regurgitação em ruminantes?
4 Como as propriedades do surfactante ajudam na inspiração e na expiração?
5 Como mudanças na quantidade ou na composição do surfactante afetam a complacência pulmonar?
6 Qual é a relação entre os valores da complacência pulmonar e a eficiência de alimentação do gado?
7 Por que a escolha de um tubo endotraqueal é importante quando relacionada com a resistência à via respiratória?

Pressões respiratórias

O ar entra e sai dos pulmões em resposta a diferenças de pressão criadas por um aumento ou redução do volume torácico, respectivamente (Figura 22.3).

Pressão intrapulmonar

A **pressão intrapulmonar** refere-se à pressão do ar nos pulmões e passagens que conduzem até eles. A pressão intrapulmonar torna-se rapidamente igual à pressão da atmosfera após estabilização do volume torácico, devido à comunicação livre existente entre o interior dos pulmões e o exterior. Durante a inspiração, a pressão intrapulmonar torna-se ligeiramente subatmosférica, visto que o aumento do tórax e dos pulmões é um pouco mais rápido do que o influxo de ar. Durante a expiração, a pressão intrapulmonar torna-se ligeiramente maior do que a pressão atmosférica, visto que o tórax diminui de volume e possibilita uma diminuição do volume dos pulmões (tendência à retração) e comprime o ar no seu interior. O ar move-se para fora em resposta a essa compressão. Por conseguinte, pode-se verificar que as diferenças de pressão criam o movimento efetivo de ar. A pressão intrapulmonar também foi designada como **pressão alveolar** ou **intra-alveolar**.

Pressão intrapleural

A **pressão intrapleural** refere-se à pressão no tórax fora dos pulmões (incluindo o mediastino). Tem sido algumas vezes denominada **pressão intratorácica**. O espaço intrapleural é mínimo, e os pulmões ocupam a maior parte da cavidade torácica não preenchida por outras estruturas. A pressão intrapleural é sempre inferior à pressão intrapulmonar. Isso é verdadeiro não apenas durante a respiração normal, mas também em condições de expiração vigorosa e em condições de ventilação com pressão positiva (inflação forçada de ar). A pressão intrapleural é inferior à pressão intrapulmonar, visto que os pulmões aderem à parede torácica pela camada de líquido existente entre as pleuras visceral e parietal. A expansão do tórax é seguida de expansão dos pulmões. Entretanto, os pulmões sempre exibem uma tendência à retração, visto que

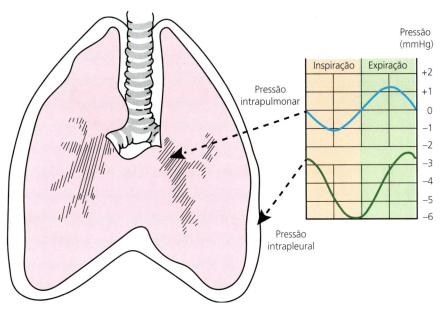

Figura 22.3 Pressões intrapleural e intrapulmonar associadas à inspiração e à expiração. Adaptada de Ganong, W.F. (2001) *Review of Medical Physiology*, 20th edn. McGraw-Hill, New York.

(i) a tensão superficial do líquido que reveste o interior dos alvéolos sempre puxa a superfície alveolar para o menor tamanho possível, e (ii) as forças elásticas (fibras de elastina e colágenas) tendem a colapsar os pulmões o tempo todo. A retração do tecido pulmonar puxa a camada de líquido entre a pleura visceral e parietal, causando uma pressão hidrostática que é subatmosférica.

Em condições de respiração normal, a pressão intrapulmonar torna-se apenas ligeiramente negativa (−1 mmHg) durante a inspiração e apenas ligeiramente positiva (+1 mmHg) durante a expiração. Um registro simultâneo da pressão intrapleural provavelmente mostraria um valor de cerca de −2 mmHg no final da expiração e um valor de cerca de −6 mmHg no final da inspiração (Figura 22.4). Todos esses valores são relativos à pressão atmosférica.

Pneumotórax

Na condição patológica denominada pneumotórax (Figura 22.5), ocorre entrada de ar no espaço entre a pleura visceral e parietal, rompendo a adesão e eliminando o potencial de inflação dos pulmões. Os animais com mediastino completo (p. ex., o cão, no qual o pulmão direito e o pulmão esquerdo são separados) só apresentam colapso pulmonar no lado de entrada do ar. Os pulmões colapsam devido à força da tensão elástica e tensão superficial. As tentativas de inspiração realizadas pelo animal não tem sucesso, e ocorre morte por **asfixia**.

Pressão no espaço mediastínico

É importante compreender a relação entre as estruturas mediastínicas e a pressão intrapleural. Essas estruturas estão envolvidas por uma pleura mediastínica. Uma pressão intrapleural subatmosférica é transmitida às estruturas mediastínicas, isto é, a veia cava e o esôfago (Figura 22.6). Isso tem consequências importantes de natureza positiva. Durante a inspiração, quando a pressão intrapleural torna-se mais negativa em relação à pressão atmosférica, a transmissão de pressão reduzida à veia cava e ao ducto linfático torácico auxilia o fluxo de sangue e linfa até o coração. Devido às válvulas existentes nesses vasos, o sangue e a linfa não apresentam fluxo retrógrado quando a pressão se torna menos negativa em relação à pressão atmosférica durante a expiração. No estudo da regurgitação nos ruminantes, foi demonstrado que a entrada do conteúdo ruminal no esôfago é auxiliada quando o animal inspira com a glote fechada. Isso cria uma pressão intrapleural subatmosférica maior do que a normal, a qual é transmitida às estruturas mediastínicas. A pressão intrapleural pode ser medida por meio de um transdutor apropriado colocado na parte mediastínica do esôfago.

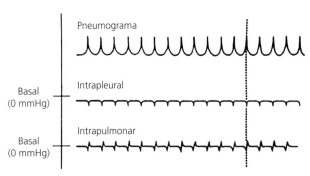

Figura 22.4 Registro simultâneo das pressões intrapulmonar e intrapleural durante o ciclo respiratório de um cão anestesiado. Cada pico no pneumograma indica o final da inspiração (curva ascendente) e o início da expiração (curva descendente). Os transdutores não foram igualmente calibrados. A linha tracejada mostra a posição simultânea dos registros no final da inspiração. Observe que (i) a pressão intrapleural permanece subatmosférica no final da expiração, (ii) ambas as medidas de pressão têm a sua maior negatividade no final da inspiração, e (iii) a pressão intrapulmonar torna-se acentuadamente positiva no momento em que começa a expiração. Traçado de registro verdadeiro. De Reece, W.O. (2004) Respiration in mammals. In: *Dukes' Physiology of Domestic Animals*, 12th edn (ed. W.O. Reece). Cornell University Press, Ithaca, NY. Reproduzida, com autorização, da Cornell University Press.

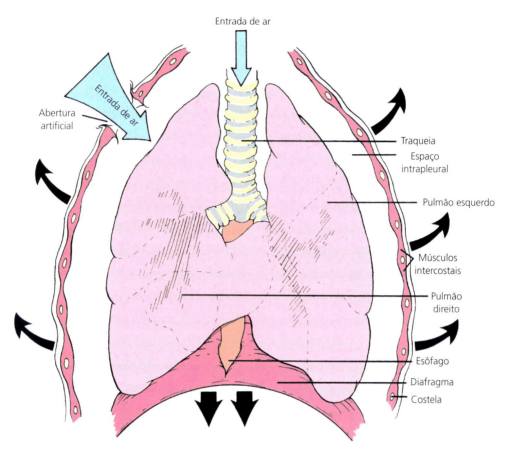

Figura 22.5 Pneumotórax (vista ventral). O volume de ar que entra pela abertura artificial excede aquele que passa pela traqueia quando o volume intrapleural é aumentado durante a inspiração. A redução da pressão intrapleural é desta forma insuficiente para possibilitar a inflação do pulmão. As setas pretas mostram as direções do aumento de volume torácico quando o diafragma e os músculos inspiratórios intercostais se contraem durante a inspiração. Adaptada de Reece, W.O (2009). *Functional Anatomy and Physiology of Domestic Animals,* 4th edn. Willey-Blackwell, Ames, IA. Reproduzida, com autorização, de Wiley.

Tendência ao colapso dos pulmões

Existe uma tendência constante dos pulmões ao colapso, que se retraem, afastando-se da parede torácica. Essa tendência à retração foi mencionada na explicação anterior sobre a razão pela qual a pressão intrapleural é sempre menor do que a pressão intrapulmonar. A tendência à retração ocorre devido (i) ao estiramento das fibras de elastina e colágenas pela inflação do pulmão, e (ii) à tensão superficial do revestimento líquido dos alvéolos. É fácil de visualizar o estiramento das fibras elásticas como uma força que contribui para a retração.

Tensão superficial

A **tensão superficial**, que é menos facilmente visualizada, é manifestação das forças de atração entre átomos ou moléculas. Os átomos ou moléculas idênticos exercem atração igual entre si, enquanto átomos ou moléculas diferentes podem ter mais ou menos atração entre si (Figura 22.7).

O efeito da tensão superficial sobre os alvéolos pulmonares pode ser explicado pela **lei de Laplace**, representada como $P = 2T/r$, em que a pressão (P) no interior do alvéolo é diretamente relacionada com a tensão (T) exercida em sua superfície interna e inversamente relacionada com o raio interno (r). A tensão na parede do alvéolo tende a contraí-lo, e a pressão no interior do alvéolo tende a expandi-lo. Quando não há nenhum movimento do alvéolo, existe um equilíbrio entre as forças de expansão e contração. Se a tensão superficial no alvéolo permanecer a mesma, independentemente do raio, a pressão necessária para inflar aumenta à medida que o raio diminui e diminui à medida que o raio aumenta. Por conseguinte, pode-se observar que seria necessária maior pressão para iniciar a inspiração (visto que o raio é menor), e que os pequenos alvéolos (com sua maior pressão) iriam se esvaziar nos alvéolos maiores. Essa situação insustentável ocorreria se a tensão superficial permanecesse a mesma, independentemente do raio. Entretanto, isso não é observado, devido à presença do surfactante pulmonar.

Surfactantes

Os **surfactantes** são substâncias tensoativas para as quais as moléculas de água têm menor atração. Em virtude dessa propriedade, as moléculas de surfactante acumulam-se na superfície (ver Figura 22.7C), e ocorre uma redução da tensão superficial. Isso resulta da redução do número de moléculas de água na superfície (que são deslocadas pelas moléculas de surfactante) e também da menor atração que as moléculas de surfactante têm entre si e pelas moléculas de água. Por conseguinte, o efeito de tensão superficial e a força para baixo são reduzidos.

O surfactante pulmonar é um complexo lipoproteico que contém cerca de 30% de proteína e 70% de lipídios. A maior parte da fração lipídica é composta pelo fosfolipídio, dipalmitoil

Capítulo 22 | Aspectos Físicos e Mecânicos da Respiração   211

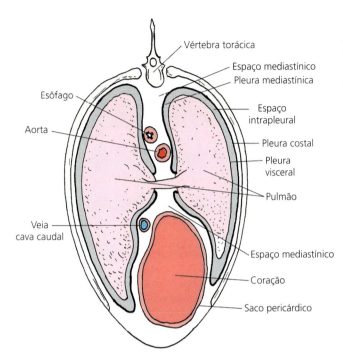

Figura 22.6 Corte transversal esquemático de tórax equino, mostrando as relações da pleura visceral, costal e mediastínica. A aorta, o esôfago, a veia cava e o ducto linfático torácico (não mostrado) estão dentro do espaço mediastínico. O esôfago, a veia cava e o ducto linfático (estruturas moles) respondem por meio de elevação e redução da pressão em seus lumens, associadas a mudanças semelhantes nos espaços intrapleural e mediastínico. Adaptada de Reece, W.O (2009). *Functional Anatomy and Physiology of Domestic Animals,* 4th edn. Willey-Blackwell, Ames, IA. Reproduzida, com autorização, de Wiley.

é conhecido na maioria das espécies domésticas. No lactente humano prematuro, a deficiência de surfactante ao nascimento leva a uma síndrome de angústia respiratória, caracterizada por dispneia, cianose e gemido expiratório. Existem semelhanças clínicas, patológicas e bioquímicas com a síndrome de angústia respiratória humana entre algumas espécies animais. A síndrome em animais foi descrita mais detalhadamente em equinos e suínos, nos quais foi denominada síndrome uivante. O nome deriva do ruído associado aos gemidos expiratórios. A síndrome não se correlaciona com o nascimento prematuro de potros e leitões. Embora a causa primária possa diferir, o desenvolvimento da síndrome entre lactentes humanos, potros e leitões parece envolver uma falha na produção de surfactante.

No final da expiração, quando os alvéolos alcançam o seu menor raio, parece que seria necessária uma pressão aumentada para iniciar a próxima inspiração e, assim, inflar os alvéolos. De acordo com a lei de Laplace, isso seria verdadeiro se o fator de tensão superficial permanecesse igual em todas as fases da inflação. Entretanto, com a redução do raio dos alvéolos, o surfactante pulmonar torna-se mais comprimido na superfície, é mais ativo como agente tensoativo e, portanto, reduz a tensão superficial. A inspiração é auxiliada porque a redução da tensão superficial tende a neutralizar o efeito de redução do raio dos alvéolos em relação à pressão necessária para inflar os alvéolos. Além disso, estabiliza os alvéolos, de modo que os pequenos alvéolos não se esvaziam nos maiores. No final da inspiração, haverá expansão dos alvéolos. Para qualquer quantidade inicial de surfactante, o surfactante é diluído na superfície e, portanto, menos tensoativo. A tensão superficial nesse ponto estará aumentada. Do ponto de vista fisiológico, isso proporciona um fator limitante superior para a inspiração e auxilia as fibras de elastina e colágenas na retração necessária para a expiração.

Complacência pulmonar

A **complacência pulmonar** é a média da distensibilidade dos pulmões. É determinada pela medição da mudança do volume pulmonar para cada unidade de alteração de pressão. A unidade padrão para a complacência pulmonar é de mililitro (ou litros) por centímetro de água. Se houver diminuição do valor da complacência de determinado animal durante um certo período de tempo (maior pressão para a mesma expansão de volume), os

lecitina. O surfactante é sintetizado pelas células epiteliais alveolares do tipo II (células secretoras). Essa propriedade faz com que o epitélio alveolar seja incluído na categoria de uma unidade metabólica ativa, e não simplesmente uma membrana passiva para a troca de oxigênio e dióxido de carbono. Estima-se que o pulmão possa ser responsável por até 8 a 10% do consumo basal de oxigênio do corpo. O surfactante é formado em uma fase relativamente tardia da vida fetal humana e de algumas espécies animais. Entretanto, o momento de sua formação não

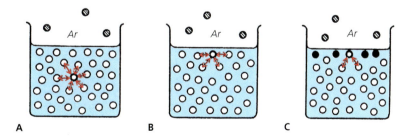

Figura 22.7 Tensão superficial. **A.** As moléculas de água (*círculos abertos*) abaixo da superfície da água em repouso em um béquer exibem atração igual entre si em todas as direções. **B.** As moléculas de água na interface água-ar não apresentam forças de atração iguais. Observe que as moléculas de ar (*círculos sombreados*) são menores em número e têm menos capacidade de exercer uma força ascendente. Por conseguinte, as moléculas de água na superfície têm mais moléculas que as puxam para baixo do que para cima, de modo que elas afundam, criando uma tração sobre a superfície. Além disso, a atração das moléculas nas laterais cria uma tensão nessa superfície. Quando transferida para a face interna de uma esfera (como um alvéolo), pode-se visualizar que a esfera teria seu tamanho reduzido pelo efeito de tensão. **C.** O acúmulo de surfactante (*círculos cheios*) na superfície tem o efeito de reduzir a tensão superficial. Adaptada de Comroe, J.H. Jr. *Physiology of Respiration,* 2nd edn. Copyright ® 1974 by Year Book Medical Publishers, Inc., Chicago. Reproduzida, com autorização, de Elsevier.

tecidos do pulmão devem estar mais rígidos e menos distensíveis, ou a presença de certas anormalidades pode ter reduzido ainda mais a expansão do tórax. Os fatores que afetam a complacência consistem em condições que destroem o tecido pulmonar ou provocam fibrose ou edema, ou que impedem de algum modo a expansão do pulmão.

As alterações no surfactante (na sua quantidade ou composição) afetam os valores da complacência, e a ausência de surfactante está associada a uma redução da complacência. Quando os alvéolos aumentam durante a inspiração, a distância entre as moléculas de surfactante aumenta (separação). Com a redução do tamanho dos alvéolos durante a expiração, as moléculas de surfactante retornam a seu estado mais comprimido (recombinação). Para o surfactante, a separação molecular ocorre com mais dificuldade do que a recombinação molecular, de modo que a medida da pressão para determinado volume pulmonar durante a inspiração é maior (complacência diminuída) do que durante a expiração para o mesmo volume pulmonar.

Consumo metabólico da respiração

A respiração está associada a um gasto de energia, que está relacionado com as contrações musculares necessárias para a expansão pulmonar. Durante a expansão dos pulmões, há um trabalho muscular associado para superar (i) as forças de tensão superficial e elástica, (ii) as forças não elásticas (reorganização dos tecidos) e (iii) a resistência das vias respiratórias. Todos esses três fatores podem estar aumentados na presença de doença. A insuficiência de surfactante e a fibrose ou o endurecimento dos tecidos afetam os primeiros dois fatores, enquanto a obstrução das vias respiratórias afeta o terceiro. Durante a doença pulmonar crônica no gado, há necessidade de mais energia para a respiração, e pode-se medir uma redução na eficiência da alimentação.

Resistência ao fluxo de ar

A resistência ao fluxo de ar é determinada pelos mesmos fatores que governam o fluxo de líquidos em tubos. Uma modificação da lei de Poiseuille para o fluxo laminar de líquidos em tubos cilíndricos lisos e rígidos é a seguinte:

$$\text{Resistência} = \frac{8\,\eta\,\ell}{\pi r^4}$$

em que η é o coeficiente de viscosidade, ℓ é o comprimento do tubo e r é o raio do tubo. Essa equação fornece alguma aproximação da resistência, embora os tubos respiratórios não sejam lisos, nem cilíndricos e rígidos. Se o comprimento for aumentado quatro vezes, logo a pressão precisa ser elevada quatro vezes para manter o fluxo de ar constante. Entretanto, se o raio do tubo for reduzido à metade, a pressão precisa ser então aumentada 16 vezes para manter o fluxo constante. Para situações que exigem intubação endotraqueal, isso ressalta a necessidade de selecionar um tubo endotraqueal que seja de tamanho máximo compatível com a via respiratória existente e de um adaptador de diâmetro semelhante ao tubo endotraqueal.

Foi assinalado que a resistência ao fluxo de ar é um dos fatores associados ao trabalho da respiração. A resistência é maior durante a expiração do que durante a inspiração, visto que a expansão dos pulmões durante a inspiração puxa as vias respiratórias de modo a auxiliar a sua maior abertura, enquanto ocorre algum grau de compressão das vias respiratórias durante a expiração. Em muitos casos de angústia pulmonar, a fase expiratória é mais exagerada do que a fase inspiratória, devido à maior compressão associada à contração aumentada dos músculos expiratórios para superar a resistência adicional.

Autoavaliação

As respostas encontram-se no final do capítulo.

1 O sangue com uma concentração de hemoglobina de 15 g/dℓ e submetido a 400 mmHg tem quatro vezes mais oxigênio do que o mesmo sangue submetido a 100 mmHg?
 A Sim
 B Não
 Explique a escolha feita para a resposta correta.

2 A distância de difusão da membrana respiratória aumentou devido ao edema intersticial pulmonar, de modo que a difusão de oxigênio e de dióxido de carbono é impedida. É necessário então maior esforço respiratório na tentativa de compensar a taxa diminuída de difusão. Qual dos seguintes resultados iria refletir a análise dos gases arteriais para o oxigênio e o dióxido de carbono?
 A Aumento da P_{AO_2} e aumento da P_{ACO_2}
 B Diminuição da P_{AO_2} e diminuição da P_{ACO_2}
 C Diminuição da P_{AO_2} e aumento da P_{ACO_2}
 Explique a escolha feita para a resposta correta.

3 Diferencie as pressões intrapulmonar e intrapleural. Descreva suas mudanças em relação a cada uma delas durante o ciclo respiratório (inspiração seguida de expiração). Como a inspiração auxilia o retorno do fluxo sanguíneo ao coração? Explique.

4 O que são surfactantes? Como eles auxiliam a respiração durante a inspiração e a expiração (fazer uma relação com a lei de Laplace, $P = 2T/r$)? Explique.

5 O valor da complacência pulmonar diminuiu em relação ao momento em que foi inicialmente medido. Isso significa que:
 A É necessário maior esforço para expandir os pulmões
 B É necessário menor esforço para expandir os pulmões
 Explique a escolha feita para a resposta correta.

Leitura sugerida

Comroe, J. Jr (1974) *Physiology of Respiration*, 2nd edn. Year Book Medical Publishers, Inc., Chicago.

Reece, W. (2004) Respiration in mammals. In: *Dukes' Physiology of Domestic Animals*, 12th edn (ed. W.O. Reece), pp. 114–148. Cornell University Press, Ithaca, NY.

Reece, W. (2009) *Anatomy and Physiology of Domestic Animals*, 4th edn. Wiley-Blackwell, Ames, IA. allander, R. (1997) *Illustrated Physiology*, 6th edn. Churchill Livingstone, Edinburgh.

Respostas

1 B. O sangue exposto a 100 mmHg tem oxigênio em solução e oxigênio combinado com a hemoglobina. A hemoglobina praticamente está saturada com oxigênio quando a P_{AO_2} é de 100 mmHg, e qualquer elevação da pressão acima de 100 mmHg só irá aumentar o conteúdo de oxigênio daquele que está em solução. Por conseguinte, a elevação adicional da pressão para 400 mmHg só aumentaria o

conteúdo de oxigênio pela sua solubilidade em água (0,3 mℓ/100 mmHg ou 0,9 mℓ de oxigênio), além dos 20 mℓ de oxigênio no sangue, representados pelos primeiros 100 mmHg, visto que a hemoglobina está saturada com oxigênio em 100 mmHg.

2 B. A análise do sangue arterial mostraria uma redução das pressões parciais de O_2 e CO_2. Devido à diminuição da taxa de difusão em virtude da distância, pode-se esperar um aumento do CO_2; entretanto, como o seu coeficiente de difusão é muito maior que o do O_2 (22 vezes maior), o aumento da ventilação hipercompensa a diminuição da difusão devido à distância, e observa-se uma redução da $P_{a_{CO_2}}$.

3 A pressão intrapulmonar refere-se à pressão de ar nos pulmões e nas passagens que conduzem até eles. A pressão intrapleural refere-se à pressão do tórax fora dos pulmões (incluindo mediastino). Durante a inspiração, o volume torácico aumenta, enquanto a pressão intrapleural diminui. Os pulmões respondem à diminuição da pressão pela expansão de seu volume e redução da pressão intrapulmonar. O ar flui para dentro. Durante a expiração, o volume torácico diminui, a pressão intrapleural torna-se menos negativa, ocorre retração dos pulmões (forças da elasticidade e tensão superficial), e a pressão intrapulmonar aumenta. Ocorre saída do fluxo de ar. A pressão intrapleural é sempre menor do que a intrapulmonar. Durante a inspiração, a pressão mediastínica também se torna mais negativa. As estruturas moles dentro do espaço mediastínico (veias cavas caudal e cranial) também se expandem, reduzindo a pressão luminal e proporcionando um auxílio para o fluxo de sangue ao coração.

4 Os surfactantes são substâncias tensoativas, que têm pouca ou nenhuma atração pelas moléculas de água e que se acumulam na superfície. De acordo com a lei de Laplace, a pressão para expandir os alvéolos está diretamente relacionada com a tensão nas paredes alveolares e inversamente relacionada com o seu raio. Na ausência de surfactante, o início da inspiração seria difícil, devido ao pequeno raio e à ausência de mudança de tensão. Na presença de surfactante, a tensão superficial é reduzida no final da expiração (começo da inspiração), visto que o surfactante se concentra mais na superfície, em virtude da área de superfície reduzida. Por conseguinte, há necessidade de menos pressão para expandir os alvéolos. No final da inspiração (começo da expiração), a concentração de moléculas de surfactante está diminuída (aumento da tensão superficial), proporcionando um auxílio para a retração dos pulmões durante a expiração.

5 A. A complacência pulmonar é uma medida da distensibilidade dos pulmões e é determinada pela medida de mudança do volume pulmonar para cada unidade de mudança de pressão. Se um valor de complacência de determinado animal diminui no decorrer de um período de tempo (maior pressão para a mesma expansão de volume), os tecidos do pulmão devem estar rígidos e menos distensíveis.

23

Ventilação Pulmonar e Transporte de Gases

William O. Reece

Ventilação pulmonar, 214
    Terminologia da ventilação, 214
    Relações entre a ventilação e a perfusão, 215
    Vasoconstrição hipóxica, 215
Transporte de oxigênio, 216
    Comentários gerais sobre a hemoglobina, 216
    Esquema geral do transporte de oxigênio, 216
    Aspectos quantitativos, 216

Curva de dissociação oxigênio-hemoglobina, 217
Transporte de dióxido de carbono, 219
    Esquema geral do transporte de dióxido de carbono, 219
    Dióxido de carbono no plasma, 220
    Dióxido de carbono nos eritrócitos, 220
    Curvas de transporte do dióxido de carbono, 221
Autoavaliação, 222

A ventilação é geralmente considerada como o processo pelo qual os gases em locais fechados são renovados ou trocados. Quando se aplica aos pulmões, trata-se de um processo de troca do gás nas vias respiratórias e nos alvéolos por gás do ambiente. A principal função da ventilação consiste na reposição de oxigênio e remoção de dióxido de carbono.

Ventilação pulmonar

> **1** O que é a reação de hidratação?
>
> **2** Além de seu papel na ventilação dos alvéolos, quais são as funções adicionais da ventilação do espaço morto fisiológico?
>
> **3** Como o espaço morto fisiológico é compensado quando pode ser aumentado em determinadas condições?
>
> **4** O que significa um desequilíbrio entre ventilação e fluxo sanguíneo que poderia ser causado durante a anestesia e é representado por baixas unidades de $\dot{V}/\dot{Q}$ do pulmão?
>
> **5** A vasoconstrição generalizada que ocorre em grandes altitudes no gado e em galinhas é ativada pela P_{O_2} do gás alveolar ou pela P_{O_2} do sangue arterial pulmonar?

Terminologia da ventilação

A **ventilação total** refere-se ao volume de gás que entra ou sai das vias respiratórias e alvéolos no decorrer de um certo período de tempo. A **ventilação minuto** é o volume total de gás que entra ou sai das vias respiratórias e dos alvéolos em 1 minuto. É determinada pela seguinte relação:

$$\dot{V}_E = f V_T$$

em que $\dot{V}_E$ é a ventilação por minuto (ar expirado), f é a frequência respiratória em ciclos por minuto, e V_T é o volume corrente médio. A ventilação minuto é também designada como **volume minuto respiratório** (VMR).

A **normoventilação** refere-se à ventilação normal, em que há manutenção de uma P_{aCO_2} de cerca de 40 mmHg. A **hiperventilação** refere-se a uma ventilação alveolar aumentada além das necessidades metabólicas e P_{aCO_2} abaixo de 40 mmHg.

A hiperventilação provoca **alcalose respiratória**. A **hipoventilação** refere-se a uma ventilação alveolar diminuída abaixo das necessidades metabólicas e P_{aCO_2} acima de 40 mmHg. A hipoventilação aguda provoca **acidose respiratória**. A alcalose respiratória e a acidose respiratória são distúrbios do equilíbrio acidobásico em que ocorrem elevação ou diminuição do pH do sangue [H$^+$] respectivamente, a partir do valor normal. A concentração de íons hidrogênio é influenciada pelo CO_2, de acordo com a **reação de hidratação**, em que a combinação de CO_2 com água produz H_2CO_3, o qual se dissocia em H$^+$ e HCO$_3^-$ da seguinte maneira:

$$CO_3 + H_2O \leftrightarrow H_2CO_3 \leftrightarrow H^+ + HCO_3^-$$

As reações são reversíveis e elevação e diminuição do CO_2 estão associadas a aumento e diminuição, respectivamente, dos íons hidrogênio.

O volume corrente é usado para ventilar não apenas os alvéolos, mas também as vias respiratórias que levam aos alvéolos. Como ocorre pouca ou nenhuma difusão de oxigênio e de dióxido de carbono através das membranas da maioria das vias respiratórias, elas compõem parte da denominada **ventilação do espaço morto**. A outra parte da ventilação do espaço morto é constituída por alvéolos com diminuição da perfusão capilar. A ventilação desses alvéolos é ineficaz na produção de trocas com os gases sanguíneos. A ventilação dos alvéolos e vias respiratórias não perfundidos, uma vez que não realizam a troca dos gases respiratórios, é designada como **espaço morto fisiológico**. O espaço morto fisiológico é definido como volume de gás inspirado, mas que não participa na troca gasosa das vias respiratórias e alvéolos. Por conseguinte, o volume corrente (V_T) possui um componente de espaço morto (V_D) e um componente alveolar (V_A) ou $V_T = V_D + V_A$.

A ventilação do espaço morto fisiológico é uma parte necessária do processo de ventilação dos alvéolos, que não é totalmente desperdiçada. Ajuda no controle e na umidificação do ar inalado, bem como no resfriamento do corpo em determinadas condições, como, por exemplo, quando o ofego é necessário. Durante o ofego, a frequência respiratória aumenta, e o volume corrente diminui, de modo que a ventilação alveolar permanece aproximadamente constante.

Pode ocorrer aumento do espaço morto fisiológico em certas condições, e será possível observar que o volume corrente, a frequência respiratória ou ambos aumentam para manter a ventilação alveolar constante. Além disso, pode-se observar que a frequência de respirações complementares aumenta como compensação para o espaço morto acrescido. Os limites de compensação precisam ser reconhecidos quando o espaço morto é acrescido na forma de tubos ou dispositivos respiratórios. O **ofego**, que representa o aumento da ventilação do espaço morto, é um importante mecanismo de regulação da temperatura em muitas espécies. Durante o ofego, a frequência respiratória aumenta, e o volume corrente diminui, de modo que a ventilação alveolar permanece relativamente constante, a fim de manter a constância da Pa_{CO_2}. Entretanto, pode ocorrer hiperventilação em animais expostos ao estresse do calor intenso, resultando em alcalose respiratória.

Relações entre a ventilação e a perfusão

As pressões parciais de oxigênio e de dióxido de carbono estão relacionadas não apenas com a ventilação alveolar, mas também com a quantidade de sangue que perfunde os alvéolos. A relação entre esses fatores é designada como **razão de ventilação/perfusão** e é abreviada como $\dot{V}_A/\dot{Q}$. Uma razão de ventilação/perfusão normal significa que existe um equilíbrio entre a ventilação e a perfusão dos alvéolos, de modo que a troca de oxigênio e de dióxido de carbono entre os alvéolos e o sangue é ótima (Figura 23.1A). Os desvios do normal são conhecidos como **desequilíbrio de ventilação e fluxo sanguíneo** no pulmão.

Considere agora o significado de desvios da razão normal situados entre os extremos. Um valor abaixo do normal ($\dot{V}_A/\dot{Q}$ baixa) significa que a ventilação declinou, porém a perfusão permanece adequada (Figura 23.1B). Uma razão de ventilação/perfusão com valor acima do normal ($\dot{V}_A/\dot{Q}$ alta) significa que a ventilação está excedendo a perfusão (Figura 23.1C). As Figuras 23.1B e 23.1C representam extremos. No pulmão, a qualquer momento, pode haver uma distribuição desigual de fluxo sanguíneo e ventilação, de modo que áreas de $\dot{V}_A/\dot{Q}$ baixa, $\dot{V}_A/\dot{Q}$ normal e $\dot{V}_A/\dot{Q}$ alta representam diferentes unidades pulmonares. Para animais em repouso e na posição em estação, as faces dorsais possuem uma razão de ventilação/perfusão mais alta, resultando em unidades pulmonares de $\dot{V}_A/\dot{Q}$ altas; as faces ventrais apresentam uma razão ventilação/perfusão mais baixa, resultando em unidades pulmonares de $\dot{V}_A/\dot{Q}$ baixas. É provável que, com maior atividade, ocorra o retorno de um equilíbrio mais igual entre ventilação e perfusão.

O sangue que deixa os pulmões é uma mistura de todas as unidades pulmonares ($\dot{V}_A/\dot{Q}$ baixa, normal e alta), como mostra a Figura 23.2. As unidades com razão $\dot{V}_A/\dot{Q}$ alta podem ter um conteúdo de oxigênio ligeiramente maior do que o sangue de unidades com razão $\dot{V}_A/\dot{Q}$ normal e baixa; entretanto, devido ao fluxo sanguíneo restrito, maior quantidade de sangue (**sangue do shunt**) é forçada a perfundir unidades com razão $\dot{V}_A/\dot{Q}$ baixa, onde a ventilação está reduzida. Por conseguinte, a contribuição das unidades com $\dot{V}_A/\dot{Q}$ alta para a oxigenação não é suficiente para compensar a menor contribuição da oxigenação por unidades com $\dot{V}_A/\dot{Q}$ e Pa_{O_2} baixas, e o conteúdo de oxigênio do sangue sistêmico é menor que o do sangue de equilíbrio perfeito entre ventilação e perfusão.

Os desequilíbrios entre ventilação e fluxo sanguíneo provavelmente constituem a causa mais comum de **hipoxemia**. As doenças pulmonares obstrutivas crônicas, como a **bronquite crônica** e o **enfisema pulmonar alveolar** (alvéolos excessivamente distendidos ou com ruptura das paredes), produzem desequilíbrio da ventilação e do fluxo sanguíneo em todo o pulmão. A restrição inicial ao fluxo de ar causada pela bronquite crônica produz unidades pulmonares com razão $\dot{V}_A/\dot{Q}$ baixa, e o enfisema que ocorre em seguida produz unidades pulmonares com razão $\dot{V}_A/\dot{Q}$ alta. Observa-se a presença de uma diversidade de unidades pulmonares, e a hipoxemia constitui uma característica predominante.

Os desequilíbrios podem ser acentuados em condições de inatividade prolongada associada à anestesia. Uma inflação mais profunda do que o normal é regularmente induzida para restabelecer a perviedade nos alvéolos quando suas excursões foram limitadas. Além disso, se períodos prolongados de recuperação forem característicos do anestésico, os animais são regularmente virados de um lado para o outro. As porções mais baixas do pulmão têm tendência a uma ventilação inadequada que, quando acoplada com um fluxo sanguíneo adequado, resulta em unidades pulmonares com $\dot{V}_A/\dot{Q}$ baixa. A rotação possibilita a restauração do enchimento alveolar.

Vasoconstrição hipóxica

Quando a P_{O_2} do gás alveolar é reduzida, ocorre contração das células musculares lisas nas paredes das pequenas arteríolas na região hipóxica. Essa **vasoconstrição** tem o efeito de afastar o fluxo sanguíneo das regiões hipóxicas do pulmão e direcioná-lo para regiões que apresentam oxigenação adequada. A resposta é ativada pela P_{O_2} do gás alveolar, e não pela P_{O_2} do sangue arterial pulmonar. O mediador da vasoconstrição não é conhecido, porém acredita-se que as células no tecido perivascular liberem uma substância vasoconstritora em resposta à hipoxia.

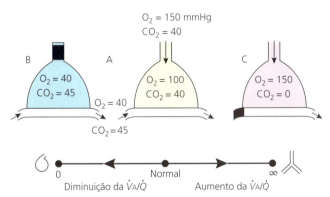

Figura 23.1 Extremos da razão ventilação-perfusão. A troca gasosa normal é observada em (**A**), em que o equilíbrio entre ventilação e fluxo sanguíneo é de tal modo que a P_{O_2} alveolar é de 100 mmHg e a P_{CO_2} de 40 mmHg. Em (**B**), houve obstrução completa da ventilação, a razão ventilação-perfusão é nula, e as tensões dos gases alveolares são as do sangue venoso misto. Em (**C**), houve interrupção do fluxo sanguíneo, a razão ventilação-perfusão está infinitamente alta, e as tensões dos gases alveolares são as do gás inspirado. A linha na base mostra o modo pelo qual a razão ventilação-perfusão muda entre esses dois extremos (o símbolo à esquerda mostra o ventrículo direito, e o símbolo à direita representa a traqueia). De West, J.B. (1990) *Ventilation/Blood Flow and Gas Exchange*, 5th edn. Blackwell Scientific Publications, Oxford. Reproduzida, com autorização, de Wiley.

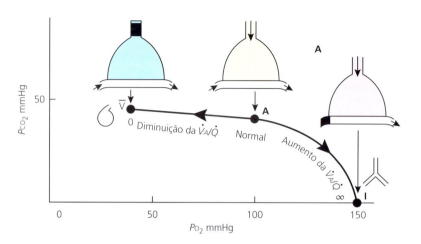

Figura 23.2 Linha de razão de ventilação/perfusão ($\dot{V}_A/\dot{Q}$), em que v̄ representa a P_{O_2} e P_{CO_2} do sangue venoso misto quando a ventilação é bloqueada ($\dot{V}_A/\dot{Q}$ = 0) e em que I representa a P_{O_2} e P_{CO_2} do gás alveolar quando a perfusão é bloqueada ($\dot{V}_A/\dot{Q}$ = ao infinito). Os desequilíbrios de ventilação e perfusão dentro das unidades pulmonares em qualquer ponto da linha influenciam consequentemente a oxigenação do sangue. De West, J.B. (1990) *Ventilation/Blood Flow and Gas Exchange*, 5th edn. Blackwell Scientific Publications, Oxford. Reproduzida, com autorização, de Wiley.

Ocorre vasoconstrição pulmonar generalizada em altitudes acima de 2.100 m, onde a P_{O_2} do ambiente é inferior a 100 mmHg. A vasoconstrição pulmonar generalizada leva a elevação da pressão arterial pulmonar e aumento substancial do trabalho do lado direito do coração. Pode ocorrer insuficiência ventricular direita, com aumento subsequente da pressão venosa central e predisposição ao edema. As respostas do músculo liso vascular pulmonar variam de acordo com as espécies, e os bovinos e frangos são as espécies domésticas mais responsivas e, portanto, potencialmente suscetíveis à hipertensão pulmonar com hipoxia grave generalizada, levando à insuficiência cardíaca direita. O gado criado em altas altitudes apresenta comumente um distúrbio designado como doença da altitude elevada (**mal da montanha**), devido ao acúmulo de líquido edematoso na região torácica, região em bovinos onde o edema franco tem mais tendência a se desenvolver com insuficiência cardíaca direita. Os frangos também são suscetíveis à insuficiência ventricular direita em grandes altitudes, e os frangos de corte, particularmente machos em crescimento, que apresentam uma alta necessidade de oxigênio, são afetados mais gravemente. O evidente edema nos frangos localiza-se na cavidade celomática, e o acúmulo de líquido dentro dessa cavidade é conhecido como **ascite**. Quando causada por hipertensão pulmonar, a condição é denominada **ascite hipóxica**.

Transporte de oxigênio

1. Quantas moléculas de oxigênio podem ser transportadas por uma molécula de hemoglobina?
2. A captação de oxigênio pela hemoglobina nos pulmões e a sua liberação aos tecidos envolve alguma mudança na valência do ferro?
3. Não fosse pela hemoglobina, quanta quantidade de sangue a mais seria necessária para atender às necessidades dos tecidos?
4. Com uma concentração de hemoglobina de 15 g/dℓ, qual é a quantidade (volumes por cento) de oxigênio fornecido quando passa de 100 mmHg (P_{aO_2}) para 40 mmHg (P_{VO_2})? De que maneira isso pode ser comparado com um animal anêmico (7,5 g/dℓ)?
5. Qual o processo de compensação dos animais anêmicos para impedir reduções pronunciadas da P_{VO_2} (função de tamponamento de oxigênio da hemoglobina)?
6. Qual é o significado da inclinação da parte inferior da curva de dissociação?
7. Qual é o significado dos desvios da curva de dissociação de oxigênio-hemoglobina para a direita ou para a esquerda?

Comentários gerais sobre a hemoglobina

A **hemoglobina** é o pigmento vermelho do sangue. Quando saturada com oxigênio, o sangue é vermelho vivo; quando perde oxigênio, torna-se vermelho-púrpura. A **molécula de hemoglobina**, uma cromoproteína, consiste em um pigmento, denominado **heme**, e em uma **proteína, globina**. O componente proteico é composto de quatro **cadeias polipeptídicas** (subunidades de globina), contendo, cada uma, um heme. Cada grupo heme contém um átomo de ferro no estado ferroso, que se combina frouxamente e de modo reversível com uma molécula de oxigênio. Por conseguinte, uma molécula de hemoglobina contém **quatro átomos de ferro** e pode transportar **quatro moléculas de oxigênio**. A troca de oxigênio não envolve mudança na valência do ferro (ferroso para férrico). Ocorrem desvios de elétrons nos grupos próximos do ferro durante a liberação e a captação de oxigênio. Os desvios de elétrons influenciam a ligação do oxigênio e o equilíbrio de íons hidrogênio. O Capítulo 12 fornece mais detalhes sobre a hemoglobina e suas diferentes formas.

Esquema geral do transporte de oxigênio

O transporte de oxigênio dos alvéolos para a hemoglobina e desta para os tecidos ocorre por meio de gradientes de difusão. Quando o sangue pobre em oxigênio chega aos pulmões, o processo de difusão ocorre dos alvéolos para os eritrócitos. Ocorre inversão do processo quando o sangue rico em oxigênio chega aos tecidos.

O **transporte de oxigênio** está ilustrado na Figura 23.3. O processo de captação de oxigênio pela hemoglobina ocorre da seguinte maneira: o oxigênio passa do ar nos alvéolos para soluções subsequentes, no líquido intersticial (1), plasma (2) e líquido eritrocitário (3) e, por fim, combina-se com a hemoglobina (4). O processo de liberação do oxigênio para as células segue a direção inversa. A difusão do oxigênio a partir do líquido intersticial diminui a P_{O_2} do líquido eritrocitário e, assim como a P_{O_2} elevada aumenta a saturação da hemoglobina com oxigênio, a P_{O_2} diminuída provoca dessaturação da hemoglobina.

Aspectos quantitativos

A maior parte do oxigênio no sangue é a parte combinada com a hemoglobina; uma quantidade relativamente pequena está dissolvida em água. O coeficiente de solubilidade do

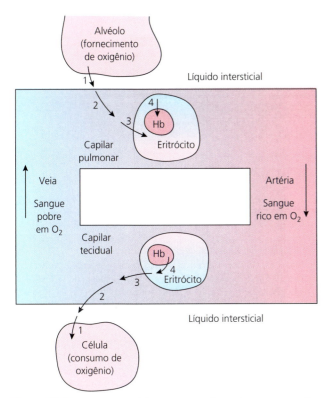

Figura 23.3 Esquema geral do transporte de oxigênio, mostrando o processo de difusão. Ocorre difusão devido à presença de gradientes de pressão. Nesse diagrama, o sangue é oxigenado na parte superior e desoxigenado na parte inferior; o fluxo sanguíneo segue uma direção em sentido horário. Consultar o texto para uma explicação mais detalhada. Hb, hemoglobina. De Reece, W.O. (2004) Respiration in mammals. In: *Dukes' Physiology of Domestic Animals*, 12th edn (ed. W.O. Reece). Cornell University Press, Ithaca, NY. Reproduzida, com autorização, de Cornell University Press.

oxigênio na água permite que apenas 0,003 mℓ seja dissolvido em cada 100 mℓ de sangue para milímetro de pressão parcial de mercúrio. Para uma Po_2 arterial de 100 mmHg, isso corresponde a 0,3 mℓ de oxigênio dissolvido em cada 100 mℓ de sangue.

O volume de oxigênio combinado com a hemoglobina em cada decilitro de sangue é o produto da concentração da hemoglobina (em gramas por decilitro), volume de oxigênio com cada grama de hemoglobina (miligramas por gramas) e saturação do oxigênio (fração decimal) na pressão parcial de sua medição. Por exemplo, se a concentração de hemoglobina no sangue for de 15 g/dℓ, e a hemoglobina estiver 97,5% saturada em 100 mmHg, e 1,34 mℓ de oxigênio combina-se com cada grama de hemoglobina quando está totalmente saturada, logo 15 g/dℓ × 1,34 mℓ/g × 0,975 = 19,6 mℓ/dℓ de oxigênio são combinados com a hemoglobina em cada 100 mℓ de sangue (19,6 volumes por cento ou vol%).

Da quantidade total de oxigênio transportado por 100 mℓ de sangue (0,3 mℓ em solução + 19,6 mℓ com hemoglobina = 19,9 mℓ), pode-se observar que apenas 1,5% é transportado em solução, enquanto 98,5% estão combinados com a hemoglobina. Se a hemoglobina não estivesse presente, seriam necessários 66,3 vezes mais sangue para transportar a mesma quantidade de oxigênio.

Curva de dissociação oxigênio-hemoglobina

A captação e a liberação do oxigênio da hemoglobina são descritas mais adequadamente pela curva de dissociação oxigênio-hemoglobina (Figura 23.4). Convém lembrar os seguintes aspectos.

- A quantidade de oxigênio associada com a hemoglobina está relacionada, porém não é diretamente proporcional (como a quantidade em solução) com a pressão do oxigênio dissolvido na água dos eritrócitos e do plasma
- Antes da combinação do oxigênio com a hemoglobina, o oxigênio precisa estar em solução; de modo semelhante, após a sua remoção da hemoglobina, o oxigênio encontra-se novamente em solução de modo que possa se difundir para as células que o consomem (o oxigênio é liberado devido à redução da Po_2 na solução) (ver Figura 23.3).

Além de uma escala para a porcentagem de saturação da hemoglobina, a Figura 23.4 também mostra escalas para os volumes por cento de oxigênio (volumes [em mililitros] de oxigênio por 100 mℓ de sangue) associado com a hemoglobina quando a concentração de hemoglobina do sangue está normal (15 g/dℓ) ou reduzida (7,5 g/dℓ), conforme observado na anemia. Dessa maneira, a quantidade de oxigênio transportada pelo sangue anêmico pode ser comparada com o sangue normal. Uma análise da Figura 23.4 irá mostrar o seguinte.

- Em uma Po_2 de 100 mmHg (a Po_2 aproximada do sangue arterial), a hemoglobina é cerca de 97,5% saturada com oxigênio. A hemoglobina irá transportar cerca de 19,6 vol% quando a concentração de hemoglobina for de 15 g/dℓ e cerca de 9,8 vol% quando a concentração de hemoglobina for de 7,5 g/dℓ
- Quando a Po_2 é de 40 mmHg (aproximadamente a Po_2 do sangue venoso), a hemoglobina ainda estará cerca de 72% saturada com oxigênio. Irá transportar cerca de 14,5 vol% quando a concentração de hemoglobina for de 15 g/dℓ, e cerca de 7,25 vol% quando a concentração for reduzida para 7,5 g/dℓ
- Passando de uma Po_2 de 100 mmHg para um valor de 40 mmHg, cerca de 5 vol% de oxigênio são liberados por 100 mℓ de sangue quando a concentração de hemoglobina é de 15 g/dℓ e de cerca de 2,5 vol% quando a concentração é de 7,5 g/dℓ. O primeiro valor (5 vol%) reflete o consumo de oxigênio em condições basais normais
- Para que o sangue libere 5vol% de oxigênio quando um animal está anêmico (7,5 g/dℓ de hemoglobina), parece que a Po_2 do sangue deve estar reduzida para cerca de 25 mmHg. Entretanto, reduções dessa magnitude são incomuns no animal vivo, visto que o débito cardíaco aumenta para transportar mais oxigênio que de outro modo estaria disponível
- A P_{50} para essa curva é aproximadamente igual a 25 mmHg. P_{50} é uma abreviatura para a Po_2 associada quando a hemoglobina está 50% saturada com oxigênio. É a mesma independente da concentração de hemoglobina. A P_{50} modifica-se quando a constante de dissociação para a hemoglobina muda (curva de dissociação oxigênio-hemoglobina desviada para a direita ou para a esquerda). Os valores de P_{50} normalmente fornecidos para o sangue humano são de 26 ou 27 mmHg.

A fração de oxigênio fornecida pelo sangue à medida que passa pelos capilares teciduais é conhecida como **fração de extração** ou **porcentagem de extração**. No exemplo anterior,

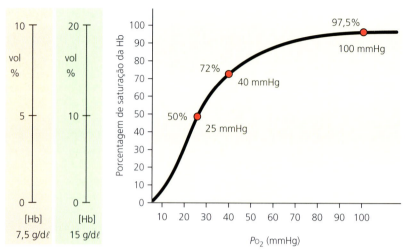

Figura 23.4 Curva de dissociação de oxigênio-hemoglobina para o sangue humano. Os volumes porcentuais de oxigênio associados a concentrações normais de hemoglobina [Hb] (15 g/dℓ) e concentrações reduzidas à metade (7,5 g/dℓ) são mostrados em relação à escala de saturação da hemoglobina, de modo que é possível observar a diferença entre saturação de hemoglobina e volume de oxigênio transportado. A escala de saturação da hemoglobina refere-se à porcentagem de oxigênio total que a hemoglobina é capaz de ligar. De Reece, W.O. (2004) Respiration in mammals. In: *Dukes' Physiology of Domestic Animals*, 12th edn (ed. W.O. Reece). Cornell University Press, Ithaca, NY. Reproduzida, com autorização, de Cornell University Press.

em que o sangue com uma concentração de hemoglobina de 15 g/dℓ transporta cerca de 20 vol% de oxigênio e libera cerca de 5 vol% de oxigênio, a fração de extração é de ¼. No exemplo do animal anêmico (concentração de hemoglobina de 7,5 g/dℓ), esse valor passa a ser de aproximadamente ½.

É possível verificar que, em condições normais, a hemoglobina irá estabelecer um limite superior sobre a P_{O_2} nos tecidos em aproximadamente 40 mmHg, que é designado como **função de tamponamento do oxigênio pela hemoglobina**. A dissociação do oxigênio da hemoglobina é tal que a P_{O_2} do sangue precisa cair para cerca de 40 mmHg para suprir a necessidade mínima de 5vol% de oxigênio nos tecidos; valores inferiores a 40 mmHg não proporcionam a tensão de oxigênio desejável para o funcionamento ótimo da célula. Sabe-se que o fornecimento prolongado de oxigênio em alta tensão de oxigênio é prejudicial para as células pulmonares (células que estão intimamente expostas ao oxigênio sem a função de tamponamento do oxigênio pela hemoglobina). Além disso, a manutenção da P_{O_2} capilar terminal próximo de 40 mmHg auxilia a difusão de oxigênio nas células teciduais ao proporcionar um gradiente de difusão. Como a parte inferior da curva de dissociação é inclinada, grandes quantidades de oxigênio podem ser retiradas da hemoglobina com uma pequena redução da P_{O_2} a partir de 40 mmHg, e o gradiente de difusão para o oxigênio é mantido.

A associação do oxigênio com a hemoglobina e a sua dissociação da hemoglobina não são estáveis em todas as condições. Diferentes condições modificam o equilíbrio da reação entre a hemoglobina e o oxigênio para formar a oxi-hemoglobina. Esse equilíbrio é representado pela curva de dissociação de oxigênio-hemoglobina: quando o equilíbrio se modifica, podem ser observados desvios na curva (Figura 23.5). Quando a curva é desviada para a direita, denota uma afinidade diminuída da hemoglobina pelo oxigênio. Nessas condições, maior quantidade de oxigênio é fornecida para cada redução na P_{O_2}. De modo semelhante, um desvio para a esquerda denota afinidade aumentada da hemoglobina pelo oxigênio, e menos oxigênio é fornecido para cada redução na P_{O_2}. Aumentos nos íons hidrogênio e no dióxido de carbono provocam desvio da curva para a direita (afinidade diminuída pelo oxigênio); por conseguinte, deve-se esperar um desvio para a direita no nível dos capilares teciduais, onde o sangue arterial transforma-se em sangue venoso, devido à produção de íons hidrogênio e dióxido de carbono. Esse desvio para a direita é apropriado, visto que possibilita maior fornecimento de oxigênio aos tecidos nos quais

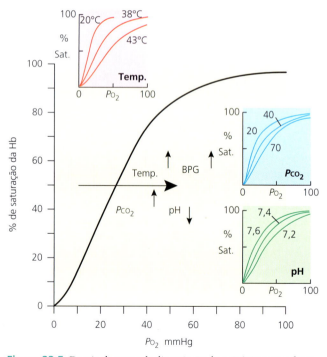

Figura 23.5 Desvio da curva de dissociação do oxigênio para a direita por aumentos de H^+, P_{CO_2}, temperatura e 2,3-bifosfoglicerato (BPF). De West, J.B. *Respiratory Physiology: The Essentials*, 7th edn. © 2004, Lippincott Williams & Wilkins, Baltimore. Reproduzida, com autorização, de Lippincott Williams e Wilkins.

deve ser liberado, devido ao consumo de oxigênio. Quando o sangue alcança os pulmões, onde as concentrações tanto de CO_2 quanto de íons hidrogênio estão reduzidas, um desvio da curva para a esquerda é apropriado, de modo que a hemoglobina passa a ter maior afinidade pelo oxigênio, e a sua captação é facilitada. O efeito do CO_2 e dos íons hidrogênio sobre a capacidade da hemoglobina de fornecer ou de receber oxigênio é designado como **efeito de Bohr**. Outros fatores observados que produzem desvios nas curvas são a temperatura do sangue e a concentração de 2,3-bifosfoglicerato (2,3-BPG) dentro dos eritrócitos. Existe maior necessidade de oxigênio durante a hipertermia, e, como elevações na temperatura do sangue causam desvio da curva para a direita, maiores quantidades de oxigênio são liberadas nos tecidos nessa ocasião. A fração de extração normal para o sangue aviário é de cerca de ½, em comparação com ¼ para o sangue de mamíferos. A temperatura corporal mais elevada desses animais (41°C *versus* 39°C) auxilia para proporcionar um fornecimento mais fácil de oxigênio. O 2,3-BPG normalmente está presente no sangue, porém a sua concentração varia em diferentes condições; a concentração de 2,3-BPG aumenta durante condições de hipoxia crônica. Em situações de exposição prolongada a um aumento hipóxico, a curva de dissociação de oxigênio-hemoglobina é desviada para a direita (induzida pelo 2,3-BPG), promovendo a dissociação do oxigênio da hemoglobina. A resposta inicial em muitas espécies e na maioria delas consiste em um desvio para a esquerda, devido à hiperventilação induzida pela hipoxemia. Em seguida, o aumento do 2,3-BPG ajuda a desviar a curva para a direita, de volta à sua posição original. A magnitude do desvio causado pela hipoxia não é tão acentuada na Po_2 da captação de oxigênio (parte superior da curva) quanto na Po_2 da liberação de oxigênio (parte inclinada da curva), de modo que ocorre uma afinidade quase normal para a captação, acoplada com maior facilidade de liberação, com obtenção de uma vantagem global.

Transporte de dióxido de carbono

> 1 Por que a reação do dióxido de carbono com as proteínas do plasma não proporciona um transporte de dióxido de carbono em quantidade significativa?
>
> 2 Por que a reação de hidratação do dióxido de carbono não proporciona um transporte de dióxido de carbono em quantidade significativa?
>
> 3 Como a anidrase carbônica nos eritrócitos favorece o transporte de dióxido de carbono?
>
> 4 O que ocorre com o H^+ e HCO_3^- que são formados a partir da reação de hidratação? Como sua remoção de seu local de formação facilita a sua formação contínua e, portanto, maior captação de dióxido de carbono pelo sangue venoso?
>
> 5 Quais são as duas maneiras pelas quais os íons hidrogênio são acomodados pela hemoglobina?
>
> 6 Como o desvio de cloreto ajuda na manutenção da neutralidade elétrica?
>
> 7 Como a oxigenação da hemoglobina ajuda na liberação de dióxido de carbono do sangue para os alvéolos?
>
> 8 Como a liberação de oxigênio a partir da hemoglobina nos capilares teciduais torna a hemoglobina mais básica?
>
> 9 Como a produção de dióxido de carbono está relacionada com o consumo de oxigênio na equação do quociente respiratório?

Esquema geral do transporte de dióxido de carbono

A Figura 23.6 fornece uma ilustração esquemática do transporte de dióxido de carbono. Esse esquema considera os seguintes aspectos.

- O dióxido de carbono é altamente solúvel nos líquidos corporais e, devido aos gradientes de pressão, difunde-se facilmente a partir de seu local de produção, as células do corpo, através do líquido intersticial para o plasma do sangue venoso dos capilares teciduais
- Nesse estágio, o dióxido de carbono é transportado não apenas na sua forma em solução, mas também por meio de reações que ocorrem no plasma e por reações que ocorrem nos eritrócitos
- O sangue venoso circula até os capilares pulmonares e, devido aos gradientes de pressão que favorecem a liberação de dióxido de carbono, o dióxido de carbono em solução difunde-se dos capilares pulmonares para os alvéolos. Esse

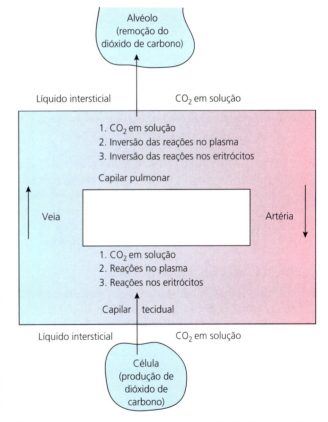

Figura 23.6 Esquema geral do transporte de dióxido de carbono, mostrando o processo de difusão. A difusão ocorre devido aos gradientes de pressão. O fluxo sanguíneo segue em sentido horário; o dióxido de carbono é captado pelo sangue a partir das células situadas na parte inferior e é removido do sangue pelos pulmões na parte superior da figura. Os processos numerados estão listados por ordem de sua ocorrência. As reações no plasma e nos eritrócitos estão associadas com hidratação do dióxido de carbono, formação de compostos carbamino e tamponamento dos íons hidrogênio. Essas reações são relativamente mínimas no plasma. A última molécula de dióxido de carbono a passar para a solução no plasma a partir das células teciduais é a primeira a ser liberada no alvéolo. De Reece, W.O. (2009) *Functional Anatomy and Physiology of Domestic Animals,* 4th edn. Wiley-Blackwell, Ames, IA. Reproduzida, com autorização, de Wiley.

processo é seguido de uma inversão das reações que realizaram a captação anterior do dióxido de carbono no plasma e nos eritrócitos
- O sangue venoso transforma-se, nesse momento, em sangue arterial, que apresenta uma redução da pressão parcial de dióxido de carbono, por meio da qual os gradientes de difusão irão novamente favorecer a captação de dióxido de carbono de seu local de produção.

Dióxido de carbono no plasma

O dióxido de carbono que se difunde para o plasma a partir das células não apenas encontra-se na forma dissolvida, mas também se combina com grupos aminoterminais das proteínas plasmáticas para formar compostos carbamino e é hidratado para formar produtos de ionização do ácido carbônico. As reações com os grupos amino são as seguintes:

$$R-NH_2 + CO_2 \leftrightarrow R-N\begin{smallmatrix}H\\COOH\end{smallmatrix} \leftrightarrow R-N\begin{smallmatrix}H\\COO^- + H^+\end{smallmatrix}$$

Essa reação não responde por um transporte em quantidade significativa, visto que existem relativamente poucos grupos livres ou aminoterminais nas proteínas plasmáticas com capacidade de combinação com o dióxido de carbono.

A hidratação do dióxido de carbono, formando produtos de ionização do ácido carbônico, ocorre da seguinte maneira:

$$CO_2 + H_2O \leftrightarrow H_2CO_3 \leftrightarrow H^+ + HCO_3^-$$

O equilíbrio da reação de hidratação no plasma está deslocado bem para a esquerda. De fato, a concentração de dióxido de carbono no plasma é cerca de 100 vezes maior do que a concentração de ácido carbônico. Em resumo, as reações que ocorrem no plasma com o dióxido de carbono respondem por apenas cerca de 10% do transporte de dióxido de carbono.

Dióxido de carbono nos eritrócitos

O dióxido de carbono difunde-se facilmente para os eritrócitos, e as reações com a água e grupos amino são mais significativas do que no plasma. Existem maiores números de grupos aminoterminais na hemoglobina do que nas proteínas plasmáticas, de modo que essa forma de transporte é mais proeminente. Além disso, a reação de hidratação é facilitada pela presença da **anidrase carbônica**, uma enzima encontrada dentro dos eritrócitos. O ácido carbônico formado sofre ionização, produzindo íons hidrogênio e íons carbonato. Embora o equilíbrio da reação de hidratação favoreça a formação de íons hidrogênio e íons bicarbonato, tem a sua velocidade limitada se os produtos de ionização não forem removidos. Todavia, esses produtos de ionização são removidos pelo tamponamento dos íons hidrogênio pela hemoglobina e difusão dos íons bicarbonato dos eritrócitos para o plasma.

Os íons hidrogênio são acomodados pela hemoglobina da seguinte maneira:
- Combinação com grupos carboxila básicos, suprimindo a sua ionização e formando grupo não dissociados:

$$R-COO^- + H^+ \leftrightarrow R-COOH$$

A neutralidade elétrica dos grupos carboxila era previamente mantida por íons sódio e potássio
- Combinação com grupos imidazol da hemoglobina (Figura 23.7).

Conforme assinalado anteriormente, a neutralidade elétrica antes do tamponamento é mantida por íons sódio e potássio em equilíbrio com os grupos carboxila. Depois que a ionização dos grupos carboxila é suprimida pelos íons hidrogênio, a neutralidade elétrica dos íons sódio e potássio é mantida por íons bicarbonato formados a partir da reação de hidratação facilitada pela anidrase carbônica e por íons cloreto que resultam da supressão de íons hidrogênio. À medida que os íons bicarbonato acumulam-se com a hidratação contínua do dióxido de carbono, eles se difundem dos eritrócitos para o plasma, devido a um gradiente de concentração. Os íons sódio e potássio não se difundem com facilidade, e a neutralidade elétrica é então mantida por íons cloreto que se difundem do plasma (onde se encontram em uma concentração relativamente mais alta) para os eritrócitos. Essa transferência de íons cloreto é conhecida como **desvio do cloreto**. As reações do dióxido de carbono no interior dos eritrócitos estão representadas de modo esquemático na Figura 23.8.

As reações químicas no interior dos eritrócitos associadas ao transporte de dióxido de carbono e o desequilíbrio das partículas osmóticas (retenção de Na^+ e K^+ nos eritrócitos) provocam uma elevação da pressão osmótica efetiva do líquido eritrocitário, causando difusão de água para dentro. Esse fenômeno explica a observação de um ligeiro aumento do tamanho dos eritrócitos no sangue venoso, em comparação com o seu tamanho no sangue arterial.

Quando o sangue venoso alcança os capilares dos pulmões, o dióxido de carbono em solução no plasma começa a se difundir para os alvéolos. Todas as reações que acomodaram previamente o transporte de dióxido de carbono são agora invertidas, de modo que o dióxido de carbono pode ser liberado nos pulmões. As reações inversas são facilitadas porque a hemoglobina

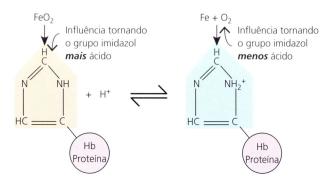

Figura 23.7 Representação esquemática do efeito da oxigenação e desoxigenação sobre a ação de tamponamento químico do grupo imidazol ($C_3H_4N_2$) da hemoglobina. Quando a hemoglobina oxigenada é desoxigenada (à direita), as cadeias β da hemoglobina modificam o seu formato (não mostrado). Em sua nova conformação, as histidinas C-terminais nas cadeias β reagem com os aspartatos nas posições 94 da mesma cadeia. Essa interação eleva a pK aparente do grupo imidazol das histidinas, e os íons hidrogênio são captados da solução. Quando a hemoglobina desoxigenada é novamente oxigenada (à esquerda), as histidinas C-terminais tornam-se livres mais uma vez em solução; o seu pK cai, e elas liberam íons hidrogênio. Reimpresso de *The ABC of Acid-Base Chemistry* by H.W. Davenport, com autorização da University of Chicago Press. © 1947, 1949, 1959, 1958, 1969, 1974 by the University of Chicago.

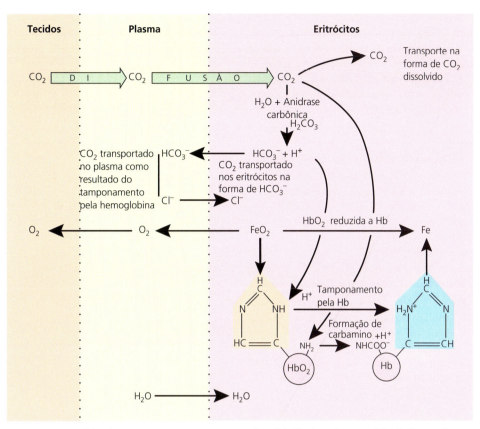

Figura 23.8 Representação esquemática dos processos que ocorrem quando o dióxido de carbono se difunde dos tecidos para dentro dos eritrócitos. As reações mostradas, como ocorrem nos eritrócitos, fornecem os principais métodos de transporte de dióxido de carbono das células para os pulmões. Reimpressa de *The ABC of Acid-Base Chemistry* by H.W. Davenport, com autorização da University of Chicago Press. © 1947, 1949, 1959, 1958, 1969, 1974 by the University of Chicago.

está sendo oxigenada. A hemoglobina oxigenada é mais ácida (os ácidos doam H^+ em solução) e, portanto, libera íons hidrogênio. Esses íons hidrogênio combinam-se com íons bicarbonato para formar ácido carbônico, o qual, por sua vez, é desidratado a dióxido de carbono e água. O efeito do oxigênio sobre os íons hidrogênio e a captação e liberação de dióxido de carbono da hemoglobina é conhecido como **efeito Haldane**. A perda de oxigênio da hemoglobina nos capilares teciduais torna a hemoglobina mais básica (as bases aceitam H^+ das soluções), e os íons hidrogênio são recebidos, facilitando a reação de hidratação e a captação de dióxido de carbono.

Curvas de transporte do dióxido de carbono

A quantidade de dióxido de carbono transportada em todas as suas formas (dióxido de carbono em solução, reações com proteína e com a hemoglobina) varia com mudanças na pressão parcial de dióxido de carbono e é ilustrada pelas curvas de transporte de dióxido de carbono (Figura 23.9).

As curvas de dissociação de oxigênio-hemoglobina são desviadas para a direita ou para a esquerda por vários fatores (ver Figura 23.5). Na parte superior da curva de transporte de dióxido de carbono (sangue venoso), observa-se que, para todo incremento da P_{CO_2}, ocorre transporte de maior volume de CO_2 no sangue venoso do que no sangue arterial. Isso se deve

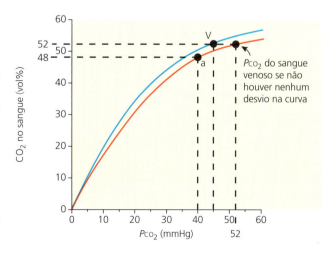

Figura 23.9 Curvas de transporte do dióxido de carbono. A curva inferior (a) representa o sangue arterial, enquanto a curva superior (V) representa o sangue venoso. As linhas tracejadas são guias para os pontos indicados. A extensão da linha tracejada em 52 vol% para o eixo da P_{CO_2} (mmHg) representa a localização hipotética sem efeito Haldane. Ver o texto para maiores detalhes. De Reece, W.O. (2004) Respiration in mammals. In: *Dukes' Physiology of Domestic Animals,* 12th edn (ed. W.O. Reece). Cornell University Press, Ithaca, NY. Reproduzida, com autorização, de Cornell University Press.

ao efeito Haldane, por meio do qual a perda de oxigênio a partir do sangue arterial proporciona maior acomodação do dióxido de carbono. Quando o sangue arterial se transforma em sangue venoso, a P_{CO_2} é cerca de 5 mmHg mais alta e contém cerca de 4 vol% mais de dióxido de carbono do que o sangue arterial. Se não houvesse o efeito Haldane, possibilitando maior acomodação do dióxido de carbono, a P_{CO_2} no sangue venoso seria cerca de 12 mmHg mais alta do que no sangue arterial (em lugar de ser 5 mmHg mais alta) para transportar os 4 vol% adicionados de dióxido de carbono.

É esclarecedor relacionar os volumes por cento de oxigênio consumido e os volumes por cento de dióxido de carbono removido com o **quociente respiratório** (QR), que é definido da seguinte maneira:

$$QR = \frac{\text{Produção de } CO_2}{\text{Consumo de } O_2}$$

Substituindo o valor do consumo de oxigênio da curva de dissociação de oxigênio-hemoglobina para o sangue arterial de 5 vol% de oxigênio, e o valor para a produção de dióxido de carbono do transporte de dióxido de carbono para o sangue arterial de 4 vol% de dióxido de carbono, verifica-se que QR = 4 vol%/5 vol% = 0,8. Isso representa o quociente respiratório que é comum para o metabolismo intermediário, com dieta balanceada para carboidratos, lipídios e proteínas.

Autoavaliação

As respostas encontram-se no final do capítulo.

1   Não haveria nenhuma diferença na P_{O_2} do sangue arterial com uma concentração de hemoglobina de 10 g/dℓ daquela do sangue arterial com concentração de hemoglobina de 15 g/dℓ se houvesse exposição à mesma P_{O_2}.
   A Verdadeiro
   B Falso
   Explique a escolha feita para a resposta correta.

2   A perda de oxigênio do sangue arterial quando se transforma em sangue venoso o torna mais básico (aceita íons hidrogênio), enquanto o ganho de oxigênio à medida que o sangue venoso se transforma em sangue arterial torna o sangue mais ácido (liberação de íons hidrogênio).
   A Verdadeiro
   B Falso
   Explique a escolha feita para a resposta correta.

3   As unidades pulmonares com diminuição da razão de ventilação/perfusão $\dot{V}_A/\dot{Q}$ apresentam:
   A Diminuição da P_{aO_2} e aumento da P_{aCO_2}
   B Aumento da P_{aO_2} e diminuição da P_{aCO_2}
   Explique a escolha feita para a resposta correta.

4   O sangue arterial que contém 5 g/dℓ de hemoglobina e é exposto a uma P_{O_2} de 500 mmHg teria a mesma quantidade de oxigênio do que o sangue contendo 10 g/dℓ de hemoglobina e exposto a uma P_{O_2} de 250 mmHg (a saturação da hemoglobina é igual a 100% em uma P_{O_2} de 250 mmHg).
   A Verdadeiro
   B Falso
   Explique a escolha feita para a resposta correta.

Leitura sugerida

Hall, J.E. (2011) Transport of oxygen and carbon dioxide in blood and tissue fluids. In: *Guyton and Hall Textbook of Medical Physiology*, 12th edn, pp. 495–504. Saunders Elsevier, Philadelphia.

Hlastala, M.P. and Berger, A.J. (1996) *Physiology of Respiration*. Oxford University Press, New York.

West, J.B. (1990) *Ventilation/Blood Flow and Gas Exchange*, 5th edn. Blackwell Scientific Publications, Oxford.

West, J.B. (2008) *Pulmonary Pathophysiology*, 7th edn. Wolters Kluwer/ Lippincott Williams & Wilkins, Baltimore.

Respostas

1   A. Independentemente da quantidade hemoglobina presente, não haverá nenhuma diferença na P_{O_2} quando ambos os tipos de sangue são expostos à mesma P_{O_2}. Entretanto, haveria uma diferença na quantidade de oxigênio transportado, visto que o sangue com 15 g/dℓ irá transportar mais do que o sangue com 10 g/dℓ.

2   A. Quando o sangue venoso alcança os capilares dos pulmões, o dióxido de carbono em solução no plasma começa a se difundir para os alvéolos. Todas as reações que anteriormente acomodaram o transporte de dióxido de carbono são agora invertidas, de modo que pode ocorrer perda de dióxido de carbono nos pulmões. As reações inversas são facilitadas porque a hemoglobina está sendo oxigenada. A hemoglobina oxigenada é mais ácida (os ácidos doam H^+ para as soluções) e, por conseguinte, libera íons hidrogênio. Os íons hidrogênio combinam-se com íons bicarbonato para formar ácido carbônico, o qual, por sua vez, é desidratado em dióxido de carbono e água. Quando o sangue arterial alcança os capilares teciduais, ocorre perda de oxigênio da hemoglobina, que se torna mais básica (as bases aceitam H^+ das soluções), e os íons hidrogênio são recebidos, facilitando a reação de hidratação e captando o dióxido de carbono.

3   A. A diminuição da razão $\dot{V}_A/\dot{Q}$ a partir de seu valor normal implica que a ventilação alveolar está reduzida em maior grau do que a perfusão. Por conseguinte, a P_{aO_2} está diminuída e a P_{aCO_2} está aumentada, de modo que o sangue que perfunde essa unidade irá refletir essas mudanças.

4   B. Embora a hemoglobina em ambos os tipos de sangue esteja completamente saturada com oxigênio, a quantidade de oxigênio no sangue com 5 g/dℓ de hemoglobina deve ser inferior à quantidade presente no sangue com 10 g/dℓ, visto que a quantidade de oxigênio está relacionada coma quantidade de hemoglobina. A P_{aO_2} de 500 mmHg *versus* 250 mmHg não implica uma duplicação na quantidade de oxigênio. Como ambos os tipos de sangue estão saturados com oxigênio, uma quantidade muito pequena a mais seria contida no sangue com P_{O_2} de 500 mmHg.

24 Regulação da Respiração

William O. Reece

Regulação da respiração, 223
   Centro respiratório, 223
Controle neural da ventilação, 224
   Reflexos de Hering-Breuer, 224
   Reflexos nas vias respiratórias superiores, 224
   Modificação da respiração por barorreceptores, 224
   Controle voluntário da respiração, 225
Controle humoral da respiração, 225

Papel da respiração no equilíbrio acidobásico, 225
   Quimiorrecepção central, 226
   Quimiorrecepção periférica, 226
Fatores de regulação relacionados, 227
   Efeito de refreamento, 227
   Respiração periódica, 227
   Respostas ao exercício, 228
Autoavaliação, 228

A ventilação pulmonar é rigorosamente regulada para manter as concentrações de íons hidrogênio, dióxido de carbono e oxigênio em níveis relativamente constantes, enquanto atende às necessidades do corpo em várias condições. Se houver aumento na concentração de íons hidrogênio ou de dióxido de carbono, ou se a concentração de oxigênio diminuir, seus níveis serão normalizados por meio de aumento da ventilação. Em contrapartida, se a concentração de íons hidrogênio ou de dióxido de carbono diminuir, ou se houver aumento da concentração de oxigênio, a ventilação pulmonar irá diminuir. Esse mecanismo regulador é controlado por mudanças no volume corrente, na frequência dos ciclos respiratórios ou em ambos.

diafragma, proporcionando a sua contração e a fase inspiratória do ciclo respiratório. A informação para o GRD é transmitida por meio dos nervos vago e glossofaríngeo. Os mecanorreceptores nos pulmões são estimulados durante a inflação do pulmão e transmitem impulsos por meio dos nervos vagos ao GRD, e estes desempenham um importante papel na terminação da inspiração induzida pela inflação do pulmão (ver seção Reflexos de Hering-Breuer). Os nervos vagos e glossofaríngeos também transmitem informação ao GRD a partir de quimiorreceptores periféricos (p. ex., pele, músculos, articulações).

Regulação da respiração

1. Qual é a região no centro respiratório que está associada à atividade inspiratória?
2. Quais são as funções do grupo respiratório ventral e do centro pneumotáxico?
3. Como as respirações complementares podem estar associadas ao centro apnêustico?

Centro respiratório

O padrão rítmico da respiração e os ajustes que ocorrem são integrados nas partes do tronco encefálico conhecidas como **centro respiratório** (Figura 24.1). Diferentemente de muitos centros, ele não é uma coleção de núcleos circunscritos, mas, ao contrário, consiste em regiões no bulbo e na ponte associadas a funções específicas relacionadas com a respiração. Foram identificadas quatro regiões específicas: (i) o **grupo respiratório dorsal (GRD)** na parte dorsal do bulbo, (ii) o **grupo respiratório ventral (GRV)** na parte ventral do bulbo, (iii) o **centro pneumotáxico (CP)** na porção rostral da ponte, e (iv) o **centro apnêustico** na parte caudal da ponte.

Os neurônios do GRD estão principalmente associados à atividade inspiratória e geram o ritmo básico da respiração. A descarga do GRD é transmitida por meio do nervo frênico ao

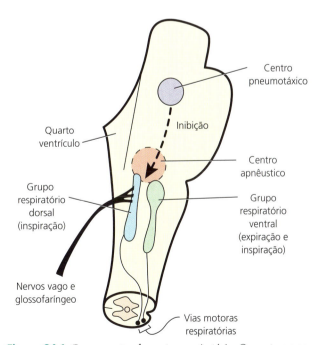

Figura 24.1 Componentes do centro respiratório. Os centros pneumotáxico e apnêustico estão localizados na ponte, enquanto os grupos respiratórios dorsal e ventral estão localizados no bulbo. Modificada da Figura 41.1 in Hall, J. (2011) *Guyton and Hall Textbook of Medical Physiology*, 12th edn. Saunders Elsevier, Philadelphia. Com autorização de Elsevier.

O GRD possui neurônios que estão associados à atividade tanto inspiratória quanto expiratória, embora seja principalmente responsável pela expiração. Se a expiração é considerada passiva durante a respiração tranquila normal, os neurônios expiratórios não são ativos; entretanto, durante o exercício, quando a expiração se torna um processo ativo, os neurônios expiratórios tornam-se ativos. Os neurônios inspiratórios do GRV servem para auxiliar a atividade inspiratória iniciada pelo GRD e, ao mesmo tempo, inibir os neurônios expiratórios do GRV durante a fase inspiratória do ciclo respiratório. É provável que os neurônios inspiratórios do GRV também sejam mais ativos durante o exercício. O CP inibe a inspiração e, portanto, regula o volume inspiratório e a frequência respiratória.

A principal função do CP consiste em limitar a inspiração, controlando, assim, a duração da fase de enchimento do ciclo respiratório. O sinal pneumotáxico que controla a fase de enchimento pode ser forte ou fraco. O efeito de um sinal forte consiste em aumentar a frequência respiratória, por meio da qual tanto a inspiração quanto a expiração são encurtadas e estão acopladas a um menor volume corrente. O inverso é verdadeiro para um sinal fraco do CP.

De todas as regiões do centro respiratório, o centro apnêustico é a menos compreendida; em consequência, não existe consenso sobre a sua função. Enquanto o CP está relacionado com o término da inspiração, acredita-se que o centro apnêustico esteja associado a inspirações profundas (**apneuse**). Talvez as **respirações complementares (suspiros)** sejam manifestações na atividade do centro apnêustico.

Controle neural da ventilação

> **1** Quais são os dois componentes dos reflexos de Hering-Breuer? Qual dos componentes pode ser utilizado para iniciar uma inspiração em animais não responsivos?
>
> **2** Por que a intubação endotraqueal é difícil em animais levemente anestesiados?
>
> **3** Como maior negatividade da pressão intrapleural criada pelo aumento torácico auxilia o fluxo de sangue para o coração?

Reflexos de Hering-Breuer

O ritmo básico da respiração pode ser modificado, com consequente mudança da frequência respiratória, profundidade da respiração ou ambas. O motivo dessa modificação é mudar a frequência de ventilação em resposta às necessidades corporais. Foram identificados impulsos aferentes para o centro respiratório de várias fontes de receptores. Os mais notáveis encontrados em muitos dos animais são os **reflexos de Hering-Breuer**. Os receptores para esses reflexos estão localizados no pulmão e, em particular, nos brônquios e bronquíolos.

Os reflexos de Hering-Breuer apresentam dois componentes: (i) o reflexo inibitório-inspiratório ou de inflação e (ii) o reflexo inspiratório ou de deflação. Os impulsos nervosos gerados pelos receptores dos reflexos de Hering-Breuer são transmitidos por fibras nos nervos vagos para o centro respiratório. O efeito da estimulação dos receptores de inflação consiste em inibir a inspiração adicional (estimulação dos neurônios no GRD) e estimular os nervos expiratórios no GRV. O componente reflexo inspiratório ou de deflação é ativado em algum ponto particular

da deflação. Os receptores de deflação poderiam não ser ativados para gerar a próxima inspiração durante a eupneia, mas poderiam ser ativos quando a deflação é mais completa. A estimulação dos receptores do reflexo de deflação pode ser produzida em cães anestesiados por compressão manual do tórax, que é seguida imediatamente de inspiração. O uso prático desse reflexo é apropriado para animais com depressão respiratória ou não responsivos, a fim de promover uma ventilação mais adequada na primeira situação ou iniciar a ventilação na segunda. Durante o exercício, quando o volume corrente e a frequência estão aumentados, parece que o reflexo de deflação é mais ativo para acelerar o início da próxima inspiração.

Além dos receptores localizados no pulmão, existem outros receptores de localização periférica que ajudam na modificação do ritmo básico. A estimulação dos receptores na pele é excitatória para o centro respiratório, e pode-se observar uma inspiração mais profunda do que o habitual. Talvez a sua excitação para a área inspiratória ocorra por meio do centro apnêustico, visto que, em certas ocasiões, observa-se um esforço inspiratório. Esses receptores são vantajosos quando se deseja estimular a respiração em animais recém-nascidos. Esfregar a pele com um tecido áspero frequentemente inicia os ciclos respiratórios. Obtém-se um auxílio para a ventilação necessária durante a atividade muscular a partir dos receptores localizados nos tendões e articulações. Esses receptores são estimulados quando a contração muscular produz movimento. Acredita-se também que, quando impulsos provenientes do córtex cerebral são dirigidos para os músculos esqueléticos, impulsos colaterais dirigem-se até o tronco encefálico e estimulam o centro respiratório para aumentar a ventilação alveolar. Esse mecanismo pode explicar os aumentos da ventilação que não são explicáveis pela mera observação de mudanças nas concentrações de dióxido de carbono, oxigênio e íons hidrogênio no sangue.

Reflexos nas vias respiratórias superiores

Vários reflexos respiratórios são iniciados nas vias respiratórias superiores. A estimulação da membrana mucosa nessas regiões causa inibição reflexa da respiração. Um exemplo notável desse reflexo é a inibição da respiração que ocorre durante a deglutição. Outro exemplo é observado em aves e mamíferos que mergulham quando submergem. A estimulação da membrana mucosa da laringe no animal não anestesiado causa não apenas inibição da respiração, mas habitualmente também poderoso esforço respiratório (tosse). De modo semelhante, a estimulação da membrana mucosa nasal frequentemente provoca espirros. Obviamente, a função de todos esses reflexos consiste em proteger as delicadas passagens respiratórias e as partes profundas dos pulmões de substâncias nocivas (gases irritantes, poeira, partículas alimentares) que de outro modo poderiam ser inspiradas. Para que a proteção seja mais segura, a glote é fechada, e pode ocorrer constrição dos brônquios. Com frequência, a intubação endotraqueal é difícil em animais levemente anestesiados, devido ao fechamento reflexo da glote.

Modificação da respiração por barorreceptores

A principal função dos impulsos aferentes dos barorreceptores nos seios carotídeo e aórtico consiste em regular a circulação. Entretanto, esses mesmos receptores também são capazes de modificar a respiração. Os receptores geram constantemente impulsos, cuja frequência aumenta quando há elevação da pressão arterial, enquanto a sua frequência diminui quando há uma redução da pressão arterial. Esses impulsos para o centro respiratório são de natureza inibitória, e a frequência respiratória diminui quando aumenta a frequência dos impulsos. Acredita-se que a função dessa resposta seja modificar o retorno do sangue ao coração. Por exemplo, quando a pressão arterial está reduzida, a respiração aumenta, e o fluxo de sangue para o coração é facilitado. O efeito das excursões respiratórias aumentadas, evidenciadas pelo aumento de volume torácico, consiste em proporcionar maior negatividade da pressão intrapleural. A redução da pressão intrapleural é transmitida ao espaço mediastínico, que ajuda na expansão da veia cava, diminuindo a pressão arterial no seu interior. A maior diferença de pressão arterial criada entre a veia cava e as veias periféricas ajuda o fluxo de sangue de volta ao coração.

Controle voluntário da respiração

As respirações regulares ocorrem de modo bastante involuntário. Entretanto, a experiência diária é a de que elas podem ser alteradas voluntariamente dentro de amplos limites; podem ser aceleradas, reduzidas ou interrompidas por completo por um certo período de tempo. Se a respiração for totalmente inibida de modo voluntário, surge logo o momento em que é preciso respirar novamente; as células do centro respiratório escapam da inibição. A fonação e atos relacionados e o uso da pressão abdominal no ato de expulsão na defecação, micção e parto são exemplos de controle voluntário mais ou menos completo dos movimentos respiratórios.

Controle humoral da respiração

1 Elevação da Pa_{CO_2} e da concentração de íons hidrogênio aumentam a ventilação pulmonar?

2 Uma elevação da Pa_{O_2} aumenta a ventilação pulmonar?

3 Quais são as respectivas compensações renais para a alcalose respiratória e a acidose respiratória?

4 Quais são as respectivas compensações respiratórias para a acidose metabólica e a alcalose metabólica?

5 Por que a resposta do centro respiratório à acidose respiratória é maior do que a resposta à acidose metabólica?

6 Os glomos carotídeos e para-aórticos respondem às pressões parciais de oxigênio e de dióxido de carbono ou à quantidade de oxigênio e dióxido de carbono?

7 Por que as respostas dos glomos carotídeos e para-aórticos à Pa_{O_2} não são efetivas quanto um estímulo para a falta de oxigênio em animais anêmicos?

8 Em que condições a pressão parcial de oxigênio através dos glomos carotídeos e para-aórticos seria importante como estímulo para aumentar a ventilação?

Além da influência neural bastante direta sobre o centro respiratório que foi descrita, existem também substâncias químicas no sangue que modificam o ritmo básico. Na medida em que esses fatores estão presentes no sangue, esse mecanismo de controle pode ser designado como **controle humoral**. Especificamente, as substâncias químicas são dióxido de carbono, oxigênio e íons hidrogênio. Suas concentrações no sangue arterial modificam a ventilação alveolar da seguinte maneira:

- Aumento da P_{CO_2} provoca aumento da ventilação alveolar, enquanto diminuição da P_{CO_2} causa redução da ventilação alveolar
- Aumento na concentração de íons hidrogênio provoca aumento da ventilação pulmonar, enquanto diminuição na concentração de íons hidrogênio causa redução da ventilação alveolar
- Diminuição da P_{O_2} provoca aumento da ventilação alveolar, enquanto aumento da P_{O_2} causa redução da ventilação alveolar.

Papel da respiração no equilíbrio acidobásico

As interações das concentrações de dióxido de carbono, oxigênio e íons hidrogênio na respiração são claramente evidentes em certas condições, e, em virtude do papel do sistema respiratório desempenhado no equilíbrio acidobásico, é apropriado fazer uma breve descrição aqui. Uma discussão detalhada é apresentada no Capítulo 13. A Figura 24.2 fornece um diagrama de pH-bicarbonato que ilustra as compensações que podem ocorrer. Os componentes consistem em uma isóbara de P_{CO_2} e uma linha de tampão normal. Qualquer ponto ao longo da isóbara da P_{CO_2} (mostrada para $P_{CO_2} = 40$ mmHg) representa possíveis combinações da concentração de bicarbonato e pH que podem existir quando a Pa_{CO_2} é normal (40 mmHg). Os pontos situados à direita ou à esquerda da isóbara de P_{CO_2} = 40 mmHg representam desvios respectivos para a alcalose respiratória (diminuição da Pa_{CO_2}) e a acidose respiratória (aumento da Pa_{CO_2}). A linha de tampão normal indica um equilíbrio entre os ácidos e as bases metabólicos onde pontos ao longo da linha representam possíveis combinações de concentração de bicarbonato e pH que podem ocorrer, contanto que os ácidos e as bases metabólicos nos líquidos corporais estejam normais. Os pontos situados acima ou abaixo da linha representam desvios respectivos para a alcalose metabólica e a acidose metabólica.

Existem mecanismos compensatórios para todos os desvios já mencionados. A compensação renal para a alcalose respiratória (Pa_{CO_2} baixa) e para a acidose respiratória (Pa_{CO_2} alta) ocorre da seguinte maneira:

- *Alcalose respiratória.* Devido à redução da Pa_{CO_2}, a secreção tubular renal de ácido e a "reabsorção" de bicarbonato estão diminuídas, e o pH retorna a seu valor normal (via A, Figura 24.2)
- *Acidose respiratória.* Devido à Pa_{CO_2} crescente, a secreção tubular de ácido e a "reabsorção" de bicarbonato estão aumentadas, e o pH retorna a seu valor normal (via B, Figura 24.2).

A compensação respiratória para a acidose metabólica e a alcalose metabólica ocorre da seguinte maneira:

- *Acidose metabólica.* Os íons hidrogênio dos ácidos metabólicos aumentados estimulam a respiração, por meio da qual a Pa_{CO_2} é reduzida (causando diminuição da concentração de íons hidrogênio), e o pH retorna a seu valor normal (via C, Figura 24.2)
- *Alcalose metabólica.* Como os ácidos metabólicos (íons hidrogênio) estão diminuídos, ocorre um efeito de refreamento (descrito adiante) sobre a respiração, por meio do

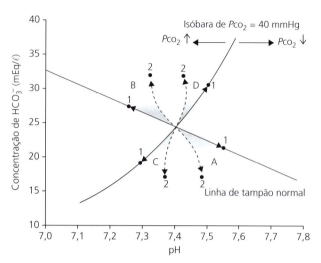

Figura 24.2 Compensações para o desenvolvimento de anormalidades do equilíbrio acidobásico. A localização 1 refere-se ao desenvolvimento sem compensação, enquanto a localização 2 refere-se ao desenvolvimento com compensação. Alcalose respiratória (A) com diminuição da P_{CO_2}: compensação renal com diminuição da secreção de H$^+$ e reabsorção de HCO$_3^-$ (aumento menor do pH do que deveria ter ocorrido na ausência de compensação renal). Acidose respiratória (B) com aumento da P_{CO_2}: compensação renal com aumento da secreção de H$^+$ e reabsorção de HCO$_3^-$ (redução do pH menor do que a deveria ter ocorrido sem compensação renal). Acidose metabólica (C) com aumento da [H$^+$] do líquido extracelular: o aumento da [H$^+$] estimula a ventilação; a P_{CO_2} diminui e o pH aumenta (menor redução do pH do que deveria ter ocorrido sem compensação respiratória). Alcalose metabólica (D) com diminuição da [H$^+$] do líquido extracelular: a [H$^+$] diminuída "freia" a ventilação; a P_{CO_2} aumenta e o pH diminui (aumento do pH menor do que deveria ter ocorrido sem compensação respiratória).

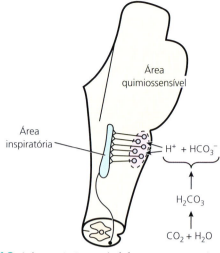

Figura 24.3 A área quimiossensível do centro respiratório do tronco encefálico. A área quimiossensível é estimulada por íons hidrogênio, que são formados pela conversão do dióxido de carbono por meio da reação de hidratação. Modificada da Figura 41.2 em Hall, J. (2011) *Guyton and Hall Textbook of Medical Physiology*, 12th edn. Saunders Elsevier, Philadelphia. Com autorização de Elsevier.

qual a P_{aCO_2} aumenta (causando elevação da concentração de íons hidrogênio), enquanto o pH retorna a seu valor normal (via D, Figura 24.2).

A associação da concentração de dióxido de carbono com a concentração de íons hidrogênio e pH anteriormente descrita ocorre por meio da reação de hidratação:

$$CO_2 + H_2O \leftrightarrow H_2CO_3 \leftrightarrow H^+ + HCO_3^- \quad (24.1)$$

Quimiorrecepção central

As áreas quimiossensíveis próximas da superfície ventral do bulbo são altamente sensíveis a mudanças na concentração de íons hidrogênio do líquido intersticial do cérebro (Figura 24.3). Os quimiorreceptores nessas áreas são excitatórios para o centro respiratório, causando aumentos no volume corrente e na frequência. Enquanto os íons hidrogênio sofrem pouca difusão através da barreira hematoliquórica e através da barreira hematencefálica, o dióxido de carbono sofre difusão livre e exerce indiretamente a sua influência sobre a ventilação por intermédio dos íons hidrogênio após a hidratação (ver equação 24.1). Por conseguinte, sempre que houver elevação da P_{aCO_2}, a P_{CO_2} do líquido intersticial do bulbo e do líquido cerebrospinal aumenta, formando íons hidrogênio por meio de hidratação. Devido às barreiras à difusão de íons hidrogênio, a resposta do centro respiratório à acidose respiratória (aumento da P_{aCO_2}) é maior do que a resposta à acidose metabólica (aumento da concentração de íons hidrogênio).

Quimiorrecepção periférica

Até esse ponto, o controle químico da ventilação alveolar foi discutido apenas em termos de seu efeito direto sobre o bulbo (a área quimiossensível) por meio do dióxido de carbono e íons hidrogênio. Convém assinalar que o oxigênio não exerce a sua influência hiperpneica nessa área. As entidades anatômicas conhecidas como **glomos carotídeos e para-aórticos**, que são encontrados na região da bifurcação das artérias carótidas e arco da aorta, respectivamente, são quimiorreceptores. Esses glomos detectam mudanças nas pressões parciais de dióxido de carbono e oxigênio e na concentração de íons hidrogênio e afetam o centro respiratório pela transmissão de impulsos nas fibras nervosas aferentes dos nervos glossofaríngeos (a partir dos glomos carotídeos) e nervos vago (a partir do arco da aorta). Embora o bulbo seja o principal local para a detecção de mudanças nas concentrações de dióxido de carbono e íons hidrogênio, foi constatado que os quimiorreceptores dos glomos carotídeos e para-aórticos fornecem cerca de 50% do impulso ventilatório em resposta a mudanças da P_{aCO_2}. A denervação dos glomos carotídeos na maioria dos animais domésticos (cães, gatos, ovinos, caprinos, pôneis, gado) provoca hipoventilação crônica (aumento da P_{aCO_2} em 5 a 10 mmHg), indicando que os glomos carotídeos fornecem uma importante parte da estimulação tônica para a ventilação em repouso em condições de normoxia. Entretanto, os quimiorreceptores dos glomos carotídeos e para-aórticos são os únicos locais onde a pressão parcial de oxigênio é detectada. Esses pequenos órgãos são altamente perfundidos com sangue, e o oxigênio necessário para a atividade basal é obtido do oxigênio em solução. A diferença arteriovenosa no conteúdo de oxigênio através do glomo carotídeo é muito pequena para ser medida. É preciso ressaltar que a estimulação dos receptores é efetuada pela pressão parcial de oxigênio e de dióxido de carbono, e não pela quantidade de oxigênio e dióxido de carbono. O sangue arterial com metade da hemoglobina pode ter uma P_{O_2} de 100 mmHg, embora tenha apenas metade do oxigênio em comparação com o sangue normal (ver Figura 23.4). Qualquer

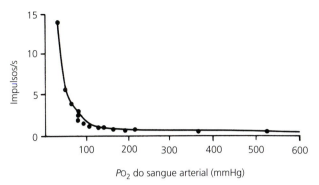

Figura 24.4 Efeito da pressão parcial de oxigênio arterial sobre o número de impulsos por segundo do glomo carotídeo para o centro respiratório. Os impulsos são excitatórios. De Reece, W.O. (2004) Respiration in mammals. In: *Dukes' Physiology of Domestic Animals*, 12th edn (ed. W.O. Reece). Cornell University Press, Ithaca, NY. Reproduzida, com autorização, de Cornell University Press.

aumento da frequência respiratória nos animais anêmicos não é produzido pelo mecanismo de falta de oxigênio, visto que os glomos carotídeos e para-aórticos respondem à pressão parcial de oxigênio, e não à quantidade de oxigênio. De maneira semelhante, os indivíduos com intoxicação pelo monóxido de carbono (ausência grave de oxigênio) não apresentam um aumento correspondente da frequência respiratória, visto que a Po_2 permanece normal.

A transmissão de impulsos nervosos pelos glomos carotídeos e para-aórticos ao centro respiratório varia de acordo com a Po_2, conforme já assinalado. Isso está ilustrado para os glomos carotídeos na Figura 24.4. Observe que a frequência de descarga de impulsos está aumentada de modo mais significativo na faixa da Po_2 de 20 a 60 mmHg e declina rapidamente depois dos 60 mmHg. A curva de dissociação oxigênio-hemoglobina (ver Figura 23.4) mostra que a hemoglobina ainda está cerca de 90% saturada com oxigênio em uma pressão parcial de 60 mmHg. Por conseguinte, não há uma falta grave de oxigênio, e ocorre pouca mudança na ventilação.

É evidente que a regulação do oxigênio normalmente não é necessária. A hemoglobina está quase saturada em uma Po_2 de 100 mmHg, e não haveria nenhuma vantagem com uma pressão parcial mais alta. Além disso, a ventilação alveolar pode estar reduzida a cerca da metade do normal e a hemoglobina mantém uma considerável saturação. Por conseguinte, existe o reconhecimento geral de que o principal fator químico na regulação normal da ventilação reside no dióxido de carbono. Obtém-se uma rápida resposta a partir de mudanças relativamente pequenas de sua pressão parcial. Entretanto, a regulação pela Po_2 torna-se mais importante na pneumonia, no edema pulmonar e nas pneumoconioses, nas quais há desenvolvimento de desequilíbrio de ventilação-perfusão e nas quais os gases não são tão prontamente difusíveis através da membrana respiratória. A diminuição da difusão é mais facilmente observada para o oxigênio do que para o dióxido de carbono, em virtude do menor coeficiente de difusão do oxigênio. Além disso, a hiperventilação causada pela falta de oxigênio pode reduzir a Pco_2 e a concentração de íons hidrogênio, de modo que se tornam ineficazes na estimulação de um aumento da ventilação. O mecanismo de falta de oxigênio continua funcionando e proporciona o estímulo para aumentar a ventilação.

Fatores de regulação relacionados

1 O que é o efeito de refreamento e qual o seu significado?
2 Como o efeito de refreamento é minimizado durante a adaptação a grandes altitudes?
3 Como você reconheceria a respiração agrupada e a respiração de Cheyne-Stokes?
4 Como o aumento da frequência cardíaca e a contração esplênica ajudam a resposta respiratória ao exercício?

Efeito de refreamento

É importante reconhecer que o acúmulo das substâncias (dióxido de carbono e íons hidrogênio) produzidas pelas células aumenta a ventilação para eliminá-las, e que uma redução na quantidade da substância consumida (oxigênio) aumenta a ventilação, de modo a reabastecer o suprimento. É igualmente importante reconhecer que uma redução do dióxido de carbono e dos íons hidrogênio diminui a ventilação. Por sua vez, essa ventilação diminuída impede a sua perda extrema que, de outro modo, causaria alterações drásticas no pH dos líquidos corporais. Em outras palavras, a hiperventilação poderia reduzir a concentração de dióxido de carbono e, consequentemente, a concentração de íons hidrogênio a ponto de os líquidos corporais se tornarem demasiado alcalinos (alcalose respiratória). Esse efeito, pelo qual as concentrações reduzidas de dióxido de carbono e íons hidrogênio diminuem a ventilação alveolar, é conhecido como **efeito de refreamento**. Pode ser observado, em certo grau, com concentrações aumentadas de oxigênio, porém o efeito depende do tempo e é muito mais sutil. Essa situação, pela qual a alcalose respiratória é evitada pelo efeito de refreamento, ocorre durante a ascensão a grandes altitudes com teor reduzido de oxigênio. Os efeitos de refreamento do dióxido de carbono e dos íons hidrogênio são mais evidentes nos primeiros dias, porém a adaptação reduz a sua influência, de modo que a ventilação pode aumentar ainda mais para compensar o teor reduzido de oxigênio na atmosfera. A adaptação é realizada por meio de compensação renal (ver Figura 24.2), em que os íons hidrogênio são conservados, o pH retorna a seu valor normal e o efeito de refreamento é minimizado. O aumento adicional da ventilação proporcionado pela adaptação possibilita um aumento da Pao_2 devido à diminuição da $Paco_2$.

Respiração periódica

A respiração é considerada anormal quando não ocorrem os ciclos respiratórios e os padrões de frequência normais. Os ciclos ocorrem algumas vezes em rápida sucessão (em pares, em grupos de três ou quatro) e são seguidos de intervalos variáveis de apneia. Esse tipo de respiração foi designado como **respiração agrupada** (Figura 24.5). Pode ser comum no traumatismo cranioencefálico e, com frequência, é observada em animais anestesiados com pentobarbital.

Outra forma de respiração periódica é conhecida como **respiração de Cheyne-Stokes**. Essa respiração não é frequentemente descrita em medicina veterinária. Talvez passe despercebida. Caracteriza-se pela ocorrência sucessiva dos ciclos respiratórios em um padrão crescente e decrescente (Figura 24.5). Acredita-se que esse padrão respiratório seja causado por um atraso no tempo decorrido entre a perfusão dos pulmões com sangue e a chegada

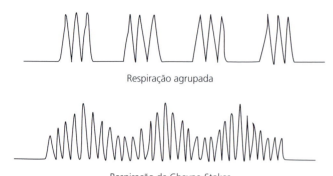

Figura 24.5 Desenhos ilustrando pneumogramas da respiração periódica. Na respiração agrupada, os ciclos aparecem em conjuntos de dois ou três. Na respiração de Cheyne-Stokes, os ciclos alternadamente aumentam e diminuem. De Reece, W.O. (2004) Respiration in mammals. In: *Dukes' Physiology of Domestic Animals,* 12th edn (ed. W.O. Reece). Cornell University Press, Ithaca, NY. Reproduzida, com autorização, da Cornell University Press.

subsequente desse sangue ao cérebro. Em outras palavras, os quimiorreceptores podem identificar um aumento da $Paco_2$, com consequente aumento da ventilação. Em seguida, o sangue equilibra-se com os pulmões hiperventilados, e a $Paco_2$ é reduzida. Quando esse sangue alcança o cérebro, ele exerce um efeito de refreamento sobre a ventilação, e a $Paco_2$ aumenta. O padrão da respiração é sucessivamente repetido, visto que ocorre novamente hiperventilação com a elevação da $Paco_2$. Na respiração normal, o tempo de circulação entre os pulmões e o cérebro é relativamente curto; a $Paco_2$. Permanece relativamente constante, e os ciclos respiratórios são de duração igual.

Outra explicação para a respiração de Cheyne-Stokes postula que alguma parte do mecanismo de controle da respiração (possivelmente um quimiorreceptor) tem um ganho aumentado, de modo que a resposta a determinado estímulo produz uma resposta ventilatória excessivamente grande, a qual, por sua vez, provoca uma queda da $Paco_2$ maior do que o normal. O efeito de refreamento é iniciado e seguido de uma alteração oscilatória na ventilação e nos gases sanguíneos.

Respostas ao exercício

O exercício e outras formas de esforço impõem um estresse ao sistema respiratório. A resposta observada em animais varia de modo considerável, mais notavelmente devido ao estado prévio de condicionamento e/ou saúde. Esse tópico é tratado de modo mais detalhado no Capítulo 41. Devido ao impacto do exercício sobre a respiração, um breve resumo é apresentado aqui.

Durante o exercício, o consumo de oxigênio e a produção de dióxido de carbono aumentam. A frequência da ventilação aumenta para acompanhar essas mudanças. Por conseguinte, durante o exercício moderado com pré-condicionamento satisfatório, observa-se pouca mudança na Pao_2, na $Paco_2$ e no pH arterial. Entretanto, observa-se um aumento da Pco_2 devido à maior produção de dióxido de carbono. O aumento da ventilação provavelmente é devido à ativação dos receptores articulares e muscular, visto que a $Paco_2$, e não a $Pvco_2$, é o fator que influencia a ventilação. O débito cardíaco aumenta durante o exercício, resultando em aumento do fluxo sanguíneo pulmonar. Por conseguinte, há perfusão (e distensão) de um maior número de capilares pulmonares, resultando em maior troca gasosa. A distribuição do fluxo sanguíneo no pulmão torna-se mais uniforme, o que diminui as diferenças de ventilação-perfusão onde podem ter existido. Durante o exercício em muitos animais, mais notavelmente o cão e o cavalo, o transporte de gás é auxiliado pela contração esplênica, por meio da qual massa concentrada de eritrócitos é forçada dentro da circulação. A resposta ao exercício é diferente nos animais que carecem de pré-condicionamento e/ou que apresentam comprometimento em virtude de problemas de saúde (p. ex., anemia). Isso também pode se aplicar, em menor grau, a animais com bom pré-condicionamento quando o esforço aumenta acima de um nível moderado. Nesse momento, observamos um aumento da Pao_2 e da Pvo_2 e uma diminuição da $Paco_2$. Essas alterações são compatíveis com aumentos adicionais na ventilação e no débito cardíaco. Observa-se também uma redução do pH arterial (aumento da concentração de íons hidrogênio) associada à produção de ácido láctico da glicólise anaeróbica. A ventilação aumentada é estimulada pelo aumento da concentração de íons hidrogênio, visto que a Pao_2 elevada e a $Paco_2$ diminuída constituem efeitos de refreamento para a ventilação. O débito cardíaco aumentado possibilita o transporte de maiores quantidades de oxigênio do que as que estariam de outro modo disponíveis, o que contribui para os aumentos da Pao_2 e Pvo_2.

Autoavaliação

As respostas encontram-se no final do capítulo.

1. Qual dos reflexos de Hering-Breuer seria útil para iniciar uma inspiração em um cão excessivamente anestesiado ou não responsivo?
   A Reflexo inspiratório-inibitório (reflexo de inflação)
   B Reflexo inspiratório (reflexo de deflação)
   Explique a escolha feita para a resposta correta.

2. Qual a sequência de eventos constitui o modo pelo qual os impulsos aferentes dos barorreceptores nos seios carotídeo e aórtico são capazes de modificar a respiração e, assim, ajudar o retorno do fluxo sanguíneo ao coração?
   A Redução da pressão arterial, aumento da respiração, aumento da negatividade da pressão intrapleural, expansão da veia cava
   B Elevação da pressão arterial, aumento da respiração, pressão intrapleural que se torna mais positiva, ausência de alteração na veia cava
   Explique a escolha feita para a resposta correta.

3. Houve um atraso de 2 min na respiração após a interrupção da hiperventilação com um respirador (efeito de refreamento). Antes de a respiração ser reiniciada, a cianose estava muito evidente. Uma amostra de sangue arterial obtida imediatamente antes do reinício da respiração mostrou uma Pco_2 de 35 mmHg, pH de 7,45 e Po_2 de 40 mmHg. O estímulo para a retomada da respiração foi:
   A Dióxido de carbono
   B Íons hidrogênio
   C Oxigênio
   Explique a escolha feita para a resposta correta.

4. Durante o desenvolvimento da intoxicação por monóxido de carbono ou conforme observado em animais anêmicos (sem atividade física):
   A A ventilação dos pulmões está aumentada, devido à hipoxemia

B A ventilação dos pulmões não está aumentada, visto que a P_{O_2} do sangue arterial permanece normal

C O monóxido de carbono não interfere no transporte de oxigênio, e não há deficiência de hemoglobina

Explique a escolha feita para a resposta correta.

5 Um bezerro que respira ar atmosférico tem uma frequência de ventilação pulmonar de 26 ℓ/min. Recebe uma mistura gasosa, e a frequência passa para 22 ℓ/min. A mistura gasosa é mais provavelmente:

A Enriquecida com oxigênio

B Enriquecida com dióxido de carbono

Explique a escolha feita para a resposta correta.

Leitura sugerida

Hall, J. (2011) *Guyton and Hall Textbook of Medical Physiology*, 12th edn. Saunders Elsevier, Philadelphia.

Reece, W. (2004) Respiration in mammals. In: *Dukes' Physiology of Domestic Animals*, 12th edn (ed. W.O. Reece). Cornell University Press, Ithaca, NY.

Reece, W. (2009) *Functional Anatomy and Physiology of Domestic Animals*, 4th edn. Wiley-Blackwell, Ames, IA.

Respostas

1 B. O reflexo inspiratório-inibitório impede a hiperinflação dos pulmões e é ativado no ponto máximo da inspiração. O reflexo inspiratório inicia a inspiração no final da expiração. A compressão do tórax em um cão que não respira estimula os receptores que respondem à limitação da expiração e que inicia a próxima inspiração.

2 A. Quando a pressão arterial é reduzida, a respiração aumenta e o tórax aumenta de volume, proporcionando maior negatividade da pressão intrapleural. A redução da pressão intrapleural é transmitida ao espaço mediastínico que ajuda na expansão da veia cava, reduzindo a pressão arterial em seu interior. A pressão mais baixa na veia cava ajuda o retorno do fluxo sanguíneo ao coração a partir da pressão mais positiva nas veias periféricas.

3 C. A P_{CO_2} de 35 mmHg continua sendo hipocapneica em consequência da hiperventilação e, desse modo, exerceria algum grau de "refreamento". O aumento dos íons hidrogênio estimula o aumento da ventilação, e o pH de 7,45 (ligeiramente alcalino) reflete algum grau de diminuição de H^+, de modo que não representa um estímulo. A P_{aO_2} de 40 mmHg é um estímulo definido para a ventilação e, acoplada com o sinal clínico de cianose (indicando hipoxemia), seria responsável pela retomada da respiração.

4 B. Os glomos carotídeos e para-aórticos constituem os únicos locais onde a P_{O_2} é detectada. A estimulação dos receptores é feita pela P_{O_2}, mais do que pela quantidade de oxigênio. Animais anêmicos podem apresentar uma quantidade diminuída de hemoglobina, porém a P_{O_2} do sangue arterial ainda pode permanecer em 100 mmHg. Por conseguinte, uma frequência aumentada em animais anêmicos não seria produzida pelo mecanismo de falta de oxigênio, visto que os glomos carotídeos e para-aórticos estão respondendo à P_{O_2} e não à quantidade de oxigênio.

5 A. O efeito da adição de oxigênio seria uma redução da ventilação pulmonar, em contraste com a estimulação pela falta de oxigênio. O enriquecimento com dióxido de carbono aumentaria a ventilação na medida em que é considerado como principal fator químico na regulação normal da ventilação.

25 Outras Funções do Sistema Respiratório

William O. Reece

Depuração respiratória, 230
    Forças físicas, 230
    Tamanho da partícula, 231
    Depuração das vias respiratórias superiores, 231
    Depuração alveolar, 231
Respiração ofegante, 232

Ronronar, 233
Terminologia em fisiopatologia, 234
    Hipoxia, 234
    Outros termos, 234
Autoavaliação, 234

A depuração respiratória, a respiração ofegante e o ronronar são importantes tópicos relacionados com o sistema respiratório. A depuração respiratória é o meio pelo qual materiais inalados são processados pelo corpo para minimizar consequências prejudiciais. Foi observado que o ar inspirado, por meio de seu contato íntimo com o sangue que circula até o cérebro, serve para resfriar o cérebro. Além disso, o resfriamento geral do corpo é obtido por meio da respiração ofegante, que é altamente desenvolvida no cão. Embora a função do ronronar possa não ser tão evidente, é comum na família dos felinos e tem sido estudada. Esses tópicos serão apresentados, cada um deles, em maiores detalhes, e o capítulo será concluído com a terminologia comum da fisiopatologia respiratória.

Depuração respiratória

1 O que significa depuração respiratória?

2 Quais as forças físicas que contribuem para a deposição de partículas sobre a membrana mucosa?

3 Qual é a diferença entre depuração das vias respiratórias superiores e depuração alveolar?

4 Qual é o tamanho das partículas que são depositadas pelo movimento browniano?

5 O que proporciona o movimento proximal da cobertura mucosa?

6 Qual é o processo de desenvolvimento dos fagócitos alveolares?

7 Como as partículas inaladas são transportadas dos alvéolos até os linfonodos que estão em série com os vasos linfáticos que drenam os pulmões?

8 Qual exemplo de pneumoconiose observada em gatos e cães que vivem em cidades industrializadas?

A área de superfície da face interna dos pulmões é cerca de 125 vezes maior do que a área de superfície do corpo, de modo que os pulmões representam uma importante via de exposição a muitas substâncias ambientais. A inalação de certos produtos químicos usados na agricultura constitui um risco significativo à saúde, de modo que foram desenvolvidas medidas preventivas para evitar a sua inalação. Além disso, a importância das partículas inaladas é evidente quando se considera a exposição do gado aos aerossóis que emanam das poeiras das áreas de confinamento ou de outras fontes de confinamento. Os aerossóis podem estar associados a bactérias e vírus, de modo que a sua pronta remoção pode ajudar a prevenir doenças. De modo semelhante, a remoção de substâncias irritantes evita o desenvolvimento de doença pulmonar e protege a eficiência dos pulmões.

A remoção de partículas que foram inaladas nos pulmões é denominada **depuração respiratória**. Existem dois tipos de depuração – a depuração das vias respiratórias superiores e a depuração alveolar –, que dependem da profundidade de inalação das partículas.

Forças físicas

No sistema respiratório, três forças físicas operam para produzir a deposição das partículas do ar inalado, da mesma maneira que o fazem para a deposição da poeira do ar ambiente fora do corpo. O assentamento de partículas sobre uma membrana mucosa é designado como **deposição**. Essas três forças físicas são as seguintes:

- O **assentamento gravitacional (sedimentação)** causa a deposição de partículas simplesmente devido à força da gravidade e à massa das partículas. Essa é responsável pela deposição que ocorre na cavidade nasal e na árvore traqueobrônquica

- As **forças inerciais** causam deposição na cavidade nasal, na faringe e na árvore traqueobrônquica. Como essa deposição envolve o fator de velocidade, ela provavelmente promove uma deposição mais precoce do que o assentamento gravitacional. Torna-se mais um fator nos pontos de ramificação das vias respiratórias, onde a direção do fluxo muda. As forças inerciais e o assentamento gravitacional constituem, provavelmente, os fatores de deposição mais importantes. A deposição de partículas aumenta com o aumento de tamanho da partícula e o aumento de densidade tanto para a gravidade quanto para a inércia

- O **movimento browniano** é responsável pela deposição de partículas menores do que um micrômetro. Essas partículas muito pequenas exibem movimento aleatório que decorre

---

Parte 4 | Respiração

do bombardeio das moléculas de ar. Esse fator torna-se significativo quando existe uma área relativamente grande de superfície íntima, como nas vias respiratórias muito pequenas e nos alvéolos.

Tamanho da partícula

A fração de partículas inaladas que é retida no sistema respiratório e a profundidade até a qual as partículas penetram antes de sua deposição estão estreitamente relacionadas com o tamanho da partícula. As partículas grandes depositam-se na mucosa das vias respiratórias superiores, enquanto as partículas menores penetram mais profundamente nos pulmões. Para partículas de densidade unitária, todas aquelas com mais de 10 μm são essencialmente removidas na cavidade nasal. A deposição de partículas proximalmente aos bronquíolos respiratórios diminui à medida que o tamanho da partícula se torna menor, alcançando quase zero com diâmetros de 1 μm ou menos. As partículas que penetram nos espaços aéreos alveolares (ver Figura 21.9) geralmente têm menos de 1 a 2 μm de diâmetro. A deposição de partículas é mínima quando o diâmetro situa-se entre 0,3 e 0,5 μm, porém começa a aumentar novamente quando o diâmetro é inferior a 0,3 μm (Figura 25.1), uma vez que as partículas com menos de 0,3 μm de diâmetro são mais suscetíveis ao movimento browniano.

Depuração das vias respiratórias superiores

Uma vez depositadas, as partículas são depuradas (removidas) de acordo com a localização de sua deposição. A **depuração das vias respiratórias superiores** refere-se à remoção de partículas que se depositaram em pontos proximais aos ductos alveolares. A **depuração alveolar** refere-se à remoção de partículas depositadas nos alvéolos. A depuração das vias respiratórias superiores depende do movimento proximal de uma cobertura de líquido mucinoso. O movimento é proporcionado pela atividade ciliar do epitélio colunar que reveste a membrana mucosa traqueobrônquica. Os componentes da cobertura mucosa provêm de três fontes: (i) o filme de líquido que recobre a membrana alveolar, (ii) as células apócrinas secretoras de muco que revestem os bronquíolos respiratórios, e (iii) as células caliciformes da mucosa traqueobrônquica proximal aos bronquíolos respiratórios (Figura 25.2). A velocidade de transporte do líquido mucinoso é de cerca de 15 mm/min. Quando a cobertura mucosa e o seu conteúdo alcançam a faringe, eles são finalmente deglutidos. Este é o processo pelo qual os materiais inalados aparecem nas fezes.

Depuração alveolar

Foram desenvolvidos vários conceitos de depuração alveolar, que são delineados aqui.

- Pode haver locais de absorção especializados próximo dos ductos alveolares. Foi observado que os depósitos visíveis de material particulado acumulam-se nesses locais. Existem ramos distais dos linfáticos nessa localização, e os materiais particulares e líquidos acumulados podem estar aguardando a sua entrada nesses linfáticos
- Pode haver um fluxo contínuo de líquido alveolar para o epitélio bronquial, onde é então transportado para diante pelo **movimento da cobertura mucosa**. Acredita-se que o fluxo

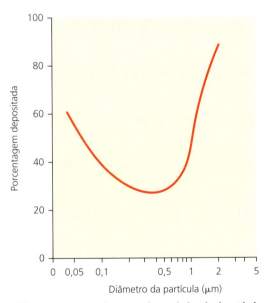

Figura 25.1 Porcentagem de partículas inaladas de densidade unitária, depositadas no pulmão de acordo com o seu tamanho. As partículas na faixa de 0,1 a 1,0 μm são aquelas menos afetadas pelo movimento browniano, sedimentação e impacto inercial combinados. Adaptada de Reece, W.O. (2004) Respiration in mammals. In: *Dukes' Physiology of Domestic Animals*, 12th edn (ed. W.O. Reece). Cornell University Press, Ithaca, NY. Reproduzida, com autorização, de Cornell University Press.

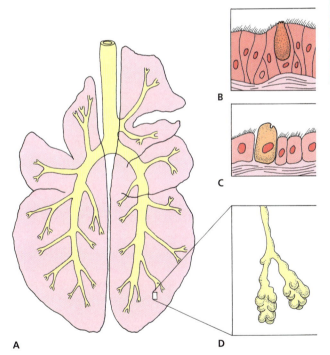

Figura 25.2 Fatores contribuintes para o movimento da cobertura mucosa da árvore bronquial. A cobertura mucosa em movimento é direcionada para a faringe pela ação das células ciliadas, e a secreção é fornecida pelas células caliciformes dos brônquios, células de Clara dos bronquíolos e líquido alveolar. **A.** Contorno do pulmão bovino sobreposto à árvore bronquial. **B.** Epitélio pseudoestratificado dos brônquios, composto de células secretoras (caliciformes), células ciliadas e células basais. **C.** Epitélio cuboide dos bronquíolos terminais, composto de células ciliadas e células secretoras (de Clara). **D.** O bronquíolo terminal é a passagem mais distal de ar sem alvéolos. Adaptada de Reece, W.O. (2009) *Functional Anatomy and Physiology of Domestic Animals*, 4th edn. Wiley-Blackwell, Ames, IA. Reproduzida, com autorização, de Wiley.

de líquido seja facilitado pela ação mecânica da respiração e suas mudanças associadas na área de superfície alveolar (que aumenta com a inspiração e diminui com a expiração). O resultado consiste no movimento das células e do material particulado na superfície para fora dos alvéolos durante a expiração, enquanto a camada inferior de líquido acompanha as mudanças na área de superfície a cada ciclo respiratório. Esse processo assemelha-se ao acúmulo de madeira flutuante na praia, à medida que a água se move para frente e retrocede novamente

- Há um consenso de que a **atividade fagocitária** constitui o processo mais importante para a depuração de partículas insolúveis e microrganismos inalados. O ponto de vista atual é que os fagócitos alveolares se desenvolvem a partir dos monócitos que chegam à parede alveolar a partir do capilar e migram através do revestimento epitelial para entrar no lúmen do alvéolo. Uma vez dentro do alvéolo, transformam-se em **macrófagos** e fagocitam grandes quantidades de material particulado. Com frequência, esses macrófagos têm sido designados como **macrófagos alveolares**, em virtude das partículas observadas dentro de seu citoplasma. O processo pelo qual os macrófagos movem-se dos alvéolos para a cobertura mucosa em movimento não está claramente elucidado. Pode ser por movimento aleatório ou por meio de ajuda mecânica e direcional proporcionada pelo fluxo de líquido alveolar
- Embora as células epiteliais alveolares não sejam consideradas fagocitárias, ocorre endocitose, e podem aparecer partículas no citoplasma dessas células. Por meio de renovação celular normal, ocorre **descamação**, e essas células tornam-se **células livres** nos alvéolos. Seu movimento subsequente para a cobertura mucosa em movimento proporcionaria um mecanismo de depuração semelhante ao dos macrófagos, exceto que a quantidade depurada seria menor. Esse mecanismo de endocitose, seguido de descamação e movimento para a cobertura mucosa, é importante nas aves
- Uma partícula inalada pode ser **solubilizada** pelo líquido alveolar e depurada dos alvéolos por absorção. Entretanto, a falta de permeabilidade do epitélio alveolar à substância praticamente excluiria a possibilidade de sua absorção
- Sabe-se que é possível encontrar partículas inaladas nos **linfonodos**, que estão em série com os **vasos linfáticos** que drenam os pulmões. Para que o material entre nesses vasos, ele precisa ser inicialmente absorvido ou transportado do epitélio alveolar para o espaço intersticial. Sabe-se também que existem linfáticos terminais no espaço intersticial distal no nível dos ductos alveolares. Como os capilares linfáticos são altamente permeáveis, não existe nenhum problema para a entrada das partículas no seu interior. Após a sua entrada nos capilares linfáticos, as partículas são dirigidas até os linfonodos, onde são bloqueadas pelo tamanho ou fagocitadas pelo sistema mononuclear fagocitário dos linfonodos.

Já foi assinalado que a fagocitose facilita a remoção das partículas pelo mecanismo de depuração alveolar. Além disso, deve-se reconhecer que a fagocitose pelos macrófagos torna as partículas incapazes de irritar ou, de outro modo, lesionar o epitélio superficial alveolar, além de impedir a penetração das partículas de poeira no espaço intersticial pulmonar.

O destino das partículas que se depositam na superfície alveolar pode ser resumido de acordo com quatro possibilidades.

- As partículas podem ser transportadas para a cobertura mucosa traqueobrônquica e, daí, para a faringe, onde podem ser deglutidas. Essa possibilidade inclui partículas livres sobre a superfície e aquelas que foram fagocitadas por macrófagos ou internalizadas por endocitose nas células epiteliais alveolares que subsequentemente descamam
- As partículas podem ser transportadas até os **linfonodos satélites**, que estão em série com os vasos linfáticos que drenam os pulmões (a partir dos quais algumas podem escapar para o sangue)
- As partículas podem ser dissolvidas e transferidas em solução para a linfa ou sangue
- Algumas partículas podem não ser fagocitadas, ou podem não ser solúveis. Em lugar disso, podem estimular uma reação local do tecido conjuntivo e podem ser **sequestradas (isoladas)** no pulmão. Nesse evento, pode-ser observar o desenvolvimento de **pneumoconiose** em consequência de exposição contínua. Trata-se de um endurecimento fibroso do pulmão que resulta da inalação de determinadas poeiras. Entre os exemplos, destacam-se a **asbestose** e a **silicose**. Além disso, os cães e os gatos que vivem em cidades altamente industrializadas podem exibir sinais de **antracose**, causada pela inalação da poeira de carvão.

Respiração ofegante

> **1** O volume corrente consiste no volume do espaço morto e volume alveolar. Qual desses componentes é regulado para suprir as necessidades metabólicas, e qual deles é regulado para atender às necessidades da temperatura corporal?
>
> **2** Quais são os três padrões de respiração ofegante?
>
> **3** Qual o padrão de respiração ofegante que proporciona o menor resfriamento?
>
> **4** Como os padrões 2 e 3 diferem na produção do maior resfriamento?
>
> **5** Qual é a maior fonte de água para evaporação da mucosa nasal do cão?

A **respiração ofegante** é prevalente em muitas espécies animais, e esta seção descreve a respiração ofegante no cão. Talvez seja semelhante em outros animais, quando ocorre. O centro respiratório do cão responde não apenas aos estímulos habituais, mas também à temperatura central do corpo. A integração desses impulsos permite que o centro respiratório responda às necessidades metabólicas ao regular a ventilação alveolar e ao dissipar o calor regulando a ventilação do espaço morto. A ventilação do espaço morto aumenta com a respiração ofegante, o que promove o resfriamento do corpo por meio de evaporação da água a partir das mucosas dos tecidos envolvidos. Os estudos realizados demonstraram a existência de três padrões de respiração ofegante:

- Inalação e exalação pelo nariz
- Inalação pelo nariz, exalação pelo nariz e pela boca
- Inalação pelo nariz e pela boca e exalação também pelo nariz e pela boca.

A passagem de ar pela cavidade nasal possibilita uma associação mais íntima do ar e da mucosa do que o movimento de ar

Capítulo 25 | Outras Funções do Sistema Respiratório

pela boca aberta. Por conseguinte, pode-se deduzir que, durante a respiração ofegante, se o ar entrar e sair apenas pela boca, a língua e as superfícies orais não irão umidificar suficientemente o ar. Correspondentemente, seria necessário movimentar maiores volumes de ar para produzir um resfriamento equivalente ao do ar totalmente saturado. Isso aumentaria o gasto de energia, e a carga de calor aumentaria. Se o ar entrasse e saísse apenas pelo nariz, o calor e o vapor d'água adicionados ao ar durante a inalação seriam parcialmente recuperados pelo organismo durante a exalação. Isso se deve a um sistema de troca por contracorrente que operaria entre a corrente de ar e as superfícies nasais. Neste caso, o resfriamento do corpo estaria diminuído.

Pode-se observar que o menor resfriamento é obtido por inalação e exalação pelo nariz (padrão 1). Esse padrão foi observado em cães em repouso, com uma temperatura ambiente abaixo de 26°C, bem como quando esses animais correram em baixa velocidade no frio. Os padrões 2 e 3 são observados quando os cães repousam tranquilamente em temperaturas ambientes acima de 30°C e durante o exercício, exceto quando o exercício é realizado em temperaturas muito baixas. O ar que entra pelo nariz e sai pela boca produz o maior resfriamento; entretanto, quando há necessidade de maior volume corrente, é necessário inalação pela boca e pelo nariz. Parece haver uma oscilação contínua entre os padrões 2 e 3. A proporção do tempo durante o qual o padrão 3 é usado em lugar do padrão 2 aumenta à medida que ocorre aumento na temperatura e na atividade; o padrão 3 está associado a maiores necessidades de ventilação alveolar.

Ao modificar as quantidades relativas de ar exalado pelo nariz ou pela boca, o cão é capaz de modular a quantidade de calor dissipado, sem alterar a frequência ou o volume corrente. A vantagem de uma frequência constante é a de que não há necessidade de modificar a energia adicionada a partir da frequência intrínseca da respiração ofegante (cerca de 300 respirações ofegantes por minuto) do sistema respiratório. A mudança no volume corrente, particularmente um aumento, poderia não ser desejável, em virtude de seu efeito sobre a hiperventilação e alcalose respiratória subsequente. Aparentemente, esse extremo pode ser evitado ao assegurar um resfriamento por meio de mudança na direção do ar (do padrão 1 para o padrão 2). Pode-se obter um aumento do volume corrente quando necessário por meio de mudança do padrão 1 ou 2 para o padrão 3.

As características do fluxo de ar descritas para a respiração ofegante implicam que a mucosa nasal, mais do que as superfícies orais e a língua, constitua o principal local de evaporação. Por conseguinte, é preciso conhecer um suprimento adequado de água à mucosa nasal, que pode ser obtido das secreções glandulares (nasal e orbital), do transudato vascular ou de ambos. A secreção das glândulas nasais laterais foi estudada para determinar se essas glândulas servem para fornecer uma quantidade adicional de água durante a respiração ofegante. Existem duas dessas glândulas, uma em cada recesso maxilar. Cada glândula desemboca em um ducto único, que se abre cerca de 2 cm dentro da narina. Essa localização rostral é vantajosa para a distribuição caudal da secreção, quando o fluxo de ar é direcionado para dentro do nariz e sai pela boca. A taxa de secreção aumenta com a elevação da temperatura ambiente. Uma elevação de 25 para 40°C aumenta 40 vezes a quantidade secretada. Foi sugerido que esse papel desempenhado pelas glândulas nasais laterais é análogo ao das glândulas sudoríparas nos seres humanos.

Ronronar

> **1** Quantas vezes por segundo ocorre ativação alternada do diafragma e dos músculos laríngeos intrínsecos durante a inspiração e a expiração?
>
> **2** Como são cada um dos 25 sons sucessivos produzidos em 1 s de ronronar durante a inspiração e a expiração?
>
> **3** Qual parece ser a função do ronronar?

O ronronar é observado em alguns membros da família dos felinos e é tanto audível quanto palpável na maioria dos gatos domésticos. A explicação a seguir sobre o ronronar provém de um estudo realizado no gato doméstico. O estudo utilizou técnicas de registro de eletromiografia e pressão traqueal e mostrou que o ronronar resulta de uma ativação alternada e altamente regular do diafragma e dos músculos laríngeos intrínsecos, em uma frequência de 25 vezes por segundo durante tanto a inspiração quanto a expiração. O estudo demonstrou que o ronronar provavelmente resulta de algum mecanismo oscilante no sistema nervoso central. Cada ciclo repetido possui três fases: (i) fechamento da glote, (ii) início da abertura da glote e produção de som e (iii) abertura completa da glote (baixa resistência da glote e alto fluxo de ar).

O fechamento da glote ocorre quando os músculos adutores da laringe sofrem contração (i. e., as cordas vocais aproximam-se). Cada um dos 25 sons sucessivos associados a 1 segundo de ronronar é produzido quando uma diferença de pressão criada em cada lado da glote fechada é dissipada no momento em que começa a abertura da glote (i. e., ocorre uma súbita separação das cordas vocais). A abertura da glote pode ser passiva, porém há especulação de que a contração dos músculos abdutores da laringe durante a inspiração ocorra simultaneamente com a contração do diafragma.

Durante a fase inspiratória do ciclo respiratório, ocorre também contração intermitente do diafragma. Em outras palavras, a contração diafragmática alterna com a contração do músculo adutor da laringe (fechamento da glote). As contrações alternadas dos músculos adutores da laringe e do diafragma impedem a extrema negatividade da pressão traqueal no momento de fechamento da glote e também promovem o fluxo inspiratório durante o período de tempo em que a glote está aberta. O fluxo de ar durante a inspiração é fornecido pela contração intermitente do diafragma e expansão do pulmão que se segue. O ciclo e a produção de som repetidos continuam até a inspiração ser completa.

Durante a fase expiratória do ciclo respiratório, a tendência à retração dos pulmões cria uma pressão traqueal que é maior do que a pressão faríngea quando a glote está fechada. Quando ocorre relaxamento dos músculos adutores da laringe, a glote se abre, a pressão traqueal mais elevada força o ar através das cordas vocais, há produção de um som, a glote se fecha (as cordas vocais aproximam-se), a pressão traqueal aumenta, e o ciclo se repete até completar a expiração.

A razão do ronronar dos gatos não é conhecida. Sabe-se que o ronronar ocorre em ocasiões nas quais estão satisfeitos, quando estão doentes e quando estão dormindo. Parece possível que a natureza intermitente das fases inspiratória e expiratória do ciclo respiratório, quando um gato está ronronando, possa fornecer melhor ventilação e evitar a atelectasia em ocasiões de respiração superficial. Em outras palavras, o ronronar pode desempenhar uma função semelhante às respirações complementares.

Terminologia em fisiopatologia

> **1** A cianose constitui um sinal de hipercapnia ou oxigenação inadequada do sangue?
>
> **2** O que é asfixia?
>
> **3** Qual é a causa habitual da atelectasia?

Hipoxia

A **hipoxia** refere-se a uma redução da Po_2 abaixo do normal no ar, sangue ou tecido, sem anoxia. A **anoxia** significa literalmente "sem oxigênio", e o termo não deve ser usado quando a condição pode consistir em diminuição da Po_2, para a qual o termo "hipoxia" é mais apropriado. A **hipoxemia** é uma diminuição da concentração de oxigênio do sangue arterial. São identificados quatro tipos de hipoxia.

- **Hipoxia ambiental**: o sangue arterial está insuficientemente saturado com oxigênio, devido a uma baixa Po_2 no ar atmosférico respirado. Ocorre naturalmente em grandes altitudes
- **Hipoxia anêmica**: ocorre redução na capacidade de oxigênio do sangue, devido a uma escassez de hemoglobina funcional. A Po_2 no sangue arterial e a porcentagem de saturação da hemoglobina estão normais. A liberação de oxigênio aos tecidos pode ser inadequada. Ocorre hipoxia anêmica após hemorragia, em várias anemias e quando parte da hemoglobina é transformada em metemoglobina ou está combinada com monóxido de carbono
- **Hipoxia estagnante**, também conhecida como **hipoxia isquêmica**: o fluxo de sangue por todo o corpo ou por um tecido encontra-se diminuído. O teor de oxigênio no sangue arterial está normal, porém os tecidos não recebem oxigênio suficiente, devido ao fluxo sanguíneo diminuído
- **Hipoxia histotóxica**: as células são incapazes de utilizar o oxigênio fornecido. A quantidade de oxigênio no sangue arterial está normal; entretanto, como as células são incapazes de utilizá-lo, a quantidade está acima do normal no sangue venoso.

Outros termos

A **hipercapnia** e a **hipocapnia** referem-se, respectivamente, a aumento e diminuição da $Paco_2$ no sangue arterial e indicam hipoventilação e hiperventilação. A **cianose** descreve uma coloração azulada ou purpúrea da pele e das mucosas. A cor reflete o grau de desoxigenação da hemoglobina. Quando observada em todo o corpo, relaciona-se com oxigenação inadequada do sangue. Quando observada localmente, é provavelmente causada pela obstrução do fluxo sanguíneo.

A **asfixia** é uma condição de hipoxia combinada com hipercapnia. A respiração em um espaço fechado fornece um bom exemplo, resultando no que se denomina comumente como sufocação.

A **oxigenação hiperbárica** consiste no fornecimento de oxigênio ao organismo em uma pressão parcial relativamente alta. A Po_2 pode ser extrema, a ponto de ocorrer toxicidade do oxigênio. Quando essa situação ocorre, observa-se uma acentuada elevação da Po_2 nas células (**hiperoxia**), e a atividade de muitas enzimas envolvidas no metabolismo tecidual é afetada.

A **atelectasia** refere-se a uma incapacidade dos alvéolos de se abrir ou de permanecer abertos; em geral, envolve uma ou mais áreas relativamente pequenas do pulmão. A causa habitual de atelectasia consiste em oclusão do brônquio ou do bronquíolo que supre a área. Isso resulta mais frequentemente de tampões de muco ou de exsudato purulento. Quando o brônquio se fecha, o ar contido nos alvéolos no momento é absorvido, e os alvéolos sem ar sofrem colapso, devido às pressões circundantes. Além disso, a respiração de misturas ricas em oxigênio diminui/remove o nitrogênio que normalmente atua como *stent* alveolar. Por conseguinte, durante a respiração rica em oxigênio, todo o gás pode ser absorvido dos alvéolos, que se tornam atelectásicos.

A **pneumonia** é uma inflamação aguda do pulmão, que ocorre em todas as espécies, devido a uma variedade de causas. No primeiro estágio, os capilares ficam distendidos com sangue, e os alvéolos ficam preenchidos com líquido seroso. O líquido seroso mistura-se com eritrócitos, vários leucócitos e fibrina. A resolução final envolve liquefação dos restos alveolares, sua remoção e regeneração do epitélio alveolar.

Autoavaliação

As respostas encontram-se no final do capítulo.

1 Qual das seguintes formas de deposição de partículas torna-se mais um fator nos pontos de ramificação das vias respiratórias?
   A Assentamento gravitacional
   B Forças inerciais
   C Movimento browniano
   Explique a escolha feita para a resposta correta.

2 Qual dos seguintes conceitos de depuração alveolar favoreceria o desenvolvimento de pneumoconiose?
   A Partículas internalizadas pelas células epiteliais alveolares que subsequentemente descamam
   B Transporte para linfonodos satélites
   C As partículas não são solúveis nem são fagocitadas
   Explique a escolha feita para a resposta correta.

3 Que padrão de respiração ofegante promove maior resfriamento?
   A Inalação e exalação pelo nariz
   B Inalação pelo nariz e exalação pelo nariz e pela boca
   C Inalação pelo nariz e pela boca e exalação pelo nariz e pela boca
   Explique a escolha feita para a resposta correta.

4 Que tipo de hipoxia define a condição em que as células são incapazes de usar o oxigênio fornecido?
   A Hipoxia anêmica
   B Hipoxia isquêmica
   C Hipoxia histotóxica
   Explique a escolha feita para a resposta correta.

5 Qual dos seguintes termos descreve melhor a asfixia?
   A Hipoxia combinada com hipercapnia
   B Atelectasia
   C Pneumonia
   Explique a escolha feita para a resposta correta.

Leitura sugerida

Blatt, C., Taylor, C. and Habel, B. (1972) Thermal panting in dogs: the nasal gland, a source of water for evaporative cooling. *Science* 177:804–805.

Morrow, P. (1973) Alveolar clearance of aerosols. *Archives of Internal Medicine* 133:101–108.

Reece, W. (2004) Respiration in mammals. In: *Dukes' Physiology of Domestic Animals*, 12th edn (ed. W.O. Reece), pp. 114–148. Cornell University Press, Ithaca, NY.

Respostas

1 B. As forças inerciais são responsáveis pela deposição de partículas que não foram previamente depositadas por assentamento gravitacional. Envolve o fator de velocidade e mudança de direção associada à ramificação das vias respiratórias.

2 C. A pneumoconiose desenvolve-se quando as partículas não são removidas do pulmão e estimulam uma reação tecidual local, tornando-se sequestradas no pulmão; com exposição contínua, pode haver desenvolvimento de pneumoconiose.

3 C. O resfriamento envolve a evaporação de água, e a mucosa nasal constitui o principal local, mais do que as superfícies orais e a língua. O suprimento adequado de água provém das secreções glandulares nasais e orbitais. As glândulas são de localização rostral, e a sua secreção é vantajosa quando o fluxo de ar entra pelo nariz e sai pela boca. A maior exposição de área superficial ocorre quando a inalação e a expiração ocorrem pelo nariz e pela boca.

4 C. A hipoxia histotóxica ocorre quando as células são incapazes de utilizar o oxigênio fornecido. A hipoxemia isquêmica também apresenta um teor de oxigênio arterial normal, porém os tecidos não recebem oxigênio suficiente devido a uma diminuição do fluxo sanguíneo. A hipoxia anêmica refere-se a uma diminuição da capacidade de oxigênio do sangue, devido a uma escassez de hemoglobina funcionante.

5 A. A asfixia refere-se a uma diminuição do oxigênio do sangue abaixo da quantidade normal, acoplada com aumento do dióxido de carbono. É também conhecida como sufocação. A atelectasia é a incapacidade dos alvéolos de se abrir ou de permanecer abertos, envolvendo habitualmente uma ou mais áreas relativamente pequenas do pulmão. A pneumonia é uma inflamação aguda do pulmão.

26 Respiração nas Aves

John W. Ludders

Anatomia respiratória das aves, 236
   Traqueia, 237
   Brônquios, 237
   Sacos aéreos, 239
Mecânica da ventilação, 240
   Músculos da respiração e do esqueleto torácico, 240
Troca gasosa, 242
   Troca gasosa, voo e altitude, 242
   Troca gasosa e mergulho, 245
Controle da ventilação, 245

Quimiorreceptores, 246
Mecanorreceptores, 246
Termorreceptores, 246
Mecanismos de defesa pulmonar, 246
   Transporte mucociliar, 247
   Fagocitose, 247
   Substância trilaminar, 247
Fisiologia aplicada e questões práticas, 248
Autoavaliação, 249

A classe Aves consiste em 27 ordens, 168 famílias e aproximadamente 10.000 espécies no mundo inteiro. As aves, que representam a única classe de dinossauros que sobreviveram ao evento de extinção do Cretáceo-Paleógeno há 65,5 milhões de anos, habitam todos os continentes desse planeta e vivem em uma ampla variedade de nichos ambientais, alguns dos quais inóspitos aos seres humanos.

Em 1981, o Dr. John B. West levou a American Medical Research Expedition ao topo do Monte Everest com o objetivo de obter dados sobre a fisiologia respiratória humana em altitudes extremas. Os membros da expedição escalaram até o topo da montanha (8.848 m), alguns deles com cilindros de oxigênio amarrados às costas, apreciaram o céu azul-cobalto e viram um bando de gansos-de-cabeça-listrada (*Anser indicus*) voando sobre os picos do Himalaia a mais de 9.375 m durante a sua migração anual entre o subcontinente indiano e os lagos do sul da Ásia e Ásia Central. De que maneira as aves podem extrair o oxigênio suficiente nessas grandes altitudes e ser capazes de manter as funções corporais enquanto atendem às demandas do músculo em exercício? Em grande parte, a resposta encontra-se no sistema pulmonar das aves, tão diferente do sistema pulmonar dos mamíferos e muito eficiente na troca gasosa.

Os seres humanos sempre ficaram fascinados com as aves há milênios, provavelmente em virtude de sua capacidade de voar e de sua beleza inerente. Os humanos também demonstraram interesse mais prático nas aves como fonte de alimento. No processo de domesticação e seleção no tocante a determinadas características desejáveis para produção, como rápido ganho de peso e alta capacidade de postura de ovos, ocorreram diversas modificações estruturais e funcionais nas espécies domésticas, que não são observadas em suas contrapartes selvagens. Por exemplo, uma linhagem de perus selecionada pelo seu rápido ganho de peso apresenta menor volume pulmonar e menor área de superfície de troca gasosa, em comparação com perus não selecionados. As galinhas poedeiras também apresentam menor

volume pulmonar em relação ao peso corporal, menor capacidade de difusão do oxigênio e maior relação sangue-volume capilar de ar do que seu ancestral selvagem, a galinha-vermelha-do-mato. Por conseguinte, quando se estuda a fisiologia das aves, é importante ter em mente que existem importantes diferenças fisiológicas entre as aves selvagens e as domesticadas.

Anatomia respiratória das aves

1 Como a traqueia das aves difere da traqueia dos mamíferos? Quais são as implicações funcionais dessas diferenças anatômicas?

2 Quais são as consequências possíveis para uma ave entubada anestesiada se o manguito do tubo endotraqueal for hiperinflado?

3 Quantas ordens de ramificação dos brônquios ocorrem antes de alcançar as superfícies de troca gasosa do pulmão aviário?

4 Qual é o outro nome do brônquio terciário?

5 Qual o papel desempenhado pelos sacos aéreos na ventilação?

6 Durante a ventilação, as aves apresentam um volume de gás equivalente ao volume corrente?

7 De que maneira os sacos aéreos poderiam ser usados para ajudar a ventilar uma ave com obstrução das vias respiratórias superiores?

8 Quais são os dois tipos de tecido bronquial (parabronquial) terciário que podem ser encontrados nos pulmões das aves?

9 Onde ocorre a troca gasosa no pulmão aviário?

10 Quais são os dois fatores que contribuem para a eficiência da troca gasosa nas aves?

O sistema pulmonar aviário consiste em dois componentes funcionalmente separados e distintos: um componente para a ventilação (traqueia, brônquios, sacos aéreos, esqueleto torácico e músculos da respiração) e outro para a troca gasosa (pulmão parabronquial).

Traqueia

À semelhança dos mamíferos, a traqueia aviária tem como função conduzir o ar das narinas e da boca até os brônquios, enquanto aquece, umedece e separa o material particulado do gás inspirado. Todavia, do ponto de vista anatômico, existem diferenças significativas entre a traqueia aviária e a traqueia dos mamíferos. As cartilagens das traqueias das aves consistem em anéis completos, diferentemente dos anéis incompletos em formato de C dos mamíferos. De uma classe de aves para outra, diferentemente dos mamíferos, existem enormes variações na anatomia traqueal, que possuem implicações significativas para a ventilação. Por exemplo, o emu e o pato-de-rabo-alçado-americano apresentam um divertículo saculiforme e inflável que se abre a partir da traqueia, e os machos de muitas espécies de aves aquáticas possuem uma expansão bulbosa traqueal. Alguns pinguins e procelárias têm traqueia dupla, enquanto outras classes de aves exibem alças traqueais ou espirais complexas, que podem estar localizadas no pescoço caudal, dentro da quilha ou dentro do tórax e da quilha (Figura 26.1). Com seus pescoços relativamente longos, sem mencionar as alças e espirais traqueais, a traqueia aviária típica é 2,7 vezes mais longa que a de um mamífero de tamanho comparável, mas também 1,29 vez mais larga, de modo que a resistência ao fluxo de ar pela traqueia nas aves é comparável à dos mamíferos (ver a lei de Poiseuille para o fluxo laminar, Capítulo 22). Por outro lado, o volume traqueal é cerca de 4,5 vezes maior que o de mamíferos de tamanho comparável. O impacto do volume do espaço morto traqueal maior é reduzido pelo menos de três maneiras: (i) as aves possuem uma frequência respiratória relativamente baixa (cerca de um terço daquela dos mamíferos), de modo que a frequência de ventilação traqueal por minuto é apenas cerca de 1,5 a 1,9 vez maior que a dos mamíferos de tamanho comparável (ver fórmulas para ventilação, Capítulo 23); (ii) o volume corrente nas aves é cerca de 1,7 vez maior que o de um mamífero de tamanho comparável; e (iii) o maior volume expansível e a maior complacência do sistema respiratório significam que as aves gastam menos energia durante a respiração em comparação com os mamíferos, de modo que elas são capazes de superar quaisquer limitações impostas pelo espaço morto traqueal maior.

Brônquios

Os mamíferos possuem muitas ordens de ramificação bronquial que levam à área de troca gasosa do pulmão (os alvéolos); entretanto, o sistema bronquial das aves consiste apenas em três ordens de ramificação antes de alcançar as superfícies de troca gasosa: um brônquio primário (extrapulmonar e intrapulmonar), brônquios secundários e brônquios terciários, mais comumente designados como parabrônquios (Figura 26.2).

Brônquios primários

Cada brônquio primário entra no pulmão ventral e obliquamente, na junção dos terços cranial e médio do pulmão; em seguida, passa dorsolateralmente para a superfície pulmonar, onde se volta caudalmente em um percurso curvo e dorsal até se abrir na margem pulmonar caudal dentro do saco aéreo abdominal. Os brônquios primários possuem uma camada bem desenvolvida de músculo liso, que consiste em uma camada de músculo liso circular interna e uma camada de músculo liso de

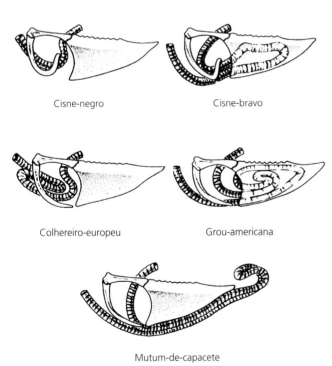

Figura 26.1 Alças traqueais encontradas nas aves: cisne-negro (*Cygnus atratus*); cisne-bravo (*Cygnus cygnus*); colhereiro-europeu (*Platalea leucorodia*); grou-americana (*Grus americana*); mutum-de-capacete (*Crax pauxi*). Adaptada de McLelland, J. (1989) Larynx and trachea. In: *Form and Function in Birds* (eds A.S. King and J. McLelland), Vol. 4, pp. 69-103. Academic Press, New York. Reproduzida, com autorização, de Elsevier.

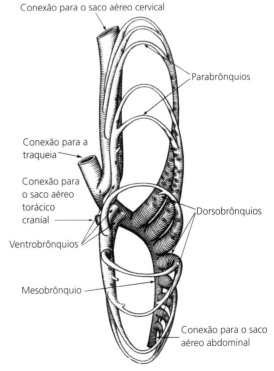

Figura 26.2 Vista dorsal de brônquios secundários e parabrônquios no pulmão direito de um ganso. De Brackenbury, I.H. (1987) Ventilation of the lung-air sac system. In: *Bird Respiration*, Vol. I (ed. T.J. Seller). CRC Press, Boca Raton, FL. Image provided by Professor J.H. Brackenbury. Reproduzida, com autorização, de Taylor & Francis.

orientação longitudinal. Em resposta a determinados estímulos, como acetilcolina, pilocarpina e histamina, esses músculos lisos podem alterar o diâmetro interno do brônquio primário.

Brônquios secundários

Todo brônquio que surge a partir de um brônquio primário é denominado brônquio secundário. Na maioria das aves, os brônquios secundários estão dispostos em quatro grupos: brônquios secundários medioventral, mediodorsal, lateroventral e laterodorsal. Os brônquios secundários medioventrais surgem a partir do brônquio intrapulmonar primário, próximo do local onde entra no pulmão, enquanto os brônquios secundários mediodorsais, lateroventrais e laterodorsais emergem da porção encurvada caudal do brônquio intrapulmonar primário. Dependendo da espécie, entre o grupo medioventral de brônquios secundários e os três grupos remanescentes, existe um segmento do brônquio primário, o **brônquio intrapulmonar ou mesobrônquio**, que é desprovido de brônquios secundários. Muitos dos brônquios secundários medioventrais e laterolaterais abrem-se nos sacos aéreos cervicais, claviculares e torácicos craniais ou abdominais.

Brônquios terciários (parabrônquios)

O brônquio terciário (parabrônquio) e seu manto de tecido circundante constituem a unidade básica para a troca gasosa (Figura 26.3). Os parabrônquios são tubos estreitos e longos, que exibem alto grau de anastomose. Existe uma rede de músculo liso que circunda as entradas dos parabrônquios, que parece ser controlada pelo **nervo vago**, visto que, quando eletricamente estimulado, o músculo liso sofre contração e estreita as aberturas para os parabrônquios. As superfícies internas dos parabrônquios tubulares são perfuradas por numerosas aberturas pentagonais ou hexagonais dentro de câmaras, denominadas átrios, que são separadas umas das outras por septos interatriais (Figura 26.3C). Os septos interatriais são recobertos por uma fina camada epitelial, com um centro de feixes de músculo liso

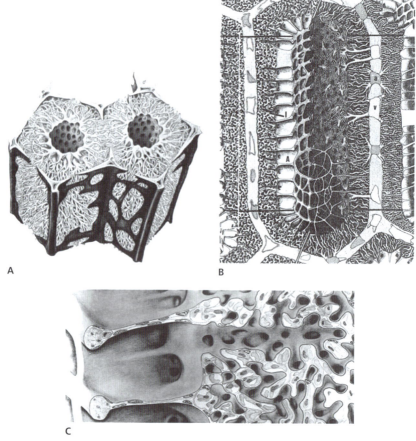

Figura 26.3 Desenhos tridimensionais de parabrônquios, átrios e infundíbulos. **A.** Dois parabrônquios e tecido circundante, que consistem em capilares aéreos e capilares sanguíneos, onde ocorre a troca gasosa. **B.** Parabrônquio individual em corte longitudinal; no lado esquerdo estão os átrios (A) com infundíbulos (I) partindo deles e a rede capilar aérea tridimensional que surge dos infundíbulos. No lado direito, nos septos interparabronquiais encontram-se as arteríolas (pontilhado denso), a partir das quais se originam os capilares e que seguem um trajeto radial em direção ao lúmen. Os infundíbulos situam-se entre os capilares, que são circundados por uma rede tridimensional bem desenvolvida de capilares aéreos. **C.** Corte transversal dos átrios e infundíbulos. Dois feixes de músculo liso circulares envolvem a abertura que leva do parabrônquio para dentro do átrio. Os átrios são separados por septos com percurso horizontal e vertical. A partir de cada átrio, surgem alguns infundíbulos que passam perpendicularmente para dentro do manto parabronquial. Na extrema direita, um infundíbulo é mostrado em corte longitudinal, com capilares aéreos que emergem a partir dele em todos os níveis. Os capilares aéreos exibem ligação cruzada e se entrelaçam com capilares sanguíneos. O epitélio muito fino dos capilares aéreos e seu filme de surfactante são mostrados como uma linha escura simples. De Duncker, H.-R. (1974) Structure of the avian respiratory tract. *Respiration Physiology* 22:1-19; com autorização de Elsevier Science e Professor Duncker; imagens digitais gentilmente fornecidas pelo Professor Duncker.

densamente acondicionados, que formam a estrutura das aberturas atriais. Como o pulmão das aves é ricamente inervado com nervos vagais e simpáticos, é possível que existam vias neurais aferentes e eferentes para controlar o músculo liso pulmonar e, assim, variar o fluxo de ar através do pulmão parabronquial.

Capilares aéreos e manto periparabronquial

Em cada átrio e surgindo a partir da superfície atrial oposta à abertura parabronquial, existem ductos em formato de funil (infundíbulos) que levam aos capilares aéreos (Figura 26.3C). Os capilares aéreos, cujo diâmetro é de 3 a 20 μm dependendo da espécie, formam uma rede tridimensional anastomosante, que está intimamente entrelaçada com uma rede estruturada semelhante de capilares sanguíneos (Figura 26.4); a troca gasosa ocorre dentro desse manto de capilares aéreos e sanguíneos entrelaçados. A área de superfície para troca gasosa varia de uma espécie para outra, desde um valor baixo de cerca de 10 cm²/g de peso corporal nos frangos domésticos até um valor elevado de 87 cm²/g no beija-flor. Nos morcegos, o único mamífero voador, a área de superfície é de 63 cm²/g, ao passo que, no musaranho e nos humanos, o valor é de 33 e 18 cm²/g, respectivamente. A espessura da barreira hematogasosa também é importante, visto que afeta a difusão dos gases através da barreira (ver fatores que afetam a difusão gasosa, Capítulo 22). À medida que aumenta a espessura da barreira, a difusão dos gases diminui. A estimativa mais significativa da capacidade de difusão (ou condutância) da barreira hematogasosa é a sua **espessura média harmônica** (τ_{ht}), definida como a média da recíproca da espessura da barreira em cada um de seus pontos. A espessura média harmônica nos frangos domésticos e beija-flores é de 0,318 e 0,099 μm, respectivamente, ao passo que nos morcegos, musaranhos e seres humanos, é de 0,219, 0,338 e 0,620 μm, respectivamente. A maior área de superfície e a menor espessura média harmônica do pulmão aviário fazem com que seja um trocador de gás extremamente eficiente, muito mais do que o pulmão dos mamíferos.

Tipos de tecido parabronquial

O pulmão aviário consiste em dois tipos de tecido parabronquial (Figura 26.5): (i) o **tecido parabronquial paleopulmonar**, que é encontrado em todas as aves, consiste em pilhas paralelas de parabrônquios profusamente anastomosantes (Figura 26.5A); e (ii) o **tecido parabronquial neopulmonar** consiste em uma rede de parabrônquios anastomosantes localizados na porção caudolateral do pulmão, sendo o seu grau de desenvolvimento dependente da espécie (Figura 26.5B,C). Os pinguins e o emu possuem apenas parabrônquios paleopulmonares. Os pombos, os patos e grous apresentam parabrônquios paleopulmonares e neopulmonares, e os parabrônquios neopulmonares são responsáveis por 10 a 12% do volume pulmonar total. Nas aves semelhantes às galinhas e passeriformes, os parabrônquios neopulmonares estão mais desenvolvidos e podem responder por 20 a 25% do volume pulmonar total. Os parabrônquios paleopulmonares e neopulmonares são histologicamente indistinguíveis uns dos outros, porém a direção do fluxo gasoso difere dentro dos dois tipos.

Por meio de estudos anatômicos e fisiológicos usando moldes de borracha de látex e técnicas de *washout* com gás, o volume específico (volume de gás respiratório por unidade de massa corporal) do sistema respiratório aviário é estimado entre 100 e 200 mℓ/kg, porém o volume de gás nos parabrônquios e capilares aéreos é responsável por apenas 10% do volume total. Se for feita uma comparação, o volume específico do cão é de 45 mℓ/kg, e o volume de gás pulmonar no pulmão de mamífero é de 96% do volume específico total. Como a relação entre volume de gás residual (*i. e.*, gás nos pulmões) e o volume corrente é muito menor nas aves do que nos mamíferos, foi sugerido que as alterações cíclicas na direção do fluxo de gás parabronquial paleopulmonar, como a reversão do fluxo gasoso, poderiam afetar de modo adverso a troca gasosa. O fluxo unidirecional de gás dentro do pulmão paleopulmonar resolve esse problema (ver seção Mecânica da ventilação). Além disso, parece que o volume de gás parabronquial disponível para troca gasosa pode ser maior do que os estudos anatômicos indicam, possivelmente devido a fatores, como o efeito dos pulsos gerados no coração nos capilares pulmonares, um tanto análogo aos efeitos da ventilação em alta frequência.

Sacos aéreos

As aves possuem nove sacos aéreos: dois cervicais, um clavicular ímpar, dois torácicos craniais, dois torácicos caudais e dois abdominais. Histologicamente, os sacos aéreos consistem em

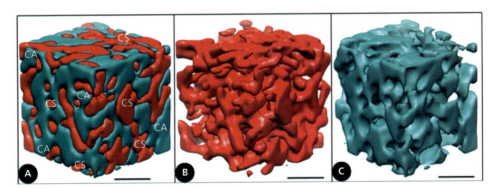

Figura 26.4 Reconstrução tridimensional, mostrando o íntimo entrecruzamento dos capilares aéreos (CA) e capilares sanguíneos (CS) no pulmão paleopulmonar da avestruz (*Struthio camelus*). **A.** Reconstrução tridimensional combinada de capilares sanguíneos (vermelho) e capilares aéreos (ciano). **B.** Reconstrução tridimensional mostrando os capilares sanguíneos. **C.** Reconstrução tridimensional dos capilares aéreos. Escala de barras, 20 μm. De Maina, J.N. (2009) Three-dimensional serial section computer reconstruction of the arrangement of the structural components of the parabronchus of the ostrich, *Struthio camelus*, lung. *Anatomical Record* 292:1685-1698. Reproduzida, com autorização, de Wiley.

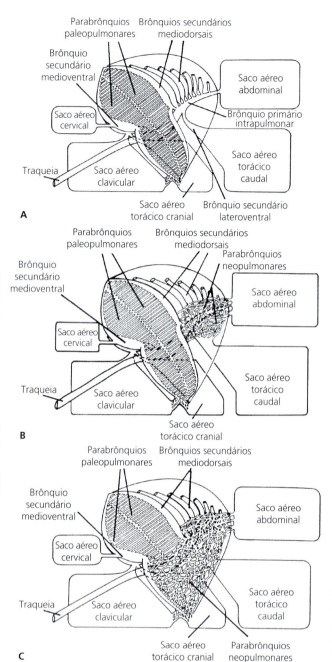

Figura 26.5 Desenhos de pulmões parabronquiais paleopulmonares e neopulmonares (pulmões direitos). **A.** Pulmão paleopulmonar encontrado nos pinguins e emus. **B.** Pulmão paleopulmonar e neopulmonar encontrado em cegonhas, patos e gansos. **C.** Pulmão paleopulmonar e neopulmonar altamente desenvolvido encontrado em frangos, pardais e outros passeriformes. De Fedde, M.R. (1980) Structure and gas-flow pattern in the avian respiratory system. *Poultry Science* 59:2642-2653. Reproduzida, com autorização, de *Poultry Science*.

Do ponto de vista funcional, os sacos aéreos atuam como foles para os pulmões, fornecendo um fluxo aéreo de ar corrente ao pulmão aviário relativamente rígido. Com base em suas conexões bronquiais, os sacos aéreos são agrupados em um grupo cranial, constituído pelos sacos aéreos cervicais, clavicular e torácicos craniais, e em um grupo caudal, constituído pelos sacos aéreos torácicos caudais e abdominais. O volume dos sacos aéreos distribui-se aproximadamente de forma igual entre os grupos cranial e caudal. Durante a ventilação, todos os sacos aéreos são efetivamente ventilados, com a possível exceção dos sacos aéreos cervicais, e a relação entre ventilação e volume é semelhante para cada saco aéreo.

Nas espécies domésticas, como frangos, a ventilação é muito mais reduzida quando as aves são colocadas em decúbito dorsal. Diversos fatores podem contribuir para esse fenômeno, dentre os quais podem estar os músculos peitorais pesados ou o peso das vísceras abdominais, aumentando o trabalho da ventilação ou comprimindo os sacos aéreos abdominais. Estes últimos apresentam uma redução de volume e, portanto, de seu volume corrente efetivo e fluxo de gás através das superfícies de troca gasosa do pulmão. Entretanto, estudos recentes envolvendo o gavião-de-cauda-vermelha mostraram que a ventilação não é afetada quando essas aves são posicionadas em decúbito dorsal. Isso sustenta a discussão de que a domesticação e a seleção de certas características desejáveis para produção em aves domésticas resultaram em diversas alterações estruturais e funcionais passíveis de afetar a ventilação, mas que não são observadas nas espécies selvagens.

Mecânica da ventilação

1 Quais são as consequências para uma ave se o movimento torácico, particularmente o da quilha (externo), for impedido durante a contenção para o exame físico? Quais as possíveis consequências da obesidade sobre a ventilação? Quais as possíveis consequências da posição do corpo sobre a ventilação, como quando uma ave é virada de costas?

2 Nas aves, a inspiração exige a contração ativa dos músculos da ventilação? A expiração exige a contração ativa dos músculos da ventilação?

3 Nas aves, qual seria a consequência pulmonar do relaxamento dos músculos da ventilação, como o que pode ocorrer durante a anestesia?

4 Quais são os mecanismos que controlam a direção do fluxo de gás nos sistema pulmonar aviário? A ventilação com pressão positiva afetaria adversamente o fluxo de gás e a troca gasosa?

5 Descreva os dois tipos de parabronquios e a direção do fluxo de gás em cada um.

Músculos da respiração e do esqueleto torácico

As aves não possuem diafragma muscular, mas dependem dos músculos cervicais, torácicos e abdominais para a inspiração e a expiração, ambas as quais são processos ativos que exigem atividade muscular. Durante a inspiração, os músculos inspiratórios sofrem contração, e o volume interno da cavidade toracoabdominal aumenta (Figura 26.6). Como os sacos aéreos são as únicas estruturas significativas de volume-complacência na cavidade corporal, o seu volume também aumenta. À medida que a pressão no interior dos sacos aéreos se torna negativa

estruturas de parede fina compostas de epitélio simples pavimentoso que recobre uma fina camada de tecido conjuntivo; são pouco vascularizados e, por esse motivo, não contribuem de modo significativo para troca gasosa. Em graus variáveis, dependendo da espécie, os divertículos dos sacos aéreos arejam as vértebras cervicais, algumas das vértebras torácicas, costelas vertebrais, esterno, úmero, pelve e cabeça e corpo do fêmur e, possivelmente, os músculos peitorais.

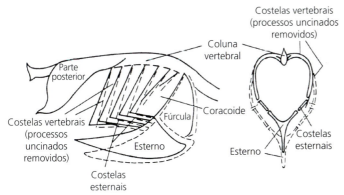

Figura 26.6 Alterações na posição do esqueleto torácico durante a respiração em uma ave. As linhas sólidas representam a posição do tórax no final da expiração, enquanto as linhas tracejadas mostram a posição do tórax no final da inspiração. De Fedde, M.R. (1986) Respiration. In: *Avian Physiology* (ed. P.D. Sturkie), 4th edn, pp. 191-200. Springer-Verlag, New York. Reproduzida, com autorização, de Springer.

em relação à pressão atmosférica ambiente, o ar flui da atmosfera para dentro do sistema pulmonar (Figura 26.7). Em consequência da formação da válvula inspiratória (ver parágrafo seguinte), durante a inspiração existe pouco fluxo ou nenhum nos ventrobrônquios que conectam os parabrônquios e o brônquio intrapulmonar (mesobrônquio), e, em consequência, o gás inspirado segue um fluxo caudal através do mesobrônquio. Parte do gás atravessa o pulmão neopulmonar e prossegue para dentro dos sacos aéreos torácicos caudais e abdominais, enquanto outra parte segue para os dorsobrônquios e, daí, através do pulmão paleopulmonar. Durante a contração dos músculos expiratórios, o volume interno da cavidade toracoabdominal diminui, a pressão no interior dos sacos aéreos aumenta, e o gás sai dos sacos aéreos torácicos caudais e abdominais, atravessa os pulmões neopulmonares e segue até os pulmões paleopulmonares e, daí, sai dos ventrobrônquios e da traqueia para o ambiente. O fluxo de gás dos sacos aéreos craniais não retorna através dos parabrônquios, porém segue diretamente até os ventrobrônquios, a traqueia e, em seguida, para o ambiente. Durante a expiração, existe pouco fluxo ou nenhum no brônquio intrapulmonar (mesobrônquio) em consequência da formação das válvulas expiratórias (ver parágrafo seguinte).

Durante a inspiração e a expiração, o sentido do fluxo de gás nos parabrônquios paleopulmonares é unidirecional; todavia, nos parabrônquios neopulmonares, é bidirecional. Embora sejam pouco compreendidos, os mecanismos responsáveis pelo fluxo unidirecional de gás através do brônquio intrapulmonar, dos brônquios secundários e dos parabrônquios paleopulmonares são provavelmente governados por processos que criam **válvulas aerodinâmicas**, que não são válvulas mecânicas, como os folhetos valvares ou barragens teciduais. A formação de válvulas aerodinâmicas ocorre tanto na inspiração quanto na expiração, porém os fatores de controle para cada uma delas parecem variar. A formação das **válvulas inspiratórias** ocorre principalmente em consequência das forças inerciais convectivas do gás (fluxo e densidade dos gases) e os efeitos aceleradores de uma constrição no brônquio primário, imediatamente cranial ao local de emergência dos ventrobrônquios. Fatores adicionais envolvidos na formação das válvulas inspiratórias incluem a orientação dos orifícios bronquiais secundários e

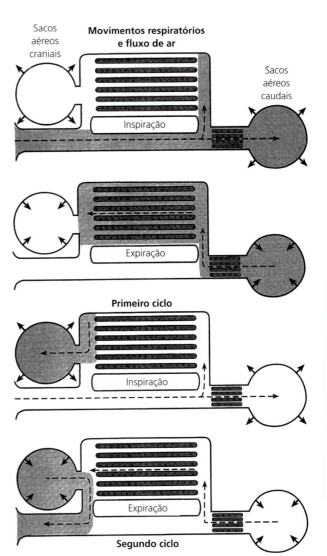

Figura 26.7 Via do fluxo de ar associada a inspiração e expiração nas aves. O mesmo *bolus* de ar (área escurecida) é seguido através de dois ciclos respiratórios. Pode-se constatar que a ventilação do manto parabronquial é realizada durante a inspiração e durante a expiração. O ar que segue para os sacos aéreos caudais ventila o manto neopulmonar e, quando o deixa, ventila os mantos tanto neopulmonar quanto paleopulmonar. Quando os sacos aéreos craniais se expandem durante a inspiração, são preenchidos pelo ar que passou através dos mantos parabronquiais. O ar dos sacos aéreos craniais é, em seguida, direcionado para o exterior durante a expiração, sem ventilação dos mantos parabronquiais. Modificada de Scheid, P., Slama H. and Piiper, J. (1972) Mechanisms of unidirectional flow in parabronchi of avian lungs: measurements in duck lung preparations. *Respiratory Physiology* 14:83-95. Reproduzida, com autorização, da Elsevier.

dos sacos aéreos em relação à direção do fluxo de gás, bem como as diferenças de pressão entre os grupos cranial e caudal de sacos aéreos. O efeito final é que a corrente de gás inspirada continua linear ao longo do eixo do brônquio primário e do brônquio intrapulmonar (mesobrônquio), em lugar de virar para dentro dos ventrobrônquios e dos sacos aéreos craniais. A formação de **válvulas expiratórias**, ou o mecanismo que direciona o gás dos sacos aéreos torácicos caudais e abdominais para os dorsobrônquios e, em seguida, para os parabrônquios, não é influenciada pela densidade do gás, mas pela compressão dinâmica do brônquio intrapulmonar, um fenômeno afetado pela resistência viscosa e pelo fluxo de gás. Ocorre compressão dinâmica quando a pressão nos sacos aéreos é maior do que a pressão no lúmen do brônquio intrapulmonar. Em consequência desse gradiente de pressão, o diâmetro do brônquio tende a se estreitar ou colapsar. Além disso, quanto maior o fluxo de gás, maior a pressão exercida sobre o brônquio. Em geral, a eficiência da formação das valvas tanto inspiratórias quanto expiratórias diminui com fluxos baixos.

Troca gasosa

1 Que modelo fisiológico descreve melhor a troca gasosa no pulmão aviário?
2 Os sacos aéreos têm uma contribuição significativa para a troca gasosa?
3 As aves apresentam um volume de gás equivalente ao gás alveolar dos mamíferos?

A eficiência da troca gasosa do pulmão aviário é maior que a do pulmão de mamíferos. O **modelo de corrente cruzada** tem sido historicamente usado para descrever a relação entre o gás e o fluxo de sangue no pulmão aviário; esse modelo também tem sido a base para o modelo matemático da troca gasosa (Figura 26.8). A reconstrução computadorizada tridimensional do pulmão aviário fornece evidências de que existe também um **mecanismo de contracorrente** no pulmão aviário, porém a sua contribuição para troca gasosa ainda não foi elucidada (Figura 26.9). Nas aves, não há nenhum equivalente para o gás alveolar, visto que o gás parabronquial tem a sua composição modificada continuamente à medida que flui ao longo da extensão do parabrônquio. O grau de extração do oxigênio a partir do gás inspirado e adicionado ao sangue capilar, bem como o dióxido de carbono removido do sangue e adicionado ao gás expirado, depende do local ao longo do parabrônquio e do tempo levado para o sangue entrar em contato com a interface sangue-gás. A eficiência do pulmão aviário pode ser avaliada levando em consideração o que ocorre com as pressões parciais de dióxido de carbono e de oxigênio tanto no gás inspirado, à medida que flui pelo pulmão, quanto no sangue que perfunde o pulmão. À medida que flui ao longo do parabrônquio, o gás recebe dióxido de carbono e libera oxigênio, de modo que o gás no final do influxo do parabrônquio possui a pressão parcial de dióxido de carbono mais baixa, enquanto o gás na extremidade do fluxo de saída do parabrônquio tem a pressão parcial mais elevada de dióxido de carbono; o inverso é verdadeiro para o oxigênio. O resultado final é que a pressão parcial do dióxido de carbono no gás parabronquial final (P_{ECO_2}) pode ultrapassar a pressão parcial de dióxido de carbono no sangue arterial (P_{aCO_2}), e a pressão parcial de oxigênio (P_{EO_2}) pode ser mais baixa do que a pressão parcial de oxigênio no sangue arterial (P_{aO_2}). Essa sobreposição potencial das faixas de pressão parcial do sangue e do gás para o dióxido de carbono e o oxigênio (o que não pode ocorrer no pulmão alveolar dos mamíferos) demonstra a alta eficiência da troca gasosa do pulmão aviário. Entretanto, por diversas razões, essa eficiência da troca gasosa habitualmente não é aparente em condições de repouso (Tabela 26.1), porém torna-se prontamente evidente em condições de estresse ou exercício, como hipertermia, hipoxia ou durante o voo em altitude.

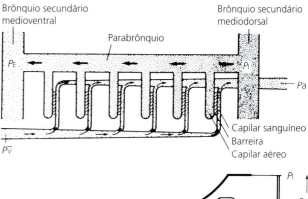

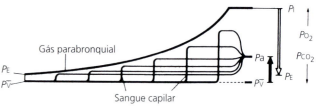

Figura 26.8 Modelo de contracorrente para a troca gasosa parabronquial aviária. (*Parte superior*) Desenho esquemático de um parabrônquio com capilares aéreos que saem radialmente. Os capilares sanguíneos também são mostrados em seu percurso da periferia em direção ao lúmen do parabrônquio, entrando em contato com os capilares aéreos por apenas uma pequena fração da extensão do parabrônquio. (*Parte inferior*) Perfis de pressão parcial da fase gasosa a partir dos valores parabronquiais iniciais (P_I) para valores parabronquiais finais (P_E) e perfis de pressão parcial no sangue dos capilares sanguíneos, mostrando que o sangue arterial (P_a) deriva de uma mistura de todos os capilares. As setas à direita mostram a superposição nas faixas de pressões parciais do gás (seta aberta) e do sangue (seta fechada) (*i. e.*, a P_{CO_2} é mais baixa e a P_{O_2} mais alta no sangue do que os valores respectivos no gás parabronquial), um fenômeno que não pode ocorrer no sangue arterial exposto ao gás alveolar no pulmão de mamífero. De Scheid, P. and Piiper, J. (1987) Gas exchange and transport. In: *Bird Respiration*, Vol. 1 (ed. T.J. Seller), pp. 97-129. CRC Press, Boca Raton, FL. Reproduzida, com autorização, de Taylor & Francis.

Diversos fatores podem limitar a eficiência da troca gasosa no pulmão aviário, incluindo o desequilíbrio da ventilação e perfusão, barreiras à difusão e falta de homogeneidade dentro do pulmão. O movimento de gás nos parabrônquios ocorre por fluxo convectivo, enquanto a difusão constitui o principal mecanismo de transporte de gás nos capilares aéreos. Todavia, em um estudo de patos que inalaram partículas de óxido de ferro (partículas com coeficiente de difusão de três ordens de magnitude inferiores ao do nitrogênio ou oxigênio), foram encontradas partículas nos átrios e nos infundíbulos, sugerindo que ocorre algum nível de transporte convectivo nesse nível. Todavia, qualquer fator que aumente as barreiras à difusão irá afetar de modo adverso a troca gasosa.

Troca gasosa, voo e altitude

O voo é a capacidade de produzir elevação, acelerar e manobrar em várias velocidades. Em termos de consumo de energia, é a forma de locomoção de maior demanda nos animais, que exerce as maiores demandas sobre o sistema respiratório; as demandas energéticas estão além daquelas alcançáveis por animais que não voam. Por exemplo, um pombo correndo em uma esteira tem um consumo de oxigênio de 27,4 mℓ/min; durante o voo em 19 m/s, o consumo de oxigênio alcança 77,8 mℓ/min. Entretanto, em altas velocidades, o custo energético por

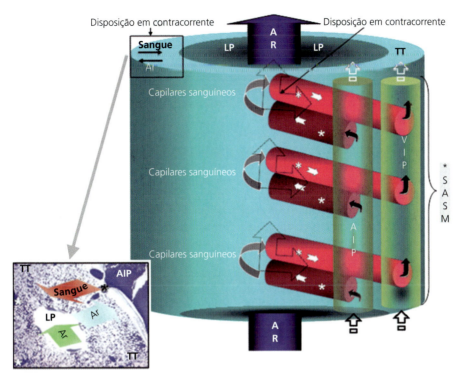

Figura 26.9 Diagrama esquemático mostrando as relações de corrente cruzada e contracorrente entre o ar e o sangue no pulmão da avestruz. A disposição em corrente cruzada ocorre como resultado da orientação perpendicular entre o fluxo de ar ao longo do lúmen parabronquial (LP) (*seta vertical azul-escura*) e o do sangue venoso no tecido de troca (TT) a partir da periferia (*setas tracejadas*). A relação de contracorrente ocorre como resultado do fluxo de ar do lúmen parabronquial (LP) para dentro dos capilares aéreos e o do sangue venoso que flui a partir da periferia do parabrônquio. O tecido de troca é irrigado com sangue venoso pelas artérias interparabronquiais (AIP) que dão origem às arteríolas (*estrelas*) que terminam nos capilares sanguíneos. O sangue oxigenado flui dentro das vênulas intraparabronquiais (*asteriscos*) que drenam nas veias interparabronquiais (VIP) e, em seguida, na veia pulmonar que devolve o sangue ao coração. A disposição das artérias e veias interparabronquiais ao longo do parabrônquio forma um sistema de arterialização seriado multicapilar (SASM), onde ocorre intercâmbio dos gases respiratórios em pontos infinitamente numerosos, onde os capilares aéreos e os capilares sanguíneos entram em contato. (*Detalhe*) A orientação de corrente cruzada entre a massa de fluxo de ar ao longo do lúmen parabronquial (LP) (*seta verde grande*) e o do sangue venoso para dentro (*seta vermelha grande*) e a disposição em contracorrente entre o fluxo de ar para fora (*seta branca grande*) e o fluxo de sangue venoso para dentro (*seta vermelha grande*) são mostradas em um corte transversal corado pelo azul de toluidina. De Maina, J.N. (2009) Three-dimensional serial section computer reconstruction of the arrangement of the structural components of the parabronchus of the ostrich, *Struthio camelus*, lung. *Anatomical Record* 292:1685-1698, com autorização do autor. Reproduzida, com autorização, de Wiley.

unidade de distância percorrida é menor que a de outras formas de locomoção, de modo que se trata da forma mais eficiente de locomoção.

Os passeriformes ágeis e menores podem alcançar velocidades de 15 a 40 km/h, enquanto o taperuçu, o pombo e o mergulhão-do-norte podem alcançar velocidades de 90 a 150 km/h (56 a 93 mph), e os falcões (ainda que durante mergulhos sobre a presa) foram cronometrados em mais de 180 km/h (≥ 112 mph). Embora essas velocidades de voo possam parecer lentas em comparação com voos comerciais a jato, adquirimos uma perspectiva diferente quando a velocidade é colocada na escala do tamanho do corpo. Um jato boing 747 a 400 tem um comprimento de 71 m e uma velocidade de 963 km/h ou 268 m/s, viajando, assim, 3,8 vezes o seu próprio comprimento em 1 s. Em comparação, um taperuçu voando a 40 km/h cobre 100 vezes o comprimento de seu corpo em 1 s. Um ser humano atleta cobre 5 vezes o comprimento de seu corpo em 1 s; o guepardo, o mamífero terrestre mais rápido, cobre 18 vezes o comprimento de seu corpo por segundo.

Conforme assinalado anteriormente, as aves são capazes de voar em altitudes muito grandes, conforme documentado por encontros entre aeronaves e aves em grandes altitudes. Um grifo-de-rüppell (*Gyps rueppelli*), um tipo de abutre, foi sugado por um motor a jato a 11.485 m de altitude sobre a Costa do Marfim, país da África Ocidental. Cisnes-bravos (*Cygnus cygnus*) foram detectados voando a 8.500 m de altura. Os gansos-de-cabeça-listrada (*Anser indicus*) migram sobre os Himalaias em altitudes de mais de 9.375 m, uma altitude em que a pressão barométrica é de cerca de 31,1 kPa (233 mmHg), aproximadamente um terço daquela no nível do mar, com Po_2 no ar seco frio de 6,5 kPa (48,8 mmHg). Se, durante a migração, os gansos mantêm uma temperatura central constante de cerca de 41°C, e o ar inalado é aquecido até a temperatura corporal e totalmente saturado com o vapor d'água, a Po_2 no ar que alcança os capilares aéreos onde ocorre a troca gasosa dificilmente iria exceder 4,9 kPa (36,6 mmHg). O que permite às aves voar – como exercício! – nesse ambiente inóspito? Diversos fatores contribuintes incluem a eficiência da troca gasosa do pulmão aviário (a capacidade de extrair maior quantidade de oxigênio a partir de determinado volume de ar, em comparação com um mamífero), a capacidade de preservar o fluxo sanguíneo cerebral na presença de pressões parciais arteriais muito baixas de dióxido de carbono e a liberação aumentada de oxigênio da hemoglobina nos tecidos.

$Paco_2$ e fluxo sanguíneo cerebral

O diâmetro dos vasos sanguíneos cerebrais e seu efeito sobre o fluxo sanguíneo do cérebro são influenciados pela $Paco_2$. As pressões parciais elevadas de CO_2 no sangue arterial causam vasodilatação cerebral e aumento do fluxo sanguíneo cerebral, enquanto as pressões parciais baixas provocam vasoconstrição e redução do fluxo sanguíneo cerebral. Os mamíferos podem tolerar pressões parciais de CO_2 de até 20 mmHg, porém abaixo desse valor, a resistência ao fluxo sanguíneo cerebral é tão alta que a perfusão de sangue do cérebro fica comprometida, podendo resultar em isquemia cerebral. Todavia, as aves são capazes de manter um fluxo sanguíneo cerebral com valores de $Paco_2$ de 8 a 10 mmHg. Trata-se de uma vantagem de sobrevivência evidente para as aves que voam em grandes altitudes, visto que isso possibilita a hiperventilação, de modo que elas suprem as demandas de oxigênio, enquanto preservam a perfusão cerebral.

Hemoglobina aviária

A hemoglobina, estritamente falando, não faz parte do sistema respiratório, porém é de suma importância para o sangue transportar o oxigênio dos pulmões para todos os tecidos do corpo. Na maioria dos vertebrados, a hemoglobina é composta de quatro subunidades, apresentando, cada uma delas, seu próprio sítio de ligação para o oxigênio. Existem algumas diferenças significativas entre a hemoglobina aviária e a hemoglobina encontrada em outros vertebrados (Tabela 26.1). Nas aves adultas, existem dois tipos diferentes de hemoglobina, a hemoglobina A e a hemoglobina D, ambas variando na sua afinidade pelo oxigênio. Com frequência, a hemoglobina A constitui a forma mais prevalente, e possui menor afinidade pelo oxigênio do que a hemoglobina D. Uma afinidade mais baixa significa que o oxigênio se dissocia mais prontamente da hemoglobina à medida que o sangue arterial se torna sangue venoso. Em geral, a hemoglobina aviária exibe maior cooperatividade com o oxigênio do que a hemoglobina de outros vertebrados. A cooperatividade é o fenômeno pelo qual a ligação de uma molécula de oxigênio à hemoglobina facilita a ligação da próxima molécula de oxigênio e assim por diante até a ligação de quatro moléculas de oxigênio por molécula de hemoglobina. A cooperatividade é responsável pela forma sigmoide da curva de ligação oxigênio-hemoglobina, e o grau de cooperatividade apresentado por uma molécula de hemoglobina é expresso pelo coeficiente de Hill. Um coeficiente de Hill baixo indica que a hemoglobina possui fraca cooperatividade, enquanto um número que se aproxima do número de sítios de ligação em uma molécula de hemoglobina (quatro por molécula) indica uma forte cooperatividade. O coeficiente de Hill geralmente aceito para a hemoglobina dos mamíferos é de 2,8, porém foi observado que o da hemoglobina aviária está situado acima do limite teórico de 4. A vantagem dessa alta cooperatividade é que ela aumenta o fornecimento de oxigênio aos tecidos.

Outra característica da hemoglobina aviária é a sua interação com o pentafosfato de inositol e o tetrafosfato de inositol (nos mamíferos, o principal fosfato orgânico é o bifosfoglicerato ou BPG, anteriormente designado como DPG), que desvia a curva de dissociação oxigênio-hemoglobina para a direita, diminuindo, assim, a afinidade da hemoglobina pelo oxigênio, o que aumenta a liberação de oxigênio nos tecidos. A presença de dois tipos de hemoglobina, ambos com diferentes afinidades pelo oxigênio, significa que os eritrócitos apresentam maior faixa de pressões parciais de oxigênio ao longo da qual o oxigênio pode ser ligado e liberado. Esse arranjo da hemoglobina é vantajoso para as espécies de aves que precisam enfrentar grandes variações na pressão parcial de oxigênio. Por exemplo, as aves que voam em grandes altitudes e as espécies de pinguins encontram condições hipóxicas, porém as condições diferem, visto que as aves que voam em grandes altitudes, como os gansos-de-cabeça-listrada, devem enfrentar uma hipoxia prolongada durante o voo sustentado, enquanto os pinguins apresentam hipoxia transitória, porém frequente durante os mergulhos. A P_{50} da hemoglobina, a pressão parcial de oxigênio em que a hemoglobina está 50% saturada de oxigênio, é mais baixa nas aves que vivem em altitudes extremas, onde as pressões parciais de oxigênio são

Tabela 26.1 Características do sangue aviário que influenciam o transporte de oxigênio, particularmente quando se relacionam com o voo em grande altitude.

Ave	Altitude (m)	Porcentagem de HbD	Afinidades da Hb pelo oxigênio	P_{50} (mmHg)
Grifo-de-rüppell	11.278	16	HbD/D' > HbA' > HbA	16,4
Ganso-de-cabeça-listrada	> 8.848	10	HbD > HbA	27,2
Ganso-dos-andes	6.000	4 a 40	Tanto a HbD quanto a HbA têm alta afinidade	33,9
Águia-dourada	7.500	35	HbD > HbA	
Açor do norte	4.000	15	HbD > HbA	
Pombo		0		29,5
Periquito		0		
Arara		0		
Pato			HbA > HbD	35,2 a 42,6
Peru			HbA > HbD	33,4

HbA, hemoglobina A; HbD, hemoglobina D.
Fonte: Adaptada de Lewis, S. (1996) *Avian Biochemistry and Molecular Biology*, pp. 82-99. Cambridge University Press, Cambridge. Reproduzida, com autorização de Cambridge University Press.

muito baixas, bem como nas aves mergulhadoras, como os pinguins. Uma P_{50} baixa significa que a hemoglobina possui alta afinidade pelo oxigênio, favorecendo, assim, a captação de oxigênio, ou seja, uma vantagem óbvia em condições hipóxicas. A afinidade hemoglobina-oxigênio (P_{50} = 28 mmHg, pH 7,5) no pinguim-imperador (*Aptenodytes forsteri*) assemelha-se àquela dos gansos-de-cabeça-listrada (P_{50} = 27,2 mmHg). No pinguim-imperador, essa P_{50} possibilita um aumento de oxigênio com Po_2 baixa do sangue durante o mergulho e depleção mais completa da reserva respiratória de oxigênio.

O dióxido de carbono também afeta a ligação do oxigênio à hemoglobina por processos conhecidos como efeito Bohr. O primeiro processo envolve o pH, em que a hidratação do dióxido de carbono resulta na formação de ácido carbônico, o qual, quando se dissocia, produz íons hidrogênio que se ligam mais prontamente à oxi-hemoglobina do que à desoxi-hemoglobina. Nos pulmões, onde o dióxido de carbono é baixo (e o pH é alto), a ligação do oxigênio pela hemoglobina é favorecida. Nos tecidos, onde prevalecem o dióxido de carbono e íons hidrogênio (pH baixo), a liberação de oxigênio é favorecida nos locais onde é necessária – nos tecidos. O outro processo no efeito Bohr que ocorre nos mamíferos, porém em menor grau nas aves, envolve a ligação do dióxido de carbono à hemoglobina, mais à desoxi-hemoglobina do que à oxi-hemoglobina, formando compostos carbamino que produzem pequenos aumentos da P_{50}. Nas aves, a forte ligação dos fosfatos orgânicos à hemoglobina evita esse efeito Bohr do CO_2.

Troca gasosa e mergulho

Algumas espécies de aves que mergulham são mergulhadores verdadeiramente notáveis. Provavelmente o mergulhador aviário consumado é o pinguim-imperador (*Aptenodytes forsteri*), que alcança profundidades de mais de 540 m (onde a pressão é de mais de 54,6 atm ou 41.496 mmHg ou 5,5 MPa), com mergulho de duração de até 28 min. Com efeito, os mamíferos marinhos alcançam maiores profundidades; por exemplo, os elefantes-marinhos do sul (*Mirounga leonina*) mergulham em profundidades de até 1.653 m, com duração de até 120 min. O cachalote (*Physeter macrocephalus*) tem um mergulho registrado de até 2.035 m, com duração de até 83 min. Em dezembro de 2010, um competidor humano praticando mergulho livre (sem nadadeiras ou sem respirador) estabeleceu um recorde de 101 m em um mergulho que durou 4,17 min. Voltando ao pinguim-imperador, o que faz com que essa ave não voadora consiga ser ativa e caçar o seu alimento nessas profundidades extremas?

Para um animal mergulhador, a profundidade e a duração do mergulho dependem das reservas de oxigênio acumuladas imediatamente antes de iniciar o mergulho. Essas reservas de oxigênio estão localizadas no sistema respiratório, sangue e músculo e dependem do volume de ar respiratório, do volume sanguíneo, da concentração de hemoglobina, da massa muscular e da concentração de mioglobina. A distribuição das reservas totais de oxigênio varia entre mergulhadores profundos e de pouca profundidade. Nos animais que mergulham mais profundamente e por mais tempo, a contribuição do oxigênio armazenado no sistema respiratório é menor que a do oxigênio armazenado no sangue e nos compartimentos musculares. A menor dependência das reservas respiratórias de oxigênio nos mergulhadores de

profundidade diminui a necessidade de troca gasosa nas profundidades. Outros mecanismos fisiológicos também facilitam os mergulhos profundos de longa duração, como bradicardia, eficiência da natação e tolerância hipoxêmica.

A **bradicardia**, isto é, uma frequência cardíaca significativamente abaixo daquela observada em um animal em repouso, ocorre efetivamente nas aves, porém a causa difere dependendo da espécie e das condições nas quais a frequência cardíaca é medida. Durante o mergulho livre voluntário do pinguim-imperador, a bradicardia ocorre em consequência da resposta ao mergulho clássica de Scholander-Irwing, particularmente quando o mergulho ultrapassa o limite aeróbico de mergulho (LAM) dessas aves. Nesses pinguins, a frequência cardíaca em repouso é de cerca de 73 bpm; durante o mergulho livre voluntário que ultrapassa o LAM, foram registradas frequências cardíacas de 41 bpm; durante um mergulho que durou 18 min, a frequência cardíaca foi de 6 bpm. Essas observações no pinguim-imperador contrastam com a ausência de bradicardia verdadeira nos patos, corvo-marinho e outras espécies de pinguins mergulhadores, em que ocorreu bradicardia em consequência de submersão forçada, induzida, portanto, por estresse. A bradicardia do mergulho preserva as reservas respiratória e sanguínea de oxigênio ao diminuir a perfusão tecidual e a captação de oxigênio e ao isolar o músculo da circulação.

A **capacidade anaeróbica aumentada** e a **tolerância hipoxêmica** também são essenciais para os mergulhadores de maior duração. Isso é exemplificado com o pinguim-imperador, que estabeleceu um recorde de duração de mergulho de 28 min. Após o mergulho, a ave precisou de 6 min para passar de uma posição de decúbito ventral para a posição em estação, outros 20 min para começar a andar e 8 h para mergulhar novamente.

A taxa de depleção da grande reserva de oxigênio ligado à mioglobina no músculo é conservada, devido à eficiência da natação. No pinguim-imperador, a hipotermia não parece desempenhar um papel na utilização do oxigênio, visto que a temperatura corporal central é mantida durante o mergulho. O pinguim-imperador tem volume respiratório durante o mergulho de 117 mℓ/kg, volume sanguíneo de 100 mℓ/kg, concentração de hemoglobina de 18 g/dℓ, massa muscular de 25% da massa corporal e uma concentração de mioglobina de 6,4 g/100 g de músculo; a reserva corporal total de oxigênio é de 65 a 68 mℓ/kg, dos quais 31 a 33% encontram-se no sistema respiratório, 30% no sangue e 36 a 39% no músculo.

Controle da ventilação

> **1** Quais são os mecanismos de controle respiratório semelhantes entre as aves e os mamíferos?
>
> **2** Que mecanismos de controle respiratório são exclusivos das aves?
>
> **3** O que são quimiorreceptores intrapulmonares e que papel eles desempenham na regulação da respiração?

A ventilação e o padrão de respiração são regulados para suprir as demandas impostas por mudanças na atividade metabólica (p. ex., repouso e voo) bem como outras demandas sobre o sistema impostas por uma ampla variedade de impulsos sensoriais (p. ex., calor e frio), comportamento controlado pelo cérebro anterior e impulsos emocionais. É preciso ter em mente que as aves não possuem diafragma e, portanto, não possuem nervo frênico. Admite-se que haja um centro de controle respiratório central no cérebro aviário, porém isso não foi demonstrado de modo inequívoco. À semelhança dos mamíferos, o padrão gerador central parece estar localizado na ponte e no bulbo, em que a facilitação e a inibição provêm de regiões superiores do cérebro. A vagotomia bilateral nas aves resulta em um padrão de respiração profunda lenta, exatamente como nos mamíferos, indicando que o débito do padrão gerador central pode ser controlado de maneira semelhante nas aves e nos mamíferos. Além disso, parece que o controle químico sobre a frequência respiratória e a duração da inspiração e expiração depende da retroalimentação aferente vagal dos receptores no pulmão, bem como de quimiorreceptores, mecanorreceptores e termorreceptores extrapulmonares.

Quimiorreceptores

Os quimiorreceptores centrais afetam a ventilação em resposta a mudanças na P_{CO_2} arterial e na concentração de íons hidrogênio. Os quimiorreceptores extrapulmonares periféricos, particularmente os glomos carotídeos, são influenciados pela P_{aO_2} e aumentam a sua taxa de descarga à medida que a P_{aO_2} diminui, aumentando, assim, a ventilação; eles diminuem transitoriamente a sua taxa de descarga à medida que a P_{aO_2} aumenta, ou quando a P_{aCO_2} diminui. Essas respostas são as mesmas daquelas observadas nos mamíferos.

Diferentemente dos mamíferos, as aves possuem um grupo singular de receptores periféricos localizados no pulmão, denominados quimiorreceptores intrapulmonares (QIP), que são agudamente sensíveis ao dióxido de carbono e insensíveis à hipoxia. Os QIPs afetam a frequência e o volume da respiração com base no intervalo de uma respiração para outra, atuando como o ramo aferente do reflexo inibitório inspiratório que utiliza como sinal aferente o tempo, a taxa e a extensão da eliminação do CO_2 do pulmão durante a inspiração. À medida que a P_{CO_2} no pulmão diminui, os receptores tornam-se estimulados e aumentam a sua taxa de descarga. À medida que a taxa de descarga aumenta, a ventilação diminui, de modo que esses receptores podem atuar para efetuar um ajuste fino do padrão de ventilação nas aves. A sua exata localização no pulmão é incerta (alguns acreditam que eles se distribuam uniformemente por todo o pulmão, enquanto outros são de opinião de que se localizam principalmente na porção caudal do pulmão paleopulmonar); entretanto, algumas de suas características foram elucidadas. Alguns receptores apresentam atividade máxima no início da inspiração, outros durante a expiração enquanto outros ainda são bifásicos. São sensíveis a mudanças tanto estáticas quanto dinâmicas da P_{CO_2} no seu microambiente e podem acompanhar rápidas mudanças da P_{CO_2} até taxas de 160 ciclos por segundo. Os sinais dos receptores parecem ser conduzidos por pequenas fibras aferentes mielinizadas, com velocidade de condução de aproximadamente 7 m/s. Foi constatado que esses receptores são inibidos por anestésicos inalatórios, como o halotano.

Mecanorreceptores

Os **mecanorreceptores periféricos**, que provavelmente estão localizados nas paredes dos sacos aéreos ou os tecidos que os circundam, são sensíveis à inflação do sistema respiratório e insensíveis a hipoxia ou hipercarbia (hipercapnia). Entretanto, a P_{CO_2} influencia efetivamente a dependência de volume da duração tanto inspiratória quanto expiratória nas aves, o que sugere que as durações da inspiração e da expiração constituem uma função de retroalimentação mecânica e química por meio de convergência desses impulsos em um mecanismo gerador de ritmo no tronco encefálico.

Os barorreceptores arteriais e carotídeos estão localizados na base da aorta e na parede da artéria carótida comum e podem influenciar a ventilação. A elevação da pressão arterial provoca hipoventilação, enquanto a redução da pressão arterial resulta em hiperventilação.

Nas aves, não foram identificados proprioceptores, que são receptores localizados nas articulações e nos músculos e que influenciam a ventilação nos mamíferos.

Termorreceptores

Os termorreceptores são de localização central e periférica, e o hipotálamo integra a informação da temperatura proveniente dessas duas fontes. Nas aves, os termorreceptores espinais são de importância primária, porém a temperatura ambiente, por meio de seu efeito sobre os receptores periféricos, pode causar respiração ofegante ou calafrios. Nas aves, a principal via de perda de calor ocorre por meio da evaporação a partir das superfícies do trato respiratório, de modo que o sistema respiratório precisa equilibrar a troca gasosa com a perda evaporativa de calor. Durante o estresse térmico nas aves, a frequência respiratória aumenta acentuadamente, enquanto o volume corrente diminui, sendo o efeito final um aumento de seis a sete vezes na ventilação por minuto. Em algumas aves (avestruz, galinha-beduína, perdiz-das-rochas, pato-de-pequim, pombo), esse grande aumento da ventilação por minuto não resulta em alteração dos gases e do pH do sangue arterial. O sistema de controle respiratório funciona para maximizar a ventilação do espaço morto das vias respiratórias superiores, aumentando, assim, a perda evaporativa de água e resfriando o corpo, porém sem hiperventilar os parabrônquios.

Pode haver diferenças entre espécies na responsividade ao CO_2, dependendo do nicho ecológico ocupado por determinada espécie. A responsividade dos QIPs ao CO_2 nos frangos, patos, emus e pombos parece ser maior do que a dos QIPs da coruja-buraqueira, uma espécie que vive em buracos subterrâneos, onde a concentração de CO_2 é mais alta que a das aves que vivem acima do solo.

Mecanismos de defesa pulmonar

1 O que é "escada rolante" mucociliar?

2 Qual é a relação entre o raio de uma esfera e a tensão superficial? Como esse conceito se aplica a estruturas biológicas, como os capilares aéreos (ver Capítulo 7)?

3 Qual é a função do surfactante nos mamíferos e nas aves? Ele desempenha uma função semelhante nas aves e nos mamíferos?

4 Quais seriam as consequências para a troca gasosa se não houvesse surfactante?

5 Que processos governam a transudação e quais são as consequências para a troca gasosa se a transudação ocorrer nos capilares aéreos?

O pulmão aviário deve enfrentar diversos desafios, os quais ameaçam constantemente a integridade das estruturas anatômicas que o tornam um trocador de gás eficiente. O pulmão deve ser capaz de eliminar uma variedade de partículas inaladas e de preservar a sua função diante de forças inerentes na estrutura anatômica do pulmão. As aves possuem vários mecanismos mecânicos e biológicos para proteger o sistema respiratório.

Transporte mucociliar

Histologicamente, a traqueia consiste em quatro camadas, incluindo uma membrana mucosa constituída por epitélio simples e pseudoestratificado, colunar ciliado com grande número de glândulas mucosas alveolares simples compostas de células secretoras de muco típicas. Os brônquios primários são revestidos por epitélio pseudoestratificado colunar contendo células caliciformes, alvéolos mucosos intraepiteliais e cristas que se projetam com cílios. Por conseguinte, tanto na traqueia quando nos brônquios, existe uma camada de muco protetor que captura o material particulado inalado. Essa camada mucosa e os cílios movem o material capturado em direção à orofaringe (**"escada rolante" mucociliar**), onde pode ser deglutido e excretado do organismo. Por uma curta distância, os brônquios secundários apresentam a mesma estrutura histológica dos brônquios primários; todavia, subsequentemente, consistem em epitélio simples pavimentoso com pequenas faixas circulares únicas de músculo liso cobertas por epitélio ciliado.

Fagocitose

Em um parabrônquio, em nível dos átrios, existe um tecido conjuntivo frouxo na base dos septos interatriais e no assoalho dos átrios que pode conter aglomerados de macrófagos. O epitélio, que reveste de modo contínuo os átrios, infundíbulos e capilares aéreos, consiste em três tipos de células: as células granulares (pneumócitos granulares), as células atriais pavimentosas e as células respiratórias pavimentosas. Foi demonstrado que tanto as células epiteliais quanto os macrófagos fagocitam partículas inaladas no pulmão aviário, e que o material particulado é, por fim, transportado até o intestino e excretado nas fezes. Todavia, macrófagos errantes raramente são encontrados no trato respiratório aviário sadio, e, por esse motivo, admite-se que eles não constituam uma defesa primária contra partículas inaladas. Na verdade, as partículas inaladas parecem ser capturadas na substância trilaminar encontrada nos átrios e infundíbulos parabronquiais, sendo, em seguida, fagocitadas pelas células epiteliais que podem liberar as partículas no interstício, onde os macrófagos fagocitam essas partículas, porém o destino das partículas a partir desse local não é conhecido.

As **células granulares** parecem ser análogas aos pneumócitos tipo II do alvéolo pulmonar dos mamíferos, uma vez que contêm corpúsculos lamelares osmiofílicos característicos, que são precursores do **surfactante**. Limitam-se à superfície luminal da cabeça e da haste dos septos interatriais e possuem microvilosidades rombas e curtas que se estendem a partir de sua superfície apical. As células atriais pavimentosas revestem a porção principal dos átrios e, dependendo da espécie e do nível de poluição do ar, possuem microvilosidades ramificadas que se estendem a partir do citoplasma apical, estando o surfactante interposto entre as microvilosidades semelhantes a tentáculos. Essas células produzem um surfactante que se espalha como substância

trilaminar (ver seção seguinte) e reveste de modo irregular as superfícies dos átrios; todavia, elas também transportam pequenas partículas provenientes do ar para os macrófagos subjacentes. No assoalho dos átrios, o epitélio transforma-se em células respiratórias pavimentosas muito planas, que se continuam para dentro dos infundíbulos e capilares aéreos, revestindo-os por completo. Essas células possuem superfície lisa com microvilosidades simples e elas também produzem surfactante que as recobre por completo.

Substância trilaminar

A lei de Laplace ($P = \gamma/r$, em que P representa a pressão de abertura, γ a tensão superficial e r o raio do túbulo), quando aplicada aos capilares aéreos de pequeno diâmetro, indica que ocorrem tensões superficiais altas, que geram pressão negativa significativa através da barreira hematogasosa. Podem ocorrer dois fenômenos passíveis de afetar de modo adverso a troca gasosa: (i) o influxo de líquido (transudação) nos capilares aéreos, ou (ii) o colapso dos capilares aéreos. A alta tensão superficial associada ao pequeno raio da curvatura dos capilares aéreos provoca uma pressão hidrostática mais baixa nos capilares aéreos em relação à pressão hidrostática nos capilares sanguíneos. Esse gradiente de pressão hidrostática favorece o movimento (transudação) de líquido dos capilares sanguíneos para os capilares aéreos. Essa pressão é contrabalançada pela pressão osmótica das proteínas plasmáticas no sangue e pelo surfactante que se espalha sobre a superfície dos capilares aéreos e reduz a sua tensão superficial, de modo que a transudação normalmente não ocorra. Naturalmente, qualquer líquido no interespaço sangue-gás ou nos capilares aéreos poderia interferir na troca gasosa, aumentando a distância de difusão entre o lúmen do capilar aéreo e o capilar sanguíneo.

Nas aves, o surfactante é um material lipoproteináceo que forma uma **substância trilaminar** exclusiva das aves. O surfactante recobre as superfícies dos átrios, infundíbulos e capilares aéreos (algumas vezes, fracamente, dependendo da espécie), mas também é encontrado em protuberâncias das células respiratórias pavimentosas que se formam na superfície abluminal das células e que se estendem pelas fendas entre os capilares sanguíneos para alcançar outros capilares aéreos. Além dessa rede, as células respiratórias pavimentosas parecem projetar prolongamentos paralelos, os retináculos, que unem o lado oposto dos capilares aéreos. O resultado global consiste em uma complexa rede anastomosante intercapilar, que ancora firmemente o sistema de capilares aéreos aos capilares sanguíneos e forma a base estrutural para o pulmão aviário rígido, que se modifica em apenas cerca de 1,4% durante o ciclo respiratório; essa rede também mantém estruturalmente a integridade e a estabilidade da interface sangue-gás. Esse arranjo estrutural sugere que a substância trilaminar que reveste as superfícies dos capilares aéreos pode ter menos importância na prevenção do colapso dos capilares aéreos ao reduzir a tensão superficial, porém pode ser de maior importância na prevenção da transudação de líquido do sangue para dentro dos capilares aéreos.

O colapso dos capilares aéreos é evitado pelas características estruturais do pulmão aviário. Os capilares aéreos e os capilares sanguíneos possuem elementos estruturais que preservam a sua integridade anatômica e de troca gasosa. Esses elementos formam uma rede firmemente acoplada e interdependente de tensão e compressão no pulmão aviário que confere rigidez aos pulmões, enquanto reforça os capilares aéreos e sanguíneos, preservando, assim, a sua integridade anatômica e função.

Fisiologia aplicada e questões práticas

> **1** Durante a anestesia geral, quais os fatores relacionados com a anestesia que causariam hipoventilação de uma ave?
>
> **2** A ventilação mecânica de uma ave anestesiada afeta de maneira adversa a troca gasosa? Por que sim ou por que não?
>
> **3** Uma fratura do úmero aviário poderia afetar adversamente a função pulmonar? De que maneira?
>
> **4** Um anestésico inalatório geral é habitualmente administrado pela traqueia; entretanto, se a traqueia de uma ave estiver obstruída, que via poderia ser usada para administrar o anestésico inalatório?

- A ave não medicada, saudável e totalmente consciente é capaz de compensar obviamente o maior espaço morto traqueal. Entretanto, sob os efeitos depressores de fármacos anestésicos, ocorre depressão da ventilação, e maior porcentagem da ventilação por minuto torna-se ventilação de espaço morto. Além disso, a formação de válvula aerodinâmica torna-se consideravelmente menos efetiva no fluxo baixo da via respiratória encontrado em aves anestesiadas com respiração espontânea. A consequência é que a ventilação é menos eficiente nas aves anestesiadas
- Como tanto a inspiração quanto a expiração exigem atividade muscular, qualquer substância capaz de deprimir a função muscular também irá afetar de modo adverso a ventilação. Por exemplo, os fármacos anestésicos geralmente provocam relaxamento muscular, e o grau de relaxamento depende do anestésico usado, da profundidade da anestesia e da condição física da ave. De modo semelhante, qualquer coisa que prejudique o movimento torácico, particularmente o movimento do esterno (como uma contenção física inadequada), irá comprometer a ventilação. Isso pode ser ainda mais verdadeiro nas espécies domesticadas do que nas espécies relacionadas selvagens
- O controle da respiração e a consequente regulação da P_{CO_2} arterial e da concentração de HCO_3^- influenciam a calcificação da casca do ovo. Nas galinhas poedeiras, qualquer coisa que provoque hiperventilação, como estresse térmico ou transporte para grandes altitudes, resulta em hiperventilação parabronquial, que causa hipocapnia. O baixo teor de CO_2 resulta em menor disponibilidade de bicarbonato para interagir com o cálcio, e o resultado final consiste na formação de cascas de ovos mais finas. As técnicas de manejo que elevam a concentração plasmática de bicarbonato podem beneficiar a formação da casca do ovo
- Durante a anestesia e a cirurgia, pode ser necessário fornecer uma ventilação com pressão positiva manualmente ou por meio de ventilador mecânico, porém essa ventilação artificial não afeta de modo adverso a troca gasosa. Na verdade, durante a ventilação com pressão positiva, a direção do fluxo de gás no pulmão aviário pode ser invertida, porém essa reversão não afeta a troca gasosa, visto que a eficiência do modelo de contracorrente não depende da direção do fluxo de gás

- Em virtude da natureza de fluxo corrente do sistema respiratório aviário, é possível ventilar as aves por meio de fluxo contínuo de gás pela traqueia e pulmões, bem como para fora através de um saco aéreo rompido ou canulado. Essa mesma técnica pode ser usada para induzir e manter a anestesia por inalação nas aves por meio de fluxo do gás anestésico através de uma cânula inserida em um saco aéreo, através do pulmão e para fora da traqueia. A canulação do saco aéreo e a ventilação unidirecional também podem ser usadas para ventilar uma ave com apneia ou com uma via respiratória obstruída
- Os sacos aéreos das aves, particularmente os sacos aéreos torácicos caudais e abdominais, são suscetíveis a uma variedade de doenças, devido à via seguida pelo gás inspirado através do sistema respiratório. O material particulado inspirado (poluentes ambientais, agentes infecciosos) tende a se depositar nas porções caudais do sistema respiratório, como os sacos aéreos torácicos caudais e abdominais, próximo da região dos brônquios secundários mediodorsais e seus parabrônquios paleopulmonares associados, bem como dos parabrônquios neopulmonares
- A colocação de uma ave sobre o dorso durante o exame físico ou a anestesia pode afetar de maneira adversa a ventilação, particularmente se a ave tiver músculos peitorais pesados ou se estiver hipercondicionada, como frequentemente é o caso das aves domésticas. Diversos fatores podem contribuir para esse fenômeno, dentre eles o peso das vísceras abdominais comprimindo os sacos aéreos abdominais, reduzindo, assim, o seu volume efetivo. Se for necessário colocar uma ave nessa posição, como para anestesia e cirurgia, a ventilação deve ser então assistida pela instituição de ventilação mecânica ou ventilação unidirecional
- Durante o processamento dos frangos, as aves são acorrentadas, submetidas a eletrochoque e sangradas, e as carcaças são imersas em tanque com água escaldante para ajudar na depenação. Nessa ocasião, pode haver uma quantidade variável de atividade respiratória, devido ao choque inapropriado, exsanguinação incompleta ou respiração ofegante agônica que resulta na aspiração da água com seus contaminantes, que se distribuem pelos sacos aéreos. Embora os sacos aéreos sejam removidos durante a evisceração, os divertículos que se estendem para as regiões das asas, coxas e peito permanecem e tornam-se parte do tecido comestível
- Durante a anestesia por inalação, a hipoventilação é comum, e a parada respiratória não é rara. Quando ocorre apneia, a ave pode ser artificialmente ventilada por meio mecânico (com ventilador mecânico ou por compressão intermitente do balão no circuito respiratório) ou bombeando delicadamente o esterno e, assim, expandindo e comprimindo a cavidade toracoabdominal
- As injeções de fármacos ou outras substâncias na cavidade celomática podem alcançar inadvertidamente os sacos aéreos, com consequências desastrosas para a ave. Sempre que forem injetadas substâncias por essa via, o operador deverá sempre retroceder inicialmente o êmbolo da seringa, de modo a verificar se a agulha encontra-se em um saco aéreo (caso em que o ar será facilmente aspirado) ou na cavidade peritoneal.

Autoavaliação

As respostas encontram-se no final do capítulo.

1 Um ganso de estimação com peso ligeiramente acima do normal é anestesiado com isoflurano, um anestésico inalatório (administrado com 95% de oxigênio). Em seguida, a ave é entubada, e a anestesia é mantida com isoflurano. Durante a anestesia, o ganso é posicionado sobre o dorso para radiografias. Enquanto é mantido nessa posição, uma amostra de sangue arterial é coletada para análise do pH e gasometria. Os resultados (pH 7,27, $Paco_2$ 69 mmHg e Pao_2 366 mmHg) indicam que a ave está hipoventilando. Fornecer pelo menos quatro razões para explicar a hipoventilação da ave.

2 Durante a inspiração em uma ave, a pressão nos sacos aéreos:
   A Diminui em relação à pressão atmosférica ambiente
   B Aumenta em relação à pressão atmosférica ambiente
   C Não se modifica em relação à pressão atmosférica ambiente

3 Durante a expiração em uma ave, a pressão nos sacos aéreos:
   A Diminui em relação à pressão atmosférica ambiente
   B Aumenta em relação à pressão atmosférica ambiente
   C Não se modifica em relação à pressão atmosférica ambiente

4 Qual das seguintes afirmativas descreve de modo mais acurado os sacos aéreos aviários?
   A Os sacos aéreos são membranas altamente vasculares, que contribuem significativamente para a troca gasosa
   B Os sacos aéreos recebem ar inspirado antes que este atravesse os tecidos pulmonares paleopulmonares e neopulmonares
   C O volume dos sacos aéreos não é afetado pela posição do corpo
   D Os sacos aéreos não desempenham uma função significativa na troca gasosa e apenas atuam para fornecer um fluxo corrente de gás através do tecido pulmonar.

5 O fluxo de gás através do pulmão paleopulmonar ocorre durante:
   A A inspiração
   B A expiração
   C Tanto na inspiração quanto na expiração

6 O fluxo de gás através do pulmão neopulmonar ocorre durante:
   A A inspiração
   B A expiração
   C Tanto na inspiração quanto na expiração

Leitura sugerida

Bernhard, W., Gebert, A., Vieten, G. *et al.* (2001) Pulmonary surfactant in birds: coping with surface tension in a tubular lung. *American Journal of Physiology* 281:R327–R337.

Brown, R.E., Brain, J.D. and Wang, N. (1997) The avian respiratory system: a unique model for studies of respiratory toxicosis and for monitoring air quality. *Environmental Health Perspectives* 105:188–200.

Gleeson, M. and Molony, V. (1989) Control of breathing. In: *Form and Function in Birds* (eds A.S. King and J. McLelland), Vol. 4, pp. 439–484. Academic Press, London.

Maina, J.N. (2006) Development, structure, and function of a novel respiratory organ, the lung–air sac system of birds: to go where no other vertebrate has gone. *Biological Reviews of the Cambridge Philosophical Society* 81:545–579.

Maina, J.N. (2007) Spectacularly robust! Tensegrity principle explains the mechanical strength of the avian lung. *Respiratory Physiology and Neurobiology* 155:1–10.

Maina, J.N., Jimoh, S.A. and Hosie, M. (2010) Implicit mechanistic role of the collagen, smooth muscle, and elastic tissue components in strengthening the air and blood capillaries of the avian lung. *Journal of Anatomy* 217:597–608.

Meir, J.U. and Ponganis, P.J. (2009) High-affinity hemoglobin and blood oxygen saturation in diving emperor penguins. *Journal of Experimental Biology* 212:3330–3338.

Ponganis, P.J., Meir, J.U. and Williams, C.L. (2011) In pursuit of Irving and Scholander: a review of oxygen store management in seals and penguins. *Journal of Experimental Biology* 214:3325–3339.

Sachs, G., Traugott, J., Nesterova, A.P. *et al.* (2012) Flying at no mechanical energy cost: disclosing the secret of wandering albatrosses. *PLOS ONE* 7(9):e41449.

Scheuermann, D.W., Klika, E., De Groodt-Lasseel, M.H. *et al.* (1997) An electron microscopic study of the parabronchial epithelium in the mature lung of four bird species. *Anatomical Record* 249:213–225.

Wideman, R.F., Forman, M.F., Hughes, J.D. *et al.* (1998) Flow-dependent pulmonary vasodilation during acute unilateral pulmonary artery occlusion in jungle fowl. *Poultry Science* 77:615–626.

Respostas

1 O anestésico inalatório deprime o sistema nervoso central (SNC), incluindo os centros de controle respiratório, de modo que o SNC é menos responsivo ao CO_2. Em geral, os anestésicos inalatórios produzem relaxamento muscular, de modo que os músculos inspiratórios e expiratórios da respiração também estão relaxados. O resultado consiste em diminuição do volume corrente, diminuição da ventilação minuto e aumento da ventilação do espaço morto. À medida que a ventilação minuto diminui, o mesmo ocorre com a eficiência da formação de valva aerodinâmica, reduzindo ainda mais a eficiência da ventilação. Com a ave deitada sobre o seu dorso, as vísceras abdominais comprimem os sacos aéreos tanto abdominais quanto torácicos caudais, reduzindo, assim, o volume corrente e a ventilação minuto.

2 A. Durante a inspiração, o volume das cavidades torácica e abdominal aumenta, gerando, assim, pressões negativas. Como os sacos aéreos são as únicas estruturas complacentes na cavidade corporal, eles também sofrem expansão, e a pressão no seu interior diminui em relação à pressão atmosférica, com fluxo de gás para dentro do sistema pulmonar.

3 B. Durante a expiração, a pressão nos sacos aéreos aumenta em relação à pressão atmosférica, e ocorre fluxo de gás para fora do sistema pulmonar. Durante a expiração, o volume das cavidades torácica e abdominal diminui, gerando, assim, pressões positivas. Como os sacos aéreos são as únicas estruturas complacentes na cavidade corporal, eles também diminuem de volume, e a pressão no seu interior aumenta em relação à pressão atmosférica, com fluxo de gás para fora do sistema pulmonar.

4 D. Os sacos aéreos são estruturas finas, membranosas e relativamente avasculares, que não participam em nenhum grau significativo na troca gasosa. Sua finalidade é proporcionar um fluxo corrente de gás através das superfícies de troca gasosa. Quando uma ave é colocada sobre o seu dorso, o conteúdo abdominal pode comprimir os sacos aéreos abdominais e, assim, diminuir o volume corrente.

5 C. O gás flui através do pulmão paleopulmonar durante a inspiração e a expiração.

6 C. À semelhança do pulmão paleopulmonar, ocorre fluxo de gás através do pulmão neopulmonar durante a inspiração e a expiração.

PARTE 5

Fisiologia Muscular

Editor da parte: William O. Reece

27 Fisiologia do Músculo Esquelético

William O. Reece

Visão geral da fisiologia muscular, 253
    Arranjo e localização, 253
    Tipos de movimento, 253
Músculo esquelético, 254
    Tipos de fibras, 254
Estrutura do músculo esquelético, 254
Microestrutura do músculo esquelético, 255
    Sistema sarcotubular, 256
Junção neuromuscular, 257
Despolarização das fibras musculares, 258

Bloqueio neuromuscular, 259
Relaxantes musculares, 259
Contração do músculo esquelético, 259
    Alterações mecânicas da actina e da miosina, 259
    Mudanças de energia, 260
    Fonte de energia, 261
    Contração versus contratura, 262
    Força da contração, 262
Autoavaliação, 262

O aspecto mais visível da função muscular é a sua relação com a locomoção. Os animais são capazes de ficar de pé e deitar, pastar, correr quando ameaçados ou competir em pistas de corrida. Outras funções, que não são tão visíveis, mas que são necessárias para a função geral do corpo, incluem músculos para respiração, a digestão, o parto, a circulação sanguínea e linfática, a deglutição e a geração do calor corporal.

Visão geral da fisiologia muscular

> 1 Qual é a diferença entre a origem e a inserção de um músculo esquelético?
> 2 Qual é a diferença entre o músculo esquelético flexor e extensor?
> 3 Qual é a diferença entre o músculo esquelético adutor e abdutor?

O músculo é um tecido contrátil que desempenha diversas funções ao encurtar outras estruturas e exercer tração nelas. Além do encurtamento, o músculo tem outras propriedades, que incluem **excitabilidade**, a capacidade de receber e de responder a um estímulo, **extensibilidade**, a capacidade de se alongar, e **elasticidade**, a capacidade de retornar a seu formato original após o seu estiramento. Existem três tipos de fibras musculares no corpo dos animais: as fibras esqueléticas, lisas e cardíacas. Cada uma delas caracteriza-se não apenas por diferenças estruturais microscópicas, mas também pela sua localização, função e inervação.

Arranjo e localização

Uma importante consideração quando se determina a função desempenhada pelos músculos é o arranjo de suas fibras. Dessa maneira, as fibras musculares devem ser dispostas em lâminas, as lâminas enroladas em tubos, feixes, anéis (esfíncteres) ou cones, ou podem permanecer como fibras distintas ou agrupamentos para uma ação mais precisa ou menos vigorosa. O esvaziamento de estruturas viscerais (p. ex., bexiga, estômago, coração) ou o transporte do conteúdo intestinal ou das secreções de órgãos, proporcionados pelo músculo liso e músculo cardíaco, são realizados em virtude de sua íntima associação com a parte envolvida. Além dos esfíncteres musculares esqueléticos, os efeitos do músculo esquelético podem ser observados em um ponto a alguma distância de sua localização. Isso significa que a sua contração precisa ser transmitida de algum modo para a parte envolvida, em que uma das extremidades do músculo precisa estar relativamente fixa ou ancorada, enquanto a outra extremidade precisa estar inserida diretamente ou por um tendão a uma parte móvel. Por esse motivo, a descrição anatômica de um músculo esquelético algumas vezes refere-se à origem e à inserção de um músculo, sendo a **origem** a extremidade menos móvel, e a **inserção**, a extremidade mais móvel. A contração do músculo esquelético aproxima a sua origem e inserção, e, quando as fixações envolvem dois ossos, um ou ambos irão se mover.

Tipos de movimento

Os músculos esqueléticos são frequentemente descritos de acordo com o tipo de movimento executado e estão estrategicamente localizados para servir melhor a estrutura sobre a qual atuam. São **flexores** quando estão localizados no lado do membro para o qual a articulação se dobra quando diminui o ângulo articular. São **extensores** quando estão localizados no lado do membro para o qual a articulação se dobra quando aumenta o ângulo articular. Os **adutores** são músculos que produzem movimento em direção ao plano mediano, enquanto os **abdutores** produzem afastamento do plano mediano. Os **esfíncteres** são músculos de disposição circular para contrair aberturas do corpo. Em certas ocasiões, ocorre falta de adução no membro posterior das vacas após o parto. Os músculos adutores são inervados pelos nervos obturatórios (um para cada perna), e cada um deles passa por uma abertura (forame obturado) no canal do parto. A lesão dos nervos durante o processo do parto pode ser seguida de incapacidade de adução de uma ou ambas as pernas posteriores e é identificada como paralisia do nervo obturatório.

Músculo esquelético

> 1 Qual é a explicação para o maior número de capilares e mitocôndrias associadas às fibras vermelhas?
> 2 Qual é o tipo de fibra associado ao voo prolongado?
> 3 Qual é o tipo de fibra associado ao músculo peitoral de galinhas e faisão (rápida reação, curta duração)?

Tipos de fibras

Os músculos esqueléticos individuais podem ser observados por meio de exame de sua anatomia macroscópica ou dissecção e constituem a principal parte da massa muscular do corpo de um animal. As fibras musculares esqueléticas podem ser classificadas em três tipos: (i) fibras vermelhas ou escuras (tipo I; contração lenta); (ii) fibras brancas ou pálidas (tipo II; contração rápida); e (iii) fibras intermediárias, com características entre as das fibras vermelhas e brancas (Figura 27.1). Os músculos esqueléticos provavelmente são, em sua maior parte, uma mistura desses três tipos; todavia, em alguns animais, predomina o músculo vermelho, e, em outros, o músculo branco. Em cada fibra, existem múltiplos núcleos de disposição periférica (Figura 27.2).

Fibras vermelhas

O músculo peitoral vermelho carmim dos pombos contrasta acentuadamente com a cor branca do músculo peitoral das galinhas. Nas aves, a quantidade de pigmentação vermelha do músculo peitoral pode ser correlacionada diretamente com a capacidade de sustentar o voo. Os gansos, os patos e os pombos são conhecidos pelo voo sustentado e apresentam um predomínio de fibras musculares peitorais vermelhas. As fibras vermelhas são também conhecidas como **fibras de contração lenta**. O aspecto avermelhado deve-se às grandes quantidades de mioglobina, o transportador de oxigênio. Observa-se a presença de um grande número de mitocôndrias e capilares nas fibras vermelhas (ver Figura 27.1), que, com as quantidades substanciais de mioglobina, sustentam o maior metabolismo oxidativo necessário para o voo sustentado ou outras atividades dessa natureza (p. ex., cavalos em competição ou corrida sustentada até um destino).

Fibras brancas

As fibras brancas são também conhecidas como **fibras de contração rápida** e são características do músculo peitoral branco da galinha e do faisão. São músculos de reação rápida e curta duração que consistem em grandes fibras com grande força de contração. Possuem retículo sarcoplasmático extenso para a rápida liberação de energia pelo processo glicolítico. Há menos suprimento sanguíneo extenso e menor número de mitocôndrias, visto que o metabolismo oxidativo é de importância secundária.

Estrutura do músculo esquelético

> 1 Qual é a organização dos componentes de tecido conjuntivo de dentro para fora?
> 2 O que é um feixe muscular?

O tecido muscular, além das células musculares (fibras musculares), contém um componente de tecido conjuntivo que proporciona a sua estrutura. Todo o músculo é envolvido por uma bainha de tecido conjuntivo externa, conhecida como **epimísio**, e todo músculo é composto de feixes musculares, contendo, cada um, um conjunto de fibras musculares (Figura 27.3). As extensões de tecido conjuntivo a partir do epimísio, conhecidas como **perimísio**, envolvem os feixes musculares. As extensões a partir do perimísio, conhecidas como **endomísio**, circundam cada uma das fibras musculares e estão ligadas ao **sarcolema** (membrana da fibra muscular). A fibra muscular é a unidade contrátil que se encurta, e a tração que ela exerce é transmitida pelo endomísio, perimísio e epimísio ao tendão aponeurose que está inserido a um osso, produzindo, assim, o seu movimento.

Alguns músculos parecem se originar diretamente de um osso, e a sua fixação pode ser considerada como uma **inserção muscular**. Entretanto, essas fibras musculares apresentam uma inserção tendínea curta ao periósteo do osso.

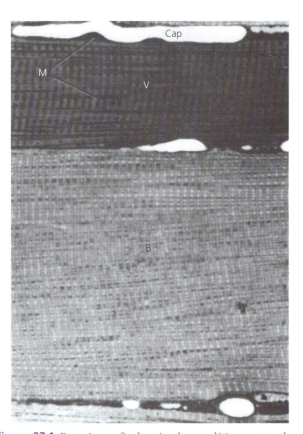

Figura 27.1 Fotomicrografia de músculo esquelético, mostrando as fibras vermelhas (V) e as fibras brancas (B). As fibras vermelhas possuem mias mitocôndrias (M) agrupadas entre as miofibrilas, particularmente em associação aos capilares (cap). De Cormack, D.C. (1987) *Ham's Histology*, 9th edn. J.B. Lippincott, Philadelphia. Com autorização de Lippincott Williams & Wilkins.

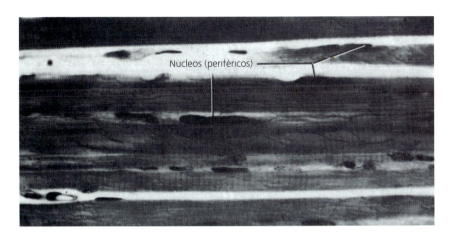

Figura 27.2 Fotomicrografia de um corte longitudinal de fibras musculares esqueléticas. Observe as estriações e os múltiplos núcleos de localização periférica. De Cormack, D.C. (1987) *Ham's Histology*, 9th edn. J.B. Lippincott, Philadelphia. Com autorização de Lippincott Williams & Wilkins.

Microestrutura do músculo esquelético

1. O que é uma fibra muscular?
2. Os sarcômeros de uma miofibrila estão em alinhamento com os sarcômeros de todas as miofibrilas da fibra muscular?
3. Qual dos miofilamentos se projeta da linha Z para o sarcômero que ela separa?
4. Qual dos miofilamentos ocupa a localização central quando se visualiza o arranjo espacial?
5. Qual é a razão entre a actina e a miosina?
6. Os túbulos do sistema sarcotubular estão localizados dentro ou fora das miofibrilas?
7. Como o retículo sarcoplasmático está orientado em relação aos túbulos T?
8. Qual dos túbulos do sistema sarcotubular contém líquido extracelular?
9. Qual dos componentes do sistema sarcotubular é um local de armazenamento dos íons cálcio?

As células musculares esqueléticas são mais comumente conhecidas como fibras musculares, em virtude de seu formato alongado. Em geral, as fibras individuais variam de 5 a 100 μm de diâmetro e de 10 a 30 cm de comprimento e podem não se estender por todo o comprimento de um músculo. Entretanto, podem estar fixadas pelas suas extremidades para formar estruturas mais longas. Cada uma tem seu próprio envoltório de endomísio, que também contém uma rica rede de capilares associada.

A divisão dos músculos em partes cada vez menores, terminando nas **miofibrilas**, é mostrada na Figura 27.4. Dependendo do diâmetro da fibra muscular, pode haver várias centenas a vários milhares de miofibrilas em uma fibra muscular. Cada miofibrila possui estriações e bandas. A divisão adicional das miofibrilas em unidades repetidas (**sarcômeros**) e seus componentes é mostrada na Figura 27.5. Os sarcômeros contêm **miofilamentos** de proteínas, denominados **actina** e **miosina**, que, pelo seu arranjo, dão origem às estriações (Figura 27.5B). Como as estriações são características da fibra muscular, é evidente que os sarcômeros de uma miofibrila estão em alinhamento com os

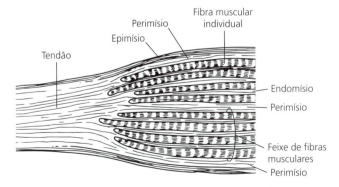

Figura 27.3 Corte longitudinal de um músculo. Os elementos do tecido conjuntivo do músculo são contínuos com um tendão. Adaptada de Ham, A.W. (1974) *Histology*, 7th edn. J.B. Lippincott, Philadelphia. Reproduzida, com autorização, de Lippincott Williams & Wilkins.

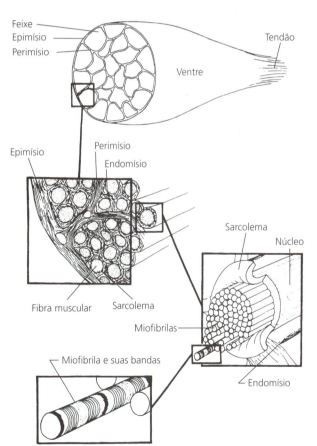

Figura 27.4 A divisão dos músculos em partes menores, terminando nas miofibrilas. De Feduccia A. and McCrady, E. (1991) *Torrey's Morphogenesis of the vertebrates*, 5th edn. John Wiley & Sons, New York. Reproduzida, com autorização, de Wiley.

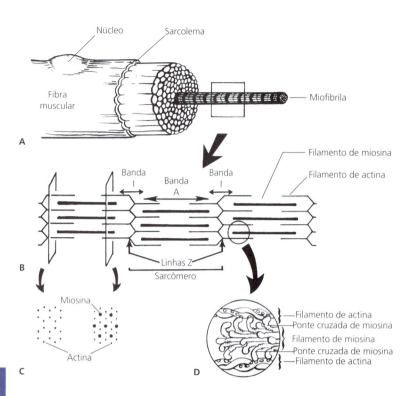

Figura 27.5 A divisão das miofibrilas em sarcômeros. **A.** Corte transversal de uma fibra muscular. **B.** Arranjo longitudinal dos miofilamentos nos sarcômeros. **C.** Arranjo espacial dos miofilamentos em um sarcômero. **D.** Detalhes da relação entre as moléculas de actina e miosina. De Reece W.O. (2009) *Functional Anatomy and Physiology of Domestic Animals*, 4th edn. Wiley-Blackwell, Ames, IA. Reproduzida, com autorização, de Wiley.

sarcômeros de todas as outras miofibrilas da fibra muscular. A **linha Z** (disco Z) localiza-se em cada extremidade de um sarcômero e é comum a ambos os sarcômeros que ela separa. Os filamentos de actina projetam-se a partir da linha Z para os sarcômeros que ela separa (Figura 27.5B). Por conseguinte, cada sarcômero possui filamentos de actina que se projetam para o seu centro a partir de cada extremidade. A actina de dois sarcômeros comuns à mesma linha Z compõe a **banda I**. Os filamentos de miosina são de localização central em um sarcoma e, juntamente com a sobreposição dos filamentos de actina, produzem a banda escura (**banda A**) das estriações características (Figura 27.6). Os filamentos de actina e de miosina possuem um arranjo espacial regular entre si, como mostra o corte transversal de uma miofibrila (Figura 27.5C), que apresenta uma razão entre actina e miosina de 2:1. Um corte longitudinal dos miofilamentos em arranjo espacial mostra ligações cruzadas que se estendem dos filamentos de miosina para os filamentos de actina (Figura 27.5D). Durante o encurtamento da fibra muscular, os filamentos de actina parecem deslizar mais profundamente nos filamentos de miosina.

Sistema sarcotubular

As fibras musculares esqueléticas contêm uma rede de túbulos, conhecida como sistema sarcotubular. Esses túbulos estão localizados na fibra muscular, porém fora das miofibrilas. O sistema sarcotubular é composto de dois conjuntos separados de túbulos, tendo, cada conjunto, um arranjo diferente entre as miofibrilas (Figura 27.7). Os túbulos dispostos paralelamente às miofibrilas e que as envolvem são conhecidos como **retículo sarcoplasmático**. Os túbulos de disposição transversal (em ângulos retos) às miofibrilas são conhecidos como **túbulos T**. Os túbulos T estendem-se transversalmente de um lado da fibra ao outro. Abrem-se para fora da fibra (superfície do sarcolema), e, portanto, seus lumens contêm líquido extracelular. As aberturas dos túbulos T estão regularmente espaçadas em toda a extensão da fibra muscular, em virtude de sua orientação para cada sarcômero. De modo semelhante, suas aberturas estão regularmente espaçadas na circunferência da fibra, de modo que todas as miofibrilas estão intimamente servidas pelo sistema sarcotubular.

Com referência a um sarcômero, os túbulos T estão localizados próximo da junção dos filamentos de actina com os filamentos de miosina. Por conseguinte, cada sarcômero está próximo a dois túbulos T (ver Figura 27.7). Os túbulos individuais (**sarcotúbulos**) do sistema sarcoplasmático estão localizados regularmente em toda extensão da fibra muscular entre os túbulos T e, por sua

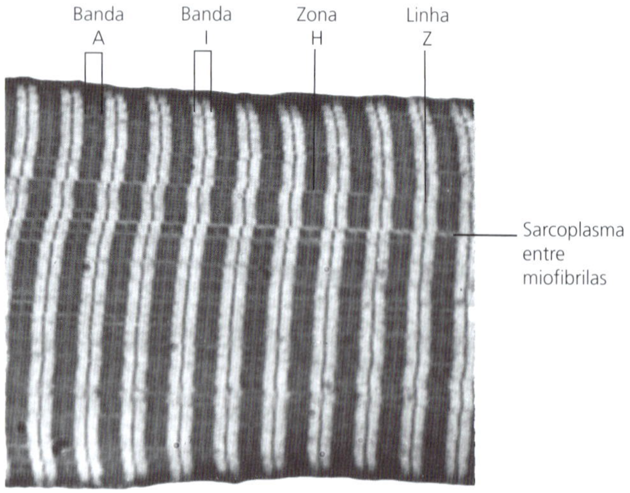

Figura 27.6 Fotomicrografia de um corte longitudinal de uma fibra muscular esquelética mostrando as bandas características. De Cormack, D.C. (2001) *Essential Histology*, 2nd edn. Lippincott Williams & Wilkins, Baltimore. Com autorização de Lippincott Williams & Wilkins.

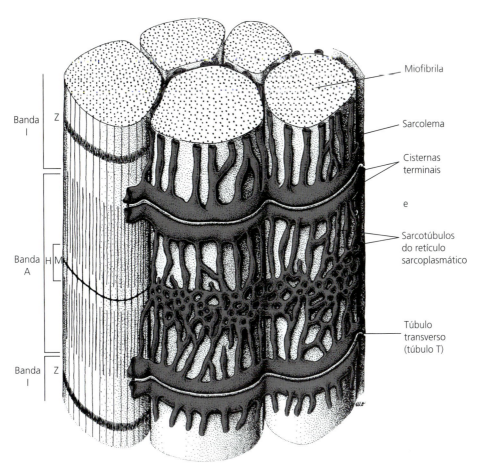

Figura 27.7 Diagrama de parte de uma fibra muscular esquelética de mamífero, mostrando o retículo sarcoplasmático que circunda as miofibrilas. Dois túbulos transversos (T) suprem um sarcômero e estão em estreita associação com o retículo sarcoplasmático. Os túbulos T abrem-se na superfície do sarcolema. De Cormack, D.C. (2001) *Essential Histology*, 2nd edn. Lippincott Williams & Wilkins, Baltimore. Com autorização de Lippincott Williams & Wilkins.

vez, contêm líquido intracelular. Os túbulos T não se abrem no retículo sarcoplasmático; em lugar disso, as extremidades bulbosas do retículo sarcoplasmático estão estreitamente associadas aos túbulos T (Figura 27.8). O ponto de proximidade de um túbulo com as extremidades bulbosas de dois retículos sarcoplasmáticos adjacentes é conhecido como **tríade**. A principal função do sistema sarcotubular consiste em proporcionar um meio de condução de um impulso da superfície da fibra muscular para suas faces mais internas. O retículo sarcoplasmático é um importante local de armazenamento de íons cálcio e desempenha um papel proeminente na iniciação e no término da contração muscular. Possui uma estrutura semelhante a canais anastomosantes, que circunda cada miofibrila (ver Figura 27.7).

Junção neuromuscular

> 1 Onde o ramo terminal de um neurônio motor estabelece contato com uma fibra muscular esquelética?
> 2 Qual é a ação dos íons cálcio quando entram no bulbo terminal de um axônio?
> 3 Qual é o neurotransmissor armazenado nas vesículas envolvidas por membrana no ramo terminal do axônio?
> 4 O que é fenda sináptica?

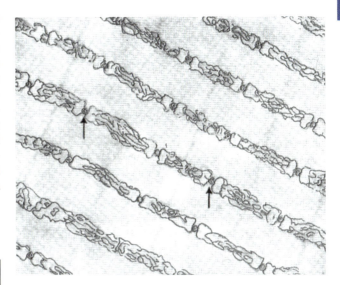

Figura 27.8 Retículo sarcoplasmático nos espaços extracelulares entre as miofibrilas, mostrando um sistema longitudinal paralelo às miofibrilas. A figura também mostra os túbulos T (*setas*) em corte transversal, que levam ao exterior da membrana da fibra e que são importantes na condução do sinal elétrico para o centro da fibra muscular. De Fawcett D.W. (1981) *The Cell*. W.B. Saunders, Philadelphia. Com autorização de Elsevier.

Um neurônio motor pode ter vários ramos terminais, cada um deles terminando em uma fibra muscular separada (Figura 27.9). Uma **unidade motora** consiste em um neurônio motor e as fibras musculares que ele inerva. As maiores unidades motoras, em que um axônio supre muitas fibras musculares, são encontradas nos membros e nos músculos posturais. As menores unidades motoras, em que um axônio pode suprir apenas algumas fibras nervosas, são encontradas em associação com os movimentos oculares.

O bulbo terminal de cada ramo terminal estabelece contato com uma fibra muscular individual em uma área especializada conhecida como **junção neuromuscular** (Figura 27.10) e ocorre no ponto médio aproximado da fibra muscular. O ramo terminal do axônio não estabelece efetivamente um contato com a fibra muscular, porém é separado dela por um espaço de cerca de 50 nm de largura, conhecido como **fenda sináptica**, um termo derivado da palavra "sinapse". Um neurotransmissor, a **acetilcolina (ACh)**, é armazenado nas vesículas envolvidas por membrana no ramo terminal do axônio (ver Figura 27.10). A junção neuromuscular atua como amplificador para o potencial de ação do neurônio motor espinal ou cranial. Os canais de Ca^{2+} e Na^+ regulados por voltagem são abertos quando o potencial de ação alcança a junção neuromuscular. Um fluxo de íons cálcio entra no bulbo terminal do axônio, aumentando 10 a 100 vezes a concentração de íons cálcio. Os íons cálcio desencadeiam a ligação das vesículas sináptica à membrana plasmática do bulbo terminal e a liberação de ACh na fenda sináptica. A ACh difunde-se para invaginações do sarcolema da fibra muscular localizado imediatamente abaixo da fenda sináptica e liga-se a receptores de ACh nesse local.

Despolarização das fibras musculares

1. Qual a substância química que inicia a despolarização de uma fibra muscular e qual é a direção de propagação a partir da junção neuromuscular?
2. Começando com a despolarização do sarcolema, qual é a via de despolarização pela qual chega em cada sarcômero na miofibrila?
3. Qual é a enzima que hidrolisa o neurotransmissor que iniciou a despolarização?
4. Como a succinilcolina produz relaxamento (impede a contração) do músculo?

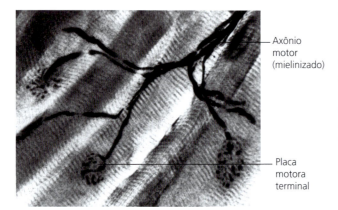

Figura 27.9 Fotomicrografia mostrando a distribuição dos ramos terminais de uma fibra nervosa para fibras musculares individuais, compondo a unidade motora. A placa motora terminal é um pequeno montículo achatado na superfície da fibra muscular formada pelo ramo de uma terminação axônica e seu revestimento de mielina. De Cormack, D.C. (2001) *Essential Histology*, 2nd edn. Lippincott Williams & Wilkins, Baltimore. Com autorização de Lippincott Williams & Wilkins.

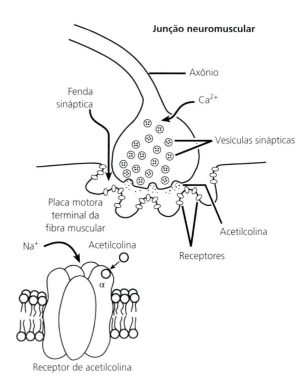

Figura 27.10 Representação esquemática da junção neuromuscular e canal do receptor de acetilcolina associado. De Bailey J.G. (2004) Muscle physiology. In: *Dukes' Physiology of Domestic Animals*, 12th edn (ed. W.O. Reece). Cornell University Press, Ithaca, NY. Reproduzida, com autorização, de Cornell University Press.

A acetilcolina começa a despolarização das fibras musculares ao aumentar a permeabilidade do sarcolema aos íons Na^+, por meio da qual o potencial de ação é propagado pela abertura e fechamento dos canais de Ca^{2+} e Na^+ e prossegue em todas as direções a partir da junção neuromuscular, localizada centralmente na fibra muscular. O potencial de ação é conduzido em todas as partes da fibra muscular, iniciando com os túbulos T. Os túbulos T atuam como elos de comunicação entre o sarcolema e as miofibrilas em cada fibra muscular. Quando um estímulo é recebido, e a despolarização do sarcolema começa, ela prossegue nos túbulos T, e, em virtude de sua estreita associação com o retículo sarcoplasmático, eles também são despolarizados, e ocorre liberação de íons cálcio (armazenados no retículo sarcoplasmático) dentro do citosol da fibra muscular, possibilitando o início da contração. O sinal que produziu a despolarização prossegue a partir do sarcolema para dentro dos túbulos T, retículo sarcoplasmático, miofibrilas e cada sarcômero da miofibrila em questão de milissegundos. Por conseguinte, todas as miofibrilas em uma fibra muscular irão se contrair ao mesmo tempo, resultando em uma contração mais sincronizada.

Quase imediatamente após a sua liberação, a ACh é hidrolisada pela enzima **acetilcolinesterase (AChE)** a ácido acético e colina. O próximo potencial de ação propagado para fibra muscular deve aguardar um novo potencial de ação na junção neuromuscular. A AChE está presente em grandes quantidades no pequeno espaço da fenda sináptica, e isso, associado à distância limitada de difusão da ACh na fenda sináptica, é responsável pela rápida hidrólise da ACh.

Bloqueio neuromuscular

Uma baixa concentração de cálcio no líquido extracelular (hipocalcemia) é detectada clinicamente em vacas leiteiras após o parto (paresia da parturiente ou febre do leite) como estado de semiparalisia causada por bloqueio neuromuscular parcial. Essa afecção ocorre devido à disponibilidade de menores quantidades de íons cálcio para desencadear a ligação das vesículas sinápticas à membrana plasmática do terminal axônico e liberação de ACh. Como a liberação de ACh inicia a despolarização do sarcolema, a quantidade diminuída presente deprime a continuação da despolarização.

A hipocalcemia na cadela pode ser reconhecida clinicamente após o parto como **eclâmpsia** ou **tetania puerperal**. Pode haver uma diferença na função da junção neuromuscular entre a vaca e a cadela, em que a junção neuromuscular é bloqueada pela hipocalcemia nas vacas, levando à paresia, mas não na cadela. Nesta última, observa-se um déficit de íons cálcio, os canais de Ca^{2+} e Na^+ regulados por voltagem tornam-se mais permeáveis aos íons sódio, e o fluxo de íons sódio modifica o potencial de membrana, exigindo, assim, um estímulo de menor magnitude para a despolarização. A fibra nervosa torna-se mais excitável, descarrega repetidamente, em lugar de permanecer no estado de repouso, provocando contrações musculares tetânicas.

Relaxantes musculares

O relaxamento induzido do músculo é clinicamente útil para procedimentos que exigem a interrupção da contração muscular (p. ex., procedimentos cirúrgicos, imobilização). Os **relaxantes musculares** comumente usados para essa finalidade são o **curare** e a **succinilcolina**.

A substância ativa no curare, a D-tubocurarina, bloqueia os efeitos da ACh por meio de sua ligação aos receptores de ACh (subtipo colinérgico nicotínico). A mudança de conformação dos receptores de ACh que possibilita a abertura dos canais de Ca^{2+} e Na^+ e a geração de potenciais de ação pós-sinápticos é bloqueada, resultando em paralisia do músculo esquelético. O curare tem sido usado como relaxante muscular para alguns procedimentos cirúrgicos. Outro relaxante muscular que tem sido clinicamente útil é a succinilcolina. Em virtude de sua estrutura semelhante ao ACh, a succinilcolina liga-se aos receptores de ACh, porém não possibilita a abertura dos canais de Ca^{2+} e Na^+,[1] e os potenciais de ação pós-sinápticos são bloqueados, impedindo, assim, a contração muscular. A succinilcolina não é hidrolisada pela AChE, mas por colinesterases inespecíficas no plasma. A taxa de hidrólise é bastante rápida, embora lenta quando comparada com a hidrólise pela AChE. A quantidade de colinesterase inespecífica varia entre espécies animais, de modo que a duração do relaxamento induzido irá variar.

---

[1]N.R.T.: Na realidade a resposta de relaxamento muscular (miorrelaxamento) é resultante de uma despolarização persistente (em que a interação da ACh endógena fica impedida de acoplar-se ao seu receptor) e posterior dessensibilização dos receptores colinérgicos nicotínicos acompanhada de inativação dos canais para Na^+ voltagem-dependentes. Isso dificulta/impede a extrusão de íons Ca^{2+} do retículo sarcoplasmático (RS). A liberação de íons Ca^{2+} do RS é largamente associada à despolarização da membrana sarcotubular. Esse fenômeno bioelétrico ativa os receptores de rianodina (família de canais de liberação de Ca^{2+}) na membrana do RS, o que determina subsequente liberação de íons Ca^{2+} para o sarcoplasma.

Contração do músculo esquelético

> 1 Como a atração natural entre a actina e a miosina é inibida durante o relaxamento?
>
> 2 Quais são os três principais componentes do filamento de actina?
>
> 3 O que provoca a exposição dos sítios ativos nos filamentos de actina e tropomiosina? Como os íons cálcio estão envolvidos?
>
> 4 O que "ergue" as cabeças da ponte cruzada de miosina antes de sua fixação aos sítios ativos da actina?
>
> 5 O que causa o desprendimento das cabeças da ponte cruzada de miosina dos miofilamentos de actina?
>
> 6 O que fornece a refosforilação do ADP? Por que esse processo é designado como fosforilação oxidativa?
>
> 7 Qual é o principal combustível para as contrações musculares durante o exercício de resistência (*endurance*) prolongado?
>
> 8 Qual é a causa da contratura fisiológica? Essa contratura é conhecida como cãibra muscular?
>
> 9 O que é tetania?
>
> 10 Qual é a função do fenômeno da escada (*treppe*)?

A atividade muscular envolve ciclos repetidos de contração e relaxamento. A contração ou encurtamento ocorre quando os íons cálcio são liberados pelo retículo sarcoplasmático dentro das miofibrilas. Essa liberação é seguida de relaxamento após o rápido retorno dos íons cálcio ao retículo sarcoplasmático por meio de transporte ativo. Outro ciclo começa quando os íons cálcio são novamente liberados após a próxima despolarização do sarcolema. Esses ciclos são designados como **acoplamento excitação-contração**.

Alterações mecânicas da actina e da miosina

O processo de contração envolve interação dos miofilamentos de actina e de miosina. Existe uma atração natural entre a actina e a miosina, que envolve sítios ativos na molécula de actina. A atração é inibida durante o relaxamento, visto que os sítios ativos estão cobertos; entretanto, quando os íons cálcio entram na miofibrila, os sítios ativos são expostos. A localização relativa dos miofilamentos de actina e miosina em um sarcômero é mostrada na Figura 27.11. As porções das moléculas de miosina que se projetam (**pontes cruzadas**) ligam-se aos sítios ativos durante a contração e inclinam-se para a parte central, causando o deslizamento da actina em direção ao centro da molécula de miosina.

O filamento de actina tem três componentes principais (que são todos eles proteínas): a **actina**, a **tropomiosina** e a **troponina** (Figura 27.12A). A actina e a tropomiosina estão dispostas em filamentos helicoidais entrelaçados entre si. A troponina localiza-se a intervalos regulares ao longo dos filamentos e contém três proteínas, duas das quais ligam a actina e a tropomiosina entre si, enquanto a terceira possui afinidade pelos íons cálcio. Os sítios ativos (locais onde se fixam as pontes cruzadas de miosina) estão localizados nos filamentos de actina e normalmente estão cobertos pelos filamentos de tropomiosina (Figura 27.12B). Quando os íons cálcio ligam-se ao complexo de troponina, ocorre mudança de conformação entre a actina e os filamentos de tropomiosina, causando a exposição dos sítios ativos. Os sítios expostos favorecem a ativação da atração natural que existe entre a actina e a miosina e possibilita a fixação das cabeças da ponte cruzada de miosina (Figura 27.12C). A mecânica da contração e do relaxamento é apresentada na Figura 27.13.

Mudanças de energia

As mudanças de energia que permitem a fixação e o desprendimento das cabeças da ponte cruzada de miosina são sincronizadas com as mudanças mecânicas que ocorrem na molécula de actina durante a contração e o relaxamento. Essas mudanças estão resumidas a seguir e encontram-se ilustradas na Figura 27.14.

- A **adenosina trifosfatase (ATPase)** das cabeças da ponte cruzada de miosina hidrolisa o ATP a difosfato de adenosina (ADP) e fosfato inorgânico (P_i), deixando o ADP e o P_i ligados às cabeças. A energia da hidrólise do ATP "engata" as cabeças, de modo que elas aumentam o seu ângulo de fixação ao braço da ponte cruzada e tornam-se perpendiculares aos sítios ativos dos miofilamentos de actina (Figura 27.14A).

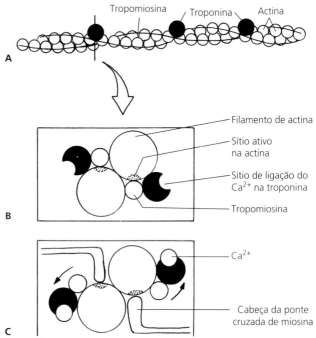

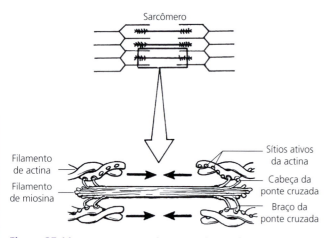

Figura 27.11 Os componentes da actina e dos miofilamentos de miosina associados à contração do sarcômero. As setas indicam a direção do movimento da actina durante a contração (encurtamento das miofibrilas). De Reece, W.O. (2009) *Functional Anatomy and Phsysiology of Domestic Animals*, 4th edn. Wiley-Blackwell, Ames, IA. Reproduzida, com autorização, de Wiley.

Figura 27.12 Mudanças na conformação do filamento de actina após a ligação do cálcio. **A.** O filamento de actina com suas três proteínas: a actina, a troponina e a tropomiosina. A linha vertical indica a localização do corte transversal de (**B**) e (**C**). **B.** Os sítios ativos da actina estão cobertos pela tropomiosina. **C.** O Ca^{2+} liga-se à troponina, resultando em mudança de conformação, que expõe os sítios ativos da actina. As cabeças da ponte cruzada de miosina fixam-se aos sítios ativos da actina, e começa a contração das miofibrilas. De Reece, W.O. (2009) *Functional Anatomy and Phsysiology of Domestic Animals*, 4th edn. Wiley-Blackwell, Ames, IA. Reproduzida, com autorização, de Wiley.

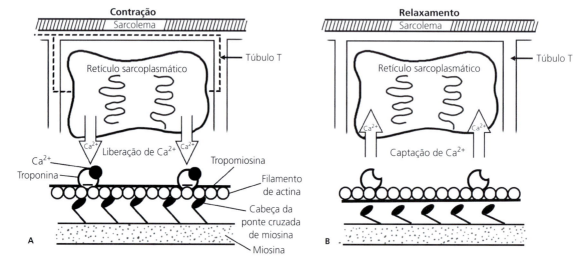

Figura 27.13 Ciclo de contração seguida de relaxamento. **A.** A linha tracejada indica a transferência da despolarização do sarcolema e dos túbulos T para o retículo sarcoplasmático. A despolarização é seguida de liberação de Ca^{2+} do retículo sarcoplasmático, com difusão para as miofibrilas. O Ca^{2+} liga-se à troponina, removendo a ação de bloqueio da tropomiosina. As cabeças da ponte cruzada de miosina fixam-se aos sítios ativos na actina e inclinam-se para o centro da molécula de miosina. **B.** O ATP liga-se às cabeças da ponte cruzada de miosina, causando o seu desprendimento da actina. O Ca^{2+} retorna ao retículo sarcoplasmático, utilizando a energia suprida pelo ATP. A remoção do Ca^{2+} da troponina restaura a ação de bloqueio da tropomiosina. De Reece, W.O. (2009) *Functional Anatomy and Phsysiology of Domestic Animals*, 4th edn. Wiley-Blackwell, Ames, IA. Reproduzida, com autorização, de Wiley.

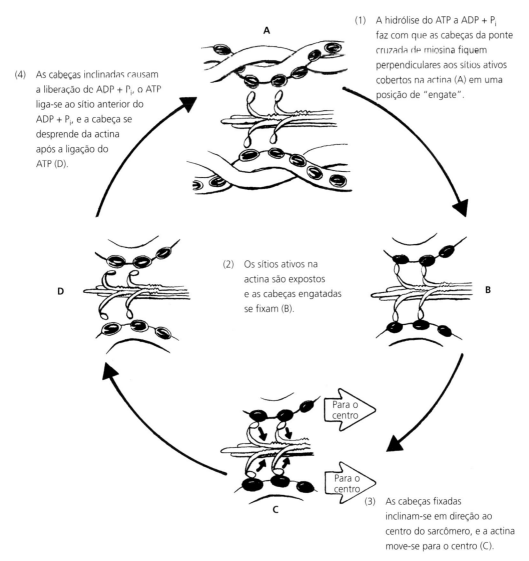

Figura 27.14 Sequência de interação da actina e da miosina. Esse processo resulta no encurtamento do músculo. ATP, trifosfato de adenosina; ADP, difosfato de adenosina; P_i, fosfato inorgânico. De Reece, W.O. (2009) *Functional Anatomy and Phsysiology of Domestic Animals*, 4th edn. Wiley-Blackwell, Ames, IA. Reproduzida, com autorização, de Wiley.

- Após a despolarização do sistema sarcotubular, os íons cálcio difundem-se do retículo sarcoplasmático para dentro das miofibrilas e ligam-se aos complexos de troponina, com exposição dos miofilamentos de actina; os íons cálcio retornam rapidamente ao retículo sarcoplasmático uma vez iniciado o processo de encurtamento (é necessário o retorno do ATP). A atração natural da miosina pela actina torna-se agora possível, e as cabeças "engatadas" ligam-se aos sítios ativos (Figura 27.14B).
- A ligação à actina provoca mudanças na conformação das cabeças da ponte cruzada ("desengate"), e elas se inclinam em direção aos braços da ponte cruzada (para o centro do sarcômero), arrastando a actina com elas. A energia provém da hidrólise prévia do ATP (Figura 27.14C).
- A inclinação das cabeças da ponte cruzada causa a liberação de ATP e P_i, e os sítios das cabeças ficam expostos para a ligação de novo ATP. A ligação de novo ATP provoca o desprendimento das cabeças da ponte cruzada de miosina dos miofilamentos de actina (Figura 27.14D).

Em seguida, a ATPase das cabeças da ponte cruzada de miosina hidrolisa o ATP como antes, "engatando" as cabeças; o processo se repete quando a próxima transmissão neuromuscular causa despolarização do sistema sarcotubular. A repetição do processo faz com que os miofilamentos de actina sejam ainda mais arrastados em direção ao centro, com consequente encurtamento do sarcômero.

Fonte de energia

A energia imediata para a contração muscular origina-se, portanto, do ATP, com a formação de ADP e P_i. A quantidade de ATP nas fibras musculares é limitada, e é necessária a ocorrência de uma refosforilação do ADP para que a contração possa continuar. Essa refosforilação é efetuada pela transferência de **creatina fosfato** ou **fosfocreatina (CP)**, que é cerca de cinco vezes mais abundante que o ATP, de acordo com a seguinte reação:

$$CP + ADP \xrightarrow{quinase} C + ATP$$

Como a quantidade de CP também é limitada, a refosforilação necessária da creatina (C) a CP e a ADP provêm, em última análise, do metabolismo intermediário na fibra muscular e da reoxidação associada de cofatores reduzidos, que ocorre na cadeia de transferência de elétrons das mitocôndrias. Esse processo é um sistema aeróbico conhecido como **fosforilação oxidativa**.

O metabolismo aeróbico é importante como fonte de energia para as concentrações musculares dos animais atletas e para o exercício de resistência (*endurance*) necessário aos animais migrantes, nos quais as contrações repetidas dos músculos esqueléticos continuam por horas ou dias. A principal fonte de energia para a contração muscular durante o exercício de resistência prolongado é constituída pelos ácidos graxos, mais do que pela glicose. Os ácidos graxos são decompostos a acetil-CoA e entram no ciclo do ácido cíclico, resultando na formação de ATP.

A contração muscular tem uma eficiência de 50 a 70% no que concerne à execução de trabalho. A porção sem trabalho é dissipada na forma de calor. Essa fonte de calor é importante para a manutenção da temperatura corporal. Quando em repouso, o resfriamento do corpo pode resultar em calafrios, que é uma tentativa de gerar calor por meio da contração muscular.

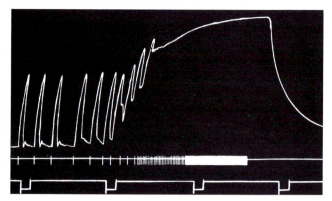

Figura 27.15 Aumento da força muscular por meio de aumento da frequência de contração. Esse processo é conhecido como somação de onda. Ocorre tetania quando as contrações individuais se fundem e não podem ser distinguidas umas das outras. De Carlson, A.J. and Johnson, V. (1953) *The Machinery of the Body*, 4th edn. University of Chicago Press, Chicago. Reproduzida, com autorização, de University of Chicago Press.

Contração *versus* contratura

Pode ocorrer encurtamento do músculo na ausência de potenciais de ação. Esse tipo de encurtamento é designado como **rigidez** ou **contratura fisiológica**, em oposição à contração. Os filamentos de actina e miosina permanecem em um estado de contração contínua, visto que não há disponibilidade de ATP suficiente para produzir o relaxamento (ver seção anterior). A contratura que ocorre depois da morte é designada como **rigidez cadavérica** (*rigor mortis*). Todavia, neste caso, a falta de ATP para o relaxamento persiste, e o relaxamento só ocorre em consequência de autólise *post-mortem* causada pelos lisossomos em 12 a 24 h após a morte. Os músculos que eram mais ativos imediatamente antes da morte são os primeiros a desenvolver rigidez cadavérica (*i. e.*, maior exaustão do ATP e da CP associada à maior atividade muscular). Não há mais geração de novo ATP disponível por meio do metabolismo intermediário.

Força da contração

A força da contração varia e ocorre pela somação de unidades motoras ou pela somação de ondas. A estimulação de uma unidade motora produz uma contração fraca, enquanto a estimulação de um grande número de unidades motoras leva a uma contração forte. Esse processo é conhecido como **somação de unidades motoras**. Todas as gradações da força de contração são possíveis, dependendo do número de unidades motoras estimuladas. O aumento da força de contração pela **somação de ondas** ocorre quando a frequência da contração muscular aumenta. Quando um músculo é estimulado a se contrair antes de ter relaxado, a força da contração subsequente, medida pela altura de levantamento de uma carga, aumenta. Quando a frequência alcança um nível suficiente, as contrações musculares individuais se fundem em uma única contração prolongada, cuja força é máxima; essa condição é conhecida como **tetania** (Figura 27.15).

Os músculos parecem se "aquecer" até um estado de contração máxima. Isso pode ser mostrado pela aplicação de estímulos de intensidade igual a um músculo, com poucos segundos de intervalo. Cada contração muscular sucessiva possui uma força ligeiramente maior do que a precedente, até alcançar uma força de contração ótima (Figura 27.16). Esse fenômeno é designado

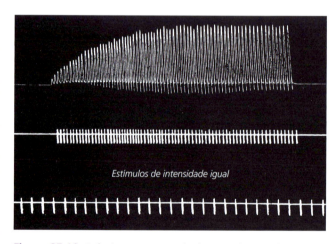

Figura 27.16 O fenômeno em escada do músculo esquelético. Esse fenômeno é também conhecido como *treppe*. Estímulos sucessivos da mesma intensidade produzem contrações de força crescente. De Carlson, A.J. and Johnson, V. (1953) *The Machinery of the Body*, 4th edn. University of Chicago Press, Chicago. Reproduzida, com autorização, de University of Chicago Press.

com **fenômeno da escada** ou *treppe*. Acredita-se que estimulações sucessivas proporcionem uma concentração crescente de íons cálcio no sarcoplasma durante as contrações iniciais dos músculos em repouso.

Autoavaliação

As respostas encontram-se no final do capítulo.

1 As células musculares cardíacas apresentam separações entre células adjacentes, conhecidas como discos intercalados. A sua função consiste em:
   A Regenerar novas células
   B Proporcionar um local para as junções neuromusculares
   C Proporcionar uma baixa resistência elétrica e, assim, facilitar a despolarização de uma célula para outra
   D Liberar Ca^{2+} para iniciar a contração muscular

Capítulo 27 | Fisiologia do Músculo Esquelético 263

2 O parto pélvico de um bezerro muito grande fez com que a vaca permanecesse deitada e incapaz de juntar as pernas posteriores. Há suspeita de paralisia do nervo obturatório, e os músculos afetados são classificados como:
- **A** Abdutores
- **B** Adutores
- **C** Extensores
- **D** Flexores

3 Qual dos seguintes componentes é o menor componente de um músculo esquelético?
- **A** Sarcômero
- **B** Miosina
- **C** Miofibrila
- **D** Fibra muscular

4 O sistema sarcotubular:
- **A** Localiza-se nas fibras musculares, porém fora das miofibrilas
- **B** É um sistema em cada uma das miofibrilas
- **C** Não tem nenhuma comunicação direta (abertura) com o líquido extracelular
- **D** Consiste em uma fibra nervosa e nas fibras musculares que ela inerva

5 A condução da despolarização da superfície de uma fibra muscular para a sua face interna é realizada por:
- **A** Junção neuromuscular
- **B** Filamentos de actina
- **C** Endomísio
- **D** Sistema sarcotubular

6 Qual o conjunto de túbulos do sistema sarcotubular que libera Ca^{2+} quando despolarizado para a sua difusão para as miofibrilas?
- **A** Túbulos transversos
- **B** Retículo sarcoplasmático

7 Qual a substância química que inicia a despolarização das fibras musculares esqueléticas após um impulso nervoso desencadear sua liberação?
- **A** Ca^{2+}
- **B** Acetilcolina
- **C** Succinilcolina
- **D** Acetilcolinesterase

8 O Ca^{2+} liberado do retículo sarcoplasmático inicia o processo de contração por meio de:
- **A** "Engate" das cabeças da ponte cruzada do filamento de miosina
- **B** Refosforilação do ADP
- **C** Exposição dos sítios de ligação da ponte cruzada do filamento de actina
- **D** Facilitação da liberação de ACh da junção neuromuscular

9 As cabeças da ponte cruzada de miosina desprendem-se dos sítios ativos da actina quando as cabeças se ligam a:
- **A** Ca^{2+}
- **B** ATP
- **C** Creatina fosfato
- **D** $ADP + P_i$

10 A rigidez cadavérica (*rigor mortis*) é um exemplo de _____, que resulta da depleção de _____ e da incapacidade das cabeças da ponte cruzada de _____ à/da actina. (Escolha a combinação correta.)
- **A** Contração; Ca^{2+}; fixação
- **B** Relaxamento; Ca^{2+}; fixação
- **C** Contratura, ATP; desprendimento
- **D** Contração; ATP; desprendimento

Leitura sugerida

Bailey, J.G. (2004) Muscle physiology. In: *Dukes' Physiology of Domestic Animals*, 12th edn (ed. W.O. Reece), pp. 871–885. Cornell University Press, Ithaca, NY.

Hall, J.E. (2011) Excitation of skeletal muscle: neuromuscular transmission and excitation–contraction coupling. In: *Guyton and Hall Textbook of Medical Physiology*, 12th edn, pp. 83–88. Saunders Elsevier, Philadelphia.

Reece, W. (2009) Muscle. In: *Functional Anatomy and Physiology of Domestic Animals*, 4th edn, pp. 206–229. Wiley-Blackwell, Ames, IA.

Respostas

1 C		**6** B	
2 B		**7** B	
3 B		**8** C	
4 A		**9** B	
5 D		**10** C	

Parte 5 | Fisiologia Muscular

28 Fisiologia do Músculo Liso

William O. Reece

Tipos de músculo liso, 264
  Músculo liso multiunitário, 264
  Músculo liso unitário (visceral), 264
Microestrutura do músculo liso, 265
Contração do músculo liso, 265
  Acoplamento excitação-contração no músculo liso, 266
Comparação da contração do músculo liso com a contração do músculo esquelético, 266
Estímulos para a contração do músculo liso, 267
  Sistema nervoso autônomo, 267
  Outros estímulos além do estímulo autônomo, 267
Autoavaliação, 267

O músculo liso é assim denominado em virtude da ausência de estriações visíveis. Os **miofilamentos** estão presentes e são compostos das proteínas contráteis, a **actina** e a **miosina**, como no músculo esquelético. Entretanto, os filamentos estão mais frouxamente organizados do que os do músculo esquelético, o que explica a ausência de estriações visíveis. O músculo liso constitui uma importante parte funcional de muitos órgãos, incluindo o aspecto contrátil dos intestinos, da bexiga, do ureter, dos vasos sanguíneos, do útero, da íris e músculos ciliares do olho e músculos eretores dos pelos, que causam a ereção dos pelos na pele. Essas estruturas recebem inervação do sistema nervoso autônomo, porém algumas também podem responder, direta ou indiretamente, ao estiramento ou a mudanças do líquido extracelular (p. ex., acidose ou alcalose).

O músculo liso atua em alguns locais na execução de contrações ativas (p. ex., **peristaltismo**) e em outros locais com estados de contração sustentada, denominada **tônus**. No intestino, o tônus é mantido constantemente, enquanto o peristaltismo é de ocorrência inconstante. O calibre das arteríolas depende do tônus do músculo liso circular, que ajuda na regulação da pressão arterial.

Tipos de músculo liso

> 1 Qual é a diferença entre o músculo liso multiunitário e o músculo liso unitário?
> 2 Que tipo de músculo liso deve estar associado às ondas peristálticas?
> 3 Qual a finalidade das junções comunicantes (*gap*) entre as membranas celulares do músculo liso unitário?

Existem dois tipos gerais de músculo liso, que variam de acordo com a sua localização, função e organização em camadas ou feixes e características de sua inervação. Esses tipos gerais são: (i) o **músculo liso multiunitário** e (ii) o **músculo liso unitário** (também conhecido como músculo liso visceral) (Figura 28.1).

Músculo liso multiunitário

Esse tipo de músculo é encontrado no corpo ciliar e na íris, no músculo eretor dos pelos da pele e nas paredes das artérias de grande calibre. É composto de fibras musculares lisas individuais. Cada fibra muscular é inervada separadamente e só se contrai quando recebe estímulos sinápticos. Por conseguinte, cada fibra pode contrair-se independentemente das outras. Não há condução de impulsos de uma célula para outra. As células individuais podem ocorrer em feixes, mas não em camadas.

Músculo liso unitário (visceral)

O termo "unitário" não significa fibras musculares isoladas, porém refere-se a uma grande massa de fibras musculares. Nesse tipo de músculo liso, grandes áreas de tecido muscular sofrem contração simultânea e são responsáveis pelas **ondas peristálticas** de contração que movem o conteúdo intestinal de uma extremidade do trato digestório até a outra. Essas ondas também ocorrem no útero e nos ureteres. A estrutura do músculo liso unitário ocorre da seguinte maneira:

- As membranas celulares das fibras em uma camada de fibras são aderentes umas às outras em múltiplos pontos por meio dos quais a força gerada por uma fibra muscular pode ser transmitida à seguinte

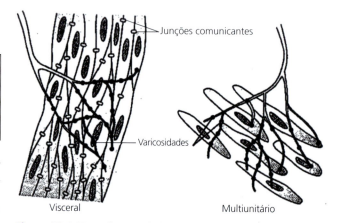

Figura 28.1 Tipos de músculo liso multiunitário e visceral. Os neurônios motores autônomos fazem sinapse com fibras musculares lisas multiunitárias individuais e com várias fibras de músculo liso unitário. As varicosidades distribuídas ao longo dos axônios terminais de ambos os tipos de fibras contêm substância transmissora em suas vesículas. As junções comunicantes entre as fibras musculares lisas viscerais possibilitam o fluxo livre de íons de uma fibra muscular para a seguinte. De Hall, J.E. (2011) *Guyton and Hall Textbook of Medical Physiology*, 12th edn. Saunders Elsevier, Philadelphia. Com autorização de Elsevier.

- Existem também **junções comunicantes** (*gap*) entre as membranas celulares, que possibilitam o fluxo livre de íons de uma fibra muscular para a seguinte. Isso possibilita a propagação dos potenciais de ação de uma fibra para a seguinte, causando a contração simultânea das fibras musculares.

Microestrutura do músculo liso

> 1 O que são os corpúsculos densos associados às fibras do músculo liso?
> 2 Qual é a razão entre actina e miosina no músculo liso?
> 3 Qual o correspondente dos túbulos T do músculo esquelético no músculo liso?

As células individuais são fusiformes e possuem um núcleo de localização central (Figura 28.2), diferentemente das fibras musculares esqueléticas, que apresentam múltiplos núcleos de localização periférica. As fibras musculares lisas são designadas como **fusiformes** ou **em forma de fuso**, visto que tendem a ser mais largas na porção média da fibra e pontiagudas nas extremidades. A porção afilada de cada fibra está adjacente à parte larga das fibras vizinhas (ver Figura 28.2). Essa disposição permite que as fibras adjacentes fiquem estreitamente agrupadas entre si, o que é mais favorável para a sua função contrátil.

O arranjo dos miofilamentos em uma fibra muscular é mostrado na Figura 28.3. Observe a presença dos **corpúsculos densos**, que são pontos de fixação para os filamentos finos de actina. Alguns corpúsculos densos estão espalhados por todo o citoplasma, fixados a um filamento intermediário, que une vários corpúsculos densos entre si, enquanto outros estão fixados ao sarcolema. Os corpúsculos densos são estruturas estáveis e rígidas, que mantêm o seu formato original e fixação durante a contração. Dessa maneira, os corpúsculos densos correspondem às **linhas Z** do músculo esquelético. Como a actina se fixa aos corpúsculos densos associados ao sarcolema, as fibras musculares lisas assumem um aspecto enrugado ao longo de suas bordas quando estão contraídas (ver Figura 28.3).

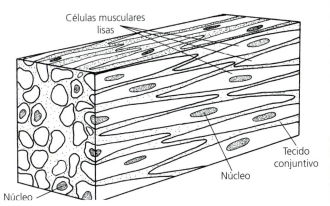

Figura 28.2 Células musculares lisas expostas nos planos longitudinal e transversal. Tipicamente, as células são fusiformes e apresentam um núcleo de localização central. De Reece W.O. (2009) *Functional Anatomy and Physiology of Domestic Animals*, 4th edn Wiley-Blackwell, Ames, IA. Reproduzida, com autorização, de Wiley.

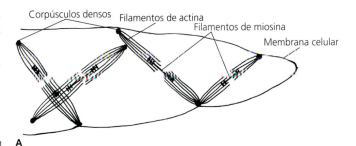

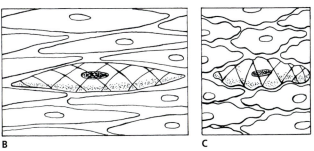

Figura 28.3 Contração do músculo liso. **A.** Estrutura física do músculo liso. Os corpúsculos densos fixam-se à membrana celular ou a uma proteína estrutural intracelular que une vários corpúsculos densos entre si. Os corpúsculos densos assemelham-se funcionalmente às linhas Z. **B.** Vista transparente de uma célula muscular lisa relaxada. **C.** Vista transparente de uma célula muscular lisa contraída. Os corpúsculos densos não são mostrados em (**B**) e (**C**). De Reece W.O. (2009) *Functional Anatomy and Physiology of Domestic Animals*, 4th edn Wiley-Blackwell, Ames, IA. Reproduzida, com autorização, de Wiley.

Os filamentos grossos de miosina estão entremeados entre os filamentos de actina na fibra muscular. Os filamentos de miosina possuem um diâmetro mais de duas vezes o dos filamentos de actina, e a razão entre actina e miosina é de 15:1, em lugar de 2:1 no músculo esquelético. Os filamentos de actina de dois corpúsculos densos separados estendem-se um em direção ao outro e circundam um filamento de miosina (ver Figura 28.3), proporcionando, assim, uma unidade contrátil, que se assemelha a uma unidade contrátil do músculo esquelético (i. e., sarcômero).

Os túbulos T estão ausentes nas fibras musculares lisas, porém existem numerosas invaginações na membrana da fibra, denominadas **cavéolas** (Figura 28.4). Acredita-se que possam desempenhar uma função semelhante àquela dos túbulos T, visto que estão em estreita proximidade com porções do retículo sarcoplasmático rudimentar encontrado nas fibras musculares lisas.

Contração do músculo liso

> 1 O que é calmodulina?
> 2 Qual é a ação da miosina quinase?
> 3 O que "engata" as cabeças da ponte cruzada de miosina?
> 4 O que a cadeia reguladora das cabeças da ponte cruzada de miosina realiza após o seu "engate" e ligação repetida aos sítios ativos expostos de actina?
> 5 Qual é a ação da miosina fosfatase que causa a interrupção da ligação repetida?

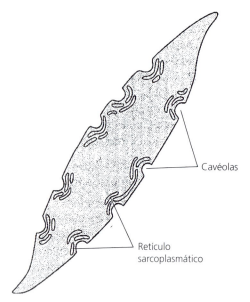

Figura 28.4 Túbulos sarcoplasmáticos em uma grande fibra muscular lisa, mostrando sua relação com as invaginações da membrana celular, denominadas cavéolas. De Hall, J.E. (2011) *Guyton and Hall Textbook of Medical Physiology*, 12th edn. Saunders Elsevier, Philadelphia. Com autorização de Elsevier.

Uma grande diferença observada entre o músculo esquelético e o músculo liso consiste na rápida contração e relaxamento do músculo esquelético, enquanto a contração do músculo liso é prolongada e, com frequência, de natureza tônica.

Acoplamento excitação-contração no músculo liso

O músculo liso carece do complexo de tropomiosina-troponina, a proteína que cobre os sítios ativos do filamento de actina no músculo esquelético. Além disso, os sítios ativos são expostos quando a troponina combina-se com íons cálcio. Em lugar do complexo tropomiosina-troponina, o músculo liso contém outra proteína, conhecida como **calmodulina**, uma proteína reguladora semelhante ao complexo tropomiosina-troponina, porém que difere no modo pelo qual a contração é iniciada. A sequência no músculo liso pela qual a ativação das cabeças da ponte cruzada de miosina sustenta a contração é a seguinte:

- Após o influxo de cálcio que se segue à despolarização da membrana da fibra, os íons cálcio ligam-se à calmodulina
- A combinação **cálcio-calmodulina** liga-se à **miosina quinase** (fosfocreatinoquinase no músculo esquelético), uma enzima de fosforilação, e a ativa
- Cada uma das **cabeças da ponte cruzada de miosina** possui uma denominada **cadeia reguladora**, que sofre fosforilação em resposta à miosina quinase
- Quando a cadeia reguladora é fosforilada (ADP + P$_i$ → ATP), a cabeça é "engatada" e tem a capacidade de se ligar repetidamente aos sítios ativos expostos no filamento de actina
- A ligação repetida aos sítios ativos de actina prossegue durante todo o ciclo, contribuindo, cada ligação, para a contração da fibra muscular e o desenvolvimento de tensão
- O relaxamento das fibras musculares lisas contraídas exige a presença da enzima **miosina fosfatase**, localizada no líquido intracelular da fibra muscular lisa. A miosina fosfatase remove o grupamento fosfato da cadeia leve reguladora nas cabeças da ponte cruzada, as cabeças se desprendem, levando à interrupção da ligação repetitiva, e a contração cessa
- As variações na duração da contração e manutenção da tensão provavelmente são determinadas pela quantidade de miosina fosfatase nas fibras.

Comparação da contração do músculo liso com a contração do músculo esquelético

> 1. Quais são as razões para a ciclagem mais lenta da fixação e desprendimento das cabeças da ponte cruzada de miosina?
> 2. Como a atividade da ATPase está relacionada com a fixação das cabeças da ponte cruzada de miosina à actina?
> 3. Por que há necessidade de menos energia para sustentar a tensão da contração no músculo liso?
> 4. Quais são algumas das razões pelas quais a força máxima da contração alcançada pelo músculo liso pode ser maior que a do músculo esquelético?

Além das diferenças estruturais observadas, existem diferenças funcionais relacionadas com as características da contração entre o músculo liso e o músculo esquelético.

- A ciclagem da fixação e desprendimento da cabeça da ponte cruzada aos sítios de actina é muito mais lenta no músculo liso. O retículo sarcoplasmático é rudimentar nas fibras musculares lisas, e os íons cálcio do líquido extracelular precisam entrar na fibra. Além disso, as bombas de Ca^{2+} encontram-se na membrana da fibra e são muito mais lentas que as do retículo sarcoplasmático do músculo esquelético
- As cabeças das pontes cruzadas têm menos atividade de ATPase (que fornece a energia necessária para a fixação das cabeças das pontes cruzadas à actina) no músculo liso, reduzindo, assim, os movimentos das cabeças das pontes cruzadas e diminuindo a velocidade de ciclagem
- É necessária uma quantidade muito menor de energia para sustentar a tensão de contração do músculo liso, visto que a ciclagem lenta de fixação e desprendimento só requer uma molécula de ATP para cada ciclo, independentemente de sua duração. A manutenção das contrações tônicas (p. ex., intestinos, bexiga) sem ciclagem proporciona uma economia de energia para o corpo
- A força máxima de contração alcançada pelo músculo liso pode ser maior que a do músculo esquelético, devido à fixação prolongada das cabeças das pontes cruzadas de miosina aos filamentos de actina. Além disso, o tecido muscular liso possui muito mais **material extracelular** (*i. e.*, colágeno, elastina) do que o músculo esquelético. Cada fibra muscular lisa é circundada por uma **lâmina basal** e **fibras reticulares** que, quando acopladas com o material extracelular, ajudam a organizar a força produzida pelas fibras musculares lisas individuais em um esforço combinado, como no peristaltismo do intestino e nas contrações do útero. Nesse aspecto, o músculo liso tem a capacidade de produzir uma força contrátil comparável àquela do músculo esquelético.

Estímulos para a contração do músculo liso

> **1** Como a inervação do músculo liso unitário por fibras nervosas autônomas difere daquela do músculo esquelético?
>
> **2** A acetilcolina (liberada pelo terminal parassimpático) e a norepinefrina (liberada pelo terminal simpático) são secretadas pela mesma fibra?
>
> **3** O que contribui para a contração simultânea de grandes áreas de fibras musculares lisas unitárias?
>
> **4** As fibras musculares lisas multiunitárias são estimuladas pelo estiramento?

Sistema nervoso autônomo

As junções neuromusculares encontradas nas fibras musculares esqueléticas não ocorrem no músculo liso. As fibras nervosas autônomas que inervam o músculo liso unitário ramificam-se difusamente na parte superior de uma camada de fibras musculares. Em lugar do estabelecimento de um contato direto, existem múltiplas varicosidades (semelhantes a um bulbo terminal dos neurônios pré-sinápticos distribuídas ao longo da fibra nervosa com vesículas que contêm a substância transmissora, a acetilcolina ou a norepinefrina. Nunca são secretadas pela mesma fibra. As fibras musculares lisas são habitualmente inervadas por fibras nervosas tanto simpáticas quanto parassimpáticas, tendo, cada uma delas, efeitos opostos sobre as fibras musculares. Algumas fibras musculares lisas podem ser inervadas apenas por uma divisão do sistema nervoso autônomo (p. ex., vasos sanguíneos).

As células musculares lisas normalmente possuem um certo nível de tônus, e a quantidade de neurotransmissor liberado é que determina se as fibras musculares irão se contrair ainda mais ou relaxar. O neurotransmissor liberado pelas varicosidades difunde-se por uma grande área e afeta numerosas fibras musculares lisas unitárias. Dessa maneira, ocorre contração simultânea de grandes áreas de músculo liso, sendo os estímulos elétricos transmitidos repetidamente entre fibras vizinhas por meio de junções comunicantes (*gap*). Isso possibilita a condução dos potenciais de ação de uma fibra para outra, causando a contração simultânea de fibras musculares que, de outro modo, não estariam afetadas diretamente pelo neurotransmissor difundido. Esse tipo de atividade é comum nas grandes ondas peristálticas de contração que propelem o conteúdo intestinal de uma extremidade do trato digestório para a outra, bem como nas ondas peristálticas semelhantes que ocorrem no útero e nos ureteres.

Outros estímulos além do estímulo autônomo

A membrana das fibras musculares lisas unitárias é sensível a estímulos mecânicos. O estiramento da membrana dessas fibras leva à despolarização e, consequentemente, à sua contração, por meio da qual a tensão contrátil pode ser propagada ou mantida em uma grande área de tecido muscular. Com a autorregulação do fluxo sanguíneo nas arteríolas, a elevação da pressão arterial provoca distensão do músculo liso circundante que estimula a contração. Isso mantém o fluxo sanguíneo relativamente constante no tecido irrigado.

O músculo liso multiunitário é encontrado no corpo ciliar e na íris do olho, no ducto deferente e nas paredes das artérias de grande calibre. Nessas unidades de músculo liso, cada fibra muscular é inervada separadamente e só se contrai quando recebe estímulos sinápticos.

Além dos estímulos já mencionados, o músculo liso pode ser afetado, direta ou indiretamente, por mudanças na concentração de oxigênio, pH ou concentrações de íons no líquido extracelular.[1]

Autoavaliação

As respostas encontram-se no final do capítulo.

1 O músculo liso é inervado por nervos somáticos (nervos espinais e cranianos) em lugar de nervos autônomos.
 A Verdadeiro
 B Falso

2 O músculo liso unitário (visceral) refere-se a uma grande massa de fibras musculares, enquanto o músculo liso multiunitário refere-se a fibras musculares individuais.
 A Verdadeiro
 B Falso

3 Os corpúsculos densos nas fibras musculares lisas são pontes de fixação para os filamentos de miosina (espessos).
 A Verdadeiro
 B Falso

4 Os túbulos T estão ausentes nas fibras musculares lisas, porém uma função semelhante está associada a estruturas conhecidas como cavéolas.
 A Verdadeiro
 B Falso

5 O músculo liso caracteriza-se por rápida contração e relaxamento, em lugar da contração prolongada que é frequentemente de natureza tônica.
 A Verdadeiro
 B Falso

6 O músculo liso carece do complexo de tropomiosina-troponina encontrado no músculo esquelético, porém contém outra proteína, conhecida como calmodulina, que inicia a contração da mesma maneira que o complexo tropomiosina-troponina.
 A Verdadeiro
 B Falso

7 Cada cabeça da ponte cruzada da miosina compõe uma cadeia reguladora que é fosforilada em resposta à miosina quinase e "engata" as cabeças das pontes cruzadas de miosina.
 A Verdadeiro
 B Falso

8 A ciclagem de fixação e desprendimento das fontes cruzadas aos sítios de actina é muito mais lenta no músculo liso do que no músculo esquelético.
 A Verdadeiro
 B Falso

---

[1]N.R.T.: Outros mediadores locais (como bradicinina, adenosina, ATP) participam do controle do tônus do músculo liso arteriolar, levando, por exemplo, a uma regulação do fluxo sanguíneo regional. Mediadores locais também podem regular o fluxo sanguíneo regional por atuação nos esfíncteres pré-capilares.

9 As junções neuromusculares encontradas nas fibras musculares esqueléticas também estão associadas às fibras musculares lisas.
A Verdadeiro
B Falso

10 A autorregulação do fluxo sanguíneo nas arteríolas é um exemplo de sensibilidade das fibras musculares lisas unitárias a estímulos mecânicos, pelos quais uma elevação da pressão arterial provoca estiramento do músculo liso circular que estimula a contração.
A Verdadeiro
B Falso

Leitura sugerida

Bailey, J.G. (2004) Muscle physiology. In: *Dukes' Physiology of Domestic Animals*, 12th edn (ed. W.O. Reece), pp. 887–889. Cornell University Press, Ithaca, NY.

Hall, J.E. (2011) Excitation and contraction of smooth muscle. In: *Guyton and Hall Textbook of Medical Physiology*, 12th edn, pp. 91–98. Saunders Elsevier, Philadelphia.

Reece, W. (2009) Muscle. In: *Functional Anatomy and Physiology of Domestic Animals*, 4th edn, pp. 222–223. Wiley-Blackwell, Ames, IA.

Respostas

1 B	**6** B
2 A	**7** A
3 B	**8** A
4 A	**9** B
5 B	**10** A

29 Fisiologia do Músculo Cardíaco, Adaptações do Músculo e Distúrbios Musculares

William O. Reece

Músculo cardíaco, 269
    Diferenças morfológicas, 269
    Fontes de energia, 269
    Junções comunicantes (gap) e potenciais de ação, 270
Acoplamento excitação-contração, 270
Adaptações do músculo, 270
    Hipertrofia e hiperplasia, 270
    Atrofia, 271

Distúrbios musculares, 271
    Tétano, 271
    Rabdomiólise por esforço, 271
    Paresia da parturiente bovina (febre do leite), 272
    Tetania puerperal (eclâmpsia) canina, 272
    Carne bovina de corte escuro, 272
Autoavaliação, 272

Músculo cardíaco

1 Por que as fibras musculares cardíacas são consideradas um sincício funcional, em lugar de um sincício morfológico?
2 Qual é a fonte predominante de energia quando envolvida no metabolismo aeróbico?
3 Qual é a função das junções comunicantes (gap)?

O músculo cardíaco é encontrado apenas no coração e, durante o tempo de vida de um animal doméstico, contrai-se milhões de vezes, demonstrando as suas propriedades de resistência (endurance). O músculo cardíaco, à semelhança do músculo esquelético, é estriado e apresenta uma organização semelhante de sarcômeros, com filamentos de actina e de miosina. Entretanto, existem diferenças no modo de organização e inervação das fibras, o que possibilita a sua função coordenada. Maiores detalhes da função cardíaca são descritos na Parte 6. Entretanto, para comparar os três tipos de músculo, incluímos aqui uma descrição das propriedades fundamentais do músculo cardíaco.

Diferenças morfológicas

Diferentemente do músculo esquelético, as fibras musculares cardíacas não se fundem em uma única fibra multinucleada durante o desenvolvimento embrionário. Tipicamente, as fibras musculares cardíacas são uninucleadas, com núcleo de localização central em cada fibra, em lugar da localização periférica observada no músculo esquelético (Figura 29.1). Os miócitos cardíacos ramificam-se ou bifurcam-se durante o desenvolvimento embrionário e ligam-se a miócitos em cadeias adjacentes. Entretanto, as fibras não se fundem e permanecem separadas como fibras distintas, com seu respectivo sarcolema durante o desenvolvimento.

Como as fibras não se fundem entre si, elas não formam um sincício morfológico; entretanto, em virtude de sua ramificação e suas bifurcações, formam um **sincício funcional**, que possibilita uma contração coordenada. As bandas cruzadas densas encontradas nas extremidades das fibras musculares cardíacas são denominadas **discos intercalares** (ver Figura 29.1), que são contínuos com o sarcolema e consistem em junções intercelulares.

O diâmetro e o comprimento das fibras musculares cardíacas maduras são de cerca de 15 μm e 85 a 100 μm, respectivamente. Os músculos esqueléticos maduros possuem maior diâmetro (0,1 a 0,5 mm) e maior comprimento (10 a 30 cm).

Fontes de energia

As mitocôndrias constituem cerca de 40% do volume citoplasmático, em comparação com apenas cerca de 2% no músculo esquelético. Isso reflete a dependência do músculo cardíaco em relação ao metabolismo aeróbico. As células musculares cardíacas deixam de se contrair depois de cerca de 30 segundos de privação de oxigênio. Existem numerosas gotículas lipídicas nas fibras musculares cardíacas que contêm triglicerídios, a forma de armazenamento dos ácidos graxos, que representam a fonte predominante de energia quando envolvidos no metabolismo aeróbico.

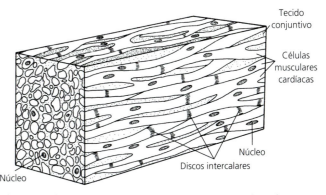

Figura 29.1 Fibras musculares cardíacas expostas nos planos longitudinal e transversal. Observe as fibras ramificadas alongadas com contornos irregulares em suas junções com outras fibras. De Reece W.O. (2009) *Functional Anatomy and Physiology of Domestic Animals*, 4th edn. Wiley-Blackwell, Ames, IA. Reproduzida, com autorização, de Wiley.

Junções comunicantes (gap) e potenciais de ação

As **junções comunicantes** presentes nos discos intercalares possibilitam a comunicação entre o citoplasma de fibras adjacentes em suas extremidades e também permitem a livre difusão de íons e potenciais de ação. Em consequência de sua localização de uma extremidade para outra, os potenciais de ação são conduzidos rapidamente em direção paralela ao eixo longitudinal. Por conseguinte, devido às junções comunicantes e aos discos intercalares, todas as fibras musculares cardíacas estão eletricamente conectadas, enquanto as fibras musculares esqueléticas precisam ser estimuladas separadamente por um neurônio motor para a produção de um potencial de ação.

Os potenciais de ação no tecido muscular cardíaco propagam-se de uma fibra para outra, o que possibilita a propagação da despolarização por todo coração, resultando na contração coordenada e praticamente simultânea de todas as fibras musculares cardíacas em uma câmara cardíaca e permitindo o movimento de grandes volumes de sangue através do sistema cardiovascular. Este é o motivo pelo qual o tecido muscular cardíaco é considerado um sincício funcional.

Acoplamento excitação-contração

> **1** Como a fonte de íons cálcio para contração muscular no músculo cardíaco difere daquela do músculo esquelético?
>
> **2** Uma concentração muito alta de íons cálcio no líquido extracelular pode ser prejudicial?
>
> **3** Como as catecolaminas afetam o músculo cardíaco?

Convém lembrar que o **acoplamento excitação-contração** é o mecanismo pelo qual o potencial de ação provoca contração das miofibrilas do músculo. No músculo cardíaco, assim como no músculo esquelético, o potencial de ação propaga-se para o interior da fibra muscular cardíaca por meio dos túbulos T até as membranas do retículo sarcoplasmático (RS), seguido de liberação de Ca^{2+} no sarcoplasma do retículo sarcoplasmático. Esse processo é seguido de contração muscular. Existem diferenças no músculo cardíaco que estão relacionadas com a liberação de Ca^{2+}. No músculo esquelético, o RS fornece todo o Ca^{2+} para produzir a força máxima de contração. Entretanto, os túbulos T do músculo cardíaco possuem um diâmetro muito maior do que o dos túbulos T no músculo esquelético; por conseguinte, além do Ca^{2+} liberado no sarcoplasma pelo RS, uma grande quantidade adicional de Ca^{2+} também sofre difusão no sarcoplasma a partir dos túbulos T por ocasião do potencial de ação. Além disso, a face interna dos túbulos T contém uma grande quantidade de mucopolissacarídios, os quais têm carga eletronegativa e ligam-se a uma reserva abundante de Ca^{2+} derivado do líquido extracelular (LEC). Isso é facilitado porque as aberturas dos túbulos T comunicam-se diretamente com o LEC que circunda as fibras. Por conseguinte, a força da contração do músculo cardíaco depende da concentração de Ca^{2+} no LEC, o que não é o caso do músculo esquelético, visto que todo o Ca^{2+} é liberado do RS dentro da fibra, e a força da contração é muito pouco afetada pela concentração de Ca^{2+} do LEC.

A ocorrência de uma elevação na concentração de Ca^{2+} do LEC aumenta a força contrátil; todavia, a presença de uma concentração muito alta leva à parada cardíaca durante a sístole (contração) devido à **rigidez** (contração sem potenciais de ação) das fibras musculares cardíacas.

As catecolaminas (*i. e.*, epinefrina e norepinefrina) aumentam o movimento de íons cálcio nas fibras musculares cardíacas e também aumentam a sensibilidade do mecanismo de contração à presença de íons cálcio.

Adaptações do músculo

> **1** É possível haver regeneração das fibras musculares cardíacas? O que ocorre se elas morrerem?
>
> **2** Como a hipertrofia difere da hiperplasia?
>
> **3** O aumento de tamanho do músculo cardíaco envolve hipertrofia ou hiperplasia?
>
> **4** O que é atrofia por denervação?

O músculo é o tecido de maior adaptação no corpo dos animais. As fibras musculares individuais dos músculos esquelético, cardíaco e liso aumentam de tamanho como resposta normal ao estresse mecânico crônico, como ocorre no exercício regular. Um estresse semelhante no músculo esquelético e no músculo liso provoca divisão das fibras musculares por meio de mitose, produzindo novas fibras. Pode ocorrer uma diminuição de tamanho em todos os três tipos de músculo em resposta ao desuso ou à doença.

Hipertrofia e hiperplasia

O aumento no tamanho das fibras musculares individuais é designado como **hipertrofia**. A hipertrofia é comum nas fibras musculares esqueléticas, cardíacas e lisas. O crescimento pós-natal das fibras musculares esqueléticas não ocorre por um aumento no número de fibras musculares, mas pela adição de miofibrilas à periferia e adição de sarcômeros às extremidades tendíneas.

A **hiperplasia** refere-se a um aumento no número de fibras musculares. A regeneração das fibras musculares esqueléticas é possível devido às denominadas **fibras satélites**[1], porém isso requer a integridade do endomísio para o reparo bem-sucedido. As fibras musculares cardíacas podem aumentar de tamanho, da mesma maneira que as fibras do músculo esquelético, visto que isso envolve hipertrofia, mas não hiperplasia.

Não ocorre regeneração das fibras musculares cardíacas, visto que não há equivalente das células satélites do músculo esquelético. Se as fibras miocárdicas morrerem, elas são substituídas por tecido cicatricial fibroso não contrátil.[2] Os órgãos com músculos lisos podem aumentar de tamanho não apenas por meio de hipertrofia, mas também por hiperplasia, que é responsável por uma considerável capacidade regenerativa.

---

[1] N.R.T.: As células satélites nas fibras musculares na realidade são células progenitoras mononucleares com propriedade regenerativa.

[2] N.R.T.: Evidências reconhecidas na literatura têm demonstrado a existência de células-tronco miocárdicas (Beltrami *et al.*, 2001, *N. Engl. J. Med.*, 344(23):1750-7; Zwetsloo *et al.*, 2016, *Circ. Res.*, 118(8): 1223-32). Embora se reconheça a capacidade de reparação e de regeneração miocárdica na vida adulta, isso tem sido confirmado apenas para graus menores de lesão de cardiomiócitos, sendo inadequada para déficit morfofuncional mais grave, como eventualmente ocorre no infarto do miocárdio.

Atrofia

A **atrofia** refere-se a uma diminuição no tamanho de um músculo. Quando uma parte do corpo permanece imobilizada por determinado período de tempo, os músculos tornam-se menores (uma condição designada como **atrofia por desuso**). A perda do suprimento nervoso para um músculo resulta em **atrofia por denervação**. A atrofia por denervação era antigamente uma condição comum em cavalos de tração atrelados. A presença de coelheira exerce pressão sobre o nervo supraescapular que inerva as duas grandes massas musculares da escápula. A consequente denervação provoca atrofia do músculo do ombro, resultando em uma condição conhecida como **atrofia muscular do cavalo** (também denominada **deslizamento de ombro**).

Distúrbios musculares

> **1** Qual o mecanismo geral pelo qual a neurotoxina tetânica provoca espasmo muscular?
>
> **2** A expressão do tétano é semelhante em todas as espécies animais?
>
> **3** Qual é a condição predisponente que provoca rabdomiólise por esforço?
>
> **4** A forma aguda da rabdomiólise por esforço ocorre em cães de trabalho e galgos de corrida?
>
> **5** Quais são os sinais clínicos dominantes da paresia da parturiente em bovinos? Qual é a causa?
>
> **6** A febre do leite na vaca e a eclâmpsia na cadela são causadas por hipocalcemia. Por que os sinais clínicos são diferentes?
>
> **7** Quais são os fatores de estresse que contribuem para a carne bovina de corte escuro?

A visão geral da fisiologia muscular no início do Capítulo 27 fez referência às numerosas funções corporais associadas aos músculos. Por conseguinte, não é surpreendente que exista um grande número de doenças infecciosas, nutricionais e metabólicas que se manifestam por distúrbios musculares. Apenas algumas delas serão consideradas de maneira sucinta, nas quais os distúrbios musculares representam uma característica distinta.

Tétano

O tétano[3] é uma doença bacteriana causada por uma neurotoxina potente elaborada pelo microrganismo *Clostridium tetani*. A neurotoxina alcança o sistema nervoso central e impede a liberação de um transmissor inibitório (glicina). A consequente sensibilidade aos impulsos excitatórios, não controlados por impulsos inibitórios, provoca espasmo muscular generalizado (**tetania**). Nos seres humanos, o tétano foi denominado trismo, visto que os músculos masseteres que fecham a boca são mais fortes do que os músculos que

a abrem, e as mandíbulas permanecem na posição fechada. A expressão do tétano nos animais varia ligeiramente entre diferentes espécies. No cavalo, os espasmos tônicos dos músculos esqueléticos são extensos. Começando na cabeça ou nos músculos dos membros posteriores, estendem-se lenta ou rapidamente até que a condição se torne generalizada. Os espasmos podem ficar limitados a um grupo definido de músculos, como os da mandíbula, causando dificuldade na preensão e mastigação e salivação, devido à dificuldade de deglutição. Os sinais clínicos descritos para o cavalo são ligeiramente semelhantes em outras espécies, porém são mais distintos no gado, com extensão da cabeça e do pescoço, abdome elevado e cauda estendida.

Rabdomiólise por esforço

A rabdomiólise por esforço (RE) é uma doença específica de equinos, caracterizada pelo súbito desenvolvimento de dor muscular ou cãibras nos membros posteriores. No passado, a RE era considerada uma única entidade, descrita como azotúria, paralisia ou doença da segunda-feira. Atualmente, são reconhecidas várias miopatias diferentes, que possuem semelhanças na sua apresentação clínica.

A doença só ocorre em animais bem nutridos e aparece durante o exercício, depois de um período de ausência de atividade física, tipicamente quando animais submetidos a trabalho regular são mantidos sem atividade física e sem redução da dieta por 2 a 5 dias, nos quais pode ocorrer um episódio em 15 min a 1 h após o início do exercício. Essa condição predisponente constitui a influência mais importante na produção da doença. A intensidade do exercício ou do trabalho tem pouca importância quando ocorre.

Em geral, os sinais clínicos ocorrem 30 min após deixar a cocheira: o animal começa a apresentar sudorese, a marcha torna-se rígida e ele fica relutante em se mover. Os sinais de sofrimento do animal caracterizam-se por decúbito, patadas e estiramento. Os músculos lombares e glúteos firmes e dolorosos constituem sinais comuns. A urina assume uma coloração vermelho-acastanhada e, com frequência, é descrita como cor de café. O exercício induz necrose muscular, que resulta na liberação de creatinoquinase (CK) e mioglobina na circulação. A mioglobinúria excessiva pode causar lesão tubular renal e insuficiência renal aguda.

A RE aguda pode ser esporádica e acontecer em uma única ocasião, ou pode ser crônica, com incidência repetida de episódios recorrentes em cavalos suscetíveis. Os episódios agudos são idênticos, independentemente de serem esporádicos ou recorrentes. A RE recorrente é observada frequentemente em cavalos puros-sangues, *standardbreds* e árabes. É provavelmente causada pela regulação anormal do cálcio intracelular no músculo esquelético.

A RE aguda ocorre em galgos de corrida e cães de trabalho, nos quais os casos graves se caracterizam por isquemia muscular após exercícios ou excitação. A falta de vascularidade e a acidose láctica produzem sinais clínicos e resultados semelhantes aos da RE equina.

Algumas rabdomioptias não associadas a exercício incluem miopatias nutricionais, associadas à deficiência de vitamina E e selênio, e uma miopatia genética, conhecida como miopatia de armazenamento de polissacarídios (PSSM).

---

[3] N.R.T.: O tétano é também uma expressão empregada em Fisiologia Neuromuscular para designar aquela condição em que se desenvolve uma contração sustentada proporcionada pela somação de abalos musculares perante um aumento da frequência de potenciais de ação na placa motora e sistema sarcotubular. Nessa condição ocorre um aumento do recrutamento de unidades motoras para realização de um trabalho muscular efetivo.

Paresia da parturiente bovina (febre do leite)

A **paresia da parturiente** é uma paralisia e perda de consciência, que leva ao coma em vacas leiteiras em pouco tempo após o parto. O início pode se caracterizar por espasmos musculares tônicos e contrações, que logo são substituídos pelos sinais clínicos dominantes de paresia e depressão da consciência, os quais são observados na maioria dos casos. A paresia da parturiente é causada por uma súbita queda do nível sanguíneo de cálcio (hipocalcemia) associada ao início da lactação e é mais comum em vacas leiteiras de alta produção.

Tetania puerperal (eclâmpsia) canina

A **tetania puerperal** é uma condição aguda habitualmente observada no pico da lactação, 2 a 3 semanas após o parto; à semelhança da paresia da parturiente, está associada a hipocalcemia. As fêmeas de pequena raça com grandes ninhadas são mais frequentemente afetadas. Os sinais clínicos precoces consistem em inquietação. As alterações subsequentes incluem tremores leves, contrações, espasmos musculares, rigidez e ataxia. Pode-se observar a ocorrência de tremores intensos, tetania e atividade convulsiva generalizada. Os distúrbios funcionais associados à hipocalcemia na cadela resultam principalmente da tetania neuromuscular, ao passo que, nas vacas, os sinais clínicos estão relacionados com a paresia. A diferença está relacionada com diferenças na função da junção neuromuscular entre a vaca e a cadela. Nas vacas, a liberação de acetilcolina e a transmissão dos impulsos nervosos através da junção neuromuscular são bloqueadas pela hipocalcemia, levando à paresia muscular. Na cadela, o acoplamento excitação-contração é mantido na junção neuromuscular. A baixa concentração de cálcio no líquido extracelular possui um efeito excitatório sobre o nervo e as células musculares, visto que reduz o potencial limiar e exige um estímulo de menor magnitude para a despolarização. Ocorre tetania em consequência do disparo repetido espontâneo das fibras nervosas motoras.

Carne bovina de corte escuro

A **carne bovina de corte escuro** é uma descrição para a carne bovina que não apresenta "cor rosada" ou que não brilha quando exposta ao ar no local de venda no mercado. Por conseguinte, representa uma perda financeira para a indústria da carne. O produto de varejo é designado como "carne de corte escuro".

As causas estão relacionadas com o estresse dos animais vivos antes do abate e com a depleção de glicogênio muscular. Em consequência da perda do glicogênio muscular, o pH torna-se mais alcalino, visto que o conteúdo de glicogênio normalmente determina a concentração de ácido láctico e a acidez. O crescimento bacteriano na carne é inibido pelo pH baixo, e o pH mais alto da carne de animais com depleção de glicogênio faz com que a carne estrague mais facilmente. A carne tem uma textura firme e aspecto escuro. Os fatores de estresse identificados que contribuem para a carne bovina de corte escuro e que diminuem os níveis de glicogênio muscular no animal vivo incluem baixa ingestão de energia do gado, tratamento precário dos animais, grupos misturados de animais e condições climáticas severas durante o transporte.

Autoavaliação

As respostas encontram-se no final do capítulo.

1 Em comparação com as fibras do músculo esquelético, o diâmetro e o comprimento das fibras musculares cardíacas são:
A Menores
B Aproximadamente iguais
C Maiores
D De diâmetro maior, porém mais curtas

2 Em comparação com as fibras musculares esqueléticas, a duração dos potenciais de ação nas fibras musculares cardíacas é:
A Mais curta
B Aproximadamente a mesma
C Mais longa
D Muito próxima para considerar

3 A fonte de energia predominante para as fibras musculares cardíacas quando envolvidas no metabolismo aeróbico é:
A Glicose
B Ácidos graxos
C Aminoácidos
D Glicerídios

4 A força total de contração no músculo cardíaco está relacionada com a liberação de Ca^{2+} no sarcoplasma a partir de:
A Retículo sarcoplasmático apenas
B Retículo sarcoplasmático e túbulos T
C Retículo sarcoplasmático, túbulos T e líquido extracelular
D Junções comunicantes

5 Um aumento no tamanho do músculo cardíaco está associado a:
A Atrofia
B Hipertrofia e hiperplasia
C Células satélites
D Hipertrofia

6 Se as fibras miocárdicas morrem:
A Ocorre regeneração a partir das células satélites
B Elas são substituídas por tecido cicatricial fibroso e não contrátil
C Ocorre reposição de células, seguida de hipertrofia e hiperplasia
D Ocorre reposição de células, seguida apenas de hipertrofia

7 A incapacidade de deglutir, que provoca dificuldade na preensão, mastigação e salivação, pode constituir o único sinal clínico de tétano (causado por uma neurotoxina bacteriana) em equinos e/ou bovinos?
A Verdadeiro
B Falso

8 Quais dos seguintes sinais clínicos ou características estão associados à rabdomiólise por esforço em equinos?
A Desenvolvimento súbito de dor muscular ou cãibra nos membros posteriores
B Ocorre em animais bem nutridos e aparece durante o exercício depois de um período sem atividade física
C Necrose muscular induzida pelo exercício e liberação de mioglobina na circulação
D Os episódios agudos podem ser esporádicos ou recorrentes
E Todas as opções anteriores

Capítulo 29 | Fisiologia do Músculo Cardíaco, Adaptações do Músculo e Distúrbios Muscularares

9 Em comparação com a paresia da parturiente nos bovinos, qual das seguintes afirmativas não é característica da tetania puerperal canina?
A Ambas estão associadas à hipocalcemia
B Ambas estão associadas ao início da lactação
C A transmissão dos impulsos nervosos através da junção neuromuscular é bloqueada
D A hipocalcemia reduz o potencial limiar na junção neuromuscular, que resulta em disparo repetido espontâneo das fibras nervosas motoras.
E B e C

10 Qual das seguintes afirmativas está relacionada com produtos de varejo conhecidos como "carne de corte escuro"?
A Apresentam um brilho agradável quando expostos no balcão de carnes
B O estresse pré-abate não constitui um fator, visto que o glicogênio muscular está normal por ocasião do abate
C As causas estão relacionadas com o estresse pré-abate (p. ex., baixa ingestão de energia, tratamento inadequado do gado), que diminui os níveis de glicogênio muscular no animal vivo
D Trata-se de um corte de carne bovina preferido pela indústria da carne

Leitura sugerida

Bailey, J.G. (2004) Muscle physiology. In: *Dukes' Physiology of Domestic Animals*, 12th edn (ed. W.O. Reece), pp. 885–887. Cornell University Press, Ithaca, NY.

Hall, J.E. (2011) Cardiac muscle: the heart as a pump and function of the heart valves. In: *Guyton and Hall Textbook of Medical Physiology*, 12th edn, pp. 101–104. Saunders Elsevier, Philadelphia.

Reece, W.O. (2009) Muscle. In: *Functional Anatomy and Physiology of Domestic Animals*, 4th edn, pp. 222–224. Wiley-Blackwell, Ames, IA.

Respostas

1	A	6	B
2	C	7	A
3	B	8	E
4	C	9	E
5	D	10	C

PARTE 6

Sistema Cardiovascular

Editor da parte: Howard H. Erickson

Coração e Vascularização | Estrutura Macroscópica e Propriedades Básicas

Dean H. Riedesel e Richard L. Engen

Estrutura macroscópica, 277
Sistema cardiovascular, 277
    Volume sanguíneo *versus* peso corporal, 278
    Tônus vascular, 280
    Distribuição do volume sanguíneo, 280
Parâmetros dinâmicos, 281
    Pressão, 281
    Velocidade e fluxo, 282
    Fluxo sanguíneo laminar ou turbulento, 283
Resistência vascular, 284
Complacência vascular, 284
Coração, 284

Estrutura macroscópica, 284
Célula miocárdica, 286
Propriedades das células miocárdicas, 287
    Despolarização espontânea, 287
    Condução, 287
    Contração, 288
    Metabolismo e energética, 289
    Regeneração, 290
    Dilatação, 290
    Hipertrofia e atrofia, 291
Autoavaliação, 291

O sistema cardiovascular é constituído pelo coração e por um vasto conjunto de vasos sanguíneos que variam quanto ao seu tamanho e composição tecidual. A função do sistema cardiovascular pode ser simplificada a um sistema de transporte que distribui oxigênio e nutrientes aos tecidos e remove dióxido de carbono e outros subprodutos metabólicos. O ambiente de líquido intersticial que circunda as células do corpo de um animal precisa permanecer relativamente "constante", e a manutenção dessa consistência é conhecida como **homeostasia**. O papel do sistema cardiovascular na homeostasia não pode ser ignorado. Além do oxigênio e dos nutrientes, o sistema cardiovascular também transporta hormônios, leucócitos, plaquetas, eletrólitos e calor, os quais são estreitamente controlados para manter a homeostasia. Embora o sistema cardiovascular não controle essas variáveis, ele é usado para o transporte e a distribuição de substâncias essenciais e subprodutos, que se difundem entre as redes de capilares densas e o líquido intersticial.

William Harvey descreveu o sistema circulatório dos mamíferos em 1628. Desde então, muitos estudos foram realizados para compreender esse sistema, e as pesquisas continuam até agora. Embora seja simples em princípio, o sistema cardiovascular precisa ter a capacidade de alterar rapidamente a perfusão dos órgãos. Por exemplo, um músculo esquelético em repouso não necessita de muito fluxo sanguíneo; entretanto, tão logo comece a entrar em atividade, a necessidade de oxigênio e de glicose aumenta rapidamente. Em consequência, são necessárias mudanças no fluxo total de sangue (**débito cardíaco**) e na sua distribuição no corpo para atender essas demandas. A revisão dos princípios básicos de hemodinâmica irá possibilitar melhor compreensão dos fatores mecânicos e fisiológicos que produzem e controlam o fluxo de sangue no corpo. Embora a aplicação direta da física relacionada com o fluxo de líquidos em tubos rígidos não seja apropriada, os conceitos são úteis para entender o fluxo sanguíneo.

Estrutura macroscópica

> **1** Descreva a localização do coração na cavidade torácica.
> **2** O coração está livre para se mover ou é mantido em uma posição fixa?

O coração está localizado na cavidade torácica no mediastino, entre as cavidades pleurais esquerda e direita e protegido pelas costelas, desde o terceiro até o sexto espaços intercostais. A face dorsal está horizontalmente alinhada com a parte média da primeira costela, e a face ventral encontra-se no esterno. O eixo longitudinal da silhueta cardíaca tem orientação vertical no equino, quase vertical nos ruminantes e progressivamente mais oblíqua no suíno, no cão e no gato. A parte dorsal do coração é conhecida como base e é formada pelos átrios e pelos principais vasos que entram no coração (veias) e que saem dele (artérias). Os principais vasos tendem a manter o coração em uma posição relativamente fixa dorsalmente, enquanto a parte ventral está livre no pericárdio.

Sistema cardiovascular

> **1** Descreva os sistemas arterial e venoso como sistemas de alta resistência ou de alta capacitância e explique por quê.
> **2** Qual órgão recebe maior fluxo sanguíneo: o rim ou o miocárdio?
> **3** Qual a porcentagem do peso corporal de um cão constituída pelo sangue?

O sistema cardiovascular apresenta duas circulações em série: (i) a **circulação pulmonar** (pequena circulação), composta por átrio direito (AD), ventrículo direito (VD) e pulmões; e (ii) a **circulação sistêmica** (grande circulação) composta por átrio esquerdo (AE), ventrículo esquerdo (VE) e órgãos sistêmicos.

Cada circulação apresenta três divisões principais: (i) o sistema de distribuição (ventrículos, artérias e arteríolas), (ii) o sistema de perfusão/troca (capilares) e (iii) o sistema de coleta (vênulas, veias e átrios). Os principais componentes do sistema cardiovascular são apresentados na Figura 30.1, com o sistema **arterial** (de alta pressão) à direita e o sistema **venoso** (de baixa pressão) à esquerda. As áreas em azul representam os sistemas venoso e arterial pulmonar que transportam sangue com teor reduzido de oxigênio. As áreas em vermelho incluem os sistemas arterial e venosos pulmonar que transportam sangue oxigenado. Os sistemas pulmonar e sistêmico estão em série, de modo que o fluxo sanguíneo do ventrículo direito para os pulmões é igual ao fluxo sanguíneo na aorta proveniente do ventrículo esquerdo. A quantidade de sangue bombeada pelo ventrículo direito ou esquerdo é denominada débito cardíaco ($\dot{Q}$), que é medido em litros por minuto. A distribuição do fluxo sanguíneo está indicada (ver Figura 30.1) por porcentagens nas artérias que irrigam os vários órgãos (p. ex., 15% do débito cardíaco dirigem-se para a cabeça e as glândulas endócrinas). As pressões intravasculares são medidas em milímetros de mercúrio (mmHg) e também estão indicadas (ver Figura 30.1) como valores médios entre parênteses nos sistemas tanto arterial quanto venoso (p. ex., pressão arterial média na aorta é de 100 mmHg).

A Figura 30.1 pode ser usada para ilustrar as seguintes observações.

- O sistema arterial (lado direito do diagrama) é o sistema de alta **resistência** e baixa complacência, que distribui o sangue a partir do ventrículo esquerdo. Resistência (R) = pressão (ΔP)/fluxo ($\dot{Q}$)
- O sistema venoso (lado esquerdo do diagrama) é o sistema de baixa pressão e alta **capacitância** (complacência vascular), que armazena e faz o sangue retornar aos átrios. Capacitância (C) = volume (ΔV)/pressão (ΔP)
- Os capilares conectam as artérias e as veias e realizam a troca de gases e pequenas moléculas por difusão com os tecidos
- A distribuição do débito cardíaco ($\dot{Q}$) está indicada por números entre parênteses no lado arterial do diagrama. Os órgãos envolvidos com o transporte de calor e produtos de degradação para fora do corpo e aqueles que fornecem oxigênio e nutrientes recebem maior porcentagem do débito cardíaco do que o necessário para o seu metabolismo
- Os principais locais de resistência no lado arterial encontram-se nos leitos pré-capilares (círculos pretos)
- O sangue habitualmente flui apenas através de um leito capilar entre uma artéria e uma veia. Ocorrem sistemas portais singulares nas circulações renal e dos órgãos digestivos. O **sistema porta** é definido por dois leitos capilares conectados em série entre uma artéria e uma veia. Na circulação renal, há um leito capilar glomerular entre duas arteríolas e outro leito capilar normal entre uma arteríola e uma vênula. Outro sistema porta é mostrado na circulação venosa digestiva quando drena para o fígado por meio da veia porta. Além disso, o fígado também tem um suprimento arterial para o fornecimento de oxigênio e nutrientes. Existe um terceiro sistema porta na área do fluxo sanguíneo craniano do hipotálamo para adeno-hipófise[1]

- Os pulmões recebem 100% do débito cardíaco do lado direito do coração. Trata-se de um sistema com pressão arterial acentuadamente reduzida. A pressão arterial pulmonar é de aproximadamente um quinto daquela da aorta no lado sistêmico arterial. Por conseguinte, a resistência vascular é baixa ($\downarrow R = \downarrow P/\dot{Q}$) e a área de corte transversal dos capilares pulmonares é grande e comparação com as áreas nos outros sistemas orgânicos
- A **pré-carga** para o ventrículo direito (volume de sangue no ventrículo antes da contração) é o sangue que retorna ao coração proveniente do sistema venoso de alta capacitância e baixa pressão. As pressões nos ventrículos direito e esquerdo mostradas na Figura 30.1 aproximam-se das pressões diastólicas médias. A **pós-carga** (carga no ventrículo durante a contração, habitualmente considerada como a pressão na aorta) para o ventrículo esquerdo é criada pelo sistema arterial de alta resistência e baixa capacitância ou, em outras palavras, pelo compartimento arterial de alta pressão
- A resistência de cada órgão ao fluxo sanguíneo pode ser calculada a partir do fluxo (porcentagem do débito cardíaco) e da queda da pressão arterial (ΔP) através do órgão ($R = \Delta P/\dot{Q}$)
- A pressão arterial média irá variar ligeiramente, dependendo dos efeitos da gravidade sobre os leitos vasculares. Um bom exemplo disso é a pressão arterial aórtica média da girafa (média de 190 mmHg) ou de outros animais de pescoço longo. Nesse exemplo, a pressão vascular no nível do coração precisa ser aumentada para superar a pressão hidrostática criada pela coluna de sangue proveniente da cabeça da girafa até o nível do coração, a fim de perfundir adequadamente o cérebro
- O sistema circulatório é um circuito fechado, e o fluxo (ℓ/min) de sangue venoso que retorna ao coração ou **retorno venoso** precisa ser igual ao fluxo de sangue bombeado pelo ventrículo esquerdo dentro da aorta. O sangue não pode bombear mais sangue do que aquele fornecido pelo retorno venoso. A quantidade exata de fluxo pelo circuito depende do número e da força das contrações cardíacas, do volume total de sangue e das características dos vasos.

O equilíbrio hídrico e nutricional do organismo como um todo depende da manutenção dos sistemas de distribuição, perfusão e coleta em equilíbrio (pressão e volume) a todo momento. Esse equilíbrio exige uma coordenação sincronizada de pressão hidrostática adequada, pressões osmótica e oncótica normais, distribuição equilibrada do fluxo sanguíneo, diâmetro apropriado dos vasos e capilares teciduais funcionais.

Volume sanguíneo *versus* peso corporal

Nos mamíferos, existe uma relação entre o peso do coração e **volume sanguíneo** e o peso corporal. O peso do coração e o volume sanguíneo representam aproximadamente 0,6 e 8,0% do peso corporal, respectivamente. A distribuição do volume sanguíneo no sistema vascular (Figura 30.2) é muito importante para estabelecer os gradientes de pressão em todo o sistema circulatório. A comparação da distribuição do sangue e das áreas de corte transversal (Figura 30.3) nos segmentos do sistema vascular define claramente o sistema arterial como o sistema de resistência (baixo volume, alta pressão) e o sistema

---

[1] N.R.T.: Um sistema porta retrógrado da hipófise anterior (adeno-hipófise) para o hipotálamo tem sido descrito (Mezey et al., 1979; Chirculescu & Chirculescu, 2005; Clarke, 2015).

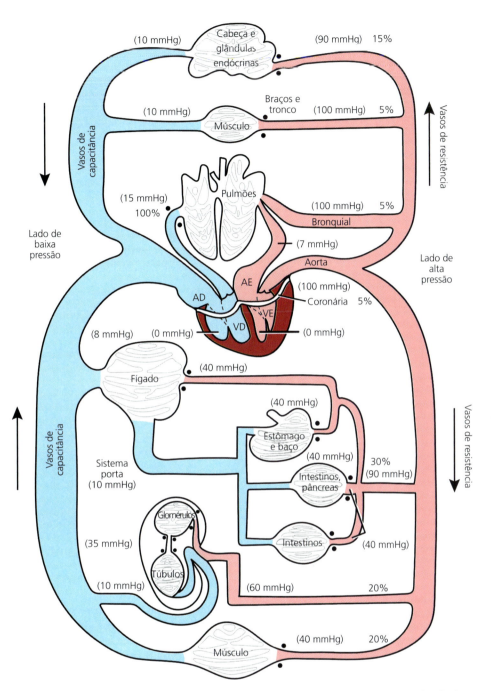

Figura 30.1 Panorama do sistema cardiovascular. As áreas em azul representam o sangue venoso com teor reduzido de oxigênio; os vasos em vermelho representam o sistema arterial com sangue oxigenado. Os círculos pretos indicam áreas de resistência, e as porcentagens, a proporção do débito cardíaco fornecido ao sistema orgânico em repouso. O tamanho dos leitos capilares varia de acordo com os sistemas orgânicos. De Reece, W.O. (2004) *Dukes' Physiology of Domestic Animals,* 12th edn. Cornell University Press, Ithaca, NY. Reproduzida, com autorização, de Cornell University Press.

venoso como o sistema de capacitância (alto volume, baixa pressão). A estrutura molecular do sistema arterial resiste à expansão e, portanto, contém uma pequena porcentagem do volume total de sangue em qualquer momento. Essa condição fisiológica possibilita o desenvolvimento de uma pressão elevada. Como a expansão das artérias deve-se principalmente ao estiramento das fibras colágenas e de elastina, não há necessidade de nenhuma energia para que o diâmetro do vaso retorne a seu estado normal (fase diastólica). Por conseguinte, o sistema arterial torna-se uma bomba adicional que mantém o fluxo de sangue distante do coração. Essa retração elástica para o diâmetro de distensão diastólica foi denominada efeito de Windkessel.

A divergência arterial ajuda a reduzir a pressão arterial distal e possibilita a distribuição do sangue para os tecidos orgânicos. O sistema venoso pode aumentar significativamente de volume, com mudança insignificante na pressão interna (*i. e.*, alta capacitância ou $\Delta V/\Delta P$). Apesar de magnitude pequena, os gradientes de pressão são suficientes para possibilitar o fluxo contínuo de sangue dos capilares para o coração direito.

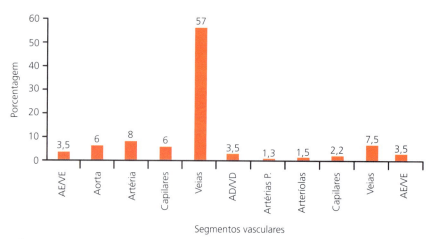

Figura 30.2 Distribuição do sangue no sistema vascular (porcentagem). AE/VE, átrio esquerdo/ventrículo esquerdo; AD/VD, átrio direito/ventrículo direito; P, pulmonares. De Reece, W.O. (2004) *Dukes' Physiology of Domestic Animals*, 12th edn. Cornell University Press, Ithaca, NY. Reproduzida, com autorização, da Cornell University Press.

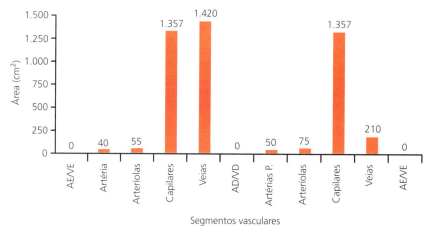

Figura 30.3 Área de corte transversal (cm^2) do sistema cardiovascular para um cão de 20 kg. Dados adaptados de Berne R.M., Levy M.N. (1998) *Physiology*, 4th edn, p. 327. Mosby, St Louis, MO.

Tônus vascular

O fluxo sanguíneo para os órgãos é determinado, em grande parte, pela sua resistência vascular, que, por sua vez, é determinada pelo tônus ou constrição do músculo liso nas paredes das arteríolas, que controlam o raio do vaso. Em condições normais, as arteríolas estão parcialmente contraídas, mesmo quando todas as influências externas são removidas. Esse estado é conhecido como tônus basal e pode ser devido à resistência dos músculos lisos ao estiramento causado pela pressão vascular interna ou à produção de uma substância constritora pelo endotélio. Nos vasos pré-capilares menores, o **tônus vascular** é mantido por contrações rítmicas do músculo liso arteriolar, frequência, duração e amplitude, que determinam a resistência ao fluxo sanguíneo através desses vasos. A atividade contrátil do músculo liso subjacente pode ser modulada por nervos vasomotores, agentes vasoativos ou ambiente iônico e metabólico local. O tônus vascular varia em diferentes segmentos de determinado leito vascular; por exemplo, o tônus dos vasos de resistência pré-capilares é alto, enquanto é menor nos vasos de capacitância venosos. O grau do tônus basal varia em diferentes tecidos; por exemplo, observa-se uma alta resistência nos vasos de cérebro, miocárdio, músculo esquelético e órgãos esplâncnicos, enquanto a resistência está praticamente ausente nas anastomoses arteriovenosas abertas da pele. As variações no tônus vascular são determinantes da resistência vascular, fluxo sanguíneo e troca nos capilares, derivação arteriovenosa e capacitância vascular. Quando um sistema orgânico necessita de fluxo sanguíneo máximo, pode haver limitações sobre até que ponto a resistência vascular irá se tornar baixa, visto que, se houver dilatação máxima de todos os leitos circulatórios de uma vez, o débito cardíaco não poderia ser igual à velocidade do fluxo total necessária, e a pressão arterial sistêmica cairia. Por conseguinte, a resistência vascular global precisa ser mantida em algum nível mínimo por meio de ajustes apropriados quando houver necessidade de fluxo sanguíneo máximo em alguns órgãos.

Distribuição do volume sanguíneo

A distribuição do volume sanguíneo (ver Figura 30.2) não corresponde à área de corte transversal total (ver Figura 30.3) dos segmentos vasculares, conforme exemplificado pela maior área de corte transversal (capilares sistêmicos mais pulmonares) que contém apenas uma pequena fração (8,2%) do volume de sangue. O comprimento de um capilar típico é muito curto, tornando o volume muito pequeno, embora a área de corte transversal seja grande. Os capilares necessitam da grande área de superfície para a distribuição eficiente do sangue, visto que este permanece nos capilares apenas por um período de tempo muito curto, habitualmente de menos de 750 ms. O tempo nos capilares é reduzido a 250 ms durante o exercício.

Parâmetros dinâmicos

> 1 Defina as pressões arteriais sistólica, diastólica e média.
> 2 Como você mediria a pressão arterial de um cão de modo não invasivo?
> 3 Qual efeito a diminuição do raio de uma artéria tem sobre o fluxo sanguíneo através desse vaso?
> 4 O fluxo sanguíneo laminar tem mais ou menos tendência a ocorrer em áreas de alta velocidade de fluxo?

A hemodinâmica é o estudo das leis físicas da circulação sanguínea, e a compreensão de alguns princípios básicos ajuda a entender as relações entre o fluxo sanguíneo, a pressão e as dimensões dos leitos vasculares. Os principais parâmetros dinâmicos do sistema cardiovascular são a pressão arterial, o volume sanguíneo, o fluxo e a resistência.

Pressão

Bernoulli, no século XVIII, desenvolveu muitos dos conceitos básicos de energia e sua relação com o líquido que flui através de um tubo reto. O conceito de pressão em um tubo (vaso sanguíneo) de Bernoulli pode ser simplificado em três componentes: pressão lateral, energia cinética e força gravitacional. A força lateral é uma forma de energia potencial produzida pelo estiramento ou expansão de um vaso sanguíneo. A energia cinética é o fluxo de sangue iniciado pelos ventrículos quando sofrem contração e forçam o sangue para dentro da artéria pulmonar e aorta. As forças gravitacionais são máximas no animal em estação e são exemplificadas pela pressão nas artérias dos membros distantes, que é muito mais alta do que a pressão na aorta devido à gravidade, enquanto a pressão na cabeça ereta (p. ex., cavalo ou girafa) é muito mais baixa do que a pressão na aorta também por motivos gravitacionais. O efeito gravitacional quantitativo pode ser calculado pela medição da distância (p. ex., milímetros da distância da cabeça em relação ao coração) dividindo por 13 (o mercúrio é 13 vezes mais denso do que a água) para determinar o efeito da pressão da gravidade em mmHg.

A pressão arterial pode ainda ser definida como pressão **sistólica** (mais alta), pressão **diastólica** (mais baixa, seja nas artérias ou nos ventrículos), pressão de **pulso** (diferença entre a pressão sistólica e a diastólica) e pressão **média** (aproximadamente um terço da pressão de pulso + pressão diastólica) (Figura 30.4). A pressão cardiovascular é habitualmente medida em unidades de milímetros de mercúrio (mmHg), porém o quilopascal (kPa) é usado internacionalmente (1 kPa = 7,5 mmHg). A pressão arterial sistêmica é monitorada pelo sistema nervoso central e controlada por vários mecanismos: (i) a frequência cardíaca (batimentos por minuto) e o **volume sistólico** (quantidade de sangue bombeada em cada batimento cardíaco) são regulados por fatores tanto intrínsecos quanto extrínsecos; e (ii) o volume sanguíneo e o tônus vascular são controlados pelos sistemas endócrino, neural e renal. Não se pode subestimar a importância da frequência cardíaca e do volume sistólico na regulação do débito cardíaco. É essencial que o controle desses dois parâmetros seja mantido para assegurar o débito cardíaco necessário para o fornecimento do oxigênio aos tecidos. O débito cardíaco é o principal parâmetro responsável por assegurar as necessidades de oxigênio dos tecidos. A Figura 30.5 fornece um resumo das alterações de pressão que ocorrem no sistema vascular. As Tabelas 30.1 e 30.2 fornecem uma lista das pressões arteriais sistêmica e pulmonar de diferentes espécies. As pressões listadas nessas tabelas foram registradas utilizando métodos **invasivos ou diretos**, que consistem na inserção de um cateter (tubo oco, de paredes rígidas, porém flexível) no lúmen de um vaso, que é avançado de modo que a sua ponta alcance a localização desejada para registro. Por exemplo, para registrar a pressão arterial sistêmica, deve-se inserir um cateter em uma artéria periférica (p. ex., artérias femoral ou metatarsal dorsal) e fixado por um tubo de baixa complacência preparado com solução salina a um **transdutor eletrônico**. O transdutor contém uma membrana sensível à pressão, que converte a pressão mecânica em um sinal elétrico que pode ser visualizado e medido em um monitor (ver Figura 30.4). Quando adequadamente calibrado, esse sistema fornece medidas acuradas das pressões arteriais sistólica, diastólica e média a partir do vaso canulado. É importante que o transdutor ou a ponta do cateter sejam zerados no mesmo nível horizontal do coração, ou deve-se efetuar uma correção matemática para as forças gravitacionais levando em consideração a distância do transdutor acima ou abaixo do nível do coração. Pode-se usar também um manômetro aneroide para medida direta da pressão, mas que só irá fornecer uma pressão média acurada. Os dispositivos aneroides medem a pressão do ar e têm uma coluna de ar entre o manômetro e o tubo de baixa complacência preparado com solução salina conectado ao cateter intravascular. Os métodos **não invasivos** de medição da pressão arterial sistêmica em animais envolvem um detector de fluxo de ultrassom com Doppler ou oscilômetro. Em ambas as técnicas, é necessário colocar um manguito inflável ao redor da base da cauda ou de um curto segmento de um membro. Em seguida, uma sonda de fluxo Doppler é colocada sobre uma artéria distal ao manguito, fornecendo um indicador do fluxo sanguíneo. O manguito e o fluxo Doppler fornecem a medida da pressão arterial sistólica pela inflação do manguito até uma pressão que oclui o fluxo sanguíneo distalmente; em seguida, o manguito é esvaziado lentamente enquanto se monitora visualmente a pressão com um manômetro aneroide (Figura 30.6). A pressão no exato momento em que o fluxo sanguíneo é audível fornece uma estimativa da pressão arterial sistólica. A técnica com Doppler é muito semelhante à ausculta dos sons de Korotkoff sobre uma

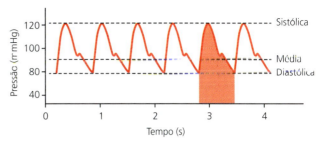

Figura 30.4 Medição da pressão direta a partir da artéria metatarsal dorsal de um canino, mostrando as pressões sistólica, diastólica e média. A pressão média é a média de um ciclo de pressão mostrado pela área sombreada. Se não for possível medir a pressão média, calcula-se a sua estimativa: média = 1/3 pressão (sistólica − diastólica) + diastólica.

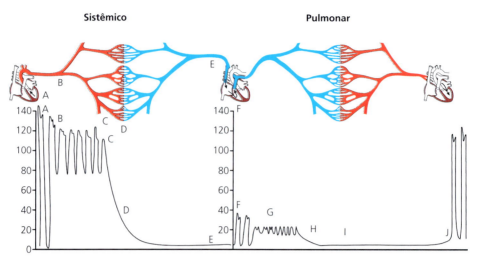

Figura 30.5 Formas de onda de pressão características nos sistemas vasculares sistêmico e pulmonar (mmHg). (*A*) Ventrículo esquerdo; (*B*) aorta; (*C*) pequenas artérias e arteríolas; (*D*) capilares; (*E*) veia cava; (*F*) ventrículo direito; (*G*) artéria pulmonar; (*H*) pequenas artérias pulmonares e arteríolas; (*I*) capilares pulmonares; (*J*) ventrículo esquerdo. De Reece, W.O. (2004) *Dukes' Physiology of Domestic Animals,* 12th edn. Cornell University Press, Ithaca, NY. Reproduzida, com autorização, de Cornell University Press.

artéria distal a um manguito que é esvaziado ao redor do braço de um humano, exceto que o fluxo sanguíneo é detectado pelo transdutor de fluxo do ultrassom com Doppler em lugar de um estetoscópio.

A técnica oscilométrica também envolve um manguito inflável, porém um dispositivo eletrônico infla e esvazia automaticamente o manguito enquanto se monitora a pressão do manguito. As pulsações (oscilações) da pressão do manguito durante o esvaziamento ou a insuflação são utilizadas pelo dispositivo eletrônico para estimar as pressões arteriais sistólica, diastólica e sistêmica média do animal.

A medição das pressões venosas exige um cateter no lúmen do vaso. Pode-se usar um transdutor eletrônico para medir as pressões venosas; todavia, com frequência, é suficiente um manômetro preenchido com solução salina.

Tabela 30.1 Comparação da pressão arterial sistêmica (mmHg) de diferentes espécies.

Espécie	Sistólica	Diastólica	Média	Pulso
Equino	130	95	107	35
Bovino	140	95	110	45
Ovino	140	90	107	50
Suíno	140	80	100	60
Canino	120	70	87	50
Felino	140	90	106	50
Girafa	260	160	193	100

Tabela 30.2 Comparação da pressão arterial pulmonar (mmHg) de diferentes espécies.

Espécie	Sistólica	Diastólica	Média	Pulso
Equino	36	21	26	15
Bovino	39	20	26	19
Ovino	32	10	18	22
Suíno	40	24	32	16
Canino	21	10	14	11
Felino	31	16	21	15

Velocidade e fluxo

O sangue flui de áreas de alta pressão (p. ex., ventrículo esquerdo) para áreas de baixa pressão (p. ex., átrio direito), e o débito cardíaco é o volume de sangue bombeado por um ventrículo por minuto. O termo **velocidade sanguínea** refere-se à distância percorrida por determinada quantidade de sangue por unidade de tempo (p. ex., mm/s) e descreve a velocidade com que o sangue, a cada contração do coração, percorre o sistema arterial. Os valores para a velocidade do sangue são muito altos nas grandes artérias e diminuem à medida que os vasos se ramificam (se dividem) e a área de corte transversal aumenta. O **fluxo sanguíneo** é medido como volume por unidade de tempo (p. ex., ℓ/min) e é denominado débito cardíaco (DC ou $\dot{Q}$) quando se mede o fluxo total a partir do ventrículo direito ou esquerdo. A Figura 30.7 mostra um tubo que poderia representar uma parte

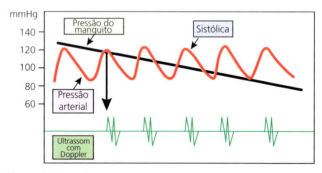

Figura 30.6 Medição não invasiva da pressão arterial utilizando uma sonda de fluxo de ultrassom com Doppler. A sonda de fluxo é posicionada sobre uma artéria distal (p. ex., artéria tibial cranial) e um manguito inflável é colocado ao redor do membro proximalmente (p. ex., em torno da tíbia distal, proximalmente à articulação do jarrete). O diagrama mostra a mecânica para a obtenção de um valor da pressão arterial sistólica. A onda de pressão arterial (linha vermelha) é mostrada juntamente com declínio lento da pressão do manguito. O sinal audível do ultrassom com Doppler é mostrado na parte inferior, e um som audível é produzido no momento em que a pressão do manguito declina abaixo da pressão arterial sistólica. A pressão do manguito aparece visualmente quando o fluxo sanguíneo é audível e fornece uma estimativa da pressão arterial sistólica.

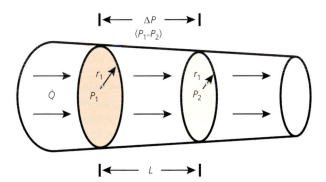

Figura 30.7 A equação de Poiseuille-Hagen descreve os parâmetros que controlam o fluxo: $\dot{Q}$, fluxo; ΔP, queda da pressão $P_1 - P_2$; r, raio do vaso; L, comprimento do vaso; η, viscosidade. De Reece, W.O. (2004) *Dukes' Physiology of Domestic Animals,* 12th edn. Cornell University Press, Ithaca, NY. Reproduzida, com autorização, de Cornell University Press.

de um vaso sanguíneo no corpo de um animal, na qual $\dot{Q}$ representa o fluxo que se desenvolve a partir da diferença de pressão ΔP ($P_1 - P_2$).

A velocidade do sangue, quando medida na aorta, em geral alcança um pico muito rapidamente durante a fase de ejeção (fase sistólica) da contração ventricular e diminui para quase zero no final da diástole. Na realidade, a velocidade na aorta sofre uma ligeira inversão, o que ajuda no fechamento das valvas semilunares.

O débito cardíaco (designado como DC ou $\dot{Q}$) depende de vários fatores importantes, que são considerados pela **equação de Poiseuille-Hagen**. Essa equação foi originalmente usada para descrever a física do fluxo de líquido através de tubos rígidos, porém aplica-se também a segmentos curtos do sistema vascular, onde o raio permanece relativamente constante (ver Figura 30.7). Além da redução do diâmetro, outra diferença importante entre um tubo rígido e o sistema vascular é o estado dinâmico do sistema vascular, em que o raio se modifica a cada ciclo de ejeção do coração. Entretanto, a equação pode ser utilizada para descrever o fluxo em artérias de grande calibre, porém os valores obtidos são relativos e devem ser considerados como tais. A derivação da equação pode ser encontrada em livros de física ou na publicação original. A equação de Poiseuille-Hagen pode ser usada para descrever os fatores envolvidos no fluxo sanguíneo total da aorta ou em órgãos individuais ($\dot{Q}$ = volume/tempo):

$$\dot{Q} = \text{fluxo} = (P_A - P_B) \times \frac{\pi}{8} \times \frac{1}{\eta} \times \frac{r^4}{L}$$

na qual $\dot{Q}$ representa o fluxo (volume/tempo), $P_A - P_B$, a mudança na pressão (mmHg, em que 1 mmHg = 133 Pa) sobre o comprimento medido, π = 3,14, r, o raio do vaso (cm), L, o comprimento do vaso (cm), e η, a **viscosidade** do sangue [Pascal segundo (Pa·s), equivalente a kg/(m·s)], e 8 é uma constante predeterminada para medidas de tubos rígidos. Os principais fatores que afetam o fluxo sanguíneo no sistema vascular são a pressão arterial, o comprimento e o raio do vaso e a viscosidade do sangue. Com base na equação, o fluxo é diretamente proporcional à diferença da pressão de entrada e pressão de saída, inversamente proporcional ao comprimento do vaso e diretamente proporcional ao raio elevado à quarta potência. Observe que, se houver uma ligeira diminuição do raio do vaso,

o fluxo irá diminuir enormemente. A viscosidade afeta inversamente o fluxo, e ela aumenta devido aos componentes celulares, conforme exemplificado pelo que ocorre em galgos e cavalos, quando o hematócrito aumenta de cerca de 40 para 55 ou 60% durante uma corrida. O sangue de um hematócrito normal tem viscosidade cerca de duas a três vezes a da água ou soro fisiológico. A partir da equação anterior, pode-se observar que, quando o fluxo é diminuído pelo aumento da viscosidade do sangue, é necessária maior pressão propulsora (ΔP) para normalizar o fluxo.

Fluxo sanguíneo laminar ou turbulento

O **fluxo laminar (de corrente)** caracteriza-se por camadas de líquido que se movem em série, tendo, cada uma das camadas, uma velocidade diferente de fluxo (Figura 30.8). O perfil do fluxo laminar em um vaso é parabólico, com velocidade máxima (V_m) próximo ao centro do vaso e redução progressiva em direção às paredes do vaso, onde cai para zero (V_0). O deslizamento do plasma é outro termo empregado para descrever o fluxo laminar. Os componentes de uma camada líquida permanecem nessa lâmina à medida que o líquido flui ao longo do tubo. Quando o padrão de fluxo laminar ou de corrente é rompido e desenvolve um movimento irregular em um tubo, o fluxo é denominado **turbulento** e é habitualmente acompanhado de vibrações audíveis. O som produzido pela turbulência está associado a uma alta velocidade do sangue e é mais proeminente ao redor das bifurcações arteriais, em vasos estenóticos e próximo das valvas, onde há alterações importantes no diâmetro do vaso condutor.

O **número de Raynolds** (Re) é um valor sem dimensão usado para prever áreas turbulentas:

$$\text{Re} = \frac{V \rho d}{\eta}$$

em que V representa a velocidade (cm/s), ρ a densidade (g/mℓ), d o diâmetro (cm) e η a viscosidade. A viscosidade do sangue é habitualmente igual a 3 a 4×10^{-3} Pa·s (3 a 4 centipoise).

Quando o Re é superior a 3.000, a turbulência habitualmente produz um som suficiente para ser audível. É necessário apenas compreender que a magnitude do número indica se a turbulência ou som no vaso será audível. A viscosidade em geral permanece relativamente constante em condições normais. Todavia, durante a excitação, particularmente em galgos, a viscosidade pode aumentar 1,5 vez o valor normal, e, devido à relação inversa da viscosidade com o Re, o número irá diminuir.

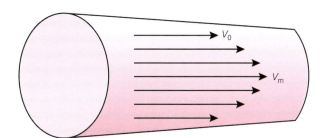

Figura 30.8 Demonstração do fluxo sanguíneo laminar em um vaso: V_0 é a velocidade mínima do sangue (quase zero) próximo da parede do vaso; V_m é a velocidade máxima do sangue, próximo ao centro do vaso. De Reece, W.O. (2004) *Dukes' Physiology of Domestic Animals,* 12th edn. Cornell University Press, Ithaca, NY. Reproduzida, com autorização, de Cornell University Press.

Resistência vascular

> 1 Quais são os efeitos do comprimento do vaso, do raio do vaso e da viscosidade do sangue sobre a resistência ao fluxo sanguíneo?
>
> 2 Se você conhece a diferença de pressão entre a artéria e a veia renais e o fluxo sanguíneo através dos rins, é possível calcular a resistência vascular renal?

Outro fator importante que controla o fluxo de sangue para os órgãos é o diâmetro dos vasos de distribuição. Os principais componentes dos vasos sanguíneos são o colágeno e a elastina, que se expandem e se contraem durante cada batimento cardíaco. O principal controle da **resistência vascular sistêmica** e, em última análise, da pressão arterial sistêmica é responsabilidade das artérias musculares menores e arteríolas. Esses vasos contêm maior quantidade de músculo liso e são controlados pelas necessidades metabólicas do órgão, pelo sistema nervoso autônomo e pelo sistema endócrino. As arteríolas menores podem ser controladas por metabólitos locais, como adenosina, pH, K^+, Ca^{2+}, pO_2, pCO_2, óxido nítrico e citocinas locais.

A resistência vascular pode ser avaliada de acordo com a lei de Ohm da eletricidade. A lei de Ohm estabelece que volts (V) são iguais à corrente (I) vezes a resistência (R) ou $V = IR$. Quando resolvida para R, a equação torna-se V/I. Para relacionar isso com o sistema biológico, os volts (V) serão iguais à pressão hidrostática (ΔP), a corrente (I) será igual ao fluxo ($\dot{Q}$), e a resistência vascular será igual à pressão hidrostática ($P_A - P_B$) dividida pelo fluxo ($\dot{Q}$). Assim, a equação de Poiseuille-Hagen passa a ser a seguinte:

$$R = \frac{8L\eta}{\pi r^4} = \frac{\left(P_A - P_B\right)}{\dot{Q}}$$

Com base nessa equação, o principal fator de controle é o raio do vaso elevado à quarta potência. Se o raio do vaso for duplicado, a resistência sofrerá uma redução de 16 vezes; de modo semelhante, se o raio do vaso for reduzido à metade, a resistência irá aumentar 16 vezes. Ocorre aumento do raio do vaso no sistema venoso, onde os pequenos vasos convergem para vasos de maior calibre, provocando, assim, uma redução da resistência. O efeito divergente do sistema arterial (de vasos de maior calibre para vasos menores) provoca aumento da resistência. Entretanto, há uma redução da pressão arterial, devido ao grande aumento na área de distribuição do sangue. As células do músculo liso vascular controlam o raio dos vasos menores. Nos vasos arteriais de maior calibre, o raio é controlado principalmente pela quantidade de colágeno e de elastina. O colágeno e a elastina podem manter a estrutura do vaso sem a necessidade de energia e, na verdade, podem atuar como bomba de suporte para mover o sangue nos vasos durante a diástole.

A resistência vascular pode variar consideravelmente, e sua avaliação pode ser difícil de um órgão para outro. Por exemplo, a anatomia cardiovascular do néfron possibilita o controle instantâneo do fluxo sanguíneo através do glomérulo. A dinâmica dos líquidos no leito capilar, entre as arteríolas aferente e eferente, é controlada pelo músculo liso vascular localizado nas arteríolas. Por conseguinte, o leito capilar entre as arteríolas é regulado pela pressão, assegurando uma pressão de filtração adequada.

Complacência vascular

> 1 Quem tem maior complacência, a aorta ou a veia cava? Por quê?
>
> 2 Quais vasos têm maior volume de sangue, as artérias sistêmicas ou as veias?

O termo **complacência** (C) é usado para descrever a natureza elástica dos vasos sanguíneos e refere-se à mudança de volume vascular (ΔV) com determinada alteração da pressão interna (ΔP), portanto $C = \Delta V/\Delta P$. A complacência do sistema vascular varia de modo considerável. O sistema arterial, que, em nível estrutural, contém principalmente colágeno e elastina, tem pouca complacência. Os vasos não irão se expandir com facilidade e, portanto, irão resistir ao fluxo de sangue, produzindo a pressão arterial sistêmica necessária para a perfusão tecidual. Todavia, o sistema venoso é estruturalmente diferente, visto que as paredes dos vasos contêm menos colágeno e menos elastina do que as artérias. O sistema venoso é capaz de se expandir com facilidade e manter maiores volumes de sangue. Por conseguinte, o sistema arterial foi definido como o sistema de resistência, e o sistema venoso como o sistema de complacência do sistema vascular. Se as paredes dos vasos forem mais complacentes, elas podem manter maior quantidade de sangue por incremento da pressão de distensão (i. e., $\Delta V/\Delta P$).

A Tabela 30.3 fornece uma comparação da complacência no sistema vascular, incluindo as circulações sistêmica e pulmonar, para um cão de 20 kg com volume sanguíneo de 8%.

Coração

> 1 Cite as três funções dos átrios.
>
> 2 Quais são as quatro valvas cardíacas e onde se localizam?
>
> 3 O que se encontra entre o epicárdio e o pericárdio fibroso?
>
> 4 Qual é a diferença entre um sincício morfológico e sincício funcional?
>
> 5 Qual é a função das junções comunicantes dos discos intercalares?

Estrutura macroscópica

O coração dos mamíferos, dotado de quatro câmaras, é constituído pelos **átrios** direito e esquerdo e pelos **ventrículos** direito e esquerdo (Figura 30.9). Essa bomba muscular faz o sangue circular por todo o corpo. O tamanho do coração dos mamíferos (0,3 a 1,0% do peso corporal) correlaciona-se com o grau de atividade física característico das espécies ou raças. Por exemplo, o coração do porco relativamente sedentário é de aproximadamente 0,3% de seu peso corporal, enquanto o coração dos animais atletas, como o galgo e o cavalo puro-sangue, corresponde a 1,2% de seu peso corporal.

Átrios

Os átrios de paredes finas e baixa pressão desempenham três funções: (i) como reservatório elástico e canal do leito venoso para o ventrículo; (ii) como bomba de reforço, aumentando o enchimento ventricular; e (iii) assistindo o fechamento da valva atrioventricular (AV) antes da sístole ventricular.

Tabela 30.3 Estimativa da complacência nos segmentos do sistema vascular (cão de 20 kg).

Segmento	Porcentagem de volume sanguíneo	Volume sanguíneo (mℓ)	Pressão arterial (mmHg)	Complacência (mℓ/mmHg por kg)
AE/VE	3,5	56	75	0,037
Aorta	6	96	100	0,048
Artérias	8	128	75	0,085
Capilares	6	96	35	0,137
Veias	60	960	10	4.800
AD/VD	3,5	56	15	0,186
Artéria pulmonar	1,3	21	17	0,061
Artérias	1,5	24	12	0,100
Capilares	2,2	35	12	0,145
Veias	4	64	10	0,320

AE/VE, átrio esquerdo e ventrículo esquerdo; AD/VD, átrio direito e ventrículo direito.

Valvas cardíacas

Os conjuntos das quatro valvas cardíacas fibrosas estão orientados para manter um fluxo de sangue unidirecional através do coração (Figura 30.10). A abertura e o fechamento passivos dessas valvas ocorrem em resposta a mudanças de pressão produzidas pela contração e pelo relaxamento das quatro câmaras musculares. As valvas **atrioventriculares** (AV) separam os átrios dos ventrículos, enquanto as valvas **semilunares** são posicionadas entre os ventrículos e as grandes artérias (artéria pulmonar e aorta).

Ventrículos

A massa miocárdica dos ventrículos responde pela maior parte do peso do coração. Durante a contração, uma diminuição no diâmetro transverso e algum encurtamento na direção base-ápice reduzem o volume do ventrículo esquerdo. A primeira é particularmente efetiva, em virtude da ação constritora das fibras circunferenciais da parede média.

O ventrículo direito tem paredes muito mais finas e corresponde a apenas cerca de um terço da massa do ventrículo esquerdo. Durante a sístole, sua parede livre move-se em direção ao septo interventricular, em virtude da contração dos músculos espirais. A sístole no ventrículo esquerdo também atua para auxiliar a ejeção do ventrículo direito pela curvatura do septo, tracionando a parede livre do ventrículo direito em direção ao septo (designado como auxílio ventricular esquerdo).

Pericárdio

O coração é circundado por duas camadas de **pericárdio**, podendo a relação existente entre as duas ser comparada com o ato de forçar um punho cerrado (representando o coração) no meio de um balão parcialmente inflado (representando o pericárdio). O punho cerrado (o coração) ficaria então envolvido por duas camadas (pericárdio), porém não estaria

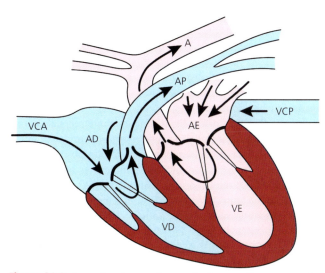

Figura 30.9 As quatro câmaras do coração dos mamíferos, as grandes veias, as grandes artérias e a direção do fluxo sanguíneo. VCA, veia cava anterior; VCP, veia cava posterior; AD, átrio direito; VD, ventrículo direito; AE, átrio esquerdo; VE, ventrículo esquerdo; AP, artéria pulmonar; A, aorta. De Reece, W.O. (2004) *Dukes' Physiology of Domestic Animals*, 12th edn. Cornell University Press, Ithaca, NY. Reproduzida, com autorização, de Cornell University Press.

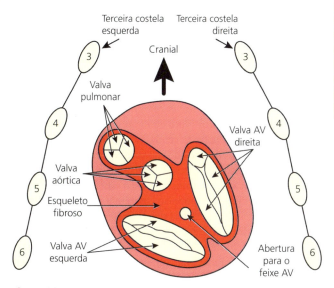

Figura 30.10 Vista dorsal simplificada do coração, ilustrando o esqueleto fibroso. Essa estrutura fibrosa isola eletricamente os átrios dos ventrículos e forma fisicamente os anéis de fixação (anéis fibrosos) para as quatro valvas cardíacas e as fibras musculares dos átrios e dos ventrículos. Existe uma abertura na placa fibrosa para o feixe atrioventricular (AV) que conduz os impulsos dos átrios para os ventrículos. De Reece, W.O. (2004) *Dukes' Physiology of Domestic Animals*, 12th edn. Cornell University Press, Ithaca, NY. Reproduzida, com autorização, de Cornell University Press.

no lúmen do balão (cavidade pericárdica). A camada interna ou pericárdio visceral está firmemente fixada à superfície externa do coração, formando o **epicárdio**. Entre o pericárdio visceral e o pericárdio parietal, existe uma pequena quantidade de líquido seroso que proporciona uma superfície lubrificada para os movimentos do coração. A camada externa ou pericárdio **parietal** é ligeiramente maior do que o coração na diástole (relaxamento) e é reforçada por uma camada externa de tecido conjuntivo fibroso rico em colágeno inelástico. A superfície do pericárdio fibroso é recoberta pela pleura parietal do mediastino.

O pericárdio é relativamente inelástico e, portanto, fornece uma proteção contra a expansão aguda do coração. Em virtude dessa inelasticidade, o acúmulo agudo de líquido intrapericárdico sob pressão tende a colapsar as veias que entram nos átrios e a impedir ou interromper o enchimento cardíaco (tamponamento cardíaco). Quando há aumento gradual do coração, como ocorre no caso da hipertrofia, ou quando se observa o acúmulo lento de líquido (derrame pericárdico), o pericárdio se expande para acomodar os conteúdos aumentados. A ausência congênita ou a remoção cirúrgica do pericárdio normalmente não perturbam a função cardíaca. O efeito de restrição do pericárdio promove uma interação mecânica entre as câmaras cardíacas, de modo que o volume e o efeito de pressão de distensão de uma câmara são transmitidos às outras câmaras. Por exemplo, o aumento do ventrículo direito em decorrência de obstrução do fluxo sanguíneo através dos pulmões leva ao deslocamento do septo interventricular e a uma redução no volume da câmara ventricular esquerda.

Célula miocárdica

Embora as células marca-passo, de condução e funcionais compreendam a maior parte (> 70%) da massa do coração, elas constituem apenas um terço do número total de células no coração. As células remanescentes são representadas por fibroblastos, células endocárdicas, células endoteliais e células musculares lisas vasculares.

As células miocárdicas funcionais ou **miocárdio** consistem em músculo estriado circundado por uma membrana plasmática (sarcolema) e não formam um **sincício morfológico**. Entretanto, elas formam um **sincício funcional**, devido à presença de zônulas de oclusão (junções comunicantes) que apresentam baixa resistência elétrica e possibilitam a passagem de íons e pequenas moléculas entre as células adjacentes. O sincício funcional atrial é separado (isolado) do sincício funcional ventricular pelo anel fibroso.

As células miocárdicas funcionais são especializadas na contração e na condução de impulsos, porém a maioria não inicia impulsos. As células contráteis dos mamíferos de menor porte (rato, cobaia) são ligeiramente mais finas do que as dos mamíferos de grande porte. Cada célula miocárdica apresenta um núcleo de localização central, apresenta **miofibrilas** contráteis acondicionadas e contém numerosas mitocôndrias. As células miocárdicas funcionais estão organizadas em série e conectadas pelas suas extremidades por discos intercalares, formando fibras miocárdicas. O termo "fibra" é aplicado a células individuais, bem como a uma cadeia de células conectadas por discos intercalares. Grupos paralelos de fibras são separados em feixes, que são circundados por bainhas de tecido conjuntivo. A parede do coração contém camadas de fibras musculares que tipicamente exibem uma mudança suave na orientação através da parede. As camadas superficiais de fibras se espiralam ao redor do coração após surgir do anel fibroso. Parecem se espiralar em direção ao ápice, logo abaixo do epicárdio. No ápice, essas fibras atravessam a parede miocárdica e formam espirais de volta à base do coração, logo abaixo do endocárdio, formando os músculos papilares.

Em cada célula ou fibra encontram-se miofibrilas, que consistem em **sarcômeros** unidos pelas suas extremidades nas linhas Z. Cada miofibrila estende-se por todo o comprimento da célula e está ancorada em cada extremidade ao disco intercalar. O sarcômero é a unidade contrátil fundamental entre duas estriações cruzadas (linhas Z) (Figura 30.11). Os sarcômeros de miofibrilas paralelas estão alinhados em registro transverso através da célula, conferindo uma aparência em faixa cruzada.

Por sua vez, os sarcômeros são compostos de estruturas ainda mais finas, os miofilamentos, que consistem em filamentos das proteínas contráteis, a **miosina** e a **actina**. Bandas transversas escuras, denominadas linhas Z, formam os limites de cada sarcômero. Existem zonas claras (banda I) e escuras (banda A) no sarcômero, devido à disposição sobreposta da actina e da miosina. O processo contrátil é modulado por pelo menos duas proteínas, a **tropomiosina** e a **troponina**.

Discos intercalares

Os **discos intercalares** são junções pareadas da membrana especializadas, que se interdigitam e conectam as extremidades de células adjacentes em série. As porções transversas desses discos dispõem-se em ângulo reto às fibras. Estão sempre localizados no nível de uma linha Z; todavia, com frequência, percorrem longitudinalmente a extensão de um sarcômero até a próxima a linha Z, formando um padrão em zigue-zague ou semelhante a degraus. Os discos intercalares apresentam três tipos de especializações funcionais.

- A fáscia aderente ocupa a maior parte do segmento transverso do disco e forma uma forte conexão entre fibras adjacentes e um local para a inserção de miofilamentos de actina
- Os desmossomos são corpúsculos arredondados no segmento transverso do disco, que parecem unir o sarcolema de fibras adjacentes, possibilitando a transmissão da força de contração e produzindo o sincício mecânico
- As junções comunicantes são encontradas nos segmentos longitudinais do disco. Essas junções contêm canais para a difusão livre de íons entre células e apresentam baixa impedância elétrica, o que, em conjunto, resulta no sincício elétrico do miocárdio. As junções comunicantes são escassas e pequenas nas células dos nós sinoatrial (SA) e AV, onde a condução é lenta, enquanto são abundantes e alongadas nas células de Purkinje, onde a condução é rápida.

Mitocôndrias

As mitocôndrias são numerosas (ver Figura 30.11), representando até 25 a 30% do volume da célula. Em algumas células miocárdicas, a massa das mitocôndrias é igual à das miofibrilas. As mitocôndrias constituem os principais locais de fosforilação oxidativa, por meio da qual a energia obtida a partir da oxidação de substratos é convertida em trifosfato de adenosina, a fonte de energia para a função celular.

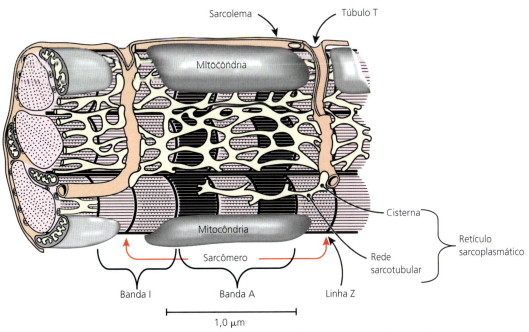

Figura 30.11 Célula miocárdica funcional. A banda A é a região ocupada pelos filamentos espessos (miosina) e filamentos finos (actina); a banda I é a região ocupada apenas pelos filamentos finos. Esses filamentos finos fixam-se à linha Z (a linha que divide ao meio cada banda I) e estendem-se em direção ao centro do sarcômero, a área sombreada entre duas linhas e que constitui a unidade contrátil funcional. O retículo sarcoplasmático é uma estrutura tubular que circunda as proteínas contráteis, formando a rede sarcotubular no centro do sarcômero e as cisternas que entram em contato com os túbulos T e o sarcolema, uma bainha fina que serve como envoltório. Os túbulos transversos são contínuos com o sarcolema e, portanto, estendem-se da superfície celular até o interior da célula. De Reece, W.O. (2004) *Dukes' Physiology of Domestic Animals,* 12th edn. Cornell University Press, Ithaca, NY. Reproduzida, com autorização, de Cornell University Press.

Grânulos de glicogênio e gotículas lipídicas

Os grânulos de glicogênio são encontrados em grandes números e estão uniformemente dispersos no músculo cardíaco. Com frequência, são encontradas gotículas lipídicas, comumente localizadas adjacentes às mitocôndrias.

Sistema de túbulos transversos ou sarcolema interno

O **sistema de túbulos transversos ou sistema T** consiste em túbulos de paredes relativamente espessas, formados por invaginações do sarcolema, e que se estende para dentro da fibra miocárdica no nível das linhas Z (ver Figura 30.11). A membrana que forma o túbulo T é contínua com o sarcolema, e o lúmen do túbulo encontra-se em conexão direta com o espaço extracelular. Acredita-se que esses túbulos transmitam o potencial de ação da superfície externa do sarcolema para o interior da fibra e acumulem cálcio.

Retículo sarcoplasmático

O **retículo sarcoplasmático** consiste em uma série de túbulos de paredes finas anastomosantes, que revestem o sarcômero e que não têm nenhum contato direto com o lado externo da célula (ver Figura 30.11). O retículo sarcoplasmático pode ser subdividido em duas partes: (i) o sistema longitudinal (L) de localização adjacente aos miofilamentos, e (ii) a porção terminal (cisternas) encontrada adjacente aos túbulos T. O sistema L atua na captação e no armazenamento de íons cálcio. A justaposição do sistema T com as cisternas sarcoplasmáticas levou à hipótese de que o impulso despolarizante segue o seu percurso ao longo do túbulo transverso a partir da membrana celular externa, desencadeando a liberação de cálcio das reservas para as extremidades terminais (cisternas) do retículo sarcoplasmático. O cálcio liberado difunde-se sobre os miofilamentos, ativando a contração. Subsequentemente, o sistema L acumula o cálcio liberado, resultando em relaxamento dos miofilamentos.

Propriedades das células miocárdicas

1 Quais são as três principais propriedades das células miocárdicas?

2 O miocárdio está principalmente equipado para o metabolismo aeróbio ou anaeróbio?

3 O miocárdio assemelha-se mais ao músculo esquelético vermelho ou branco? Por quê?

Despolarização espontânea

O **marca-passo** normal do coração é o SA localizado no átrio direito. A despolarização de fase 4 espontânea dessas células inicia um potencial de ação, que é conduzido por todo o coração. Várias correntes de íons são responsáveis pela despolarização espontânea. Outros marca-passos mais lentos estão localizados no nó AV e no sistema His-Purkinje. Os marca-passos mais lentos podem capturar o ritmo cardíaco quando disparam mais rapidamente do que o normal, quando o marca-passo do nó SA é alentecido, ou quando os impulsos gerados no nó SA são bloqueados.

Condução

As células miocárdicas são capazes de transmitir potenciais de ação. Embora as células individuais sejam separadas por membranas plasmáticas, o impulso pode passar de uma célula para outra por meio de junções comunicantes (*gap*) especializadas nos discos intercalares.

Contração

Quatro proteínas principais (actina, miosina, tropomiosina e troponina) foram extraídas das miofibriblas e representam cerca da metade do volume dos miócitos cardíacos funcionais. A actina e a miosina do coração convertem a energia química proveniente do metabolismo dos substratos na energia mecânica da contração. A quantidade de energia assim convertida e a força de contração resultante dependem principalmente de dois fatores: (i) o comprimento dos sarcômeros em repouso (o mecanismo de Frank-Starling) e (ii) o ambiente químico das proteínas antes e no decorrer da reação de ativação-contração. A relação entre a força desenvolvida por um músculo e o comprimento do sarcômero foi descrita tanto no músculo esquelético quanto no cardíaco (Figura 30.12). A **curva de comprimento-tensão** representa graficamente a tensão (força) muscular contra o comprimento do músculo. A curva resultante é examinada da esquerda para a direita, em que o segmento ascendente é produzido pelo aumento na tensão muscular desenvolvida durante a contração, à medida que o músculo é estirado até um comprimento maior. O segmento descendente (lado direito da curva) é onde a tensão muscular diminui, à medida que o comprimento do sarcômero aumenta ainda mais pelo estiramento do músculo. O músculo cardíaco funciona apenas no segmento ascendente da curva de comprimento-tensão, visto que as fibras começam a dilacerar quando são ainda mais estiradas. A hipótese das pontes cruzadas sugere que, no músculo esquelético estriado, a redução da força observada no segmento descendente deve-se à redução da sobreposição dos filamentos finos e espessos, e a força aproxima-se de zero quando essa sobreposição é totalmente eliminada. Os comprimentos dos filamentos espessos e finos permanecem constantes durante a contração e o relaxamento (Figura 30.13).

Há evidências experimentais de que a força aumentada observada com o estiramento das fibras miocárdicas no segmento ascendente da curva de comprimento-tensão possa resultar de outros fatores, além da formação de pontes cruzadas. Outra hipótese é a de que a distância entre os miofilamentos finos espessos diminua à medida que ocorre estiramento da fibra muscular. A maior proximidade dos miofilamentos aumenta a probabilidade e o número de interações actina-miosina, com consequente aumento do comprimento muscular.

As células miocárdicas funcionais têm muitas características e propriedades semelhantes àquelas do músculo esquelético vermelho. Entretanto, a contração do miocárdio difere daquela do músculo esquelético em vários aspectos:

- As células miocárdicas individuais, ainda que anatomicamente distintas, transmitem rapidamente impulsos através dos limites celulares e, portanto, comportam-se como um sincício funcional
- A duração da contração é mais longa
- O período refratário é mais longo
- A frequência do desenvolvimento da força durante a contração é menor, e a velocidade de encurtamento, mais lenta
- A tensão máxima desenvolvida por unidade de corte transversal do músculo cardíaco é de apenas um terço à metade daquela do músculo esquelético.

As características fisiológicas que diferenciam o músculo cardíaco dos músculos esqueléticos vermelho e branco estão resumidas na Tabela 30.4. O desenvolvimento de tensão no músculo esquelético é regulado pela frequência dos impulsos nervosos motores (somação temporal, tétano) e por variações no número de unidades musculares ativadas durante uma única contração. O músculo cardíaco não é organizado com base em uma unidade muscular. Não tem junções mioneurais e comporta-se como um sincício fisiológico, de modo que todas as células miocárdicas são ativadas durante cada contração, em um processo de tudo ou nada. Em condições fisiológicas, as células miocárdicas não podem sofrer somação temporal, e tampouco podem desenvolver contração tetânica, em virtude de seu longo período refratário.

Existem outras diferenças entre o músculo cardíaco e o músculo esquelético. Em primeiro lugar, o músculo cardíaco tem mais mitocôndrias do que o músculo esquelético, provavelmente em virtude de sua necessidade contínua de fosforilação oxidativa para fornecer os fosfatos de alta energia para a contração. O músculo esquelético não necessita dessa capacidade, uma vez que ele pode desenvolver um débito de oxigênio, com redução muito maior do pH e dos níveis de fosfato de alta energia durante a atividade, visto que, diferente do miocárdio que não sofre fadiga, o músculo esquelético pode passar por um período de repouso durante o qual ele restaura os metabólitos e o pH. Em segundo lugar, as fibras musculares esqueléticas podem se

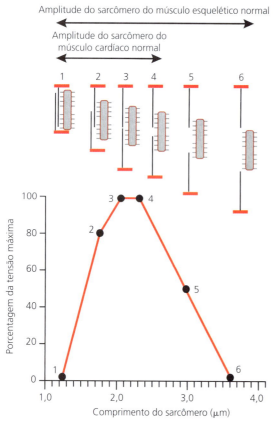

Figura 30.12 Relação entre o comprimento do sarcômero miocárdico em repouso antes da contração e a força isométrica desenvolvida durante a contração. De Reece, W.O. (2004) *Dukes' Physiology of Domestic Animals*, 12th edn. Cornell University Press, Ithaca, NY. Reproduzida, com autorização, de Cornell University Press.

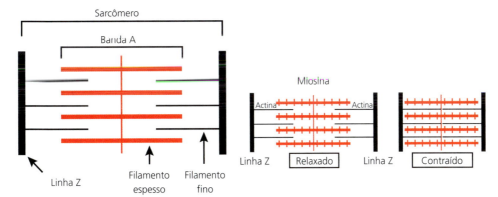

Figura 30.13 Diagrama dos miofilamentos espessos e finos em um sarcômero e como as linhas Z movem-se mais próximas umas das outras durante a contração (sístole). De Reece, W.O. (2004) *Dukes' Physiology of Domestic Animals*, 12th edn. Cornell University Press, Ithaca, NY. Reproduzida, com autorização, de Cornell University Press.

Tabela 30.4 Mecanismos que regulam o desempenho contrátil do músculo esquelético e do músculo cardíaco.

Mecanismo	Papel no músculo cardíaco	Papel no músculo esquelético
Capacidade de somação das respostas a estímulos rapidamente liberados	Nenhum	Menor
Capacidade de variar o número de fibras musculares ativas	Nenhum	Importante
Capacidade de alterar a contratilidade	Importante nas respostas sustentadas Menor na regulação dos batimentos	Menor
Capacidade de alterar a resposta contrátil a uma mudança do comprimento inicial da fibra	Importante na regulação dos batimentos Menor nas respostas sustentadas	Habitualmente menor

Fonte: adaptada de Katz, A.M. (2011) *Physiology of the Heart*, 5th edn. Lippincott Williams & Wilkins, Philadelphia. Reproduzida, com autorização, de Lippincott Williams & Wilkins.

estender por todo o comprimento do músculo, ao passo que, no músculo cardíaco, os discos intercalares conectam longitudinalmente as células em cadeia. Por fim, o músculo esquelético tem múltiplos núcleos periféricos, enquanto as células do músculo cardíaco exibem um único núcleo de localização central. Em comparação com os músculos esqueléticos vermelho e branco, as células miocárdicas exibem características estruturais e funcionais que estão mais estreitamente relacionadas com as do músculo esquelético vermelho do que com as do músculo esquelético branco.

Metabolismo e energética

Em circunstâncias normais, as células miocárdicas operam quase exclusivamente em um sistema metabólico aeróbico, que fornece um suprimento constante de ligações de fosfato de alta energia para trabalho mecânico e químico. Em geral, o principal combustível para o metabolismo do músculo vermelho ou cardíaco consiste em ácidos graxos livres (Tabela 30.5). A glicose e o lactato também contribuem de modo significativo, enquanto os aminoácidos, as cetonas e o piruvato têm menor contribuição. As mitocôndrias constituem os locais dos principais processos aeróbicos e oxidativos dos quais depende o coração para o seu suprimento de energia. O coração, à semelhança do músculo esquelético vermelho, é organizado para manter o seu trabalho por longos períodos de tempo sem qualquer repouso; ambos os tipos de músculo dependem do metabolismo oxidativo para a regeneração do ATP e têm pouca capacidade de funcionar em condições anaeróbicas ou de sofrer um débito de oxigênio. Isso difere do músculo esquelético branco, que é organizado para breves surtos de atividade intensa, seguidos por períodos de relaxamento. O músculo cardíaco contém grande número de mitocôndrias, e o conteúdo de mioglobina é considerável, favorecendo a difusão de oxigênio para dentro da fibra. No músculo esquelético, as enzimas responsáveis pela glicólise anaeróbica são mais abundantes, enquanto o músculo cardíaco é mais rico em enzimas envolvidas no metabolismo oxidativo. Em condições anaeróbicas, o coração apresenta capacidade muito limitada de utilizar a glicólise para a liberação de energia, e a sua reserva mais limitada de fosfocreatina sofre rápida depleção.

A fase de utilização de energia do músculo cardíaco e do músculo esquelético vermelho também difere tipicamente daquela do músculo esquelético branco. A atividade de ATPase da miosina dos primeiros é menor que a da miosina do músculo

Tabela 30.5 Diferenças bioquímicas entre o músculo cardíaco/vermelho e músculo branco.

Características bioquímicas	Músculo cardíaco/vermelho	Músculo branco
Vias de produção de energia	Aeróbica	Anaeróbica
Principais substratos	Lipídios, carboidratos	Carboidratos
Principais metabólitos	CO_2 e H_2O	Ácido láctico
Dependência de oxigênio	Acentuada	Pouca
Mitocôndrias	Abundantes	Escassas
Reserva de fosfocreatina	Menor	Significativa

Fonte: adaptada de Katz, A.M. (2011) *Physiology of the Heart*, 5th edn. Lippincott Williams & Wilkins, Philadelphia. Reproduzida, com autorização, de Lippincott Williams & Wilkins.

esquelético branco. A velocidade máxima de encurtamento tanto do músculo esquelético vermelho quanto do músculo cardíaco é mais lenta que a do músculo esquelético branco, presumivelmente devido à taxa lenta de hidrólise do ATP pelas proteínas contráteis. As menores tensões desenvolvidas por área de corte transversal pelo músculo cardíaco, quando comparadas com as do músculo esquelético branco, podem ser atribuídas, em parte, ao maior número de mitocôndrias e ao espaço que elas ocupam nas células miocárdicas, e não a uma diferença na força dos elementos contráteis.

Regeneração

Na embriogênese do músculo esquelético, quando as células já se diferenciaram até o estágio em que adquirem a capacidade de contração, não há mais divisão celular nem aumento do conteúdo de DNA. Por outro lado, no coração em desenvolvimento, as células multiplicam-se – elas sofrem hiperplasia. Não se sabe exatamente em que estágio específico do desenvolvimento o coração perde a sua capacidade de hiperplasia. Entretanto, o consenso é de que qualquer aumento da massa miocárdica, particularmente no animal adulto, pode ser obtido apenas por meio de aumento ou hipertrofia das células cardíacas já diferenciadas, levando a aumento e multiplicação de estruturas intracelulares, como miofilamentos e mitocôndrias.

Dilatação

O termo **dilatação** cardíaca refere-se a um aumento no volume ou na capacidade das câmaras cardíacas. Normalmente, ocorrem alterações do volume cardíaco sempre que há uma alteração do débito cardíaco, particularmente do volume sistólico. Entretanto, em vários estados anormais, pode ocorrer aumento além dos limites fisiológicos habituais, seja de forma aguda, seja como condição crônica.

Os três fatores envolvidos na dilatação aguda são: (i) o aumento do comprimento do sarcômero, que leva ao (ii) deslizamento das fibras e à (iii) estratificação das fibras. Ocorre deslizamento das fibras à medida que o comprimento dos sarcômeros aumenta, e as fibras individuais deslizam umas sobre as outras longitudinalmente. Isso pode produzir dilatação (alongamento das dimensões da parede do coração) em qualquer direção, em virtude da orientação e da ramificação desiguais das fibras. Diferente dessa condição é o processo de mudança na estratificação das fibras, em que a câmara cardíaca sofre dilatação em ângulos retos à direção das fibras miocárdicas. À medida que ocorre estiramento longitudinal do miocárdio, as fibras individuais tornam-se mais finas, e as camadas adjacentes deslizam entre si. Isso aumenta o número de fibras dentro de uma única camada e diminui o número de camadas na parede miocárdica. A espessura da parede é reduzida, e o diâmetro da câmara é aumentado.

A dilatação tem duas implicações funcionais: (i) aumento do comprimento do sarcômero, o que aumenta a força contrátil das fibras miocárdicas (relação de Frank-Starling); e (ii) aumento do diâmetro da câmara, o que aumenta a tensão da parede para determinada pressão intracardíaca, de acordo com a lei de Laplace (Figura 30.14). Do ponto de vista fisiológico, o aumento do estiramento resulta em aumento do **estresse da parede**; todavia, ao mesmo tempo, a força da contração é aumentada. Teoricamente, se houver estiramento excessivo dos sarcômeros, a força contrátil diminui. Entretanto, estudos realizados em

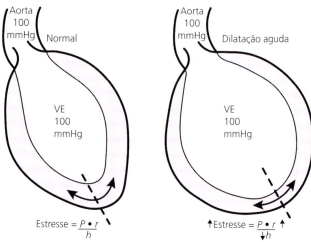

Figura 30.14 A tensão da parede nos ventrículos é uma força por unidade de área (p. ex., mmHg/cm²). A lei de Laplace aplica-se aos ventrículos de parede espessas para calcular a tensão desenvolvida durante a contração. Examinando os componentes da fórmula, pode-se estimar como a tensão mudaria com a dilatação ventricular, se a pressão permanecesse inalterada. P, pressão dentro do lúmen ventricular; r, raio do ventrículo; h, espessura da parede do ventrículo. De Reece, W.O. (2004) *Dukes' Physiology of Domestic Animals*, 12th edn. Cornell University Press, Ithaca, NY. Reproduzida, com autorização, de Cornell University Press.

animais de laboratório, nos quais foi induzida dilatação cardíaca aguda (p. ex., asfixia aguda), indicam que o estiramento do sarcômero além dos limites fisiológicos habituais não ocorre (ver Figura 30.12). Entretanto, o comprimento do sarcômero pode aumentar até o ponto em que haja pouca reserva para qualquer aumento adicional da força contrátil por meio do mecanismo de Frank-Starling. O aumento no comprimento do sarcômero que não ocorre não pode explicar totalmente o grau de dilatação observado, de modo que o deslizamento das fibras e a mudança de estratificação devem desempenhar um papel significativo.

A tensão da parede durante a contração ventricular (sístole) é uma função da pressão intraventricular, do raio da cavidade ventricular e da espessura da parede miocárdica. Admitindo-se que o ventrículo apresente uma cavidade esférica, a tensão de sua parede pode ser especificada pela **lei de Laplace** (ver Figura 30.14):

$$T = (P \cdot r)/h$$

em que T é a tensão média (*i. e.*, a força média por unidade de área de corte transversal da parede durante a sístole) que, para fins práticos, é a tensão circunferencialmente dirigida; P é a pressão transmural média por unidade de área endocárdica (novamente durante a sístole), que é radialmente dirigida; r é o raio médio da câmara; e h é a espessura média da parede. Se a pressão intraluminal for aumentada, e a parede se tornar mais fina, ou o raio médio ficar maior, o ventrículo terá que desenvolver maior tensão circunferencial para se encurtar durante a sístole.

A relação de Laplace mostra a desvantagem de um ventrículo excessivamente dilatado. No ventrículo normal, o raio da câmara durante a sístole diminui à medida que o sangue é ejetado. Normalmente, a tensão da parede começa a diminuir após o início da ejeção e, por ocasião da pressão sistólica máxima, pode efetivamente ser menor do que no início da sístole. Entretanto, quando o ventrículo está acentuadamente dilatado (ver Figura 30.14), a tensão da parede é maior que o normal, e a magnitude do encurtamento das fibras pode estar tão comprometida que a redução do raio da câmara é mínima. Nessas circunstâncias, a tensão produzida pelas fibras miocárdicas pode continuar aumentando desde o início da ejeção até o ponto máximo da pressão sistólica. Esses fatores diminuem a capacidade de ejeção de sangue dos ventrículos. Acredita-se que a tensão aumentada no coração dilatado seja o estímulo para a **hipertrofia** do miocárdio. De modo semelhante, pode ser responsável pela hipertrofia observada em condições nas quais há sobrecarga de volume, embora a pressão intraluminal não esteja aumentada (p. ex., hipertrofia ventricular direita na comunicação interatrial). Naturalmente, a relação também se aplica ao átrio.

Hipertrofia e atrofia

A hipertrofia do miocárdio refere-se a um aumento da massa muscular acima de seus limites habituais. Atualmente, a biologia molecular da hipertrofia do miocárdio é especulativa. Na maioria dos tipos de células, os sinais extracelulares predominantes de hipertrofia envolvem síntese e secreção induzidas de fatores de crescimento potentes. Foi também aventada a hipótese de estiramento mecânico afetando os canais iônicos da membrana celular como sinal para a hipertrofia. A hipertrofia fisiológica, como aquela observada no treinamento com exercício, é acompanhada de um estado contrátil normal ou intensificado, crescimento proporcional dos constituintes celulares e atividade normal da miosina ATPase. A hipertrofia patológica, como aquela observada em cardiopatias, é acompanhada de diminuição do estado contrátil, da atividade da miosina ATPase e do AMP cíclico e de biogênese desproporcional das estruturas subcelulares (p. ex., mitocôndrias). Não há evidências convincentes de hiperplasia na hipertrofia miocárdica. Na verdade, as fibras miocárdicas aumentam de diâmetro pela adição de mais fibrilas e de comprimento pelo acréscimo de mais sarcômeros.

A **hipertrofia concêntrica** (Figura 30.15) consiste em aumento da espessura da parede ventricular, sem aumento no tamanho da câmara ventricular. Essa adaptação é observada em resposta a uma sobrecarga de pressão de longa duração (p. ex., obstrução do fluxo de saída da valva aórtica ou da aorta), e as células miocárdicas respondem pela adição de mais miofibrilas em paralelo. A **hipertrofia excêntrica** consiste em aumento da câmara ventricular com aumento relativamente pequeno da espessura da parede. Essa adaptação deve-se a uma sobrecarga de volume de longa duração (p. ex., persistência do canal arterial ou insuficiência da valva atrioventricular), e as células miocárdicas respondem pelo acréscimo de mais sarcômeros em série. Na doença cardíaca, o miocárdio hipertrofiado frequentemente exibe uma função sistólica ou diastólica anormal e instabilidade elétrica, resultando em vários tipos de arritmias. As células miocárdicas ajustam seu tamanho à sua carga de trabalho: uma sobrecarga mecânica leva à hipertrofia; as células voltam a controlar o seu tamanho quando a carga de trabalho volta ao normal, e a redução da carga de trabalho abaixo do normal provoca atrofia. São exemplos de atrofia a redução da massa ventricular esquerda quando o débito ventricular direito está reduzido na hipertensão pulmonar; as células miocárdicas subepicárdicas pequenas observadas no derrame pericárdico de longa duração que diminui o débito cardíaco; e a redução do tamanho do coração e das fibras na inanição. A normalização da tensão da parede miocárdica é considerada o sinal de retroalimentação que governa a taxa e o grau de hipertrofia ventricular.

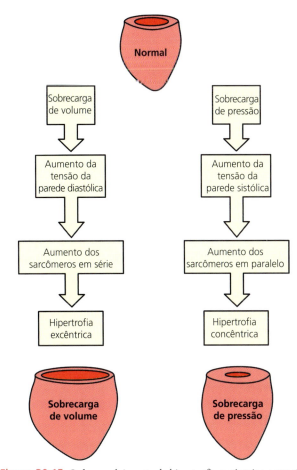

Figura 30.15 O desenvolvimento da hipertrofia excêntrica e concêntrica em consequência da sobrecarga de volume e de pressão do ventrículo esquerdo. Modificada de Kittleson, M.D. and Kienle, R.D. (1998) *Small Animal Cardiovascular Medicine.* Mosby, St. Louis, MO. Com autorização de Elsevier.

Autoavaliação

As respostas encontram-se no final do capítulo.

1. Qual das seguintes afirmativas é verdadeira?
   A. O sistema arterial é um sistema de alta resistência e de alta complacência
   B. O sistema venoso é um sistema de baixa resistência e de baixa complacência
   C. O sistema arterial é um sistema de baixa resistência e de baixa complacência
   D. O sistema venoso é um sistema de baixa resistência e de alta complacência

2. Qual dos seguintes órgãos tem um sistema porta?
   A. Glândulas suprarrenais
   B. Coração
   C. Rins
   D. Olho

3. Qual animal apresenta a maior pressão sistólica aórtica?
   A. Equino
   B. Cachorro
   C. Ovino
   D. Girafa

4 Em que parte o coração normalmente funciona no diagrama de comprimento-tensão?

A Segmento ascendente

B Segmento descendente

C No pico

D Todas as respostas anteriores, dependendo de pré-carga, pós-carga e contratilidade

5 Qual das seguintes capacidades constitui um importante mecanismo de aumento do desempenho muscular no músculo esquelético, mas não no músculo cardíaco?

A Capacidade de variar o número de fibras musculares ativas durante a contração

B Capacidade de alterar a contratilidade

C Capacidade de responder a um aumento no comprimento inicial das fibras

6 Qual a estrutura no disco intercalar que possibilita a difusão livre de íons entre células e apresenta baixa impedância elétrica?

A Junções comunicantes

B Desmossomos

C Fáscia aderente

D Túbulos T

7 Qual é a diferença entre as pressões sistólicas aórtica e da artéria pulmonar?

A A pressão aórtica é duas vezes a pressão sistólica da artéria pulmonar

B Apresentam o mesmo fluxo e a mesma pressão sistólica

C A pressão da artéria pulmonar é três vezes maior que a pressão sistólica aórtica

D A pressão sistólica aórtica é cinco vezes maior que a pressão pulmonar

8 Quais dos seguintes grupos de vasos apresentam a maior área de corte transversal?

A Artérias sistêmicas

B Arteríolas sistêmicas

C Capilares sistêmicos

D Artérias pulmonares

9 Qual dos seguintes grupos de vasos contém o maior volume de sangue?

A Artérias sistêmicas

B Capilares sistêmicos

C Veias sistêmicas

D Capilares pulmonares

10 Em circunstâncias normais, qual das seguintes substâncias é o principal combustível para o metabolismo cardíaco?

A Glicose

B Proteínas

C Ácidos graxos livres

D Cetonas

Leitura sugerida

Boulpaep, E.L. (2009) Organization of the cardiovascular system. In: *Medical Physiology*, 2nd edn (eds W.F. Boron and E.L. Boulpaep). Saunders Elsevier, Philadelphia.

Hill, J.A. and Olson, E.N. (2008) Cardiac plasticity. *New England Journal of Medicine* 358:1370–1380.

Katz, A.M. (2011) *Physiology of the Heart*, 5th edn. Lipppincott Williams & Wilkins, Philadelphia.

King, A.S. (1999) *The Cardiorespiratory System*. Blackwell Science, Oxford.

Kittleson, M.D. and Kienle, R.D. (1998) *Small Animal Cardiovascular Medicine Textbook*. Elsevier, Philadelphia.

Mohrman, D.E. (2010) *Cardiovascular Physiology*, 7th edn. McGraw-Hill, New York.

Pappano, A.J. and Wier, W.G. (2013) *Cardiovascular Physiology*, 10th edn. Mosby, Philadelphia.

Respostas

1	D	**6**	A
2	C	**7**	D
3	D	**8**	C
4	A	**9**	C
5	A	**10**	C

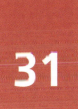

31 Eletrofisiologia do Coração

Robert F. Gilmour, Jr.

Base estrutural da ativação elétrica do coração, 293
Alguns princípios eletrofisiológicos fundamentais, 293
Potenciais de ação cardíacos, 294
    Geração de um estado polarizado, 294
    Despolarização, 295
    Repolarização, 296
    Redistribuição de íons, 297

Potenciais de ação de resposta rápida e de resposta lenta, 298
Propagação dos potenciais de ação, 298
Iniciação espontânea dos potenciais de ação, 299
    Nó SA, 300
    Marca-passos supraventriculares subsidiários, 301
    Marca-passos ventriculares, 302
Autoavaliação, 302

Base estrutural da ativação elétrica do coração

> 1 Qual é a sequência normal da ativação elétrica no coração?
> 2 Por que uma sequência de ativação altamente estruturada promove um desempenho cardíaco eficiente?

A principal função do coração consiste em bombear sangue, o que exige do coração a geração de uma força contrátil. Como o **potencial de ação** cardíaco constitui o gatilho para a contração cardíaca, a atividade mecânica do coração depende de sua atividade elétrica. Para que o coração possa bater de modo eficiente e continuamente durante toda a vida de um animal, o que pode representar muitos milhões de batimentos cardíacos, a ativação elétrica do coração precisa ocorrer repetidamente na sequência apropriada.

A ativação elétrica ordenada do coração é realizada pela **propagação** sequencial de potenciais de ação ao longo das estruturas anatomicamente definidas, como mostra a Figura 31.1. O batimento cardíaco começa no nó sinoatrial (SA), com geração espontânea de um potencial de ação. Subsequentemente, a ativação elétrica dissemina-se a partir do nó SA para o miocárdio atrial direito circundante e através do feixe de Bachmann até o átrio esquerdo. A ativação das frentes de onda que atravessam o miocárdio atrial finalmente convergem para a única conexão elétrica entre os átrios e os ventrículos, o nó atrioventricular (AV). Após a sua saída do AV, essas frentes de onda entram em um sistema de condução especializado, que consiste no feixe de His e nos ramos esquerdo e direito, que são redes arborizadas de células de Purkinje cardíacas. O sistema His-Purkinje distribui a ativação de maneira rápida e ampla para o miocárdio ventricular.

Alguns princípios eletrofisiológicos fundamentais

> 1 Qual é o processo geral mediante o qual os potenciais de ação cardíacos se propagam?
> 2 Quais são os dois principais fatores que influenciam a propagação do potencial de ação?
> 3 Que tipos de forças propulsoras estão presentes nas células cardíacas e como elas são mantidas?

A propagação de potenciais de ação por todo o coração exige a **despolarização** de uma célula cardíaca de um estado de repouso para um estado excitado, durante o qual a célula gera um potencial de ação. A corrente iônica que flui para dentro da célula durante o potencial de ação é transferida de uma célula excitada para suas vizinhas não excitadas, até que estas sejam, por sua vez, excitadas e propaguem potenciais de ação para suas vizinhas. Por conseguinte, a propagação de potenciais de ação cardíacos exige o fluxo de carga elétrica (corrente) tanto através da membrana celular de um miócito individual, produzindo um potencial de ação, quanto através das membranas celulares que interconectam os miócitos, a fim de elevar o potencial da membrana celular até o limiar para um potencial de ação. A carga é transportada principalmente por cátions (Na^+, K^+ e Ca^{2+}), visto que os ânions (com exceção do Cl^-) são, em geral, proteínas grandes com carga elétrica, que não podem sofrer difusão fácil através das membranas celulares.

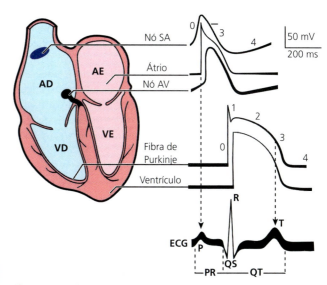

Figura 31.1 Relação entre os potenciais de ação celulares registrados em diferentes regiões do coração e o eletrocardiograma de superfície. AD, átrio direito; VD, ventrículo direito; AE, átrio esquerdo; VE, ventrículo esquerdo. De Reece, W.O. (2004) *Dukes' Physiology of Domestic Animals*, 12th edn. Cornell University Press, Ithaca, NY. Reproduzida, com autorização, de Cornell University Press.

Para que a corrente flua através de uma membrana celular, são necessárias duas condições: uma força propulsora e uma via para o fluxo da corrente (como um canal iônico ou uma junção comunicante). A relação entre a corrente, a força propulsora e a presença de uma via pode ser expressa pela lei de Ohm:

$$V = IR$$

em que V é a voltagem (força propulsora), I a corrente e R a resistência (da via). Outra maneira de expressar a resistência é na forma de sua recíproca ($1/R$) ou condutância (g). Assim:

$$I = Vg$$

A partir dessa expressão, é evidente que o fluxo da corrente é promovido por alta condutância da via (canal aberto) ou por uma força propulsora alta. Em contrapartida, o fluxo da corrente é inibido por baixa condutância da via (canal fechado) e por uma força propulsora baixa. Assim, o fluxo de corrente transmembrana exige tanto uma força propulsora quanto um canal aberto.

A força propulsora[1] total para o fluxo da corrente transmembrana tipicamente é a soma de duas forças propulsoras individuais, a força resultante da diferença no potencial de membrana entre o lado interno e o lado externo da célula (a força propulsora elétrica) e a força resultante da diferença na concentração de determinado cátion entre o lado interno e o lado externo da célula (a força propulsora química). Em certas circunstâncias, que serão discutidas de modo mais detalhado posteriormente neste capítulo, as forças propulsoras elétrica e química podem se reforçar uma à outra, ao passo que, em outras situações, podem opor-se uma à outra.

As vias para o fluxo da corrente através das membranas celulares são constituídas por vários tipos de canais iônicos, alguns dos quais estão abertos continuamente, enquanto outros só se abrem em resposta a mudanças no potencial transmembrana. Esses últimos são conhecidos como canais iônicos dependentes de voltagem, cuja abertura e cujo fechamento tipicamente ocorrem em função do tempo. Além de serem dependentes da voltagem e dependentes do tempo, alguns canais também são regulados por mudanças no estado de fosforilação do canal. A regulação bastante complexa dos canais iônicos proporciona uma variedade de mecanismos para alterar o comportamento do canal em resposta a mudanças nas necessidades cardiovasculares do animal. Por sua vez, alterações do comportamento dos canais iônicos atuam como mediadores de adaptações dos potenciais de ação cardíacos a uma mudança do ambiente. A natureza dos potenciais de ação cardíacos e a sua resposta a determinadas mudanças no ambiente são discutidas na próxima seção.

Potenciais de ação cardíacos

> 1 No estado de repouso, a célula miocárdica é seletivamente permeável a íon? Como essa permeabilidade seletiva contribui para a geração do potencial de repouso da membrana?
>
> 2 Quais são as correntes iônicas principalmente responsáveis pelas fases 0, 2 e 3 dos potenciais de ação de resposta rápida e de resposta lenta?
>
> 3 De que modo a célula mantém seus gradientes de sódio e de potássio?
>
> 4 Quais são as etapas envolvidas na abertura e no fechamento dos canais para sódio e de cálcio?
>
> 5 Por que os canais de cálcio são sensíveis a mudanças nas concentrações intracelulares de AMP cíclico? De que modo os efeitos dos agonistas dos receptores β, dos antagonistas dos receptores β e da acetilcolina sobre os canais de cálcio estão relacionados com o AMP cíclico?
>
> 6 O que é um período **refratário**? Qual é a relação entre a duração do potencial de ação e o período refratário?

A geração de um potencial de ação por uma célula cardíaca envolve uma série de eventos específicos, que podem ser resumidos da seguinte maneira: (i) geração de um estado polarizado; (ii) despolarização; (iii) **repolarização**. Nas próximas duas seções, examinaremos as características gerais do potencial de ação cardíaco, conforme mostrado na Figura 31.2, e, em seguida, discutiremos dois tipos específicos de potenciais de ação cardíacos: **respostas rápidas** e **respostas lentas**.

Geração de um estado polarizado

As células cardíacas são capazes de gerar uma diferença no potencial elétrico entre o lado interno e o lado externo da célula. Dependendo do tipo de célula, o potencial através da membrana situa-se na faixa de –60 a –95 mV. A polarização da célula cardíaca resulta da permeabilidade seletiva ao K^+, como mostra a Figura 31.3, em que são fornecidas as concentrações (em mmol/ℓ) intracelulares e extracelulares aproximadas de Na^+, Ca^{2+} e K^+ para uma célula excitável típica. Se a membrana celular fosse impermeável a todos os cátions (lado esquerdo da figura), o número total de cargas positivas (e de cargas negativas associadas) no lado interno da célula seria aproximadamente o mesmo do número total de cargas positivas (e negativas) no lado externo da célula. Em consequência, a diferença entre o potencial do lado interno e do lado externo da célula seria quase zero.

Entretanto, a membrana da célula cardíaca normal é seletivamente permeável ao K^+ (g_K aumentada), o que possibilita o fluxo

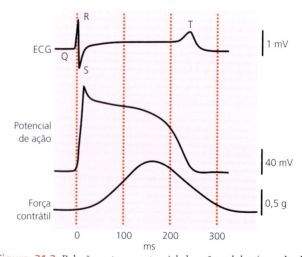

Figura 31.2 Relação entre o potencial de ação celular (traçado do meio) e o eletrocardiograma de superfície (traçado superior) e a tensão desenvolvida (traçado inferior). De Reece, W.O. (2004) *Dukes' Physiology of Domestic Animals,* 12th edn. Cornell University Press, Ithaca, NY. Reproduzida, com autorização, de Cornell University Press.

---

[1] N.R.T: Eletrofisiologistas e biofísicos de membrana no Brasil têm usado alternativamente a expressão força motriz.

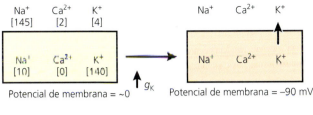

Figura 31.3 Geração do potencial de repouso da membrana em uma célula cardíaca. De Reece, W.O. (2004) *Dukes' Physiology of Domestic Animals*, 12th edn. Cornell University Press, Ithaca, NY. Reproduzida, com autorização, de Cornell University Press.

de K⁺ para fora da célula a favor de seu gradiente de concentração. O efluxo de K⁺ gera uma corrente específica, a corrente **retificadora de entrada** (I_{K1}, em que I é a corrente, o subscrito K representa o potássio, e o subscrito 1, um tipo particular de corrente de potássio), que flui através de um canal não regulado por voltagem. À medida que o K⁺ se move para fora da célula, deixa para trás uma carga negativa. Em consequência, o equilíbrio na carga positiva é alterado, de modo que o lado interno da célula contém menos íons positivos do que o lado externo, resultando na geração de um potencial intracelular negativo. Por sua vez, o potencial negativo atrai K⁺, reduzindo, assim, o seu efluxo.

Em equilíbrio, a força química propulsora de K⁺ para fora da célula é compensada pela força elétrica que atrai o K⁺ para dentro da célula. Esse potencial de membrana, denominado potencial de equilíbrio de K⁺ (E_K), pode ser calculado usando a equação de Nernst, uma versão simplificada daquela mostrada na Figura 31.3.

Por conseguinte, a célula cardíaca em repouso está **polarizada**, visto que o interior da célula representa um polo negativo, enquanto o exterior representa um polo positivo. Se for adicionada uma carga positiva no lado interno da célula, ela ficará menos polarizada, ou **despolarizada**. Por outro lado, se for removida uma carga positiva da célula, ela irá se tornar mais polarizada ou **hiperpolarizada**. Por fim, se uma célula for despolarizada (pela adição de carga positiva), a remoção dessa carga positiva irá causar a **repolarização** da célula.

Despolarização

Durante a fase de despolarização de um potencial de ação, o potencial da membrana celular passa do potencial de repouso da membrana para um potencial despolarizado (na faixa de 0 a +40 mV) durante um período de tempo de 1 a 10 ms. Essa fase é denominada fase ascendente do potencial de ação ou fase 0 (ver Figura 31.1). Nas células musculares atriais e ventriculares, bem como nas células do sistema His-Purkinje, a despolarização é mediada pela abertura dos canais de Na⁺ controlados por voltagem e pelo influxo resultante de Na⁺ por meio da **corrente** de entrada de **sódio** rápida (I_{Na}). Uma estrutura conceitual simples para a operação do canal de Na⁺ é mostrada na Figura 31.4 (a discussão de uma teoria mais complexa e atual está disponível em http://www.scholarpedia.org/article/Gating_currents). O canal é uma proteína que se estende pela bicamada lipídica da membrana celular. A condutância (g) do canal é controlada por conjuntos de "comportas" dependentes de voltagem e de tempo, que consistem em subunidades da proteína do canal e que se movem para dentro ou para fora do poro do canal em resposta a mudanças no potencial transmembrana.

No estado de repouso do canal, que ocorre apenas no potencial de repouso da membrana ou próximo dele, um tipo de comporta, a comporta de inativação (ou "h"), encontra-se na posição aberta, enquanto o outro tipo, a comporta de ativação (ou "m"), está na posição fechada. Como a comporta de ativação provoca oclusão do poro do canal, não há entrada de Na⁺ na célula, apesar da presença de duas forças propulsoras para o influxo de Na⁺: um gradiente de concentração (concentração de Na⁺ mais alta no lado externo da célula do que no lado interno) e um gradiente elétrico (o interior negativo da célula atrai íons Na⁺ de carga positiva).

Quando o potencial transmembrana é reduzido do potencial de repouso da membrana para −65 mV (por um processo descrito adiante), a comporta de ativação se abre quase instantaneamente, criando, assim, um estado de canal aberto e

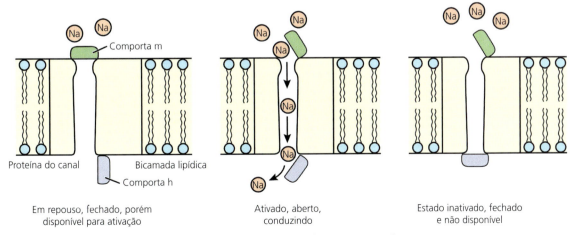

Figura 31.4 Esquema para a abertura e o fechamento do canal de sódio cardíaco, em que m e h representam, respectivamente, as comportas de ativação e inativação. De Reece, W.O. (2004) *Dukes' Physiology of Domestic Animals*, 12th edn. Cornell University Press, Ithaca, NY. Reproduzida, com autorização, de Cornell University Press.

possibilitando o fluxo de íons Na$^+$ para dentro da célula a favor de seu gradiente eletroquímico. A despolarização também induz o fechamento da comporta de inativação dependente de voltagem. Todavia, o fechamento necessita de 1 a 2 ms. Por conseguinte, o canal fica aberto por um breve período de tempo. Quando a comporta de inativação se fecha, o poro do canal é ocluído (inativado) e não ocorre mais entrada de Na$^+$.

O canal de Na$^+$ permanece inativado, a não ser e até que o potencial de membrana retorne nas proximidades do potencial de repouso da membrana. Enquanto o potencial de membrana permanecer despolarizado, nenhuma quantidade de estímulo adicional poderá induzir a reabertura do canal. Em consequência, o canal e a célula na qual reside ficam **absolutamente refratários**. À medida que o potencial de membrana retorna a voltagens próximas do potencial de repouso da membrana, os canais começam a reverter para o estado de repouso, em que a comporta de ativação mais uma vez é fechada, enquanto a comporta de inativação é aberta. Quanto mais próximo o potencial de membrana estiver do potencial de repouso da membrana, maior o número de canais que reverte para o estado de repouso. Se um estímulo grande o suficiente for liberado para a célula após o término do período refratário absoluto, porém antes da repolarização completa, outro potencial de ação pode ser induzido. Entretanto, a amplitude desse potencial de ação é menor do que o normal, visto que apenas uma fração dos canais de Na$^+$ retornou ao estado de repouso e está disponível para ativação. Por conseguinte, a célula está **relativamente refratária**. À medida que a repolarização prossegue para o **potencial de repouso** de –90 mV, todos os canais de Na$^+$ retornam ao estado de repouso e estão disponíveis para reabertura.

O período refratário prolongado constitui uma característica muito útil do coração, visto que a duração do potencial de ação cardíaco abrange o evento contrátil (ver Figura 31.2). Como as células cardíacas não se repolarizam até que o evento contrátil tenha cessado, nenhum novo potencial de ação e, portanto, nenhum evento contrátil pode ser induzido até que o músculo alcance o seu relaxamento quase completo. Em consequência, o músculo cardíaco, diferentemente do músculo esquelético, não pode ser estimulado rapidamente para a tetania, o que é altamente desejável – a tetania do músculo esquelético pode ser inconveniente (e dolorosa) para um animal, porém a tetania o músculo cardíaco seria letal.

Em algumas células, particularmente as dos nós SA e AV, a fase de despolarização do potencial de ação é mediada pela abertura dos canais de Ca^{2+}. Os canais de Ca^{2+} operam de maneira muito semelhante aos canais de Na$^+$, com uma importante diferença: além das comportas de ativação e de inativação dependentes de voltagem e de tempo, os canais de Ca^{2+} contêm comportas dependentes de fosforilação. No estado de repouso, uma determinada fração das comportas dependentes de fosforilação é fosforilada e, portanto, aberta. Entretanto, não pode haver nenhum fluxo de corrente através do canal, visto que a comporta de ativação dependente de voltagem está fechada. À medida que a célula é despolarizada além do limiar para a abertura da comporta de ativação (–40 mV), o canal se abre, e ocorre fluxo de Ca^{2+} para dentro da célula a favor de seu gradiente eletroquímico. Com o passar do tempo, a comporta de inativação se fecha, e o canal mais uma vez é bloqueado. Os canais de Ca^{2+}, como grupo, levam mais tempo para se abrir do que os canais de Na$^+$ e permanecem abertos por mais tempo.

Por esse motivo, a corrente de Ca^{2+} foi designada como corrente de entrada de Ca^{2+} lenta, em contraste com a corrente de entrada de Na$^+$ rápida.

O principal mecanismo fisiológico responsável pelo aumento da I_{Ca} consiste no aumento da fosforilação do canal de Ca^{2+} por meio de ativação dos receptores beta-adrenérgicos. Os agonistas dos receptores beta-adrenérgicos incluem o neurotransmissor predominante do sistema nervoso simpático, a norepinefrina, a catecolamina circulante epinefrina e compostos sintéticos, como o isoproterenol. Como mostra a Figura 31.5, a ocupação do receptor beta-adrenérgico promove a ligação do complexo agonista-receptor a uma proteína estimuladora de ligação de nucleotídeo de guanina (G$_s$), resultando em ativação da G$_s$. A G$_s$ ativada estimula subsequentemente a atividade catalítica da adenilil ciclase, aumentando, assim, a produção de AMP cíclico e a ativação subsequente da proteinoquinase (PKA) dependente de AMP cíclico. Esta última enzima fosforila um componente regulador (ou "comporta") do canal de Ca^{2+}, aumentando a probabilidade de abertura do canal durante a despolarização da membrana.

A estimulação da I_{Ca} pela ativação dos receptores beta-adrenérgicos é antagonizada pela ativação dos receptores colinérgicos muscarínicos (MCR) como ocorre durante a estimulação dos nervos parassimpáticos (p. ex., nervo vago) (ver Figura 31.5). A ligação do neurotransmissor parassimpático acetilcolina aos MCR ativa uma proteína G (G$_i$), que inibe a adenilil ciclase. Em consequência, a produção de AMP cíclico é reduzida, assim como a ativação da proteinoquinase dependente de AMP cíclico. A atividade reduzida da quinase está associada a menor fosforilação dos canais de Ca^{2+} e redução na magnitude da I_{Ca}.

Além de causar a ativação da I_{Na} e I_{Ca}, a despolarização durante a fase ascendente do potencial de ação resulta em bloqueio da I_{K1}. Conforme já discutido, o canal de I_{K1} não é um canal com comporta. O esperado é que, conforme a membrana é despolarizada, a força propulsora química deve exceder a força propulsora elétrica, resultando em efluxo de K$^+$. Entretanto, com a despolarização progressiva, não apenas a corrente de saída de K$^+$ não aumenta de modo linear (de acordo com $V = IR$), mas também é efetivamente desativada. Esse comportamento inesperado (ou anômalo) é conhecido como retificação de entrada, isto é, a corrente que passa através do canal em potenciais de membrana despolarizada é menos para fora do que o esperado. De fato, a despolarização induz rápido bloqueio do canal pelo magnésio e por determinadas poliaminas. Quanto maior o grau de despolarização, maior o grau de bloqueio (retificação) por essas moléculas de carga positiva. O bloqueio dependente de despolarização constitui uma característica útil da I_{K1}, visto que o objetivo durante a fase ascendente do potencial de ação consiste em despolarizar a célula. Se a I_{K1} não fosse bloqueada durante essa fase, o efluxo de K$^+$ a favor de seu gradiente eletroquímico poderia compensar parcialmente a influência de despolarização do influxo de Na$^+$.

Repolarização

Em algumas espécies (p. ex., cão, gato, macaco), mas não em todas (p. ex., cobaia), a fase 0 do potencial de ação é seguida de uma fase de repolarização rápida (fase 1, ver Figura 31.1). A repolarização transitória durante essa fase é produzida pela

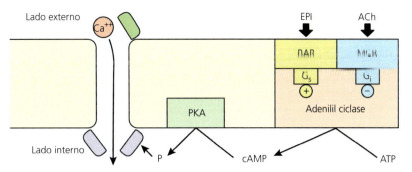

Figura 31.5 Regulação do canal de cálcio tipo L pelo sistema nervoso autônomo, em que o fluxo da corrente através do canal exige não apenas a abertura das comportas de ativação e de inativação, como para os canais de Na+ (ver Figura 31.4), mas também a abertura de uma comporta dependente de fosforilação (P). BAR, receptor beta-adrenérgico; PKA, proteinoquinase dependente de AMP cíclico; MCR, receptor colinérgico muscarínico; EPI, epinefrina; ACh, acetilcolina. De Reece, W.O. (2004) *Dukes' Physiology of Domestic Animals*, 12th edn. Cornell University Press, Ithaca, NY. Reproduzida, com autorização, de Cornell University Press.

ativação de uma corrente de saída independente de cálcio transportada pelo K+ (I_{para1}) e por uma corrente dependente de cálcio transportada por Cl- (I_{para2}). Depois da fase 1, o potencial de membrana torna-se progressivamente mais negativo por um período de tempo que varia de 20 a 500 ms, retornando, por fim, ao potencial de repouso da membrana. Esse processo é mediado principalmente por redução gradual do influxo de Ca^{2+} acoplada a aumento do efluxo de K+.

Conforme discutido anteriormente, a despolarização da membrana celular durante a fase 0 ultrapassa o limiar para a abertura dos canais de Ca^{2+}. O limiar também é ultrapassado para a abertura de um segundo tipo de canal de potássio, o **retificador tardio**. Na maioria das espécies, existem dois tipos de canais retificadores tardios. Um deles se abre (ativa) lentamente com a despolarização e se fecha (desativa) lentamente na repolarização. O segundo é ativado rapidamente com a despolarização, porém sofre inativação rápida e também permanece em grande parte inativado até que o potencial da membrana comece a se repolarizar, momento em que reverte para o estado ativado antes da desativação. As correntes que fluem através desses dois tipos de canais são denominadas componentes lento (I_{Ks}) e rápido (I_{Kr}) do retificador tardio, respectivamente. A ativação lenta da I_{Ks} e a inativação rápida da I_{Kr} asseguram que não ocorra um efluxo apreciável de K+ até depois que a fase de despolarização tenha alcançado o seu máximo.

Imediatamente após a fase 1, o efluxo de K+ por meio de I_{Kr} e I_{Ks} é mais ou menos equilibrado pelo influxo de Ca^{2+} por meio de I_{Ca}, resultando na fase de platô do potencial de ação (fase 2). Com o passar do tempo, a I_{Ca} é inativada, deixando o efluxo de K+ sem oposição, e a repolarização terminal (fase 3) prossegue. À medida que o potencial da membrana repolariza para potenciais mais negativos do que –60 mV, os retificadores tardios dependentes de voltagem começam a declinar (desativar). Todavia, também ocorre desbloqueio da I_{K1} dentro dessa faixa de potenciais da membrana, resultando em efluxo de K+ por meio dessa corrente e retorno ao potencial de repouso da membrana.

A regulação da duração do potencial de ação por meio de alterações das correntes de platô constitui um importante mecanismo de adaptação do coração, particularmente no que concerne à modulação pelos neurotransmissores simpáticos. Durante atividades que exigem maior débito cardíaco, como o exercício, o tônus simpático aumenta. A liberação aumentada de norepinefrina e epinefrina resulta em aumento da frequência cardíaca por um mecanismo descrito mais adiante. Além disso, a força contrátil do coração aumenta, secundariamente a um aumento da I_{Ca} (ver Capítulo 33 para uma descrição mais completa desse efeito). A combinação de aumento da frequência cardíaca e força de contração aumentada produz um aumento do débito cardíaco, o que é desejável durante o exercício.

Do ponto de vista eletrofisiológico, seria esperado que a I_{Ca} aumentada produzisse um aumento do influxo de íons de carga positiva durante a fase de platô do potencial de ação, o que prolongaria a duração do potencial de ação. Se a duração do potencial de ação fosse prolongada ao mesmo tempo que o aumento da frequência cardíaca, o intervalo diastólico entre os potenciais de ação seria encurtado. Em virtude da correspondência entre diástole elétrica e mecânica (ver Figura 31.2), uma diástole elétrica mais curta criaria uma diástole mecânica mais curta. Por sua vez, esta última resultaria em menos tempo de enchimento para o ventrículo, com consequente redução do débito cardíaco, o oposto do que a ativação da estimulação simpática está tentando alcançar durante o exercício. Entretanto, a fosforilação concomitante da I_{Ks} por neurotransmissores simpáticos aumenta a corrente repolarizante de saída, encurta a duração do potencial de ação e ajuda a preservar, na medida do possível, um tempo de enchimento adequado.

Redistribuição de íons

Embora o número de cátions que fluem através da membrana celular durante qualquer potencial de ação seja extremamente pequeno, em comparação com o número total de cátions, a geração repetitiva de potenciais de ação acabaria dissipando os gradientes de concentração que criam uma das forças propulsoras para o fluxo de íons. Em consequência, devem existir alguns meios de redistribuição de cátions. No caso do Na+ e do K+, o Na+ é expulso do interior da célula e o K+ é devolvido ao interior pela bomba de Na+/K+-ATPase (bomba de sódio). É necessária uma bomba para o movimento desses íons, visto que estão sendo transportados contra seus gradientes de concentração.

A bomba de sódio efetua a troca de três íons Na+ por dois íons K+. Por conseguinte, cada ciclo da bomba resulta na perda efetiva de uma carga positiva do interior da célula. Entretanto, na maioria das circunstâncias, a corrente gerada pela bomba é muito pequena e é compensada por outra bomba ou correntes de troca.

Os íons cálcio que entram na célula durante o potencial de ação são devolvidos ao espaço extracelular principalmente por um mecanismo de troca que utiliza a força propulsora do influxo de Na+ para retirar o Ca2+ da célula contra o seu gradiente de concentração. A operação do trocador de Na+/Ca2+ é análoga àquela de uma porta giratória, em que os íons Na+ extracelulares entram na célula por meio do trocador, impulsionados pelo seu gradiente de concentração, enquanto os íons Ca2+ intracelulares presos na "porta" são propelidos para fora da célula contra o seu gradiente de concentração. Embora não haja nenhum consumo de ATP nesse processo, a troca exige um gradiente de Na+ intacto, o qual é, por sua vez, mantido pela bomba de sódio impulsionada pela ATPase, conforme já discutido.

Potenciais de ação de resposta rápida e de resposta lenta

> 1 Quais são as regiões do coração que geram potenciais de ação de resposta rápida?
> 2 Quais são as regiões que geram potenciais de ação de resposta lenta?

Embora a morfologia e as bases iônicas para os potenciais de ação cardíacos exibam diferenças significativas entre diferentes regiões do coração de determinada espécie e dentro de uma única região do coração entre espécies, é conveniente generalizar as características do potencial de ação em dois tipos: respostas rápidas e respostas lentas (Figura 31.6). Os descritores "rápida" e "lenta" referem-se à velocidade com que as fases de despolarização desses potenciais de ação ocorrem. Conforme discutido subsequentemente, as velocidades de fase ascendente rápida e lenta são traduzidas em condução rápida e lenta,

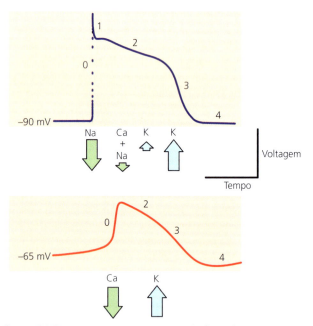

Figura 31.6 Representação esquemática do fluxo de corrente iônica durante os potenciais de ação de resposta rápida e de resposta lenta (correntes de entrada representadas por setas descendentes, e correntes de saída, por setas ascendentes). De Reece, W.O. (2004) *Dukes' Physiology of Domestic Animals,* 12th edn. Cornell University Press, Ithaca, NY. Reproduzida, com autorização, de Cornell University Press.

respectivamente. Como a condução através de diferentes regiões do coração é mediada por respostas rápidas (no miocárdio atrial e ventricular e no sistema His-Purkinje) ou por respostas lentas (nos nós SA e AV), e como a fase ascendente de cada tipo de resposta é gerada por uma diferente corrente iônica, é possível alterar preferencialmente a condução em determinada região do coração, utilizando fármacos bloqueadores seletivos de canais iônicos ou outras intervenções. A depressão regional ou o aumento da condução são úteis para o tratamento de várias condições clínicas (discutidas no Capítulo 32).

As características distintivas de um potencial de ação de resposta rápida consistem em um potencial de repouso da membrana próximo de –90 mV, uma rápida elevação da fase ascendente mediada pela corrente de entrada de Na+ rápida e uma fase de platô prolongada, sustentada por um equilíbrio relativo entre I_{Ca} e I_K (Figura 31.6). O potencial da membrana durante a fase 4 é constante no miocárdio atrial e ventral e lentamente despolarizante nas células His-Purkinje.

Estritamente falando, as células de resposta lenta não exibem um potencial "de repouso" da membrana, visto que a fase 4 nessas células se caracteriza por despolarização progressiva. A base iônica para a fase 4 ou despolarização diastólica é discutida na seção sobre iniciação espontânea dos potenciais de ação. A fase ascendente do potencial de ação de resposta lenta é mediada principalmente pelo influxo de Ca2+ por meio da I_{Ca}, a mesma corrente de Ca2+ responsável pelo influxo de Ca2+ durante a fase de platô do potencial de ação de resposta rápida. Em geral, não são encontrados canais de Na+ nas células que geram potenciais de ação de resposta lenta.

As fases de repolarização precoce e de platô estão, em grande parte, ausentes dos potenciais de ação de resposta lenta, conferindo ao potencial de ação de resposta lenta uma aparência um tanto triangular, em comparação com o potencial de ação de resposta rápida mais retangular. A repolarização terminal do potencial de ação de resposta lenta é mediada pelo retificador tardio, I_K, da mesma forma que o potencial de ação de resposta rápida. Como as células que geram potenciais de ação de resposta lenta tipicamente carecem do retificador de entrada I_{K1}, elas não repolarizam para potenciais de membrana mais negativos do que –65 mV (o potencial da membrana em que o retificador tardio I_K foi desativado por completo).

Propagação dos potenciais de ação

> 1 Por que as "respostas rápidas" conduzem rapidamente, enquanto as "respostas lentas" conduzem lentamente?
> 2 Quais são as opções de tratamento fornecidas pelo fato de que a condução em determinadas regiões do coração é dependente das "respostas rápidas", enquanto a condução em outras regiões é dependente das "respostas lentas"?

A propagação de potenciais de ação de uma célula para outra é regida pelos mesmos princípios gerais da geração de um potencial de ação dentro de uma célula individual. Para que um potencial de ação se mova de uma célula para outra, é preciso haver uma força propulsora para esse movimento e uma conexão entre as duas células. A força propulsora é a diferença de voltagem entre a célula que gerou um potencial de ação, que está despolarizada, e a célula que ainda não gerou um potencial de ação, que se encontra no potencial de repouso da membrana. As conexões intercelulares entre células cardíacas são compostas por estruturas semelhantes a favos de mel, denominadas *conexons*, que não estão presentes ao longo de toda a membrana celular, mas que estão concentradas em junções comunicantes na região dos discos intercalados. Embora a permeabilidade dos *conexons* possa ser regulada pelo Ca^{2+} e pelo H^+ e por alguns segundos mensageiros, os *conexons* tipicamente atuam como canais de baixa resistência permanentemente abertos no coração normal.

Quando duas células cardíacas interconectadas estão em repouso, não há nenhum gradiente de voltagem entre elas (Figura 31.7). Consequentemente, não há nenhum fluxo de corrente, apesar da presença de uma conexão aberta. Se uma célula desenvolver um potencial de ação, a consequente despolarização cria um gradiente de voltagem entre essa célula e a sua vizinha não excitada. Em consequência, existe um fluxo de carga positiva. Se houver um fluxo suficiente de cargas positivas para dentro da célula em repouso, o potencial de membrana dessa célula alcança o limiar para a abertura dos canais de Na^+ ou Ca^{2+} e gera um potencial de ação. A ausência de um gradiente de voltagem (*i. e.*, ambas as células estão agora totalmente ativadas, e suas voltagens são quase idênticas) impede o movimento da carga de volta à célula previamente excitada.

A partir dessa série de eventos, pode-se concluir que, quanto maior o gradiente de voltagem entre células, maior a probabilidade de fluxo da corrente de uma célula para outra e sustentação da propagação. Além disso, quanto mais rapidamente uma célula se despolariza, mais rapidamente o gradiente de voltagem é estabelecido. Por conseguinte, os potenciais de ação de grandes amplitudes e rapidamente crescentes conduzem de modo mais rápido do que os potenciais de ação de amplitude mais baixa e elevação mais lenta.

Além de sua dependência em relação à força propulsora (gradiente de voltagem), a condução através de tecido de resposta rápida ou de resposta lenta depende da resistência da via entre as células, neste caso, das conexões intercelulares (o citoplasma das células também contribui para a resistência da via, porém a resistência citoplasmática é muito menor que a resistência intercelular). A densidade das junções comunicantes entre as células de resposta rápida é maior do que entre células de resposta lenta, uma característica que contribui ainda mais para a disparidade na velocidade de condução entre esses dois tipos de células.

A condução rápida de potenciais de ação de resposta rápida é uma necessidade se ocorrer ativação sincrônica em uma grande área do miocárdio, particularmente no coração de um mamífero de grande porte. A utilidade da condução lenta pode ser menos óbvia. Todavia, a condução lenta desempenha uma importante função no nó AV, onde um retardo da etapa na transmissão do impulso cardíaco dos átrios para os ventrículos é necessário para possibilitar o fluxo de sangue dos átrios para os ventrículos antes que estes sejam eletricamente ativados e sofram contração. Além disso, a condução lenta no nó AV contribui para a função de "filtro" do nó, visto que o nó AV simplesmente não apresenta condução rápida. Em consequência, caso haja desenvolvimento de um ritmo anormalmente rápido nos átrios, esse ritmo não será transferido intacto para os ventrículos. Dessa maneira, os ventrículos são protegidos de ritmos supraventriculares rápidos que poderiam comprometer o tempo de enchimento ventricular e reduzir o débito cardíaco.

A dependência da condução de resposta lenta em relação à I_{Ca} fornece uma oportunidade para a regulação da condução através dos tecidos de resposta lenta pelo sistema nervoso autônomo. Essa regulação é particularmente importante para a condução através do nó AV. A ativação do sistema nervoso simpático e o consequente aumento da I_{Ca} promovem a condução através do nó AV. Em contrapartida, a ativação do sistema nervoso parassimpático reduz a I_{Ca} e torna a condução mais lenta através do nó. Além disso, a ativação da $I_{K, Ach}$ pela acetilcolina pode hiperpolarizar as células do nó AV, movendo o seu potencial de repouso da membrana ainda mais do limiar para a I_{Ca}. Em consequência, podem ser necessários mais tempo e corrente despolarizante para que as células do nó AV alcancem o limiar, tornando ainda mais lenta a condução através do nó. Essas ações da acetilcolina contribuem de modo significativo para a indução do retardo e bloqueio da condução AV pela estimulação vagal intensa.

Iniciação espontânea dos potenciais de ação

> 1 O que é automaticidade?
> 2 Qual é a hierarquia normal da atividade de marca-passo no coração?
> 3 Como os agonistas dos receptores β e a acetilcolina alteram a automaticidade?

Conforme discutido anteriormente, a geração de um potencial de ação cardíaco exige que o potencial da membrana alcance um limiar para a abertura dos canais de Na^+ ou Ca^{2+}.

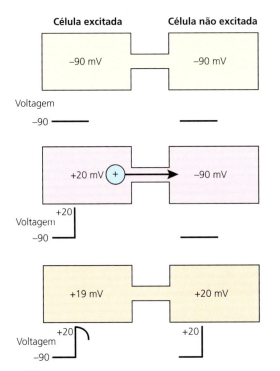

Figura 31.7 Sequência de eventos que levam à condução de um potencial de ação de uma célula excitada (à esquerda) para uma célula não excitada (à direita). De Reece, W.O. (2004) *Dukes' Physiology of Domestic Animals*, 12th edn. Cornell University Press, Ithaca, NY. Reproduzida, com autorização, de Cornell University Press.

A despolarização para o limiar é causada pela transferência de corrente de uma célula excitada para uma célula não excitada. Esta última, uma vez excitada, fornece subsequentemente corrente para suas vizinhas. Entretanto, como essa cadeia de eventos tem início, isto é, qual é a fonte original da corrente despolarizante? A resposta a essa questão baseia-se na capacidade de autoestimulação de determinadas células cardíacas por um processo conhecido como **automaticidade**. Tipicamente, a automaticidade envolve a despolarização progressiva lenta do potencial da membrana (despolarização diastólica espontânea ou despolarização de fase 4) até que seja alcançado um potencial limiar, em cujo ponto se inicia um potencial de ação. Hipoteticamente, o ganho efetivo na carga positiva durante a despolarização de fase 4 poderia resultar de uma corrente de entrada de aumento lento, com corrente de saída constante, ou de uma corrente de saída de diminuição lenta com uma corrente de entrada constante. Conforme discutido mais detalhadamente adiante, existe um suporte experimental para ambas as hipóteses.

Embora todas as células miocárdicas sejam capazes de gerar espontaneamente potenciais de ação em circunstâncias apropriadas, as suas frequências de descarga intrínseca diferem. Em consequência, existe uma hierarquia de frequências de descarga espontânea, em que a frequência de descarga do nó SA é mais alta que a dos marca-passos subsidiários no átrio e na junção AV. De modo semelhante, as frequências de descarga dos marca-passos juncionais são mais rápidas que as do sistema His-Purkinje. No coração normal, as frentes de onda de potenciais de ação iniciados no nó SA ativam locais de marca-passo subsidiário, antes que possam se despolarizar espontaneamente para o limiar. Entretanto, se o marca-passo do nó SA se tornar quiescente, ou se os impulsos gerados pelo nó SA forem incapazes de ativar o miocárdio atrial circundante, mais marca-passos latentes de despolarização lenta podem assumir o controle do ritmo cardíaco, ainda que em uma frequência mais lenta. A emergência desses marca-passos subsidiários proporciona um mecanismo seguro contra falhas, assegurando a manutenção da ativação ventricular.

Nó SA

A automaticidade no nó SA está associada à despolarização progressiva durante a fase 4, até que o limiar para a I_{Ca} seja alcançado e até que seja gerado um potencial de ação de resposta lenta. As hipóteses relacionadas com o mecanismo celular para a automaticidade são complexas e ainda estão sendo elaboradas ao longo de várias décadas. Na atualidade, acredita-se que a geração espontânea de potenciais de ação no nó SA envolva as interações coordenadas de dois "relógios", um gerado pelas alterações cíclicas das correntes iônicas transmembrana (o "relógio da membrana") e outro gerado pela ciclagem das reservas de cálcio intracelular (o "relógio de cálcio") (Figura 31.8).

O relógio da membrana produz um influxo efetivo de carga positiva durante a despolarização diastólica (fase 4), que despolariza a célula até o limiar para a ativação dos canais de cálcio tipo L. A **corrente de entrada de cálcio** lenta resultante medeia

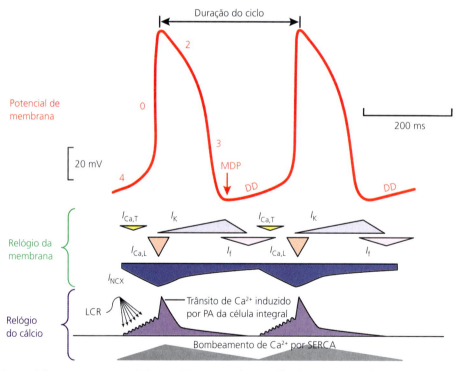

Figura 31.8 Mecanismo celular para a automaticidade no nó SA. O traçado vermelho (parte superior) fornece um exemplo de um potencial de ação típico de um nó SA de coelho com batimento espontâneo. Uma representação esquemática do momento e da magnitude dos diferentes componentes do "relógio da membrana" é mostrada no meio, enquanto o momento e a magnitude dos diferentes componentes do "relógio do cálcio" são apresentados na parte inferior. MDP, potencial diastólico máximo; DD, despolarização diastólica; PA, potencial de ação; I_{Ca}, corrente de Ca^{2+} dependente de voltagem tipo T; $I_{Ca,L}$, corrente de Ca^{2+} dependente de voltagem tipo L; I_{NCX}, corrente de troca de sódio-cálcio; I_K, corrente retificadora tardia de potássio; I_f, corrente *funny*; SERCA, ATPase do retículo sarcoendoplasmático; LCR, liberação local de cálcio. Reproduzida de Monfredi, O., Maltsev, V.A and Lakatta, E.G. (2013) Modern concepts concerning the origin of the heartbeat. *Physiology* **28**:74-92; doi:10.1152/physiol.00054.2012, com autorização.

a fase ascendente do potencial de ação de resposta lenta, que é subsequentemente conduzido para células adjacentes na região perinodal e, por fim, até o miocárdio atrial.

O influxo efetivo de carga positiva durante a despolarização de fase 4 resulta da ativação de várias correntes de entrada e da desativação da corrente de saída. As correntes de entrada incluem I_f (a corrente *funny*, no sentido de inusitado, visto que a I_f é ativada por hiperpolarização, diferentemente dos canais iônicos cardíacos que são ativados, em sua maioria, por despolarização). A I_f conduz uma corrente de entrada de sódio de desenvolvimento lento durante a fase 4. Outras correntes de entrada incluem a corrente de entrada de troca de Na^+/Ca^{2+} (três íons Na^+ entram na célula para a saída de cada íon Ca^{2+}, resultando no ganho excessivo de uma carga positiva) e a corrente de cálcio tipo T, que é ativada em potenciais da membrana mais negativos do que a corrente de cálcio tipo L. As mudanças nas correntes de saída incluem a desativação dependente de tempo de ambos os componentes do retificador tardio, I_{Kr} e I_{Ks}.

O relógio do cálcio é regulado pela ciclagem intracelular de cálcio. Durante a despolarização de fase 4, a liberação local espontânea de Ca^{2+} do retículo sarcoplasmático (RS) leva ao acúmulo de cálcio no citosol e a um aumento na concentração citosólica de cálcio. Essa última aumenta a força propulsora para a troca de Na^+/Ca^{2+}, em que a saída de um único íon cálcio em troca do influxo de três íons sódio cria uma corrente eletrogênica (*i. e.*, positiva) que contribui para a despolarização diastólica. Após uma despolarização suficiente, os canais de Ca^{2+} tipo L são ativados, o que causa a liberação de Ca^{2+} induzida por Ca^{2+} do RS por meio dos receptores de rianodina, resultando no pulso de Ca^{2+} em toda a célula. O Ca^{2+} citoplasmático é então bombeado de volta ao RS pela bomba de Ca^{2+} do RS, SERCA, e expulso da célula pelo trocador de Na^+/Ca^{2+} do sarcolema.

Os mecanismos iônicos exatos para a geração de impulsos espontâneos no nó sinusal variam entre espécies, explicando a ampla variedade de frequências cardíacas em repouso (p. ex., cerca de 600 bpm para o camundongo, em comparação com cerca de 30 bpm para o equino), bem como as diferenças dependentes de espécies na resposta da frequência cardíaca a alterações no tônus do sistema nervoso autônomo e outras influências cronotrópicas (de modificação da frequência).[2]

Conforme discutido previamente, os fármacos e os neurotransmissores que se ligam ao receptor beta-adrenérgico aumentam a I_{Ca} secundariamente à fosforilação de uma proteína que modula a abertura dos canais de Ca^{2+} (Figura 31.9). O maior influxo de Ca^{2+} por meio da I_{Ca} aumentada pode acelerar a frequência de despolarização diastólica e, assim, contribuir para o efeito cronotrópico positivo (aumento da frequência cardíaca) da estimulação simpática (Figura 31.10). Foi também proposto que a aceleração da automaticidade do nó SA por agonistas beta-adrenérgicos resulte de um aumento na corrente de marca-passo I_f, um processo que pode ser mediado por um efeito direto do AMP cíclico sobre a condutância do canal. Foi também sugerido que a ativação tanto da I_{Ca} quanto da I_f resulte de um efeito estimulador direto das proteínas G (especificamente da G_s) sobre os respectivos canais, independentemente da fosforilação.

---
[2]N.R.T.: Em beija-flores a frequência cardíaca pode atingir índices acima de 1.000 bpm durante o voo, como em *Amazilia lactea* – "beija-flor-de-peito-azul" (Bishop e Butler, 1995).

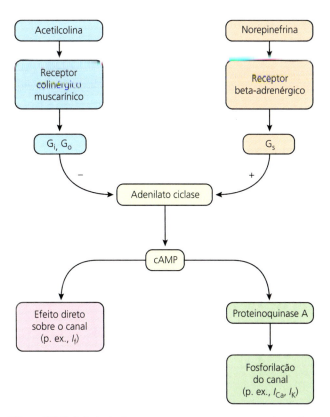

Figura 31.9 Influência dos neurotransmissores parassimpáticos (acetilcolina) e simpáticos (norepinefrina) sobre as correntes iônicas envolvidas na automaticidade. De Reece, W.O. (2004) *Dukes' Physiology of Domestic Animals,* 12th edn. Cornell University Press, Ithaca, NY. Reproduzida, com autorização, de Cornell University Press.

A automaticidade do nó SA também é regulada principalmente pelo sistema nervoso parassimpático (Figura 31.9). Em geral, a estimulação do sistema nervoso parassimpático diminui a frequência cardíaca. Os efeitos cronotrópicos negativos da acetilcolina foram atribuídos a um aumento da condutância do K^+, secundariamente à indução da corrente de potássio $I_{K,ACh}$. O efluxo de K^+ por meio da $I_{K,ACh}$ hiperpolariza o potencial de membrana, o que prolonga o tempo necessário para despolarizar até o limiar. Além disso, a acetilcolina pode inibir a I_{Ca} ou a corrente de marca-passo I_f. Deve-se esperar que a redução de qualquer uma dessas correntes diminua a frequência da despolarização de fase 4 (conforme ilustrado na Figura 31.10).

Marca-passos supraventriculares subsidiários

Foram identificados marca-passos supraventriculares latentes no nó AV, bem como em várias regiões dos átrios, incluindo o seio coronário, o feixe de Bachmann, as valvas AV, as fibras do platô atrial e a parte inferior do átrio direito próximo à sua junção com a veia cava inferior. A automaticidade do nó AV parece ter a sua origem a partir de um mecanismo semelhante àquele observado no nó SA. A despolarização diastólica é causada pelo declínio da I_K concomitantemente com a ativação da I_{Ca}, culminando em ativação completa da I_{Ca} e em um potencial de ação de resposta lenta. A I_{Ca} também está presente no nó AV; entretanto, à semelhança do nó SA, seu papel em relação à geração do marca-passo potencial não foi ainda totalmente definido. Acredita-se que a aceleração da automaticidade do

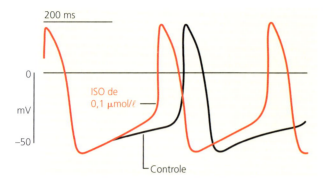

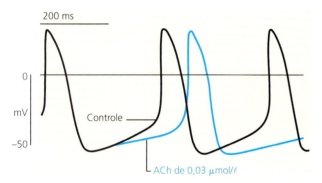

Figura 31.10 Efeitos de um agonista beta-adrenérgico (isoproterenol, ISO; traçados superiores) e de um agonista colinérgico muscarínico (acetilcolina, ACh; traçados inferiores) sobre a geração espontânea do impulso (automaticidade) no nó sinoatrial. Reproduzida de Difrancesco, D., Mangoni, M. and Maccaferri, G. (1995) The pacemaker current in cardiac cells. In: *Cardiac Eletrophysiology. From Cell to Bedside*, 2nd edn (eds D.P. Zipes and J. Jalife), pp. 96-103. W.B. Saunders, Philadelphia, com autorização.

nó AV por agonistas beta-adrenérgicos resulte da ativação da I_{Ca} por meio do sistema de segundo mensageiro descrito anteriormente.

Marca-passos ventriculares

As células isoladas do sistema His-Purkinje descarregam espontaneamente, enquanto as células do miocárdio ventricular habitualmente não exibem despolarização diastólica ou automaticidade. Acredita-se que a despolarização diastólica nas células de Purkinje resulte da ativação da I_f, embora uma redução dependente do tempo de uma corrente de saída também possa desempenhar algum papel. O influxo de Na$^+$ por meio da I_f despolariza lentamente o potencial da membrana até que seja alcançado o potencial limiar para a I_{Na}, em cujo ponto um potencial de ação de resposta rápida é desencadeado. A frequência de descarga espontânea relativamente lenta das fibras de Purkinje assegura que a atividade de marca-passo no sistema His-Purkinje seja suprimida em uma base de batimento a batimento pela frequência de descarga mais rápida do nó SA.

Autoavaliação

As respostas encontram-se no final do capítulo.

1 Defina e explique os efeitos da hiperpotassemia e da hipopotassemia sobre a excitabilidade do miocárdio ventricular e sobre a frequência cardíaca.

2 Defina e explique os efeitos da hipercalcemia e da hipocalcemia sobre a excitabilidade do miocárdio ventricular.

Leitura sugerida

Berne, R.M. and Levy, M.N. (2000) *Cardiovascular Physiology*, 8th edn, pp. 5–52. Mosby Year Book, St Louis, MO.

Dobrzynski, H., Boyett, M.R. and Anderson, R.H. (2007) New insights into pacemaker activity: promoting understanding of sick sinus syndrome. *Circulation* 115:1921–1932.

Grant, A.O. (2009) Cardiac ion channels. *Circulation: Arrhythmias and Electrophysiology* 2:185–194.

Monfredi, O., Maltsev, V.A. and Lakatta, E.G. (2013) Modern concepts concerning the origin of the heartbeat. *Physiology* 28:74–92.

Respostas

Os efeitos de mudanças nas concentrações séricas de Ca^{2+} e de K$^+$ sobre a excitação no músculo cardíaco são complexos. Por conseguinte, é útil separar os efeitos desses íons sobre o potencial limiar (o potencial no qual ocorre abertura rápida dos canais de Na$^+$) de seus efeitos sobre a condutância (aproximadamente, o número disponível de canais de Na$^+$ para abertura, uma vez alcançado o potencial limiar). Nesse contexto, poderíamos fazer uma analogia, em que um interruptor na parede controla várias lâmpadas, cada qual tem o seu interruptor para ligar e desligar. O interruptor da parede pode necessitar apenas de um pequeno movimento para ser ativado (*i. e.*, o limiar é facilmente alcançado) ou pode exigir maior movimento. Uma vez ativado o interruptor, várias lâmpadas podem se acender, se os interruptores de cada uma delas estiverem na posição "liga", ou apenas algumas podem acender, se alguns dos interruptores individuais estiver na posição "desliga".

1 Efeitos da hiperpotassemia e hipopotassemia sobre a excitabilidade

Por motivos que já foram discutidos, mudanças na concentração extracelular de K$^+$ alteram o potencial de repouso da membrana. Resumidamente, o aumento do K$^+$ extracelular reduz a força propulsora para o efluxo de K$^+$ por meio da corrente retificadora de entrada do K$^+$ e, portanto, diminui (torna menos negativo) o potencial de repouso da membrana (menor número de íons K$^+$ de carga positiva deixa a célula). A diminuição do K$^+$ extracelular tem o efeito oposto.

Ao diminuir o potencial de repouso da membrana, a hiperpotassemia desloca o potencial de repouso da membrana para um ponto mais próximo do limiar. Por conseguinte, a célula tem mais facilidade de ser excitada (*i. e.*, é necessário menos corrente para mover o potencial da membrana do potencial de repouso para o potencial limiar). Entretanto, a despolarização do potencial de repouso da membrana também reduz o número disponível de canais de Na$^+$ para ativação. O canal de Na$^+$ sofre ciclagem entre um estado fechado em repouso, um estado aberto ativado e um estado fechado inativado. A abertura dos canais de Na$^+$ só pode ocorrer a partir do estado de repouso, e este estado ocorre apenas no potencial de repouso da membrana normal.

A despolarização do potencial de repouso da membrana "bloqueia" os canais de Na$^+$ no estado inativado (quanto maior a despolarização, maior o número que estará inativado). Na hiperpotassemia moderada ([K$^+$]$_o$ de 5 a 8 mmol/ℓ), as células musculares cardíacas podem ser "hiperexcitáveis", ao passo que, na presença de hiperpotassemia mais grave, ocorre depressão da condução secundária à inativação de uma grande fração de canais de Na$^+$, que se reflete por fraqueza do músculo cardíaco e distúrbios de condução, incluindo assistolia.

Durante a hipopotassemia, o potencial de repouso da membrana é mais negativo do que o normal. Em consequência, observa-se maior diferença entre o potencial de repouso e o potencial limiar, tornando a célula menos excitável. Entretanto, todos os canais de Na$^+$ estão no estado de repouso e, portanto, estão disponíveis uma vez alcançado o potencial limiar. Entretanto, na presença de hipopotassemia suficientemente grave, o limiar raramente é alcançado, resultando em distúrbios de condução cardíaca.

Por conseguinte, durante a hiperpotassemia, o interruptor da parede é mais facilmente acionado, porém irá acender menor número de lâmpadas. Se a hiperpotassemia for grave o suficiente, nenhuma lâmpada irá acender, e, portanto, não ocorre excitação (ou contração). Durante a hipopotassemia, é mais difícil acionar o interruptor da parede; todavia, uma vez ligado, as lâmpadas produzem grande iluminação.

No tocante aos efeitos da hiperpotassemia e da hipopotassemia sobre a frequência cardíaca, é importante lembrar que a frequência cardíaca normalmente é controlada pela frequência de descargas espontâneas no nó sinusal, por meio do processo da automaticidade. Os impulsos gerados no nó sinusal são subsequentemente conduzidos para o resto do coração, um processo que é afetado pelas mudanças de excitabilidade anteriormente discutidas. O processo de automaticidade é muito resistente a alterações da concentração extracelular de K$^+$ em parte pelo fato de que o nó sinusal carece do retificador de entrada. Em consequência, seu potencial de repouso da membrana é muito menos afetado pela hiperpotassemia ou pela hipopotassemia do que o potencial de repouso de outras células cardíacas. As alterações da frequência cardíaca que acompanham os estados de hiperpotassemia ou hipopotassemia têm mais tendência a resultar da agressão primária, ou de alguma outra consequência dessa agressão, do que de alterações da concentração sérica de K$^+$, com exceção de alterações aparentes da frequência cardíaca que refletem efetivamente o desenvolvimento de bloqueio de condução entre o nó sinusal e o miocárdio atrial circundante ou bloqueio de condução no nó AV ou no sistema His-Purkinje. Nessas circunstâncias, o nó sinusal pode descarregar em sua frequência normal, porém nem todos os impulsos são conduzidos até os ventrículos.

2   Efeitos da hipercalcemia e da hipocalcemia sobre a excitabilidade (algumas vezes designada como "irritabilidade")

As mudanças na concentração extracelular de Ca^{2+} alteram a excitação principalmente ao alterar o potencial limiar para a ativação dos canais de Na$^+$, sem afetar o número disponível desses canais para ativação. O aumento da concentração extracelular de Ca^{2+} (hipercalcemia) desvia o potencial limiar para os canais de Na$^+$ para potenciais da membrana menos negativos, enquanto a redução da concentração extracelular de Ca^{2+} (hipocalcemia) tem o efeito oposto.

Um mecanismo potencial para explicar os efeitos do Ca^{2+} extracelular sobre a ativação dependente de voltagem dos canais de Na$^+$ envolve o conceito de carga de superfície. Em uma célula muscular cardíaca ou esquelética normalmente polarizada, existe uma diferença de potencial (de cerca de 90 mV) entre o lado interno da célula e o ambiente extracelular. A diferença de potencial (i. e., o potencial de repouso da membrana) é criada pelo efluxo efetivo de carga positiva do lado interno da célula por meio dos íons K$^+$. A força real do campo elétrico dentro da membrana do sarcolema é determinada pela diferença de potencial entre as superfície interna e externa da membrana. Esse potencial não precisa ser o mesmo que a diferença entre os potenciais que existem no citoplasma e na massa de líquido extracelular. Nesse aspecto, a superfície externa da membrana contém um número de cargas de superfície predominantemente negativas e fixas, fornecidas por cadeias laterais de aminoácidos nos canais iônicos e resíduos de ácido siálico.

Supondo que a carga intracelular negativa se reúna na superfície interna da membrana, a carga negativa na superfície externa da membrana reduziria a diferença de potencial detectada por moléculas dentro da membrana, em particular os canais iônicos. Em contrapartida, a neutralização das cargas negativas de superfície por cátions, como o Ca^{2+}, aumentaria a diferença de potencial através das superfícies interna e externa da membrana.

No caso dos canais de Na$^+$, é necessária a despolarização para a abertura do canal, presumivelmente porque algum componente do canal detecta a voltagem e induz alguma outra parte (ou partes) do canal a se mover em resposta a uma mudança de voltagem suficientemente grande. Se, durante o repouso, o gradiente potencial (de voltagem) através da própria membrana for pequeno, como seria o caso na ausência de Ca^{2+} extracelular, seria necessária menor mudança no potencial transmembrana total para superar o gradiente de repouso de voltagem e abrir o canal. Por outro lado, se houver uma grande diferença de potencial através da membrana no potencial de repouso da membrana, como seria na presença de Ca^{2+} extracelular elevado, seria necessária maior mudança adicional de voltagem para abrir o canal.

Por conseguinte, os canais de Na$^+$ abrem-se com mais facilidade durante a hipocalcemia, o que aumenta a excitabilidade. Por outro lado, a hipercalcemia reduz a probabilidade de abertura dos canais de sódio durante uma despolarização normal, o que diminui a excitabilidade.

32 Eletrocardiograma e Arritmias Cardíacas

Robert F. Gilmour, Jr e N. Sydney Moïse

Representação da atividade elétrica cardíaca de superfície (eletrocardiograma), 304
    ECG e atividade elétrica celular, 304
    Princípios de registros de superfície, 304
    Vetores integrados, 306

Mecanismos das arritmias cardíacas, 307
    Anormalidades da formação do impulso, 308
    Anormalidades da propagação do impulso, 311
Autoavaliação, 313

Representação da atividade elétrica cardíaca de superfície (eletrocardiograma)

1 De que maneira a atividade elétrica cardíaca pode ser avaliada nos pacientes?
2 Qual é a base teórica para os registros bipolares e de que maneira são usados para registrar o eletrocardiograma?
3 Que são vetores integrados e qual a informação que transmitem?

ECG e atividade elétrica celular

A discussão da atividade elétrica cardíaca no Capítulo 31 baseia-se, em grande parte, na análise dos registros de potenciais de ação e correntes iônicas, registros que exigem um contato direto entre um eletrodo e uma célula cardíaca. Obviamente, esses registros não são exequíveis nos casos clínicos. Por conseguinte, o médico tipicamente deve basear-se em registros realizados na superfície do corpo, na forma de um **eletrocardiograma** (ECG).

A Figura 31.1 ilustra a correspondência entre a atividade elétrica celular e o ECG. Convém assinalar que não existe nenhuma deflexão ECG correspondente à descarga do nó SA. A voltagem produzida pelo número relativamente pequeno de células no nó SA é demasiado pequena para ser detectada na superfície do corpo. Em consequência, presume-se que a descarga do nó SA ocorra exatamente antes da onda inicial no ECG, a **onda P**, representando a despolarização do músculo atrial. A onda P é seguida de um retorno à linha basal (linha isoelétrica) e ausência aparente de atividade elétrica. Entretanto, durante esse segmento do ECG, o impulso cardíaco está atravessando o nó atrioventricular, que, à semelhança do nó SA, é demasiado pequeno para gerar uma voltagem suficiente para ser registrado na superfície corporal. À medida que o impulso emerge do nó AV e ativa o sistema His–Purkinje e o músculo ventricular, ocorre geração de um complexo QRS (Figura 32.1). A despolarização dos ventrículos, conforme representada pelo **complexo QRS**, é seguida de repolarização dos ventrículos, representada pela **onda T**. Tipicamente, a repolarização do músculo atrial ocorre de modo simultâneo com a despolarização dos ventrículos e, portanto, é mascarada pelo complexo QRS.

Os intervalos ECG de maior utilidade clínica são os seguintes.

- O intervalo P–R, medido do início da onda P até o início do complexo QRS, representa o tempo necessário para que a onda de excitação percorra o seu trajeto do nó SA até as ramificações do sistema His–Purkinje
- A duração do complexo QRS representa a propagação dos impulsos através do músculo ventricular e constitui uma medida do tempo de condução intraventricular
- O intervalo Q–T, medido do início de Q até o final da onda T, reflete a duração aproximada da sístole ventricular e o período refratário ventricular.

Princípios de registros de superfície

O ECG é registrado utilizando um conjunto de derivações bipolares e unipolares. Na eletrocardiografia bipolar, uma derivação é a conexão de duas partes do corpo por eletrodos e fios com o eletrocardiógrafo. Para as derivações padrão dos membros, a diferença de potencial entre dois eletrodos é registrada (Figura 32.2). Para as derivações aumentadas, os registros de dois eletrodos são somados e comparados com o registro do terceiro eletrodo. O registro resultante equivale a comparar o potencial registrado por um eletrodo com o potencial registrado por uma derivação imaginária (virtual) localizada meio caminho entre os eletrodos integrados. Além disso, podem ser obtidos registros utilizando derivações unipolares, conhecidas como derivações precordiais. Esses registros são usados para examinar áreas específicas da parede torácica.

Os registros de cada uma das derivações ECG bipolares representam a diferença de voltagem entre determinado par de eletrodos. Como o sinal eletrocardiográfico é gerado pela diferença de potencial entre dois eletrodos, a posição do par de eletrodos em relação à frente de onda de ativação afeta significativamente o registro, conforme ilustrado na Figura 32.3. Nesta figura, a despolarização é representada por uma inversão da polaridade do lado interno negativo para o lado interno positivo (com alterações recíprocas na superfície externa da fibra). O resultado do registro é a diferença entre o potencial detectado pelos dois polos do eletrodo. A fibra é estimulada inicialmente na extremidade esquerda, e uma frente de onda propaga-se da esquerda para a direita. Com uma derivação de orientação

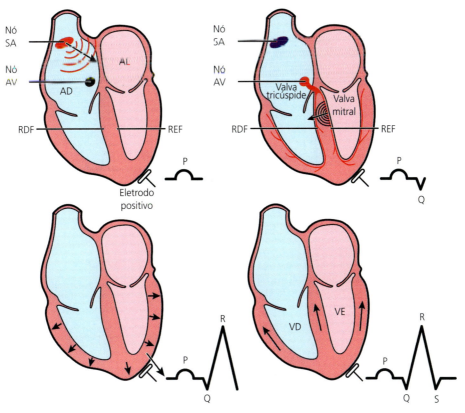

Figura 32.1 Sequência de ativação elétrica do coração e sua relação com o eletrocardiograma. AD, átrio direito; VD, ventrículo direito; AE, átrio esquerdo; VE, ventrículo esquerdo; RDF, ramo direito do feixe; REF, ramo esquerdo do feixe. De Reece, W.O. (2004) *Dukes' Physiology of Domestic Animals*, 12th edn. Cornell University Press, Ithaca, NY. Reproduzida, com autorização, de Cornell University Press.

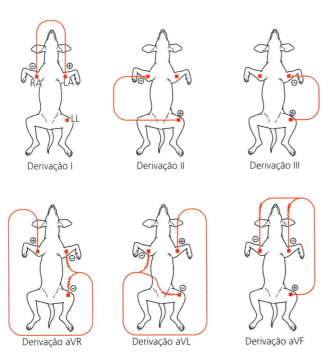

Figura 32.2 (*Parte superior*) Derivações bipolares padrões dos membros (derivações I, II e III) e (*parte inferior*) derivações aumentadas (derivações aVR, aVL, aVF). As conexões entre os eletrodos de registro são feitas internamente no aparelho do ECG girando uma chave. De Reece, W.O. (2004) *Dukes' Physiology of Domestic Animals*, 12th edn. Cornell University Press, Ithaca, NY. Reproduzida, com autorização, de Cornell University Press.

paralela, um potencial bifásico (não diferente de um complexo QRS), registrado como diferença de potencial entre os dois eletrodos, desenvolve-se e, em seguida, diminui. Em contrapartida, com uma derivação de orientação perpendicular, a diferença no potencial permanece constante durante a mesma sequência de ativação da esquerda para a direita. Em consequência, não se observa nenhuma deflexão na produção do registro.

A diferença no potencial registrado por uma derivação bipolar corresponde a uma diferença nas propriedades eletrofisiológicas da célula. Por exemplo, um registro da derivação II do complexo QRS pode ser considerado representativo da diferença entre os potenciais de ação produzidos por duas regiões do coração, conforme ilustrado na Figura 32.4. À medida que a despolarização (áreas mais claras na figura) prossegue da esquerda para a direita através de uma porção de tecido cardíaco, o local 1 é ativado. A ativação do local 1, enquanto o local 2 ainda se encontra em repouso, resulta em uma diferença de potencial entre os dois locais, que é representada pela deflexão ascendente inicial do ECG (esquerda, centro). A despolarização adicional do local 1 resulta em uma deflexão ECG maior (esquerda, inferior). À medida que o local 2 se torna progressivamente mais despolarizado (painéis da direita), a diferença entre os dois locais diminui, e o ECG retorna à linha de base. Convém observar a semelhança entre o sinal ECG e o complexo QRS da Figura 32.1.

Por conseguinte, durante a propagação normal da ativação em todas as partes dos ventrículos, a diferença nos tempos de ativação resulta no complexo QRS. Se as duas regiões tiverem

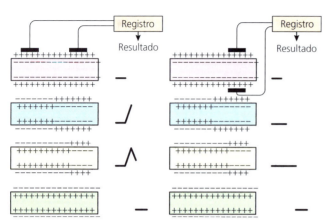

Figura 32.3 Diagrama dos registros obtidos utilizando um eletrodo bipolar de orientação paralela (*painéis à esquerda*) ou perpendicular (*painéis à direita*) em relação a uma frente de onda despolarizante que se desloca ao longo de um segmento de tecido cardíaco. De Reece, W.O. (2004) *Dukes' Physiology of Domestic Animals*, 12th edn. Cornell University Press, Ithaca, NY. Reproduzida, com autorização, de Cornell University Press.

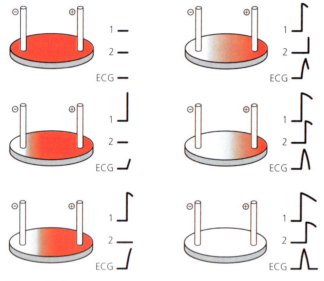

Figura 32.4 Representação esquemática dos sinais elétricos produzidos por uma frente de onda despolarizante, conforme avaliação com o uso de dois locais de registro. Os sinais de cada um dos locais (1, correspondendo ao eletrodo negativo; 2, correspondendo ao eletrodo positivo) são mostrados, assim como a diferença entre os dois locais (ECG). De Reece, W.O. (2004) *Dukes' Physiology of Domestic Animals*, 12th edn. Cornell University Press, Ithaca, NY. Reproduzida, com autorização, de Cornell University Press.

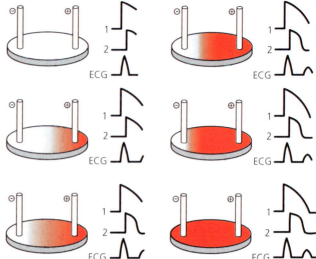

Figura 32.5 Representação esquemática dos sinais elétricos produzidos por uma frente de onda repolarizante. Mesmo formato da Figura 32.4. De Reece, W.O. (2004) *Dukes' Physiology of Domestic Animals*, 12th edn. Cornell University Press, Ithaca, NY. Reproduzida, com autorização, de Cornell University Press.

durações distintas do potencial de ação, a diferença resultante nos tempos de repolarização irá produzir uma onda T, conforme ilustrado na Figura 32.5. Diferentemente da sequência de despolarização, em que o local 1 foi ativado antes do local 2, durante a repolarização, o local com duração mais curta do potencial de ação (local 2) repolariza antes do local com maior duração do potencial de ação (local 1). Por conseguinte, a repolarização (área sombreada) prossegue da direita para a esquerda. Como o local 2 repolariza antes do local 1, desenvolve-se uma diferença no potencial da membrana, representada pela deflexão ascendente do ECG (painéis da esquerda). À medida que a repolarização prossegue, a diferença entre os dois locais diminui, e o ECG retorna à linha de base. A forma de onda resultante assemelha-se àquela da onda T.

As variações na duração e na polaridade da onda T estão associadas a diferenças na duração do potencial de ação, como as que normalmente existem entre o epicárdio e o endocárdio, em que a duração do potencial de ação é mais curta no epicárdio, e entre a base e o ápice dos ventrículos, em que a duração do potencial de ação é mais curta no ápice. A relação entre os potenciais de ação dessas regiões no miocárdio canino é mostrada no painel superior da Figura 32.6. As diferenças na duração do potencial de ação resultam em uma onda T, com duração normal e polaridade ascendente. No painel central, a duração de ambos os potenciais de ação é prolongada, como a que pode ocorrer em resposta a um fármaco que bloqueia os canais de K^+, resultando em polaridade da onda T ascendente, porém em prolongamento do intervalo QT. No painel inferior, apenas um dos potenciais de ação está prolongado, resultando em inversão da onda T.

Vetores integrados

A ativação elétrica do coração é um processo complexo, que ocorre simultaneamente em três dimensões espaciais (vertical, horizontal e da frente para trás). A sequência de ativação – nó SA, átrios, nó AV, sistema His–Purkinje, ventrículos – é uniforme nas espécies, porém os padrões específicos de ativação podem diferir. Por exemplo, o sistema His–Purkinje está em grande parte restrito ao subendocárdio em espécies como cães, gatos, roedores e primatas, enquanto penetra mais profundamente nos equinos, ruminantes, suínos e aves. Em consequência, a ativação do ventrículo do cão ocorre, por exemplo, de endocárdio para o epicárdio, em comparação com a ativação do ventrículo do cavalo, em que a sequência de ativação é, em grande parte, inversa.

A ativação do coração pode ser representada por uma série de **vetores** em espaço tridimensional, cada um exibindo uma direção e magnitude. O ECG apresenta esses vetores, à medida

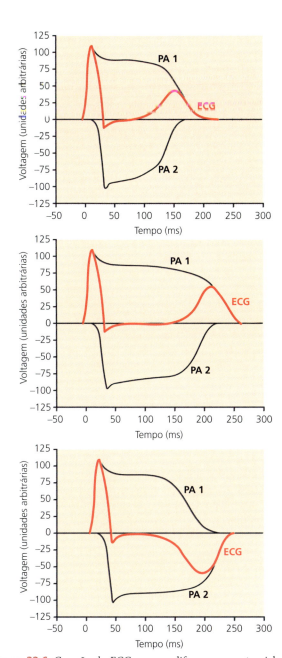

Figura 32.6 Geração do ECG como a diferença no potencial entre duas regiões do coração. A diferença no potencial da membrana é calculada pela adição do valor negativo de um potencial de ação (PA) ao outro. De Reece, W.O. (2004) *Dukes' Physiology of Domestic Animals*, 12th edn. Cornell University Press, Ithaca, NY. Reproduzida, com autorização, de Cornell University Press.

que se projetam em uma superfície bidimensional, representada no plano frontal pelo triângulo de Einthoven. Qualquer derivação ECG, ao registrar a diferença de potencial entre dois locais no tronco, captura a magnitude de determinado vetor, mas não a sua direção. Em consequência, as medidas fornecidas pelas derivações ECG consistem em quantidades escalares, e não vetoriais. Entretanto, o vetor cardíaco, representado pelo eixo elétrico médio, pode ser reconstruído usando registros de pelo menos três derivações ECG. Existem vários procedimentos que podem ser utilizados para essa reconstrução, dois dos quais são descritos aqui: o primeiro é mais acurado, porém o segundo é mais rápido, mais fácil e mais provável de ser usado clinicamente.

No primeiro método, utiliza-se o triângulo de Einthoven. O "centro de atividade elétrica" teórico é obtido traçando perpendiculares a partir dos pontos médios dos lados do triângulo equilátero, cujos lados representam as três derivações bipolares padrão de membros (Figura 32.7). Para encontrar o vetor QRS médio, a amplitude da onda R para cada derivação é representada graficamente ao longo de um lado do triângulo, na direção positiva a partir do ponto médio zero. Após a representação gráfica dos vetores para todas as três derivações, são traçadas perpendiculares a partir desses pontos. O eixo elétrico médio é encontrado ao ligar-se os dois pontos em que todas as três perpendiculares fazem intersecção com uma linha reta.

No segundo método, são utilizadas todas as seis derivações (Figura 32.7). A etapa inicial consiste em encontrar a derivação com amplitude efetiva de quase zero para o complexo QRS (em que uma amplitude efetiva de zero significa que a magnitude da deflexão QRS positiva é a mesma que a magnitude da deflexão QRS negativa). Pelas razões discutidas anteriormente (Figura 32.3), o eixo elétrico médio deve ter sido perpendicular a essa derivação. Uma vez identificada a derivação perpendicular, determina-se a polaridade do complexo QRS na derivação perpendicular. Em seguida, o eixo pode ser interpretado a partir do polo correspondente da derivação (Figura 32.7).

Por exemplo, se a amplitude efetiva do complexo QRS for próxima de zero na derivação aVL, o eixo elétrico será paralelo à derivação II. Se o complexo QRS for positivo na derivação II, o eixo será +60°, que se encontra dentro da faixa normal para a maioria das espécies. Se o vetor estiver entre 0 e −90°, existe um desvio do eixo para a esquerda, que pode ocorrer, por exemplo, na hipertrofia ventricular esquerda. Se o vetor estiver entre +90° e +180°, existe um desvio do eixo para a direita (dependendo da espécie), que pode acompanhar a hipertrofia ventricular direita.

Mecanismos das arritmias cardíacas

1. Quais são as principais classes de mecanismos celulares envolvidos no desenvolvimento das arritmias cardíacas?
2. Por que as arritmias cardíacas perturbam a função cardiovascular?
3. Quais são as diferentes classes de formação de impulso anormal?
4. De que maneira o automatismo normal aumentado difere do automatismo anormal?
5. De que maneira o automatismo difere da atividade deflagrada?
6. Quais são os diferentes tipos de atividade deflagrada e como são gerados?
7. Como se caracteriza o bloqueio de condução?
8. Quais são os principais determinantes do bloqueio de condução?
9. De que maneira o bloqueio de condução precipita a reentrada?
10. Quais são os pré-requisitos para a reentrada?

As **arritmias** cardíacas são definidas como variações do ritmo cardíaco a partir do ritmo sinusal normal. Essas variações podem representar respostas apropriadas a mudanças no estado do animal, como aumento da frequência cardíaca durante o exercício ou diminuição da frequência cardíaca durante o sono. Outras podem ser indesejáveis (p. ex., **fibrilação** ventricular) e exigem tratamento. Os mecanismos

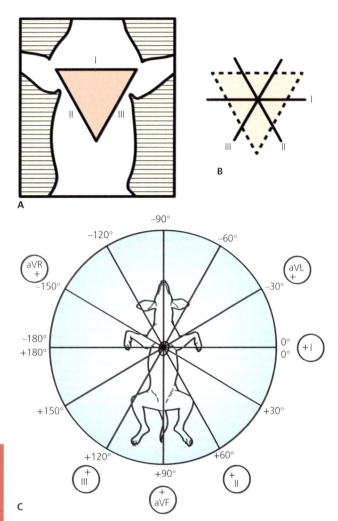

Figura 32.7 A. Diagrama esquemático do triângulo de Einthoven, formado pelas derivações I, II e III. **B.** Transposição dos três lados do triângulo de Einthoven para um ponto central comum de potencial zero. Diagrama do sistema de derivação hexaxial, formado pela superposição das três derivações de membros e das três derivações aumentadas, de modo que os pontos médios dos eixos das derivações coincidam. **C.** O sistema de derivações hexaxiais pode ser encerrado dentro de um círculo e usado para determinar a magnitude e a direção do eixo elétrico médio. De Reece, W.O. (2004) *Dukes' Physiology of Domestic Animals*, 12th edn. Cornell University Press, Ithaca, NY. Reproduzida, com autorização, de Cornell University Press.

subjacentes das arritmias cardíacas podem ser divididos em duas classes gerais: anormalidades da formação do impulso e anormalidades da propagação do impulso. As anormalidades na formação do impulso consistem em alterações da atividade de marca-passo normal e surgimento de marca-passos anormais, que podem competir com o nó SA para o controle do ritmo cardíaco. As anormalidades da propagação do impulso incluem bloqueio de impulsos dentro ou fora de várias regiões do coração e **excitação reentrante**, em que a ativação envolve um objeto anatômico ou funcional.

O desenvolvimento de marca-passos adicionais, bloqueio de condução ou excitação reentrante compromete a ativação normalmente sincrônica do coração. Em consequência, o débito cardíaco pode ser afetado de modo adverso. Se o débito cardíaco for reduzido o suficiente, ocorrerá queda da pressão arterial, o que inicialmente pode causar sintomas, como tontura (pré-síncope) e desmaio (síncope), e, nos casos mais graves, morte. Por conseguinte, indica-se o tratamento de determinadas arritmias cardíacas. Embora em muitos casos o mecanismo exato de determinada arritmia não possa ser estabelecido com certeza, o conhecimento do mecanismo possibilita uma abordagem terapêutica mais racional.

Além da descrição textual das arritmias cardíacas fornecida nas seções seguintes e dos exemplos de arritmias apresentados nas Figuras 32.8 a 32.15, pode-se assistir a uma excelente representação visual das arritmias cardíacas comuns no vídeo *Living Arrhythmias* (disponível em http://www.youtube.com/watch?v=TRJ2AfxVHsM).

Anormalidades da formação do impulso

Alteração do automatismo normal

A alteração do automatismo normal é uma característica fisiológica do nó SA, que possibilita ao coração adaptar o seu débito às demandas. Em circunstâncias de aumento das demandas, como, por exemplo, durante o exercício, o automatismo é aumentado. O automatismo normal aumentado, que se manifesta na forma de **taquicardia** sinusal (Figura 32.8), tipicamente está associado a estímulos fisiológicos que aumentam o tônus simpático e/ou diminuem o tônus parassimpático. Conforme discutido no Capítulo 31, tanto o tônus simpático aumentado quanto o tônus parassimpático reduzido aumentam a corrente de marca-passo no nó SA. A demanda diminuída, como a que ocorre tipicamente durante o sono, está associada a uma redução na frequência de descarga espontânea do nó SA, que se manifesta como **bradicardia** sinusal (Figura 32.8). O alentecimento da frequência de descarga do nó SA é causado por aumento do tônus parassimpático e/ou redução do tônus simpático. Alterações na frequência de descarga do nó SA também podem resultar de desvios da região marca-passo principal no complexo do marca-passo atrial direito, secundariamente a uma distribuição diferencial da inervação simpática e parassimpática dentro de diferentes regiões do complexo do marca-passo e/ou sensibilidades diferentes a neurotransmissores autônomos.

A modulação do automatismo do nó SA normal pelo sistema nervoso autônomo também pode contribuir para variações da frequência sinusal durante a respiração. A arritmia sinusal respiratória é causada principalmente pela diminuição do tônus vagal durante a inspiração, resultando em aceleração da frequência cardíaca, e pelo aumento do tônus vagal durante a expiração, levando a uma diminuição da frequência cardíaca. As alterações do tônus vagal são determinadas por aferentes do sistema nervoso central, em que o impulso inspiratório central inibe a condução do nervo vago para o nó SA, e de sensores periféricos ligados a quimiorreceptores e barorreceptores arteriais, reflexos intracardíacos e receptores de estiramento pulmonares.

Se o marca-passo do nó SA tornar-se quiescente ou se impulsos gerados pelo nó SA forem incapazes de ativar o miocárdio atrial circundante, mais marca-passos latentes lentamente despolarizantes no átrio, no nó atrioventricular (AV) ou no ventrículo podem assumir o controle do ritmo cardíaco. A função de apoio fornecida por marca-passos subsidiários é desejável, visto que ela assegura que a ativação ventricular seja mantida. O aumento do automatismo nos marca-passos subsidiários pode aumentar a frequência de descarga espontânea desses marca-passos, de modo que se aproxima mais estreitamente da frequência de descarga normal do nó SA.

Ritmo sinusal normal

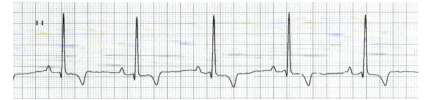

Bradicardia sinusal

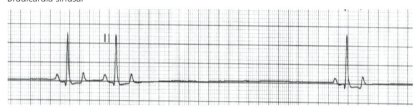

Taquicardia sinusal

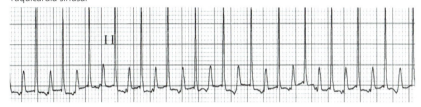

Figura 32.8 Ritmo sinusal normal, bradicardia sinusal e taquicardia sinusal em um cão. De Reece, W.O. (2004) *Dukes' Physiology of Domestic Animals*, 12th edn. Cornell University Press, Ithaca, NY. Reproduzida, com autorização, de Cornell University Press.

Todavia, o automatismo aumentado de marca-passos subsidiários, na presença contínua de automatismo normal do nó SA, pode não ser desejável. Por exemplo, a aceleração da frequência de descarga espontânea de marca-passos subsidiários pode ser precipitada por vários fármacos, certas formas de doença cardíaca ou alterações no tônus do sistema nervoso autônomo. Nessas circunstâncias, a emergência de atividade de marca-passos subsidiários não se justifica, e a competição entre a atividade de marca-passo normal no nó SA e a atividade de marca-passo acelerada que surge de um marca-passo subsidiário pode criar um ritmo cardíaco irregular (Figura 32.9).

Automatismo anormal

Em geral, as fibras de Purkinje cardíacas apresentam frequências de descargas espontâneas relativamente lentas, enquanto o músculo atrial e o músculo ventricular são quiescentes. A despolarização desses tecidos em consequência de determinadas formas de doença cardíaca induz uma atividade espontânea (Figura 32.10), cuja frequência aumenta com a despolarização crescente. O automatismo induzido por despolarização é mais facilmente suprimido por bloqueio dos canais de Ca^{2+} do que por bloqueio dos canais de sódio e é acelerado por agonistas beta-adrenérgicos. Nesse aspecto, o **automatismo anormal** nas fibras de Purkinje e no miocárdio atrial e ventricular assemelha-se ao automatismo normal no nó SA.

Atividade deflagrada

Em algumas formas de doença cardíaca, a fase de repolarização de um potencial de ação cardíaco pode ser interrompida ou seguida de outra fase de despolarização ou **pós-despolarização** (Figura 32.11). As pós-despolarizações que interrompem a repolarização são denominadas **pós-despolarizações precoces**

Complexos atriais prematuros

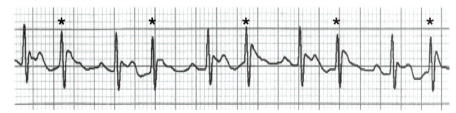

Complexo ventricular prematuro

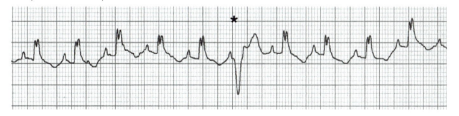

Figura 32.9 Complexos atriais e ventricular prematuros (indicados por asteriscos) em um gato. De Reece, W.O. (2004) *Dukes' Physiology of Domestic Animals*, 12th edn. Cornell University Press, Ithaca, NY. Reproduzida, com autorização, de Cornell University Press.

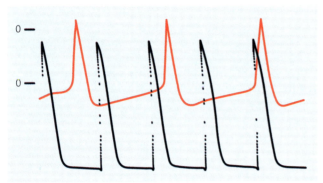

Figura 32.10 Automatismo anormal em ventrículo enfermo. O registro inferior é de miocárdio normal adjacente a uma região de miocárdio enfermo. O registro superior é da região enferma. Durante o ritmo em um comprimento constante do ciclo, a região normal gera potenciais de ação de resposta rápida de aspecto normal. Em contrapartida, a região anormal exibe uma despolarização diastólica lenta, que leva a potenciais de ação de resposta lenta automática. Reproduzida de Gilmour, R.F. Jr and Zipes, D.P. (1986) Abnormal automaticity and related phenomena. In: *The Heart and Cardiovascular System*, 2nd edn (eds H.A. Fozzard, E. Haber, R.B. Jennings, A.M. Katz and H.E. Morgan), pp. 1239–1257. Raven Press, New York.

(PDPs), enquanto as pós-despolarizações que seguem a repolarização são denominadas **pós-despolarizações tardias** (PDTs). Se a magnitude da pós-despolarização for grande o suficiente, o limiar para a ativação dos canais de Na⁺ ou de Ca²⁺ pode ser ultrapassado, resultando na geração de um potencial de ação. Esse potencial de ação é conhecido como resposta deflagrada, visto que não ocorre espontaneamente, porém é deflagrado pela pós-despolarização.

Pós-despolarizações precoces
As PDPs podem resultar de corrente de entrada aumentada ou de corrente de saída reduzida durante o platô do potencial de ação. O aumento da corrente de entrada pode ser mediado por correntes aumentadas de Ca²⁺ (I_{Ca}), de sódio (I_{Na}) ou de troca de Na/Ca ($I_{Na/Ca}$). Embora se espere que os canais de Na⁺ e de Ca²⁺ estejam inativados no final da fase de platô, quando as PDP mais comumente se desenvolvem, uma pequena fração dos canais não é inativada. Em consequência, observa-se a persistência de uma corrente de entrada durante o platô. A magnitude da corrente é pequena; contudo, até mesmo uma pequena corrente (I, em que $V = IR$) pode produzir alterações significativas no potencial de membrana (V) durante o platô, visto que a resistência da membrana (R) durante essa fase do potencial de ação é alta (não há abertura de muitos canais). Se a despolarização causada pela corrente de entrada do platô for suficiente, pode ocorrer ativação de I_{Ca} ou de I_{Na}, iniciando respostas deflagradas.

As PDPs também podem resultar, indiretamente, de uma redução na corrente de saída. Se a redução da corrente de saída não for uniforme em todo o potencial de ação ou se coincidir com a ativação de uma corrente de entrada particular, a corrente final pode se tornar uma corrente de entrada, produzindo despolarização discreta. De modo alternativo, a redução da corrente de saída pode simplesmente prolongar a duração do potencial de ação e, portanto, fornecer tempo suficiente para a recuperação e a reabertura subsequente das correntes de entrada. A indução de PDPs secundárias a uma redução da corrente de saída ocorre durante a exposição a determinados fármacos (p. ex., quinidina e antiarrítmicos do tipo III) e na presença de ambiente iônico extracelular anormal, incluindo hipopotassemia, hipocalcemia e acidose. Além disso, uma redução da corrente de saída em determinados estados patológicos, como a hipertrofia e algumas variantes da síndrome do QT longo, pode predispor ao desenvolvimento de PDPs.

O desenvolvimento de PDPs habitualmente ocorre na presença de frequência cardíaca lenta ou arritmia sinusal pronunciada, em que um período de ritmo sinusal normal pode ser interrompido por uma pausa longa. As PDPs e a atividade deflagrada associada são facilitadas pela bradicardia ou pausas no ritmo sinusal, visto que as frequências cardíacas lentas provocam prolongamento da duração do potencial de ação, em consequência de declínio mais completo de I_{Kr} e de I_{Ks} entre os potenciais de ação, e de redução da corrente de saída relacionada com a frequência, gerada pela bomba de Na⁺/K⁺.

Pós-despolarizações tardias
O desenvolvimento de PDT tipicamente está associado à exposição de um miócito cardíaco a concentrações de Ca²⁺ intracelular ($[Ca^{2+}]_i$), mais altas do que o normal, como as que podem ocorrer em ambientes que promovem o influxo de Ca²⁺ (p. ex., níveis tóxicos de digitálicos, hipercalcemia e estimulação simpática intensa). Se a velocidade de influxo de Ca²⁺ for mais rápida do que a sua velocidade de efluxo, a reserva de sequestro do Ca²⁺ do retículo sarcoplasmático torna-se saturada. Em consequência, a $[Ca^{2+}]_i$ citosólica aumenta, o que, por sua vez, ativa uma corrente de entrada transitória (I_{ti}) dependente de Ca²⁺, conduzida principalmente por íons sódio, ou aumenta a troca de Ca²⁺ intracelular por Na⁺ extracelular por meio do trocador de Na⁺/Ca²⁺. Em ambos os casos, a entrada de sódio despolariza a célula, o que pode levar à geração de uma resposta deflagrada (Figura 32.11).

Diferentemente da indução das PDP, a iniciação das PDT é facilitada por um ritmo rápido. O aumento do número de potenciais de ação aumenta a entrada de Ca²⁺ por meio de I_{Ca} e diminui o tempo disponível para a expulsão do Ca²⁺. Ambos os efeitos promovem um aumento da $[Ca^{2+}]_i$. Esse processo pode

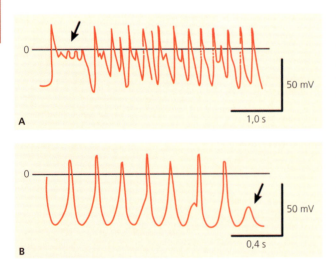

Figura 32.11 Exemplos de despolarizações (**A**) precoce e (**B**) tardia (nas setas) no miocárdio de rato enfermo. De Reece, W.O. (2004) *Dukes' Physiology of Domestic Animals*, 12th edn. Cornell University Press, Ithaca, NY. Reproduzida, com autorização, de Cornell University Press.

tornar-se autossustentável, em que PDT resulta em resposta deflagrada, e a entrada de Ca^{2+} durante o platô da resposta deflagrada resulta em outra PDT.

Anormalidades da propagação do impulso

Bloqueio de condução

A propagação ordenada da ativação por todo o coração fundamenta-se no fato de que cada célula está no estado de repouso no momento em que ela é ativada. As células que ainda são refratárias em virtude de ativação prévia não irão responder a outro influxo. Em consequência, a propagação do potencial de ação falha no tecido refratário, produzindo bloqueio de condução. Nas células com potencial de repouso da membrana normal, a duração do período refratário é determinada pela duração do potencial de ação, pelas razões apresentadas no Capítulo 31. Entretanto, nas células que foram despolarizadas por um processo patológico, o período refratário pode ultrapassar a repolarização, levando a uma refratariedade "pós-repolarização". Esta última é causada pela inativação persistente dos canais de sódio em potenciais de membrana menos negativos do que o potencial de repouso da membrana normal.

O bloqueio de impulsos constitui geralmente um fenômeno anormal no coração, com exceção do nó AV, em que o bloqueio parcial de ritmos atriais rápidos pode ser protetor. Para a caracterização clínica da gravidade do bloqueio de condução, é conveniente descrever o grau de comprometimento da condução. A Figura 32.12 fornece uma ilustração dos diferentes graus de bloqueio de condução, conforme ocorrem no nó AV. O bloqueio de condução de primeiro grau na verdade não é um bloqueio propriamente dito, porém um prolongamento dos tempos de ativação, refletindo a condução lenta entre duas regiões do coração. O bloqueio de condução de segundo grau é um bloqueio intermitente, enquanto o bloqueio de condução de terceiro grau constitui um bloqueio persistente ou completo.

O bloqueio de condução também pode ser caracterizado por ser unidirecional ou bidirecional. Por exemplo, se houver falha na condução dos átrios para os ventrículos através do nó AV (condução anterógrada), a condução dos ventrículos para os átrios (condução retrógrada) mesmo assim ainda é possível, e o bloqueio de condução é unidirecional, ao passo que, se houver falha na condução tanto anterógrada quando retrógrada, o bloqueio de condução será bidirecional. As consequências funcionais do bloqueio de condução unidirecional e bidirecional para o desenvolvimento de determinadas formas de reentrada são discutidas na próxima seção.

Reentrada nodal

A reentrada nodal é provavelmente responsável pela maioria das taquiarritmias que comportam risco à vida e que ocorrem clinicamente. A reentrada tem sido estudada extensamente, e foram identificadas várias formas. O conceito mais respeitável de reentrada é o da reentrada em movimento de círculo. As características essenciais desse tipo de reentrada consistem em bloqueio de condução unidirecional em um ramo de uma rede de condução ramificada, condução lenta ao redor de um grande obstáculo anatômico e excitação repetida da região do tecido previamente bloqueada. No exemplo fornecido na Figura 32.13, um impulso que emerge da parte superior do diagrama propaga-se ao longo da via direita, porém é bloqueado na via esquerda, que apresenta período refratário mais longo, talvez em consequência de algum tipo de doença cardíaca. O impulso na via direita propaga-se ao redor de um obstáculo anatômico, que pode ser constituído por uma região de tecido necrótico ou um óstio valvar. Se o tempo levado para circum-navegar o obstáculo for longo suficiente, o

Bloqueio AV de primeiro grau

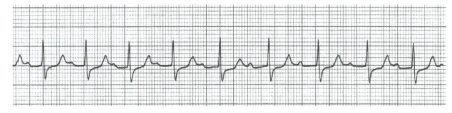

Bloqueio AV de segundo grau

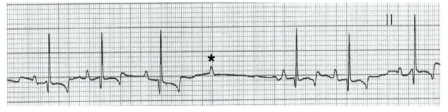

Bloqueio AV de terceiro grau

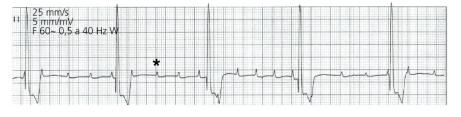

Figura 32.12 Bloqueio AV de primeiro grau, segundo grau e terceiro grau em um cão. Observe o prolongamento do intervalo PR durante o bloqueio de primeiro grau. Durante o bloqueio de segundo grau, uma das ondas P é bloqueada (asterisco), ao passo que, no bloqueio de terceiro grau, todas as ondas P são bloqueadas (uma das quais está indicada pelo asterisco). A ativação do ventrículo foi mantida nesse animal com um marca-passo ventricular (observe o estímulo artefato que precede cada complexo QRS). De Reece, W.O. (2004) *Dukes' Physiology of Domestic Animals*, 12th edn. Cornell University Press, Ithaca, NY. Reproduzida, com autorização, de Cornell University Press.

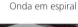
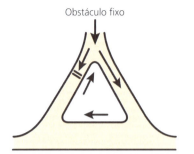
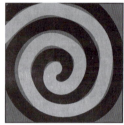

Figura 32.13 Diagramas esquemáticos da reentrada em movimento de círculo ao redor de um obstáculo fixo (*à esquerda*) e reentrada em onda espiral (*à direita*). De Reece, W.O. (2004) *Dukes' Physiology of Domestic Animals*, 12th edn. Cornell University Press, Ithaca, NY. Reproduzida, com autorização, de Cornell University Press.

período refratário da região previamente bloqueada terá expirado antes da chegada do impulso. Em consequência, o impulso pode ser então propagado de modo retrógrado através da região e iniciar uma excitação circular autossustentável do circuito.

Uma vez iniciado, o padrão reentrante de excitação pode tornar-se autossustentável, se o impulso continuar a girar ao redor do circuito. Nessas circunstâncias, o circuito reentrante gera ondas de ativação semelhantes a cata-vento, que competem para a ativação do ventrículo com frentes de onda iniciadas pelo nó SA. Com frequência, o resultado consiste em um ritmo irregular rápido que reduz o tempo de enchimento e rompe a ativação sincrônica normal, comprometendo, assim, o débito cardíaco.

Um grande obstáculo e uma condução lenta ao redor do circuito são necessários para a manutenção da reentrada; de outro modo, a frente de onda de ativação pode colidir com o tecido refratário e ser interrompida (a cabeça "alcança" a "cauda"). No coração normal, existem poucos obstáculos, se houver algum, que sejam grandes o suficiente para sustentar um circuito reentrante, e tampouco a condução é normalmente muito lenta em qualquer parte do coração, exceto no nó AV. Por conseguinte, a reentrada tipicamente ocorre apenas em corações que sofreram lesão. Nessas circunstâncias, as regiões do coração que estão necróticas ou permanentemente não excitáveis podem contribuir para a formação de um obstáculo. Além disso, a lesão miocárdica pode tornar as células parcialmente despolarizadas, e, nesse caso, os canais de Na^+ são permanentemente inativados, e as células devem, portanto, depender da corrente de Ca^{2+} lenta para a sua excitação. A lesão também pode comprometer a condutância das junções comunicantes e a condução lenta por esse mecanismo.

Aquisições mais recentes para os mecanismos potenciais de excitação reentrante no coração consistem em reentrada em círculo e reentrada em onda espiral. A onda espiral é uma frente de onda de excitação curvada, que gira ao redor de um núcleo de células não excitáveis (ver Figura 32.13). Entretanto, o núcleo não deve consistir em tecido lesionado. Com efeito, pode ser uma região de células normalmente excitáveis que temporariamente se tornaram não excitáveis, em consequência de uma curvatura extrema da frente de onda. Esse fenômeno reflete o processo discutido no Capítulo 31, em que uma célula excitada libera corrente para a sua vizinha não excitada e eleva essa célula até o limiar, o que é típico de uma onda plana normal. Entretanto, se a frente de onda tiver uma curvatura, a célula localizada na ponta da frente de onda irá dispersar a corrente para várias células, e o resultado pode consistir na possibilidade de corrente insuficiente liberada em qualquer célula para elevá-la até o limiar. A despolarização sustentada do núcleo e a consequente inativação dos canais de Na^+ também podem contribuir para a não excitabilidade.

Assim como um ciclone pode mover-se desordenadamente ao longo do solo, as ondas espirais podem serpentear pelo coração, criando os padrões de ativação irregulares que caracterizam determinadas taquiarritmias, como taquicardia e fibrilação atriais e ventriculares (Figuras 32.14 e 32.15) (ver também a seção de filmes em http://thevirtualheart.org). Além disso, em circunstâncias apropriadas, uma única onda espiral pode desintegrar-se em muitas ondas pequenas. De modo semelhante, um único circuito de reentrada em movimento de círculo pode

Taquicardia supraventricular

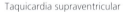
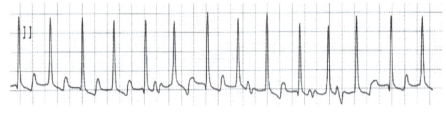

Taquicardia ventricular

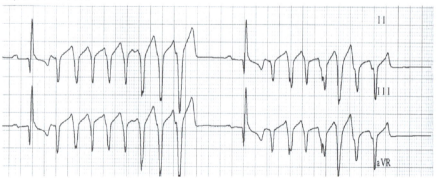

Figura 32.14 Taquicardia supraventricular e ventricular no cão. Durante a taquicardia supraventricular, os complexos QRS permanecem verticais e estreitos, indicando que a sequência de ativação ventricular está normal. Durante a taquicardia ventricular, os complexos QRS têm a sua polaridade invertida e duração prolongada, refletindo uma sequência anormal de ativação ventricular. De Reece, W.O. (2004) *Dukes' Physiology of Domestic Animals*, 12th edn. Cornell University Press, Ithaca, NY. Reproduzida, com autorização, de Cornell University Press.

Fibrilação atrial

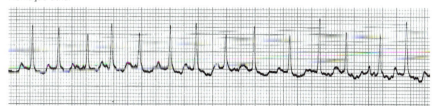

Fibrilação ventricular

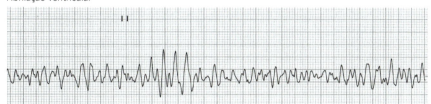

Figura 32.15 Fibrilação atrial em um gato e fibrilação ventricular em um cão. Durante a fibrilação atrial, os intervalos entre os complexos QRS não exibem um padrão discernível. De Reece, W.O. (2004) *Dukes' Physiology of Domestic Animals*, 12th edn. Cornell University Press, Ithaca, NY. Reproduzida, com autorização, de Cornell University Press.

fragmentar-se e gerar múltiplas ondas pequenas. Foi proposto que a transformação de uma única onda espiral ou circuito de reentrada em muitas ondas ou circuitos menores está na base da transição da taquicardia ventricular para a fibrilação ventricular.

Autoavaliação

As respostas encontram-se no final do capítulo.

1 Defina e explique os efeitos da hiperpotassemia e da hipopotassemia sobre o intervalo QT do ECG.

2 Defina e explique os efeitos da hipercalcemia e da hipocalcemia sobre o intervalo QT do ECG.
Para as questões 1 e 2, convém lembrar que a duração do intervalo QT é determinada pela duração do potencial de ação ventricular. Por conseguinte, alterações no intervalo QT podem ser previstas, em grande parte, com base em mudanças na duração do potencial de ação.

3 Seu paciente é um cão Dinamarquês idoso que vem apresentando fibrilação atrial crônica de etiologia desconhecida nesses últimos 6 meses. Em repouso, a frequência ventricular é bastante regular, de aproximadamente 160 bpm. O proprietário está preocupado porque o animal recentemente parece ter tontura quando corre ou fica excitado.
   A Como pode a frequência ventricular ser razoavelmente regular quando os átrios estão fibrilando?
   B Qual é o motivo mais provável para a pré-síncope (tontura) do animal?

4 Você foi solicitado a avaliar um novo fármaco, que pode (ou não) bloquear ambos os canais de Ca^{2+} e de Na^+. Após a administração do fármaco a um animal, que alterações podem ser esperadas nos parâmetros ECG (p. ex., intervalo P–P, intervalo PR, duração do QRS, intervalo QT) se o fármaco bloqueou:
   A Os canais de Ca^{2+}
   B Os canais de Na^+

5 A doença de Addison pode ser acompanhada de retenção excessiva de potássio. Em consequência, os níveis sanguíneos de potássio podem estar elevados (hiperpotassemia). Descreva e forneça os mecanismos para os possíveis efeitos da hiperpotassemia sobre os seguintes aspectos da atividade elétrica do músculo ventricular.

   A Potencial de repouso da membrana
   B A amplitude da fase 0 do potencial de ação
   C Velocidade de condução

Leitura sugerida

Cherry, E.M., Fenton, F.H. and Gilmour, R.F. Jr (2012) Mechanisms of ventricular arrhythmias: a dynamical systems-based perspective. *American Journal of Physiology* 302:H2451–H2463.

Fox, P.R., Sisson, D. and Moïse, N.S. (1999) *Textbook of Canine and Feline Cardiology*, 2nd edn, pp. 67–106, 291–306. W.B. Saunders, Philadelphia.

Tilley, L.P. (1992) *Essentials of Canine and Feline Electrocardiography*, 3rd edn. Lea & Febiger, Philadelphia.

Zipes, D.P. (2011) Genesis of cardiac arrhythmias. In: *Braunwald's Heart Disease*, 9th edn (eds R.O. Bonow, D.L. Mann, D.P. Zipes and P. Libby), pp. 548–592. W.B. Saunders, Philadelphia.

Respostas

1 Uma observação aparentemente anômala (e, com frequência, confusa) é o fato de que, quando a concentração extracelular de K^+ está aumentada, a duração do potencial de ação diminui, ao passo que, quando a concentração de K^+ extracelular está diminuída, a duração do potencial de ação aumenta. O que se esperaria é que a força propulsora aumentada para o efluxo de K^+ criada pela hipopotassemia aumentasse a corrente de saída de K^+ e, portanto, causasse uma redução na duração do potencial de ação. Os efeitos opostos poderiam ser esperados com a hiperpotassemia. De fato, o aumento da corrente de saída durante a hipopotassemia e a diminuição da corrente de saída durante a hiperpotassemia aplicam-se ao fluxo de corrente por meio do retificador tardio. Entretanto, a duração do potencial de ação também é determinada pelo retificador de entrada, e, conforme discutido no capítulo, o canal retificador de entrada é regulado pela concentração de K^+ extracelular. Por conseguinte, durante a hipopotassemia, o efluxo de K^+ por meio do retificador de entrada está reduzido, levando a um prolongamento da duração do potencial de ação, enquanto o efluxo de K^+ durante a hiperpotassemia está aumentado (apesar da força propulsora reduzida), e a duração do potencial de ação está encurtada. O prolongamento ou a redução da duração do potencial de ação refletem-se por um alongamento ou encurtamento, respectivamente, do intervalo QT no ECG de superfície.

2 Outra observação aparentemente anômala (e, com frequência, confusa) é o fato de que, quando a concentração extracelular de Ca^{2+} está aumentada, a duração do potencial de ação diminui, ao passo que, quando o Ca^{2+} extracelular está diminuído, a duração do potencial de ação aumenta. Neste caso também, seria esperado que o aumento da força propulsora para o influxo de Ca^{2+} criado pela hipercalcemia aumentasse a corrente de entrada de Ca^{2+}, prolongando, assim, a duração do potencial de ação (corrente mais despolarizante durante o platô do potencial de ação). Por outro lado, a diminuição da força propulsora criada pela hipocalcemia encurtaria a duração do potencial de ação. Entretanto, o Ca^{2+} extracelular, além de atuar como carreador de carga para a corrente de Ca^{2+}, também regula a condutância do retificador tardio. A hipercalcemia aumenta o retificador tardio (por meio de um mecanismo desconhecido), o que diminui a duração do potencial de ação, enquanto a hipocalcemia tem o efeito oposto. Por conseguinte, a hipercalcemia é acompanhada de encurtamento do intervalo QT, e a hipocalcemia, de seu prolongamento.

Embora a relação entre a concentração sérica de Ca^{2+} e a duração do potencial de ação possa parecer um tanto complicada, pode-se racionalizar a utilidade desse tipo de relação do ponto de vista fisiológico, segundo o qual, durante a hipocalcemia, a geração de força contrátil tende a diminuir, em consequência de uma redução da corrente de Ca^{2+} e consequente redução na concentração de Ca^{2+} intracelular. O prolongamento da duração do potencial de ação durante a hipocalcemia aumenta o período durante o qual há um fluxo de corrente de Ca^{2+}, compensando parcialmente a magnitude reduzida da corrente de Ca^{2+} em qualquer momento específico. Por outro lado, durante a hipercalcemia, existe probabilidade de um influxo excessivo de Ca^{2+} e geração de arritmias secundárias à "sobrecarga de Ca^{2+}" (por mecanismos bastante complexos que não serão considerados aqui). A redução da duração do potencial de ação e do tempo durante o qual a corrente de Ca^{2+} flui tenderia a compensar o potencial da sobrecarga de Ca^{2+}.

3 A. O ventrículo é protegido da ativação rápida durante a fibrilação atrial, visto que o nó AV dependente de resposta lenta não pode conduzir com rapidez suficiente para transmitir a ativação atrial para o ventrículo.

B. A excitação é tipicamente acompanhada de aumento no tônus simpático e redução no tônus parassimpático. Ambos tenderiam a aumentar a corrente de Ca^{2+} nas células do nó AV e, portanto, aumentar a velocidade de condução através do nó AV. Se for permitida a passagem de mais impulsos dos átrios para os ventrículos, a frequência ventricular irá se tornar mais rápida e irregular, o que poderia reduzir o tempo de enchimento. A diminuição na pré-carga pode reduzir o débito cardíaco e a pressão arterial até um ponto em que o suprimento sanguíneo para o cérebro torna-se comprometido.

4. A. *Intervalo P–P*: aumento. O intervalo P–P é determinado pela frequência de descarga do nó sinusal, um tecido de resposta lenta (dependente dos canais de Ca^{2+}). A corrente de Ca^{2+} diminuída reduz a inclinação da despolarização de fase 4. Em consequência, é necessário mais tempo para alcançar o limiar.

Intervalo PR: aumento. O intervalo PR é determinado pela velocidade de condução através do nó AV, um tecido de resposta lenta. O bloqueio dos canais de Ca^{2+} diminui a velocidade ascendente e a amplitude do potencial de ação e, portanto, reduz a velocidade de condução.

Duração do QRS: sem alteração. A duração do QRS é determinada pela velocidade de condução através do músculo ventricular, um tecido de resposta rápida (dependente dos canais de Na^+).

Intervalo QT: diminuição. O intervalo QT é determinado pela duração dos potenciais de ação no músculo ventricular. Esta última é determinada, em grande parte, por um equilíbrio entre as correntes de Ca^{2+} e de K^+. A corrente de entrada de Ca^{2+} diminuída desloca o equilíbrio entre a corrente de entrada e a corrente de saída para a corrente de saída, o que acelera a repolarização. Todavia, a diminuição esperada do intervalo QT é tipicamente compensada pelo aumento do intervalo QT que acompanha uma redução na frequência cardíaca (ver alterações no intervalo P–P, anteriormente).

4. B. *Intervalo P–P*: sem alteração. O intervalo P–P é determinado pela frequência de descarga do nó sinusal, um tecido de resposta lenta (dependente dos canais de Ca^{2+}).

Intervalo PR: sem alteração. O intervalo PR é determinado pela velocidade de condução através do nó AV, um tecido de resposta lenta.

Duração do QRS: aumento. A duração do QRS é determinada pela velocidade de condução através do músculo ventricular, um tecido de resposta rápida (dependente dos canais de Na^+). O bloqueio dos canais de Na^+ irá reduzir a velocidade ascendente e a amplitude do potencial de ação, diminuindo, assim, a velocidade de condução.

Intervalo QT: sem alteração. O intervalo QT é determinado pela duração dos potenciais de ação no músculo ventricular. Esta última é determinada, em grande parte, por um equilíbrio entre as correntes de Ca^{2+} e de K^+.

5 A. A hiperpotassemia diminui (torna menos negativo) o potencial de repouso da membrana ao reduzir o gradiente químico para o efluxo de K^+. Menor efluxo de carga positiva corresponde a retenção de carga positiva pela célula.

B. A redução do potencial de repouso da membrana produz inativação persistente dos canais de Na^+. Se houver disponibilidade de menos canais de Na^+ para transportar a corrente, o potencial de membrana não irá se tornar tão despolarizado durante a fase 0. Além disso, como a amplitude do potencial de ação é definida como a diferença entre o potencial de repouso da membrana e a voltagem máxima alcançada durante a ascensão, a redução do potencial de repouso da membrana diminui necessariamente a amplitude do potencial de ação.

C. Se a corrente de Na^+ estiver reduzida, a amplitude do potencial de ação e a velocidade ascendente da fase 0 serão reduzidas. Por conseguinte, o potencial de ação irá se propagar mais lentamente para compensar o potencial de sobrecarga de Ca^{2+}.

Atividade Mecânica do Coração

Dean H. Riedesel

O coração como uma bomba, 315
  Contração-excitação e o sistema de membrana das células cardíacas, 315
  Acoplamento excitação-contração, 315
  Mecânica muscular, 316
  Definições e considerações gerais, 318
  Padrões de esvaziamento ventricular, 319
Eventos de pressão e volume do ciclo cardíaco, 320

Visão geral do ciclo cardíaco, 320
  Diagrama de Wiggers, 321
  Diagrama de pressão-volume ventricular, 324
  Curvas de função ventricular, 324
  Cinco fatores principais que influenciam o desempenho ventricular, 325
Determinação do débito cardíaco, 326
Autoavaliação, 327

O coração como uma bomba

1. Se o volume sistólico de cão saudável é de 20 mℓ, e a frequência de 100 bpm, qual seria o débito cardíaco em litros por minuto?
2. Qual a origem do cálcio para iniciar a contração do músculo miocárdio?
3. Se o volume do ventrículo direito de um cão no final da diástole é de 45 mℓ, e o volume no final da sístole é de 18 mℓ, qual é o volume sistólico desse cão?
4. Qual seria a fração de ejeção do cão descrito na questão 3?
5. Desenhe um corte transversal dos ventrículos de mamíferos no plano frontal e indique o septo, as paredes livres dos ventrículos direito e esquerdo e as câmaras dos ventrículos direito e esquerdo.

O coração é uma incrível bomba que, no transcorrer da vida de um animal, executa uma enorme quantidade de trabalho em condições extremamente variáveis. Embora o coração seja funcionalmente independente, o seu desempenho é consideravelmente influenciado por fatores humorais e neurais. Todas as células miocárdicas sofrem contração a cada batimento cardíaco, porém a força de cada contração celular depende do **acoplamento excitação-contração** e do **comprimento do sarcômero**. Este capítulo descreve os mecanismos intrínsecos que afetam a atividade das células miocárdicas, o ciclo cardíaco (contração e relaxamento) utilizando o diagrama clássico de Wiggers para representar vários eventos e pressões com o decorrer do tempo, e a alça de pressão-volume. Embora os exemplos utilizem, em sua maioria, o átrio esquerdo, o ventrículo esquerdo e a aorta, os mesmos princípios se aplicam ao átrio direito, ao ventrículo direito e à artéria pulmonar.

Contração-excitação e o sistema de membrana das células cardíacas

À semelhança de todas as células excitáveis, a excitação é mediada nas células miocárdicas pela despolarização das membranas celulares (sarcolemas). A partir do sarcolema, o processo excitatório distribui-se, por meio dos discos intercalares, para as células adjacentes e pelo sistema de túbulos transversos em toda a espessura da célula. Os discos intercalares, juntamente com as junções comunicantes de baixa resistência elétrica, possibilitam a rápida transmissão dos impulsos despolarizantes de uma célula para a célula adjacente. A rede de túbulos transversos estende o compartimento extracelular para todos os níveis da célula miocárdica, encurtando a distância de difusão do exterior da célula para estruturas existentes no seu interior. A despolarização e a repolarização do sarcolema ocorrem em íntima associação com estruturas intracelulares.

Acoplamento excitação-contração

O cálcio iônico constitui a ligação entre a excitação e a contração. O Ca^{2+} do líquido extracelular entra na célula e também é liberado de locais intracelulares durante o platô do potencial de ação (Figura 33.1). O sarcolema regula a difusão de cálcio para dentro da célula por meio da abertura e do fechamento dos canais de Ca^{2+} dependentes de voltagem (L-Ca^{2+}), visto que a despolarização altera o potencial elétrico transmembrana.

Há evidências da existência de dois reservatórios diferentes de Ca^{2+} na célula miocárdica: (i) um sítio de ligação do cálcio nos túbulos longitudinais do **retículo sarcoplasmático**, e (ii) um local de armazenamento de Ca^{2+} nas cisternas terminais do retículo sarcoplasmático. Em resposta ao potencial de ação, o Ca^{2+} do espaço extracelular entra na célula através do sarcolema. Esse Ca^{2+} liga-se a um receptor presente nas cisternas do retículo sarcoplasmático e resulta na liberação maciça de Ca^{2+} de armazenamento e em contração dos miofilamentos (sístole). A contração termina quando os túbulos longitudinais do retículo sarcoplasmático acumulam o Ca^{2+}, removendo-o do local de interação com as proteínas contráteis.

Como o evento contrátil depende da presença de íons Ca^{2+}, o relaxamento depende, portanto, de sua remoção. Quando os íons Ca^{2+} são removidos da área dos miofilamentos, a formação de pontes cruzadas entre a actina e a miosina cessa, e o sarcômero volta a assumir o seu comprimento em repouso. Por conseguinte, o retículo sarcoplasmático, com a sua capacidade de ligação, transporte e sequestro do Ca^{2+} em um sítio inativo, é considerado o sistema subcelular que inicia a contração, regula a tensão e realiza o relaxamento.

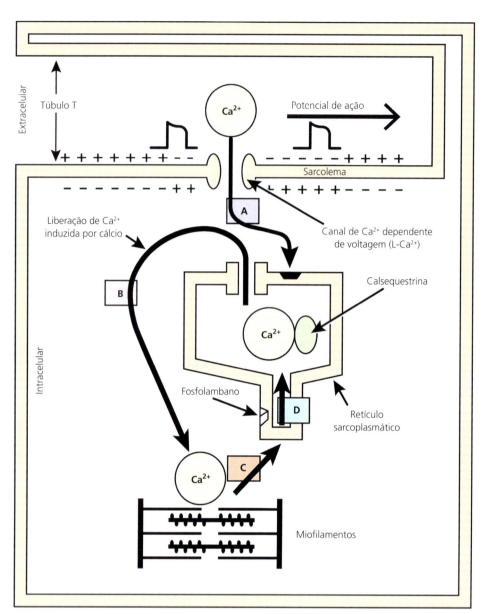

Figura 33.1 Diagrama do acoplamento excitação-contração no miocárdio. O potencial de ação propaga-se na célula por meio dos túbulos T. Durante a fase de platô do potencial de ação, ocorre abertura dos canais de Ca^{2+} dependentes de voltagem, e o Ca^{2+} extracelular entra na célula (*A*). Essa pequena quantidade de Ca^{2+} desencadeia a liberação de uma grande quantidade de cálcio do retículo sarcoplasmático (*B*). O Ca^{2+} liberado difunde-se para o citosol, liga-se à troponina e resulta em contração miocárdica (*C*). Quando a liberação de Ca^{2+} induzida pelo potencial de ação cessa, os níveis de Ca^{2+} no citosol diminuem, devido à captação pelo retículo sarcoplasmático (*D*). As bombas de íons do sarcolema são ativadas e removem o Ca^{2+} do citosol para dentro do espaço extracelular. O fosfolambano* é uma pequena proteína que acelera a captação de Ca^{2+} pelas cisternas do retículo sarcoplasmático. De Reece, W.O. (2004) *Dukes' Physiology of Domestic Animals*, 12th edn. Cornell University Press, Ithaca, NY. Reproduzida, com autorização, de Cornell University Press. *N.R.T.: Essa proteína pentamérica transmembrana constitui importante substrato para a PKA (proteinoquinase dependente de cAMP) na fibra miocárdica.

Mecânica muscular

O estudo de um segmento isolado do músculo cardíaco pode ajudar a compreender a resposta do coração como um todo a mudanças na pressão arterial (**pós-carga**), ao retorno do sangue venoso (**pré-carga**) e à contratilidade miocárdica (**estado inotrópico**). Os conceitos e técnicas usados são os de A.V. Hill, que foram desenvolvidos para analisar o músculo esquelético. Dois tipos de contração muscular são utilizados: a contração **isométrica** (*iso,* constante ou igual; *métrica,* comprimento) e a contração **isotônica** (com força ou carga constante). A força da contração e a velocidade de encurtamento são medidas em condições de carga variáveis do músculo isolado. A força e a velocidade estão inversamente relacionadas; por conseguinte, na ausência de carga, a força é insignificante, enquanto a velocidade é máxima. No outro extremo, as contrações isométricas desenvolvem uma força máxima, enquanto a velocidade de contração é nula.

Modelo de três componentes do músculo

O modelo original para o músculo esquelético proposto por Hill (Figura 33.2) consiste em um **elemento contrátil** (EC), um elemento elástico em série (ES) e um elemento elástico em paralelo (EP). Os elementos elásticos não têm nenhuma correspondência

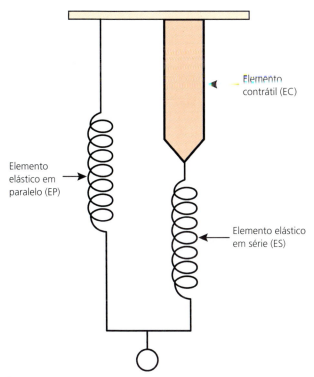

Figura 33.2 Modelo de A.V. Hill para o músculo. O elemento elástico em série (ES) situa-se entre o elemento contrátil (EC) e as extremidades do músculo. O estiramento do ES no início de uma contração muscular (EC) retarda o desenvolvimento de tensão nas extremidades do músculo. De Reece, W.O. (2004) *Dukes' Physiology of Domestic Animals,* 12th edn. Cornell University Press, Ithaca, NY. Reproduzida, com autorização, de Cornell University Press.

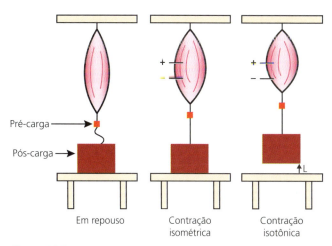

Figura 33.3 Arranjo experimental usado para estudar a mecânica de um músculo isolado (p. ex., músculo papilar do coração). A pré-carga distende a fibra muscular, e, consequentemente, os sarcômeros a um certo comprimento pré-contração. Em seguida, o músculo é eletricamente estimulado para se contrair. Ocorrem contrações isométricas quando o músculo não consegue levantar a pós-carga. A relação entre a pré-carga e a quantidade de força isométrica é usada para estabelecer o diagrama comprimento-tensão. A relação entre pré-carga, pós-carga e velocidade de levantamento ($\Delta l/\Delta t$) da pós-carga durante a contração isotônica é usada para efetuar a curva de força-velocidade. De Reece, W.O. (2004) *Dukes' Physiology of Domestic Animals,* 12th edn. Cornell University Press, Ithaca, NY. Reproduzida, com autorização, de Cornell University Press.

anatômica. O músculo atua como se os elementos elásticos existissem como mostra o modelo. Como o EP não desempenha nenhum papel na contração muscular, ele não é considerado nessa discussão.

A Figura 33.3 mostra o arranjo utilizado para estudar a mecânica muscular no músculo papilar isolado do ventrículo direito de um gato. A energia mecânica produzida pela contração do músculo cardíaco ou do músculo esquelético é uma função do comprimento de seu sarcômero imediatamente antes da contração. A pré-carga é o termo usado para referir-se ao peso fixado para distender o músculo até o seu comprimento e tensão antes da contração. No ventrículo intacto, a pré-carga é análoga a fatores que determinam o volume diastólico final. Em seguida, acrescenta-se um peso adicional à pré-carga; no sistema representado no diagrama, esse peso adicional, a pós-carga, não tem nenhum efeito sobre o músculo até que seja estimulado e inicie o seu encurtamento. No coração, a pressão aórtica contra a qual o ventrículo esquerdo se contrai para elevar a pressão e ejetar o sangue aproxima-se da pós-carga. Em seu conjunto, a pré-carga e a pós-carga formam a carga total ou peso total contra o qual o músculo se contrai quando estimulado.

Quando o músculo é estimulado, ocorre acoplamento excitação-contração, e o EC é capaz de se encurtar e desenvolver força. O elemento ES (ver Figura 33.2) tem as propriedades de uma mola contra a qual o EC se contrai. Em consequência, o estado ativo do EC é traduzido em desenvolvimento de força mecânica ou encurtamento somente depois de algum retardo. O tempo de ocorrência da contração depende das propriedades contráteis do EC, da duração do estado ativo e das propriedades elásticas do elemento ES. Durante uma contração isométrica (ver Figura 33.3), o músculo não pode se encurtar, e a pós-carga não é levantada. A Figura 33.3 também ilustra uma contração isotônica, em que a força contrátil distende o elemento ES a ponto de que a sua tensão elástica fique igual à carga, com levantamento da pós-carga a uma distância L.

Diagrama de comprimento-tensão

Tanto no músculo cardíaco quanto no músculo esquelético, a força de uma contração isométrica depende do comprimento inicial do músculo (ver Figura 30.12). Em condições normais, os ventrículos operam no segmento ascendente da curva de comprimento-tensão, de modo que qualquer aumento no enchimento do ventrículo irá aumentar a força da contração e, portanto, o volume de sangue bombeado por batimento. Essa relação no coração foi descrita pela primeira vez por Otto Frank, em 1895, e posteriormente elaborada por Ernest Starling, em 1918, razão pela qual é conhecida como relação (mecanismo) de Frank-Starling ou **lei de Starling** do coração.

Curva força-velocidade

Se um músculo isolado sofrer contração isotônica contra várias cargas totais (pré-carga e pós-carga), e o início ou a velocidade inicial de contração ($\Delta l/\Delta t$) for representada como função da carga (P), pode-se elaborar uma curva força-velocidade (Figura 33.4). Quando a pré-carga e, portanto, o comprimento muscular inicial são mantidos constantes, observa-se uma relação inversa a velocidade e força. A carga em que o músculo não pode se encurtar e em que a sua velocidade é nula

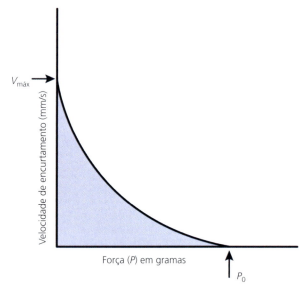

Figura 33.4 Curva força-velocidade de um músculo papilar isolado com pré-carga constante e pós-cargas variáveis. A velocidade (mm/s) de encurtamento é determinada pela medida da rapidez com que o músculo levanta a pós-carga durante o estágio inicial da contração. P_0, a carga máxima que o músculo pode levantar; $V_{máx}$, a velocidade máxima teórica determinada pela extrapolação dos pontos experimentais para uma carga zero. De Reece, W.O. (2004) *Dukes' Physiology of Domestic Animals,* 12th edn. Cornell University Press, Ithaca, NY. Reproduzida, com autorização, de Cornell University Press.

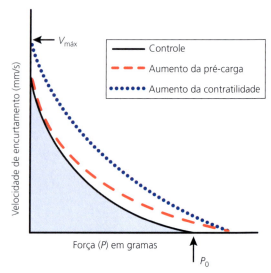

Figura 33.5 O aumento da pré-carga na curva-velocidade não altera a $V_{máx}$, porém aumenta a P_0. O aumento da contratilidade ou estado inotrópico do músculo aumenta tanto a $V_{máx}$ quanto a P_0. De Reece, W.O. (2004) *Dukes' Physiology of Domestic Animals,* 12th edn. Cornell University Press, Ithaca, NY. Reproduzida, com autorização, de Cornell University Press.

é designada como P_0 na abscissa; isso representa a força isométrica máxima. Se a curva for extrapolada até a sua intercepção com a ordenada (*i. e.*, a velocidade na carga zero), obtém-se a velocidade máxima de encurtamento ($V_{máx}$). A força e a velocidade estão inversamente relacionadas. Quando a carga é nula, a velocidade é máxima, e, quando a carga é máxima (contração isométrica), a velocidade é zero (ver Figura 33.4). A relação se altera quando a pré-carga e, consequentemente, o comprimento inicial do músculo se modificam. Quando o comprimento inicial do músculo (pré-carga) é aumentado, ocorre uma mudança na força máxima desenvolvida (P_0), sem alteração na velocidade máxima de encurtamento (Figura 33.5). No coração intacto, essa relação variável é sinônimo do mecanismo de Frank-Starling, em que se observa um aumento do volume sistólico (*i. e.*, força da contração) com maiores volumes diastólicos finais ventriculares.

A relação entre força (*i. e.*, carga) e velocidade do músculo cardíaco varia com mudanças inerentes no mecanismo de contração, incluindo a propriedade conhecida como contratilidade ou estado inotrópico. Os agentes inotrópicos, como a norepinefrina, o cálcio e determinados fármacos (p. ex., pimobendana),[1] aumenta a contratilidade do coração. Esses agentes provocam contração mais rápida do músculo cardíaco em qualquer carga determinada e contração mais forte com uma carga isométrica (ver Figura 33.5). O fato de que a $V_{máx}$ não se modifica com o estiramento do músculo, porém sofre alteração durante o inotropismo, levou a seu uso como índice de contratilidade miocárdica.

Em resumo, a aplicação desses experimentos no músculo papilar ao coração em funcionamento é importante. Por exemplo, a resposta comprimento-tensão do músculo papilar é a mesma que a relação entre o volume do coração antes da contração (volume diastólico final) e a força da contração, isto é, lei de Starling do coração. A pós-carga usada nos experimentos em músculo papilar afeta o comprimento de encurtamento do músculo. O músculo papilar submetido a uma pré-carga constante irá progressivamente sofrer menos encurtamento, visto que a pós-carga é aumentada. Essa observação pode ser aplicada ao coração, visto que a pós-carga pode ser considerada semelhante à pressão na aorta contra a qual o ventrículo esquerdo deve ejetar o sangue. O coração irá ejetar menos sangue quando houver aumento da pressão aórtica, assim como o músculo papilar sofre menos encurtamento com o aumento da pós-carga. A diminuição da pós-carga do ventrículo esquerdo constitui uma possível opção de tratamento para aumentar o volume de sangue ejetado a cada contração do ventrículo (volume sistólico).

Definições e considerações gerais

O débito dos ventrículos direito e esquerdo por batimento é aproximadamente igual e é denominado **volume sistólico** (VS). O VS de qualquer ventrículo multiplicado pela frequência cardíaca fornece o **débito cardíaco** (DC). Por exemplo, a quantidade de sangue ejetada por cada batimento (VS) do ventrículo esquerdo em um cão mestiço de 20 kg é de cerca de 20 mℓ, o que fornece um DC de 2,0 ℓ/min quando a frequência cardíaca é de 100 bpm. Um volume igual de sangue é ejetado no mesmo período pelo ventrículo direito. O volume sistólico e o débito cardíaco são sempre expressos em termos de um ventrículo e, portanto, representam a quantidade de sangue que flui consecutivamente através dos pulmões e para

---

[1] N.R.T.: Medicamento usado em medicina veterinária, especialmente em cães portadores de insuficiência cardíaca congestiva. Ele é um inibidor da fosfodiesterase 3 (PDE3) resultando, portanto, em efeito inotrópico positivo e vasodilatação (Summerfield *et al.*, J Vet Intern Med 26(6): 1337-1349, 2012; DeFrancesco, Vet Clin North Am Small Anim Pract 43(4): 817-842, 2013).

os vasos sistêmicos durante o mesmo período. Se a frequência cardíaca de nosso cão hipotético é, em média, de 100 bpm durante 24 h, a quantidade de sangue que circula durante esse período será de 2.880 ℓ.

Para comparar o débito cardíaco em animais de diferentes tamanhos, o valor geralmente é expresso em termos de peso corporal (kg), área de superfície (m²) ou peso metabólico (kg^{0,75}) e é designado como índice cardíaco. Por exemplo, o índice cardíaco de um equino de 450 kg em repouso é de cerca de 72 a 88 mℓ/min por kg, ao passo que, em um cão de 20 kg, é de 155 a 175 mℓ/min por kg. No cão, uma fórmula para a área de superfície é a seguinte:

$$\text{Área de superfície (m}^2\text{)} = [10,1 \times \text{peso (g)}^{0,67}] \times 10^{-4}$$

em que 10,1 é uma constante. Utilizando essa equação para um cão de 20 kg, a área de superfície seria de 0,77 m², e o índice cardíaco, de 4.000 a 4.500 mℓ/min por m² ou 4,0 a 4,5 ℓ/min por m².

Escalas matemáticas têm sido usadas para estimar o débito cardíaco de animais com vários pesos corporais. À semelhança de muitas variáveis biológicas, o débito cardíaco não se modifica linearmente com o peso corporal, porém é logarítmico. Existe um certo desacordo sobre qual função exponencial é mais apropriada para calcular o débito cardíaco em função da massa corporal. Entretanto, foi demonstrado que, para caninos, equinos, vacas, seres humanos e outras espécies, o débito cardíaco está relacionado de modo linear com o peso corporal, elevado à potência de 0,78 a 0,81, por exemplo:

$$DC (\ell/\text{min}) = 0,187 \times \text{peso corporal (kg)}^{0,81}$$

Nesse aspecto, a relação entre massa corporal e função cardiovascular nas aves difere daquela dos mamíferos de tamanho semelhante. As aves apresentam corações relativamente maiores e frequências cardíacas mais baixas.[2]

Verificou-se que o débito cardíaco e o metabolismo estão correlacionados e apresentam expoentes logarítmicos semelhantes. De fato, a necessidade total de oxigênio dos tecidos, que reflete o metabolismo ou a troca de energia global, constitui o principal determinante do débito cardíaco em todos os animais. Como a necessidade de oxigênio dos tecidos constitui o determinante básico do débito cardíaco, o volume (conteúdo) de oxigênio transportado por unidade de sangue e a porcentagem de extração pelos tecidos (diferença de oxigênio arteriovenosa) determinam o verdadeiro débito cardíaco necessário para atender às necessidades dos tecidos. O conteúdo de oxigênio do sangue depende da concentração de hemoglobina e de sua saturação de oxigênio. A extração tecidual de oxigênio depende do gradiente de pressão parcial de oxigênio entre o plasma e o tecido, da área de superfície capilar disponível para a troca e da duração de exposição do sangue a essa superfície. Em espécies que não são mamíferos, esses fatores tornam-se cada vez mais significativos na determinação do débito cardíaco. Por conseguinte, nos peixes ou nos crustáceos, cujo sangue tem baixa capacidade de transporte de oxigênio, uma velocidade mais alta de fluxo precisa ser mantida. De modo semelhante, nos mamíferos, quando a capacidade de

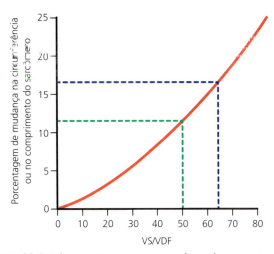

Figura 33.6 Relação entre a porcentagem de mudança na circunferência da parede média ou comprimento do sarcômero e a fração de ejeção ventricular (VS/VDF) para o ventrículo esquerdo. De Reece, W.O. (2004) *Dukes' Physiology of Domestic Animals,* 12th edn. Cornell University Press, Ithaca, NY. Reproduzida, com autorização, de Cornell University Press.

transporte de oxigênio encontra-se reduzida (conforme observado na anemia grave), o débito cardíaco precisa aumentar. Nos humanos e em outros mamíferos, a razão entre o débito cardíaco ($\dot{Q}$) e a captação de oxigênio ($\dot{V}O_2$) é de aproximadamente 20:1 (p. ex., para um cão de 20 kg, $\dot{Q}/\dot{V}O_2$ = 2.000 mℓ/100 mℓ). Na presença de anemia, essa relação aumenta, visto que o fluxo sanguíneo (débito cardíaco) está elevado para transportar a quantidade necessária de oxigênio.

O volume sistólico, isto é, o débito por batimento, é a diferença entre o **volume diastólico final** (VDF) ventricular e o **volume sistólico final** (VSF) ventricular. Foi demonstrado que a razão VS/VDF (**fração de ejeção**) é muito constante em mamíferos, cujo tamanho varia desde o rato até o cavalo. Essa constância da função cardíaca ao longo de uma ampla diferença de tamanhos é explicada com base nas características do sarcômero. Na Figura 33.6, a porcentagem de mudança na circunferência da parede média ventricular (*i. e.*, comprimento do sarcômero) é representada graficamente em relação à fração de ejeção (VS/VDF). As linhas tracejadas representam as frações de ejeção normais na faixa relatada de 50 a 65%, indicando que o ventrículo não se esvazia por completo durante a sístole. Isso exigiria um encurtamento do sarcômero de 12 a 17%, que corresponde bem aos valores previstos. Por conseguinte, as características dos sarcômeros, que são uniformes em corações de diferentes tamanhos, explicariam a ejeção ventricular e se aplicariam a corações de qualquer tamanho.

Padrões de esvaziamento ventricular

As medições diretas de mudanças nas dimensões ventriculares em cães não anestesiados indicam que o ventrículo esquerdo assemelha-se a um cilindro, com ápice em formato de cone. A sístole do ventrículo esquerdo envolve principalmente o espessamento das paredes e a redução do diâmetro transverso do lúmen. Ocorrem relativamente pouca rotação ou encurtamento do eixo longitudinal. Tudo isso deve ser esperado, visto que a maior parte das fibras é de disposição circular.

---
[2]N.R.T.: Excetuando os beija-flores. (Bishop, Philos Trans R Soc Lond B Biol Sci, 352: 447-456, 1997) à semelhança dos morcegos nectarívoros (Suarez *et al.*, J Exp Biol 214: 172-178, 2011).

Por outro lado, a ejeção de sangue pelo ventrículo direito pode ser realizada de três maneiras.

- O encurtamento longitudinal da câmara (*i. e.*, movimento do ápice em direção à base) é o movimento visível mais óbvio. Esse movimento pode ser esperado, visto que as camadas interna e externa de músculo espiral que compõem o ventrículo direito estão orientadas em um ângulo de cerca de 90° uma em relação à outra. A contração simultânea dessas duas camadas de músculo espiral produz um movimento de encurtamento ao longo do eixo longitudinal
- Ocorre uma ação semelhante a um fole, em consequência do formato em crescente da câmara ventricular direita (Figura 33.7), com uma parede do septo convexa e uma parede livre ou lateral côncava. Durante a contração, a parede lateral move-se em direção à superfície convexa do septo, operando como um fole; como os lados do ventrículo ou fole são grandes em comparação com o espaço envolvido, um movimento leve da parede lateral em direção ao septo causaria o deslocamento de um grande volume de sangue
- A contração do ventrículo esquerdo aumenta a curvatura do septo, tracionando a parede lateral do ventrículo direito fixada em direção ao septo e contribuindo para a ação de fole. A possibilidade de constituir um poderoso mecanismo é sustentada pela observação de que a ejeção do ventrículo direito pode ser mantida quando ocorre destruição quase completa da parede livre do ventrículo direito por meio de cauterização no cão ou oclusão coronariana nos seres humanos.

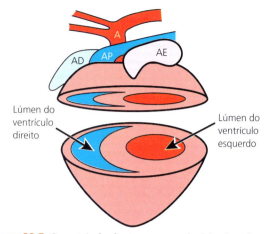

Figura 33.7 O ventrículo direito tem parede delgada e formato em crescente. O ventrículo esquerdo tem parede espessa e formato circular. AD, átrio direito; AE, átrio esquerdo; AP, artéria pulmonar; A, aorta. De Reece, W.O. (2004) *Dukes' Physiology of Domestic Animals,* 12th edn. Cornell University Press, Ithaca, NY. Reproduzida, com autorização, de Cornell University Press.

Eventos de pressão e volume do ciclo cardíaco

1. Desenhe uma onda de pressão ventricular, de modo que corresponda à sincronização do ECG.
2. Coloque unidades de pressão (mmHg) sobre a curva ventricular.
3. Qual a diferença entre as curvas de pressão ventricular direita e esquerda?
4. Desenhe uma onda de pressão da artéria que recebe sangue do ventrículo esquerdo.
5. Coloque unidades (mmHg) na onda de pressão arterial.
6. Que válvula está vazando se for auscultado um sopro sistólico?

Visão geral do ciclo cardíaco

A contração (**sístole**) e o relaxamento (**diástole**) das várias câmaras do coração resultam nas alterações de pressão e nos movimentos das valvas característicos que compreendem o **ciclo cardíaco**. O ciclo se repete a cada batimento cardíaco e inclui a sístole (contração isovolumétrica, ejeção), a diástole (relaxamento isovolumétrico e enchimento) e, em seguida, de novo a sístole. Os ciclos dos ventrículos direito e esquerdo são basicamente idênticos, exceto pelas pressões máximas. O ventrículo direito habitualmente só alcança pressões sistólicas máximas de 20 a 40 mmHg, enquanto o ventrículo esquerdo desenvolve pressões de 100 a 160 mmHg no animal em repouso.

Por ser uma bomba, o coração ejeta sangue com energia cinética, em virtude da energia potencial (pressão) desenvolvida em suas câmaras. A contração e o relaxamento repetidos do coração são conhecidos como ciclo cardíaco e podem ser divididos em fases ou estágios (ver Figura 33.8). O ponto de referência para o ciclo é o eletrocardiograma (ECG). A **onda P** corresponde à despolarização atrial, o **complexo QRS**, à despolarização ventricular, e a **onda T**, à repolarização ventricular.

A pressão no ventrículo esquerdo (VE) durante a diástole (relaxamento) é muito baixa, e, basicamente, o átrio esquerdo (AE) e o VE terão a mesma pressão nesse ponto do ciclo cardíaco (Figura 33.9). Depois da onda P do ECG, os átrios irão se contrair, e o aumento resultante do volume sanguíneo adicionado ao VE irá elevar ligeiramente a pressão. Depois do complexo QRS, os ventrículos se contraem, e a pressão no lúmen do VE aumenta rapidamente. Tão logo a pressão do VE ultrapasse a pressão do AE, a **valva AV** esquerda se fecha, com produção da **primeira bulha cardíaca** (B_1) ou "lub" (do "lub-dub"). Quando a pressão no VE ultrapassa a da aorta, a **válvula semilunar** (valva da aorta) se abre, e o sangue é ejetado do ventrículo. O volume de sangue ejetado expande a aorta, causando elevação da pressão. Na Figura 33.9, as pressões no VE e na aorta são representadas graficamente de modo simultâneo, utilizando a mesma escala. Observe as pressões praticamente idênticas no VE e na aorta durante a sístole. Próximo ao final da sístole, o músculo ventricular se repolariza, produzindo a onda T no ECG. À medida que o ventrículo relaxa (diástole), a pressão no VE diminui abaixo da pressão aórtica, e o sangue na aorta flui de modo retrógrado por um curto período de tempo até o fechamento da válvula semilunar, produzindo uma pequena oscilação ou incisura (**incisura dicrótica**) no traçado da pressão aórtica. O fechamento da válvula semilunar produz vibrações audíveis da **segunda bulha cardíaca** (B_2) ou "dub" (do "lub-dub"). Com o fechamento da válvula semilunar, o sangue ejetado na aorta é aprisionado e só pode fluir da aorta de alta pressão para os tecidos periféricos. Por conseguinte, a pressão aórtica diminui lentamente durante a diástole e nunca alcança os baixos valores encontrados nos ventrículos. A pressão máxima na aorta é denominada pressão sistólica, e a pressão mais baixa, pressão diastólica. Quando a pressão do VE diminui para um nível abaixo daquele do AE, a valva AV esquerda se abre, e os ventrículos começam a se encher, dando início a um novo ciclo cardíaco.

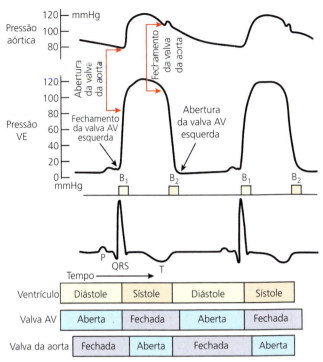

Figura 33.8 Diagrama de um ECG e da pressão no ventrículo esquerdo (VE) e na aorta. As escalas de pressão para a aorta e para o ventrículo esquerdo são idênticas. A pressão diastólica no ventrículo aproxima-se de zero enquanto ele se enche. Após a abertura da valva da aorta, a pressão na aorta e a do ventrículo esquerdo são quase idênticas. Após o fechamento da valva da aorta, a pressão na aorta diminui lentamente, à medida que o sangue drena através dos tecidos do corpo. B_1, bulha cardíaca; B_2, segunda bulha cardíaca; AV, atrioventricular. De Reece, W.O. (2004) *Dukes' Physiology of Domestic Animals*, 12th edn. Cornell University Press, Ithaca, NY. Reproduzida, com autorização, de Cornell University Press.

Diagrama de Wiggers

Em 1949, Carl Wiggers descreveu o ciclo cardíaco em fases, e a compreensão do diagrama de Wiggers é essencial para todos aqueles que precisam reconhecer a ação de bombeamento do coração. As fases e os eventos que ocorrem nas câmaras estão correlacionados com a abertura e o fechamento das válvulas semilunares e valvas AV, com as pressões ventricular esquerda e aórtica e com o ECG (Figura 33.10 e Tabela 33.1). As fases do ciclo cardíaco são as seguintes:

- *Contração isovolumétrica.* No início da contração ventricular, a pressão no lúmen é essencialmente igual àquela dos átrios, e as valvas AV flutuam quase em aposição. O complexo QRS significa despolarização ventricular e segue a onda P por um intervalo de tempo (intervalo PR) necessário para que o impulso atravesse o sistema de condução e alcance as células do músculo ventricular. Por ocasião do pico da onda R no ECG, a contração ventricular começa. Tão logo a pressão ventricular exceda a pressão atrial, as valvas AV se fecham. Isso marca o final da diástole e o início da sístole. Tanto as valvas AV quanto as válvulas semilunares estão agora fechadas, e os ventrículos estão se contraindo ao redor do sangue contido, que não é compressível. Durante essa fase do ciclo cardíaco, o volume dos ventrículos não se modifica, e ocorre rápida elevação da pressão. Essa fase termina, e a próxima

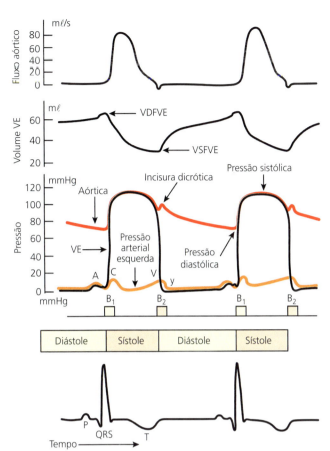

Figura 33.9 As pressões aórtica e ventricular esquerda foram superpostas, e a pressão do átrio esquerdo é mostrada, assim como a representação do volume do ventrículo esquerdo (VE). O volume ventricular modifica-se rapidamente no início da sístole (fase de ejeção rápida) e no início da diástole (fase de enchimento rápido). VDFVE, volume diastólico final do ventrículo esquerdo; VSFVE, volume sistólico final do ventrículo esquerdo; A, C, V, ondas de pressão no átrio. De Reece, W.O. (2004) *Dukes' Physiology of Domestic Animals*, 12th edn. Cornell University Press, Ithaca, NY. Reproduzida, com autorização, de Cornell University Press.

começa no momento em que a pressão ventricular excede a pressão aórtica ou pulmonar. As válvulas semilunares então se abrem, e o sangue é acelerado para dentro das grandes artérias (aorta e pulmonar).

- *Ejeção máxima.* O período de ejeção máxima começa com a abertura das válvulas semilunares e dura até o pico da curva de pressão arterial. Cerca de 75% do sangue ejetado durante a sístole flui durante esse período, e o fluxo na aorta (e na artéria pulmonar) excede o escoamento nas artérias periféricas, causando elevação da pressão. Durante esse período de sístole, a pressão aórtica é ultrapassada pela pressão ventricular esquerda, e o sangue é acelerado em uma velocidade máxima de 1 a 2 m/s.
- *Ejeção reduzida.* À medida que o escoamento periférico alcança o equilíbrio com a ejeção ventricular nas grandes artérias, a curva de pressão alcança o seu ponto máximo. Este é o início da fase de ejeção reduzida, e o escoamento de sangue começa a ultrapassar a taxa de ejeção, causando redução das pressões. Faz sentido que a pressão nos ventrículos ultrapasse a dos grandes vasos durante toda a sístole. Entretanto, a pressão no ventrículo só excede aquela dos grandes vasos durante a primeira metade da sístole, quando a maior

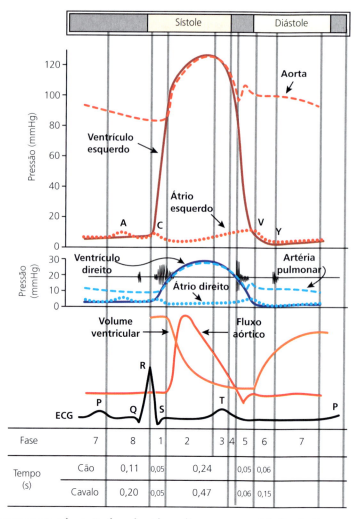

Figura 33.10 Diagrama de Wiggers mostrando as oito fases do ciclo cardíaco para os ventrículos direito e esquerdo. O tempo indica a duração aproximada das fases em cão e cavalo em repouso normal. A duração da fase 7 não é mostrada, visto que varia de acordo com a frequência cardíaca. O fonocardiograma, mostrado na parte média do diagrama com as ondas de pressão do lado direito do coração, exibe quatro bulhas cardíacas, da esquerda para a direita: quarta bulha cardíaca (B_4), primeira (B_1), segunda (B_2) e terceira (B_3). De Reece, W.O. (2004) *Dukes' Physiology of Domestic Animals,* 12th edn. Cornell University Press, Ithaca, NY. Reproduzida, com autorização, de Cornell University Press.

Tabela 33.1 Fases do ciclo cardíaco.

Fase	Número*	Eventos no início	Principais eventos durante o ciclo	Eventos no final
Contração isovolumétrica	1	Início da contração ventricular	Fechamento das valvas atrioventriculares (AV), rápida elevação da pressão intraventricular, sem alteração do volume	Abertura das válvulas semilunares
Ejeção máxima	2	Abertura das válvulas semilunares	Efluxo rápido de sangue dos ventrículos	Pico da pressão intraventricular
Ejeção reduzida	3	Pico da pressão intraventricular	Declínio do efluxo de sangue dos ventrículos	Início do relaxamento ventricular
Protodiástole	4	Início do relaxamento ventricular	Diminuição rápida da pressão intraventricular	Fechamento das válvulas semilunares
Relaxamento isovolumétrico	5	Fechamento das válvulas semilunares	Relaxamento ventricular continuado, rápido declínio da pressão intraventricular, sem alteração do volume	Abertura das valvas AV
Enchimento rápido	6	Abertura das valvas AV	Fluxo rápido de sangue dos átrios para os ventrículos	Velocidade de enchimento diminuída
Diástase	7	Velocidade lenta do fluxo dos átrios para os ventrículos	Enchimento lento continuado dos ventrículos	Início da contração atrial
Sístole atrial	8	Início da contração atrial	Fluxo aumentado dos átrios para os ventrículos	Término da contração atrial e início da contração ventricular

*Os números correspondem àqueles da Figura 33.10.
Fonte: Reece, W.O. (2004) *Dukes' Physiology of Domestic Animals,* 12th edn. Cornell University Press, Ithaca, NY. Reproduzida, com autorização, de Cornell University Press.

parte do sangue é ejetada. Durante a segunda metade da sístole, a pressão nos grandes vasos ultrapassa a do ventrículo, embora o sangue ainda esteja fluindo para fora do ventrículo. Esse paradoxo ocorre em virtude da redução do impulso e da energia cinética do sangue à medida que ele deixa o ventrículo. O baixo impulso do sangue durante a fase de ejeção lenta do ventrículo e a conversão da energia cinética do sangue em energia potencial na aorta produzem a reversão do gradiente de pressão.

- *Protodiástole.* A protodiástole marca o início do relaxamento ventricular e constitui um ponto sobre a curva de pressão ventricular cuja identificação é frequentemente difícil. A pressão no ventrículo continua caindo abaixo daquela na aorta e na artéria pulmonar. Ocorre um breve fluxo retrógrado, fechando as válvulas semilunares. Isso marca o final da protodiástole e o início da fase seguinte. O volume de sangue que permanece no ventrículo no final de uma contração é o VSF (Figura 33.11, ver também ponto 6, mais adiante). Cada ventrículo tem um VSF, isto é, VSF do ventrículo esquerdo (VSFVE) e VSF do ventrículo direito (VSFVD). A diferença entre o VDF e o VSF é o VS:

Volume sistólico do ventrículo esquerdo (VSVE) = VDFVE − VSFVE

O VSF não é zero, e a quantidade normal de sangue ejetado (bombeado) por cada batimento cardíaco é de cerca de 50 a 65%.

- *Relaxamento isovolumétrico.* A onda T significa repolarização ventricular e relaxamento muscular. Isso caracteriza o final da sístole ventricular e o início da diástole. O curto período de inversão do fluxo sanguíneo nos grandes vasos, à medida que ocorre relaxamento dos ventrículos, fecha as válvulas semilunares e produz a incisura dicrótica sobre a onda de pressão nos grandes vasos. As válvulas semilunares impedem o extravasamento de sangue de volta aos ventrículos, à medida que a pressão ventricular cai para valores muito baixos. Como os ventrículos são câmaras fechadas, o relaxamento miocárdico resulta em uma acentuada queda da pressão intraventricular, porém sem alteração no volume ventricular. Essa fase, com rápido declínio da pressão ventricular e nenhum fluxo sanguíneo para dentro ou para fora dos ventrículos, constitui o relaxamento isovolumétrico. As pressões na aorta e na artéria pulmonar declinam durante a diástole, à medida que o sangue flui através dos tecidos.

- *Enchimento rápido.* Começando com a abertura das valvas AV, o volume ventricular aumenta, à medida que o sangue acumulado nos átrios, sob pressão crescente, flui rapidamente para dentro do ventrículo relaxado. O volume de sangue em cada átrio é ligeiramente maior que o do ventrículo correspondente, proporcionando, assim, um reservatório de sangue suficiente para encher por completo o ventrículo em cada batimento. O final dessa fase não é bem definido, visto que ela se funde com a próxima. Na transição entre esta fase e a fase seguinte, a terceira bulha cardíaca (B_3) habitualmente inaudível pode ser registrada no fonocardiograma.

- *Redução do enchimento (diástase).* Trata-se de um período de enchimento mais lento, durante o qual o sangue continua fluindo para ambos os átrios e ventrículos, como em uma câmara comum. O seu término é marcado pelo início da sístole atrial.

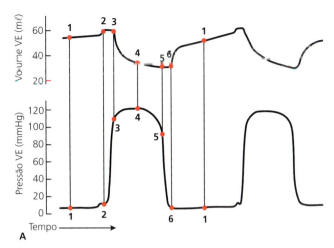

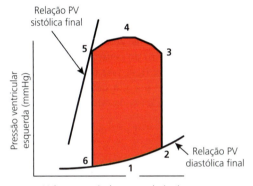

Figura 33.11 A. Os traçados do volume e da pressão do ventrículo esquerdo (VE) são obtidos do diagrama de Wiggers. Os pontos de 1 a 6 são valores obtidos simultaneamente durante o ciclo cardíaco para desenvolver o painel B. **B.** A alça de pressão-volume (PV) é obtida a partir do diagrama de Wiggers, e cada volta em sentido anti-horário é um ciclo cardíaco. Os pontos de 1 a 6 ocorrem em sequência, à medida que as fases se desenvolvem. Ponto 1, durante o enchimento ventricular; 2, quando a valva mitral se fecha, e a pressão começa a aumentar no VE; 3, a valva da aórtica abre-se no final da fase isovolumétrica; 4, pressão máxima ou sistólica do ventrículo; 5, fechamento da valva aórtica, final da ejeção e início do relaxamento ventricular; 6, final do relaxamento isovolumétrico, abertura da valva mitral e início do enchimento ventricular. A curva criada pelos pontos 6, 1 e 2 é denominada relação PV diastólica final. A inclinação dessa linha indica a complacência do ventrículo. Mudanças na complacência em decorrência de doença podem exercer efeitos profundos sobre o enchimento do ventrículo. A linha da relação PV sistólica final é determinada pela contratilidade do coração. O volume sistólico pode ser calculado a partir do diagrama, subtraindo o volume sistólico final (pontos 5 e 6) do volume diastólico final (pontos 2 e 3). De Reece, W.O. (2004) *Dukes' Physiology of Domestic Animals,* 12th edn. Cornell University Press, Ithaca, NY. Reproduzida, com autorização, de Cornell University Press.

- *Sístole atrial.* No coração normal, o impulso inicial para um batimento cardíaco origina-se no nó SA e propaga-se rapidamente para os dois átrios. Os átrios despolarizam, produzindo a onda P no ECG e começam a se contrair logo após a despolarização. O músculo na parede atrial está basicamente organizado de modo circular, de modo que o volume de sangue nos átrios diminui a cada contração. Os ventrículos estão relaxados quando os átrios sofrem contração, e o sangue entra no ventrículo em virtude do gradiente de pressão. A contração atrial apresenta apenas um pequeno aumento no volume e pressão ventriculares. Essa fase termina no início da contração isovolumétrica ventricular, completando o ciclo cardíaco.

Ondas de pressão atrial (ondas A, C e V)

As pressões nos átrios (ver Figura 33.9) são baixas, em comparação com aquelas nas artérias, porém existem várias ondas características. No final da fase 7, os ventrículos habitualmente estão cheios de sangue, e a contração atrial eleva a pressão (onda A), acrescentando ainda um pouco mais de volume ao ventrículo, imediatamente antes de sua contração. A onda C de pressão atrial deve-se à saliência das valvas AV para dentro do átrio, à medida que cada ventrículo aumenta a pressão intraluminal durante a fase 1 do ciclo cardíaco. Enquanto os ventrículos se contraem, o sangue das veias retorna aos átrios, e a pressão atrial eleva-se continuamente até o final do período de relaxamento isovolumétrico dos ventrículos, formando a onda V. Quando a pressão ventricular cai abaixo da pressão atrial, e as valvas AV se abrem, o sangue acumulado flui rapidamente para dentro do ventrículo. O período de rápido enchimento ventricular (i. e., fase 6 ou enchimento diastólico precoce) caracteriza-se por um declínio contínuo da pressão atrial, produzindo a descida da onda V (indicada por "y" nas Figuras 33.9 e 33.10).

Contração atrial

A importância dinâmica da contração atrial sobre o enchimento ventricular tem sido muito debatida. Foi observado que animais com fibrilação atrial, que não exibem contração coordenada funcional dos átrios, mantêm um débito cardíaco razoável, a não ser que a frequência de contração ventricular por minuto exceda os valores normais. Todavia, os átrios não estão totalmente desprovidos de benefício para os animais, visto que, em cães com frequências cardíacas rápidas, 20 a 30% do enchimento ventricular podem ser atribuídos à contração atrial. Além disso, a contração e o relaxamento atriais são fundamentais na produção do fechamento normal das valvas AV.

Pressões da aorta e da artéria pulmonar

A pressão aórtica em todo o ciclo cardíaco é uniformemente mais alta do que a pressão na artéria pulmonar. Nos cães, a pressão sistólica máxima na aorta é de cerca de 100 a 125 mmHg, ou seja, aproximadamente cinco vezes mais alta do que a pressão correspondente de 20 a 25 mmHg na artéria pulmonar. As pressões diastólicas finais relativas são de 80 mmHg na aorta e de 10 mmHg na artéria pulmonar; as pressões de pulso relativas (pressão de pulso = pressão sistólica – pressão diastólica) são de 40 mmHg e 15 mmHg, respectivamente. A pressão diastólica em ambas as cavidades ventriculares é muito baixa, com pequeno gradiente de pressão do ventrículo esquerdo (diastólica média de 0 a 5 mmHg, diastólica final de 5 a 12 mmHg) para o ventrículo direito (diastólica média de 0 a 3 mmHg, diastólica final de 0 a 5 mmHg). Os valores de pressão atrial são apenas alguns milímetros de mercúrio e são uniformemente um pouco mais altos no átrio esquerdo (média de 0 a 5 mmHg).

Embora os eventos dinâmicos nos dois lados do coração sejam, em geral, semelhantes, há menores assincronismo e diferença na duração das partes do ciclo cardíaco. Por exemplo, o início da contração do átrio direito precede o do átrio esquerdo, enquanto o início da contração do ventrículo direito segue o do ventrículo esquerdo. Entretanto, a ejeção ventricular direita tem um início mais precoce e termina mais tarde do que a ejeção ventricular esquerda.

ECG *versus* início dos eventos de pressão

No cão, o intervalo entre o início da atividade elétrica e mecânica no átrio esquerdo (elevação da onda P *versus* início da elevação da onda A atrial) é da ordem de 0,04 s. Para o ventrículo esquerdo, o intervalo entre o início da despolarização ventricular (onda Q) e o início da contração ventricular esquerda (início da elevação da pressão) aproxima-se de 0,02 s. A onda T exibe uma relação variável com o final da sístole, porém termina habitualmente antes da incisura da curva de pressão aórtica.

Fluxo aórtico

A velocidade do fluxo sanguíneo na raiz da aorta (ver Figura 33.10) aumenta rapidamente durante a fase de **ejeção máxima**, quando a maior parte do volume sistólico do coração é expelida. Em seguida, o fluxo diminui durante a fase de **ejeção reduzida** e sofre inversão no final da ejeção. Durante a diástole, o fluxo aórtico permanece em aproximadamente zero, porém o fluxo anterógrado continua nas artérias periféricas com o ímpeto de seu impulso inicial e retração elástica das grandes artérias.

Diagrama de pressão-volume ventricular

Esses diagramas combinam duas funções ventriculares fundamentais (i. e., desenvolvimento de pressão e volume de ejeção) em um gráfico. Na Figura 33.11A, a pressão e o volume do ventrículo esquerdo são representados graficamente em relação ao tempo. A **alça de pressão-volume** (PV) combina esses dois componentes-chave em um único diagrama (Figura 33.11B). A alça PV normal de um ventrículo em ejeção progride em sentido anti-horário e começa no ponto 2, que representa o final da diástole, o momento de fechamento da valva mitral e o início da contração isovolumétrica. A pressão ventricular aumenta sem ejeção até o ponto 3 (período de contração isovolumétrica), onde a valva aórtica se abre, e começa a ejeção ventricular. Em seguida, o volume ventricular diminui, à medida que as fibras miocárdicas se encurtam, e o sangue é ejetado na aorta (ponto 4). No ponto 5, a sístole termina, e ocorre fechamento da valva aórtica. Do ponto 5 até o ponto 6, o ventrículo sofre relaxamento isovolumétrico, e, do ponto 6 ao ponto 2, ele se enche novamente, com abertura da valva mitral no ponto 6. Observe que o ponto sobre a alça que corresponde ao final da sístole (ponto 5) situa-se em uma linha inclinada. Essa linha é denominada relação de pressão-volume sistólico final (RPVSF). Essa linha irá indicar o ponto sistólico final de um ventrículo se houver variação na pré-carga ou na pós-carga. A posição e a inclinação da linha irão se modificar se houver alteração na contratilidade do miocárdio.

Curvas de função ventricular

A **curva de Starling** resultou de experimentos em preparações de coração-pulmão isoladas de cães. Essa curva, mostrada na Figura 33.12, descreve a relação entre o débito de energia (força ou pressão desenvolvida) e o tamanho diastólico ventricular (comprimento inicial das fibras miocárdicas). Em essência, o débito de energia está relacionado com o comprimento pré-sistólico de cada fibra individualmente. A **autorregulação heterométrica**

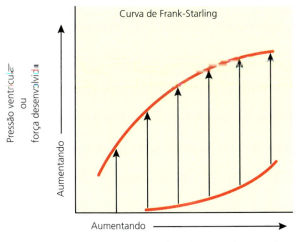 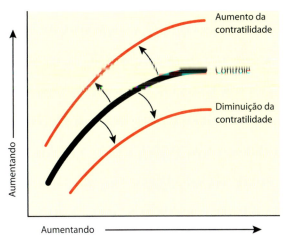

Figura 33.12 Relação entre a pressão sistólica desenvolvida durante a contração isovolumétrica do coração e vários volumes diastólicos finais (lei de Starling do coração). O aumento do volume diastólico final produz uma contração mais forte do ventrículo (autorregulação heterométrica). De Reece, W.O. (2004) *Dukes' Physiology of Domestic Animals*, 12th edn. Cornell University Press, Ithaca, NY. Reproduzida, com autorização, de Cornell University Press.

Figura 33.13 Curvas de função ventricular do coração. Uma curva pode ser alterada por mudanças na atividade do sistema nervoso autônomo. Uma mudança na contratilidade irá alterar a quantidade de trabalho realizado pelo coração em cada ponto da pressão sistólica final. De Reece, W.O. (2004) *Dukes' Physiology of Domestic Animals*, 12th edn. Cornell University Press, Ithaca, NY. Reproduzida, com autorização, de Cornell University Press.

(*hetero*, diferente; *métrico*, comprimento) é o nome dado à capacidade do coração de alterar o seu débito em resposta a uma alteração no comprimento das fibras miocárdicas.

Desde esses primeiros experimentos, foram desenvolvidas curvas de função ventricular, que representam graficamente vários índices de desempenho ventricular ao longo da ordenada e algum índice de comprimento das fibras ao longo da abscissa (Figura 33.13). Um ventrículo pode mudar de uma curva para outra, dependendo do nível e do equilíbrio de impulso autônomo para o coração. A **autorregulação homeométrica** (*homeo*, igual; *métrico*, comprimento) refere-se à capacidade do ventrículo de alterar a força de sua contração, sem modificar o comprimento miocárdico inicial.

Cinco fatores principais que influenciam o desempenho ventricular

Pré-carga (mecanismo de Frank-Starling)
A pré-carga no músculo isolado estira o músculo e determina o comprimento da fibra em repouso. O aumento da pré-carga de um músculo isolado causa um aumento na força de contração (lei de Starling do coração). No coração de mamíferos, a pré-carga ocorre por meio do enchimento diastólico do ventrículo. O comprimento da fibra muscular em repouso é determinado, para fins práticos, pela pressão diastólica final ou volume ventricular. A pressão diastólica final normal do ventrículo esquerdo é de cerca de 5 mmHg, e a do ventrículo direito, de 3 mmHg. Na curva de Starling (ver Figura 33.13), o aumento da pré-carga (pressão diastólica final) resulta em aumento do volume ou trabalho sistólico. A razão fisiológica desse aumento na força de contração é complexa e envolve mudança na geometria dos elementos contráteis e quantidade aumentada de cálcio liberado pelo retículo sarcoplasmático. Essa relação é muito importante para a manutenção de um débito igual por ambos os ventrículos. Se um ventrículo bombear mais volume do que o outro por um longo período de tempo, haverá acúmulo de sangue no pulmão ou nas veias periféricas do corpo, com consequente formação de edema. Entretanto, aumento no débito de um ventrículo irá resultar em aumento do retorno venoso para o outro ventrículo. O retorno aumentado irá resultar em uma contração mais forte e débito aumentado do outro ventrículo (Figura 33.14). Por conseguinte, há um equilíbrio nos débitos ventriculares esquerdo e direito.

Pós-carga
O principal componente da pós-carga para o ventrículo esquerdo é a pressão aórtica sistólica; para o ventrículo direito, é a pressão sistólica da artéria pulmonar. As pressões arteriais determinam a tensão que precisa ser desenvolvida pela parede ventricular. Se a pressão aórtica estiver aumentada, as contrações resultantes do ventrículo irão encontrar maior pós-carga, e o volume sistólico ejetado irá diminuir transitoriamente (Figura 33.15), exatamente como os experimentos de músculo isolado mostraram que o aumento da pós-carga diminui a velocidade de encurtamento (ver Figura 33.4). Por outro lado, a redução da pós-carga aumenta a velocidade e a extensão com que um músculo irá se contrair. A pré-carga determina a quantidade de estiramento muscular antes da contração. A pós-carga estabelece a quantidade de trabalho necessário para ejetar o sangue.

Estado inotrópico | Contratilidade
O estado inotrópico afeta o desempenho muscular, independentemente da pré-carga e da pós-carga. O aumento do estado inotrópico aumenta a tensão máxima (isométrica) desenvolvida em cada pré-carga e a velocidade de encurtamento da fibra (ver P_0 e $V_{máx}$ na Figura 33.5). O coração *in vivo* exibe as mesmas características. O diagrama de PV (Figura 33.16) ilustra que a alteração do estado inotrópico leva a mudanças no volume sistólico (encurtamento da fibra). O sistema nervoso simpático constitui

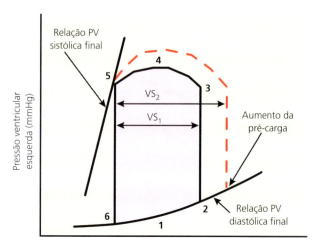

Figura 33.14 Diagrama de pressão-volume (PV) do ventrículo esquerdo, mostrando o efeito do aumento da pressão diastólica final (pré-carga). O volume sistólico (VS_1) normal aumentado para VS_2 após o volume diastólico final está aumentado. A pós-carga (ponto 3) permaneceu a mesma. De Reece, W.O. (2004) *Dukes' Physiology of Domestic Animals,* 12th edn. Cornell University Press, Ithaca, NY. Reproduzida, com autorização, de Cornell University Press.

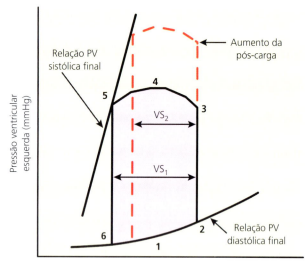

Figura 33.15 Diagrama de pressão-volume (PV) do ventrículo esquerdo, mostrando o efeito da elevação da pressão sistólica final (pós-carga). O volume sistólico (VS_1) normal está diminuído para VS_2 após o aumento. A pré-carga permaneceu a mesma (ponto 2). De Reece, W.O. (2004) *Dukes' Physiology of Domestic Animals,* 12th edn. Cornell University Press, Ithaca, NY. Reproduzida, com autorização, de Cornell University Press.

um importante determinante do estado inotrópico. O aumento da contratilidade, porém com manutenção de pré-carga e pós-carga constantes, resulta em aumento do volume sistólico e diminuição do VSFVE (ver ponto 6 da Figura 33.16).

Frequência cardíaca

No músculo isolado, o aumento na frequência de estimulação leva a um aumento na tensão desenvolvida. Esse efeito é conhecido como fenômeno da escada, de Bowditch ou de *treppe*.

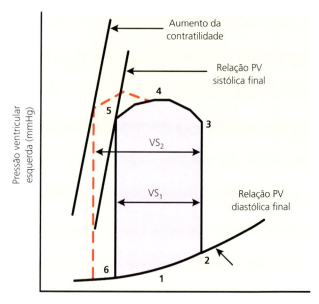

Figura 33.16 Diagrama de pressão-volume (PV) do ventrículo esquerdo, mostrando o efeito do aumento da contratilidade (relação PV sistólica final). O volume sistólico (VS_1) normal aumentou para VS_2 visto que o ponto 5 está localizado em uma linha de relação diferente. A pré-carga e a pós-carga permaneceram as mesmas. De Reece, W.O. (2004) *Dukes' Physiology of Domestic Animals,* 12th edn. Cornell University Press, Ithaca, NY. Reproduzida, com autorização, de Cornell University Press.

Embora o estado inotrópico seja ligeiramente aumentado por um aumento da frequência cardíaca, o efeito que prevalece é o aumento potencial do débito cardíaco. Como o débito cardíaco é o produto da frequência cardíaca (FC) pelo volume sistólico (DC = FC × VS), o débito cardíaco de um coração com batimento lento pode ser potencialmente duplicado pela duplicação da frequência cardíaca.

Reserva lusitrópica | Capacidade de relaxamento

A **lusitropia** refere-se à inativação do processo contrátil do miocárdio e ao retorno do músculo a um estado relaxado. A relação de pressão-volume diastólica final (ver Figura 33.16) reflete o estado lusitrópico do miocárdio, que é importante para o enchimento ventricular adequado antes da contração cardíaca seguinte. Por exemplo, durante o exercício, o coração precisa ter batimentos mais rápidos e bombear maior volume sistólico. O intervalo de tempo para o enchimento ventricular é reduzido, e a capacidade do coração de aumentar o débito cardíaco depende, em parte, do relaxamento rápido. O aumento do estado inotrópico e da frequência cardíaca normalmente inicia a reserva lusitrópica, encurtando o processo de relaxamento do músculo miocárdico.

Determinação do débito cardíaco

1 Defina débito cardíaco.
2 Qual a diferença do débito cardíaco entre o ventrículo direito e o ventrículo esquerdo?
3 Como é possível medir o débito cardíaco de um cão sem injetar nenhuma substância ou sem remover qualquer sangue?

Atualmente, são utilizados quatro métodos para medir o débito cardíaco de um animal. A **ecocardiografia** transtorácica ou esofágica utiliza ondas sonoras de alta frequência (ultrassom) dirigidas para o coração ou a aorta e registra os ecos refletidos das várias estruturas. Ocorre um desvio na frequência da onda sonora quando as ondas são refletidas de um objeto em movimento, e a magnitude do desvio pode ser usada para calcular a velocidade do fluxo sanguíneo. A multiplicação da integração de uma curva de velocidade-tempo da parte ascendente da aorta pela área de corte transversal da aorta e pela frequência cardíaca fornece uma estimativa do débito cardíaco. Um segundo método é a **técnica de diluição de indicador**, que é usada frequentemente em laboratórios de pesquisa animal e em algumas situações clínicas. Uma quantidade conhecida de indicador é injetada em uma grande veia próxima ao átrio direito e detectada "distalmente" em uma artéria pulmonar ou sistêmica. O indicador pode ser um corante (p. ex., verde de indocianina), um radioisótopo, um íon (p. ex., Li^+) ou uma massa térmica (p. ex., solução salina fria). Quando uma quantidade conhecida do indicador é injetada em um volume desconhecido, e a concentração do indicador diluído é medida por um detector situado no fluxo de sangue, pode-se calcular o débito cardíaco. O método de diluição da velocidade no ultrassom é uma adaptação da técnica de diluição de indicador descrita anteriormente; todavia, necessita de uma alça arteriovenosa, o que só é prático em animais anestesiados. Todavia, trata-se de uma técnica relativamente não invasiva, que tem sido descrita e adaptada a mamíferos com menos de 250 kg. O terceiro método (princípio de Fick) também é o mais antigo e foi descrito pela primeira vez por Adolph Fick, em 1870. Esse método envolve a aplicação da lei de conservação das massas. No método de Fick de determinação do débito cardíaco, o consumo de oxigênio do animal é medido, bem como o conteúdo de oxigênio do sangue arterial e do sangue venoso:

$$DC = \text{consumo de } O_2/(\text{conteúdo arterial} - \text{venoso de } O_2)$$

O quarto método consiste na análise do contorno da onda de pressão arterial por um monitor específico. Trata-se de um antigo método que recentemente foi comercializado; todavia, a sua acurácia em animais ainda não foi determinada.

Clinicamente, no animal em estado de vigília, o método de ultrassom transtorácico é o mais exequível, enquanto as técnicas de diluição com lítio e de termodiluição da artéria pulmonar são usadas em pacientes anestesiados.

Autoavaliação

As respostas encontram-se no final do capítulo.

1 Onde a maior parte do cálcio é armazenada durante a diástole no miocárdio em atividade?
  A Líquido extracelular
  B Líquido intracelular
  C Retículo sarcoplasmático intracelular
  D Túbulos T

2 Qual é a força que estira o miocárdio até o seu comprimento de pré-contração?
  A Força isométrica
  B Força isotônica

  C Pré-carga
  D Pós-carga

3 Se a pressão sistólica de um cavalo for de 500 mℓ, a fração de ejeção for de 60%, e a frequência cardíaca, de 40 bpm, qual deverá ser o débito cardíaco?
  A 8 ℓ/min
  B 12 ℓ/min
  C 20 ℓ/min

4 Que valvas cardíacas se fecham com a primeira bulha cardíaca?
  A Valvas atrioventriculares
  B Válvulas semilunares
  C Ambas
  D Nenhuma delas, ambas as valvas se abrem com a primeira bulha cardíaca

5 Qual é o evento cardíaco que ocorre logo após o complexo QRS do ECG?
  A Contração atrial
  B Contração ventricular
  C Relaxamento ventricular
  D Rápido enchimento dos ventrículos

6 Que evento cardíaco está associado à lusitropia?
  A Contração atrial
  B Despolarização espontânea do nó SA
  C Relaxamento ventricular
  D Condução do impulso através do nó AV e do sistema de Purkinje

7 Que evento cardíaco está associado à onda A no átrio direito?
  A Contração atrial
  B Contração ventricular
  C Relaxamento atrial e rápido enchimento
  D Relaxamento ventricular e rápido enchimento

8 Com base na lei de Starling do coração, que resposta cardíaca espera-se que ocorra com a rápida infusão de líquidos intravenosos a um cão com coração normal?
  A O coração não irá alterar a sua função, visto que os líquidos adicionais serão armazenados nas veias
  B O volume sistólico do coração irá diminuir, devido à pré-carga diminuída
  C O volume sistólico do coração irá aumentar, devido ao aumento da pré-carga
  D O volume sistólico do coração irá diminuir, devido ao aumento da pós-carga

9 Se a pré-carga e a pós-carga do coração permanecessem inalteradas, porém a contratilidade fosse aumentada pela infusão de dobutamina,[3] qual das seguintes respostas teria mais probabilidade de ocorrer?
  A O volume sistólico e a fração de ejeção aumentariam
  B O volume sistólico permaneceria inalterado, porém a fração de ejeção aumentaria
  C O volume sistólico e a fração de ejeção diminuiriam
  D O volume sistólico aumentaria, porém a fração de ejeção diminuiria

---

[3]N.R.T.: Agente simpatomimético de ação inotrópica por atuação em receptores beta-adrenérgicos.

10 Qual das seguintes afirmativas descreve corretamente os eventos que ocorrem durante a contração isovolumétrica do ventrículo esquerdo?

A A valva AV está fechada, a válvula semilunar está aberta, e ocorre rápida ejeção de sangue do ventrículo para dentro da aorta

B A valva AV está aberta, a válvula semilunar está fechada, e ocorre rápido enchimento do ventrículo com sangue proveniente do átrio esquerdo

C A valva AV e a válvula semilunar estão abertas, e ocorre rápida ejeção de sangue do ventrículo para dentro da aorta

D A valva AV e a válvula semilunar estão fechadas, e a pressão intraventricular está aumentando rapidamente, porém ainda não há ejeção de sangue

Leitura sugerida

Haskins, S., Pascoe, P.J., Ilkiw, J.E., Fudge, J., Hopper, K. and Aldrich, J. (2006) Reference cardiopulmonary values in normal dogs. *Comparative Medicine* 55:156–161.

Katz, A.M. (2011) *Physiology of the Heart*, 5th edn. Wolters Kluwer Lippincott Williams & Wilkins, Philadelphia.

King, A.S. (1999) *The Cardiorespiratory System*. Blackwell Science, Oxford.

Mohrman, D.E. and Heller, L.J. (2010) *Cardiovascular Physiology*, 7th edn. McGraw-Hill, New York.

Pappano, A.J. and Wier, W.G. (2013) *Cardiovascular Physiology*, 10th edn. Elsevier Mosby, Philadelphia.

Shih, A. (2013) Cardiac output monitoring in horses. *Veterinary Clinics of North America Equine Practice* 29:155–167.

Respostas

1	C	6	C
2	C	7	A
3	C	8	C
4	A	9	A
5	B	10	D

Regulação do Coração

David D. Kline, Eileen M. Hasser e Cheryl M. Heesch

Regulação intrínseca da função cardíaca, 329
　Mecanismo heterométrico ou de Frank-Starling para regulação da função cardíaca, 329
　Regulação homeométrica, 329
Regulação extrínseca da função cardíaca, 330
Frequência cardíaca em repouso e sua influência no débito cardíaco, 331
Inervação do coração pelo sistema nervoso autônomo, 331
Controle hormonal do coração, 337
Autoavaliação, 338

O débito cardíaco (DC, ou volume de sangue ejetado por minuto) pode ser alterado pelas variações da frequência com que o coração contrai (FC, ou frequência cardíaca), ou pela alteração do volume ejetado (VE, ou volume de sangue ejetado a cada batimento, isto é, DC = FC × VE). Esses parâmetros são controlados por mecanismos intrínsecos locais existentes no miocárdio e por regulação extrínseca por meio do sistema nervoso autônomo. Esses fatores intrínsecos e extrínsecos ajustam a FC e o VE alterando a força, a velocidade, a duração e a extensão da contração. A condução elétrica dentro do coração é ajustada para manter a sincronização adequada das sístoles atrial e ventricular e a sequência temporal da ativação ventricular.

Regulação intrínseca da função cardíaca

> 1 Qual é a diferença entre regulação heterométrica e homeométrica?
> 2 Defina pré-carga e pós-carga.

Os mecanismos locais do coração tornam possível que o miocárdio se adapte às alterações da carga de trabalho. Por exemplo, em um animal de laboratório com coração desenervado, os mecanismos locais contribuem para a capacidade de ajustar adequadamente o débito cardíaco durante o repouso e a realização de atividade física. Na seção subsequente, analisaremos os dois tipos de mecanismos que efetuam a regulação intrínseca, suas semelhanças e suas diferenças. O mais conhecido desses é o **mecanismo de Frank-Starling**, que é a resposta às alterações do comprimento das fibras miocárdicas em repouso, ou **autorregulação heterométrica**. Isso contrasta com a **autorregulação homeométrica** do coração, que não envolve alterações do comprimento das fibras miocárdicas, mas utiliza mecanismos moleculares intrínsecos.

Mecanismo heterométrico ou de Frank-Starling para regulação da função cardíaca

As bases mecânicas do mecanismo de Frank-Starling foram descritas em músculo papilar isolado e no coração. Esse efeito, também conhecido como **relação comprimento-tensão** ou **lei de Starling** do coração, resulta no aumento da força da contração muscular à medida que o comprimento das fibras aumenta até seu tamanho ideal, permitindo então a formação máxima de ligações cruzadas entre as proteínas contráteis, actina e miosina. O volume crescente do coração ao final da diástole alonga o comprimento das fibras do músculo cardíaco e, deste modo, aumenta a força contrátil e o volume ventricular ejetado. O volume diastólico final e, consequentemente, a pressão de enchimento constituem a **pré-carga**. Supondo que a complacência ventricular não se altere, a pressão diastólica final do ventrículo (ou pré-carga) pode ser usada como uma medida da alteração de volume ou do estiramento das fibras miocárdicas. O aumento da pré-carga intensifica a contração ventricular subsequente e, consequentemente, eleva o volume ejetado. Com volumes diastólicos finais muito grandes, a contração máxima diminui porque as fibras musculares estão estiradas, dificultando o estabelecimento de interações ideais (ligações cruzadas) entre os miofilamentos. Contudo, esse estiramento excessivo raramente é observado nos corações normais.

Os aumentos do volume/pressão diastólica e do comprimento das fibras permitem ao coração compensar aumentos da resistência arterial. Os aumentos da resistência arterial – ou **pós-carga** – podem impedir que o coração ejete sangue. A pressão aórtica (que aumenta e diminui durante a ejeção), a viscosidade sanguínea, as propriedades viscoelásticas do sistema arterial e a resistência arterial são fatores que contribuem para a pós-carga. Quando a pós-carga está inicialmente elevada, ocorrem reduções do volume ejetado e do esvaziamento ventricular. O retorno venoso depois do volume sistólico final elevado aumenta a pré-carga e o comprimento das fibras cardíacas, acentuando as contrações subsequentes para manter o volume ejetado, apesar da elevação da pós-carga.

Regulação homeométrica

A força contrátil do músculo cardíaco com determinado comprimento da fibra cardíaca pode ser modulada por sua frequência de contração, assim como pela temperatura.

Efeitos de frequência e ritmo cardíacos

A força da contração miocárdica é acentuadamente afetada pela frequência cardíaca. Essa relação foi descrita inicialmente como **fenômeno da escada** ou *treppe* (do alemão para *escada*) do ventrículo de rãs: depois de um período durante o qual a frequência e a tensão das contrações são regulares, o aumento súbito da frequência resulta na acentuação progressiva da força das contrações, até que seja atingido o platô ou estado de equilíbrio (Figura 34.1A). O fenômeno de escada é um exemplo da relação entre intervalo e força do coração. Isto é, à medida que a frequência das contrações aumenta, há uma elevação da tensão de pico e do encurtamento máximo que se desenvolve acima da faixa fisiológica. Essa potencialização da frequência requer alguns batimentos até alcançar o estado de equilíbrio (Figura 34.1B). Entretanto, o aumento breve da frequência cardíaca em um ou dois batimentos pode alterar expressivamente o desenvolvimento subsequente de força. Em termos mais específicos, nos músculos ventriculares dos mamíferos, uma contração prematura (extrassístole) é mais fraca que os batimentos precedentes, mas em seguida há vários batimentos regulares e as contrações serão mais vigorosas que as normais. Esse fenômeno do músculo cardíaco é conhecido como **potencialização pós-extrassistólica** (Figura 34.1C) e parece ser quase completo na primeira contração potencializada. Contudo, quando as contrações prematuras são repetidas em série, a magnitude da potencialização aumenta.

As alterações do cálcio intracelular parecem ser responsáveis por esses fenômenos de intervalo-força do músculo cardíaco. O cálcio é vital à contração do músculo cardíaco. O cálcio entra na célula a cada contração durante a fase de platô do potencial de ação cardíaco. À medida que a frequência cardíaca aumenta, há um incremento resultante da quantidade de platôs dos potenciais de ação. Além disso, a frequência acelerada aumenta a quantidade de cálcio que entra pelos canais de Ca^{2+} do tipo L, assim como a inativação dos canais lentos. Em consequência desses processos, a quantidade de cálcio nas células do miocárdio aumenta. Durante a fase de excitação, o cálcio do retículo sarcoplasmático (RS) é liberado pelas cisternas terminais do RS em consequência do aumento do cálcio intracelular, que entra pelos canais de membrana do tipo L. O aumento mais acentuado do cálcio intracelular originado do RS resulta na ampliação da força de contração. O relaxamento é causado pelo bombeamento desse cálcio de volta ao interior do RS longitudinal por ação da Ca^{2+}-ATPase. Alguns estudos também sugeriram que a potencialização pós-extrassistólica resulte de aumentos do cálcio intracelular captado pelas reservas do RS na pausa que se segue à extrassístole fraca. O batimento subsequente provoca liberação de mais cálcio e gera mais tensão. Além disso, os mecanismos da lei de Starling relacionados com as alterações do tempo de enchimento contribuem para o aumento da força de contração.

As relações de força-intervalo podem diferir quanto aos detalhes entre os mamíferos (p. ex., ratos *versus* outros mamíferos), mas estão presentes nos músculos cardíacos de aves, répteis e peixes, embora ausentes nos anfíbios.

Temperatura

A elevação da temperatura corporal (p. ex., durante a febre) aumenta a frequência cardíaca. Por outro lado, a redução da temperatura corporal (p. ex., durante a hipotermia) diminui drasticamente a frequência cardíaca. Nas preparações de músculo cardíaco isolado de mamíferos, a hipotermia aumenta a força contrátil. Contudo, nos cães intactos, a hipotermia moderada (temperatura corporal na faixa de 25 a 30°C) ou a pirexia (temperatura corporal entre 41 e 43°C) reduz a capacidade contrátil do ventrículo. Uma explicação plausível para essa discrepância aparente é que, nos corações intactos, o esfriamento deprime o tônus simpático do coração. Os limites térmicos dos

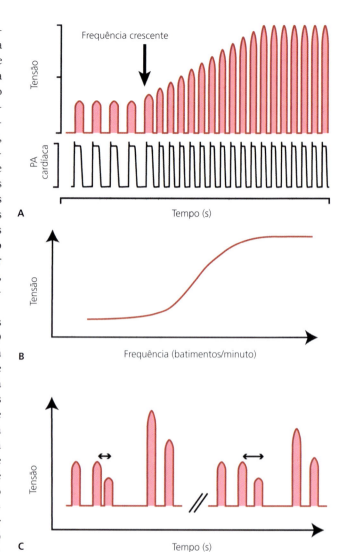

Figura 34.1 Efeito das alterações do intervalo da frequência cardíaca na tensão do músculo cardíaco. **A.** Fenômeno da escada (*treppe*, em alemão): à medida que a frequência cardíaca aumenta repentinamente, há um aumento progressivo da força ou da tensão desenvolvida. **B.** À medida que a frequência cardíaca aumenta, há uma elevação subsequente da tensão (i. e., relação força-intervalo). **C.** A potencialização extrassistólica é observada quando o intervalo entre os batimentos é reduzido. O batimento prematuro resulta no desenvolvimento de menos força, mas o batimento subsequente é forte. Quando a contração prematura é mais tardia, a potencialização é reduzida.

corações dos seres humanos e dos cães ficam entre 26 e 44°C; à medida que o coração se aproxima destes limites, a condução e a contratilidade miocárdicas diminuem.

Regulação extrínseca da função cardíaca

1. Quais são as frequências cardíacas dos diversos animais?
2. Como a frequência cardíaca está relacionada com tamanho, taxa metabólica e equilíbrio autônomo?
3. Explique a inervação do coração.
4. Defina os seguintes conceitos: ação cronotrópica (cronotropismo), ação inotrópica (inotropismo), ação dromotrópica (dromotropismo) e ação batmotrópica (batmotropismo).
5. Explique os controles químico e hormonal do coração.

Com base na seção anterior, podemos entender que os três fatores intrínsecos que afetam a força contrátil do miocárdio e, consequentemente, o desempenho cardíaco são pré-carga, pós-carga e frequência e ritmo cardíacos. Aqui, analisaremos os diversos fatores extrínsecos que governam a regulação do estado inotrópico e também da frequência cardíaca.

Frequência cardíaca em repouso e sua influência no débito cardíaco

A frequência cardíaca de um animal em repouso está relacionada com seu tamanho, sua taxa metabólica e seu equilíbrio autônomo típico da espécie. Na literatura científica, os dados sobre frequência cardíaca frequentemente são díspares em razão das condições ambientais diferentes. No caso dos animais domésticos, os valores encontrados na literatura clínica podem ser mais representativos. A Tabela 34.1 relaciona as frequências cardíacas representativas de várias espécies.

Na maioria dos casos, a massa corporal e a frequência cardíaca estão inversamente relacionadas. Alguns autores sugeriram uma equação logarítmica para representar a relação entre frequência cardíaca (FC) e peso corporal (PC, em quilogramas) nos mamíferos: $FC = 241 \times PC^{-0,25}$. Entretanto, algumas espécies não se encaixam nessa relação. A frequência cardíaca do coelho doméstico varia de 180 a 350 bpm (bpm), enquanto a frequência das lebres é muito mais lenta (na faixa de 60 a 70 bpm). A variação da frequência cardíaca das vacas de leite é de 48 a 84 bpm, enquanto a dos cavalos é menor (na faixa de 28 a 40 bpm). Em resumo, alguns animais atléticos como as lebres e os cavalos têm frequências cardíacas em repouso menores que as das espécies sedentárias do mesmo tamanho. O tônus parassimpático mais acentuado é responsável pelas frequências cardíacas mais baixas dessas espécies.

As frequências cardíacas das aves também variam amplamente, dependendo da idade do animal e das condições de registro. Em geral, a contenção tende a causar taquicardia acentuada. Algumas frequências relatadas para aves adultas são as seguintes: galinhas, 191 a 354; perus, 160 a 219; patos, 175 a 194; e gansos, 80 a 144 bpm.

Com as frequências cardíacas fisiológicas mais baixas e até determinado patamar, o débito cardíaco aumenta com a aceleração da frequência. Isso é especialmente aplicável ao coração isolado estimulado experimentalmente. Contudo, dependendo do estado fisiológico do sistema circulatório, à medida que a frequência aumenta, atinge-se um ponto no qual aumentos adicionais da frequência cardíaca resultam em redução progressiva do volume ejetado em consequência das reduções do tempo de enchimento ventricular e do volume diastólico final. O resultado é a redução do débito cardíaco. Na faixa fisiológica de frequência cardíaca, a relação observada é que, quanto maior é o volume ejetado com a frequência mais baixa, maiores são as frequências cardíacas nas quais ocorrem valores máximos de débito cardíaco. Desse modo, quando o volume ejetado é pequeno com a frequência cardíaca de controle ou em repouso, a aceleração da frequência aumenta inicialmente muito pouco o débito cardíaco, que começa a declinar com as frequências relativamente lentas. Quanto menor é o volume ejetado inicial, maior é a redução percentual do volume ejetado à medida que a frequência cardíaca aumenta. As frequências excessivas diminuem o débito cardíaco; por exemplo, nos cães a estimulação artificial do coração a uma frequência de 280 bpm por 11 a 29 dias causa insuficiência cardíaca congestiva de baixo débito.

Inervação do coração pelo sistema nervoso autônomo

A inervação do coração origina-se principalmente do sistema nervoso autônomo por meio dos nervos simpáticos e parassimpáticos (vagais) bilaterais. Nos mamíferos, o padrão anatômico geral é semelhante ao das outras espécies, mas difere quanto aos detalhes entre as diversas espécies. O sistema nervoso autônomo inerva os átrios e os ventrículos de modo a modular suas funções e sua coordenação.

Os **átrios** são profusamente inervados por fibras simpáticas e parassimpáticas, além de fibras aferentes, especialmente nas suas superfícies posteriores. Os nós sinoatrial (SA) e atrioventricular (AV) têm inervação abundante; o nó SA recebe fibras principalmente do lado direito do corpo, enquanto o nó AV recebe dos dois lados. A inervação **ventricular**, com exceção do feixe de His, é muito menos profusa que a inervação atrial (dos mamíferos, mas não das aves) e a maioria das espécies tem apenas inervação parassimpática moderada, acompanhando principalmente os trajetos das artérias coronárias. Os mamíferos aquáticos podem ser uma exceção, porque eles podem reduzir suas frequências cardíacas muito abaixo da frequência AV como parte do reflexo de mergulho. Nos animais ungulados, o feixe de His AV é profusamente inervado. O miocárdio ventricular recebe sua inervação modesta dos plexos coronarianos que

Tabela 34.1 Variações das frequências cardíacas (bpm) representativas de algumas espécies.

Animal	Repouso	Atividade	Recém-nascido/ filhote
Elefante	25 a 35		60 a 70
Cavalo	28 a 40	180 a 240	60 a 80
Boi	36 a 60	180 a 200	105 a 150
Vaca leiteira	48 a 84	180 a 200	140 a 160
Porcos	70 a 120	200 a 280	230
Seres humanos	60 a 80	100 a 200	100 a 160
Ovelhas	70 a 80	290	
Cabras	70 a 80		
Cães	70 a 120	220 a 235	140 a 275
Gatos	120 a 140		170 a 300
Macaco *rhesus*	160 a 330		
Coelhos	18 a 350		120 a 240
Lebres	60 a 70		
Cobaias	200 a 300		
Ratos	250 a 400	500 a 600	
Camundongos	450 a 750		

Frequências mais rápidas em repouso são relatadas usualmente em outras espécies diferentes* dos humanos, em razão da excitação durante a contenção.
Fonte: revisada com base na Tabela 9.1, Detweiler, D.K. (1993), em *Duke's Physiology of Domestic Animals*, 11th ed. (eds. M.J. Swenson and W.O. Reece). Cornell University Press, Ithaca, NY. Reproduzida, com autorização, de Cornell University Press.
*N.R.T.: Em beija-flores a variação da frequência cardíaca atinge níveis extremos. Por exemplo na espécie *Lampornis clemenciae* (beija-flor-de-garganta-azul) a sua frequência cardíaca em atividade pode atingir 1.260, em repouso, 250 em estado de torpor, 50-180 bpm [Lasiewski & Lasiewski, *The Auk*, 34-48, 1967].

acompanham estas artérias. Essa inervação é formada basicamente por fibras simpáticas. Em algumas espécies, as fibras dos nervos vago e simpático cervical estão diretamente associadas e envolvidas pela mesma bainha epineural – o chamado tronco vagossimpático.

Controle do coração pelo sistema nervoso simpático

As fibras **simpáticas** originam-se da medula espinal toracolombar (Figura 34.2). As fibras simpáticas pré-ganglionares mielinizadas partem do sistema nervoso central e estendem-se pela coluna intermediolateral (IML) da medula espinal. A coluna IML está sob o controle das regiões pré-simpáticas, inclusive o bulbo ventrolateral rostral (BVLR) do tronco encefálico e o núcleo paraventricular (NPV) do hipotálamo. As fibras pré-ganglionares deixam a medula toracolombar entre T1 e L3 por meio das raízes ventrais. As fibras pré-ganglionares do coração entram nos gânglios periféricos da cadeia simpática localizada ao lado da coluna vertebral. As fibras pós-ganglionares não mielinizadas deixam os gânglios para inervar o coração. Essa inervação do miocárdio origina-se das fibras pós-ganglionares que emergem dos gânglios cervicais cranial, médio e caudal e dos primeiros quatro a cinco gânglios torácicos. Os gânglios estrelados (ou cervicotorácicos) direito e esquerdo resultam da fusão dos gânglios simpáticos vertebrais das regiões torácica anterior e cervical caudal (Figura 34.2). A maioria dos estímulos nervosos simpáticos alcança o coração através dos **gânglios estrelados** (Figura 34.3). Em seguida, as fibras pós-ganglionares inervam a base do coração e os tecidos cardíacos. Além disso, uma porcentagem expressiva das fibras aferentes, que provavelmente medeiam a sensibilidade à dor, acompanha os nervos simpáticos.

A estimulação do gânglio estrelado direito tem efeito relativamente maior na frequência cardíaca, enquanto a estimulação do gânglio estrelado esquerdo tem efeito relativamente mais

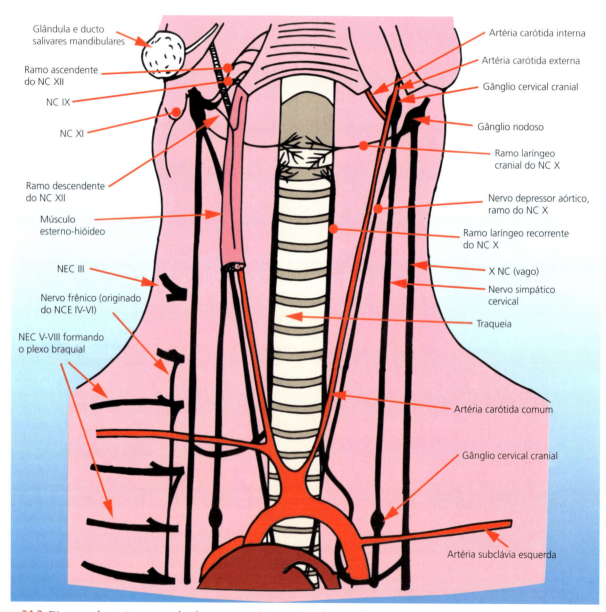

Figura 34.2 Diagrama dos trajetos separados do nervo simpático cervical, do nervo depressor cardíaco (aórtico) e do nervo vago no pescoço do coelho. As veias jugulares não estão ilustradas. Os nervos craniais e espinais estão ilustrados apenas de um lado. NC, nervo craniano; NEC, nervo espinal cervical. Modificada segundo Wells, T.A.G. (1964) *The Rabbit: A Practical Guide*. Heinemann, Londres.

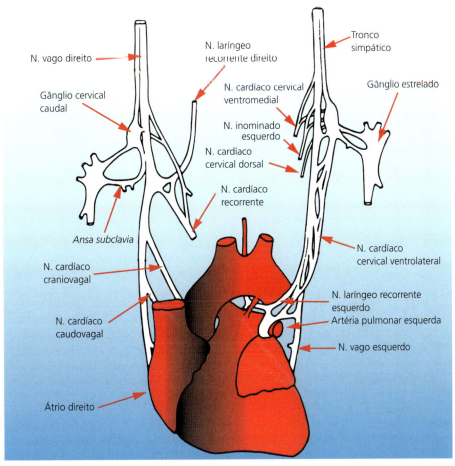

Figura 34.3 Diagrama dos troncos vagossimpáticos e suas relações com os gânglios estrelados, a *ansa subclavia* e os gânglios cervicais do cão. Segundo Mizeres, N.J. (1957) The course of the left cardioinhibitory fibers in the dog. *Anatomical Record* 127:109-115. Reproduzida, com autorização, de Wiley.

marcante na contratilidade do ventrículo esquerdo. Essa assimetria ocorre nos seres humanos e nos cães, mas pode variar entre as outras espécies. Em geral, os nervos simpáticos têm ações **cronotrópica** (frequência das contrações), **inotrópica** (força das contrações), **batmotrópica** (aumento da excitabilidade) e **dromotrópica** (velocidade de condução AV) positivas no coração. A estimulação simpática aumenta a taxa de despolarização do nó SA, acelera a condução AV e aumenta poderosamente a contratilidade dos átrios e dos ventrículos.

A ativação do sistema nervoso simpático resulta na liberação de **acetilcolina** (ACh) pelas terminações dos neurônios pré-ganglionares, que estão localizadas nos gânglios periféricos. A ACh ativa os receptores nicotínicos ganglionares de acetilcolina da célula pós-ganglionar. Em seguida, a catecolamina **norepinefrina** é liberada pela terminação do neurônio pós-ganglionar (Figura 34.4). A norepinefrina liga-se aos **receptores adrenérgicos** do coração. Existem dois tipos principais de receptores adrenérgicos: **alfa** (α) e **beta** (β). Nos tecidos cardíacos, os receptores β predominam.

Existem dois tipos principais de receptores β. Em geral, os receptores adrenérgicos β_1 são responsáveis pelas reações inotrópicas e cronotrópicas do miocárdio, enquanto os receptores adrenérgicos β_2 medeiam a glicogenólise e a vasodilatação. A ativação simpática do nó SA do átrio direito por meio da norepinefrina liberada e por sua ligação aos receptores β_1 ativa o sistema de segundos mensageiros formados pela subunidade α da proteína G_s, adenililciclase, AMP cíclico e proteinoquinase A (PKA) (Figura 34.4). Consequentemente, há ativação dos canais iônicos do nó SA, que são responsáveis por sua ritmicidade, especialmente a despolarização dependente de ativação do canal de cálcio I_f do tipo L (I_{Ca}) e a hiperpolarização dependente de ativação dos canais de potássio (I_K). Os efeitos desse primeiro canal predominam e aumentam a taxa de despolarização diastólica, reduzem o limiar dos potenciais de ação e abreviam a diástole em geral (Figura 34.5A). Consequentemente, a frequência cardíaca aumenta (Figura 34.5B). A ativação dos receptores β_1 do miocárdio dos átrios e dos ventrículos por meio da PKA também aumenta a contratilidade. Esse efeito é multifatorial e envolve a fosforilação mediada pela PKA e a ativação dos canais de cálcio do tipo L da membrana plasmática; dos receptores de rianodina do RS para aumentar a liberação de cálcio; do fosfolambano para aumentar a receptação do cálcio para dentro do RS; e da troponina I para facilitar a dissociação do Ca^{2+} acoplado à troponina C. No final, esses efeitos aumentam a contratilidade e abreviam a duração da contração.

Inicialmente, havia a impressão geral de que os receptores adrenérgicos do miocárdio fossem β_1, enquanto os receptores adrenérgicos do músculo liso fossem β_2. Entretanto, existem exceções a essa regra geral em várias espécies. Na maioria dos mamíferos testados, o miocárdio ventricular contém

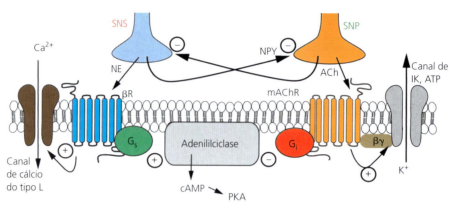

Figura 34.4 Mecanismos celulares das ações dos sistemas nervosos simpático (SNS) e parassimpático (SNP) no coração. ACh, acetilcolina; NE, norepinefrina; cAMP, AMP cíclico; PKA, proteinoquinase A; βR, receptor beta-adrenérgico; mAChR, receptor muscarínico de acetilcolina; NPY, neuropeptídio Y.

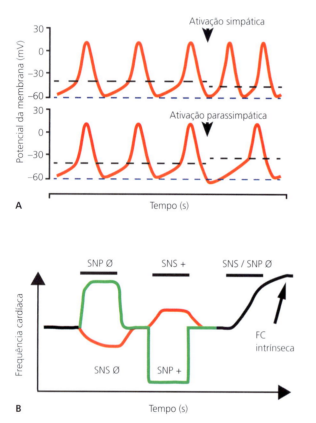

Figura 34.5 Efeitos relativos dos sistemas nervosos simpático (SNS) e parassimpático (SNP) no coração. **A.** A estimulação do SNS aumenta a frequência de descarga dos potenciais de ação do nó SA, enquanto a estimulação do SNP diminui sua frequência de despolarização. A linha tracejada azul indica o potencial de membrana, a linha tracejada preta, o limiar dos potenciais de ação. **B.** Individualmente, o bloqueio (∅) ou a estimulação (+) do SNC e do SNP alteram a frequência cardíaca. O bloqueio do SNS e do SNP (SNS/SNP ∅), ou bloqueio ganglionar, acelera a frequência cardíaca até sua frequência intrínseca. A desenervação também produziria respostas semelhantes.

receptores β_1 aparentemente mediam a glicogenólise por meio de suas ações nas fosforilases b e a. Por isso, no passado, supunha-se que os receptores β_2 mediassem a vasodilatação coronária, mas na artéria coronária do porco a maioria dos receptores encontrados é do subtipo β_1. De qualquer mameira, os receptores beta-adrenérgicos aumentam a contratilidade miocárdica, dilatam as artérias coronárias, mediam os efeitos cronotrópicos positivos, aceleram a condução AV e aumentam a automaticidade.

Os receptores alfa-adrenérgicos também são divididos em dois subgrupos: α_1 e α_2. Os receptores α_1-adrenérgicos estão presentes no miocárdio, mas sua densidade é baixa nos ventrículos, nos quais sua função é pouco ou nada relevante. Os receptores α_1-adrenérgicos são mais importantes no tecido atrial, no qual podem participar mais efetivamente na produção dos efeitos inotrópicos positivos. Os receptores α pós-sinápticos mediam a vasoconstrição da musculatura lisa vascular de algumas artérias, inclusive das coronárias. Existe evidência de que os receptores adrenérgicos possam mediar a vasoconstrição coronariana (observada mais facilmente quando os receptores β estão bloqueados) e o cronotropismo negativo no nó SA e nas células do marca-passo ventricular. Entretanto, os efeitos cronotrópicos e inotrópicos positivos dos receptores β_1 predominam no coração.

A norepinefrina liberada e a interrupção da sua ação ocorrem por remoção lenta pelos transportadores de **recaptação** dependentes de sódio nas terminações nervosas adjacentes, assim como por sua **difusão** para a corrente sanguínea.

Controle do coração pelo sistema nervoso parassimpático

Os corpos das células pré-ganglionares **parassimpáticas** estão localizados no tronco encefálico, principalmente no núcleo motor dorsal do nervo vago (DMnX) e no núcleo ambíguo (nA). As fibras pré-ganglionares parassimpáticas mielinizadas deixam o sistema nervoso central pelo nervo vago (X nervo craniano; Figura 34.2) e estendem-se até os gânglios terminais situados na superfície epicárdica do coração ou em suas proximidades, onde estabelecem sinapses com neurônios pós-ganglionares curtos. Como também ocorre no sistema nervoso simpático, a ACh é liberada pelas terminações pré-ganglionares e liga-se e ativa os receptores nicotínicos de acetilcolina dos neurônios pós-ganglionares. As fibras pré-ganglionares estendem-se ao coração ao longo das grandes artérias e veias. Além dessas fibras

principalmente receptores β_1, enquanto os receptores β_2 são mais abundantes no coração de rã. Nos seres humanos, a razão β_1/β_2 no ventrículo é de cerca de 80:20, enquanto nos átrios encontram-se porcentagens ainda maiores de receptores β_1. Ao contrário das propriedades funcionais dos receptores β_1 e β_2 mencionadas antes, nos corações de alguns mamíferos os

eferentes, uma porcentagem expressiva do nervo vago contém fibras aferentes, que participam dos reflexos cardiovasculares (ver Capítulo 35).

Os nervos vagos direito e esquerdo inervam diferencialmente o nó SA. A estimulação do nervo vago direito geralmente tem efeito mais acentuado na redução da frequência de despolarização do nó SA (localizado no átrio direito), que a estimulação do nervo vago esquerdo. Os efeitos inotrópicos negativos do nervo vago são produzidos principalmente nos átrios, onde a inervação vagal é relativamente abundante. Entretanto, os efeitos dos nervos vagos também podem ser demonstrados nos ventrículos. A estimulação do nervo vago esquerdo inibe a condução e pode causar bloqueio AV. Desse modo, as fibras vagais têm ações cronotrópica (frequência das contrações), inotrópica (força das contrações) e dromotrópica (taxa de condução) negativas no coração. A estimulação vagal diminui a taxa de despolarização do nó SA, retarda ou bloqueia a condução AV e diminui a contratilidade atrial e, em menor grau, também a contratilidade ventricular.

Em repouso, os nervos vagos exercem efeito restritivo tônico ou contínuo sobre o coração. Quando esses nervos são cortados ou congelados nos animais de laboratório, a frequência cardíaca aumenta expressivamente. Várias condições fisiológicas e patológicas podem alterar a intensidade da atividade vagal basal (ou tônus vagal). Além disso, o tônus vagal é naturalmente mais acentuado em algumas espécies (p. ex., cavalos) que em outras (p. ex., coelhos domésticos).

A ACh é liberada pelas terminações dos nervos eferentes vagais pós-ganglionares no nível dos nós SA e AV do coração, onde se liga aos receptores muscarínicos de acetilcolina (mAChR; Figura 34.4). Esses receptores são acoplados negativamente à adenililciclase por meio da $G_i\alpha$ e inibem a ativação dos canais de cálcio dos tipos I_f e L (I_{Ca}), reduzindo então a taxa de despolarização diastólica e tornando o limiar dos potenciais de ação mais positivo (Figura 34.5). Os receptores muscarínicos também são acoplados às subunidades $\beta\gamma$ das proteínas G e abrem diretamente os canais de potássio (K^+, $I_{K,ACh}$), que hiperpolarizam a célula e reduzem a frequência dos potenciais de ação. O somatório desses efeitos é a redução da frequência cardíaca (Figuras 34.4 e 34.5). Além disso, a ACh reduz suavemente a contratilidade cardíaca por sua ação nas células miocárdicas. Esse efeito ocorre por ativação da $G_i\alpha$ e pelas reduções subsequentes da atividade da adenililciclase e da produção de AMP cíclico, que contrabalançam o efeito da ativação dos receptores β simpáticos. Os receptores muscarínicos também ativam a via da fosfolipase C para formar óxido nítrico, que inibe o canal I_{Ca}. A ACh tem efeito vasodilatador brando nos vasos coronarianos, especialmente nas proximidades do nó SA. Desse modo, a resposta final principal à ativação parassimpática são reduções da frequência e da contratilidade cardíacas.

A ACh é prontamente decomposta pela **colinesterase** em colina e acetato. A colina é captada pela terminação sináptica para ser reciclada e utilizada na produção de mais ACh.

Estimulação simpática *versus* parassimpática

O coração é controlado pelos sistemas nervosos simpático e parassimpático. A ativação simpática aumenta (acelera) a frequência cardíaca, enquanto a ativação parassimpática diminui (desacelera) a frequência (Figura 34.5B). Entretanto, o coração encontra-se sob controle tônico do sistema nervoso autônomo.

Por exemplo, o bloqueio dos receptores β_1 simpáticos reduz ligeiramente a frequência cardíaca, enquanto o bloqueio dos receptores muscarínicos parassimpáticos de acetilcolina aumenta substancialmente a frequência cardíaca (Figura 34.5B). Esses dados demonstram o predomínio da atividade parassimpática na frequência cardíaca. O bloqueio simultâneo dos dois sistemas (bloqueio ganglionar) elimina o controle autônomo do coração e aumenta a frequência cardíaca até sua frequência intrínseca (Figura 34.5B). Embora a ativação parassimpática normalmente predomine, esses dois sistemas atuam reciprocamente. Por exemplo, a aceleração da frequência cardíaca geralmente resulta tanto da supressão dos estímulos vagais, quanto do aumento da atividade simpática.

As respostas da frequência cardíaca à estimulação dos nervos vagais *versus* simpáticos seguem períodos diferentes de latência e decréscimo. Durante a estimulação dos nervos simpáticos, a resposta é lenta e a aceleração da frequência cardíaca começa dentro de 1 a 2 s e alcança seu platô depois de 30 a 60 s. Por outro lado, com a estimulação vagal, a latência até que haja resposta é curta (0,15 a 0,20 s) e o platô é alcançado depois de alguns batimentos (Figura 34.5B). Depois da cessação da estimulação vagal, a frequência cardíaca aumenta depois de alguns batimentos, embora possa oscilar até certo ponto durante alguns segundos. Essa resposta rápida às alterações da atividade vagal permite a regulação da duração do ciclo cardíaco, ou período cardíaco (*i. e.*, intervalo entre dois ciclos consecutivos), batimento a batimento.

A resposta "liga-desliga" rápida da ativação simpática *versus* vagal da frequência cardíaca é atribuída aos mecanismos envolvidos. A resposta rápida de "ligar" da ativação vagal é devida ao acoplamento direto dos receptores muscarínicos aos canais de potássio ($I_{K,ACh}$), que permite uma resposta rápida (Figura 34.4), enquanto a estimulação simpática requer ativação do sistema de segundos mensageiros da adenililciclase e do cAMP. A resposta rápida de "desligar" à ativação do sistema nervoso simpático é atribuída à colinesterase abundante nos nós SA e AV do coração, permitindo a decomposição rápida da ACh. Por outro lado, a desativação simpática depende de recaptação e difusão mais lentas da norepinefrina. Por isso, em conjunto, a remoção e a reativação súbitas do tônus vagal é que explicam os aumentos e as reduções breves da frequência cardíaca nos animais com tônus vagal acentuado (p. ex., cavalos). Por exemplo, quando um cavalo assusta-se repentinamente (p. ex., em resposta a um som forte), a frequência cardíaca altera-se rapidamente em consequência da redução do tônus parassimpático e maior expressão dos efeitos simpáticos no coração. Essa taquicardia tem curta duração.

Interações simpáticas e parassimpáticas

Como as terminações nervosas simpáticas e parassimpáticas pós-ganglionares estão entremeadas, seus neurotransmissores respectivos são capazes de afetar a outra divisão do sistema nervoso simpático. A ACh liberada pelas terminações vagais reage com os receptores muscarínicos pré-sinápticos das terminações dos nervos simpáticos e diminui a quantidade de norepinefrina liberada pelas terminações eferentes simpáticas (Figura 34.4). Além da norepinefrina liberada pelas terminações simpáticas, os transmissores como o neuropeptídio Y também são secretados e inibem a liberação de ACh pelas terminações dos nervos vagais. No nível das células musculares efetoras, os dois transmissores antagonistas opõem-se aos efeitos do outro por ativação dos seus respectivos receptores e sistemas de segundo mensageiros.

A expressão **antagonismo acentuado** tem sido usada para descrever o efeito inibitório de determinado nível de estimulação vagal, que se torna mais acentuada à medida que aumenta o nível de atividade simpática. O efeito inibitório da atividade vagal nos ventrículos, nos quais as fibras vagais são escassas, parece ser produzido basicamente pela oposição ao nível existente de atividade simpática. No nó AV, a maioria das evidências indica que o nervo vago esquerdo e os nervos simpáticos predominem sobre a inervação do lado direito. Conforme foi mencionado antes, a estimulação do nervo vago esquerdo inibe a condução AV e pode causar bloqueio AV. Os efeitos vagais dromotrópicos, cronotrópicos e inotrópicos negativos tornam-se mais acentuados à medida que aumenta o nível de atividade simpática do coração.

Coração desenervado

Em condições experimentais, a eliminação da inervação extrínseca do coração por interrupção ou destruição dos nervos ou por excisão e reimplantação (autotransplante) do coração permite estudar o papel do sistema nervoso na regulação do coração. Depois da cirurgia de desenervação autônoma dos cães, a frequência cardíaca em repouso estabiliza na faixa de 90 a 120 bpm, ou seja, **frequência cardíaca intrínseca** (Figura 34.5) do nó SA desenervado. A arritmia sinusal respiratória (ver adiante) é suprimida. A aceleração imediata da frequência cardíaca em consequência de uma reação de sobressalto ou do início de atividade física não ocorre e, em vez disto, há um aumento mais lento da frequência cardíaca até níveis cerca de um terço menores que os observados nos cães controles (não desafiados experimentalmente). Desse modo, o coração inervado atende à demanda de aumento do débito cardíaco principalmente aumentando a frequência e a contratilidade cardíacas, enquanto o coração desenervado reage com um aumento menos expressivo da frequência cardíaca, mas com aumentos expressivos do volume ejetado com base no mecanismo de Frank-Starling (comprimento-tensão). O coração desenervado é supersensível às catecolaminas circulantes, que possibilitam os aumentos necessários do desempenho ventricular e da frequência cardíaca durante a atividade física. Há depleção das reservas de catecolaminas, mas aparentemente não ocorrem alterações expressivas do metabolismo miocárdico dos corações desenervados. A parassimpatectomia simples causa taquicardia sinusal persistente em repouso, com frequências na faixa de 140 a 160 bpm; isto demonstra o tônus vagal elevado em repouso nos cães normais e o efeito do tônus simpático desimpedido sobre a frequência cardíaca. A reinervação torna-se evidente em 1 a 2 meses depois da desenervação e, nos cães, está funcionalmente concluída com cerca de 9 meses; infelizmente, este nível de recuperação não ocorre depois do transplante cardíaco humano.

Reflexos cardíacos

Vários reflexos cardíacos afetam simultaneamente a atividade do coração e o tônus vascular e estão descritos no Capítulo 35. Em condições normais, a frequência dos batimentos cardíacos e suas variações fisiológicas são controladas pela interação das regiões responsáveis pelas atividades vagal (*i. e.*, nA, DMnX) e simpática (*i. e.*, BVLR, NPV). Por sua vez, essas regiões estão sob controle de outras partes do sistema nervoso central, inclusive hipotálamo e sistema límbico. Elas também recebem estímulos ou informações que entram no tronco encefálico e provêm de todas as partes do corpo, incluindo o próprio coração. Com essas influências, o nível de atividade de uma região pode ser aumentado ou reduzido, com alterações correspondentes da frequência cardíaca.

Existem algumas alterações reflexas que afetam primariamente a frequência cardíaca e estas estão descritas a seguir. Por exemplo, a aplicação de pressão no ângulo externo do bulbo ocular geralmente reduz a frequência cardíaca (reflexo oculocardíaco). Além disso, a pressão mais firme do seio carotídeo ou da croça aórtica também reduz a frequência cardíaca (barorreflexo). A estimulação das fibras aferentes das vias respiratórias por inalação de vapores irritativos (p. ex., anestésicos) tende especialmente a causar inibição cardíaca reflexa. Extrassístole e bradicardia são alterações detectadas no eletrocardiograma registrado durante cirurgias abdominais e, aparentemente, estas irregularidades são causadas pela estimulação dos reflexos viscerais. As alterações da frequência cardíaca associadas às emoções ou as que precedem a atividade muscular parecem resultar da influência dos centros cerebrais superiores sobre as regiões autônomas centrais.

Em geral, a frequência do pulso está inversamente relacionada com a pressão arterial, ou seja, o aumento ou a redução da pressão causa, respectivamente, redução ou aumento da frequência cardíaca (*i. e.*, barorreflexo; veja Capítulo 35). Esses ajustes são conseguidos pela ativação dos dois segmentos aferentes do barorreflexo – um por meio das fibras vagais aferentes (nervo depressor aórtico), que se origina da croça aórtica, e outro por meio do nervo do seio carotídeo, que se origina do seio carotídeo. A ativação de um desses grupos de nervos aferentes por elevação da pressão arterial aumenta a atividade do núcleo do trato solitário do tronco encefálico (nTS). Os aumentos da atividade do nTS ampliam as descargas dos neurônios inibitórios do bulbo ventrolateral caudal (BVLC) para reduzir a ativação do BVLR e da IML; os resultados são reduções da atividade do sistema nervoso simpático, da pressão arterial e da frequência cardíaca. A ativação do nTS que se dirige às vias do nA ou do DMnX (dependendo da espécie) aumenta o tônus vagal e também diminui a frequência cardíaca. Portanto, as alterações da frequência cardíaca são causadas não simplesmente pelo aumento ou pela redução da atividade de uma região ou de outra, mas pelas variações recíprocas dos tônus de ambas.

A frequência cardíaca também pode ser alterada pelos gases do sangue arterial (*i. e.*, quimiorreflexo). A redução do oxigênio arterial ou o aumento do dióxido de carbono ativa os quimiorreceptores do seio carotídeo, que estão localizados na bifurcação da artéria carótida comum e são adjacentes aos barorreceptores. Essa ativação aumenta a descarga dos nervos quimioaferentes do nervo craniano glossofaríngeo, que se projeta até o sistema nervoso central. A elevação subsequente da atividade do nTS e do nA e/ou do DMnX diminui a frequência cardíaca. A ativação quimiorreflexa também aumenta a frequência e a profundidade das respirações. Como seria esperado, assim como muitos outros, esses reflexos podem interagir uns com os outros.

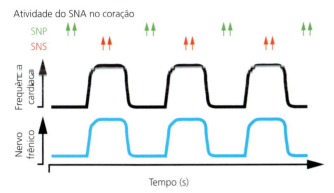

Figura 34.6 A frequência cardíaca aumenta durante a inspiração e diminui durante a expiração (arritmia sinusal respiratória). A despolarização do nervo frênico representa a respiração neural. Essa arritmia é atribuída à ativação e à desativação recíprocas dos sistemas nervosos simpático (SNS) e parassimpático (SNP). SNA, sistema nervoso autônomo.

Arritmia sinusal respiratória

A aceleração da frequência cardíaca durante a inspiração e sua redução durante a expiração são conhecidas como **arritmia sinusal respiratória** (Figura 34.6). Essas variações da frequência cardíaca mantêm o fluxo sanguíneo pulmonar durante a insuflação dos pulmões. Alguns fatores parecem interagir e causar as variações fásicas do tônus vagal, que causam esse tipo de arritmia sinusal, que não tem implicações patológicas e parece ser uma resposta normal. Esses fatores incluem influências sensoriais e centrais. A ativação relacionada com o sistema sensorial parece ser atribuída ao componente cardíaco de vários reflexos, inclusive o **reflexo respiratório de Hering-Breuer** (taquicardia durante a insuflação dos pulmões), o **reflexo de Bainbridge** (taquicardia em resposta ao enchimento do átrio direito e das grandes veias durante a inspiração) e o reflexo barorreceptor (bradicardia quando a pressão arterial aumenta). Contudo, geralmente se acredita que o sistema nervoso central seja responsável pela arritmia sinusal respiratória, porque este distúrbio do ritmo persiste quando a insuflação pulmonar é mantida. Além disso, a arritmia sinusal respiratória é sustentada durante o bloqueio simpático, mas é suprimida quando o sistema parassimpático (vagal) é interrompido. Além do efeito na frequência cardíaca, estudos demonstraram uma ação inotrópica positiva na contração do ventrículo esquerdo durante a fase de aceleração.

Efeitos autônomos na contratilidade

Como já foi mencionado, os efeitos simpáticos aumentam acentuadamente a contratilidade dos átrios e dos ventrículos. Os efeitos parassimpáticos inibem profundamente os átrios, reduzindo a frequência cardíaca e a contratilidade atrial e, paradoxalmente, abreviando o potencial de ação e o período refratário das células atriais. Os efeitos inibitórios da estimulação parassimpática nos ventrículos são desprezíveis, em comparação com estes efeitos nos átrios, embora ocorra depressão nítida da contratilidade ventricular com a estimulação vagal, especialmente quando o nível de atividade simpática coexistente é elevado. O motivo dessa última característica é que a ACh liberada pela estimulação vagal inibe a liberação de norepinefrina pelas terminações nervosas simpáticas pós-ganglionares. Essa dependência do efeito vagal na contratilidade sobre a atividade simpática basal tem sido descrita como "antagonismo acentuado".

Condução atrioventricular

A condução AV também é regulada pelo sistema nervoso autônomo e seus transmissores. A atividade neural simpática e as catecolaminas diminuem o tempo de condução AV e atuam especialmente nas regiões superiores (i. e., atrionodais e nodais) da área juncional AV. A condução na região inferior (i. e., nodal-His) é pouco afetada. O bloqueio dos receptores beta-adrenérgicos diminui a taxa de despolarização do nó SA, prolonga a condução AV e aumenta o período refratário da junção AV. A estimulação vagal e os agentes colinérgicos retardam a condução pela junção AV e aumentam o período refratário, atuando principalmente nas regiões atrionodais e nodais, em vez de na região nodal-His.

Controle hormonal do coração

Vários hormônios têm efeitos diretos no coração. A Tabela 34.2 descreve os efeitos de vários compostos humorais na função cardíaca. Além da liberação de norepinefrina pelas terminações nervosas simpáticas do sistema nervoso simpático, as catecolaminas epinefrina e norepinefrina também são secretadas pela medula adrenal. Embora a razão entre epinefrina:norepinefrina liberadas pela medula adrenal possa variar entre as espécies, estes hormônios têm efeitos profundos no coração, especialmente nas condições de estresse. O glucagon causa um efeito semelhante ao das catecolaminas, possivelmente por um mecanismo semelhante. Esse hormônio não atua como um agonista dos receptores β, mas parece estimular a adenililciclase do coração por um mecanismo diferente da ativação desses receptores. Além desses hormônios, estudos comprovaram as funções da insulina, dos hormônios adrenocorticais e tireóideos, da angiotensina II e de outros compostos (Tabela 34.2).

Embora não tenha sido demonstrada alguma função da histamina na regulação do coração, um sistema de receptores histamínicos semelhantes ao sistema de receptores adrenérgicos está presente neste órgão. Como ocorre com os receptores $β_1$-adrenérgicos, os receptores H_2 de histamina mediam os efeitos cronotrópicos e inotrópicos positivos, estimulam a adenililciclase e causam vasodilatação coronariana. Como ocorre com os receptores alfa-adrenérgicos, os receptores H_1 mediam a vasoconstrição coronariana. Mais conhecidos são os efeitos patológicos da liberação massiva de histamina no choque anafilático, que causa hipotensão, venodilatação, taquicardia, aumento da demanda de oxigênio e, por fim, colapso cardiovascular. Embora a histamina possa desempenhar alguma função da autorregulação vascular local, ela não parece ser um candidato provável como regulador fisiológico da função cardíaca em condições normais.

Por fim, ainda que o oxigênio, o dióxido de carbono e o pH tenham efeitos marcantes no sistema cardiorrespiratório por suas ações no corpo carotídeo e nos quimiorreceptores centrais, estes fatores também podem afetar diretamente a função cardíaca. Hipoxia e hipercapnia podem deprimir a contratilidade e a função cardíacas porque reduzem a sensibilidade das proteínas contráteis ao cálcio. Os efeitos da hipercapnia provavelmente se devem às reduções do pH intracelular (acidose). Embora as alterações da composição dos gases do sangue arterial possam afetar diretamente o coração, as reações reflexas provavelmente predominam.

Tabela 34.2 Efeitos cardíacos dos compostos humorais.

Hormônio	Efeito inotrópico	Efeito cronotrópico	Efeito vasoativo coronariano	Comentários
Epinefrina	Positivo, β_1	Positivo, β_1	Constrição, α Dilatação, β_1, β_2	Aumenta o metabolismo miocárdico com β_1; a estimulação causa dilatação coronariana por autorregulação
Norepinefrina	Positivo, β_1	Positivo, β_1	Constrição, α Dilatação, β_2	
Acetilcolina	Negativo	Negativo	Dilatação	
Glucagon	Positivo	Positivo	Dilatação	Nenhum efeito no receptor β; estimula a ciclase em outro sítio receptor
Insulina	Positivo	Nenhum	Dilatação	
Mineralocorticoides	Positivo	Nenhum	Nenhum	
ACTH	Pouco ou nenhum	Positivo	Nenhum	Pode liberar os corticoides
Vasopressina	Negativo	Positivo	Constrição acentuada	Efeito inotrópico secundário à constrição coronariana
Ocitocina	Pouco ou nenhum	Positivo	Constrição suave	
Angiotensina I	Positivo, moderado	Positivo, moderado	Constrição suave	
Angiotensina II	Positivo	Variável	Constrição	Efeitos inotrópico e vasoconstritor potentes
Angiotensina III	Positivo	Desconhecido	Constrição	Efeito vasoconstritor potente
Tiroxina	Positivo	Positivo	Fluxo aumentado	Efeito inotrópico principalmente sobre o V_{max}; efeito coronário atribuído principalmente ao aumento do consumo de O_2 no miocárdio
Prostaglandinas	Positivo	Variável	Dilatação	Taquicardia reflexa; taquicardia por estimulação do sistema nervoso central

ACTH, hormônio adrenocorticotrófico.
Fonte: dados segundo Bourne. G.H. (ed.) (1980) *Hearts and Heart-like Organs*, Vols. 1, 2 e 3. Academic Press, New York; Berne, R.M., Sperelakis, N. and Geiger, S.R. (eds) (1979) Handbook of Physiology, Section 2, Vol. 1, The Heart. American Physiology Society, Bethesda, MD.

Autoavaliação

As respostas encontram-se no final do capítulo.

1   Quais são os fatores intrínsecos que afetam a função cardíaca?

2   A frequência cardíaca de um cavalo em repouso é de 30 bpm e o volume ejetado é de 1 ℓ. A frequência cardíaca é acelerada por estimulação artificial até 200 bpm e o volume ejetado diminui para 0,7 ℓ. Durante a atividade física, a frequência cardíaca aumenta até 200 bpm e o volume ejetado aumenta para 1,3 ℓ. Qual é o débito cardíaco em repouso, durante a estimulação com marca-passo e durante a atividade física?

3   O aumento da contratilidade cardíaca por ativação dos nervos simpáticos provavelmente é causado por qual neurotransmissor e receptor?

4   Qual é o mecanismo mais importante na produção do fenômeno de escada ou *treppe*?

5   Quais são os três efeitos principais da ativação dos nervos eferentes parassimpáticos do coração?

Leitura sugerida

Berne, R.M., Sperelakis, N. and Geiger, S.R. (eds) (1979) *Handbook of Physiology, Section 2, Vol. 1, The Heart*. American Physiological Society, Bethesda, MD.
Boron, W.F. and Boulpaep, E.L. (eds) (2008) *Medical Physiology*, 2nd edn. Saunders Elsevier, Philadelphia.
Braunwald, E., Ross, J. Jr and Sonnenblick, E.J. (1968) *Mechanisms of Contraction of the Normal and Failing Heart*. Little, Brown, Boston.

Cohen, P.F. (1985) Cardiac pumping action and its regulation. In: *Clinical Cardiovascular Physiology* (eds P.F. Cohen, E.J. Brown Jr and S.C. Vlay). W.B. Saunders, Philadelphia.
Hall, J.E. (2011) *Guyton and Hall Textbook of Medical Physiology*, 12th edn. Saunders Elsevier, Philadelphia.
Katz, A.M. (2011) *Physiology of the Heart*, 5th edn. Lippincott, Philadelphia.
King, A.S. (1999) *The Cardiorespiratory System*. Blackwell Science, Oxford.
Levy, M.N. (1990) Neural and reflex control of the circulation. In: *Current Concepts in Cardiovascular Physiology* (ed. O.B. Garfein), pp. 133–207. Academic Press, New York.
Milnor, W.R. (1990) The heart as a pump. In: *Cardiovascular Physiology* (ed. W.R. Milnor). Oxford University Press, New York.
Pappano, A.J. and Wier, W.G. (eds) (2012) *Cardiovascular Physiology*, 10th edn. Mosby-Year Book, St Louis, MO.
Richardson, D.R., Randall, D.C. and Speck, D.F. (1998) *The Cardiopulmonary System*. Fence Creek Publishing, Madison, CT; Blackwell Science, Malden, MA.

Respostas

1   (A) Pré-carga, (B) pós-carga, (C) estado inotrópico (contratilidade) e (D) frequência e ritmo cardíacos.

2   Em repouso, o débito cardíaco é de 30 bpm × 1 ℓ = 30 ℓ/min. Durante a estimulação com marca-passo, o débito cardíaco é 200 bpm × 0,7 ℓ = 140 ℓ/minuto. Durante a atividade física, o débito cardíaco é 200 bpm × 1,3 ℓ = 260 ℓ/minuto.

3   Norepinefrina, receptores β_1.

4   Aumento do cálcio intracelular.

5   Reduções do cronotropismo (A), do dromotropismo (B) e do inotropismo (C) (efeito brando).

Mecanismos de Controle do Sistema Circulatório

Cheryl M. Heesch, David D. Kline e Eileen M. Hasser

Introdução | Pressão e circulação sistêmicas, 339
  Pressão arterial basal, 339
  Regulação local do fluxo sanguíneo, 339
Controle neural, 340
  Resumo | Inervação do sistema cardiovascular pelo sistema nervoso autônomo, 340
  Fibras vasoconstritoras simpáticas, 342
  Vasodilatação ativa, 343
  Resumo da inervação cardiovascular eferente, 343
  Áreas de controle cardiovascular no sistema nervoso central, 344
Mecanismos de regulação neuro-humoral, 345
  Controle endócrino, 346
  Controle parácrino, 347

Resumo do controle neural/neuro-humoral da circulação, 348
Mecanismos de controle reflexos, 348
  Nervos aferentes que enviam estímulos ao cérebro, 349
  Barorreflexo arterial, 349
  Reflexos cardiopulmonares, 353
  Quimiorreflexo arterial, 353
  Reflexo pressórico ao esforço, 354
  Controle reflexo dos sistemas humorais, 354
  Resposta integrada à hemorragia, 354
  Padrões de respostas circulatórias integradas no nível central, 355
Regulação da pressão arterial a longo prazo, 356
Autoavaliação, 357

Introdução | Pressão e circulação sistêmicas

1 Quais são alguns dos fatores que determinam a pressão arterial?
2 Quais são os valores normais da pressão arterial?
3 Quais espécies têm pressões arteriais muito mais altas e por que isto poderia ocorrer?

Pressão arterial basal

A pressão arterial é determinada pelos seguintes fatores: (i) ação contrátil do coração (débito cardíaco), (ii) resistência periférica, (iii) volume de sangue no sistema arterial e (iv) elasticidade das paredes das artérias (ver Capítulo 30). Esses fatores são controlados por sistemas complexos de regulação, que mantêm a pressão arterial nos limites exíguos. A Tabela 35.1 descreve os valores normais da pressão arterial de várias espécies de animais. Ao contrário da frequência cardíaca (ver Tabela 34.1), a pressão arterial não difere entre as espécies com base no peso corporal; a maioria dos mamíferos tem pressões arteriais situadas nas mesmas faixas. Entretanto, existe uma relação positiva entre pressão arterial e altura da cabeça acima do nível do coração. No nível do coração, a pressão arterial em repouso eleva-se com o comprimento do pescoço de animais como cães, vacas e girafas; contudo, as diferenças de pressão arterial no cérebro são menos acentuadas entre as espécies. As aves têm pressão arterial em faixas mais elevadas que as dos mamíferos, possivelmente para atenuar as forças gravitacionais durante o voo. A pressão arterial dos animais recém-nascidos é significativamente menor que a dos animais adultos, tanto nas aves quanto nos mamíferos.

Regulação local do fluxo sanguíneo

A regulação do fluxo sanguíneo desempenha um papel fundamental no atendimento às demandas metabólicas dos tecidos de todo o corpo. Vários mecanismos envolvendo o endotélio vascular, substâncias vasoativas produzidas localmente e propriedades intrínsecas da musculatura lisa vascular participam da regulação do fluxo sanguíneo em respostas às demandas variáveis dos tecidos. Esses mecanismos

Tabela 35.1 Pressões sanguíneas arteriais de animais adultos de algumas espécies representativas.

Espécies	Sistólica/diastólica (mmHg)*	Média (mmHg)
Girafa	211/151	185
Cavalo	130/95	115
Vaca	140/95	120
Porco	140/80	110
Ovelha	140/90	114
Ser humano	120/70	100
Cão	150/87	107
Gato	125/89	105
Coelho	120/80	100
Cobaia	100/60	80
Rato	110/70	90
Camundongo	111/80	100
Peru	250/170	190
Galinha	175/145	160
Canário	220/150	185

*Os valores publicados são extremamente variáveis por causa da labilidade da pressão arterial em resposta aos fatores ambientais. Esses valores foram selecionados com base em diversas fontes como níveis razoáveis para animais em repouso.
Fonte: dados segundo Mitchell, G., Maloney, S.K., Mitchell, D. and Keegan, D.J. (2006) The origin of mean arterial and jugular venous blood pressures in giraffes. *Journal of Experimental Biology* 209:2515-2524; Brown, S., Atkins, C., Bagley, R. *et al.* (2007) Guidelines for the identification, evaluation and management of systemic hypertension in dogs and cats. *Journal of Veterinary Internal Medicine* 21:542-558. Revisada com base na Tabela 17.1, Erickson, H.H. and Detweiller, D.K. (2004), in *Duke's Physiology of Domestic Animals*, 12th ed. (ed. W.O. Reece). Cornel University Press, Ithaca. Reproduzida, com autorização, de Cornell University Press.

atuam predominantemente no nível da microcirculação e estão descritos no Capítulo 36. A autorregulação do fluxo sanguíneo é especialmente importante para manter o fluxo de sangue ao coração, aos rins e ao cérebro (ver Capítulo 38). Além dos mecanismos de controle locais, o sistema cardiovascular é profusamente inervado por ramos parassimpáticos (especialmente do coração) e simpáticos (coração e vasos sanguíneos) do sistema nervoso autônomo. Reflexos neurais importantes fornecem ao cérebro informações sensoriais constantes originadas da periferia e desencadeiam ajustes da atividade autônoma para manter a homeostasia e regular a pressão arterial, a frequência cardíaca, o débito cardíaco e o fluxo sanguíneo regional em várias condições fisiológicas.

Controle neural

> 1 Descreva a inervação autônoma do sistema cardiovascular, os transmissores, os cotransmissores e os receptores envolvidos.
> 2 A inervação simpática é mais abundante nas arteríolas ou nos vasos de condutância?
> 3 Explique os diversos mecanismos da vasodilatação ativa.

Resumo | Inervação do sistema cardiovascular pelo sistema nervoso autônomo

A Figura 35.1 ilustra uma visão geral da inervação autônoma do sistema cardiovascular. A **inervação parassimpática** do coração origina-se dos corpos celulares localizados no núcleo motor do nervo vago e no núcleo ambíguo do bulbo no tronco encefálico (ver Figura 35.6), embora as contribuições em determinada região sejam variáveis entre as espécies. As **fibras pré-ganglionares** do coração estendem-se ao longo dos **nervos vagos** e liberam **acetilcolina (ACh)** em sinapses constituídas com corpos celulares pós-ganglionares. Embora tenham sido detectados receptores colinérgicos muscarínicos do tipo M_1 nos gânglios autônomos, o tipo principal de receptor que media a ativação dos corpos das células pós-ganglionares são **receptores colinérgicos ganglionares nicotínicos (tipo N_2)**. Para facilitar o entendimento, os gânglios parassimpáticos estão ilustrados a alguma distância do coração na Figura 35.1, mas na verdade estes gânglios estão localizados bem próximo ou no próprio coração. A inervação parassimpática pós-ganglionar principal do coração dirige-se aos átrios e ao sistema de condução, inclusive os nós sinoatrial (SA) e atrioventricular (AV). As terminações dos nervos pós-ganglionares liberam ACh, que ativa os **receptores colinérgicos muscarínicos do tipo M_2** e diminui a frequência

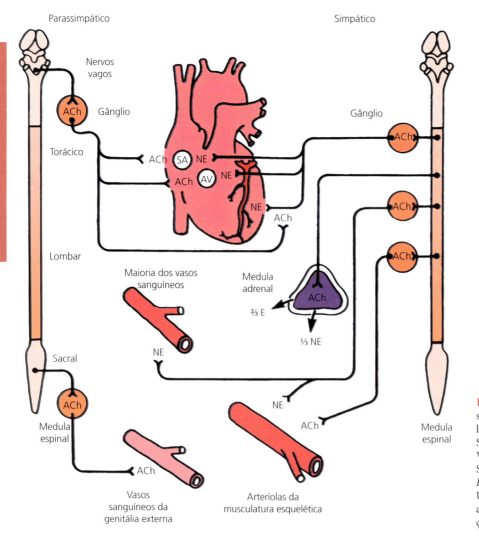

Figura 35.1 Inervação autônoma do sistema cardiovascular. ACh, acetilcolina; NE, norepinefrina; E, epinefrina; SA, nó sinoatrial; AV, nó atrioventricular. Ver detalhes no texto. Adaptada segundo Sparks, H.V. and Rooke, T.W. (1987) *Essentials of Cardiovascular Physiology*. University of Minnesota Press, Minneapolis, MN. Reproduzida, com autorização, de University of Minnesota Press.

cardíaca e a força contrátil dos átrios. Nos ventrículos, a inervação parassimpática pode provocar reduções modestas da contratilidade cardíaca por uma ação pré-sináptica de redução da secreção vigente de **norepinefrina (NE)** pelas terminações dos nervos pós-ganglionares simpáticos. A maioria dos vasos sanguíneos não tem inervação parassimpática, ainda que existam algumas exceções notáveis. As **fibras vasodilatadoras parassimpáticas** inervam algumas áreas cranianas e sacrais restritas, inclusive vasos sanguíneos do cérebro, língua, glândulas salivares, bexiga, reto e genitália externa (ilustrados na Figura 35.1). Essas fibras provavelmente não estão relacionadas com a homeostasia cardiovascular ou com o controle reflexo dos vasos sanguíneos, nem se mantêm em um estado tonicamente ativo. Em geral, acredita-se que essas fibras sejam colinérgicas. A vasodilatação causada pela ACh é atribuída à interação com os receptores colinérgicos muscarínicos presentes (i) nas células endoteliais vasculares, que intermedeiam a liberação do gás vasodilatador óxido nítrico (também conhecido como fator de relaxamento derivado do endotélio, FRDE) (ver Capítulo 36); e (ii) nas terminações nervosas simpáticas, nas quais sua ativação inibe a secreção de NE. A Tabela 35.2 resume as vias de transdução e os efeitos cardiovasculares da ativação dos receptores muscarínicos do tipo M_2.

O coração e a maioria dos leitos vasculares recebem inervação do componente simpático do sistema nervoso autônomo. Os corpos das células pré-ganglionares do **sistema nervoso simpático** estão localizados na coluna de células intermediolaterais das regiões torácica e lombar da medula espinal e enviam projeções aos corpos das células pós-ganglionares dos gânglios paravertebrais (ou pré-vertebrais, que não estão ilustrados nessa figura (ver Capítulo 10). Como também ocorre com os gânglios parassimpáticos, a ACh liberada pelas terminações dos nervos pré-ganglionares ativa os receptores ganglionares nicotínicos localizados nos corpos das células pós-ganglionares. A inervação simpática pós-ganglionar que se dirige aos átrios, ao sistema de condução e aos ventrículos do coração origina-se dos gânglios estrelados. Os aumentos da frequência cardíaca e da contratilidade miocárdica mediados por ativação simpática

são atribuídos à liberação de NE pelas terminações nervosas e à ativação dos **receptores β_1-adrenérgicos** do coração (ver Capítulo 34). A maioria dos vasos sanguíneos distribuídos por todo o corpo recebe inervação pós-ganglionar simpática e, em geral, a liberação de NE causa vasoconstrição por ativação dos receptores α_1 pós-sinápticos vasculares. Entretanto, **receptores α_2-adrenérgicos** estão presentes em algumas arteríolas e sua ativação também provoca vasoconstrição. Além disso, os receptores α_2 localizados nas terminações adrenérgicas pré-sinápticas eferentes constituem um mecanismo de *feedback* negativo local por inibição da liberação de NE durante os períodos de ativação simpática acentuada. A Tabela 35.3 apresenta um resumo dos principais subtipos de receptores adrenérgicos, suas vias de transdução e seus efeitos no sistema cardiovascular.

Em algumas espécies, as arteríolas do músculo esquelético também recebem inervação simpática especializada, por meio da qual a ACh é liberada pelas terminações dos nervos pós-ganglionares e causa vasodilatação. A importância funcional dessas **fibras vasodilatadoras colinérgicas simpáticas** não está inteiramente definida, mas alguns autores sugeriram que elas participem do aumento inicial do fluxo sanguíneo do músculo esquelético, que é causado pela ativação do córtex motor em antecipação à atividade da musculatura esquelética.

Além dessas vias neurais, as **medulas adrenais** também são consideradas como componentes do sistema nervoso simpático. As células cromafínicas da medula adrenal funcionam como neurônios simpáticos pós-ganglionares, com exceção de que as catecolaminas **epinefrina (adrenalina)** e **norepinefrina (noradrenalina)** são liberadas diretamente na corrente sanguínea. A epinefrina é a catecolamina predominante liberada pela medula adrenal, mas a razão entre epinefrina:norepinefrina varia entre as espécies. As catecolaminas circulantes atuam como um mecanismo endócrino de mediação dos efeitos no coração e nos vasos sanguíneos.[1]

---

[1] N.R.T.: É importante ressaltar que a ativação simpatoadrenal, adicionalmente aos efeitos cardiovasculares, exerce influência sobre o sistema renina-angiotensina e o metabolismo energético.

Tabela 35.2 Efeitos muscarínicos no sistema cardiovascular.

Subtipo de receptor	Localização	Via de transdução	Segundo mensageiro	Resposta funcional
Muscarínico M_1	Gânglios autônomos	Acoplada por $G\alpha_q$ Ativação da PLC	IP_3 e DAG	Despolarização (função secundária em comparação com os receptores nicotínicos N_2)
Muscarínico M_2	Coração	Acoplada por $G\alpha_i/G\alpha_o$ Inibição da AC Ativação: canais de K^+ retificadores internos Inibição: canais de Ca^{2+} regulados por voltagem	Redução do AMP cíclico	*Nó SA*: redução da despolarização espontânea, hiperpolarização, redução da frequência cardíaca *Nó AV*: redução da velocidade de condução
				Miocárdio atrial: redução do período refratário, diminuição da contratilidade *Miocárdio ventricular*: redução discreta da contratilidade Inibição da secreção dos transmissores
	Terminações dos nervos periféricos			
	Vasos sanguíneos (arteríolas do músculo esquelético)	Ativação da guanilatociclase	Aumento do GMP cíclico: liberação de óxido nítrico pelo endotélio	Vasodilatação (algumas espécies)

$G\alpha_q$, subunidade da proteína G que ativa a PLC; $G\alpha_i/G\alpha_o$, subunidade da proteína G que inibe a formação do AMP cíclico a partir do ATP; PLC, fosfolipase C; IP_3, trifosfato de inositol; DAG, diacilglicerol; AC, adenilatociclase.
Fonte: dados com base em Table 8.3, Westfall, T.C. and Westfall, D.P. (2011) Neurotransmission: the autonomic and somatic motor nervous systems. In: *Goodman & Gilman's Pharmacological Basis of Therapeutics*, 12th ed. (eds. L.L. Brunton, B.A. Chabner and B.C. Knollmann). McGraw-Hill, New York; and Table 14.2, Richerson, G.B. (2009), in *Medical Physiology*, 2nd ed. (eds. W.F. Boron and E.L. Boulpaep). Saunders Elsevier, Philadelphia.

Tabela 35.3 Efeitos adrenérgicos no sistema cardiovascular.

Subtipo de receptor	Localização principal	Via de transdução	Segundo mensageiro	Resposta funcional
Adrenérgico α_1	Arteríolas e veias	Acoplada por $G\alpha_q$ Ativação da PLC	IP_3 e DAG	Despolarização Vasoconstrição
Adrenérgico α_{2B}	Arteríolas	Acoplada por $G\alpha/G\alpha_o$ Inibição da AC Redução da atividade da PKA	Redução do nível de AMP cíclico	Vasoconstrição
Adrenérgico α_{2A}	Terminações dos nervos simpáticos			Inibição da liberação de NE
Adrenérgico β_1	Coração	Acoplada por $G\alpha_s$ Ativação da AC Ativação da PKA Ativação dos canais de Ca^{2+} do tipo L	Aumento do nível de AMP cíclico	Aumento da frequência cardíaca Aumento da contratilidade
Adrenérgico β_2	Vasos sanguíneos	Acoplada por $G\alpha_s$ Ativação da AC Ativação da PKA Ativação dos canais de Ca^{2+}	Aumento do nível de AMP cíclico	Relaxamento do músculo liso Vasodilatação

$G\alpha_q$, subunidade da proteína G que ativa a PLC; $G\alpha/G\alpha_o$, subunidade da proteína G que inibe a formação do AMP cíclico a partir do ATP; $G\alpha_s$, subunidade da proteína G que ativa a adenilatociclase; PLC, fosfolipase C; PKA, proteinoquinase A; IP_3, trifosfato de inositol; DAG, diacilglicerol; AC, adenilatociclase.
Fonte: dados com base em Table 8.6, Westfall, T.C. and Westfall, D.P. (2011) Neurotransmission: the autonomic and somatic motor nervous systems. In: *Goodman & Gilman's Pharmacological Basis of Therapeutics*, 12th ed. (eds. L.L. Brunton, B.A. Chabner and B.C. Knollmann). McGraw-Hill, New York; and Table 14.2, Richerson, G.B. (2009), in *Medical Physiology*, 2nd ed. (eds. W.F. Boron and E.L. Boulpaep). Saunders Elsevier, Philadelphia.

Fibras vasoconstritoras simpáticas

Distribuição

As fibras vasoconstritoras simpáticas foram descobertas em 1852 por Claude Bernard, que estimulou o nervo simpático cervical do coelho e observou constrição dos vasos sanguíneos da orelha. Essas fibras fazem parte da divisão toracolombar (simpática) do sistema nervoso autônomo (ver Capítulo 10).

As terminações dos nervos adrenérgicos (que contêm NE) foram identificadas em todos os tipos de vasos sanguíneos, exceto nos capilares verdadeiros. Em geral, os vasos de resistência pré-capilares (artérias finas e arteríolas) têm inervação profusa, embora a quantidade de fibras seja menor nos vasos pré-capilares mais finos. As vênulas têm menos fibras adrenérgicas que as veias mais calibrosas que, por sua vez, são inervadas menos profusamente que os vasos pré-capilares. Os estímulos vasoconstritores enviados aos vasos de pequeno calibre dos membros são transmitidos unicamente por essas fibras simpáticas, que se estendem junto com os troncos nervosos somáticos. Por esse motivo, a secção de um nervo periférico causa degeneração completa das fibras vasoconstritoras da área de sua distribuição.

Localização e mecanismo de ação

As fibras dos nervos simpáticos constituem um mecanismo potente de ação vasoconstritora. Os níveis baixos de despolarização das fibras vasoconstritoras mantêm o tônus vascular normal em repouso, enquanto a excitação fisiológica máxima do sistema simpático dos vasos sanguíneos causa vasoconstrição intensa. Embora a NE seja o transmissor químico principal na célula muscular lisa, o neuropeptídio Y (ver seção subsequente) e o **ATP** podem ser liberados simultaneamente com a NE por algumas fibras simpáticas. O ATP liberado pelos nervos periféricos pode causar vasoconstrição porque ativa os receptores purinérgicos P_2 existentes nas células musculares lisas dos vasos sanguíneos, mas o efeito predominante do ATP é vasodilatação atribuída à ativação dos receptores P_2 das células endoteliais, que estimulam a liberação de óxido nítrico (um vasodilatador potente).

O efeito final da inervação simpática nos vasos de resistência é vasoconstrição, porque o aumento expressivo do fluxo sanguíneo de um membro em vasoconstrição ocorre imediatamente depois do bloqueio simpático ou da desenervação. Durante os períodos de vasoconstrição prolongada, a acumulação de metabólitos vasodilatadores nos tecidos pode contrapor as influências neurogênicas, causando relaxamento dos vasos de resistência pré-capilares.

A excitação das fibras vasoconstritoras simpáticas da aorta e das artérias mais calibrosas causa apenas efeitos moderados nestes vasos. Há pouco ou nenhum aumento da pressão como efeito direto da contração ou da vasoconstrição desses vasos sanguíneos calibrosos; possivelmente, a alteração mais significativa ocorra em sua distensibilidade. Nas artérias condutoras com diâmetro de 1 mm ou mais, a vasoconstrição ou a vasodilatação relacionadas com as alterações da atividade dos nervos simpáticos não altera o diâmetro dos vasos em mais de 10%.

Os neurônios simpáticos pós-ganglionares dos vasos sanguíneos geralmente formam dois plexos na adventícia vascular. O plexo mais interno é formado por fibras não mielinizadas localizadas no limite entre a adventícia e a média. Pequenas varicosidades (2 μm de diâmetro) ao longo de cada axônio contêm grânulos de armazenamento, que liberam seu conteúdo depois da despolarização. Conforme foi mencionado antes, o neurotransmissor principal liberado pelas terminações dos nervos simpáticos é NE, mas outros transmissores ou moduladores também estão presentes e podem contribuir para a resposta à ativação dos nervos simpáticos.

Além da atividade vasoconstritora, a inervação simpática exerce controle intenso sobre a contratilidade cardíaca e a capacitância vascular, especialmente das veias. Os aumentos do retorno venoso e da força das contrações ventriculares contribuem para a ampliação do débito cardíaco em resposta à ativação dos nervos simpáticos.

Neuropeptídio Y

O **neuropeptídio Y (NPY)** é um dos cotransmissores importantes liberados junto com a NE pelas terminações dos nervos simpáticos e, como é um agente vasoconstritor potente, ele contribui para a resposta vasoconstritora, especialmente durante os períodos de atividade simpática intensa. Esse peptídio de 36 aminoácidos é amplamente distribuído junto com a NE nas terminações dos nervos simpáticos periféricos. Semelhante aos efeitos descritos antes com a liberação de NE, a ativação dos receptores α_2-adrenérgicos pré-sinápticos também inibe a liberação do NPY pelas terminações dos nervos simpáticos.

Importância funcional

As fibras vasoconstritoras têm importância fundamental na homeostasia da pressão arterial e do fluxo sanguíneo, inclusive dos ajustes reflexos que se originam dos barorreceptores, dos receptores cardiopulmonares e dos quimiorreceptores. Além disso, essas fibras controlam o fluxo sanguíneo da pele e, consequentemente, afetam a permuta de calor na periferia. A vasodilatação – principalmente a de natureza reflexa – é atribuída especialmente à supressão do tônus vasoconstritor vigente. A Figura 35.2 ilustra graficamente que, em repouso (condições basais), há descargas tônicas dos nervos simpáticos vasoconstritores, para que os vasos permanecem parcialmente contraídos. A redução da atividade dos nervos simpáticos aumenta o diâmetro das arteríolas (vasodilatação), enquanto o aumento da atividade simpática acima dos níveis basais acentua ainda mais a constrição das arteríolas. Para realizar sua função como controle neural principal da circulação periférica, o sistema vasoconstritor simpático pode ter funções generalizadas, segmentares ou regionais, dependendo do tipo de estímulo.

Vasodilatação ativa

Com a supressão dos efeitos vasoconstritores simpáticos, ainda resta um estado contrátil residual nos vasos sanguíneos, que algumas vezes é referido como tônus intrínseco ou miogênico. A expressão **vasodilatação ativa** aplica-se à redução adicional do tônus contrátil vascular abaixo do nível do tônus existente quando a atividade vasoconstritora simpática está suprimida. Curiosamente, a atividade simpática exacerbada realmente pode contribuir para a vasodilatação ativa por três mecanismos: (i) indiretamente por um aumento da taxa metabólica dos tecidos (p. ex., por meio da autorregulação e dos metabólitos liberados localmente, a dilatação das coronárias ocorre quando o trabalho cardíaco aumenta em resposta à estimulação simpática); (ii) por

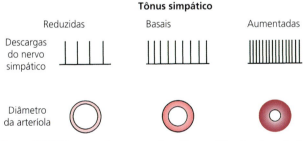

Figura 35.2 Descarga dos nervos simpáticos e diâmetro das arteríolas. Em condições basais (*ao centro*), os nervos simpáticos têm atividade tônica no sistema vascular e as artérias permanecem parcialmente contraídas. Quando a atividade dos nervos simpáticos aumenta (*à direita*), as arteríolas contraem ainda mais. Quando a atividade dos nervos simpáticos diminui (*à esquerda*), as arteríolas dilatam. Adaptada segundo Heesch, C.M. (1999) Reflexes that control cardiovascular function. *American Journal of Physiology* 277:S234-S243. Com permissão da American Physiological Society.

ação nos **receptores β_2-adrenérgicos vasculares**, que causam vasodilatação de alguns segmentos do sistema vascular (p. ex., músculo esquelético); e (iii) em condições especiais, por meio das fibras simpáticas colinérgicas (ver Figura 35.1).

Fibras vasodilatadoras simpáticas colinérgicas

Além da vasodilatação que ocorre em consequência da inibição da vasoconstrição, também existe um sistema de nervos vasodilatadores eferentes, que partem do sistema nervoso central, mas parecem estar distribuídos principalmente no músculo esquelético. Os nervos vasodilatadores podem ser ativados pela estimulação do córtex motor e de determinadas regiões do hipotálamo (Figura 35.3) de algumas espécies (cães e gatos). Essas vias vasodilatadoras são diferentes das que estão localizadas no bulbo ventrolateral rostral, que originam estímulos excitatórios para os neurônios simpáticos pré-ganglionares da medula espinal e causam vasoconstrição (ver Áreas de controle cardiovascular no sistema nervoso central). A resposta de vasodilatação ativa é mediada pela ACh liberada pelas terminações dos nervos simpáticos pós-ganglionares e parece ser limitada às arteríolas, porque os vasos de resistência pré-capilares mais finos e os vasos de capacitância do sistema venoso não têm inervação colinérgica conhecida.

Alguns autores sugeriram que uma via envolvendo o córtex motor ative essas fibras para dilatar os vasos sanguíneos e aumentar o fluxo sanguíneo dos músculos esqueléticos em antecipação a uma atividade física. Entretanto, a vasodilatação que acompanha a atividade física não é inteiramente colinérgica ou adrenérgica, porque não pode ser bloqueada completamente pela atropina ou pela simpatectomia. Mecanismos de controle locais contribuem expressivamente para a vasodilatação do músculo em atividade e acredita-se que as fibras vasodilatadoras simpáticas colinérgicas dos músculos esqueléticos desempenhem um papel limitado na resposta integrada global à atividade física, provavelmente causando um aumento inicial do fluxo sanguíneo pouco antes de iniciar a atividade.

Outras fibras vasodilatadoras

Embora suas vias neurais e suas funções fisiológicas exatas ainda não estejam tão bem definidas quanto as que estão associadas ao sistema nervoso autônomo e aos transmissores/modulares clássicos, existem descritas outras respostas vasodilatadoras neurais. As fibras vasodilatadoras que liberam histamina foram demonstradas na pata traseira do cão. Independente da inervação simpática, também foram identificadas fibras vasodilatadoras purinérgicas que liberam trifosfato de adenosina (ATP) ou adenosina. Em alguns vasos sanguíneos, as ações vasodilatadoras potentes do ATP e do ADP extracelulares são mediadas pela liberação de óxido nítrico pelas células endoteliais. Além disso, o ATP e o ADP também estimulam a liberação de prostaciclina (um agente vasodilatador em alguns vasos sanguíneos e inibidor potente da agregação plaquetária).

Resumo da inervação cardiovascular eferente

Em resumo, a maioria dos nervos motores que inervam as artérias é constituída de fibras adrenérgicas simpáticas, que causam vasoconstrição basicamente por ativação dos receptores α_1-adrenérgicos pós-sinápticos. Existem nervos vasodilatadores

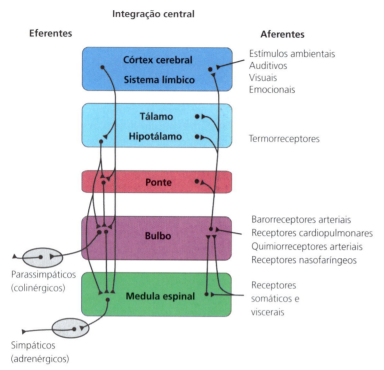

Figura 35.3 Integração central da regulação cardiovascular. A figura esquemática é um resumo simplificado das áreas do sistema nervoso central envolvidas na regulação cardiovascular. As projeções são bilaterais, mas para facilitar o entendimento, os estímulos aferentes e ascendentes estão ilustrados à direita, enquanto os estímulos eferentes e descendentes aparecem à esquerda. Esse diagrama enfatiza que o bulbo do tronco encefálico é um centro importante para a integração dos estímulos sensoriais. Contudo, diversos níveis do sistema nervoso central são inervados reciprocamente e podem contribuir para a ativação integrada dos componentes simpático e parassimpático do sistema nervoso autônomo.

simpáticos colinérgicos e parassimpáticos, que provavelmente fazem a mediação funcional da vasodilatação específica de determinados segmentos restritos do sistema vascular de algumas espécies. As inervações não adrenérgica e não colinérgica também foram demonstradas nos vasos sanguíneos. Alguns transmissores parecem ser purinérgicos, mas também foram identificados outros transmissores/moduladores vasodilatadores potenciais, inclusive prostaglandinas, serotonina, dopamina, bradicinina, peptídio intestinal vasoativo (PIV) e ATP. As artérias elásticas mais calibrosas, que têm relativamente pouco músculo liso, têm inervação escassa. À medida que as artérias se tornam mais finas e a quantidade de músculo liso aumenta, a densidade da inervação também cresce. As veias são menos inervadas que as artérias.

Áreas de controle cardiovascular no sistema nervoso central

Diversos níveis do sistema nervoso central contribuem para o controle cardiovascular. A estimulação de áreas bem definidas do sistema nervoso central e as experiências de ablação identificaram uma distribuição hierarquizada dos níveis de controle na medula espinal, bulbo, ponte, hipotálamo, tálamo, cerebelo e hemisférios cerebrais (ver Figura 35.3). Embora essas experiências demonstrem certa autonomia e predomínio no controle da pressão arterial pelos centros da região bulbar (especialmente bulbo), eles não devem necessariamente ser considerados como centros integrativos principais de determinada resposta autônoma quando vários outros sistemas de controle estão preservados. As outras áreas podem desempenhar um papel complementar e modificador importante na regulação neural do animal intacto. Além disso, a contribuição das diversas vias centrais provavelmente se altera durante as condições de estimulação fisiológica e nos estados patológicos.

No passado, acreditava-se que centros bem definidos realizassem o controle independente dos neurônios medulares simpáticos pré-ganglionares. Atualmente, sabe-se que os estímulos enviados aos neurônios espinais originam-se e são integrados em vários níveis do sistema nervoso central, inclusive região pontobulbar, mesencéfalo, hipotálamo e córtex cerebral (ver Figura 35.3). Desse modo, as reações complexas como os ajustes para compensar sangramentos, a reação de defesa, a regulação da temperatura e as adaptações durante a atividade física são atribuídas à integração longitudinal ao longo do neuroeixo.

Medula espinal

Os neurônios de segmentos medulares adjacentes, assim como os axônios descendentes originados de vários centros superiores, formam sinapses com os corpos dos neurônios simpáticos pré-ganglionares na **coluna de células intermediolaterais (IML) da medula espinal**. Por esse motivo, a integração da atividade neural gerada em diversos níveis do sistema nervoso central pode ocorrer nessas sinapses espinais.

Em algumas condições, os neurônios simpáticos pré-ganglionares podem mostrar atividade independente dos estímulos excitatórios descendentes dos níveis mais altos do sistema nervoso. Esse fenômeno foi observado nos animais vertebrados (p. ex., depois de traumatismo raquimedular), nos quais os interneurônios espinais e, possivelmente, as pressões alteradas de oxigênio ou dióxido de carbono parecem contribuir para a atividade "espontânea".

Vários tipos de estimulação aferente podem iniciar a vasoconstrição por meio dos reflexos que ocorrem no nível da medula espinal. Por exemplo, os estímulos de dor ou frio na pele causam vasoconstrição segmentar dos vasos esplâncnicos (relacionados com as vísceras) dos animais que não têm estimulação descendente originada das regiões cerebrais supraespinais (animais espinais). Nesses animais, a vasodilatação cutânea ocorre quando a pele é moderadamente aquecida.

Bulbo

Nos animais intactos, os neurônios da medula espinal que exercem função vasomotora estão sob controle dos neurônios de ordem superior localizados especialmente na região ventrolateral do bulbo. Estudos iniciais usaram estimulação elétrica local e identificaram "áreas vasopressoras" e "áreas vasodepressoras", que causavam vasoconstrição e vasodilatação, respectivamente. As áreas principais responsáveis pelas reações vasopressoras e vasodepressoras estão mais bem definidas atualmente. A "área vasopressora" está localizada na região do **bulbo ventrolateral rostral (BVLR)**, enquanto a "área vasodepressoras" está situada no **bulbo ventrolateral caudal (BVLC)** (ver Figura 35.5).[2] A vasodilatação atribuída à ativação do BVLC é causada por inibição do tônus vasoconstritor basal que deriva do BVLR, ou seja, sem participação das fibras vasodilatadoras específicas.

No animal intacto, essas regiões bulbares projetam-se e recebem estímulos dos neurônios situados em níveis ainda mais altos no hipotálamo e no córtex cerebral. Em repouso, a contribuição dos estímulos enviados ao bulbo por esses centros superiores é mínima. Contudo, os estímulos originados dos centros superiores contribuem significativamente para os padrões integrados de atividade vasomotora em resposta às condições fisiológicas desafiantes, inclusive privação de água e esforço físico.

A atividade dos neurônios bulbares envolvidos no controle da atividade simpática é modulada pelos impulsos nervosos aferentes, que transmitem informações provenientes de vários órgãos e regiões do corpo, bem como de outros centros do sistema nervoso central (p. ex., centros respiratórios).

A secção do tronco encefálico acima do bulbo não afeta a pressão arterial basal e isto indica que os níveis superiores não predominem sobre o nível bulbar, ainda que possam modificar sua atividade. Além disso, os neurônios pré-sinápticos que se projetam à medula espinal continuam a despolarizar e manter a pressão arterial por meio da vasoconstrição, mesmo depois da eliminação dos estímulos sensoriais aferentes que chegam da periferia, sugerindo que redes existentes no tronco encefálico sejam capazes de gerar estímulos simpáticos para a medula espinal.

Hipotálamo

Aumentos e reduções da frequência cardíaca e da pressão arterial podem ser desencadeados pela estimulação de várias áreas do hipotálamo. No **núcleo paraventricular do hipotálamo (NPV)**, os efeitos vasopressores são mediados em parte pela ativação das fibras adrenérgicas simpáticas por meio de projeções diretas ou indiretas (incluindo uma sinapse no BVLR) provenientes do NPV para os neurônios simpáticos pré-ganglionares situados na IML da medula espinal. O aumento da atividade desses neurônios **pré-simpáticos** do NPV foi implicado em vários estados patológicos associados à elevação da atividade vasoconstritora simpática (inclusive hipertensão, insuficiência cardíaca e diabetes melito). A região do hipotálamo medial dorsal, assim como a região cinzenta periaqueductal do mesencéfalo (PAG), estão envolvidas na ativação da reação clássica de defesa e na excitação simpática em resposta aos estímulos estressantes. Em geral, os efeitos vasodepressores mediados pelo hipotálamo resultam da inibição do tônus adrenérgico simpático vigente. Entretanto, em algumas espécies e segmentos do sistema vascular, a estimulação das fibras vasodilatadoras colinérgicas simpáticas (cães e gatos) pode contribuir para as respostas depressoras atribuídas à ativação do hipotálamo.

Uma função importante do hipotálamo é controlar a temperatura corporal. O hipotálamo rostral e a área pré-óptica contêm neurônios que protegem o corpo contra aquecimento excessivo; além disto, essas áreas controlam as descargas das fibras vasoconstritoras dos vasos sanguíneos cutâneos. A estimulação elétrica ou o resfriamento local dessas áreas desencadeiam uma elevação da pressão arterial (vasoconstrição), enquanto o aquecimento direto destas regiões causam redução da pressão arterial (vasodilatação). As arteríolas e os vasos pré-capilares da pele, especialmente as anastomoses arteriovenosas (*shunts*) cutâneas, são os vasos mais ativamente envolvidos com o controle da perda de calor.

Córtex cerebral

A estimulação dos córtices cerebrais motor e pré-motor causa elevação acentuada da pressão arterial com constrição dos vasos cutâneos, esplâncnicos e renais e, ao mesmo tempo, vasodilatação expressiva nos músculos esqueléticos. Uma reação vasodepressora generalizada acompanhada de inibição somática (reação de "brincar de morto")[3] pode ser produzida pela estimulação do giro cingulado (e também das regiões da PAG do mesencéfalo). Hoje se acredita que esses centros superiores desempenhem funções significativas na reação da pressão arterial à dor e à ansiedade e também na resposta de comando central inicial em antecipação à atividade física.

Cerebelo

A estimulação de várias áreas do cerebelo pode causar efeitos vasodepressores e vasopressores e redistribuição periférica do sangue circulante (p. ex., redução do fluxo sanguíneo renal e aumento da circulação da pele e dos músculos).

Mecanismos de regulação neuro-humoral

> **1** O que determina a classificação dos compostos endógenos como endócrinos, parácrinos ou autócrinos?
>
> **2** Descreva o sistema renina-angiotensina-aldosterona e sua função no controle da circulação.
>
> **3** Em condições normais, qual é a função principal da vasopressina (hormônio antidiurético, ou ADH) no corpo e o que regula sua secreção?
>
> **4** Descreva as vias principais dos eicosanoides.

Além do controle cardiovascular pelos nervos autônomos e seus mediadores químicos, existem secreções endócrinas transportadas pelo sangue que atuam no coração e nos vasos sanguíneos, bem como substâncias parácrinas produzidas pelas células de vários tecidos, que se difundem nos espaços extracelulares e

---

[2] N.R.T.: O significado fisiológico desses estruturas mereceu enorme atenção da fisiologia, tendo sido atribuído a Pedro Gaspar Guertzenstein (fisiologista brasileiro) a descoberta dos seus mecanismos primários no início dos anos 1970, em estudos realizados especialmente em gatos.

[3] N.R.T.: Na verdade, o autor refere-se a uma das etapas do comportamento defensivo animal denominada de "congelamento". [Carrive P. Behav Brain Res. 58:27-47, 1993; Koslowska K. Harv Rev Psychiatry. 23(4):263-287, 2015.]

afetam os vasos sanguíneos próximos. Algumas dessas substâncias endócrinas e parácrinas também são liberadas por estímulos neurais, de modo que nem sempre é possível estabelecer uma diferença clara entre compostos endócrinos, parácrinos e neurotransmissores (p. ex., norepinefrina, NPY, PIV, substância P).

As substâncias vasoativas sintetizadas e liberadas por células não neurais têm sido classificadas variavelmente como autacoides, hormônios locais, autócrinas ou parácrinas. Em geral, **endócrinas** são as substâncias transportadas pela corrente sanguínea, que atuam em células distantes; **parácrinas** são as que atuam nas células-alvo situadas perto da célula que as libera; e **autócrinas** são as que atuam nas células que as liberam (p. ex., fatores de crescimento liberados por células tumorais, que estimulam sua própria proliferação).

Controle endócrino

Medula adrenal

Uma das relações neuro-humorais mais antigas de que se tem conhecimento é a secreção de epinefrina (e norepinefrina em quantidades menores) pelas medulas adrenais depois da estimulação (i) dos nervos esplâncnicos, (ii) das colunas laterais da medula espinal, (iii) do BVLR ou (iv) do hipotálamo. Essas catecolaminas são secretadas diretamente na corrente sanguínea e, por isso, são substâncias endócrinas verdadeiras, embora a norepinefrina liberada pelas fibras simpáticas pós-ganglionares também atue como neurotransmissor. Os receptores adrenérgicos α_1, α_2, β_1 e β_2 ativados pelas catecolaminas e suas ações cardiovasculares estão descritos na Tabela 35.3.

Embora as proporções exatas variem, dependendo das espécies e do estado fisiológico, a catecolamina principal secretada pela glândula adrenal é epinefrina, com quantidades menores de norepinefrina liberadas. A epinefrina tem grande afinidade pelos receptores adrenérgico α e β e seus efeitos em um segmento específico do sistema vascular (e no coração) são resultantes das proporções equilibradas de cada tipo de receptor nos tecidos. Níveis moderados de epinefrina na circulação causam dilatação das arteríolas do músculo esquelético e dos vasos sanguíneos cutâneos e renais (em consequência da ativação dos receptores β_2 vasculares extrassinápticos) e aumentam o débito cardíaco (devido à ativação dos receptores β_1 do coração). A resistência periférica diminui, o débito cardíaco aumenta e geralmente há elevação moderada da pressão arterial em consequência do aumento do débito cardíaco. Entretanto, com níveis altos de epinefrina na circulação, a vasoconstrição mediada pelos receptores α_1 predomina porque existem mais receptores periféricos α_1 que β_2 no sistema vascular e o aumento da resistência periférica contribui para aumentar ainda mais a pressão arterial.

A norepinefrina tem praticamente a mesma afinidade pelos receptores alfa-adrenérgicos que a epinefrina, mas sua afinidade pelos receptores beta-adrenérgicos é muito menor. Desse modo, em comparação com a epinefrina, a norepinefrina causa vasoconstrição mais acentuada e menor estimulação cardíaca. A maioria das arteríolas contrai, a resistência periférica aumenta e há elevação mais significativa da pressão arterial.

A função fisiológica dos hormônios da medula adrenal no controle vasomotor tem sido debatida há muitos anos. Nas comparações experimentais desses hormônios e das fibras vasomotoras dos segmentos vasculares periféricos, descobriu-se que a resistência da maioria dos vasos sanguíneos era regulada predominantemente pelas fibras vasomotoras. A exceção é a resistência periférica dos vasos da musculatura esquelética, que são dilatados praticamente ao seu máximo pelos níveis moderados de epinefrina com redução significativa da razão entre as resistências pré-capilar e pós-capilar. A secreção de epinefrina aumenta progressivamente com os aumentos da intensidade e da duração da atividade física e durante a reação de fuga ou luta. Nessas condições, a epinefrina secretada pode contribuir para a vasodilatação dos músculos esqueléticos em atividade. Quando a quantidade de catecolaminas secretadas é grande, como ocorre depois de uma hemorragia, os efeitos α_1-adrenérgicos predominam e reforçam os efeitos vasoconstritores neurais mediados pelos receptores α_1, principalmente nos vasos sanguíneos renais.

Sistema renina-angiotensina-aldosterona

O sistema renina-angiotensina-aldosterona funciona como um mecanismo de regulação neuro-humoral no controle do volume sanguíneo e da pressão arterial e está envolvido fundamentalmente na fisiopatologia de alguns distúrbios clínicos como hipertensão arterial e insuficiência cardíaca congestiva (ver Capítulo 40).

A renina é uma enzima proteolítica sintetizada, armazenada e secretada por vários órgãos, inclusive rins, cérebro, glândula adrenal, parede arterial, útero, placenta, membranas fetais e líquido amniótico. Tradicionalmente, a função do sistema renina-angiotensina-aldosterona como modulador da função cardiovascular enfatizava a renina de origem renal na formação da angiotensina circulante, mas estudos mais recentes demonstraram claramente que a angiotensina produzida fora dos rins pode contribuir para o controle da pressão arterial por efeitos locais e também sistêmicos.

A renina cliva a α_2-globulina conhecida como angiotensinogênio (produzido pelo fígado) para formar um decapeptídio relativamente vasoinativo, ou **angiotensina I**. Em seguida, a enzima conversora de angiotensina (ECA), uma carboxipeptidase dipeptídica, converte a angiotensina I em um octapeptídio vasopressor ativo, ou **angiotensina II**. Essa enzima conversora é originada principalmente do endotélio capilar dos pulmões, mas também é encontrada no plasma circulante, nos rins e em outros vasos viscerais. Depois da vasopressina, a angiotensina II é o segundo composto vasoconstritor mais potente produzido no corpo. Entretanto, nos animais normais em repouso, sua ação vasopressora é limitada por sua destruição rápida nos leitos capilares periféricos por várias peptidases. A angiotensina II desempenha um papel fundamental no balanço hídrico do corpo, porque atua diretamente no córtex adrenal para estimular a secreção de **aldosterona** que, por sua vez, aumenta a reabsorção de Na^+ e água pelos rins (ver Capítulo 18). Em condições patológicas, a secreção de aldosterona estimulada pela angiotensina II pode contribuir para a elevação da pressão arterial associada à hipertensão e para a retenção de líquidos na insuficiência cardíaca (ver Capítulo 40).

Nos mamíferos, o efeito vasoconstritor direto da angiotensina II é atribuído à ativação dos receptores de angiotensina existentes na musculatura lisa das artérias. Além disso, esse mediador potencializa os efeitos alfa-adrenérgicos por um mecanismo pré-sináptico para aumentar a secreção de NE pelas terminações dos nervos pós-ganglionares simpáticos. Nos vertebrados não mamíferos (p. ex., galinhas), a ação da angiotensina II é predominantemente indireta e mediada pela secreção de catecolaminas e ela pode ter uma ação vasodilatadora inicial porque atua diretamente no músculo liso. A angiotensina II não é necessária à manutenção da pressão arterial em condições normais. Contudo, quando o volume de líquidos extracelulares está diminuído, reduções pequenas da pressão de perfusão renal estimulam a secreção de renina em quantidades suficientes para aumentar a angiotensina II circulante, elevar a pressão arterial e causar (em 20 min) uma compensação de 65% da redução da pressão de perfusão renal. Assim, esse sistema tem ganho suficiente e opera com velocidade suficiente para atuar no controle a curto prazo da pressão arterial. A angiotensina II desempenha um papel significativo na manutenção da pressão arterial em condições de estresse (p. ex., deficiência de sal, adrenalectomia, administração de diuréticos, redução da pressão de perfusão renal) por meio de suas ações vasoconstritora e estimuladora da aldosterona.

A angiotensina II circulante também contribui para a regulação de pressão e volume arteriais por ativação das estruturas neurais destituídas de uma barreira hematencefálica, que então se projetam às regiões no cérebro que participam das vias que estimulam a sede, a secreção de vasopressina (ADH) e o hormônio adrenocorticotrófico (ACTH), além de aumentar a atividade dos nervos simpáticos. Além disso, o cérebro tem seu sistema renina-angiotensina próprio e estudos demonstraram que os peptídios de angiotensina produzidos localmente modulam a função neuronal das vias envolvidas no controle do balanço hídrico e da atividade simpática. Em condições patológicas como hipertensão e insuficiência cardíaca, estudos demonstraram que os efeitos da angiotensina II no sistema nervoso central contribuem para o aumento da atividade dos nervos simpáticos, que ocorre nestas condições.

Embora a angiotensina II possa ativar o sistema nervoso simpático, o contrário também ocorre. A ativação dos nervos simpáticos renais é um estímulo importante para a secreção de renina, assim como os agonistas adrenérgicos (ver Capítulo 18).

Sistema da vasopressina

A **vasopressina (hormônio antidiurético, ADH)** é sintetizada nos neurônios magnocelulares do hipotálamo, que se projetam ao lobo posterior da hipófise, de onde então é liberada na corrente sanguínea. O ADH desempenha duas funções principais, que são importantes para a regulação do volume sanguíneo[4] e da pressão arterial: antidiurese e vasoconstrição. Embora *in vitro* esse seja o agente vasoconstritor mais potente conhecido (ainda mais potente que a angiotensina II), as concentrações fisiológicas necessárias para produzir sua ação antidiurética nos rins são 10 a 100 vezes menores que as requeridas para elevar a pressão arterial. A função fisiológica normal da vasopressina em relação com a regulação da pressão arterial a longo prazo parece ser sua influência na reabsorção de água nos ductos coletores dos túbulos renais. Entretanto, quando há uma hemorragia, a vasopressina pode ser secretada em grandes quantidades e suas ações vasoconstritoras e retentoras de líquidos contribuem expressivamente para a recuperação da pressão arterial aos níveis normais. Independentemente de sua função endócrina, existe evidência de que a vasopressina funcione como neurotransmissor nos neurônios pré-sinápticos que se projetam do hipotálamo ao BVLR e à medula espinal e controlam a atividade simpática.

Peptídio natriurético atrial

O **peptídio natriurético atrial (PNA)** é sintetizado pelas células atriais e armazenado em grânulos secretórios acoplados à membrana. O estiramento dos átrios, que pode ocorrer por exemplo quando há aumento do volume sanguíneo, provoca a liberação do PNA na circulação. Esse peptídio atua diretamente nos ductos coletores da medula interna e inibe a reabsorção do sódio. Além disso, o aumento dos níveis desse hormônio pode causar inibição da reabsorção do sódio em outros segmentos do túbulo renal por mecanismos indiretos, inclusive a inibição de várias etapas da via da renina-angiotensina-aldosterona: ele inibe a secreção da renina e atua diretamente no córtex renal inibindo a secreção de aldosterona induzida pela angiotensina. Por seus efeitos nas arteríolas renais, o PNA também pode aumentar a taxa de filtração glomerular e isto contribui para o aumento da excreção de sódio atribuído a este hormônio.[5]

Outros compostos endócrinos

Os **hormônios tireóideos** estimulam a síntese de proteínas (inclusive das proteínas contráteis do coração), aumentam a frequência cardíaca, abreviam o período refratário dos miócitos, aumentam a contratilidade miocárdica e acentuam a reatividade do coração às catecolaminas. Por meio do aumento da atividade metabólica da maioria dos tecidos, os hormônios tireóideos ampliam a demanda por um aumento do débito cardíaco e do fluxo sanguíneo. Em concentrações fisiológicas, o hormônio paratireóideo reduz a resposta vasoconstritora à angiotensina II. Os **estrogênios** aumentam o débito cardíaco, o volume ejetado e o volume plasmático e causam vasodilatação. A **progesterona** tem propriedades vasodilatadoras e natriuréticas. Os **andrógenios** como a **testosterona** estão associados a níveis mais altos de pressão arterial nos homens que nas mulheres pré-menopausa e nos ratos do sexo masculino com hipertensão hereditária e, por isso, parecem afetar a pressão arterial.

Controle parácrino

Como foi mencionado antes, compostos secretados localmente podem atuar unicamente como controladores parácrinos (p. ex., bradicinina), podem desempenhar funções endócrinas e parácrinas (p. ex., renina e angiotensina II), ou podem atuar como substâncias parácrinas e neurotransmissoras (p. ex., serotonina e vários peptídios liberados por estímulos neurais, inclusive PIV e substância P).

Eicosanoides

Eicosanoides são moléculas sinalizadoras amplamente distribuídas no corpo, que causam diversos efeitos cardiovasculares. A síntese dos eicosanoides começa com a liberação do ácido graxo essencial conhecido como ácido araquidônico das membranas celulares por ação da enzima fosfolipase A_2. Por ação da **via da ciclo-oxigenase (COX)**, o ácido araquidônico é convertido em vários **prostanoides**: tromboxano, prostaciclina e muitas outras prostaglandinas. A COX é inibida pelos anti-inflamatórios não esteroides como a indometacina. As enzimas que produzem os

---

[4] N.R.T.: Na verdade essa resposta é secundária à sua ação mais importante nesse contexto, isto é, regulação da osmolaridade/tonicidade dos líquidos corporais. A regulação do volume dos líquidos corporais está intrinsecamente relacionada com a mobilidade do sódio.

[5] N.R.T.: Pelo conjunto de suas ações o sistema do PNA cardíaco tem sido considerado um antagonista fisiológico do sistema renina-angiotensina-aldosterona na regulação do volume dos líquidos corporais. [Antunes-Rodrigues J *et al. Physiol Rev*, 84(1): 169-208, 2004.]

diversos prostanoides são específicas de cada tecido, de modo que determinado prostanoide produzido é típico de um tecido, por exemplo, **tromboxano A$_2$** nas plaquetas e **prostaciclina (PGI$_2$)** nos vasos sanguíneos. A PGI$_2$ é um composto vasodilatador potente e inibidor da agregação plaquetária, enquanto o tromboxano A$_2$ tem efeitos contrários, causando vasoconstrição e agregação plaquetária. A prostaglandina E$_2$ (**PGE$_2$**) dilata os músculos lisos dos vasos sanguíneos e dos brônquios; a **PGF$_{2\alpha}$** causa vasoconstrição. Os produtos da via da COX são moléculas sinalizadoras importantes em condições fisiológicas e também participam das reações inflamatórias. Em condições normais, os níveis dos prostanoides no sangue circulante são baixos porque muitos deles são retirados da corrente sanguínea depois de uma única passagem pela circulação pulmonar e também são captados pelo fígado e pelos rins.

As prostaglandinas vasodilatadoras estão presentes no plasma fetal em concentrações relativamente altas. Como uma delas (PGI$_2$) é pouco metabolizada nos pulmões, ela pode atuar como hormônio circulatório no feto, mantendo o canal arterial aberto durante a vida intrauterina. Isso levou ao uso da indometacina para facilitar o fechamento do canal arterial patente dos bebês prematuros (ver informações sobre o canal arterial e a circulação fetal no Capítulo 38).

Leucotrienos

Os **leucotrienos** – outra classe de eicosanoides – são produzidos a partir do ácido araquidônico por ação da **via da lipo-oxigenase**, mas não são afetados pela indometacina ou outros anti-inflamatórios não esteroides que bloqueiam a COX. O termo "leucotrieno" foi cunhado porque esses compostos foram encontrados primeiramente nos leucócitos. Os leucotrienos são produzidos não apenas pelas células nucleadas da medula óssea, mas por muitos outros tecidos, inclusive pele, cérebro, fígado, rins, coração e epitélio traqueal. Esses compostos são mediadores potentes da inflamação e da contração da musculatura lisa dos brônquios e estão associados à asma e às doenças imunes. Os leucotrienos são contribuintes importantes nas reações anafiláticas, que se caracterizam por hipotensão profunda, depressão miocárdica e extravasamento do plasma sanguíneo para os tecidos (ver Capítulo 40).

Sistema da calicreína-cinina

As **cininas** são peptídios vasodilatadores produzidos por proteases a partir das suas proteínas precursoras (cininogênios). A enzima **calicreína** está presente em algumas glândulas, no cérebro, no plasma e em muitos outros tecidos. A calicreína plasmática é responsável pela produção da **bradicinina** a partir do cininogênio de alto peso molecular, enquanto a calicreína tecidual hidrolisa o cininogênio de baixo peso molecular e forma **calidina**. Os sistemas da calicreína-cinina glandular parecem regular a vasodilatação local associada à secreção. As cininas liberadas nos rins causam natriurese, diurese e liberação das prostaglandinas vasoativas.

O sistema da calicreína-cinina e o sistema renina-angiotensina têm efeitos contrários: a bradicinina é um composto vasodilatador e estimula a excreção de Na$^+$, enquanto a angiotensina II é um agente vasoconstritor e promove a retenção de Na$^+$ estimulando a secreção de aldosterona pelo córtex adrenal. A enzima responsável pela decomposição da bradicinina – a cininase II – é a mesma enzima responsável pela conversão da angiotensina I no peptídio vasoativo angiotensina II (*i. e.*, ECA).

Os efeitos dessa atividade enzimática são pró-hipertensivos e os benefícios terapêuticos dos inibidores de ECA (uma classe de anti-hipertensivos utilizados comumente) provavelmente se devem não apenas às reduções dos níveis da angiotensina II, mas também ao aumento das cininas vasodilatadoras.

Resumo do controle neural/neuro-humoral da circulação

Os neurotransmissores do sistema nervoso autônomo causam alterações reguladoras rápidas no sistema vascular e no coração por suas ações nos receptores colinérgicos e adrenérgicos específicos. As catecolaminas secretadas na corrente sanguínea pela medula adrenal atuam nos receptores adrenérgicos distribuídos por todo o corpo.

O NPY é liberado junto com as catecolaminas nas terminações nervosas da medula adrenal e do sistema nervoso simpático periférico. O NPY tem propriedades vasoconstritoras diretas, potencializa os efeitos da NE e regula a liberação de outras substâncias vasoativas. Em geral, como também ocorre com a NE e a ACh, os efeitos do NPY têm duração curta e isto possibilita a regulação instantânea da pressão arterial e do fluxo sanguíneo.

O sistema renina-angiotensina pode ser ativado rapidamente por estimulação simpática e é controlado por mecanismos como os reflexos barorreceptores e quimiorreceptores arteriais e cardiopulmonares (ver seção seguinte). O reforço ou aumento resultante da pressão arterial é sustentado por alguns minutos a horas por causa da secreção de aldosterona, que tem meia-vida longa na circulação e aumenta o volume plasmático por retenção de sódio e água nos rins.

A liberação do PNA é estimulada pelo estiramento dos átrios em consequência da expansão do volume sanguíneo e este mediador é um elemento importante do sistema de *feedback* negativo, que regula os efeitos do volume sanguíneo na pressão arterial. O PNA estimula a natriurese, a diurese e a vasodilatação e, deste modo, tem efeitos contrários aos causados pela acumulação de líquidos no compartimento extracelular.

Embora seja um composto vasoconstritor potente, a vasopressina atua no controle da pressão arterial basicamente por seus efeitos antidiuréticos na manutenção do volume sanguíneo ideal.

O sistema da calicreína-cinina forma peptídios natriuréticos e vasodilatadores, inclusive bradicinina, que se opõem aos efeitos vasoconstritores e retentores de sódio atribuídos à angiotensina II.

Mecanismos de controle reflexos

1 Descreva as vias do sistema nervoso central envolvidas no barorreflexo arterial, nos reflexos cardiopulmonares e no quimiorreflexo arterial.

2 Por que o seio carotídeo e os nervos aórticos são conhecidos como nervos "tamponadores"?

3 Quais são as reações barorreflexas à elevação e à redução da pressão arterial?

4 Onde estão localizados os quimiorreceptores e quais são as reações cardiovasculares à ativação dos quimiorreceptores?

5 Quais sistemas de controle cardiovascular estão envolvidos nas respostas compensatórias a uma hemorragia progressiva e quais são as respostas neurais e humorais?

Os efeitos da ativação das fibras dos nervos vasomotores e dos sistemas neuro-humorais no coração e na circulação foram descritos nas seções anteriores. Esses sistemas constituem o **componente eferente dos reflexos** que realizam ajustes instantâneos na distribuição do fluxo sanguíneo em resposta às variações da função regional ou dos órgãos. O **componente aferente dos reflexos cardiovasculares** inclui os nervos sensoriais, que enviam continuamente ao cérebro informações originadas da periferia, para que possam ser efetuados ajustes apropriados na atividade eferente e nas secreções humorais, visando manter a homeostasia e atender às demandas dos tecidos em diversas condições fisiológicas.

Nervos aferentes que enviam estímulos ao cérebro

A Figura 35.4 ilustra alguns dos nervos sensoriais aferentes periféricos, que enviam estímulos ao bulbo do tronco encefálico. Localizada na região da bifurcação das artérias carótidas interna e externa (**região do seio carotídeo**), uma rede de terminações nervosas na adventícia da parede vascular (**barorreceptores do seio carotídeo**) envia fibras aferentes por meio do **nervo do seio carotídeo**, que se reúnem ao nervo glossofaríngeo que se projeta ao tronco encefálico. O seio carotídeo é especialmente distensível e, quando a pressão arterial eleva, suas terminações nervosas são estiradas e isto aumenta as descargas dos nervos do seio carotídeo. Embora o estímulo que realmente ativa esses receptores seja estiramento, como o estiramento é produzido pela elevação da pressão, eles são conhecidos como **barorreceptores** ou **pressorreceptores arteriais**. Barorreceptores semelhantes estão localizados na região do arco da aorta. Os **barorreceptores do arco da aorta** enviam fibras aferentes por meio do **nervo aórtico** (ou **nervo depressor aórtico**) que, na maioria das espécies, reúne-se ao nervo vago antes de entrar no sistema nervoso central. A função principal dos barorreceptores arteriais que atuam no leito circulatório de "pressão alta" é fornecer ao cérebro informações quanto à pressão arterial a cada batimento cardíaco.

Localizados nas regiões cardiopulmonares, inclusive átrios, ventrículos e vasos pulmonares, existem receptores que reagem ao estiramento e também aos estímulos químicos. Uma das funções principais desses **receptores cardiopulmonares** situados no leito circulatório de "pressão baixa" é fornecer informações ao cérebro quanto ao volume sanguíneo.

Além dos barorreceptores arteriais, existem estruturas especializadas localizadas nas proximidades da bifurcação das artérias carótidas – **corpos carotídeos** –, que são extremamente sensíveis às alterações das pressões parciais de oxigênio no sangue arterial (Pao_2). A redução da Pao_2 (e, em menor grau, o aumento da $Paco_2$ ou a redução do pH sanguíneo) aumenta as descargas dos **quimiorreceptores dos corpos carotídeos**, que enviam fibras aferentes por meio da mesma via (nervo do seio carotídeo e nervo glossofaríngeo) utilizada pelos nervos aferentes dos barorreceptores do seio carotídeo. Existem quimiorreceptores semelhantes na região do arco da aorta (**corpos aórticos**) de algumas espécies, embora os corpos carotídeos pareçam fornecer os estímulos quimiorreceptores predominantes. Os sinais aferentes originados dos corpos aórticos são transmitidos pelos nervos aórticos que, em seguida, reúnem-se ao nervo vago.

Barorreflexo arterial

Vias barorreflexas arteriais

A importância do seio carotídeo na regulação da frequência cardíaca e da pressão arterial foi demonstrada inicialmente por Hering em 1923. A compressão da artéria carótida comum em sua bifurcação (que poderia simular a elevação da pressão arterial sistêmica por distorção das terminações nervosas aferentes do seio carotídeo) causava redução acentuada da frequência cardíaca, vasodilatação e redução da pressão arterial. A compressão da artéria carótida comum em alguma área situada abaixo do seio carotídeo, que reduzia a pressão arterial dentro do seio (e diminuía o estiramento das terminações nervosas), causava aceleração da frequência cardíaca, vasoconstrição e elevação da pressão arterial. As Figuras 35.5 e 35.6 resumem os conhecimentos atuais acerca das **vias barorreflexas arteriais** bulbares.

A Figura 35.5 ilustra a via barorreflexa arterial de controle da atividade dos nervos simpáticos. Um aspecto muito importante dessa via é que, com a pressão arterial de repouso, há atividade basal contínua dos componentes eferentes e aferentes do sistema. O mecanismo responsável pela geração de atividade tônica no BVLR não está totalmente esclarecido, mas como foi mencionado antes, em repouso o BVLR gera estímulos excitatórios tônicos para os corpos celulares pré-ganglionares da IML da medula espinal. Os nervos aferentes barorreceptores arteriais entram no

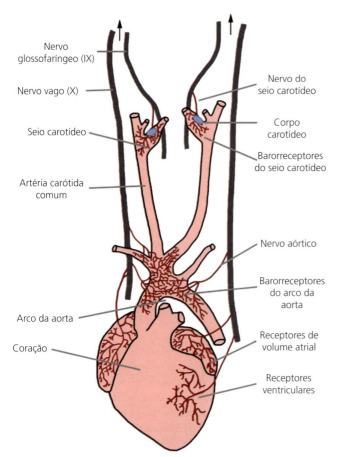

Figura 35.4 Nervos aferentes dos reflexos cardiovasculares, demonstrando as localizações principais dos barorreceptores, dos receptores cardiopulmonares e dos quimiorreceptores arteriais e seus nervos aferentes. Ver detalhes no texto.

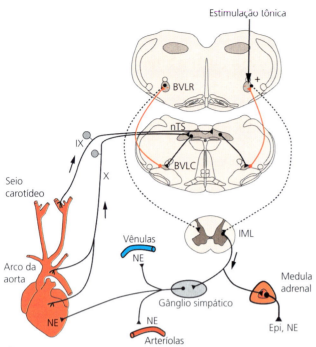

Figura 35.5 Via bulbar de controle reflexo das artérias e do sistema cardiopulmonar pelo sistema nervoso simpático. IX, nervo glossofaríngeo; X, nervo vago; nTS, núcleo do trato solitário; BVLC, bulbo ventrolateral caudal; BVLR, bulbo ventrolateral rostral; IML, coluna de células intermediolaterais da medula espinal; Epi, epinefrina; NE, norepinefrina. Ver detalhes no texto.

sistema nervoso central e estabelecem sinapses com neurônios do **núcleo do trato solitário (nTS)**. Quando a pressão arterial aumenta, os nervos barorreceptores aferentes aumentam sua frequência de despolarização, resultando no aumento da liberação do transmissor excitatório glutamato (Glu) por suas terminações nervosas, que ativam os neurônios de segunda ordem situados no nTS. Em seguida, as projeções originadas dos neurônios ativados do nTS liberam Glu em sinapses formadas com neurônios que contêm ácido γ-aminobutírico (GABA) e estão

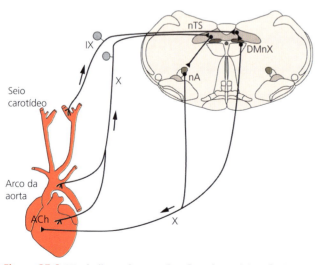

Figura 35.6 Vias bulbares do controle reflexo das artérias e do sistema cardiopulmonar pelo sistema nervoso parassimpático. DMnX, núcleo motor dorsal do vago; nA, núcleo ambíguo; nTS, núcleo do trato solitário; ACh, acetilcolina. Ver detalhes no texto.

localizados no BVLC. A ativação desses neurônios do BVLC resulta na liberação do transmissor inibitório GABA por suas terminações nervosas, que estabelecem sinapses com os neurônios excitatórios simpáticos do BVLR. A inibição do BVLR pelo GABA resulta em menos estimulação excitatória descendente da IML e menos atividade dos nervos simpáticos eferentes que se dirigem aos vasos sanguíneos e a frequência cardíaca diminui. A Figura 35.6 ilustra a via do controle barorreflexo arterial da inervação parassimpática do coração. O aumento da pressão arterial aumenta as descargas dos nervos aferentes barorreceptores e resulta na ativação dos neurônios de segunda ordem do nTS, que se projetam ao **núcleo motor dorsal do vago (DMnX)** e ao **núcleo ambíguo (nA)**. A ativação dos corpos das células pré-ganglionares parassimpáticas localizados nesses núcleos bulbares aumenta as descargas eferentes do nervo vago, liberam ACh principalmente no sistema de condução do coração (nós SA e AV) e diminuem a frequência cardíaca.

Função do barorreflexo arterial

O barorreflexo arterial é um **sistema de *feedback* negativo**, que "amortece" as alterações da pressão arterial a cada batimento. A Figura 35.7 demonstra os ajustes mediados pelo barorreflexo nos componentes simpático e parassimpático do sistema nervoso autônomo em resposta às oscilações da pressão arterial basal. Antes de considerar os ajustes barorreflexos, é importante salientar que, com pressão arterial normal (Figura 35.7, painel central), todos os componentes neurais do barorreflexo arterial estão em atividade, inclusive os elementos aferentes e eferentes. Os vasos de resistência e capacitância estão parcialmente contraídos por causa do tônus simpático vigente. Em relação com os determinantes da frequência cardíaca, os nós SA e AV recebem inervações simpática e parassimpática e suas atividades eferentes são ativadas em repouso. A frequência cardíaca basal é determinada pelo equilíbrio entre duas influências contrárias e as contribuições relativas dos sistemas nervosos simpático e parassimpático variam entre as espécies. O volume ejetado é influenciado pelo retorno venoso e pela contratilidade cardíaca. Desse modo, aumentos ou reduções da atividade dos nervos simpáticos nos vasos de capacitância e nos ventrículos afetam o volume ejetado e o débito cardíaco (ver revisão no Capítulo 33).

As respostas **barorreflexas do seio carotídeo** à elevação da pressão arterial estão ilustradas no lado direito da Figura 35.7. O estiramento acentuado dos barorreceptores do seio carotídeo aumenta as descargas dos nervos do seio carotídeo. Por meio das vias bulbares ilustradas nas Figuras 35.5 e 35.6, isso aumenta a atividade vagal do coração e diminui a atividade simpática do nó SA dos átrios, do músculo ventricular do coração e dos vasos de capacitância (veias) e de resistência (arteríolas) da periferia. A resposta final é redução da pressão arterial até os níveis de controle por causa das reduções da resistência periférica e do débito cardíaco. Quando a pressão arterial diminui abaixo dos níveis normais (Figura 35.7, lado esquerdo), as descargas do nervo do seio carotídeo diminuem, a ativação dos neurônios barossensíveis do nTS reduz, a atividade vagal diminui e – por desinibição do BVLR (supressão dos estímulos inibitórios provenientes do BVLC) – a atividade dos nervos simpáticos do coração e do sistema vascular aumenta. Esses ajustes atuam simultaneamente para trazer a pressão arterial de volta aos níveis normais.

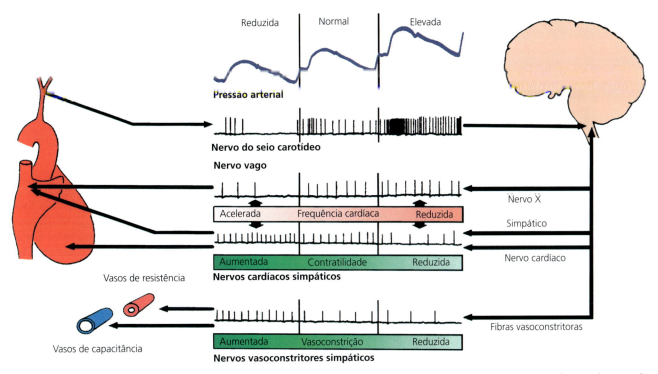

Figura 35.7 Reações do barorreflexo arterial às alterações da pressão. A elevação da pressão arterial aumenta as descargas aferentes do nervo do seio carotídeo, que reduz reflexamente a atividade dos nervos simpáticos do coração e dos vasos sanguíneos e aumenta a atividade dos nervos parassimpáticos do coração. Quando a pressão arterial diminui, ocorrem respostas contrárias. Nos dois casos, as reações reflexas retornam a pressão arterial aos níveis normais. Adaptada segundo Schmidt, R.F. and Thews, G. (eds.) (1989) *Human Physiology*, 2nd edn. Springer-Verlag, Berlin. Reproduzida, com autorização, de Springer-Verlag.

Além de enviar informações quanto à pressão arterial média, a frequência de disparos dos nervos aferentes barorreceptores arteriais aumenta quando a pressão do pulso arterial ou a taxa de elevação da pressão do pulso aumenta, mesmo que a pressão arterial média não se altere. Desse modo, os barorreceptores arteriais fornecem ao cérebro não apenas informações sobre a pressão arterial, mas também relacionadas com a função do coração.

O barorreflexo arterial compensa os efeitos da gravidade na circulação e é fundamental aos ajustes rápidos que mantêm a circulação sanguínea do cérebro durante as alterações posturais. A Figura 35.8 ilustra a alteração prevista da pressão arterial de um cão que sai da posição deitada e fica de pé. Quando os barorreceptores arteriais são desenervados cirurgicamente, a recuperação da queda inicial da pressão arterial na posição de pé é comprometida. Isso é especialmente importante nos animais de grande porte, como girafas e cavalos.

Nos animais normais, a pressão arterial oscila dentro de uma faixa exígua ideal à manutenção do fluxo sanguíneo adequado aos diversos segmentos do sistema vascular. Embora o mecanismo que determina o **ponto de equilíbrio** da pressão arterial não esteja plenamente esclarecido, ele não parece depender dos estímulos gerados pelos barorreceptores arteriais. Isso foi ilustrado por um estudo clássico realizado por Cowley *et al.* (Figura 35.9), demonstrando que, embora a desenervação cirúrgica completa das fibras dos barorreceptores arteriais aferentes dos cães resultasse em elevação inicial extrema da pressão arterial (não ilustrada na figura), depois de várias semanas a pressão arterial média não era diferente da que havia sido aferida antes da desenervação. Entretanto, sem o mecanismo de "arrefecimento" instantâneo fornecido pela atividade do barorreflexo arterial (depois da desenervação cirúrgica), a variabilidade em torno da pressão arterial média era muito mais acentuada.

Em geral, acredita-se que outros mecanismos além da atividade neural aferente gerada pelos barorreceptores arteriais contribuam para a determinação do ponto de equilíbrio da pressão arterial. Entretanto, vale salientar que outros sistemas de *feedback* negativo importantes estavam preservados na experiência descrita na Figura 35.9; além disto, existe evidência de que os estímulos aferentes originados dos receptores de estiramento da região cardiopulmonar possam contribuir para limitar aumentos do ponto de equilíbrio da pressão arterial quando

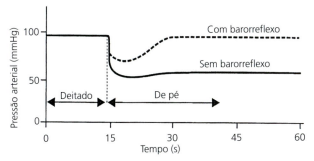

Figura 35.8 O barorreflexo arterial mantém a pressão arterial durante as alterações posturais. O diagrama ilustra a reação da pressão arterial à posição ereta de um cão com e sem barorreflexos em funcionamento. De Figure 17.9, *Duke's Physiology of Domestic Animals*, 12th edn. (ed. W.O. Reece). Cornell University Press, Ithaca, NY. Reproduzida, com autorização, de Cornell University Press.

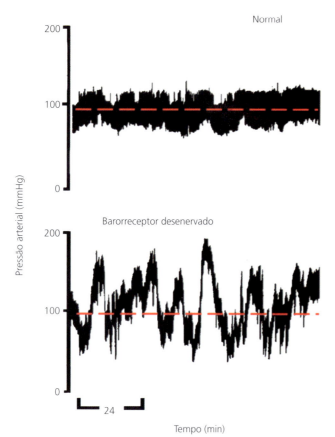

Figura 35.9 Registros da pressão arterial pulsátil de um cão normal (*em cima*) e do mesmo cão (*embaixo*) várias semanas depois da desenervação dos barorreceptores. A pressão arterial apresentava oscilações mais acentuadas depois da desenervação dos barorreceptores, mas a pressão arterial média (linhas vermelhas tracejadas) era semelhante com e sem estes barorreceptores. Adaptada segundo Cowley, A.W. Jr, Liard, J.F. and Guyton, A.C. (1973) Role of the barorreceptor reflex in daily control of arterial blood pressure and other variables in dogs. *Circulation Research* **32**:564-576. Com autorização de American Heart Association.

os barorreceptores arteriais estão suprimidos, ou nas condições como atividade física, quando o ponto de equilíbrio dos barorreceptores está alterado.

A faixa operacional aproximada de pressão arterial nos barorreceptores do seio carotídeo varia de 50 a 180 mmHg, embora varie entre as espécies e esteja relacionada com a pressão arterial basal (ver Tabela 35.1). Mesmo em determinada espécie, a pressão arterial "ideal" pode variar. Por exemplo, os cães Galgos geralmente têm níveis mais altos de pressão arterial basal que os outros cães e, por isso, têm um ponto de equilíbrio do reflexo barorreceptor em nível mais alto.

A linha ininterrupta da Figura 35.10A representa graficamente a relação sigmóidea típica entre pressão arterial média e descargas dos nervos barorreceptores aferentes com pressão arterial normal em repouso (**curva de função dos barorreceptores**). Observe que a parte mais íngreme (mais sensível) da curva ocorre com pressões próximas da pressão arterial e este é um aspecto ideal à limitação das oscilações da pressão arterial. As alterações reflexas recíprocas resultantes das descargas dos nervos simpáticos eferentes estão ilustradas na Figura 35.10B (linha ininterrupta). A **curva de função dos barorreceptores** referida ao controle da frequência cardíaca (não ilustrada nessa figura) é semelhante em sua direcionalidade à curva de controle geral da atividade dos nervos simpáticos eferentes. Entretanto, vale lembrar que as reduções da frequência cardíaca com a elevação da pressão arterial não se devem unicamente à redução da atividade simpática do coração, mas que aumentos das descargas vagais eferentes do coração contribuem expressivamente para a bradicardia mediada pelos barorreceptores reflexos. As respostas dos barorreceptores aórticos são semelhantes.

Barorreceptor arterial e reajuste reflexo

Como foi descrito antes, os barorreceptores arteriais são muito importantes para a regulação instantânea (batimento a batimento) da pressão arterial. Dentre os sistemas reguladores que "atenuam" as oscilações da pressão arterial, esses barorreceptores atuam mais rapidamente, mas não determinam o nível absoluto de pressão arterial para a regulação a longo prazo. Por algum motivo, quando a pressão arterial é alterada por um período, os barorreceptores arteriais são reajustados para operar em torno da nova pressão à qual estão expostos. Esse processo começa em alguns minutos e está praticamente concluído depois de alguns dias ou semanas. A Figura 35.10 ilustra que a exposição a uma pressão arterial alta provoca um desvio à direita nas curvas de função dos barorreceptores e barorreflexos, no sentido dos níveis operacionais mais altos de pressão arterial; por outro lado, a exposição a uma pressão arterial reduzida acarreta desvio à esquerda nas curvas de função dos barorreceptores e barorreflexos no sentido de pressões arteriais mais baixas. Embora os barorreceptores arteriais não mantenham rigorosamente a pressão arterial em torno de um ponto de equilíbrio, esses reajustes muito rápidos dos barorreceptores e barorreflexos podem ser considerados vantajosos sob a perspectiva fisiológica. Quando há uma influência predominante no sentido de aumentar ou reduzir a pressão arterial basal, o desvio das curvas de função dos barorreceptores e barorreflexos na direção da pressão prevalente permite uma faixa mais ampla de pressões, sobre as quais os barorreceptores mantêm sensibilidade alta às oscilações imediatas (batimento a batimento) da pressão arterial.

Hipertensão crônica

Durante a fase inicial de desenvolvimento da hipertensão, quando a pressão arterial permanece elevada acima do nível normal para determinado animal, o barorreflexo arterial reajusta para operar em torno da nova pressão elevada, mantendo sua sensibilidade aos incrementos de pressão (Figura 35.10). Entretanto, com o tempo, se a pressão arterial permanecer elevada, a sensibilidade às elevações da pressão diminui. Alguns pesquisadores sugeriram que a distensibilidade reduzida da parede dos vasos sanguíneos (acarretando menos estiramento dos barorreceptores com determinada alteração da pressão) e diversos mecanismos do sistema nervoso central contribuam para o reajuste dos barorreflexos na hipertensão crônica. O resultado final é que, com a hipertensão estabelecida, o reflexo barorreceptor arterial opera com pressões mais altas e tem menos capacidade de corrigir oscilações imediatas da pressão arterial. Embora provavelmente não seja a causa, esse reajuste crônico dos barorreceptores pode contribuir para a manutenção da hipertensão estabelecida.

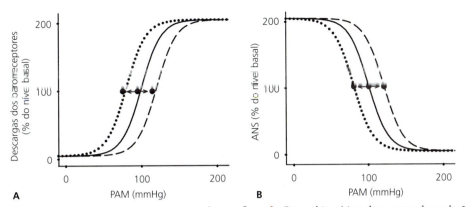

Figura 35.10 Reajustes imediatos dos barorreceptores arteriais e barorreflexo. **A.** Curvas hipotéticas demonstrando a relação sigmóidea entre a pressão arterial média (PAM) e as descargas dos nervos aferentes dos barorreceptores em condições de controle (linha cheia) e depois que a pressão arterial basal (círculos cheios) é elevada (linha tracejada) ou reduzida (linha pontilhada) por vários dias. **B.** Curvas hipotéticas ilustrando as respostas barorreflexas previstas nas mesmas condições. As curvas de função dos barorreceptores e barorreflexos é desviada na direção da pressão prevalente. Redesenhada com base em Heesch, C.M. (1999) Reflexes that control cardiovascular function. *American Journal of Physiology* 277:S234:S243. Com autorização de American Physiological Society.

Reflexos cardiopulmonares

Existem receptores de estiramento nos átrios, nos ventrículos e nos vasos pulmonares, que se mantêm em atividade tônica em condições normais e participam de um sistema de *feedback* negativo semelhante ao dos barorreceptores arteriais. Ao contrário desses últimos, que estão localizados no lado da circulação sob pressão alta, esses receptores estão localizados no lado da circulação sob pressão baixa. Os **reflexos cardiopulmonares** contribuem para a regulação geral da pressão arterial e, em geral, quando são ativados ou descarregados, causam alterações das atividades dos nervos simpáticos e parassimpáticos, que são direcionalmente semelhantes às alterações reflexas atribuídas à ativação ou à descarga dos barorreceptores arteriais. (Uma exceção a essa generalização é a resposta taquicárdica, que ocorre algumas vezes quando os átrios são estirados, isto é, reflexo de Bainbridge; ver Capítulo 34.) Os efeitos dos reflexos arteriais e cardiopulmonares no controle da pressão arterial comumente resultam das interações dos dois sistemas no nível do sistema nervoso central.

Uma contribuição significativa dos reflexos cardiopulmonares para o controle circulatório é a regulação do volume sanguíneo. Os receptores estão localizados nas regiões que são estiradas quando o volume sanguíneo aumenta. A ativação desses receptores mecanicamente sensíveis provoca uma redução reflexa da atividade dos nervos simpáticos renais, diminui a secreção de renina e reduz o nível de angiotensina II. A secreção de vasopressina (ADH) é inibida por meio da ativação de uma via polissináptica do sistema nervoso central, que se estende do nTS até os neurônios magnocelulares do hipotálamo. Por causa dessas alterações humorais reflexas, o aumento do volume sanguíneo é compensado pela eliminação de líquidos na urina.

Além dos receptores mecanossensíveis ao estiramento, os nervos aferentes do coração também mostram quimiossensibilidade. A ativação das fibras aferentes que expressam receptores de serotonina, especialmente nos ventrículos do coração, causa bradicardia profunda e inibição simpática (reflexo de Bezold-Jarisch).

Quimiorreflexo arterial

Os **quimiorreceptores arteriais** são coleções de células quimiossensíveis localizadas nos corpos aórtico e carotídeos. Essas células estão localizadas nas mesmas regiões gerais e seus nervos aferentes estendem-se pelos mesmos feixes nervosos que os nervos dos barorreceptores arteriais (ver Figura 35.4). Por grama de tecido, os corpos carotídeos recebem o maior fluxo sanguíneo que qualquer outra região do corpo. As medições diretas do fluxo sanguíneo indicaram um volume em torno de 2.000 mℓ/100 g/minuto nos corpos carotídeos (comparativamente, o fluxo sanguíneo ventricular esquerdo em repouso é de cerca de 80 a 100 mℓ/100 g/minuto). Entretanto, o consumo de oxigênio dos corpos carotídeos (cerca de 9 mℓ/100 g/minuto) é semelhante ao do ventrículo esquerdo. Desse modo, os quimiorreceptores também estão preparados para analisar amostras da Pa_{O_2} e fornecer ao cérebro informações sobre o fornecimento de oxigênio pelo sangue arterial.[6] Os reflexos acionados pelos quimiorreceptores arrefecem as alterações dos gases sanguíneos arteriais controlando a respiração. Em geral, quando há redução percebida na Pa_{O_2}, o aumento das descargas dos nervos quimiorreceptores aferentes aumenta a ventilação. Esse aumento da ventilação ocorre por meio das vias bulbares que começam no nTS e estendem-se aos grupos de células bulbares que regulam a respiração e controlam as descargas eferentes dos nervos motores que inervam o diafragma e outros músculos respiratórios. Embora os quimiorreflexos arteriais não sejam um mecanismo importante para a regulação da pressão arterial em condições normais, sua ativação causa vasoconstrição basicamente por uma via que envolve a excitação dos neurônios do nTS, que têm projeções excitatórias diretas ao BVLR. Além do papel fisiológico do quimiorreflexo arterial no sentido de atenuar as oscilações da Pa_{O_2}, principalmente por meio do controle da respiração, a sensibilidade exagerada do quimiorreflexo foi implicada na hiperatividade do sistema nervoso simpático com insuficiência cardíaca e estados patológicos associados à hipoxia

---

[6] N.R.T.: Portanto, em linhas gerais, os quimiorreceptores periféricos são sensíveis à hipoxia hipercápnica (reduzida pressão parcial de O_2 combinada ao aumento da pressão parcial de CO_2).

crônica. Nessas condições, os centros superiores (inclusive NPV do hipotálamo) parecem contribuir para a hiperatividade simpática.

Em condições de hipotensão, as **ondas de Mayer** – oscilações muito lentas da pressão arterial (2 a 3/minuto) – são observadas ocasionalmente. Essas ondas parecem resultar da estimulação hipóxica transitória dos quimiorreceptores periféricos durante o nível mais baixo de pressão arterial, seguida da ativação quimiorreflexa do sistema nervoso simpático. Isso causa vasoconstrição e elevação da pressão arterial, até que a pressão diminua novamente e o ciclo seja repetido. Outras condições nas quais os sistemas respiratório e cardiovascular estão interligados, inclusive arritmia sinusal respiratória (aceleração da frequência cardíaca durante a inspiração; ver Capítulo 34) e **ondas de Traube-Hering** (aumentos da pressão arterial e da atividade dos nervos simpáticos sincronizados com a frequência respiratória), são menos dependentes da atividade aferente e quase certamente resultam das interações no sistema nervoso central das regiões cerebrais responsáveis por controlar as funções respiratória e cardiovascular.

As respostas da frequência cardíaca à estimulação dos quimiorreceptores arteriais variam, dependendo dos efeitos respiratórios. Enquanto a ativação dos quimiorreceptores pode aumentar a atividade do nervo vago e reduzir a frequência respiratória, a hipoxia também aumenta a respiração e a secreção de catecolaminas pelas glândulas adrenais; isto pode causar um aumento da frequência cardíaca. Com as ampliações acentuadas da ventilação, o feito final da estimulação dos quimiorreceptores é a aceleração da frequência cardíaca.

Além dos estímulos originados dos quimiorreceptores periféricos, que são ativados principalmente pela redução da Pa_{O_2}, existem neurônios no sistema nervoso central que são quimiossensíveis e mais reativos à elevação da Pa_{CO_2}. Em geral, a ativação dos **quimiorreceptores centrais** aumenta a ventilação, a atividade simpática e a pressão arterial por meio de suas projeções dentro do tronco encefálico até as vias que regulam as atividades simpática e respiratória.

Reflexo pressórico ao esforço

O **reflexo pressórico ao esforço**, também conhecido como **reflexo pressórico somático**, origina-se dos receptores sensoriais localizados no músculo exercitado e caracteriza-se por elevações da pressão arterial e da frequência cardíaca. Embora esse reflexo possa ser demonstrado durante exercícios dinâmicos e estáticos, ele é especialmente marcante durante a realização de exercícios estáticos, com os quais aumentos expressivos da pressão intramuscular limitam o fluxo sanguíneo ao músculo esquelético em atividade. O componente aferente desse reflexo é mediado por estímulos mecânicos e químicos que atuam nos nervos aferentes musculares dos grupos III e IV localizados dentro do músculo exercitado. A ativação química dos receptores sensoriais do músculo é atribuída à acumulação de subprodutos do metabolismo muscular, inclusive ácido láctico, H^+, K^+, adenosina, análogos do ATP e prostaglandinas. Os nervos aferentes musculares originados do músculo entram no corno dorsal da medula espinal e projetam-se em direção rostral ao BVLR, entre outras áreas. Quando essas fibras aferentes musculares são ativadas, as respostas eferentes são aumentos da pressão arterial e da frequência cardíaca em consequência da ativação dos nervos simpáticos e da supressão da atividade dos

nervos parassimpáticos. O efeito final é a elevação da pressão arterial, que aumenta o fluxo sanguíneo e o fornecimento de oxigênio ao músculo exercitado.

Controle reflexo dos sistemas humorais

Além de controlar a atividade eferente autônoma dos vasos sanguíneos e do coração, os reflexos cardiovasculares modulam a secreção de substâncias humorais vasoativas. A redução das descargas aferentes originadas dos receptores arteriais e cardiopulmonares provoca aumentos reflexos dos níveis circulantes das catecolaminas adrenais, da vasopressina e da angiotensina II. Os efeitos na secreção das catecolaminas são mediados pelos nervos simpáticos eferentes que se projetam à medula adrenal. Os efeitos na secreção de vasopressina ocorrem por meio de uma via central que se projeta ao hipotálamo. Os nervos eferentes simpáticos dos rins controlam a secreção da enzima renina e aumentos em sua secreção, devido à estimulação simpática, elevam os níveis circulantes de angiotensina II. A ativação hipóxica dos quimiorreceptores dos corpos carotídeos aumenta a secreção de vasopressina, angiotensina II e corticoides adrenais, inclusive aldosterona. Essas substâncias humorais têm propriedades vasoconstritoras e contribuem para os ajustes reflexos da resistência vascular. Entretanto, os efeitos periféricos principais da vasopressina (ADH) e da angiotensina II ocorrem nos rins e afetam a pressão arterial, principalmente por meio da regulação do volume sanguíneo.

Resposta integrada à hemorragia

Em resposta aos estímulos fisiológicos e fisiopatológicos, os diversos reflexos raramente atuam isoladamente. Por exemplo, as reações compensatórias à perda sanguínea progressiva envolvem a ativação de vários sistemas reflexos, que incluem componentes neurais e humorais que atuam simultaneamente para recuperar o débito cardíaco e a pressão de perfusão (Figura 35.11). A perda sanguínea inicial de até 10% do volume sanguíneo total causa pouca ou nenhuma redução da pressão arterial. As reduções do volume sanguíneo e do retorno venoso diminuem o estiramento e, consequentemente, "descarregam"[7] os receptores de volume localizados no lado da circulação sob pressão baixa (receptores cardiopulmonares). À medida que a hemorragia avança, o aumento da atividade dos nervos simpáticos – especialmente dos rins – causa vasoconstrição, diminui a taxa de filtração glomerular e reduz o volume urinário. A pressão do pulso e a pressão arterial começam a cair e as descargas aferentes dos barorreceptores arteriais diminuem e contribuem para a intensificação da atividade dos nervos simpáticos e a redução da atividade dos nervos parassimpáticos. A frequência cardíaca, a contratilidade miocárdica e a resistência periférica total aumentam e a venoconstrição promove o retorno venoso ao coração. A constrição das arteríolas em resposta à hemorragia é mais acentuada nos leitos vasculares da pele, dos músculos esqueléticos e da circulação esplâncnica, favorecendo a manutenção do fluxo sanguíneo nas circulações cerebral e coronariana. Embora a atividade simpática dos rins aumente, os mecanismos autorreguladores renais protegem e evitam lesão isquêmica até que a perda sanguínea seja grave.

---

[7] N.R.T.: Isto é, reduzem a frequência de disparo da via aferente desses receptores de volume, com resultante aumento da atividade simpática eferente.

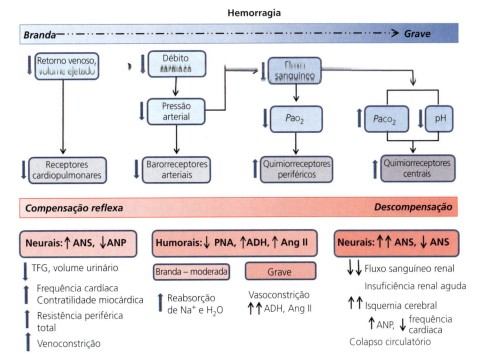

Figura 35.11 Respostas reflexas cardiovasculares à hemorragia progressiva. Os receptores cardiopulmonares, os barorreceptores arteriais, os quimiorreceptores periféricos e os quimiorreceptores centrais contribuem para as reações compensatórias neurais e humorais à perda sanguínea. Ver detalhes no texto. ANS, atividade dos nervos simpáticos; ANP, atividade dos nervos parassimpáticos; TFG, taxa de filtração glomerular; Ang II, angiotensina II; PNA, peptídio natriurético atrial; ADH, hormônio antidiurético.

A redução do estiramento dos átrios por causa da diminuição do volume sanguíneo resulta em menos secreção de PNA, enquanto a redução da pressão de perfusão renal estimula a secreção de renina e a ativação do sistema renina-angiotensina-aldosterona. Além disso, os mecanismos barorreflexos cardiopulmonares e arteriais estimulam o aumento dos níveis circulantes de ADH (vasopressina), angiotensina II e aldosterona. Essas alterações humorais estimulam a reabsorção de sódio e água nos rins. À medida que os níveis de ADH e angiotensina II continuam a aumentar, os efeitos vasoconstritores diretos destes peptídios contribuem para a elevação da resistência periférica total. Quando a perda sanguínea persiste e a pressão arterial média cai a níveis próximos do limiar de descarga dos barorreceptores (cerca de 60 mmHg na maioria das espécies), os mecanismos barorreflexos já estão ativados ao máximo e não é possível qualquer compensação adicional atribuída à descarga dos barorreceptores. Com o agravamento da hemorragia, os quimiorreceptores periféricos detectam hipoxia (redução da Pa_{O_2}) causada pelo fluxo sanguíneo inadequado ao corpo carotídeo e contribuem com aumentos adicionais da atividade simpática. Além disso, a hiperventilação provocada pela ativação dos quimiorreflexos facilita o retorno venoso. Quando há isquemia cerebral, o nível alto de Pa_{CO_2} e o nível baixo do pH sanguíneo ativam os neurônios quimiossensíveis do cérebro, que desencadeiam ativação generalizada dos sistemas simpático-adrenais.

Embora os mecanismos compensatórios descritos aqui consigam recuperar a pressão arterial e o débito cardíaco depois de hemorragias brandas a moderadas, é importante entender que os processos a longo prazo são essenciais à recuperação completa do volume sanguíneo. Isso inclui as forças de Starling no nível da microcirculação para mobilizar líquidos e proteínas plasmáticas para dentro da circulação (ver Capítulo 36), síntese de novas proteínas plasmáticas pelo fígado e mecanismos comportamentais que regulam a sede e o desejo de ingerir sal (ver Capítulo 11) para recuperar o volume perdido.

A vasoconstrição renal e esplâncnica acentuada durante uma hemorragia grave ajuda a manter a perfusão adequada do coração e do cérebro. Entretanto, quando persiste por mais tempo, a vasoconstrição dessas circulações pode causar lesão irreversível. O paciente pode sobreviver à perda sanguínea inicial, mas morre vários dias depois por causa da insuficiência renal aguda. A isquemia intestinal prolongada pode causar lesão do fígado, aumentar a perda de sangue intestinal e liberar endotoxinas vasodilatadoras potentes na circulação geral.

A descompensação durante o choque hemorrágico é o processo irreversível por meio do qual a hipotensão induzida pela hemorragia desencadeia reações que agravam a hipotensão e causam falência circulatória e morte. Acidose, depressão do sistema nervoso central, distúrbios da coagulação sanguínea, insuficiência cardíaca e aumento das endotoxinas circulantes são fatores que podem contribuir para o colapso circulatório associado ao choque hemorrágico (ver Capítulo 40). Esses processos são mais prováveis quando há hemorragia grave. O objetivo terapêutico inequívoco do tratamento de um paciente com hemorragia é intervir rápida e vigorosamente, de preferência com infusão de sangue total, antes que se desenvolvam esses processos irreversíveis.

Padrões de respostas circulatórias integradas no nível central

Padrões estereotipados de resposta circulatória evidenciada por alterações específicas da distribuição do fluxo sanguíneo e do débito cardíaco ocorrem durante o esforço físico, a reação de defesa, o mergulho e a termorregulação. O hipotálamo é um centro integrador importante para algumas dessas respostas. Em alguns casos, as influências originadas das áreas autônomas corticais e subcorticais (especialmente do sistema límbico) e dos córtices motor e pré-motor também contribuem. As estações de retransmissão estão localizadas nas estruturas do mesencéfalo e no bulbo. É importante salientar que vários estímulos sensoriais aferentes podem interagir no sistema nervoso central para desencadear a resposta integrada final.

Esforço físico

No início de um esforço físico, há redução das descargas vagais e aumento da atividade adrenérgica simpática para o coração e alguns sistemas vasculares, que resultam no aumento do débito cardíaco, vasoconstrição das partes do corpo que não são exercitadas e vasodilatação dos leitos vasculares dos músculos exercitados. Isso causa alterações da resistência periférica regional, para que a maior parte do aumento do fluxo sanguíneo seja dirigida para os músculos exercitados. Nos ratos, os ajustes da frequência cardíaca e da pressão arterial que ocorrem durante a atividade física podem, na verdade, começar antes que o esforço físico comece (**comando central**). Durante o exercício dinâmico, a pressão arterial e a frequência cardíaca aumentam. A função dos barorreflexos arteriais é reajustada com desvios para cima e para a direita na curva de função dos barorreflexos, para que a sensibilidade às elevações da pressão seja mantida em torno do novo ponto de equilíbrio (pressão arterial e frequência cardíaca aumentadas). A modulação da função dos barorreflexos no sistema nervoso central por meio do comando central e do reflexo pressórico ao esforço contribui para o reajuste do ponto de equilíbrio barorreflexo durante o esforço. Os reflexos de *feedback* negativo cardiopulmonares são ativados pelo aumento do retorno venoso durante o exercício e o efeito global da ativação reflexa cardiopulmonar parece ser uma limitação dos aumentos da atividade simpática, da frequência cardíaca e do grau de reajuste barorreflexo durante o esforço.

Reação de defesa

Nos mamíferos, a **reação de defesa** (**reação de luta ou fuga**) foi detalhadamente estudada nos gatos e é definida classicamente por uma combinação de respostas comportamentais, somáticas e autônomas (sistema nervoso autônomo) que acompanham o estado de alerta, medo ou raiva. Nessas condições, há piloereção e dilatação das pupilas. O aumento das descargas simpáticas eferentes no coração explica a taquicardia e a acentuação da contratilidade cardíaca. O aumento da atividade simpática nas circulações esplâncnica, cutânea e renal causa vasoconstrição destes sistemas vasculares. Entretanto, o fluxo sanguíneo nos músculos esqueléticos aumenta por causa da suspensão da estimulação simpática das arteríolas destes músculos e, em algumas espécies (p. ex., gatos), da ativação das fibras simpáticas colinérgicas vasodilatadoras. Esse padrão coordenado de reações cardiovasculares é integrado principalmente no nível do hipotálamo medial dorsal e prepara o animal para agredir ou fugir em resposta a uma ameaça.

Reflexo de mergulho

Nos mamíferos e nas aves que mergulham, os animais têm bradicardia e vasoconstrição reflexas quando as narinas são submersas na água. A intensidade da reação reflexa aumenta quando a temperatura da água diminui. O componente aferente desse reflexo está no nervo trigêmeo (V nervo craniano) e a reação inicial à submersão consiste em bradicardia mediada pelo nervo vago, seguida do aumento da atividade dos nervos simpáticos e vasoconstrição periférica. Desse modo, os fluxos sanguíneos dos músculos esqueléticos e de outros tecidos são limitados, para

que a maior parte do sangue circulante seja direcionada ao coração e ao cérebro, conservando oxigênio para estes órgãos vitais. Os *shunts* arteriovenosos existentes na pele continuam abertos, permitindo que ocorra retorno venoso modesto de sangue que não perdeu seu oxigênio nos tecidos. Quando o animal volta à superfície, essas alterações são revertidas; o débito cardíaco e o fluxo sanguíneo dos músculos aumentam imediatamente, o déficit de oxigênio acumulado é reposto e os metabólitos são retirados dos músculos e dos outros tecidos que não foram bem perfundidos.

Reações termorreguladoras

A pele é o maior órgão do corpo e a regulação do fluxo sanguíneo cutâneo desempenha um papel fundamental no controle da temperatura corporal central. As reações termorreguladoras estão sob controle do hipotálamo. Com o aumento do calor, essas respostas incluem vasodilatação cutânea e abertura das anastomoses arteriovenosas por meio da redução da atividade vasoconstritora simpática. O resultado disso é a redistribuição do fluxo sanguíneo dos outros órgãos para aumentar a irrigação da pele e facilitar a perda de calor. O resfriamento local do hipotálamo ou da pele desencadeia efeitos contrários. Os mecanismos termorreguladores e as diferenças entre as espécies estão descritos detalhadamente no Capítulo 14.

Regulação da pressão arterial a longo prazo

> **1** Os barorreflexos arteriais são mais importantes para a regulação da pressão arterial em curto ou longo prazo?
>
> **2** Qual é o objetivo geral dos mecanismos reguladores cardiovasculares integrados?

Conforme foi descrito ao longo de todo este capítulo, os reflexos neurais a curto prazo e suas interações com os sistemas de controle humorais contribuem para a regulação instantânea da pressão arterial. Contudo, ainda existem controvérsias quanto aos mecanismos de regulação da pressão arterial a longo prazo, ou se existe uma área ou um sistema do corpo que determina o ponto de equilíbrio ideal.

Um modelo amplamente aceito, proposto por Guyton *et al.*, sugere que o ponto de equilíbrio da pressão arterial seja dependente dos rins, por meio dos quais a pressão arterial é estabelecida em um nível que mantenha a homeostasia do sódio (excreção de Na^+ e água igual à ingestão de Na^+ e água). Com base nesse modelo, o aumento da retenção de sódio pelos rins poderia causar um aumento inicial do volume sanguíneo e aumentar o débito cardíaco. A elevação resultante da pressão arterial poderia estimular a excreção do sódio em excesso (natriurese pressórica). A hipertensão ocorreria quando a relação entre pressão renal e natriurese fosse equilibrada, para que fossem necessárias pressões mais altas para manter a homeostasia do sódio. Também existe evidência convincente de que o cérebro, que recebe estímulos dos receptores sensoriais existentes em todo o corpo, seja um dos principais determinantes do ponto de equilíbrio da pressão arterial. Diversas manipulações que modificam as áreas do sistema nervoso central envolvidas na regulação da atividade simpática podem alterar esse ponto de equilíbrio, seja facilitando ou evitando o desenvolvimento da hipertensão.

É provável que os mecanismos propostos para esses dois modelos contribuam para a regulação da pressão arterial a longo prazo. De qualquer modo, existe consenso geral de que o objetivo final da regulação cardiovascular é fornecer perfusão (fluxo sanguíneo) oxigênio em níveis adequados aos tecidos de todo o corpo em diversas condições fisiológicas. Alterações circulatórias específicas de cada região, dependendo das necessidades de cada tecido em determinadas condições, são necessárias; além disso, os mecanismos de controle neural, humoral e local atuam conjuntamente e são essenciais para que se alcance esse objetivo.

Autoavaliação

As respostas encontram-se no final do capítulo.

1 Quais das seguintes substâncias liberadas pelas terminações dos nervos simpáticos pós-ganglionares contribuem para a vasoconstrição?
A Neuropeptídio Y (NPY)
B Acetilcolina (ACh)
C Norepinefrina (NE)
D Angiotensina II

2 A redução da pressão arterial que ocorre em um animal hipertenso depois do bloqueio da enzima cininase II (enzima conversora de angiotensina, ou ECA) pode ser atribuída à:
A Vasodilatação secundária à redução da síntese das cininas
B Vasodilatação secundária à redução da angiotensina II
C Vasodilatação secundária ao aumento das cininas
D Ampliação da reabsorção de Na⁺ pelos rins

3 Qual das seguintes afirmações sobre os quimiorreceptores dos corpos carotídeos é verdadeira?
A Os quimiorreceptores arteriais são sensíveis principalmente às alterações da pressão parcial de oxigênio no sangue arterial (Pao_2) e ao aumento de sua taxa de despolarização quando a Pao_2 diminui
B O quimiorreflexo arterial é essencial à regulação instantânea (batimento a batimento) da pressão arterial
C Quando os nervos aferentes dos quimiorreceptores carotídeos são ativados, eles iniciam uma resposta de *feedback* negativo que resulta na inibição da atividade dos nervos simpáticos eferentes
D Os estímulos originados dos quimiorreceptores arteriais são essenciais à gênese da arritmia sinusal respiratória

4 A resposta barorreflexa arterial à redução da pressão arterial é:
A Aumento das descargas dos nervos simpáticos do coração e dos vasos sanguíneos
B Redução das descargas dos nervos aferentes dos barorreceptores arteriais
C Redução das descargas do nervo vago ao coração
D Aumentos da frequência cardíaca, da contratilidade miocárdica, da vasoconstrição e do retorno venoso

5 Em resposta a uma hemorragia progressiva:
A A ativação inicial dos quimiorreceptores centrais, que são sensíveis à redução da Pao_2 na circulação cerebral, limita a secreção de substâncias humorais vasoconstritoras, inclusive vasopressina e angiotensina II
B A secreção do PNA pelos átrios aumenta e contribui para a manutenção da função renal em resposta à redução do volume sanguíneo e à diminuição subsequente do fluxo sanguíneo renal
C No início da hemorragia, a vasoconstrição das circulações renal e coronariana limita a perda de líquidos e reduz a carga de trabalho do coração
D Os reflexos cardiopulmonares atuam conjuntamente com o barorreflexo arterial para manter a pressão arterial intensificando a atividade dos nervos simpáticos e aumentando a secreção de vasopressina e angiotensina II

Leitura sugerida

Barrett, K.E., Barman, S.M., Boitano, S. and Brooks, H.L. (2012) Cardiovascular regulatory mechanisms. In: *Ganong's Review of Medical Physiology*, 24th edn. McGraw-Hill Companies, Inc., New York.

Berne, R.M. and Levy, M.N. (2008) *Cardiovascular Physiology*, 8th edn. Mosby, St Louis, MO.

Boulpaep, E.L. (2009) Regulation of arterial pressure and cardiac output. In: *Medical Physiology*, 2nd edn (eds W.F. Boron and E.L. Boulpaep), pp. 554–576. Saunders Elsevier, Philadelphia.

Erickson, H.H. and Detweiler, D.K. (2004) Control mechanisms of the circulatory system. In: *Dukes' Physiology of Domestic Animals*, 12th edn (ed. W.O. Reece), pp. 275–302. Cornell University Press, Ithaca, NY.

Fadel, P.J. and Raven, P.B. (2012) Human investigations into the arterial and cardiopulmonary baroreflexes during exercise. *Experimental Physiology* 97:39–50.

Hall, J.E. (2010) Nervous regulation of the circulation, and rapid control of arterial pressure. In: *Guyton and Hall Textbook of Medical Physiology*, 12th edn. Saunders Elsevier, Philadelphia.

Heesch, C.M. (1999) Reflexes that control cardiovascular function. *American Journal of Physiology* 277:S234–S243.

Llewellyn-Smith, I.J. and Verberne, A.J.M. (2011) *Central Regulation of Autonomic Functions*, 2nd edn. Oxford University Press, New York.

Smith, S.A., Mitchell, J.H. and Garry, M.G. (2006) The mammalian exercise pressor reflex in health and disease. *Experimental Physiology* 91:89–102.

Westfall, T.C. and Westfall, D.P. (2011) Neurotransmission: the autonomic and somatic motor nervous systems. In: *Goodman and Gilman's Pharmacological Basis of Therapeutics*, 12th edn (eds L.L. Brunton, B.A. Chabner and B.C. Knollmann). McGraw-Hill Companies, Inc., New York.

Respostas

1 A e C. A norepinefrina (NE) é o transmissor principal liberado pelas terminações nervosas adrenérgicas e o NPY é um cotransmissor importante liberado frequentemente junto com a NE – ambos são vasoconstritores potentes. A ACh é liberada principalmente pelos nervos parassimpáticos pós-ganglionares. Embora em algumas espécies as fibras simpáticas colinérgicas inervem o leito vascular dos músculos esqueléticos, o efeito da ACh liberada por estas terminações é vasodilatação. A angiotensina II não é liberada pelas terminações dos nervos simpáticos pós-ganglionares, embora esteja presente nos tecidos e possa ter um efeito pré-sináptico e aumentar a liberação de NE pelas terminações dos nervos simpáticos.

2 B e C. No sistema renina-angiotensina-aldosterona, a cininase II (ECA) converte a angiotensina I no peptídio vasoativo conhecido como angiotensina II. No sistema da calicreína-cinina, essa enzima decompõe as cininas vasodilatadores em metabólitos inativos. Como a angiotensina II é uma substância vasoconstritora que estimula a retenção de Na⁺ e as cininas são vasodilatadores que facilitam a excreção de Na⁺, o bloqueio da enzima cininase II reduz o nível da angiotensina II e aumenta os níveis das cininas. Essas duas ações têm efeito anti-hipertensivo.

3   A. Os quimiorreceptores dos corpos carotídeos são mais sensíveis às alterações da $P_{a_{O_2}}$, embora o aumento da $P_{a_{CO_2}}$ e a redução do pH do sangue arterial também possam ativá-los. A resposta à ativação do quimiorreflexo arterial é o aumento da atividade dos nervos simpáticos e a elevação da pressão arterial; contudo, sua função principal nos animais normais está relacionada com o controle respiratório. A arritmia sinusal respiratória não envolve ativação do quimiorreflexo arterial.

4   Todas as opções estão certas. A redução da pressão arterial reduz a frequência de disparo dos barorreceptores arteriais e, portanto, reduz a ativação aferente em direção aos centros bulbares. Isso provoca redução reflexa da atividade vagal para o coração e aumenta a atividade simpática do coração e para os vasos sanguíneos (vasos de capacitância e de resistência). A resistência periférica e o débito cardíaco (frequência cardíaca × volume ejetado) aumentam e corrigem a redução inicial da pressão arterial.

5   D. A hemorragia branda a moderada ativa os mecanismos barorreflexos arteriais e cardiopulmonares para manter a pressão arterial e limitar as perdas de Na^+ e água por meio de mecanismos neurais (aumento do tônus simpático, redução do tônus vagal) e humorais (aumentos do ADH e da angiotensina II). Os quimiorreceptores centrais são ativados pela elevação da $P_{a_{CO_2}}$ quando há perda sanguínea grave. A diminuição do volume sanguíneo causa menos estiramento dos átrios e a secreção do PNA diminui. O fluxo sanguíneo é redistribuído para favorecer as circulações cerebral e coronariana. Além disso, os mecanismos autorreguladores dessas regiões – bem como dos rins – contribuem para a manutenção do fluxo sanguíneo desses sistemas do corpo, enquanto a volemia não for restabelecida.

Microcirculação, Linfa e Edema

Luis A. Martinez-Lemus e M. Harold Laughlin

Organização funcional do leito vascular, 359
   Classificação dos vasos de acordo com a sua função, 359
   Microcirculação, 360
Troca entre o sangue e o líquido intersticial na microcirculação, 367
Sistema linfático, 368

Edema, 370
   Edema periférico, 370
   Edema pulmonar, 370
Autoavaliação, 371

Organização funcional do leito vascular

1. De que maneira os vasos sanguíneos são classificados de acordo com a sua função?
2. Que vasos constituem o principal local de resistência?
3. Quais são os vasos que contêm o maior volume de sangue?
4. Que leitos vasculares compreendem a microcirculação?
5. De que tipo de células os capilares são compostos?
6. Quais são os três tipos gerais de capilares e onde são encontrados?
7. O que é pressão média nos capilares sistêmicos?
8. Qual o mecanismo envolvido no controle do fluxo através dos capilares e entre capilares individuais?
9. Existem mais eritrócitos em 100 mℓ de sangue nos capilares do que nos vasos de maior calibre?

Em sua circulação por todo o corpo, o sangue passa sucessivamente pelas partes do sistema circulatório que desempenham as funções indicadas na Figura 36.1. Cada parte do corpo recebe sangue por meio de uma série de vasos. Entretanto, para o corpo como um todo, a circulação consiste em múltiplas séries como aquelas ilustradas na figura, com uma disposição em canais paralelos.

Classificação dos vasos de acordo com a sua função

Os vasos podem ser classificados de acordo com a sua função da seguinte maneira.

- Os vasos elásticos de condução convertem o fluxo de entrada pulsátil em um fluxo de saída ligeiramente uniforme
- Os vasos de resistência são as pequenas artérias, as arteríolas, e, em menor grau, os capilares e as veias menores. A resistência pré-capilar reside principalmente nas pequenas artérias e arteríolas. A resistência pós-capilar é determinada pelas vênulas e veias. A pressão hidrostática capilar e a troca de filtração-absorção são determinadas pela razão entre resistência pré-capilar e resistência pós-capilar

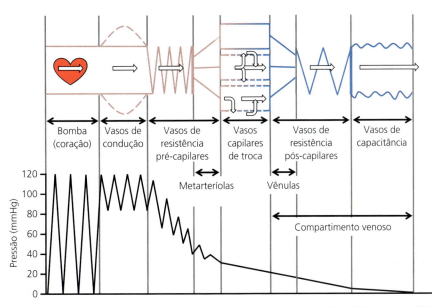

Figura 36.1 Segmentos funcionalmente diferenciados do leito vascular. Adaptada de Mellander, S. and Johansson, B. (1968) Control of resistance, exchange, and capacitance functions in the peripheral circulation. *Pharmacological Reviews* 20:117-196. American Society for Pharmacology and Experimental Therapeutics.

- As metarteríolas ou arteríolas terminais são os segmentos finais das arteríolas pré-capilares que controlam o fluxo capilar. Determinam a área funcional da superfície de troca capilar
- Os vasos de troca são os capilares, que não são contráteis, mas que respondem passivamente a mudanças nas arteríolas de resistência e metarteríolas
- Os vasos de capacitância são as veias que, por meio de mudanças em seu diâmetro que têm pouca influência sobre a resistência, podem efetuar desvios pronunciados do volume sanguíneo e afetar acentuadamente o retorno venoso e o fluxo volumétrico. Contêm cerca de 80% do volume sanguíneo regional
- Os vasos de *shunt* são anastomoses arteriovenosas encontradas em alguns tecidos; esses vasos possibilitam ao sangue se desviar dos vasos de troca.

Os vasos de resistência e de capacitância podem reagir de acordo com suas funções. A epinefrina dilata alguns vasos de resistência, enquanto provoca contração dos vasos de capacitância; a norepinefrina causa contração de ambos, porém afeta mais os vasos de capacitância.

Microcirculação

A microcirculação refere-se à porção do sistema circulatório que é indistinguível à vista desarmada. É composta pelas arteríolas, capilares, vênulas e pequenos linfáticos. Sua principal função consiste em transportar o oxigênio e os nutrientes aos tecidos e remover os produtos de degradação desses tecidos.

Capilares

O leito capilar é a principal porção da microcirculação onde ocorrem a troca ou transporte de nutrientes e produtos de degradação. Conforme as células nos tecidos modificam a sua taxa metabólica, são necessários ajustes na troca ou no transporte dos nutrientes e produtos de degradação. Esses ajustes ocorrem por meio de variações no número de capilares através dos quais o sangue flui, o que causa uma alteração na superfície de difusão, volume de sangue capilar e velocidade do movimento de sangue através dos capilares.

O capilar é um pequeno tubo, cujo diâmetro interno é ligeiramente menor do que o tamanho de um eritrócito não deformado da mesma espécie animal. Sua parede é composta de uma camada de células endoteliais, que não excede 0,5 µm de espessura, exceto no local onde se encontra o núcleo celular (Figura 36.2). Outros componentes comumente encontrados na parede capilar são a membrana basal, composta principalmente de colágeno intravenoso, e um número escasso de pericitos. São distinguidos três tipos gerais de capilares com base na integralidade de suas paredes endoteliais (Figura 36.3).

- Os capilares contínuos, com paredes endoteliais completas e membranas basais, são encontrados no tecido adiposo; nos músculos liso, esquelético e cardíaco; na placenta; nos pulmões; e no sistema nervoso central. Contêm vesículas pinocíticas (com diâmetro de 60 a 70 nm) ao longo de suas bordas luminal e basal, formam zônulas de oclusão com as células adjacentes e apresentam poros ou fendas intercelulares entre as células, que possibilitam a passagem de íons e moléculas hidrossolúveis através da parede capilar. Muitos desses capilares também têm junções comunicantes, que possibilitam a comunicação intercelular ao longo da parede capilar
- Os capilares descontínuos ou sinusoides exibem espaços entre as células endoteliais e membrana basal incompleta ou ausente. São encontrados no fígado, no baço e na medula óssea e possibilitam a passagem de células integrais, macromoléculas e partículas através da parede capilar. Embora os capilares sejam geralmente considerados passivos, foram observadas propriedades contráteis das células endoteliais nos sinusoides hepáticos
- Os capilares fenestrados contêm pequenas aberturas de 0,1 µm ou menos de diâmetro, que são fechadas por um diafragma delgado (exceto nos capilares glomerulares). Essas aberturas ou fenestras possibilitam a rápida difusão de solutos e água através da parede capilar. Os capilares fenestrados são encontrados nas glândulas endócrinas e exócrinas, na vesícula biliar, na membrana sinovial, no corpo ciliar e no plexo coroide, bem como em sistemas de fluxo por contracorrente, como aquele que ocorre na medula renal.

Do ponto de vista funcional, o sangue flui de uma artéria para arteríolas, cujo diâmetro interno se torna menor à medida que elas se ramificam. Em seguida, as metarteríolas conduzem o sangue aos capilares e a canais semelhantes a capilares que se conectam diretamente com vênulas. Em alguns leitos vasculares, como em porções do mesentério do rato, nos óstios de cada capilar, existe um pequeno esfíncter pré-capilar de músculo liso. Fibras vasoconstritoras simpáticas inervam as arteríolas e, em certas ocasiões, estendem-se distalmente até as metarteríolas. Entretanto, as metarteríolas não são habitualmente inervadas e encontram-se principalmente sob o controle de condições locais nos tecidos. Em condições naturais, as metarteríolas exibem vasomotricidade e sofrem contrações periódicas, cuja duração é de alguns segundos a poucos minutos. Quando o tecido se encontra em estado de repouso, a fase constritora desse ritmo predomina, e o fluxo sanguíneo pode ser interrompido por completo. Quando o tecido se torna ativo, as metarteríolas sofrem dilatação, possibilitando o fluxo sanguíneo para o tecido. Diferentemente dessa vasomotricidade ativa, ocorrem abertura ou fechamento passivos dos capilares. A sua abertura ou fechamento dependem das relações de pressão hidrostática existentes dentro e fora do tubo capilar. A pressão intracapilar é controlada pelo diâmetro da arteríola terminal proximal, enquanto a pressão capilar externa depende das forças mecânicas aplicadas ao tecido em questão. No músculo esquelético, o aumento do fluxo sanguíneo produzido durante a atividade física resulta da dilatação das arteríolas, diminuindo a resistência vascular,

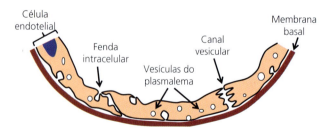

Figura 36.2 Estrutura da parede capilar, mostrando a única camada de células endoteliais e uma fenda intercelular na junção entre células endoteliais adjacentes. Adaptada da Fig. 16.1, Hall, J.E. and Guyton, A.C. (2001) *Textbook of Medical Physiology*, 10th edn. W.B. Saunders, Philadelphia. Com autorização de Elsevier.

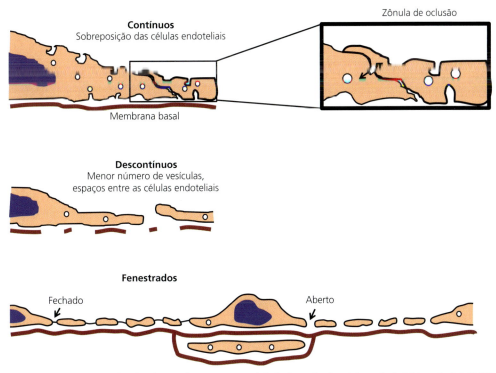

Figura 36.3 Três tipos de capilares classificados de acordo com a integralidade do endotélio. Adaptada de Majno, G. (1965) Ultrastructure of the vascular membrane. In: Hamilton, W.F. and Dow, P. (eds.) *Handbook of Physiology*. Section 2: Circulation, Vol. **3**. American Physiological Society, Washington, DC.

e isso está associado ao recrutamento de uma área adicional de troca capilar (discutida adiante) por meio de aumento da perfusão dos capilares quando as arteríolas se dilatam.

Pressão do sangue capilar

A pressão hidrostática média do sangue nos capilares sistêmicos é de cerca de 25 mmHg. Entretanto, a pressão capilar normalmente é muito variável entre os tecidos e dentro de um tecido. A pressão do sangue diminui da extremidade arterial para extremidade venosa do capilar, enquanto o diâmetro do capilar habitualmente aumenta. Nos capilares sistêmicos, as pressões são de 35 e 15 mmHg, respectivamente. Esse gradiente de pressão é mais alto por unidade de comprimento do que em qualquer outro segmento do sistema vascular, exceto as arteríolas. A pressão capilar é um determinante importante, não apenas para o fluxo capilar, mas também para a troca de líquido entre os capilares e o líquido intersticial. As pressões de pulso são reduzidas nas arteríolas e nos segmentos proximais dos capilares.

A pressão capilar média é determinada pelas pressões venosas distais ao capilar, pela pressão arterial e pela interação da resistência vascular na árvore arteriolar (pressão pré-capilar) e resistência pós-capilar (resistência na circulação venosa). As paredes dos capilares não têm músculo liso e são relativamente inelásticas. As mudanças na relação entre resistência ao fluxo nos vasos proximais e distais do capilar, especificamente a razão entre resistência pós-capilar e pré-capilar, determinam as pressões capilares se as pressões arterial e venosa estiverem normais. Embora a resistência pré-capilar seja relativamente grande, devido à diferença entre a pressão arterial média (100 mmHg) e a pressão capilar média (25 mmHg), a resistência pós-capilar é relativamente pequena, visto que a diferença entre a pressão capilar média normal (25 mmHg) e a pressão venosa periférica média (6 mmHg) é pequena (19 mmHg). Por conseguinte, uma alteração na resistência pós-capilar exerce um efeito muito maior sobre a pressão capilar do que a mesma alteração na resistência pré-capilar (5 a 10 vezes).

Normalmente, um mecanismo autorregulador estabiliza a pressão capilar e o fluxo de sangue ao alterar simultaneamente a resistência pós-capilar e pré-capilar, mantendo, assim, uma razão normal. Quando a resistência venosa ao efluxo capilar aumenta, a pressão capilar também aumenta. O músculo liso nas metarteríolas responde por meio de contração dos vasos de influxo, e, em consequência, a pressão capilar se normaliza. Esse mecanismo pode ser interrompido por substâncias vasoativas potentes, como a histamina e a bradicinina.

Fluxo do sangue capilar

O volume total de sangue que flui através dos capilares sistêmicos é igual ao débito cardíaco. Em comparação com a circulação sistêmica, o fluxo de sangue capilar é lento e notavelmente não uniforme. O principal controle do fluxo através dos capilares e entre eles ocorre na arteríola terminal. As metarteríolas protegem as entradas das redes capilares e atuam como comportas, sofrendo contrações que variam quanto a sua frequência e duração. Após a entrada do sangue nos capilares, a resistência ao fluxo é determinada pela complexa rede anastomótica dos tubos capilares, pelo diâmetro interno dos tubos, que habitualmente é maior na extremidade venular do que na arteriolar, e pela pressão nas vênulas. Em virtude de alterações de pressão nas vênulas que drenam os capilares e de variações na pressão arterial, devido à atividade das metarteríolas, o fluxo nos capilares modifica a sua intensidade, inverte a sua direção ou se desvia de algumas vias.

Outros fatores que contribuem para o fluxo capilar consistem na presença de fluxo intermitente, em virtude de variações na pressão extramural sobre os vasos de paredes delgadas durante a contração muscular (p. ex., no músculo cardíaco e no músculo esquelético). Além disso, pode ocorrer obstrução por leucócitos, devido à razão entre o diâmetro dos capilares e o dos leucócitos. Conforme assinalado anteriormente, o lúmen capilar é habitualmente menor do que os eritrócitos. Essas células são deformadas à medida que passam pelo pequeno lúmen dos capilares. Podem passar através de poros artificiais menores que a metade do tamanho de seus próprios diâmetros, sem sofrer lesão. Em consequência, a rigidez dos eritrócitos tem sido associada a condições que afetam o fluxo através dos leitos capilares, como hipertensão arterial pulmonar em frangos de corte.

Existem menos eritrócitos por 100 mℓ de sangue nos capilares e em outros vasos pequenos do que nos vasos de grande calibre que os alimentam ou drenam. Consequentemente, o volume globular ou hematócrito é mais baixo em relação à quantidade de plasma. Isso se deve à corrente axial das células sanguíneas nos vasos. Nos vasos muito pequenos, como as pequenas arteríolas, os capilares e as pequenas vênulas, os eritrócitos não podem fluir próximo da parede vascular, como o faz o plasma. Por conseguinte, a razão entre plasma e eritrócitos é muito maior nos pequenos vasos, como os capilares, do que nos grandes vasos.

A microcirculação é particularmente suscetível à agregação das células sanguíneas, como a que ocorre durante a inflamação, em infecções, no choque e na circulação extracorpórea de sangue. A agregação leva ao aprisionamento das células (um tipo de anemia), estase do fluxo nos capilares e derivação do fluxo através de anastomoses arteriovenosas. O tratamento para revertê-la consiste na infusão de soluções salinas ou soluções de dextranas de baixo peso molecular.

A pressão na aorta e nas grandes artérias que suprem a circulação periférica é mantida em um nível relativamente constante por meio de uma série de reflexos, que mantêm a homeostasia da pressão de perfusão (ver Capítulo 35). Além disso, os leitos vasculares periféricos são dotados de mecanismos intrínsecos ou locais, que controlam a resistência vascular e o fluxo sanguíneo aos tecidos. Por exemplo, a realização de exercício resulta em **vasodilatação** no interior dos músculos em atividade, e a digestão é acompanhada de aumento do fluxo sanguíneo para a circulação esplâncnica. Quando a atividade funcional diminui, o fluxo também é reduzido. Se a pressão nas grandes artérias aumentar ou diminuir transitoriamente, os mecanismos locais preservam a velocidade normal do fluxo. Por conseguinte, o fluxo sanguíneo em muitos leitos vasculares periféricos é mantido relativamente constante e, portanto, é, em grande parte, autorregulado.

Tônus

O **tônus** microvascular refere-se ao nível de constrição ativa observada nos vasos que compreendem a microcirculação. As arteríolas e as vênulas são capazes de desenvolver constrição ativa, enquanto os capilares habitualmente carecem dessa capacidade. Entretanto, alguns tubos capilares são capazes de sofrer constrição em resposta à estimulação adrenérgica. Com base na sua capacidade de reduzir o seu diâmetro a partir de uma dilatação máxima, as metarteríolas são os microvasos que apresentam maior capacidade de tônus. Uma metarteríola

é considerada como dotada de tônus quando se contrai de modo rítmico e regular ou até mesmo quando sofre contração máxima para ocluir o fluxo de sangue. O tônus dos vasos periféricos é variável, não apenas no mesmo leito vascular, mas também de um leito para outro. *In vivo*, o grau de tônus pode ser estimado comparando-se o fluxo sanguíneo médio através de um tecido com aquele que ocorre quando os vasos se encontram em dilatação máxima. Esta última condição é habitualmente obtida com o uso de vasodilatadores potentes ou bloqueadores do mecanismo contrátil do músculo liso vascular. O grau de tônus na microcirculação de um tecido em repouso constitui uma medida de sua reserva circulatória. A redução no tônus vascular ou vasodilatação que ocorre à medida que um tecido passa do estado de repouso para uma atividade aumentada (p. ex., exercício) é importante para equilibrar as variações nas demandas do tecido de troca metabólica e quantidade de fluxo sanguíneo.

O tônus vascular pode ser de origem **miogênica** (intrínseca) ou neural/humoral ou ambas. Isso se deve à propriedade inerente da automaticidade encontrada no músculo liso vascular e em outros músculos lisos, bem como ao fato de que os microvasos podem ser inervados por fibras nervosas vasoconstritoras. O tônus vascular intrínseco persiste após interrupção cirúrgica ou química de todas as fibras vasomotoras eferentes e na ausência de compostos vasoativos circulantes. O tônus dos vasos sanguíneos devido à contratilidade automática miogênica é denominado **tônus basal**. Em geral, a magnitude do tônus basal está inversamente relacionada com a densidade da inervação vasoconstritora e diâmetro arteriolar passivo. O tônus basal é relativamente alto nos leitos vasculares do cérebro e no miocárdio; é mais moderado no músculo esquelético, nas vísceras esplâncnicas e nos rins; e é muito baixo ou está ausente na pele. Entretanto, o tônus basal pode ser muito variável entre diferentes leitos vasculares de tipos semelhantes de tecidos e encontra-se sujeito à modulação por mecanismos tanto neurais extrínsecos quanto locais.

O nível do tônus vascular varia, dependendo da natureza e da intensidade dos estímulos que o produzem e da sensibilidade de leitos vasculares específicos a esses estímulos. Os estímulos para o tônus incluem impulsos conduzidos por nervos vasomotores autônomos, hormônios vasoativos que se originam em órgãos distantes, substâncias químicas vasoativas não circulantes, autócrinas ou parácrinas, que são liberadas localmente e estímulos físicos locais. Os principais estímulos físicos originam-se de alterações na hemodinâmica, incluindo variações na taxa de cisalhamento, produzidas por mudanças na velocidade do fluxo e pressão transmural nas arteríolas. Como as alterações na pressão transmural resultam inicialmente em uma força de estiramento, o estiramento é considerado o estímulo físico predominante. Entretanto, dados experimentais indicam que a tensão da parede constitui o parâmetro normalizado pelo tônus miogênico intrínseco. Em consequência, vasos miogenicamente ativos expostos a mudanças graduais da pressão transmural são capazes de sofrer constrição ou dilatação, com diâmetros menores ou maiores do que aqueles observados antes da mudança de pressão. Isso sugere que outros estímulos, além do estiramento, e outros sensores, além daqueles ativados pelo estiramento, participam nos fenômenos miogênicos. Por conseguinte, os estímulos ou sensores precisos que controlam o tônus basal ainda não estão totalmente elucidados. A pressão transmural varia de acordo com o nível de pressão hidrostática do sangue, a pressão do líquido tecidual e as contrações dos músculos esquelético ou tecido circundante.

Autorregulação

A **autorregulação** refere-se ao processo de regulação intrínseca local do fluxo de sangue, pelo qual o fluxo sanguíneo é mantido relativamente inalterado, apesar de mudanças na pressão de perfusão. Esse processo assegura que a concentração de nutrientes e produtos de degradação das células seja mantida dentro de uma faixa normal, apesar de variações na pressão de perfusão, na taxa metabólica ou na influência dos nervos vasomotores extrínsecos. A autorregulação ocorre em nível da microcirculação por meio de mecanismos que ajustam a resistência vascular. Por conseguinte, as arteríolas constituem os principais efetores do processo de autorregulação, visto que são responsáveis por 65 a 80% da resistência vascular total na maioria dos leitos vasculares, como o intestino e o músculo esquelético. A autorregulação é importante para o ajuste da taxa de fluxo volumétrico para a taxa metabólica em tecidos individuais, bem como para a distribuição seletiva do fluxo sanguíneo total entre todos os tecidos do corpo. Em geral, todos os leitos vasculares, com exceção da circulação pulmonar, apresentam níveis variáveis de autorregulação, que ocorrem ao longo da faixa fisiológica da pressão vascular. O processo de autorregulação interage com outros mecanismos que controlam o fluxo de sangue e pode ser totalmente ultrapassado por eles.

Em geral, acredita-se que dois mecanismos sejam responsáveis pela autorregulação do fluxo de sangue: os mecanismos miogênico e metabólico. O mecanismo miogênico, descoberto por Sir William Maddock Bayliss, indica que o músculo liso vascular responde na forma de contração, quando a pressão transmural aumenta, e na forma de relaxamento, quando ela diminui. A hipótese metabólica propõe um mecanismo capaz de atuar sobre diferenças detectadas na concentração de alguma(s) substância(s) química(s), (metabólitos), de modo que o metabolismo tecidual e o músculo liso vascular constituem um sistema de controle local.

Evidências da autorregulação miogênica foram obtidas mediante perfusão de preparações vasculares isoladas desnervadas *in vivo*, o que elimina os fatores vasoativos neurais e hormonais. Nesse tipo de experimento, a pressão de perfusão nos vasos de suprimento arterial pode ser ajustada. À medida que a pressão nesses vasos é elevada ou reduzida, o fluxo no tecido em repouso permanece relativamente constante. Uma redução da pressão é seguida de vasodilatação, enquanto uma elevação da pressão é acompanhada de **vasoconstrição**. A autorregulação miogênica é, portanto, uma autorregulação iniciada pela pressão de perfusão, e os mecanismos que a controlam são, em sua maior parte, os mesmos que aqueles que induzem o tônus miogênico basal. Uma importante consequência da autorregulação miogênica é a preservação da pressão capilar e do fluxo normais, apesar de mudanças moderadas na pressão arterial.

A hipótese metabólica da autorregulação indica que a concentração de alguma(s) substância(s) química(s) local(is) (metabólitos) altera o grau de contração do músculo liso vascular. O músculo pode ter locais receptores sobre os quais atuam vasodilatadores metabólicos.

Outro exemplo de controle local do fluxo sanguíneo é a hiperemia reativa. A hiperemia reativa refere-se a uma resposta local da microcirculação à oclusão do suprimento sanguíneo para determinado músculo por um breve intervalo de tempo (Figura 36.4). O aumento do fluxo sanguíneo durante o período pós-oclusão é denominado **hiperemia reativa** e depende de eventos que ocorrem durante a oclusão e a liberação da oclusão. A hiperemia reativa é um exemplo clássico de regulação local do fluxo sanguíneo, na qual se acredita que vias tanto miogênicas quanto metabólicas possam contribuir para um aumento

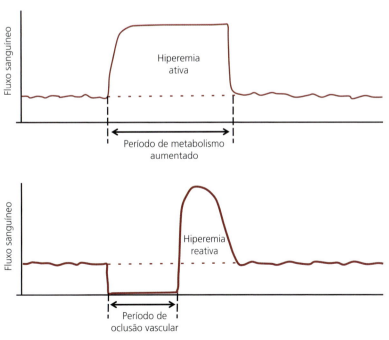

Figura 36.4 Hiperemia ativa e reativa, mostrando o aumento do fluxo sanguíneo em resposta a um período de metabolismo aumentado (hiperemia ativa) ou a um período de oclusão vascular (hiperemia reativa). Adaptada da Fig. 23.2, Cunningham, J.G. (2002) *Textbook of Veterinary Physiology*, 3rd edn. W.B. Saunders, Philadelphia. Com autorização de Elsevier.

do fluxo sanguíneo. A parte miogênica da resposta resulta de mudanças da pressão transmural que ocorrem durante a oclusão da artéria de suprimento, bem como durante a liberação da oclusão vascular. As respostas metabólicas devem-se, principalmente, ao acúmulo de fatores vasodilatadores ou à depleção do oxigênio necessário para a contratilidade normal do músculo liso que ocorre durante a oclusão. É provável que a parte miogênica da resposta, bem como a resposta a diferentes fatores metabólicos acumulados durante a oclusão, exerça diferentes efeitos temporais sobre a vasculatura. As evidências de que tanto a intensidade quanto a duração da hiperemia reativa estão diretamente relacionadas com a duração da oclusão sustenta fortemente um papel mais significativo dos fatores metabólicos na hiperemia reativa à medida que a duração da oclusão aumenta.

A hiperemia induzida por exercício ou funcional ou ativa fornece outro exemplo de regulação do fluxo sanguíneo (Figura 36.4). O sangue venoso que drena o músculo que está se exercitando causa vasodilatação quando é coletado e perfundido através do músculo em repouso. Entretanto, a magnitude do aumento do fluxo sanguíneo não pode ser produzida por esse método. Os principais fatores metabólicos que demonstram exercer um efeito vasodilatador na hiperemia induzida por exercício incluem a ausência de oxigênio e o aumento do H^+, do K^+, da hiperosmolaridade, dos nucleotídios de adenina e da adenosina. Nenhuma dessas substâncias isoladamente contribui para todas as fases da hiperemia induzida por exercício. Elas provavelmente atuam em um padrão aditivo, sinérgico e com padrões sequenciais, sendo algumas mais importantes na iniciação da resposta (K^+ e hiperosmolaridade), enquanto outras têm mais importância na sua manutenção (tensão de oxigênio e pH). A duração e a intensidade do exercício influenciam a extensão do fluxo de sangue aumentado no músculo esquelético durante o exercício e podem afetar a taxa e o tipo de metabólitos vasodilatadores produzidos.

Atualmente, está bem estabelecido que a aplicação de acetilcolina a uma pequena arteríola em uma rede arteriolar desencadeia uma vasodilatação local, que é transmitida ao longo da parede arteriolar até vasos proximais de maior calibre. Esse fenômeno é denominado como **vasodilatação conduzida**. O início da vasodilatação é rápido (< 1 s), a vasodilatação é conduzida rapidamente (> 2 mm/s) e declina com a distância de maneira condizente com o decaimento elétrico passivo. A vasodilatação inicial é seguida de um componente mais lento, que parece estar relacionado com a onda de percurso do cálcio. Em seu conjunto, esses mecanismos podem levar à dilatação das arteríolas proximais maiores e artérias de alimentação que precedem alterações na taxa de cisalhamento da parede. O principal componente da dilatação conduzida é independente do fluxo e, portanto, distingue-se da "vasodilatação induzida pelo fluxo". Foi proposto que a liberação de acetilcolina dos neurônios motores alfa ajuda, portanto, na hiperemia induzida por exercício, atuando no controle metabólico para aumentar o fluxo de sangue no músculo esquelético ativo.

O oxigênio desempenha um papel central na maioria dos esquemas de autorregulação metabólica e controle local do fluxo sanguíneo. Na circulação sistêmica, aumento na tensão de oxigênio acima do normal produz vasoconstrição, enquanto queda resulta em vasodilatação. O oxigênio pode atuar diretamente sobre o músculo liso. Entretanto, evidências indicam que uma ação indireta predominante do oxigênio ou a sua

ausência produzem a liberação de substâncias vasoativas das células parenquimatosas ou de outras células, as quais, por sua vez, modulam o diâmetro vascular. A tensão de oxigênio pode produzir diferentes reações nas células musculares lisas de diferentes vasos pré-capilares. Em qualquer evento, o oxigênio é importante para a regulação intrínseca de todos os tecidos em situações que se assemelham à hiperemia reativa e, em circunstâncias normais, em tecidos com alta taxa metabólica (p. ex., coração, cérebro e músculo se exercitando).

Outras substâncias responsáveis pela regulação intrínseca do fluxo sanguíneo incluem espécies reativas de oxigênio produzidas localmente, fosfato inorgânico, **óxido nítrico**, dióxido de carbono, derivados do ácido araquidônico, histamina, serotonina e bradicinina, algumas das quais estão relacionadas, em parte, com os cinco principais fatores mencionados anteriormente. A bradicinina, um dos peptídios vasoativos, está envolvida na hiperemia funcional das glândulas salivares e do pâncreas, e a sua atividade inclui a estimulação da **óxido nítrico sintase**.

A importância relativa dos processos de controle miogênico ou metabólico depende tanto das circunstâncias quanto do leito vascular em questão; todavia, na maioria dos casos, ambos os mecanismos parecem estar envolvidos. Na hiperemia reativa, a vasodilatação inicial parece ser principalmente miogênica, sendo posteriormente aumentada e dominada por mecanismos metabólicos. De modo semelhante, a vasodilatação inicial que ocorre no início da contração muscular, antes da produção de metabólitos vasoativos, é provavelmente de origem miogênica. Na maioria dos casos, a duração do estímulo determina a preponderância dos mecanismos que controlam a resistência vascular e o fluxo sanguíneo, com predomínio do tipo miogênico após estímulos breves e do tipo metabólico com maior duração da estimulação.

Em alguns leitos vasculares com inervação vasomotora escassa (p. ex., cérebro e rim), a autorregulação está funcionalmente muito bem desenvolvida. Os vasos cutâneos exemplificam a situação oposta. Em outros leitos vasculares, existem mecanismos autorreguladores neurogênicos locais e centrais lado a lado (Tabela 36.1). A regulação neural extrínseca está relacionada com a hemodinâmica geral, é mais homogênea, de ampla distribuição e de início rápido, diferentemente dos mecanismos de autorreguladores/de controle local de resposta

Tabela 36.1 Potenciais relativos de autorregulação vascular (intrínseca) e regulação neural (extrínseca).

Leito vascular	Potência dos nervos vasoconstritores	Potência da autorregulação
Cérebro	+	++++
Coração	±	+++
Músculo esquelético	++	+++
Trato intestinal	+++	++
Hepático (arterial)	+++	++
Rim	++++	++++
Pele	++++	−

A potência aumentada e a potência diminuída estão indicadas por + e −.
Fonte: Table 10.1, Smith, C.R. and Hamlin, R.L. (1977), in *Dukes' Physiology of Domestic Animals*, 9th edn (ed. M.J. Swenson). Cornell University Press, Ithaca, NY. Com autorização de Cornell University Press.

mais diversificada e mais lenta. Quando ambos os mecanismos extrínsecos e locais operam de modo simultâneo, a resposta é determinada pelas características do músculo liso vascular na rede arteriolar. A estimulação vigorosa dos nervos vasoconstritores pode transitoriamente superar a vasodilatação induzida por mecanismos metabólicos. De modo semelhante, a vasodilatação metabólica pode superar a vasoconstrição induzida neuralmente. O escape autorregulador é um mecanismo de emergência para preservar a integridade e a função de um tecido. Todavia, a autorregulação se desagrega em situações de choque, períodos prolongados de isquemia e inflamação.

Arteríolas

As arteríolas constituem o segmento circulatório da microcirculação onde ocorre a maior queda da pressão arterial. Constituem também os principais efetores do controle do fluxo sanguíneo para os leitos capilares. As arteríolas são os principais vasos de resistência que entram em determinado órgão. O seu diâmetro varia acentuadamente entre espécies animais, leitos vasculares e estado de contração. Por conseguinte, são mais bem definidas pela sua característica estrutural, que consiste em apenas uma ou duas camadas de músculo liso. Entretanto, é costume estabelecer um limite de 150 μm como diâmetro passivo interno máximo para definir uma arteríola. A parede arteriolar consiste em três camadas estruturalmente distintas, começando no lado luminal com a túnica íntima, seguida da túnica média e terminando com a túnica adventícia.

A túnica íntima é composta de células endoteliais que repousam sobre uma membrana basal constituída predominantemente por colágeno tipo IV. A túnica íntima proporciona uma barreira que mantém os constituintes do sangue dentro do tubo vascular. As células endoteliais também participam no controle do tônus por meio da produção e liberação de fatores vasoativos, que modulam a atividade das células musculares lisas adjacentes, presentes na túnica média (Figura 36.5). Esses fatores são produzidos e liberados em resposta a uma variedade de estímulos físicos, neurais e humorais. O principal estímulo físico que afeta as células endoteliais é o estresse do cisalhamento produzido pelo fluxo de sangue, que provoca aumento das concentrações intracelulares de cálcio nas células endoteliais e ativa a óxido nítrico sintase endotelial. Essa enzima utiliza a L-arginina para a produção do potente vasodilatador, o óxido nítrico. Na maioria dos leitos vasculares, ocorre produção constitutiva de óxido nítrico, conforme evidenciado pela vasoconstrição e elevação da pressão arterial observadas após a infusão experimental de inibidores da óxido nítrico sintase. A estimulação muscarínica do endotélio também resulta na produção de óxido nítrico e do fator hiperpolarizante derivado do endotélio, ambos os quais induzem vasodilatação. A identidade deste último é controversa, porém evidências substanciais sugerem que pode consistir em corrente gerada por mudanças na permeabilidade celular a íons K^+. A prostaciclina é outro vasodilatador produzido pelo endotélio em resposta ao estresse de cisalhamento. Esse importante produto do metabolismo do ácido araquidônico e via da ciclo-oxigenase também é produzido em resposta à hipoxia e por meio de receptores operados por receptores. Na parede vascular, a sua produção limita-se, em grande parte, às células endoteliais e é catalisada pela enzima prostaciclina sintetase. A prostaciclina provoca relaxamento do músculo liso por meio do AMP cíclico (cAMP) e, quando infundida por via intravenosa, causa uma queda da pressão arterial. A prostaciclina também inibe a agregação plaquetária. Por conseguinte, existe também um mecanismo de retroalimentação negativa que causa aumento da produção de prostaciclina nos locais onde ocorre agregação plaquetária.

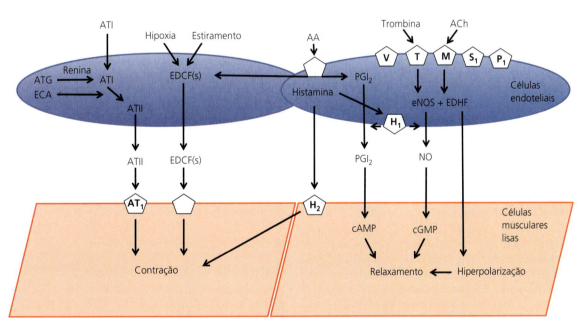

Figura 36.5 Substâncias vasoativas liberadas do endotélio vascular. AA, ácido araquidônico; ACh, acetilcolina; V, receptor vasopressinérgico; T, receptor de trombina; M, receptor muscarínico; S_1, receptor serotoninérgico; P_1, receptor purinérgico; ATG, angiotensinogênio; ATI, angiotensina I; ATII, angiotensina II; ECA, enzima conversora de angiotensina; eNOS, óxido nítrico sintase do endotélio; EDCF, fator de contração derivado do endotélio; EDHF, fator hiperpolarizante derivado do endotélio; NO, óxido nítrico; PGI_2, prostaciclina; H_1/H_2, receptores histaminérgicos; AT_1, receptor angiotensinérgico 1; cAMP, monofosfato de adenosina cíclico; cGMP, monofosfato de guanosina cíclico. Adaptada de Luescher, T.F. (1988) *Endothelial Vasoactive Substances and Cardiovascular Disease*. Karger, Basel.

As células endoteliais também produzem diversos fatores vasoconstritores, como a **endotelina (ET)**, que é um dos mais poderosos vasoconstritores conhecidos nos mamíferos. A ET é um polipeptídio de 21 aminoácidos, sintetizado principalmente pelo endotélio vascular. Foram identificadas três isoformas de ET, das quais a ET-1 é o membro mais proeminente da família. Além da vasoconstrição, a ET-1 promove a vascularização, induz a liberação de norepinefrina e serotonina durante a regulação do tônus vascular e participa da redistribuição do fluxo sanguíneo durante o exercício. A ET atua de modo parácrino e autócrino nas artérias e veias pulmonares e sistêmicas. As condições de hipoxia, a elevação da pressão e o aumento do estresse de cisalhamento induzem a liberação de ET-1. A síntese e a secreção de ET-1 ocorrem dentro de poucos minutos, com liberação de 75% da quantidade produzida no espaço intersticial basolateral, onde atua sobre as células do músculo liso vascular ou as células endoteliais. A ET-1 produz não apenas vasoconstrição, mas também inotropismo positivo e liberação do peptídio natriurético atrial em concentrações na faixa baixa de nanomolares. A ET-2 não desempenha uma função significativa conhecida, enquanto a ET-3 é encontrada em altas concentrações no pulmão, onde induz a produção de óxido nítrico pelas células endoteliais e provoca vasodilatação. Existem quatro isótipos de receptores acoplados à proteína G que se ligam à ET: ET_A, ET_{B1}, ET_{B2} e ET_C. Os receptores ET_A e ET_{B2} estão principalmente presentes nas células musculares lisas vasculares, e a sua ativação induz vasoconstrição. O receptor ET_{B1} está localizado no endotélio vascular, onde a sua ligação induz a produção de óxido nítrico e vasodilatação. O receptor ET_C não tem nenhuma função bem definida. As respostas que ocorrem após a liberação de ET variam, dependendo da afinidade do receptor pelo seu ligante e do local de liberação; todavia, a ativação de qualquer um dos isótipos de receptores resulta em aumento da concentração intracelular de cálcio livre.

A túnica média da parede arteriolar consiste quase exclusivamente em células musculares lisas e possui uma lâmina elástica interna. A lâmina elástica interna não é encontrada em todos os níveis da árvore arteriolar. Na maioria dos leitos vasculares, tende a desaparecer à medida que o diâmetro das arteríolas torna-se menor. Quando presente, a lâmina elástica interna tem orifícios ou fenestras, que possibilitam o contato físico e a comunicação entre células endoteliais e células musculares lisas por meio de junções mioendoteliais. O músculo liso é o componente mais abundante da túnica média das arteríolas. A contração e o relaxamento das células musculares lisas controlam o diâmetro das arteríolas. Essas células são fusiformes e dispõem-se perpendicularmente ao eixo longitudinal da arteríola. Ocorrem mudanças rápidas no diâmetro das arteríolas principalmente à medida que a ativação contrátil ou desativação do músculo liso modificam a interação de fibras de actina e miosina no citoesqueleto. O principal evento associado à vasoconstrição depende do aumento do cálcio livre intracelular e da interação cálcio-calmodulina, com ativação subsequente da quinase da **cadeia leve de miosina (MLC, MLCK)**. A fosforilação da MLC causa formação e ciclagem das pontes cruzadas de actomiosina e provoca vasoconstrição. Diferentemente dos músculos esquelético e cardíaco, os filamentos de actina e de miosina do músculo liso não estão organizados em unidades sarcoméricas. Com efeito, essas proteínas contráteis estão espalhadas por todo o citoplasma da célula muscular lisa. O músculo liso também difere do músculo sarcomérico, visto que a regulação da contração se baseia no filamento espesso (de miosina), e não no filamento delgado (**actina**). A actina atua como elemento estrutural. A miosina do músculo liso consiste em um par de cadeias de alto peso molecular e dois pares de cadeias de baixo peso molecular. Existem dois tipos de MLC. Uma das MLC é necessária para a atividade da miosina ATPase e é denominada MLC essencial ou álcali. O segundo tipo é denominado MLC reguladora. Esta última é que sofre fosforilação pela MLC quinase. A célula muscular lisa tem um par de cada tipo de MLC. O músculo liso também contém tropomiosina.

Além da ativação do músculo liso dependente de cálcio, sabe-se atualmente que dois processos adicionais participam no encurtamento e na vasoconstrição das células (Figura 36.6). Um desses processos consiste na ativação da pequena proteína de ligação de GTP RhoA e na subsequente ativação da Rho quinase que resulta em fosforilação e desativação da MLC fosfatase. Isso faz com que a fosforilação da MLC seja sustentada na presença de níveis relativamente baixos de cálcio intracelular, um processo conhecido como sensibilização ao cálcio. O segundo processo abrange a polimerização da actina e o fortalecimento das fibras de actina do músculo liso vascular, proporcionando, teoricamente, uma base rígida para o desenvolvimento da força. As evidências disponíveis sugerem que todos esses três processos (*i. e.*, contração induzida pelo cálcio, sensibilização ao cálcio e polimerização da actina) participam em todos os tipos de vasoconstrição; todavia, a sua participação relativa pode variar, dependendo dos estímulos (p. ex., miogênicos ou humorais). Em sua maior parte, a vasodilatação resulta de mecanismos que se opõem às vias de vasoconstrição e resultam em redução da concentração intracelular do cálcio livre e desfosforilação da MLC no músculo liso. A adenosina e a prostaciclina exercem seus efeitos por meio da ativação da adenilil ciclase e produção de AMP cíclico, enquanto o óxido nítrico atua por intermédio da ativação da guanilil ciclase e produção de GMP cíclico.

A camada mais externa das arteríolas é a túnica adventícia. É composta principalmente de componentes da matriz extracelular e de alguns fibroblastos e terminações nervosas. A matriz extracelular mais predominante na túnica adventícia é o colágeno tipo I; todavia, as grandes arteríolas também tendem a apresentar uma lâmina elástica externa bem definida, constituída por fibrilas de elastina. A presença e a integralidade estrutural da lâmina elástica externa variam de um leito vascular para outro. A túnica adventícia é considerada, em sua maior parte, um suporte estrutural para a parede vascular, porém também fornece sinais funcionais que contribuem para a função vascular, como a produção de espécies reativas de oxigênio pelos fibroblastos e o armazenamento de peptídios vasoativos que se fixam à matriz extracelular. Além disso, os fibroblastos da túnica adventícia desempenham um papel proeminente no reparo vascular.

Inflamação

A inflamação é um processo local associado a alterações vasculares, incluindo hiperemia. O aumento do fluxo sanguíneo torna-se excessivo e provoca eritema e elevação da temperatura. Além disso, a porosidade dos capilares aumenta e promove **edema** dos tecidos. A análise dos locais de inflamação com drenagem linfática sugere que cada substância associada ao processo inflamatório desempenha um papel definitivo em determinado estágio de sua evolução.

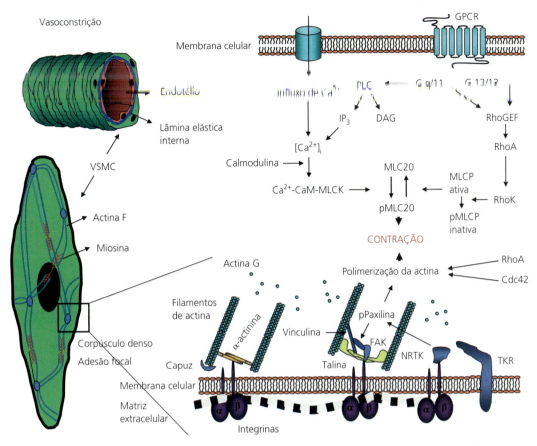

Figura 36.6 As células do músculo liso vascular (VSMC), localizadas na túnica média das artérias de resistência, sofrem contração ativa para reduzir o diâmetro interno das artérias de resistência por meio de processos que envolvem o estado de fosforilação da cadeia leve de miosina (MLC20) e a remodelagem do citoesqueleto de actina. Ocorrem vias de fosforilação da MLC20 dependentes de cálcio quando há elevação das concentrações intracelulares de cálcio ($[Ca^{2+}]_i$) em resposta ao influxo de cálcio extracelular ou depleção das reservas intracelulares de cálcio em resposta ao trifosfato de inositol (IP_3) e sinalização dependente da fosfolipase C (PLC). O cálcio do citosol liga-se à calmodulina (CaM) e ativa a quinase da cadeia leve de miosina (MLCK), que, por sua vez, fosforila a MLC20. Estímulos que ativam os receptores acoplados à proteína G (GPCR) e elevam a $[Ca^{2+}]_i$ também são capazes de ativar fatores de troca de nucleotídios de guanina Rho (Rho GEF), RhoA e Rho quinase (RhoK). Essa cascata de sinalização de RhoK é uma via independente de cálcio que mantém a pMLC20 por meio de fosforilação e inativação da fosfatase da cadeia leve de miosina (MLCP). A polimerização da actina participa na fase aguda da vasoconstrição, quando a actina G monomérica é incorporada em fibras de actina F e fortalece o citoesqueleto. Esse processo exige a fosforilação da paxilina e envolve múltiplas proteínas focais associadas à adesão, com e sem atividade de quinase, como integrinas, talina, quinase de adesão focal (FAK) e, possivelmente, outras tirosinoquinases não receptoras (NRTK), bem como receptores de tirosinoquinase (TKR), RhoA e Cdc42. Redesenhada de Martinez-Lemus, L.A., Hill, M.A. and Meininger, G.A. (2009) The plastic nature of the vascular wall: a continuum of remodeling events contributing to control of arteriolar diameter and structure. *Physiology* (*Bethesda*) **24**:45-57.

O local de inflamação é relativamente hiperperfundido, como indicam o eritema e a temperatura. Por conseguinte, a hiperemia deve ter uma base ligeiramente diferente da hiperemia reativa ou funcional. Entre os vasodilatadores identificados na inflamação destacam-se as prostaglandinas, a bradicinina e a histamina. Esses vasodilatadores também aumentam a permeabilidade capilar.

Troca entre o sangue e o líquido intersticial na microcirculação

1 Qual é o principal mecanismo da troca transcapilar?
2 Cite quatro pressões ou forças de Starling que estejam envolvidas no fluxo volumétrico.
3 O que é pinocitose?
4 As pressões hidrostáticas capilares são as mesmas em todos os tecidos?
5 De que maneira as pressões hidrostáticas nos capilares da retina diferem daquelas em outros capilares?
6 De que maneira as pressões hidrostáticas nos capilares dos pulmões diferem daquelas em outros capilares?

Os capilares e as vênulas pós-capilares constituem os principais vasos da microcirculação onde ocorre a troca entre o sangue e o interstício. As paredes dos capilares e das vênulas formam uma barreira semipermeável, que possibilita o transporte de líquidos e solutos. Essa troca é habitualmente expressa em termos de permeabilidade ou fluxo e é responsável pela liberação de nutrientes e remoção de produtos de degradação dos tecidos. O fluxo de difusão representa o importante movimento espontâneo das moléculas e partículas que ocorre através das paredes capilares. As moléculas movem-se de regiões de concentração mais alta para regiões de concentração mais baixa. O volume de difusão da água através da superfície capilar total é cerca de 15.000 a 18.000 vezes o da filtração. As substâncias lipossolúveis, incluindo oxigênio e o dióxido de carbono, difundem-se livremente através da parede capilar. As moléculas de água também sofrem difusão através da parede capilar, bem como através de fendas intercelulares ou poros existentes na parede. As substâncias hidrossolúveis e insolúveis em lipídios (p. ex., eletrólitos glicose, ureia) não podem atravessar a membrana lipídica das células endoteliais e precisam sofrer difusão através das junções das células endoteliais capilares e/ou poros capilares.

O fluxo volumétrico através da parede capilar, diferentemente da difusão, é um movimento de líquido e solutos em massa através dos poros capilares, que ocorre em resposta a diferenças de pressão hidrostática ou de pressão osmótica através da parede capilar. A direção desse fluxo é para dentro ou para fora do capilar, dependendo do equilíbrio das pressões hidrostática e osmótica existentes dentro e fora do tubo capilar. Ernest Henry Starling foi o primeiro a formular as características dessas forças de pressão, em 1896. Posteriormente, Eugene M. Landis verificou e emendou essas fórmulas com medições específicas de pressão. Os valores típicos para essas forças de pressão são fornecidos na Figura 36.7. Há uma pressão de filtração final de 8 mmHg na extremidade arterial do capilar. A pressão hidrostática do sangue cai em direção à extremidade venosa, enquanto outras forças permanecem constantes, resultando em uma pressão de absorção interna efetiva na extremidade venosa de –7 mmHg. A troca efetiva em 24 h é de cerca de 40 mℓ/100 g de tecido. O fluxo de massa através da parede capilar contribui pouco para a taxa efetiva de troca de outros materiais através das paredes capilares. Em comparação com o fluxo volumétrico e o volume de líquido extracelular total, incluindo o volume plasmático, o fluxo de difusão relativamente enorme constitui o principal determinante das trocas transcapilares para a maioria dos solutos, e, para determinado soluto, pode prosseguir ao longo de um gradiente de concentração, em direção oposta à do fluxo volumétrico efetivo.

Outro método para a troca transcapilar de solutos é o transporte transcelular, que ocorre por meio da formação de vesículas do plasmalema. Por meio de processos de pinocitose, pequenas partículas são ingeridas e introduzidas em uma célula por meio de invaginação de estruturas da membrana plasmática. Na rede vascular e, em particular, nos leitos capilares, trata-se do método utilizado pelas células endoteliais para ingerir substâncias em sua superfície interna para transporte até a superfície celular externa, onde são liberadas. Acredita-se que o transporte vesicular seja responsável pela absorção e transporte de grandes moléculas, como lipoproteínas e polissacarídios, através do endotélio.

O excesso de líquidos extracelulares e as grandes moléculas e partículas que não retornam à corrente sanguínea por meio de absorção capilar precisam retornar por intermédio dos vasos linfáticos.

Sistema linfático

1 Qual é a função do sistema linfático?
2 Qual é o efeito da gravidade sobre o fluxo linfático?

O sistema vascular sanguíneo transporta compostos, como nutrientes e metabólitos, para o sistema de troca entre o sangue e os tecidos nos capilares e a partir dele. O interstício é preenchido por matriz semelhante a gel (uma rede de

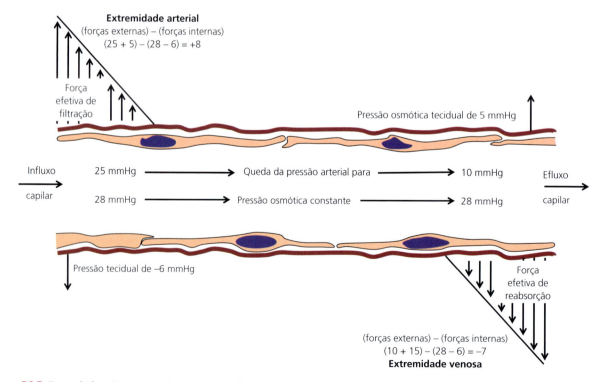

Figura 36.7 Forças hidrostáticas e osmóticas que contribuem para a filtração e a reabsorção capilares. Adaptada da Fig. 10.4, Detweiler, D.K. (1993), in *Dukes' Physiology of Domestic Animals*, 11th edn (eds M.J. Swenson and W.O. Reece). Cornell University Press, Ithaca, NY. Com autorização de Cornell University Press.

fibras contendo moléculas, preenchida com água), que pode ser considerada como "ligada" por dois compartimentos de líquido: a rede capilar e os linfáticos iniciais. O interstício e os vasos linfáticos constituem um sistema de fluxo extravascular do qual dependem as trocas entre capilares sanguíneos e tecidos. O estado de equilíbrio dinâmico do interstício depende da passagem de materiais para dentro e para fora dos capilares sanguíneos, bem como da passagem de materiais para dentro do sistema linfático e, em seguida, de volta à corrente sanguínea. O excesso de filtração capilar em relação à reabsorção é normalmente equilibrado pelo fluxo de linfa. As grandes moléculas, como as proteínas plasmáticas, não podem ser reabsorvidas nos capilares contra os seus gradientes de concentração. Por conseguinte, uma importante função do sistema linfático consiste em impedir o acúmulo dessas grandes moléculas no interstício. A incapacidade de depurar essas grandes moléculas irá provocar elevação da pressão oncótica intersticial e resultar na formação de edema, conforme delineado na seção seguinte.

O sistema linfático origina-se a partir de uma rede de linfáticos iniciais, também denominados linfáticos capilares, compostos de tubos de fundo cego, sacos ou bulbos que movimentam a linfa centralmente em direção aos vasos linfáticos coletores (Figura 36.8). A pressão tecidual ou intersticial é subatmosférica, variando de −0,2 a −8,0 mmHg. O filtrado do capilar sanguíneo deixa o interstício por meio de reabsorção pelo mecanismo de Starling, ou por meio do sistema linfático. Este último constitui a única via para as proteínas e outras macromoléculas. Essa via é auxiliada pela ação de bombeamento ou sucção dos canais linfáticos coletores, que são espontaneamente contráteis, têm valvas unidirecionais e são massageados pelo movimento mecânico do tecido. O fluxo de líquido através dos capilares sistêmicos (mecanismo de Starling) é substancialmente maior do que o fluxo linfático, talvez oito a dez vezes mais alto.

Os capilares linfáticos são compostos de células endoteliais planas não fenestradas, que se sobrepõem umas as outras e aderem entre si em locais de junções mais frouxamente conectadas do que as junções endoteliais nos leitos capilares. A sobreposição celular possibilita a coleta e o movimento principalmente unidirecional da linfa no linfático inicial. Nos locais das junções intercelulares abertas, existem fibras de ancoragem fixadas às membranas externas das células endoteliais, que possibilitam a formação de passagens e o movimento do líquido para dentro do linfático inicial. Os linfáticos iniciais são maiores do que os tubos capilares. À medida que a rede linfática segue centralmente em direção aos vasos coletores, aparecem células musculares lisas especializadas. Essas células musculares proporcionam as contrações tônicas e fásicas que produzem o fluxo linfático. Nesse aspecto, os mecanismos de transporte da linfa nos linfáticos diferem substancialmente do transporte do sangue nas veias. As pressões intravenosas e intralinfáticas registradas nos membros de ovinos mostram que a pressão venosa se encontra estabilizada em cerca de 15 a 20 mmHg e flutua ligeiramente a cada batimento cardíaco, enquanto a pressão intralinfática tem um pulso de pressão com uma amplitude que alcança 25 mmHg e uma frequência de cerca de 5 ciclos. Esses pulsos de pressão linfática são gerados pelas contrações dos próprios linfáticos que ocorrem em resposta à atividade de marca-passo localizada dentro da camada muscular lisa da parede. Os linfáticos podem ser considerados como uma série de câmaras de contração ou linfangions, demarcados pelas válvulas linfáticas unidirecionais formadas pelas células

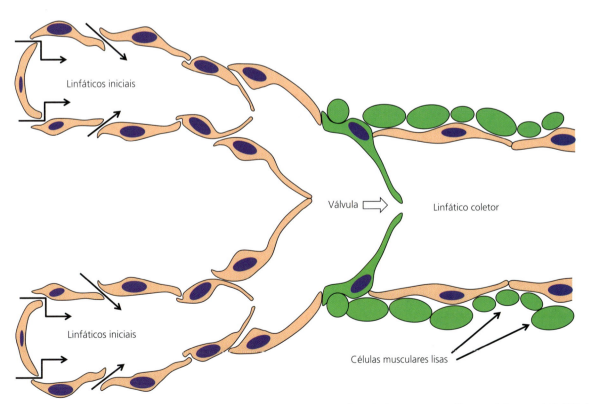

Figura 36.8 Linfáticos iniciais ou capilares linfáticos, válvulas e linfático coletor. Adaptada da Fig. 16.12, Hall, J.E. and Guyton, A.C. (2001) *Textbook of Medical Physiology*, 10th edn. W.B. Saunders, Philadelphia. Com autorização de Elsevier.

endoteliais. Por conseguinte, é mais adequado descrever a sua função hidrodinâmica de acordo com os termos utilizados para o coração, como sístole, diástole, pré-carga (pressão de enchimento), pós-carga (resistência ao fluxo de saída), volume sistólico e frequência de batimento. Os principais determinantes do fluxo linfático são a pressão de enchimento (pré-carga) e a resistência ao fluxo de saída (pós-carga). Quando a pós-carga, a pré-carga ou ambas estão aumentadas, o vaso linfático sofre estiramento; responde por um aumento na frequência e na força de contração. Os vasos linfáticos vazios, como ocorre quando a pré-carga está reduzida a zero, não se contraem. A obstrução completa aumenta a amplitude e a frequência das contrações, elevando as pressões linfáticas máximas para cerca de 60 mmHg ou para valores ainda mais altos.

Os hormônios, as substâncias vasoativas e os nervos afetam a frequência e a força da contração nos vasos sanguíneos. A norepinefrina, a epinefrina e os nervos simpáticos alfa-adrenérgicos estimulam a atividade motora e o fluxo linfático local. A estimulação dos receptores beta-adrenérgicos resulta no efeito oposto. De modo semelhante, observa-se uma redução da atividade contrátil em resposta à estimulação com acetilcolina, que provoca síntese de óxido nítrico pelas células endoteliais. Não há evidências de que os efeitos motores possam causar uma pressão negativa (ou sucção) nos capilares linfáticos. Determinadas endotoxinas são capazes de paralisar os linfáticos.

Em geral, a gravidade exerce pouco efeito sobre o fluxo linfático, visto que a coluna de líquido no linfático não é contínua, e não existe um gradiente hidrostático (efeito piezométrico), como ocorre nas veias. Entretanto, se os linfáticos forem acentuadamente distendidos, e a sua coluna de líquido for contínua, eles irão se comportar como veias. Por conseguinte, o músculo ou a massagem podem propelir a linfa nos linfáticos, assim como o sangue nas veias centralmente, em condições de distensão dos vasos linfáticos. Além disso, o movimento dos membros, a massagem manual ou ambos podem induzir contrações linfáticas, bem como aumentar a produção local de linfa, causando aumento do fluxo linfático. Quando não existe linfa, seu músculo liso torna-se quiescente, e a pressão linfática cai para zero. O estiramento dos vasos pela linfa provoca contrações rítmicas, que aumentam em frequência e intensidade, dependendo do grau de estiramento.

Edema

> 1 Como você definiria o edema?
>
> 2 Quais algumas das causas do edema?
>
> 3 O que é edema periférico?
>
> 4 O que causa o edema noturno em "em meia" ou do "jarrete" nos equinos?
>
> 5 Quais são algumas das causas do edema pulmonar?

Em condições fisiológicas normais, o volume de um tecido permanece constante, exceto por variações mínimas no volume de sangue capilar. Os líquidos e as proteínas que escapam dos capilares sanguíneos retornam em quantidades iguais por absorção aos capilares sanguíneos ou capilares linfáticos. O edema consiste em um acúmulo anormal de líquido intersticial, acompanhado de tumefação. Os fatores que resultam em edema consistem em elevação da pressão capilar, aumento da

permeabilidade capilar, redução da concentração de proteínas plasmáticas e obstrução dos vasos linfáticos. A elevação da pressão capilar, devido a um aumento da pressão venosa (em consequência de obstrução das veias) ou devido à vasodilatação excessiva dos vasos de resistência pré-capilares, favorece a filtração e força maior quantidade de líquido para fora através da parede capilar, para dentro do interstício. O aumento da pressão hidrostática capilar pode ser causado por elevação da pressão arterial ou da pressão venosa, ou por redução da resistência arteriolar. A insuficiência cardíaca frequentemente leva a um aumento das pressões capilares e à formação de edema, em virtude do aumento da pressão venosa.

Pode ocorrer aumento da permeabilidade capilar em casos de queimaduras graves, resultando em aumento da permeabilidade dos capilares que possibilita o vazamento de proteínas no interstício, arrastando água para fora e causando edema. Uma redução na concentração plasmática de proteínas também perturba o equilíbrio das forças através da parede capilar, resultando em filtração aumentada de líquido para fora dos tubos capilares. Isso pode ocorrer com a perda de proteína na doença renal ou com nutrição deficiente, levando a baixa produção de proteínas plasmáticas pelo fígado.

Edema periférico

O edema noturno "em meia" ("de jarrete") ou periférico em equinos é causado por deficiência de massagem venosa que auxilia o retorno do sangue venoso dos capilares sanguíneos colapsados e pela incapacidade do sistema linfático de remover esse líquido intersticial excessivo. Com a prática de exercício, a massagem muscular diminui a pressão venosa, e, na medida em que os linfáticos são distendidos, o exercício pode ajudar o retorno linfático. Com a prática de exercício, o edema em meia desaparece rapidamente. Em geral, os linfáticos controlam pequenos aumentos de fluxo tecidual, impedindo a formação de edema. Uma reação fundamental ao traumatismo tecidual consiste em tumefação causada pela formação de edema secundário à lesão capilar. O edema que ocorre em reações teciduais imunomediadas (p. ex., urticária) e em várias doenças renais é causado, aparentemente, pela lesão da membrana basal dos capilares. Após a ocorrência de hemorragia grave, a pressão hidrostática capilar cai, e a captação capilar resultante de líquido tecidual começa imediatamente a diluir as proteínas plasmáticas e a concentração de eritrócitos, dependendo da intensidade da hipotensão. Ocorre também vasomotricidade espontânea dos canais coletores linfáticos, aumentando ainda mais o retorno de líquido para a corrente sanguínea. Por fim, a filtração excessiva de líquido transcapilar nos tecidos gastrintestinais ou hepáticos pode levar à formação de ascite – presença de líquido em excesso no espaço abdominal. A ascite é frequentemente observada em casos de insuficiência cardíaca direita, que aumenta as pressões venosas centrais.

Edema pulmonar

Nos pulmões, onde o edema é particularmente perigoso, a rápida remoção do filtrado capilar pelo sistema linfático é especialmente importante na prevenção do acúmulo de líquido nos alvéolos, quando a pressão hidrostática capilar aumenta ou quando a concentração de proteínas plasmáticas diminui. Uma das causas mais comuns de edema pulmonar é a insuficiência cardíaca esquerda ou doença da valva mitral. Isso resulta em acentuada elevação da pressão venosa pulmonar e da pressão capilar pulmonar, bem como em invasão dos espaços intersticiais e dos alvéolos por líquido. Outra causa comum de edema pulmonar é a lesão da membrana capilar por infecções, como a pneumonia. Isso resulta em rápido extravasamento das proteínas plasmáticas e de líquido dos capilares para dentro dos espaços intersticiais e alvéolos.

Existe um fator de segurança para proteger os pulmões do edema pulmonar. A pressão capilar pulmonar precisa aumentar até um valor igual ou superior ao da pressão coloidosmótica para que possa ocorrer edema pulmonar significativo. Por exemplo, em um cão com insuficiência cardíaca esquerda, a pressão atrial esquerda precisa aumentar acima de cerca de 23 a 25 mmHg para que o líquido comece a se acumular nos pulmões. Quando a pressão capilar pulmonar permanece cronicamente elevada, os pulmões tornam-se até mesmo mais resistentes ao edema pulmonar, visto que os vasos linfáticos se expandem, aumentando em até dez vezes a sua capacidade de transportar líquido para locais distantes dos espaços intersticiais. Por conseguinte, no edema pulmonar crônico, o fator de segurança pode aumentar para 30 a 35 mmHg.

O acúmulo de um volume excessivo de líquido extracelular na insuficiência cardíaca congestiva resulta em aumento do volume sanguíneo, edema, ascite e (algumas vezes) hidrotórax. Esses aumentos são produzidos quase principalmente pela retenção renal de sal e de água, que é agravada pelo aumento da sede e, possivelmente, por um aumento do apetite por sal. Com o aumento do volume de sangue, os vasos sanguíneos são preenchidos de forma mais completa, enquanto o volume de líquido intersticial aumentado comprime externamente os vasos sanguíneos.

Autoavaliação

As respostas encontram-se no final do capítulo.

1 Quais dos seguintes vasos convertem o influxo pulsátil em um efluxo ligeiramente uniforme?
A Vasos condutores
B Vasos de resistência
C Metarteríolas
D Vasos de troca
E Vasos de capacitância

2 Quais são os três tipos gerais de capilares?

3 Qual é a pressão hidrostática média nos capilares sistêmicos?
A 0 mmHg
B 10 mmHg
C 25 mmHg
D 50 mmHg
E 100 mmHg

4 Que fatores metabólicos têm efeito vasodilatador?

5 Cite os três principais processos que participam na vasoconstrição.

6 Em que leitos vasculares a autorregulação está funcionalmente muito bem desenvolvida?

7 Em que leito vascular a autorregulação está muito pouco desenvolvida?

8 Quais são os mecanismos de troca transcapilar e qual o principal mecanismo envolvido?

Leitura sugerida

Granger, D.N. (2010) *Inflammation and the Microcirculation*. Morgan & Claypool Life Sciences Publishers, San Rafael, CA.

Hall, J.E. (2011) *Guyton and Hall Textbook of Medical Physiology*, 12th edn. Saunders Elsevier, Philadelphia.

Moncada, S. and Higgs, A. (2006) *The Vascular Endothelium*. Springer, New York.

Tuma, R.F., Duran, W.N. and Ley, K. (2008) *Handbook of Physiology. Microcirculation*, 2nd edn. Academic Press, San Diego, CA.

Respostas

1 A
2 Capilares contínuos, capilares descontínuos e capilares fenestrados.
3 C
4 Os principais fatores metabólicos que comprovadamente exercem efeito vasodilatador são a ausência de oxigênio, o aumento do H^+, do K^+, da hiperosmolaridade, dos nucleotídeos de adenina e da adenosina.
5 Os três principais processos associados à vasoconstrição são a ativação das células musculares lisas vasculares pelo cálcio intracelular, a sensibilização ao cálcio e a polimerização da actina.
6 Cérebro e rim.
7 Vasos cutâneos.
8 Os três mecanismos de troca transcapilar são a difusão, o fluxo volumétrico e a pinocitose. O fluxo de difusão constitui o principal mecanismo de troca transcapilar.

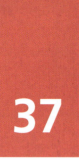

Circulação Pulmonar

David C. Poole e Howard H. Erickson

Anatomia, 372
    Ventrículo direito, 372
    Vasos pulmonares, 372
    Vasos bronquiais, 373
Pressões, 373
    Pressão ventricular direita, 373
    Pressão arterial pulmonar, 373
    Pressões capilar e de encunhamento, 375
Volume sanguíneo pulmonar, 375
Fluxo sanguíneo pulmonar, 375
    Medição, 375
    Fluxo fásico, 376
    Conceito de fluxo laminar, 376
    Fluxo capilar, 376
    Efeito da pressão hidrostática, 376

Resistência vascular pulmonar, 376
Tempo de trânsito, 377
Pressões hidrostática e osmótica através da membrana capilar, 377
Edema pulmonar, 378
Regulação do tônus vasomotor, 378
    Autorregulação, 379
    Substâncias vasoativas, 379
    Nervos vasomotores, 379
Hipertensão pulmonar, 379
    Grandes altitudes, 380
    Enfisema em equinos, 381
    Dirofilariose em cães, 381
    Hemorragia pulmonar induzida por exercício, 381
Autoavaliação, 383

Anatomia

1 Descreva a anatomia da circulação pulmonar.
2 De que maneira a circulação pulmonar difere da circulação sistêmica?

Os sistemas circulatórios pulmonar e sistêmico são considerados dois circuitos abertos conectados em série para formar uma única alça fechada. A circulação pulmonar está interposta entre os lados direito e esquerdo do coração e está totalmente localizada nos limites de pressão negativa do tórax. A principal função da circulação pulmonar consiste na **troca de gases** nos pulmões. Embora o fluxo médio de volume através dos dois circuitos seja quase o mesmo, existem diferenças estruturais e dinâmicas acentuadas. A circulação pulmonar é um **sistema de baixa resistência** e de **baixa pressão** relativamente curto, que conduz sangue a partir e para um leito capilar único, porém muito denso que envolve os **alvéolos pulmonares**. É constituída pelo ventrículo direito, artérias pulmonares, capilares pulmonares, veias pulmonares e átrio esquerdo. Como os vasos pulmonares são de natureza muito distensível, eles atuam não apenas como canal, mas também como reservatório entre os ventrículos direito e esquerdo.

Ventrículo direito

O ventrículo direito funciona como uma "bomba de volume". Ejeta quase o mesmo volume por minuto que o ventrículo esquerdo, porém contra uma pressão muito menor. O ventrículo direito normal pode ser identificado pela sua parede ventricular direita livre, cuja espessura é de apenas cerca de um terço daquela da parede ventricular esquerda livre. Quando dissecada do restante do coração, a parede livre é triangular. Sua fixação normal à superfície cilíndrica formada pelo septo interventricular e parede livre do ventrículo esquerdo resulta em um lúmen ventricular direito em formato de crescente, de dimensões relativamente grandes. Em estado de repouso, o ventrículo direito apresenta menor **fração de extração de oxigênio** do que o ventrículo esquerdo (cerca de 0,5 *versus* 0,8), o que permite que o aumento tanto da extração de oxigênio quanto do fluxo sanguíneo contribua para as demandas elevadas de oxigênio do músculo ventricular direito durante as altas frequências cardíacas observadas durante o exercício.

Vasos pulmonares

À semelhança do sistema vascular sistêmico, o sistema vascular pulmonar consiste em uma série de tubos. Entretanto, as grandes artérias pulmonares são curtas e rapidamente se subdividem em ramos periféricos, que têm paredes mais finas e lumens mais largos do que os vasos sistêmicos correspondentes, e que, em geral, assemelham-se mais às veias sistêmicas do que às artérias. A espessura da parede da artéria pulmonar é um terço menor que a da aorta. As pequenas artérias apresentam apenas uma túnica média delgada, com relativamente pouco músculo liso. As pequenas vênulas pós-capilares são desprovidas de músculo liso. Como as pressões em todo o circuito pulmonar são muito baixas, até mesmo quantidades menores de **músculo liso vascular** são capazes de modificar ativamente os raios dos vasos.

As características importantes a considerar na dinâmica da circulação pulmonar são as seguintes: (i) a posição na pressão negativa do tórax (exceto pela expiração forçada em repouso e durante o exercício), porém ritmicamente variável; (ii) a posição entre o ventrículo direito e o átrio esquerdo; (iii) a

distensibilidade e a capacidade de **colapso** relativamente grandes dos vasos; (iv) o efeito que a interação das **pressões intravascular** e **extravascular** exerce sobre os vasos que facilmente sofrem colapso e distensão; a **resistência vascular pulmonar (RVP)**, e a distribuição do fluxo dentro dos pulmões; (v) a escassez relativa de músculo liso vascular e nervos vasomotores; e (vi) o transporte de sangue venoso nas artérias e de sangue arterial (oxigenado) nas veias em quantidades por unidade de tempo iguais às da circulação sistêmica.

Existem diferenças entre as espécies no tocante à morfologia dos vasos pulmonares. No coelho, as pequenas artérias pulmonares são relativamente musculares. Na vaca, existe uma túnica média muscular distinta tanto nas artérias quanto nas veias até os vasos com diâmetro pequeno de apenas 20 μm. Entre as espécies estudadas, o bovino é que apresenta o revestimento muscular mais bem desenvolvido nas arteríolas. As diferenças na atividade vascular pulmonar entre espécies correlacionam-se bem com o grau de desenvolvimento da vascularização dos vasos pulmonares. Essas diferenças entre espécies tornam-se extremamente importantes na resposta à **hipoxia da inspiração** encontrada em grande altitude.

> A resposta vasoconstritora hipóxica pulmonar e a consequente elevação da pressão arterial pulmonar que frequentemente leva à insuficiência cardíaca direita são mais extremas no bezerro e no porco (sistemas arteriais pulmonares com grande quantidade de músculo) do que no cão e no carneiro (musculatura arterial pulmonar relativamente menos bem desenvolvida). Nesse aspecto, o equino encontra-se em uma posição intermediária entre a vaca e o cão.

Vasos bronquiais

Além do fluxo de sangue venoso liberado pela artéria pulmonar nos alvéolos para oxigenação, os pulmões também recebem um suprimento de nutrientes por meio das artérias bronquiais. O suprimento de sangue para o tecido conjuntivo bronquial faz parte da circulação sistêmica e consiste em artéria broncoesofágica e artéria bronquial apical direita. Os vasos bronquiais fornecem sangue oxigenado aos tecidos pulmonares pelo menos em nível dos bronquíolos. Em condições normais, o volume de fluxo através das artérias bronquiais corresponde a não mais do que 1 a 2% do débito cardíaco. Parte da drenagem venosa da circulação bronquial retorna pelas veias sistêmicas ao átrio direito. O restante drena para as veias pulmonares. Existe uma comunicação livre entre os capilares dos sistemas pulmonar e bronquial. A comunicação das duas circulações no leito capilar fornece um desvio potencial que pode servir para evitar a elevação da pressão hidrostática capilar, se houver um aumento unilateral na pressão atrial direita ou esquerda. Nessas circunstâncias, o sangue capilar pode drenar por meio do sistema venoso com pressão mais baixa. Os vasos bronquiais também podem fornecer uma circulação colateral para os pulmões quando o suprimento arterial pulmonar for inadequado, conforme observado na atresia da artéria pulmonar. Diferentemente do sistema arterial pulmonar, a hipoxia provoca dilatação das artérias bronquiais.

> No transplante de pulmão, o sistema arterial bronquial tipicamente não é reconectado, e parece que a função nutritiva dessa circulação pode ser efetivamente auxiliada pela circulação pulmonar.

Pressões

> **1** Quais são as pressões encontradas na circulação pulmonar?
>
> **2** Por que motivo as pressões diferem nas circulações pulmonar e sistêmica?
>
> **3** Quais são os efeitos da respiração sobre as pressões na circulação pulmonar?
>
> **4** Como se determina a pressão pulmonar em cunha?

Pressão ventricular direita

Quanto ao ventrículo direito, as pressões sistólicas mais altas são observadas no equino, no bovino e no suíno, e as mais baixas, no cão. São encontradas pressões sistólicas intermediárias nos caprinos e nos ovinos. As pressões mais altas em animais de maior porte estão provavelmente relacionadas, em parte, com a maior resistência ao fluxo encontrada nos pulmões de maiores dimensões, particularmente em animais com partes significativas do leito vascular pulmonar situadas acima do nível do coração. As pressões diastólicas no equino também são habitualmente mais altas do que as do bovino, do cão e de outros animais de menor porte (Tabela 37.1). As pressões diastólicas mais altas podem estar relacionadas com o peso da coluna de sangue (efeito hidrostático) entre o ventrículo e o coração, isto é, contidas no átrio direito e das veias jugulares. Nos bovinos, a pressão diastólica aumenta quando a cabeça está elevada e diminui quando o animal abaixa a cabeça.

A **configuração do pulso** do ventrículo direito difere daquela do ventrículo esquerdo: (i) é de menor amplitude; (ii) a frequência de sua elevação é menor, (iii) a pressão máxima ocorre no início, e não no final do período de ejeção, e (iv) a pressão cai com bastante rapidez após o pico inicial, diferentemente da sequência de platô-pico no pulso de pressão do ventrículo esquerdo (Figura 37.1). A menor velocidade de elevação da pressão (i. e., **dP/dt**) é determinada pela menor massa miocárdica do ventrículo direito e pela menor resistência e maior distensibilidade do circuito pulmonar. A queda da pressão após o pico inicial deve-se à rápida passagem do sangue pelas artérias pulmonares relativamente curtas. Quando as condições no circuito pulmonar se tornam mais semelhantes àquelas do circuito sistêmico, as configurações do pulso tornam-se mais semelhantes. Por exemplo, na **hipertensão pulmonar**, a RVP aumenta, e o ventrículo direito sofre hipertrofia.

Pressão arterial pulmonar

A pressão média na artéria pulmonar corresponde a aproximadamente um sexto da pressão nas artérias sistêmicas. As pressões no humano, no cão, no gado, no bezerro e nos ovinos tendem a ser menores do que as pressões no bovino, no suíno e no equino (Tabela 37.1). As pressões variam de acordo com a idade, bem como com a espécie. *In utero*, as pressões pulmonar e sistêmica são quase iguais, em virtude do **canal arterial patente**. No bezerro recém-nascido, a pressão na artéria pulmonar declina em três estágios: cai abaixo da pressão sistêmica durante as primeiras 2 h após o nascimento; cai rapidamente durante o período entre a segunda e a décima segunda horas; e declina lentamente até que o animal tenha 14 dias de vida.

Na **equação de Poiseuille** ($\dot{Q} = P/R$), $\dot{Q}$ ou volume de fluxo por unidade de tempo (i. e., por minuto), é quase o mesmo nos circuitos tanto pulmonar quanto sistêmico. Por outro lado, o

Tabela 37.1 Pressões na circulação pulmonar (mmHg).

Espécie	Pressões do ventrículo direito			Pressões da artéria pulmonar			
	Sistólica	Diastólica	Fonte	Sistólica	Diastólica	Média	Fonte
Vaca	42 a 56	0 a 1	Doyle et al. (1960)	33 a 46	19 a 21	24 a 31	Doyle et al. (1960)
Cavalo	49 ± 11 (35 a 72)	14 ± 6 (7 a 24)	Gall (1967)	36 ± 9 (25 a 51)	21 ± 5 (14 a 28)	28	Gall (1967)
Bezerro	55 (51 a 60)	0	McCrady et al. (1968)	45 (36 a 52)	16 (12 a 18)	26 (20 a 35)	McCrady et al. (1968)
Porco	51	0	Wachtel et al. (1963)	40	16 (9 a 20)	22,5	Maaske et al. (1965)
Cão	24	2	Moscovitz et al. (1956)	21	10	10	Moscovitz et al. (1956)
Humano	25 (17 a 32)	4 (1 a 7)	Dittmer et al. (1959)	22 (11 a 29)	9 (4 a 13)	15 (9 a 19)	Dittmer et al. (1959)
Cabra	24,5 (24 a 32)	−1,5 (−3 a 0)	Sporri (1962)				
Carneiro	26,3 (18 a 37)	−3,1 (−6 a 0)	Sporri (1962)			9	Halmagi et al. (1961)
Gato	26	0	Tashjian et al. (1965)	26 a 36	15 a 17		Grauweiler (1965)

Fonte: dados de Table 19.1, Reece, W.O. (ed.) *Dukes' Physiology of Domestic Animals*, 12th edn. Cornell University Press, Ithaca, NY.

curto comprimento e os grandes raios das artérias pulmonares resultam em um pequeno valor para a resistência, de aproximadamente um quinto a um décimo da resistência ao fluxo observada nas artérias sistêmicas. A baixa resistência e, portanto, as baixas pressões na circulação pulmonar *versus* circulação sistêmica são explicadas pelas diferentes funções das duas circulações. A circulação sistêmica fornece fluxo sanguíneo para muitos sistemas orgânicos diferentes, alguns dos quais (*i. e.*, o cérebro) podem estar consideravelmente acima do coração. Além disso, em um animal em repouso, o leito esplâncnico, os rins e a pele podem receber uma porcentagem substancial do débito cardíaco, ao passo que, durante uma corrida intensa, mais de 80% do débito cardíaco são redirecionados para os músculos esqueléticos ativos. Por conseguinte, é essencial a existência de uma rede arterial/arteriolar com altas pressões vasculares e poderoso tônus vasoconstritor para distribuir o fluxo sanguíneo entre os tecidos apropriados, dependendo de suas demandas em repouso e durante o exercício. Em comparação, o pulmão precisa receber todo o débito cardíaco, e suas pressões vasculares são compatíveis com a necessidade de elevar o sangue até o ápice (*i. e.*, ápice ou dorso, dependendo da posição do corpo e da espécie) do pulmão. Esse sistema de baixa pressão tem duas vantagens principais: (i) reduz ao máximo o trabalho do coração direito, e (ii) proporciona uma **barreira hematogasosa muito delgada**, apropriada para as altas taxas de troca gasosa.

Configuração do pulso de pressão

A configuração do pulso de pressão da artéria pulmonar em relação àquela da aorta é mostrada na Figura 37.1. Observe a fase sistólica mais precoce em comparação com a da aorta. Ocorre uma incisura acentuada na porção inferior do ramo dicrótico (Figura 37.2). O valor absoluto baixo da pressão de pulso é um reflexo não apenas da acentuada distensibilidade dos vasos arteriais pulmonares, que possibilita uma fácil acomodação do volume sistólico do ventrículo direito sem elevação acentuada da pressão, mas também da baixa resistência arteriolar, que possibilita a saída de maior fração do volume sistólico da árvore arterial durante cada sístole.

A razão entre pressão de pulso e pressão sistólica é maior do que no circuito sistêmico. A pressão de pulso corresponde à metade ou mais da pressão sistólica, visto que o volume sistólico representa uma fração relativamente maior do sangue nas artérias pulmonares. Por exemplo, o volume de sangue nas artérias pulmonares de um cão de 20 kg é de aproximadamente 60 mℓ; o volume sistólico é de 20 a 30 mℓ. Não fosse a notável capacidade de distensão da árvore arterial pulmonar, a pressão de pulso seria ainda maior.

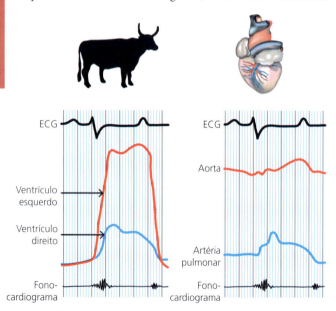

Figura 37.1 Configuração dos pulsos de pressão nos ventrículos direito e esquerdo, na aorta e na artéria pulmonar do bovino. Adaptada de Swenson, M.J. and Reece, W.O. (Eds) (1993) *Dukes' Physiology of Domestic Animals*, 11th edn. Com autorização de Cornell University Press.

Efeito da respiração

Durante a inspiração, a **pressão intrapleural** cai, e ocorre expansão dos pulmões. O inverso é observado durante a expiração. Tanto as pressões quanto o fluxo na artéria pulmonar

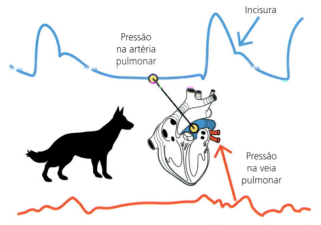

Figura 37.2 Registro de um cão não anestesiado, mostrando as configurações do pulso de pressão na artéria pulmonar (curva superior) e na veia pulmonar (curva inferior). Pressão na artéria pulmonar, 42/11 mmHg (sistólica/diastólica); pressão média na veia pulmonar, 2 a 12 mmHg em seis cães. Observa-se uma incisura acentuada na porção inferior do ramo dicrótico. Adaptada de Hamilton, W.F., Woodbury, R.A. and Vogt, E. (1939) Differential pressures in the lesser circulation of the anesthetized dog. *American Journal of Physiology* **125**:130-141.

são influenciados por esses eventos. As alterações na pressão da artéria pulmonar acompanham as flutuações da pressão intrapleural, isto é, um declínio durante a inspiração e elevação durante a expiração. Em contrapartida, as **pressões transmurais** irão aumentar durante a inspiração e cair durante a expiração. A elevação inspiratória deve-se ao fluxo aumentado que ocorre após o aumento do débito cardíaco concomitantemente com o aumento do retorno venoso durante a queda da pressão intrapleural na inspiração. No cão em repouso, o aumento do débito cardíaco durante a inspiração também é auxiliado por um aumento da frequência cardíaca durante a **arritmia sinusal**. Durante a expiração, observa-se o oposto. Com a expansão máxima dos pulmões (ver seção Resistência vascular pulmonar) ou durante a expiração forçada com a glote fechada (**manobra de Valsalva**), os vasos são fortemente comprimidos pelo tecido pulmonar circundante, e ocorre acentuada elevação da pressão arterial pulmonar.

Ondas de pressão não respiratórias

Algumas vezes, são observadas flutuações rítmicas lentas, não cardíacas e não respiratórias. Com mais frequência, são encontradas em associação a ondas sistêmicas (**de Traube-Hering-Mayer**), com frequência e amplitude independentes do padrão respiratório. Constituem efeitos passivos das flutuações do fluxo sanguíneo pulmonar devido a alterações rítmicas na resistência e fluxo vasculares sistêmicos.

Pressões capilar e de encunhamento

Se um pequeno cateter for avançado ao longo da árvore arterial pulmonar até ocluir uma pequena artéria de ramificação, a pressão média no cateter irá refletir a pressão venosa e a pressão atrial esquerda (e não a pressão capilar média). Tendo em vista as **pressões de encunhamento** e o fato de que a pressão capilar média é intermediária entre as pressões pulmonares médias arterial e venosa, um valor entre 5 e 10 mmHg parece razoável para o cão e entre 20 e 30 mmHg para o cavalo. Entretanto, há evidências recentes de que as pressões capilares pulmonares podem estar muito próximas da pressão venosa pulmonar, e não a meia distância entre as pressões arterial pulmonar e venosa pulmonar, como se acreditava.

Normalmente, a pressão capilar precisa estar abaixo da **pressão oncótica** das proteínas plasmáticas (25 a 30 mmHg); caso contrário, pode ocorrer uma transferência volumosa de líquido dos capilares para os alvéolos pulmonares. No animal saudável, o líquido não se acumula nos alvéolos, porém é rapidamente absorvido e removido pelo sistema linfático rico.

Volume sanguíneo pulmonar

> 1 Qual é a diferença entre volume sanguíneo central e volume sanguíneo pulmonar?
>
> 2 Quais algumas das causas do aumento do volume sanguíneo pulmonar?

O volume sanguíneo pulmonar é o volume de sangue contido nos vasos dos pulmões e não deve ser confundido com o volume sanguíneo central, que inclui o volume sanguíneo pulmonar mais os volumes de sangue no coração e nos grandes vasos. Um terço do volume sanguíneo central encontra-se nos vasos sanguíneos pulmonares. Cerca de 9% do volume sanguíneo total estão contidos nos vasos pulmonares. Esse volume é distribuído quase igualmente entre as artérias, os capilares e as veias. Podem ocorrer aumentos do volume sanguíneo pulmonar de 25 a 50% quando a circulação pulmonar desempenha uma função de reservatório para acomodar aumentos do volume sanguíneo total, ou quando a constrição arterial e venosa sistêmica extensa provoca um desvio do volume sanguíneo do circuito sistêmico para o pulmonar.

Fluxo sanguíneo pulmonar

> 1 Quais são algumas das características do fluxo sanguíneo pulmonar fásico?
>
> 2 Descreva o conceito de fluxo laminar no pulmão.
>
> 3 Quais são os determinantes da RVP e de que modo ela se modifica do estado de repouso para a condição do exercício e através dos volumes pulmonares?
>
> 4 Qual é o efeito da **pressão hidrostática** sobre o fluxo capilar?
>
> 5 Qual é o **tempo de trânsito** do sangue nos capilares pulmonares?
>
> 6 Quais são as pressões hidrostática e osmótica através da membrana capilar?

Medição

O **princípio de Fick** possibilita o cálculo do débito cardíaco (*i. e.*, fluxo sanguíneo pulmonar, $\dot{Q}$) a partir de medições diretas. O princípio de Fick estabelece que a captação de oxigênio corporal total é o produto de $\dot{Q}$ pela diferença entre o conteúdo de oxigênio arterial sistêmico (Ca_{O_2}) e o conteúdo de oxigênio arterial pulmonar (designado como venoso misto, $C\bar{v}_{O_2}$). Assim:

$$\dot{V}_{O_2} = \dot{Q}(Ca_{O_2} - C\bar{v}_{O_2})$$

Reorganizando para resolver $\dot{Q}$:

$$\dot{Q} = \dot{V}o_2/(Cao_2 - C\bar{v}o_2)$$

Tipicamente, $\dot{V}o_2$ é medido por meio de coleta do gás expirado, Cao_2 pela obtenção de uma amostra de qualquer artéria, e $C\bar{v}o_2$, a partir da artéria pulmonar (ou, algumas vezes, do ventrículo direito). Essa técnica determina o fluxo sanguíneo médio durante múltiplos ciclos cardíacos. Entretanto, é possível medir a captação instantânea de um gás muito solúvel (p. ex., óxido nitroso) a partir do pulmão e, assim, acompanhar a natureza pulsátil do fluxo sanguíneo pulmonar.

Fluxo fásico

Na artéria pulmonar, o fluxo de sangue aumenta e diminui mais lentamente do que na aorta. Ocorre um pequeno fluxo retrógrado no final da sístole, assim como na aorta. O fluxo permanece pulsátil nas artérias e nos capilares, e pequenas oscilações persistem no átrio esquerdo. Dependendo da espécie e, em parte, das dimensões verticais do pulmão, a distribuição do fluxo no pulmão pode ser afetada por forças hidrostáticas gravitacionais que aumentam o fluxo sanguíneo para a base do pulmão ereto ou a face ventral do pulmão dos quadrúpedes. As medições do fluxo sanguíneo pulmonar regional no equino determinaram que o controle vasomotor ativo pode superar os efeitos gravitacionais.

Conceito de fluxo laminar

A microcirculação alveolar está organizada em uma lâmina vascular, em que duas paredes do endotélio são mantidas separadas por tecido conjuntivo e em que colunas celulares envolvem um espaço semelhante a uma lâmina, em lugar do modelo convencional de uma rede de tubos cilíndricos. O leito capilar intra-alveolar é visualizado como um seio vascular plano, revestido de endotélio, com capacidade variável de reservatório através do qual o sangue avança como uma lâmina em movimento.

Fluxo capilar

Em notável contraste com o circuito sistêmico, a resistência ao fluxo de saída das artérias pulmonares é baixa. Além disso, o volume da rede capilar pulmonar (cão, cerca de 20 mℓ) e o volume sistólico do ventrículo direito (cão, cerca de 20 a 30 mℓ) são muito mais próximos um do outro do que seus correspondentes sistêmicos. Por conseguinte, ocorre fluxo capilar irregular ou pulsátil. As pulsações de fluxo são acompanhadas de pulsações de pressão de vários mmHg. Elas podem, algumas vezes, afetar o estado de abertura, fechamento ou colapso parcial de um capilar pulmonar. Elas também proporcionam uma estimulação rítmica ao músculo liso vascular nas pequenas **arteríolas pré-capilares**.

Efeito da pressão hidrostática

A circulação pulmonar frequentemente é considerada como um circuito passivo, em que a distribuição do fluxo sanguíneo é determinada pelo gradiente hidrostático devido à gravidade. Esse conceito é incorporado no modelo "zonal" tradicional, segundo o qual a distribuição do fluxo sanguíneo regional é determinada pelas pressões arteriais, venosas e alveolares locais dentro do pulmão. O peso de uma coluna de líquido em um vaso exerce força na forma de pressão hidrostática. Para o sangue, ela aumenta aproximadamente 7,4 mmHg para cada 10 cm de altura. O desenvolvimento da tecnologia de microesfera de alta resolução promoveu o estudo da distribuição do fluxo sanguíneo regional dentro do pulmão e de outros órgãos. A distribuição do fluxo de sangue pulmonar, outrora considerada como influenciada principalmente pelas forças gravitacionais, quando examinada com essas novas técnicas, aparece muito heterogênea dentro de planos isogravitacionais, pelo menos no equino. A árvore vascular pulmonar ramificada é de natureza **fractal**, e, por conseguinte, surgiram métodos fractais como maneira efetiva de descrever a distribuição do fluxo de sangue regional. Foi constatado que a gravidade constitui um determinante menos importante da perfusão pulmonar em várias espécies, como o cavalo, do que se acreditava originalmente. Nos pulmões de equinos não anestesiados em repouso – animais com grande altura vertical do pulmão –, não existe nenhum gradiente vertical consistente para o fluxo sanguíneo pulmonar, e existe um considerável grau de heterogeneidade de perfusão, indicando que a gravidade por si só não desempenha o principal papel na determinação da distribuição do fluxo sanguíneo.

Resistência vascular pulmonar

Conforme assinalado anteriormente, a RVP é extremamente baixa em comparação com a circulação sistêmica. A RVP pode ser calculada da seguinte maneira:

$$RVP = (P_{ap} - P_{ae})/\dot{Q}$$

em que P_{ap} é a pressão na artéria pulmonar, P_{ae}, a pressão atrial esquerda, e $\dot{Q}$, o fluxo sanguíneo pulmonar ou débito cardíaco. Por exemplo, se a P_{ap} for 14 mmHg, a P_{ae} for 4 mmHg e o débito cardíaco for 30 ℓ/min, a RVP é calculada da seguinte maneira:

$$RVP = (14 - 4)/30 = 0,33 \text{ mmHg}/\ell \text{ por min}$$

Apesar desse valor muito baixo em condições de repouso, a RVP declina ainda mais durante o exercício, em virtude do recrutamento de vasos que estão fechados em repouso e da distensão dos vasos já abertos em repouso. Devido às paredes extremamente delgadas da rede vascular pulmonar e à falta de suporte externo, existe um considerável espaço para a expansão, o que pode ser observado claramente, por exemplo, nos capilares pulmonares, os quais modificam a sua forma elíptica para circular à medida que ocorre elevação das pressões arteriais pulmonares (e pressões capilares pulmonares). A Figura 37.3 demonstra essa redução da RVP à medida que ocorre elevação da pressão arterial pulmonar.

Além das pressões intravasculares, o volume pulmonar constitui um importante determinante da RVP (Figura 37.4). Isso ocorre por vários motivos, dos quais o mais importante é o fato de que os vasos extra-alveolares (principalmente arteríolas e vênulas) são mantidos abertos por **forças de torção** conferidas pelo parênquima pulmonar com a expansão do pulmão. Por conseguinte, a RVP diminui à medida que o volume pulmonar aumenta a partir de volumes muito baixos, visto que o músculo liso delgado e o tecido elástico nas paredes dos vasos permitem que o parênquima em expansão os mantenha abertos, aumentando, assim, o seu calibre. A RVP alcança um valor mínimo próximo da capacidade residual funcional. À medida que o volume pulmonar aumenta ainda mais, o calibre do vaso alcança um máximo, e o volume pulmonar adicional aumenta a RVP por meio de alongamento dos vasos e, sobretudo, estiramento e nivelamento dos capilares pulmonares. Em situações de volumes pulmonares muito altos, a resistência dos capilares pulmonares pode contribuir de modo substancial para a RVP.

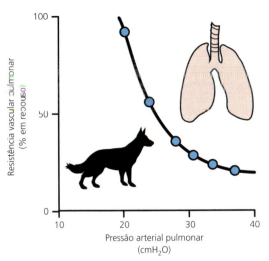

Figura 37.3 Queda da resistência vascular pulmonar à medida que ocorre elevação da pressão arterial pulmonar. Quando ocorreu alteração na pressão arterial, a pressão venosa manteve-se constante em 12 cmH$_2$O. Dados obtidos de um pulmão excisado de cão. Adaptada da Fig. 4.4, West, J.B. (2000) *Respiratory Physiology: The Essentials*, 6th edn. Lippincott Williams & Wilkins, Baltimore. Reproduzida, com autorização, de Lippincott Williams & Wilkins.

Tempo de trânsito

O tempo médio estimado para que um eritrócito percorra os capilares pulmonares no cão varia de 0,18 s (durante o exercício) a 1 s (em condições de repouso). Quanto mais capilares estiverem abertos para determinado volume de fluxo, maior será o tempo médio de trânsito de acordo com a seguinte relação:

$$\text{Tempo de trânsito médio dos eritrócitos} = \text{Volume capilar pulmonar}/\dot{Q}$$

Em condições normais, não há acúmulo de sangue nas artérias, nos capilares ou nas veias. A cada batimento cardíaco, o volume sistólico ejetado repõe um volume equivalente nas artérias pulmonares, que é impulsionado para o segmento subsequente. Em um cão de 15 a 20 kg, o volume de sangue nos capilares pulmonares é de cerca de 20 mℓ, o que se aproxima do volume sistólico. Se esses volumes fossem iguais, o tempo de trânsito capilar seria igual ao intervalo entre os batimentos.

Normalmente, o tempo de permanência do sangue nos capilares é mais do que suficiente para a oxigenação. Quando a taxa de fluxo pulmonar aumenta, como ocorre durante o exercício, a oxigenação ainda continua quase 100% (em animais saudáveis, não de elite ou não atléticos), visto que (i) em geral, requer apenas uma fração do tempo de permanência nos capilares em condições basais, e (ii) quando o intervalo entre os batimentos é reduzido, como ocorre quando o débito cardíaco aumenta durante o exercício, o número de capilares permeáveis aumenta, e eles se distendem, elevando o volume dos capilares pulmonares. Por conseguinte, o volume sistólico torna-se menor em comparação com o volume capilar, e o tempo de trânsito é maior do que um intervalo entre os batimentos cardíacos. Somente quando os volumes de fluxo sanguíneo e capilares sofrem alteração desproporcional, é que existe o perigo de reduzir o tempo de permanência nos capilares abaixo daquele necessário para uma oxigenação plena.

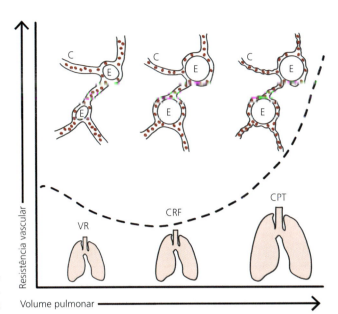

Figura 37.4 Alteração na resistência vascular em consequência de aumento do volume pulmonar. Os detalhes dos diagramas representam os vasos alveolares (C) e extra-alveolares (E). Em volume residual (VR), os vasos extra-alveolares estão estreitados, porém as paredes dos vasos alveolares (capilares) não estão submetidas a estresse longitudinal, de modo que o lúmen está distendido. Na capacidade pulmonar total (CPT), os vasos extra-alveolares estão distendidos, porém os vasos alveolares estão achatados, em virtude da tensão no septo alveolar. Ocorre resistência vascular mínima próximo da capacidade residual funcional (CRF). Adaptada da Fig. 45.5, Robinson, N.E. (1997) Pulmonary blood flow. In: *Textbook of Veterinary Physiology* (ed. J.G. Cunningham). W.B. Saunders, Philadelphia. Com autorização de Elsevier.

> Em espécies muito atléticas, notavelmente o cavalo Puro-sangue e o Galgo, do estado de repouso para uma atividade física máxima, $\dot{Q}$ pode aumentar até 5 a 16 vezes, enquanto o volume capilar pulmonar aumenta cerca de duas vezes. Essa proporcionalidade exige que o tempo de trânsito dos eritrócitos no leito capilar pulmonar sofra uma redução considerável a ponto de a carga de oxigênio estar comprometida, e a hipoxemia arterial se manifestar.

Pressões hidrostática e osmótica através da membrana capilar

De acordo com o **princípio de Starling**, o grau de produção e reabsorção do **líquido intersticial** nos pulmões ("água pulmonar") é um tanto controverso, devido a discordâncias sobre o nível das pressões hidrostática e oncótica intersticiais. As pressões capilares nos pulmões são baixas, em comparação com as da circulação sistêmica. A pressão hidrostática capilar pode ser influenciada pela gravidade, sendo menor no ápice e mais alta na base; foi sugerido um valor médio de 9 mmHg. Em virtude das pressões intratorácicas negativas prevalecentes, considera-se, em geral, que a pressão do líquido intersticial pulmonar é subatmosférica (cerca de –12 mmHg). Se forem admitidas **pressões coloidosmóticas** de 26 mmHg no plasma e de 5 mmHg no líquido intersticial, essas forças em equilíbrio através da membrana capilar iriam se estabilizar da seguinte maneira: a força externa total de 26 mmHg é a soma de 9 mmHg da pressão hidrostática capilar, de 5 mmHg da pressão coloidosmótica intersticial e de 12 mmHg da pressão negativa do líquido intersticial. A força interna total da pressão coloidosmótica do plasma é de 26 mmHg, de modo que existe um equilíbrio.

Entretanto, na realidade, as forças externas efetivas ultrapassam ligeiramente a força interna, resultando na filtração de um excesso muito pequeno de líquido para fora dos capilares. Esse líquido retorna à circulação por meio dos linfáticos. De fato, é a rede linfática excepcionalmente rica que impede a ocorrência de edema pulmonar até que a pressão hidrostática capilar ultrapasse 25 mmHg. A pressão negativa do líquido intersticial favorece a passagem de líquido através das membranas alveolares para dentro dos espaços de líquido intersticial, evitando, assim, o acúmulo de líquido nos alvéolos.

Edema pulmonar

> **1** De que maneira o **edema pulmonar** pode ser evitado?
>
> **2** Quais algumas das causas do edema pulmonar?

Os vasos linfáticos, que são contráteis, atuam como bombas de aspiração para manter o volume de líquido extravascular. Em ovinos adultos não anestesiados saudáveis, com peso de 30 a 40 kg, estima-se que o fluxo linfático pulmonar seja de 10 mℓ/hora.

A membrana epitelial alveolar impede a entrada de líquido nos espaços gasosos alveolares. A membrana intacta normalmente é impermeável aos solutos comuns dos líquidos corporais que passam livremente sobre a parede capilar. A entrada de líquido dentro dos alvéolos só ocorre como evento final no **edema pulmonar**.

> Em condições normais, os linfáticos pulmonares podem transportar cargas de líquido moderadamente aumentadas, com aumentos apenas mínimos no volume e na pressão do líquido intersticial. Somente quando são superados é que ocorre acúmulo de líquido, e o edema torna-se evidente.

Para que ocorra edema pulmonar com saturação alveolar, um evento ou uma combinação de eventos precisam resultar em desequilíbrio entre a velocidade de formação de líquido tecidual e a velocidade de sua drenagem. A velocidade de filtração do líquido capilar é determinada pela pressão do sangue capilar, pela pressão oncótica tecidual, pela permeabilidade da parede capilar, pela pressão do meio que circunda o capilar e pela pressão oncótica do plasma sanguíneo. Aumentos em qualquer uma das três primeiras ou reduções nas últimas duas favorecem uma filtração mais rápida. A causa mais frequente de hipertensão capilar pulmonar e edema pulmonar consiste em diminuição da ação de bombeamento do ventrículo esquerdo, conforme observado na **insuficiência cardíaca congestiva** crônica ou **infarto agudo do miocárdio**. Quando o ventrículo não consegue se esvaziar, ele acumula sangue, a pressão e o volume diastólicos finais aumentam, e as pressões mais proximais ao pulmão no átrio esquerdo e nos vasos pulmonares tornam-se elevadas. A obstrução ao fluxo do átrio esquerdo para o ventrículo esquerdo (**estenose mitral**) provoca uma cadeia semelhante de eventos. As causas não cardíacas de hipertensão capilar pulmonar incluem sobrecarga de líquido intravascular, doenças venosas pulmonares oclusivas, **hemorragia pulmonar induzida por exercício** e formas congênitas e adquiridas de estreitamento ou estenose venosa.

> A obstrução linfática ou a paralisia da contratilidade linfática diminuem a velocidade de drenagem e aumentam o acúmulo de líquido. Em situações clínicas, a causa mais comum de desequilíbrio é, sem dúvida alguma, a elevação da pressão do sangue capilar.

O aumento na permeabilidade das membranas microvasculares e alveolares pulmonares pode constituir um importante fator no edema pulmonar. Com frequência, estão envolvidos fatores de permeabilidade, que também são mediadores da inflamação, coagulação ou **embolia**. O edema pulmonar em consequência de aumento da permeabilidade pode ser observado na pneumonia, após inalação de gases irritantes, na doença por radiação, na uremia, após aspiração de material estranho, em consequência de envenenamento por venenos de serpentes ou inseticidas organofosforados e na microembolização pulmonar, que pode ocorrer após traumatismo físico, choque hemorrágico e séptico, hemodiálise ou *bypass* cardiopulmonar.

> O **edema pulmonar neurogênico** é o termo empregado para descrever o edema pulmonar agudo que pode ocorrer após traumatismo cranioencefálico grave ou lesões experimentais do bulbo ou do hipotálamo. Em alguns casos, a hipertensão sistêmica grave leva a uma elevação das pressões capilares pulmonares responsáveis pelo edema pulmonar. Em alguns casos, o aumento da pressão capilar pulmonar não está envolvido, e ocorre aumento da permeabilidade capilar.

Regulação do tônus vasomotor

> **1** Quais são as diferenças de **vasomotricidade** na circulação pulmonar entre espécies?
>
> **2** Descreva as causas da vasomotricidade arterial pulmonar.
>
> **3** Explique o conceito de **autorregulação**.
>
> **4** Quais são algumas das substâncias vasoativas que são sintetizadas, armazenadas ou ativadas por células no pulmão?

Como os vasos pulmonares têm paredes finas e sofrem facilmente colapso, as forças mecânicas passivas, como aquelas associadas à consolidação de algumas pneumonias ou a áreas sem ar ou **atelectásicas**, aumentam de modo substancial a resistência ao fluxo. A estrutura dos vasos pulmonares não é particularmente bem adaptada para a vasoconstrição ativa. Nem as artérias nem as veias pulmonares têm uma grande quantidade de músculo liso vascular. Entretanto, conforme já discutido, existem diferenças entre as espécies; os bovinos e os suínos apresentam uma quantidade relativamente maior de músculo nas paredes arteriais, enquanto os ovinos e os cães têm relativamente menos músculo. Como a pressão arterial pulmonar é muito baixa, até mesmo uma contração leve do músculo liso vascular pode causar constrição vascular em circunstâncias normais.

As pressões de oxigênio e de dióxido de carbono nos espaços gasosos alveolares constituem os estímulos mais poderosos para a vasomotricidade arterial pulmonar. Em condições de saúde, nem todos os alvéolos estão igualmente bem ventilados, porém observa-se o desenvolvimento de uma desigualdade de ventilação muito mais significativa na pneumonia, na bronquite, no enfisema ou em outras doenças nas quais há obstrução de alguma via respiratória regional. Uma queda da P_{O_2} ou uma elevação da P_{CO_2} em uma região do pulmão resultam em vasoconstrição de seus vasos arteriais. Nessa condição, a inervação autonômica extrínseca não é requerida.

Autorregulação

A autorregulação está bem desenvolvida no sistema vascular pulmonar e ajuda a equilibrar o fluxo sanguíneo com a ventilação. Observações experimentais em pulmões isolados e artificialmente perfundidos e ventilados, bem como experimentos *in vivo* utilizando substâncias que bloqueiam os nervos autônomos, revelam que a principal atividade vasomotora dos vasos de resistência depende de mecanismos autorreguladores locais, e não de sistemas de reflexo neurais centrais.

A ação da hipoxia alveolar limita-se a segmentos muito curtos das artérias/arteríolas com menos de 200 μm de diâmetro, imediatamente adjacentes ao alvéolo. O dióxido de carbono atua de modo semelhante, porém em segmentos um pouco mais longos. É o efeito que a P_{CO_2} exerce sobre a concentração local de íons hidrogênio, e não a P_{CO_2} em si, que estimula a vasoconstrição. O local de ação é importante, visto que torna a autorregulação efetiva abaixo do nível dos alvéolos.

> O efeito vasoconstritor da hipoxia ou hipercapnia alveolar desvia o fluxo de sangue de espaços aéreos subventilados para espaços bem ventilados. A hipoxia é um vasoconstritor mais potente do que a hipercapnia.

Substâncias vasoativas

Em virtude da grande área de superfície do leito vascular pulmonar e do fato de que praticamente todo o débito cardíaco passa por ele durante cada ciclo circulatório, existem múltiplas substâncias vasoativas que são sintetizadas, armazenadas ou ativadas por células do pulmão. Embora possam ocorrer processos metabólicos semelhantes em outros locais, em outros leitos orgânicos, seu acesso ao sangue é apenas proporcional à porcentagem do débito cardíaco que eles recebem. As células do sistema reticuloendotelial, as plaquetas, os leucócitos e as células do epitélio alveolar participam na produção e destruição locais de substâncias químicas vasoativas. A histamina, que está amplamente distribuída nos mastócitos, é um vasoconstritor pulmonar poderoso, porém rapidamente inativado, embora se tenha relatado que ela exerce uma ação vasodilatadora na circulação bovina neonatal. A serotonina (5-hidroxitriptamina) é encontrada nos mastócitos e nas plaquetas e também atua como potente vasoconstritor. A angiotensina II, que é formada a partir da angiotensina I por uma enzima conversora pulmonar, também é um vasoconstritor. A bradicinina, um vasodilatador, é tanto produzida quanto destruída nos pulmões. As prostaglandinas vasodilatadoras PGE_1 e PGE_2 podem ser sintetizadas e armazenadas nos pulmões, porém a $PGF_{2\alpha}$ vasoconstritora é mais abundante no parênquima pulmonar. O óxido nítrico (NO) é um fator relaxante do músculo liso vascular que é produzido pela ação da óxido nítrico sintase sobre a L-arginina dentro das células endoteliais vasculares e em outros locais. Experimentos utilizando inibidores da óxido nítrico sintase revelaram que o NO endógeno desempenha um importante papel na condutância vascular pulmonar em equinos durante o exercício.

> Essas substâncias e outros compostos vasoativos desempenham um importante papel em uma ampla variedade de estados patológicos, como choque endotóxico, choque hemorrágico e anafilaxia.

Nervos vasomotores

Os pequenos vasos pulmonares apresentam revestimentos musculares e são equipados com um duplo suprimento nervoso, simpático e parassimpático. Entretanto, o suprimento predominante consiste em vasoconstrição simpática adrenérgica. A estimulação dos nervos pulmonares simpáticos aumenta a RVP e, portanto, a pressão arterial pulmonar. A estimulação dos barorreceptores resulta em aumento do fluxo sanguíneo pulmonar e diminuição da pressão arterial pulmonar. Os vasos pulmonares de grande capacidade constituem um dos reservatórios corporais de sangue, e as fibras vasoconstritoras atuam mais na mobilização reflexa do sangue (p. ex., na hemorragia) do que nas respostas pulmonares pressoras ou depressoras.

A presença de um sistema adrenérgico dentro dos pulmões é confirmada pelas ações de catecolaminas injetadas em pulmões isolados perfundidos. A administração de pequenas doses de epinefrina produz vasoconstrição mínima ou vasodilatação. Doses maiores provocam vasoconstrição evidente. A epinefrina liga-se a receptores tanto α-constritores quanto β-dilatadores, porém tem maior afinidade pelos últimos. Os receptores β estão presentes em números muito menores. Por conseguinte, quanto maior a dose, mais evidente o efeito vasoconstritor. O isoproterenol, um estimulador β puro, provoca regularmente vasodilatação. A norepinefrina, um estimulador α puro, produz regularmente vasoconstrição. As catecolaminas são sintetizadas e armazenadas nas terminações nervosas adrenérgicas, porém a sua liberação pode ser iniciada não apenas por impulsos nervosos, mas também por substâncias químicas locais. Por esse motivo, a presença de receptores adrenérgicos não constitui uma prova absoluta de regulação reflexa neural. No equino, as células endoteliais mediam diferenças regionais no relaxamento arterial pulmonar à metacolina, que pode favorecer a distribuição do fluxo sanguíneo para regiões pulmonares dorsocaudais, as regiões mais afetadas por hemorragia pulmonar induzida por exercício.

Hipertensão pulmonar

> **1** Quais são os fatores envolvidos no estabelecimento e manutenção da pressão arterial pulmonar?
>
> **2** De que maneira os vasos sanguíneos nos pulmões respondem a grandes altitudes e à hipoxia?
>
> **3** Descreva o "mal da montanha".[1] Qual a espécie principalmente acometida?
>
> **4** O que é enfisema nos equinos?
>
> **5** Descreva a dirofilariose em cães.
>
> **6** Descreva a hemorragia pulmonar induzida por exercício em equinos.

---

[1] N.R.T.: *Brisket disease* refere-se ao "mal da montanha" ou "doença da altitude" ou ainda "doença das alturas". Tecnicamente poderia ser também definida como "hipobaropatia". A condição crônica também afeta seres humanos com semelhante gravidade. Entre as espécies de interesse médico-veterinário ela é reportada principalmente em bovinos. [Anand IS, Wu T. High Alt Med Biol 2004;5(2): 156-170; Penaloza D, Arias-Stella J. Circulation 2007;115(9): 1132-1146; Holt TN, Callan RJ. Vet Clin North Am Food Anim Pract 2007;23(3): 575-596.]

Parte 6 | Sistema Cardiovascular

Os fatores mais importantes na produção e na manutenção da pressão arterial pulmonar incluem a velocidade do fluxo sanguíneo ou o débito do ventrículo direito, a resistência ao fluxo, o volume dos vasos sanguíneos, a capacidade de expansão do sistema vascular e a viscosidade do sangue. O sistema pulmonar é tão extenso e espaçoso que a ocorrência de aumentos no fluxo sanguíneo e no volume pulmonar frequentemente é quase autocompensadora, devido ao recrutamento de vias adicionais. Como os vasos de resistência arteriais têm paredes relativamente delgadas, a hipertensão pulmonar na ausência de doença pulmonar ou cardíaca é menos comum do que a hipertensão sistêmica na maioria das espécies. Quando ocorre hipertensão pulmonar primária, ela é frequentemente vasoclusiva, isto é, há uma redução do leito vascular pulmonar e impedimento ao fluxo através dele. A **hipertensão pulmonar vasoclusiva** associada a um aumento da resistência vascular pode ser vasoconstritiva, um tipo de vasospasmo funcional; obstrutiva, devido ao bloqueio mecânico do lúmen do vaso por pressão externa exercida sobre as paredes do vaso ou obstrução por trombos ou êmbolos; ou obliterativa, devido a doenças destrutivas ou oclusivas primárias das paredes das artérias e capilares, com redução no corte transversal funcional total. Com frequência, diversos fatores atuam de modo simultâneo ou em série.

Com frequência, um mecanismo recruta outro. Por exemplo, a vasoclusão que acompanha a obstrução por trombos pode ser tanto mecânica quanto vasoativa, visto que os trombos contêm plaquetas, que constituem uma fonte do vasoconstritor serotonina. Além disso, algumas substâncias químicas que promovem trombose e embolia, além de serem agentes vasospásticos, também podem ter ação **tóxica vascular**, induzindo inflamação e destruição dos vasos. Nos animais, 30 a 50% do leito vascular precisam sofrer oclusão para provocar hipertensão pulmonar na ausência de aumento do fluxo sanguíneo pulmonar, volume ou viscosidade.

Grandes altitudes

Diferentemente da maioria dos outros vasos sanguíneos, os vasos dos pulmões sofrem contração em resposta à hipoxia. Essa resposta pode ter evoluído como parte do mecanismo para desviar o sangue dos pulmões e através do canal arterial *in utero*. Por conseguinte, como o sangue arterial é hipoxêmico *in utero*, a RVP é alta. Ao nascimento, a primeira respiração oxigena os alvéolos, elevando a pressão de oxigênio e aliviando a resistência vascular. Em grandes altitudes, ocorre hipoxia das vias respiratórias ou ventilatória na ausência de qualquer **acidose com hipercapnia** ou retenção de CO_2. A hipoxia ventilatória provoca vasoconstrição arterial pulmonar e, consequentemente, elevação da pressão arterial pulmonar nos mamíferos. A hipoxia alveolar, mas não a hipoxemia arterial pulmonar, causa essa resposta. A hipertensão é reversível quando a hipoxia é aliviada. A magnitude da resposta pressora varia entre diferentes espécies, sendo mais pronunciada naquelas que têm maior quantidade de músculo liso vascular. Os bezerros e os suínos, com quantidade relativamente maior de músculo liso vascular, são particularmente responsivos (Figuras 37.5 e 37.6). A hipoxia induzida pela inspiração de oxigênio a 12 a 13% em nitrogênio aumenta consideravelmente a pressão arterial pulmonar, aumenta discretamente o débito cardíaco e não tem nenhum efeito sobre a pressão atrial esquerda ou o volume sanguíneo central. Embora a vasoconstrição generalizada do leito pulmonar não pareça ter nenhum propósito útil, a ocorrência de hipoxia local (p. ex., aquela observada quando ocorre oclusão parcial ou total de um bronquíolo, diminuindo ou impedindo a ventilação para a região pulmonar dependente) mostra-se útil para regular a distribuição do fluxo sanguíneo ao causar vasoconstrição, o que irá desviar o sangue da região anóxica para vasos em partes mais bem ventiladas do pulmão.

> O **"mal da montanha"** consiste em hipertensão pulmonar vasoconstritiva, devido à hipoxia alveolar que é observada em alguns bovinos em altitudes iguais ou superiores a 2.133 m acima do nível do mar. Quando a hipertensão pulmonar persiste, ela desencadeia respostas no ventrículo direito e nas veias, capilares e tecidos sistêmicos. O ventrículo direito sofre hipertrofia, seguida de dilatação e insuficiência do ventrículo direito, enchimento e distensão das veias sistêmicas, tumefação edematosa congestiva dos tecidos subcutâneos e **ascite**. Em seu conjunto, a hipertensão pulmonar, a hipertrofia cardíaca e a dilatação e insuficiência cardíaca direita constituem o *cor pulmonale*, uma doença cardíaca secundária à hipertensão pulmonar. Os sinais clínicos em bovinos são principalmente aqueles associados à insuficiência cardíaca direita, incluindo tumefação edematosa dependente da região do peito, baixa tolerância ao exercício, **taquicardia**, veias jugulares distendidas e pulsáteis, segunda bulha cardíaca pulmonar hiperfonética, algumas vezes sopro sistólico devido à incompetência da valva tricúspide, ascite com congestão das vísceras abdominais e diarreia profusa. A hipertensão pulmonar constitui a alteração hemodinâmica característica que leva à insuficiência cardíaca direita. A necropsia revela um ventrículo direito hipertrofiado e dilatado, bem como hipertrofia do músculo liso vascular das artérias pulmonares. A doença respiratória bovina constitui a principal causa de mortalidade no gado, e a hipertensão pulmonar induzida por altitude está associada a um aumento substancial da mortalidade, apesar dos avanços na terapia antimicrobiana e anti-inflamatória.

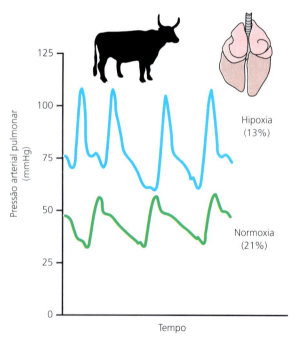

Figura 37.5 Efeitos do conteúdo reduzido de oxigênio no ar inspirado sobre a pressão arterial pulmonar em bezerros com ligadura da artéria pulmonar unilateral (esquerda). A pressão arterial pulmonar média para controle foi de 38 mmHg e, para uma mistura de oxigênio de 13%, 84 mmHg. Adaptada de Vogel, J.H.K., Averill, K.H., Pool, P.E. and Blount, S.G. (1963) Experimental pulmonary arterial hypertension in the newborn calf. *Circulation Research* **13**:557-571. Reproduzida, com autorização, de The American Heart Association, Inc.

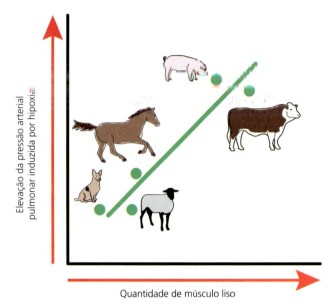

Figura 37.6 Relação entre a quantidade de músculo na túnica média das pequenas artérias pulmonares e a alteração da pressão arterial pulmonar quando animais são expostos a um ambiente hipóxico. Os animais com camadas musculares mais espessas, como os bovinos e os suínos, apresentam maior resposta vascular à hipoxia do que os animais com quantidade bem menor de músculo nas pequenas artérias pulmonares, como o cão e ovinos. O equino apresenta uma resposta baixa/intermediária. Adaptada da Fig. 45.6, Robinson, N.E. (1997) Pulmonary blood flow. In: *Textbook of Veterinary Physiology* (ed. J.G. Cunningham). W.B. Saunders, Philadelphia. Com autorização de Elsevier.

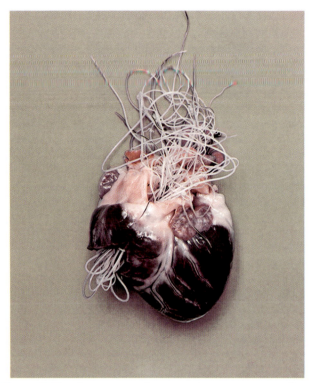

Figura 37.7 Infestação grave do coração de um cão por *Dirofilaria immitis*. Essa condição, em sua manifestação extrema, leva a aumento das pressões vasculares pulmonares, insuficiência cardíaca direita e morte. Merial Ltd, Duluth, GA, EUA, 2014. Reproduzida, com autorização, de Merial Ltd.

Enfisema em equinos

A obstrução aumentada ao fluxo de ar para fora dos pulmões define as **doenças pulmonares obstrutivas crônicas**, como a DPOC, o enfisema crônico e a bronquite. O aumento da RVP é particularmente frequente no enfisema. A hipertensão pulmonar resultante é vasoclusiva. A doença pulmonar primária resulta em destruição dos vasos e, portanto, em redução do raio total do sistema vascular pulmonar. A resistência vascular aumentada, a hipertensão pulmonar e a redução aparente na densidade dos capilares ocorrem em equinos com enfisema. Na presença de enfisema, a hipoxia e a hipercapnia das vias respiratórias resultam de desequilíbrio de ventilação-perfusão, o que favorece a vasoconstrição pulmonar.

> Em equinos e bovinos, foi relatada a ocorrência de hipertrofia e dilatação do ventrículo direito secundárias à hipertensão pulmonar da doença pulmonar obstrutiva crônica. A RVP e a pressão arterial pulmonar também estão elevadas em equinos enfisematosos.

Dirofilariose em cães

A hipertensão pulmonar é característica da dirofilariose em cães (Figura 37.7). Foram observadas pressões da artéria pulmonar de até 158/59 mmHg. A RVP está aumentada, devido a obstrução, estreitamento ou fechamento das vias vasculares pulmonares. Nos grandes vasos, isso resulta da presença de vermes maduros nos lumens. Nos vasos menores, a obstrução mecânica é causada por trombos contendo fragmentos de parasitas desintegrados, por embolia e por fibroplasia acometendo as paredes das artérias.

> A insuficiência cardíaca direita é comum em cães infestados por *Dirofilaria immitis*. Essa falência nem sempre é exclusivamente secundária à hipertensão pulmonar. Tanto os vermes adultos (com até 15 cm de comprimento) quanto as microfilárias podem estar amplamente distribuídos nas câmaras do coração e nos vasos da circulação sistêmica. Podem ser encontrados vermes adultos na veia cava, no lúmen do átrio e do ventrículo direitos, e nos orifícios das valvas tricúspide e semilunar pulmonar. Esses vermes causam obstrução do fluxo para dentro e para fora do lado direito do coração e impedem o funcionamento normal das valvas cardíacas.

Hemorragia pulmonar induzida por exercício

A hemorragia pulmonar induzida por exercício (HPIE) ocorre em cavalos de corrida durante corridas de pequena distância e caracteriza-se por hipertensão pulmonar, edema na região de troca gasosa do pulmão, ruptura dos capilares pulmonares, hemorragia intra-alveolar e presença de sangue nas vias respiratórias (Figura 37.8). Evidências atuais sugerem que a falência dos capilares pulmonares por estresse resulta da hipertensão vascular pulmonar combinada com grandes pressões intrapleurais negativas ou grandes alterações da pressão que criam uma alta pressão transmural capilar, resultando em hemorragia. A causa da hipertensão também pode estar relacionada com a enorme demanda do débito cardíaco do cavalo de corrida associada ao recrutamento e distensão máximos dos capilares pulmonares. As evidências experimentais indicam que ocorre HPIE significativa acima de uma pressão arterial pulmonar média de cerca de 90 mmHg, e, durante a atividade física máxima, as pressões arteriais pulmonares podem ultrapassar 120 mmHg no cavalo Puro-sangue.

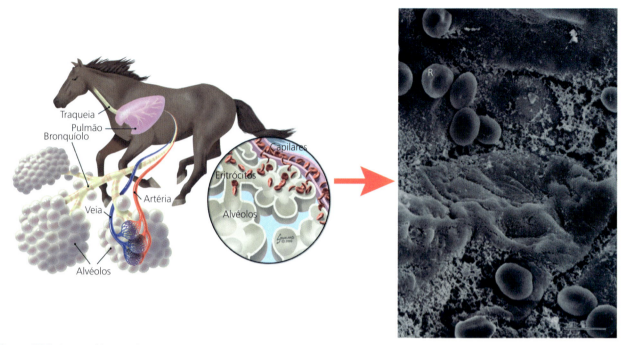

Figura 37.8 (*Esquerda*) Desenho esquemático mostrando a hipertensão pulmonar induzida por exercício no equino. Cortesia de Flair, LLC by Brad Gilleland. (*Direita*) Essa micrografia eletrônica de varredura do lobo cranial de um pônei após exercício revela a presença de eritrócitos (R) e material proteináceo nos alvéolos. De Erickson, H.H., McAvoy, J.L. and Westfall, J.A. (1997) Exercise-induced changes in the lung of Shetland ponies: ultrastructure and morphometry. *Journal of Submicroscopic and Cytological Pathology* **29**:65-72.

A **diurese**[2] produzida pelo tratamento com **furosemida** diminui as pressões vasculares pulmonares e a HPIE. A **hemiplegia laríngea** causa estreitamento das vias respiratórias e eleva a resistência inspiratória. Essa condição é inicialmente detectada pela "**ronqueira**" distinta audível na inspiração durante o exercício em cavalos afetados e diagnosticada por **endoscopia**. A resistência inspiratória elevada causada pela hemiplegia laríngea aumenta as pressões alveolares negativas e agrava a HPIE. Em contrapartida, a aplicação de uma **faixa nasal** em equinos saudáveis impede o estreitamento normal da passagem nasal que ocorre com a inspiração, reduz o custo energético da respiração e diminui significativamente a HPIE (Figura 37.9). A complexidade da etiologia da HPIE é enfatizada pela observação de que é possível, por meio da faixa nasal, respiração de NO, **inibição da NO sintase** e corrida

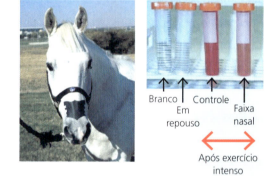

---

[2] N.R.T.: É interessante enfatizar que na verdade o que causa a redução da hipertensão pulmonar (e o risco de hemorragia pulmonar) é a hipovolemia acompanhada de queda da pressão arterial secundárias à diurese osmótica. A diurese osmótica nesse caso é secundária a natriurese, bem como caliurese, por inibição do transportador tríplice $1Na^+$-$1K^+$-$2Cl^-$ no ramo ascendente espesso da alça de Henle.

Figura 37.9 Efeito da faixa dilatadora nasal sobre as contagens de eritrócitos do líquido broncoalveolar na hemorragia pulmonar induzida por exercício (HPIE). (*Parte superior, à esquerda*) Cavalo usando a faixa nasal que sustenta as vias respiratórias e os tecidos moles rostralmente à incisura nasoincisiva. (*Parte superior, à direita*) Lavado broncoalveolar (LBA) com solução de Ringer nas seguintes condições (a partir da esquerda): 1, branco (sem lavagem); 2, cavalo em repouso; 3, pós-exercício de controle (sem faixa nasal); 4, pós-exercício de cavalo usando a faixa nasal. Observe a redução de sangue do cavalo que usou a faixa nasal. (*Parte inferior*) Redução média da HPIE em cavalos que usam o dilatador nasal *versus* controles. Com autorização de Kindig, C.A., McDonough, P., Fenton, G., Poole, D.C. and Erickson, H.H. (2001) Effect of nasal strip and furosemide in mitigating EIPH in Thoroughbred horses. *Journal of Applied Physiology* **91**:1396-1400.

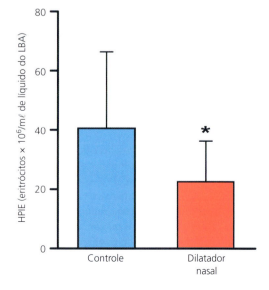

inclinada, dissociar a gravidade da HPIE da pressão arterial pulmonar máxima. Por conseguinte, enquanto as pressões arteriais pulmonares altas são indicativas de pressões capilares pulmonares altas, as pressões extravasculares (i.e., alveolares) também são importantes para determinar a extensão de ruptura capilar e da HPIE. Além disso, em determinado débito cardíaco, as pressões arteriais pulmonares altas podem originar-se de vasoconstrição das arteríolas pulmonares, que atua para reduzir a transdução das pressões da artéria pulmonar para o leito capilar frágil e, assim, proteger a integridade da barreira hematogasosa. Em defesa dessa noção, a inspiração de NO na atividade física máxima diminui a pressão arterial pulmonar máxima, porém aumenta concomitantemente a HPIE (Figura 37.10).

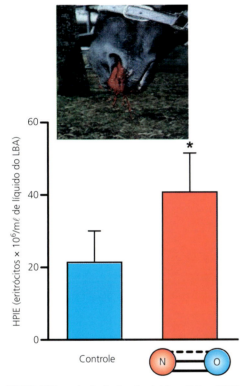

Figura 37.10 Efeitos da inalação de óxido nítrico (NO) sobre a hemorragia pulmonar induzida por exercício (HPIE), quantificada pelo lavado broncoalveolar (LBA) em cavalos Puro-sangue com atividade física máxima. A pressão arterial pulmonar média máxima alcançou 102 mmHg no teste de controle e foi significativamente reduzida para 99 mmHg por meio de inalação de 80 ppm de NO. Apesar dessa redução da pressão arterial pulmonar, a gravidade da HPIE aumentou com a inalação de NO. Com autorização de Kindig, C.A., McDonough, P., Finley, M.R., Behnke, B.J., Richardson, T.E., Marlin, D.J., Erickson, H.H. and Poole, D.C. (2001) Nitric oxide inhalation reduces pulmonary hypertension but not hemorrhage in maximally exercising horses. *Journal of Applied Physiology* **91**:2674-2680.

Autoavaliação

As respostas encontram-se no final do capítulo.

1 Quando vistas em corte transversal, qual é a diferença estrutural mais evidente entre as artérias pulmonares e as artérias sistêmicas?

2 Durante o exercício, a RVP cai à medida que a pressão arterial pulmonar aumenta. Quais são os dois mecanismos responsáveis pela queda da RVP?

3 Em um cavalo Puro-sangue que corre na velocidade de 15 m/s, as concentrações de oxigênio no sangue venoso misto (arterial pulmonar) e sangue arterial são de 3 e 26 mℓ/100 mℓ, respectivamente, e a captação de oxigênio ($\dot{V}O_2$) é de 70 ℓ/min. Qual é o débito cardíaco ($\dot{Q}$)?

4 Calcule a $\dot{V}O_2$ de um Galgo correndo em velocidade máxima quando $\dot{Q}$ é de 20 ℓ/min, e as concentrações de oxigênio do sangue venoso misto (arterial pulmonar) e arterial são de 2 e 20 mℓ/100 mℓ, respectivamente.

5 Na amostra de sangue arterial obtida do cavalo da questão 3, a pressão de oxigênio (P_{O_2}) é de 55 mmHg (após correção da temperatura), o que é substancialmente abaixo da P_{O_2} alveolar. Supondo que o cavalo esteja saudável, o que poderia explicar essa hipoxemia arterial?

6 A falência da frágil barreira hematogasosa é causada por pressões transmurais capilares altas. Quais as duas pressões que se somam através da parede capilar e levam à ruptura capilar e HPIE durante o exercício no cavalo Puro-sangue?

Leitura sugerida

Deffebach, M.E., Charan, N., Lakshminarayan, S. et al. (1987) The bronchial circulation: small, but a vital attribute of the lung. *American Review of Respiratory Diseases* 135:463–481.

Hlastala, M.P. and Berger, A.J. (1996) *Physiology of Respiration*. Oxford University Press, New York.

Leff, A.R. and Schumacker, P.T. (1993) *Respiratory Physiology: Basics and Applications*. W.B. Saunders, Philadelphia.

Marlin, D. and Nankervis, K.J. (2002) *Equine Exercise Physiology*. Blackwell Publishing, Oxford.

Murray, J.F. (1986) *The Normal Lung*. W.B. Saunders, Philadelphia.

Poole, D.C. and Erickson, H.H. (2004) Heart and vessels: function during exercise and response to training. In: *Equine Sports Medicine and Surgery* (eds K. Hinchcliff, R.J. Geor and A.J. Kaneps), pp. 697–727. Saunders Elsevier Philadelphia.

Poole, D.C. and Erickson, H.H. (2008) Cardiovascular function and oxygen transport: responses to exercise and training. In: *Equine Exercise Physiology. The Science of Exercise in the Athletic Horse* (eds K. Hinchcliff, R.J. Geor and A.J. Kaneps), pp. 212–245. Saunders Elsevier, Philadelphia.

Poole, D.C. and Erickson, H.H. (2011) Highly athletic terrestrial mammals: horses and dogs. *Comprehensive Physiology* 1:1–37.

Robinson, N.E. (1982) Some functional consequences of species differences in lung anatomy. *Advances in Veterinary Science and Comparative Medicine* 26:1–33.

Slonim, N.B. and Hamilton, L.H. (1987) *Respiratory Physiology*, 5th edn. C.V. Mosby, St Louis, MO.

Weibel, E.R. (1984) *The Pathway for Oxygen: Structure and Function in the Mammalian Respiratory System*. Harvard University Press, Cambridge, MA.

West, J.B. (1985) *Respiratory Physiology: The Essentials*, 3rd edn. Williams & Wilkins, Baltimore.

Respostas

1 A parede das artérias pulmonares (e também das arteríolas) contém relativamente pouco músculo liso e tecido elástico e, portanto, é muito mais delgada. Isso significa que forças relativamente baixas dentro do parênquima pulmonar contíguo podem causar colapso (baixos volumes pulmonares, RVP alta) ou distender (volumes pulmonares altos, baixa RVP) o lúmen vascular.

2 Outros vasos pulmonares são recrutados, e aqueles já recrutados são distendidos. Esses processos aumentam a área de corte transversal total da rede vascular pulmonar para o fluxo sanguíneo, o que diminui a RVP.

3 De acordo com o princípio de Fick,

$$\dot{Q} = \dot{V}o_2/(Cao_2 - C\bar{v}o_2)$$
$$\dot{Q} = 70.000/([26 - 3]/100)$$
$$\dot{Q} = 70.000/0,23$$
$$\dot{Q} = 304.000 \text{ m}\ell/\text{min ou } 304 \ \ell/\text{min}$$

4 De acordo com o princípio de Fick,

$$\dot{V}o_2 = \dot{Q}(Cao_2 - C\bar{v}o_2)$$
$$\dot{V}o_2 = 20.000 ([20 - 2]/100)$$
$$\dot{V}o_2 = 20.000 \times 0,18$$
$$\dot{V}o_2 = 3.600 \text{ m}\ell/\text{min ou } 3,6 \ \ell/\text{min}$$

5 Houve um aumento de oito vezes em $\dot{Q}$ a partir dos valores no estado de repouso, enquanto o volume sanguíneo dos capilares pulmonares aumentou apenas duas vezes. Consequentemente, o tempo de trânsito médio dos eritrócitos diminuiu para 2/8 = 25% de seu valor em repouso, e não há tempo suficiente para o abastecimento de oxigênio dentro dos capilares pulmonares.

6 As pressões intraluminais positivas altas somam-se com as pressões alveolares negativas, causando falência da barreira hematogasosa muito delgada, resultando no escapamento de eritrócitos para os alvéolos e as vias respiratórias. Embora a **epistaxe** franca seja rara, a endoscopia e o **lavado broncoalveolar** demonstram que a grande maioria dos cavalos Puro-sangue sofrem de HPIE durante as corridas.

Circulações Especiais

Eileen M. Hasser, Cheryl M. Heesch, David D. Kline e M. Harold Laughlin

---

Distribuição regional do débito cardíaco, 385
Circulação coronariana, 385
    Anatomia funcional da circulação coronariana, 385
    Controle do fluxo sanguíneo coronariano, 387
Circulação cerebral, 390
    Considerações anatômicas, 390
    Líquido cerebrospinal, 390
    Barreira hematencefálica, 390
    Controle do fluxo sanguíneo cerebral l Os mecanismos de controle locais predominam, 391
Circulação cutânea, 392
Circulação dos músculos esqueléticos, 393
    Fluxo sanguíneo do músculo esquelético em repouso, 394
    Fluxo sanguíneo durante a antecipação de esforço, 394
Fluxo sanguíneo durante a transição do repouso ao exercício, 394
Fluxo sanguíneo durante esforço moderado, 395
Fluxo sanguíneo durante exercício muito intenso, 395
Efeitos do treinamento com exercícios, 396
Circulação esplâncnica, 396
    Circulação intestinal, 396
    Circulação hepática, 398
    A circulação esplâncnica contribui para a homeostasia cardiovascular, 399
Circulações fetal e neonatal, 399
    Circulação fetal, 399
    Alterações circulatórias durante o nascimento, 400
    Alterações do coração entre a vida fetal e o adulto, 401
Autoavaliação, 401

Distribuição regional do débito cardíaco

A função global do sistema cardiovascular é fornecer oxigênio e nutrientes e remover dióxido de carbono e escórias metabólicas de todos os tecidos, de acordo com as necessidades de cada tecido específico e também com as demandas do corpo em geral. A maneira como o fluxo sanguíneo é distribuído aos diversos órgãos precisa ser adaptável de modo a ajustar-se aos diferentes fatores de estresse e condições fisiológicas e fisiopatológicas. Desse modo, o fluxo sanguíneo de cada órgão pode ser ajustado para preservar a homeostasia global.

O fluxo sanguíneo aos tecidos específicos é controlado por mecanismos de controle extrínsecos e por mecanismos de controle locais (ver Capítulos 35 e 36). Esses mecanismos reguladores são independentes, mas estão inter-relacionados. Em geral, os mecanismos de controle globais – inclusive sistema nervoso autônomo, hormônios circulantes e reflexos cardiovasculares – são responsáveis basicamente por manter a função cardiovascular global. Por exemplo, a pressão arterial deve ser mantida em níveis adequados para assegurar a homeostasia cardiovascular global e fornecer suprimento apropriado de sangue aos órgãos específicos. Por outro lado, os mecanismos de controle locais estão encarregados principalmente de atender às necessidades do leito vascular no qual atuam. Cada órgão tem características e necessidades singulares, de modo que a importância relativa dos mecanismos globais e locais varia de um tecido para outro e até mesmo em determinadas áreas do mesmo tecido. Além disso, a importância relativa desses diversos mecanismos de controle em determinado tecido pode variar, dependendo das necessidades metabólicas imediatas deste tecido e das demandas globais do organismo.

Circulação coronariana

1. Quais são as artérias que fornecem sangue ao miocárdio dos ventrículos direito e esquerdo?
2. As artérias coronárias colaterais são encontradas em todas as espécies animais?
3. De que maneira a circulação coronariana do ventrículo esquerdo é afetada pela sístole e diástole ventriculares?
4. Como a resposta miogênica atenua as alterações do fluxo sanguíneo coronariano, apesar das variações da pressão arterial nas coronárias?
5. De que maneira o metabolismo miocárdico altera a resistência, o fluxo e a autorregulação das artérias coronárias?
6. O que é reserva circulatória coronariana?
7. Quais são os efeitos da estimulação do sistema nervoso simpático na circulação coronariana?
8. O que é hiperemia reativa da circulação coronariana?
9. Por que é necessário avaliar tanto o fornecimento de oxigênio quanto a demanda de oxigênio para saber se a circulação coronariana é adequada?
10. Quais são os determinantes da demanda de oxigênio do miocárdio?

Anatomia funcional da circulação coronariana

O coração recebe cerca de 5% do débito cardíaco em repouso (cerca de 100 mℓ/minuto por 100 g de tecido) e o fluxo coronariano pode aumentar entre 4 e 7 vezes durante uma atividade física extenuante. O fluxo sanguíneo coronariano é suprido pelas artérias coronárias direita e esquerda (Figura 38.1), que emergem da aorta no nível do **seio de Valsalva** (seio aórtico). As artérias coronárias calibrosas estendem-se ao longo da superfície epicárdica, enquanto os ramos destas artérias penetram subsequentemente no miocárdio para irrigar todas as camadas e regiões do coração. A artéria coronária direita fornece a maior parte do fluxo sanguíneo do átrio e ventrículo direitos, enquanto a artéria coronária esquerda irriga principalmente o átrio e ventrículo esquerdos e o septo interventricular, embora possa haver alguma superposição. A maior parte do sangue venoso do coração drena para o átrio direito por meio do **seio coronariano**. Nos cães, mais de 80% do sangue presente no seio coronariano originam-se unicamente do ventrículo esquerdo, enquanto os 20% restantes provêm de outras partes do coração. Consequentemente, a coleta e a análise do sangue do seio coronariano têm sido recursos valiosos para estudar o metabolismo ventricular esquerdo. Entretanto, deve-se ter cuidado em estender essa técnica às outras espécies, em vista das diferenças anatômicas existentes. Por exemplo, nos bovinos o sangue do seio coronariano consiste em uma mistura de sangue venoso proveniente do coração e da veia ázigo, que transporta sangue venoso derivado de outros tecidos além do coração e drena para a veia cardíaca magna. O sangue venoso coronariano originado do ventrículo direito do coração de um cão drena principalmente para o átrio direito por meio da veia cardíaca direita. Apenas uma quantidade pequena do sangue venoso drena dos tecidos miocárdicos diretamente para as câmaras cardíacas, principalmente ao átrio e ao ventrículo direitos por meio das diminutas veias thebesianas.

Artérias coronárias colaterais

Durante muito tempo, as artérias coronárias foram caracterizadas por não terem vasos colaterais, ou seja, vasos interligando artérias principais sem um leito capilar interveniente. Entretanto, a exatidão dessa caracterização depende das espécies e também das variações na mesma espécie. Por exemplo, a circulação coronariana das cobaias tem artérias colaterais abundantes, de modo que a perfusão tecidual é mantida mesmo depois da obstrução aguda de uma artéria coronária, impedindo que ocorra infarto do miocárdio (área de necrose resultante da irrigação sanguínea coronariana insuficiente) ou destruição dos tecidos. Contudo, na maioria das espécies, as artérias coronárias colaterais não existem ou são tão finas ou escassas, que o fluxo sanguíneo colateral não é suficiente para evitar um infarto depois da obstrução súbita das artérias coronárias. Por exemplo, as artérias colaterais coronarianas do coração do cão geralmente são vasos de paredes finas e diâmetro pequeníssimo e, por este motivo, transportam uma parte diminuta do fluxo sanguíneo coronariano colateral. Além disso, os cães também ilustram o fato de que pode haver variações expressivas na extensão das artérias coronárias colaterais na mesma espécie e, em alguns casos, especificamente entre raças da mesma espécie. Por exemplo, os cães Beagle de raça pura tendem a ter circulação coronariana colateral mais abundante, de modo que a ligadura de uma artéria coronária principal nem sempre causa infarto do miocárdio, ou acarreta infartos significativamente menores que o esperado.

Apesar da inexistência de circulação coronariana colateral expressiva, a maioria dos mamíferos desenvolve artérias coronárias colaterais quando uma artéria coronária principal é obstruída lenta e gradativamente (p. ex., aterosclerose). Inicialmente, essa circulação colateral recém-desenvolvida tem pouca capacidade de reserva, ou capacidade de aumentar o fluxo em resposta à ampliação da demanda de oxigênio do miocárdio. Contudo, o desenvolvimento e a expansão dos vasos colaterais continua muito além do momento da obstrução, de modo que a capacidade da circulação colateral 6 meses depois da obstrução pode assemelhar-se ao volume da artéria coronária antes de ser obstruída. Grande parte do que se conhece acerca da circulação colateral provém dos estudos realizados com cães. As artérias coronárias colaterais do coração do cão desenvolvem-se por um processo de crescimento e expansão das arteríolas epicárdicas preexistentes (**arteriogênese**). A arteriogênese é estimulada pelo estresse de cisalhamento atribuído ao aumento da velocidade do sangue no segmento proximal à obstrução e inclui a participação das moléculas de aderência e dos fatores de crescimento. O processo começa com a dilatação e o adelgaçamento dos vasos colaterais existentes, seguidos da síntese de DNA e mitose das células musculares lisas e endoteliais dos vasos sanguíneos. A última etapa consiste na remodelação da parede da artéria colateral, por fim resultando nos vasos coronários colaterais situados principalmente na superfície epicárdica do coração, que

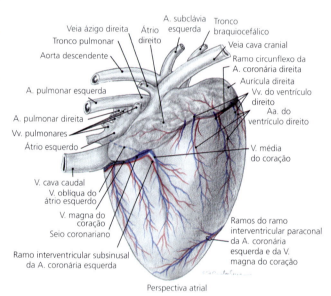

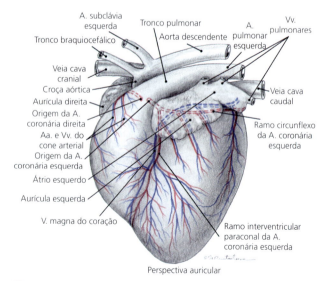

Figura 38.1 Anatomia da circulação coronariana do cão, demonstrando as artérias (vermelhas) e as veias (azuis) observadas a partir da perspectiva atrial ou auricular.

são muito semelhantes às artérias normais, com exceção de que comumente são tortuosos em vez de retilíneos. O processo de desenvolvimento da circulação colateral por arteriogênese não é afetado significativamente pela presença ou ausência do exercício físico.

Outras espécies diferentes da canina variam amplamente quanto à sua capacidade de desenvolver artérias coronárias colaterais e quanto à localização e à conformação destes vasos. Nos seres humanos e nos porcos, os vasos colaterais originam-se de conexões microvasculares existentes nos leitos capilares entre uma artéria desimpedida e outra obstruída e estão localizados no miocárdio ou no subendocárdio. O desenvolvimento de artérias colaterais nos corações dos suínos e dos seres humanos ocorre por um processo de **angiogênese** ou ramificação de novos capilares a partir dos capilares preexistentes. Os capilares desenvolvem-se em resposta aos estímulos como fator de crescimento do endotélio vascular (FCEV), que é estimulado por hipoxia, em parte por meio da liberação de adenosina desencadeada pela hipoxia. Ainda não está claro como o FCEV pode contribuir para a arteriogênese.

Em vista da prevalência e da importância da doença arterial coronariana dos seres humanos, não é surpreendente que os fatores que influenciam a arteriogênese e a angiogênese da circulação coronariana tenham suscitado grande interesse. Em termos mais específicos, o estudo dos fatores de crescimento vasculares e sua influência na circulação coronariana resultou no desenvolvimento de abordagens terapêuticas como terapia gênica e administração de fatores de crescimento específicos.

Controle do fluxo sanguíneo coronariano

Tônus basal

O coração tem nível alto de extração de oxigênio, embora o fluxo sanguíneo coronariano da maioria dos mamíferos seja relativamente grande em repouso (cerca de 100 mℓ/minuto por 100 g de tecido). Além disso, existe uma reserva expressiva de fluxo coronariano, por meio do qual o fluxo sanguíneo das artérias coronárias pode aumentar entre 4 e 6 vezes durante um esforço intenso. Embora a estimulação **alfa-adrenérgica** possa causar vasoconstrição coronariana, a importância dos mecanismos neurais para o estabelecimento ou a manutenção do tônus coronariano basal é mínima, em comparação com outros tecidos como a pele e os vasos sanguíneos gastrintestinais.

Os termos **tônus miogênico** ou **resposta miogênica** referem-se à tendência intrínseca de que a musculatura lisa dos vasos sanguíneos encurte em resposta ao estiramento produzido pela pressão distensiva arterial (ver Capítulo 36). A resposta miogênica parece atenuar as variações do fluxo coronariano, apesar das alterações significativas da pressão arterial coronariana. Na circulação coronariana, a magnitude da resposta miogênica está inversamente relacionada com o diâmetro do vaso e é demonstrada mais claramente nas arteríolas com diâmetros menores que 200 μm. A resposta miogênica das arteríolas também varia até certo ponto com sua localização transmural na parede ventricular. Estudos mostraram que a resposta miogênica das arteríolas coronarianas dos seres humanos hipertensos é maior que a resposta destes vasos sanguíneos dos indivíduos normotensos, indicando que a magnitude da resposta possa ser alterada por condições fisiopatológicas.

Fatores físicos que afetam o fluxo coronariano

Na maioria dos sistemas vasculares sistêmicos, o padrão de fluxo sanguíneo acompanha a pressão aórtica, ou seja, os fluxos mais amplos ocorrem durante a sístole, quando a pressão é mais alta. Entretanto, durante o ciclo cardíaco, o fluxo sanguíneo coronariano – especificamente do ventrículo esquerdo – é significativamente afetado pela pressão de perfusão (aórtica) e pelo fato de que as artérias coronárias intramiocárdicas estão circundadas por miocárdio contrátil. Durante a sístole, as forças extravasculares expressivas geradas pelo ventrículo em contração comprimem os vasos e impedem o fluxo, de modo que a circulação da artéria coronária esquerda pode na verdade ser invertida no início da sístole (Figura 38.2). À medida que a pressão aórtica aumenta durante a fase de ejeção da sístole, o fluxo também aumenta. No entanto, o fluxo sanguíneo de pico nas artérias coronárias esquerdas ocorre no início da diástole, quando a pressão aórtica ainda é alta, mas o ventrículo está relaxado, eliminando assim as forças compressivas extravasculares. Nos mamíferos normais, cerca de 80% do fluxo sanguíneo das coronárias esquerdas ocorrem durante a diástole.

Normalmente, as pressões ventriculares direitas são muito menores que as pressões ventriculares esquerdas, de modo que as forças compressivas aplicadas nos vasos sanguíneos são

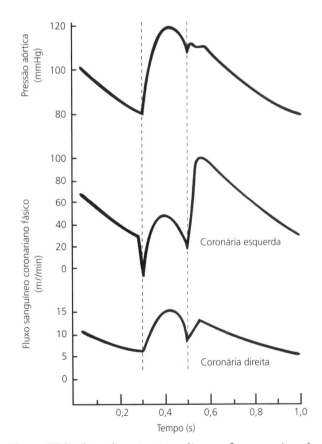

Figura 38.2 Efeitos da contração cardíaca no fluxo sanguíneo das artérias coronárias direita e esquerda. Observe que a maior parte do fluxo sanguíneo do ventrículo esquerdo ocorre durante a diástole, enquanto a maior parte do fluxo sanguíneo do ventrículo direito ocorre na sístole (ver detalhes no texto). A sístole ventricular está representada pelo período entre as linhas tracejadas. Com base na Fig. 20.3, Buss, D.D. (2004), in *Duke's Physiology of Domestic Animals*, 12th edn. (ed. W.O. Reece). Cornell University Press, Ithaca, NY. Reproduzida, com autorização, de Cornell University Press.

menores. Consequentemente, a pressão aórtica é suficiente para superar essas forças e ejetar o sangue nas coronárias direitas durante a sístole. Por esse motivo, o padrão circulatório das coronárias direitas acompanha a pressão aórtica, como também ocorre nos outros leitos vasculares – o fluxo sanguíneo de pico ocorre durante a sístole (Figura 38.2).

Como já foi mencionado, a parede do ventrículo esquerdo é irrigada por artérias intramurais perfurantes, que se originam dos vasos de condutância epicárdicos. A contração do miocárdio gera forças compressivas extravasculares, que são especialmente vigorosas nas camadas subendocárdicas do ventrículo e diminuem a reserva circulatória destas camadas. Entretanto, as características anatômicas e a regulação fisiológica da circulação coronariana dos mamíferos normais compensam essas variações, de modo que o fluxo sanguíneo coronariano seja distribuído uniformemente pela parede ventricular.

Metabolismo miocárdico | Regulador principal do fluxo coronariano

O miocárdio depende do metabolismo aeróbio e isto torna a função cardíaca dependente do fornecimento ininterrupto de oxigênio e combustíveis metabólicos e da eliminação das escórias metabólicas. A extração de oxigênio pelo miocárdio ocorre a uma taxa muito alta (cerca de 75%), em comparação com outros tecidos. Embora a extração de oxigênio possa aumentar em até 90%, os aumentos da demanda de oxigênio pelo miocárdio devem ser atendidos principalmente pela ampliação do fluxo sanguíneo coronariano. Por esse motivo, uma característica importante da circulação coronariana é a relação direta entre fluxo sanguíneo coronariano e consumo de oxigênio pelo miocárdio ($M\dot{V}o_2$). O $M\dot{V}o_2$ é determinado por fatores como frequência cardíaca, nível de contratilidade miocárdica e tensão miocárdica ou estresse da parede ventricular, que está relacionado com a pós-carga (pressão ou resistência aórtica) e, em menor grau, com a pré-carga (volume ventricular diastólico). Desse modo, a alteração de qualquer um desses fatores afeta o $M\dot{V}o_2$ e, consequentemente, o fluxo sanguíneo coronariano (Figura 38.3).

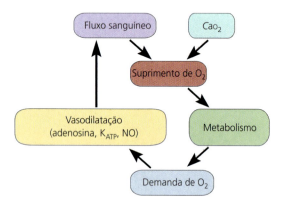

Figura 38.3 Interação de suprimento e demanda de oxigênio como fator determinante do fluxo sanguíneo coronariano. O suprimento de oxigênio é determinado pelo fluxo sanguíneo coronariano e pela concentração de oxigênio arterial (Cao_2). O equilíbrio entre suprimento e demanda de oxigênio determina a quantidade de metabólitos vasodilatadores presentes que, por sua vez, afetam o fluxo sanguíneo e atuam no sentido de equiparar o suprimento à demanda.

Os fatores responsáveis pela equiparação entre o fluxo sanguíneo coronariano e o $M\dot{V}o_2$ não foram completamente esclarecidos, mas parecem estar relacionados principalmente com mecanismos metabólicos. O aumento da razão entre demanda de oxigênio e fluxo sanguíneo (seja em consequência do aumento do $M\dot{V}o_2$ ou da redução do fluxo sanguíneo ou da concentração arterial de oxigênio) provoca liberação de substâncias vasodilatadoras, que reduzem a resistência coronariana. Os mecanismos vasodilatadores importantes incluem as sínteses de **adenosina** e **óxido nítrico** (NO) e a ativação dos **canais de K_{ATP}**, embora suas interações sejam complexas e outros fatores provavelmente também estejam envolvidos (Figura 38.3). Entre esses fatores, as atenções têm sido voltadas especialmente para a adenosina. O aumento da demanda de oxigênio ou a redução do fluxo sanguíneo coronariano aumenta a liberação de adenosina, que atua nos receptores purinérgicos (purinorreceptores) e causam vasodilatação, recuperando ou aumentando o fluxo sanguíneo. Nas células musculares lisas dos vasos sanguíneos, a ativação ou a abertura dos canais de K_{ATP} em consequência da redução dos níveis de ATP causa hiperpolarização, reduzindo a entrada de cálcio pelos canais de Ca^{2+} sensíveis à voltagem presentes na membrana celular. Essa redução da entrada de cálcio diminui sua concentração intracelular e causa relaxamento do músculo liso. Nas membranas das células endoteliais, a abertura ou a ativação dos canais de K_{ATP} parece estar ligada ao aumento da liberação de NO endotelial. Consequentemente, a vasodilatação coronariana atribuída à ativação do canal de K_{ATP} é uma consequência dos seus efeitos na musculatura lisa dos vasos sanguíneos e nas células endoteliais.

A hipoxia sistêmica aumenta o fluxo sanguíneo coronariano e esta resposta também parece envolver parcialmente a ativação dos canais de K_{ATP}. Por outro lado, a hiperoxia causa vasoconstrição coronariana produzida pelo fechamento desses canais. As acidoses respiratória e metabólica causam vasodilatação e aumentam o fluxo sanguíneo coronariano. Dois mecanismos responsáveis por essa resposta vasodilatadora são aumento da produção de adenosina e a ativação dos purinorreceptores, que são desencadeados pela hipoxia.

A suficiência do fluxo sanguíneo coronariano em determinado momento representa o equilíbrio entre fornecimento e demanda de oxigênio. Esse equilíbrio é fundamental, porque a disfunção miocárdica começa quando o fluxo coronariano não é suficiente para atender às demandas metabólicas do miocárdio. A circulação coronariana normalmente tem grande flexibilidade de modo a atender às demandas metabólicas do coração e o fornecimento de oxigênio está diretamente relacionado com o nível de fluxo sanguíneo coronariano. Embora se considere que a demanda de oxigênio seja equivalente ao $M\dot{V}o_2$ em condições normais, nos seres humanos as limitações do fluxo sanguíneo coronariano causadas pelas lesões obstrutivas das coronárias podem resultar em desproporções, de modo que a demanda de oxigênio do miocárdio seja maior que o suprimento de oxigênio. Na maioria das condições, as estruturas principais de regulação do fluxo sanguíneo coronariano são as artérias finas e as arteríolas. As artérias coronárias epicárdicas calibrosas, comumente conhecidas como artérias de condutância, contribuem pouco para a resistência ao fluxo sanguíneo em condições normais.

Regulação neural do fluxo coronariano

A circulação coronariana é relativamente independente da regulação neural central e há predomínio dos mecanismos vasorreguladores locais. Entretanto, os receptores adrenérgicos α (vasoconstritores) e β (vasodilatadores) estão presentes nas artérias coronárias. Desse modo, os efeitos vasculares coronarianos ativados por estímulos adrenérgicos podem modificar ou limitar os mecanismos locais de regulação coronariana. Diversas classes de receptores adrenérgicos tendem a estar localizadas preferencialmente em vários segmentos da circulação coronariana. Por exemplo, embora os **receptores α₁** estejam distribuídos nas artérias e arteríolas coronarianas, os **receptores α₂** são encontrados principalmente nas arteríolas coronarianas de pequeno calibre (menos de 100 μm de diâmetro). Em geral, a estimulação do sistema nervoso simpático causa vasoconstrição branda das artérias coronárias mediada por receptores α.

Na maioria das condições, a ativação dos nervos simpáticos do coração acelera a frequência cardíaca e aumenta a contratilidade miocárdica e, deste modo, acentua a atividade metabólica do coração e resulta no aumento do fluxo sanguíneo coronariano. Essa resposta do fluxo sanguíneo coronariano à estimulação simpática generalizada é uma combinação do efeito vasoconstritor direto da ativação alfa-adrenérgica da circulação coronariana com um efeito vascular coronariano indireto relacionado com as alterações do metabolismo cardíaco e dos metabólitos teciduais vasoativos mediadas pela atividade **beta-adrenérgica**. Em condições normais, os efeitos metabólicos no músculo cardíaco predominam, de modo que a estimulação simpática causa aumentos globais do fluxo sanguíneo coronariano. Contudo, durante o bloqueio beta-adrenérgico para suprimir os efeitos da atividade simpática na frequência e na contratilidade cardíacas, a vasoconstrição é manifestada durante a ativação dos nervos simpáticos, resultando em vasoconstrição coronariana e redução do fluxo sanguíneo. Os efeitos parassimpáticos na vascularização coronariana são brandos e a ativação vagal tem o efeito principal de reduzir a frequência cardíaca.

Autorregulação e reserva coronariana

O coração demonstra **autorregulação** significativa, ou seja, fluxo sanguíneo coronariano relativamente constante, apesar das alterações da pressão de perfusão (ver Capítulo 36). Nos cães, o grau de autorregulação e a faixa de pressões nas quais ela ocorre são ligeiramente menores na circulação coronariana direita que na esquerda, mas os mecanismos responsáveis por estas diferenças são desconhecidos. Alguns mecanismos foram propostos como mediadores potenciais da autorregulação, inclusive P_{O_2}, P_{CO_2} e pH teciduais; adenosina, NO derivado do endotélio; atividade dos canais de K_{ATP}; e tônus miogênico, entre outros. Contudo, nenhum mecanismo ou hipótese explicou totalmente o processo de autorregulação coronariana.

Ainda que as alterações da demanda de oxigênio do miocárdio alterem a posição da curva de pressão-fluxo, a autorregulação é preservada, apenas em um nível diferente de fluxo sanguíneo. Por exemplo, os aumentos do metabolismo miocárdico ampliam o fluxo sanguíneo coronariano, mas o fluxo continua a ter autorregulação, ainda que em torno desse novo fluxo sanguíneo mais volumoso (Figura 38.4). Por outro lado, a vasodilatação coronariana máxima geralmente aumenta em 4 a 5

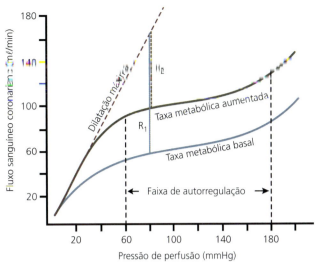

Figura 38.4 Autorregulação do fluxo sanguíneo coronariano e reserva circulatória coronariana. O fluxo sanguíneo coronariano é mantido relativamente constante, apesar das alterações da pressão de perfusão (em determinada faixa de pressões, ou faixa de autorregulação). O consumo crescente de oxigênio pelo miocárdio aumenta o fluxo coronariano, mas a autorregulação é mantida (parte superior da curva). Entretanto, durante a vasodilatação coronariana máxima, a relação de pressão-fluxo torna-se linear. A diferença entre o fluxo durante a autorregulação e o fluxo que é observado durante a dilação máxima corresponde à reserva circulatória coronariana (R_1). A reserva circulatória (R_2) é menor durante os estados de metabolismo exacerbado. Adaptada da Fig. 20.4, Buss, D.D. (2004), in *Duke's Physiology of Domestic Animals*, 12th edn. (ed. W.O. Reece). Cornell University Press, Ithaca, NY. Reproduzida, com autorização, de Cornell University Press.

vezes o fluxo sanguíneo coronariano. Além disso, a curva de pressão-fluxo relativamente plana observada durante a autorregulação transforma-se em outra curva íngreme e linear, com aumentos expressivos do fluxo sanguíneo em resposta a elevação da pressão de perfusão (Figura 38.4). A expressão **reserva circulatória coronariana** refere-se à diferença entre o fluxo coronariano em repouso e o fluxo medido durante a vasodilatação coronariana máxima com a mesma pressão de perfusão. Tecnicamente, a reserva coronária geralmente é expressa como razão entre as resistências coronarianas no estado de controle e durante a vasodilatação coronariana máxima. O conceito de reserva coronariana enfatiza a notável capacidade da circulação coronariana normal de aumentar o fluxo sanguíneo em resposta aos aumentos crescentes do $M\dot{V}_{O_2}$. O aumento do fluxo sanguíneo coronariano produzido pelo $M\dot{V}_{O_2}$ aumentado é comumente referido como hiperemia ativa ou funcional (ver Capítulo 36).

Hiperemia reativa

A expressão **hiperemia reativa** refere-se ao aumento transitório marcante do fluxo sanguíneo coronariano, que ocorre depois da liberação de uma obstrução coronariana de curta duração induzida experimentalmente (ver Capítulo 36). Depois da liberação da obstrução, o fluxo coronariano aumenta rapidamente até um nível máximo (fluxo de hiperemia reativa máxima) e, em seguida, declina gradativamente ao nível de controle (ver Figura 36.4). O fluxo coronariano durante a hiperemia reativa de pico pode ser até 5 vezes maior que o fluxo coronariano basal e é diretamente proporcional à duração da obstrução (até cerca de 30 s). A hiperemia reativa também pode ser demonstrada depois de um período muito breve de obstrução, que se estenda por apenas uma fração de um único período diastólico. A resposta de hiperemia reativa coronariana não é produzida por um único mecanismo ou mediador, mas por vários fatores como resposta miogênica, mediadores metabólicos e fatores biofísicos, cada qual variando em importância, dependendo da duração da obstrução.

Circulação cerebral

> 1 Qual é a vantagem fisiológica de um círculo vascular (polígono de Willis) completo?
> 2 O que constitui a barreira hematencefálica?
> 3 De que maneira a barreira hematencefálica é afetada pela histamina?
> 4 Qual é a importância relativa dos mecanismos de controle neurais e locais na regulação do fluxo sanguíneo cerebral?
> 5 Qual são as respostas dos vasos de resistência cerebrais à hipercapnia e à hipocapnia?
> 6 Quais são alguns dos vasodilatadores metabólicos associados ao aumento do fluxo sanguíneo cerebral em resposta à hipoxia?
> 7 O que é unidade neurovascular?

Considerações anatômicas

A irrigação sanguínea do cérebro origina-se principalmente do círculo arterial cerebral (**polígono de Willis**, Figura 38.5), ou seja, um anel vascular localizado em posição ventral ao hipotálamo. O grau com que esse círculo vascular é completo varia entre as espécies. Nas espécies nas quais o polígono de Willis é completo, o fluxo sanguíneo do cérebro é mantido, mesmo quando há uma obstrução em qualquer ponto isolado do círculo vascular. Em algumas espécies, o círculo arterial é irrigado pelas artérias carótidas internas e pela artéria basilar que, por sua vez, é irrigada pela artéria vertebral. Contudo, em outras espécies, as artérias carótidas internas comunicam-se com outros vasos da cabeça, antes de entrar no polígono arterial. Essas conexões vasculares formam uma rede complexa de vasos, ou *rete mirabile*. A *rete mirabile* pode facilitar a manutenção da temperatura cerebral constante, apesar das condições de estresse com temperatura alta ou baixa.

Líquido cerebrospinal

A circulação cerebral é importante para a produção de **líquido cerebrospinal (LCS)**, que é formado principalmente no plexo coroide por meio de processos de filtração e secreção celular ativa. O LCS preenche e banha os ventrículos cerebrais, o espaço subaracnóideo e o canal central da medula espinal; além disto, ele é reabsorvido principalmente nos seios durais. A função principal do LCS é proteger o cérebro, que fica eficazmente suspenso pelo líquido, de modo que seu movimento em resposta a um choque craniano é limitado. Desse modo, o LCS serve para amortecer o cérebro, limitando as lesões causadas por traumatismo. A pressão do LCS é determinada pelas taxas relativas de produção e drenagem, de modo que qualquer obstrução à drenagem – seja em consequência de traumatismo ou tumores, ou outras lesões que ocupam espaço – pode aumentar sua pressão e causar sinais e consequências clínicas importantes.

Barreira hematencefálica

Os capilares do cérebro têm pouquíssima permeabilidade e este aspecto é referido como **barreira hematencefálica**. Originalmente, a existência da barreira hematencefálica foi sugerida porque a injeção intravascular de corantes ácidos (p. ex., azul tripano) corava todos os tecidos do corpo, exceto o cérebro e a medula espinal. Pesquisas subsequentes demonstraram que água, dióxido de carbono, oxigênio e hormônios esteroides atravessavam facilmente os capilares cerebrais, enquanto a passagem de substâncias fortemente ionizadas, compostos ligados às proteínas ou substâncias de alto peso molecular (acima de 40 kDa) tinham acesso limitado ou impossibilitado. É importante salientar que algumas substâncias como glicose e insulina têm acesso ao cérebro por meio de sistemas de transporte ativo mediado por carreadores, que estão presentes nos capilares cerebrais.

Estruturalmente, a barreira hematencefálica é formada por elementos anatômicos como junções estreitas e escassez de poros e vesículas pinocitóticas nas células do endotélio vascular do cérebro. A permeabilidade limitada da barreira hematencefálica ajuda a manter a composição constante do líquido intersticial do cérebro; contudo, isto também dificulta a penetração de alguns compostos terapêuticos no cérebro e na medula espinal.

Processos patológicos podem alterar ou romper localmente a barreira hematencefálica. Além disso, sua permeabilidade pode ser alterada fisiologicamente pela histamina por suas ações nos receptores H_1, H_2 e H_3. Na circulação cerebral, a resposta à histamina é bifásica. Concentrações relativamente baixas aumentam a permeabilidade das vênulas da pia-máter por ativação dos receptores H_2 das células endoteliais. Por outro lado, concentrações mais altas de histamina reduzem a permeabilidade, aparentemente por ativação dos receptores H_1. Estudos demonstraram a existência de neurônios histaminérgicos no hipotálamo que, em determinadas condições fisiopatológicas, podem ser uma fonte para a liberação local de histamina e as alterações da permeabilidade vascular.

Órgãos periventriculares

Determinadas regiões pequenas do cérebro têm capilares fenestrados e, consequentemente, são permeáveis às moléculas grandes. Essas regiões cerebrais destituídas de barreira hematencefálica geralmente demarcam o sistema ventricular e são

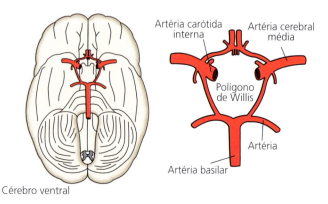

Figura 38.5 Polígono de Willis e irrigação arterial principal do cérebro.

conhecidas como **órgãos circunventriculares (OCVs)**[1]. Os OCVs incluem a hipófise posterior, a área postrema, o órgão vasculoso da lâmina terminal e o órgão subfornicial. Os OCVs secretórios como a hipófise posterior funcionam como áreas a partir das quais os peptídios secretados (inclusive vasopressina e ocitocina) podem entrar na circulação. Outros OCVs contêm receptores para vários hormônios peptídicos (p. ex., angiotensina II) e permitem que estes hormônios circulantes possam comunicar-se com o cérebro.

Controle do fluxo sanguíneo cerebral | Os mecanismos de controle locais predominam

O fluxo sanguíneo cerebral é regulado basicamente por mecanismos locais, enquanto os sistemas reguladores vasculares autônomos desempenham um papel apenas secundário e comparativamente desprezível. Um aspecto singular da circulação cerebral diz respeito ao fato de que o cérebro é extremamente intolerante à isquemia. Por esse motivo, a interrupção do fluxo sanguíneo cerebral provoca perda da consciência em alguns segundos e pode haver destruição tecidual irreversível depois de alguns minutos. Por esse motivo, é importante que o fluxo sanguíneo cerebral seja controlado basicamente por mecanismos locais relacionados com o metabolismo do cérebro.

Fatores de controle neural

Os vasos sanguíneos do cérebro são inervados principalmente pelo sistema nervoso simpático, que é responsável pela vasoconstrição causada pela liberação de norepinefrina e também do neuropeptídio Y (NPY). Entretanto, a quantidade de receptores alfa-adrenérgicos da circulação cerebral é pequena, em comparação com outros sistemas circulatórios. Por esse motivo, o controle simpático dos vasos sanguíneos do cérebro é relativamente inexpressivo. A inervação do sistema nervoso parassimpático origina-se dos nervos faciais, mas seus efeitos no fluxo sanguíneo podem ser pequenos.

Os nervos sensoriais que contêm substância P e peptídio relacionado com o gene da calcitonina (PRGC) também inervam os vasos cerebrais distais. Essas duas substâncias são vasodilatadores potentes. Os distúrbios circulatórios locais resultam na liberação reflexa desses mediadores pelos nervos perivasculares, que ativam os canais de potássio sensíveis ao ATP (K_{ATP}) e, deste modo, causam hiperpolarização e relaxamento das artérias cerebrais.

Mecanismos de controle locais

Os mecanismos de controle locais são os reguladores principais do fluxo sanguíneo do cérebro, especialmente em resposta aos níveis oscilantes de metabolismo local e também às alterações sistêmicas dos gases sanguíneos. A atividade neural e o metabolismo exacerbado causam reduções do ATP, que estimulam a liberação de adenosina e também diminuem a P_{O_2}, aumentam a P_{CO_2} e reduzem o pH dos tecidos. Todos esses fatores provavelmente contribuem para a vasodilatação cerebral.

Vasodilatação cerebral mediada pela hipoxia. O fluxo sanguíneo cerebral aumenta em resposta à hipoxia, provavelmente por causa da elevação das concentrações ou da liberação de diversos vasodilatadores, inclusive adenosina, íons potássio e hidrogênio, prostaglandinas, aminoácidos excitatórios e NO. A adenosina em especial aumenta inicialmente e seus níveis permanecem elevados durante todo o período de hipoxia. Contudo, a importância de todos esses fatores depende da gravidade e da duração da hipoxia, assim como da espécie em questão. Os efeitos cumulativos desses mecanismos variados de vasodilatação metabólica explicam apenas cerca de 50% do aumento global do fluxo sanguíneo em presença de hipoxia.

Além disso, a hipoxia causa efeitos diretos nos miócitos vasculares cerebrais, inclusive reduções modestas do ATP. Embora a magnitude da redução do ATP pareça ser muito pequena para inibir diretamente a contração da musculatura lisa dos vasos sanguíneos, isto pode alterar o transporte de cálcio através da membrana celular. Além disso, a ativação do K_{ATP} e de outros canais de potássio parece desempenhar um papel importante na vasodilatação cerebral em resposta à hipoxia.

A hipoxia pode estimular a produção de NO pelos neurônios e dendritos, células endoteliais microvasculares ou astrócitos que contêm sintetase do óxido nítrico (NOS). Entretanto, a importância do NO na vasodilatação cerebral em resposta à hipoxia é muito menor que seu papel na vasodilatação provocada pela hipercapnia.

A importância relativa de alguns mecanismos que levam à vasodilatação cerebral depende significativamente do diâmetro do vaso. Por exemplo, o grau de redução do ATP é maior nas artérias mais calibrosas e espessas que nas artérias de calibre menor, enquanto a importância dos metabólitos vasodilatadores é maior nos vasos mais finos.

Vasodilatação cerebral induzida pela hipercapnia. O dióxido de carbono é um dos compostos vasodilatadores mais potentes nos vasos cerebrais dos mamíferos e os vasos cerebrais de resistência são extremamente sensíveis, mesmo às elevações brandas da P_{CO_2} arterial. Por exemplo, respirar CO_2 a 7% pode duplicar o fluxo sanguíneo cerebral. O NO desempenha um papel importante na vasodilatação cerebral induzida pela hipercapnia, embora este efeito possa ser permissivo e modulador, em vez de um efeito primário. Além disso, o NO é importante para a vasodilatação induzida pela hipercapnia nas artérias cerebrais de calibre pequeno, enquanto a vasodilatação causada pela hipercapnia das artérias cerebrais calibrosas ocorre por outros mecanismos.

Por outro lado, os decréscimos graduados da P_{CO_2} em consequência da hiperventilação causam reduções proporcionais do fluxo sanguíneo cerebral total. Essas reduções do fluxo sanguíneo cerebral podem estimular reações fisiológicas como respiração ofegante, mas não parecem causar danos ou morte cerebral quando não coexistem outras anormalidades. As alterações do fluxo sanguíneo cerebral causadas pelo CO_2 parecem estar relacionadas principalmente com as variações do pH do líquido extracelular do cérebro.

Esses mecanismos podem ser clinicamente importantes, porque a hiperventilação artificial é utilizada algumas vezes intencionalmente para reduzir a pressão intracraniana depois de um

---

[1] N.R.T.: Os OCVs são classificados funcionalmente como (i) órgãos sensoriais – detectam moléculas circulantes que constituem mensagens geradas perifericamente (área postrema, órgão subfornicial, órgão vasculoso da lâmina terminal); (ii) órgãos secretores – secretam neuro-hormônios e outras moléculas drenadas para a circulação periférica e LCR (órgão subcomissural, hipófise posterior, pineal, eminência mediana). Para revisão: Ganong WF. Clin Exp Pharmacol Physiol 2000;27(5-6): 422-427; Cottrel GT, Ferguson AV. Regul Pept 2004;117(1): 11-23; Sisó S *et al.* Acta Neuropathol 2010;120(6): 689-705; Horsburgh A, Massoud TF. Surg Radiol Anat 2013;35(4): 343-349.

traumatismo cranioencefálico agudo, quando os outros métodos convencionais são ineficazes. A redução da pressão intracraniana durante a hiperventilação é causada pela diminuição de fluxo e volume sanguíneos do cérebro induzidos pela hipercapnia. Entretanto, por causa da reação do cérebro às alterações do pH extracelular, esse efeito benéfico provavelmente tem duração muito pequena. Além disso, a suspensão da hiperventilação deve ser muito gradativa para evitar um aumento reativo de fluxo e volume sanguíneo cerebrais e pressão intracraniana.

Pressão intracraniana. O cérebro e seus vasos sanguíneos estão encarcerados pelo crânio rígido. O conteúdo do crânio não é compressível e, por este motivo e ao contrário da maioria dos outros tecidos, seu volume total é relativamente invariável. Consequentemente, qualquer aumento do aporte de sangue arterial precisa ser compensado pelo aumento simultâneo da drenagem venosa, de modo que o fluxo sanguíneo cerebral total permanece relativamente constante. Por esse motivo, a pressão de perfusão cerebral geralmente é calculada como a diferença entre a pressão arterial e a pressão venosa intracraniana. Qualquer elevação da pressão intracraniana – por exemplo, em consequência de traumatismo ou tumor craniano – pode reduzir expressivamente o fluxo sanguíneo cerebral. Nessas condições, a isquemia cerebral ativa o **reflexo de Cushing**, que consiste em aumentos acentuados da atividade dos nervos simpáticos, da vasoconstrição periférica e da pressão arterial, possivelmente na tentativa de aumentar o fluxo cerebral.

Autorregulação. Autorregulação (ver Capítulo 36) é um elemento significativo da circulação cerebral, embora sua capacidade de autorregulação diminua com a hipercapnia. A faixa de pressões de perfusão na qual a autorregulação ocorre não é invariável. Por exemplo, o aumento prolongado da pressão arterial (p. ex., com hipertensão) acarreta um "reajuste" da faixa de autorregulação para níveis pressóricos mais altos, ajudando a manter o suprimento contínuo de oxigênio e nutrientes ao cérebro. O limite superior de autorregulação também aumenta em consequência da hiperatividade dos nervos simpáticos cervicais.

A autorregulação do fluxo sanguíneo cerebral durante a hipotensão arterial é conseguida por meio da vasodilatação. O PRGC liberado pelas artérias da pia-máter e pelas fibras dos nervos periarteriais contribui para a vasodilatação da microcirculação da pia-máter durante um episódio de hipotensão por meio da ativação dos canais de K_{ATP}. Algumas substâncias adicionais, inclusive adenosina, fator hiperpolarizante dependente do endotélio, peptídio intestinal vasoativo (PIV), AMP cíclico, prostaciclina e ativação dos receptores beta-adrenérgicos pela norepinefrina também causam vasodilatação cerebral, em parte, mediante ativação de canais de K_{ATP}. Adicionalmente, a administração de inibidor da enzima conversora de angiotensina a ratos hipertensos – que reduz a produção do vasoconstritor angiotensina II – causa vasodilatação e diminui o limite inferior de autorregulação cerebral.

Apesar da importância dos fatores metabólicos, nenhum deles pode explicar completamente a autorregulação do fluxo sanguíneo cerebral. Por esse motivo, os mecanismos miogênicos provavelmente contribuem de modo expressivo para a autorregulação cerebral. Os vasos de resistência da circulação cerebral respondem vigorosamente aos aumentos da pressão com vasoconstrição e às reduções da pressão com relaxamento.

Distribuição do fluxo sanguíneo. Embora o fluxo sanguíneo cerebral total seja mantido em níveis relativamente constantes por autorregulação, a distribuição regional do fluxo intracerebral varia com a taxa metabólica. Por exemplo, a contração muscular ou a estimulação sensorial de determinado membro está associada ao aumento do fluxo sanguíneo para a área correspondente do córtex motor ou sensorial, respectivamente. Essas alterações do fluxo provavelmente são mediadas pela liberação de substâncias vasodilatadoras e dependem de uma interação com os astrócitos.

Unidade neurovascular. O equilíbrio entre fluxo sanguíneo e metabolismo do cérebro depende de uma interação singular entre atividade neural, vasos sanguíneos cerebrais e atividade dos astrócitos. Esse **acoplamento neurovascular** complementa os mecanismos de controle metabólicos descritos antes. Os astrócitos estão em contato com os neurônios e seus pseudópodos terminais formam uma bainha descontínua ao redor dos capilares (Figura 38.6). Os neurotransmissores como o glutamato podem ativar os astrócitos, resultando no aumento dos seus níveis de cálcio e, por fim, causando vasodilatação em consequência do relaxamento direto da musculatura lisa vascular, assim como a liberação de vasodilatadores (p. ex., NO e metabólitos do ácido araquidônico). Em geral, a atividade sináptica causa vasodilatação por meio dos mediadores liberados pelos neurônios e astrócitos.

Circulação cutânea

1 De que maneira o fluxo sanguíneo da pele por meio das anastomoses arteriovenosas difere do fluxo sanguíneo nutricional cutâneo?
2 Onde as anastomoses arteriovenosas da pele são mais proeminentes?
3 Como o resfriamento e o aquecimento da pele afetam o tônus vasomotor dos vasos sanguíneos cutâneos?
4 O que significa inflamação neurogênica?

As funções principais da pele são proteger o corpo contra fatores externos e preservar o ambiente interno. As demandas de oxigênio e nutrientes da pele são relativamente pequenas.

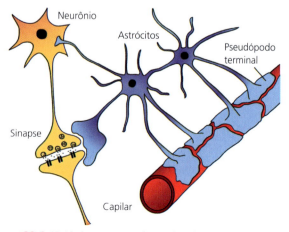

Figura 38.6 Unidade neurovascular. A distribuição do fluxo sanguíneo do cérebro é determinada pelas interações de neurônios, astrócitos e vasos sanguíneos, de modo a equilibrar o fluxo sanguíneo com o metabolismo.

Consequentemente, os fatores metabólicos que afetam o fluxo sanguíneo são relativamente inexpressivos na circulação cutânea. Por outro lado, os fatores neurais – especialmente a reação às alterações da temperatura – são os mecanismos controladores principais do fluxo sanguíneo da pele.

O fluxo sanguíneo total que passa pela circulação cutânea é formado tanto pela circulação nutricional que perfunde os leitos capilares da pele, quanto pelas **anastomoses arteriovenosas (AAVs)** que transferem o sangue entre as artérias e as veias. As AAVs são abundantes na circulação da pele e são especialmente numerosas nos tecidos que desempenham algum papel na termorregulação (p. ex., orelha do coelho), nos quais o fluxo sanguíneo pelas AAVs pode ser acentuadamente maior que o fluxo nutricional. Por causa da grande capacidade circulatória das AAVs, o tônus vasomotor destes vasos afeta profundamente o fluxo sanguíneo cutâneo total e, indiretamente, influencia o fluxo nutricional. O tônus vasomotor das AAVs depende basicamente do nível de atividade vasoconstritora simpática, que é mediada pelos receptores adrenérgicos α_1 e α_2. Por outro lado, a vasoconstrição das arteríolas pré-capilares que controlam o fluxo sanguíneo nutricional é mediada principalmente pelos receptores α_1-adrenérgicos. As quantidades diferentes de receptores adrenérgicos α_1 e α_2 nas AAVs e nas arteríolas podem conferir alguma seletividade ao controle das porcentagens relativas dos fluxos sanguíneos nutricional e derivativo das AAVs.

O controle neural simpático dos vasos anastomóticos é crucial à regulação da temperatura porque permite permuta de calor. A vasoconstrição simpática é significativa em condições de estabilidade térmica em repouso. Em resposta ao frio, aumentos adicionais da atividade do sistema nervoso simpático podem praticamente eliminar o fluxo sanguíneo pelas AAVs, reduzindo o fluxo sanguíneo cutâneo total e conservando calor. Por outro lado, quando há elevação da temperatura, a atividade simpática da pele é inibida e isto causa dilatação acentuada das AAVs e aumenta o fluxo sanguíneo até quatro vezes acima dos níveis normais. Esse aumento do fluxo sanguíneo da pele permite que ocorra perda de calor e contribui para a manutenção da temperatura corporal.

Ao contrário das AAVs, os vasos de resistência da pele dispõem de mecanismos locais de controle da circulação. Por exemplo, esses vasos são autorregulados basicamente por mecanismos miogênicos. Além disso, esses vasos sanguíneos mostram reações como hiperemia reativa. Apesar da existência desses mecanismos de controle locais, o controle neural predomina, mesmo nesses vasos cutâneos.

Além das fibras dos nervos simpáticos, a pele dos mamíferos contém fibras não mielinizadas finas e fibras com cobertura fina de mielina com receptores nociceptivos, que podem contribuir para a vasodilatação em resposta à dor ou aos estímulos deletérios. Essas fibras aferentes contêm substâncias como o PRGC e, em condições normais, liberam este mediador em níveis basais. A ativação desses receptores aumenta acentuadamente a liberação do PRGC, que parece contribuir para a vasodilatação local. A atividade vasoconstritora basal dos nervos simpáticos, que se opõe a essa vasodilatação, tem intensidade baixa e pode ser suplantada no nível local, resultando em vasodilatação final. O significado relativo desses estímulos vasoconstritores e vasodilatadores contrários depende da profundidade dos planos da pele.

O equilíbrio entre a atividade vasoconstritora simpática e a vasodilatação causada pela ativação das fibras nervosas não mielinizadas e das fibras com cobertura fina de mielina pode ser alterado por alguns fatores, inclusive temperatura. Como foi mencionado antes, em resposta ao esfriamento, a atividade dos nervos simpáticos da circulação cutânea aumenta acentuadamente e causa redução profunda do fluxo sanguíneo. Além disso, esse aumento da atividade simpática pode reduzir ou eliminar a vasodilatação local que, em condições normais, é produzida pela estimulação das fibras aferentes finas. Por outro lado, o aquecimento causa redução súbita da atividade vasoconstritora simpática, resultando em vasodilatação mais acentuada quando as fibras aferentes finas são ativadas. Além dos efeitos mediados por mecanismos neurais, a circulação cutânea dilata ou contrai em resposta ao aquecimento ou ao resfriamento local, respectivamente.

A vasodilatação local também é um elemento da resposta da pele aos estímulos nocivos. Outros elementos incluem aumentos locais da permeabilidade capilar, que resultam no extravasamento de plasma e a formação de pápulas. Também nesse caso, a ativação das fibras aferentes finas é importante para o desenvolvimento dessas reações. Além do PRGC, quando essas fibras são ativadas elas liberam substância P, PIV e neurocinina A, que também aumentam a permeabilidade vascular. Esses neuropeptídios também estimulam a adesão dos leucócitos à parede capilar, sua migração para os tecidos intersticiais e liberação subsequente de várias substâncias pelos mastócitos, basófilos e monócitos. Algumas dessas substâncias são vasodilatadores intrínsecos, ou aumentam a permeabilidade vascular. Essa combinação de vasodilatação local, extravasamento de plasma e acumulação de leucócitos nos tecidos é conhecida como **inflamação neurogênica**. Os avanços contínuos em nossos conhecimentos acerca da inflamação neurogênica são importantes para que possamos definir mais claramente a fisiopatologia dos estados patológicos e desenvolver agentes farmacêuticos singulares para alterar a resposta inflamatória da pele.

Circulação dos músculos esqueléticos

1 Quais são os fatores que regulam o tônus vasomotor do músculo esquelético em repouso?

2 O que é a bomba do músculo esquelético e como ela contribui para aumentar o débito cardíaco durante o esforço?

3 Quais são as respostas cardiovasculares associadas à antecipação de um esforço físico?

4 O que significa "vasodilatação de início rápido" com relação ao fluxo sanguíneo da musculatura esquelética?

5 Quais fatores aumentam o fluxo sanguíneo do músculo esquelético durante um esforço moderado?

6 Qual é o efeito global da resposta simpatolítica funcional?

7 Quais são os fatores principais que mantêm o nível alto de fluxo sanguíneo do músculo esquelético durante um esforço moderado?

8 Por que os limites à vasodilatação do músculo durante um esforço intenso podem ser benéficos?

9 Quais são as alterações estruturais que ocorrem nos vasos sanguíneos da musculatura esquelética em resposta ao treinamento por exercícios?

O fluxo sanguíneo do músculo esquelético varia com o tipo de fibra muscular. Por exemplo, nos mamíferos acordados, o músculo altamente oxidativo de contração lenta[2] tem fluxo sanguíneo mais abundante e mais capilares, em comparação com o músculo glicolítico de contração rápida.[3] O fluxo sanguíneo é pequeno em repouso na maioria dos músculos, embora seja relativamente grande nos músculos posturais dos animais que mantêm sua postura (de pé). Um aspecto importante da circulação dos músculos esqueléticos é que o volume do fluxo sanguíneo destes músculos está diretamente relacionado com o nível de atividade metabólica dos músculos (Figura 38.7). Por esse motivo, a variação do fluxo é muito ampla. O fluxo sanguíneo dos músculos pode aumentar em 100 vezes durante um exercício extenuante. A importância relativa dos mecanismos de controle vasculares também varia com o nível de atividade.

Fluxo sanguíneo do músculo esquelético em repouso

O nível do tônus vasomotor dos vasos sanguíneos que irrigam o músculo esquelético em determinado momento reflete o equilíbrio entre os efeitos vasoconstritor e vasodilatador. Em repouso, o fluxo sanguíneo do músculo esquelético é pequeno e uma quantidade expressiva de capilares não é perfundida. Esse fluxo reduzido reflete o nível alto do tônus vasomotor relacionado com fatores como resposta miogênica da musculatura lisa vascular e atividade vasoconstritora simpática mediada pelos receptores adrenérgicos α_1 e α_2. Embora esses efeitos sejam equilibrados pela presença de substâncias vasodilatadoras locais, as concentrações dos vasodilatadores em condições de repouso são relativamente baixas e têm pouca influência no fluxo sanguíneo nestas condições.

---

[2] N.R.T.: Músculo que é resistente à fadiga.
[3] N.R.T.: Músculo que fadiga mais precocemente após início de um exercício.

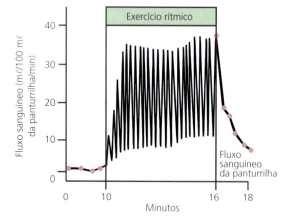

Figura 38.7 O fluxo sanguíneo dos músculos esqueléticos está relacionado com o nível de atividade física. O fluxo sanguíneo do músculo esquelético é pequeno em repouso, mas aumenta acentuadamente durante a atividade física. Observe as alterações pulsáteis do fluxo sanguíneo associadas às contrações musculares rítmicas, que se devem à compressão extravascular periódica a cada contração do músculo. Adaptada de Barcroft, H. and Dornhorst, A.C. (1949) The blood flow through the human calf during rhythmic exercise. *Journal of Physiology* **109**:402-411.

A autorregulação é um aspecto característico da circulação dos músculos esqueléticos em repouso e durante o exercício. A faixa de pressões nas quais os músculos esqueléticos demonstram autorregulação é exígua em repouso, mas durante o exercício – quando o fluxo sanguíneo é abundante – a faixa de pressões nas quais o músculo mantém um fluxo constante é ampliada. A autorregulação da circulação dos músculos esqueléticos parece depender de vários mecanismos, mas a importância de cada um deles varia entre o repouso e o exercício e com o grau de esforço. Por exemplo, a resposta miogênica parece desempenhar um papel importante na autorregulação da circulação dos músculos esqueléticos em repouso, enquanto os fatores metabólicos assumem uma função mais predominante durante o exercício.

Fluxo sanguíneo durante a antecipação de esforço

Algumas das reações cardiovasculares associadas ao exercício podem ser desencadeadas simplesmente pela antecipação do esforço e a magnitude da resposta depende do nível de esforço esperado. Por exemplo, os cães treinados a correr com intensidades moderada a alta foram condicionados com estímulos específicos antes de cada nível de exercício. Quando esses cães estavam em repouso, mas recebiam os estímulos que precediam os exercícios, a pressão arterial, a frequência cardíaca e o fluxo sanguíneo dos músculos aumentavam e alcançavam níveis mais altos quando antecipavam um exercício intenso, em comparação quando esperavam um esforço moderado.

O aumento do fluxo sanguíneo dos músculos durante a antecipação do exercício é atribuído à elevação da pressão arterial e à redução da resistência vascular dos músculos esqueléticos. Em algumas espécies, um sistema colinérgico simpático aumenta o fluxo sanguíneo dos músculos como parte da reação de defesa e alguns autores sugeriram que este sistema possa desempenhar um papel importante na hiperemia antecipatória ao esforço (ver Capítulo 35).

Fluxo sanguíneo durante a transição do repouso ao exercício

O fluxo sanguíneo do músculo aumenta logo depois do início do exercício ("resposta ativa", ou **vasodilatação de início rápido**", VIR). A VIR começa no início do exercício e sua magnitude não está relacionada com o nível de atividade metabólica do músculo exercitado. A VIR parece estar relacionada significativamente com a **bomba de músculo esquelético** (Figura 38.8). A força das contrações musculares rítmicas é transmitida aos vasos sanguíneos locais e causa sua compressão. Essa compressão fásica dos vasos sanguíneos durante o exercício, além do impedimento ao fluxo retrógrado em consequência das válvulas venosas, aumenta a drenagem venosa do músculo durante a contração muscular, enquanto o relaxamento do músculo aumenta a irrigação arterial.

A função potencial do NO liberado pelas células endoteliais dos vasos sanguíneos na VIR ainda não foi definida definitivamente. Contudo, alguns autores sugeriram que o aumento do fluxo sanguíneo causado pela bomba muscular poderia produzir aumentos do estresse de cisalhamento suficientes para formar NO. A iniciação da contração muscular também libera K^+, que causa dilatação das arteríolas proximais. Em seguida, o sinal elétrico espalha-se pelas junções dos espaços endoteliais e chega

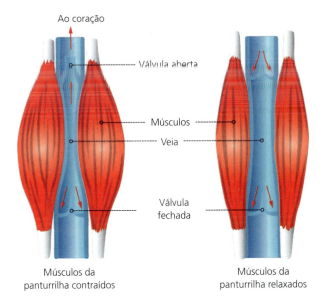

Figura 38.8 Bomba muscular. A contração rítmica do músculo esquelético aumenta o retorno venoso ao coração.[4] Enquanto o músculo está relaxado, as válvulas estão fechadas e impedem o fluxo retrógrado. A contração muscular comprime o vaso e força o sangue a atravessar a válvula superior na direção do coração; o fechamento da válvula inferior impede que o sangue reflua. Fonte: Intervention IQ. © Intervention IQ, www.iqonline.eu; reproduzida com autorização.

às células musculares lisas. Por fim, essa **vasodilatação conduzida** faz com que os vasos proximais dilatem, aumentando ainda mais o fluxo sanguíneo.

Fluxo sanguíneo durante esforço moderado

O fluxo sanguíneo dos músculos durante um esforço submáximo depende da intensidade do exercício e da atividade metabólica do músculo. O aumento do fluxo sanguíneo é causado por uma combinação da elevação do débito cardíaco, elevação da pressão arterial, redução da resistência vascular dos músculos e vasoconstrição de outros sistemas vasculares. O débito cardíaco aumenta em consequência da aceleração da frequência cardíaca e do aumento da contratilidade cardíaca. A bomba muscular aumenta o retorno venoso ao coração e também contribui para o aumento do débito cardíaco por meio do mecanismo de Frank-Starling; isto pode fornecer até 50% da energia necessária para bombear o sangue. O aumento do fluxo sanguíneo é direcionado preferencialmente aos músculos que estão envolvidos ativamente no exercício.

A redução da resistência vascular dos músculos exercitados é altamente dependente dos mecanismos de controle vascular locais, inclusive fatores metabólicos produzidos pelas células musculares exercitadas, alterações da atividade neural e bomba muscular. Os fatores vasodilatadores incluem redução da Po_2 e

---

[4] N.R.T.: Adicionalmente, é importante fazer aos alunos, nesse tópico, considerações sobre a eficiência do retorno venoso ao coração a partir dos membros inferiores no ser humano e dos membros anteriores e posteriores nos mamíferos tetrápodes durante a imersão. Considerando que o empuxo (flutuação) é uma força que se opõe à gravidade e que durante a imersão o efeito da gravidade sobre o corpo é reduzido, conclui-se que o retorno venoso aumentaria, como previamente relatado. [Myers JW. J Appl Physiol 1967;22(3): 573-579; Pendergast DR, Lundgen CEG. J Appl Physiol 2009;106(1): 276-283; Millis D, Levine D. Canine Rehabilitation and Physical Therapy, 2nd edition, Elsevier.]

do pH dos tecidos e o aumento da Pco_2 tecidual, bem como alterações da osmolalidade e dos níveis de K^+, histamina, cininas, fosfatos e prostaciclina. Além disso, o ATP e seus metabólitos (ADP, AMP, adenosina) são vasodilatadores potentes encontrados em concentrações relativamente altas no sangue venoso que retorna do músculo exercitado. A literatura sobre adenosina como regulador local do fluxo sanguíneo do músculo é complexa e contraditória. Contudo, existem diversas evidências sugerindo que a adenosina desempenhe um papel significativo na regulação vascular em condições nas quais o fornecimento de oxigênio está reduzido. Em geral, acredita-se que esses metabólitos atuem diretamente no músculo liso vascular, ou por meio das células endoteliais para induzir vasodilatação. Em condições fisiológicas, várias substâncias metabólicas atuam simultaneamente e a importância de cada metabólito provavelmente é variável, dependendo da duração do exercício. É importante ressaltar que nenhum metabólito isolado foi associado separadamente ao grau de vasodilatação associada ao exercício. Aparentemente, há redundância expressiva dos diferentes sinais vasodilatadores, de modo que, se um estiver bloqueado, os demais podem continuar a produzir os fluxos sanguíneos normais.

O exercício está associado ao aumento da atividade simpática, que é proporcional à intensidade do esforço. Embora seja esperado que o aumento da atividade simpática causasse vasoconstrição em consequência da liberação de norepinefrina aos receptores α_1 e α_2, os metabólitos locais inibem este efeito e esta condição é conhecida como **simpatólise funcional**. Com a simpatólise funcional, a vasoconstrição adrenérgica é inibida pelas substâncias metabólicas do músculo. Além disso, os vasos sanguíneos do músculo esquelético têm receptores β_2, cuja ativação causa vasodilatação em resposta aos níveis moderados de epinefrina circulante. O efeito final da simpatólise funcional e da ativação dos receptores β_2 é preservar a circulação do músculo exercitado da vasoconstrição, que geralmente é causada pelo aumento generalizado da atividade do sistema nervoso simpático.

Fora da circulação dos músculos esqueléticos, a vasoconstrição simpática que ocorre durante o esforço e o aumento do débito cardíaco resultam em aumentos moderados da pressão arterial sistêmica. A elevação da pressão arterial, quando combinada com a vasoconstrição de outros sistemas vasculares, embora concorrendo com a vasodilatação do músculo exercitado e o efeito da bomba muscular, ajuda a aumentar o fluxo sanguíneo do músculo esquelético exercitado a níveis moderados. Como foi mencionado antes, esse aumento do fluxo sanguíneo é distribuído preferencialmente aos músculos envolvidos ativamente no exercício, especialmente aos músculos com porcentagens mais altas de fibras altamente oxidativas.

Fluxo sanguíneo durante exercício muito intenso

O exercício em um nível de intensidade muito alto pode causar aumentos adicionais do fluxo sanguíneo dos músculos. Entretanto, a ampliação do fluxo sanguíneo durante o exercício intenso é significativamente menor que a que pode ser alcançada com a vasodilatação máxima do músculo isolado. Essa limitação fisiológica aparente dos aumentos do fluxo sanguíneo dos músculos durante o exercício intenso é importante para preservar a pressão arterial. Quando massas consideráveis de músculo esquelético são envolvidas no exercício, a vasodilatação máxima de grande parte dos vasos sanguíneos periféricos poderia causar reduções expressivas da pressão arterial e, deste modo, acarretar um efeito fisiologicamente indesejável. Por causa das limitações do aumento máximo do fluxo sanguíneo dos músculos, as demandas metabólicas do músculo durante exercícios muito intensos podem ser maiores que o nível do fluxo sanguíneo arterial.

Efeitos do treinamento com exercícios

O treinamento com exercícios não causa alterações do fluxo sanguíneo dos músculos em repouso. Entretanto, a antecipação do exercício causa aumentos mais expressivos do fluxo sanguíneo dos músculos e redistribuição mais acentuada do fluxo nos músculos dos animais treinados com exercícios. Além disso, o treinamento com exercícios aumenta os mecanismos autorreguladores. Esse tipo de treinamento causa alterações estruturais e funcionais na circulação dos músculos esqueléticos. Estruturalmente, a quantidade de capilares dos músculos que se submetem ao aumento mais expressivo da atividade durante o treinamento e, funcionalmente, a capacidade do fluxo sanguíneo aumentam nos músculos condicionados.

Durante o exercício com intensidade submáxima, o fluxo sanguíneo total dos músculos dos animais treinados com exercícios não é diferente, ou é menor que o fluxo observado nos animais não treinados. Contudo, os exercícios de resistência e corrida de velocidade causam aumentos mais expressivos do fluxo sanguíneo do músculo durante um exercício intenso, em comparação com os aumentos que ocorrem sem treinamento com exercício. O treinamento com exercícios de resistência e corrida de velocidade acarretam padrões diferentes de recrutamento muscular e, com estes dois tipos de exercício, o aumento da capacidade do fluxo sanguíneo do músculo localiza-se nos músculos que têm níveis altos de atividade metabólica durante os episódios de treinamento.

O aumento mais expressivo do fluxo sanguíneo muscular máximo dos animais treinados com exercícios requer aumentos mais acentuados do débito cardíaco, em comparação com os animais que não são treinados. A redistribuição do débito cardíaco para fora dos tecidos não exercitados e na direção dos músculos em atividade é semelhante, em comparação com as intensidades relativas comparáveis de exercício (*i. e.*, intensidade absoluta maior depois do treinamento). Desse modo, depois do treinamento com exercício, um animal tem mais capacidade de esforço máximo. Entretanto, quando os animais treinados e não treinados correm a 100% de sua capacidade própria, o fluxo sanguíneo visceral diminui proporcionalmente, mas o fluxo sanguíneo dos músculos exercitados é maior em consequência do débito cardíaco mais alto. A capacidade de sustentar um débito cardíaco máximo mais alto depende da melhoria da função cardíaca e da ampliação da capacidade da bomba muscular esquelética de aumentar o retorno venoso ao coração. O aumento do fluxo sanguíneo total dos músculos durante o exercício acompanha-se do redirecionamento ampliado do fluxo no músculo para as fibras com atividade metabólica alta e pode ser afetado pelo tipo de treinamento com exercício. Por exemplo, o treinamento por corrida de velocidade causa redirecionamento preferencial do fluxo no músculo para as fibras menos oxidativas, enquanto os exercícios de resistência parecem causar redirecionamento do fluxo para as fibras mais oxidativas. O treinamento aeróbio também acentua os efeitos da vasodilatação mediada pelo NO liberado pelo endotélio, por meio da expressão mais acentuada

da NOS das células endoteliais. Contudo, o exercício não altera a reatividade dos vasos sanguíneos aos compostos vasodilatadores independentes do endotélio.

Circulação esplâncnica

> 1 Quais são os componentes da circulação esplâncnica?
>
> 2 Como o fluxo sanguíneo esplâncnico está relacionado com a atividade metabólica?
>
> 3 Quais são os vasodilatadores principais que podem ser liberados durante o processo da digestão?
>
> 4 Quais são alguns dos estímulos que desviam o sangue dos vasos de capacitância esplâncnicos para a circulação central e como o baço contribui para esta resposta?
>
> 5 O que acontece com o fluxo sanguíneo esplâncnico durante o exercício?
>
> 6 Quais são as fontes de suprimento de sangue para o fígado?
>
> 7 O que é a resposta de amortecimento arterial hepático?
>
> 8 Como a redução do fluxo sanguíneo da veia porta causa dilatação das artérias hepáticas?

A circulação esplâncnica inclui os sistemas vasculares do trato gastrintestinal, baço, pâncreas e fígado. Como também ocorre com a circulação renal, o fluxo sanguíneo da circulação esplâncnica tem duas funções principais. Ele é importante para o fornecimento de oxigênio e nutrientes aos tecidos e para a sustentação da absorção de substâncias no trato gastrintestinal. Essa circulação é singular porque contém dois leitos capilares dispostos em série; os fluxos venosos provenientes dos leitos capilares do trato gastrintestinal, do baço e do pâncreas combinam-se para constituir uma fonte significativa de irrigação sanguínea aos capilares hepáticos por meio da veia porta.

Circulação intestinal
Considerações anatômicas
A irrigação sanguínea do intestino é fornecida pelas artérias celíaca e mesentéricas cranial e caudal (Figura 38.9A). Entre as artérias pequenas do tubo gastrintestinal, há uma rede intercomunicante, que provavelmente reduz a possibilidade de que regiões específicas do sistema gastrintestinal entrem em isquemia. Contudo, nas vilosidades intestinais, os vasos sanguíneos formam um sistema de permuta por contracorrente, no qual artérias e veias estendem-se em direções contrárias (Figura 38.9B). Em combinação com os capilares altamente permeáveis, essa disposição facilita a absorção dos solutos e da água pelo intestino. Entretanto, quando o fluxo sanguíneo é pequeno, o oxigênio também pode difundir-se das artérias para as veias, causando hipoxia nas extremidades das vilosidades. Por esse motivo, as reduções profundas e prolongadas do fluxo sanguíneo intestinal (p. ex., hemorragia) podem causar necrose do intestino.

Autorregulação
O fluxo sanguíneo esplâncnico é relativamente bem preservado, apesar das variações da pressão arterial (autorregulação), embora o grau de autorregulação da circulação esplâncnica seja menor que o do coração e dos rins. O mecanismo principal da autorregulação intestinal provavelmente é metabólico e está relacionado com mediadores como a adenosina, que pode

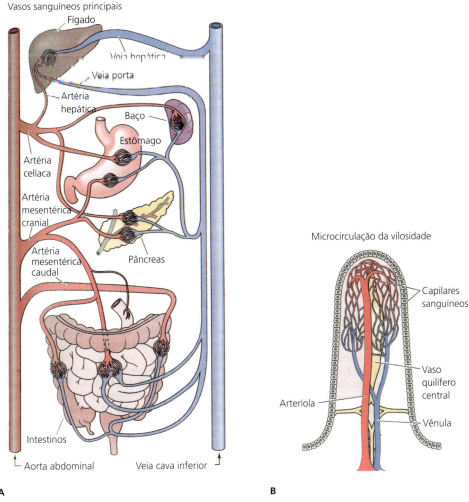

Figura 38.9 Circulação esplâncnica. **A.** Vasos principais da circulação esplâncnica. **B.** Microcirculação da vilosidade. Adaptada de Boron, W.F. and Boulpaep, E.L. (eds.) (2012) *Medical Physiology*, 2nd edn, updated. Saunders Elsevier, Philadelphia. Com autorização de Elsevier.

dilatar a circulação mesentérica, assim como K⁺ e aumentos da osmolalidade. As respostas miogênicas provavelmente também desempenham um papel importante.

O fluxo sanguíneo intestinal está relacionado com o metabolismo

O fluxo sanguíneo esplâncnico está diretamente relacionado com a atividade metabólica. O fluxo é pequeno no animal não alimentado, mas pode aumentar em até 8 vezes depois da ingestão de alimentos (**hiperemia pós-prandial**). A atividade digestiva aumenta o metabolismo e o mesmo ocorre com as concentrações dos mediadores vasodilatadores locais (inclusive adenosina e CO_2) e, consequentemente, amplia o fluxo sanguíneo. A adenosina pode causar vasodilatação por seus efeitos diretos por meio dos receptores purinérgicos, ou indiretamente por meio da liberação de NO. Esse último mediador parece ser importante para os aumentos do fluxo sanguíneo causados pela alimentação. Além disso, a absorção de nutrientes aumenta a osmolalidade, que também estimula o fluxo sanguíneo. No caso dos animais ruminantes, o entendimento da regulação do fluxo sanguíneo é ainda mais complicado pelo fato de que diversos produtos da fermentação no rúmen (inclusive CO_2 e ácidos graxos) também atuam como vasodilatadores na circulação dos ruminantes.

A secreção de alguns hormônios gastrintestinais durante a digestão também contribui para a hiperemia pós-prandial. Por exemplo, a colecistocinina e a neurotensina, além de suas ações gastrintestinais, causam vasodilatação. As cininas vasodilatadoras também são liberadas pelo intestino. Além disso, as prostaglandinas podem contribuir para o aumento do fluxo sanguíneo, embora seja possível que estes efeitos sejam mediados indiretamente por um aumento dos metabólicos, em consequência dos aumentos do transporte e do metabolismo. Por fim, a presença de gordura do lúmen gastrintestinal estimula a liberação do vasodilatador neurotensina. Esses fatores atuam simultaneamente por mecanismos complexos para causar hiperemia pós-prandial.

Os processos da digestão resultam na secreção de mediadores químicos pelos nervos e tecidos locais do trato gastrintestinal. A estimulação mecânica do intestino delgado do gato aumenta o fluxo sanguíneo por meio da secreção de serotonina pelas células enterocromafins. Por sua vez, a serotonina estimula a liberação do vasodilatador PIV pelas terminações nervosas.

Muitos outros mediadores químicos podem alterar o fluxo sanguíneo do trato gastrintestinal em situações especiais. A substância P é liberada pelas terminações periféricas dos neurônios aferentes primários e causa vasodilatação por meio dos receptores NK_1. Do mesmo modo, o PRGC é um vasodilatador

dos neurônios intrínsecos e das terminações periféricas dos neurônios aferentes espinais. Embora a vasodilatação induzida pela substância P e pelo PRGC pareça ser importante para o aumento do fluxo sanguíneo associado à inflamação ou à estimulação nociceptiva do lúmen intestinal, sua importância em condições normais não está definida.

Fatores responsáveis pelo controle neural

Alterações recíprocas do sistema nervoso autônomo também contribuem para a hiperemia pós-prandial. A alimentação e a digestão estão associadas à redução da atividade simpática, atenuando a vasoconstrição mediada pelos receptores alfa-adrenérgicos. Ao mesmo tempo, a atividade do sistema nervoso parassimpático e a liberação de acetilcolina aumentam, causando indiretamente vasodilatação atribuível aos aumentos da atividade secretória, da motilidade e do metabolismo dos tecidos gastrintestinais.

O NPY está presente no sistema nervoso intrínseco do trato gastrintestinal (entérico) (ver Capítulo 42) e nos neurônios pós-ganglionares simpáticos, onde é coliberado (o NPY) com a norepinefrina. O efeito direto do NPY nos vasos sanguíneos é vasoconstritor, mas em concentrações mais altas (como também ocorre com a norepinefrina), o NPY atua nos autorreceptores das terminações pré-sinápticas e inibe a liberação do neurotransmissor. Por esse motivo, na maioria das condições fisiológicas, o NPY e a norepinefrina causam um efeito vasoconstritor combinado; contudo, em níveis altos, o NPY (e a norepinefrina) podem reduzir ainda mais a liberação dos transmissores.

Circulação hepática

Considerações anatômicas

A circulação hepática caracteriza-se por irrigação sanguínea dupla originada da artéria hepática e da **veia porta**, que fornece cerca de 75% do seu fluxo sanguíneo. Contudo, como o fluxo sanguíneo porta já passou pelos capilares intestinais, a maior parte do suprimento de oxigênio levado ao fígado provém da artéria hepática. O suprimento total de sangue e o volume sanguíneo contido no fígado representam cerca de 25% do débito cardíaco e este órgão é responsável por 20% do consumo total de oxigênio no corpo. Por esse motivo, a regulação do suprimento de sangue total ao fígado e sua capacitância circulatória são muito importantes para a função hepática normal e para a estabilidade do sistema cardiovascular.

Outro aspecto singular da circulação hepática é que a rede capilar do fígado é formada por **sinusoides**, que convergem para formar as vênulas hepáticas. A resistência proximal gerada por esses sinusoides é muito maior que a resistência distal, de modo que a pressão sinusoidal é baixa e apenas ligeiramente maior que a pressão venosa. Os sinusoides são altamente fenestrados e, por isto, são muito permeáveis e permitem trocas rápidas entre o sangue e os hepatócitos. Contudo, eles também são muito sensíveis às alterações da pressão venosa central, que alteram a pressão capilar e, consequentemente, provocam variações expressivas na troca de líquidos por meio dos sinusoides (ver Capítulo 36). Por exemplo, a elevação da pressão venosa central que ocorre com a insuficiência cardíaca direita causa transferência significativa de líquidos dos sinusoides para a cavidade peritoneal e isto é responsável pelo acúmulo de líquido na cavidade abdominal que configura a instalação/formação da ascite (*askites*, do grego).

Relação recíproca entre os fluxos sanguíneos da artéria hepática e da veia porta

O fluxo sanguíneo da artéria hepática está inversamente relacionado com o volume de fluxo da veia porta (**resposta de amortecimento da artéria hepática, RAAH**). A RAAH é tão potente que a duplicação do fluxo da veia porta pode causar vasoconstrição máxima da artéria hepática, enquanto o fluxo reduzido da veia porta pode acarretar dilatação máxima desta artéria. Além disso, a RAAH pode causar uma redução de até 60% no fluxo sanguíneo da veia porta quando o volume sanguíneo da artéria hepática aumenta. A adenosina desempenha um papel muito importante. Esse mediador é liberado no espaço perivascular de Mall, onde é eliminada a uma taxa proporcional ao fluxo porta. Desse modo, a redução do fluxo venoso porta faz com que menos adenosina seja eliminada na corrente sanguínea, enquanto o aumento resultante da adenosina causa dilatação da artéria hepática. Por outro lado, os aumentos do fluxo da veia porta aceleram a eliminação da adenosina, resultando em aumento da resistência da artéria hepática e redução do fluxo sanguíneo. Essa relação recíproca é um mecanismo importante para a manutenção da capacitância global da circulação hepática em um nível relativamente constante.

Autorregulação

Como a veia porta não consegue controlar a velocidade com que recebe seu fluxo sanguíneo dos órgãos viscerais, a autorregulação não ocorre nesta circulação. Contudo, o fluxo sanguíneo da artéria hepática é autorregulado na tentativa de manter a perfusão hepática total a uma taxa constante. A adenosina é um componente importante da autorregulação da artéria hepática. Como já foi mencionado, a redução da pressão arterial diminui o fluxo da artéria hepática e isto resulta em menos decomposição da adenosina, vasodilatação da artéria hepática e manutenção do fluxo arterial hepático em um nível relativamente constante. Em vista desse mecanismo de autorregulação para manter a perfusão hepática constante (cerca de 1 mℓ/minuto por grama de tecido), o fígado é um órgão singular porque responde ao aumento da demanda metabólica aumentando a extração de oxigênio, em vez de ampliar seu fluxo sanguíneo. Por sua vez, a manutenção do fluxo sanguíneo hepático total em níveis relativamente constantes estabiliza alguns aspectos da função hepática.

Óxido nítrico

O NO liberado pelas células do endotélio vascular não parece desempenhar um papel importante na regulação da capacitância da circulação hepática. Além disso, a veia porta não parece ser sensível ao NO. Entretanto, esse mediador contribui para a regulação da resistência da artéria hepática em condições basais e pode aumentar sua importância em determinadas condições fisiopatológicas. Os hepatócitos e as células endoteliais hepáticas normalmente têm atividade constitutiva de NOS dependente do cálcio e podem liberar quantidades modestas de NO. Com alguns tipos de hipertensão porta, a quantidade de NO liberado pela NOS constitutiva pode aumentar a níveis citotóxicos. Além disso, a NOS independente do cálcio pode ser induzida nos hepatócitos por estímulos como inflamação, exposição às endotoxinas ou citocinas e por reperfusão depois da isquemia. O aumento expressivo do NO liberado pelos hepatócitos por meio dessa via induzível pode causar citotoxicidade nessas condições.

A circulação esplâncnica contribui para a homeostasia cardiovascular

A circulação esplâncnica desempenha um papel importante como reservatório de sangue e segmento determinante da resistência vascular. O sistema vascular esplâncnico dos cães normalmente contém mais de 20% do volume sanguíneo, principalmente no lado venoso da circulação. A estimulação dos receptores alfa-adrenérgicos simpáticos reduz significativamente a capacitância venosa, sem alterar o fluxo sanguíneo da artéria hepática; além disto, este estímulo pode mobilizar até metade desse volume em resposta à hipoxia grave, ao exercício intenso ou à hemorragia. Principalmente nas espécies como cães, cavalos, carneiros, gatos e cobaias, o baço é um componente importante dessa resposta e transfere sangue rico em hemácias para a circulação central. A contração dos vasos esplâncnicos em resposta ao exercício vigoroso de um cão, cavalo ou carneiro aumenta a concentração de hemoglobina do sangue circulante entre 20 e 50%, com aumentos correspondentes da capacidade de transportar oxigênio.

A vasoconstrição dos vasos esplâncnicos também contribui expressivamente para os ajustes circulatórios ao exercício e à hemorragia. A vasoconstrição simpática pode reduzir o fluxo sanguíneo esplâncnico a menos de 25% de seu nível em repouso. Os níveis elevados de angiotensina II e vasopressina circulantes também podem contribuir para essa reação. Em conjunto, esses mecanismos permitem a redistribuição do fluxo sanguíneo para outros sistemas vasculares, inclusive cérebro e músculos cardíaco e esquelético.

Circulações fetal e neonatal

> 1 Qual é o *shunt* formado pelo canal arterial durante a vida fetal?
> 2 Qual é o mecanismo do fechamento fisiológico do forame oval depois do nascimento? De que maneira ele difere do fechamento anatômico do forame oval?
> 3 Quais são a localização e a função do ducto venoso?
> 4 De que maneira as resistências arteriais pulmonar e sistêmica e a pressão arterial do feto diferem das que ocorrem nos adultos?
> 5 Qual é o mecanismo principal que causa o fechamento do canal arterial?
> 6 Quais são as duas alterações principais que ocorrem no padrão hemodinâmico fetal por ocasião do parto?
> 7 Onde a concentração de oxigênio do sangue fetal é mais alta?
> 8 Qual porcentagem do débito cardíaco fetal é dirigido à placenta por meio das artérias umbilicais?

Circulação fetal

A fisiologia do sistema cardiovascular fetal apresenta diversos contrastes com as do lactente recém-nascido e do adulto. Um aspecto importante desse sistema é que o feto recebe sangue oxigenado e nutrientes da placenta, em vez dos pulmões. Um aspecto compatível com isso é que o fluxo sanguíneo dos pulmões fetais é pequeno, enquanto o volume de sangue que perfunde a placenta é grande. A resistência vascular pulmonar e a pressão arterial do feto são altas e a pressão arterial pulmonar é maior que a pressão aórtica. A resistência vascular pulmonar alta do feto está relacionada principalmente com a vasoconstrição pulmonar hipóxica (ver Capítulos 23 e 37) e, até certo ponto, com a impossibilidade de expandir os pulmões fetais. Por outro lado, a resistência vascular sistêmica e a pressão arterial do feto são baixas, em grande parte devido à resistência vascular muito baixa na circulação placentária. O efeito hemodinâmico da resistência vascular placentária baixa é especialmente marcante porque uma porcentagem expressiva (cerca de 45% do débito cardíaco) do débito somado dos dois ventrículos flui através do cordão umbilical para a placenta, que é a estrutura encarregada de funcionar como "pulmão fetal".

A circulação fetal também se caracteriza pela existência de vários *shunts* importantes. Dois desses *shunts* – **forame oval** e **canal arterial** – fazem com que os ventrículos direito e esquerdo do feto operem como bombas paralelas, em vez de funcionarem como bombas em série como ocorre nos adultos (Figura 38.10). O terceiro *shunt* da circulação fetal é o **ducto venoso**,[5] um conduto de resistência baixa que permite que uma porcentagem significativa do sangue oxigenado da veia umbilical seja desviada do fígado fetal e entre diretamente na veia cava caudal. Esses *shunts* e o trajeto do sangue estão ilustrados nas Figuras 38.10 e 38.11.

O sangue relativamente oxigenado proveniente do ducto venoso reúne-se na veia cava caudal com o sangue originado dos membros inferiores e das veias hepáticas e continua seu trajeto ao coração (Figura 38.11). Normalmente, a pressão do átrio direito do feto é maior que a pressão do átrio esquerdo, permitindo que o sangue flua do átrio direito ao esquerdo por um retalho aberto no forame oval. Anatomicamente, o forame oval está situado no trajeto do sangue que sai da veia cava caudal e transporta sangue relativamente bem oxigenado do ducto venoso. A tendência de que esse sangue relativamente oxigenado originado da veia cava caudal seja levado preferencialmente para o forame oval é aumentada ainda mais pela crista divisória (*crista dividens*) do septo interatrial. Por esse motivo, a maior parte do sangue originado da veia cava caudal é dirigida pelo forame oval ao átrio esquerdo e, em seguida, para o ventrículo esquerdo. Consequentemente, a P_{O_2} e a saturação de oxigênio do sangue do ventrículo esquerdo fetal são relativamente altas (Figura 38.11). Por outro lado, a saturação de oxigênio do sangue da veia cava caudal é muito menor, em consequência do consumo alto de oxigênio pelo cérebro em desenvolvimento.

---

[5] N.R.T.: Comunicação vascular entre a veia umbilical e a veia cava caudal ou inferior.

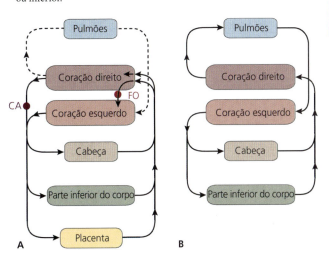

Figura 38.10 Padrões circulatórios do feto (**A**) e do adulto (**B**). CA, canal arterial; FO, forame oval. Observe que, no feto, os ventrículos direito e esquerdo bombeiam em paralelo, enquanto nos adultos eles estão dispostos em série.

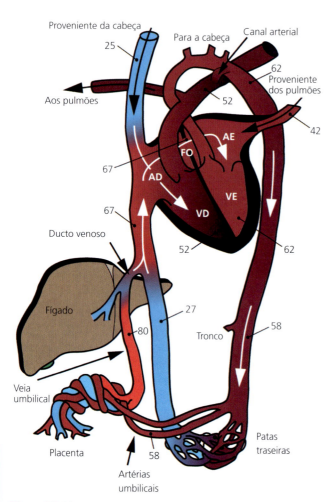

Figura 38.11 Anatomia da circulação fetal. FO, forame oval; AE, átrio esquerdo; VE, ventrículo esquerdo; AD, átrio direito; VD, ventrículo direito. Os números indicam a saturação percentual de oxigênio. Adaptada de Cunningham, J.G. (1997) *Textbook of Veterinary Physiology*, 2nd edn. W. B. Saunders, Philadelphia. Com autorização de Elsevier. Os valores da saturação de oxigênio foram retirados de Dawes, G.S., Mott, J.C. and Widdicombe, J.G. (1954). The foetal circulation in the lamb. *Journal of Physiology* **126**:563-587.

A localização anatômica da entrada da veia cava caudal no átrio direito explica a circulação preferencial da maior parte do sangue da veia cava cranial para o ventrículo direito. Desse modo, a saturação de oxigênio do sangue do ventrículo direito é menor que a do ventrículo esquerdo.

O ducto arterial[6] forma um conduto vascular entre a artéria pulmonar e a aorta. No feto, o ducto arterial permite que o sangue circule da artéria pulmonar sob alta pressão para a aorta sob pressão mais baixa. Fisiologicamente, o canal arterial constitui uma via para que o sangue da artéria pulmonar fetal seja desviado do leito vascular de alta resistência do pulmão fetal e, em vez disto, circule para dentro da aorta distal às origens das artérias coronárias e do tronco braquiocefálico. Na verdade, apenas 10 a 12% do sangue circulam pelos pulmões fetais.

As funções do forame oval e do canal arterial do feto estão diretamente relacionadas. Durante a sístole ventricular, o sangue relativamente bem oxigenado do ventrículo esquerdo é ejetado

---

[6] N.R.T.: Também podemos referir como canal arterial ou ducto arterioso (*ductus arteriosus*, do latim).

dentro da croça aórtica. Os primeiros vasos que se originam da aorta são as artérias coronárias e o tronco braquiocefálico (não ilustrado na Figura 38.11), que recebem a maior parte deste fluxo, de modo que o coração e o cérebro em desenvolvimento são beneficiados pelo recebimento de sangue comparativamente bem oxigenado. Teleologicamente, essa relação poderia parecer vantajosa para esses órgãos, mas ela não é essencial à sobrevivência ou à continuação do desenvolvimento fetal, porque fetos que não têm essa direção preferencial do fluxo por causa de malformações congênitas continuam seu desenvolvimento até o termo da gestação. O forame oval também é importante para o desenvolvimento do ventrículo esquerdo normal. Com o aumento de volume fornecido ao ventrículo esquerdo, o fluxo de sangue pelo forame oval é importante para estimular o crescimento e o desenvolvimento normais desta câmara cardíaca fetal.

Alterações circulatórias durante o nascimento

O parto está associado a alterações rápidas e profundas do padrão hemodinâmico fetal. A expansão dos pulmões e o aumento correspondente da P_{O_2} arterial e alveolar depois do nascimento contribuem para as reduções marcantes da resistência vascular pulmonar e da pressão arterial pulmonar. A pressão arterial pulmonar continua a declinar ao longo da primeira ou segunda semana subsequente. Por outro lado, a pressão arterial sistêmica aumenta depois do nascimento. Os vasos umbilicais são altamente sensíveis a traumatismo, catecolaminas, angiotensina, bradicinina e alterações da P_{O_2}. Esses vasos contraem vigorosamente durante o nascimento, reduzindo o risco de hemorragia dos animais recém-nascidos. O aumento imediato da pressão arterial sistêmica depois do nascimento deve-se em parte à eliminação do sistema vascular placentário de baixa resistência e, em parte, à ampliação do débito cardíaco. A elevação persistente da pressão arterial sistêmica ao longo das primeiras semanas depois do nascimento deve-se em grande parte ao aumento gradativo da resistência vascular periférica.

Depois do nascimento, a redução da resistência vascular pulmonar provoca um aumento drástico do fluxo sanguíneo da artéria pulmonar e, consequentemente, aumenta acentuadamente o fluxo venoso pulmonar que retorna ao átrio esquerdo. O aumento do volume do átrio esquerdo, combinado com as elevações da resistência vascular periférica e da pressão arterial, aumenta a pressão atrial esquerda acima da pressão atrial direita. Essa alteração do gradiente de pressão provoca o fechamento passivo do retalho do forame oval, resultando no fechamento fisiológico ou funcional. O fechamento anatômico real e irreversível do forame oval é atribuído à fibrose, que demora algumas semanas depois do nascimento. Em uma porcentagem pequena dos casos, o fechamento real não ocorre e resulta na condição conhecida como forame oval patente. É importante salientar que o forame oval patente pode não estar funcionalmente aberto durante a vida, contanto que a pressão atrial esquerda continue acima da pressão atrial direita.

O canal arterial e o ducto venoso normalmente fecham pouco depois do nascimento, embora a idade exata com que ocorre seu fechamento varie entre as espécies. Os mecanismos principais da constrição do canal arterial parecem envolver alterações do oxigênio sanguíneo e redução das prostaglandinas liberadas pela placenta. Os mecanismos pelos quais o oxigênio estimula o fechamento desses canais não estão totalmente esclarecidos. Contudo, alguns autores sugeriram a participação do sistema do citocromo P450 e da endotelina. Outra possibilidade é a formação de radicais reativos do oxigênio, que inibem uma classe específica de canais de K^+ regulados por voltagem, produzindo despolarização. Isso poderia aumentar a entrada do cálcio através da membrana da célula muscular lisa dos vasos sanguíneos por meio dos canais de cálcio dependentes de voltagem – isto acarretaria contração das células musculares lisas e fechamento fisiológico do canal arterial. Normalmente, a placenta libera prostaglandina E_2 (PGE_2), que contribui para o relaxamento desses canais fetais. A redução súbita da PGE_2 logo depois do parto, acompanhada da redução de reatividade a esta prostaglandina, é fundamental ao fechamento do canal arterial. Na verdade, a impossibilidade de reduzir a PGE_2 está frequentemente associada à persistência do canal arterial e os inibidores da síntese de prostaglandinas (p. ex., indometacina) são usados ocasionalmente para tratar este problema.

O fechamento fisiológico do canal arterial é seguido do fechamento anatômico por retração fibrótica e esclerose ao longo de algumas semanas e resulta na formação do ligamento arterial. A persistência anormal do canal arterial depois do nascimento é conhecida como **canal arterial patente** e é uma das doenças cardiovasculares congênitas mais comuns nos cães. Quando o canal arterial permanece aberto depois do nascimento, a alteração das pressões da artéria pulmonar e da aorta modifica a direção do fluxo sanguíneo através do canal arterial: o sangue deixa de circular da direita para a esquerda (da artéria pulmonar para a aorta) no feto e começa a circular da esquerda para a direita (da aorta para a artéria pulmonar) no recém-nascido.

O ducto venoso fecha antes do nascimento, dependendo da espécie, embora os mecanismos deste fechamento e a incidência das falhas de fechamento não estejam bem definidos.

Alterações do coração entre a vida fetal e o adulto

O coração do recém-nascido, especialmente o ventrículo esquerdo, precisa lidar com alterações hemodinâmicas significativas, inclusive elevação rápida da pressão arterial sistêmica e aumento notável do retorno venoso pulmonar ao átrio esquerdo. Em vista da imaturidade estrutural e bioquímica do coração do recém-nascido, a possibilidade de que seu ventrículo esquerdo suporte aumentos do débito cardíaco em 2 a 3 vezes, ampliação do volume ejetado e aceleração da frequência cardíaca é notável. Essa resposta é apoiada pelo aumento da força contrátil do ventrículo esquerdo. Como o propranolol usado para bloquear os receptores beta-adrenérgicos atenua apenas parcialmente esse aumento da contratilidade, o hormônio tireóideo e outras substâncias podem contribuir para o aumento pós-natal da contratilidade. O ventrículo esquerdo do recém-nascido tem um nível alto de contratilidade, mas opera mais perto da capacidade contrátil máxima que o coração do adulto. Por esse motivo, a reserva contrátil do ventrículo do recém-nascido é muito menor que a do coração adulto. Isso limita a possibilidade de que o coração do recém-nascido reaja aos aumentos adicionais do volume diastólico ou da pressão arterial. As consequências clínicas dessas observações são que o coração do recém-nascido pode compensar elevações da pressão arterial apenas dentro de determinados limites e tem menos capacidade de responder a uma sobrecarga de volume, aumentando o débito cardíaco, que o coração do adulto.

A massa miocárdica aumenta rapidamente no período neonatal. Ao nascer, a espessura da parede do ventrículo direito pode ser igual à da parede do ventrículo esquerdo e isto reflete a resistência ventricular direita alta do coração fetal. O ventrículo esquerdo aumenta gradativamente sua espessura depois do nascimento, em relação com o crescimento geral do corpo e as elevações da pressão arterial, do débito cardíaco e da carga de trabalho do ventrículo esquerdo. Por esse motivo, a relação normal do coração adulto – no qual a massa muscular do ventrículo esquerdo é praticamente o dobro que a do ventrículo direito – é estabelecida gradativamente ao longo das primeiras semanas depois do nascimento. Embora possa haver algum grau de hiperplasia nos primeiros dias de vida, o aumento da massa miocárdica depois do nascimento deve-se basicamente à hipertrofia.

Autoavaliação

As respostas encontram-se no final do capítulo.

1 O fluxo sanguíneo coronariano do ventrículo esquerdo tende a ser alto:
  A Quando os nervos parassimpáticos estão ativados
  B No início da sístole
  C Quando o consumo de oxigênio do miocárdio é alto
  D Quando o tônus miogênico é alto

2 O fluxo sanguíneo do cérebro:
  A É rigorosamente autorregulado
  B Diminui quando os níveis de CO_2 estão elevados
  C Aumenta muito durante a locomoção
  D É controlado principalmente pelos nervos simpáticos

3 O fluxo sanguíneo da pele:
  A Está relacionado principalmente com a atividade metabólica da pele
  B Aumenta quando a temperatura da pele sobe
  C Mostra um grau acentuado de autorregulação
  D Diminui com a exposição à luz
  E Diminui durante o exercício

4 No sistema vascular dos músculos esqueléticos:
  A A estimulação dos receptores alfa-adrenérgicos aumenta o fluxo sanguíneo durante o exercício
  B A resistência ao fluxo sanguíneo é menor durante o exercício
  C O fluxo sanguíneo basal é muito alto, em comparação com outros órgãos
  D O fluxo sanguíneo para o músculo oxidativo lento é muito menor que o do músculo glicolítico rápido em repouso
  E Em condições de repouso, está sob controle principalmente da regulação local

5 No sistema vascular esplâncnico:
  A A capacitância é muito pequena
  B Os hormônios gastrintestinais contribuem para a vasoconstrição
  C A artéria hepática e a veia porta estão diretamente relacionadas
  D A alimentação está associada ao aumento do fluxo sanguíneo

6 Na circulação fetal:
  A O fluxo sanguíneo da placenta é maior que o dos pulmões
  B O canal arterial é o *shunt* por meio do qual o sangue flui da aorta para a artéria pulmonar
  C A pressão do átrio esquerdo é maior que a pressão do átrio direito

D A saturação de oxigênio é maior no ventrículo direito que no ventrículo esquerdo

Leitura sugerida

Barrett, K.E., Barman, S.M., Boitano, S. and Brooks, H.L. (2012) Circulation through special regions. In: *Ganong's Review of Medical Physiology*, 24th edn, ch. 33. McGraw-Hill Companies, Inc., New York.

Buss, D.D. (2004) Special circulations. In: *Dukes' Physiology of Domestic Animals* (ed. W.O. Reece), 12th edn, pp. 275–302. Cornell University Press, Ithaca, NY.

Coceani, F. and Baragatti, B. (2012) Mechanisms for ductus arteriosus closure. *Seminars in Perinatology* 36:92–97.

Dunn, K.M. and Nelson, M.T. (2014) Neurovascular signaling in the brain and the pathological consequences of hypertension. *American Journal of Physiology* 306:H1–H14.

Faraci, F.M. and Heistad, D.D. (1998) Regulation of the cerebral circulation: role of the endothelium and potassium channels. *Physiological Reviews* 78:53–97.

Hall, J.E. (2010) Muscle blood flow and cardiac output during exercise: the coronary circulation and ischemic heart disease. In: *Guyton and Hall Textbook of Medical Physiology*, 12th edn, ch. 21. Saunders Elsevier, Philadelphia.

Johnson, A.K. and Gross, P.M. (1993) Sensory circumventricular organs and brain homeostatic pathways. *FASEB Journal* 7:678–686.

Kiserud, T. and Acharya, G. (2004) The fetal circulation. *Prenatal Diagnosis* 24:1049–1059.

Laughlin, M.H., Davis, M.J., Secher, N.H. *et al.* (2012) Peripheral circulation. *Comprehensive Physiology* 2:321–447.

Laughlin, M.H., Bowles, D.K. and Duncker, D.J. (2012) The coronary circulation in exercise training. *American Journal of Physiology* 302:H10–H23.

Nowicki, P.T. (2006) Physiology of the circulation in the small intestine. In: *Physiology of the Gastrointestinal Tract*, 4th edn (eds K.E. Barrett, F.K. Ghishan, J.L. Merchant, H.M. Said and J.D. Wood), Vol. 2, ch. 63. Academic Press, Burlington, MA.

Pappano, A.J. and Wier, W.G. (2013) *Cardiovascular Physiology*, 10th edn. Elsevier Mosby, Philadelphia.

Segal, S.S. (2012) Special circulations. In: *Medical Physiology*, 2nd edn (eds W.F. Boron and E.L. Boulpaep), pp. 577–592. Saunders Elsevier, Philadelphia.

Straub, S.V. and Nelson, M.T. (2007) Astrocyte calcium signaling: the information currency coupling neuronal activity to the cerebral microcirculation. *Trends in Cardiovascular Medicine* 17:183–190.

Toda, N., Ayajiki, K. and Okamura, T. (2009) Cerebral blood flow regulation by nitric oxide: recent advances. *Pharmacological Reviews* 61:62–97.

Westerhof, N., Boer, C., Lamberts, R.R. and Sipkema, P. (2006) Cross-talk between cardiac muscle and coronary vasculature. *Physiological Reviews* 86:1263–1308.

Respostas

1 C. O metabolismo do miocárdio é o regulador principal do fluxo sanguíneo coronariano, enquanto os fatores neurais desempenham um papel secundário. Desse modo, em condições normais, o fluxo sanguíneo coronariano é equiparado ao metabolismo miocárdico, principalmente em consequência da liberação de metabólitos vasodilatadores. A ativação dos nervos parassimpáticos diminui a frequência cardíaca e, em menor grau, a contratilidade miocárdica; consequentemente, o metabolismo miocárdico é reduzido e o fluxo sanguíneo não aumenta. Ao contrário dos outros sistemas vasculares, o fluxo sanguíneo do ventrículo esquerdo na verdade diminui no início da sístole, por causa do efeito compressivo do ventrículo contrátil sobre os vasos sanguíneos. O tônus miogênico está relacionado com vasoconstrição e tende a reduzir o fluxo sanguíneo.

2 A. O fluxo sanguíneo cerebral total é mantido relativamente constante, apesar das alterações da pressão arterial. Isso é importante, porque os tecidos incompressíveis do cérebro estão contidos no crânio rígido, de modo que o volume total precisa ser mantido constante para evitar danos causados pela pressão alta. Apesar da autorregulação, aumentos do CO_2 tendem a elevar o fluxo sanguíneo cerebral, em vez de diminuí-lo. A locomoção não amplia o fluxo sanguíneo cerebral global, mas o fluxo é distribuído para as áreas ativas do cérebro, inclusive córtex motor. Os vasos cerebrais são inervados por nervos simpáticos, mas a quantidade de receptores alfa-adrenérgicos é relativamente pequena e os fatores metabólicos predominam, de modo que os efeitos da ativação simpática são relativamente fracos na circulação cerebral.

3 B. As alterações da temperatura corporal afetam fortemente o controle que o sistema nervoso simpático exerce sobre as anastomoses arteriovenosas da circulação cutânea. O aquecimento causa vasodilatação na pele em consequência dos efeitos locais e autônomos, aumentando o fluxo sanguíneo da pele e facilitando a perda de calor. A taxa metabólica da pele é relativamente baixa e os fatores metabólicos exercem apenas influência fraca no fluxo sanguíneo cutâneo. Do mesmo modo, a autorregulação é fraca na pele. Isoladamente, a luz tem pouco efeito no fluxo sanguíneo da pele, a menos que altere a temperatura. O fluxo sanguíneo da pele aumenta durante o exercício à medida que a temperatura corporal sobe.

4 B. Durante o exercício, os mecanismos de controle vascular local predominam e suplantam a vasoconstrição mediada pelo sistema nervoso simpático, causando vasodilatação e aumentando significativamente o fluxo sanguíneo. A ativação dos receptores alfa-adrenérgicos simpáticos tende a causar vasoconstrição, mas ela é inibida pela acumulação de metabólitos durante o exercício (simpatólise funcional). O fluxo sanguíneo basal (em repouso) do músculo esquelético é relativamente pequeno, mas é maior nos músculos oxidativos, em comparação com os glicolíticos. O sistema nervoso simpático é o regulador principal da circulação dos músculos esqueléticos em condições de repouso, enquanto os mecanismos vasodilatadores locais predominam durante o exercício.

5 D. A ingestão alimentar aumenta o metabolismo intestinal e amplia a presença dos vasodilatadores locais. Além disso, vários hormônios gastrintestinais causam vasodilatação, além de seus efeitos gastrintestinais. Consequentemente, o fluxo sanguíneo aumenta expressivamente em resposta à alimentação (hiperemia pós-prandial). O sistema vascular esplâncnico desempenha uma função importante de capacitância e a redução da capacitância durante o exercício é um fator importante para mobilizar volume, aumentar o débito cardíaco e ampliar a capacidade de transportar oxigênio durante o esforço. Como foi mencionado antes, vários hormônios gastrintestinais são vasodilatadores potentes. Os fluxos da artéria hepática e da veia porta estão inversamente relacionados (resposta de atenuação da artéria hepática).

6 A. No feto, o sangue é oxigenado na placenta, que recebe grande porcentagem do débito cardíaco. Os pulmões não fornecem oxigênio e seu fluxo é pequeno por causa da resistência vascular pulmonar alta. Apenas 10 a 12% do fluxo sanguíneo são levados aos pulmões fetais. No feto, o sangue flui da artéria pulmonar sob pressão mais alta para a aorta sob pressão mais baixa por meio do canal arterial. A pressão do átrio direito fetal é maior que a pressão do átrio esquerdo, permitindo que o sangue relativamente oxigenado circule pelo forame oval e entre no átrio e no ventrículo esquerdos. O ventrículo esquerdo tem saturação de oxigênio mais alta que o ventrículo direito, porque ele recebe uma porcentagem maior do fluxo por meio do ducto venoso relativamente oxigenado, enquanto o ventrículo direito recebe a maior parte do sangue menos oxigenado proveniente da veia cava cranial.

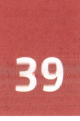

Bulhas e Sopros Cardíacos

Michele Borgarelli e Jens Häggström

Bulhas cardíacas, 403	Ritmo de galope, 406
Estetoscópio, 403	Outros sons sistólicos, 406
Classificação das bulhas cardíacas, 403	Sopros cardíacos, 407
Sons transitórios, 403	Sopros sistólicos, 408
Primeira bulha cardíaca, 404	Sopros diastólicos, 411
Segunda bulha cardíaca, 405	Sopros contínuos, 412
Terceira bulha cardíaca, 405	Autoavaliação, 413
Quarta bulha cardíaca, 406	

Bulhas cardíacas

> 1 Defina o termo "ausculta".
> 2 Qual é a relação entre as bulhas cardíacas e o eletrocardiograma?
> 3 Descreva os componentes do estetoscópio e como ele deve ser usado.

Ausculta cardíaca é o processo de escutar o coração. A contração do coração normal produz vibrações por mecanismos diretos e indiretos. Algumas dessas vibrações são transmitidas a áreas específicas da superfície do tórax, mas apenas uma parte tem frequência ou amplitude suficiente para que seja audível. Os grupos de vibrações audíveis são percebidos como **bulhas cardíacas** quando a orelha ou um **estetoscópio** é colocado nos locais apropriados da superfície torácica.

Fonocardiograma (FCG) é um registro gráfico das bulhas cardíacas, depois que elas são transformadas em sinais elétricos por um microfone. O eletrocardiograma (ECG) e, em alguns casos, um ou mais fenômenos de pressão, são registrados simultaneamente ao FCG para determinar as fases do ciclo cardíaco. Isso permite que o estudante ou o clínico visualize as relações temporais entre os fenômenos sonoros, elétricos e mecânicos do ciclo cardíaco. A possibilidade de determinar a duração dos intervalos que separam as bulhas é essencial à ausculta. A Figura 39.1 demonstra a relação entre os tempos de todas as quatro bulhas cardíacas, o ECG e os eventos do ciclo cardíaco.

Estetoscópio

Existem alguns tipos de estetoscópio. Tradicionalmente, esses aparelhos têm um diafragma e uma campânula. O tubo do estetoscópio não deve ser desnecessariamente longo (comprimento aproximado de 36 a 46 cm) e é importante que suas peças auriculares encaixem firme e confortavelmente para evitar saída do ar. Os sons percebidos à ausculta variam quanto à frequência e à intensidade. O diafragma acentua os sons de frequências mais altas (primeira e segunda bulhas, sopros) e filtra os sons de frequência baixa. A campânula é usada para escutar sons de frequência baixa, inclusive terceira e quarta bulhas. Um estetoscópio do mesmo tamanho não seria apropriado para todas as espécies. O tamanho pediátrico é mais apropriado para os gatos e animais pequenos, enquanto o estetoscópio adulto é mais conveniente para animais maiores. Contudo, hoje existem disponíveis estetoscópios eletrônicos, geralmente com base em sensores, que permitem amplificar e registrar os sons. Esses estetoscópios mais modernos facilitam consideravelmente a ausculta, mas são mais caros que os tipos tradicionais.

Classificação das bulhas cardíacas

> 1 Qual é a diferença entre sons transitórios e sopros?

Tradicionalmente, os sons cardiovasculares têm sido classificados como normais ou anormais. Entretanto, nenhum som é anormal isoladamente; cada som "extra" deve ser avaliado em vista das circunstâncias nas quais ele ocorre. Embora uma terceira bulha audível geralmente indique cardiopatia nos cães, ela é comum nos cavalos normais. Os chamados sopros funcionais ou inocentes são comuns nos animais aparentemente normais, especialmente cavalos e filhotes de cães.

A classificação de todos os sons cardiovasculares em transitórios ou sopros parece ser menos ambígua que o esquema descrito antes. Transitórios são os sons de curta duração, inclusive **primeira**, **segunda**, **terceira** e **quarta bulhas**. **Sopros** são grupos prolongados de vibrações, que ocorrem durante os intervalos normalmente silenciosos do ciclo cardíaco.

Sons transitórios

> 1 Quais são as quatro bulhas ou sons transitórios do coração normal?
> 2 O que causa as bulhas cardíacas normais?
> 3 O que causa desdobramento das bulhas cardíacas?
> 4 Quais são alguns dos fatores que afetam a intensidade das bulhas cardíacas?

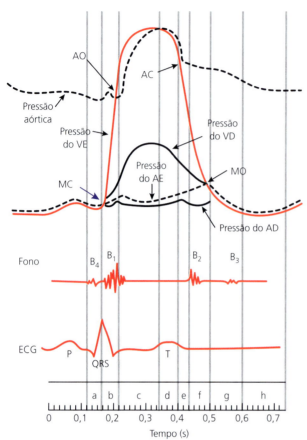

Figura 39.1 Relações entre os tempos das bulhas cardíacas, os eventos cardíacos e o eletrocardiograma. A atividade elétrica representada no ECG precede a atividade mecânica demonstrada pelo fonocardiograma (Fono). O complexo QRS representa a ativação ventricular. As valvas atrioventriculares fecham (MC) à medida que os ventrículos ejetam sangue pelas valvas semilunares e a primeira bulha cardíaca (B_1) ocorre na curva descendente da onda R. A segunda bulha cardíaca (B_2) ocorre no final da contração ventricular (i. e., sístole ventricular), quando as valvas semilunares fecham (AC), praticamente ao mesmo tempo que a onda T. A terceira bulha cardíaca (B_3) ocorre na primeira metade da diástole, durante o preenchimento ventricular passivo (p. ex., entre a onda T e a onda P subsequente). A quarta bulha cardíaca (B_4) ocorre no final da diástole, depois da ativação (onda P) e a contração atrial. AE, átrio esquerdo; VE, ventrículo esquerdo; AD, átrio direito; VD, ventrículo direito.

Cada batimento cardíaco normal produz no mínimo dois sons transitórios – a primeira (B_1) e a segunda (B_2) bulhas. Esses dois sons são descritos pelas onomatopeias *lub-dub*. Além da B_1 e da B_2, duas outras bulhas cardíacas são detectadas algumas vezes durante a diástole ventricular. Essas bulhas cardíacas são conhecidas como terceira (B_3) e quarta (B_4) bulhas.

Primeira bulha cardíaca

Os sons da primeira bulha assinalam o início da ejeção ventricular e começam quase com o complexo QRS do ECG (Figura 39.1). A primeira bulha está associada ao fechamento e à tensão das valvas atrioventriculares (AV) com a desaceleração súbita do sangue que é empurrado contra as valvas. O desenvolvimento súbito de tensão nas valvas AV por ocasião do fechamento geralmente é citado como fator principal na gênese da primeira bulha. Outros fatores menos importantes são as vibrações produzidas no miocárdio ventricular em contração, a abertura das valvas semilunares e as vibrações produzidas na parede da aorta e da artéria pulmonar à medida que o sangue é ejetado nestas artérias no início da sístole. A primeira bulha cardíaca é mais longa e tem frequência mais baixa que a segunda bulha. Em geral, a primeira bulha cardíaca é mais audível no ápice do coração. No registro do fonocardiograma, geralmente existem quatro componentes ou grupos de vibrações detectáveis com a B_1 (Figura 39.2).

Primeiro componente

O primeiro componente é atribuído às vibrações produzidas pelo miocárdio ventricular em contração, pela regurgitação suave das valvas AV (no início da sístole ventricular) e pela coaptação das cúspides das valvas AV antes do seu fechamento completo e de sua distensão. As vibrações do primeiro componente têm frequência e amplitude baixas.

Segundo e terceiro componentes

Em geral, acredita-se que o desenvolvimento súbito de tensão na valva mitral em processo de fechamento e, em seguida, da valva tricúspide produza o segundo e o terceiro componentes de B_1, respectivamente. As vibrações do segundo e terceiro componentes de B_1 têm frequência e amplitude mais altas.

Quarto componente

O quarto componente de B_1 ocorre no início da ejeção ventricular e provavelmente é causado pela ejeção súbita do sangue dentro das grandes artérias, produzindo vibrações nas paredes ventriculares. As vibrações do quarto componente têm frequência e amplitude baixas.

Intensidade da primeira bulha

Nos cães, a B_1 geralmente é mais intensa que a B_2. O contrário ocorre em muitos cavalos em condições basais. Além disso, variações acentuadas da intensidade de B_1 entre cada batimento são comuns nos cavalos em condições basais.

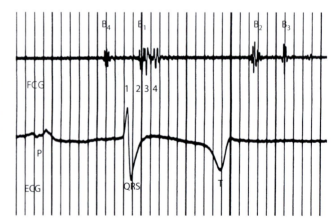

Figura 39.2 Fonocardiograma (FCG) e eletrocardiograma (ECG) de um cavalo normal. Os quatro componentes de B_1 estão indicados pelos números 1 a 4. O quarto componente até certo ponto mais acentuado poderia ser considerado um som de ejeção. A B_3 ocorre 0,14 segundo depois do início de B_2. B_3 é seguida por um som suave de frequência baixa. As linhas verticais ocorrem a intervalos de 0,04 s. Segundo Smetzer, D.L., Hamlin, R.L and Smith, C.R. (1977), in *Duke's Physiology of Domestic Animals*, 9th edn (ed. M.J. Swenson), p. 96. Cornell University Press, Ithaca, NY. Com autorização de Cornell University Press.

Muitos fatores cardíacos e extracardíacos afetam a intensidade de B_1 e de outros sons. Como as bulhas cardíacas tendem a projetar-se a locais específicos da parede torácica, a colocação apropriada do estetoscópio é importante e afeta a intensidade do som. Os motivos mais comuns para a redução da intensidade de B_1 são obesidade, derrames pleurais ou pericárdicos, hipervolemia, bloqueio AV de primeiro grau acentuado, hérnia diafragmática, hérnia diafragmática pericárdio-peritoneal e tórax em formato de barril.

Nos animais, a intensidade de B_1 aumenta nos períodos de excitação e logo depois de algum esforço. O fechamento e a tensão mais vigorosos das valvas AV, que são causados pela atividade simpática exacerbada, provavelmente explicam a intensidade aumentada de B_1 nessas condições. Outras razões comuns para o aumento da intensidade de B_1 são tórax profundo, anemia, febre, hipertensão e doença crônica da valva mitral.

Desdobramento da primeira bulha cardíaca

O desdobramento da primeira bulha cardíaca é uma condição rara em todas as espécies. O desdobramento de B_1 é determinado pelo fechamento tardio de uma das valvas AV. Isso pode ser auscultado ocasionalmente nos animais com bloqueio grave do ramo cardíaco direito ou esquerdo.

Segunda bulha cardíaca

O som da segunda bulha assinala o final da sístole mecânica e coincide com a onda T do ECG. A segunda bulha é produzida pelo fechamento das valvas semilunares. As duas valvas semilunares contribuem para a produção de B_2. Normalmente, o componente pulmonar de B_2 ocorre depois do componente aórtico (Figura 39.3). Entretanto, ambas geralmente são auscultadas como um som único. B_2 é um som mais breve e agudo que B_1. A redução da intensidade de B_2 tem sido associada aos derrames pericárdicos e pleurais, às hérnias diafragmáticas e pericárdio-peritoneais diafragmáticas, às massas torácicas, à insuficiência miocárdica e à degeneração crônica grave da valva mitral. As causas mais comuns do aumento da intensidade de B_2 são febre, anemia, hipertensão pulmonar e condições associadas à elevação do débito cardíaco, inclusive hipertireoidismo.

Desdobramento da segunda bulha

O desdobramento de B_2 ocorre quando as valvas semilunares fecham fora do tempo. O desdobramento dessa bulha é difícil de auscultar nos cães e nos gatos por causa dos intervalos curtos entre A_2 e P_2, mas é detectado mais comumente nos cavalos. O motivo mais comum do desdobramento de B_2 é o fechamento tardio da valva pulmonar e, por este motivo, ele geralmente é mais audível na área pulmonar de ausculta. O desdobramento de B_2 pode ser fisiológico ou patológico. O desdobramento fisiológico é um fenômeno relacionado com a respiração, ou seja, começa na inspiração e desaparece na expiração (Figura 39.4). Durante a inspiração, o aumento do retorno venoso ao lado direito do coração ocorre como consequência da diminuição da pressão intratorácica. O prolongamento resultante do tempo de ejeção do ventrículo direito faz com que a valva pulmonar feche mais tarde. Simultaneamente, a inspiração dificulta o retorno venoso ao lado esquerdo do coração e isto, por sua vez, abrevia o tempo de ejeção do ventrículo esquerdo e faz com que a valva aórtica feche antes. Durante a expiração, o tempo de ejeção ventricular direita volta ao normal e o tempo de ejeção do ventrículo esquerdo prolonga-se para acomodar a quantidade maior de sangue liberado aos pulmões durante a inspiração precedente. Por esse motivo, B_2 volta a ser um som único. O desdobramento de B_2 relacionado com a respiração é detectável em alguns cães normais, principalmente quando a frequência cardíaca é lenta e há arritmia sinusal acentuada. O desdobramento de B_2 é detectável por ausculta na maioria dos cavalos normais e tende a ser fixo, em vez de variar com a respiração.

O desdobramento patológico de B_2 é típico de alguns distúrbios cardíacos dos cães. Essas anormalidades incluem hipertensão pulmonar, estenose da valva pulmonar, bloqueio de ramo direito e anomalia do septo interatrial. O desdobramento patológico tende a ser fixo, ao contrário do que ocorre com o fisiológico. Quando o desdobramento de B_2 é causado pelo fechamento tardio da valva aórtica, ele é definido como desdobramento paradoxal de B_2. O diagnóstico do desdobramento paradoxal de B_2 requer o registro de um FCG. Bloqueio de ramo esquerdo e/ou estenose aórtica/subaórtica são as causas mais comuns associadas a essa anormalidade.

Terceira bulha cardíaca

O som da terceira bulha (B_3) ocorre no início da diástole, pouco antes do final do preenchimento ventricular rápido (ver Figura 39.1). Essa bulha está associada à tensão súbita da cordoalha

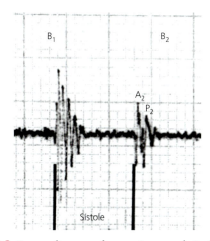

Figura 39.3 Fonocardiograma de um cão normal. B_1 é a primeira bulha cardíaca. A_2 é o componente aórtico da segunda bulha (B_2), enquanto P_2 é o componente pulmonar que normalmente se segue a A_2. Entretanto, esses dois componentes geralmente são auscultados como um único som. Adaptada de Kvart, C. and Häggström, J. (2002) *Cardiac Auscultation and Phonocardiography in Dogs, Horses and Cats*, p. 14. TK i Uppsala AB, Suécia. Reproduzida, com autorização, de C. Kvart e J. Häggström.

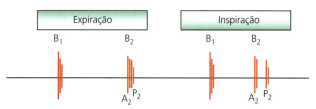

Figura 39.4 Ilustração esquemática demonstrando o desdobramento fisiológico de B_2. Durante a expiração, os componentes aórtico (A_2) e pulmonar (P_2) de B_2 são auscultados como um som único. Durante a inspiração, os dois componentes separam-se e pode-se ouvir um desdobramento de B_2 (ver explicação detalhada no texto).

tendínea, à desaceleração da onda de preenchimento por sangue e às vibrações geradas nas paredes dos ventrículos.

Embora B_3 possa ser detectada nos FCGs dos cães aparentemente normais, ela raramente é audível porque é formada principalmente por sons de frequência baixa. Entretanto, o som da terceira bulha pode ser reconhecido facilmente nos cães acometidos de doença miocárdica, inclusive miocardiopatia dilatada. Nesses animais, a ocorrência de B_3 pode ser a única anormalidade da ausculta e é causada pelo aumento da rigidez do miocárdio e pela elevação da pressão de preenchimento. B_3 audível também pode ocorrer nos gatos com miocardiopatia terminal. Em alguns casos, B_3 é mais intensa que as outras duas bulhas cardíacas principais (B_1 e B_2). A terceira bulha é facilmente audível em alguns cavalos aparentemente normais (ver Figura 39.2). Nesses animais, o som é muito forte e assemelha-se a um estalido; em outros, o som é suave e grave. Como ocorre também nos cães, a B_3 dos cavalos com insuficiência cardíaca congestiva geralmente é muito forte.

Quarta bulha cardíaca

A quarta bulha, ou som atrial, é causada pela vibração das estruturas cardíacas associadas à contração atrial e pode ser reconhecida no FCG depois da onda P do ECG (ver Figura 39.1). Embora o som da quarta bulha raramente seja auscultado nos cães, ele pode ser detectado nas raças grandes normais. A quarta bulha é comum nos cavalos aparentemente normais.

O bloqueio AV de primeiro grau acentuado é detectado em alguns animais que apresentam B_4. O tempo de condução AV mais longo permite a conclusão da sequência de eventos que resultam na produção desse som. O intervalo entre a onda P do ECG e a B_4 do FCG tende a permanecer constante (cerca de 0,32 a 0,36 s) nos cavalos (ver Figura 39.2) e nos cães (cerca de 0,17 s) (Figura 39.5). Quando o tempo de condução AV varia entre um batimento e outro, o intervalo entre B_4 e B_1 também varia proporcionalmente. Esse fenômeno é comum nos cavalos em repouso. A separação discreta de B_4 e B_1 pode ser confundida com desdobramento de B_1 à ausculta. Quando a duração da B_4 é tal que ela se estende até B_1, a intensidade desta última bulha geralmente é reduzida. Essa alteração reforça indiretamente a teoria de que B_4 seja causada por fechamento e tensão transitórios das valvas AV. B_4 patológica ocorre nos animais com doença miocárdica evidenciada por disfunção diastólica, inclusive miocardiopatia hipertrófica. Nessa condição, o preenchimento diastólico inicial diminui por causa da redução das dimensões da cavidade ventricular esquerda. Por esse motivo, a quantidade de sangue presente nos átrios no início de sua contração é maior. De acordo com a lei de Frank-Starling, isso acarreta uma contração atrial mais vigorosa e B_4 pode tornar-se audível. Outras condições associadas à ocorrência de B_4 audível são bloqueios AV de segundo e terceiro graus avançados.

Ritmo de galope

O ritmo de galope ocorre durante a taquicardia, quando B_3 e B_4 combinam-se e formam uma única bulha cardíaca. Esse ritmo é assim conhecido porque a sequência de B_1, B_2 e a fusão de B_3 com B_4 assemelha-se ao som de um cavalo galopando. Como a duração da diástole diminui quando a frequência cardíaca aumenta, a sístole atrial fica superposta à fase de preenchimento rápido dos ventrículos. Nos animais de pequeno porte, a ocorrência do ritmo de galope está associada à insuficiência miocárdica significativa. Nos gatos, os ritmos de galope ocorrem nos animais com miocardiopatia hipertrófica ou hipertireoidismo. É importante lembrar que a pressão excessiva do estetoscópio no tórax de um gato pode causar o ritmo de galope.

Outros sons sistólicos

Em alguns casos, podem ser auscultados sons "extras" entre B_1 e B_2. Um deles é o som ou clique de ejeção, que é uma acentuação do componente terminal de B_1. Em geral, isso coexiste com anormalidades que causam dilatação da aorta ou da artéria pulmonar do cão, mas é comum nos cavalos normais e nos animais jovens de pequeno porte.

Outro som sistólico extra é o clique sistólico (Figura 39.6). Esse som frequentemente é intermitente e pode ser mais bem auscultado utilizando-se o diafragma do estetoscópio. O clique

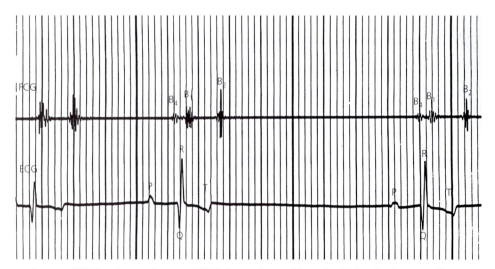

Figura 39.5 Fonocardiograma (FCG) e eletrocardiograma (ECG) de um cão com bloqueio AV de primeiro grau. Observe que o intervalo PR do segundo e do terceiro batimentos mede 0,2 s. Nesses batimentos, há uma B_4 proeminente. As linhas verticais ocorrem a intervalos de 0,04 s. Segundo Smetzer, D.L, Hamlin, R.L. and Smith, C.R. (1977), in *Duke's Physiology of Domestic Animals*, 9th edn (ed. M.J. Swenson), p. 99. Cornell University Press, Ithaca, NY. Com autorização de Cornell University Press.

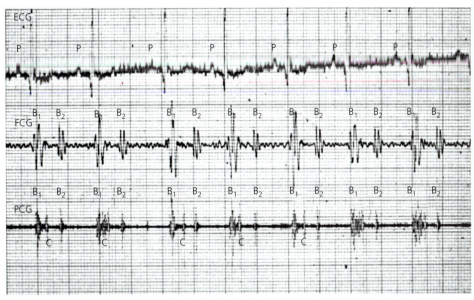

Figura 39.6 Fonocardiograma (FCG) e eletrocardiograma (ECG) de um cão com clique mesossistólico (C). Esse som extrassistólico ocorre no meio da sístole, ou seja, entre B_1 e B_2. Essa alteração é comum nos cães com prolapso da valva mitral.

sistólico é um sinal comum dos estágios iniciais da doença crônica da valva mitral dos cães. Alguns autores sugeriram a hipótese de que a causa do clique sistólico seja a tensão da cordoalha tendínea redundante e a desaceleração rápida do sangue contra as cúspides da valva mitral em prolapso máximo para dentro do átrio esquerdo. Em geral, esse som ocorre no meio da sístole, mas seu tempo pode variar e ele pode ser detectado mais perto de B_1 ou B_2.

Sopros cardíacos

1 Qual é a causa dos sopros cardíacos?
2 Como os sopros cardíacos são classificados?
3 Explique como a intensidade dos sopros é graduada.
4 Quais são alguns dos sopros sistólicos?
5 Quais são alguns dos sopros diastólicos?
6 Qual sopro geralmente é contínuo?

Sopro é uma série prolongada de vibrações audíveis que se originam do coração ou dos vasos sanguíneos e podem ocorrer em diferentes fases do ciclo cardíaco. A turbulência do sangue circulante geralmente é aceita como causa principal dos sopros, ou vibrações prolongadas. As causas do fluxo sanguíneo turbulento são: (i) alteração da morfologia de qualquer uma das quatro valvas cardíacas (insuficiência ou estenose); (ii) comunicação anormal entre os dois lados do coração e/ou entre os grandes vasos (anomalia do septo interatrial, anomalia do septo interventricular, ou canal arterial patente); (iii) aumento da velocidade do fluxo sanguíneo por um orifício valvar ou vaso normal; e (iv) alterações da viscosidade sanguínea, que geralmente ocorrem como consequência de alguma outra cardiopatia, inclusive anemia grave. Os sopros são classificados com base nos seguintes critérios: localização, fase de ocorrência, qualidade, irradiação e intensidade. O ponto de intensidade máxima (PIM) de um sopro cardíaco geralmente se localiza sobre a área de turbulência e fornece indicações quanto à origem do sopro (Tabela 39.1). A causa dos sopros também pode ser determinada com base na fase do ciclo cardíaco na qual eles ocorrem. Os sopros podem ocorrer durante a sístole, a diástole ou ambas. A frequência ou a tonalidade de um sopro também pode facilitar o diagnóstico da causa subjacente. A direção para a qual o sopro irradia sobre a superfície do corpo também ajuda a localizar sua origem.

Tabela 39.1 Ausculta das bulhas cardíacas e dos sopros cardíacos comuns.

Alteração à ausculta	Fase do ciclo	PIM (área valvar)
Bulhas cardíacas normais		
Primeira bulha cardíaca	Início da sístole	Ápice esquerdo (valva mitral)
Segunda bulha cardíaca	Final da sístole	Base esquerda (valva pulmonar)
Componente pulmonar	Final da sístole	Base esquerda (valva pulmonar)
Terceira bulha cardíaca	Início da diástole	Ápice esquerdo (valva mitral)
Quarta bulha (som atrial)	Final da diástole	Entrada do ventrículo (esquerdo)
Regurgitação valvar		
Regurgitação mitral	Sístole	Ápice esquerdo (valva mitral)
Regurgitação tricúspide	Sístole	Hemitórax direito (valva tricúspide)
Regurgitação aórtica	Diástole	Base esquerda (valva aórtica)
Insuficiência pulmonar	Diástole	Base esquerda (valva pulmonar)
Anomalia do septo ventricular	Sístole	Borda esternal direita/base esquerda do coração (valva pulmonar)
Canal arterial patente	Contínuo	Base esquerda dorsal, sobre a artéria pulmonar

PIM, ponto de intensidade máxima.
Fonte: Adaptada de Bonagura J.D. (1990). Clinical evaluation and management of heart disease. *Equine Veterinary Education* **2**:31-37. Reproduzida, com autorização, de Wiley.

A intensidade dos sopros é graduada mais comumente por uma escala de 0 a 6, em que um sopro de grau 1 é o mais suave e um sopro de grau 6 é o mais intenso. O sopro cardíaco pode ser palpado na forma de um frêmito precordial dos animais com sopro grau 5 ou 6. A Figura 39.7 ilustra os vários termos usados para descrever os sopros cardíacos e suas relações com as bulhas cardíacas. A Figura 39.8 ilustra esquematicamente as bulhas cardíacas normais, os sopros anormais comuns e os sons transitórios.

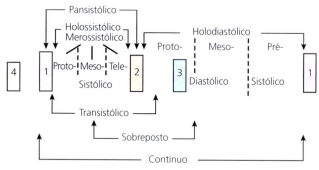

Figura 39.7 Vários termos usados para descrever os sopros cardíacos. O sopro pansistólico começa antes do final de B_1 (primeira bulha cardíaca) e termina depois do início de B_2 (segunda bulha cardíaca). O sopro holossistólico ocupa toda a sístole, mas não se superpõe a B_1 e B_2. Os sopros merossistólicos ocupam apenas uma parte da sístole: protossistólico, o primeiro terço, mesossistólico, o terço intermediário; e telessistólico, o terço final. Os sopros holodiastólicos ocupam toda a diástole: protodiastólico, primeiro terço; mesodiastólico, terço intermediário; pré-sistólico, último terço. O sopro transistólico é um sopro holossistólico que se estende até a diástole. Um sopro sobreposto começa antes de B_2 e termina depois desta bulha. O sopro contínuo estende-se ao longo de todo o ciclo cardíaco de um batimento até o seguinte. Segundo Detweiler, D.K., Riedesel, D.H. and Knight, D.H (1993), in *Duke's Physiology of Domestic Animals*, 11th edn (eds. M.J. Swenson and W.O. Reece), p. 162. Cornell University Press, Ithaca, NY. Com autorização de Cornell University Press.

Sopros sistólicos

Os sopros sistólicos (entre B_1 e B_2) ocorrem quando o sangue regurgita pelas valvas AV (mitral e tricúspide) incompetentes, ou quando o sangue é ejetado pelas valvas semilunares ou por uma falha do septo ventricular.

Estenose aórtica

Estenose subaórtica é a cardiopatia congênita mais comum nos cães. Entretanto, a estenose aórtica ou subaórtica não é comum nos cavalos, enquanto nos gatos a estenose aórtica geralmente é uma consequência da miocardiopatia hipertrófica. A consequência hemodinâmica principal da estenose aórtica é o aumento da resistência do trato de saída do ventrículo esquerdo com elevação proporcional da pressão sistólica ventricular esquerda quando o fluxo permanece constante. Em geral, a estenose aórtica causa um sopro sistólico com configuração em crescendo-decrescendo (*i. e.*, formato de diamante); isto é, a intensidade do sopro aumenta até a fase intermediária da sístole ventricular e, em seguida, diminui durante o restante da sístole ventricular (Figura 39.9). O PIM do sopro está localizado sobre o óstio aórtico (base do coração) e sua intensidade e qualidade dependem da gravidade da estenose, que pode variar de um supro suave de pouca intensidade até sopros muito fortes de tonalidade áspera. Como o tempo de ejeção ventricular esquerda é prolongado, pode haver desdobramento paradoxal de B_2 com as formas mais graves dessa anomalia congênita.

Estenose da valva pulmonar

As características da estenose da valva pulmonar (Figura 39.10) são muito semelhantes às da estenose da valva aórtica e, nos cães e nos gatos, pode ser muito difícil utilizar a ausculta para diferenciar os sopros causados por estas duas lesões valvares. O sopro é sistólico e geralmente tem configuração em

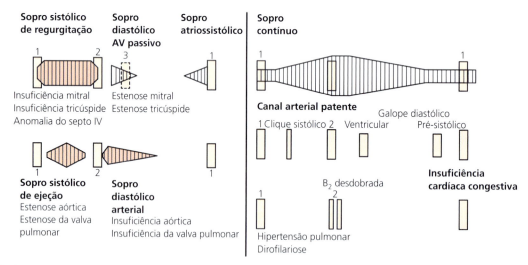

Figura 39.8 Alguns sopros anormais comuns. 1, 2 e 3 representam a primeira, segunda e terceira bulhas. Os sopros estão ilustrados em sua relação com as bulhas cardíacas por figuras e linhas verticais. O alargamento das figuras indica crescendo e o estreitamento representa decrescendo na intensidade do som. As lesões cardíacas ou síndromes clínicas associadas a cada sopro estão relacionadas abaixo de cada ilustração. (À esquerda) O sopro de regurgitação da insuficiência mitral ou tricúspide tem intensidade constante; os outros sopros ilustrados têm intensidades variáveis. (À direita) O sopro contínuo do canal arterial patente geralmente é descrito como "sopro de locomotiva" e é causado pelos aumentos e reduções da intensidade das vibrações sonoras, que são acarretados pelo fluxo sanguíneo pulsátil e contínuo da aorta passando pelo canal arterial e entrando na artéria pulmonar. O desdobramento da segunda bulha ocorre quando a contração dos dois ventrículos é assincrônica (p. ex., bloqueio de ramo), ou quando o fechamento da valva pulmonar é tardio em consequência da hipertensão pulmonar. Segundo Detweiler, D.K., Riedesel, D.H. and Knight, D.H (1993), in *Duke's Physiology of Domestic Animals*, 11th edn (eds. M.J. Swenson and W.O. Reece), p. 162. Cornell University Press, Ithaca, NY. Com autorização de Cornell University Press.

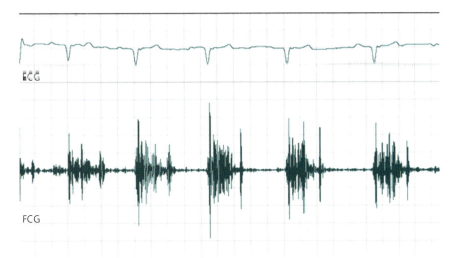

Figura 39.9 Fonocardiograma (FCG) e eletrocardiograma (ECG) de um cão com sopro cardíaco causado por estenose subaórtica moderada. O sopro cardíaco sistólico registrado tinha configuração em crescendo-decrescendo e a primeira (B_1) e segunda (B_2) bulhas podiam ser identificadas.

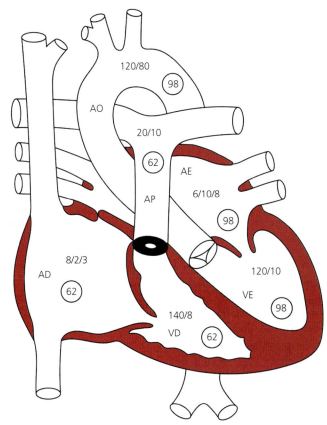

Figura 39.10 Ilustração esquemática demonstrando as alterações hemodinâmicas associadas à estenose grave da valva pulmonar. A resistência ao fluxo pela valva pulmonar aumenta a pressão sistólica do ventrículo direito. A hipertrofia concêntrica resultante pode causar elevações brandas da pressão diastólica do ventrículo direito e da pressão atrial direita. As pressões do lado esquerdo permanecem normais. Quando não há uma comunicação interatrial, os níveis de hemoglobina do sangue pulmonar e sistêmico mantêm-se normais. As pressões intracardíacas estão indicadas em mmHg para sistólica/diastólica do VE, VD, AP e AO e como onda a/onda v/média para o AE e o AD. Os números dentro de círculos indicam a saturação percentual de oxigênio. AD, átrio direito; VD, ventrículo direito; AE, átrio esquerdo; VE, ventrículo esquerdo; AP, artéria pulmonar; AO, aorta. Segundo Kittleson, M.D. and Kienle, R.D. (1998) *Small Animal Cardiovascular Medicine*, p. 241. Mosby, St Louis, MO. Com autorização de Elsevier.

crescendo-decrescendo e sua intensidade e qualidade dependem da gravidade da estenose, que pode variar de um sopro suave de pouca intensidade até sopros muito fortes de tonalidade áspera. O tempo de ejeção do ventrículo direito pode estar prolongado com as formas mais graves da estenose da valva pulmonar e também pode haver desdobramento de B_2. A estenose pulmonar é uma lesão congênita comum nos cães e nos seres humanos, mas é menos frequente nos gatos (em comparação com os cães) e extremamente rara nos cavalos.

Insuficiência mitral

A insuficiência ou regurgitação mitral pode ser primária (*i. e.*, causada por uma anormalidade da valva mitral) ou secundária (*i. e.*, causada pela dilatação do ventrículo esquerdo, que provoca separação das cúspides da valva mitral). A insuficiência mitral primária é a causa da maioria dos sopros sistólicos detectados nos cães e nos cavalos de meia-idade ou velhos e isto ocorre em consequência das lesões primárias progressivas crônicas das valvas AV, que são conhecidas como doença valvar mixomatosa.[1] Essa também é a causa mais comum de insuficiência cardíaca congestiva dos cães e dos cavalos. A insuficiência mitral primária não é frequente nos gatos, mas pode, assim como a estenose aórtica, desenvolver-se em consequência da miocardiopatia hipertrófica. Na insuficiência mitral, o PIM está situado sobre o óstio mitral (ápice do coração) no lado esquerdo do tórax. Nas formas iniciais brandas de insuficiência mitral, o sopro ocorre mais comumente no início da sístole, mas pode ser telessistólico, ou variar entre estes dois extremos. Com a progressão da doença, o sopro torna-se holossistólico. O som começa como um sopro sistólico apical suave no lado esquerdo do tórax e pode ser intermitente, algumas vezes audível apenas durante a inspiração. Com as formas brandas de insuficiência mitral, o sopro frequentemente pode ser intensificado por manobras físicas como uma corrida curta. Com a progressão adicional

---
[1] N.R.T.: Doença degenerativa cardíaca crônica caracterizada pela formação de mixomas (tipo de tumor) no tecido conjuntivo, particularmente das valvas, levando a engrossamento e amolecimento e perda de sua elasticidade e resultante regurgitação e prolapso valvar, especialmente mitral. Borgarelli M, Haggstrom J. Vet Clin North Am Small Anim Pract 2010;40(4): 651-663.

da doença, o sopro torna-se holossistólico, mais intenso e mais áspero e pode irradiar para o lado direito do tórax. Em casos mais raros, a insuficiência mitral pode causar sopros "musicais" (sons de "guincho") formados por uma frequência fundamental e sobretons da frequência fundamental com intensidade alta. Esse tipo de sopro não indica a gravidade da insuficiência mitral (ver Figuras 39.4, 39.7 e 39.11).

Insuficiência tricúspide
As características do sopro sistólico da insuficiência tricúspide são muito semelhantes às do sopro da insuficiência mitral (ver Figura 39.7), com exceção de que o PIM está localizado sobre o óstio tricúspide no lado direito do tórax. A intensidade do sopro pode aumentar durante a inspiração e diminuir durante a expiração. Em geral, a intensidade dos sopros da regurgitação tricúspide é menor que a dos sopros da insuficiência mitral, porque o gradiente de pressão entre o ventrículo direito e o átrio direito é menor, quando comparado com o lado esquerdo. As doenças associadas à elevação da pressão ventricular direita, inclusive hipertensão arterial pulmonar, podem causar sopros mais fortes de insuficiência tricúspide.

Anomalia do septo interventricular
Anomalia do septo interventricular (ASIV) é a cardiopatia congênita mais comum dos cães e dos cavalos. O sopro sistólico associado a uma ASIV é produzido à medida que o sangue circula do ventrículo esquerdo para o direito. Esse sopro tende a ser holossistólico e de mesma intensidade durante todo seu ciclo (ver Figura 39.7); o sopro da ASIV é do tipo em platô, semelhante aos sopros sistólicos das insuficiências mitral e tricúspide. Em geral, o sopro tem tonalidade aguda e é aspirativo. O PIM do sopro da ASIV está localizado no lado direito do tórax. O desvio de um volume expressivo de sangue pela falha ampla frequentemente causa outro sopro sistólico. Esse sopro é mais intenso no lado esquerdo do tórax (no foco pulmonar) e é causado pela estenose relativa da valva pulmonar.

Anomalia do septo interatrial
A anomalia do septo interatrial (ASIA) causa um sopro sistólico. Com essa anomalia congênita, o sangue circula do átrio esquerdo para o direito durante a sístole atrial (i. e., no final da diástole ventricular) e, deste modo, aumenta o volume ejetado pelo ventrículo direito e causa estenose relativa da valva pulmonar. Por esse motivo, o sopro sistólico é causado pela estenose relativa da valva pulmonar, em vez de pelo fluxo sanguíneo que passa pela falha interatrial.

Sopros sistólicos funcionais (fisiológicos)
Sopros sistólicos suaves são comuns nos filhotes de cães, gatos e cavalos que têm orifícios valvares e grandes artérias aparentemente normais (Figura 39.12). O fluxo sanguíneo turbulento causado pelo sangue em grande velocidade parece ser o fator mais importante na gênese desses sopros inocentes. Anemia grave também pode causar um sopro sistólico funcional por causa da alteração da viscosidade sanguínea. Em geral, o sopro funcional tem intensidade baixa (graus 1 a 3) e é formado por sons de frequências média ou alta. O sopro geralmente começa no início da sístole e termina no início ou na parte intermediária da sístole. Esse sopro geralmente tem configuração em decrescendo, mas algumas vezes também pode ser em crescendo-decrescendo. A intensidade do sopro pode variar com a frequência cardíaca e a respiração.

Tetralogia de Fallot
Tetralogia de Fallot é uma doença congênita rara nos cães, mas é ligeiramente mais comum nos gatos e nos cavalos. A tetralogia de Fallot é uma falha derivativa, na qual geralmente não há resistência ao fluxo entre os ventrículos esquerdo e direito. Consequentemente, o sangue circula para as circulações direita e esquerda proporcionalmente às resistências pulmonar e sistêmica (Figuras 39.9 e 39.13). A estenose da valva pulmonar associada à tetralogia pode ser tão grave, que a resistência ao fluxo por esta valva é maior que a resistência vascular sistêmica. Por esse motivo, uma porcentagem significativa do sangue circula do ventrículo direito pela anomalia do septo ventricular e sai pela aorta. O sopro associado à tetralogia de Fallot é causado principalmente pela estenose da valva pulmonar. Desse modo, a intensidade e o tipo de sopro dependem das características da estenose dessa valva.

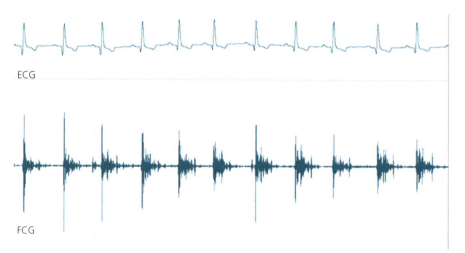

Figura 39.11 Fonocardiograma (FCG) e eletrocardiograma (ECG) de um cão com sopro cardíaco causado por insuficiência mitral moderada a grave. O registro demonstra a primeira bulha (B_1) seguida de um sopro sistólico, enquanto a segunda bulha (B_2) tem amplitude reduzida.

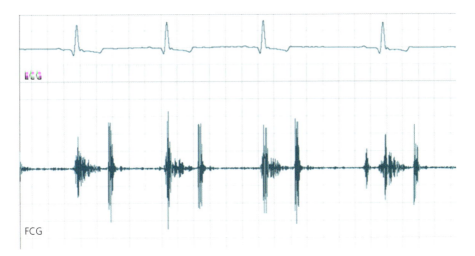

Figura 39.12 Fonocardiograma (FCG) e eletrocardiograma (ECG) de um cão jovem com sopro cardíaco fisiológico, isto é, um sopro que não estava associado a qualquer cardiopatia estrutural ou funcional. O registro demonstra a primeira bulha (B_1) seguida de um sopro sistólico de curta duração com configuração em crescendo-decrescendo e a segunda bulha cardíaca (B_2).

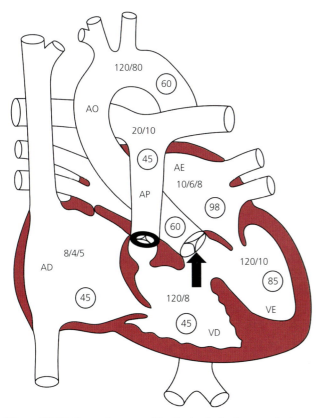

Figura 39.13 Ilustração esquemática da circulação de um paciente com tetralogia de Fallot e obstrução grave do trato de saída do ventrículo direito (VD). A figura demonstra o trajeto da circulação, as saturações de oxigênio (círculos) e as pressões. As pressões sistólicas do ventrículo direito, do ventrículo esquerdo (VE) e da aorta (AO) são iguais (120 mmHg). Existe um gradiente de pressão de 100 mmHg na região da valva pulmonar. A resistência ao fluxo pela anomalia do septo ventricular e na circulação sistêmica é menor que a resistência através da região da valva pulmonar. Consequentemente, o sangue desoxigenado (saturação de oxigênio: 45%) proveniente do ventrículo direito é desviado para o ventrículo esquerdo e para a circulação sistêmica. Isso causa hipoxemia (saturação de oxigênio: 60%) sistêmica. O fluxo sanguíneo pulmonar é reduzido a cerca de 70% do fluxo sanguíneo sistêmico. A pressão atrial direita (AD) é normal. AP, artéria pulmonar; AE, átrio esquerdo. Segundo Kittleson, M.D. and Kienle, R.D. (1998) *Small Animal Cardiovascular Medicine*, p. 241. Mosby, St Louis, MO. Com autorização de Elsevier.

Sopros diastólicos

Um sopro auscultado depois de B_2 é definido como diastólico. Embora os sopros unicamente diastólicos sejam extremamente raros nos cães e nos gatos, eles são frequentes nos cavalos (Figura 39.14).

Estenose mitral ou tricúspide

Embora as patologias das valvas AV (principalmente da valva mitral) que causam estenose AV sejam comuns nos seres humanos, elas praticamente não ocorrem nos animais domésticos. Por outro lado, as lesões como anomalias do septo interatrial, insuficiência mitral ou insuficiência tricúspide podem aumentar a taxa de fluxo sanguíneo pela valva AV normal no início da diástole, tanto nos animais domésticos, quanto nos seres humanos. A estenose AV relativa resultante pode causar um sopro protodiastólico, geralmente conhecido como ruflar diastólico (ver Figura 39.7).

Insuficiência da valva pulmonar

Embora a insuficiência branda a moderada da valva pulmonar seja muito comum em todas as espécies, os sopros diastólicos atribuíveis à insuficiência desta valva são raros nos animais. Em alguns casos, a dilatação da artéria pulmonar combinada com a incompetência da valva pulmonar resultante da hipertensão pulmonar causa um sopro diastólico nos cães. Do mesmo modo, o sopro diastólico da insuficiência da valva pulmonar pode ocorrer algumas vezes depois da correção cirúrgica da estenose pulmonar. O sopro da insuficiência da valva pulmonar é suave e aspirativo (ver Figura 39.7).

Insuficiência da valva aórtica

Assim como ocorre na insuficiência da valva pulmonar, a insuficiência aórtica branda é comum, especialmente nos cães. Isso pode ser uma consequência das lesões mixomatosas ou, menos comumente, é atribuído à proliferação bacteriana nas cúspides da valva aórtica (endocardite bacteriana), ou uma consequência da estenose aórtica congênita. Nos cães e nos gatos, a insuficiência aórtica deve ser moderada a grave antes que possa ser detectada por ausculta e isto significa que ela é relativamente rara nestas espécies. Por outro lado, os sopros diastólicos causados pela

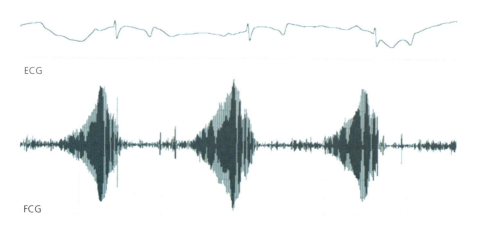

Figura 39.14 Fonocardiograma (FCG) e eletrocardiograma (ECG) de um cavalo velho com sopro diastólico forte de tonalidade musical. O registro demonstra um sopro diastólico muito forte com configuração em crescendo-decrescendo e intensidade máxima coincidindo com o início da despolarização atrial (evidenciada no ECG). Nesse registro, é difícil identificar a primeira (B_1) e a segunda (B_2) bulhas cardíacas.

insuficiência aórtica são comuns nos cavalos velhos. A maioria desses sopros é "ruidosa", com uma mistura de vibrações em diversas faixas. Os sopros tendem a ter tonalidade aguda e configuração em decrescendo (ver Figura 39.7). Em casos menos comuns, o sopro diastólico da insuficiência aórtica do cavalo é "musical". Esses sopros têm tonalidade de gemido, suspiro ou zumbido. Alguns têm configuração em decrescendo, outros em crescendo, enquanto alguns são mais intensos no meio da diástole. Alguns desses sopros têm componentes musicais e ruidosos.

Sopros diastólicos inocentes

É comum encontrar sopros diastólicos suaves nos cavalos aparentemente normais com menos de 5 anos de idade. Esses sopros têm tonalidade aguda e duração muito curta. Eles ocorrem logo depois de B_2 e sua causa não está definida.

Sopros contínuos

A persistência do canal arterial (PCA) é uma das lesões congênitas mais comuns nos cães; isto também ocorre nos gatos e nos cavalos, mas é menos comum que nos cães. Com a PCA, a alteração fisiopatológica fundamental é o desvio do sangue pelo canal arterial. A direção do fluxo geralmente é do lado esquerdo (aorta) para o direito (artéria pulmonar) por causa do gradiente de pressão, mas com os canais arteriais mais amplos (raros), o fluxo cessa ou pode até partir do lado direito para o esquerdo (condição conhecida com PCA invertida). Os pacientes sem *shunting* ou com *shunting* da direita para a esquerda frequentemente não têm sopros. No caso da PCA com *shunting* da esquerda para a direita, que é a apresentação mais comum, a anomalia geralmente causa sopros sistólico e diastólico (ver Figuras 39.6, 39.7 e 39.15). A turbulência do sangue que passa pela PCA é responsável pela produção do sopro. Como o fluxo sanguíneo anormal é contínuo durante a sístole e a diástole, o sopro também é contínuo nas duas fases do ciclo cardíaco. A intensidade do sopro aumenta na sístole, alcança seu pico em B_2 e diminui na diástole. O sopro da PCA é comumente conhecido como "sopro de locomotiva". Esse sopro é audível sobre o hemitórax esquerdo nos focos aórtico e pulmonar (base do coração).

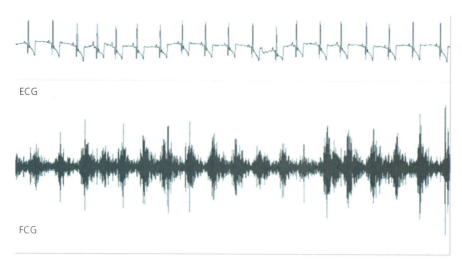

Figura 39.15 Fonocardiograma (FCG) e eletrocardiograma (ECG) de um cão com *shunting* esquerda-direita causado por um canal arterial persistente. O registro demonstra um sopro cardíaco contínuo com intensidade máxima coincidindo com a segunda bulha (B_2) cardíaca.

Autoavaliação

As respostas encontram-se no final do capítulo.

1 Um Poodle de 8 anos de idade tinha um sopro holossistólico grau V/VI na valva mitral e história de tosse noturna. O sopro grau V/VI provavelmente era:
   A Um sopro muito fraco
   B Um sopro fraco
   C Um sopro de média intensidade
   D Um sopro muito forte

2 Qual dos seguintes sopros não é sistólico?
   A Regurgitação tricúspide
   B Regurgitação mitral
   C Estenose pulmonar
   D Estenose aórtica
   E Estenose mitral
   F Anomalia do septo ventricular

3 A campânula do estetoscópio é usada principalmente para ouvir sons de qual frequência especial, que podem ser exemplificados por qual bulha cardíaca?
   A Frequência baixa, primeira bulha cardíaca
   B Frequência alta, primeira bulha cardíaca
   C Frequência baixa, segunda bulha cardíaca
   D Frequência alta, segunda bulha cardíaca
   E Frequência baixa, terceira bulha cardíaca
   F Frequência alta, terceira bulha cardíaca

4 Você examinou um Cocker Spaniel de 7 anos e detectou indícios de um sopro sistólico (sem componente diastólico), edema pulmonar (respirações rápidas e ruidosas, tosse), hipertrofia ventricular esquerda e intolerância aos esforços. A explicação mais provável para esses sintomas é:
   A Estenose mitral
   B Insuficiência mitral
   C Regurgitação aórtica
   D Estenose pulmonar
   E Anomalia do septo ventricular

5 Em um cão com canal arterial patente, o *shunting* do fluxo sanguíneo geralmente é:
   A Da direita para a esquerda apenas durante a sístole
   B Da esquerda para a direita durante a diástole e da direita para a esquerda durante a sístole
   C Da direita para a esquerda durante a sístole e a diástole
   D Da esquerda para a direita durante a sístole e a diástole
   E Da direita para a esquerda durante a diástole e da esquerda para a direita durante a sístole

Leitura sugerida

Blissitt, K.J. (1999) Auscultation. In: *Cardiology of the Horse* (ed. C. Marr), W.B. Saunders, Philadelphia.

Bonagura, J.D. and Root, V.R. (1998) Cardiovascular diseases. In: *Equine Internal Medicine* (eds S.M. Reed and W.M. Bayly). W.B. Saunders, Philadelphia.

Detweiler, D.K., Riedesel, D.H. and Knight, D.H. (1993) Mechanical activity of the heart. In: *Dukes' Physiology of Domestic Animals*, 11th edn (eds M.J. Swenson and W.O. Reece). Cornell University Press, Ithaca, NY.

Geddes, L.A., McCrady, J.D. and Hoff, H.E. (1965) The contributions of the horse to knowledge of the heart and circulation. II. Cardiac catheterization and ventricular dynamics. *Connecticut Medicine* 29:864–876.

Holmes, J.R. (1986) *Equine Cardiology*. School of Veterinary Science, University of Bristol, Langford, Bristol, UK.

Kittleson, M.D. and Kienle, R.D. (1998) *Small Animal Cardiovascular Medicine*. Mosby, St Louis, MO.

McCrady, J.D., Hoff, H.E. and Geddes, L.A. (1966) The contributions of the horse to knowledge of the heart and circulation. IV. James Hope and the heart sounds. *Connecticut Medicine* 30:126–131.

Smetzer, D.L., Hamlin, R.L. and Smith, R.C. (1977) Cardiovascular sounds. In: *Dukes' Physiology of Domestic Animals*, 9th edn (ed. M.J. Swenson). Cornell University Press, Ithaca, NY.

Stephenson, R.B. (1997) The heart as a pump. In: *Textbook of Veterinary Physiology*, 2nd edn (ed. J.G. Cunningham), pp. 180–197. W.B. Saunders, Philadelphia.

Yoganathan, A.P., Hopmeyer, J. and Heinrich, R.S. (1995) Mechanics of heart valves. In: *Biomedical Engineering Handbook* (ed. J.D. Bronzino). CRC Press, Boca Raton, FL.

Respostas

1 D. Um sopro muito forte. Os sopros são graduados de I a VI: grau I é um sopro muito fraco e grau VI é um sopro muito forte.

2 E. A estenose mitral causa sopro diastólico. Esse sopro é raro nos animais domésticos, mas é comum nos seres humanos.

3 E. O diafragma acentua os sons de frequências mais altas (primeira e segunda bulhas) e filtra os sons de frequência baixa. A campânula é usada para escutar sons de frequência baixa, inclusive a terceira e a quarta bulhas.

4 B. A insuficiência mitral aumenta a pressão do átrio esquerdo e a pressão da artéria pulmonar, que acarretam edema. A sobrecarga de volume do ventrículo esquerdo também causa hipertrofia ventricular esquerda.

5 D. Da esquerda para a direita durante a sístole e a diástole. A pressão quase sempre é maior na aorta que na artéria pulmonar, acarretando o *shunting* esquerda-direita durante a sístole e a diástole.

40

Hipertensão, Insuficiência Cardíaca e Choque

Scott A. Brown

Hipertensão arterial, 414
  Definições, 414
  Regulação da pressão arterial, 414
  Causas da elevação persistente da pressão arterial sistêmica, 415
  Medição da pressão arterial sistêmica, 416
  Consequências da elevação persistente da pressão arterial sistêmica, 417
  Prevalência da elevação persistente da pressão arterial sistêmica, 418
  Manejo da elevação persistente da pressão arterial sistêmica, 418
Insuficiência cardíaca, 420
  Definições, 420
  Classificação da insuficiência cardíaca, 420
  Causas da disfunção sistólica, 420

Causas da disfunção diastólica, 421
Respostas compensatórias à insuficiência cardíaca, 421
Consequências da insuficiência cardíaca, 423
Manejo da insuficiência cardíaca, 424
Choque, 424
  Definições, 424
  Classificação do choque, 424
  Choque cardiogênico, 424
  Choque hipovolêmico, 425
  Choque séptico, 425
  Estágios do choque, 425
Autoavaliação, 426

Hipertensão arterial

1. Quais são os três determinantes da **pressão arterial sistêmica** e quais os mecanismos que contribuem para a regulação de cada um deles?
2. Qual é o fundamento lógico para a medição clínica da pressão arterial sistêmica na prática veterinária e como ela é realizada?
3. Que fatores ou condições fazem com que um animal tenha maior probabilidade de desenvolver hipertensão sistêmica?
4. Quais são os mecanismos gerais e os órgãos-alvo da lesão hipertensiva?
5. Quais são os princípios fisiológicos gerais da terapia anti-hipertensiva?

A elevação persistente da pressão arterial sistêmica, frequentemente designada como hipertensão sistêmica, constitui um problema comum em cães e gatos, nos quais está associada a complicações no sistema urinário (p. ex., doença renal progressiva), nos olhos (p. ex., lesão da retina e coroide), no sistema cardiovascular (p. ex., insuficiência cardíaca) e no sistema nervoso central (p. ex., encefalopatia hipertensiva). Infelizmente, a hipertensão sistêmica é, em geral, inicialmente assintomática e não é diagnosticada por vários meses ou anos até que a lesão tecidual irreversível se torne evidente com a ocorrência de insuficiência orgânica.

Definições

A **hipertensão sistêmica** é, com frequência, definida como uma elevação persistente da pressão arterial (PA) sistêmica e é distinta da hipertensão pulmonar na sua localização, causa e fisiopatologia (ver Capítulo 37). Ocorre **hipertensão idiopática** quando a PA está elevada, porém uma avaliação diagnóstica cuidadosa não consegue identificar a causa da hipertensão. Ocorre **hipertensão secundária** quando existe uma causa conhecida, geralmente um processo patológico que altera as funções renais ou neuro-humorais. A hipertensão idiopática compreende a maioria dos casos de hipertensão nos indivíduos, porém a hipertensão secundária parece constituir a forma mais comum em cães e gatos.

Regulação da pressão arterial

A PA é o produto do **débito cardíaco** pela **resistência vascular periférica total**. O débito cardíaco pode ser ainda decomposto em fatores como o produto da **frequência cardíaca** pelo **volume sistólico**:

$$PA = (\text{frequência cardíaca} \times \text{volume sistólico}) \times \text{resistência vascular periférica total}$$

Por conseguinte, qualquer fator ou processo capaz de elevar persistentemente qualquer um desses três determinantes da PA pode causar hipertensão sistêmica. Nos Capítulos 34 e 41, pode-se encontrar uma discussão detalhada dos fatores que afetam o volume sistólico, a frequência cardíaca e a resistência vascular periférica total.

Existem muitos sistemas de controle por retroalimentação que regulam a PA, como o sistema de barorreceptores arteriais, e esses sistemas são discutidos nos Capítulos 34 e 41. Em geral, esses sistemas reguladores por retroalimentação mantêm a PA dentro de uma faixa fisiológica ("ponto de controle") por meio de ajustes na frequência cardíaca, no volume sistólico ou na resistência periférica total. Por conseguinte, a presença de hipertensão sistêmica indica alguma anormalidade desses sistemas de controle, levando a níveis inapropriados de frequência cardíaca, volume sistólico ou resistência periférica total. Em particular, a PA elevada deve produzir excreção de sódio e de água pelos rins ("natriurese por pressão") para diminuir o volume de líquido extracelular. Uma redução no volume de líquido extracelular diminui o retorno venoso e, portanto, o volume sistólico por meio da relação de Frank-Starling (ver os Capítulos 34 e 41), restaurando a PA para valores normais. Essa resposta dos rins, modificada e intensificada pelo sistema renina-angiotensina-aldosterona (SRAA), ressalta o papel essencial da participação renal na geração e manutenção da hipertensão sistêmica. Essa análise demonstra que a manutenção da PA elevada exige a participação dos rins. A atuação dos rins na hipertensão sistêmica resulta, em geral, de uma alteração da função renal produzida por hormônios circulantes, influências neurais, doença vascular renal ou doença do parênquima renal.

Causas da elevação persistente da pressão arterial sistêmica

Cerca de 95% dos seres humanos hipertensos apresentam hipertensão essencial ou idiopática. Nos cães e nos gatos, acredita-se geralmente que a hipertensão idiopática seja incomum. Nessas espécies, os casos identificados de hipertensão estão associados, em sua maioria, a outro processo patológico, e a hipertensão é designada como hipertensão secundária. Exemplos de condições associadas ao desenvolvimento de hipertensão em cães e gatos incluem doença renal crônica (DRC), hipertireoidismo, diabetes melito, hiperadrenocorticismo, feocromocitoma e hiperaldosteronismo. Diversos medicamentos também podem causar elevação da PA. Os exemplos incluem corticosteroides (que normalmente são produzidos e liberados pelo córtex adrenal e usados como agentes farmacológicos por suas propriedades anti-inflamatórias e imunossupressoras), ciclosporina (um agente imunossupressor usado no transplante de órgãos), fenilpropanolamina (um agonista alfa-adrenérgico usado no tratamento de algumas causas de incontinência urinária) e eritropoetina (produto do DNA recombinante usado para estimular a produção aumentada de eritrócitos, particularmente na DRC). O papel dos fatores dietéticos na etiologia da hipertensão não está bem esclarecido em medicina veterinária, embora cães e gatos normais geralmente não sejam suscetíveis à hipertensão causada pela ingestão aumentada de sal na dieta, a não ser que essa ingestão seja maciça ou que exista alguma causa pré-existente de hipertensão secundária. Embora os ácidos graxos poli-insaturados ômega-3 (p. ex., nos óleos de certos peixes) pareçam ser anti-hipertensivos em humanos, isso não parece ser o caso nos cães e nos gatos.

A maioria dos casos de hipertensão sistêmica em cães e gatos está associada à DRC. Na DRC, diversos fatores podem contribuir para o desenvolvimento de PA elevada (Figura 40.1). Em primeiro lugar, padrões anormais de fluxo sanguíneo intrarrenal ou a ocorrência de estenose da artéria renal podem levar a uma redução da pressão nas arteríolas aferentes renais, causando liberação aumentada de renina. A ativação resultante do SRAA leva à constrição das arteríolas sistêmicas induzida pela angiotensina II, o que aumenta a resistência vascular periférica total. Ocorre aumento da reabsorção renal de sal e de água por meio das ações da angiotensina II no túbulo proximal e da aldosterona no túbulo distal. Normalmente, uma elevação da PA leva à excreção de sódio e de água pelos rins, uma propriedade designada como natriurese e diurese por pressão. A doença do parênquima renal pode alterar essa propriedade inerente dos rins, aumentando a reabsorção renal de sódio e de água. O consequente aumento no volume de líquido extracelular (e de sangue) aumenta o volume sistólico e, consequentemente, ocorre elevação da PA.

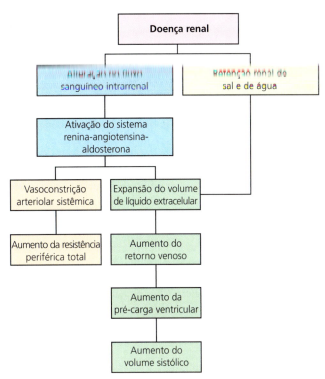

Figura 40.1 Em medicina veterinária, a hipertensão sistêmica é habitualmente secundária e está relacionada com a coexistência de doença renal crônica. Embora a natureza de causa-efeito dessa relação entre pressão arterial elevada e doença renal frequentemente não esteja bem esclarecida, é evidente que várias alterações comumente observadas na doença renal crônica podem contribuir para a geração da hipertensão sistêmica. Em particular, a ativação do sistema renina-angiotensina-aldosterona e a retenção renal de sal e de água levam a um aumento da resistência vascular periférica total e do volume sistólico, elevando a pressão arterial nos animais acometidos.

Os feocromocitomas são tumores raros das células neuroendócrinas da medula adrenal. A produção excessiva de epinefrina e norepinefrina leva a vasoconstrição periférica, taquicardia e aumento da contratilidade cardíaca, o que eleva o volume sistólico. Com frequência, a liberação desses hormônios pelo tumor é episódica, causando "ataques" periódicos de taquicardia e hipertensão. Com frequência, o tratamento é cirúrgico, embora se possa obter alívio temporário pela administração de antagonistas dos receptores alfa-adrenérgicos (p. ex., fenoxibenzamina, prazosina) e dos receptores β_1-adrenérgicos (p. ex., atenolol, metoprolol).

O excesso de glicocorticoides circulantes pode resultar de produção excessiva pelo córtex adrenal ou de administração exógena. A primeira condição, que é comum em cães, é designada como síndrome de Cushing ou hiperadrenocorticismo e envolve habitualmente a produção excessiva de glicocorticoides, mas não de mineralocorticoides (i. e., aldosterona). Esses animais apresentam aumento do volume sanguíneo e produção excessiva de renina, e ambos contribuem para o desenvolvimento de hipertensão sistêmica.

Nos gatos, o distúrbio adrenocortical mais comum consiste em hiperaldosteronismo primário. O distúrbio pode ser idiopático e devido à hiperplasia bilateral, ou pode ser causado por um tumor unilateral, que tipicamente é um adenoma benigno, e não um adenocarcinoma maligno. A produção excessiva de aldosterona leva a retenção de sódio e depleção de potássio;

é a retenção de sódio que causa expansão do volume sanguíneo, aumentando o volume sistólico e, portanto, a PA. Em geral, a doença unilateral é tratada cirurgicamente, enquanto a doença bilateral pode ser tratada com antagonistas da aldosterona (p. ex., espironolactona ou eplerenona).

O hipertireoidismo é relativamente comum em gatos geriátricos. Em geral, a condição deve-se a um tumor benigno (adenoma) da glândula tireoide. O hormônio da tireoide intensifica a função cardíaca e a sensibilidade do miocárdio às catecolaminas. O resultado consiste em taquicardia e aumento do volume sistólico, resultando em hipertensão sistêmica. A terapia sintomática apropriada a curto prazo pode envolver antagonistas dos receptores β_1-adrenérgicos (p. ex., atenolol, metoprolol) para reduzir a hiperatividade cardíaca, porém a terapia definitiva exige a remoção cirúrgica do tumor, a destruição das células tumorais por meio de terapia com iodo radioativo ou a administração de agentes farmacológicos que bloqueiam a produção ou a liberação de hormônio tireoidiano (p. ex., metimazol).

Os animais com diabetes melito podem desenvolver hipertensão sistêmica em consequência da produção excessiva de renina e da expansão do volume sanguíneo associada à hiperglicemia. O tratamento cuidadoso da condição diabética, geralmente pela administração criteriosa de insulina, constitui uma terapia efetiva em muitos casos.

Medição da pressão arterial sistêmica

Diferentemente do exame clínico nos seres humanos, o exame físico habitual na prática clínica veterinária não inclui a determinação da PA. A pressão de pulso, isto é, a diferença entre as PA sistólica e diastólica, é, com frequência, avaliada indiretamente durante o exame físico por palpação digital de uma artéria periférica. Entretanto, a natureza das pulsações arteriais periféricas reflete principalmente a pressão de pulso, e não o nível absoluto de PA. Assim, um cavalo com PA sistólica/diastólica de 100/60 mmHg pode ter uma pulsação da artéria facial muito semelhante àquela de outro cavalo com PA de 180/140 mmHg. Por conseguinte, a avaliação do nível de PA (i. e., diagnóstico de hipertensão sistêmica) exige a determinação da PA.

A PA pode ser medida em animais por técnicas diretas ou indiretas. As técnicas diretas consistem na inserção de um cateter ou de uma agulha em uma artéria periférica e sua conexão, por meio de um tubo preenchido de líquido, a um sistema de transdução de pressão. Em geral, essa técnica fornece medição acurada e precisa da PA e mostra-se útil em animais anestesiados, particularmente animais de grande porte. Entretanto, como os anestésicos e os sedativos alteram a PA, eles não são usados para triagem de animais para a presença de hipertensão sistêmica, e, em geral, são empregadas técnicas indiretas para esse propósito na prática veterinária (Figura 40.2).

As técnicas indiretas consistem na colocação de um manguito sobre uma extremidade (membro ou cauda). O manguito é inflado para ocluir uma artéria periférica. À medida que a pressão é reduzida de modo automático ou manual no manguito, a restauração do fluxo arterial pode ser detectada distalmente por uma variedade de métodos. Esses dispositivos geralmente utilizam princípios de Doppler ultrassônico, oscilométricos ou fotopletismográficos para detectar a restauração do fluxo distal ao manguito. Em seguida, a PA sistólica pode ser estimada a partir da pressão do manguito no momento de restauração do fluxo. Alguns dispositivos indiretos (p. ex., fluxômetro Doppler

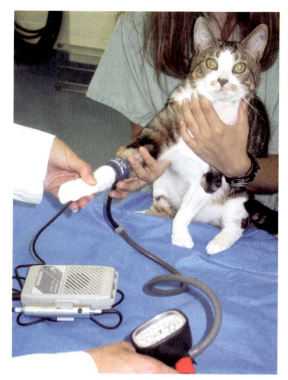

Figura 40.2 Medição da pressão arterial (PA) sistêmica em um gato. O tratamento da PA elevada exige a medição da PA no animal consciente, efetuada aqui com um aparelho indireto que utiliza um manguito e o princípio de ultrassonografia com Doppler.

ultrassônico) geralmente são usados apenas para estimar a PA sistólica, enquanto outros aparelhos frequentemente fornecem uma estimativa das PA sistólica, média e diastólica. As elevações da PA induzidas por ansiedade durante o processo de medição são designadas como "efeito do jaleco branco", visto que essa resposta foi identificada pela primeira vez em seres humanos e foi atribuída à presença de pessoal médico (com roupas brancas). A excitação e a ansiedade durante a medição da PA resultam em impulsos para o centro regulador cardiovascular provenientes de centros neurais superiores, com consequente ativação do sistema nervoso simpático. A taquicardia, o aumento do volume sistólico e a vasoconstrição periférica são responsáveis por uma elevação da PA, o que pode levar ao estabelecimento de um falso diagnóstico de hipertensão sistêmica. Esse efeito do jaleco branco é observado em cães e gatos, de modo que é importante limitar a excitação e a ansiedade em pacientes nas clínicas veterinárias durante a determinação da PA. Embora os dispositivos indiretos que utilizam um manguito sejam menos acurados e precisos do que as técnicas diretas, eles são menos invasivos e podem produzir menos elevação artificial da PA em consequência da ansiedade.

É importante reconhecer que a PA varia de modo considerável no decorrer do dia. Algumas espécies de interesse veterinário exibem uma variação diurna. Por exemplo, em primatas, a PA é 10 a 30 mmHg mais alta durante as horas de luz diurna. Essa variação diurna pronunciada da PA não é observada em cães e gatos normais, porém a PA varia consideravelmente de minuto a minuto em todos os animais que foram cuidadosamente estudados. Essas variações devem-se a mudanças na PA associadas à atividade física, a maior ativação do centro regulador cardiovascular por centros neurais superiores, a oscilações da atividade do sistema nervoso autônomo e a vários outros ciclos neuro-humorais. Em consequência do efeito do jaleco branco e de outras variações da PA, o diagnóstico de hipertensão sistêmica não deve se basear em uma única medição da PA.

A importância da hipertensão sistêmica em doenças metabólicas comuns, como a DRC e o hipertireoidismo felino, levou a maior reconhecimento da importância da medição da PA em populações selecionadas de pacientes animais de pequeno porte. Todavia, a triagem de rotina de todos os pacientes ou até mesmo de todos os pacientes geriátricos de qualquer espécie raramente é praticada em medicina veterinária, exceto durante a anestesia geral (em que a hipotensão sistêmica constitui a principal preocupação). Embora Stephen Hales tenha sido o primeiro a medir a PA em 1733, quando utilizou um cavalo em seus primeiros estudos, a medição da PA continua sendo incomum em animais de grande porte, exceto durante a anestesia ou em estudos experimentais.

Consequências da elevação persistente da pressão arterial sistêmica

A elevação persistente da PA sistêmica não provoca nenhum sinal clínico diretamente, mas pode levar a uma lesão substancial de uma variedade de tecidos e sistemas orgânicos com o passar do tempo. Em particular, os olhos, os rins, o sistema nervoso central e o sistema cardiovascular podem ser afetados por uma PA persistentemente alta, e esses quatro tecidos costumam ser designados como órgãos-alvo da hipertensão sistêmica.

Olhos

Talvez pelo fato de a triagem de rotina de animais para hipertensão por meio da medição da PA ser incomum, o início súbito de cegueira por retinopatia hipertensiva constitui uma das queixas de apresentação mais comuns em animais com hipertensão sistêmica. À semelhança de outros leitos microvasculares, a elevação das pressões arteriolar e capilar nos vasos sanguíneos da coroide leva ao extravasamento de plasma dentro das paredes dos vasos, com anormalidades resultantes, incluindo edema, hemorragia e descolamento da retina. Essas anormalidades são frequentemente designadas como **retinopatia hipertensiva/coroidopatia**.

Rins

A hipertensão e a DRC estão integralmente associadas nos seres humanos, uma ligação em que a hipertensão atua como principal causa de doença renal, enquanto a doença renal frequentemente contribui para a geração e a manutenção da hipertensão sistêmica. Isso representa um exemplo de alça de retroalimentação positiva deletéria na fisiopatologia cardiovascular. Recentemente, foi constatado que a hipertensão sistêmica pode contribuir para a lesão renal em cães com DRC, e o mesmo provavelmente se aplica aos gatos. Sabe-se muito pouco acerca de outras espécies de animais. À semelhança de outros leitos vasculares, a alta pressão nas arteríolas renais leva ao espessamento das paredes das pequenas artérias e arteríolas por meio dos processos de arteriosclerose hialina e hipertrofia do músculo liso. Esse processo pode se distribuir de modo irregular dentro do parênquima renal, resultando em áreas intercaladas de isquemia e de hiperperfusão. As áreas de isquemia podem resultar na produção excessiva de renina, com consequente elevação dos níveis

circulantes de angiotensina II, aumentando ainda mais a resistência periférica total e o volume sistólico, com agravamento da hipertensão sistêmica. Nas áreas de hiperperfusão, observa-se uma alteração das forças de Starling no leito capilar glomerular, com elevação da pressão hidrostática capilar glomerular. O leito capilar glomerular é suscetível à lesão hipertensiva, o que infelizmente leva à produção de matriz extracelular obliterativa pelas células mesangiais glomerulares, um processo designado como glomerulosclerose. A hipertensão cronicamente sustentada pode levar à destruição dos néfrons e contribuir para a evolução da DRC.

Sistema nervoso central

Em geral, a circulação do cérebro é localmente bem regulada, resultando na propriedade de **autorregulação do fluxo sanguíneo**. Esse controle autorregulador do fluxo sanguíneo é mediado principalmente pelas pequenas artérias e arteríolas, que sofrem contração em resposta a uma elevação da PA. Isso protege o sistema nervoso central de muitos dos efeitos adversos da hipertensão sistêmica ao longo de uma ampla faixa de PA. Entretanto, existe um limite na capacidade dessas arteríolas de impedir a transmissão de pressões arteriais elevadas para a microcirculação local (arteríolas, capilares e vênulas). Elevações adicionais da PA acima desse limite autorregulador levam a aumentos na pressão e no fluxo dentro da microcirculação, o que altera as forças de Starling através da parede capilar. Em particular, a elevação subsequente da pressão hidrostática intracapilar tende a aumentar a filtração de líquido transcapilar, promovendo o desenvolvimento de edema intersticial dentro do parênquima cerebral. Se a pressão aumentar além do suficiente, particularmente se a elevação for aguda, ocorrerá formação local de edema. Como o cérebro é "compartimentalizado" no crânio ósseo, esse aumento do volume intersticial pode resultar em elevação da pressão intracraniana, causando disfunção neurológica. Os sinais clínicos causados pelo edema cerebral podem incluir desorientação, ataxia, torpor, coma e convulsões. Se for grave, esse edema eleva a pressão intracraniana, o que pode levar à herniação cerebral sob o tentório ou à herniação cerebelar através do forame magno. A herniação cerebral é, em geral, uma complicação fatal. Essa síndrome de disfunção neurológica causada por edema cerebral associado à hipertensão sistêmica é frequentemente designada como **encefalopatia hipertensiva**.

A encefalopatia hipertensiva tem mais tendência a ocorrer com uma rápida elevação pronunciada da PA e constitui uma complicação bem reconhecida de transplante renal em gatos. A velocidade de elevação da PA afeta a probabilidade de desenvolvimento de edema, visto que a hipertensão crônica (de várias semanas a meses de duração) possibilita uma adaptação das arteríolas, resultando em aumento no limite superior de PA tolerável.

A hipertensão também pode provocar lesão das artérias de calibre médio e pequeno, com ruptura e consequente isquemia localizada (acidente vascular encefálico) ou morte tecidual (infarto). Pode ocorrer acidente vascular encefálico em consequência da ruptura de pequenas artérias dentro da rede vascular cerebral (acidente vascular encefálico hemorrágico) ou de trombose (acidente vascular encefálico trombótico). Em ambos os casos, as regiões afetadas do cérebro sofrem infarto, e o animal pode exibir sinais clínicos, como ataxia, desorientação, convulsões, torpor ou coma. Esses sinais ocorrem em medicina

418 Parte 6 | Sistema Cardiovascular

veterinária, porém parecem ser menos comuns, talvez pelo fato de que a aterosclerose e a arteriosclerose, que promovem o desenvolvimento dessas lesões em seres humanos, são muito menos prevalentes nas espécies veterinárias.

Sistema cardiovascular

A hipertrofia ventricular esquerda constitui o efeito mais comumente observado da hipertensão no sistema cardiovascular. A hipertrofia ventricular esquerda pode ser detectada por exames radiográficos do tórax ou ultrassonografia cardíaca. O músculo cardíaco responde a uma pós-carga aumentada por meio de hipertrofia concêntrica (aumento da espessura da parede, sem dilatação do lúmen). A hipertrofia ventricular esquerda pode causar perda da complacência ventricular. A consequente rigidez ventricular e a redução do enchimento diastólico podem elevar a pressão diastólica ventricular esquerda, resultando em congestão pulmonar, embora esse efeito seja menor na maioria dos cães e gatos hipertensos.

As pressões elevadas nas pequenas artérias e nas arteríolas levam ao extravasamento de plasma dentro da parede do vaso, produzindo espessamento da parede vascular, designado como arteriosclerose hialina. A hipertensão crônica também induz hipertrofia do músculo liso vascular. Esses dois processos podem ser particularmente significativos nas arteríolas sistêmicas, onde podem reduzir o diâmetro do lúmen, com produção de isquemia local ou aumento generalizado da resistência vascular periférica total. Isso exacerba a hipertensão sistêmica, fornecendo um exemplo de alça de retroalimentação positiva deletéria. Essas alterações vasculares podem contribuir para a ruptura vascular ("acidente vascular encefálico") no sistema nervoso central.

Observa-se comumente a presença de placas ateroscleróticas nas artérias de calibre médio e pequeno de seres humanos com hipertensão de longa duração. Como o aumento da pós-carga ou pré-carga comumente observado na hipertensão sistêmica impõe maior demanda de oxigênio sobre a massa muscular ventricular esquerda, a aterosclerose contribui para a alta prevalência de doença cardíaca significativa (p. ex., infarto do miocárdio, insuficiência cardíaca) em seres humanos hipertensos. A aterosclerose é incomum nas espécies de interesse veterinário. Isso pode estar relacionado a diferenças no tempo de vida ou, mais provavelmente, a diferenças no metabolismo dos lipídios. Por exemplo, os cães e os gatos tendem a apresentar baixas concentrações plasmáticas de colesterol nas partículas de lipoproteínas de baixa densidade, que têm sido implicadas na patogenia da aterosclerose em primatas. Em consequência, a insuficiência cardíaca ou a oclusão das artérias coronárias associada ao infarto do miocárdio são raramente (< 5%) observadas em pacientes veterinários com hipertensão sistêmica.

Prevalência da elevação persistente da pressão arterial sistêmica

Como a hipertensão idiopática é rara em medicina veterinária, porém compreende 95% dos casos de hipertensão identificada em seres humanos, acredita-se que a hipertensão sistêmica seja incomum em medicina veterinária. Em contrapartida, as doenças associadas à hipertensão secundária são muito comuns em determinadas espécies de animais. Em particular, a DRC é frequentemente observada em gatos e cães geriátricos, com uma prevalência que alcança quase um em três gatos em populações

selecionadas. O hipertireoidismo felino também é uma entidade patológica comum. Cerca de 20 a 40% desses animais apresentam hipertensão sistêmica, tornando-a uma entidade fisiológica e clínica importante, que acomete aproximadamente 0,6% de todos os gatos.

Manejo da elevação persistente da pressão arterial sistêmica

A gravidade da futura lesão dos órgãos-alvo está diretamente relacionada com a magnitude da elevação da PA. Por conseguinte, nos cães e nos gatos, em lugar de usar valores limiares da PA para estabelecer ou excluir o diagnóstico de hipertensão arterial sistêmica, as recomendações para o tratamento baseiam-se no grau de elevação da PA (Tabela 40.1). A abordagem terapêutica baseia-se, em geral, no uso de agentes farmacológicos (Tabela 40.2) que alteram os determinantes da PA, isto é, resistência vascular periférica total, volume sistólico ou frequência cardíaca. Com frequência, a restrição de sal na dieta constitui parte da abordagem inicial ao tratamento. A meta da restrição dietética de sal consiste em reduzir o volume de líquido extracelular e, portanto, diminuir o débito cardíaco, embora essa manobra dietética raramente produza uma redução significativa da PA em cães e gatos.

Em geral, um declínio da PA poderia reduzir a função renal, como taxa de filtração glomerular, não fossem os ajustes autorreguladores renais. Todavia, em animais com doença renal, pode haver ruptura da autorregulação renal. Por conseguinte, a redução da PA pode ter tendência a reduzir a função renal, incluindo a taxa de filtração glomerular. Nessa situação, existe uma vantagem teórica no uso de agentes vasodilatadores para controlar a hipertensão em animais com hipertensão sistêmica e insuficiência renal crônica coexistentes, visto que esses fármacos também produzem vasodilatação intrarrenal, enquanto diminuem a PA. Esses dois efeitos tendem a se compensar, mantendo a função renal. Tendo em vista a alta prevalência de doença renal nos animais hipertensos, a terapia anti-hipertensiva em cães e gatos é habitualmente acompanhada de agentes vasodilatadores, geralmente inibidores do SRAA ou bloqueadores dos canais de cálcio.

Os bloqueadores dos canais de cálcio reduzem a entrada de cálcio nas células miocárdicas e células do músculo liso vascular, produzindo redução do débito cardíaco e relaxamento

Tabela 40.1 Recomendações para o tratamento da elevação persistente da pressão arterial sistêmica (hipertensão sistêmica) com base na medição das pressões diastólica e sistólica em cães e gatos conscientes.

Sitólica (mmHg)	Diastólica (mmHg)	Risco de futura lesão dos órgãos-alvo	O paciente deve ser tratado?
< 150	< 95	Mínimo	Não
150 a 159	95 a 99	Leve	Sim, porém apenas se houver uma evidência clara de lesão vigente dos órgãos-alvo
160 a 179	100 a 119	Moderado	Sim, se houver suspeita de lesão vigente dos órgãos-alvo
≥ 180	≥ 120	Grave	Sim

Tabela 40.2 Base fisiológica do tratamento da hipertensão arterial sistêmica.

Tratamento	Efeito principal	Redução dos determinantes da pressão arterial
Restrição de sal na dieta	Diminuição do volume de líquido extracelular	Volume sistólico
Diuréticos de alça (p. ex., furosemida) ou tiazídicos (p. ex., hidroclorotiazida)	Diminuição do volume de líquido extracelular	Volume sistólico
Bloqueador dos canais de cálcio (p. ex., anlodipino)	Relaxamento do músculo liso vascular (± redução da contratilidade cardíaca)	Resistência vascular periférica total (± volume sistólico)
Inibidor da enzima conversora de angiotensina (p. ex., benazepril ou enalapril)	Diminuição das concentrações plasmáticas de angiotensina II e aldosterona	Resistência vascular periférica total e volume sistólico
Bloqueador dos receptores de angiotensina (p. ex., telmisartana ou losartana)	Diminuição da ligação de angiotensina II aos receptores AT_1; diminuição da concentração plasmática de aldosterona	Resistência vascular periférica total e volume sistólico
Agonistas α_2 de ação central (p. ex., moxonidina)	Diminuição do impulso simpático para o coração e para os vasos sanguíneos a partir do centro regulador cardiovascular	Resistência vascular periférica total, volume sistólico e frequência cardíaca
Antagonistas β_1 (p. ex., atenolol ou metoprolol)	Diminuição da ativação do receptor β_1 cardíaco	Volume sistólico e frequência cardíaca
Antagonistas α_1 (p. ex., fenoxibenzamina ou prazosina)	Diminuição da ativação do receptor α_1 arteriolar	Resistência vascular periférica total
Hidralazina	Vasodilatação arteriolar (efeito direto)	Resistência vascular periférica total

do músculo liso vascular. Algumas classes de antagonistas dos canais de cálcio afetam preferencialmente as células musculares lisas vasculares, com pouco efeito cardíaco. Os antagonistas dos canais de cálcio de uso clínico para o tratamento da hipertensão sistêmica (p. ex., anlodipino) em geral exercem menos efeito cardíaco e produzem preferencialmente vasodilatação arteriolar sistêmica e declínio generalizado da resistência periférica total.

Até recentemente, a inibição do SRAA dependia de inibidores da enzima conversora de angiotensina (ECA), como enalapril e benazepril. Em geral, os receptores de angiotensina II são de dois subtipos principais: AT_1 ou AT_2.[1] No músculo liso vascular, a maioria dos receptores pertence ao subtipo AT_1, e, atualmente, dispõe-se de agentes farmacológicos que atuam como antagonistas do AT_1 ou **bloqueadores dos receptores de angiotensina** (p. ex., telmisartana ou losartana). A meta da inibição do SRAA com uma ou ambas as classes de agentes consiste em reduzir os aumentos da resistência vascular periférica total mediados pela angiotensina II e reduzir o volume sanguíneo ao diminuir a retenção renal de sódio e de água (efeitos conhecidos da angiotensina II e da aldosterona).

Os efeitos finais dessas duas abordagens farmacológicas para a inibição do SRAA sobre as concentrações plasmáticas de cada componente do SRAA enfatizam diferenças interessantes. Tanto os **inibidores da ECA** quanto os bloqueadores dos receptores AT_1 devem resultar em concentrações plasmáticas circulantes elevadas de renina, visto que os mecanismos de retroalimentação a liberação de renina são interrompidos por meio de terapia anti-hipertensiva efetiva. Entretanto, com o uso de inibidores da ECA, a relação entre angiotensina I e angiotensina II será alta, ocorrendo o oposto com o uso de bloqueadores dos receptores de angiotensina. Uma questão importante acerca da eficácia dos fármacos diz respeito aos efeitos finais da ligação da angiotensina II acumulada aos receptores AT_2 em pacientes aos quais são administrados bloqueadores dos receptores de angiotensina. A resposta a essa questão em medicina veterinária permanece desconhecida. Este é um bom exemplo de como a manipulação farmacológica dos sistemas fisiológicos frequentemente produz interações complexas em pacientes animais, ressaltando a importância, para os veterinários, de manter uma compreensão detalhada dos princípios fisiológicos quando tratam doenças clínicas.

Outras abordagens ao tratamento da hipertensão sistêmica incluem o uso de agonistas α_2-adrenérgicos de ação central, que reduzem o impulso simpático central para o coração, os vasos

> ### Correlações clínicas | Manejo da elevação persistente da pressão arterial sistêmica
>
> Você está atendendo uma gata castrada de 16 anos de idade com queixa de início súbito de cegueira. O exame ocular revela descolamento da retina bilateral. A história clínica pregressa inclui elevação persistente da concentração sérica de creatinina, que você interpreta como azotemia renal causada por doença renal crônica (DRC). Com base na literatura, você sabe que cerca de 25% dos gatos com DRC apresentam elevação da PA, de modo que você utiliza um dispositivo de medição indireta para determinar a PA sistólica nessa gata, que é de 213 mmHg. Existem três questões essenciais: esse nível de PA representa um problema? Por que a PA poderia estar elevada? Como você deve proceder? Com base na Tabela 40.1 você conclui que esse grau de elevação exige intervenção e que ele está provavelmente contribuindo para a progressão da DRC e o desenvolvimento de retinopatia hipertensiva/coroidopatia. Você sabe que, na DRC, a retenção de sódio e de água e as respostas neuro-humorais contribuem para a elevação da PA. Como os estudos publicados que você já leu sugerem que ele é altamente eficaz, você decide tratar essa gata com anlodipino (um bloqueador dos canais de cálcio) e, posteriormente, você irá acrescentar um inibidor da ECA (benazepril), se necessário.

---

[1] N.R.T.: Reconhece-se adicionalmente o receptor MAS como principal sítio de atuação da angiotensina (I-VII). [Jiang *F et al.*, *Nat Rev Cardiol* 11: 413-426, 2013; Santos RA *et al.*, *PNAS* 100(14): 8258-8263, 2003; Santos RA. *Hypertension* 63: 1138-1147, 2014]. Em muitas situações, a angiotensina (I-VII) exerce ação oposta à da angiotensina II, particularmente quando essa age em receptores AT_1. Essa propriedade fisiológica tem provocado interesse farmacológico e terapêutico, tendo em vista os distúrbios resultantes da hiperatividade do SRAA na espécie humana e os de interesse veterinário.

sanguíneos e os rins. O resultado consiste em redução da frequência cardíaca, do volume sistólico, da resistência periférica total e da secreção de renina. Entretanto, é comum a ocorrência de efeitos colaterais desses agentes nos seres humanos, e esses fármacos raramente são usados em medicina veterinária para esse propósito. De modo alternativo, podem-se utilizar antagonistas adrenérgicos de ação sistêmica (β_1 e α_1). Os primeiros reduzem o débito cardíaco, enquanto os últimos diminuem a resistência periférica total. Os vasodilatadores arteriolares de ação direta, como a hidralazina, têm sido usados efetivamente em medicina veterinária para diminuir a resistência periférica total e, portanto, a PA.

Insuficiência cardíaca

> **1** Forneça a definição e o sistema de classificação da insuficiência cardíaca.
>
> **2** Quais são os principais mecanismos para o desenvolvimento da insuficiência cardíaca?
>
> **3** Explique a distinção entre insuficiência sistólica e diastólica, sinais de insuficiência anterógrada e retrógrada e sobrecarga de pressão e de volume.
>
> **4** Descreva os princípios fisiológicos e o fundamento lógico da terapia na insuficiência cardíaca.
>
> **5** Quando a relação de Frank-Starling entre volume sistólico e pré-carga contribui para a insuficiência cardíaca?

Definições

Ocorre **insuficiência circulatória** sempre que o débito cardíaco não atende às necessidades de perfusão dos tecidos. A insuficiência circulatória aguda e grave é frequentemente denominada **choque circulatório** (ver seção correspondente, adiante). Em medicina veterinária, a insuficiência circulatória é frequentemente causada por uma acentuada redução do volume sistólico em consequência de alguma anormalidade cardíaca. A **insuficiência cardíaca** refere-se à insuficiência circulatória cardiogênica, com incapacidade sustentada do coração de produzir um volume sistólico que possa atender adequadamente as demandas metabólicas teciduais. Diz-se que há insuficiência cardíaca precoce quando o coração supre as demandas de perfusão tecidual somente com acentuado aumento da pré-carga.

Como a insuficiência cardíaca é causada por um volume sistólico inadequado, convém fornecer uma breve visão geral dos fatores que afetam o volume sistólico. Uma diminuição do volume sistólico pode ser produzida por um declínio na contratilidade miocárdica ou pré-carga ou por um aumento da pós-carga (ver Capítulos 34, 35 e 41). Em resumo, a **contratilidade do ventrículo esquerdo** é a capacidade dessa câmara do coração de gerar força e constitui uma propriedade inerente de seu miocárdio. A contratilidade pode ser aumentada por estimulação simpática ou pela administração de um **agente inotrópico positivo** (p. ex., pimobendana ou glicosídios digitálicos) ou diminuída por diversas lesões cardíacas que provocam **insuficiência miocárdica** (p. ex., hipoxia, miocardite ou miocardiopatia). A **pré-carga** é o grau de estiramento das fibras miocárdicas antes da contração, e, no animal normal, uma redução da pré-carga ventricular tende a diminuir o volume sistólico. As condições que interferem no fluxo anterógrado de sangue para os ventrículos, como a estenose da valva atrioventricular, irão

reduzir a pré-carga ventricular. De modo semelhante, as lesões que limitam a expansão ventricular durante a diástole irão reduzir a pré-carga e, consequentemente, o volume sistólico. Como a pré-carga depende do enchimento ventricular durante a diástole, ela também pode ser reduzida por arritmias que diminuem excessivamente a duração da diástole. A pós-carga é a carga contra a qual as fibras miocárdicas se encurtam durante a contração; pode ser considerada como a oposição à ejeção enfrentada pelo ventrículo. Por exemplo, a pós-carga ventricular esquerda é aumentada por uma elevação da PA, da resistência vascular periférica total ou do hematócrito e por estenose da válvula semilunar.

Classificação da insuficiência cardíaca

A insuficiência cardíaca pode ser classificada de diversas maneiras. Com frequência, é classificada como insuficiência cardíaca do lado direito, do lado esquerdo ou bilateral com base no ventrículo em falência. Todavia, do ponto de vista fisiopatológico, é útil categorizar a insuficiência cardíaca com base no local de ocorrência do defeito primário no ciclo cardíaco. A **disfunção sistólica** ou **insuficiência sistólica** refere-se à insuficiência cardíaca em que o enchimento diastólico do ventrículo é normal, porém o débito cardíaco (habitualmente volume sistólico) ainda se encontra diminuído. A **disfunção diastólica** ou **insuficiência diastólica** refere-se à insuficiência cardíaca causada por enchimento cardíaco anormal, com contratilidade ventricular normal (função sistólica normal).

Não é correto pressupor que todos os pacientes com coração em falência tenham hipofunção cardíaca. A insuficiência cardíaca pode, efetivamente, ser classificada de acordo com a redução do volume sistólico (**insuficiência cardíaca de baixo débito**) ou seu aumento (**insuficiência cardíaca de alto débito**). Convém lembrar que a insuficiência cardíaca foi definida como a incapacidade sustentada do débito cardíaco de suprir as necessidades de perfusão tecidual. Alguns pacientes clínicos com insuficiência cardíaca são acometidos com condições caracterizadas por uma necessidade excessiva de perfusão tecidual. Nesses pacientes, pode haver insuficiência cardíaca devido à incapacidade de um débito cardíaco normal ou até mesmo elevado de suprir as necessidades teciduais. O hipertireoidismo felino, a anemia crônica, as derivações da esquerda para direita congênitas (p. ex., persistência do canal arterial) e as fístulas arteriovenosas são exemplos de condições observadas em pacientes na clínica veterinária que podem resultar em insuficiência cardíaca de alto débito.

Causas da disfunção sistólica

Embora a bradicardia grave, conforme observado, por exemplo, no bloqueio atrioventricular de terceiro grau, possa produzir disfunção sistólica, a maioria dos casos de disfunção sistólica deve-se a uma redução primária do volume sistólico. Uma causa facilmente percebida desse tipo de disfunção sistólica é a insuficiência miocárdica, em que a contratilidade ventricular em falência reduz o volume sistólico (Tabela 40.3). Uma doença cardíaca frequente que produz insuficiência sistólica em medicina veterinária é a miocardiopatia dilatada, que pode ser herdada (p. ex., miocardiopatia do Doberman Pinscher) ou adquirida (p. ex., deficiência nutricional de taurina em gatos). Outras causas adquiridas de insuficiência miocárdica, como a miocardite ou o infarto do miocárdio, são observadas, em certas ocasiões,

Tabela 40.3 Mecanismos fisiológicos que produzem insuficiência cardíaca.

Tipo de insuficiência	Defeito principal	Patogenia	Exemplos clínicos
Disfunção sistólica	Diminuição do volume sistólico	Diminuição da contratilidade miocárdica	Miocardiopatia dilatada
			Miocardite
			Infarto do miocárdio
		Pós-carga excessiva (sobrecarga de pressão)	Hipertensão sistêmica
			Policitemia
			Estenose da válvula semilunar
		Pré-carga excessiva (sobrecarga de volume)	Persistência do canal arterial
			Insuficiência da valva atrioventricular
			Tireotoxicose
	Diminuição da frequência cardíaca	Bradicardia não controlada	Disfunção do nó sinoatrial
			Bloqueio atrioventricular de terceiro grau
Disfunção diastólica	Diminuição do volume sistólico	Diminuição da pré-carga (constritiva): comprometimento do relaxamento diastólico	Miocardiopatia hipertrófica
			Doença pericárdica constritiva
		Diminuição da pré-carga (obstrutiva): comprometimento do retorno venoso	Estenose da valva atrioventricular
			Neoplasia intracardíaca

em pacientes na clínica veterinária. Em todas essas doenças, o principal defeito consiste em um declínio da contratilidade cardíaca que reduz o volume sistólico.

A consideração dos vários fatores que contribuem para a regulação do volume sistólico ressalta o fato de que nem todos os animais com insuficiência cardíaca sistólica apresentam contratilidade ventricular anormal. As insuficiências valvares podem reduzir o volume sistólico, possibilitando o fluxo retrógrado de sangue (p. ex., regurgitação sistólica devido à insuficiência da valva atrioventricular), derivação anormal de sangue (p. ex., fístula arteriovenosa ou persistência do canal arterial), ou as necessidades de perfusão tecidual podem aumentar de maneira excessiva (p. ex., hipertireoidismo felino produzindo insuficiência cardíaca de alto débito). Todas essas condições compartilham uma característica: o volume de sangue que chega ao ventrículo acometido está aumentado, produzindo a denominada **sobrecarga de volume**. Inicialmente, o aumento na pré-carga é benéfico. Entretanto, com a progressão da condição, observa-se um aumento excessivo do volume e da pressão ventriculares, produzindo contratilidade inadequada e **congestão venosa**.

A insuficiência cardíaca pode ser causada por aumento da pós-carga (p. ex., estreitamento da via de saída na estenose aórtica e hipertensão sistêmica no caso do ventrículo esquerdo e dirofilariose no caso do ventrículo direito). As condições que produzem pós-carga excessiva são frequentemente designadas como **sobrecarga de pressão** e, em geral, provocam hipertrofia cardíaca compensatória, que fornece, inicialmente, uma perfusão tecidual adequada. Essa hipertrofia leva a espessamento da parede ventricular, estreitamento do lúmen ventricular e redução da complacência ventricular. Essa resposta cardíaca é designada como hipertrofia concêntrica. A hipertrofia concêntrica pode exacerbar a insuficiência cardíaca ao reduzir a pré-carga ventricular, acrescentado, assim, uma disfunção diastólica à disfunção sistólica preexistente.

Causas da disfunção diastólica

Algumas condições reduzem o débito cardíaco ao interferir no enchimento ventricular, produzindo disfunção diastólica (Tabela 40.3). Podem consistir em lesões que reduzem o influxo durante a diástole, ou em condições que limitam a complacência cardíaca. Uma condição restritiva, como a hipertrofia excessiva da massa muscular ventricular na presença de miocardiopatia hipertrófica ou em resposta à sobrecarga de pressão, pode reduzir a complacência da câmara e limitar a pré-carga. De modo semelhante, as doenças pericárdicas (p. ex., pericardite constritiva ou hemorragia pericárdica) podem limitar a expansão cardíaca e reduzir o enchimento cardíaco. Uma lesão expansiva (p. ex., massa inflamatória ou neoplásica) no coração ou do pericárdio, ou qualquer lesão capaz de provocar obstrução do fluxo de entrada de sangue cardíaco normal (p. ex., trombose da veia cava ou estenose da valva atrioventricular) podem limitar o enchimento cardíaco. Uma diminuição na pré-carga irá reduzir o volume sistólico, de acordo com a relação de Frank-Starling.

Respostas compensatórias à insuficiência cardíaca

Na insuficiência cardíaca, o débito cardíaco cai, e, por si só, isso tende a reduzir a PA sistêmica. Diversos mecanismos compensatórios atuam como parte da regulação do sistema cardiovascular para manter a PA, e esses mecanismos são discutidos detalhadamente nos Capítulos 34, 35 e 41. Essas respostas compensatórias consistem em propriedades inerentes dos rins e do sistema cardiovascular ou em respostas neuro-humorais. Inicialmente, essas adaptações são benéficas; entretanto, subsequentemente, produzem muitos dos sinais clínicos comumente observados em pacientes com insuficiência cardíaca ou contribuem para a sua ocorrência.

Relação de Frank-Starling

Dentro de limites fisiológicos, a pré-carga acrescentada irá estirar antecipadamente as fibras miocárdicas, com consequente aumento na força de contração e no volume sistólico (Figura 40.3). A relação de Frank-Starling (ver Capítulo 34) entre pré-carga e volume sistólico ocorre mesmo no coração em falência, proporcionando, inicialmente, um efeito benéfico na maioria dos animais com insuficiência cardíaca precoce. De fato, com exceção da insuficiência miocárdica primária, ocorre contratilidade normal ou aumentada na maioria dos casos de insuficiência cardíaca precoce. Entretanto, essa relação entre pré-carga e

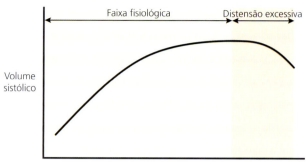

Figura 40.3 Relação de Frank-Starling entre a pré-carga ventricular e o volume sistólico. As partes iniciais dessa curva contribuem para o controle do volume sistólico em situações fisiológicas. Entretanto, com a distensão ventricular extrema, há uma incapacidade de geração de força, devido à interrupção na formação de pontes cruzadas de actomiosina. Aumentos acentuados do volume sanguíneo em consequência da retenção renal de sal e de água, na presença de miocárdio em falência ou sobrecarga de volume, podem levar a uma distensão excessiva. Em consequência, a pré-carga excessiva resulta em declínio do volume sistólico na insuficiência cardíaca avançada (parte da curva à direita).

volume sistólico opera dentro de limites. A pré-carga excessiva que efetivamente diminui o volume sistólico pode desenvolver-se com a acentuada expansão do volume de líquido extracelular que é comumente observada nos estágios mais avançados da insuficiência cardíaca (ver seções adiante). As limitações dessa relação são evidentes, se forem considerados os efeitos do estiramento excessivo sobre a formação de pontes cruzadas de actomiosina, visto que o miocárdio com estiramento excessivo perde a capacidade de gerar uma contração enérgica. Em outras palavras: se houver distensão excessiva do ventrículo, ocorrerá efetivamente uma redução da força contrátil, devido à incapacidade de formação de pontes cruzadas, resultando em declínio do volume sistólico. Essa redução do volume sistólico pode ser detectada durante exames de ultrassonografia da função miocárdica em pacientes clínicos.

Resposta neuro-humoral à insuficiência cardíaca

Uma adaptação central à insuficiência cardíaca é observada com a detecção de um declínio da PA pelos **barorreceptores arteriais** no seio carotídeo, arco da aorta e outras grandes artérias. O estímulo para o centro regulador cardiovascular resulta em aumento do efluxo simpático para o coração, as arteríolas periféricas e veias e redução do efluxo parassimpático para o coração (Figura 40.4). Isso resulta em aumento da frequência cardíaca, da contratilidade cardíaca (aumento no volume sistólico), do retorno venoso e da resistência periférica total. Inicialmente, o resultado consiste na manutenção benéfica da PA. Entretanto, à medida que a insuficiência cardíaca progride, e o débito cardíaco declina ainda mais, essa resposta do sistema de barorreceptores arteriais torna-se contraproducente, levando à isquemia tecidual em órgãos não vitais, devido à vasoconstrição simpática que reduz a perfusão, sem considerar as necessidades teciduais (p. ex., vísceras). Por fim, ocorre redução na perfusão da pele, das vísceras esplâncnicas e, em certo grau, dos rins, devido às consequências dessa alta resistência vascular e baixo débito cardíaco. Além disso, a elevação da resistência periférica total diminui o volume sistólico ao apresentar uma pós-carga excessiva ao ventrículo esquerdo.

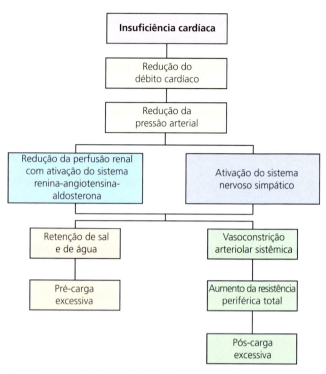

Figura 40.4 Na insuficiência cardíaca, os mecanismos compensatórios normais podem contribuir para o desenvolvimento de alças de retroalimentação positiva deletérias. Nessa situação, o sistema nervoso simpático e o sistema renina-angiotensina-aldosterona participam na geração de pré-carga e pós-carga ventriculares excessivas, reduzindo ainda mais o volume sistólico e exacerbando a insuficiência cardíaca.

A secreção de **hormônio antidiurético** também pode estar aumentada na insuficiência cardíaca, devido à estimulação direta da secreção pela angiotensina II e ao reflexo barorreceptor arterial. Isso contribui ainda mais para a expansão do volume de líquido extracelular, o que inicialmente aumenta o volume sistólico por meio da relação de Frank-Starling, mas que posteriormente contribui para a expansão excessiva de volume e a redução do volume sistólico nos estágios finais da insuficiência cardíaca.

Resposta renal à insuficiência cardíaca

Na insuficiência cardíaca, ocorre aumento na liberação de renina por meio de redução da PA e da carga de cloreto disponível à região da mácula densa do túbulo distal. Isso se deve à taxa de filtração glomerular reduzida de NaCl e de água na insuficiência cardíaca, em consequência da pressão de perfusão inadequada, que é exacerbada pela estimulação dos receptores β_1-adrenérgicos no aparelho justaglomerular pelo sistema nervoso simpático.[2] A ativação do SRAA leva à produção aumentada de angiotensina II (ver Capítulo 18), com consequente vasoconstrição arteriolar aferente e sistêmica (mediada pela angiotensina II). Esse sistema, que inicialmente é benéfico para manter a PA, acaba se tornando contraproducente, à medida

---

[2] N.R.T.: Adicionalmente, na insuficiência cardíaca congestiva, ao contrário, a pressão de perfusão é reduzida, o que promove uma diminuição da taxa de filtração glomerular. Em consequência, acaba havendo também uma redução da carga filtrada de água e eletrólitos. Portanto, induzindo a um declínio do transporte de $1Na^+$, $2Cl^-$ e $1K^+$ pelo cotransportador tríplice nas células da mácula densa.

que a vasoconstrição intensa aumenta a pós-carga, reduzindo, assim, o volume sistólico. Os efeitos de aumento do volume de líquido extracelular pela angiotensina são mediados pelos efeitos diretos da angiotensina II no túbulo proximal e indiretamente pela reabsorção aumentada de sódio no túbulo distal estimulada pela aldosterona. Conforme já assinalado, o aumento do volume de líquido extracelular irá, inicialmente, aumentar o volume sistólico; todavia, nos estágios finais da insuficiência cardíaca, a sobrecarga de volume produz uma pré-carga excessiva, reduz o volume sistólico (ver seção sobre a relação de Frank-Starling) e aumenta a congestão venosa e a pressão hidrostática capilar, favorecendo a formação de edema intersticial. Esse estágio é frequentemente designado como insuficiência cardíaca congestiva.

Consequências da insuficiência cardíaca

Diversos órgãos e tecidos são afetados de modo adverso na insuficiência cardíaca causada por disfunção sistólica ou diastólica. Os sinais anterógrados da insuficiência cardíaca referem-se a sinais que ocorrem em consequência da incapacidade de fornecer uma perfusão tecidual adequada, enquanto os sinais retrógrados de insuficiência cardíaca ou congestão venosa referem-se aos efeitos da elevação na pressão de enchimento diastólico que ocorre comumente no coração insuficiente.

Sinais anterógrados da insuficiência cardíaca (perfusão inadequada)

Com exceção dos estágios mais iniciais, ocorre comprometimento da perfusão tecidual na insuficiência cardíaca. Os sinais anterógrados de insuficiência cardíaca causados pela perfusão tecidual inadequada são comuns a todas as causas de insuficiência cardíaca. Na insuficiência cardíaca precoce, a perfusão tecidual pode ser inadequada apenas durante períodos de alta necessidade de perfusão tecidual, como atividade física intensa. A razão disso é que a vasodilatação local no músculo esquelético desvia o débito cardíaco de outros tecidos, incluindo os tecidos vitais do cérebro, do coração e dos rins. À medida que a insuficiência cardíaca evolui, os sinais clínicos resultantes da perfusão tecidual inadequada (p. ex., fraqueza) estarão presentes, até mesmo na ausência de atividade física.

A autorregulação refere-se à capacidade de um tecido de manter o seu próprio fluxo sanguíneo, apesar de variações na PA e na ativação neuro-humoral (fatores extrínsecos). A autorregulação do fluxo sanguíneo deve-se ao predomínio de fatores locais ou intrínsecos na regulação da resistência vascular nesses tecidos. Como os tecidos vitais (p. ex., cérebro, coração e rins) apresentam uma autorregulação mais efetiva, esses tecidos preservam a perfusão no início da insuficiência cardíaca, enquanto a pele e as vísceras esplâncnicas podem sofrer perfusão precária. Pode-se observar a presença de pele fria e palidez das mucosas durante o exame clínico de animais afetados. Outras evidências de perfusão tecidual deficiente podem ser observadas à medida que a insuficiência cardíaca avança. Por exemplo, pode ocorrer azotemia em consequência da hipoperfusão renal. Essa azotemia é frequentemente denominada "pré-renal", visto que a sua causa imediata não consiste em doença renal primária (azotemia renal) ou ausência de integridade do sistema de condução urinária (azotemia pós-renal). Com o avanço progressivo da insuficiência cardíaca, até

mesmo o cérebro pode sofrer hipoperfusão. Pode-se observar a ocorrência de confusão, tontura ou síncope em consequência da hipoxia cerebral.

A taquicardia, uma resposta compensatória dos sistemas reguladores cardiovasculares à queda do volume sistólico, habitualmente é observada no exame físico de pacientes com insuficiência cardíaca na clínica veterinária. Pode haver arritmias cardíacas, causadas por doença miocárdica ou hipoperfusão. A ausculta do coração pode revelar sopro valvular associado a um defeito primário responsável pela insuficiência cardíaca. A dilatação ou rigidez de um ventrículo podem causar uma terceira ou quarta bulhas cardíacas audíveis (B_3 ou B_4) em cães e gatos – espécies nas quais a presença dessas bulhas cardíacas é anormal. Em certas ocasiões, a dilatação ventricular em consequência da sobrecarga de volume pode resultar em um sopro, devido à insuficiência adquirida da valva atrioventricular. O aumento cardíaco pode ser evidente em radiografia de tórax, ecocardiografia ou eletrocardiografia nesses pacientes. A insuficiência miocárdica, que resulta em declínio do volume sistólico, habitualmente pode ser avaliada durante a ultrassonografia para exame da função miocárdica em pacientes clínicos.

Sinais retrógrados da insuficiência cardíaca (congestão venosa)

Em consequência da incapacidade de ejeção, o volume e a pressão diastólicos finais ventriculares aumentam. Isso leva a elevações da pressão hidrostática no sistema venoso correspondente (i. e., congestão venosa passiva). Em animais com disfunção sistólica ou diastólica, essa congestão venosa pode levar, por fim, a uma elevação da pressão hidrostática intracapilar e ao rompimento do equilíbrio das forças de Starling na microcirculação. Ocorre aumento da filtração de líquido através da parede capilar. Sem tratamento, essa situação progride até o ponto em que a filtração de líquido ultrapassa a capacidade do sistema linfático de retornar o líquido intersticial acumulado ao sistema circulatório. Dependendo de qual ventrículo esteja insuficiente, o acúmulo de líquido intersticial (edema) pode interferir na troca gasosa pulmonar (insuficiência ventricular esquerda com edema pulmonar) ou produzir edema periférico, ascite ou hidrotórax (insuficiência ventricular direita).

Na insuficiência ventricular esquerda, o edema pulmonar irá interferir na troca gasosa. Uma cuidadosa avaliação das radiografias de tórax pode revelar alterações na vascularização pulmonar e pulmões compatíveis com congestão venosa pulmonar e edema em pacientes com insuficiência ventricular esquerda avançada. Os animais acometidos desenvolvem hipoxia e hipercapnia, levando a taquipneia e hiperpneia mediadas por quimiorreceptores. As pequenas vias respiratórias que estão fechadas em consequência da presença de líquido de edema podem subitamente abrir-se em um "estalo" durante o ciclo respiratório, produzindo crepitação. Nos animais afetados, a ausculta do tórax irá revelar estertores pulmonares. (Os sibilos, causados pelo estreitamento das vias respiratórias pequenas a médias, são menos comuns na presença de edema pulmonar.)

Na insuficiência cardíaca do lado direito, o hidrotórax pode produzir taquipneia e hiperpneia, com ausência de sons pulmonares na ausculta do tórax ("pulmão silencioso"), a ascite pode resultar em distensão abdominal, e pode-se observar a presença de tumefação em consequência do edema periférico nas extremidades.

Manejo da insuficiência cardíaca

O tratamento clínico da insuficiência cardíaca deve considerar o defeito subjacente. Os princípios de fisiologia cardíaca possibilitam uma abordagem ordenada para essa condição clínica. Embora a terapia específica possa ser apropriada para corrigir um defeito conhecido em alguns casos, isso raramente é possível. A substituição valvar e o transplante cardíaco geralmente não estão disponíveis em medicina veterinária, e a terapia planejada para melhorar o desempenho cardíaco constitui a abordagem clínica mais típica. Algumas generalidades podem ser aplicadas à abordagem terapêutica na maioria dos casos de insuficiência cardíaca.

É importante reconhecer que quase todos os casos avançados de insuficiência cardíaca caracterizam-se por (i) resistência periférica total excessiva, devido a ativação do SRAA e efluxo simpático aumentado do centro regulador cardiovascular (pós-carga excessiva); e (ii) hiperexpansão do volume de líquido extracelular, devido a retenção renal de sal e de água e ativação do SRAA (pré-carga excessiva). Muitos casos de insuficiência cardíaca, mas nem todos, caracterizam-se também por (iii) disfunção sistólica associada a uma contratilidade cardíaca deficiente.

Embora a terapia tradicional em medicina veterinária tenha consistido no uso de diuréticos de alça, como a furosemida, para reduzir o volume de líquido extracelular no tratamento inicial da insuficiência cardíaca, a importância de estratégias alternativas passou a receber atenção cada vez maior nesses últimos anos. Assim, os inibidores do SRAA (*i. e.*, inibidores da ECA, como enalapril e benazepril, ou bloqueadores dos receptores de angiotensina II, como telmisartana e losartana), bem como agentes inotrópicos positivos (*i. e.*, inibidores da fosfodiesterase, como pimobendana), são atualmente considerados como terapia de primeira linha em animais com insuficiência cardíaca. Os primeiros agentes são usados para (i) reduzir a resistência periférica total e, assim, a pós-carga e (ii) reduzir a constrição

---

Correlações clínicas | Manejo da insuficiência cardíaca

Você está atendendo um macho Doberman Pinscher de 5 anos de idade com dispneia. As radiografias de tórax revelam edema pulmonar, e a ultrassonografia cardíaca, redução do volume sistólico associada a uma contratilidade ventricular esquerda precária. O seu diagnóstico é de insuficiência cardíaca de baixo débito com congestão venosa pulmonar causada por disfunção sistólica do ventrículo esquerdo, compatível com uma doença que você estudou sobre Doberman Pinschers: miocardiopatia dilatada. Existem duas questões essenciais: como você poderia melhorar a função cardíaca desse cão? Existe alguma outra intervenção passível de ajudar a reduzir o edema pulmonar do cão? Você decide tratar o cão com um agente inotrópico positivo (pimobendana, um inibidor da fosfodiesterase) para aumentar a contratilidade cardíaca, o que deve aumentar o volume sistólico. Você reconhece que a insuficiência cardíaca congestiva está associada a uma expansão do volume de líquido extracelular, em parte devido à atividade excessiva do SRAA. Essa expansão de volume distende o ventrículo esquerdo, reduzindo ainda mais o volume sistólico, e aumenta a pressão venosa, agravando o edema pulmonar. Por conseguinte, você decide administrar um diurético (furosemida) para aumentar a excreção renal de sal e de água, bem como um inibidor do SRAA (enalapril). Este último fármaco deve ajudar a reduzir tanto a pós-carga (menos vasoconstrição arteriolar mediada pela angiotensina II) quanto a pré-carga (menos retenção renal de sal e de água mediada pela aldosterona).

---

venosa e o volume sanguíneo, diminuindo, assim, a pré-carga. Este último é administrado para aumentar a contratilidade cardíaca, desviando à curva de Frank-Starling para cima.

Choque

1 Quais são as principais classificações do choque circulatório que acomete animais em medicina veterinária?

2 Que fatores contribuem para a descompensação no choque séptico ou endotóxico?

3 Quais são as características de cada estágio do choque?

4 Que fatores contribuem para a progressão do choque e quais são as metas da terapia intervencionista?

Definições

O **choque** circulatório refere-se a uma deficiência aguda grave de perfusão tecidual, resultando em colapso cardiovascular, com consequente disfunção de tecidos e órgãos. Em geral, caracteriza-se por hipotensão sistêmica, perfusão tecidual inadequada, oligúria, hipoxia celular e disfunção generalizada das células, tecidos e órgãos. O choque e suas consequências frequentemente são reversíveis com terapia apropriada nos estágios iniciais. Entretanto, a hipoperfusão tecidual continuada leva, por fim, a uma lesão celular irreversível, que progride para a morte celular e a disfunção orgânica. Na ausência de terapia intervencionista efetiva, o choque geralmente progride por estágios definidos, resultando frequentemente em morte.

Classificação do choque

Existem muitas causas de choque circulatório, que podem ser classificadas em três tipos principais: **choque cardiogênico, hipovolêmico** e **séptico**. O choque cardiogênico é o resultado final da insuficiência cardíaca progressiva (ver seção anterior), em que o principal mecanismo causador consiste em falência do débito cardíaco, que não pode ser compensada por outros fatores. O baixo débito cardíaco em consequência de uma diminuição do volume sanguíneo circulante (p. ex., desidratação grave ou hemorragia) constitui a causa da maioria dos casos de choque hipovolêmico. O choque séptico é provocado pela presença de microrganismos ou toxinas microbianas transportados pelo sangue.

O choque também pode ser classificado com base no nível de débito cardíaco em choque de baixo débito ou de alto débito. O **choque de baixo débito** geralmente é de origem cardiogênica ou hipovolêmica. O **choque de alto débito** geralmente está associado a septicemia ou endotoxemia (choque séptico).

Choque cardiogênico

O choque cardiogênico é causado por um grave declínio no débito cardíaco. Conforme discutido na seção anterior e nos Capítulos 34, 35 e 41, existe uma variedade de mecanismos de retroalimentação que atuam para manter a PA dentro de limites normais, apesar de um declínio na função cardíaca. Entretanto, se a gravidade do processo patológico responsável pela insuficiência cardíaca progredir, esses mecanismos compensatórios podem ser incapazes de manter a PA. A consequente hipotensão sistêmica pode levar a hipoperfusão tecidual e hipoxia celular, desencadeando os estágios iniciais do choque cardiogênico. Na ausência de intervenção efetiva, pode ocorrer morte.

Choque hipovolêmico

O choque hipovolêmico é causado por uma queda repentina do débito cardíaco, em consequência de uma diminuição do volume sanguíneo devido a hemorragia, perda de líquido ou sequestro de líquido, levando a uma queda acentuada na pré-carga e no volume sistólico. A hemorragia e a perda de líquidos (p. ex., vômitos, diarreia e queimaduras térmicas) constituem as causas habituais de choque hipovolêmico em pacientes na clínica veterinária. Entretanto, o colapso circulatório em consequência de redução do volume sanguíneo circulante efetivo também pode ser causado por vasodilatação periférica, com acúmulo venoso de sangue. Os mecanismos que causam esta última forma de choque hipovolêmico incluem **choque neurogênico**, que pode ocorrer em consequência de lesão do sistema nervoso central, **choque anafilático**, que é causado por uma resposta alérgica sistêmica associada à liberação de histamina desencadeada pela IgE, e **choque anestésico**, que é causado por dose excessiva de anestésico. O choque hipovolêmico é relativamente comum em medicina veterinária e, com frequência, está associado a uma perda de sangue induzida por traumatismo ou à retração excessiva do volume de líquido extracelular em decorrência de diarreia ou vômitos. A causa imediata do colapso cardiovascular no choque hipovolêmico consiste na incapacidade do volume sanguíneo de manter o retorno venoso e a pré-carga cardíaca. Com uma acentuada redução da pré-carga, o volume sistólico declina acentuadamente, e a taquicardia não consegue restaurar o débito cardíaco. No estágio inicial do choque hipovolêmico, a vasoconstrição periférica mantém a perfusão dos órgãos vitais (*i. e.*, cérebro, coração e rins), à custa dos tecidos não vitais (p. ex., pele e vísceras abdominais). Posteriormente, sobrevém a disfunção celular e orgânica, e, sem tratamento, o choque hipovolêmico é geralmente terminal.

Choque séptico

A presença de microrganismos ou de toxinas microbianas no sangue constitui a causa imediata de colapso circulatório em todas as formas de **choque séptico**.[3] O choque circulatório causado por bacilos gram-negativos endotoxigênicos é relativamente comum em todas as espécies veterinárias. As endotoxinas derivam dos lipopolissacarídios da parede bacteriana, que são liberados quando a parede celular da bactéria é destruída. A endotoxina é integrada por um componente polissacarídio externo, um polissacarídio nuclear e uma região central de ácidos graxos (lipídio A). O lipídio A é o componente tóxico. O choque circulatório produzido por endotoxemia é designado como choque endotóxico. Existem moléculas semelhantes a endotoxinas nas paredes de várias bactérias gram-positivas e de

alguns fungos, que podem provocar choque séptico com evolução clínica muito semelhante àquela do choque endotóxico produzido por bacilos gram-negativos.

O choque endotóxico constitui a forma mais comum de choque séptico. É iniciado por uma complexa interação de endotoxina e monócitos, resultando em uma cascata de eventos. O estágio mais inicial do choque endotóxico é geralmente um estágio hiperdinâmico ou de alto débito, em que predomina um débito cardíaco aumentado. Em geral, ocorre vasodilatação periférica secundária a uma variedade de mediadores inflamatórios produzidos pelos monócitos ativados, em um processo frequentemente designado como **síndrome de resposta inflamatória sistêmica (SRIS)**. Embora o débito cardíaco possa estar inicialmente normal ou elevado, a vasodilatação periférica extrema e os fatores depressores cardíacos levam finalmente à hipotensão e ao colapso cardiovascular à medida que a síndrome progride, levando finalmente à morte (na ausência de intervenção efetiva). Os mediadores envolvidos incluem metabólitos do ácido araquidônico, fator de necrose tumoral, diversas interleucinas, óxido nítrico, fator de ativação das plaquetas, fatores pró-coagulantes e uma variedade de outras substâncias.

Estágios do choque

Com base, em grande parte, na pesquisa realizada sobre o choque hipovolêmico em cães, o choque circulatório foi dividido em três estágios. O sistema de estadiamento baseia-se na resposta à terapia. Embora esses estágios sejam mais evidentes no choque causado por hipovolemia em consequência de perda de sangue, eles podem ser aplicados a todos os tipos de choque.

Estágio 1 | Choque circulatório compensado
Nesse estágio, a perfusão tecidual é inadequada. Na presença de choque cardiogênico ou hipovolêmico, observa-se também a ocorrência de hipotensão. No choque séptico compensado, ocorre geralmente hiperfunção cardíaca, e a PA está normal (ou possivelmente elevada).

Nesse estágio, as respostas neuro-humorais mantêm uma perfusão tecidual adequada para os órgãos vitais, impedindo o desenvolvimento de hipoxia. Os mecanismos de controle de adaptação incluem o sistema de barorreceptores arteriais, o SRAA e o hormônio antidiurético. O resultado consiste em taquicardia, estimulação simpática intensificada do miocárdio ventricular, vasoconstrição periférica com aumento da resistência periférica total, redução da capacitância venosa e oligúria com retenção renal de sal e de água. Sem tratamento, um animal nesse estágio de choque frequentemente evolui para o segundo estágio progressivo.

Estágio 2 | Choque circulatório progressivo
Quando o tratamento adequado de um animal com choque compensado ou com agressão adicional do sistema circulatório não tem sucesso, ocorre frequentemente progressão para o estágio 2. Os mecanismos compensatórios nesse estágio não conseguem manter a PA, e a perfusão tecidual cai acentuadamente. Sem intervenção, a hipoxia celular e a disfunção orgânica predominam. Nesse estágio, a terapia apropriada (p. ex., líquidos intravenosos ou terapia transfusional para o choque hipovolêmico; terapia para a insuficiência cardíaca no choque cardiogênico; ou líquidos intravenosos e terapia antimicrobiana

---

[3] N.R.T.: Geralmente produzido por bactérias gram-negativas que têm lipopolissacarídios (LPS) em sua parede celular, considerado uma endotoxina, a qual provoca liberação de óxido nítrico (NO) por macrófagos e células endoteliais. [Sharsshar T *et al. Crit Care Med* 30(3): 497-500, 2002; Giusti-Paiva A, Santiago MB. *Endocr Metab Immune Disord Drug Targets* 10(3): 247-251, 2010.] O LPS e outras endotoxinas interagem com o TLR-4 (*Toll-like receptor*) induzindo a liberação de NO pelas células endoteliais. [Magron T, Jirillo E. *Endocr Metab Immune Disord Drug Targets* 11(4): 310-325, 2011.] A hipotensão arterial (e resultante hipoperfusão tecidual) tem sido atribuída ao aumento da produção de NO – potente agente vasodilatador – e ao déficit na liberação e/ou à baixa atividade da vasopressina – potente vasoconstritor.

Correlações clínicas | Choque circulatório progressivo

Você é chamado para uma fazenda para tratar de um potro de 3 anos de idade. O proprietário quer que você proceda ao reparo de uma laceração grave da perna traseira esquerda. Você verifica a presença de uma quantidade significativa de hemorragia ativa, porém o proprietário está convencido de que o ferimento acabou de ocorrer, de modo que você trata da laceração e controla a hemorragia. Quando está prestes a deixar a fazenda, o proprietário descobre uma grande poça de sangue no fundo do estábulo, de modo que você decide examinar novamente o animal. Neste momento, ele está fraco, com taquicardia e mucosas pálidas, e você suspeita de que a PA sistêmica esteja muito baixa, e que o potro se encontra no estágio 2 do choque hipovolêmico. Você sabe que, nesse estágio, é necessária uma intervenção apropriada, que pode reverter a condição do animal. A terapia apropriada inclui administração intravenosa de líquidos para normalizar o volume sanguíneo do animal. À medida que você restaura o volume sanguíneo do potro, o retorno venoso ao coração aumenta, e, por meio da relação de Frank-Starling, isso resulta em normalização do volume sistólico e da PA sistêmica do animal.

para o choque séptico) pode restaurar a função cardiovascular.[4] Sem tratamento, esse estágio evolui para o colapso cardiovascular terminal.

Estágio 3 | Choque circulatório irreversível

Parece haver um limiar crítico acima do qual a intervenção, sem exceção, não é bem-sucedida. Isso pode ser difícil de prever com base nos parâmetros clinicamente medidos e, com frequência, constitui uma avaliação retrospectiva nos casos clínicos.

Sem intervenção terapêutica, o choque tende a progredir de modo inexorável para esse estágio irreversível e morte. No estágio 3, a lesão celular disseminada em consequência da hipoxia causa falência do músculo liso vascular, das células endoteliais e do miocárdio ventricular. Isso leva a uma perda do tônus vascular, extravasamento de líquido dentro do lúmen intestinal em algumas espécies (p. ex., cães) e estase de sangue nos leitos vasculares. A estase de sangue provoca a ativação intravascular da cascata da coagulação, produzindo uma síndrome conhecida como coagulação intravascular disseminada (CID). A isquemia intestinal rompe a barreira mucosa, propiciando a entrada de bactérias ou subprodutos bacterianos (p. ex., endotoxina) na circulação, com sobreposição, em última análise, de choque endotóxico a todas as formas de choque nesse estágio terminal irreversível. Quando a PA sistólica cai abaixo de 50 mmHg em consequência desses processos, há uma tendência dos efeitos de retroalimentação positiva já descritos a superar as alças de retroalimentação negativa homeostáticas. A despeito dos esforços de intervenção terapêutica nesse estágio, ocorre morte do paciente.

Autoavaliação

As respostas encontram-se no final do capítulo.

1. Qual das seguintes afirmativas sobre o papel da pré-carga cardíaca na progressão da insuficiência cardíaca é correta?

A. Nos estágios iniciais da insuficiência cardíaca, a relação de Frank-Starling entre o volume sistólico e a pré-carga desempenha um importante papel para manter o volume sistólico

B. Nos estágios avançados da insuficiência cardíaca, a distensão ventricular excessiva reduz o volume sistólico. Isso leva a hipotensão sistêmica e maior retenção renal de sal e de água, transformando-se em uma alça de retroalimentação positiva deletéria

C. Ambas as afirmativas são corretas

2. Um cão chega à clínica para avaliação de fraqueza durante o exercício. No exame físico, você verifica um sopro cardíaco sistólico proeminente. A ultrassonografia cardíaca indica contratilidade ventricular normal, porém acentuado fluxo sanguíneo retrógrado através da valva atrioventricular esquerda (mitral) durante a sístole. Que mecanismo(s) você acredita esteja(m) causando a insuficiência cardíaca:

A. Insuficiência miocárdica

B. Pré-carga inadequada

C. Pós-carga

D. Distensão miocárdica excessiva devido a uma sobrecarga de volume

E. Fluxo retrógrado de sangue causando redução do volume sistólico

F. C, D e E

3. Qual das seguintes doenças pode aumentar o volume sistólico para produzir uma elevação persistente da pressão arterial sistêmica (hipertensão sistêmica)?

A. Doença renal crônica

B. Feocromocitoma

C. Hipertireoidismo felino

D. Síndrome de Cushing (hiperadrenocorticismo)

E. Todas as respostas anteriores

4. De que maneira os determinantes fisiológicos da pressão arterial são afetados pelo uso de um inibidor da ECA em um animal hipertenso?

A. O volume sistólico é diminuído

B. A pré-carga é reduzida

C. A resistência vascular periférica total e a pós-carga são reduzidas

D. A retenção renal de sal e de água é reduzida

E. Todas as respostas anteriores

5. Em um cão com choque hipovolêmico no estágio inicial (choque circulatório compensado), que observações você poderia fazer durante o exame físico minucioso?

A. Taquicardia

B. Pulso arterial fraco

C. Mucosas pálidas

D. Aumento da frequência respiratória

E. Todas as respostas anteriores

Leitura sugerida

Brown, A.J. and Mandell, D.C. (2009) Cardiogenic shock. In: *Small Animal Critical Care Medicine* (eds D.C. Silverman & K. Hopper), pp. 146–149. Saunders Elsevier, Philadelphia.

Brown, S. (2009) Hypertensive crisis. In: *Small Animal Critical Care Medicine* (eds D.C. Silverman & K. Hopper), pp. 176–179. Saunders Elsevier, Philadelphia.

---

[4] N.R.T.: Tem sido preconizada, em estudos experimentais com modelos animais e em pacientes humanos, a infusão endovenosa de salina hipertônica. [Giusti-Paiva A *et al. Shock* 27(4): 416-421, 2007]; Han J *et al. Shock* 43(3): 244-249, 2015.]

Hall, J.E. (2011) Cardiac failure. In: *Guyton and Hall Textbook of Medical Physiology*, 12th edn, pp. 255–264. Saunders Elsevier, Philadelphia.

Hall, J.E. (2011) Circulatory shock and its treatment. In: *Guyton and Hall Textbook of Medical Physiology*, 12th edn, pp. 273–284. Saunders Elsevier, Philadelphia.

Henik, R.A. and Brown, S.A. (2008) Systemic hypertension. In: *Manual of Canine and Feline Cardiology*, 4th edn (eds L.P. Tilley, F.W. Smith, M.A. Oyama and M.M. Sleeper), pp. 277–287. Saunders Elsevier, Philadelphia.

Petrie, J. (2010) Diastolic dysfunction. In: *Consultations in Feline Internal Medicine*, 6th edn (ed. J.R. August), pp. 410–419. Saunders Elsevier, Philadelphia.

Respostas

1   C. No estágio inicial da doença cardíaca, um animal opera na faixa fisiológica da relação de Frank-Starling, de modo que aumentos da pré-carga aumentam apropriadamente o volume sistólico. Nos estágios avançados da insuficiência cardíaca, à medida que ocorre expansão acentuada do volume de líquido extracelular e pré-carga, causando distensão do miocárdio e redução da eficiência da contração, o volume sistólico cai. Isso leva a uma queda da PA sistêmica e a uma retenção adicional de sal e de água pelos rins – uma alça de retroalimentação positiva deletéria.

2   F. O fluxo retrógrado de sangue que causa redução do volume sistólico constitui a principal causa do problema. Entretanto, a distensão miocárdica excessiva contribui, visto que esse animal apresenta sobrecarga de volume do ventrículo esquerdo. Além disso, observa-se a presença de pós-carga excessiva na maioria dos casos clinicamente aparentes de insuficiência cardíaca, devido à atividade excessiva do SRAA e do sistema nervoso simpático, causando vasoconstrição arteriolar sistêmica e aumento da resistência vascular periférica total, com consequente elevação da pós-carga.

3   E. As alterações nos determinantes da PA e doenças associadas que produzem hipertensão secundária em espécies veterinárias incluem volume sistólico (p. ex., insuficiência renal, feocromocitoma, hipertireoidismo felino, hiperaldosteronismo, síndrome de Cushing, diabetes melito), frequência cardíaca (p. ex., feocromocitoma, hipertireoidismo felino) e resistência periférica total (p. ex., insuficiência renal, feocromocitoma).

4   E. A pré-carga e, portanto, o volume sistólico estão reduzidos, devido a uma diminuição na retenção renal de sal e de água mediada pela angiotensina II e aldosterona; a resistência periférica total e, portanto, a pós-carga estão reduzidas devido a uma diminuição da contração das células musculares lisas vasculares mediada pela angiotensina II.

5   E. Nesse estágio do choque, os achados típicos consistem em taquicardia (resposta compensatória do reflexo dos barorreceptores arteriais à hipotensão sistêmica), pulsações arteriais fracas (a PA está baixa, e a vasoconstrição periférica diminui a pressão de pulso), palidez das mucosas e pele fria (vasoconstrição periférica dos órgãos não vitais) e taquipneia (presença de hipoperfusão e hipoxia). A PA estaria baixa se fosse medida.

Fisiologia do Exercício dos Animais Terrestres

David C. Poole e Howard H. Erickson

O sangue, 429
  Mobilização dos eritrócitos, 429
  Volume sanguíneo, 430
  Treinamento físico e capacidade de transporte do oxigênio, 430
Sistema cardiovascular, 430
  Débito cardíaco, 431
  Frequência cardíaca, 432
  Volume sistólico, 432
  Contratilidade miocárdica, 433
  Fluxo sanguíneo, 433
  Pressão arterial, 433
  Adaptações cardiovasculares ao condicionamento físico, 434
  Achados eletrocardiográficos em cavalos de corrida, 434
Sistema respiratório, 436
  Função respiratória durante o exercício, 436
  Respiração e locomoção, 438
  Tensões dos gases sanguíneos e equilíbrio acidobásico, 438
  Hemorragia pulmonar induzida por exercício, 439
Sistema muscular, 439
  Adaptações do músculo esquelético, 439
  Histoquímica, bioquímica e morfometria, 442

Considerações energéticas, 442
  Morfologia e velocidade, 443
Termorregulação e equilíbrio hídrico, 443
  Energética do exercício, 443
  Termorregulação, 443
  Composição do suor, 444
  Equilíbrio hídrico, 444
Respostas hormonais, 444
  Glândula tireoide, 445
  Glândula adrenal, 445
  Outros hormônios, 445
Avaliação da tolerância ao exercício e condicionamento físico, 446
Nutrição, 446
  Energia, 446
  Fonte de energia, 446
  Armazenamento de glicogênio, 447
  Proteínas, 447
  Minerais, 447
  Vitaminas, 447
Autoavaliação, 447

Cães e cavalos foram transformados em atletas de elite por meio de sua domesticação e seleção genética para a execução de tarefas específicas, inicialmente para atividades de caça, de agropecuária e luta e, em seguida, mais recentemente, de lazer. O Galgo teve a sua origem na Babilônia e no Egito, há mais de 5.000 anos. Na espécie canina, trata-se da raça mais rápida, capaz de alcançar velocidades de quase 1.000 m/min por uma distância de mais de 400 m, com velocidades máximas relatadas superiores a 1.300 m/min. Em contrapartida, tribos nômades usavam cães de trenó na Sibéria, há cerca de 4.000 anos. Diferentemente do Galgo, o Husky Siberiano é dotado de uma enorme capacidade de resistência: ele é capaz de alcançar velocidades de 12 a 15 mph, enquanto percorre distâncias de mais de 1.700 km em 12 a 14 dias.

Tribos na Mesopotâmia e na China domesticavam cavalos há mais de 4.500 anos. Cavalos domésticos foram registrados na Grécia antiga, em 1700 a.C. e no Egito, em 1600 a.C. Os romanos padronizaram cavalos como meio de esporte e recreação. Em comparação com o cão, o desenvolvimento do cavalo para velocidade efetiva é mais recente. A Inglaterra organizou corridas de cavalos e desenvolveu o Puro-sangue a partir de cavalos da raça Árabe, que foram criados seletivamente apenas nos últimos 300 anos. O Quarto de Milha americano foi desenvolvido na América no início da década de 1700, em grande parte a partir do Puro-sangue, e pode alcançar velocidade de até 55 mph por uma distância de 400 m.

A velocidade máxima do cavalo e do cão em relação a outras espécies está relacionada na Figura 41.1. A fisiologia de quatro espécies foi estudada extensamente: o humano atleta, o cavalo de corrida, o Galgo e o camelo. Estudos sobre a fisiologia do exercício foram conduzidos tanto na pista quanto em esteiras mecânicas. Enquanto um artigo publicado na revista *Scientific American*, em 1891, documenta o uso de uma esteira mecânica em um teatro para simular uma corrida de cavalos, os estudos científicos limitam-se, em sua maior parte, aos últimos 30 a 40 anos.

Tanto o Galgo de corrida quanto o equino atleta de elite apresentam um consumo de oxigênio máximo ($\dot{V}O_{2\,máx}$) de mais de 200 mℓ/kg por min, o que indica uma elevada capacidade aeróbica. Não se sabe que características fisiológicas fazem com que o Galgo, o Quarto de Milha e o Puro-sangue sejam mais velozes do que outras raças em suas respectivas espécies. Entretanto, embora provavelmente não exista um único fator que limite o exercício e o desempenho, os excelentes atletas equinos e caninos caracterizam-se por um grande coração em relação à massa corporal. A capacidade máxima de desempenho depende da maximização da capacidade de cada sistema orgânico em produzir um resultado geral máximo. A adaptação fisiológica associada ao condicionamento físico por meio do exercício é o mecanismo pelo qual a capacidade de realizar exercício pode ser otimizada. O estresse progressivo produz adaptações

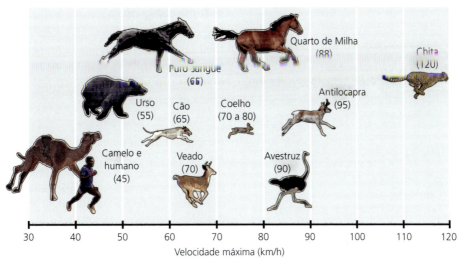

Figura 41.1 Velocidade máxima do cavalo e do cão em relação a outras espécies. Observe que o cavalo e o camelo são os únicos medidos enquanto transportam um condutor. Adaptada de Figure I-2, Kubo, K. (1991) The science for training of Thoroughbred horses. In: *The Race Horse.* Equine Research Institute, Japan Racing Association, Tokyo.

notáveis, capacitando o indivíduo a lidar com uma demanda física aumentada e de alcançar o desempenho máximo. Além disso, evidências consideráveis sugerem que a predeterminação genética possa estar envolvida no estabelecimento do limite superior para o potencial de desempenho.

O propósito deste capítulo é fornecer uma compreensão básica da resposta fisiológica integrada ao exercício e condicionamento físico. O cavalo e o cão serão usados como exemplos; serão feitas comparações entre a fisiologia do cavalo e do cão, bem como do ser humano, quando apropriado.

O sangue

1 Qual o papel do baço no cavalo durante o exercício?
2 De que maneira o peso do baço varia em diferentes raças de cavalos?
3 De que maneira o volume de sangue se modifica com o exercício?
4 Qual o efeito que o treinamento exerce sobre o volume eritrocitário?

Mobilização dos eritrócitos

O desempenho muscular apresenta limites, que são impostos pela capacidade de liberar oxigênio e substratos metabólicos aos músculos em atividade, bem como pela eficiência de remoção dos produtos de degradação dos músculos. O sangue é a via pela qual o oxigênio e os substratos são fornecidos à musculatura e também pela qual são removidos os produtos de degradação, incluindo o calor. Quando um animal se exercita, as mudanças observadas no sangue circulante são notavelmente rápidas. Mais notável ainda é o acentuado aumento que ocorre no volume dos eritrócitos, leucócitos e plaquetas.

Contração esplênica

O sistema cardiovascular tem a capacidade de transportar grandes quantidades de oxigênio para o músculo em atividade. No cavalo e no cão, bem como em várias outras espécies, o baço atua como reservatório para os eritrócitos. O peso médio do baço é maior no cavalo do que na maioria das outras espécies, e também é maior nas raças de corrida do que em outras raças de cavalos (Figura 41.2). As células sanguíneas armazenadas no baço podem ser mobilizadas para circulação quando surge uma demanda aumentada (Tabela 41.1). A liberação dos eritrócitos armazenados do baço para circulação sistêmica encontra-se sob a influência do sistema nervoso simpático e das **catecolaminas** circulantes. A cápsula de músculo liso do baço é inervada por **neurônios simpáticos pós-ganglionares**. Qualquer fator capaz de aumentar a atividade nervosa simpática ou as catecolaminas plasmáticas, como **asfixia**, hemorragia, excitação e, em particular, exercício, irá resultar em contração esplênica e aumento no número de eritrócitos circulantes. Consequentemente, o exercício, bem como a excitação, provoca um aumento no volume dos eritrócitos circulantes com um volume plasmático essencialmente inalterado ou reduzido, com consequente aumento do **volume globular ou hematócrito**, concentração de hemoglobina e contagem dos eritrócitos.

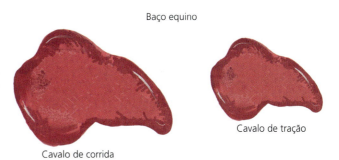

Figura 41.2 O tamanho do baço e a capacidade como porcentagem do peso corporal (relação do baço) é muito maior nos cavalos de corrida do que nos cavalos de tração. Adaptada de Figure 2, Kline, H. and Foreman, J.H. (1991), in *Equine Exercise Physiology 3* (eds S.G.B. Persson, A. Lindholm and L.B. Jeffecott), pp. 17-21. ICEEP Publications, Davis, CA.

Tabela 41.1 Resposta do baço ao exercício no cavalo Puro-sangue e no Galgo.

Variável	Cavalo Puro-sangue Em repouso	Cavalo Puro-sangue Exercício	Galgo Em repouso	Galgo Exercício
Hemoglobina (g/dℓ)	10 a 13	21 a 24	19 a 20	23 a 24
Hematócrito (%)	30 a 40	60 a 70	50 a 55	60 a 65

Fonte: Dados de Evans, D.L. and Rose, R.J. (1988). Cardiovascular and respiratory responses to submaximal exercise training in the thoroughbred horse. *Pflugers Archiv* **411**:316-321; Snow, D.H., Harris, R.C. and Stuttard, E. (1988) Changes in haematology and plasma biochemistry during maximal exercise in greyhounds. *Veterinary Record* **123**:487-489.

Outros locais

A contração do baço não explica por completo o aumento observado no hematócrito durante o exercício. No cavalo após a realização de exercício, o hematócrito pode aumentar de 30 a 40% para cerca de 60 a 70% (Figura 41.3). Nessa ocasião, ocorre também um aumento concomitante na viscosidade do sangue. Durante o esforço, ocorre uma acentuada alteração na razão células/plasma do sangue venoso periférico, com desvio associado de líquido intravascular para o extravascular. Os eritrócitos também podem ser sequestrados em outros órgãos, como o fígado, o intestino e os pulmões. Em geral, os Puros-sangues apresentam **índices eritrocitários (volume corpuscular médio, hemoglobina corpuscular média e concentração de hemoglobina corpuscular média)** em repouso que são mais altos do que os trotadores e marcadores de raças padrão ou cavalos de resistência. Os valores hematológicos nos Galgos também são mais altos do que aqueles de outras raças. Essa adaptação possibilita o transporte aumentado de oxigênio aos tecidos durante o exercício, o que mais do que compensa a hipoxemia arterial induzida pelo exercício (ver seção Tensões dos gases sanguíneos e equilíbrio acidobásico).

Volume sanguíneo

A capacidade do baço de aumentar o volume de eritrócitos circulantes é impressionante tanto no cão quanto no cavalo. Em estado de repouso, cerca de um terço a metade dos eritrócitos estão armazenados no baço. O aumento do hematócrito é uma função da intensidade do exercício; existe uma relação linear entre o hematócrito e a velocidade até um hematócrito de aproximadamente 60 a 70%. Essa **autotransfusão** de eritrócitos durante o exercício aumenta a capacidade de transporte do oxigênio pelo sangue, e acredita-se que seja um fator significativo que contribui para o consumo máximo muito elevado de oxigênio no cavalo e no cão, em comparação com outras espécies. Por conseguinte, o volume total de sangue aumenta acentuadamente durante o exercício, como resultado da contribuição do reservatório esplênico. Todavia, o exercício também provoca alguma redução do volume plasmático, que é atribuída a um desvio de líquido do compartimento intravascular para o extravascular, bem como devido a uma perda de líquido pelo suor.

Treinamento físico e capacidade de transporte do oxigênio

O treinamento físico induz adaptações para as demandas metabólicas aumentadas em diversos aspectos. Um fator limitante para o condicionamento físico e a resistência (*endurance*) é a capacidade de transporte de oxigênio do sangue. Essa capacidade é intensificada durante o treinamento por um aumento no volume total de eritrócitos. Tanto no humano quanto no cavalo, existe uma relação bem estabelecida entre o estado de treinamento, o volume celular e outros índices eritrocitários. A **viscosidade do plasma** e os níveis de **fibrinogênio** normalmente não são afetados pelo treinamento. Os valores da viscosidade do plasma no Puro-sangue são mais baixos do que em outras raças de cavalo e, possivelmente, do que em todos os outros animais.

Entretanto, quando o treinamento é prolongado, o aumento da **massa eritrocitária** pode tornar-se excessivo. Esse aumento do hematócrito resulta em diminuição do desempenho para a corrida e tem sido atribuído a um treinamento excessivo. O aumento da viscosidade do sangue pode estar associado a uma redução na perfusão capilar e liberação inadequada de oxigênio aos tecidos.

Sistema cardiovascular

> 1 De que maneira o débito cardíaco contribui para o aumento do transporte de oxigênio durante o exercício?
> 2 Qual é a variação da frequência cardíaca no cavalo e no cão do estado de repouso para o exercício?
> 3 Quais são os mecanismos envolvidos que resultam em aumento do volume sistólico durante o exercício?
> 4 Quais são as principais alterações na distribuição do fluxo sanguíneo durante o exercício?
> 5 Que alterações ocorrem na pressão arterial durante o exercício?
> 6 Que adaptações cardiovasculares ocorrem com o condicionamento físico?
> 7 Que arritmias são comuns no cavalo de corrida em repouso e durante o exercício?

Durante o exercício físico extenuante, as necessidades metabólicas do músculo em atividade aumentam acentuadamente. A capacidade do coração de bombear sangue suficiente para suprir

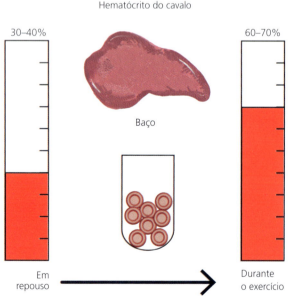

Figura 41.3 Durante o exercício, o baço do cavalo libera até 14 ℓ de eritrócitos concentrados, elevando o hematócrito sistêmico de um valor em repouso de 30 a 40% para 60 a 70%.

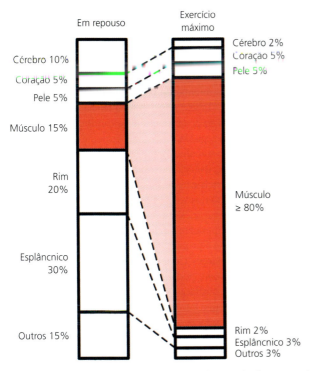

Figura 41.4 Efeito do exercício sobre a distribuição do fluxo sanguíneo (débito cardíaco) entre o músculo esquelético e outros órgãos no cão e no cavalo. Observe o desvio proporcional para o músculo esquelético. Adaptada de Figure 22.5, Erickson, H.H. and Poole, D.C. (2004), in *Dukes' Physiology of Domestic Animals*, 12th edn (ed. W.O. Reece). Cornell University Press, Ithaca, NY. Com autorização de Cornell University Press.

as necessidades do cavalo em atividade física e fornecer uma redistribuição efetiva do sangue para o músculo esquelético em atividade é essencial para manter o desempenho (Figura 41.4). Muitos acreditam que o grau com que a liberação de oxigênio aos músculos ativos pode aumentar constitui um fator limitante no exercício corporal geral.

Débito cardíaco

A prática de exercício exige um aumento do **débito cardíaco** para atender às necessidades de oxigênio para sustentar a eficiência energética do músculo em atividade. O aumento do débito cardíaco (Figura 41.5) durante o exercício constitui um importante fator no grande aumento da **liberação de oxigênio** que ocorre nas espécies canina e equina. O débito cardíaco é o produto da frequência cardíaca pelo volume sistólico, como segue:

Débito cardíaco = Frequência cardíaca × volume sistólico

Como a frequência cardíaca máxima é alcançada durante o exercício intenso, o volume sistólico pode limitar o aumento do débito cardíaco durante o exercício. Durante o exercício submáximo, o débito cardíaco aumenta quase linearmente com a carga de trabalho (e $\dot{V}O_2$), o que se deve principalmente ao aumento da frequência cardíaca. O aumento de três a quatro vezes no débito cardíaco durante o exercício máximo em pôneis assemelha-se àquele dos cães e seres humanos. Todavia, durante o trabalho máximo em cavalos, o débito cardíaco pode aumentar 5 a 16 vezes em relação ao débito em repouso, e esse valor pode ser ainda mais alto no Galgo de elite.

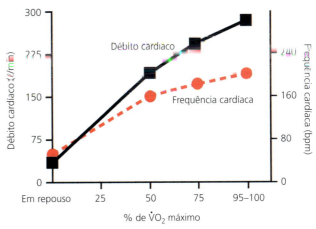

Figura 41.5 Respostas do débito cardíaco e da frequência cardíaca no cavalo durante o exercício em esteira de alta velocidade. Dados de Hopper, M.K., Pieschl, R.L., Pelletier, N.G. et al. (1991), in *Equine Exercise Physiology 3* (eds S.G.B. Persson, A. Lindholm and L.B. Jeffecott), pp. 9-16. ICEEP Publications, Davis, CA.

O Puro-sangue e o Quarto de Milha de corrida podem aumentar o seu $\dot{V}O_2$ em 80 vezes entre o estado de repouso e o exercício máximo, representando um dos maiores **escopos aeróbicos** em mamíferos. Esse valor é alcançado por meio de um aumento de até 16 vezes no débito cardíaco (Tabela 41.2), em associação a um aumento de aproximadamente cinco vezes na **extração de oxigênio (diferença no conteúdo de oxigênio arteriovenoso, diferença a-vO$_2$)** pelos tecidos. A diferença a-vO$_2$ nos cavalos Puros-sangues pode exceder 23 volumes por cento (vol%), enquanto os atletas humanos de destaque podem alcançar apenas 17 a 18 vol% quando correm na sua intensidade máxima. O conteúdo de oxigênio arterial é uma função da concentração de hemoglobina do sangue e da eficiência da **ventilação alveolar** e da troca gasosa, visto que estabelecem o número de sítios de ligação do oxigênio, bem como a saturação da hemoglobina. Um cavalo em atividade física pode aumentar a sua capacidade de transporte de oxigênio em mais de 60% por meio de contração esplênica, sem, contudo, aumentar a resistência viscosa o

Tabela 41.2 Respostas cardiovasculares ao exercício em um cavalo de 500 kg.

Variável	Em repouso	Exercício	Razão exercício/repouso
Frequência cardíaca (bpm)	30	210 a 250	7 a 8
Débito cardíaco (ℓ/min)	30	150 a > 500	5 a 16
Pressão arterial sistólica/diastólica (mmHg)	130/80	230/110	1,6
Pressão de pulso (mmHg)	50	150 a 200	3 a 4
Pressão da artéria pulmonar (mmHg)	20 a 30	80 a > 90	3 a 4
Concentração de hemoglobina (g/dℓ)	13	17 a 24	1,3 a 1,6
Consumo de oxigênio (mℓ/min por kg)	2,5 a 4	120 a 220	30 a 88

Fonte: Dados compilados de Poole, D.C. and Erickson, H.H. (2011) Highly athletic terrestrial mammals: horses and dogs. *Comprehensive Physiology* **1**:1-37.

suficiente para comprometer o débito cardíaco. Um débito cardíaco elevado no atleta de elite também é auxiliado por uma alta razão entre peso cardíaco e peso corporal (g/kg) (Figura 41.6). A razão entre peso cardíaco e peso corporal pode variar entre 0,9 e 2%. No Puro-sangue e no Galgo, em comparação com apenas 0,4 a 0,8% nos humanos. Entre os atletas de elite, os animais de melhor desempenho ou de elite (e os atletas humanos de *endurance*) tendem a exibir valores nas extremidades superiores dessas faixas.

Frequência cardíaca

O acentuado aumento no débito cardíaco deve-se, principalmente, às frequência cardíacas muito altas que podem ser alcançadas no cavalo e no cão. No Puro-sangue treinado, as frequências cardíacas em repouso estão na faixa dos 20; entretanto, a média situa-se em torno de 35 bpm. Durante o exercício máximo, a frequência cardíaca pode aumentar até 240 a 250 bpm (Tabela 41.2) no Puro-sangue de corrida. No cão, as frequências cardíacas em repouso podem ser inferiores a 100 bpm, particularmente no Galgo de corrida, aumentando para 300 bpm ou mais durante o exercício máximo (Tabela 41.3). A frequência cardíaca eleva-se rapidamente no início do exercício, alcançando um valor máximo em 30 a 45 s, e, em seguida, cai frequentemente antes de alcançar um platô durante o trabalho em estado de equilíbrio dinâmico.

A resposta antecipatória ao exercício é evidenciada por um aumento da frequência cardíaca em repouso nos atletas caninos e equinos, assim como nos seres humanos. Além disso, a frequência cardíaca durante o exercício submáximo é afetada pela apreensão e ansiedade. O componente psicogênico da resposta da frequência cardíaca ao exercício é proporcionalmente maior em cargas de trabalho relativas e menores. Com uma frequência cardíaca de menos de 120 bpm no cavalo, pode haver fatores psicogênicos, como o medo; frequências cardíacas acima de 210 bpm começam a estabelecer um platô com o aumento progressivo da carga de trabalho, à medida que a frequência cardíaca máxima se aproxima. Por conseguinte, a resposta da frequência cardíaca ao exercício gradativo no atleta equino é linear apenas entre 120 e 210 bpm. Depois do exercício, a frequência cardíaca diminui rapidamente no primeiro ou segundo minuto após interromper a atividade.

Volume sistólico

A literatura contém declarações contraditórias sobre as mudanças do volume sistólico durante o exercício. Foi relatado que o volume sistólico aumenta ou permanece inalterado durante o exercício no

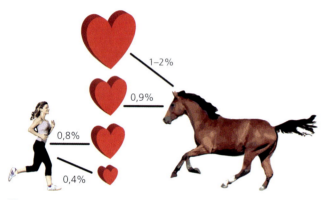

Figura 41.6 Massa cardíaca como porcentagem da massa corporal em um cavalo Puro-sangue treinado e não treinado, em comparação com um atleta humano. Dados obtidos, em parte, de Kubo, K. (1974) Equine Research Institute, Japan Racing Association, Tokyo.

Tabela 41.3 Características cardiovasculares dos Galgos e mestiços.

Variável	Galgo condicionado*	Mestiço não condicionado
Razão peso cardíaco/peso corporal (g/100 g)		
Adulto	1,3 a 1,7	0,94
Recém-nascido	1,20	0,76 (Coonhounds)
6 meses	1,14	
Diâmetro da célula miocárdica (μm)	18,3	12,5
Pressão arterial média (mmHg)	118	98
Débito cardíaco (ℓ/min) (repouso/exercício)	4,4/8,1	2,7
Índice cardíaco (ℓ/min por m^2) (repouso)	4,3	3,1
Volume sistólico (mℓ) (repouso/exercício)	55/116	27
Resistência periférica (10 dinas·s·m^{-5})	2,3	3,4
PO[+] do seio carótico (mmHg)	137	123
Volume plasmático (mℓ/kg)	54	54
Volume sanguíneo (mℓ/kg)	114	79
Frequência cardíaca (bpm)		
Repouso	29 a 48	61 a 117
Exercício máximo	290 a 420	220 a 325
Consumo de oxigênio (mℓ/kg por min)		
Repouso	8	8
Exercício máximo	240	85

*Peso corporal médio para Galgos, 26 kg; para mestiços, 20 kg.
[+]PO, ponto de operação (o nível entre a pressão de perfusão no seio carotídeo e a pressão arterial sistêmica permanecem iguais).
Fonte: dados de Courtice, F.C. (1943) *Journal of Physiology* **102**:290-305; Donald, D.E. & Ferguson, D. (1966) *Proceedings of the Society for Experimental Biology and Medicine* **121**:626-629; Detweiler *et al.* (1974) *Federation Proceedings* **33**:360; Cox, R.H. *et al.* (1976) *American Journal of Physiology* **230**:211-218. Alonso (1972) Thesis, University of Pennsylvania; Carew, T.E. & Covell, J.W. (1978) *American Journal of Cardiology* **42**:82-88; Staaden (1980) *Current Veterinary Therapy VII. Small Animal Practice*, pp. 347-351. W.B. Saunders, Philadelphia. Para valores referentes a Galgos de alto desempenho ver Poole, D.C. and Erickson, H.H. (2011) Highly athletic terrestrial mammals: horses and dogs. *Comprehensive Physiology* **1**:1-37.

cão e aumenta durante o exercício submáximo no cavalo (Figura 41.7). A manutenção do volume sistólico durante o exercício ocorre por meio de vários mecanismos fisiológicos. O aumento da atividade nervosa simpática durante o exercício resulta tanto em taquicardia quanto em redução do volume ventricular sistólico final por meio de aumento da contratilidade miocárdica, de modo que o esvaziamento ventricular é mais efetivo. O retorno venoso durante o exercício é suplementado pela mobilização da reserva esplênica de volume sanguíneo, pelo movimento muscular e pela negatividade aumentada da pressão intratorácica. O aumento do estiramento das fibras miocárdicas dentro de limites fisiológicos leva a uma elevação da pressão desenvolvida e do volume sistólico por meio de **mecanismo de Frank-Starling**. As elevações observadas na **pressão diastólica final ventricular esquerda** e na contratilidade durante o exercício, juntamente com o aumento do retorno venoso, auxiliam na manutenção do volume sistólico, apesar de um tempo de enchimento diminuído associado a redução da diástole e aumento das frequências cardíacas. Durante o exercício intenso em cães que correm livremente, foi observado um aumento em diâmetro e pressão ventriculares esquerdos no final da diástole. Por conseguinte, o volume sistólico geralmente aumenta durante o exercício para ajudar a aumentar o débito cardíaco e a liberação de oxigênio no corpo.

Contratilidade miocárdica

Durante o exercício extenuante no cão e no pônei, observa-se um acentuado aumento da contratilidade miocárdica, juntamente com aumentos pronunciados tanto na **pré-carga ventricular (aumento do volume diastólico final)** quanto na **pós-carga (pressão arterial média)**. O resultado final consiste em aumento no consumo de oxigênio do miocárdio, que é suprido por aumentos tanto do fluxo sanguíneo coronariano quanto da extração de oxigênio. Como o ventrículo direito extrai menos oxigênio em repouso do que o ventrículo esquerdo, na presença de frequências cardíacas elevadas, o ventrículo direito pode aumentar o seu consumo de oxigênio, intensificando a fração de extração do oxigênio, bem como o fluxo sanguíneo. Por outro lado, o ventrículo esquerdo extrai cerca de 80% do oxigênio arterial em frequências cardíacas de repouso e, portanto, deve depender predominantemente do fluxo sanguíneo elevado para atender às demandas crescentes de oxigênio das frequências cardíacas na atividade física.

Fluxo sanguíneo

As principais alterações na distribuição do fluxo sanguíneo durante o exercício são as seguintes: (i) aumento do fluxo sanguíneo pulmonar pela abertura dos capilares pulmonares previamente fechados, (ii) vasodilatação coronariana, resultando em aumento do fluxo coronariano para fornecer oxigênio para a contração miocárdica, (iii) vasodilatação nos músculos esqueléticos em atividade, aumentando o fluxo capilar de eritrócitos, (iv) vasoconstrição nos músculos em repouso e na rede vascular esplâncnica, e (v) aumento do fluxo sanguíneo para a pele (ver Figura 41.4). Essas adaptações cardiovasculares elevam o suprimento de oxigênio para os tecidos com aumentos das necessidades de oxigênio durante o exercício e termorregulação corporal. O fluxo sanguíneo para a pele depende de temperatura corporal, bem como temperatura e umidade do ambiente.

Pressão arterial

Sistemas de ultrassom são frequentemente usados para determinar a pressão arterial sistêmica em repouso; entretanto, durante o exercício, **sistemas transdutores com cateter sólido**, utilizando uma artéria carótida exteriorizada, fornecem medições mais acuradas. Durante o exercício submáximo, a pressão arterial sistêmica é mantida relativamente constante por barorreceptores arteriais na parede do arco da aorta e no seio carótico. O exercício leve em esteira não tem nenhum efeito significativo sobre a pressão arterial média. Entretanto, durante o exercício mais extenuante em esteira, ocorrem aumentos significativos na pressão arterial média (Tabela 41.2 e Figura 41.8). Foi relatado

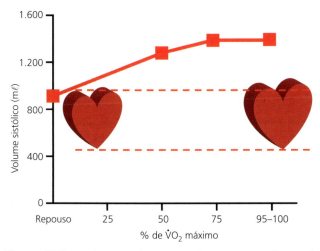

Figura 41.7 O volume sistólico no cavalo aumenta em função da intensidade do exercício (expressa aqui como porcentagem de consumo de oxigênio máximo, $\dot{V}O_2$) durante o exercício em esteira em alta velocidade. Dados de Table 2, Hopper, M.K., Pieschel, R.L., Pelletier, N.G. et al. (1991), in *Equine Exercise Physiology 3* (eds S.G.B. Persson, A. Lindholm and L.B. Jeffcott), pp. 9-16. ICEEP Publications, Davis, CA.

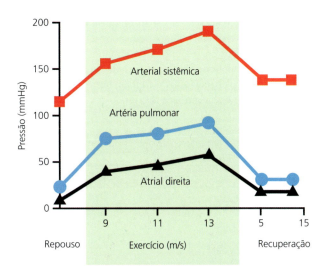

Figura 41.8 As respostas da pressão arterial sistêmica, da pressão arterial pulmonar média e da pressão atrial direita média no cavalo a intensidades progressivamente crescentes de exercício em uma esteira de alta velocidade e durante a recuperação. Adaptada de Figure 2-4, Olsen, S.C., Coyne, C.P., Lowe, B.S. et al. (1992) Influence of furosemide on hemodynamic responses during exercise in horses. *American Journal of Veterinary Research* **53**:742-747.

Parte 6 | Sistema Cardiovascular

que a hipertensão crônica em pôneis resulta em aumento cardíaco, particularmente do ventrículo esquerdo, que é um aumento patológico na área de corte transversal dos miócitos, em oposição ao aumento no comprimento dos miócitos observado após treinamento de atividade física que resulta em aumento do volume sistólico.

Durante o exercício extenuante, o débito cardíaco (igual ao fluxo sanguíneo pulmonar total) aumenta até 16 vezes no cavalo. Esse aumento do fluxo sanguíneo pulmonar eleva a pressão arterial pulmonar de 20 a 24 mmHg em repouso para valores de até 80 a 90 mmHg ou mais altos durante o exercício (ver Tabela 41.2 e Figura 41.8). Se a pressão atrial esquerda permanecer constante ou aumentar (como o faz substancialmente durante o exercício no cavalo), a resistência vascular pulmonar calculada diminui. Presumivelmente no cavalo, assim como em outras espécies, a diminuição na resistência resulta de uma combinação de dilatação dos vasos perfundidos e recrutamento de vasos previamente não perfundidos. Ocorrem também elevações significativas na pressão atrial direita (Figura 41.8).

O Galgo de corrida apresenta múltiplas diferenças na hemodinâmica sistêmica, quando comparado com o seu correspondente mestiço. A pressão arterial média é significativamente mais alta nos Galgos, em associação a um aumento do índice cardíaco e menor resistência periférica.

Adaptações cardiovasculares ao condicionamento físico

Frequência cardíaca

Nos seres humanos, o condicionamento físico ou treinamento resultam em **bradicardia** sinusal em repouso e em diminuição da frequência cardíaca durante o trabalho submáximo. A maioria dos estudos indica que a frequência cardíaca do cavalo em repouso não se altera significativamente após treinamento (Tabela 41.4), embora frequências cardíacas em repouso mais baixas tenham sido observadas em cavalos de resistência após treinamento. Esse efeito pode resultar, em grande parte, de menor apreensão e nervosismo, mais do que a uma bradicardia induzida por treinamento, como a que ocorre nos humanos. À semelhança de seus correspondentes humanos, os cavalos e os cães exibem frequências cardíacas durante o exercício submáximo que são mais baixas após o treinamento. Todavia, não há aumento da frequência cardíaca máxima.

Tabela 41.4 Efeitos cardiovasculares após condicionamento físico no Galgo e no cavalo Puro-sangue.

Variável	Em repouso	Exercício máximo
Frequência cardíaca	Inalterada	Diminuída
Volume sistólico	Aumentado	Aumentado
Captação de oxigênio	Aumentada?	Aumentada
Diferença de oxigênio arteriovenosa	Inalterada	Aumentada
Volume cardíaco	Aumentado	Aumentado
Volume sanguíneo	Aumentado	Aumentado
Pressão arterial	Diminuída	Diminuída

Fonte: dados de Gillespie, J.R. and Robinson, N.E. (Eds) (1987) *Equine Exercise Physiology 2.* ICEEP Publications, Davis, CA; McKeever, K.H. *et al.* (1987) *Medicine and Science in Sports and Exercise* **19**:21-27; Rose, R.J. (1985) *Veterinary Clinics of North America: Equine Practice* **1**(3):437-617.

Volume sistólico

O aumento cardíaco é uma adaptação bem conhecida dos atletas humanos altamente condicionados e pode ser devido a um aumento da massa cardíaca ou do volume ventricular esquerdo, resultando em aumento do volume sistólico. Por conseguinte, o débito cardíaco é mantido durante o exercício submáximo na presença de redução da frequência cardíaca após treinamento físico. A incidência de **insuficiência valvar**, particularmente das valvas **mitral e tricúspide**, aumenta com o treinamento físico no cavalo Puro-sangue.

Pressão arterial

Após treinamento, foram relatadas pressões ventricular esquerda e arterial mais baixas, bem como maior contratilidade ventricular esquerda em repouso e durante o exercício. Diferentemente da redução das pressões do lado esquerdo durante o exercício, após treinamento, a pressão atrial direita média, que, em repouso, é ligeiramente menor do que antes do treinamento, aumenta de maneira abrupta para níveis significativamente mais altos com o exercício de intensidade crescente; esse efeito pode resultar do aumento do volume sanguíneo e do volume plasmático.

Volume sanguíneo

O treinamento físico crônico produz expansão do volume sanguíneo e do volume plasmático. Essa adaptação ao treinamento fornece um volume vascular aumentado para suprir as maiores necessidades cardiovasculares e termorreguladoras durante o exercício. No Galgo, depois de um treinamento de 14 dias em esteira, o volume plasmático aumenta 27,5%, a ingestão de água, 33%, e o débito urinário, 20,8%. O principal mecanismo para a hipervolemia induzida por treinamento físico consiste em um equilíbrio hídrico positivo por meio de aumento do consumo de água, sem contribuição significativa de um aumento na reabsorção renal de água. O mesmo aumento no volume plasmático ocorre no cavalo depois de 14 dias de treinamento; entretanto, a ingestão diária de água não se modifica durante o treinamento. O hematócrito e as concentrações de hemoglobina são menores em cavalos quando estão em condição máxima de pista, e os valores aumentam quando os animais são removidos da pista.

Achados eletrocardiográficos em cavalos de corrida

No cavalo em repouso, a frequência cardíaca é comparativamente baixa, e podem ocorrer irregularidades normais no ritmo. Com frequência, as irregularidades desaparecem quando a frequência cardíaca aumenta, de modo que o desempenho não é comprometido. Todavia, a persistência de arritmias com frequências cardíacas altas durante ou imediatamente após o exercício justifica um prognóstico reservado, visto que a eficiência circulatória é de grande importância nessas condições.

O exercício físico tem efeitos mínimos sobre o **complexo QRS**. Entretanto, os **intervalos PR e QT** são encurtados, e as ondas P se superpõem às ondas T que as precedem. As ondas T também podem mudar de forma durante o exercício, como aumento na amplitude, o que está associado a um aumento do potássio. Durante a recuperação do exercício, podem ocorrer **extrassístoles (batimentos prematuros)** ou

arritmia sinusal. A determinação do intervalo QRS tem sido usada para estimar o tamanho do coração em cavalos de corrida e Galgos.

Bloqueio atrioventricular de segundo grau
O **bloqueio atrioventricular (AV) parcial de segundo grau** constitui a irregularidade do ritmo mais comum observada em cavalos em repouso. É clinicamente identificável pela detecção de batimentos ventriculares omitidos (Figura 41.9). Na maioria dos casos, a **quarta bulha cardíaca ou atrial** pode ser ouvida. Com frequência, é acompanhada de bloqueio AV de primeiro grau e, em geral, é do **tipo I de Wenckebach**, com variações do intervalo PR, que com frequência se estende progressivamente até um batimento omitido. Na **ausculta**, pode-se perceber uma separação correspondente aumentada entre o som da contração atrial e a primeira bulha cardíaca.

Uma prática na avaliação da resposta cardíaca ao trabalho consiste em aumentar gradualmente a intensidade do exercício, inicialmente com trote em seguida com meio-galope e, posteriormente, com galope. Na maioria dos cavalos com bloqueio AV parcial em repouso, os batimentos omitidos desaparecem com o exercício e não retornam até que a frequência cardíaca novamente se aproxime de um valor em repouso. A **radiotelemetria** ou uma esteira podem ser usadas para detectar batimentos omitidos, únicos e, algumas vezes, duplos por um curto período de tempo, imediatamente após o exercício, em cavalos com bloqueio AV parcial em repouso. Esse período transitório é habitualmente seguido de ritmo regular, até que a frequência cardíaca se aproxime da frequência de repouso, quando o bloqueio AV parcial reaparece. A natureza transitória dessa arritmia sugere que possa constituir manifestação da ação vagal excessiva associada ao início da diminuição da frequência cardíaca, exatamente como a influência vagal pode explicar a frequência do bloqueio AV parcial em cavalos com frequências cardíacas em repouso lentas.

Ainda não está estabelecido se o bloqueio AV de segundo grau apresenta uma base fisiológica ou patológica. Trata-se da arritmia mais comum observada no cavalo e, provavelmente, tem pouco significado clínico. Entretanto, alguns consideram o bloqueio AV de segundo grau como uma condição passível de comprometer o desempenho da corrida. Foram observadas alterações patológicas acentuadas no miocárdio de alguns cavalos com bloqueio AV de segundo grau. Essa condição pode ser minimizada com a administração de **atropina** ou a prática de exercício.

Fibrilação atrial
À ausculta, uma irregularidade acentuada, ausência de sons de contração atrial e variações na intensidade da primeira e da segunda bulhas cardíacas indicam **fibrilação atrial**. A Figura 41.10 mostra a variação dos intervalos R-R em um cavalo com fibrilação atrial. Durante o exercício com frequências cardíacas elevadas, a arritmia persiste, porém, é menos óbvia. Ela rapidamente se torna de novo mais aparente à medida que a frequência cardíaca começa a diminuir imediatamente após o exercício. Essa anormalidade cardíaca com frequência está associada a uma história de desempenho precário e "enfraquecimento" durante a corrida e ocorre mais frequentemente em cavalos de grande porte. Os cavalos que apresentam fibrilação atrial também têm uma incidência significativamente mais alta de anormalidades da onda T e bloqueio AV de segundo grau. A fibrilação atrial ocorre mais prontamente e, talvez, com menos doença cardíaca subjacente grave no cavalo do que no cão. Essa arritmia pode ser complicada por sopros, habitualmente sistólicos e associados à valva mitral. As lesões da valva mitral podem resultar em aumento e fibrilação atriais.

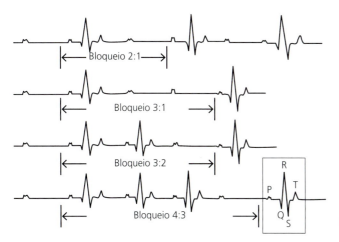

Figura 41.9 Relações de condução no bloqueio AV de segundo grau no cavalo em repouso. Um bloqueio 2:1 reduz a frequência de pulso ou ventricular à metade da frequência regular. Um bloqueio 3:1 resulta em duplos batimentos ventriculares bloqueados, que frequentemente são acompanhados de batimentos omitidos isolados. A representação do intervalo R-R mostraria intervalos normal/longo/normal/longo com um bloqueio 3:2, enquanto um bloqueio 4:3 caracteriza-se por dois intervalos normais e, em seguida, um longo intervalo. Adaptada de Figure 25, Holmes, J.R. (1988) *Equine Cardiology*, Vol. **IV**, Cardiac Rhythm. School of Veterinary Science, University of Bristol, UK.

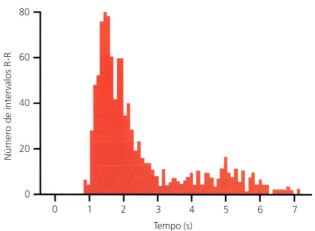

Figura 41.10 Histograma de 1.024 intervalos R-R medidos em repouso em um cavalo de carruagem de 20 anos de idade com fibrilação atrial. O histograma mostra uma ampla distribuição dos intervalos R-R. A frequência cardíaca em repouso manteve-se em uma média de 26 bpm, com alguns intervalos de até 7,9 s entre os batimentos. Durante esses longos períodos de parada sistólica, ocorre enchimento das veias jugulares. Durante o trote e o treinamento com rédeas, ocorreu taquicardia, e o ritmo foi regular. Foi constatada a presença de arritmia quase imediatamente após a interrupção da atividade física. Adaptada de Case Study 601, Holmes, J.R. (1988) *Equine Cardiology*, Vol. **IV**, Cardiac Rhythm. School of Veterinary Science, University of Bristol, UK.

Sistema respiratório

> 1 O que é escopo aeróbico e de que modo ele se modifica no cavalo com o exercício?
> 2 De que maneira a marcha está relacionada com o $\dot{V}O_2$ e o gasto de energia?
> 3 Quais são os componentes/ligações na **cadeia de transferência do oxigênio**?
> 4 Qual é a relação entre frequência respiratória e frequência de passo?
> 5 Qual é a causa da acidose durante o exercício?
> 6 Por que ocorre hipoxemia arterial durante o exercício extenuante?
> 7 Qual é a incidência da hemorragia pulmonar induzida por exercício no cavalo e por que ela ocorre?

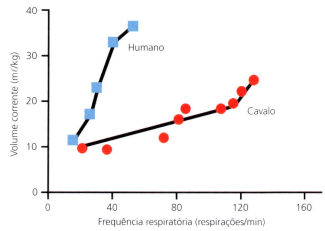

Figura 41.11 Padrões respiratórios em repouso e com exercício quase máximo em cavalos Puro-sangue e humanos. Observe que os cavalos alcançam altas ventilações específicas de massa durante o exercício por meio de um aumento preferencial da frequência respiratória, diferentemente dos humanos, nos quais ocorre aumento preferencial do volume corrente específico da massa. Dados humanos obtidos de Clark, J.M., Sinclair, R.D. and Lenox, J.B. (1980). Chemical and nonchemical components of ventilation during hypercapnic exercise in man. *Journal of Applied Physiology* **48**:1065-1076. Dados dos cavalos obtidos de Hornicke, H., Meixner, R. and Pollman, U. (1983) Respiration in exercising horses. In: *Equine Exercise Physiology 1* (eds D.H. Snow, S.G.B. Persson and R.J. Rose), pp. 7-16. Granta Editions, Cambridge, UK; e Pelletier, N. and Leith, D.E. (1995) Ventilation and carbon dioxide exchange in exercising horses: effect of inspired oxygen fraction. *Journal of Applied Physiology* **78**:654-662.

Função respiratória durante o exercício

A principal função do sistema respiratório consiste na troca de oxigênio e de dióxido de carbono (CO_2) em uma taxa que corresponda ao metabolismo. Os cavalos apresentam um escopo aeróbio muito alto, com impressionante capacidade de aumentar o seu $\dot{V}O_2$ em cerca de 30 a 80 vezes entre o estado de repouso e o exercício máximo (ver Tabela 41.2). A troca gasosa envolve a ventilação dos pulmões, a perfusão dos capilares pulmonares com sangue, a correspondência entre ventilação e fluxo sanguíneo, a difusão de gases entre o ar e o sangue e o transporte de gases para os músculos e a partir deles.

Ventilação

A ventilação é o fluxo volumétrico de gás para dentro e para fora dos pulmões. O cavalo em estado de repouso constitui uma situação incomum, visto que ele tem uma expiração bifásica e, em certas ocasiões, uma inspiração bifásica. O fluxo expiratório máximo tem sido medido em cavalos saudáveis para determinar se eventos dinâmicos nas vias respiratórias pulmonares limitam a ventilação durante o exercício máximo. Durante o exercício máximo, o fluxo expiratório máximo para um cavalo de 540 kg varia entre 80 e 100 ℓ/s, e é produzido com frequências respiratórias altas e volumes correntes relativamente baixos (Figura 41.11). A liberação de catecolaminas, que acompanha o exercício, causa dilatação da árvore brônquica e diminuição da resistência ao fluxo de ar. O resfriamento por convecção associado à ventilação também é importante na regulação da temperatura corporal do cavalo. A frequência respiratória é influenciada por fatores ambientais, como temperatura ambiente e umidade.

Os cavalos modificam a sua marcha para reduzir ao máximo o gasto de energia em qualquer velocidade de corrida. A cada marcha, existe uma velocidade ideal em que o $\dot{V}O_2$ é mínimo. Tanto pôneis quanto cavalos selecionam a marcha que aumenta ao máximo a sua eficiência de movimento. Embora essa seleção de marcha reduza ao máximo o gasto de energia, o $\dot{V}O_2$ aumenta de modo quase linear à medida que aumenta a velocidade (Figura 41.12). Para acomodar esse aumento no $\dot{V}O_2$, a ventilação por minuto, o débito cardíaco e a quantidade de hemoglobina no sangue aumentam. À medida que a intensidade do exercício aumenta, observa-se um aumento na extração de oxigênio, de modo que o aumento de até 80 vezes no $\dot{V}O_2$ que ocorre durante o exercício máximo é suprido por uma elevação de 40 vezes na ventilação por minuto, em associação a um aumento de 16 vezes no débito cardíaco.

À medida que a velocidade de corrida é intensificada, a ventilação por minuto aumenta de modo linear. Essa elevação pode ser obtida por um aumento do volume corrente, da frequência respiratória ou de ambos. Na marcha e no trote, a frequência respiratória habitualmente não está relacionada com a frequência de passo. Entretanto, com meio-galope e galope, a frequência respiratória e a frequência de passo estão sincronizadas, embora isso não seja um requisito para alcançar ventilações muito altas.

Consumo de oxigênio ($\dot{V}O_2$)

A resposta do sistema de transporte de oxigênio durante o exercício de locomoção representa uma das adaptações mais notáveis demonstradas pelos cavalos para o desempenho aeróbico. Os Puros-sangues têm a capacidade de aumentar o seu $\dot{V}O_2$ em mais de 80 vezes entre o estado de repouso e o exercício máximo; com a exceção de *Antilocapra americana*, este pode ser o maior escopo aeróbico encontrado nos mamíferos (Figura 41.13). Seres humanos treinados em resistência podem aumentar o $\dot{V}O_2$ em 18 a 24 vezes os valores de repouso em resposta ao exercício extenuante. O $\dot{V}O_2$ máximo de Puros-sangues pode alcançar mais de 220 mℓ/min por kg (ou cerca de 100 ℓ/min para um animal de 440 kg, Figura 41.13), com uma diferença de a-vO_2 de 23 vol% e um débito cardíaco máximo de mais 450 ℓ/min. O $\dot{V}O_{2\,máx}$ de humanos treinados não excede 100 mℓ/min por kg (ou 5 a 6 ℓ/min para um indivíduo de 70 kg). Por conseguinte, os Puros-sangues têm uma notável capacidade aeróbica,

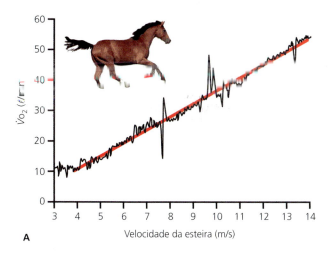

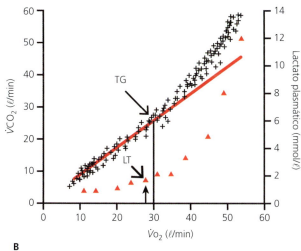

Figura 41.12 A. A resposta do consumo de oxigênio ($\dot{V}o_2$) a um teste de exercício incremental, em que a velocidade da esteira foi aumentada em 1 m/s a cada minuto (a partir de um valor basal de 3 m/s) até fadiga volicional ($\dot{V}o_{2\,máx}$, cerca de 55 ℓ/min) em um cavalo Puro-sangue não elite. Observe o aumento altamente linear (linha sólida) do $\dot{V}o_2$ como função da velocidade, apesar das transições de trote–meio-galope–galope. Adaptado de Langsetmo, I., Weigle, G.E., Fedde, M.R. *et al.* (1997) $\dot{V}o_2$ kinetics in the horse during moderate and heavy exercise. *Journal of Applied Physiology* **83**:1235-1241. **B.** Determinação dos limiares para lactato (LT) e troca gasosa (TG) no cavalo Puro-sangue durante o mesmo teste de (**A**). A TG foi discriminada pela não linearidade do $\dot{V}co_2$ em relação ao $\dot{V}o_2$, que detecta o CO_2 adicional produzido em consequência do tamponamento pelo HCO_3^- do H^+ que surge dos músculos em atividade física.

com $\dot{V}o_{2máx}$ específico da massa mais de duas vezes maior que o dos melhores atletas humanos.

As cinéticas do transporte de gás são mais rápidas no cão e no cavalo, em comparação com as dos humanos (Figura 41.14). A rapidez com que aumenta o $\dot{V}o_2$ no início do exercício nesses atletas está coordenada com o rápido aumento da ventilação e do débito cardíaco, juntamente com a liberação, na circulação, dos eritrócitos armazenados no baço. Com intensidades do exercício abaixo do limiar para o lactato, os valores do $\dot{V}o_2$ no estado de equilíbrio dinâmico são alcançados em 50 a 60 s para o cavalo, em comparação com 2 a 3 min nos humanos. Todavia, acima do limiar para o lactato, existe um componente lento do $\dot{V}o_2$ que eleva substancialmente o $\dot{V}o_2$ no final do exercício e diminui a eficiência do exercício.

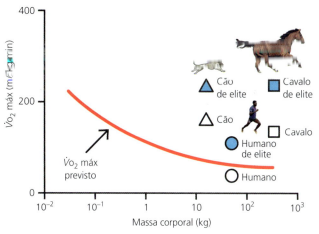

Figura 41.13 Consumo de oxigênio máximo ($\dot{V}o_{2\,máx}$) específico da massa corporal representado como função logarítmica da massa corporal para determinados mamíferos com massas corporais que diferem em mais de cinco ordens de magnitude: linha sólida, adaptada de Linstedt, S.L., Hokanson, J.F., Wells, D.J. *et al.* (1991) Running energetics in the pronghorn antelope. *Nature* 353:748-750. Observe os extraordinários valores representados graficamente para o cavalo e o cão (Foxhound e cão de elite, Galgo) em comparação com o ser humano. Adaptada de Poole, D.C. and Erickson, H.H. (2011) Highly athletic terrestrial mammals: horses and dogs. *Comprehensive Physiology* **1**:1-37.

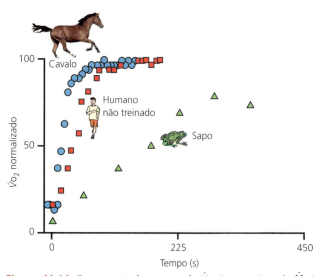

Figura 41.14 Comparação da resposta do $\dot{V}o_2$ (i. e., cinética do $\dot{V}o_2$) entre o cavalo Puro-sangue, o humano não treinado e o sapo após um aumento gradual na demanda metabólica (i. e., exercício de intensidade moderada). Observe a surpreendente cinética rápida do cavalo (círculos sólidos). Adaptada de Poole, D.C. and Jones, A.M. (2012) Oxygen uptake kinetics. *Comprehensive Physiology* **2**:933-996.

A cadeia de transferência de oxigênio facilita o movimento de oxigênio a favor de seu gradiente de pressão do exterior do corpo para os tecidos em metabolização (Figura 41.15). Essa cadeia de transferência inclui captação e difusão do oxigênio (função das vias respiratórias superior e inferior), ligação do oxigênio à hemoglobina dos eritrócitos, transporte do oxigênio (função da bomba cardíaca e circulação através do sistema vascular), liberação de oxigênio aos tecidos (dissociação e difusão) e utilização do oxigênio nas mitocôndrias (substratos oxidáveis e enzimas). A cadeia de transferência do oxigênio é apenas tão potente quanto a sua ligação mais fraca.

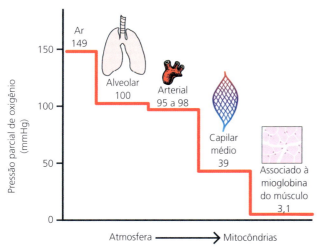

Figura 41.15 A cascata completa do oxigênio da atmosfera até o tecido muscular durante o exercício máximo em normoxia. Adaptada de Figure 7, Richardson, R.S., Noyszewski, E.A., Kendrick, K.F., Leigh, J.S. and Wagner, P.D. (1995) Myoglobin O_2 desaturation during exercise. Evidence of limited O_2 transport. *Journal of Clinical Investigation* **96**:1916-1926.

A transferência do oxigênio dos pulmões para os tecidos pode ser intensificada por três estratégias durante o exercício: (i) aumento do débito cardíaco, (ii) aumento da capacidade de transporte do oxigênio do sangue (aumento do hematócrito) e (iii) aumento da extração de oxigênio do sangue nos tecidos (aumento da diferença a-vO_2). No cavalo, o extraordinário aumento de 80 vezes no $\dot{V}O_2$ durante o exercício máximo ocorre com um aumento de cerca de 16 vezes no débito cardíaco. Entretanto, cada alíquota de sangue tem um aumento de aproximadamente > 50% na quantidade de hemoglobina (capacidade de oxigênio) em relação ao observado no estado de repouso, devido à descarga esplênica dos eritrócitos. O restante da demanda aumentada de oxigênio fracional é suprido pelo aumento da extração de oxigênio a partir do sangue.

Quando um cavalo inicia o galope a partir da posição em estação, o sistema respiratório responde quase instantaneamente aos estímulos que surgem no córtex motor, dos membros e dos músculos em atividade e do fluxo sanguíneo pulmonar elevado. As respostas ventilatórias durante o exercício estão sob controle neural por meio de **proprioceptores** no aparelho locomotor, **mecanismos de retroalimentação** anterógrada a partir do córtex motor e também sensíveis à taxa de troca de CO_2 através dos pulmões, que aumenta de acordo com o débito cardíaco e a concentração de CO_2 venosa mista. Os **estímulos aceleradores cardíacos** originam-se tanto do sistema nervoso autônomo quanto das catecolaminas humorais. A retirada da inibição parassimpática ajuda a aumentar a frequência cardíaca para cerca de 110 bpm. Aumentos da frequência cardíaca acima desse valor são devidos à estimulação simpática e às catecolaminas circulantes. A mobilização dos eritrócitos também está sob controle neural e humoral.

Respiração e locomoção

A frequência respiratória dos cavalos de montaria em repouso varia entre 15 e 45 respirações/min, dependendo do grau de repouso do animal antes do exercício. Não foi observada nenhuma relação entre frequência respiratória e frequência de passo na caminhada ou no trote, porém os ciclos respiratórios e dos membros estão sincronizados em fase (1:1) no meio-galope e no galope. Por conseguinte, os cavalos respiram até 130 a 140 vezes por minuto durante um galope rápido.

O volume corrente duplica aproximadamente durante o trote. Na transição do trote para o meio-galope, a maioria dos cavalos exibe uma ligeira diminuição do volume corrente, em consequência da frequência respiratória mais alta. A respiração nos cavalos durante a corrida difere da respiração dos humanos na corrida. A **locomoção bipedal** tem pouca repercussão sobre a mecânica torácica. Por conseguinte, os humanos podem escolher a combinação mais eficiente de volume corrente e frequência respiratória. Quando corre por distâncias médias em velocidade quase máxima, o atleta humano respira com uma frequência de 50 a 60 respirações/min, em um volume corrente de cerca de 50% da capacidade vital. Em contrapartida, o cavalo durante o galope respira em uma frequência muito alta (> 120 respirações/min), com respirações relativamente superficiais, e o volume corrente (12 a 15 ℓ por respiração) raramente ultrapassa um terço da capacidade vital (ver Figura 41.11).

Tensões dos gases sanguíneos e equilíbrio acidobásico

Os cavalos desenvolvem **acidose metabólica e respiratória** durante o exercício extenuante. A resposta respiratória ao exercício intenso resulta em uma queda da PCO_2 arterial em muitas espécies; todavia, a PCO_2 aumenta no cavalo. Ocorre **hipoxemia arterial** (PCO_2 baixa) durante o exercício intenso no cavalo e em atletas humanos altamente treinados. As razões para o desenvolvimento da hipoxemia (e hipercapnia) incluem as seguintes, por ordem de importância.

- A diminuição do tempo de trânsito dos eritrócitos (à medida que o fluxo sanguíneo pulmonar aumenta em um grau muito maior do que o volume de sangue capilar; ver Tabela 41.2 e Figura 41.16) resulta em **limitação na difusão de oxigênio alveolocapilar**. Isso é exacerbado pelo **desvio da curva de dissociação do oxigênio para a direita induzido pela temperatura (efeito de Bohr)**. Esse desvio resulta em diminuição da afinidade da hemoglobina pelo oxigênio e facilita a liberação de oxigênio aos tecidos, porém compromete a captação de oxigênio nos pulmões
- A hipoventilação alveolar eleva a PCO_2 alveolar, reduzindo, assim, a PaO_2
- Leve desequilíbrio entre ventilação e perfusão (ver Capítulo 23)
- Sangue que é desviado ao redor dos pulmões. Normalmente, cerca de 1% do débito cardíaco representa sangue venoso da rede brônquica e das **veias cardíacas mínimas**, que se mistura com o sangue arterial distalmente aos pulmões.
- Podem ocorrer aumentos na distância de difusão entre sangue e alvéolos associados ao desenvolvimento de **edema pulmonar intersticial e troca gasosa limitada por difusão**.

Os cavalos que realizam atividade física em uma velocidade mais baixa (4 m/s) não exibem alterações significativas da PO_2 arterial durante o exercício. Nos humanos do sexo masculino saudáveis que realizam exercício pesado, a PO_2 arterial é mantida em níveis de repouso ou em níveis apenas ligeiramente menores. Todavia, em homens atletas altamente treinados e em uma população significativa de mulheres saudáveis, a PO_2

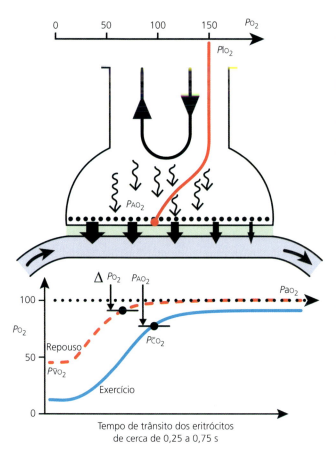

Figura 41.16 Alteração da P_{O_2} (mmHg) no ar alveolar e no sangue capilar ao longo do trajeto da artéria pulmonar (sangue venoso) para a veia pulmonar (sangue arterial). As setas verticais espessas na parte inferior da ilustração superior representam a velocidade de fluxo decrescente do oxigênio através da barreira alveolocapilar, à medida que o sangue venoso que chega equilibra-se com o gás alveolar e transforma-se em sangue arterial. As setas na parte superior da ilustração superior mostram o movimento de ar (gás) para dentro e para fora dos alvéolos a cada ciclo respiratório. A ilustração inferior mostra que o sangue capilar pulmonar de uma pessoa em repouso (tempo de trânsito de cerca de 0,75 s) se equilibra com o ar alveolar depois do primeiro terço do trajeto capilar, ao passo que, durante o exercício (tempo de trânsito de cerca de 0,25 s), todo o comprimento do capilar pode ser necessário para alcançar o equilíbrio. Conforme ilustrado, a pressão parcial em vários locais é representada por P_{IO_2} (oxigênio inspirado 149 mmHg), P_{AO_2} (oxigênio alveolar), $P\bar{v}_{O_2}$ (oxigênio venoso misto), P_{CO_2} (oxigênio capilar médio) e P_{aO_2} (oxigênio arterial). No pulmão sadio do humano e da maioria dos animais em repouso e durante o exercício máximo, a P_{aO_2} está muito próxima da P_{AO_2} e a hemoglobina arterial está quase 100% saturada. Entretanto, para espécies muito atléticas, como o cavalo e o Galgo durante o exercício de alta intensidade, o tempo de trânsito dos eritrócitos nos capilares pulmonares pode se tornar muito curto para a obtenção do equilíbrio alveolocapilar, resultando em hipoxemia arterial (ver Capítulo 37 para maiores detalhes). Reimpresso, com autorização dos editores, de Figure 12.4, Weibel, E.R. (1984) *The Pathway for Oxygen*. Harvard University Press, Cambridge, MA. Copyright by the President and Fellows of Harvard College.

arterial durante o exercício máximo pode cair significativamente abaixo dos valores de repouso. O efeito combinado do declínio da P_{O_2} e pH arteriais e da elevação da temperatura corporal e do sangue durante o exercício consiste em uma queda gradual da saturação de oxigênio, cuja restauração (hiperoxia inspirada) melhora o transporte de oxigênio e o desempenho no exercício.

A hipercapnia pode ter um impacto mais negativo no desempenho físico do cavalo ao elevar o H^+, particularmente nos músculos em atividade.

Hemorragia pulmonar induzida por exercício

A **hemorragia pulmonar induzida por exercício (HPIE)** é definida como a ocorrência de sangramento dos pulmões em associação ao exercício. A **epistaxe** ou "sangramento" é um sinal clínico que pode ser observado em cavalos de desempenho durante ou após o exercício. Existe uma correlação direta entre a idade do cavalo, a distância percorrida durante a corrida e a incidência/frequência da HPIE. Assim, os cavalos mais idosos e aqueles que são submetidos a períodos prolongados de exercício intenso têm maior tendência a sofrer HPIE.

A HPIE caracteriza-se por hipertensão pulmonar, edema na região de troca gasosa do pulmão, ruptura dos capilares pulmonares, hemorragia intra-alveolar e presença de sangue nas vias respiratórias. Exames endoscópicos e exames do **lavado broncoalveolar (LBA)** sugerem que ocorre hemorragia em praticamente todos os cavalos Puros-sangues durante uma corrida ou treinamento.

Numerosas causas e mecanismos fisiopatológicos foram propostos para explicar a HPIE, incluindo hipertensão pulmonar, flutuações da pressão alveolar, doença das pequenas vias respiratórias, **obstrução da via respiratória superior (hemiplegia laríngea), hiperviscosidade do sangue induzida por exercício** e estresse mecânico da respiração e da locomoção. A preponderância das evidências sugere que a falha dos capilares pulmonares por estresse resulta da hipertensão vascular pulmonar em associação com pressões intrapleurais muito negativas, que criam uma **elevada pressão transmural capilar**, que provoca ruptura da barreira hematogasosa frágil. A hipertensão pulmonar pode constituir uma resposta fisiológica a cargas excessivas de trabalho ou uma resposta à patologia. A pressão atrial esquerda elevada durante o exercício intenso sugere um problema relacionado com a complacência do ventrículo esquerdo ou das valvas cardíacas.

A **furosemida** tem sido tradicionalmente usada para prevenção da HPIE; esse fármaco reduz o volume plasmático e as pressões vasculares pulmonares. Recentemente, uma **faixa nasal** foi complementada para a prevenção da HPIE; sustenta as passagens nasais e diminui a resistência nasal, uma importante fonte de resistência pulmonar. A Figura 41.17 mostra a redução da HPIE em cavalos Puros-sangues durante o exercício com a administração de furosemida e faixa nasal.

Sistema muscular

> 1 Como se pode comparar a porcentagem do peso vivo ocupado pelo músculo em cavalos de corrida e Galgos com a de outros cavalos e cães?
> 2 Quais são os diferentes tipos de fibras musculares e de que maneira elas variam entre diferentes raças de cavalos?
> 3 Como as fibras musculares são recrutadas durante o exercício?

Adaptações do músculo esquelético

Durante o exercício e depois de um período de treinamento, ocorrem adaptações no músculo esquelético em níveis macroscópico, microscópico e bioquímico. No Galgo de corrida, o músculo

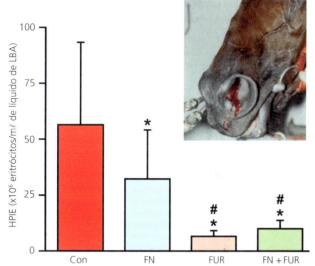

Figura 41.17 A hemorragia pulmonar induzida por exercício (HPIE), medida por lavado broncoalveolar (LBA), foi reduzida significativamente (*, $P < 0,05$) em ensaios clínicos com faixa nasal (FN), furosemida (FUR) e FN + FUR, em comparação com controles (Con). A furosemida (FUR e FN + FUR) reduziu ainda mais (#, $P < 0,05$) a resposta da HPIE, em comparação com a administração de FN; todavia, o uso simultâneo de FN e FUR não ofereceu nenhum benefício adicional. Adaptada de Figure 2, Kinding, C.A., McDonough, P., Fenton, G., Poole, D.C. and Erickson, H.H. (2001) Efficacy of nasal strip and furosemide in mitigating EIPH in Thoroughbred horses. *Journal of Applied Physiology* 91:1396-1400.

compreende 57% da massa corporal (Tabela 41.5), isto é, consideravelmente maior do que os 44% encontrados em outros cães e os 40% na maioria dos mamíferos estudados. De modo semelhante, o músculo esquelético compreende 52% do peso corporal total no Puro-sangue, em comparação com 42% em outros cavalos.

Tipos de fibra muscular

Foram identificados dois tipos distintos de fibras. As **fibras do tipo I (ou de contração lenta)** apresentam uma área de corte transversal menor e um tempo de contração e relaxamento mais lento do que as **fibras do tipo II (de contração rápida)**. Em geral, as fibras do tipo I são altamente oxidativas e mais resistentes à fadiga do que as fibras do tipo II. As fibras do tipo II podem ser ainda subdivididas em fibras dos subtipos IIA, IIB e IIC. O tipo IIA representa fibras mais oxidativas, enquanto o tipo IIB é mais glicolítico, e o tipo IIC parece ter capacidade intermediária tanto oxidativa quanto glicolítica. Diferentemente de muitas espécies, incluindo os cavalos, todas as fibras musculares do tipo II em cães são altamente oxidativas. Dentro de uma espécie e entre espécies, a capacidade oxidativa do músculo (**densidade de volume mitocondrial**) e a concentração de hemoglobina estão correlacionadas, e, portanto, os músculos oxidativos têm aparência mais avermelhada do que seus correspondentes menos oxidativos ou mais glicolíticos.

Podem-se observar diferenças na composição das fibras dos músculos dos membros entre raças de ambas as espécies. Essas diferenças estão relacionadas com características de desempenho de acordo com a raça específica que foi selecionada. No cavalo, essa diferença é mais proeminente no músculo glúteo médio, um dos maiores e mais importantes músculos responsáveis pela geração da força propulsiva (Tabela 41.6). Existem também variações entre as raças e dentro delas na área de corte transversal e na capacidade de oxidação das fibras.

Embora as proporções entre fibras de contração lenta e fibras de contração rápida sejam predominantemente o resultado da constituição genética, algumas evidências sugerem que ocorram alterações nas propriedades dessas fibras e de seus subtipos em resposta ao treinamento. A transição é habitualmente observada para aumentos nas proporções das fibras do tipo IIA mais oxidativas (*i. e.*, razão aumentada dos tipos IIA/IIB). Em cavalos submetidos a vários tipos de treinamento, foram relatados aumentos notáveis na densidade de volume das mitocôndrias, bem como aumentos concomitantes das enzimas oxidativas envolvidas na produção oxidativa de ATP.

Os cavalos de elite de resistência exibem porcentagens mais altas de fibras dos tipos I e IIA e porcentagens mais baixas de fibras do tipo IIB nos músculos glúteos médios do que os competidores comuns. Em provas de resistência nos seres humanos, vários relatos associaram uma alta proporção de fibras de contração lenta nos músculos ativos com um desempenho superior. Em contrapartida, os atletas de velocidade habitualmente exibem maior porcentagem de fibras musculares do tipo IIB em seus músculos locomotores.

Recrutamento das fibras musculares

Para a manutenção da postura e em baixas intensidades de exercício, apenas as fibras do tipo I e algumas fibras do tipo IIA precisam ser recrutadas; por conseguinte, é desejável que essas

Tabela 41.5 Porcentagem de peso vivo ocupada por músculo, osso e gordura e razão músculo/osso em cavalo, cão e ser humano.

	Músculo	Osso	Gordura	Músculo/osso
Puros-sangues*	52	12	1,12	4,3
Outros cavalos*	42	12	2,11	3,5
Galgos*	57	12	0,28	4,7
Outros cães*	44	12	0,94	3,6
Humano (atleta do sexo masculino)	40	12	10	3,3

*Adaptada de Gunn (1987), in *Equine Exercise Physiology 2* (eds J.R. Gillespie and N.E. Robinson), pp. 253-264. ICEEP Publications, Davis, CA.

Tabela 41.6 Composição das fibras musculares do músculo glúteo médio de diferentes raças de cavalos não treinados (porcentagem de tipo de fibra, média ± EPM).

	Contração lenta (tipo I)	Contração rápida (tipo IIA)	Contração rápida (tipo IIB)
Cavalo Quarto de Milha	8,7 ± 0,8	51,0 ± 1,6	40,3 ± 1,6
Éguas reprodutoras Puros-sangues			
Elite	11,0 ± 0,7	57,1 ± 1,3	32,0 ± 1,3
Moderada de 2 anos de idade	14,7 ± 0,4	65,1 ± 0,5	20,2 ± 0,5
Árabe	14,4 ± 2,5	47,8 ± 3,2	37,8 ± 2,8
Raça padrão	18,1 ± 1,6	55,4 ± 2,2	26,6 ± 2,0
Pônei Shetland	21,0 ± 1,2	38,8 ± 1,9	40,2 ± 2,7
Heavy Hunter	30,8 ± 3,1	37,1 ± 3,3	32,1 ± 3,4
Burro	24,0 ± 3,0	38,2 ± 3,0	37,8 ± 2,8

Fonte: adaptada de Table 2, Snow, D.H. (1983), in Snow, D.H., Persson, S.G.B. and Rose, R.J. (eds) *Equine Excercise Physiology*, pp. 160-183. Granta Editions, Cambridge, UK.

fibras sejam resistentes à fadiga. À medida que a carga de trabalho aumenta, é necessário o desenvolvimento de mais tensão, e ocorre recrutamento de maior número de fibras do tipo IIA. As contrações muito enérgicas necessárias para a rápida aceleração e geração de força resultam no recrutamento de mais fibras do tipo IIB. Um aumento na intensidade do exercício irá resultar no recrutamento progressivo das fibras de contração mais rápida e mais potentes. Todavia, se for realizado um exercício prolongado de baixa intensidade, ocorre recrutamento progressivo das fibras I até as fibras IIB para manter o nível de trabalho necessário, à medida que as fibras musculares recrutadas entram em fadiga. À medida que o animal se aproxima da exaustão, todas as unidades motoras, independentemente do tipo, podem ser usadas. Isso sugere que, durante o exercício submáximo prolongado, algumas unidades motoras sofrem exaustão e desligam-se do processo contrátil, à medida que outras são adicionadas. Por outro lado, em condições de exercício em que há necessidade de produção de tensão muscular máxima, como, por exemplo, Quarto de Milha ou Puro-sangue em corrida, todos ou quase todos os tipos de fibras musculares são recrutados desde o início do exercício.

Alterações nos tipos de fibras musculares

O músculo esquelético tem a capacidade de se adaptar a uma ampla variedade de padrões contráteis na vida diária de um animal. Uma propriedade desse tecido que possibilita essas adaptações é a maior aptidão de algumas unidades motoras do que outras a determinados tipos de atividade. Por exemplo, o maior potencial oxidativo das unidades motoras dos tipos I e IIA, em relação às unidades do tipo IIB, as torna mais apropriadas para uma atividade prolongada, quando as reservas de energia podem ser usadas com maior vantagem. Por outro lado, as fibras do tipo IIB são mais apropriadas para padrões contráteis intensos e curtos, nos quais há necessidade de produção de lactato e tolerância a ele. Por conseguinte, não é surpreendente que se tenha constatado que os cavalos de elite de resistência tenham altas proporções de fibras dos tipos I e IIA, enquanto os animais que realizam atividades de alta velocidade (p. ex., Quartos de Milha e Puros-sangues de corrida) tendem a exibir proporções mais altas de fibras musculares dos tipos IIA e IIB.

Área da fibra

Além da importância das proporções das fibras dos tipos I e II para a função muscular e para a avaliação da capacidade atlética, a área de corte transversal das fibras individuais também desempenha um papel significativo, visto que influencia a produção de energia efetiva. Quanto maior a área de corte transversal de uma fibra muscular, maior o potencial de produção de força efetiva. Por conseguinte, nos locais onde há necessidade de aceleração explosiva, é desejável o recrutamento das fibras do tipo IIB maiores do que das fibras do tipo IIA menores. Entretanto, como elas habitualmente têm baixa capacidade oxidativa e dependem principalmente de reservas muito limitadas de carboidratos (glicose, glicogênio), essas fibras rapidamente se tornam fatigadas e de pouca utilidade para fornecer força ao exercício de resistência, para o qual são necessárias fibras altamente oxidativas, que têm melhor capacidade de usar as reservas de gordura energeticamente abundantes. O Quarto de Milha tem fibras do tipo IIB com a maior área de corte transversal, constituindo cerca de 54% da massa muscular, enquanto as contribuições das fibras IIB nos Puros-sangues e na raça padrão são de 46 e 37%, respectivamente.

Densidade capilar

Os capilares formam a interface entre o músculo esquelético e o suprimento vascular que realiza as trocas de substratos metabólicos e possíveis materiais de degradação. Nos humanos, os aumentos que ocorrem na densidade do leito capilar paralelamente à proliferação mitocondrial com o treinamento de resistência (*endurance*) foram bem documentados. Entretanto, os estudos realizados no cavalo e no cão são menos conclusivos. No músculo do equino, foi estabelecida uma correlação entre a distribuição do tipo de fibra e a capacidade geral de desempenho. A densidade capilar é determinada pela área média da fibra e pela **razão entre capilar e fibra**. Em certo grau, a **densidade capilar** também é influenciada pela distribuição relativa dos tipos de fibra, que diferem nas suas capacidades de difusão do oxigênio. Entre os tipos específicos de fibras, a maior capacidade de difusão (pequenas fibras circundadas por numerosos capilares) é exibida pelas fibras do tipo I, enquanto a menor capacidade de difusão ocorre nas fibras do tipo IIB, o que está de acordo com suas respectivas capacidades de metabolismo aeróbico. Atualmente, acredita-se que uma alta densidade de volume capilar no músculo seja mais importante para aumentar o tempo de trânsito dos eritrócitos e o número de eritrócitos disponíveis para facilitar a liberação de oxigênio do que para reduzir as distâncias de difusão do oxigênio.

Mioglobina

As evidências gerais parecem indicar que os níveis de mioglobina são mais elevados nas espécies que apresentam altos níveis de atividade muscular. O Puro-sangue tem pelo menos duas vezes mais mioglobina no músculo do que outras espécies. A mioglobina tem uma curva de dissociação do oxigênio desviada para a esquerda em relação à hemoglobina. Essa característica facilita o movimento de oxigênio do sangue para dentro do miócito e pode desempenhar um considerável papel na liberação de oxigênio aos tecidos. Além disso, as concentrações de mioglobina em animais aumentam com o treinamento de resistência prolongado (em combinação com enzimas oxidativas), demonstrando, assim, um elevado potencial de manter o metabolismo aeróbio pelo aumento da captação de oxigênio.

Alterações bioquímicas

Ocorre um aumento geral do volume mitocondrial e das enzimas oxidativas depois de um programa de treinamento aeróbico. As atividades enzimáticas nos músculos dos membros em cavalos Puros-sangues foram examinadas depois de um período de treinamento de 10 a 15 semanas, envolvendo predominantemente o exercício submáximo, porém com algum exercício de alta velocidade. As atividades de quase todas as enzimas aumentam. Por conseguinte, ocorrem aumentos substanciais no potencial tanto aeróbico quanto anaeróbico com o treinamento. Os principais efeitos do treinamento de resistência (*endurance*) consistem em aumento da utilização de gordura com preservação concomitante do glicogênio muscular, redução do acúmulo de lactato sanguíneo e maior capacidade de trabalho durante a atividade física submáxima prolongada, bem como máxima.

Em amostras de músculo em repouso, as fibras do tipo I apresentam menor conteúdo de glicogênio do que as fibras dos tipos IIA ou IIB. Após a realização de exercício de resistência (*endurance*), as fibras do tipo I exibem maior depleção de glicogênio. À medida que a distância ou a intensidade aumentam,

Histoquímica, bioquímica e morfometria

Os esquemas de treinamento que melhoram o desempenho em serem humanos e animais demonstraram induzir alterações no sistema cardiovascular, bem como nos músculos esqueléticos envolvidos no exercício. O próprio crescimento e a atividade espontânea, mais do que qualquer tipo de atividade superposta controlada, parece constituir os fatores mais importantes que levam às alterações observadas nas características do músculo.

Nos seres humanos, o lactato foi sugerido como principal fator contribuinte na produção de fadiga muscular[1] durante o exercício intenso a curto prazo. No cavalo, no cão e em outras espécies, o exercício provoca depleção do glicogênio muscular. O principal precursor da formação de lactato no músculo esquelético durante o exercício intenso de curta duração é o glicogênio intramuscular. Os combustíveis usados no exercício dependem da atuação dos diferentes tipos de músculo. Quanto maior a velocidade, maior a taxa de utilização do glicogênio e a produção de lactato, e, à medida que as demandas energéticas excedem a capacidade aeróbica das fibras musculares envolvidas, ocorre uma **anaerobiose obrigatória** (que depende de fontes de energia não relacionadas com o oxigênio).

O $\dot{V}o_{2máx}$ e a quantificação da resposta do lactato sanguíneo ao exercício submáximo são geralmente reconhecidos como excelentes descritores de desempenho e capacidade aeróbicos. O exercício de resistência induz um considerável aumento na densidade de volume das mitocôndrias e lipídios nos seres humanos. As densidades de volume das mitocôndrias são mais altas em cavalos de corrida treinados do que naqueles não treinados. O volume das mitocôndrias está estreitamente relacionado com o potencial de $\dot{V}o_{2máx}$ do tecido muscular esquelético.

Considerações energéticas

A manutenção da contração muscular durante o exercício exige o fornecimento de grandes quantidades de energia química. Embora diversas fontes de energia sejam disponíveis, o **trifosfato de adenosina (ATP)** é o veículo intracelular universal da energia química no músculo esquelético.

Energia para contração muscular

Durante o trabalho muscular, o ATP é hidrolisado a difosfato de adenosina (ADP) no músculo esquelético, com liberação de fosfato inorgânico e energia pela miosina ATPase. Durante esse processo, ocorre liberação de uma grande quantidade de energia

potencial química na forma de energia cinética. Uma vez liberada, essa energia pode ser utilizada pelas proteínas contráteis do músculo para gerar força. Todavia, em condições normais, existe apenas uma quantidade limitada de ADP no músculo esquelético, que é suficiente para manter a contração muscular por apenas alguns segundos. Existem dois processos distintos que proporcionam a reposição intracelular de ATP: (i) a **fosforilação oxidativa (aeróbica)**, em que os principais substratos consistem nos **ácidos graxos não esterificados (AGNE)** circulantes e na glicose, juntamente com o glicogênio intramuscular e triglicerídios; e (ii) a **fosforilação anaeróbica**, em que o ATP é regenerado a partir da depleção do fosfato de creatina, glicose circulante e reservas locais de glicogênio.

Dependendo do tipo de exercício, ocorre um equilíbrio entre as contribuições da fosforilação oxidativa e da fosforilação anaeróbica. Por conseguinte, durante o exercício intenso de curta duração, como a corrida, a liberação de energia irá envolver, em grande parte, as vias anaeróbicas. Em contrapartida, depois do período transitório inicial (primeiro minuto), o exercício de resistência (*endurance*) depende quase exclusivamente da fosforilação oxidativa.

Regulação da utilização de substrato

A regulação da utilização de substrato envolve uma complexa regulação metabólica nas células musculares. Durante os períodos em que o fluxo sanguíneo para o músculo é adequado para fornecer oxigênio e AGNE, os ácidos graxos parecem constituir o substrato metabólico preferido. Em consequência, o metabolismo da glicose e do glicogênio são parcialmente inibidos. Entretanto, quando a oxidação dos ácidos graxos é incapaz de atender às necessidades energéticas das células musculares, seja devido a um elevado gasto de energia muscular, seja devido a um fluxo sanguíneo inadequado (liberação de oxigênio), a inibição do metabolismo da glicose/glicogênio é liberada, e ocorre glicólise.

Utilização de substrato no cavalo em atividade física

Durante o exercício, as necessidades metabólicas do músculo variam de acordo com a duração e/ou a intensidade do trabalho. Em consequência do controle metabólico preciso que ocorre no músculo esquelético, um sistema altamente regulado opera, no qual a contribuição mais efetiva das diversas vias produtoras de energia ocorre em qualquer momento determinado. Essas contribuições estão diretamente relacionadas com a força e a velocidade da contração muscular, a disponibilidade de substratos e/ou a presença de metabólitos. Quando o exercício começa, a fonte de energia imediata é fornecida pelo ATP localmente disponível. Entretanto, as reservas de ATP do músculo esquelético são muito limitadas, e, durante a contração fisiológica, as concentrações de ATP são mantidas próximo aos níveis de repouso à custa das reservas de **fosfato de creatina**. O fosfato de creatina é capaz de doar o seu fosfato de alta energia e, portanto, passa a constituir uma importante fonte de energia para o músculo em atividade. Os níveis de fosfato de creatina também são limitados no músculo esquelético, e, se o exercício prosseguir, tornam-se necessários outros mecanismos para o fornecimento de energia. A glicólise, com a produção de piruvato e, em certo grau, de lactato, fornece o suprimento contínuo de energia. Em aproximadamente 30 segundos após o início do exercício, os processos glicolíticos alcançam a sua produção máxima de energia. Como o músculo do equino apresenta uma grande capacidade de

---

[1] N.R.T.: A fadiga muscular refere-se à reduzida capacidade de a fibra muscular desenvolver força, ou seja, um déficit funcional na formação do complexo actomiosina, fenômeno que exige aporte energético para formação do estoque muscular de glicogênio e, portanto, da geração de fosfato de creatina e adenosina trifosfato. Baixos níveis desses compostos ou a sua depleção após exercícios extenuantes compromete a cinética de formação do complexo actomiosina e a sua dissociação, e a geração de ciclos de produção e manutenção de força muscular. [Enoka RM, Duchateau J. *J Physiol* 586(1): 11-23, 2007; MacIntosh BR. *J Cell Sci.* 125(9): 2105-2114, 2012.]

armazenamento de glicogênio, esse substrato é capaz de fornecer uma considerável fonte de energia, particularmente durante curtos períodos de exercício de alta intensidade. Entretanto, durante o exercício de baixa intensidade, a gordura representa o principal de energia. Assim, de acordo com a intensidade do exercício, ocorre um equilíbrio entre as vias anaeróbica (glicose/glicogênio) e aeróbica (glicose/glicogênio/gordura). A pressão de oxigênio nos miócitos em contração, as atividades das enzimas mitocondriais/citosólicas e o ambiente intramuscular hormonal ou físico-químico determinam a extensão com que os processos metabólicos glicolítico e oxidativo contribuem para a energética do músculo.

Morfologia e velocidade

As observações visuais sugerem que os animais que se destacam pela sua alta velocidade de corrida caracterizam-se por ter membros longos em relação ao comprimento do corpo, enquanto os animais que se destacam pela sua força, mais do que pela sua velocidade, apresentam membros proporcionalmente mais curtos. As comparações dos Buldogues com Galgos, dos leopardos com guepardos e dos cavalos de tração com Puros-sangues são exemplos desse fenômeno.

No Galgo, no Quarto de Milha e no Puro-sangue, a proporção de músculo na região femoral é maior do que em outras raças dessas espécies. O Puro-sangue e o Quarto de Milha têm maior massa nos membros posteriores, mais próximo da articulação do quadril, do que outras raças. Essa característica favorece uma alta frequência natural de movimento dos membros posteriores e facilita maior frequência de passos largos e, consequentemente, maior velocidade de corrida nessas raças, em comparação com outras. Essa maior massa muscular pode ser explicada pelo maior número de fibras e maior área de corte transversal. Em contrapartida, no cão, as áreas das fibras são relativamente pequenas.

Termorregulação e equilíbrio hídrico

> **1** Quais são os principais meios pelos quais o corpo dissipa o calor?
> **2** Qual é a composição do suor no cavalo?

A atividade muscular exige a transdução da energia química em energia mecânica. Tradicionalmente, o atleta humano superior (e, provavelmente, os atletas canino e equino) foi considerado como dotado de **eficiência metabólica máxima** de aproximadamente 25%. Em outras palavras, apenas cerca de 25% da energia química disponível podem ser convertidos em trabalho. Esse valor pode ser comparado com 1 a 3% para um motor a gasolina. A energia restante é convertida em calor, que precisa ser conduzido para o ambiente para que a temperatura corporal permaneça inalterada. Quando o exercício é realizado em ambientes onde a temperatura e/ou a umidade são altas, as demandas competitivas de **resfriamento evaporativo** e produção de energia podem limitar o desempenho e, em alguns casos, resultar em graves distúrbios associados ao calor.

Energética do exercício

Conforme assinalado anteriormente, a energética do exercício pode ser diferenciada em processos aeróbico e anaeróbico. O $\dot{V}_{O_2}$ é um indicador confiável e mensurável da taxa de

metabolismo aeróbico. O $\dot{V}_{O_2}$ e a produção de calor continuam elevados durante o período de recuperação e podem permanecer elevados por uma hora ou mais. Com intensidades muito altas de trabalho (i. e., exercício anaeróbico de curta duração), a taxa de produção de calor pode exceder os níveis basais em 40 a 60 vezes. As respostas termorreguladoras à carga de calor gerada com essa taxa de trabalho podem limitar o desempenho, particularmente quando a temperatura ambiente e a umidade estiverem altas.

Termorregulação

Durante o exercício, a carga de dissipação da produção aumentada de calor metabólico é imposta aos mecanismos termorreguladores. Existem quatro meios principais pelos quais o corpo dissipa o calor: **condução**, **convecção**, **radiação** e **evaporação**. A via evaporativa constitui o meio mais eficiente de perda de calor durante o exercício e pode constituir a única maneira de dissipação do calor em ambientes quentes.

Uma função essencial da circulação sanguínea é o transporte do excesso de calor do interior do corpo para a superfície. À medida que o nível de calor do corpo aumenta em resposta ao metabolismo aumentado associado ao exercício, os vasos sanguíneos cutâneos se dilatam. O retorno venoso dos membros é realizado através das veias mais superficiais, aumentando, assim, a condutância térmica dos tecidos. A circulação cutânea aumentada eleva a temperatura da pele, facilitando a perda de calor tanto por convecção quanto por radiação, contanto que a temperatura do ambiente seja inferior à temperatura da pele. Além disso, a perda de calor evaporativa é facilitada pela vasodilatação cutânea. O sistema circulatório precisa acomodar as demandas competitivas de aumento do fluxo sanguíneo cutâneo e aumento das necessidades metabólicas dos músculos em atividade física. Se a carga de calor for grande o suficiente, as glândulas sudoríparas são ativadas, particularmente no cavalo. A sudorese induzida por exercício ocorre em resposta à epinefrina circulante e ao sistema nervoso simpático, porém apenas este último está envolvido na sudorese térmica. A sudorese induzida pela epinefrina no cavalo é mediada por receptores β_2-adrenérgicos. A sudorese promove a perda de calor apenas quando o suor evapora. Em temperaturas ambientais extremamente altas, a perda de calor por evaporação pode não ser capaz de acompanhar o ritmo da carga de calor induzida pelo exercício, de modo que o animal irá ganhar calor do ambiente. A alta umidade impede a evaporação completa. Em caso de evaporação incompleta, a produção de suor resulta em pouca ou nenhuma transferência de calor, mas pode contribuir para a desidratação. Em cavalgadas de resistência controladas de 60 km, a perda média de peso em um cavalo pode alcançar 5 a 6% de seu peso corporal. Por conseguinte, as condições de temperatura e umidade ambientais elevadas representam um sério risco para o atleta equino, particularmente quando realiza um exercício submáximo prolongado. Embora a sudorese constitua o principal meio de resfriamento por evaporação nos cavalos em atividade física, o trato respiratório também contribui para a perda de calor e de água.

No cão, a sudorese é insignificante na termorregulação, e a respiração ofegante é mais importante. A respiração ofegante é discutida mais especificamente no Capítulo 25 e é discutida de modo mais geral no Capítulo 14. Trata-se de um importante mecanismo de regulação da temperatura em muitas espécies, particularmente nos cães. A frequência respiratória aumenta para 200 a 400 respirações/min e o volume corrente diminui durante a respiração ofegante, de modo que a ventilação alveolar permanece constante, e não ocorre queda dos níveis de CO_2 arterial.

As respostas termorreguladoras à carga de calor gerada pelo exercício nem sempre são suficientes para impedir a elevação da temperatura corporal. As temperaturas muscular, retal e sanguínea aumentam acentuadamente no cavalo com o aumento na intensidade e duração do trabalho; foram registradas temperaturas retais de até 41 a 43°C no cavalo (Figura 41.18). Galgos de corrida em climas quentes frequentemente exibem sintomas de **intermação**, **azotúria** e **rabdomiólise por esforço** e/ou insuficiência cardíaca durante a estação de corrida no verão. Durante uma corrida de 500 m, a temperatura do canal auditivo ou da membrana timpânica pode aumentar de 36,5 para 41,6°C, e a temperatura retal, de 38,0 para 41,6°C.

Composição do suor

O sódio (Na^+) constitui o principal cátion no suor do cavalo e está presente em concentrações semelhantes ou superiores às do soro. As concentrações de íon potássio (K^+) no suor são tipicamente 10 a 20 vezes mais altas que as do soro. Observa-se também uma concentração muito elevada de íon cloreto (Cl^-) no suor do equino. A composição iônica relativamente alta do suor do equino contrasta com a do suor humano, que quase sempre é hipotônico em relação ao plasma. Essas diferenças na composição do suor são importantes nas alterações hidreletrolíticas que resultam das perdas maciças de suor durante o exercício em atletas humanos e equinos. São também importantes no fornecimento de suplementos hidreletrolíticos, particularmente para os cavalos de resistência.

Equilíbrio hídrico

Durante o exercício, a sudorese constitui a principal via de perda hídrica e eletrolítica no cavalo. As taxas de suor podem aproximar-se de 10 a 12 ℓ/hora durante o exercício prolongado em um ambiente quente. Na presença de perdas hidreletrolíticas maciças no suor, a excreção por outras vias provavelmente está alterada. Quando as perdas de eletrólitos no suor estão elevadas, os mecanismos renais de conservação dos eletrólitos são acionados em uma tentativa de manter a homeostasia.

Os cavalos treinados em resistência tendem a manter um hematócrito em repouso mais baixo do que os cavalos treinados para corridas mais rápidas e mais curtas. O hematócrito mais baixo não se deve a uma redução da contagem de eritrócitos ou a um armazenamento aumentado de eritrócitos no baço, porém a um aumento do volume plasmático. Tanto atletas humanos quanto atletas equinos desenvolvem uma expansão do volume plasmático em resposta ao treinamento de exercício de resistência, que pode servir para defender o organismo contra as perdas excessivas de água durante o trabalho prolongado e o estresse causado pelo calor.

Respostas hormonais

1 Quais são os dois principais locais de ação dos hormônios tireoidianos?
2 Que hormônios são produzidos pela glândula adrenal durante o exercício?
3 Que outros hormônios estão envolvidos durante o exercício?

O suprimento, a captação e a utilização de substratos para a produção de energia nos músculos esqueléticos em atividade física constituem componentes integrais da capacidade do organismo de realizar exercício físico. A adaptação do organismo a períodos repetidos de exercício reflete-se na sua capacidade de utilizar os diferentes substratos disponíveis. O início do exercício está associado a mudanças na concentração plasmática de substratos energéticos e/ou sua liberação para os músculos em atividade física, em associação a alterações que ocorrem no débito cardíaco e na distribuição do fluxo sanguíneo. Os hormônios produzidos pelas várias glândulas endócrinas constituem componentes importantes do mecanismo de controle que regula o suprimento de substratos e a produção de energia. Níveis excessivos ou inadequados de vários hormônios limitam o desempenho do exercício. Além disso, os níveis plasmáticos de diversos hormônios aumentam com o exercício, como parte da resposta integrada ao estresse.

Os sinais produzidos pelos músculos em atividade ou por reflexos que se originam de centros motores superiores no cérebro podem modificar a resposta das glândulas do sistema endócrino diretamente por meio de hormônios hipofisários ou, indiretamente, pelo **sistema simpaticoadrenal**. A resposta inicial ao início do exercício consiste em aumento da atividade simpaticoadrenal e secreção de hormônios hipofisários, resultando em diminuição da concentração plasmática de insulina e elevação de praticamente todos os outros hormônios.

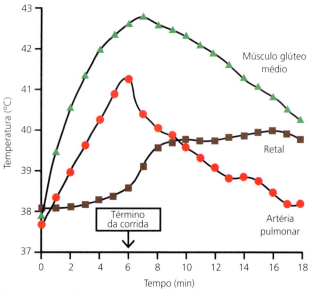

Figura 41.18 Temperaturas registradas com termopares durante e após uma corrida de 6 min em um cavalo de raça padrão em atividade física, com taxa máxima de consumo de oxigênio de 98%. Os triângulos indicam temperaturas a 2,5 cm de profundidade no músculo glúteo médio; os círculos indicam temperaturas na artéria pulmonar; e os quadrados, temperaturas a 25 cm de profundidade no reto. Observe que foram registradas temperaturas retais muito mais altas no cavalo em atividade física sem consequências prejudiciais para a saúde. De Figure 1, Jones, J.H., Taylor, C.R., Lindholm, A., Straub, R., Longworth, K.E. and Karas, R.H. (1989) Blood gas measurements during exercise: errors due to temperature correction. *Journal of Applied Physiology* **67**:879-884.

Glândula tireoide

Os hormônios tireoidianos são essenciais para o desempenho máximo do exercício e atuam em dois locais principais. Nas mitocôndrias, o hormônio tireoidiano estimula a respiração celular, levando a um aumento na taxa de utilização do oxigênio e produção de energia. Isso fica mais evidente nos músculos esquelético e cardíaco. No núcleo da célula, os hormônios tireoidianos aumentam a taxa de síntese de RNA, o que, por sua vez, leva a um aumento da síntese de proteínas e da concentração de numerosas enzimas. Existe provavelmente uma resposta hipofisário-tireoidiana coordenada ao exercício diário repetido, que é influenciada, em grande parte, pela intensidade do exercício e que se reflete em produção e renovação aumentadas dos hormônios tireoidianos.

Glândula adrenal

Em comum com outros hormônios esteroides, os **glicocorticoides** exercem o seu efeito no núcleo da célula, aumentando a produção de RNA que fornece o código necessário para a síntese de proteínas. Entre as enzimas produzidas, várias delas desaminam os aminoácidos e estimulam a síntese de glicose (gliconeogênese hepática), a **glicogenólise hepática** e a **lipólise**. Essas ações facilitam o metabolismo para fornecer uma quantidade adicional de energia para a realização de exercício submáximo prolongado, que poderia ser comprometida por níveis inadequados de glicocorticoides. No cavalo, o glicocorticoide dominante é o **cortisol**. Os níveis de cortisol estão elevados durante e imediatamente após o exercício na maioria das espécies, incluindo o cavalo (Figura 41.19). Além do papel do estresse físico, o estresse psicológico também pode influenciar a indução da secreção de cortisol.

A epinefrina circulante desencadeia muitos dos eventos metabólicos necessários para a manutenção do exercício vigoroso. A epinefrina estimula a conversão do glicogênio muscular em fosfato de glicose e, por fim, em piruvato, ativa as lipases teciduais, inibe a liberação de insulina, estimula o coração a aumentar a frequência e o débito cardíacos e está envolvida na redistribuição do fluxo sanguíneo durante o exercício, facilita a transmissão neuromuscular no músculo esquelético, estimula os processos contráteis nas fibras de contração rápida, relaxa os bronquíolos e aumenta a frequência respiratória. Diferentemente dos hormônios tireoidianos e esteroides, as catecolaminas exercem seus efeitos em questão de minutos.

A resposta do sistema nervoso simpático durante o exercício reflete-se nas concentrações plasmáticas de epinefrina e norepinefrina (Figura 41.19). Em geral, essa resposta é proporcional à intensidade do trabalho realizado, com níveis de norepinefrina significativamente elevados em intensidades mais baixas de trabalho do que os níveis de epinefrina. Foi observado um aumento de nove vezes nos níveis plasmáticos de norepinefrina após exercício máximo de breve duração no cavalo e um aumento de 50% após uma corrida de resistência. Por outro lado, ocorre pouca elevação da concentração plasmática de epinefrina durante o trabalho de baixa intensidade, enquanto se observa um acentuado aumento durante o exercício pesado, particularmente se for acompanhado de estresse emocional. Embora os níveis basais permaneçam inalterados, as concentrações de catecolaminas aumentam menos nos indivíduos treinados durante o exercício submáximo, diferentemente dos hormônios adrenocorticais.

Outros hormônios

No cavalo, assim como nos seres humanos e em outras espécies, tanto a intensidade quanto a duração do exercício influenciam as alterações observadas na **insulina** e no **glucagon**. Parece apropriado que cada componente contribua para uma resposta integrada ao estresse. O hormônio adrenocorticotrófico (ACTH) estimula a liberação de cortisol, que desempenha um importante papel no combate ao estresse e também aumenta a

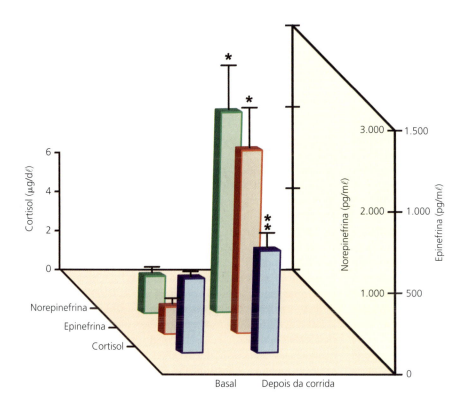

Figura 41.19 Níveis plasmáticos de cortisol e de catecolaminas no cavalo Puro-sangue antes e depois de uma corrida. Os valores são expressos como média de 10 determinações ± erro padrão da média. As diferenças significativas em relação aos valores basais são representadas por * ($P < 0{,}0001$) e ** ($P < 0{,}05$). Adaptada de Figure 2, Martinez, R., Godoy, A., Naretto, E. et al. (1988) Neuroendocrine changes produced by competition stress on the Thoroughbred race horse. *Comparative Biochemistry and Physiology A* **91**:599-602.

liberação de epinefrina. Os **hormônios lipotrópicos** mobilizam os lipídios, que fornecem a energia necessária para a atividade muscular prolongada. As **endorfinas** podem suprimir a dor da fadiga e o traumatismo. Um conjunto rapidamente crescente de evidências sugere que a **analgesia**, a euforia e a estimulação motora dos **opioides endógenos** exerçam um importante papel na capacidade de desempenho físico nos seres humanos.

Avaliação da tolerância ao exercício e condicionamento físico

> 1 Quais são as variáveis usadas para avaliar a tolerância ao exercício e o condicionamento físico?
>
> 2 De que maneira essas variáveis se modificam com o treinamento?

A tolerância ao exercício está relacionada com a capacidade funcional dos sistemas cardiopulmonar e musculoesquelético. As capacidades tanto dimensionais quanto funcionais desses sistemas orgânicos podem constituir fatores limitantes para o $\dot{V}o_{2\,máx}$ e, consequentemente, para o desempenho do exercício. A produção de energia aeróbica predomina durante o trabalho cuja duração é de mais de cerca de 1 min. Entretanto, durante o exercício pesado, a produção de energia tanto aeróbica quanto anaeróbica contribui para a produção efetiva de trabalho. Uma demanda crescente de produção de energia causada por treinamento físico contínuo induz uma adaptação dimensional e funcional correspondente do sistema cardiovascular. É possível prever o grau de adaptação ao trabalho físico (*i. e.*, a tolerância ao exercício) a partir de variáveis indicadoras de função cardiovascular, como o nível de hemoglobina total após o exercício.

O volume sanguíneo é importante para manter ou alcançar altos débitos cardíacos, os quais, juntamente com a elevação dos níveis de hemoglobina, facilitam a liberação de oxigênio aos tecidos. É a liberação de oxigênio aos músculos em atividade que limita principalmente a capacidade aeróbica.

No cavalo, o nível sanguíneo de lactato geralmente não aumenta significativamente acima do nível de repouso até que a frequência cardíaca ultrapasse 155 a 160 bpm. Isso indica que uma carga de trabalho que produz uma frequência cardíaca de 150 bpm é realizada quase de modo aeróbico na maioria dos cavalos, e, por conseguinte, a **V150, a velocidade de corrida em 150 bpm,** é uma expressão da capacidade aeróbica do animal. Ocorre uma elevação muito acentuada do lactato sanguíneo acima de uma frequência cardíaca de cerca de 200 bpm durante o exercício, indicando que, acima desse nível, a liberação de energia anaeróbica começa a desempenhar um papel significativo na produção efetiva de trabalho.

Em resumo, o sistema cardiovascular fornece a ligação entre a ventilação pulmonar e a utilização de oxigênio nas células. Durante o exercício, a liberação eficiente de oxigênio para os músculos esquelético e cardíaco em atividade é de suma importância para a manutenção da produção de ATP por mecanismos aeróbicos. A resposta cardiovascular do equino a uma demanda aumentada para a liberação de oxigênio durante o exercício contribui, em grande parte, para o aumento de mais de 80 vezes que ocorre no $\dot{V}o_2$ durante o exercício máximo. Os aumentos acentuados do débito cardíaco durante o exercício são atribuíveis principalmente às frequências cardíacas relativamente altas que são alcançadas.

As taxas mais altas de trabalho e $\dot{V}o_2$ em determinada frequência cardíaca submáxima após treinamento implicam uma adaptação ao treinamento, que possibilita melhor liberação e/ou utilização de oxigênio nos músculos em atividade física. Essas adaptações podem ser observadas no fluxo sanguíneo ou na diferença a-vO$_2$. São constatadas elevações das concentrações sanguíneas de hemoglobina durante o exercício após treinamento; entretanto, com um exercício máximo, a hipoxemia pode reduzir o conteúdo arterial de oxigênio. Uma redistribuição mais efetiva do débito cardíaco para os músculos por meio de um aumento da rede capilar e a melhor difusão de oxigênio para as células também podem constituir meios importantes de aumentar o $\dot{V}o_2$ após o treinamento. Tipicamente, o treinamento resulta em elevações substanciais do débito cardíaco máximo (em consequência do volume sistólico elevado) e da capacidade de difusão de oxigênio para os músculos. Entretanto, de modo geral, o débito cardíaco máximo elevado, mais do que o aumento da diferença da a-vO$_2$ após o treinamento, é responsável pela maior parte do aumento do $\dot{V}o_{2\,máx}$.

Nutrição

> 1 De que maneira a fonte de energia influencia o desempenho?
>
> 2 De que maneira a gordura influencia o desempenho em cães de trenó por longas distâncias?
>
> 3 Qual o valor da carga de glicogênio no cavalo?

Energia

A quantidade de energia adicional necessária durante o exercício depende do tipo de trabalho, da intensidade e da duração do trabalho, da condição do animal e da temperatura do ambiente. O condicionamento físico aumenta o metabolismo em repouso, mais provavelmente devido a um aumento da massa corporal magra; a antecipação do exercício também aumenta o metabolismo energético e eleva as necessidades energéticas dietéticas.

As necessidades básicas do Galgo de corrida não são amplamente diferentes das necessidades de manutenção. A ingestão calórica média é apenas 30 a 40% superior às necessidades diárias estimadas. As exigências alimentares para o condicionamento físico envolvendo períodos curtos de exercício intensivo não incluem necessariamente alta ingestão alimentar.

Fonte de energia

A fonte de energia pode influenciar o desempenho. As necessidades energéticas de cavalos são supridas com forragem e misturas de forragem e grãos. Um cavalo com altas exigências energéticas não pode obter toda a energia necessária a partir de forragem volumosa. Os cavalos de resistência necessitam de mais fibras, o que dilata o volume intestinal e aumenta a reserva intestinal de água e eletrólitos. Há controvérsias sobre o efeito do tipo de grão sobre o desempenho nos cavalos. O milho contém duas vezes mais energia do que a aveia por volume; entretanto, podem ocorrer perturbações digestivas e problemas metabólicos se a aveia for substituída por milho. A gordura foi sugerida para cavalos atléticos; os AGNE constituem a principal fonte de energia para cavalos durante o exercício prolongado. A gordura também melhora o desempenho de cães de trenó que percorrem longas distâncias. Esses animais podem ter gastos calóricos médios de mais de 10.000 kcal por dia. A ingestão de altos níveis de gordura durante o treinamento pode condicionar um animal a utilizar a gordura de modo mais eficiente durante o exercício de resistência, visto que as enzimas estão adaptadas ao metabolismo dos lipídios. Durante eventos de resistência, a gordura tem mais probabilidade de constituir uma fonte de energia do que o glicogênio. A adição de gordura à dieta de equinos os protege contra um declínio do nível de glicemia durante o exercício.

Armazenamento de glicogênio

A capacidade de resistência (*endurance*) no atleta humano está diretamente relacionada com o conteúdo de glicogênio nos músculos em atividade. O exercício pesado e prolongado pode resultar em depleção quase total do glicogênio muscular, o que contribui para a fadiga muscular. O aumento do armazenamento de glicogênio nos seres humanos é obtido pelo consumo de dietas com alto teor de gorduras e de proteínas durante o treinamento, a fim de esgotar substancialmente as reservas de glicogênio. Em seguida, o atleta consome uma dieta rica em carboidratos durante 3 dias antes do evento para aumentar o armazenamento. No cavalo, os estudos de regimes de carga de glicogênio são muito limitados. As cargas de glicogênio nos cavalos parecem ter valor limitado, particularmente nos eventos de curta duração, visto que não ocorre depleção das reservas de glicogênio. As reservas aumentadas de glicogênio podem ter valor para cavalos de resistência que competem por longas distâncias. Uma carga excessiva de glicogênio pode predispor um cavalo à miopatia por esforço e a um considerável aumento do peso corporal.

Proteínas

No cavalo, ocorre pouco ou nenhum aumento nas necessidades de proteínas da dieta durante o exercício. Uma pequena quantidade de produtos nitrogenados, incluindo proteínas, é perdida no suor; entretanto, a ingestão aumentada necessária para suprir as necessidades energéticas fornece proteína em quantidades suficientes. As concentrações plasmáticas de ureia e de creatinina estão consistentemente elevadas nos cavalos de resistência. O aumento da ureia deve-se principalmente a uma elevação significativa na taxa do catabolismo proteico. As dietas ricas em proteínas podem, na realidade, ser prejudiciais. Os cavalos que recebem uma dieta com alto teor proteico apresentam sudorese profusa, e as frequências de pulso e respiratória estão mais elevadas após eventos de resistência de longa duração. Se o fornecimento de água for limitado, não se recomenda uma dieta com alto teor de proteína, visto que é necessária uma quantidade adicional de água para a excreção do nitrogênio.

A ingestão de aminoácidos pode afetar o desempenho de corrida dos Galgos. O trabalho muscular aumenta o consumo de aminoácidos e a síntese de proteínas no músculo. A carne, que é fornecida como caldo, constitui a principal fonte de proteína em muitos canis. O equilíbrio hídrico é de importância fundamental no Galgo de corrida, que não ingere muita quantidade de água. Por conseguinte, é necessário suprir as necessidades de líquido na dieta. Os Galgos sofrem rápida desidratação em condições de temperatura alta no verão, a não ser que se adicione água à dieta.

Minerais

O cavalo em atividade física perde água, sódio, potássio, cloro e outros elementos no suor. O cavalo com sudorese intensa pode desenvolver um equilíbrio eletrolítico negativo. Durante a sudorese intensa, o músculo pode constituir a principal fonte de reposição das perdas de potássio no suor. As necessidades de magnésio também estão aumentadas no cavalo em atividade física, em virtude de sua perda no suor; o magnésio é importante na célula muscular para a atividade da ATPase. Um cavalo em crescimento que está treinando necessita de um nível mais alto de cálcio e de fósforo do que aquele normalmente necessário para a manutenção. Um cavalo em crescimento que está treinando exibe maior suscetibilidade à deficiência de minerais do que um cavalo em crescimento que não esteja fazendo treinamento, visto que o exercício aumenta a taxa de renovação óssea. O selênio é necessário para a integridade do músculo e é usado no tratamento da miopatia por esforço.

Vitaminas

Os suplementos vitamínicos para atletas são populares, porém o seu valor é questionável. A forragem de boa qualidade contém quantidades adequadas de vitaminas para suprir as necessidades do cavalo, porém a forragem de baixa qualidade pode exigir suplementação com vitaminas. A forragem exposta ao tempo ou aquela armazenada por mais de 2 anos pode apresentar um baixo nível de atividade da vitamina A. Os grãos, como a aveia, também contêm pouca quantidade de vitamina A. Os cavalos de corrida são mais suscetíveis à deficiência de tiamina do que outros cavalos; a tiamina é necessária para a utilização da energia. A vitamina E é importante para a capacidade de atividade física, e a sua deficiência diminui significativamente a resistência.

As necessidades nutricionais dos cães estão bem documentadas, incluindo ingestões diárias mínimas e máximas recomendadas de minerais e de vitaminas; todavia, as necessidades exatas para o Galgo de corrida ainda não foram estabelecidas. Entretanto, tendo em vista a dieta, o estresse físico de corridas repetidas e os parasitas, os Galgos podem se beneficiar de suplementos de vitaminas e outros aditivos.

Autoavaliação

As respostas encontram-se no final do capítulo.

1 Um cavalo castrado de 3 anos de idade, chamado Cat Thief, acabou de vencer o Prêmio Kentucky Derby. Uma amostra de sangue venoso coletada da veia jugular em 5 min após o término da corrida mostraria que a hemoglobina e o hematócrito:

A Diminuíram

B Aumentaram em menos de 5%

C Aumentaram em aproximadamente 10 a 20%

D Aumentaram em aproximadamente 50%

2 Um Quarto de Milha chamado Shoot Yeah apresenta uma frequência cardíaca de 30 bpm em repouso e um volume sistólico de $1\ \ell$ por batimento. Durante o exercício, a frequência cardíaca aumenta para 220 bpm, enquanto o volume sistólico aumenta para $1,3\ \ell$ por batimento. Qual é o débito cardíaco em repouso e durante o exercício?

448 Parte 6 | Sistema Cardiovascular

3 Que arritmia é comum no cavalo de corrida em repouso, porém desaparece durante o exercício?

4 Se fosse solicitado a realizar um exame endoscópico de hemorragia pulmonar induzida por exercício (HPIE) em cavalos de corrida Puros-sangues em uma pista de corrida próxima a você, que incidência você esperaria?

A 0 a 5%

B 10 a 20%

C 20 a 40%

D 50 a 70%

Leitura sugerida

Evans, D.L. (1985) Cardiovascular adaptations to exercise and training. *Veterinary Clinics of North Americ: Equine Practice* 1:513–531.

Gillespie, J.R. and Robinson, N.E. (eds) (1987) *Equine Exercise Physiology 2*. ICEEP Publications, Davis, CA.

Hodgson, D.R. and Rose, R.J. (1994) *The Athletic Horse*. W.B. Saunders, Philadelphia.

Holmes, J.R. (1988) *Equine Cardiology*, Vol. IV. School of Veterinary Science, University of Bristol, UK.

Jeffcott, L.B. (1999) Equine exercise physiology 5. Proceedings of the Fifth International Conference on Equine Exercise Physiology, Utsunomiya, Japan, 20–25 September 1998. *Equine Veterinary Journal* Suppl. 30.

Langsetmo, I., Weigle, G.E., Fedde, M.R. *et al.* (1997) $\dot{V}o_2$ kinetics in the horse during moderate and heavy exercise. *Journal of Applied Physiology* 83:1235–1241.

Lindstedt, S.L., Hokanson, J.F., Wells, D.J. *et al.* (1991) Running energetics in the pronghorn antelope. *Nature* 353:748–750.

Marlin, D. and Nankervis, K. (2002) *Equine Exercise Physiology*. Blackwell Publishing, Oxford.

Neary, J. (2013) New thoughts on pulmonary hypertension. In: *Nebraska Veterinary Medical Association Summer Convention Proceedings, June 17–19, 2013*, pp. 120–5. Available at http://www.nvma.org/assets/site/Proceeding_Files/June%202013%20Proceedings%20.pdf

Persson, S.G.B., Lindholm, A. and Jeffcott, L.B. (eds) (1991) *Equine Exercise Physiology 3*. ICEEP Publications, Davis, CA.

Poole, D.C. and Erickson, H.H. (2008) Cardiovascular function and oxygen transport: responses to exercise and training. In: *Equine Exercise Physiology: The Science of Exercise in the Athletic Horse* (eds K. Hinchcliff, R.J. Geor and A.J. Kaneps), pp. 212–245. Saunders Elsevier, Philadelphia.

Poole, D.C. and Erickson, H.H. (2011) Highly athletic terrestrial mammals: horses and dogs. *Comprehensive Physiology* 1:1–37.

Poole, D.C. and Erickson, H.H. (2014) Heart and vessels: function during exercise and training adaptation. In: *Equine Sports Medicine and Surgery* (eds K. Hinchcliff, A.J. Kaneps and R.J. Geor), pp. 667–694. Saunders Elsevier, Philadelphia.

Poole, D.C. and Jones, A.M. (2012) Oxygen uptake kinetics. *Comprehensive Physiology* 2:933–996.

Richardson, R.S., Noyszewski, E.A., Kendrick, K.F., Leigh, J.S. and Wagner, P.D. (1995) Myoglobin O2 desaturation during exercise. Evidence of limited O2 transport. *Journal of Clinical Investigation* 96:1916–1926.

Robinson, N.E. (1995) Equine exercise physiology 4. Proceedings of the Fourth International Conference on Equine Exercise Physiology, Kooralbyn, Queensland, Australia, 11–16 July 1994. *Equine Veterinary Journal* Suppl. 18.

Rose, R.J. (1985) Symposium on exercise physiology. *Veterinary Clinics of North America: Equine Practice* 1(3):437–617.

Snow, D.H., Persson, S.G.B. and Rose, R.J. (eds) (1983) *Equine Exercise Physiology*. Granta Editions, Cambridge, UK.

Weibel, E.R. (1984) *The Pathway for Oxygen*. Harvard University Press, Cambridge, MA.

Respostas

1 D. No cavalo e no cão, bem como em várias outras espécies, o baço atua como reservatório de eritrócitos. As células sanguíneas armazenadas no baço podem ser mobilizadas para a circulação quando surge uma demanda aumentada. A liberação de eritrócitos armazenados do baço para a circulação sistêmica encontra-se sob a influência do sistema nervoso simpático e das catecolaminas circulantes.

2 O débito cardíaco é o produto da frequência cardíaca pelo volume sistólico. Por conseguinte, em repouso, o débito cardíaco seria de 30 bpm × 1 ℓ/batimento = 30 ℓ/min. Durante o exercício, o débito cardíaco seria de 220 bpm × 1,3 ℓ/batimento = 286 ℓ/min.

3 Bloqueio AV de segundo grau. O bloqueio AV de segundo grau constitui a irregularidade de ritmo mais comum observada em cavalos no estado de repouso. É clinicamente identificável pelo aparecimento de batimentos ventriculares omitidos. Na maioria dos casos, a quarta bulha cardíaca ou atrial pode ser ouvida. Na maioria dos cavalos com bloqueio AV parcial em repouso, os batimentos omitidos desaparecem com o exercício e só reaparecem quando a frequência cardíaca aproxima-se novamente da frequência de repouso.

4 D. O diagnóstico de HPIE é habitualmente confirmado pela observação endoscópica de sangue nas vias respiratórias traqueobrônquicas em 30 a 90 min após o término do exercício. Os exames endoscópicos têm demonstrado que a HPIE ocorre em uma alta porcentagem (50 a 75%) de cavalos. O lavado traqueal tem sido usado para a detecção da HPIE mediante determinação da presença de hemossiderófagos no líquido aspirado. Os estudos de LBA sugerem que ocorre hemorragia em praticamente todos os cavalos Puros-sangues.

PARTE 7

Digestão, Absorção e Metabolismo

Editor da parte: Jesse P. Goff

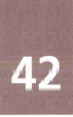

Motilidade Gastrintestinal

Jesse P. Goff

Cavidade oral, 451
Secreções salivares, 452
Deglutição, 453
Movimento da ingesta pelo tubo gastrintestinal, 454
Sistema nervoso entérico, 454
Sistema nervoso autônomo e tubo gastrintestinal, 455
  Inervação do tubo gastrintestinal pelo sistema nervoso parassimpático, 455
  Inervação do tubo gastrintestinal pelo sistema nervoso simpático, 457
  Sistema nervoso autônomo I Resumo, 457
  Síndrome de importância particular em medicina veterinária, 457

Músculos lisos do tubo gastrintestinal, 458
Movimento do bolo alimentar ao longo do esôfago, 459
Movimento do bolo alimentar pelo estômago, 460
Contrações de eructação do estômago e do esôfago nas espécies monogástricas, 460
Vômito, 461
Movimento do bolo alimentar ao longo do intestino delgado, 462
Movimento do bolo alimentar pelo intestino grosso, 462
  Ceco e cólon do equino, 464
Defecação, 465
Autoavaliação, 466

O tubo digestório de todos os animais evoluiu para desempenhar várias funções importantes. A função óbvia consiste em proporcionar uma forma de digerir e absorver os nutrientes da dieta necessários para sustentar o restante do corpo. É importante perceber que o lúmen do tubo digestório é, na realidade, contíguo com o ambiente externo. Por conseguinte, o lúmen do intestino atua como nicho ecológico para o crescimento de uma ampla variedade de bactérias e, em algumas espécies, de fungos e protozoários. Uma importante função do intestino é identificar e impedir a entrada de patógenos através de sua barreira epitelial. É também de importância fundamental que o sistema imune do intestino tenha tolerância aos microrganismos comensais, muitos dos quais ajudam o animal na digestão dos componentes da dieta. Outra função importante do tubo digestório é a eliminação dos produtos residuais. Isso inclui o material não digerido na dieta e a remoção de produtos tóxicos do sangue, transportados principalmente pelo fígado que excreta várias substâncias no lúmen do intestino, na bile. Os impulsos aferentes do sistema nervoso tanto voluntário quanto autônomo e uma ampla variedade de hormônios são necessários para coordenar a motilidade e os processos digestivos do intestino. A natureza desenvolveu uma grande variedade de métodos para que os animais possam desempenhar as funções do trato alimentar. Três tipos básicos de sistemas do tubo digestório são descritos de modo detalhado: os animais de **estômago simples** (que incluem cães e gatos), os **fermentadores pré-gástricos** (ruminantes e camelídeos) e os **fermentadores pós-gástricos** (como os equinos e o coelho).

Cavidade oral

1 De que modo a língua e os dentes são usados na preensão do alimento em várias espécies?
2 Quais são as diferenças entre dentes hipsodontes e braquiodontes?

As estruturas da cavidade oral são necessárias para a preensão do alimento, a mastigação do material alimentar e a sua deglutição, enquanto protegem ao mesmo tempo o animal da inalação dos produtos alimentares. Os animais desenvolveram muitas estratégias para mover o alimento dentro da cavidade oral. Nos equinos, os lábios superior e inferior são muito flexíveis e sensíveis e eles seguram o material vegetal e o introduzem na boca a uma distância suficiente para que os incisivos possam cortar os caules. Os suínos utilizam os lábios inferiores de modo semelhante. Os lábios dos ruminantes não são muito flexíveis e têm uma capacidade limitada na preensão do alimento. Em seu lugar, possuem línguas que são longas e flexíveis para segurar o material vegetal e introduzi-lo na boca para ser cortado ao pressionar os incisivos inferiores contra o palato duro dorsal (os ruminantes não têm incisivos na arcada dentária superior). Os camelídeos possuem incisivos superiores, porém a preensão do alimento assemelha-se muito àquela dos ruminantes mais tradicionais. Os cães, os gatos e muitos outros carnívoros não utilizam em grande parte os lábios para ajudar a introduzir o alimento na cavidade oral. Em seguida, eles seguram o alimento com os dentes, o arremessam no ar e movem a sua boca aberta para frente para apanhar o alimento na parte mais caudal da cavidade oral até que possa ser deglutido. A maioria das aves e os répteis também utilizam um movimento das mandíbulas e da cabeça para arremessar e capturar o alimento e introduzi-lo na parte posterior da cavidade oral. As espécies também diferem na maneira com que bebem água. Os equinos e os bovinos, à semelhança dos seres humanos, podem criar uma pressão negativa na cavidade oral que possibilita a sucção da água para dentro da cavidade oral. Os cães, os gatos e seus parentes selvagens não conseguem desenvolver uma pressão negativa na cavidade oral, devido ao focinho alongado e incapacidade de fechar firmemente os lábios na comissura da boca. Essas espécies precisam transportar a água. Esses animais dobram a ponta da língua ventralmente para formar uma concha e a introduzem na água para levantar uma coluna de água, em seguida abaixam a cabeça e fecham a boca para capturar a coluna de água de modo que ela possa ser movida até a parte posterior da cavidade oral para sua deglutição. Essa sequência é realizada rapidamente e de modo repetido, visto que um cão, por exemplo, pode recolher apenas 10 a 15 mℓ de água a cada deglutição. As aves mergulham o bico na água e elevam a cabeça para permitir que a gravidade deixe a água fluir para a parte posterior da cavidade oral.

A língua é essencial em muitos aspectos da preensão. Possui feixes de músculos que seguem o seu trajeto em quase todas as direções, permitindo uma grande flexibilidade e direção de movimento. Existem também músculos inseridos na parte posterior da língua, que ajudam a retrair ou protrair e a deprimir ou elevar a língua. Quase todas as funções motoras da língua são controladas por neurônios motores do nervo hipoglosso ou nervo craniano XII. Além do movimento, a língua desempenha um importante papel sensorial. Os dois terços rostrais da língua são inervados pelo ramo lingual sensitivo do nervo trigêmeo (nervo craniano V), que é sensível a temperatura, toque e dor, e pelo nervo facial (nervo craniano VII), que transmite a sensação do paladar e transporta fibras parassimpáticas até a base dos botões gustativos. O terço caudal da língua é inervado pelo ramo lingual do nervo glossofaríngeo (nervo craniano IX), que transporta a sensação do paladar dos botões gustativos, e por fibras eferentes parassimpáticas até os botões gustativos. A língua tem vários tipos de papilas, dependendo da espécie. Essas papilas são principalmente usadas para ajudar a propelir o alimento para a parte posterior da cavidade oral, embora também sejam úteis para limpeza (gato). Uma característica exclusiva da língua é a presença de botões gustativos. A Figura 42.1 mostra os botões gustativos, juntamente com uma papila na língua de um coelho. As partículas alimentares entram na fenda entre as papilas da língua e podem penetrar em cada botão gustativo por meio de um poro de abertura. No interior do botão gustativo, células especializadas reagem a um dos cinco sabores (salgado, azedo, doce, amargo e umami)[1] que podem estar entrando pelo poro gustativo. Isso cria um impulso nervoso sensitivo, que é transportado até os centros gustatórios do cérebro por meio dos nervos facial (nervo craniano VII) ou glossofaríngeo (nervo craniano IX).

A mastigação do alimento pode ajudar acentuadamente a digestibilidade do material ingerido. Os incisivos da arcada dentária são importantes para cortar o alimento até o tamanho que possa entrar na cavidade oral. Os pré-molares e os molares são capazes de reduzir o material ingerido em partículas muito menores e mais finas, o que aumenta a área de superfície disponível para a ação das enzimas digestivas. Isso é particularmente importante na digestão dos herbívoros. As paredes celulares dos vegetais precisam ser rompidas e mastigadas com os molares para iniciar esse processo nos herbívoros maiores. Os ruminantes e os equinos têm molares classificados como **dentes hipsodontes**: esses dentes emergem das gengivas de modo contínuo ao longo da vida do animal (embora nos animais muito idosos esse processo possa cessar). Os cães, os gatos e os humanos têm **dentes braquiodontes**: após a sua erupção, eles começam

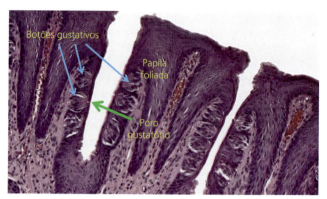

Figura 42.1 Botões gustativos em uma papila foliada da língua de um coelho. Observe o poro gustatório visível como abertura do botão gustativo no lúmen.

a sofrer desgaste e não são substituídos. Os molares braquiodontes são totalmente cobertos por esmalte em sua superfície oclusal. Essa camada dura precisa proteger a dentina mais mole e a cavidade da polpa durante toda vida do animal. Quando o esmalte sofre ruptura, o dente desenvolve cárie, o que pode levar à sua perda. Os dentes hipsodontes apresentam esmalte, dentina e até mesmo cemento na superfície oclusal. Como o esmalte é mais duro do que a dentina, que é mais dura do que o cemento, a superfície oclusal tem pontas irregulares e muito agudas, tornando os molares hipsodontes muito mais efetivos para triturar e cortar as paredes celulares dos vegetais. A superfície oclusal é substituída continuamente à medida que o dente hipsodonte emerge da linha gengival. Os roedores e os coelhos têm incisivos hipsodontes que crescem continuamente. Nos roedores domesticados e coelhos, o crescimento excessivo dos incisivos (e molares no coelho) constitui um importante motivo pela falta de apetite, perda de peso e necessidade de cuidados veterinários. Cada espécie exibe uma grande variação na estrutura dos dentes e padrões de erupção, porém isso não será mais discutido neste capítulo, visto que muitos livros de anatomia abordam esse assunto com grandes detalhes.

Secreções salivares

> **1** De que maneira a secreção e a composição da saliva são controladas pelo sistema parassimpático e pelo hormônio secretina?

À medida que o bolo alimentar está sendo mastigado, a saliva é acrescentada. A **saliva** é produzida por glândulas acinosas localizadas ao longo da mandíbula e maxila na maioria das espécies. As secreções das células acinosas são transportadas por uma série de ductos, que começam com os ductos intercalados que levam a ductos estriados ligeiramente maiores que, em seguida, se unem com os ductos intralobulares e interlobulares até que as secreções finalmente alcancem a parte oral da faringe (Figura 42.2). As secreções das glândulas salivares variam desde uma composição aquosa, designada como secreção serosa, até uma secreção mais mucoide. Por exemplo, no cão, as glândulas parótidas produzem uma secreção serosa carregada de amilase, que dá início ao processo de digestão do amino, e tampões para ajudar a controlar o pH da ingesta. Existe também uma enzima

---

[1] N.R.T.: Recentemente foram obtidas evidências de um sexto tipo de sensibilidade gustativa relacionada com o sabor de gordura. Esse tipo de detecção orossensorial parece ser específico para ácidos graxos de cadeia longa [Besnard P et al. Physiol Rev. 96(1): 151-176, 2016].

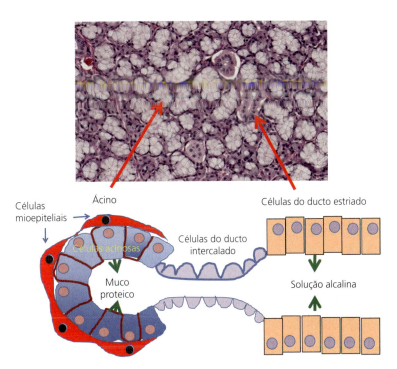

Figura 42.2 Fotomicrografia de uma glândula salivar. As células acinosas produzem proteínas e peptídios antibacterianos. A secreção é estimulada por fibras parassimpáticas que aumentam a atividade metabólica das células acinosas e também estimulam a contração das células mioepiteliais para expelir o líquido nos ductos. Os ductos acrescentam uma secreção alcalina à saliva em resposta ao hormônio secretina, que é sintetizado no duodeno.

lipase para iniciar a digestão das gorduras. As glândulas serosas também secretam IgA e substâncias antibacterianas, como lisozima, que também ajudam a manter o número de bactérias sob controle dentro da cavidade oral. As glândulas sublinguais do cão produzem uma saliva semelhante ao muco. A mucina ajuda a lubrificar o bolo alimentar em sua passagem pelo esôfago. A glândula submandibular do cão produz uma secreção mista, que apresenta características tanto serosas quanto mucosas. Um cão de 20 kg produz aproximadamente 0,5 a 1 ℓ de saliva por dia, sendo essa quantidade maior quando alimentado com uma ração seca para cães. Toda saliva é hipotônica para ajudar a reduzir a concentração osmótica da ingesta.

As secreções salivares estão sob o controle do nervo glossofaríngeo (glândulas parótidas) e do nervo facial (glândulas submandibulares e sublinguais). Esses nervos transportam fibras parassimpáticas, e é o tônus parassimpático que determina a taxa de produção e secreção da saliva. Ocorre secreção quando as células mioepiteliais (um tipo de célula epitelial que tem a capacidade de se contrair) respondem à estimulação parassimpática e comprimem o ácino para propelir a saliva pelos ductos. As glândulas salivares não apresentam nenhuma inervação simpática. Como Pavlov demonstrou, os centros superiores do cérebro podem ativar as vias parassimpáticas, causando salivação no cão na antecipação de uma refeição. Nos ruminantes, a composição da saliva também pode ser alterada para ajudar o animal a manter o pH do rúmen em um nível mais constante. Quando o ruminante mastiga ativamente, o pH da saliva pode aumentar para cerca de 8,5. Em uma vaca adulta, a quantidade de saliva secretada pode ser de 100 a 180 ℓ por dia.

Em todas as espécies, as células que revestem os ductos estriados das glândulas salivares são capazes de aumentar a secreção de sódio e de potássio na saliva, aumentando a sua alcalinidade para intensificar a sua atividade de tamponamento. Essas células elevam o pH da saliva em resposta a um hormônio denominado **secretina**. A secretina é produzida por células enteroendócrinas no duodeno quando o pH do duodeno diminui.

Deglutição

> **1** O trajeto do alimento e o do ar se cruzam. Descreva as etapas envolvidas para assegurar que o alimento não entre na traqueia ou nasofaringe.

Após o bolo alimentar ter sido mastigado, umedecido com saliva e transferido para a parte posterior da cavidade oral, ele está pronto para ser deglutido. A **deglutição** é um reflexo altamente complexo, que transfere a ingesta ou líquidos para o esôfago, enquanto mantém esse material fora do trato respiratório. É preciso ter em mente que o trajeto do fluxo de ar para dentro da traqueia e o trajeto do alimento que entra no esôfago se cruzam na faringe. A primeira etapa do processo de deglutição é voluntária: o animal utiliza neurônios motores para impelir o bolo alimentar para parte posterior da língua. Os receptores faríngeos detectam a presença do bolo alimentar, e fibras aferentes dos nervos cranianos V, IX e X transportam essa informação até o bulbo. A partir desse momento, o reflexo da deglutição torna-se involuntário.

> **Correlações clínicas**
> Sempre que se administra um comprimido a um animal, é também necessário conseguir colocar o comprimido na parte posterior da língua para que seja efetivamente deglutido pelo paciente.

O bulbo coordena a parte restante do reflexo da deglutição. Os esforços respiratórios são inibidos pelo bulbo, reduzindo o risco de inalação do alimento. Os neurônios motores efetores transportados pelos nervos cranianos VII, IX, X e XII executam as etapas seguintes. A parte dorsal da língua e o assoalho da boca elevam-se para conduzir o bolo alimentar até a parte caudal da faringe. O palato mole é elevado dorsalmente para fechar a nasofaringe, impedindo a saída do alimento pelo nariz (Figura 42.3). O aparato hioide (a partir da contração do músculo gênio-hióideo) eleva-se, e a epiglote move-se para baixo para

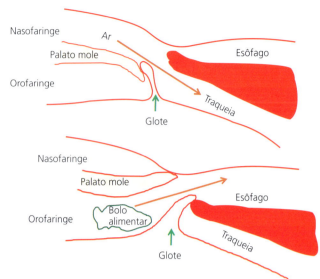

Figura 42.3 Reflexo da deglutição. (*Parte superior*) Normalmente a glote está aberta e o palato mole está abaixado para possibilitar o movimento de ar pela nasofaringe e orofaringe para dentro da traqueia. O esfíncter esofágico superior é mantido fechado para reduzir a entrada de ar. Uma vez transferido o bolo alimentar para a parte posterior da orofaringe por músculos voluntários, um reflexo involuntário determina o fechamento da glote sobre a traqueia e a elevação do palato mole dorsal para fechar a nasofaringe. O aparato hioide levanta, o esfíncter esofágico superior relaxa, e o bolo alimentar entra no esôfago.

cobrir a abertura da glote. Os músculos laríngeos contraem-se em torno da glote e impedem a entrada do alimento na traqueia. Nessa etapa, ocorre relaxamento do esfíncter esofágico superior, possibilitando a entrada do bolo alimentar no esôfago. As serpentes apresentam uma adaptação interessante que permite que levem minutos a horas para deglutir a sua presa. Além de desarticular a maxila para deglutir objetos muitas vezes mais volumosos do que o seu próprio corpo, as serpentes podem estender a glote e a traqueia para frente e para fora da boca. Isso possibilita a inalação de ar durante todo processo de deglutição.

As dificuldades na deglutição podem indicar uma variedade de problemas nos animais. A impossibilidade de fechar a glote durante o reflexo da deglutição pode levar à pneumonia por aspiração. Os animais anestesiados ou muito fracos podem inalar o vômito ou a própria saliva, visto que os centros reflexos estão deprimidos e não respondem à estimulação dos receptores faríngeos que inicia o reflexo. Nos equinos, a infecção da bolsa gutural pode causar dano aos nervos cranianos IX, X e XII, interferindo no reflexo da deglutição. Os animais nascidos com fenda palatina são incapazes de fechar a nasofaringe, de modo que o leite sai pelo nariz durante a sucção. Em todas as espécies, problemas com a deglutição podem indicar a presença de tumores no bulbo. Os veterinários precisam sempre considerar a possibilidade de raiva e de outras doenças neurológicas como possível causa de dificuldade de deglutição nos animais.

Movimento da ingesta pelo tubo gastrintestinal

Após a sua entrada no esôfago, o bolo alimentar segue um trajeto por um longo tubo, cuja largura e funções variam, mas que consiste essencialmente em pelo menos duas camadas musculares, que atuam para propelir o bolo alimentar ao longo do trato alimentar. Em algumas áreas, esses músculos sofrem contração para impedir o movimento de material, formando esfíncteres ou válvulas que só se abrem em certas ocasiões. A contração desses músculos é controlada por um conjunto singular de neurônios, os quais formam o sistema nervoso entérico, o denominado "segundo cérebro". Esse sistema pode controlar de modo autônomo numerosas funções no trato alimentar. Entretanto, suas ações são frequentemente coordenadas a longas distâncias no tubo gastrintestinal por impulsos aferentes do sistema nervoso autônomo e por hormônios (que atuam por mecanismo endócrino ou parácrino, produzidos no próprio tubo gastrintestinal).

Sistema nervoso entérico

> 1 Descreva a localização dos plexos mioentérico e submucoso.
> 2 Que tipos de neurotransmissores são produzidos por neurônios do sistema nervoso entérico?
> 3 Descreva como o estiramento de um segmento do intestino pode resultar em uma contração segmentar localizada sem qualquer impulso aferente de nervos fora do intestino.

O sistema nervoso entérico (SNE) funciona desde o esôfago até o ânus. Consiste em duas camadas de corpos celulares designadas com base na sua localização (Figura 42.4). Os corpos celulares do **plexo submucoso** (plexo de Meissner) situam-se na submucosa, abaixo da túnica mucosa. Os corpos celulares do **plexo mioentérico** (plexo de Auerbach) localizam-se entre a camada de músculo liso circular interna, que se estende ao redor da circunferência do intestino, e a camada de músculo liso longitudinal externa, que acompanha paralelamente a extensão do intestino. Esses corpos celulares emitem fibras sensitivas para as células secretoras, absortivas e enteroendócrinas que revestem o lúmen do intestino, bem como fibras sensitivas na lâmina própria, submucosa e camadas musculares. Esses neurônios sensitivos são capazes de detectar uma variedade de alterações no intestino, incluindo distensão (receptores de estiramento), pH do conteúdo luminal, osmolaridade e até mesmo a presença de determinadas toxinas. Em seguida, esses neurônios sensitivos podem retransmitir essa informação para outros neurônios no plexo submucoso ou mioentérico, que, por sua vez, pode ativar neurônios eferentes nos plexos nervosos submucoso e mioentérico para responder à alteração detectada. Os neurônios efetores do SNC podem secretar uma ampla variedade de neurotransmissores que interagem com receptores existentes nas células-alvo. Esses neurotransmissores incluem acetilcolina, norepinefrina (discutida na seção sobre neurotransmissores do sistema nervoso autônomo), dopamina, serotonina e pelo menos 30 outros neurotransmissores e substâncias bioativas, como peptídio gastrintestinal, peptídio intestinal vasoativo (VIP) e peptídio relacionado com o gene da calcitonina, que exercem ações muito específicas no tubo gastrintestinal. Algumas dessas ações são estimuladoras e outras, inibidoras. As respostas moduladas por esses transmissores amplamente variados podem incluir contração das camadas musculares em resposta à distensão, secreção de líquidos para neutralizar a acidez e secreção de muco para eliminar as toxinas de determinada área. Os neurônios podem transmitir a informação entre os plexos submucoso e mioentérico, de modo que estão sempre em comunicação um com o

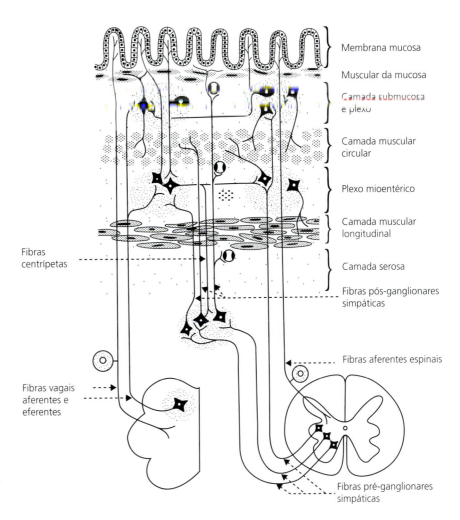

Figura 42.4 Esquema da inervação extrínseca e intrínseca do intestino. (De Reece, W.O. (ed.) (2004) *Dukes' Physiology of Domestic Animals*, 12th edn. Cornell University Press, Ithaca, NY. Reproduzida, com autorização, de Cornell University Press.

outro. O SNE pode controlar de modo autônomo muitas das ações do tubo gastrintestinal. Entretanto, suas ações tendem a ser bastante localizadas, e, para ações coordenadas por longos segmentos do intestino, são necessários impulsos aferentes do sistema nervoso autônomo.

Sistema nervoso autônomo e tubo gastrintestinal

> 1 Descreva a localização dos neurônios parassimpáticos pré-sinápticos que afetam o tubo gastrintestinal.
> 2 De que modo o sistema nervoso parassimpático interage com o sistema nervoso entérico para realizar ações coordenadas no tubo gastrintestinal?
> 3 Quais são as principais ações do sistema nervoso simpático sobre o tubo gastrintestinal?

O sistema parassimpático eferente é o protagonista predominante quando se consideram os efeitos do sistema nervoso autônomo sobre o tubo gastrintestinal (Figura 42.5). O sistema nervoso simpático eferente é frequentemente designado como sistema de "luta ou fuga", em virtude de suas ações sobre a função cardíaca e respiratória. Em contrapartida, o sistema parassimpático é designado como sistema de "repouso e digestão".

Inervação do tubo gastrintestinal pelo sistema nervoso parassimpático

Do esôfago até o final do cólon descendente, o nervo craniano X, o nervo vago, transporta fibras eferentes parassimpáticas que ajudam a controlar muitas das funções do tubo gastrintestinal. O nervo vago do sistema nervoso parassimpático representa simplesmente uma via eferente constituída por dois neurônios. O corpo celular do primeiro neurônio localiza-se no bulbo, a metade inferior do tronco encefálico. Esse neurônio é designado como neurônio parassimpático pré-ganglionar. Esse corpo celular recebe impulsos aferentes dos centros superiores do cérebro e de neurônios sensitivos aferentes que podem ascender até o bulbo ao longo de várias vias nervosas sensitivas. Essa aferência pode estimular ou inibir potenciais de ação no neurônio parassimpático pré-ganglionar. O neurônio pré-ganglionar emite um axônio que se estende a partir do bulbo, pelo forame jugular até várias vísceras do tórax (esôfago, coração, pulmões) e do abdome (estômago e pré-estômago nos ruminantes, intestino delgado e parte ascendente do intestino grosso). Em seguida, esses axônios alcançam o segundo neurônio parassimpático e formam um gânglio (ou sinapse) com esse neurônio pós-ganglionar. Essa junção ou gânglio é encontrada na parede do órgão sobre o qual atuam. O axônio parassimpático pré-ganglionar libera o neurotransmissor acetilcolina (ACh) que se difunde através da fenda existente entre as duas células, onde interage

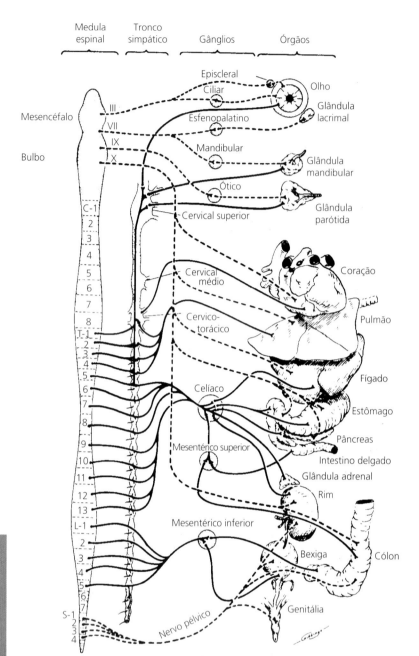

Figura 42.5 Representação diagramática do sistema nervoso autônomo eferente de um animal doméstico. A segmentação da medula lombar e sacral pode variar de acordo com a espécie. Os nervos simpáticos estão indicados por linhas contínuas, enquanto os nervos parassimpáticos estão indicados por linhas tracejadas. Os gânglios paravertebrais e os gânglios parassimpáticos da cabeça são estruturas pareadas, enquanto os gânglios pré-vertebrais simpáticos são ímpares. De Reece, W.O. (ed.) (2004) *Dukes' Physiology of Domestic Animals*, 12th edn. Cornell University Press, Ithaca, NY. Reproduzida, com autorização, de Cornell University Press.

com receptores no corpo celular do nervo pós-ganglionar, que reconhecem e reagem com a ACh. Esses receptores são denominados receptores nicotínicos, visto que foram descobertos pela observação da ação da nicotina sobre essas células. Após a sua ligação ao receptor nicotínico na célula pós-ganglionar, a ACh estimula essa célula a secretar ACh de seu terminal axônico. Como esses corpos celulares pós-ganglionares já estão na parede do órgão-alvo, seus axônios tendem a ser bastante curtos. Tipicamente, terminam sobre os corpos celulares de neurônios nos plexos submucoso e mioentérico, ou interagem diretamente com os mesmos tecidos-alvo (músculo, células secretoras e absortivas da mucosa etc.) previamente descritos como alvos dos neurônios efetores do SNC. Os neurônios parassimpáticos pós-ganglionares liberam ACh de seus terminais nervosos, que se difunde para a membrana celular dos tecidos-alvo. Em seguida, a ACh liga-se a receptores existentes nessas membranas celulares, designados como receptores muscarínicos. Os receptores muscarínicos são receptores acoplados à proteína G, de modo que, quando a ACh se liga a seu receptor, a ativação do complexo de proteína G desencadeia uma ação no tecido-alvo. Existe uma variedade de subclasses de receptores muscarínicos nos vários tecidos inervados pelas fibras parassimpáticas pós-ganglionares, porém todos respondem à ACh.

Além do nervo vago, os neurônios eferentes parassimpáticos que surgem da medula espinal sacral podem afetar funções no cólon transverso e descendente. São algumas vezes designados como nervos esplâncnicos pélvicos. Os corpos celulares pré-ganglionares residem na medula espinal sacral, entre os segmentos 1 e 4. Suas fibras axônicas saem da medula espinal sacral e dirigem-se para as paredes dos cólons transverso e descendente para formar um gânglio com o neurônio parassimpático pós-ganglionar, que libera ACh nos receptores muscarínicos presentes na superfície das células-alvo no cólon transverso e no cólon descendente. Isso também inclui o músculo esfíncter interno do ânus. Convém lembrar que a bexiga e os esfíncteres vesicais são influenciados por eferentes parassimpáticos que surgem da medula espinal sacral.

Inervação do tubo gastrintestinal pelo sistema nervoso simpático

O sistema nervoso simpático eferente também é um sistema que requer dois neurônios para efetuar uma alteração na função das células-alvo. Os principais nervos que transportam fibras pré-ganglionares e pós-ganglionares simpáticas para o tubo gastrintestinal incluem os nervos esplâncnicos cranial e caudal, que se originam da parte torácica da medula espinal, e os nervos esplâncnicos lombares. As fibras desses neurônios fazem sinapse ou passam através da cadeia simpática paravertebral e, em seguida, gânglios celíaco, mesentéricos superior ou inferior e órgão-alvo.

O primeiro neurônio é o neurônio pré-ganglionar. Todos os corpos celulares dos neurônios simpáticos pré-ganglionares situam-se na medula espinal, entre as vértebras T1 e L2. Enviam axônios a partir da medula espinal para formar uma sinapse ou gânglio com um segundo neurônio simpático pós-ganglionar. O local dessa junção entre fibras simpáticas pré-ganglionares e pós-ganglionares pode estar na cadeia simpática paravertebral, no abdome em locais como gânglio celíaco ou na parede do órgão-alvo. A fibra simpática pré-ganglionar libera ACh nos receptores nicotínicos localizados no corpo celular do neurônio pós-ganglionar, exatamente como no sistema nervoso parassimpático. Em seguida, o corpo celular do neurônio pós-ganglionar emite fibras axônicas que tipicamente terminam nos corpos celulares de neurônios nos plexos submucoso e mioentérico, ou interagem diretamente com os mesmos tecidos-alvo (músculo, células mucosas secretoras e absortivas etc.) previamente descritos como alvos dos neurônios parassimpáticos e efetores do SNE. Tipicamente, os neurônios simpáticos pós-ganglionares liberam norepinefrina das terminações nervosas, que se difunde para a membrana celular dos tecidos-alvo. A norepinefrina é reconhecida e interage com receptores presentes na superfície das células-alvo, denominados receptores adrenérgicos. Com frequência, são ainda definidos como receptores adrenérgicos das classes α ou β que reconhecem a norepinefrina e podem ser ainda subclassificados em receptores α_1, α_2, β_1 e β_2. As células-alvo tendem a apresentar uma ou outra dessas várias categorias de receptores adrenérgicos; todavia, em todos os casos, esses receptores respondem à norepinefrina.

Algumas fibras pós-ganglionares simpáticas secretam neurotransmissores alternativos, como o neuropeptídio Y e a somatostatina, que são reconhecidos por receptores de neuropeptídio Y ou somatostatina. Algumas secretam ACh nos receptores muscarínicos de suas células-alvo, exatamente como as fibras pós-ganglionares parassimpáticas. Essas células-alvo incluem as glândulas sudoríparas e os músculos eretores dos pelos nos folículos pilosos.

Sistema nervoso autônomo | Resumo

O sistema eferente parassimpático é o principal sistema de controle das funções associadas a motilidade, secreção e digestão do tubo gastrintestinal, diretamente por meio de sua ação sobre as células-alvo ou indiretamente pela modulação da atividade do SNE. As funções do tubo gastrintestinal são controladas, em sua maior parte, pelo tônus parassimpático. Por exemplo, a contração do músculo liso da camada muscular longitudinal externa intensifica-se com o aumento da estimulação ou tônus parassimpático e diminui com a redução da estimulação parassimpática. Teoricamente, o sistema eferente simpático contrapõe-se às ações estimuladoras do sistema parassimpático eferente. Na prática, a ação simpática eferente sobre a maior parte das funções do tubo gastrintestinal é mínima. Uma exceção é o efeito dos eferentes simpáticos sobre o fluxo sanguíneo do tubo gastrintestinal. Durante a resposta "luta ou fuga", os eferentes simpáticos rapidamente desviam o sangue do tubo gastrintestinal para a musculatura somática. O estudante de veterinária também precisa ter em mente que os nervos anatômicos transportam neurônios tanto eferentes quanto aferentes. O nervo vago transporta fibras aferentes sensitivas das vísceras para o bulbo, além de fibras parassimpáticas eferentes. Esses sinais aferentes são recebidos por neurônios no bulbo, os quais, em seguida, podem afetar a atividade parassimpática eferente. Cerca de 80 a 90% das fibras no nervo vago são neurônios aferentes sensitivos. Os nervos sacrais parassimpáticos também contêm neurônios aferentes sensitivos que transportam informações do cólon transverso e do cólon descendente para a medula espinal, onde a informação pode modular a atividade de neurônios parassimpáticos eferentes sacrais ou ser transmitida ao bulbo e aos centros cerebrais superiores. De modo semelhante, os nervos esplâncnicos que emergem das partes torácica e lombar da medula espinal transportam informações de neurônios aferentes sensitivos das vísceras para a medula espinal, além de transportar fibras simpáticas eferentes. Cerca de 70% das fibras nesses nervos são fibras sensitivas aferentes.

Os receptores nicotínicos que reconhecem a ACh são encontrados em fibras pós-ganglionares tanto parassimpáticas quanto simpáticas. Antagonistas do receptor nicotínico, como o hexametônio, podem bloquear a ação da ACh nos receptores nicotínicos, inibindo a função tanto simpática quanto parassimpática. Convém lembrar que a ACh é o neurotransmissor liberado por neurônios parassimpáticos pós-ganglionares nos receptores muscarínicos. Os receptores muscarínicos podem ser bloqueados por agentes anticolinérgicos, como atropina e glicopirrolato. Com frequência, administra-se glicopirrolato antes de uma cirurgia para secar as secreções da saliva, a fim de diminuir o risco de pneumonia por aspiração. Alguns compostos interagem com os receptores muscarínicos, causando ativação do receptor, e são designados como agonistas ou colinomiméticos.

Síndrome de importância particular em medicina veterinária

O veterinário de equinos frequentemente irá encontrar cavalos afetados por uma toxina alcaloide, denominada eslaframina, que é produzida por um fungo filamentoso (*Rhizoctonia leguminicola*) encontrado no trevo-vermelho mofado. Essa toxina atua sobre os receptores muscarínicos salivares, causando salivação extrema e sialorreia. Em geral, a toxina é destruída pela exposição aos ácidos gástricos, de modo que seus efeitos ficam restritos às glândulas salivares. Pode afetar também bovinos e ovinos, porém os equinos parecem ser particularmente sensíveis e podem perder até 40 ℓ de saliva por dia devido à sialorreia.

Músculos lisos do tubo gastrintestinal

> 1 De que maneira as junções comunicantes facilitam a contração coordenada do músculo liso intestinal?
> 2 Descreva a localização e a função dos três músculos lisos do tubo gastrintestinal.
> 3 De que modo a estimulação parassimpática altera a despolarização de ondas lentas das células de Cajal do músculo liso, de modo que tenham mais tendência a resultar em um potencial de ação que produza contração do músculo liso?

Três músculos lisos anatômicos podem ser identificados ao exame microscópico de todos os cortes realizados no tubo gastrintestinal (Figura 42.6). O primeiro deles é o músculo submucoso (muscular da mucosa), situado na túnica mucosa e que se estende na lâmina própria. No intestino delgado, é responsável pelo movimento das vilosidades. Durante a digestão, as vilosidades encurtam-se e alongam-se constantemente, conforme os músculos da submucosa se contraem e relaxam. Trata-se de uma faixa muito pequena de músculo. Abaixo da submucosa, encontram-se duas grandes faixas de músculo liso. A camada mais próxima do lúmen ou camada interna é o músculo liso circular, cujas fibras seguem um trajeto em ângulos retos ao eixo longo do intestino. A camada externa é o músculo liso longitudinal, cujas fibras correm paralelamente ao eixo longo do intestino.

Essas duas grandes camadas de músculo liso realizam dois tipos de contração muscular no tubo gastrintestinal. As contrações segmentares envolvem a compressão do bolo alimentar, de modo que seja continuamente misturado à medida que segue pelo tubo intestinal. Isso é mediado principalmente por contração e relaxamento do músculo liso circular. Essas ações de mistura e trituração facilitam o contato entre a ingesta e as enzimas digestivas. Além disso, movimenta constantemente o material do lúmen contra as células da superfície da mucosa que absorvem os nutrientes. O segundo tipo de contração é conhecido como peristaltismo, que propele o bolo alimentar aboralmente (afastando-se da cavidade oral) ao longo do tubo gastrintestinal. Isso requer a contração coordenada do músculo longitudinal externo e do músculo circular interno logo atrás do bolo alimentar e o relaxamento dessas camadas musculares logo à frente do bolo alimentar.

Os músculos lisos reagem muito mais lentamente do que os músculos esqueléticos estriados. Entretanto, eles em geral possuem filamentos de actina mais longos do que as células musculares esqueléticas, de modo que uma célula muscular lisa individual pode se contrair três a quatro vezes a distância de uma célula muscular estriada. Outra diferença importante entre o músculo estriado e o músculo liso é que a contração deste último exige a entrada de cálcio dentro da célula a partir do líquido extracelular. A hipocalcemia pode afetar acentuadamente a função do músculo liso. As células musculares lisas podem se contrair como um sincício, isto é, quando uma célula muscular lisa se contrai, muitas outras na mesma área também irão se contrair. Isso é mediado por junções comunicantes entre células musculares lisas adjacentes. As junções comunicantes são tubos proteináceos que conectam células individuais para formar uma via de baixa resistência para o movimento de íons entre células adjacentes. Isso permite que um potencial de ação iniciado em uma célula se propague e se dissemine por todas as células no sincício. Por conseguinte, não exige que um neurônio individual estimule cada célula, como ocorre com o músculo esquelético.

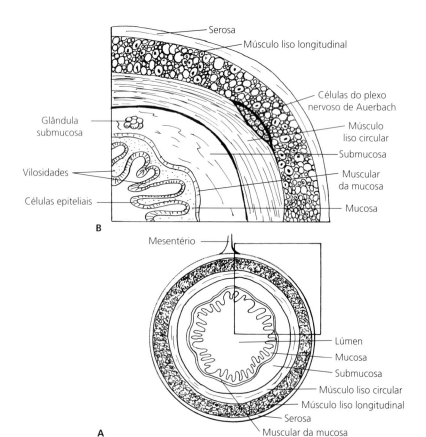

Figura 42.6 Representação esquemática das características gerais de organização do tubo gastrintestinal dos mamíferos. A. Corte transversal do intestino delgado, com sua suspensão de mesentério que envolve o intestino na forma de serosa. B. Corte de (A) para mostrar maior detalhe. O plexo nervoso mioentérico ou de Auerbach controla os movimentos gastrintestinais. A submucosa ou plexo de Meissner (não mostrado) encontra-se na submucosa e controla as secreções e o fluxo sanguíneo. A muscular da mucosa produz pregas na mucosa para amplificação da área de superfície. De Reece, W.O. (2009) *Functional Anatomy and Physiology of Domestic Animals*, 4th edn. Wiley-Blackwell, Ames, IA. Reproduzida, com autorização, de Wiley.

Certos músculos lisos em determinados segmentos do tubo gastrintestinal aboral ao esôfago sofrem despolarização rítmica causada por variações na condutância do sódio e do cálcio através da membrana celular a intervalos regulares. Essas células não conhecidas como células intersticiais de Cajal. As ondas de despolarização podem ocorrer 16 a 20 vezes por minuto no estômago. A velocidade dessas ondas lentas diminui ao longo do intestino delgado, e podem ocorrer apenas duas a três ondas lentas de despolarização por minuto no cólon. Essas ondas de despolarização consistem em fenômenos puramente elétricos (Figura 42.7). O extravasamento de sódio e de cálcio para dentro da célula eleva o potencial de membrana de 10 a 15 mV durante cada onda. Em repouso, a diferença de potencial elétrico através da membrana das células de Cajal pode ser de −50 mV. À medida que o sódio e o cálcio extravasam para dentro da célula, a diferença de potencial pode ser reduzida para apenas −35 mV. A permeabilidade da membrana ao sódio e ao cálcio é de curta duração, e o sódio e o cálcio são bombeados para fora da célula, restabelecendo o potencial de repouso da membrana de −50 mV. Se o potencial limiar para iniciar um potencial de ação for de −35 mV, essa despolarização rítmica não resulta em qualquer contração muscular. Entretanto, o potencial de repouso da membrana dessas células de Cajal pode ser alterado por influências nervosas, hormonais e mecânicas. Se um segmento do intestino for distendido pela presença de bolo alimentar, ou se receptores muscarínicos nessas células forem ativados por estimulação parassimpática, o potencial de repouso da membrana pode ser reduzido para apenas −40 mV. Nesse momento, à medida que a onda lenta de despolarização prossegue, e o sódio e o cálcio penetram na célula, alterando a diferença de potencial em 10 mV, a diferença de potencial de membrana passa a ser de −30 mV. Isso está acima do potencial limiar, e ocorrerão potenciais de ação. Isso irá resultar em contração da célula de Cajal, que será transmitida a todas as outras células no sincício por meio das junções comunicantes. Os potenciais de ação continuam sendo produzidos em taxa máxima (dependendo da capacidade da membrana de se recuperar de um potencial de ação, isto é, o período refratário da célula de Cajal), contanto que a diferença de potencial de ondas lentas não caia abaixo do potencial limiar. Quanto maior for a estimulação parassimpática, por mais tempo o potencial de repouso da membrana irá permanecer próximo ao limiar, e maior o número de potenciais de ação iniciados durante uma onda lenta de despolarização. Quanto maior o número de potenciais de ação, mais acentuada será a força da contração das células musculares lisas no sincício. A inervação simpática e a ação de certos hormônios pode aumentar a diferença de potencial através da membrana celular, de modo que o potencial de repouso da membrana pode ser de −60 mV. Neste caso, a despolarização de ondas lentas aumenta a diferença de potencial através da membrana em apenas −45 mV, bem abaixo do limiar, e haverá pouca contração muscular.

Existem músculos esqueléticos estriados voluntários na faringe e parte proximal do esôfago (todo o esôfago dos ruminantes e de algumas outras espécies), bem como no esfíncter externo do ânus. Sua função será discutida adiante.

Movimento do bolo alimentar ao longo do esôfago

1 Que forças possibilitam o movimento do bolo alimentar pelo esôfago, mesmo se estiver de ponta-cabeça?
2 Quais são os fatores responsáveis pela abertura e fechamento do esfíncter esofágico inferior?

O esôfago é simplesmente um canal que conduz a ingesta da orofaringe para o estômago (ou pré-estômago no caso dos ruminantes). O músculo cricofaríngeo forma uma faixa resistente de músculo estriado que envolve a extremidade oral do esôfago. Esse músculo estriado é normalmente mantido fechado para impedir o refluxo do conteúdo esofágico para dentro da faringe. Isso permite o desenvolvimento de uma pequena pressão negativa no esôfago, que ajuda a entrada da ingesta do esôfago quando o músculo cricofaríngeo está relaxado durante a deglutição. A presença do bolo alimentar estimula as contrações peristálticas que propelem o bolo em direção ao estômago. O esfíncter esofágico inferior normalmente é mantido bem fechado para impedir a entrada do conteúdo do estômago e do ácido gástrico no

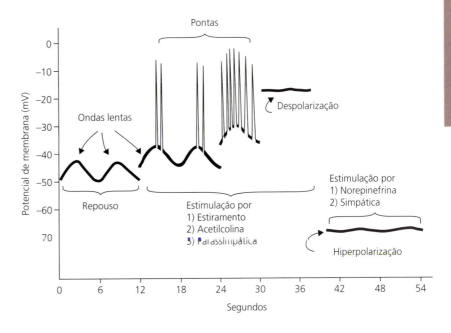

Figura 42.7 Potenciais de membrana no músculo liso intestinal de mamífero. Observe as ondas lentas, os potenciais em ponta e as direções da despolarização e hiperpolarização. De Guyton, A.C. and Hall, J.E. (2000) *Textbook of Medical Physiology*, 10th edn. W.B. Saunders, Philadelphia. Com autorização de Elsevier.

esôfago. À semelhança da maioria dos esfíncteres do tubo gastrintestinal, o esfíncter esofágico inferior consiste em músculo liso circular interno acentuadamente aumentado. A gastrina, um hormônio sintetizado por células enteroendócrinas na parte pilórica do estômago quando este está distendido, e a estimulação parassimpática vagal atuam em conjunto para manter o músculo esfíncter estreitamente fechado. O relaxamento do esfíncter esofágico inferior é mediado pelo VIP, um neurotransmissor produzido por neurônios locais do SNE em resposta à presença de um bolo alimentar que está distendendo a área exatamente adoral ao músculo esfíncter. Na maioria das espécies, a abertura do esfíncter esofágico inferior é acompanhada de uma onda peristáltica no esôfago, que propele o bolo alimentar para dentro do estômago, e pelo relaxamento da musculatura do estômago, reduzindo a pressão no estômago, de modo que, à medida que o esfíncter esofágico inferior relaxa, o material não é ejetado no esôfago. A distensibilidade do estômago pode constituir um fator que limita o tamanho das refeições. Os carnívoros como os lobos e os leões têm estômagos muito distensíveis, de modo que esses animais podem ingerir refeições muito volumosas, o que é particularmente importante quando a carne de uma presa só está disponível uma vez a intervalos de vários dias. Na outra extremidade do espectro encontra-se o cavalo, que tem um estômago relativamente pequeno, com capacidade muito limitada de distensão.

Movimento do bolo alimentar pelo estômago

1 Onde começa a contração do estômago?

2 Por que apenas uma pequena quantidade de quimo entra no duodeno a cada contração do estômago?

3 Descreva os fatores neuronais e hormonais que controlam o esvaziamento do estômago.

A musculatura do estômago apresenta uma camada adicional de músculo liso dentro da camada circular interna, que se estende transversalmente ao músculo liso circular interno e músculo liso longitudinal externo. Essa camada muscular oblíqua fornece outra dimensão para a contração do estômago, que aumenta acentuadamente a atividade de mistura no estômago. A distensão do fundo gástrico ativa o SNE e os neurônios sensitivos aferentes vagais, que causam ativação pelo SNE e eferente vagal da contração muscular do estômago. A contração do estômago começa na parte média do fundo gástrico como uma onda peristáltica que propele a ingesta para o intestino delgado. À medida que a onda peristáltica alcança a extremidade aboral ou pilórica do estômago, o esfíncter pilórico que controla o movimento de material do estômago para o intestino delgado relaxa momentaneamente. Uma pequena quantidade do material mais digerido e líquido (quimo) passa para o duodeno. O esfíncter pilórico novamente sofre rápida contração antes do término da onda peristáltica. Isso faz com que o material mais sólido no quimo chegue ao piloro e seja propelido de volta à área do fundo gástrico. Isso cria uma ação de agitação vigorosa, que ajuda a decompor os sólidos no quimo, assegurando uma boa mistura com o ácido gástrico e as enzimas proteolíticas. Além disso, faz com que a gordura da dieta forme emulsões com a água em sua preparação para a digestão no intestino.

A motilidade do estômago é aumentada pelo hormônio gastrina, que é sintetizado por células enteroendócrinas na região pilórica do estômago, em resposta à distensão. As fibras parassimpáticas do vago também respondem à distensão, aumentando a contratilidade do estômago. A estimulação parassimpática vagal da contratilidade do estômago também pode ser iniciada pelos centros superiores do cérebro em resposta a visão, odor ou sabor do alimento. Esses mesmos fatores também podem causar o relaxamento do esfíncter pilórico.

A motilidade do estômago diminui quando o quimo entra no duodeno e provoca sua distensão, ou quando há um aumento da osmolaridade dos líquidos no duodeno. Os aferentes sensitivos vagais retornam essa informação ao bulbo, causando uma redução na estimulação eferente parassimpática vagal da contração do estômago. Dois hormônios sintetizados pelas células enteroendócrinas na parte superior do duodeno também podem atuar sobre os músculos do estômago para diminuir a sua contratilidade. Esses dois hormônios são a colecistocinina (CCK), que é secretada em resposta à presença de gordura e de aminoácidos no duodeno, e a secretina, que é liberada em resposta a uma redução do pH no duodeno. Esses hormônios são secretados no sangue e na circulação porta, alcançando finalmente os músculos do estômago. Esses hormônios também atuam sobre o esfíncter pilórico e causam a sua contração mais intensa para reduzir ainda mais a entrada de quimo no duodeno.

A contração e o relaxamento do esfíncter pilórico determinam a velocidade de esvaziamento do estômago. O esfíncter pilórico também atua para impedir a entrada do conteúdo duodenal no estômago. O esfíncter pilórico relaxa em resposta à estimulação vagal e contrai-se em resposta a CCK e secretina. As dietas ricas em gordura aumentam acentuadamente a secreção de CCK, com esvaziamento mais lento do estômago. As dietas ricas em proteínas também estimulam alguma secreção da CCK. As dietas ricas em carboidratos não estimulam a secreção de CCK. O açúcar e o amido passam rapidamente para o duodeno, de modo que possam sofrer rápida absorção. Infelizmente, como a distensão do estômago atua como estímulo para os centros da saciedade do cérebro, as dietas ricas em carboidratos não produzem uma sensação de plenitude gástrica da mesma maneira que as dietas ricas em gordura, de modo que o animal sente "fome" mais rapidamente. A estenose pilórica impede o esvaziamento apropriado do estômago. Isso pode ocorrer em recém-nascidos, na forma de ausência congênita de desenvolvimento do plexo mioentérico na região pilórica. Pode ser causada mais comumente por cicatrizes dos tecidos na área pilórica em consequência de úlceras. Isso resulta em vômito em jato da ingesta depois de uma grande refeição.

Contrações de eructação do estômago e do esôfago nas espécies monogástricas

1 Qual é o papel do cérebro consciente no reflexo de eructação, isto é, o quanto o reflexo é controlado voluntariamente?

Gases podem ser deglutidos durante a ingestão de uma refeição ou podem ser formados em consequência da ação do ácido sobre a ingesta. A distensão do estômago causada pelo acúmulo de gás pode ser dolorosa. Felizmente, o gás pode ser removido por eructação ou "arroto". Durante as contrações normais do estômago, os componentes sólidos e líquidos são forçados em direção ao piloro pelas contrações peristálticas. À revelia, os gases tendem a acumular-se na porção mais adoral do estômago. Em seguida, uma contração peristáltica pode elevar a pressão do gás até um ponto em que o esfíncter esofágico inferior é superado, e o gás escapa para o esôfago. Entretanto, as ondas peristálticas no esôfago normalmente irão forçar o gás de volta ao estômago. Todavia, se o animal contrair conscientemente os músculos abdominais no momento em que o esfíncter esofágico inferior é superado, o gás escapado pode desenvolver uma pressão suficiente para vencer o peristaltismo esofágico e ser eliminado do esôfago pela boca. A eructação nos ruminantes é um reflexo muito diferente, que é discutido no Capítulo 45.

Vômito

> 1 Qual é a relação entre a zona de gatilho quimiorreceptora e o centro do vômito?
> 2 Por que o animal que se prepara para vomitar apresenta taquicardia e aumento da salivação?
> 3 Por que os músculos abdominais estão envolvidos no reflexo do vômito?

Os carnívoros e a maioria dos mamíferos onívoros têm a capacidade de vomitar ou expelir o conteúdo do estômago pela cavidade oral. Algumas espécies podem usar o estômago como meio de transporte do alimento para a sua prole. Podem vomitar o conteúdo do estômago com a estimulação da visão e do som dos filhotes. Esse processo geralmente é designado como regurgitação, e não como vômito. Na maioria das espécies, o vômito serve principalmente como forma de remover materiais tóxicos do estômago. O vômito é um reflexo bastante complexo, que é controlado por grupos de neurônios (núcleos) que residem no bulbo (Figura 42.8). O **centro do vômito** é constituído por um conjunto de células nervosas na formação reticular do bulbo. Esses neurônios recebem informações sensoriais diretamente do tubo gastrintestinal por meio de fibras vagais e aferentes simpáticas. Irritantes do estômago e da orofaringe, como peróxido de hidrogênio, xarope de ipeca e sal, podem ativar o reflexo do vômito no centro do vômito. O aparelho vestibular também pode liberar histamina para ativar os receptores de histamina H_1 nos neurônios do centro do vômito, causando cinetose.

Um segundo conjunto de nervos localizados no assoalho do quarto ventrículo forma a **zona de gatilho quimiorreceptora**. Esses neurônios apresentam receptores que reconhecem substâncias químicas ou toxinas transportadas pelo sangue que os alcançam. Uma substância química reconhecida pela zona de gatilho quimiorreceptora e usada pelos veterinários para induzir vômito é o opiáceo apomorfina, que tem a capacidade de atuar como potente agonista da dopamina nos núcleos da zona de gatilho quimiorreceptora, desencadeando o vômito. A xilazina, um agonista dos receptores α_2, também é um agente emético confiável, particularmente nos gatos. A zona de gatilho quimiorreceptora também pode receber impulsos aferentes dos centros superiores do cérebro, de modo que certos odores ou a visão podem iniciar o vômito. O aparelho vestibular também envia sinais para a zona de gatilho quimiorreceptora, e a **cinetose** ou distúrbios da orelha média, como infecção, podem causar vômito. Uma vez ativada, a zona de gatilho quimiorreceptora pode apenas estimular o vômito ao emitir sinais para o vômito inicialmente através do centro do vômito. Ela não é capaz de provocar o reflexo do vômito por si só.

O centro do vômito começa quando os neurônios do centro do vômito são estimulados. Esses neurônios, que utilizam dopamina como neurotransmissores, iniciam uma descarga disseminada pelos neurônios autônomos e neurônios motores que residem no bulbo e na medula espinal. As descargas parassimpáticas

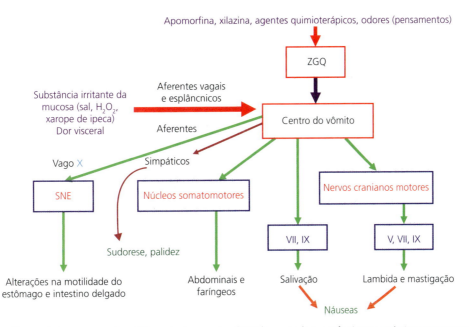

Figura 42.8 Vômito. Os neurônios na zona de gatilho quimiorreceptor (ZGQ) respondem a substâncias químicas transportadas pelo sangue e enviam impulsos aferentes até o centro do vômito no bulbo. O centro do vômito também recebe impulsos diretos de aferentes vagais e esplâncnicos que indicam a presença de alguma substância irritante no estômago. O centro do vômito inicia uma descarga parassimpática e simpática disseminada, resultando em sudorese, náuseas e salivação. Por fim, a contração coordenada do estômago e dos músculos abdominais força o conteúdo gástrico para o esôfago e para fora da boca.

levam a um aumento da salivação e a contrações no esôfago, no estômago e até mesmo na parte superior do duodeno. As descargas simpáticas causam aumento da frequência cardíaca e podem provocar sudorese e redução do fluxo sanguíneo para a pele (que se manifesta como palidez nos humanos). Os neurônios motores dos nervos cranianos para a faringe iniciam a mastigação e os movimentos da língua. O animal tem uma sensação de desconforto, conhecida como náuseas. Os músculos na extremidade pilórica do estômago e, algumas vezes, até mesmo na parte superior do duodeno sofrem contração, impulsionando a ingesta em direção à extremidade esofágica do estômago. O restante do estômago e o esfíncter esofágico inferior relaxam, deixando algum conteúdo do estômago dentro do esôfago. Entretanto, pelo menos no início, o esôfago responde por meio de contrações peristálticas para propelir o conteúdo gástrico de volta ao estômago. Esse processo, que é denominado ânsia de vômito, ocorre várias vezes antes que ocorra vômito verdadeiro. Durante uma das próximas contrações que surgem a partir do piloro, o reflexo também induz fortes contrações do diafragma e dos músculos abdominais, as quais elevam a pressão dentro do estômago e do esôfago, e sobrepujam o peristaltismo esofágico, propelindo o conteúdo do estômago para fora da boca. Ao mesmo tempo, o esfíncter esofágico superior relaxa, a nasofaringe fecha para impedir a saída de material pela cavidade nasal, e a glote também se fecha para impedir a entrada de material dentro da traqueia.

O vômito intenso também pode ter um componente mais precoce, em que o esfíncter pilórico relaxa para possibilitar a entrada do conteúdo duodenal no estômago para vômito. Com frequência, esse material contém bile e apresenta cor esverdeada. Os agentes antieméticos atuam ao diminuir o impulso aferente dos nervos sensitivos no estômago e ao inibir os componentes eferentes do reflexo do vômito. Em geral, isso envolve o uso de sedativos, que também podem aumentar o risco de aspiração do conteúdo gástrico, de modo que esses fármacos são reservados para pacientes que não consumiram alimento recentemente. Alguns fármacos (antagonistas da dopamina, como acepromazina, ou antagonistas da serotonina, como metoclopramida) atuam ao neutralizar os efeitos estimuladores da dopamina ou da serotonina sobre o vômito. Os anti-histamínicos bloqueiam o efeito da histamina liberada pelo aparelho vestibular sobre os receptores de histamina H_1 da zona de gatilho quimiorreceptora e do centro do vômito.

Algumas espécies de animais são incapazes de vomitar. Os ratos são incapazes de vomitar, visto que carecem de núcleos no bulbo para formar o centro do vômito. Por conseguinte, são incapazes de coordenar a contração do diafragma e dos músculos abdominais com a contração do estômago. Eles também são incapazes de coordenar a contração do estômago e da abertura dos esfíncteres esofágicos inferior e superior. Os coelhos tampouco são capazes de vomitar. Eles apresentam um centro do vômito no bulbo, porém o esfíncter esofágico inferior não consegue relaxar o suficiente para possibilitar o vômito. Os suínos também não podem vomitar, apesar da presença de um centro do vômito. Alguns pesquisadores sugeriram que eles também apresentam um esfíncter esofágico inferior que não relaxa. Outros pesquisadores sugeriram que o ângulo de entrada do esôfago no estômago torna-se ainda mais agudo (dobrado) quando o estômago está cheio, impedindo o cavalo de vomitar uma refeição excessiva de grãos, por exemplo. O estômago do cavalo não se distende muito, e o estômago cheio pode se distender a ponto de iniciar o reflexo do vômito. O estômago tenta se contrair (causando dor em cólica) e os músculos abdominais sofrem contração, porém o conteúdo do estômago não consegue passar pelo esfíncter esofágico inferior. Os músculos abdominais do cavalo são tão fortes que a tentativa prolongada de vomitar pode causar ruptura da parede gástrica. É interessante assinalar que o veterinário pode introduzir uma sonda nasogástrica pelo esfíncter esofágico inferior até o estômago para remover o conteúdo gástrico, aliviando os sintomas de cólica.

Movimento do bolo alimentar ao longo do intestino delgado

> 1 Qual a diferença entre uma contração segmentar e uma contração peristáltica do intestino?

O principal estímulo para a contração no intestino delgado é a sua distensão. Pouco depois de uma refeição, as contrações de mistura ou segmentares predominam no intestino delgado (Figura 42.9). O movimento da ingesta pelo intestino delgado envolve contrações peristálticas dos músculos circular e longitudinal. Isso pode ser mediado a curtas distâncias (alguns centímetros) por neurônios aferentes e eferentes do SNE apenas. As contrações peristálticas que propelem o bolo alimentar por distâncias muito mais longas exigem uma coordenação pelos aferentes sensitivos vagais e fibras eferentes parassimpáticas (Figura 42.10). As contrações peristálticas transportam materiais por distâncias de 10 a 20 cm no cão durante a digestão de uma refeição. Entre as refeições, uma vez completada a digestão, não é rara a ocorrência de ondas peristálticas que propelem bolos alimentares em toda a extensão do intestino delgado. Acredita-se que essa ação remova do intestino delgado o material não digerível, protegendo o intestino delgado contra o desenvolvimento de uma grande população de bactérias e reduzindo o risco de produção de toxina no lúmen.

O hormônio gastrina, que é secretado por células enteroendócrinas do piloro quando o estômago está cheio, pode estimular a motilidade do intestino delgado, presumivelmente ao proporcionar um maior espaço para o esvaziamento gástrico. A CCK, que é secretada por células enteroendócrinas no duodeno com a detecção de gordura ou aminoácidos no lúmen, também pode estimular as contrações no intestino delgado. A secretina, um hormônio produzido por células enteroendócrinas duodenais em resposta a uma redução do pH, diminui a motilidade intestinal. Algumas vezes, pode ocorrer distensão pronunciada do intestino, devido a bloqueio ou necrose de um segmento intestinal. A dor ocasionada por essa distensão provoca descarga simpática e liberação de epinefrina da medula adrenal, causando interrupção da motilidade intestinal (íleo) e sudorese.

Movimento do bolo alimentar pelo intestino grosso

> 1 Que segmentos do cólon são inervados por fibras parassimpáticas espinais sacrais?
>
> 2 Qual é o trajeto do bolo alimentar pelo ceco e cólon dos equinos? Determine os locais de maior probabilidade de impactação, causando cólica.

Capítulo 42 | Motilidade Gastrintestinal **463**

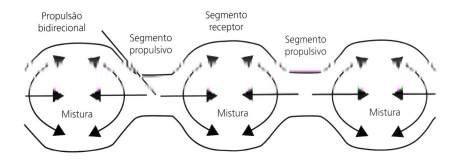

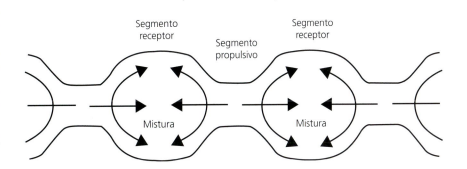

Figura 42.9 Contrações segmentares do intestino delgado. O movimento do quimo para dentro do segmento receptivo (relaxado) pelo segmento propulsivo (contraído) resulta em mistura. Em seguida, o segmento receptivo transforma-se em segmento propulsivo, dando prosseguimento à mistura. De Rhoades, R.A. and Tanner, G.A. (2003) *Medical Physiology,* 2nd edn. Lippincott Williams & Wilkins, Baltimore. Reproduzida, com autorização, de Lippincott Williams & Wilkins.

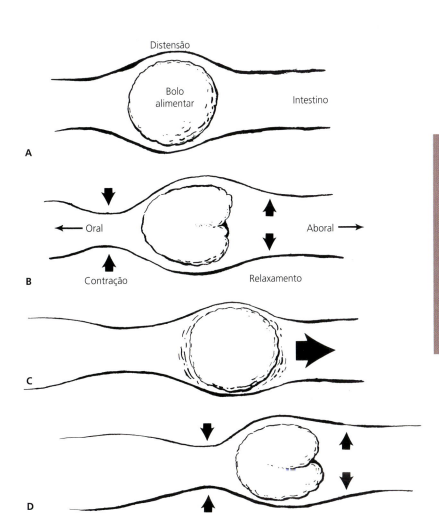

Figura 42.10 Peristaltismo intestinal e movimento do conteúdo. **A.** Distensão original. **B.** Ocorre contração cranial à distensão e relaxamento caudal à distensão. **C.** Contração e relaxamento seguidos do movimento do conteúdo em direção aboral. **D.** Começa um novo ponto de distensão em novo local de contração e relaxamento, que prossegue em direção aboral como uma onda.

Para que o material entre no cólon, ele precisa ser transferido do íleo para o cólon maior (ruminantes, cães e gatos) por meio da papila ileal (válvula ileocólica). Em algumas espécies, o íleo abre-se no ceco por meio da papila ileal (equino, suíno, coelho, elefante e rato). Esses esfíncteres são normalmente mantidos fechados. A distensão do íleo e o hormônio gastrina, que é produzido em resposta ao estômago cheio, causam o relaxamento do esfíncter. A distensão do cólon ou do ceco provoca uma contração mais firme desses músculos esfíncteres para impedir qualquer entrada adicional de ingesta no intestino grosso. No cólon ascendente das espécies monogástricas e ruminantes, as contrações podem consistir em contrações segmentares de mistura ou contrações peristálticas. As contrações peristálticas podem ser tanto anterógradas (movendo o material em direção ao ânus) quanto retrógradas, que frequentemente movem o material para dentro do ceco ou permitem que ele permaneça por mais tempo no cólon para a extração de mais água e eletrólitos. As contrações do ceco podem ser tanto segmentares quanto peristálticas, e as contrações peristálticas geralmente movem o material para fora do ceco. As contrações segmentares de mistura predominam no cólon transverso, e ocorrem contrações tanto segmentares quanto peristálticas anterógradas no cólon descendente. Em algumas espécies, as contrações segmentadas do cólon descendente tornam-se exageradas, formando haustros. Isso possibilita maior tempo de permanência no cólon descendente para remover uma quantidade ainda maior que água da ingesta antes de sua excreção. Essas espécies excretam fezes em cíbalo. No cão e no gato (bem como nos humanos), pode haver, entre as refeições, o movimento aboral em massa do material, que começa próximo da papila ileal em direção ao cólon descendente. À semelhança dos outros elementos do tubo gastrintestinal, o SNE desempenha um papel nas contrações segmentares e peristálticas, e os impulsos aferentes sensitivos e parassimpáticos do vago (cólon ascendente) e nervos sacrais (cólon transverso e descendente) controlam a motilidade do cólon.

Pode ocorrer desenvolvimento de megacólon sempre que houver comprometimento dos nervos que conduzem fibras aferentes sensitivas e parassimpáticas. Nos cães e nos gatos, isso pode ser devido à lesão dos nervos esplâncnicos pélvicos após um evento traumático (acidente de veículo) que cause fratura dos ossos pélvicos e sacrais. O cólon perde o seu tônus parassimpático e torna-se acentuadamente distendido.

Ceco e cólon do equino

O equino é um fermentador pós-gástrico, cujo ceco e cólon ascendente são particularmente adaptados para possibilitar a fermentação de celulose e hemicelulose vegetais, proporcionando ao animal energia na forma de ácidos graxos voláteis. A estratégia dos fermentadores pós-gástricos para a obtenção de energia a partir de carboidratos estruturais de origem vegetal também é encontrada em coelho, chinchila, coala, elefante e rinoceronte.

O ceco e o cólon maior ascendente do equino são compostos de três locais de fermentação fisiologicamente separados: o ceco, o cólon ventral e o cólon dorsal (Figura 42.11). O cólon dorsal esvazia o seu conteúdo no cólon transverso e, em seguida, no cólon descendente, à semelhança de outras espécies. O íleo do equino desemboca na base do ceco, que está localizado na

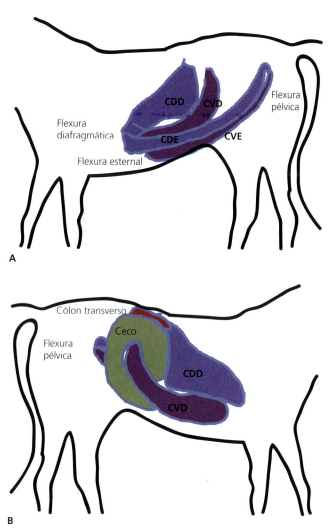

Figura 42.11 Intestino posterior do cavalo. **A.** Vista do lado esquerdo do cólon ventral e cólon dorsal do equino. A matéria cecal entra no cólon ventral direito. Ceco removido para maior clareza. **B.** Vista do lado direito do ceco, cólon ventral direito e cólon dorsal direito levando ao cólon transverso. CDE, cólon dorsal esquerdo; CVE, cólon ventral esquerdo; CDD, cólon dorsal direito; CVD, cólon ventral direito.

parte dorsal do abdome, próximo à pelve. O ceco é um saco cego que se estende em direção cranial e ventral a partir da região da abertura superior da pelve, e o ápice situa-se próximo do processo xifoide. O ceco se enche por gravidade no equino. As contrações segmentares asseguram a mistura da ingesta com bactérias para promover a fermentação, e as contrações peristálticas que começam próximo ao ápice podem propelir o material para cima e para fora do ceco, para o lado direito do cólon ventral. O orifício que se abre no ceco e no cólon é o orifício cecocólico, que é uma abertura relativamente pequena. Esse ponto de resistência ao fluxo do material pode resultar em obstrução do esvaziamento cecal, e a consequente distensão do ceco constitui uma causa comum de cólica nos equinos. O cólon ventral direito estende-se em direção cranial ao longo da parede ventral direita do abdome até o processo xifoide e gira para a esquerda. Essa curva suave do cólon ventral é conhecida como flexura esternal, e o cólon ventral passa a ser denominado cólon ventral esquerdo. Em seguida, o cólon ventral segue a parede ventral esquerda do abdome até a pelve. Podem ocorrer contrações de mistura em todo o cólon ventral, e as contrações peristálticas propelem a ingesta para frente e para trás do cólon ventral esquerdo para o direito e de volta ao esquerdo, novamente para promover melhor fermentação da ingesta. As contrações peristálticas também podem propelir o material para o próximo segmento do cólon, denominado cólon dorsal. O cólon ventral esquerdo faz uma acentuada volta dorsal e cranialmente para entrar no lado esquerdo do cólon dorsal. Essa curva é, por sua vez, particularmente acentuada e conhecida como flexura pélvica.

> **Correlações clínicas**
>
> A curva é tão aguda que a flexura pélvica constitui um local comum de impactação no equino, podendo causar distensão do cólon ventral e cólica. A proximidade da flexura pélvica com a pelve permite ao veterinário palpar essa estrutura pelo reto, a fim de determinar se há impactação.

O cólon dorsal esquerdo estende-se, em seguida, em direção cranial ao longo da parede abdominal esquerda até alcançar o diafragma, onde faz uma curva para a direita, tornando-se o cólon dorsal direito. Essa curva suave é designada como flexura diafragmática. Em seguida, o cólon dorsal direito estende-se caudalmente e alcança o cólon transverso. A mistura segmentar e as contrações peristálticas adorais e aborais asseguram a fermentação completa nessa parte do cólon maior. O cólon dorsal direito sofre acentuado estreitamento quando converge para o cólon transverso de diâmetro relativamente pequeno. Esse estreitamento representa outro local de possível ocorrência de obstrução, causando distensão do cólon dorsal e cólica. O cólon transverso e o cólon descendente assemelham-se aos de outras espécies. Os equinos têm haustrações no cólon descendente que retêm o material fecal por um tempo ligeiramente maior para extrair maior quantidade de água. Isso leva à formação de uma bola fecal seca que é eliminada pelo reto durante a defecação.

A motilidade no ceco e no cólon maior do equino é controlada pelo SNE e pelo nervo vago. Isso reflete a origem embriológica do cólon ventral e do cólon dorsal como modificações do cólon ascendente. A motilidade dos cólons transverso e descendente é controlada pelo SNE e por nervos esplâncnicos pélvicos que transportam fibras sensitivas aferentes e parassimpáticas eferentes.

O coelho é muito semelhante ao equino, porém depende de um grande ceco para a maior parte de sua fermentação. O cólon ascendente não é acentuadamente modificado para a fermentação como no caso do equino, embora ocorra fermentação da ingesta no cólon maior. O coelho tem uma característica interessante encontrada em apenas alguns animais, incluindo humanos: possui um apêndice na extremidade do saco cecal em fundo cego. Esse pequeno tubo delgado estende-se por cerca de 10 a 13 cm a partir da extremidade do ceco. Apresenta volume relativamente pequeno (alguns mililitros), de modo que ele provavelmente contribui pouco para a eficiência da fermentação. Entretanto, trata-se de um tecido altamente linfoide, que pode desempenhar um papel nas respostas imunes no ceco e intestino grosso. Além disso, pode atuar como reservatório para bactérias comensais ou estar envolvido no desenvolvimento de imunotolerância às bactérias comensais.

Muitos outros animais também utilizam o ceco e o cólon maior para a fermentação, incluindo suínos e bovinos. Entretanto, nessas espécies, o intestino posterior não está tão bem desenvolvido ou não constitui a principal fonte de energia. Em geral, as aves geralmente apresentam duas evaginações cecais no ponto onde o intestino delgado e o intestino grosso se cruzam. Em várias espécies de aves, a fermentação dos carboidratos estruturais de origem vegetal no ceco fornece ao animal a energia na forma de ácidos graxos voláteis.

Defecação

> 1 Descreva a interação do controle involuntário do músculo esfíncter interno do ânus com o controle voluntário do esfíncter externo do ânus para que o animal possa adiar a defecação.

A defecação é um reflexo temporário que interrompe a continência anal, visto que os músculos que formam os esfíncteres do ânus normalmente são mantidos firmemente fechados. O reto da maioria dos mamíferos é normalmente mantido vazio. Em algum momento, uma onda peristáltica no cólon descendente é iniciada por fibras parassimpáticas eferentes pélvicas do nervo esplâncnico (Figura 42.12). Isso propele a matéria fecal para dentro do reto e, em seguida, este propele o material para o esfíncter interno do ânus. O esfíncter interno do ânus é um segmento aumentado da camada circular interna de músculo liso. O material fecal exerce pressão sobre o esfíncter interno do ânus e as fibras sensitivas aferentes transmitem essa informação ao longo dos nervos esplâncnicos pélvicos até a medula espinal. As fibras parassimpáticas eferentes dos nervos esplâncnicos pélvicos reduzem então sua velocidade de disparo, e ocorre relaxamento do músculo esfíncter interno do ânus. A matéria fecal alcança então o esfíncter externo do ânus. Fibras sensitivas aferentes transmitem essa informação à medula espinal e

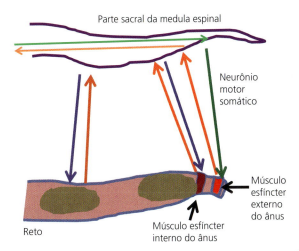

Figura 42.12 Reflexo da defecação. As ondas peristálticas, controladas por fibras parassimpáticas eferentes sacrais e fibras sensitivas aferentes, propelem o material fecal para dentro do reto. As fibras sensitivas aferentes (setas laranja) detectam o contato das fezes com o músculo liso do esfíncter interno do ânus. As fibras parassimpáticas sacrais (setas azuis) provocam relaxamento do músculo esfíncter interno do ânus. A matéria fecal entra agora em contato com o esfíncter externo do ânus composto de músculo estriado. Essa informação é conduzida para a medula espinal e o cérebro por fibras sensitivas aferentes. O animal irá relaxar conscientemente o esfíncter externo do ânus e defecar ou fará um esforço consciente para contrair o esfíncter externo do ânus e adiar a defecação. Esse processo é mediado por neurônios motores somáticos (setas verdes).

Parte 7 | Digestão, Absorção e Metabolismo

ao cérebro. O animal tem agora uma necessidade consciente de defecar. O esfíncter externo do ânus é composto de músculo esquelético estriado e, em condições normais, é mantido firmemente fechado sob o controle de neurônios motores somáticos que saem da parte sacral da medula espinal. Esses neurônios reduzem a sua descarga, possibilitando o relaxamento do músculo esfíncter externo do ânus. O animal pode então contrair conscientemente os músculos do abdome para aumentar a ação do peristaltismo retal na descarga do conteúdo retal por meio dos esfíncteres interno e externo do ânus relaxados. Certamente para os cães e os gatos, a expectativa humana é que a defecação não ocorra toda vez que a matéria fecal alcança o reto. O esfíncter externo do ânus permite alguma escolha na contenção do reflexo de defecação. Ao contrair conscientemente o esfíncter externo do ânus, o animal pode impedir a defecação durante uma onda peristáltica retal. O reto relaxa, e o esfíncter interno do ânus readquire o seu tônus normal até a onda peristáltica retal seguinte. Por fim, a pressão dentro do reto torna-se maior do que a que pode ser suportada pelo animal, resultando em defecação. Esta é uma "queixa" comum apresentada por muitos proprietários de cães que trabalham 8 a 10 h por dia e esperam que o seu cão seja capaz de manter a continência anal durante todo o dia. A constatação de que muitos animais conseguem manter a continência demonstra o grau com que moldamos o comportamento dos cães. Ninguém espera que um gato ou uma vaca mantenham esse grau de controle sobre o reflexo da defecação.

Autoavaliação

As respostas encontram-se no final do capítulo.

1 Um coelho é trazido a seu consultório. O pelo está fosco e úmido, e há saliva viscosa na boca e no tórax. A pelagem está em geral fosca, e o coelho está magro. Tem sido alimentado com uma dieta mista rica em leguminosas/milho. O que você provavelmente irá verificar ao examinar cuidadosamente o coelho?

2 Durante o reflexo de deglutição, o palato mole dorsal é elevado. Por quê?

3 Os pré-molares de um cavalo são classificados como dentes (A) _____. As cristas de esmalte desgastam-se mais lentamente do que as cristas compostas de (B) _____ e (C) _____ que mantêm a superfície oclusal fechada.

4 Que tipo de receptores é estimulado pelo neurotransmissor liberado pelas fibras pós-ganglionares do nervo vago?

5 Um cavalo que consome feno com trevo-vermelho está salivando vários litros de saliva espumosa por hora.
   A Qual a substância encontrada no trevo?
   B E o que ela está fazendo? Seja específico.

6 _____ existem entre as células musculares que formam um sincício. Essas estruturas possibilitam a livre passagem de fluxos iônicos de uma célula para outra no sincício.

7 De que maneira o peptídio intestinal vasoativo afeta o esfíncter esofágico inferior?

8 De que maneira a gastrina afeta o esfíncter esofágico inferior?

9 Estabeleça a sequência dos seguintes locais possíveis de impactação em um cavalo em que A é o primeiro (mais adoral) e F é o último.
   A Flexura pélvica do cólon
   B Piloro do estômago
   C Flexura externa
   D Entrada do cólon transverso
   E Orifício cecocólico
   F Flexura diafragmática

10 Estabeleça a sequência das etapas (A a G) envolvidas na defecação da primeira (1) até a última (7).
   A A decisão consciente para defecar e os sinais são transmitidos de volta pela coluna espinal até os nervos motores somáticos que alcançam o músculo esfíncter externo do ânus pelo nervo pudendo
   B O peristaltismo no cólon descendente propele o material fecal para o reto
   C Os receptores de estiramento na vizinhança do esfíncter interno do ânus detectam a presença de matéria fecal e transmitem impulsos aferentes para a parte sacral da medula espinal por meio dos nervos espinais sacrais
   D As fibras parassimpáticas eferentes espinais sacrais para o esfíncter interno do ânus são ativadas, e ocorre relaxamento do esfíncter
   E A pressão exercida sobre o esfíncter externo do ânus é detectada por receptores na vizinhança do esfíncter externo do ânus que transmitem impulsos aferentes para os centros superiores do cérebro
   F O esfíncter externo do ânus relaxa e, com a elevação da pressão intra-abdominal pela contração dos músculos abdominais, a matéria fecal é eliminada
   G O reto normalmente é desprovido de fezes

Leitura sugerida

Elwood, C., Devauchelle, P., Elliott, J. *et al.* (2010) Emesis in dogs: a review. *Journal of Small Animal Practice* 51:4–22.
Sellers, A.F. and Lowe, J.E. (1986) Review of large intestinal motility and mechanisms of impaction in the horse. *Equine Veterinary Journal* 18:261–263.

Respostas

1 Má oclusão dos molares ou incisivos
2 Para impedir a entrada da ingesta na nasofaringe e a sua saída pelo nariz
3 (A) Hipsodontes, (B) dentina e (C) cemento
4 Receptores muscarínicos nas células-alvo
5 (A) Eslaframina. (B) Receptores muscarínicos salivares
6 Junções comunicantes
7 Relaxa para possibilitar a entrada do bolo alimentar
8 Mantém o esfíncter esofágico inferior fechado
9 1, B; 2, E; 3, C; 4, A; 5, F; 6, D
10 1, G; 2, B; 3, C; 4, D; 5, E; 6, A; 7, F

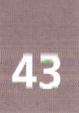

Atividades Secretoras do Tubo Gastrintestinal

Jesse P. Goff

Papel da saliva na digestão, 467
Secreções gástricas, 467
    Secreções do estômago fúndico, 468
    Células parietais e secreção de ácido, 468
    Controle da secreção de ácido pelas células parietais, 469
    Úlceras, 471
Fígado, 472
    Anatomia microscópica do fígado, 472
    Secreção biliar, 473
Pâncreas, 474
Intestino delgado, 475
    Células encontradas nas criptas do intestino delgado, 476

Células nas vilosidades do intestino delgado, 477
Povoamento e repovoamento das criptas e das vilosidades, 477
Fluxo sanguíneo na lâmina própria da vilosidade, 477
Secreção de cloreto, sódio e água pelos enterócitos das criptas, 478
Secreção das células das criptas como resposta a inflamação ou patógenos, 478
Diarreia secretora causada por enterotoxinas bacterianas, 481
Secreção de IgA secretora pelas células epiteliais intestinais, 482
Intestino grosso, 482
Resumo da secreção acidobásica, 483
Autoavaliação, 483

Papel da saliva na digestão

1. Que células produzem que componentes da saliva?
2. Como a alcalinidade das secreções salivares é controlada?
3. Represente na forma de diagrama as partes essenciais de uma glândula salivar.
4. Qual é o papel das células mioepiteliais dos ácinos das glândulas salivares?

A saliva desempenha muitas funções. Ela umedece e lubrifica o bolo alimentar ingerido, de modo que a sua deglutição seja mais fácil. Além disso, fornece água para diluir a osmolaridade do material ingerido. Em geral, a ingesta é hiperosmótica nesse ponto e, posteriormente, precisa se tornar isotônica no lúmen do intestino. A saliva também é ligeiramente alcalina, o que proporciona alguma capacidade de neutralização dos ácidos que podem ser consumidos. O pH da saliva nos ruminantes pode ser consideravelmente mais alto que o dos não ruminantes, e a saliva pode ajudar a neutralizar e tamponar os ácidos produzidos durante a fermentação bacteriana no rúmen. As secreções salivares contêm pequenas quantidades de uma enzima denominada α-amilase. Essa enzima pode começar a clivar as ligações α1→4 entre as moléculas de glicose no amido. A saliva também contém lipase, uma enzima que começa o processo de digestão da gordura. A saliva também contém uma variedade de substâncias antibacterianas, como lisozima, para controlar as populações de bactérias presentes na orofaringe.

As secreções mucosas e serosas das glândulas salivares são produzidas nos ácinos. A alcalinidade da saliva é produzida pelas células que compõem os ductos estriados das glândulas salivares. A secreção da saliva foi discutida no capítulo anterior. Convém lembrar que as fibras eferentes parassimpáticas controlam a secreção de saliva, e que a alcalinidade da saliva pode aumentar em resposta à secretina, um hormônio sintetizado no duodeno toda vez que o pH do conteúdo duodenal diminui.

Secreções gástricas

1. Quais são as quatro categorias de mucosa que podem ser encontradas no estômago?
2. Descreva a localização e as secreções produzidas pelas células das fovéolas gástricas, células principais e células parietais.
3. Como o ácido é produzido pelas células parietais?
4. Por que a reabsorção de potássio a partir do lúmen do estômago é de importância crítica para o desenvolvimento de um pH muito baixo no lúmen?
5. Como a gastrina e a secretina aumentam a secreção de ácido gástrico?
6. Como as prostaglandinas e a colecistocinina diminuem a secreção de ácido gástrico?
7. A secretina afeta a produção de ácido gástrico?
8. Por que o uso crônico de ácido acetilsalicílico causa o desenvolvimento de úlceras?

Anatomicamente, o estômago dos mamíferos (abomaso nos ruminantes) é o órgão situado entre o esôfago (ou pré-estômagos dos ruminantes) e o duodeno. Do ponto de vista fisiológico, o estômago pode ser dividido em quatro compartimentos funcionais distintos (Figura 43.1). Nem todas as espécies apresentam todos os quatro componentes.

- O **estômago esofágico** é revestido por epitélio estratificado pavimentoso e, com frequência, é denominado "não glandular", visto que não há produção de muco, ácido, nem enzimas proteolíticas. O compartimento gástrico esofágico é bastante grande no cavalo, porém é muito pequeno no cão, em suínos e na vaca
- O **estômago cardíaco** é considerado um estômago glandular. As invaginações na submucosa formam glândulas curtas revestidas por células epiteliais simples colunares, que produzem um muco espesso e tampão, o qual adere às células para proteger o epitélio das enzimas proteolíticas e do ácido

produzidos em outro compartimento do estômago. O estômago do suíno também apresenta uma cárdia muito grande, o cão tem uma cárdia muito pequena, enquanto o cavalo e a vaca carecem de cárdia
- O terceiro tipo de compartimento gástrico também é glandular e é o estômago próprio ou **estômago fúndico**. Apresenta invaginações muito profundas na submucosa, revestida por uma variedade de células que produzem ácido, enzimas proteolíticas, hormônios e muco. Todos os mamíferos apresentam um estômago fúndico, que geralmente é o maior compartimento no estômago
- O **estômago pilórico** glandular apresenta glândulas moderadamente profundas revestidas por células epiteliais, que produzem muco e tampão, mas não ácido nem enzimas proteolíticas. Tem também uma notável população de células enteroendócrinas. Um tipo de célula enteroendócrina, a célula G, produz o hormônio gastrina em resposta à distensão do estômago ou a uma elevação do pH no estômago. Todos os mamíferos apresentam um compartimento pilórico que tem, em sua extremidade terminal, um esfíncter pilórico para controlar a velocidade de esvaziamento do estômago.

Secreções do estômago fúndico

O estômago fúndico apresenta **fovéolas gástricas** revestidas por células secretoras de muco na superfície luminal (Figura 43.2). O muco forma um gel espesso, que adere firmemente à fovéola gástrica para proteger o estômago do ácido e das enzimas proteolíticas. O muco também incorpora um tampão de bicarbonato

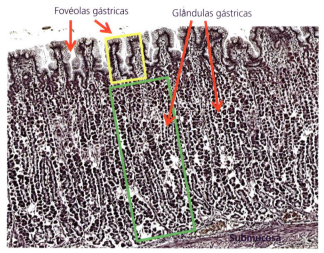

Figura 43.2 Fotomicrografia de corte da mucosa do estômago fúndico (canino).

de sódio para proporcionar uma proteção adicional contra o ácido do estômago. Cada fovéola gástrica leva a uma **glândula gástrica** profunda, que se estende por longa distância até alcançar a submucosa. Dois tipos de células exclusivas do estômago fúndico são encontrados entremeados ao longo do revestimento das glândulas gástricas (Figura 43.3).

O primeiro tipo é a **célula principal**, que secreta o precursor enzimático proteolítico, o pepsinogênio, no lúmen da glândula gástrica, que é rapidamente transportado no lúmen do estômago. A enzima é secretada em sua forma inativa para evitar a digestão da célula principal, que poderia ocorrer se estivesse no estado ativo na célula. O pepsinogênio é clivado e convertido na enzima ativa pepsina pelo ácido clorídrico encontrado nas glândulas gástricas e no lúmen. As células principais também produzem uma enzima proteolítica conhecida como renina, que é particularmente importante em recém-nascidos, visto que ajuda a digerir as proteínas do leite e a formar coalhos de leite no estômago.

As **células parietais** (ou células oxínticas) também revestem as glândulas gástricas. Essas células produzem o ácido gástrico, que ajuda na degradação hidrolítica dos componentes da dieta e também mata muitas das bactérias que podem se encontrar na ingesta. Na maioria das espécies, as células parietais também produzem uma proteína conhecida como fator intrínseco. Essa proteína liga-se à vitamina B_{12} na dieta e a transporta até o íleo, onde existe um sistema de transporte específico para a absorção do complexo fator intrínseco-vitamina B_{12} por endocitose.

Em direção à base das glândulas gástricas fúndicas, é comum observar a presença de células enteroendócrinas (também denominadas enterocromafins) entre as células principais e parietais e na lâmina própria abaixo delas. Essas células enteroendócrinas produzem hormônios que atuam de forma tanto endócrina quanto parácrina para controlar a produção de ácido e de enzimas proteolíticas nas glândulas gástricas presentes em todo o estômago fúndico.

Células parietais e secreção de ácido

As **células parietais** absorvem o cloreto do sangue e o bombeiam ativamente dentro do lúmen do estômago (Figura 43.4). O cloreto atravessa a membrana basolateral e entra na célula ao longo

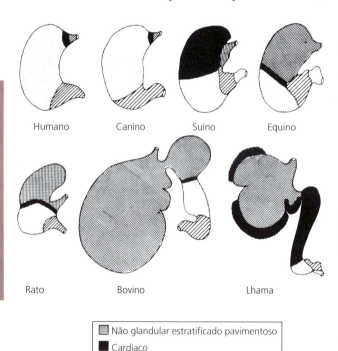

Figura 43.1 Variações no tipo e na distribuição da mucosa gástrica. Os estômagos não estão desenhados em escala; por exemplo, a capacidade do estômago bovino adulto é aproximadamente 70 vezes a do estômago humano ou 14 vezes a capacidade por quilograma de peso corporal. De Reece, W.O. (2004) *Dukes' Physiology of Domestic Animals*, 12th edn. Cornell University Press, Ithaca, NY. Reproduzida, com autorização, de Cornell University Press.

Capítulo 43 | Atividades Secretoras do Tubo Gastrintestinal **469**

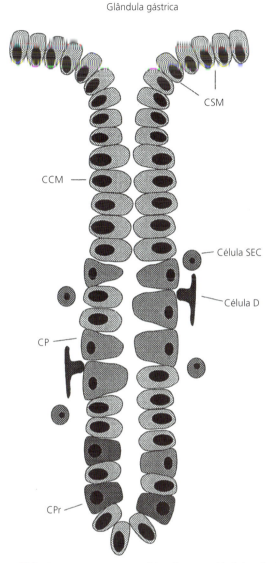

Figura 43.3 Representação esquemática de uma glândula gástrica, indicando as células da superfície mucosa (CSM), células do colo mucoso (CCM), células semelhantes às enterocromafins (SEC), células D contendo somatostatina (célula D), células parietais (CP) e células principais (CPr). De Reece, W.O. (2004) *Dukes' Physiology of Domestic Animals*, 12th edn. Cornell University Press, Ithaca, NY. Reproduzida, com autorização, de Cornell University Press.

de seu gradiente de concentração. Cloreto pode entrar na célula em troca de um íon bicarbonato, ou o cloreto no sangue pode ser cotransportado para dentro da célula parietal, juntamente com um íon sódio ou potássio. A concentração de cloreto no lúmen das glândulas gástricas e estômago é normalmente mantida bem acima de sua concentração dentro da célula parietal. A entrada e mais íons cloreto dentro do lúmen exige o consumo de energia e processos de transporte ativo para bombear o cloreto através da membrana apical. Algumas bombas movem o cloreto isoladamente dentro do lúmen das glândulas gástricas. Outras bombas fazem o cotransporte de potássio (ou uma pequena quantidade de sódio) com o cloreto para dentro do lúmen das glândulas gástricas. O bombeamento de cloreto é um processo mais ou menos contínuo na membrana apical da célula parietal. Essa secreção basal de cloreto mantém o pH do lúmen das glândulas

gástricas em torno de 1,6. Entretanto, quando há necessidade de maior secreção de ácido, a inervação eferente parassimpática e hormonal pode aumentar acentuadamente a atividade de várias bombas de cloreto. As bombas de potássio também são ativadas para aumentar a remoção do potássio do líquido das glândulas gástricas. (Em alguns livros-textos, pressupõe-se que a bomba de reabsorção de potássio efetue uma troca de íon potássio por um íon hidrogênio e, portanto, é denominada **bomba de prótons**.) A pequena quantidade de sódio presente no lúmen também é reabsorvida. Em seu conjunto, as ações dessas bombas podem reduzir o pH para cerca de 0,9. É interessante assinalar que, apesar de seu pH baixo, a osmolaridade das secreções no lúmen das glândulas gástricas é quase isotônica (Tabela 43.1).

Controle da secreção de ácido pelas células parietais

São reconhecidos três fatores que ativam mecanismos para aumentar a secreção de cloreto e para a remoção de sódio e potássio do líquido das glândulas gástricas, a fim de aumentar a acidez das secreções produzidas pelas células parietais (Figura 43.5). O primeiro desses fatores é a histamina produzida pelas células enteroendócrinas na base das glândulas gástricas quando o pH do líquido das glândulas gástricas aumenta excessivamente. A histamina difunde-se através da lâmina própria para alcançar as células parietais e liga-se a receptores de histamina H_2 na membrana basolateral da célula parietal. Os receptores de histamina H_2 são receptores clássicos acoplados à proteína G e aumentam a produção de AMP cíclico no interior da célula para desencadear a produção aumentada de ácido. (O receptor de histamina H_2 não deve ser confundido com o receptor de histamina H_1 associado às respostas alérgicas.) O hormônio gastrina, produzido pelas células enteroendócrinas na região pilórica do estômago, é secretado no sangue em resposta à distensão do piloro ou a uma elevação do pH no estômago pilórico.

A gastrina alcança as células parietais por meio da circulação e liga-se a receptores de gastrina na membrana basolateral das células parietais, o que estimula a secreção aumentada de ácido. A gastrina também pode ligar-se a receptores de gastrina nas células enteroendócrinas produtoras de histamina das glândulas gástricas fúndicas, causando a secreção de mais histamina.

O terceiro ativador da secreção de ácido das células parietais é o nervo vago. Os aferentes vagais são capazes de detectar a distensão do estômago ou alterações da osmolaridade do conteúdo gástrico e transmitir essa informação ao bulbo. Essa informação pode então ativar fibras vagais eferentes parassimpáticas que se estendem até a membrana basolateral das células parietais. Além disso, os centros superiores do cérebro podem antecipar ou perceber o odor do alimento e estimular eferentes parassimpáticos vagais para as células parietais. Os receptores muscarínicos encontrados na superfície basolateral das células parietais são ativados, e a secreção ácida é intensificada. Além disso, as fibras eferentes parassimpáticas vagais podem estimular as células G no estômago pilórico a secretar maiores quantidades de gastrina. Fica rapidamente evidente que existem múltiplas redundâncias no controle da secreção de ácido para garantir que a produção de ácido pelas células parietais possa aumentar em resposta às demandas.

A redução da secreção de histamina e de gastrina e do tônus vagal atua como meio para diminuir a produção de ácido. Entretanto, quando houve produção de ácido em excesso, resultando

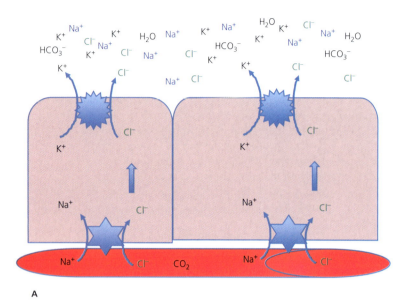
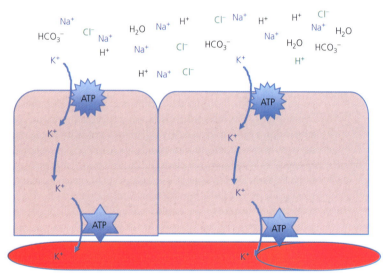
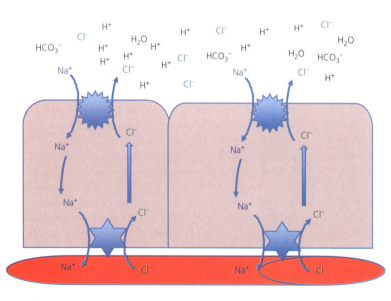

Figura 43.4 As células parietais transferem o cloreto para dentro do lúmen das glândulas gástricas do estômago e removem o sódio e o potássio do líquido do lúmen das glândulas gástricas para gerar um pH baixo nos sucos das glândulas gástricas. **A.** Cl^- bombeado para dentro do lúmen a partir do sangue. O Cl^- move-se com um K^+ para manter a eletroneutralidade e utilizar a força gerada pelo movimento de K^+ ao longo de seu gradiente de concentração para dentro do lúmen. Isso não cria uma mudança na acentuada diferença de íons no lúmen se o K^+ acompanhar o Cl^-, de modo que não há nenhuma mudança do pH luminal nessa etapa. **B.** O potássio é bombeado do lúmen para o sangue. É algumas vezes designado como "bomba de prótons", visto que o movimento de uma carga positiva (K^+) a partir do lúmen significa a dissociação de um H^+ da água luminal para manter a eletroneutralidade, tornando o líquido luminal muito mais ácido. **C.** O Cl^- também pode ser bombeado do sangue para dentro do lúmen em troca de um Na^+ para manter a eletroneutralidade. O resultado global consiste na reabsorção da maior parte do potássio e do sódio a partir dos líquidos luminais, com presença de uma alta quantidade de cloreto. A forte diferença de íons torna-se muito mais negativa, e o pH diminui.

Tabela 43.1 Composição do suco gástrico (incluindo secreções das células mucosas, parietais e principais).

	Secreção basal	Estimulada pela histamina
Cloreto (mEq/ℓ)	125	160
Sódio (mEq/ℓ)	85	20
Potássio (mEq/ℓ)	10	18
H$^+$ (mEq/ℓ)	25	125
pH	1,6	0,9
Acentuada diferença de íons	–30 mEq/ℓ	–122 mEq/ℓ
(Na + K) – Cl	(–0,03 Eq/ℓ)	(–0,122 Eq/ℓ)
pH (matemático)	1,52	0,91

em lesão de quaisquer células epiteliais que revestem a parede do estômago, as células lesionadas respondem com a produção de prostaglandina (PG)E$_1$, PGE$_2$ e PGI$_2$. A lesão das células, causada pelo pH excessivamente baixo ou por qualquer outro traumatismo, estimula a atividade da enzima ciclo-oxigenase (COX)-1. A COX-1 converte o ácido araquidônico, liberado de fosfolipídios na membrana celular, em prostaciclina e, em seguida, em prostaglandinas. As prostaglandinas difundem-se através da lâmina basal para reduzir a secreção de histamina e de gastrina pelas células enteroendócrinas na vizinhança da área lesionada. A parede gástrica normalmente é protegida do ácido e da pepsina produzidos nas glândulas gástricas por uma camada espessa de muco. Além de suas ações inibitórias sobre a secreção de ácido gástrico, as prostaglandinas causam aumento da secreção de muco pelas células epiteliais adjacentes. Uma das funções mais importantes das prostaglandinas liberadas após a ocorrência de lesão celular consiste em aumentar o fluxo sanguíneo para essa área. Isso fornece os nutrientes necessários para o rápido reparo ou substituição das células lesionadas.

A colecistocinina (CCK) e vários outros hormônios produzidos no duodeno em resposta à entrada de gorduras e aminoácidos ou a mudanças na osmolaridade desempenham um papel menor na inibição da produção de ácido por meio de sua ligação a seus respectivos receptores nas células parietais.

Surpreendentemente, a secretina, um hormônio sintetizado no duodeno em resposta ao pH baixo, não inibe a produção de ácido pelas células parietais. A secretina sempre atua para corrigir o pH baixo do duodeno, aumentando a produção de secreções alcalinas pelas glândulas salivares, pâncreas e glândulas submucosas duodenais (glândulas de Brunner), que neutralizam ou tamponam o ácido.

Úlceras

As úlceras são erosões do revestimento mucoso do estômago. No suíno, são mais comumente encontradas na região cárdica do estômago. No cavalo, as úlceras são mais comuns no compartimento esofágico não glandular do estômago. A produção excessiva de ácido pode superar a camada de muco protetora existente na parede gástrica, particularmente em animais que não consumiram ração que ajude a neutralizar o ácido produzido. Muitos fatores estão envolvidos no desenvolvimento das úlceras, porém um desses fatores que vale a pena discutir é o efeito dos agentes anti-inflamatórios não esteroides (AINEs). Em geral, os AINEs são administrados para aliviar a dor causada por inflamação, particularmente nas articulações. Nas articulações artríticas, ocorre expressão da enzima COX-2. Normalmente, não há COX-2 ativa nas articulações; todavia, essa enzima pode ser expressa em resposta ao uso e desgaste ou ao traumatismo. A COX-2 catalisa a produção de prostaglandinas a partir do ácido araquidônico, assim como o faz a COX-1 nas células que revestem o tubo digestório. Entretanto, as prostaglandinas produzidas nesses locais são proinflamatórias e ativam nociceptores (para a dor) na articulação acometida. Os AINEs, como ácido acetilsalicílico, ibuprofeno e flunixino meglumina, são potentes inibidores da COX-2. Ao bloquear a produção de prostaglandinas na articulação acometida, a inflamação e a dor são reduzidas. Infelizmente, esses AINEs também são potentes inibidores da COX-1. Isso impede a produção de prostaglandinas pelas células que são lesionadas no tubo digestório. O uso de AINEs remove o efeito inibitório das prostaglandinas sobre a produção de ácido no estômago. O aspecto mais importante é que, sem a produção local de prostaglandinas pelas células danificadas, a secreção de muco é reduzida, e o fluxo sanguíneo para

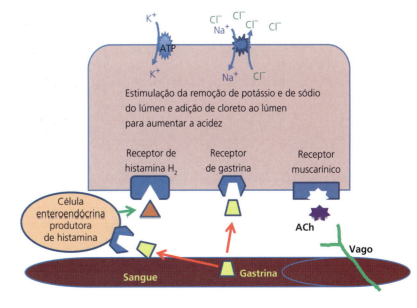

Figura 43.5 Fatores que estimulam a secreção de ácido pelas células parietais fúndicas. A histamina produzida pelas células enteroendócrinas locais interage com receptores de histamina H$_2$. A gastrina produzida no estômago pilórico circula pelo sangue para interagir com receptores de gastrina nas células parietais, estimulando diretamente a produção de ácido. A gastrina também interage com receptores de gastrina nas células enteroendócrinas produtoras de histamina, estimulando a produção de histamina e aumentando indiretamente a secreção parietal de ácido. A acetilcolina (ACh) liberada por neurônios pós-ganglionares parassimpáticos vagais ativa os receptores muscarínicos para estimular a secreção de ácido.

a área lesionada não irá aumentar para possibilitar o reparo ou a substituição das células. O uso prolongado de AINEs aumenta acentuadamente o risco de desenvolvimento de úlceras no estômago e em todo tubo digestório. Os equinos têm mais tendência a desenvolver úlceras no cólon, onde os ácidos da fermentação podem lesionar as células, e onde as prostaglandinas produzidas pela COX-1 são necessárias para possibilitar o reparo das células colônicas. Os AINEs mais recentes, como o carprofeno, são principalmente inibidores da COX-2, com inibição apenas mínima da atividade da COX-1. Isso reduz acentuadamente, porém não elimina, seu efeito sobre a produção de prostaglandinas mediada pela COX-1 no tubo digestório.

Nos humanos, muitas úlceras gástricas e duodenais são causadas pela presença de *Helicobacter pylori* no estômago. Essa bactéria enfraquece a barreira de muco, e, além disso, parece que ela secreta uma toxina que atua como agonista dos receptores de gastrina, aumentando a secreção de ácido gástrico. Muitas espécies de *Helicobacter* foram encontradas em animais, porém a ligação causal entre a presença dessas bactérias e as úlceras em animais ainda é fraca. Uma exceção é o guepardo, no qual a presença de *Helicobacter acinomyx* foi ligada à gastrite.

O tratamento das úlceras tem como meta reduzir a ação dos fatores que comprovadamente afetam a secreção gástrica de ácido. A cimetidina é um fármaco que bloqueia os receptores de histamina H_2 nas células parietais. O omeprazol é um fármaco que retarda a bomba que reabsorve potássio a partir do lúmen das glândulas gástricas, que é vital para a produção de uma secreção de pH muito baixo das glândulas gástricas (esses fármacos são frequentemente designados como inibidores da bomba de prótons). A secção cirúrgica dos ramos do nervo vago para o estômago fúndico (vagotomia) também tem sido usada. Como as prostaglandinas são úteis para reduzir a secreção de ácido e possibilitar maior produção de muco e fluxo sanguíneo para a área lesionada, podem-se administrar análogos sintéticos da PGE e PGI (misoprostol).

Fígado

1 Descreva as principais proteínas produzidas pelo fígado.
2 Qual é o fluxo sanguíneo através do fígado?
3 Quais as estruturas encontradas na tríade portal?
4 Onde se localizam a veia central e os sinusoides de um lóbulo hepático?
5 Descreva o espaço de Disse.
6 Quais as funções das células de Kupffer e das células estreladas e onde cada uma delas se localiza?
7 Qual é a estrutura geral de um sal biliar?
8 Como o corpo remove a bilirrubina da corrente sanguínea?

O fígado é considerado um órgão acessório do tubo digestório. Localiza-se fora do tubo digestivo, porém as suas secreções na forma de bile são de importância vital para a digestão das gorduras. O fígado também recebe todo o sangue que deixa as vísceras por meio da veia porta do fígado. A veia porta conduz o sangue dos leitos capilares para dentro da lâmina própria e submucosa do tubo intestinal até os leitos capilares, conhecidos como sinusoides dos lóbulos hepáticos. O sangue da veia porta transporta os produtos finais da digestão dos carboidratos e das proteínas diretamente para o fígado para o seu processamento. Alguns dos açúcares absorvidos pelo intestino são removidos e usados para fornecer energia aos processos metabólicos do fígado. Alguns são convertidos em glicogênio para uso subsequente pelos hepatócitos entre as refeições. Uma alta porcentagem dos aminoácidos no sangue da veia porta é extraída pelo fígado e usada para a síntese de uma variedade de proteínas, como albumina, α_1-globulinas, α_2-globulinas e β-globulinas, fatores da coagulação e proteínas da fase aguda. Os lipídios absorvidos durante a digestão são acondicionados em quilomícrons, que são captados pela circulação linfática e alcançam o fígado por meio da artéria hepática. Os lipídios podem ser oxidados dentro do fígado, produzindo a energia necessária para as diversas vias metabólicas, ou podem ser acondicionados em partículas de lipoproteína de densidade muito baixa (VLDL) para transporte de lipídios a outros órgãos para uso de energia. Outra importante ação do fígado consiste em destoxificar venenos potenciais e produtos de degradação por meio de biotransformação e excreção na bile para eliminação nas fezes. O fígado também atua como local de armazenamento dos lipídios e das vitaminas lipossolúveis A, D e E. O fígado também abriga macrófagos especiais, conhecidos como células de Kupffer, que protegem o fígado contra antígenos bacterianos e virais passíveis de entrar pela circulação portal.

Anatomia microscópica do fígado

O fígado suíno irá servir de guia para a anatomia funcional do fígado (Figura 43.6). A estrutura básica do fígado é o **lóbulo hepático**. Outras espécies apresentam uma anatomia funcional semelhante, porém os lóbulos hepáticos não estão tão claramente definidos. No suíno, os lóbulos hepáticos frequentemente consistem em estruturas de formato hexagonal com uma grande

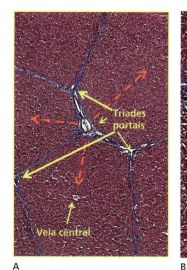
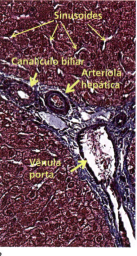

Figura 43.6 Histologia do fígado suíno. **A.** Vista do lóbulo hepático com aumento de 5×. Esses lóbulos hexagonais não são facilmente delineados em outras espécies. Uma mistura de sangue da veia porta, que transporta nutrientes absorvidos, e sangue oxigenado da arteríola hepática flui da área da tríade portal através dos sinusoides para alcançar as veias centrais. Cada área portal pode enviar sangue para porções de vários lóbulos hepáticos (linhas vermelhas tracejadas). **B.** Vista com aumento de 20×. Tríade portal com arteríola hepática, veia porta e canalículo biliar. As tríades portais podem ser encontradas em cada canto dos lóbulos hexagonais do fígado suíno.

veia central. Em cada canto do hexágono, existe uma arteríola proveniente da artéria hepática, uma vênula da veia porta do fígado e um pequeno ducto biliar que irá finalmente se unir a outros ductos menores para formar o ducto biliar comum, também chamado colédoco (Figura 43.7). Essas três estruturas costumam ser designadas como tríade portal. A arteríola hepática transporta sangue altamente oxigenado até o fígado. Transporta também quilomícrons contendo os lipídios absorvidos durante a digestão das gorduras da dieta. Na vênula porta, o sangue pouco oxigenado flui até o lóbulo hepático, juntamente com açúcares, ácidos graxos voláteis e aminoácidos derivados da digestão e absorção dos carboidratos e das proteínas da dieta. A arteríola hepática e a vênula porta contribuem, cada uma delas, com sangue para os leitos capilares que se localizam entre a tríade portal e a veia central. Cada lóbulo hepático recebe sangue de cada uma das tríades portais em seus limites. Cada tríade portal pode fornecer sangue a vários lóbulos hepáticos adjacentes. As infecções patológicas e toxinas frequentemente são transportadas até o fígado pelo fluxo sanguíneo, de modo que é comum observar alterações patológicas nas áreas supridas por uma tríade portal.

Os leitos capilares nos quais fluem o sangue das vênulas portais e das arteríolas hepáticas são revestidos por um endotélio altamente fenestrado e permeável, conhecido como sinusoide hepático. Macrófagos especializados, denominados células de Kupffer, fluem ao longo dos sinusoides, patrulhando a área à procura de bactérias que também podem ser transportadas até o fígado pelo sangue porta. Os sinusoides são revestidos por hepatócitos. Entre a camada endotelial do sinusoide e os hepatócitos, existe um pequeno espaço conhecido como espaço de Disse. Os íons e nutrientes que deixam os sinusoides precisam atravessar o espaço de Disse antes de alcançar os hepatócitos. No espaço de Disse encontra-se outro tipo singular de célula, conhecido como célula estrelada. Essas células normalmente são inativas; entretanto, caso ocorra qualquer dano aos hepatócitos em consequência de toxinas ou infecção, as células estreladas produzem tecido cicatricial fibroso para envolver a área, a fim de impedir a disseminação da doença. Quando essa cicatriz fibrosa ocorre em uma ampla área, é designada como esclerose hepática.

Os hepatócitos removem parte dos nutrientes do sangue misto portal e da arteríola hepática nos sinusoides, dependendo de sua necessidade. Podem devolver esses nutrientes ao sinusoide na forma de novas proteínas ou glicose. Os triglicerídios produzidos no fígado podem ser acondicionados com apolipoproteínas para formar VLDL para exportação. O endotélio sinusoidal apresenta grandes fenestras (janelas), que possibilitam a passagem de grandes proteínas e partículas de lipoproteína produzidas nos hepatócitos para o sangue. Os hepatócitos também removem muitas toxinas ou materiais de degradação do sangue para processamento e excreção final na bile. O sangue do sinusoides finalmente alcança a veia central, onde converge para outras veias para formar a veia hepática, que se une finalmente à veia cava caudal que leva ao coração.

Secreção biliar

As membranas celulares de hepatócitos adjacentes apresentam um pequeno espaço entre elas, conhecido como canalículo. Cada hepatócito excreta bile nesse espaço, que irá transportá-la até um canal biliar atrás de cada fileira de hepatócitos. O canal biliar une-se ao ducto biliar na área das tríades portais.

Os hepatócitos executam muitas ações de destoxificação para livrar o corpo de produtos de degradação, como hormônios esteroides e bilirrubina, bem como de toxinas que podem ter sido ingeridas. Muitas substâncias e fármacos também são removidos do sangue pelos hepatócitos e excretados na bile. Em geral, toxinas e produtos de degradação sofrem um processo em duas fases antes de sua excreção na bile. Na fase 1, o composto sofre uma reação de oxidação. Em geral, a fase 1 acrescenta um ou mais grupos hidroxila a vários pontos da molécula para modificar a sua estrutura o suficiente para que não represente mais um perigo. As enzimas que realizam essas reações frequentemente são membros da família das mono-oxigenases do citocromo P450. Introduzem um átomo de oxigênio na posição alifática de uma substância orgânica, R-H, para formar R-OH. Na segunda fase de destoxificação, o composto frequentemente é conjugado a uma molécula de glicuronídio por enzimas no hepatócito. Isso torna a molécula muito mais hidrossolúvel e permite que ela permaneça solúvel na bile à medida que é transportada pelos ductos biliares.

Um exemplo de material de degradação excretado na bile é a bilirrubina. A bilirrubina é um produto do metabolismo (degradação) da hemoglobina muito insolúvel em água. A bilirrubina é transportada no sangue ligada à albumina e é removida do sangue sinusoidal pelos hepatócitos. A bilirrubina tem uma coloração amarelada e é responsável pela cor amarelada das equimoses e pela coloração amarelada observada na icterícia da insuficiência hepática. Em seguida, os hepatócitos conjugam a bilirrubina com ácido glicurônico para formar um diglicuronídeo de bilirrubina mais hidrossolúvel, que é excretado nos canalículos. Isso confere à bile a sua coloração esverdeada. A bilirrubina conjugada pode ser convertida pelas bactérias colônicas em urobilinogênio e em estercobilina, que é responsável pela cor marrom das fezes normais. Parte do urobilinogênio produzido pelas bactérias no intestino sofre reabsorção no sangue e é removida pelo rim. O urobilinogênio confere à urina a sua coloração amarela distinta.

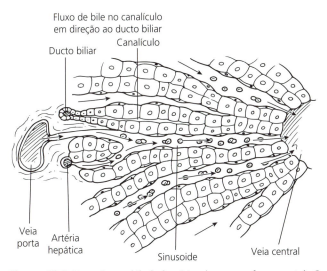

Figura 43.7 Parte de um lóbulo hepático (com grande aumento). O sangue da veia porta e da artéria hepática flui para dentro dos sinusoides (revestidos com células de Kupffer) e desemboca na veia central. A bile segue a direção oposta nos canalículos para desaguar nos ductos biliares nas áreas das tríades. De Ham, A.W. (1974) *Histology*, 7th edn. J.B. Lippincott, Philadelphia. Reproduzida, com autorização, de Lippincott Williams & Wilkins.

Os componentes finais importantes da bile são os sais biliares. Os sais biliares são formados nos hepatócitos por meio de conjugação de um aminoácido com colesterol. A taurina é um dos aminoácidos mais comumente usados e, quando ligada ao colesterol, forma o sal biliar, ácido taurocólico (Figura 43.8). Os sais biliares são moléculas altamente polares e muito hidrossolúveis. Apresentam uma extremidade hidrofóbica, proporcionada pelo colesterol, e uma extremidade hidrofílica, representada pelo aminoácido. Isso confere aos sais biliares a capacidade de produzir estruturas especializadas, denominadas micelas, no intestino, que ajudam na digestão e na absorção das gorduras.

A secreção de bile (colerese) é um processo contínuo. Em muitas espécies, a bile é coletada em uma vesícula biliar, de modo que possa ser liberada após as refeições. O cavalo e o rato não têm vesícula biliar, e, nessas espécies, a bile flui continuamente no duodeno. Na maioria das espécies, o ducto biliar une-se com o ducto pancreático, e esse ducto colédoco/pancreático libera a bile e as secreções pancreáticas na parte superior do duodeno. A produção de bile pelos hepatócitos e a contração da vesícula biliar podem ser estimuladas pelo hormônio CCK produzido pelas células enteroendócrinas do duodeno, em resposta à presença de gorduras e aminoácidos no duodeno (o cálcio e o pH baixo no duodeno também exercem efeitos estimulantes pequenos sobre a secreção de CCK).

A infecção bacteriana dos ductos biliares ou da vesícula biliar pode resultar em cálculos biliares ou colélitos. As bactérias rompem a ligação glicuronídio entre o ácido glicurônico em compostos como a bilirrubina. A perda da molécula de glicuronídio torna a bilirrubina menos solúvel em água, de modo que ela pode formar cristais e precipitar, particularmente se houver também colesterol livre na bile. Podem-se encontrar colélitos em todas as espécies.

Pâncreas

> 1 Identifique as partes exócrina e endócrina do pâncreas.
> 2 Quais são os fatores que afetam a secreção das enzimas digestivas?
> 3 Descreva os fatores envolvidos na alteração do pH das secreções pancreáticas.
> 4 Por que é necessária a secreção de enzimas digestivas em uma forma inativa?

O pâncreas é uma glândula tanto exócrina quanto endócrina. A função endócrina do pâncreas será discutida em outros capítulos, porém as células endócrinas compreendem menos de 10% da massa do pâncreas. As células endócrinas tendem a ser encontradas em pequenas coleções de células, conhecidas como **ilhotas de Langerhans**, que estão espalhadas por todo o parênquima do pâncreas.

O pâncreas exócrino consiste em numerosas glândulas tuboloalveolares (Figura 43.9). Essas glândulas apresentam um ácino e um sistema de ductos. O ácino é circundado por uma célula mioepitelial, que pode sofrer contração para lançar o conteúdo dos alvéolos acinares dentro do sistema ductal. As funções exócrinas do pâncreas fornecem enzimas necessárias para a digestão dos amidos, das proteínas e dos triglicerídeos. Essas enzimas são produzidas nas células acinares das glândulas. Muitas dessas enzimas são secretadas em uma forma inativa. Tornam-se ativas apenas quando alcançam o duodeno. Isso evita a autodigestão de células e ductos pancreáticos. Em certas ocasiões, algumas dessas enzimas são ativadas prematuramente, resultando em uma condição conhecida como pancreatite. A produção e a secreção das enzimas pancreáticas são estimuladas pelo hormônio CCK produzido em resposta à presença de gorduras e aminoácidos no duodeno.

As células que compreendem o pequeno ducto de cada ácino atuam para aumentar a alcalinidade da secreção pancreática. Secretam sódio e algum potássio no líquido secretado pelas células acinares e removem cloreto dessas secreções. O efeito final consiste em elevação do pH dos líquidos. Em condições normais, os sucos pancreáticos são ligeiramente alcalinos, com pH de 7,8. Entretanto, sob a influência do hormônio duodenal, a secretina, que é produzido em resposta a um pH baixo no duodeno, a quantidade de cloreto removida do líquido acinar pelas células do ducto aumenta acentuadamente, e pode ocorrer elevação do pH dos sucos pancreáticos para 8,2. Esse líquido desempenha um importante papel na neutralização do quimo de pH baixo que deixa o estômago. Isso precisa ser feito para proteger a mucosa intestinal e também para otimizar a atividade enzimática, visto que a maioria das enzimas pancreáticas atua de modo mais efetivo em um pH situado entre 7 e 8.

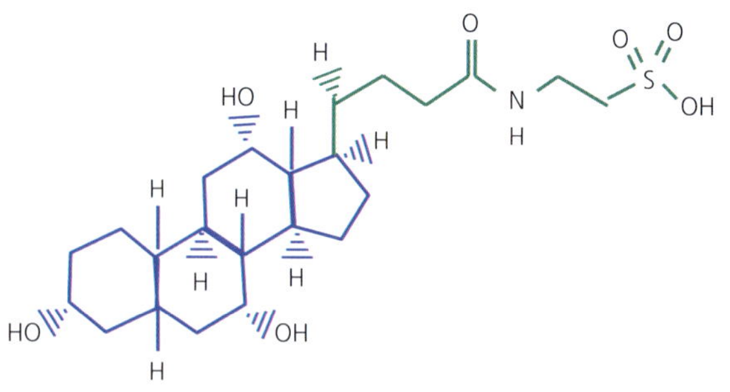

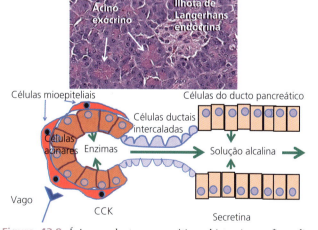

Figura 43.9 Ácinos e ductos pancreáticos: histomicrografia e diagrama esquemático. A colecistocinina (CCK), que é produzida no duodeno em resposta à gordura e aos aminoácidos, e os neurônios parassimpáticos vagais estimulam os ácinos a produzir e secretar enzimas pancreáticas, muitas das quais na forma inativa. A secretina, que é produzida no duodeno em resposta a um pH baixo, constitui o principal fator que controla a secreção alcalina das células ductais.

Figura 43.8 Ácido taurocólico, um sal biliar composto de colesterol e do aminoácido taurina. A parte em azul é lipofílica e está no interior da micela. A parte verde é hidrofílica e encontra-se na superfície externa da micela.

Intestino delgado

1. Descreva a diferença na função entre as células da cripta e as células vilosas do intestino delgado.
2. Quais são as principais diferenças anatômicas entre o duodeno, o jejuno e o íleo?
3. Qual é a fonte das células que irá se transformar em células vilosas?
4. Cite os tipos de células da cripta e suas principais funções.
5. Quais são os tipos de células que migram a partir do revestimento da cripta para se transformar em células vilosas?
6. Quais as células que produzem muco no intestino delgado?
7. Quais são as células que contêm as enzimas necessárias para as fases finais da digestão?
8. Como as células M funcionam?
9. Como a água atravessa as zônulas de oclusão?
10. O que ocorre com as células das criptas quando amadurecem?
11. O que ocorre com as células vilosas mais velhas?
12. Como as criptas e as vilosidades respondem à destruição das células da mucosa por um patógeno viral?
13. Por que as células na ponta da vilosidade mais provavelmente sofrem hipoxia?
14. Como a secreção de cloreto pelas criptas é normalmente controlada para ajudar a absorção de nutrientes pelas células vilosas?
15. Como a secreção de cloreto pelas criptas é utilizada no processo inflamatório para remover os patógenos ou as toxinas de um segmento do intestino?
16. Descreva como a secreção de cloreto pelas criptas pode ser ativada patologicamente por certas bactérias, causando diarreia aquosa grave.
17. Descreva como as células intestinais ajudam a resposta imune humoral no tubo intestinal.

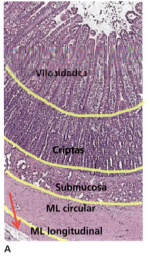 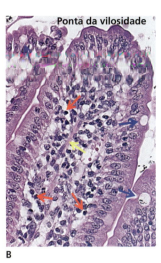

Figura 43.10 A. Duodeno de um gato. As linhas demarcam as vilosidades das criptas. A submucosa contém numerosas glândulas de Brunner. As camadas de músculo liso (ML) estão indicadas, e a serosa está localizada na extremidade da *seta vermelha*. **B.** Fotografia ampliada da ponta da vilosidade revestida por enterócitos absortivos. Várias células caliciformes estão entremeadas com os enterócitos (*setas azuis*). A lâmina própria consiste em fibroblastos e fibrilas colágenas. Contém também numerosos linfócitos (*setas vermelhas*) e a muscular da mucosa (*seta amarela*). Embora não estejam visíveis, vasos sanguíneos e o ducto lácteo também residem na lâmina própria.

A túnica mucosa do intestino delgado é composta de projeções da mucosa para dentro do lúmen, denominadas vilosidades, e de invaginações dentro da mucosa, designadas como criptas (criptas de Lieberkühn) (Figura 43.10). Essas projeções e invaginações aumentam enormemente a área de superfície disponível para a digestão e absorção de nutrientes (Figura 43.11). As células que revestem as criptas e as vilosidades formam uma única camada de epitélio simples colunar. A superfície apical de cada célula exibe pregas conhecidas como microvilosidades, que aumentam ainda mais a área de superfície para a digestão e a absorção (Figura 43.12). A superfície apical está em contato com o lúmen do intestino, enquanto a membrana basolateral está fixada à lâmina basal. O comprimento das vilosidades é maior no jejuno e mais curto no íleo. Abaixo da lâmina basal, pode-se encontrar um tecido conjuntivo frouxo, denominado lâmina própria. Arteríolas, vênulas e ductos lactíferos seguem o seu percurso através da lâmina própria. Os linfócitos estão comumente entremeados nos fibroblastos na lâmina própria. Um músculo liso fino, a muscular da mucosa, estende-se também dentro das vilosidades e pode ser usado para encurtar e alongar cada vilosidade durante o processo digestivo.

Abaixo da mucosa situa-se a submucosa. Os neurônios que compreendem o plexo nervoso submucoso do sistema nervoso entérico podem ser encontrados na submucosa de todas as regiões do tubo gastrintestinal. Na parte superior do

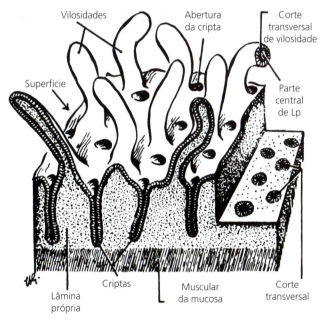

Figura 43.11 Representação tridimensional do revestimento do intestino delgado. As vilosidades são prolongamentos digitiformes com uma parte central de lâmina própria, que se estendem dentro do lúmen. As criptas de Lieberkühn são depressões na lâmina própria (Lp). De Ham, A.W. (1974) *Histology*, 7th edn. J.B. Lippincott, Philadelphia. Reproduzida, com autorização, de Lippincott Williams & Wilkins.

duodeno, a submucosa contém numerosas glândulas, conhecidas como glândulas de Brunner. Trata-se de glândulas tubulares compostas típicas com estruturas acinosas com um sistema ductal que transporta suas secreções da base das criptas. As células acinares secretam muco, enquanto as células ductais adicionam sódio e potássio e removem cloreto das secreções

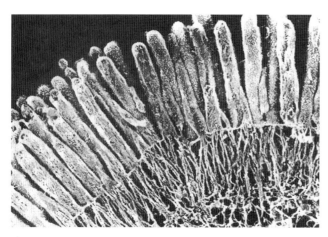

Figura 43.12 Fotomicrografia de microvilosidades que se estendem a partir de uma célula epitelial do intestino delgado. As estruturas semelhantes a cordões que se estendem a partir das microvilosidades para baixo são filamentos de actina contráteis. De Fawcett, D.W. (1986) *Bloom and Fawcett: A Textbook of Histology,* 11th edn. W.B. Saunders, Philadelphia. Cortesia de N. Hirokawa and J. Heuser. Com autorização de Elsevier.

para formar uma secreção alcalina. Esse líquido alcalino é usado para irrigar as criptas e, em seguida, as vilosidades com esse líquido neutralizador de ácido. A secreção pelas glândulas de Brunner é controlada pelo hormônio secretina, que é liberado das células enteroendócrinas nas criptas do duodeno quando o pH do líquido nas criptas cai de modo excessivo. A submucosa da parte inferior do duodeno e do jejuno não parece importante. Entretanto, a submucosa do íleo contém agregados peculiares de linfócitos B e T, macrófagos e células dendríticas, conhecidos como placas de Peyer. Essas placas ocupam grandes segmentos da submucosa e também podem se estender na mucosa do íleo. As placas de Peyer representam um importante componente do tecido linfoide associado à mucosa (MALT) e são responsáveis pela vigilância imune do lúmen intestinal, facilitando a geração de respostas imunes na mucosa.

A túnica muscular situa-se abaixo da submucosa e é constituída pelas camadas de músculo liso circular interno e músculo liso longitudinal externo. Os corpos celulares dos neurônios que compreendem o plexo nervoso mioentérico do sistema nervoso entérico situam-se entre as duas camadas musculares. Fora dessa camada encontra-se a túnica serosa, uma única camada de células de epitélio pavimentoso sobre um tecido conjuntivo frouxo ou adventícia.

Células encontradas nas criptas do intestino delgado

Existem seis tipos de células nas criptas.

Células-tronco das criptas

A base das criptas contém uma população de células-tronco pluripotentes, que persiste durante toda a vida do animal. Essas células sofrem divisão regular e dão origem à maioria das células encontradas na cripta. As células secretoras da cripta, as células caliciformes secretoras de muco, as células enteroendócrinas e as células de Paneth originam-se dessas células-tronco. As células-tronco não migram a partir das criptas.

Enterócitos das criptas

A maioria das células que revestem as criptas consiste em enterócitos das criptas. Essas células apresentam microvilosidades em sua superfície apical, o que aumenta enormemente a sua área de superfície. Sua principal função consiste em secretar cloreto, sódio e água dentro do lúmen da cripta para facilitar a absorção pelos enterócitos absortivos na vilosidade. Os enterócitos da cripta migram a partir da lâmina basal em direção à vilosidade e, por fim, na própria vilosidade. Quando alcançam a vilosidade, as células da cripta deixam de ser células secretoras, e o seu fenótipo muda, passando a ser um enterócito absortivo. As células da cripta migram a partir da lâmina própria propelidas por meio de lamelipódios, pequenos monômeros de actina que se estendem a partir da membrana basolateral e que interagem com proteínas de integrina na lâmina basal. Isso permite a sua "ascensão" pelas criptas até alcançar a vilosidade. As células da cripta necessitam de 1 a 2 dias para migrar pela cripta e outros 3 a 4 dias para alcançar a ponta da vilosidade. Nesse momento, elas morrem e são descamadas.

Células caliciformes

Essas células originam-se das células-tronco das criptas. Elas também migram para fora das criptas para residir nas vilosidades. Tornam-se cada vez mais numerosas do duodeno em direção ao íleo. Secretam muco. As células caliciformes movem-se até a ponta da vilosidade na mesma velocidade que os enterócitos das criptas, e elas também são descamadas pouco depois de sua chegada na ponta da vilosidade.

Células enteroendócrinas

Essas células derivam das células-tronco da cripta, porém permanecem próximo da base das criptas. As células enteroendócrinas mantêm contato com o lúmen da cripta em sua superfície apical, possibilitando o monitoramento do pH, da osmolaridade e da composição da ingesta no lúmen. Contêm grânulos secretores que encerram o hormônio que irão secretar; quando apropriadamente estimuladas, o hormônio é secretado na lâmina própria para entrar nas vênulas pós-capilares e ser distribuído por toda a circulação. Em alguns casos, esses hormônios exercem efeitos parácrinos sobre as células vizinhas, mais do que efeitos endócrinos. Numerosos hormônios são produzidos pelas células enteroendócrinas, muitos dos quais são exclusivos do tubo gastrintestinal. O estudante de veterinária deve conhecer os hormônios mais importantes e suas funções, como a CCK e a secretina. É importante reconhecer que as somatomedinas, o peptídio intestinal vasoativo, a serotonina, o enteroglucagon e outros hormônios também desempenham importantes papéis na fisiologia gastrintestinal.

Células de Paneth

Essas células originam-se das células-tronco das criptas, porém não migram a partir da base das criptas. Trata-se de células de vida relativamente longa, e acredita-se que forneçam proteção para as células-tronco. Produzem substâncias antibacterianas, como lisozima, fosfolipases e defensinas, que liberam no lúmen da cripta. Essas substâncias fornecem proteção contra um amplo espectro de bactérias, fungos e até mesmo alguns vírus envelopados. É interessante assinalar que o cão, o gato e o porco não têm células de Paneth.

Células M ou células em cúpula

Essas células não provêm das células-tronco das criptas, e a sua origem permanece desconhecida. Podem ser encontradas entremeadas entre os enterócitos nas criptas e até mesmo em áreas vilosas. São particularmente comuns no revestimento mucoso no ápice das placas de Peyer. Deveriam ser consideradas como células do sistema imune. Capturam partículas (antígenos bacterianos e virais) e as transferem de modo inalterado para as células dendríticas e os linfócitos na lâmina própria e nos folículos linfoides na mucosa e na submucosa.

Células nas vilosidades do intestino delgado

Três tipos de células revestem as vilosidades do intestino delgado.

- **Enterócitos absortivos das vilosidades**: essas células originam-se dos enterócitos secretores das criptas. Em algum ponto de sua migração pela vilosidade, as células da cripta deixam a sua atividade secretora e começam a elaborar enzimas nas microvilosidades da membrana apical, frequentemente designadas como borda em escova. Essas enzimas são necessárias para as fases finais da digestão. As células também começam a expressar as proteínas de transporte necessárias para a absorção de nutrientes. Quando alcançam a ponta da vilosidade, as células sofrem apoptose e descamam. O tempo de sobrevida de uma célula absortiva das vilosidades é de menos de 4 dias
- **Células caliciformes**: essas células migram pela cripta e são responsáveis pela secreção de muco. A secreção de muco pode aumentar acentuadamente com a estimulação das prostaglandinas liberadas em resposta à lesão das células mucosas na área
- **Células M ou células em cúpula**: são iguais àquelas encontradas nas criptas, porém não são tão numerosas nas vilosidades.

Todas as células que revestem a superfície mucosa do tubo intestinal (do esôfago até o ânus) apresentam uma membrana apical e uma membrana basolateral. As células adjacentes estão ligadas entre si por todos os lados por meio de "zônulas de oclusão", que formam uma vedação entre as células, que é relativamente impermeável a bactérias, vírus e grandes moléculas que foram ingeridas. As zônulas de oclusão também proporcionam resistência à passagem de pequenos íons e água. Entretanto, essa resistência pode ser superada se as forças eletroquímicas forem grandes o suficiente para impulsionar os íons para o lado oposto da zônula de oclusão. Os canais de água (que provavelmente consistem em proteínas claudina) podem permitir a passagem de água através da zônula de oclusão. Proporcionam vias de menor resistência para a passagem das moléculas de água, que são apenas utilizadas quando houver uma grande diferença na osmolaridade em um dos lados da zônula de oclusão.

Povoamento e repovoamento das criptas e das vilosidades

Uma cripta típica do intestino delgado contém cerca de 250 a 300 enterócitos e células caliciformes que recobrem a sua superfície (Figura 43.13). Uma vilosidade típica pode necessitar de 3.000 células para cobrir por completo a sua lâmina basal. Existem cerca de 30 células-tronco pluripotentes das criptas na base da cripta, que são protegidas por 40 a 50 células de Paneth. Até mesmo um menor número de células enteroendócrinas e em cúpula é encontrado entre as células das criptas e das

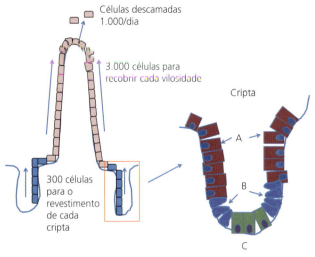

Figura 43.13 Várias criptas contribuem para as células necessárias no revestimento da vilosidade. Pouco depois de deixar a zona da cripta, os enterócitos migrantes da cripta, que eram principalmente células secretoras, modificam o seu fenótipo e transformam-se em células absortivas vilosas. São necessários 4 a 5 dias para que uma célula da cripta alcance a ponta da vilosidade. Uma vez alcançada a ponta, essa célula dura apenas um período de várias horas e é então descamada no lúmen do intestino. As criptas contêm células-tronco em rápida divisão (B), que se multiplicam e se diferenciam, dando origem aos enterócitos secretores da cripta e células caliciformes (A). Na base das criptas encontram-se as células enteroendócrinas e células de Paneth, que se originam das células-tronco das criptas (C). Essas células não migram para as vilosidades.

vilosidades. Estima-se que cerca de 1.400 células descamem a cada dia da ponta da vilosidade normal. As células-tronco da cripta precisam produzir um número igual de células de reposição a cada dia. É preciso ter em mente que pode haver múltiplas criptas circundando cada vilosidade, suprindo células para essa vilosidade. Isso também significa que cada cripta fornece células para mais de uma vilosidade.

Alguns vírus, como os coronavírus que causam diarreia epidêmica suína, podem destruir quase todas as células de uma vilosidade. Em consequência, a lâmina basal fica totalmente exposta, favorecendo a invasão bacteriana da lâmina própria. A vilosidade precisa então ser rapidamente coberta por novas células. As células-tronco da cripta dividem-se ainda mais rapidamente, e os enterócitos da cripta e células caliciformes migram pela vilosidade mais rapidamente do que o normal. A muscular da mucosa exibe a sua importância ao contrair e reduzir o comprimento da vilosidade. Se a vilosidade normalmente necessitava de 3.000 células para cobrir por completo toda a sua extensão normal, poderão ser necessárias apenas 2.000 células para cobrir a vilosidade encurtada. O objetivo é assegurar que a lâmina basal da vilosidade seja rapidamente coberta. As novas células têm pouca probabilidade de serem plenamente funcionais, visto que são necessários vários dias para a elaboração das enzimas da borda em escova. Pode levar várias semanas para a recuperação completa da vilosidade.

Fluxo sanguíneo na lâmina própria da vilosidade

Uma arteríola transporta sangue até a ponta da vilosidade e está em estreita proximidade com uma vênula que transporta sangue a partir dos leitos capilares na ponta da vilosidade (Figura 43.14).

A arteríola transporta sangue oxigenado com Po_2 de cerca de 90 mmHg. A vênula terá uma Po_2 de cerca de 40 mmHg. A arteríola e a vênula estão em estreita proximidade, a ponto de haver desenvolvimento de um processo de contracorrente. O oxigênio difunde-se a partir da arteríola à medida que ascende até a ponta da vilosidade, enquanto a vênula capta esse oxigênio à medida que se afasta da ponta da vilosidade. O resultado final consiste em diminuição da Po_2 da arterial para cerca de 75 mmHg quando alcança a ponta da vilosidade. As células da ponta da vilosidade desempenham um acentuado papel na absorção de nutrientes e eletrólitos e realizam esse trabalho em um ambiente relativamente pobre em oxigênio. Um resultado interessante dessa situação é que, sempre que houver algum problema com a oxigenação do sangue, devido à ocorrência de pneumonia ou doença cardíaca, as células da ponta da vilosidade recebem menos oxigênio e podem morrer e descamar mais rapidamente. A isquemia ou o comprometimento do fluxo sanguíneo para um segmento do intestino também irão resultar em morte inicialmente das células da ponta da vilosidade. Em seguida, a vilosidade desnuda possibilita a invasão de bactérias através da lâmina basal exposta.

Secreção de cloreto, sódio e água pelos enterócitos das criptas

Enquanto os enterócitos se encontram nas criptas, sua principal função consiste em secretar cloreto, sódio e água dentro do lúmen das criptas. Essa secreção desempenha duas funções de importância crítica. O sódio excretado no lúmen das criptas proporciona a força eletroquímica necessária para possibilitar a absorção de aminoácidos, açúcares, fosfato e outros nutrientes pelas células absortivas vilosas (descritas de modo detalhado no Capítulo 44). Em geral, não há sódio suficiente na dieta para desempenhar essa função de importância crítica, de modo que as células das criptas fornecem o sódio que possibilita a realização de muitas das funções absortivas das células vilosas. A água secretada no lúmen pelas células das criptas atua para reduzir a osmolaridade da ingesta, bem como para assegurar que a ingesta permaneça úmida o suficiente para solubilizar íons, açúcares e aminoácidos. A compreensão de como os enterócitos das criptas secretam esses íons e a água e como esse processo é controlado permite ao veterinário entender a etiologia dos componentes "secretórios" da diarreia.

Durante a digestão no intestino delgado, particularmente no duodeno e no jejuno, os neurônios aferentes sensitivos vagais e do sistema nervoso entérico detectam alterações dentro do lúmen, como aumento da osmolaridade, estiramento, presença de aminoácidos ou redução do pH, e o bulbo inicia uma estimulação eferente parassimpática vagal das células das criptas (Figura 43.15). Os neurônios parassimpáticos pós-ganglionares vagais liberam acetilcolina (ACh), que interage com receptores muscarínicos na membrana basolateral das células das criptas. Esses receptores consistem em receptores acoplados à proteína G ligados à fosfolipase A, de modo que, com ativação, a concentração intracelular de inositol trifosfato (IP_3) aumenta. O IP_3 atua sobre a membrana das organelas celulares internas que armazenam cálcio, como o retículo endoplasmático, e induz a abertura dos canais de cálcio na membrana. A abertura dos canais de cálcio libera Ca^{2+} para o citosol da célula, onde se liga à calmodulina, uma importante proteína reguladora celular, tornando-a ativada. Em seguida, o complexo Ca^{2+}-calmodulina interage com uma proteína da bomba do canal de Cl^- na membrana apical, causando a sua abertura. Além disso, induz o ATP a doar a energia de uma ligação fosfato para suprir a energia necessária ao transporte do cloreto do interior da célula, que apresenta uma concentração relativamente baixa de Cl^- (< 30 mmol/ℓ), para o lúmen da cripta, onde a concentração de Cl^- é substancialmente mais alta. Essa bomba do canal de Cl^- é também conhecida como proteína reguladora de condutância transmembrana da fibrose cística. O Cl^- bombeado para dentro do lúmen é rapidamente substituído pela entrada de um cloreto do líquido extracelular para dentro da célula ($[Cl^-]$ cerca de 105 mmol/ℓ) através da membrana basal, isoladamente ou cotransportado com Na^+ ou K^+. Após a secreção de cloreto no lúmen, as cargas negativas dos íons Cl^- no lúmen da cripta, juntamente com a concentração elevada de Na^+ no líquido extracelular, provocam o movimento de íons Na^+ do líquido extracelular para o lúmen através das zônulas de oclusão que separam enterócitos adjacentes da cripta. A água acompanha os solutos dentro do lúmen, utilizando canais de água nas zônulas de oclusão. Dessa maneira, a atividade secretora das células das criptas é coordenada para ocorrer apenas no momento em que células vilosas necessitam de íons sódio para desempenhar suas atividades absortivas.

Secreção das células das criptas como resposta a inflamação ou patógenos

Determinadas toxinas, patógenos e venenos podem causar dano às células em uma área do intestino. Os tecidos lesionados respondem por meio da produção e secreção de prostaglandinas, principalmente PGE_2 e PGI_1. As prostaglandinas difundem-se através da lâmina própria para alcançar as células das criptas. Os enterócitos das criptas apresentam receptores para a prostaglandina na membrana basolateral. Trata-se de receptores acoplados à proteína G, que se ligam à fosfolipase A (Figura 43.16).

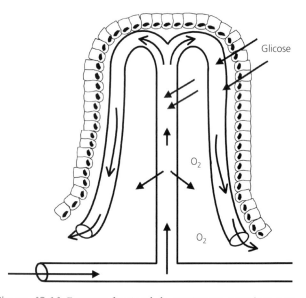

Figura 43.14 Esquema funcional do suprimento sanguíneo para a vilosidade do intestino delgado. Uma arteríola central que emerge da artéria submucosa transporta sangue oxigenado para cima em direção à ponta da vilosidade, onde uma rede de capilares se ramifica para fora e é coletada por vênulas e veias, que progridem em direção descendente na periferia, logo abaixo do epitélio mucoso. Pode ocorrer troca de oxigênio e de nutrientes nesse arranjo por contracorrente em forma de grampo. De Reece, W.O. (2004) *Dukes' Physiology of Domestic Animals*, 12th edn. Cornell University Press, Ithaca, NY. Reproduzida, com autorização, de Cornell University Press.

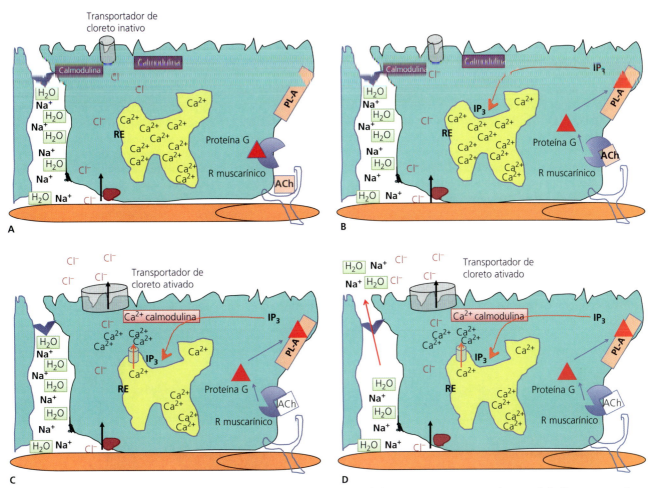

Figura 43.15 A secreção de cloreto, sódio e água na cripta é normalmente controlada por inervação parassimpática vagal. **A.** O vago responde ao estiramento ou a mudanças osmóticas no intestino e libera acetilcolina (ACh). O receptor muscarínico acoplado à proteína G reside na membrana celular basolateral. **B.** A ativação do receptor muscarínico estimula a ativação pela proteína G da fosfolipase A (PL-A) que catalisa a produção de inositol trifosfato (IP_3). **C.** O IP_3 move-se para o retículo endoplasmático (RE) e liga-se a um receptor de IP_3, causando a abertura de um canal de Ca^{2+} na membrana do RE. **D.** O Ca^{2+} liga-se à calmodulina, e o complexo Ca^{2+}-calmodulina ativa o canal de cloreto que se torna ativo. O Cl^- é ativamente bombeado da célula para dentro do lúmen à custa de ATP. O sódio acompanha através da zônula de oclusão entre as células para manter a eletroneutralidade. A água também atravessa a zônula de oclusão, arrastada pelo gradiente osmótico criado pelo Cl^- e pelo Na^+ no lúmen.

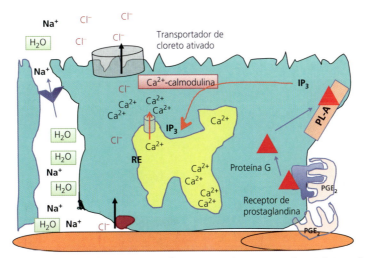

Figura 43.16 A prostaglandina E (PGE_2), produzida em resposta à lesão ou a espécies reativas de oxigênio na área ao redor da célula da cripta, liga-se a um receptor de PGE_2 acoplado à proteína G. Isso resulta em ativação da fosfolipase A (PL-A) e produção de inositol trifosfato (IP_3). O IP_3 causa a abertura dos canais de Ca^{2+} no retículo endoplasmático (RE), resultando na formação do complexo Ca^{2+}-calmodulina e na ativação do transportador de cloreto da membrana apical. Esse mesmo mecanismo pode ser usado por fatores de necrose tumoral, interleucinas e outras citocinas para iniciar a atividade secretora que pode ajudar na eliminação de compostos nocivos ou bactérias. Esse mesmo mecanismo atua nas células caliciformes para estimular a secreção de muco.

Quando a prostaglandina se liga a seu receptor, ela provoca um aumento das concentrações intracelulares de IP$_3$ no citosol dos enterócitos das criptas. Isso causa a abertura dos canais de Ca^{2+} no retículo endoplasmático, com liberação de Ca^{2+} no citosol. Formam-se complexos de Ca^{2+}-calmodulina, que interagem com a bomba de cloreto da membrana apical, e o Cl$^-$ é ativamente bombeado da célula para dentro do lúmen. O Na$^+$ e a água do líquido extracelular atravessam a zônula de oclusão para acompanhar o Cl$^-$ para dentro do lúmen. Essa ação fornece grandes volumes de líquido na cripta e nas vilosidades circundantes para remover a toxina agressora da área.

A inflamação em um segmento do intestino também pode ativar a secreção da cripta, presumivelmente ajudando a remoção de uma substância patogênica de uma área de inflamação. Por exemplo, os linfócitos que se tornaram ativados pela presença de algum "padrão molecular associado a patógeno" podem responder por meio da produção de uma variedade de citocinas. As citocinas, como o fator de necrose tumoral (TNF)-α, as interleucinas e as interferonas, ligam-se a seus respectivos receptores na base das células das criptas e ativam adenilil ciclase ou guanilato ciclase. O AMP cíclico ou GMP cíclico resultantes fazem com que os íons Ca^{2+} deixem as reservas intracelulares e se liguem à calmodulina. Em seguida, esse complexo causa a ativação da bomba do canal de cloreto, impulsionando Cl$^-$ para dentro do lúmen, acompanhado de Na$^+$ e água através das zônulas de oclusão. Uma maneira ligeiramente diferente de estimular a secreção de cloreto das criptas é proporcionada pela ação da serotonina (Figura 43.17). A serotonina pode ser liberada das células enteroendócrinas na cripta pela presença de toxinas ou paredes celulares bacterianas no lúmen da cripta. A serotonina liberada difunde-se através da lâmina própria para ativar as células crípticas adjacentes de modo parácrino. A serotonina liga-se a seu receptor, que está ligado a um canal de Ca^{2+} na membrana celular basolateral. O canal de Ca^{2+} abre-se, e o Ca^{2+} extracelular passa para o citosol. Mais uma vez, o complexo Ca^{2+}-calmodulina forma-se e liga-se à bomba do canal de cloreto, ativando a secreção de Cl$^-$ dentro do lúmen, e o Na$^+$ e a água extracelulares atravessam a zônula de oclusão para acompanhar o Cl$^-$ dentro do lúmen.

Receptores para todos os fatores discutidos (prostaglandinas, citocinas e serotonina associadas a lesão e inflamação celulares) também podem ser encontrados nas células caliciformes das

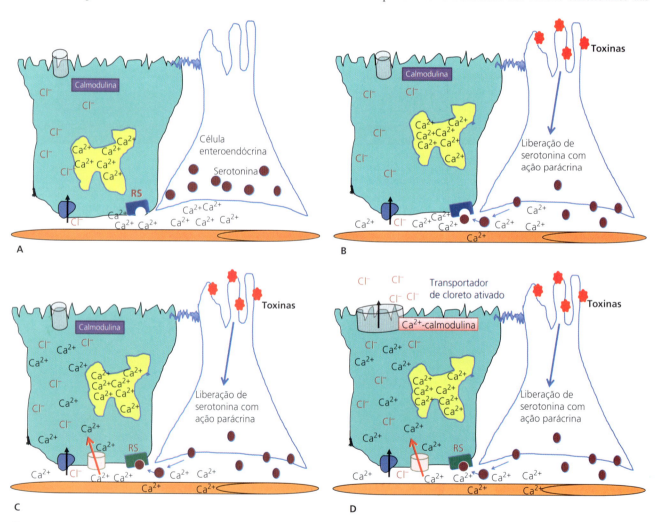

Figura 43.17 A. Célula enteroendócrina que secreta serotonina quando ativada por uma célula da cripta. **B.** Uma toxina bacteriana ativa receptores na membrana apical da célula enteroendócrina, causando a fusão das vesículas de serotonina com a membrana basolateral e a secreção de serotonina na lâmina própria, onde se difunde para um receptor de serotonina (RS) na membrana basolateral da célula da cripta. **C.** A ligação da serotonina provoca uma mudança de conformação no receptor, possibilitando a abertura dos canais de Ca^{2+} na membrana basolateral. O Ca^{2+} extracelular entra na célula. **D.** A elevação do Ca^{2+} citosólico resulta na formação do complexo Ca^{2+}-calmodulina e na ativação do transportador de cloreto da membrana apical. O sódio e a água acompanham o cloreto no lúmen através das zônulas de oclusão.

criptas e vilosidades. Respondem a essas substâncias ao aumentar acentuadamente a secreção de muco, que se acredita seja uma resposta para remover o material agressor e recobri-lo com muco, de modo que não terá probabilidade de alcançar as células mucosas.

Diarreia secretora causada por enterotoxinas bacterianas

As atividades de secreção das células das criptas descritas até o momento foram localizadas em pequenas áreas do intestino, que podem exigir a presença de Na$^+$ para a absorção de açúcares e aminoácidos (descrita no Capítulo 44) ou que podem usar as secreções para a remoção de patógenos. Todavia, certas bactérias produzem toxinas que podem assumir o controle do processo de secreção normal das células das criptas e causar ativação descontrolada e disseminada da secreção dessas células. O exemplo clássico é fornecido pela toxina da cólera, produzida pelo *Vibrio cholerae* ingerido com água contaminada. As bactérias produzem uma toxina que é liberada no lúmen do intestino delgado. A toxina da cólera liga-se a proteínas (receptores?) na membrana apical do enterócito das criptas (Figura 43.18). Não se sabe por que esses receptores para a toxina da cólera existem – parece lógico que exista algum composto natural encontrado no lúmen que eles reconheçam, embora nenhum tenha sido identificado. Quando a toxina colérica (CTX) se liga a essa proteína da membrana apical, ela estimula a guanilato-ciclase. Os níveis de GMP cíclico aumentam no interior da célula, causando a abertura dos canais de Ca^{2+} no retículo endoplasmático, com liberação de íons Ca^{2+} no citosol. Isso possibilita a formação de complexos de Ca^{2+}-calmodulina, que ativam a bomba do canal de cloreto. O Cl$^-$ é secretado no lúmen, acompanhado de Na$^+$ e de água. Essas toxinas disseminam-se por todo o tubo intestinal e ativam grandes números de células das criptas por um período de tempo prolongado. Para agravar a situação, a toxina também pode ligar-se a "receptores" de toxina da cólera nos enterócitos absortivos vilosos. Mais uma vez, isso provoca a produção de GMP cíclico, a elevação do Ca^{2+} intracelular e a formação de complexos de Ca^{2+}-calmodulina. Todavia, neste caso, o complexo de Ca^{2+}-calmodulina liga-se ao cotransportador de Na$^+$/Cl$^-$ usado para absorver o Na$^+$ e o Cl$^-$ do lúmen através da membrana apical das células vilosas. A supressão desse mecanismo para a absorção de Na$^+$ e Cl$^-$ também reduz a quantidade de água que pode ser absorvida. O resultado final é que as criptas se encontram em um estado de enorme hipersecreção, e as células vilosas apresentam capacidade reduzida de absorção, causando perda maciça de líquidos e eletrólitos nas fezes.[1]

Em medicina veterinária, as bactérias agressoras que produzem enterotoxinas provavelmente consistem em determinadas cepas de *Escherichia coli*. Foram descritas pelo menos

---

[1] N.R.T.: Em mecanismo amplamente compartilhado por outros autores, a CTX combina-se com o receptor de gangliosídeo de membrana, GM1 do enterócito, através de sua subunidade pentamérica. Isso permite a endocitose da CTX. Em resumo, após cascata de reações, o fragmento A1 da toxina A ativa a proteína G$_s$α através de ribosilação de ADP, resultando em intensa e contínua ativação da adenilato ciclase com subsequente massiva elevação dos níveis citosólicos de cAMP. Em seguida, em reações dependentes de cAMP, desenvolve-se um aumento da condutância aos íons Cl$^-$ que predispõe um aumentado efluxo de Na$^+$ e água, que, finalmente, acarreta a diarreia aquosa. [Thiagarajah JR, Verkman AS. *Trends Pharmacol Sci.* 172-175, 2005; Komiazyk M *et al. Postepy Biochem.* 61(4): 430-435, 2015.]

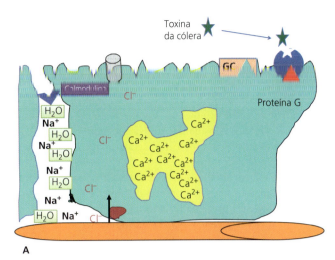

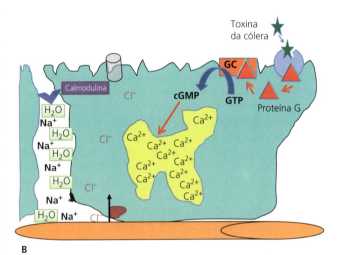

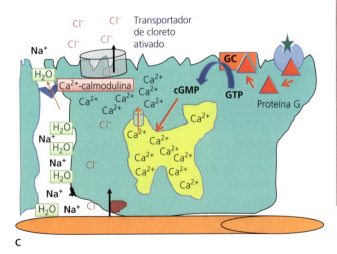

Figura 43.18 **A.** O *Vibrio cholerae* secreta a toxina da cólera no lúmen do intestino. Um receptor acoplado à proteína G, que responde a essa toxina, é encontrado na membrana apical da célula. **B.** Com a ligação ao receptor, a proteína G ativa a guanilil ciclase (GC). A GC converte o trifosfato de guanosina (GTP) em monofosfato de guanosina cíclico (GMP cíclico). **C.** O GMP cíclico ativa quinases e vias que causam a abertura dos canais de Ca^{2+} no retículo endoplasmático. Isso resulta na formação do complexo de Ca^{2+}-calmodulina e na ativação do transportador de cloreto da membrana apical. O sódio e a água acompanham o cloreto dentro do lúmen através das zônulas de oclusão.

duas enterotoxinas. Uma delas é termoestável (toxina ST) e, quando se liga a receptores na membrana apical das células da cripta (e células vilosas), ativa a produção de GMP cíclico, à semelhança da toxina da cólera, causando uma diarreia aquosa intensa semelhante. A outra enterotoxina produzida por uma cepa diferente de *E. coli* é uma toxina termolábil (LT). Essa toxina liga-se a seu receptor na superfície apical dos enterócitos (das criptas e vilosidades) e ativa a adenilil ciclase, o que provoca elevação dos níveis intracelulares de AMP cíclico, desencadeando secreção aumentada de Cl⁻ pelos enterócitos das criptas e absorção diminuída de Na⁺ e Cl⁻ pelos enterócitos vilosos (Figura 43.19). Uma notável diferença é que, quando a toxina LT liga-se à proteína receptora que a reconhece, a ligação é irreversível: a célula afetada irá hipersecretar Cl⁻ e não irá absorver Na⁺ e Cl⁻ até ser finalmente descamada da ponta da vilosidade.

Secreção de IgA secretora pelas células epiteliais intestinais

A mucosa intestinal obtém alguma proteção a partir da imunoglobulina secretada no lúmen do intestino. Os anticorpos podem ligar-se a toxinas e patógenos, tornando-os menos prejudiciais ao animal. Os anticorpos também facilitam a fagocitose por neutrófilos e outras células presentes no lúmen. Os plasmócitos na lâmina própria sintetizam dímeros de imunoglobulina A (IgA). Proteínas especiais, denominadas peça secretora, estendem-se a partir da superfície basolateral dos enterócitos e atuam como receptores de IgA. Quando o dímero de IgA liga-se à peça secretora, isso estimula a endocitose do dímero IgA ligado à peça secretora. O endossomo atravessa o enterócito e funde-se com a membrana apical. A fixação da proteína secretora à vesícula da membrana é rompida, e o dímero de IgA entra no lúmen do intestino com uma peça da proteína secretora fixada. A presença da proteína secretora no dímero de IgA fornece resistência à proteólise pelas enzimas digestivas presentes no lúmen do tubo intestinal.

Intestino grosso

> 1 Identifique as principais camadas encontradas no cólon.

O ceco e o cólon são muito semelhantes na sua aparência microscópica. A mucosa contém criptas (mas não vilosidades) revestidas principalmente por células caliciformes que secretam um muco ligeiramente alcalino. Há também algumas células epiteliais absortivas (Figura 43.20). À semelhança do intestino delgado, uma pequena população de células-tronco das criptas do cólon é encontrada na base de cada cripta. Tanto as células caliciformes quanto as células epiteliais absortivas migram até a parte superior da cripta. Depois de permanecer por um curto período de tempo na parte superior da cripta (1 a 2 dias), as células sofrem apoptose e descamam. Em circunstâncias normais, a quantidade de muco secretada pelas criptas é relativamente pequena, porém pode mudar drasticamente se a infecção causar lesão das células do cólon e liberação de prostaglandinas ou citocinas inflamatórias. As células epiteliais absortivas das criptas podem absorver alguns eletrólitos e os últimos remanescentes de água da ingesta.

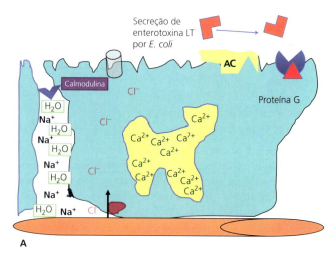
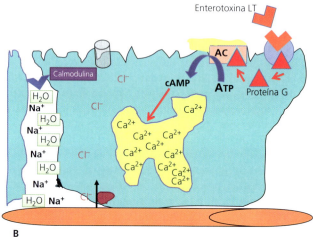
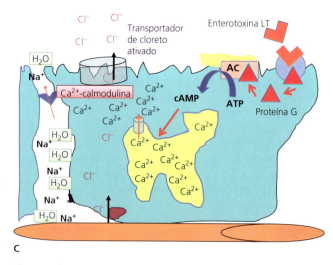

Figura 43.19 A. Determinadas cepas de *Escherichia coli* secretam enterotoxina (toxina LT) para dentro do lúmen do intestino. Um receptor acoplado à proteína G responde a essa toxina na membrana apical das células das criptas (e vilosas). **B.** Com a ligação ao receptor, a proteína G ativa a adenilil ciclase (AC). A AC converte o trifosfato de adenosina (ATP) em monofosfato de adenosina cíclico (cAMP). **C.** O cAMP ativa quinases e vias que causam a abertura dos canais de Ca²⁺ no retículo endoplasmático. Isso resulta na formação do complexo de Ca²⁺-calmodulina e na ativação do transportador de cloreto da membrana apical. O sódio e a água acompanham o cloreto no lúmen através das zônulas de oclusão. Nas células vilosas, a ação da toxina é semelhante, porém resulta em bloqueio do cotransportador de Na⁺/Cl⁻ na membrana apical.

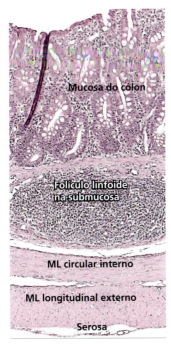

Figura 43.20 Vista de tecido do cólon de um cão com aumento de 10×. Os folículos linfoides desempenham um importante papel na proteção do organismo contra bactérias e vírus que possam estar presentes no lúmen do cólon. Os linfócitos também são comuns na lâmina própria da mucosa do cólon.

Resumo da secreção acidobásica

> 1 Como é possível neutralizar o ácido gástrico na parte proximal do intestino delgado?

O esperado é que um cão de 20 kg produza cerca de 600 mℓ de suco gástrico, com pH de cerca de 1,2. O mesmo cão irá secretar cerca de 300 mℓ de saliva, 600 mℓ de suco pancreático, 300 mℓ de bile e 300 mℓ de secreção das glândulas de Brunner e das células das criptas. Essas secreções são ligeiramente alcalinas e apresentam um pH de cerca de 8,0. Todas essas secreções são essencialmente isotônicas. Parece improvável que 1.500 mℓ de secreções com pH de 8,0 possam neutralizar 600 mℓ de suco gástrico com pH de 1,5. Os sucos gástricos também são parcialmente neutralizados por componentes na dieta. O quimo que deixa o estômago geralmente apresenta um pH de 2,0 a 2,25. O aumento do pH do conteúdo duodenal é auxiliado principalmente pela rápida reabsorção de íons Cl⁻ a partir do quimo pelos enterócitos absortivos vilosos da parte proximal do duodeno (descritos com mais detalhes no Capítulo 44).

Autoavaliação

As respostas encontram-se no final do capítulo.

1 Que tipo de células produzem histamina no tubo gastrintestinal?

2 A administração de agentes anti-inflamatórios não esteroides por longos períodos pode causar o desenvolvimento de úlceras, visto que muitos AINEs bloqueiam (A) _____, resultando na incapacidade das células lesionadas de produzir (B) _____. Isso leva a uma incapacidade de aumentar (C) _____ necessário para o reparo das células.

3 A alcalinidade do suco pancreático é obtida pelas células dos ductos pancreáticos que reabsorvem íons (A) _____ das secreções acinares do pâncreas e adicionam íons (B) _____ a essas secreções.

4 Muitas enzimas produzidas pelas células acinares pancreáticas são secretadas em uma forma inativa. O que ocorre se elas forem acidentalmente ativadas nas células acinares ou nos ductos pancreáticos interlobulares?

5 Em uma unidade funcional do fígado, os hepatócitos mais próximos da veia porta estão recebendo (A) sangue menos oxigenado ou (B) sangue mais oxigenado. Escolha uma opção.

6 A bilirrubina e muitos fármacos são excretados pelo sistema biliar. Em geral, o processo envolve os hepatócitos que removem compostos insolúveis em água ligados à albumina plasmática e que aumentam a sua hidrossolubilidade por meio de sua _____ e, em seguida, liberação no canalículo biliar.

7 Qual é a função das células M ou em cúpula no intestino?

8 O cloreto é ativamente secretado no lúmen do intestino delgado pelo _____.

9 Uma toxina bacteriana de clostrídio é ingerida por um cão que se soltou e conseguiu comida na lata de lixo do vizinho. A toxina ativa receptores nas células (A) _____ localizadas na base das criptas, que secretam serotonina em resposta à toxina. A serotonina atua sobre as células vizinhas e provoca a abertura dos canais de (B) _____ na membrana basolateral das células das (C) _____.

10 Entre as refeições, as células das criptas são, em grande parte, inativas. A secreção de cloreto nas criptas aumenta pouco depois de uma refeição causar distensão do estômago. Neste caso, o processo secretor das criptas é controlado pelo (A) _____, que libera (B) _____ nos receptores (C) _____ das células das criptas.

11 Muitos equinos abrigam nematódeos estrongilídeos parasitas adultos no intestino. Em seu estágio larval, esses parasitas podem migrar para fora do tubo digestório (não representa uma estratégia de sobrevida a longo prazo para o parasita, porém esses nematódeos ocasionalmente fazem isso). Um cavalo jovem criado em isolamento relativo foi colocado em pastagem com 50 outros potros, todos sem programa de desparasitação ou com desparasitação precária. Várias semanas depois, esse potro apresenta uma larva de estrôngilo que migra dentro de uma tributária da artéria mesentérica cranial, onde a resposta imune mata a larva, e as larvas mortas e células imunes bloqueiam um pequeno segmento da artéria. O fluxo sanguíneo para um segmento do intestino é acentuadamente reduzido. Isso provoca a morte inicial de que tipo de célula?

Leitura sugerida

Dubreuil, J.D. (2012) The whole shebang: the gastrointestinal tract, *Escherichia coli* enterotoxins and secretion. *Current Issues in Molecular Biology* 14:71–82.

Malarkey, D.E., Johnson, K., Ryan, L., Boorman, G. and Maronpot, R.R. (2005) New insights into functional aspects of liver morphology. *Toxicologic Pathology* 33:27–34.

Respostas

1 Células enteroendócrinas do estômago fúndico
2 (A) Ciclo-oxigenase 1, (B) PGE e PGI, (C) o fluxo sanguíneo
3 (A) Cloreto, (B) sódio e potássio
4 Digestão dos tecidos corporais, resultando em pancreatite
5 B
6 Hidroxilação em vários sítios e conjugação a um composto hidrossolúvel, como o ácido glicurônico

7 Apresentação de antígenos do lúmen aos linfócitos e células dendríticas que residem na lâmina própria
8 Enterócito das criptas
9 (A) Enteroendócrinas, (B) cálcio, (C) criptas
10 (A) Parassimpático vagal, (B) acetilcolina, (C) muscarínicos
11 Células na ponta da vilosidade

Digestão e Absorção de Nutrientes

Jesse P. Goff

Movimento das partículas através das membranas celulares, 485
    Difusão, 486
    Difusão facilitada ou mediada por carreador, 487
    Transporte ativo através da membrana celular, 487
    Difusão não iônica, 488
    Osmose, 488
    Dragagem do solvente ou convecção de solutos, 488
    Pinocitose, 489
Transporte paracelular *versus* transcelular, 489
    Absorção paracelular, 489
    Absorção transcelular, 489
Absorção de minerais da dieta e reabsorção de eletrólitos secretados, 490
Sódio, 490
    Transporte pela membrana apical, 490
    Transporte pela membrana basolateral, 490
Cloreto, 491
    Transporte pela membrana apical, 491
    Transporte pela membrana basolateral, 491
    Absorção paracelular no líquido extracelular, 491
Potássio, 491
    Transporte paracelular de K^+, 491
    Transporte transcelular de K^+, 491
Cálcio, 492
    Transporte transcelular de Ca^{2+}, 492
    Transporte paracelular de Ca^{2+}, 492
Fosfato (HPO_4^-), 493
    Transporte transcelular de HPO_4^-, 493
    Transporte paracelular de HPO_4^-, 493
Digestão e absorção das proteínas dietéticas, 493
    Travessia da membrana apical dos enterócitos vilosos, 494
    Travessia da membrana basolateral dos enterócitos vilosos, 495
    Absorção de proteínas intactas, 495
Digestão e absorção de carboidratos não estruturais, 495
    Travessia da membrana apical dos enterócitos vilosos, 495
    Travessia da membrana basolateral dos enterócitos vilosos, 496
Digestão e absorção das gorduras, 496
    Passagem dos lipídios através da membrana apical dos enterócitos vilosos, 497
    Passagem dos lipídios através da membrana basolateral dos enterócitos vilosos, 498
    Destino dos quilomícrons na circulação, 498
Absorção de água, 498
    Equilíbrio hídrico no tubo gastrintestinal, 499
    Diarreia mal absortiva, 500
    Diarreia osmótica, 500
    Princípios de reidratação oral no tratamento das doenças diarreicas, 500
Resumo, 501
Autoavaliação, 503

A maior parte dos componentes de uma dieta é demasiado grande para sofrer absorção direta através do epitélio intestinal e no sangue. A digestão é o processo de decomposição desses compostos nutricionais em pequenos fragmentos capazes de ser absorvidos. O processo de mover esses fragmentos digeridos ao longo do tubo gastrintestinal requer a secreção de várias enzimas digestivas e auxiliares da absorção, como a bile. Este capítulo descreve esses processos. Como introdução a esse processo, o capítulo começa com uma revisão dos processos químicos e biológicos básicos para movimentar os materiais através das membranas com bicamadas lipídicas.

Movimento das partículas através das membranas celulares

> 1 Como a difusão é afetada pela carga das partículas em um compartimento?
> 2 Qual é a força propulsora que possibilita a ocorrência de difusão facilitada?
> 3 Como um pH de 3,4 promove melhor a difusão não iônica do ácido propiônico do que um pH de 7,0 para atravessar a superfície absortiva?

Quando se considera a absorção de nutrientes através do tubo intestinal, é preciso ter em mente que existem duas membranas que devem ser atravessadas para transferir o material do lúmen do intestino para o sangue. As células epiteliais absortivas que revestem o intestino apresentam uma membrana apical em contato com o conteúdo luminal e uma membrana basolateral em contato com os líquidos extracelulares. A membrana apical dos enterócitos apresenta microvilosidades que se projetam dentro do lúmen com a finalidade de aumentar a área de superfície para absorção. Essas membranas celulares são compostas de uma bicamada de fosfolipídios (Figura 44.1). Os fosfolipídios têm uma cabeça hidrofílica, que se estende na água no lado externo e no lado interno da célula, e uma região hidrofóbica entre as duas superfícies hidrofílicas. Existem moléculas de colesterol e vários tipos de proteínas entremeados entre os fosfolipídios. Essas proteínas consistem frequentemente em glicoproteínas e podem se estender a uma distância variável para dentro ou para fora da membrana celular. Algumas são importantes como receptores para hormônios ou neurotransmissores. Muitas atuam como enzimas no tubo intestinal e algumas também servem de canais de membrana para possibilitar ou facilitar a entrada de material através da bicamada lipídica. Os compostos hidrofóbicos

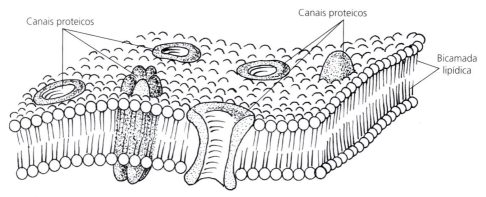

Figura 44.1 Estrutura da membrana celular. A bicamada lipídica é representada por um delgado filme de lipídios, cuja espessura é constituída por duas moléculas. Os canais proteicos (poros) podem ser compostos de uma única proteína ou de um agrupamento de proteínas. Os canais podem ter especificidade para determinadas substâncias, ou podem ser restritivos devido ao tamanho. Praticamente toda água difunde-se através dos canais proteicos. De Reece W.O. (2009) *Functional Anatomy and Physiology of Domestic Animals*, 4th edn. Wiley-Blackwell, Ames, IA. Reproduzida, com autorização, de Wiley.

lipossolúveis podem atravessar facilmente a bicamada lipídica das membranas celulares. Como regra, a água e os materiais hidrofílicos são incapazes de atravessar facilmente a bicamada lipídica sem alguma acomodação na forma de um transportador à base de proteína. À semelhança de todas as membranas celulares, uma fina camada de glicoproteínas, oligossacarídios e glicolipídios recobre a bicamada lipídica para formar o glicocálice. Uma fina camada de água, a camada de água inerte, adere ao glicocálice por forças de tensão superficial. A camada de água inerte e o glicocálice não impedem a absorção de solutos hidrossolúveis, porém formam uma barreira à entrada de substâncias lipofílicas maiores que normalmente poderiam atravessar a membrana apical sem qualquer impedimento.

Com muita frequência, os mecanismos empregados para transferir solutos do lúmen do intestino através da membrana apical para dentro dos enterócitos não são os mesmos que aqueles usados para mover os solutos do interior da célula através da membrana celular basolateral para dentro do líquido extracelular. A maior parte da absorção é realizada pelos enterócitos absortivos vilosos no intestino delgado. Os enterócitos absortivos também são encontrados no intestino grosso, porém também carecem de muitas enzimas e moléculas de transporte encontradas no enterócito viloso do intestino delgado, o que limita aquilo que podem absorver. Os princípios básicos envolvidos no desenvolvimento das forças necessárias para o movimento de material através de uma bicamada lipídica são descritos em seguida.

Difusão

A difusão é o processo pelo qual partículas em solução movem-se de uma área de alta concentração para uma área de baixa concentração. Quando um grama de sal é colocado em um copo de água, o sal dissolve-se em seus componentes, íons sódio e íons cloreto, e ambas as partículas se movimentam através da solução, das áreas de alta concentração para áreas de concentração menor até que estejam uniformemente distribuídas no copo de água, e a concentração de íons sódio e cloreto seja exatamente a mesma em qualquer parte no copo de água. As partículas também irão se mover de um compartimento onde se encontram em alta concentração para outro compartimento de baixa concentração se a barreira entre os dois compartimentos for permeável à substância (Figura 44.2). A concentração pode referir-se à concentração química (como em moles) ou concentração elétrica. Os compostos com carga positiva irão se mover em direção a áreas com carga mais negativa, e vice-versa. A concentração e as forças elétricas envolvidas no movimento

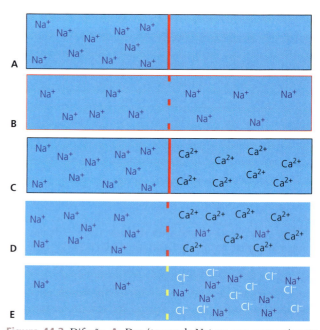

Figura 44.2 Difusão. **A.** Dez átomos de Na⁺ em um compartimento são separados de um segundo compartimento por uma membrana impermeável ao Na⁺. **B.** Difusão simples. A membrana torna-se permeável ao Na⁺, e este se difunde para o segundo compartimento, até que as concentrações sejam iguais em ambos os lados da membrana. **C.** Oito átomos de Ca^{2+} e 10 átomos de Na⁺ são separados por uma membrana impermeável. Existem 16 cargas positivas no lado do Ca^{2+} e 10 cargas positivas no lado do Na⁺. **D.** A membrana torna-se permeável ao Na⁺, mas não ao Ca^{2+}, e o Na⁺ procura se mover ao longo de seu gradiente de concentração para dentro do compartimento que não tem átomos de Na⁺. Entretanto, o maior número de cargas positivas apresentado pelo Ca^{2+} que já se encontra nesse compartimento limita o movimento de quaisquer partículas de carga positiva para dentro desse compartimento. **E.** Se, em lugar disso, houver 10 íons Cl⁻ no compartimento sem Na⁺, e a membrana que os separa for permeável ao Na⁺ mas não ao Cl⁻, as cargas negativas presentes no compartimento do Cl⁻ irão causar o movimento de mais íons Na⁺ para dentro desse compartimento que a difusão simples prevista ao longo de seu gradiente de concentração.

de um material por difusão combinadas constituem o gradiente eletroquímico. A presença de íons de carga elétrica em um dos lados de uma membrana que não é permeável a esse íon irá limitar ou impedir a quantidade de um íon de carga semelhante capaz de atravessar esse compartimento, mesmo se a membrana que separa os compartimentos for totalmente permeável ao segundo íon.

As partículas hidrossolúveis com carga, como os íons, não atravessam livremente a bicamada lipídica. As pequenas partículas sem carga são capazes de atravessar livremente a membrana com bicamada lipídica ao longo de seu gradiente de concentração. O seu único limite à difusão através da bicamada lipídica é constituído pelo seu tamanho e lipossolubilidade. Em geral, os compostos sem carga que apresentam um peso molecular (PM) abaixo de 100, como a ureia (PM de 60), podem atravessar livremente a bicamada lipídica. Os monossacarídios, como a glicose (PM de 180), não têm carga, porém são demasiado grandes para passar pelos poros dentro da bicamada lipídica. Os ácidos graxos e os triglicerídios são muito grandes e podem apresentar carga; entretanto, como são muito lipossolúveis, podem atravessar livremente a bicamada lipídica ao longo de seu gradiente de concentração, uma vez que cruzam a camada de água inerte.

Difusão facilitada ou mediada por carreador

Os solutos que são muito grandes ou que apresentam carga podem utilizar proteínas carreadoras para facilitar a sua difusão através da membrana celular. Essas proteínas carreadoras reconhecem moléculas muito específicas e formam um canal de baixa resistência, que possibilita o movimento das moléculas ao longo de seu gradiente eletroquímico para o outro lado da membrana (Figura 44.3). Com frequência, essas proteínas carreadoras são passíveis de regulação, isto é, podem estar sob controle hormonal ou neural. Em alguns casos, íons também serão transportados utilizando um transportador. Isso envolve um transportador que facilita o movimento de um íon contra o seu gradiente eletroquímico, emparelhando com outro íon que se move ao longo de seu gradiente eletroquímico. Um exemplo

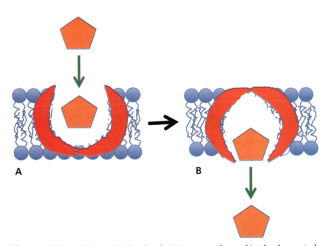

Figura 44.3 Difusão facilitada. **A.** Uma grande molécula demasiado volumosa ou com carga excessivamente alta para sofrer difusão através da membrana celular move-se para dentro de um sítio específico de uma proteína carreadora. **B.** Isso desencadeia uma mudança de conformação, que possibilita a saída da molécula da proteína carreadora do outro lado da membrana. Nenhuma energia é consumida durante esse processo, que é impulsionado pelo gradiente de concentração.

é fornecido pelo trocador de cloreto-bicarbonato (ver Figura 44.7). Neste exemplo, o ânion cloreto irá se mover ao longo de seu gradiente de concentração no interior da célula, apesar da existência de alguma resistência elétrica a esse movimento. A magnitude dessa força proporcionada pelo cloreto pode ser usada para também mover um ânion bicarbonato fora da célula contra o seu gradiente de concentração, mas talvez com a ajuda de seu gradiente elétrico.

Essa estratégia é repetidamente usada na absorção de materiais através das membranas celulares intestinais. Por exemplo, o sódio está normalmente em concentrações muito mais altas dentro do lúmen do intestino do que no interior das células epiteliais intestinais. O aminoácido aspartato apresenta carga negativa e é muito grande para atravessar a membrana celular, embora também possa estar presente no lúmen do intestino em uma concentração muito mais alta do que no interior da célula epitelial. Como o interior da célula apresenta carga negativa em comparação com o seu exterior, o sódio terá um gradiente tanto elétrico quanto de concentração para a sua transferência para dentro da célula. O aspartato irá se mover para dentro da célula ao longo de seu gradiente de concentração, mas contra o seu gradiente elétrico. As proteínas carreadoras na membrana apical das células epiteliais intestinais reconhecem o aspartato e o sódio e podem ser ativadas quando ambos estiverem ligados à proteína carreadora. A força eletroquímica combinada fornecida pelo movimento do sódio ao longo de seu gradiente elétrico e gradiente de concentração e o movimento do aspartato ao longo de seu gradiente de concentração irão ajudar a impulsionar a molécula de aspartato através da membrana contra o seu gradiente elétrico e através da membrana, apesar de seu grande tamanho. O íon sódio também entra na célula. É importante ter em mente que foi o impulso adicional proporcionado pelo movimento de sódio ao longo de seu gradiente eletroquímico que permitiu que o transportador também transportasse o aspartato através da membrana celular.

Transporte ativo através da membrana celular

O transporte ativo através das membranas implica a necessidade de fornecimento de energia, habitualmente na forma de ATP, para movimentar íons ou moléculas. O transporte ativo é habitualmente necessário quando se move uma substância contra o seu gradiente eletroquímico. As proteínas da membrana celular que desempenham essa função frequentemente são designadas como bombas, visto que, em geral, elas movem íons de uma área de baixa concentração para uma outra área de concentração mais alta. Em geral, as bombas de transporte ativo são altamente específicas quanto à substância que elas irão bombear; todavia, podem desenvolver gradientes de concentração muito altos através das membranas.

Um exemplo desse tipo de bomba é a bomba da Na^+/K^+-ATPase eletrogênica. Essa proteína de bombeamento utiliza a energia de uma molécula de ATP para transportar três íons Na^+ do interior da célula para o exterior contra o gradiente elétrico e de concentração do sódio, em troca de dois íons K^+ que se movem para dentro da célula ao longo de seu gradiente elétrico, porém contra o gradiente de concentração. Essa bomba mantém a concentração extracelular de sódio alta e a concentração intracelular de potássio alta. Além disso, gera uma diferença de potencial elétrico através da membrana celular, mantendo o interior negativo em relação ao exterior da célula.

Difusão não iônica

Os ácidos fracos e as bases fracas são compostos que existem em um estado tanto dissociado quanto não dissociado. No estado não dissociado, são tanto hidrossolúveis quanto lipossolúveis. Nesse estado, não apresentam nenhuma carga, e, por serem lipossolúveis, podem atravessar livremente a bicamada lipídica das membranas celulares. No estado dissociado, a sua carga os torna incapazes de atravessar a bicamada lipídica, e essa carga também os torna solúveis apenas em água. As formas não dissociadas e dissociadas dos ácidos e das bases fracos estão em equilíbrio, e a concentração das formas não dissociadas e dissociadas é dependente do pH da solução na qual se encontram. O pH em que 50% do ácido fraco ou da base fraca estão na forma dissociada e 50% estão na forma não dissociada é denominado pK_a para o composto. O ácido acético como exemplo ilustra mais apropriadamente como isso afeta o equilíbrio e as concentrações das formas não dissociadas e dissociadas. O ácido acético em água encontra-se no estado não dissociado, HAc, e no estado dissociado, Ac^-, conforme descrito pela seguinte equação:

$$HAc \leftrightarrow H^+ + Ac^-$$

O pK_a para o ácido acético é de 4,76. Em uma solução de pH de 4,76, 50% do ácido acético irão existir no estado não dissociado, designado como HAc, e 50% irão se encontrar no estado dissociado, como Ac^-. Se o pH da solução for de 5,76 (e convém lembrar que o pH é uma escala logarítmica), a redução de íons H^+ desvia o equilíbrio ainda mais para a direita e, neste momento, apenas 10% do ácido acético estarão na forma HAc, enquanto 90% estarão na forma dissociada Ac^-. Se a solução tiver um pH de 6,76, que não difere do pH no cólon do equino, apenas 1% do ácido acético estará na forma não dissociada, enquanto 99% estarão na forma dissociada. Usando a membrana celular do cólon do equino como exemplo, a pequena quantidade de HAc na forma não dissociada irá atravessar livremente a membrana apical ao longo de seu gradiente de concentração para dentro da célula (Figura 44.4). Ao remover o HAc do lúmen, o equilíbrio da dissociação do ácido acético é deslocado para a esquerda para repor o HAc perdido, permitindo que outro HAc atravesse a membrana celular. Uma vez no outro lado da membrana, o HAc dissocia-se rapidamente para formar H^+ e Ac^-. Neste momento, o Ac^- é retido no interior da célula. Todavia, enquanto o HAc estiver sendo produzido no lúmen e atravessar a membrana apical, haverá um segundo equilíbrio estabelecido para o ácido acético no lado oposto da célula, próximo da membrana basolateral. Aqui, o Ac^- e H^+ novamente estarão em equilíbrio com o HAc. À medida que o HAc é formado, ele irá sair do líquido extracelular ao longo de seu gradiente de concentração, visto que é lipossolúvel e capaz de atravessar livremente a membrana celular basolateral.

As bases fracas também estabelecem equilíbrios semelhantes quando colocadas em solução:

$$BaseOH \leftrightarrow Base^+ + OH^-$$

Em geral, seu pK_a estará acima de 8,0, e a sua dissociação será promovida pela sua colocação em soluções mais ácidas. Esse sistema é surpreendentemente eficiente e pode operar até mesmo quando a forma não dissociada deveria compreender menos de 0,01% da quantidade total de ácido fraco ou de base fraca presente. A difusão não iônica constitui o principal método usado pelos ruminantes e fermentadores pós-gástricos para absorver

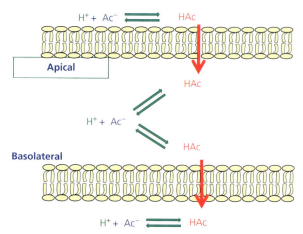

Figura 44.4 Difusão não iônica. Consideremos a presença de uma alta concentração de ácido acético no lúmen do cólon. Isso estabelece um equilíbrio, com uma parte no estado não dissociado sem carga (HAc) e uma parte no estado dissociado com carga (Ac^-). A membrana celular com bicamada lipídica é livremente permeável a ácidos fracos, como o acetato, quando estão no estado não dissociado sem carga (HAc). Após atravessar a membrana apical, o HAc novamente estabelece um equilíbrio, com parte do ácido acético no estado HAc e parte no estado Ac^-. Esse equilíbrio também é estabelecido na membrana basolateral. Em seguida, o HAc pode atravessar a membrana basolateral. Uma vez dentro do líquido extracelular, o HAc restabelece o equilíbrio, com parte na forma de HAc e parte na forma de Ac^-. O ácido acético na forma de Ac^- com carga é retido no líquido extracelular, visto que não pode atravessar novamente a bicamada lipídica.

os ácidos graxos voláteis (AGV) produzidos pela fermentação bacteriana de materiais vegetais de celulose. A maioria dos fármacos usados em medicina veterinária consiste em ácidos fracos ou bases fracas, e este é o método que utilizam para atravessar as membranas celulares.

Osmose

Um conceito de importância crítica em biologia é o da osmose. A água sempre irá tentar se mover de uma área ou compartimento com baixa concentração de solutos para uma área de alta concentração de solutos (Figura 44.5). Cada íon ou partícula em uma solução atua como partícula osmótica, independente de sua carga. A osmolaridade de um compartimento ou solução é determinada pela concentração ou número de moles de partículas nessa solução: 1 mol de sódio em uma solução irá proporcionar a mesma atração osmótica para a água do que 1 mol de albumina. Em outras palavras, 10 g de sódio (peso atômico de 23) irão fornecer 0,43 osmol de partículas a uma solução. A adição de 10 g de albumina (PM de 60.000) à solução fornece apenas 0,00016 osmol de partículas a uma solução. A chave para a absorção de água através do tubo intestinal consiste na absorção de solutos. A água irá acompanhar o soluto através das membranas celulares.

Dragagem do solvente ou convecção de solutos

Pequenos solutos, como os eletrólitos, podem ser arrastados de um compartimento para outro pelo fluxo de massa de água. A água move-se de um compartimento para outro em virtude da pressão hidrostática ou força osmótica. Quanto menor a partícula e quanto menos carga, maior a probabilidade de ser arrastada com a água para o outro compartimento.

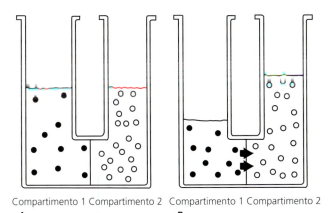

Figura 44.5 Osmose. **A.** Antes da osmose. São colocados volumes iguais de soluções aquosas (os solutos são representados por círculos pretos e círculos abertos) em compartimentos separados por uma membrana permeável à água, mas não aos solutos (membrana semipermeável). A solução aquosa no compartimento 1 apresenta a maior concentração de água (menor concentração de solutos). **B.** Durante a osmose. A osmose (difusão de água) ocorre do compartimento 1 para o compartimento 2 (maior concentração de água para menor concentração de água), e o nível de água aumenta no compartimento 2. De Reece W.O. (2009) *Functional Anatomy and Physiology of Domestic Animals*, 4th edn. Wiley-Blackwell, Ames, IA. Reproduzida, com autorização, de Wiley.

Pinocitose

Em algumas circunstâncias, partículas muito grandes ou com alta carga podem ser movidas através das membranas celulares por um processo denominado **endocitose**. A substância a ser transportada entra em contato com a membrana celular, e forma-se uma membrana endocítica ao redor da substância. É captada dentro da célula na forma de vesícula circundada por membrana, e, com muita frequência, a membrana irá atravessar a membrana do lado oposto da célula por exocitose. Esse processo é usado na absorção de imunoglobulinas, proteínas muito grandes presentes no colostro, que proporcionam imunidade passiva da mãe ao recém-nascido.

Transporte paracelular *versus* transcelular

1 De que maneira os processos de transporte paracelular e transcelular diferem?
2 Qual o processo que atua adequadamente quando existe um grande gradiente de concentração favorecendo o transporte? Qual é o sistema que precisa ser usado se houver necessidade de bombear uma substância contra seu gradiente eletroquímico?

Absorção paracelular

Todas as células da mucosa que revestem o tubo intestinal têm uma membrana apical e uma membrana basolateral. As células adjacentes estão unidas umas às outras em todos os lados por "junções firmes", também conhecidas como junções de oclusão e zônulas de oclusão. As zônulas de oclusão são compostas por várias proteínas, que formam uma vedação entre as células, a qual é relativamente impermeável a bactérias, vírus e grandes moléculas que foram ingeridas. Essas zônulas de oclusão também proporcionam resistência à passagem de pequenos íons e água. Todavia, essa resistência pode ser superada se as forças eletroquímicas que impulsionam os íons para o lado oposto de uma zônula de oclusão forem grandes o suficiente. Existem canais de água e canais de íons na zônula de oclusão. Esses canais fornecem vias de menor resistência para a água e os íons que são utilizados somente quando existe uma grande diferença de osmolaridade ou concentração em um dos lados da zônula de oclusão. O movimento através das zônulas de oclusão só é significativo para íons menores, como Na^+, Cl^-, K^+, Ca^{2+}, PO_4^- e Mg^{2+}. A absorção de solutos através das zônulas de oclusão entre os enterócitos, do lúmen diretamente para dentro do líquido extracelular, é designada como transporte paracelular (Figura 44.6). É também possível haver um fluxo de solutos do líquido extracelular para o lúmen através das zônulas de oclusão. Concentrações muito altas de alguns solutos no lúmen do intestino, como Ca^{2+}, podem exercer uma força eletroquímica tão grande sobre a zônula de oclusão a ponto de danificá-la e produzir orifícios, com consequente vazamento.

Absorção transcelular

Os nutrientes para o organismo são, em sua maioria, muito grandes para atravessar as zônulas de oclusão e precisam ser transportados através dos enterócitos absortivos das vilosidades por uma variedade de mecanismos de transporte (Figura 44.6). As proteínas de transporte podem facilitar a difusão passiva ou possibilitar o transporte ativo (bombeamento) de soluto contra o seu gradiente eletroquímico à custa de ATP. O processo envolve o transporte de soluto do lúmen para o citosol do enterócito através da membrana apical e o movimento de soluto do citosol para o líquido extracelular através da membrana basolateral. O mecanismo usado para transportar um soluto através da membrana apical é, com frequência, bastante diferente daquele empregado para o transporte do soluto através da membrana celular basolateral.

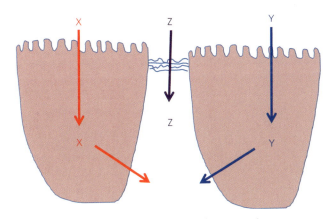

Figura 44.6 Os íons X e Y são transportados através do intestino por mecanismos transcelulares: precisam atravessar as membranas celulares tanto apical quanto basocelular. Esses mecanismos são eficientes até mesmo na presença de quantidades relativamente baixas de soluto no lúmen, em comparação com líquido extracelular. O íon Z atravessa a zônula de oclusão e é absorvido por um processo paracelular. O transporte paracelular é impulsionado pela concentração e só atua quando a concentração de soluto no lúmen for muito mais alta que a concentração de íon no líquido extracelular.

Absorção de minerais da dieta e reabsorção de eletrólitos secretados

Os eletrólitos (Na$^+$, K$^+$ e Cl$^-$) e os minerais da dieta precisam estar em solução dentro dos líquidos do tubo digestório para serem absorvidos. Felizmente, muitos minerais que poderiam estar em uma forma insolúvel nos componentes da dieta tornam-se solúveis após exposição ao ácido no estômago. O estômago tem a capacidade de absorver parte do sódio e do potássio, porém esses eletrólitos provavelmente estão contidos nas glândulas gástricas a partir do sangue, e não da dieta. Para as espécies monogástricas, a maior parte da absorção de minerais e eletrólitos ocorre no intestino delgado e no intestino grosso. O cólon também pode absorver muito bem eletrólitos se ainda estiverem presentes no lúmen. O principal local de absorção e os mecanismos utilizados para a absorção dos eletrólitos estão relacionados na Tabela 44.1.

Sódio

> 1 Como os íons sódio passam do lúmen do intestino para o interior da célula vilosa?
> 2 Como os íonse sódio passam do interior da célula para o líquido extracelular?

A concentração de sódio no lúmen do tubo gastrintestinal e no líquido extracelular geralmente é mais alta do que dentro do enterócito. O interior das células é negativo em relação a seu exterior.

Transporte pela membrana apical

A concentração intracelular de Na$^+$ é de cerca de 12 a 15 mmol/ℓ. A concentração luminal de Na$^+$ varia; todavia, com exceção dos segmentos finais do cólon, ela geralmente ultrapassa 15 mmol/ℓ. O Na$^+$ é movido através da membrana apical ao longo de seu gradiente de concentração e gradiente elétrico na maior parte do tubo gastrintestinal e ao longo de seu gradiente elétrico até mesmo quando a concentração de Na$^+$ é muito baixa no cólon distal.

- Cotransporte com cloreto para manter o equilíbrio elétrico. Todos os segmentos do intestino delgado e intestino grosso apresentam esses cotransportadores de Na$^+$/Cl$^-$ (Figura 44.7)
- Cotransporte de Na$^+$ com açúcares e aminoácidos liberados durante a digestão. A força eletroquímica proporcionada pelo movimento de Na$^+$ ao longo de seu gradiente elétrico e gradiente de concentração ajuda a arrastar essas moléculas maiores através da membrana apical. Essas proteínas transportadoras são encontradas nas células vilosas do duodeno e parte superior do jejuno.

Transporte pela membrana basolateral

A concentração extracelular de Na$^+$ é de cerca de 140 mmol/ℓ. O Na$^+$ sai da célula contra o seu gradiente elétrico e gradiente de concentração para entrar no líquido extracelular.

- Bomba eletrogênica: três íons Na$^+$ são bombeados para fora da célula em troca de dois íons K$^+$ para dentro da célula. Essa bomba necessita da energia de uma molécula de ATP para

Tabela 44.1 Principais mecanismos utilizados para a absorção de eletrólitos, hexoses, aminoácidos e água em vários segmentos do tubo intestinal.

Mecanismo	Duodeno	Parte superior do jejuno	Parte média do jejuno	Parte inferior do jejuno	Íleo	Cólon
Cotransportador de Na$^+$/Cl$^-$	+	+	+	+	++	+++
Cotransportador de Na$^+$/hexose	++++++	++++	+	+	–	–
Cotransportador de Na$^+$/aminoácidos	++++++	++++	+	+	–	–
Troca de Cl$^-$/HCO$_3^-$	–	–	–	–	++	+++
Absorção paracelular de Cl$^-$	++++	–	–	–	–	–
Absorção paracelular de K$^+$	–	–	–	–	+	+++
Água	+++	+++	+	+	++	+

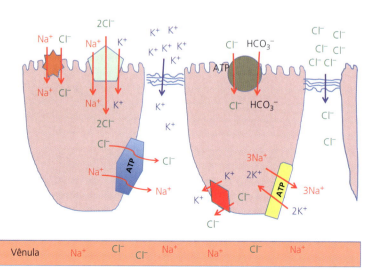

Figura 44.7 Principais mecanismos de absorção de eletrólitos. A membrana apical tem um cotransportador de Na$^+$/Cl$^-$, um cotransportador de K$^+$/2Cl$^-$ e uma bomba de Cl$^-$/HCO$_3^-$ ATPase para a transferência de eletrólitos do lúmen para dentro do citosol. A membrana basolateral utiliza uma bomba de Na$^+$/Cl$^-$ ATPase, um cotransportador de K$^+$/Cl$^-$ e a bomba de ATPase de troca de 3Na$^+$/2K$^+$ (bomba eletrogênica) para mover os eletrólitos do citosol para dentro do líquido extracelular. Na parte inferior do intestino delgado e no cólon, a maior parte do K$^+$ sofre absorção paracelular. Na parte superior do duodeno, o Cl$^-$ também pode ser absorvido de modo paracelular.

acioná-la. Todas as células do corpo têm bombas eletrogênicas (Figura 44.7)
- Bomba de Na^+/Cl^-: o sódio e o cloreto podem ser bombeados ativamente através da membrana basolateral à custa de um ATP. Esse mecanismo é usado principalmente na parte interior do intestino (Figura 44.7).

Cloreto

> 1 Como os átomos de cloreto passam do lúmen do intestino para o interior da célula vilosa?
>
> 2 Como os átomos de cloreto passam do interior da célula para o líquido extracelular?
>
> 3 Onde a absorção paracelular de cloreto tem mais tendência a ocorrer e por quê?

Transporte pela membrana apical

A concentração de Cl^- no lúmen é variável. O quimo que deixa o estômago contém quase 120 mmol/ℓ de Cl^-. A concentração de Cl^- na parte distal do intestino grosso aproxima-se mais de zero. A concentração intracelular de Cl^- é variável e pode ser tão baixa quanto 4 mmol/ℓ no cólon e tão alta quanto 30 mmol/ℓ na parte superior do intestino delgado.

- Cotransporte com Na^+ para manter o equilíbrio elétrico. Todos os segmentos do intestino delgado e intestino grosso apresentam esses cotransportadores de Na^+/Cl^- (Figura 44.7)
- Um íon Cl^- é movido para dentro da célula em troca de um íon HCO_3^- movido para dentro do lúmen para manter a neutralidade elétrica. Esse processo necessita da energia de um ATP. Esse mecanismo é particularmente importante no cólon, onde se espera uma baixa concentração de Cl^- no lúmen (Figura 44.7)
- Cotransportador de $Na^+/K^+/2Cl^-$: A força eletromotriz do movimento de Na^+ ao longo de seu gradiente elétrico e gradiente de concentração ajuda a mover os íons K^+ e Cl^- mais relutantes através da membrana apical (Figura 44.7).

Transporte pela membrana basolateral

A concentração de cloreto no líquido extracelular é de cerca de 102 a 108 mmol/ℓ. No interior do enterócito, a concentração de Cl^- pode alcançar até 30 mmol/ℓ. O Cl^- move-se para o líquido extracelular contra o seu gradiente de concentração, porém ao longo de seu gradiente elétrico.

- Cotransportador de Cl^-/K^+: o K^+ é transportado para dentro do líquido extracelular ao longo de seu gradiente de concentração, porém contra o seu gradiente elétrico. A força combinada do movimento de K^+ ao longo de seu gradiente de concentração e do movimento de Cl^- ao longo de seu gradiente elétrico permite que ambas as moléculas superem as forças que resistem a esse movimento (Figura 44.7)
- Bomba de Cl^-: o cloreto pode ser bombeado ativamente através da membrana basolateral à custa de um ATP. Esse mecanismo é usado principalmente na parte inferior do intestino (Figura 44.7)
- Bomba de Na^+/Cl^-: o sódio e o cloreto podem ser bombeados ativamente através da membrana basolateral à custa de um ATP. Esse mecanismo é utilizado principalmente na parte inferior do intestino (Figura 44.7).

Absorção paracelular no líquido extracelular

Quando a concentração de Cl^- é muito alta, como na parte superior do duodeno (110 a 120 mmol/ℓ), o gradiente de concentração entre o lúmen e o líquido extracelular (102 a 108 mmol/ℓ) irá permitir a passagem de Cl^- através das zônulas de oclusão entre enterócitos adjacentes diretamente para dentro do líquido extracelular. Esse mecanismo é importante nos primeiros centímetros do duodeno e remove rapidamente uma grande quantidade de cloreto do quimo; essa ação também aumenta o pH da digesta no duodeno (Figura 44.7).

Potássio

> 1 Como átomos de potássio passam do lúmen do intestino para o interior da célula vilosa?
>
> 2 Como átomos de potássio passam do interior da célula para o líquido extracelular?
>
> 3 Onde a absorção paracelular de potássio tem mais tendência a ocorrer e por quê?

Transporte paracelular de K^+

A maior parte da absorção de K^+ ocorre através das zônulas de oclusão, e o K^+ move-se entre as células diretamente para dentro do líquido extracelular, particularmente na parte inferior do intestino delgado. A concentração de K^+ no líquido extracelular é baixa (4 a 6 mmol/ℓ), enquanto a sua concentração no lúmen pode ser várias vezes mais alta. A concentração de K^+ no lúmen aumenta efetivamente à medida que a digesta se move ao longo do tubo intestinal, da parte superior para a parte inferior do intestino, à medida que a água é removida da ingesta e concentra o potássio remanescente (Figura 44.7).

Transporte transcelular de K^+

O transporte transcelular de K^+ tem uma contribuição relativamente pequena para a absorção global do K^+.

Membrana apical

A concentração de K^+ no interior da célula é de cerca de 139 mmol/ℓ. O K^+ luminal precisa atravessar a membrana apical contra o seu gradiente de concentração, porém a favor de seu gradiente elétrico.

- Cotransportador de $Na^+/K^+/Cl^-$: a força eletromotriz do movimento de Na^+ ao longo de seu gradiente elétrico e gradiente de concentração ajuda a mover os íons K^+ e Cl^- mais relutantes através da membrana apical (Figura 44.7).

Membrana basolateral

O K^+ move-se ao longo de seu gradiente de concentração, porém contra o seu gradiente elétrico.

- Cotransportador de Cl^-/K^+: o K^+ irá se mover para dentro do líquido extracelular ao longo de seu gradiente de concentração, porém contra o seu gradiente elétrico. A força combinada do movimento de K^+ ao longo de seu gradiente de concentração e do movimento de Cl^- ao longo de seu gradiente elétrico permite que ambas as moléculas superem as forças que resistem a esse movimento (Figura 44.7).

Cálcio

> 1 Como os átomos de cálcio passam do lúmen do intestino para o interior da célula vilosa?
> 2 Como os átomos de cálcio passam do interior da célula para o líquido extracelular?
> 3 Onde a absorção paracelular de cálcio tem mais tendência a ocorrer e por quê?

Dependendo da quantidade de Ca^{2+} na dieta e de sua solubilidade (altamente variável), o Ca^{2+} pode ser absorvido por um sistema de transporte passivo paracelular, ou pode ser ativamente transportado através do enterócito pelo mecanismo transcelular.

Transporte transcelular de Ca^{2+}

Membrana apical

A concentração de Ca^{2+} no lúmen do tubo intestinal é sempre mais alta do que a sua concentração no interior da célula (0,0002 mmol/ℓ), de modo que o Ca^{2+} irá se mover através da membrana apical ao longo de seu gradiente de concentração e gradiente elétrico. Entretanto, a membrana é impermeável ao Ca^{2+}.

- Entrada através dos canais de Ca^{2+}: a produção desses canais e a sua inserção na membrana apical dependem da estimulação das células epiteliais pela forma hormonal da vitamina D, a 1,25-di-hidroxivitamina D_3, abreviada como $1,25(OH)_2D$ (Figura 44.8)
- Os íons Ca^{2+} livres dentro do citosol podem exercer muitos efeitos na célula, visto que os íons Ca^{2+} livres são utilizados como segundo mensageiro por muitos receptores acoplados à proteína G. Por conseguinte, o Ca^{2+} precisa ser quelado a outra proteína dependente de $1,25(OH)_2D$ denominada calbindina-9 K, para o seu transporte pelo enterócito até a membrana basolateral.

Membrana basolateral

A concentração de Ca^{2+} ionizado no líquido extracelular (~1,25 mmol/ℓ) é quase 5.000 vezes mais alta do que a concentração de Ca^{2+} no interior do enterócito. O Ca^{2+} terá que sair do enterócito contra o seu gradiente de concentração e gradiente elétrico.

- Bomba de ATPase de troca de $Ca^{2+}/3Na^+$: trata-se de outra proteína dependente de $1,25(OH)_2D$. A bomba utiliza energia do ATP e a força eletroquímica fornecida, permitindo que três íons Na^+ no interior da célula impulsionem um átomo de Ca^{2+} para dentro do líquido extracelular contra um enorme gradiente de concentração.

Transporte paracelular de Ca^{2+}

Existe também um segundo mecanismo independente de vitamina D para a absorção de Ca^{2+}. Esse mecanismo envolve o movimento de Ca^{2+} do lúmen do intestino para o líquido extracelular entre as células epiteliais intestinais. Esse mecanismo é conhecido como **transporte paracelular de Ca^{2+}** e é impulsionado exclusivamente pela concentração de Ca^{2+} solúvel que alcança as células epiteliais. Quando a concentração de Ca^{2+} ionizado na proximidade das zônulas de oclusão entre as células epiteliais ultrapassa substancialmente a concentração de Ca^{2+} ionizado no líquido extracelular (~1,25 mmol/ℓ), ocorre fluxo de Ca^{2+} através das zônulas de oclusão diretamente para dentro do líquido extracelular e do sangue. Tende a se tornar significativo apenas quando a concentração de Ca^{2+} ionizada sobre o epitélio intestinal ultrapassa 4 mmol/ℓ. Esse mecanismo constitui um fator atuante quando o Ca^{2+} da dieta apresenta-se elevado e apenas na parte superior do duodeno. Como o leite é muito rico em Ca^{2+} disponível, ocorre absorção paracelular passiva de Ca^{2+} por um curto período de tempo após a amamentação.

Nos ruminantes, foram descritos mecanismos de transporte de Ca^{2+} tanto passivo quanto ativo no rúmen. O transporte passivo de Ca^{2+} através da parede do rúmen pode constituir um importante meio de transporte de Ca^{2+} nessas espécies. Tanto nos monogástricos quanto nos ruminantes, acredita-se que o transporte paracelular de Ca^{2+} seja o mecanismo utilizado para absorver entre 30 e 60% do cálcio com dieta regular. Quando o cálcio da dieta está baixo ou pouco disponível, o animal depende mais dos mecanismos de transporte ativo. Em pelo menos dois fermentadores pós-gástricos, o equino e o coelho, o transporte ativo de Ca^{2+} através do intestino não é regulado pelo hormônio $1,25(OH)_2D$. Nessas espécies, os mecanismos de transporte ativo para a absorção do cálcio dietético estão sempre atuando.

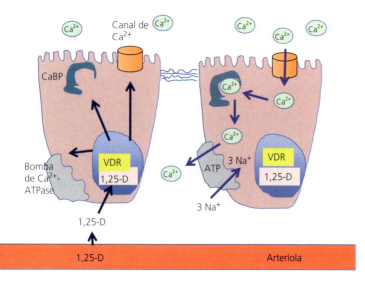

Figura 44.8 O transporte transcelular ativo de Ca^{2+} depende da 1,25-di-hidroxivitamina D_3 (1,25-D) produzida no rim. Após a sua ligação ao receptor de vitamina D (VDR), a 1,25-D estimula a transcrição e a tradução de um canal de Ca^{2+} da membrana apical, a proteína de ligação do cálcio (CaBP), e a bomba de troca de $3Na^+/1Ca^{2+}$ (bomba de Ca^{2+}-ATPase) na membrana basolateral. O Ca^{2+} no lúmen move-se para dentro da célula através dos canais de Ca^{2+}. Em seguida, a CaBP liga-se ao Ca^{2+} e o transporta através da célula e até a bomba de Ca^{2+}-ATPase, que troca três íons Na^+ no líquido extracelular por um íon Ca^{2+} no interior da célula à custa de 1 ATP.

Fosfato (HPO₄⁻)

> 1 Como as moléculas de fosfato passam do lúmen do intestino para o interior da célula vilosa?
>
> 2 Como as moléculas de fosfato passam do interior da célula para o líquido extracelular?
>
> 3 Onde a absorção paracelular de moléculas de fosfato tem mais tendência a ocorrer e por quê?

Transporte transcelular de HPO₄⁻

Membrana apical

A concentração intracelular de fosfato é de cerca de 100 mmol/ℓ. Em geral, a concentração luminal de fosfato é mais baixa do que a sua concentração intracelular, mesmo com uma dieta rica em fosfato, de modo que o fosfato irá atravessar a membrana apical contra o seu gradiente de concentração e contra o seu gradiente elétrico.

- Transporte acoplado ao HPO₄⁻/2Na⁺: Vários tipos diferentes de proteínas cotransportadoras podem desempenhar essa função. A mais eficiente dessas proteínas é apenas produzida nos enterócitos pela estimulação da 1,25(OH)₂D. Na ausência de 1,25(OH)₂D, o animal não consegue absorver adequadamente o fosfato de uma dieta pobre em fosfato e pode desenvolver raquitismo. A força propulsora para a absorção do fosfato é obtida pela entrada de dois íons Na⁺ cotransportados com o ânion fosfato.

Membrana basolateral

A concentração extracelular de fosfato é de cerca de 0,8 mmol/ℓ, de modo que o ânion fosfato pode atravessar a membrana basolateral para dentro do líquido extracelular ao longo de seu gradiente de concentração e gradiente elétrico, isto é, por meio de difusão passiva através dos canais de fosfato na membrana basolateral.

Transporte paracelular de HPO₄⁻

Como o fosfato da dieta pode tornar a concentração intraluminal de fosfato consideravelmente mais alta do que a sua concentração extracelular (0,8 mmol/ℓ), uma grande quantidade de fosfato atravessa as zônulas de oclusão e entra no líquido extracelular. Talvez 60 a 80% do fosfato dietético sejam absorvidos de modo paracelular quando os animais recebem uma dieta típica.

Digestão e absorção das proteínas dietéticas

> 1 Quais são as enzimas envolvidas na digestão das proteínas no estômago?
>
> 2 Quais são as enzimas envolvidas na digestão das proteínas na parte proximal do intestino?
>
> 3 Qual é o comprimento máximo de um peptídio para que possa ser absorvido através da membrana apical vilosa?
>
> 4 Como os aminoácidos individuais atravessam a membrana apical? Qual é o papel desempenhado pelo cotransporte de sódio nesse processo?
>
> 5 Qual é o destino dos dipeptídios absorvidos através da membrana apical?
>
> 6 Como os aminoácidos atravessam a membrana basolateral?

As proteínas na dieta tendem a ser moléculas muito grandes e, com frequência, consistem em centenas de aminoácidos ligados por ligações peptídicas. Por exemplo, a caseína, a principal proteína do leite, tem um peso molecular de 23.000 e cerca de 200 aminoácidos de comprimento. Essas moléculas precisam ser decompostas até a forma de dipeptídios e tripeptídios para que possam atravessar os enterócitos. A digestão das proteínas começa no estômago. O ambiente muito ácido do estômago por si só pode hidrolisar algumas das ligações peptídicas. As células principais das glândulas gástricas secretam **pepsinogênio**, uma enzima proteolítica inativa. O pepsinogênio é secretado na forma inativa para evitar a autodigestão das células principais e das células glandulares gástricas. O ácido das glândulas mistura-se com o pepsinogênio e cliva um fragmento do pepsinogênio para formar a pepsina, a enzima ativa. A pepsina cliva ligações peptídicas próximas dos aminoácidos hidrofóbicos com cadeias laterais aromáticas (fenilalanina, triptofano, tirosina). A **renina** é outra enzima produzida pelas células principais. Essa enzima atua entre os resíduos de fenilalanina e metionina nas proteínas e é particularmente importante na digestão da caseína pelos mamíferos no período neonatal. Tanto a pepsina quanto a renina atuam em nível ideal quando o pH está situado entre 2 e 3. Como resultado final, as proteínas que tinham centenas de aminoácidos de comprimento quando entram no estômago chegam ao duodeno na forma de fragmentos cujo comprimento pode ser de 25 a 100 aminoácidos.

À medida que os peptídios alcançam o intestino delgado, eles ativam receptores das células enteroendócrinas que revestem as criptas duodenais, estimulando a secreção de colecistocinina (CCK). A CCK entra na circulação e alcança as células acinares do pâncreas e células mioepiteliais que circundam cada ácino. Isso desencadeia a secreção de enzimas pancreáticas na parte proximal do duodeno por meio dos ductos pancreáticos (Figura 44.9). As enzimas proteolíticas do pâncreas são produzidas e secretadas nos ductos pancreáticos em uma forma inativa. A forma inativa impede a autodigestão do pâncreas e seus ductos. As proenzimas proteolíticas secretadas pelo pâncreas incluem tripsinogênio, quimiotripsinogênio, proelastase e procarboxipeptidases A e B.

A CCK secretada pelas células enteroendócrinas das criptas em resposta a peptídios (e gorduras) que entram no duodeno também alcança os enterócitos vilosos. Em consequência, os enterócitos secretam uma enzima denominada enteropeptidase (também designada como enteroquinase) no lúmen do duodeno. A enteropeptidase dirige-se para o tripsinogênio que entrou no duodeno e cliva um fragmento para formar a enzima proteolítica ativa, a tripsina. Em seguida, a tripsina cliva porções de cada uma das outras enzimas proteolíticas secretadas pelo pâncreas, tornando-as também ativas. A tripsina pode converter efetivamente o tripsinogênio em tripsina ativa, fornecendo um exemplo de regulação por retroalimentação positiva. A ação rápida da enteropeptidase faz com que todas as enzimas proteolíticas inativas nas secreções pancreáticas se tornem ativas no lúmen do intestino. Cada uma dessas diferentes enzimas proteolíticas (pepsina, quimiotripsina, elastase e carboxipeptidases) cliva ligações peptídicas entre aminoácidos específicos, de modo que, quando a fase luminal da digestão é concluída, a proteína é convertida em peptídios que geralmente têm apenas 1 a 12 aminoácidos de comprimento.

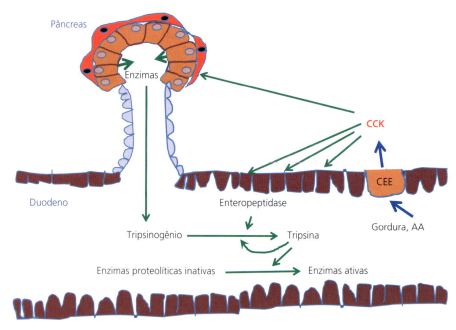

Figura 44.9 Muitas das enzimas secretadas pelo pâncreas encontram-se em uma forma inativa. A ativação começa quando uma célula enteroendócrina (CEE) secreta colecistocinina (CCK) em resposta à presença de gorduras ou aminoácidos (AA) no duodeno. A CCK estimula o pâncreas a secretar enzimas, muitas das quais estão em uma forma inativa. A CCK também atua nos enterócitos vilosos adjacentes e faz com que eles secretem enteropeptidase. A enteropeptidase converte o tripsinogênio pancreático na enzima ativa, tripsina. Em seguida, a tripsina cliva porções de todas as outras enzimas pancreáticas inativas, permitindo que se tornem ativas no lúmen intestinal. A tripsina também pode clivar o tripsinogênio para formar mais tripsina.

Esses aminoácidos individuais e peptídios mais longos movem-se, em seguida, para a borda em escova. São muito solúveis em água e não têm nenhum problema em atravessar a camada inerte de água e entrar no glicocálice, aderindo às microvilosidades que formam a borda em escova dos enterócitos vilosos. Várias peptidases intestinais projetam-se da borda em escova para dentro do glicocálice, porém essas enzimas não são liberadas no lúmen do intestino. Essas peptidases intestinais hidrolisam as ligações peptídicas, reduzindo o comprimento dos peptídios a não mais do que três aminoácidos. O próximo obstáculo à sua absorção consiste em atravessar a membrana apical do enterócito viloso.

Travessia da membrana apical dos enterócitos vilosos

Os aminoácidos individuais desenvolvem um grande gradiente de concentração acima da membrana apical das células vilosas duodenais e jejunais após a ingestão de uma refeição. Em virtude dos esforços secretores dos enterócitos das criptas, são também encontradas grandes quantidades de sódio acima da membrana apical. Pelo menos quatro carreadores facilitados existem na membrana apical das células vilosas. Esses transportadores parecem ser específicos para os aminoácidos básicos, ácidos ou neutros. A prolina parece ter seu próprio carreador singular. Todos esses carreadores de aminoácidos individuais são carreadores facilitadores, que se ligam ao aminoácido e a um íon Na$^+$ (Figura 44.10). A força combinada do aminoácido que se move ao longo de seu gradiente de concentração e do movimento de Na$^+$ ao longo de seu gradiente elétrico e gradiente de concentração ajuda a impulsionar a grande molécula de aminoácido através da membrana apical.

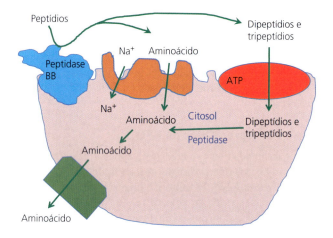

Figura 44.10 Digestão e absorção das proteínas e dos aminoácidos na borda em escova. Uma peptidase da borda em escova (peptidase BB) das células vilosas pode clivar qualquer peptídio com mais de três aminoácidos que alcance o glicocálice. Em seguida, os aminoácidos individuais utilizam um de quatro tipos conhecidos de cotransportadores de Na$^+$/aminoácidos para cruzar a membrana apical. Esses carreadores de difusão facilitada utilizam a força propulsora fornecida pela alta concentração de aminoácidos no lúmen depois de uma refeição e pela alta concentração de Na$^+$ no lúmen proporcionada pelas secreções das células das criptas para mover os grandes aminoácidos com carga através da borda em escova. Os dipeptídios e os tripeptídios podem ser transportados por proteínas especiais de transporte ativo, que não necessitam de Na$^+$, mas que consomem um ATP para movimentar essas grandes moléculas através das membranas. Uma vez no interior da célula, os dipeptídios e tripeptídios são convertidos em aminoácidos individuais por peptidases intracelulares. Em seguida, transportadores exclusivos da membrana basolateral facilitam a difusão dos aminoácidos para dentro do líquido extracelular.

Os dipeptídios e tripeptídios na borda em escova podem ser absorvidos por mecanismos de transporte ativo. São tão grandes, que é necessária a força suprida por uma molécula de ATP, juntamente com uma proteína transportadora, para bombeá-los através da membrana apical. As pesquisas sugerem que a maior parte dos aminoácidos é transportada através da membrana apical na forma de dipeptídios e tripeptídios. Quando alcançam o citosol do enterócito viloso, são hidrolisados a aminoácidos individuais por peptidases intracelulares.

Travessia da membrana basolateral dos enterócitos vilosos

À medida que aminoácidos individuais acumulam-se no lado basolateral dos enterócitos, sua concentração torna-se muito mais alta que a dos aminoácidos livres no líquido extracelular. Transportadores exclusivos da membrana basolateral facilitam a difusão dos aminoácidos através da membrana basolateral, independente do Na^+. Os aminoácidos entram no líquido extracelular e são transportados na circulação portal até o fígado. Os íons Na^+ que acompanham os aminoácidos individuais através da membrana apical são bombeados para dentro do líquido extracelular pela bomba eletrogênica de $3Na^+/2K^+$ situada na membrana basolateral, à custa de um ATP. O sódio pode ser removido do sangue pelas células secretoras das criptas e devolvido ao lúmen para ajudar o transporte facilitado de outros aminoácidos pelas células vilosas.

Absorção de proteínas intactas

Em raros casos, algumas proteínas muito específicas podem ser absorvidas intactas através das células vilosas intestinais. As mais importantes dessas proteínas são os anticorpos do colostro que proporcionam imunidade passiva ao mamífero recém-nascido. No caso das imunoglobulinas do colostro, os anticorpos encontrados no colostro apresentam propriedades singulares por meio das quais podem resistir à degradação pelo ácido gástrico e pelas enzimas proteolíticas. A secreção de enzimas proteolíticas e os processos de ativação no período neonatal não parecem estar totalmente desenvolvidos, o que também ajuda a proteína a evitar a digestão. As células vilosas do recém-nascido têm receptores específicos que reconhecem as imunoglobulinas. Quando a imunoglobulina se liga ao seu receptor, isso ativa a sua endocitose: é envolvida por uma parte da membrana apical, transportada até a membrana basolateral e liberada no líquido extracelular por exocitose. A presença desses receptores nos enterócitos vilosos neonatais é de curta duração: a maioria dos mamíferos perde esses receptores de imunoglobulinas e deixam de absorver imunoglobulinas dentro de 24 h após o seu nascimento.

Digestão e absorção de carboidratos não estruturais

1 Qual é a diferença entre amido, glicose, frutose e lactose?

2 Onde a amilase é produzida e qual a sua função?

3 Os dissacarídios podem atravessar a membrana apical?

4 Que enzimas são encontradas no glicocálice fixado à membrana da borda em escova? Qual é a sua principal função?

5 Como moléculas individuais de galactose e de frutose atravessam a membrana celular apical? Como a frutose atravessa a membrana apical das células vilosas?

6 A absorção de açúcar do tubo intestinal necessita de insulina?

Os amidos vegetais e o glicogênio proveniente da ingestão de músculo e fígado são constituídos por grande número de moléculas de glicose ligadas entre si por ligações na posição $\alpha(1\rightarrow4)$ ou $\alpha(1\rightarrow6)$. O açúcar de origem vegetal mais comum na dieta é a sacarose, um dissacarídio composto de uma molécula de glicose ligada a uma molécula de frutose. O açúcar do leite ou lactose é um dissacarídio de glicose e galactose ligadas na posição $\beta(1\rightarrow4)$. A digestão de carboidratos estruturais de origem vegetal (celulose e hemicelulose) é de importância crítica para a sobrevivência dos ruminantes e dos fermentadores pós-gástricos e é discutida no Capítulo 45.

Durante a digestão, os amidos da dieta começam a ser clivados pela α-amilase salivar. Esse processo atua em algumas das ligações $\alpha(1\rightarrow4)$, porém a enzima não tem tempo suficiente para decompor grande parte da molécula de amido antes da entrada do bolo no estômago, onde a amilase é destruída pelo pH baixo. Os ácidos e as enzimas proteolíticas do estômago não têm nenhum efeito sobre os amidos, que prosseguem até o duodeno. A mudança de osmolaridade causada pela entrada de amido e de ácidos no duodeno desencadeia a estimulação parassimpática vagal da secreção pancreática. O pâncreas secreta α-amilase em uma forma ativa que ataca as ligações $\alpha(1\rightarrow4)$ entre moléculas de glicose e é altamente eficiente. A maior parte do amido é degradada a maltose (duas glicoses) e maltotriose (três glicoses) e impede as dextrinas (glicoses com ligação $\alpha1\rightarrow6$) em poucos minutos de entrar no duodeno. Em seguida, esses produtos de degradação do amido movem-se até a borda em escova: são muito hidrossolúveis e não têm nenhuma dificuldade em atravessar a camada inerte de água para alcançar o glicocálice. Uma grande variedade de enzimas estende-se no glicocálice a partir da borda em escova, e essas enzimas terminam o processo de digestão (Figura 44.11). Algumas dessas enzimas incluem a sacarase, que converte a sacarose em glicose e frutose; a maltase e a maltotriase, que convertem a maltose e a maltotriose em suas moléculas de glicose constituintes; e a lactase, que converte a lactose do leite em glicose e galactose. A lactase é encontrada na borda em escova dos enterócitos vilosos de todos os mamíferos recém-nascidos; todavia, ela desaparece frequentemente após o desmame do animal. Por outro lado, a sacarase frequentemente está ausente em recém-nascidos e só se torna expressa quando o animal tem várias semanas de idade. A trealase é uma enzima que degrada a trealose, um açúcar encontrado nos corpos dos insetos. A borda em escova também tem a sua própria forma de α-amilase para degradar qualquer amido que não seja degradado pela α-amilase pancreática. Uma α-dextrinase também é encontrada na borda em escova para clivar as ligações $\alpha(1\rightarrow6)$ entre moléculas de glicose nas dextrinas-limite liberadas durante a digestão do amido pela α-amilase pancreática no lúmen do intestino. Na dieta típica dos monogástricos, cerca de 80% dos carboidratos não estruturais ingeridos consistem em glicose, e o restante é constituído pela frutose (ou pela galactose em animais jovens alimentados com leite).

Travessia da membrana apical dos enterócitos vilosos

As hexoses (p. ex., glicose e galactose) e as pentoses (p. ex., frutose) liberadas pelas enzimas da borda em escova são muito grandes para atravessar facilmente a membrana apical. Sua concentração sobre a membrana apical aumenta depois de

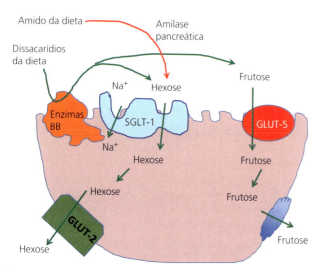

Figura 44.11 O amido é convertido em glicose, maltose e dextrinas-limite pela amilase presente no lúmen do intestino. As enzimas da borda em escova (enzimas BB), como a maltase, a lactase, a sacarase e a dextrinase, convertem os dissacarídios da dieta (p. ex., maltose, lactose, sacarose) e dextrinas-limite em moléculas individuais de hexose (glicose e galactose) ou pentose (frutose).*As hexoses na borda em escova entram na célula utilizando um transportador de glicose ligado ao Na⁺ (SGLT-1). As pentoses utilizam um transportador facilitado independente de Na⁺ (GLUT-5). Na membrana basolateral, tanto a hexose (transportador GLUT-2) quanto a pentose utilizam a difusão por transporte facilitado para entrar no líquido extracelular ao longo de seu gradiente de concentração. *N.R.T.: Uma dextrina-limite (também chamada dextrina residual) é produto não redutor obtido de intensa ação amilolítica, analogamente à ação da beta-amilase sobre a amilopectina ou, ainda, da fosforilase sobre o glicogênio. [Gray G.M., *J Nutr.*, 122(1): 172-177, 1992; Lee B.H. *et al.*, *PLoS One*, 8(4): e59745, 2013.]

uma refeição, de modo que existe um gradiente de concentração que pode ajudá-las a penetrar no citosol. A glicose e a galactose podem ser transportadas utilizando uma molécula transportadora de hexose (SGLT-1) na membrana apical (Figura 43.11). Essa proteína liga-se a hexoses e também se liga a um íon Na⁺ (fornecido pelas secreções dos enterócitos das criptas). A força combinada proporcionada pelo gradiente de concentração das hexoses e pela força eletroquímica do movimento de Na⁺ para dentro do citosol pode arrastar a glicose para dentro da célula. A frutose também é um açúcar de seis carbonos, mas que exibe propriedades ligeiramente diferentes em virtude de seu grupo cetona. A frutose pode ser absorvida com a ajuda de uma proteína transportadora de pentose (GLUT-5) nas membranas apical e basolateral, possibilitando a sua entrada no citosol por difusão facilitada independente de Na⁺.

Travessia da membrana basolateral dos enterócitos vilosos

A concentração de hexoses e pentoses aumenta dentro do citosol dos enterócitos e na membrana basolateral alcançando valores que ultrapassam a concentração presente no líquido extracelular. Tanto as hexoses quanto a frutose difundem-se através da membrana basolateral para dentro do líquido extracelular, facilitadas por uma molécula transportadora (GLUT-2 para as hexoses, GLUT-5 para a frutose). Os íons Na⁺ que acompanham as hexoses através da membrana apical são bombeados para dentro do líquido extracelular pela bomba eletrogênica de 3Na⁺/2K⁺ situada na membrana basolateral à custa de um ATP. O Na⁺ pode ser removido do sangue pelas células secretoras das criptas e devolvido ao lúmen para ajudar o transporte facilitado de outras hexoses e aminoácidos pelas células vilosas.

É importante indagar por que o intestino não digere todo o amido e os dissacarídios da dieta a suas hexoses e pentoses constituintes no lúmen. A razão pela qual a digestão é concluída na borda em escova é evitar que a osmolaridade do conteúdo do lúmen aumente excessivamente e possa atrair quantidades excessivas de água para dentro do lúmen. Ao liberar as hexoses e as pentoses na borda em escova, elas podem ser absorvidas quase no mesmo momento em que são liberadas, impedindo, assim, uma elevação na osmolaridade do conteúdo luminal. É também importante assinalar que o SGLT-1, o GLUT-2 e o GLUT-5 são transportadores independentes de insulina: as células intestinais absorvem açúcares durante a deficiência de insulina, assim como o fazem na presença de insulina em quantidades suficientes.

Digestão e absorção das gorduras

> 1 O que ocorre com a gordura no estômago?
> 2 A colipase é secretada pelo pâncreas na forma de procolipase. Qual é a sua função e por que ela não é secretada em sua forma ativa?
> 3 Quais são os produtos finais da digestão das gorduras pela lipase?
> 4 Qual é a função dos sais biliares no processo de digestão da gordura? Como eles atuam na absorção de gordura?
> 5 O que ocorre após a micela entrar em contato com a superfície apical da célula vilosa?
> 6 Por que os monoglicerídios e os ácidos graxos são convertidos de volta em triglicerídios no interior dos enterócitos?
> 7 O que é uma apolipoproteína e o que ela realiza?
> 8 O que é HDL?

As gorduras da dieta geralmente estão na forma de triglicerídios. A sua digestão pode começar na boca, visto que as glândulas linguais produzem lipase faríngea, que converte os triglicerídios em ácidos graxos, monoglicerídios e diglicerídios. Essa enzima é relativamente estável em ácido, e acredita-se que ela desempenhe um papel na digestão da gordura do leite por recém-nascidos que podem não estar produzindo o complemento total de enzimas pancreáticas e bile hepática. Em geral, a quantidade de gordura digerida pela lipase faríngea tem efeito insignificante na digestão normal das gorduras. A primeira etapa no processo de digestão das gorduras ocorre no estômago, onde a gordura dietética está sujeita à ação de agitação das contrações gástricas. Isso faz com que as gorduras dietéticas formem uma emulsão com a água – uma suspensão de finas gotículas de gordura em água. Esse processo frequentemente é auxiliado pela incorporação de fosfolipídios dietéticos à emulsão. Em seguida, as gotículas de gordura emulsificadas entram no duodeno (Figura 44.12). A presença de gorduras no duodeno desencadeia a secreção de CCK pelas células enteroendócrinas das criptas. A CCK induz a secreção de enzimas pelo pâncreas e também causa contração

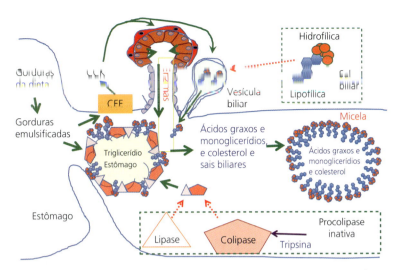

Figura 44.12 Fase luminal da digestão de gorduras. A agitação no estômago emulsifica os lipídios dietéticos. À medida que essas gorduras entram no duodeno, elas estimulam as células enteroendócrinas (CEE) a secretar colecistocinina (CCK). A CCK estimula o pâncreas a liberar enzimas digestivas, incluindo a lipase e a procolipase necessárias para a digestão de gorduras. A CCK também estimula a contração da vesícula biliar, com consequente secreção de sais biliares no lúmen. A procolipase é clivada pela tripsina para formar colipase ativa, que é um cofator necessário para a atividade total da lipase. A lipase, a colipase e os sais biliares atuam em conjunto sobre a gordura emulsificada, convertendo os triglicerídios em monoglicerídios e ácidos graxos livres. Os ácidos graxos e monoglicerídios liberados, bem como o colesterol e as vitaminas lipossolúveis, são circundados por sais biliares, formando micelas. As micelas são várias centenas de vezes menores do que a gotícula de gordura emulsificada.

da vesícula biliar (ausente no equino ou no rato). Várias enzimas de importância crítica podem ser encontradas nas secreções pancreáticas: lipase pancreática, secretada em uma forma ativa; colipase, secretada na forma inativa de procolipase; fosfolipases, secretadas em uma forma inativa (que clivam os fosfolipídios das membranas celulares); e a colesterol esterase, secretada na forma ativa. À semelhança das enzimas proteolíticas, as enzimas inativas envolvidas na digestão dos lipídios são ativadas no lúmen do duodeno com a clivagem pela enzima tripsina. A bile contém sais biliares que desempenham várias funções na digestão das gorduras.

A gotícula de gordura emulsificada que entra no duodeno é demasiado hidrofóbica e grande para que a lipase pancreática possa ter acesso à gotícula e iniciar a degradação dos triglicerídios. Os sais biliares são, essencialmente, detergentes produzidos no fígado pela combinação do colesterol com um aminoácido. Uma das extremidades da molécula, composta do colesterol, é hidrofóbica, o que possibilita a formação de ligações iônicas com ácidos graxos hidrofóbicos. A outra extremidade é muito hidrofílica, em virtude do componente aminoácido. Os sais biliares circundam a gotícula de gordura emulsificada e a decompõem em gotículas lipídicas menores suspensas na água do lúmen. Isso aumenta a área de superfície disponível para que ocorra degradação enzimática dos triglicerídios. A colipase precisa ligar-se à lipase pancreática para permitir que se torne totalmente ativa, e, em seguida, esse complexo começa a digerir triglicerídios a monoglicerídios e dois ácidos graxos na superfície da pequena gotícula de gordura criada pelos sais biliares. A colesterol esterase pode liberar o colesterol da gotícula, enquanto a fosfolipase libera os ácidos graxos e monoglicerídios dos fosfolipídios. À medida que a ação lipolítica dessas enzimas prossegue, mais sais biliares circundam os ácidos graxos liberados, monoglicerídios, colesterol e vitaminas lipossolúveis (p. ex., vitaminas A, D e E) que se encontram na dieta, formando pequenas estruturas recobertas por sais biliares conhecidas como micelas.

Passagem dos lipídios através da membrana apical dos enterócitos vilosos

Os ácidos graxos e os monoglicerídios por si sós são incapazes de ter acesso à membrana apical dos enterócitos vilosos para a sua absorção, visto que não conseguem atravessar a camada de água inerte e o glicocálice em virtude de sua natureza hidrofóbica. Entretanto, a micela, que transporta sua carga de lipídios, é circundada por sais biliares cujas extremidades hidrofílicas se projetam. Em consequência, os lipídios podem atravessar a camada de água inerte e o glicocálice para alcançar a superfície apical do enterócito. A micela entra em contato direto com a membrana apical, e o conteúdo lipofílico da micela difunde-se através da membrana celular apical para dentro do citosol a favor de seu gradiente de concentração (Figura 44.13). Os próprios sais biliares são muito hidrossolúveis para entrar na célula. Os sais biliares retornam ao lúmen e coletam outra carga de lipídios que é transportada para outro enterócito viloso. Os sais biliares são capazes de executar essa tarefa numerosas vezes antes de serem finalmente arrastados para o íleo. No íleo, transportadores específicos de sais biliares absorvem os sais biliares por meio de endocitose mediada por receptor e os transportam até a circulação portal de volta ao fígado, onde podem ser absorvidos pelos hepatócitos e novamente excretados na bile. Nos humanos, estima-se que cada sal biliar seja reciclado duas vezes para absorver a gordura de uma refeição.

Na borda em escova da membrana apical, os diglicerídios ou triglicerídios que estão incorporados na micela são degradados por uma lipase da borda em escova em monoglicerídios e ácidos graxos, os quais se difundem rapidamente para dentro da célula. Após a sua entrada na célula, os monoglicerídios e os ácidos graxos são rapidamente captados pelo retículo endoplasmático liso e novamente convertidos em triglicerídios. Esse processo tem duas finalidades: reduz a osmolaridade do citosol e remove os ácidos graxos e monoglicerídios do citosol. Isso mantém o gradiente de ácidos graxos e monoglicerídios que força os ácidos

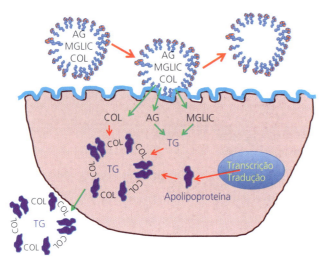

Figura 44.13 Fase da digestão e absorção dos lipídios na borda em escova. Os lipídios acondicionados na micela são capazes de atravessar a camada inerte de água situada acima dos enterócitos. Ao fazer contato, os ácidos graxos (AG), os monoglicerídios (MGLIC), o colesterol (COL) e as vitaminas lipossolúveis difundem-se através da membrana apical para o citosol. Os AG e os MGLIC são combinados para a formação de novos triglicerídios (TG), estimulando a maior difusão de AG e MGLIC a partir da micela. Os sais biliares da micela vazia retornam ao lúmen para coletar outra carga de AG e MGLIC. O enterócito produz apolipoproteínas, que se combinam com o colesterol para formar uma estrutura de quilomícrons que circunda os TG e vitaminas lipossolúveis no citosol. Em seguida, o quilomícron sofre exocitose através da membrana basolateral. O quilomícron é demasiado grande para entrar nas vênulas, de modo que penetra nos ductos lactíferos e linfáticos para alcançar o ducto torácico.

graxos e monoglicerídios através da membrana apical, de modo que toda a carga lipídica da micela possa se difundir para dentro do compartimento do citosol.

Passagem dos lipídios através da membrana basolateral dos enterócitos vilosos

Os triglicerídios e o colesterol (e vitaminas lipossolúveis) recém-formados no citosol são demasiado insolúveis em água para sair da célula através da membrana basolateral e excessivamente insolúveis para circular no sangue (Figura 44.13). A solução encontrada consiste no acondicionamento desses materiais lipídicos com lipoproteínas (apolipoproteínas). A apolipoproteína apresenta extremidades hidrofílica e hidrofóbica e forma uma estrutura especial que tem muitas das propriedades das membranas celulares, isto é, contém fosfolipídios e colesterol. As apolipoproteínas que circundam um conjunto de moléculas de triglicerídios formam uma estrutura denominada quilomícron. O quilomícron é constituído por cerca de 80% de triglicerídios, os quais formam o interior do quilomícron. A superfície externa é composta de fosfoglicerídios (9%), colesterol (3%) e apolipoproteína B (2%). Acredita-se que os quilomícrons atravessem a membrana basolateral dos enterócitos vilosos por meio de exocitose para dentro do líquido extracelular. Os quilomícrons são demasiado grandes (400 a 1.200 nm) para entrar na circulação portal, de modo que eles entram nos ductos lactíferos dentro da lâmina própria e, em seguida, passam para a circulação linfática até alcançar a circulação sanguínea por meio do ducto torácico.

Destino dos quilomícrons na circulação

Quando o quilomícron é liberado do enterócito, a principal lipoproteína presente em sua superfície é a apolipoproteína B48. À medida que o quilomícron circula no sangue, ele irá encontrar lipoproteínas de alta densidade (HDL) liberadas pelo fígado. As HDL são cobertas por apolipoproteínas C e E em sua superfície. Quando o quilomícron entra em contato com a HDL, ele descarrega parte de seus glicerídios na HDL e, por sua vez, recebe algumas apolipoproteínas C e E, que são incorporadas à superfície do quilomícron. Existem receptores de apolipoproteína C no tecido adiposo, na glândula mamária e no músculo esquelético e cardíaco. À medida que os quilomícrons circulam por esses tecidos, a apolipoproteína C presente na superfície pode ligar o quilomícron a seu receptor existente nesses tecidos. Os triglicerídios são transportados dentro do tecido, e o remanescente de quilomícron, que agora está vazio, é liberado de volta à circulação. À medida que passa pelos sinusoides hepáticos, a apolipoproteína E na superfície do remanescente de quilomícron liga-se aos receptores de apolipoproteína E nos hepatócitos, e o remanescente de quilomícron é captado pelos hepatócitos por meio de endocitose. O fígado pode utilizar os triglicerídios remanescentes para a produção de energia e pode armazenar as vitaminas A, D e E que estavam nos quilomícrons, ou o fígado pode novamente acondicionar o triglicerídio com o colesterol e fosfolipídios em outras partículas de lipoproteínas, como as lipoproteínas de densidade muito baixa (VLDL) e HDL. As VLDL podem liberar triglicerídios nos tecidos periféricos, como tecido adiposo, músculo e glândula mamária. O remanescente de uma VLDL é denominado lipoproteína de baixa densidade (LDL). A LDL ainda contém uma grande quantidade de colesterol e, nos humanos, tem o hábito pouco saudável de liberar o colesterol nas células endoteliais que revestem as artérias. Este é o motivo pelo qual a LDL é frequentemente designada como "colesterol ruim". As partículas de HDL liberadas pelo fígado podem remover efetivamente triglicerídios e colesterol das artérias e de outros tecidos periféricos e transportar esses materiais até o fígado para processamento. Essa propriedade explica o seu apelido de "bom colesterol".

Absorção de água

1. O que são aquaporinas? As aquaporinas possibilitam o movimento de água a favor ou contra o seu gradiente osmótico?
2. Por que o movimento de solutos é de importância crítica para a absorção de água?
3. A água pode atravessar as zônulas de oclusão? Em que circunstâncias?
4. Como o fluxo de sangue na ponta da vilosidade afeta a absorção de água?
5. Onde a maior parte da água é absorvida no tubo digestório?
6. O cólon pode compensar a má absorção no intestino proximal? O que ele pode absorver que ajudaria a absorção de água?

Existem duas forças que atuam para o movimento da água (Figura 44.14): a **pressão osmótica**, que é gerada pelo movimento de solutos de um compartimento para outro, criando um gradiente osmótico; a **pressão hidrostática**, que é uma força física criada quando a água é movida para dentro de uma área

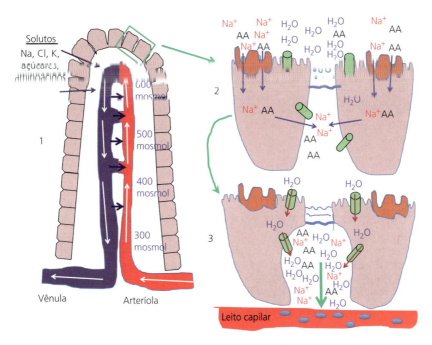

Figura 44.14 Absorção de água. A água é arrastada para áreas com alta concentração de solutos. (1) Na ponta da vilosidade, o fluxo de sangue na arteríola e vênula por contracorrente faz com que o soluto na vênula descendente sofra difusão para a arteríola ascendente, retornando à ponta da vilosidade. A osmolaridade na ponta da vilosidade pode alcançar quase 600 mosmol. (2) Nos enterócitos individuais, a água utiliza as aquaporinas para seguir o seu gradiente osmótico, criado pela absorção de solutos, como Na⁺ e aminoácidos (AA) para dentro do líquido extracelular através dos enterócitos. As aquaporinas são canais de água especializados, que possibilitam a passagem de água, mas não de íons com carga, através dos canais. (3) À medida que a água flui para dentro dos espaços laterais, a pressão hidrostática criada entre as células provoca distensão e abaulamento da parede celular abaixo da zônula de oclusão. Em seguida, a pressão hidrostática impulsiona a água e os solutos para dentro dos capilares fenestrados, que apresentam menor resistência ao fluxo de água do que as zônulas de oclusão.

confinada. Existem canais de aquaporina nas membranas apical e basolateral dos enterócitos, que possibilitam o movimento de água através da bicamada lipídica das membranas celulares, acompanhando o gradiente osmótico. Esses canais de aquaporina não permitem a passagem de quaisquer íons com carga através deles. O aspecto essencial para a absorção de água consiste na absorção de soluto. O soluto tipicamente é absorvido através da membrana apical e atravessa a membrana basolateral para entrar no espaço lateral existente entre as células epiteliais. Isso atrai a água para dentro do espaço lateral entre as células através das aquaporinas. Com a entrada de mais soluto e mais água nesse espaço restrito, a pressão hidrostática aumenta. A distensão das membranas celulares elásticas do espaço lateral também possibilita o aumento da pressão hidrostática. Em circunstâncias normais, a via de menor resistência para a água consiste em atravessar a membrana basal do endotélio capilar fenestrado para entrar na circulação. Um aspecto de importância crítica é o fato de que a zônula de oclusão oferece mais resistência ao fluxo de água do que a membrana basal endotelial fenestrada do leito capilar. As zônulas de oclusão não são impermeáveis à água, porém apenas menos permeáveis do que o endotélio capilar. Os canais de água formados por proteínas claudinas (que diferem das aquaporinas) na zônula de oclusão geralmente resistem ao fluxo de água, porém essa resistência pode ser superada se as forças osmóticas forem grandes o suficiente em um dos lados da membrana.

Um fenômeno que contribui para a absorção de água na ponta da vilosidade é o movimento por contracorrente de solutos da veia para a arteríola na lâmina própria da vilosidade. Convém lembrar que a arteríola transporta sangue para a ponta da vilosidade, e essa arteríola está em estreita contiguidade (satelitismo) com uma vênula que transporta sangue a partir da ponta da vilosidade. Durante a digestão e a absorção de uma refeição, as vênulas pós-capilares transportam grandes quantidades de solutos absorvidos nas vênulas. À medida que a vênula segue o seu percurso descendente pela vilosidade, os solutos podem sofrer difusão da vênula para dentro da arteríola a favor de seu gradiente de concentração (ver Figura 44.14). A arteríola transporta esses solutos até a ponta da vilosidade, e, finalmente, a osmolaridade da lâmina própria na ponta da vilosidade pode alcançar 500 a 600 mosmol, ou seja, cerca de duas vezes a osmolaridade do plasma. Isso arrasta a água do lúmen do intestino para dentro da ponta da vilosidade ou no líquido extracelular.

Equilíbrio hídrico no tubo gastrintestinal

Quase toda água que entra no tubo gastrintestinal é removida, de modo que as fezes geralmente contêm apenas pequenas quantidades de água. Um cão de 20 kg poderia beber (ou ingerir com a dieta) 600 mℓ de água por dia. As glândulas salivares acrescentam 300 mℓ, os sucos gástricos com 600 mℓ, a bile com 300 mℓ, as secreções pancreáticas com 600 mℓ, o intestino delgado (glândulas de Brunner e secreções das células das criptas) com mais 600 mℓ, e o muco do cólon com 50 mℓ de água para o lúmen do tubo gastrintestinal, alcançando um total de 3.050 mℓ de água que entram no lúmen (Tabela 44.2). Apenas cerca de 35 mℓ dessa água, ou seja, cerca de 1%, são eliminados do tubo com as fezes. A maior parte da água, isto é, cerca de 2.650 mℓ, é absorvida pelo intestino delgado. O duodeno e o jejuno absorvem cerca de 1.600 mℓ ou 52%. O íleo absorve cerca de

Parte 7 | Digestão, Absorção e Metabolismo

Tabela 44.2 Secreção e absorção de água em um cão de 20 kg.

	No lúmen (ingerida e secretada)	Fora do lúmen (absorvida)
Alimento e água	600 mℓ	–
Glândulas salivares	300 mℓ	–
Suco gástrico	600 mℓ	–
Bile	300 mℓ	–
Secreções pancreáticas	600 mℓ	–
Intestino delgado	600 mℓ	2.650 mℓ
Cólon	50 mℓ	365 mℓ
Total	3.050 mℓ	3.015 mℓ = 35 mℓ nas fezes

1.060 mℓ ou 35%, e o cólon absorve 365 mℓ ou 12% da água que entra no tubo gastrintestinal. A água é absorvida com uma eficiência de quase 99%. Por conseguinte, o equilíbrio da água para o cão consiste em 600 mℓ ingeridos e 565 mℓ retidos (que provavelmente são usados para a umidade da respiração e a produção de urina).

O equilíbrio hídrico no equino (e em outros fermentadores pós-gástricos) é ligeiramente diferente. Espera-se que um equino de 500 kg tenha uma ingestão de cerca de 40 ℓ de água por dia (Tabela 44.3). Os sucos salivares e gástricos acrescentam 41 ℓ de água, e as secreções pancreáticas biliares e dos intestinos delgado e grosso acrescentam mais 63 ℓ, alcançando um total de 144 ℓ de água que entram no tubo gastrintestinal. O intestino delgado absorve diariamente 79 ℓ de água. O ceco absorve 18 ℓ, o cólon ventral, 13 ℓ, o cólon dorsal, 18,5 ℓ, e o cólon transverso e descendente, mais 8 ℓ de água, alcançando um total de 57,5 ℓ para o intestino grosso. O cólon equino absorve uma quantidade muito maior de água do que o cólon dos monogástricos. Ele utiliza a força osmótica da absorção dos AGV para absorver grande parte dessa água. A perda efetiva de água das fezes é de cerca de 7,5 ℓ/dia. Em equilíbrio, o equino retém 32,5 ℓ dos 40 ℓ ingeridos.

Diarreia mal absortiva

As bactérias e os vírus podem causar dano às zônulas de oclusão e/ou células absortivas das vilosidades e podem interferir na absorção de solutos, tanto o soluto presente na dieta quanto aquele secretado pelas células das criptas e nas secreções pancreáticas e salivares. A incapacidade de absorver os solutos também

Tabela 44.3 Secreção e absorção de água em um cavalo de 500 kg.

	No lúmen (ingerida e secretada)	Fora do lúmen (absorvida)
Alimento e água	40 ℓ	–
Glândulas salivares	30 ℓ	–
Suco gástrico	11 ℓ	–
Bile	5 ℓ	–
Secreções pancreáticas	10 ℓ	–
Intestino delgado	47 ℓ	79 ℓ
Cólon	1 ℓ	57,5 ℓ
Total	144 ℓ	136,5 ℓ = 7,5 ℓ nas fezes

provoca alguma perda na eficiência da absorção de água. Se a eficiência da absorção de água no cão de 20 kg cair de quase 99% para 90% em decorrência de enterite em um segmento do intestino, o conteúdo de água fecal irá aumentar de 35 para 275 mℓ, produzindo fezes muito aquosas. Se a lesão do tubo gastrintestinal for limitada ao cólon, e não houver nenhuma absorção de água pelo cólon, o conteúdo de água fecal irá aumentar apenas na quantidade de absorção esperada de 365 mℓ pelo cólon. Entretanto, a lesão de grandes segmentos do intestino delgado pode causar perdas de até 2.650 mℓ de água.

As infecções bacterianas e virais podem não apenas destruir as células absortivas vilosas, como também podem desencadear reações inflamatórias, que geralmente causam hipersecreção das células das criptas e células caliciformes, em uma tentativa de eliminar os patógenos agressores. Isso pode aumentar acentuadamente a quantidade de líquido perdido com as fezes. As infecções bacterianas tendem a ser bastante localizadas e provocam lesão local do intestino delgado ou do intestino grosso. Os rotavírus atacam as células nas pontas das vilosidades, causando alguma má absorção. Os coronavírus, como os agentes causadores da gastrenterite transmissível e da diarreia epidêmica suína, destroem os enterócitos vilosos em toda a extensão da vilosidade e, portanto, causam infecções muito mais graves. Os parvovírus, que são responsáveis pela panleucopenia canina e felina, atacam rapidamente as células em divisão que, no intestino, consistem nas células das criptas. Como essas células são destinadas a substituir as células vilosas senescentes, pode ocorrer perda das células tanto das criptas quanto vilosas em poucos dias. Quase nenhuma absorção pode ocorrer no intestino delgado. Isso também expõe grandes extensões de lâmina basal desnuda, possibilitando a entrada das bactérias. As bactérias provocam erosão da lâmina própria, causando hemorragia disseminada e, com frequência, septicemia.

Diarreia osmótica

A ingestão de solutos que não podem ser absorvidos faz com que a água permaneça no intestino. O suco de ameixa contém sorbitol, um açúcar álcool que não pode ser absorvido pelas células de mamíferos. O leite de magnésia contém $Mg(OH)_2$, que fornece uma quantidade de Mg que ultrapassa a capacidade de absorção intestinal desse elemento, de modo que isso também provoca retenção de mais água no lúmen. Esse conceito pode ser útil no tratamento da constipação intestinal.

A diarreia osmótica também ocorre após a superalimentação, particularmente em animais jovens. O leite contém lactose, e os recém-nascidos têm a enzima lactase dentro da borda em escova dos enterócitos vilosos. Entretanto, quando ingerem uma quantidade muito grande de leite, a capacidade da lactase de degradar efetivamente toda lactose para absorção é ultrapassada, e a lactose não absorvida arrasta osmoticamente a água com ela quando é eliminada nas fezes.

Princípios de reidratação oral no tratamento das doenças diarreicas

Em quase todas as formas de diarreia, ocorre maior perda de Na^+ e K^+ do que de Cl^- nas fezes. O cólon tem maior capacidade de absorver o Cl^- do que o Na^+ e K^+, embora sejam perdidas grandes quantidades de todos os três íons durante a diarreia. Isso provoca acidose metabólica no animal. Esse processo é exacerbado pela desidratação, que reduz o débito cardíaco e o fornecimento de oxigênio aos tecidos do organismo. A perfusão tecidual deficiente leva a um aumento dos produtos finais anaeróbicos, como o ácido láctico, no sangue, o que também pode exacerbar a acidose metabólica. As fórmulas para reidratação frequentemente contêm ingredientes alcalogênicos, como acetato de sódio ou bicarbonato de sódio, que ajudam a combater a acidose.

De maneira surpreendente, muitos dos vírus e das bactérias que afetam as células vilosas não infectam o cólon, embora o cólon tenha seus próprios patógenos a enfrentar. Como o cólon é geralmente intacto, ele frequentemente pode compensar a perda de absorção vilosa ao aumentar a quantidade de líquido absorvido. O cólon não apresenta as enzimas necessárias para a degradação dos açúcares ou dos peptídios e não tem nenhum transportador para açúcares e aminoácidos. Todavia, ele ainda consegue absorver Na$^+$, Cl$^-$, K$^+$ e HCO$_3^-$. O cólon também é capaz de absorver AGV com muita eficiência. Se o animal tiver idade suficiente, as bactérias colônicas podem degradar os açúcares no lúmen e convertê-los em AGV. Se os solutos forem absorvidos pelo cólon, serão acompanhados de água. Enquanto o cólon de um cão de 20 kg normalmente absorve apenas 365 mℓ de água por dia (Tabela 44.2), ele pode absorver duas a três vezes essa quantidade se houver água e eletrólitos nos líquidos do lúmen colônico. Nos casos menos graves de enterite do intestino delgado, o cólon tem a capacidade de compensar quase totalmente o comprometimento da absorção no intestino delgado.

Os vírus e as bactérias que causam enterite em sua maioria não destroem todas as células vilosas. Algumas podem ser usadas para a absorção de solutos. Durante um surto de diarreia secretora enterotoxigênica, a enterotoxina pode afetar a maioria das células. Essas toxinas ligam-se a proteínas receptoras na superfície apical e ativam a adenilil ciclase. O AMP cíclico resultante induz a liberação de Ca^{2+} das reservas intracelulares para dentro do citosol. O complexo Ca^{2+}-calmodulina resultante bloqueia os cotransportadores de Na$^+$/Cl$^-$ nas células vilosas. Todavia, não afetam os transportadores de Na$^+$/glicose ou Na$^+$/aminoácidos (Figura 44.15). Como esses transportadores permanecem intactos, eles podem ser utilizados de modo proveitoso para reidratar o animal.

Um líquido que pode ser usado para a reidratação de animais com diarreia deve incluir Na$^+$, K$^+$ e Cl$^-$. Se forem absorvidos no intestino delgado ou no cólon, esses eletrólitos irão arrastar água com eles, restaurando a circulação. O bicarbonato de sódio tipicamente é adicionado para alcalinizar a solução, a fim de combater a acidose metabólica da diarreia. Em geral, a glicose e aminoácidos também são adicionados para aproveitar os mecanismos de transporte de Na$^+$/açúcar e Na$^+$/aminoácidos que podem permanecer intactos. Eles também fornecem energia e aminoácidos para ajudar o animal a evitar a inanição. Com muita frequência, sais de AGV ou ácido láctico também são acrescentados, visto que os AGV e a lactose fornecem Na$^+$ alcalinizante, energia e força osmótica para a água uma vez absorvidos. As pesquisas realizadas demonstram que essas soluções devem ser isotônicas (cerca de 290 mosmol) ou ligeiramente hipotônicas para melhor reidratação. Todavia, em muitos casos, podem-se utilizar soluções hipertônicas (até 600 mosmol), particularmente quando houver dificuldade em manipular frequentemente o animal para a administração de líquido. Em animais como o leitão que irá beber à vontade, são utilizados líquidos

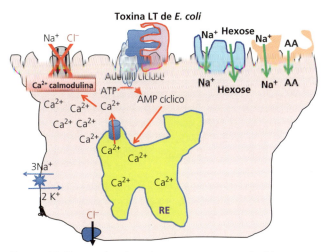

Figura 44.15 A *Escherichia coli* enterotoxigênica pode elaborar uma toxina que reconhece um receptor na membrana apical das células vilosas. Essa toxina ativa a adenilil ciclase, e ocorre produção de AMP cíclico. O AMP cíclico induz a abertura dos canais de Ca^{2+} no retículo endoplasmático (RE), liberando Ca^{2+} no citosol, onde forma um complexo com a calmodulina. O complexo Ca^{2+}-calmodulina bloqueia a atividade do cotransportador de Na$^+$/Cl$^-$ na membrana apical. Não tem nenhum efeito sobre os cotransportadores de Na$^+$/hexose ou de Na$^+$/aminoácidos.

mais isotônicos. Nos bezerros que estão em amamentação, que podem ser apenas alimentados 3 a 4 vezes/dia, é mais comum usar soluções de reidratação hipertônicas (Tabela 44.4).

Resumo

A fisiologia da digestão envolve uma complexa série de eventos que fornecem nutrição ao animal, enquanto impedem ao mesmo tempo a invasão do lúmen do tubo gastrintestinal por bactérias e vírus. A Tabela 44.5 fornece um resumo das ações dos principais hormônios do tubo gastrintestinal. Outra função que só se tornou evidente após a elucidação dos complexos mecanismos é o papel da secreção das células das criptas. Os aminoácidos e os açúcares hexoses são liberados das proteínas e carboidratos da dieta durante as fases luminal e da borda em escova da digestão. Essas moléculas, que são de importância crítica para a manutenção da vida do animal, são demasiado grandes ou com cargas muito altas para atravessar a bicamada lipídica da membrana

Tabela 44.4 Fórmulas comuns para líquidos de reidratação oral para o leitão (com acesso livre para líquidos de reidratação) e o bezerro em amamentação (que recebe líquidos de reidratação 3 a 4 vezes/dia).

Composto	Leitão	Bezerro em amamentação
Glicose (mmol/ℓ)	100	160
Sódio (mmol/ℓ)	90	120
Potássio (mmol/ℓ)	20	25
Cloreto (mmol/ℓ)	65	55
Citrato (mmol/ℓ)	10	50
Aminoácido (glicina) (mmol/ℓ)	15	120
Acetato (mmol/ℓ)	10	45
Osmolaridade (mosmol/ℓ)	310	575

Tabela 44.5 Localização dos principais hormônios gastrintestinais, seu estímulo para liberação e principais ações.*

	Local de secreção	Estímulo para liberação	Ação sobre o estômago	Ação sobre o fígado e o pâncreas	Ação sobre o intestino delgado
Gastrina	Estômago pilórico	Distensão do estômago Elevação do pH no estômago Peptídios no estômago	Estimula a secreção de ácido Estimula a motilidade Relaxa o esfíncter pilórico	–	–
Histamina	Estômago fúndico	Elevação do pH no estômago Gastrina	Estimula a secreção de ácido	–	–
Colecistocinina	Duodeno	Gordura, peptídios no duodeno	Inibe a motilidade Fecha o esfíncter pilórico	Estimula a secreção de bile e a contração da vesícula biliar Estimula a secreção de enzimas pancreáticas	–
Secretina	Duodeno	pH baixo no duodeno	–	Estimula a secreção alcalina pelo pâncreas (e saliva)	Estimula as secreções alcalinas das glândulas de Brunner
Prostaglandinas	Tubo gastrintestinal	Lesão da mucosa Inflamação	Inibe a secreção de histamina Inibe a secreção de ácido Estimula a secreção de muco Estimula o fluxo sanguíneo para reparo	–	Estimula a produção de muco Estimula o fluxo sanguíneo para reparo

*N.R.T.: Vários outros hormônios são produzidos pelo tubo gastrintestinal, como motilina, peptídio intestinal vasoativo (VIP), bombesina, peptídio liberador de gastrina (GRP), somatostaina, GIP (polipeptídio inibitório gástrico), GLP-1 (peptídio semelhante ao glucagon), PYY (peptídio YY), ghrelina, entre outros. Alguns desses hormônios estão envolvidos com a regulação da motilidade e processos secretórios e absortivos, como, por exemplo, motilina, GRP, bombesina e somatostatina. Outros estão mais implicados com o controle da secreção da insulina, particularmente as incretinas GLP-1 e GIP, embora exerçam também ações digestórias. Adicionalmente, ghrelina e peptídio YY exercem ações sobre o encéfalo, influenciando os mecanismos comportamentais concernentes à fome e à saciedade, bem como a liberação de GH e o controle do metabolismo energético. [Johnson L.R. et al. Ann Rev Physiol. 39: 135-158, 1977; Parker H.E. et al. Exp Physiol. 99(9): 1116-1120, 2014; Furness J.B. et al. J Anim Sci. 93(2): 485-491, 2016; Bauer P.V et al. Cell Mol Life Sci. 73(4): 737-755, 2016.]

celular. As proteínas transportadoras facilitam a difusão dessas moléculas através da membrana apical dos enterócitos vilosos duodenais e do jejuno proximal. Entretanto, é a força propulsora proporcionada pelo movimento de Na⁺ do lúmen, onde a sua concentração é alta, para dentro do citosol, onde a sua concentração é muito baixa, que permite que essas grandes moléculas possam atravessar a membrana apical dos enterócitos vilosos. Muitas das dietas fornecidas aos animais são relativamente pobres em Na⁺, de modo que o animal não pode depender da dieta para fornecer Na⁺ no lúmen para a absorção de aminoácidos e açúcares. Por conseguinte, as células da cripta são essenciais para a manutenção de uma alta concentração de Na⁺ sobre a borda em escova do enterócito viloso (Figura 44.16). A saliva e as secreções pancreáticas e biliares também contribuem com quantidades substanciais de Na⁺ no lúmen. Os enterócitos das criptas bombeiam Cl⁻ para dentro do lúmen, acompanhado de Na⁺ e água. O Na⁺ difunde-se para a área vilosa e é usado na absorção de aminoácidos e açúcares. O Na⁺ que não é utilizado para a absorção de aminoácidos e açúcares retorna ao sangue venoso na ponta da vilosidade por meio de cotransportadores de Na⁺/Cl⁻. O Cl⁻ e a água também sofrem difusão para a área vilosa e podem ser absorvidos por células vilosas dentro da circulação venosa. É importante lembrar que existem mecanismos adicionais de absorção de Cl⁻ no íleo e no cólon, que irão absorver o Cl⁻ que não é cotransportado com Na⁺ no intestino proximal. À medida que o sangue venoso circula pela área da cripta, o Na⁺, o Cl⁻ e a água difundem-se para as células da cripta, que os bombeiam novamente para dentro do lúmen. Isso fornece o Na⁺ necessário para a absorção de mais açúcares e aminoácidos. O mesmo íon Na⁺ pode ser reciclado da cripta para a vilosidade e de volta para a cripta várias vezes durante uma refeição. Essa

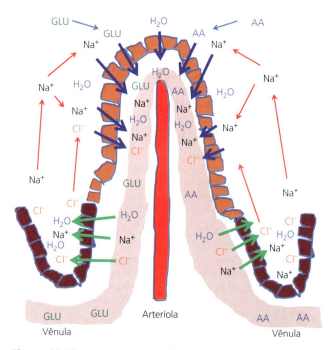

Figura 44.16 Circulação de eletrólitos da cripta para vilosidade e de volta à cripta. As células da cripta bombeiam o Cl⁻ do líquido extracelular para dentro do lúmen. O Cl⁻ é seguido de Na⁺ e água. O Na⁺ difunde-se para a área da célula vilosa, onde é utilizado para ajudar a impulsionar a difusão facilitada de açúcares hexoses (GLU) e aminoácidos (AA) através da membrana apical das células vilosas. Parte do Na⁺ e do Cl⁻ é cotransportada através das células vilosas, e ambos entram no sangue venoso da vilosidade. À medida que o sangue venoso flui pela área da cripta, as células podem bombear o Cl⁻ para dentro do lúmen e causar a entrada de Na⁺ e água novamente dentro do lúmen para serem reutilizados na absorção de mais GLU e AA.

função normal das células da cripta encontra-se sob rigoroso controle: normalmente, a inervação parassimpática do vago determina o momento em que os esforços secretores da cripta devem ser ativados. Como veterinários lidamos frequentemente com distúrbios diarreicos causados pela secreção excessiva das criptas. As diarreias por *Escherichia coli* enterotoxigênica fornecem um exemplo disso. Mesmo quando se lida com processos mal absortivos de doença diarreica, a resposta inflamatória induzida pelos vírus ou bactérias irá causar a liberação de citocinas, que geralmente desencadeiam uma forte resposta secretora das criptas para eliminar os patógenos e as toxinas.

Autoavaliação

As respostas encontram-se no final do capítulo.

1 Em relação à digestão e à absorção das proteínas dietéticas:
 A O que converte inicialmente o tripsinogênio em tripsina?
 B Quais são as células que produzem essa substância?
 C O que estimula essas células a produzir o fator de ativação da tripsina?

2 Em relação à vesícula biliar:
 A Qual é o hormônio que estimula a contração da vesícula biliar?
 B É produzido por que tipo de célula?
 C Onde se localiza?
 D É produzido em resposta a que tipo de estímulo?

3 Uma micela consiste em ácidos graxos, monoglicerídios e colesterol circundados por qual substância?

4 Duas enzimas proteolíticas são produzidas pelas células (A) _____ das glândulas gástricas fúndicas. Uma delas é secretada como enzima inativa, denominada (B) _____. É ativada à sua forma proteolítica pelo (C) _____. A outra enzima proteolítica é particularmente importante para o mamífero recém-nascido na digestão do leite e é denominada (D) _____.

5 A difusão facilitada do triptofano através da membrana apical de uma célula vilosa no jejuno exige quais dos seguintes elementos? Liste todas as respostas corretas.
 A Proteína carreadora de aminoácidos
 B Sódio
 C Cálcio
 D Transportador GLUT-2
 E ATP (diretamente)
 F O triptofano não pode ser transportado através do jejuno

6 Cite três enzimas ligadas à membrana na borda em escova envolvidas nas fases finais da digestão dos carboidratos nas vilosidades do jejuno.

7 Numere, em sua ordem de ocorrência (1, primeira até 9, última), as etapas na digestão de gordura de um cão.
 A A CCK estimula a contração da vesícula biliar e a secreção de enzimas pancreáticas, incluindo procolipase
 B Ocorre formação de micelas, permitindo que o conteúdo lipofílico atravesse a camada de água inerte e o glicocálice do enterócito viloso
 C Os quilomícrons sofrem exocitose através da membrana basolateral e entram nos ductos lactíferos
 D As contrações do estômago emulsificam a gordura ingerida

 E A gordura que entra no duodeno estimula a liberação de CCK pelas células enteroendócrinas
 F A procolipase é ativada em colipase pela tripsina no lúmen do intestino
 G A colipase, a lipase e os sais biliares atuam em conjunto sobre a gordura emulsificada para iniciar a degradação dos triglicerídios
 H Os triglicerídios são novamente formados e acondicionados em estruturas de colesterol-apolipoproteína B48, conhecidas como quilomícrons
 I As micelas entram em contato com a membrana da borda em escova, e os ácidos graxos, monoglicerídios, colesterol e vitaminas lipossolúveis através da bicamada lipídica da membrana para entrar no citosol

8 A ingestão de citrato de magnésio alivia a constipação intestinal, visto que o Mg não é facilmente absorvido através do epitélio intestinal. Isso causa um aumento na _____ do quimo, de modo que a água permanece no lúmen intestinal e é eliminada com as fezes.

9 Quais são as células que se secretam ativamente cloreto no lúmen do jejuno?

10 O cloreto secretado pelas células da questão 9 entra na célula a partir do sangue/líquido extracelular:
 A A favor de seu gradiente de concentração e a favor de seu gradiente elétrico
 B A favor de seu gradiente de concentração e contra o seu gradiente elétrico
 C Contra o seu gradiente de concentração e a favor de seu gradiente elétrico
 D Contra o seu gradiente de concentração e contra o seu gradiente elétrico

11 As moléculas de glicose são incapazes de atravessar a membrana apical por difusão simples, visto que são (A) _____. Felizmente, a glicose pode ser cotransportada através da membrana apical, devido a várias forças que auxiliam o seu movimento. Incluem a força gerada pelas altas concentrações de glicose acima da membrana apical durante as fases finais da digestão na borda em escova. O restante da força necessária para permitir a difusão facilitada da glicose dentro das células é proporcionado pelo (B) _____ que se move (C) a favor ou contra (escolha a opção correta) o seu gradiente de concentração (D) a favor ou contra (escolha a opção correta) o seu gradiente elétrico.

12 Os ácidos graxos voláteis constituem o produto final da fermentação bacteriana anaeróbica dentro do rúmen e do cólon dos herbívoros e são absorvidos através do epitélio para servir como importantes fontes de energia nessas espécies. Muitos dos fármacos que você irá utilizar também são ácidos fracos ou bases fracas. Esses compostos são absorvidos por um processo conhecido como (A) _____. O ácido fraco ou a base fraca só atravessa a bicamada lipídica da membrana das células absortivas quando está no estado (B) _____. Para uma base fraca com pK_a de 10,8, espera-se que a absorção através do epitélio ocorra mais facilmente (C) no estômago ou no jejuno (escolha a opção correta).

13 Um gato de 5 kg chega à sua clínica pela manhã e apresenta diarreia. Você está ocupado e o coloca em uma gaiola de aço inoxidável limpa, com uma bandeja de coleta embaixo; quatro horas depois, você retorna para examinar o gato e percebe que há material fecal de consistência mole na bandeja de coleta. Você mede cuidadosamente

o volume e descobre que existem cerca de 40 mℓ de matéria fecal líquida na bandeja. Em que segmento do tubo gastrintestinal você está convencido que esteja localizado o problema desse gato?

Leitura sugerida

Goodell, G.M., Campbell, J., Hoejvang-Nielscn, L., Stansen, W. and Constable, P.D. (2012) An alkalinizing oral rehydration solution containing lecithin-coated citrus fiber is superior to a nonalkalinizing solution in treating 360 calves with naturally acquired diarrhea. *Journal of Dairy Science* 95:6677–6686.

Karasov, W.H. and Douglas, A.E. (2013) Comparative digestive physiology. *Comprehensive Physiology* 3:741–783.

Saif, L.J. (1999) Comparative pathogenesis of enteric viral infections of swine. *Advances in Experimental Medicine and Biology* 473:47–59.

Respostas

1 (A) Enteropeptidase, (B) enterócitos vilosos, (C) colecistocinina

2 (A) Colecistocinina, (B) células enteroendócrinas, (C) duodeno, (D) gorduras e peptídios que entram no duodeno

3 Sais biliares

4 (A) Principais, (B) pepsinogênio, (C) ácido do estômago, (D) renina

5 A e B

6 Lactase, sacarase, maltase, trealase, dextrinase, amilase dos enterócitos

7 1, D; 2, E; 3, A; 4, F; 5, G; 6, B; 7, I; 8, H; 9, C

8 Osmolaridade

9 Células da cripta

10 B

11 (A) Demasiado grandes, (B) Na^+, (C) a favor de seu gradiente de concentração e (D) a favor de seu gradiente elétrico

12 (A) Difusão não iônica, (B) não dissociado (sem carga), (C) jejuno

13 Intestino delgado. Esse volume de líquido (240 mℓ/dia) não poderia se originar do cólon, mesmo se não fosse capaz de executar qualquer absorção.

45 Fisiologia Digestiva e Microbiologia Intestinal dos Ruminantes

Jesse P. Goff

Pré-estômagos da vaca, 505	Contrações de eructação, 510
Fermentação no rúmen, 506	Timpanismo, 510
Considerações energéticas, 507	Contrações de regurgitação, 510
Fontes de proteínas, 507	Contração abomasal, 511
Fungos e protozoários no rúmen, 507	Reflexo do sulco reticular em ruminantes neonatais, 511
Absorção dos ácidos graxos voláteis através da parede do rúmen, 508	Camelídeos, 512
Motilidade do pré-estômago dos ruminantes, 509	Ecologia microbiana do tubo digestório, 512
Contrações de mistura, 509	Autoavaliação, 513

Os ruminantes formam um grupo amplo e diversificado de mamíferos. As espécies domesticadas, como a vaca, a ovelha, a cabra, o búfalo de água e o camelo, utilizam carboidratos estruturais de origem vegetal que os humanos são incapazes de digerir para obter a energia necessária na produção de leite e carne destinados ao consumo humano e fibras na confecção de roupas. Em muitas áreas do mundo, os ruminantes ainda fornecem grande parte do "cavalo-vapor" para o trabalho agrícola e o transporte. Todos os ruminantes apresentam uma característica em comum: "afloramentos" especialmente adaptados do esôfago, denominados pré-estômagos, que possibilitam o armazenamento da ingesta e a fermentação bacteriana para digerir os materiais que não podem ser decompostos pelas enzimas dos mamíferos. Existem variações no formato e no tamanho das várias estruturas esofágicas utilizadas como recipientes de fermentação pelos ruminantes. A anatomia da vaca será utilizada para ilustrar os princípios básicos compartilhados pela maioria dos ruminantes.

Pré-estômagos da vaca

1 Qual é a função do rúmen e do retículo e, em menor grau, do omaso?
2 Qual é a função do abomaso?

O esôfago propriamente dito da vaca transporta material para um grande recipiente de fermentação, que é composto por rúmen e retículo (Figuras 45.1 e 45.2). O rúmen é o maior compartimento, revestido por papilas que lembram um "carpete felpudo" e que se estendem a partir da parede do rúmen para aumentar a área de superfície de absorção (Figura 45.3). As papilas do rúmen estão praticamente ausentes no rúmen neonatal. O comprimento e a largura das papilas do rúmen aumentam à medida que o rúmen é ocupado por bactérias e o recém-nascido é colocado em uma dieta que promove a produção de butirato no rúmen. O butirato é um ácido graxo volátil (AGV), que é de importância vital para a integridade do epitélio do rúmen.

O melhor tipo de dieta que promove a produção de butirato e o desenvolvimento das papilas do rúmen no ruminante jovem é uma dieta rica em grãos, em oposição à forragem.

A parte mais cranial do grande recipiente de fermentação é denominada retículo. O retículo pode ser distinguido do rúmen pelas projeções singulares em formato de favo de mel de sua parede. O rúmen e o retículo são iguais do ponto de vista funcional: ambos atuam como locais de armazenamento da ingesta e proporcionam um abrigo seguro para as bactérias características do rúmen, que irão fermentar celulose e hemicelulose de sua dieta vegetal. Ambos são revestidos por epitélio estratificado pavimentoso, que é capaz de absorver AGV e alguns eletrólitos e minerais. Após a fermentação no rúmen e retículo, a porção mais líquida da mistura de fermentação é

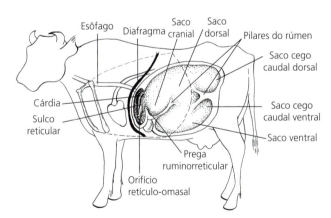

Figura 45.1 Estômago de bovino (vista lateral esquerda). O rúmen e o retículo (ilustrados) são dois dos três componentes do pré-estômago que precedem o estômago verdadeiro (abomaso). O orifício retículo-omasal é a via de passagem para o terceiro compartimento, conhecido como omaso. O rúmen é dividido em vários sacos por pilares musculares. A contração dos pilares é essencial para o movimento do conteúdo do rúmen. A linha tracejada ilustra a extensão da caixa torácica. De Reece, W.O. (2009) *Functional Anatomy and Physiology of Domestic Animals*, 4th edn. Wiley-Blackwell, Ames, IA. Reproduzida, com autorização, de Wiley.

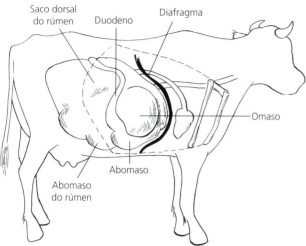

Figura 45.2 Estômago de bovino (vista lateral direita). O omaso é o terceiro compartimento do pré-estômago, que apresenta um curto canal omasal que conecta o orifício retículo-omasal com o orifício omaso-abomasal. A linha tracejada ilustra a extensão da caixa torácica. De Reece, W.O. (2009) *Functional Anatomy and Physiology of Domestic Animals,* 4th edn. Wiley-Blackwell, Ames, IA. Reproduzida, com autorização, de Wiley.

transferida para o terceiro pré-estômago, o **omaso**, por meio do orifício retículo-omasal. O omaso assemelha-se muito a um filtro de óleo de automóvel (Figura 45.3). Possui longas folhas[1] ou lâminas cobertas por um epitélio estratificado pavimentoso pelas quais os sucos que deixam o rúmen e o retículo devem passar em seu trajeto até o estômago verdadeiro, conhecido como **abomaso** nos ruminantes. As lâminas do omaso também podem absorver AGV e água. O abomaso dos ruminantes pode apresentar mais pregas em sua superfície interna do que o estômago dos monogástricos; todavia, do ponto de vista funcional, é idêntico a um estômago monogástrico, assim como o intestino delgado e o intestino grosso dos ruminantes.

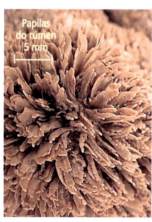
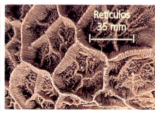
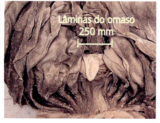

Figura 45.3 Superfícies da mucosa dos pré-estômagos de uma vaca, mostrando as papilas do rúmen, o retículo em favo de mel e as lâminas do omaso. Fotos obtidas *post-mortem*. Observe a diferença de escala de cada foto.

---

[1] N.R.T.: Daí, os termos "folhoso" e "livro" serem popularmente utilizados para denominar esse pré-estômago.

Fermentação no rúmen

> 1 De que maneira um ruminante obtém energia dos carboidratos estruturais vegetais, que consistem em unidades de açúcar com ligação β?
> 2 Quantas quilocalorias de energia um cão pode obter de 1 g de glicose? Como a glicose dietética é metabolizada no ruminante? Como a glicose é metabolizada no equino?
> 3 Quantas quilocalorias de energia um cão pode obter de 1 g de celulose? Como a celulose dietética é metabolizada no ruminante e quanta energia pode ser obtida da celulose? Como a celulose é metabolizada no equino e quanta energia pode ser obtida da celulose dietética?
> 4 É pertinente alimentar uma vaca com uma proteína de alta qualidade, como a clara do ovo (albumina)? E se essa proteína for capaz de transpor o rúmen? Isso se aplica ao equino? Podemos fornecer uma fonte de nitrogênio como a ureia a uma vaca leiteira e esperar que ela possa convertê-la em proteínas do leite?
> 5 Qual é o pH normal dos líquidos do rúmen?
> 6 Quais são os protozoários do rúmen? Qual é a importância de sua ausência no líquido ruminal?

Para a vaca, uma das principais vantagens do rúmen consiste em fornecer um abrigo às bactérias que têm as enzimas necessárias para romper as ligações β(1→4) entre os vários açúcares que compõem a celulose (principalmente hexoses, como a glicose) e a hemicelulose (principalmente pentoses, como a xilose e a arabinose). As enzimas dos mamíferos não são capazes de realizar essa tarefa. As bactérias **celulolíticas** que são capazes de romper essas ligações são **anaeróbios estritos** e a maior parte consiste em membros dos gêneros *Bacteroides, Ruminococcus* e *Butyrovibrio*. Essas bactérias clivam as ligações β(1→4) dos carboidratos estruturais da parede celular dos vegetais e utilizam as hexoses e pentoses liberadas para obter energia. Entretanto, como são anaeróbios que residem em um ambiente anaeróbico, os produtos finais de sua fermentação consistem principalmente em AGVs acetato, propionato e butirato. Os AGVs são rapidamente absorvidos por difusão não iônica através do epitélio do pré-estômago e usados pelo ruminante para obtenção de energia (discutida de modo mais detalhado na seção sobre absorção de AGV). O pH normal do líquido ruminal varia de acordo com a dieta. As dietas ricas em forragem promovem um pH ruminal mais alto, tipicamente em torno de 6,5 a 7,0. As dietas ricas em grãos diminuem o pH, visto que a produção de AGV é geralmente maior. O rúmen permanece "saudável" enquanto o pH médio permanece acima de 5,7.

Uma desvantagem para um ruminante é que os amidos e os monossacarídeos e dissacarídeos mais simples na dieta do ruminante são utilizados pelas bactérias do rúmen como fonte de energia. Uma quantidade muito pequena de amido ou açúcar escapa do rúmen para absorção no intestino delgado. Enquanto muitas bactérias são capazes de clivar as ligações α(1→4) no amido, os **gêneros amilolíticos**, como *Streptococcus* e *Ruminobacter*, são particularmente competentes na digestão do amido e dos açúcares. Nas condições anaeróbicas estritas do rúmen, essas bactérias fermentam os amidos e os açúcares a ácido láctico, com produção de alguns AGVs. A ação das bactérias amilolíticas pode representar um problema particular para os ruminantes alimentados com dietas ricas em grãos. O gado de corte algumas vezes tem a sua dieta rica em forragem (gramíneas) substituída por uma dieta rica em grãos (milho, trigo, cevada) quando entra em confinamento. As populações de bactérias amilolíticas podem multiplicar-se muito rapidamente em resposta ao amido presente na dieta e produzem grandes quantidades de ácido láctico. O ácido láctico tem um pK_a de 3,86 tornando-o um ácido quase dez vezes mais forte do que o acetato (pK_a de 4,75), o propionato (pK_a de 4,87) e o butirato (pK_a de 4,83). Altas quantidades de ácido láctico e de outros AGVs no líquido ruminal podem causar uma queda do pH do rúmen abaixo de 5,7. Nesse pH, as bactérias celulolíticas começam a morrer, e o epitélio do rúmen pode ser lesionado pelo acúmulo de ácido. As bactérias que estão morrendo liberam endotoxinas, as quais entram no sangue, podendo causar choque. Essa condição é conhecida como acidose ruminal. Tende a ocorrer particularmente no gado que não teve tempo suficiente para se adaptar à dieta rica em grãos. Quando se aumenta lentamente a quantidade de grãos na dieta no decorrer de um período de várias semanas, isso possibilita a formação de populações de bactérias, conhecidas como utilizadoras de lactato, no rúmen. Essas bactérias metabolizam o lactato do líquido ruminal como fonte de energia. As bactérias utilizadoras de lactato pertencem aos gêneros *Selenomonas* e *Megasphaera*. Os animais com populações muito grandes dessas bactérias no rúmen podem receber dietas muito ricas em amido, com pouco risco de acidose ruminal. Os suínos e outros fermentadores pós-gástricos têm essencialmente os mesmos tipos de bactérias celulolíticas que residem no ceco e no cólon, à semelhança das vacas nas quais essas bactérias são encontradas no rúmen. Entretanto, nessas espécies, os amidos e os açúcares são absorvidos pelo intestino delgado antes de alcançar o cólon, de modo que o risco de pH muito baixo é reduzido.

Considerações energéticas

Do ponto de vista energético, um animal monogástrico deve ser capaz de obter cerca de 4 kcal de energia metabolizável por grama de amido ou glicose digeridos. O ruminante só obtém cerca de 2,2 kcal de energia metabolizável por grama de amido ou glicose, e essa quantidade encontra-se na forma dos AGVs que permanecem a partir da fermentação anaeróbica. Todavia, o animal monogástrico não obtém energia da celulose e da hemicelulose, enquanto o ruminante ainda pode obter cerca de 2,2 kcal de energia metabolizável por grama de celulose e hemicelulose na dieta. Esses carboidratos estruturais vegetais com ligação β(1→4) não suprem a mesma quantidade de energia que os amidos com ligação α(1→4); entretanto, são muito abundantes, de modo que o ruminante sobrevive adequadamente. Talvez os animais com a melhor dessas duas situações sejam os fermentadores pós-gástricos. Esses animais obtêm 4 kcal de energia metabolizável por grama de amidos com ligação α(1→4) no intestino delgado e também podem obter cerca de 2 kcal de energia metabolizável por grama de carboidratos estruturais vegetais com ligação β(1→4) após fermentação microbiana no ceco e no cólon.

Fontes de proteínas

Outra vantagem possível de um animal ser ruminante é o fato de que as bactérias do rúmen podem fornecer ao animal uma proteína de alta qualidade. As bactérias do rúmen têm a capacidade de combinar o nitrogênio da amônia ou da ureia com esqueletos de carbono liberados dos carboidratos dietéticos, formando todos os aminoácidos que compõem o seu protoplasma. Quando as bactérias morrem ou são transferidas para o intestino delgado com outro digesta, as proteínas dentro das bactérias podem ser digeridas pelas enzimas proteolíticas dos mamíferos, sendo os aminoácidos usados então pela vaca. A proteína microbiana é considerada de altíssima qualidade: o seu perfil de aminoácidos é quase idêntico ao do músculo e do leite, possibilitando uma acentuada conversão em carne e leite pela vaca. Uma desvantagem de ser ruminante é o fato de que grande parte da proteína ingerida pela vaca pode ser utilizada pelas bactérias do rúmen. Para as bactérias, é mais eficiente, do ponto de vista energético, utilizar aminoácidos pré-formados, quando disponíveis, em lugar de produzi-los *de novo*. A proteína dietética que pode ser degradada pelas bactérias do rúmen é designada como **proteína degradável no rúmen**. Nos animais monogástricos, é de suma importância a ingestão de proteínas de alta qualidade para o suprimento de aminoácidos essenciais. Nos ruminantes, se a proteína for degradável no rúmen, o animal perde os aminoácidos essenciais, a não ser que estes possam ser recuperados na forma de proteína microbiana que entra no intestino delgado. Nem toda proteína dietética ingerida por uma vaca é degradada pelas bactérias do rúmen para uso. Os ingredientes dietéticos variam na degradabilidade da proteína no rúmen. A maior parte das proteínas encontradas em alimentos típicos para animais contém entre 25 e 80% de proteína degradável no rúmen. A proteína que escapa das bactérias do rúmen, conhecida como **proteína não degradável no rúmen,** pode ser digerida no intestino delgado e, se for de alta qualidade, pode constituir uma excelente fonte de aminoácidos essenciais. Os equinos e outros fermentadores pós-gástricos digerem e absorvem as proteínas e os aminoácidos no intestino delgado. Entretanto, a microbiota existente em seus intestinos contém aminoácidos. Foram identificados transportadores de aminoácidos no epitélio da mucosa colônica do cavalo, porém a contribuição da proteína microbiana para as necessidades de aminoácidos essenciais dos equinos não está bem definida. Certamente, nos fermentadores pós-gástricos que praticam a coprofagia, como os coelhos, a proteína microbiana ingerida será digerida, e os aminoácidos serão absorvidos pelo intestino delgado.

Fungos e protozoários no rúmen

O rúmen é um ecossistema. Além de uma ampla variedade de bactérias anaeróbicas facultativas e anaeróbicas, o rúmen também contém pequenas populações de fungos. Algumas dessas espécies de fungos podem ajudar a degradar a lignina, um constituinte lenhoso e indigestível das paredes celulares dos vegetais. Outros habitantes bastante proeminentes do rúmen são os protozoários. Esses eucariotas podem ser muito grandes e, em geral, vivem ao ingerir bactérias e uns aos outros no rúmen (Figura 45.4). Há poucas evidências de que isso tenha alguma utilidade para a vaca. O veterinário pode facilmente estabelecer um diagnóstico de acidose ruminal excessiva ao inserir uma sonda no rúmen da vaca e extrair uma pequena quantidade de líquido ruminal para exame microscópico. Os protozoários maiores morrem rapidamente quando o pH do rúmen cai para valores muito baixos. Os protozoários e os fungos também podem residir no ceco e no cólon dos fermentadores pós-gástricos.

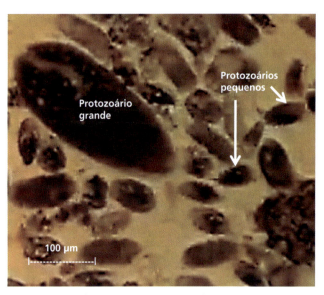

Figura 45.4 Protozoários do rúmen.

Absorção dos ácidos graxos voláteis através da parede do rúmen

1. O que se pretende dizer com o pK_a de um ácido fraco ou de uma base fraca?
2. O equilíbrio de dissociação de um ácido fraco pode ser desviado para a dissociação ou para longe dela pelo pH da solução contendo o ácido fraco. A absorção de acetato seria mais completa no abomaso ou no intestino delgado?
3. De que maneira o epitélio do rúmen atua para tornar o processo de absorção dos AGVs mais eficiente?

Os AGVs produzidos no rúmen são ácidos fracos que existem em um estado tanto dissociado quanto não dissociado. No estado não dissociado, são tanto hidrossolúveis quanto lipossolúveis. Nesse estado, não apresentam nenhuma carga e, por serem lipossolúveis, pode atravessar livremente a bicamada lipídica da membrana celular. No estado dissociado, a sua carga impede que eles atravessem a bicamada lipídica, e essa carga também os torna solúveis apenas em água. As formas não dissociadas e dissociadas dos ácidos fracos e das bases fracas estão em equilíbrio, e a concentração das formas não dissociada e dissociada depende do pH da solução. O ácido propiônico é usado como exemplo pelo fato de ilustrar melhor como isso afeta o equilíbrio e as concentrações das formas não dissociada e dissociada. O ácido propiônico na água existe no estado não dissociado, designado como HProp, e no estado dissociado, Prop⁻, conforme descrito pela seguinte equação:

$$HProp \leftrightarrow H^+ + Prop^-$$

O pK_a para o ácido propiônico é de 4,87. Em uma solução com pH de 4,87, 50% do ácido propiônico estarão no estado não dissociado, HProp, e 50%, no estado dissociado, Prop⁻. Se o pH da solução for de 5,87 (e convém lembrar que o pH é uma escala logarítmica), a redução dos íons H⁺ desvia o equilíbrio ainda mais para a direita, e, nesse estágio, apenas 10% do ácido propiônico encontram-se na forma HProp, enquanto 90% estão na forma dissociada Prop⁻. Se a solução tiver um pH de 6,87, que não difere do pH no rúmen, apenas 1% do ácido propiônico encontra-se na forma não dissociada, enquanto 99% estão na forma dissociada. A pequena quantidade de HProp na forma não dissociada irá atravessar livremente a membrana apical a favor de seu gradiente de concentração para dentro da célula (Figura 45.5). Ao remover o HProp do lúmen, o equilíbrio de dissociação do ácido propiônico será desviado para a esquerda para repor o HProp perdido, permitindo que outro HProp atravesse a membrana celular. Uma vez do outro lado da membrana, o HProp dissocia-se rapidamente para formar H⁺ e Prop⁻. Neste momento, o Prop⁻ está retido dentro da célula. Entretanto, enquanto o HProp estiver sendo produzido no lúmen e atravessar a membrana apical, haverá um segundo equilíbrio estabelecido pelo ácido propiônico no lado oposto da célula, próximo à membrana basolateral. Neste local, o Prop⁻ e H⁺ estarão novamente em equilíbrio com o HProp. À medida que está sendo formado, o HProp irá atravessar a membrana basolateral para o líquido extracelular. Para atravessar o líquido ruminal e entrar no líquido extracelular, o AGV precisa atravessar todas as camadas de células que formam o epitélio estratificado pavimentoso que recobre as papilas ruminais. O estabelecimento desses equilíbrios quanto na membrana apical quanto na membrana basolateral de cada camada de células pavimentosas parece ser um processo colossal e ineficiente. O epitélio do rúmen tem uma maneira mais apropriada de melhorar a eficiência desse processo. Acima de cada camada de epitélio pavimentoso, existe uma camada de água inerte mantida por tensão superficial (Figura 45.6). A célula epitelial do rúmen remove (absorve) um átomo de Na⁺ dessa camada de água inerte em troca da secreção de um ânion HCO₃⁻ nesse espaço. Isso reduz o pH na camada de água inerte, de modo que ele geralmente é 1 a 1,5 unidade de pH abaixo do pH do líquido ruminal. O pH mais baixo desse líquido promove o equilíbrio do propionato e dos outros AGVs longe da dissociação, de modo que uma quantidade muito maior se encontra no estado não dissociado e pronta para atravessar as membranas apicais e entrar nas células. Isso melhora acentuadamente a eficiência de absorção dos AGVs do rúmen. Acredita-se que um mecanismo semelhante de aumento da absorção de AGV ocorra também no cólon dos equinos.

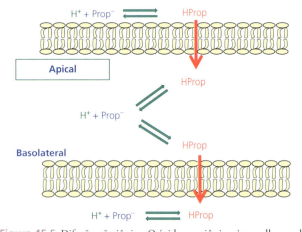

Figura 45.5 Difusão não iônica. O ácido propiônico, à semelhança de todos os ácidos fracos, existe em um estado dissociado com carga (Prop⁻) e em um estado não dissociado sem carga (HProp). A quantidade de cada espécie depende do pK_a do ácido e do pH da solução. No estado HProp, o ácido atravessa livremente as membranas. Ao atravessar a membrana, o ácido propiônico dissocia-se para restabelecer o equilíbrio de dissociação.

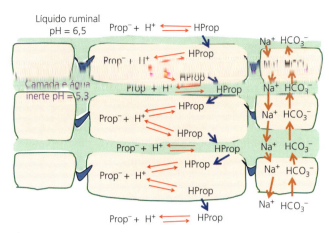

Figura 45.6 Absorção de ácidos graxos voláteis pelo rúmen. A parede do rúmen é composta de epitélio estratificado pavimentoso. A absorção de ácidos graxos voláteis é intensificada pela absorção de Na^+ e secreção de HCO_3^- através do epitélio do rúmen. Isso cria uma pequena zona de pH mais baixo dentro da camada de água inerte acima e entre as células epiteliais. O pH mais baixo aumenta acentuadamente a quantidade de ácidos graxos voláteis no estado não dissociado sem carga, promovendo a sua absorção através das membranas apicais.

Motilidade do pré-estômago dos ruminantes

1. Qual é o propósito das contrações de mistura do rúmen? Com que frequência você consegue auscultar as contrações ruminais de uma vaca normal?
2. Por que a eructação é importante?
3. Por que é importante que o saco ventral do rúmen relaxe para possibilitar a eructação?
4. O que é timpanismo espumoso?
5. Quais são as etapas necessárias para a ruminação?
6. O que é reticuloperitonite traumática e por que ocorre?
7. O que é deslocamento de abomaso e por que ele ocorre?
8. De que maneira os ruminantes jovens evitam que as proteínas de alta qualidade encontradas no leite sejam destruídas pela fermentação do rúmen?

Ocorrem três tipos distintos de contrações no rúmen e no retículo da vaca, que desempenham três funções diferentes: **mistura da ingesta** com as bactérias ruminais, **remoção de gases** produzidos durante a fermentação e **regurgitação do conteúdo luminal**, de modo que possa ser mastigado adicionalmente para ajudar a sua degradação pelas bactérias do rúmen. Cada tipo de contração é controlado por um reflexo programado distinto no bulbo, em resposta à informação aferente sensitiva vagal, e é iniciado pelos nervos eferentes do vago. A contração do reflexo de regurgitação não permite a passagem de gás do rúmen, e o reflexo de eructação não permite a entrada de material fibroso no esôfago. O esôfago do ruminante, cranial aos pré-estômagos, apresenta músculo circular interno e músculo longitudinal externo compostos de músculo esquelético estriado. É peculiar em virtude de sua capacidade de peristaltismo tanto anterógrado quanto retrógrado. Na vaca e na ovelha, a ingesta do rúmen forma camadas distintas no rúmen. Uma espessa camada de partículas fibrosas mais longas da dieta flutua sobre os líquidos ruminais (Figura 45.7). Abaixo da "balsa do rúmen",

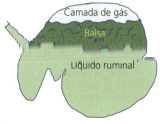

Figura 45.7 As forragens e grãos ingeridos formam duas camadas distintas de ingesta no rúmen da vaca e de alguns outros ruminantes. As partículas de forragem mais longas flutuam em uma balsa de material na camada superior. Uma bolsa de gás, composta de CO_2 e algum metano produzido durante a fermentação bacteriana, situam-se dorsalmente à "balsa ruminal". As partículas mais finas liberadas da degradação da forragem estão em suspensão dentro do líquido ruminal, abaixo da "balsa ruminal". Na maioria dos ruminantes de menor porte, o material ingerido não forma camadas durante a fermentação.

o tamanho das partículas em suspensão no líquido ruminal diminui, até que próximo à parte ventral do rúmen, o material é quase totalmente líquido, com apenas partículas pequenas suspensas no líquido. Na maioria dos ruminantes, não há formação de camadas da ingesta do rúmen: fibras e partículas de todos os tamanhos são continuamente misturadas e distribuídas de modo uniforme por todo o líquido de fermentação.

Contrações de mistura

Essas contrações servem para manter o conteúdo do rúmen bem misturado, a fim de promover uma fermentação efetiva. Começam com a contração do rúmen próximo da cárdia (local de entrada do esôfago) e prosseguem pela superfície dorsal até a parte caudal do rúmen. Em seguida, a onda de contração prossegue até a parte ventral do rúmen e o retículo e, em seguida, de volta à região da cárdia (Figura 45.8). O material é transferido do saco dorsal do rúmen para o saco ventral e, em seguida, para o saco cego caudal dorsal e de volta ao saco dorsal. Cada contração de mistura leva 30 a 50 segundos para se completar, e as contrações ocorrem uma depois da outra. A ausculta do rúmen é realizada ao colocar o estetoscópio na região da fossa paralombar esquerda. O veterinário deve ouvir aproximadamente três sons ribombantes a cada 2 minutos em uma vaca normal. As contrações de misturas são apenas interrompidas pela eructação ou contrações de regurgitação na vaca saudável normal. A presença de material fibroso (na balsa do rúmen) parece constituir o principal fator que estimula as contrações do rúmen. O material da balsa é algumas vezes designado como "fator *scratch*"[2], visto que a presença de material ruminal espesso promove as contrações tanto de mistura quanto de regurgitação do rúmen e do retículo.

Uma notável característica do retículo é que, durante a contração do rúmen e do retículo, os materiais e objetos estranhos pesados geralmente ficam alojados no retículo. Como as vacas consomem a sua dieta muito rapidamente antes de procurar um

---

[2] N.R.T.: O fornecimento de fibras constitui o "fator *scratch*", pois isso permite moderar o pH ruminal ao longo do processo de ruminação e, adicionalmente, estimula a secreção salivar. O volumoso de fibras vegetais, mais espesso e de superfície irregular, "arranha" a parede ruminal, estimulando a ruminação. Esse procedimento previne os distúrbios metabólicos derivados de uma dieta rica em grãos.

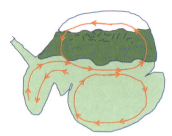

Figura 45.8 Contrações de mistura no rúmen. Essas contrações transferem o material do rúmen para o retículo e de volta, bem como de frente para trás do rúmen. A balsa e o líquido movem-se em direções opostas. A coordenação da motilidade do rúmen depende de impulso eferente parassimpático vagal. Na vaca normal, ocorrem três ciclos completos de motilidade ruminal a cada 2 min.

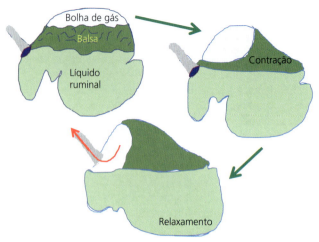

Figura 45.9 Reflexo de eructação. Os gases formados durante a fermentação bacteriana no rúmen precisam ser removidos. O reflexo começa com a contração na porção caudal do saco dorsal do rúmen. Isso empurra a bolsa de gás para frente em direção à cárdia (cor púrpura) ou abertura para o esôfago. Nesse ponto, o saco ventral do rúmen relaxa, possibilitando a queda do nível do líquido do rúmen abaixo da cárdia. Os receptores dentro da cárdia detectam a ausência de líquido e a presença de gás, e os aferentes vagais estimulam o bulbo, de modo que os neurônios eferentes vagais estimulam a abertura do esfíncter esofágico inferior e o gás é propelido para o esôfago por peristaltismo reverso.

local tranquilo para ruminar, elas podem não ser muito discriminativas sobre o que estão deglutindo. Não raramente, as vacas ingerem pregos e pedaços de arame que ficam alojados no retículo. As contrações do retículo podem fazer com que esses objetos perfurem a parede cranial do retículo e entrem no peritônio, causando peritonite. Essa condição é conhecida como **reticuloperitonite traumática**. Em certas ocasiões, o objeto perfura o diafragma, causando também pleurite. Na maioria das vacas leiteiras, administra-se um ímã por via oral, que é deglutido e se aloja no retículo. O ímã segura qualquer material que contenha ferro, como arame, impedindo que perfure a parede do retículo.

Contrações de eructação

Durante a fermentação, são produzidos a cada minuto cerca de 2 ℓ de gás, principalmente dióxido de carbono e pequenas quantidades de metano. Esses gases precisam ser removidos para evitar a distensão do rúmen, que poderia interferir na capacidade do diafragma de expandir a cavidade torácica. O reflexo de eructação é iniciado por aferentes vagais que detectam a distensão do rúmen dorsal pelo gás (Figura 45.9). As contrações iniciam-se na porção caudal do rúmen e prosseguem do saco cego caudal dorsal para o saco dorsal. Ao mesmo tempo, ocorre relaxamento do saco caudal ventral do rúmen. Isso tem o efeito importante de abaixar o nível de líquido em torno da região da cárdia, de modo que a entrada da parte inferior do esôfago esteja livre de líquido. Somente se a cárdia estiver sem líquido é que haverá relaxamento do esfíncter esofágico inferior, possibilitando a entrada de gás no esôfago. O gás é então propelido em movimento ascendente no esôfago por um esforço inspiratório contra a nasofaringe parcialmente fechada. Isso provoca a entrada de parte do gás eructado na traqueia e nos pulmões. O gás do rúmen é então expelido pelas narinas durante a exalação seguinte. Cada contração de eructação leva cerca de 30 segundos para se completar, e tipicamente ocorre uma eructação depois de três a cinco contrações de mistura. Foi sugerido que a inspiração de gases eructados nos pulmões pelo ruminante pode ajudar a abafar o ruído que poderia ser produzido por gases que escapassem diretamente pela boca. A emissão de arrotos altos poderia facilitar a detecção por predadores.

Timpanismo

O timpanismo ocorre quando os gases não conseguem sair do rúmen. Pode ser causado por bloqueio do esôfago (asfixia), devido a ingestão ou produção de algum componente obstrutor.

Pode também ocorrer em animais com doenças que afetam a função do nervo vago ou a função bulbar. O veterinário sempre deve considerar a raiva como possibilidade em uma vaca apresentando timpanismo. Entretanto, o timpanismo é causado mais caracteristicamente pela ingestão de certos tipos de material vegetal. O exemplo clássico é o timpanismo causado pela ingestão de leguminosas, como alfafa. Essas plantas apresentam saponinas em suas folhas. Quando misturadas com o líquido ruminal, essas saponinas podem formar bolhas muito estáveis que flutuam na superfície do líquido ruminal (Figura 45.10). Essa espuma interfere no refluxo de eructação. As fibras sensitivas aferentes vagais na região da cárdia interpretam a espuma como líquido e não estimulam o relaxamento do esfíncter esofágico inferior. Isso seria normalmente um mecanismo para proteger o ruminante da inalação dos líquidos ruminais durante o reflexo de eructação. Entretanto, a cárdia nunca consegue ficar livre dessa espuma, os gases da fermentação não podem ser removidos, e a pressão do gás acumulado provoca distensão do rúmen e impede a expansão do diafragma, com consequente sufocação do ruminante. O timpanismo também pode ocorrer no gado alimentado com dietas ricas em grãos, particularmente as que contêm trigo e cevada. Neste caso, as bactérias amilolíticas produzem um muco de dextrina que provoca a formação de espuma no rúmen. Essa espuma também é percebida pelos receptores sensitivos na cárdia como incapacidade de eliminar o líquido da cárdia, de modo que não ocorrerá abertura do esfíncter esofágico inferior.

Contrações de regurgitação

Esse reflexo possibilita a transferência do material composto de grandes partículas do rúmen para a boca, de modo que a vaca possa mastigá-lo para reduzir o tamanho das partículas e aumentar a área de superfície disponível para a fixação das

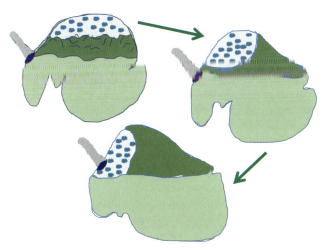
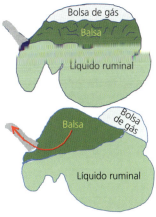

Figura 45.10 Timpanismo espumoso. As leguminosas como a alfafa podem conter grandes quantidades de substâncias cerosas, conhecidas como saponinas. Esses compostos, quando agitados dentro do rúmen, formam uma camada espumosa. Essas bolhas espumosas são muito estáveis e são interpretadas pelos receptores dentro da cárdia como líquido. Esses receptores transmitem o sinal ao bulbo de que a cárdia ainda está coberta por líquido. Em consequência, não ocorre relaxamento do esfíncter esofágico inferior (cor púrpura). O refluxo de eructação não pode ser completado, e o gás não consegue escapar. O rúmen torna-se acentuadamente inflado, interferindo na respiração.

Figura 45.11 Reflexo da regurgitação. Esse reflexo começa com a contração da porção média do saco dorsal do rúmen com alguma elevação do saco ventral do rúmen. Isso empurra a bolsa de gás caudalmente e a balsa do rúmen em direção à cárdia. O esfíncter esofágico inferior relaxa, e um bolo do material da balsa (material da regurgitação) entra no esôfago. O bolo é propelido pelo esôfago por contrações peristálticas reversas. É mastigado durante 1 a 2 minutos para reduzir o tamanho das partículas e deglutido.

bactérias. Com frequência, é designado como **ruminação**. A presença de uma "balsa ruminal" (o material fibroso que flutua sobre o líquido ruminal) promove a iniciação desse reflexo. A regurgitação começa com a contração na porção média do saco dorsal (Figura 45.11). Isso força o material da balsa em direção à cárdia, enquanto a bolsa de gás move-se para a parte caudal do rúmen. Ao mesmo tempo, ocorre um esforço inspiratório contra a nasofaringe fechada e o esfíncter esofágico superior aberto, que cria uma grande pressão negativa no esôfago para propelir o bolo de material fibroso para dentro do esôfago através do esfíncter esofágico inferior relaxado. A presença do material fibroso inicia contrações antiperistálticas, retrógradas, do esôfago, que propele o bolo para dentro da boca. Esse material é mastigado por alguns minutos, deglutido, e o processo é seguido de outro bolo. A regurgitação apresenta algum componente voluntário. As vacas mastigam o bolo regurgitado quando estão relaxadas. A quantidade de fibra (fibra detergente neutra) na dieta afeta a taxa de regurgitação. O material fibroso pode levar 3 dias para ser digerido no rúmen. A mastigação do material regurgitado também estimula a secreção de saliva, a qual atua como importante fonte de tampão ruminal, que ajuda a prevenir o desenvolvimento de acidez ruminal. Normalmente, ocorre uma contração de regurgitação a cada 2 a 3 minutos entre as contrações de mistura e as contrações de eructação. Quando o veterinário observa um rebanho de gado em repouso, pelo menos 60% das vacas devem estar mastigando ativamente o material regurgitado. Menos de 60% poderia indicar falta de fibras na dieta, podendo resultar em acidose ruminal.

Contração abomasal

Nos ruminantes, o material é transferido para o abomaso em uma velocidade bastante constante. À semelhança do estômago verdadeiro das espécies monogástricas, as contrações do abomaso permitem que o material que entra seja totalmente misturado com os ácidos e as enzimas do abomaso. As contrações também possibilitam a saída de algum material para o intestino delgado.

Há produção de uma grande quantidade de dióxido de carbono durante a fermentação bacteriana, e uma certa quantidade permanece dissolvida no líquido ruminal. Entretanto, o dióxido de carbono é quase insolúvel em soluções com pH baixo, de modo que uma grande quantidade de gás é liberada quando o líquido ruminal encontra o ácido no abomaso. Uma ação singular da contração abomasal nos ruminantes consiste em propelir os gases de volta ao omaso e rúmen para regurgitação. O abomaso contrai-se normalmente cerca de 2,25 vezes por minuto. A sua contração está coordenada com as contrações do rúmen, de modo que ocorrem cerca de duas contrações do abomaso para cada contração de mistura do rúmen. Se as contrações do rúmen ficarem mais lentas em virtude da ausência do material da balsa ruminal, as contrações do abomaso também diminuem. Infelizmente, se a contratilidade abomasal for acentuadamente reduzida, o abomaso pode ser preenchido com gás e "flutuar" na parte superior da cavidade abdominal, uma condição conhecida como **deslocamento do abomaso**. É particularmente comum em vacas leiteiras pouco depois do parto. Com frequência, o deslocamento de abomaso está frequentemente associado a uma dieta pobre em fibras ou a uma dieta que promove hipocalcemia (febre do leite). O músculo abomasal, à semelhança de todos os músculos lisos e esqueléticos, perde a sua força contrátil quando os níveis sanguíneos de cálcio estão baixos.

Reflexo do sulco reticular em ruminantes neonatais

Durante a sucção do leite, muitos ruminantes jovens iniciam um reflexo que desvia o leite do esôfago diretamente para dentro do omaso. Algumas vezes, é designado erroneamente como reflexo esofágico. Isso evita a entrada do leite no rúmen, onde poderia coalhar, possivelmente com destruição dos anticorpos do colostro. À medida que o bezerro cresce e desenvolve uma população de bactérias do rúmen, esse reflexo desvia as proteínas de alta qualidade do leite para o abomaso, para fornecer os aminoácidos essenciais ao animal, e não para as bactérias do rúmen. A ação de sucção e a presença de proteínas e eletrólitos do leite faz com que esse reflexo seja iniciado por vias neuronais aferentes da faringe. Uma prega do retículo move-se dorsalmente para formar um sulco entre o esôfago e o orifício retículo-omasal, que guia os líquidos diretamente do esôfago para o omaso.

Camelídeos

> 1 Qual é a função das três câmaras do estômago de um camelídeo?
> 2 Qual é a função dos sáculos encontrados nas porções ventrais das câmaras 1 e 2 nos estômagos dos camelídeos?
> 3 A ingesta forma camadas distintas no estômago dos camelídeos?

Os lamas (ou lhamas), os guanacos e os camelos[3] também são ruminantes, com uma anatomia ligeiramente diferente do pré-estômago. Esses animais apresentam três câmaras (denominadas câmaras 1, 2 e 3), incluindo o abomaso, em lugar do pré-estômago de quatro câmaras e do estômago dos ruminantes mais tradicionais. As primeiras duas câmaras consistem em grandes compartimentos de fermentação, e o material passa da câmara 1 para a câmara 2 e para a 3 (Figura 45.12). Os camelídeos têm sáculos peculiares na porção ventral da câmara 1 e da câmara 2, que são invaginações da parede da câmara. Esses sáculos aumentam acentuadamente a área de superfície

---
[3] N.R.T.: Além desses, as vicunhas e as alpacas são também camelídeos.

disponível para absorção e podem absorver os AGVs do líquido de fermentação cerca de três a quatro vezes mais rapidamente do que os ruminantes tradicionais. O líquido fermentado preenche esses sáculos e, em seguida, as contrações da parede das câmaras evertem por completo o sáculo, descarregando o conteúdo de volta para a câmara de fermentação. A ingesta não forma camadas bem definidas pelo conteúdo de material fibroso; na verdade, ela é mantida homogeneamente misturada com o líquido da câmara. A eructação nos camelídeos é mais frequente do que nos ruminantes clássicos, o que pode explicar a razão pela qual têm menos propensão ao timpanismo. Além disso, têm a capacidade de regurgitar o material da câmara 1 para mastigar o bolo. E qualquer pessoa que tenha trabalhado com camelídeos logo aprende que eles podem ejetar esse material fétido pela boca com força e alguma acurácia. A câmara 3 é um tanto análoga ao abomaso, embora apenas o último terço desse compartimento seja verdadeiramente o estômago glandular. A fermentação continua na porção cranial da câmara 3.

Ecologia microbiana do tubo digestório

> 1 O tubo do gastrintestinal é colonizado por bactérias *in utero*?
> 2 Quais são as principais fontes de bactérias intestinais no recém-nascido?
> 3 Que tipos de bactérias predominam no intestino delgado do cão e do gato? E do coelho e rato?
> 4 Por que os lactobacilos são comumente encontrados em produtos probióticos?

Todos os animais recém-nascidos nascem ou eclodem com um tubo intestinal estéril; não há bactérias, nem fungos ou protozoários. Em poucas semanas, o animal jovem irá ingerir bactérias a partir da cavidade oral da mãe (lambendo e limpando o recém-nascido) ou por meio do contato com fezes no ambiente, dando início ao processo de colonização. Os ruminantes e fermentadores pós-gástricos desenvolvem uma população microbiana funcional em seus respectivos compartimentos de fermentação em cerca de 2 a 3 meses. Mesmo nas espécies monogástricas, as bactérias colônicas podem afetar acentuadamente a saúde do intestino por meio da produção de butirato, e muitos animais monogástricos podem obter alguma energia a partir da produção de AGV no ceco e no cólon.

Muitos tipos de bactérias podem ser encontrados na boca e na orofaringe. Seu número é mantido relativamente baixo por enzimas, substâncias antibacterianas e anticorpos presentes na saliva. A doença periodontal (cães e gatos) ou a ocorrência de infecção abaixo da linha gengival podem constituir sequelas de um controle inadequado dessas bactérias. O duodeno e a parte superior do jejuno têm números relativamente baixos de bactérias. Os ácidos gástricos e as enzimas proteolíticas matam a maior parte das bactérias ingeridas (90%, de modo que ainda permanecem 10% que crescem de modo exponencial), e a ação de descarga da digesta mantém um número relativamente baixo no tubo gastrintestinal superior. Tipicamente, o duodeno contém cerca de 10^5 bactérias por grama de conteúdo. Muitas das bactérias no jejuno provêm das bactérias encontradas no íleo. À medida que as populações no íleo crescem, elas ascendem pelo tubo intestinal. O íleo contém cerca de 10^8 bactérias por grama. No intestino grosso e no cólon, os níveis de oxigênio no lúmen

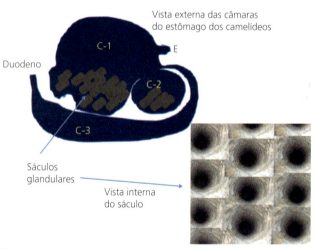

Figura 45.12 Câmaras de fermentação dos camelídeos. Em geral, os camelídeos têm um pré-estômago com três câmaras e uma área de estômago verdadeiro. As câmaras 1 e 2 são compartimentos de fermentação. A ingesta não forma camadas, conforme observado nos ruminantes de grande porte. Essas câmaras apresentam sáculos especializados em sua superfície ventral, que podem receber e expelir o líquido de fermentação. Isso aumenta acentuadamente a área de superfície para absorção, e acredita-se que aumente a taxa de digestão dos materiais contendo celulose. A câmara 3 é dividida em duas zonas fisiologicamente distintas. A porção cranial da câmara 3 é uma continuação do compartimento de fermentação. O terço final ou menos da câmara 3 representa o verdadeiro estômago dos camelídeos, que é análogo ao abomaso dos ruminantes.

caem muito mais, o que possibilita o crescimento de alguns anaeróbios. O ceco e o cólon contêm cerca de 10^{10} bactérias por grama de conteúdo. Existem algumas diferenças notáveis entre espécies nos tipos de bactérias que colonizam o intestino. Nos humanos, nos cães e nos gatos, as bactérias gram-negativas, como *Escherichia coli*, tendem a predominar no intestino delgado e no cólon. Há também muitos lactobacilos (gram-positivos). Os lactobacilos parecem estar associados a melhor saúde do intestino, daí a popularização do uso do iogurte com culturas vivas como probiótico.

Os lactobacilos (gram-positivos) e bactérias filamentosas segmentadas predominam no intestino delgado de roedores e do coelho. Há também maior número de anaeróbios celulolíticos no cólon desses animais do que nas espécies monogástricas.

> A administração de antibióticos da família das penicilinas a coelhos e ratos pode matar as bactérias gram-positivas e possibilitar a proliferação excessiva de *E. coli* no intestino. Isso geralmente é letal para esses animais.

Os habitantes do tubo intestinal em sua maioria não são prejudiciais e provavelmente são benéficos. Entretanto, certas bactérias são patogênicas: algumas são patogênicas o tempo todo, como no caso da maioria das espécies de *Salmonella*, que produzem toxinas e causam destruição tecidual ou inflamação sistêmica; algumas são apenas patogênicas quando as condições são favoráveis. Por exemplo, *Clostridium perfringens* tende a estar presente no intestino da maioria dos cordeiros e não causa nenhum problema. Entretanto, quando o jovem cordeiro é colocado em uma dieta rica em grãos, uma certa quantidade de amido escapa da fermentação ruminal e segue o seu trajeto até o intestino delgado. A disponibilidade de amido como fonte de energia possibilita a proliferação do *C. perfringens*. Em seguida, esse microrganismo produz enterotoxinas, que causam dano aos eritrócitos e hemorragia intestinal. A colonização por bactérias normais pode ajudar a prevenir a colonização por espécies bacterianas patogênicas. Os probióticos são misturas de bactérias intestinais "normais", como os lactobacilos, que ocupam um nicho ecológico e, portanto, excluem competitivamente os patógenos que ocupariam essa área do intestino. Os pré-bióticos são ingredientes dietéticos ingeridos para fornecer nutrientes preferidos pelas bactérias benéficas, na esperança de promover o seu crescimento.

Autoavaliação

As respostas encontram-se no final do capítulo.

1 Qual é o destino da glicose no cão?

2 Qual é o destino da glicose no ruminante?

3 Qual é o destino da glicose no equino?

4 Qual é o destino da ureia quando ingerida pelo cão?

5 Qual é o destino da ureia quando ingerida pela vaca?

6 Qual é o destino da ureia quando ingerida pelo equino?

7 Por que ocorre timpanismo em alguns animais que se alimentam em pastagens de alfafa?

8 O que ocorre se a vaca ingerir um pedaço de arame?

9 Quantas câmaras são encontradas no "estômago" dos camelídeos?

10 O que ocorrerá se você tratar um coelho com pneumonia com penicilina?

Respostas

1 A glicose alcança o intestino delgado e é absorvida por cotransportadores de Na^+/glicose. A glicose fornece cerca de 4 kcal de energia metabolizável por grama.

2 As bactérias do rúmen utilizam de modo anaeróbico a energia da glicose por meio de glicólise. Os produtos finais da glicólise anaeróbica consistem em uma mistura de AGV e ácido láctico, dependendo do tipo de bactéria que capta cada molécula de glicose. O ruminante obtém cerca de 2,2 kcal de energia metabolizável por grama de glicose.

3 A glicose alcança o intestino delgado e é absorvida por cotransportadores de Na^+/glicose. A glicose fornece cerca de 4 kcal de energia metabolizável por grama.

4 A ureia provavelmente será absorvida pelo intestino delgado, e uma certa quantidade será imediatamente excretada na urina. O restante pode ser convertido em amônia no fígado. Se uma grande quantidade for ingerida, o cão poderá finalmente apresentar toxicidade da amônia.

5 As bactérias no rúmen decompõem a ureia em amônia e, em seguida, utilizam a amônia para sintetizar aminoácidos, contanto que exista também uma fonte de carboidrato ingerida com a ureia. As bactérias utilizam os aminoácidos para formar as várias proteínas necessárias para a sua sobrevivência. À medida que as bactérias morrem ou são transportadas até o intestino delgado, as enzimas do intestino delgado da vaca digerem essas proteínas bacterianas, fornecendo aminoácidos essenciais.

6 A ureia provavelmente será absorvida pelo intestino delgado, e uma certa quantidade será imediatamente excretada na urina. Uma quantidade menor deixa o sangue e sofre difusão para dentro do lúmen do intestino grosso, onde pode ser usada pelas bactérias para produzir proteína microbiana. Não se sabe ao certo quanto benefício, se houver algum, o cavalo pode obter da proteína microbiana produzida no cólon e no ceco.

7 As saponinas na alfafa causam a formação de bolhas espumosas no rúmen. Essas bolhas muito estáveis são encontradas em toda a bolsa de gás. Durante o reflexo de eructação, os líquidos precisam ser totalmente removidos da cárdia para que ocorra relaxamento do esfíncter esofágico inferior, possibilitando a entrada de gás no esôfago. Infelizmente, a espuma é interpretada pelos receptores da cárdia como líquido, e o reflexo de eructação não é completado. Os gases não podem escapar do rúmen, e a sua distensão impede a expansão adequada da cavidade pleural, de modo que o animal lentamente sufoca.

8 Como as vacas ingerem suas refeições rapidamente sem mastigar (elas remastigam posteriormente, após reflexo de regurgitação), elas tendem a ingerir pedaços de arame quando acidentalmente presentes na dieta. O arame entra no retículo ou rapidamente alcança o retículo à medida que as contrações do rúmen empurram o material para dentro do retículo. O arame pode perfurar a parede do retículo e causar peritonite, ou pode atravessar o diafragma e causar pleurite.

9 Três, e a câmara final também contém o estômago glandular verdadeiro.

10 A pneumonia pode ser debelada, porém a penicilina mata as bactérias gram-positivas que predominam no intestino grosso do coelho. Isso provavelmente irá matar o coelho, visto que bactérias gram-negativas patogênicas irão ocupar o local deixado pela morte das bactérias gram-positivas.

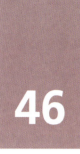

46 Digestão das Aves

William O. Reece e Darrell W. Trampel

Tubo digestório, 514
    Orofaringe, 514
    Esôfago e papo, 515
    Estômago, 515
    Intestino delgado, 515
    Intestino grosso, 516
    Reto e cloaca, 516
    Fígado e pâncreas, 516
Preensão e deglutição, 516
Motilidade, 516
    Motilidade gastroduodenal, 516
    Motilidade ileal, cólica e cecal, 517

Secreções e digestão, 517
    Secreções salivares, ingluviais e esofágicas, 517
    Secreções gástricas, 517
    Secreções intestinais, pancreáticas e biliares, 517
    Fatores que afetam a secreção, 518
    Função cecal, 518
Regulação da motilidade e da secreção, 518
Absorção, 519
Utilização da gema, 519
Ontogenia gastrintestinal, 519
Fatores associados à água e aos alimentos, 520
Autoavaliação, 520

Existem cerca de 9.700 espécies de aves e cada uma está adaptada para sobreviver em seu ambiente e hábitat singulares. Os interesses da veterinária acerca da diversidade que existe entre as espécies estão associados a indústria de produção de alimentos, indústria de aves de estimação e aspectos do cuidado e manuseio dos animais de vida selvagem. Embora todas as aves tenham algumas características em comum, também existem aspectos singulares aplicáveis a cada uma das áreas de interesse citadas antes, nas quais existem especialidades veterinárias. Por isso, esse capítulo aborda as espécies domésticas associadas principalmente à indústria alimentícia.

Tubo digestório

1. O que são fendas coanais e com o que cada uma delas se comunica?
2. Qual é a posição do papo em relação com o esôfago?
3. Qual das duas câmaras gástricas das aves é o estômago glandular e qual é o estômago muscular?
4. Existem ductos quilíferos na lâmina própria do intestino delgado das aves?
5. Qual estrutura demarca o final do íleo no intestino grosso?
6. Quais são as duas partes do intestino grosso?
7. O que parece ser a função das vilosidades bem desenvolvidas perto da junção ileocecal?
8. Quais são os três componentes da cloaca? Qual é o mais cranial e qual é o mais caudal?
9. As aves domésticas têm vesícula biliar?

Em vários aspectos, os órgãos digestivos das aves domésticas certamente são diferentes dos seus correspondentes nos mamíferos. Em geral, os intestinos das aves são relativamente mais curtos que os dos mamíferos. Provavelmente, essas adaptações são importantes para a redução do peso corporal total das aves que voam. Nas galinhas adultas, o comprimento de todo o tubo digestório pode ser de 200 cm ou mais (Tabela 46.1). Esses animais não têm dentes, têm um estômago bem desenvolvido com duas câmaras, o ceco é duplo e o reto (colo) é curto, interligando o íleo à cloaca, que é a via comum dos resíduos excretórios e digestivos e do sistema reprodutivo. Essas diferenças anatômicas significam variações nos processos digestivos.

Orofaringe

A orofaringe (boca e faringe) constitui a cavidade em continuidade que se estende do bico até o esôfago. A cobertura dessa cavidade é formada pelo palato, que tem uma fenda mediana longa (cóana) que se comunica com a cavidade nasal. Uma fenda mais curta (fenda infundibular) localizada em posição mais caudal é o orifício comum das tubas auditivas. O assoalho da orofaringe é formado por mandíbula, língua e montículo laríngeo, que está localizado em posição caudal à base da língua. O montículo laríngeo tem uma fenda mediana (glote).

Tabela 46.1 Comprimento do tubo digestório das galinhas (cinco aves).

	Com 20 dias (cm)	Com 1,5 anos (cm)
Tubo digestório inteiro	85	210
Duodeno (alça completa)	12	20
Íleo e jejuno	49	120
Ceco	5	17,5
Colo e cloaca	4	11,25

Fonte: Reece, W.O. (2004) *Duke's Physiology of Domestic Animals*, 12th edn. Cornell University Press, Ithaca, NY. Reproduzida, com autorização, de Cornell University Press.

As aves não têm epiglote para proteger a glote. A língua triangular movimenta o bolo alimentar dentro da orofaringe, empurrando-o para dentro do esôfago quando a ave engole. A língua tem muito pouco músculo e seus movimentos são produzidos pelos músculos hioides bem desenvolvidos. As **papilas gustativas** estão localizadas em áreas diversas da orofaringe. As galinhas podem ter até 300 papilas gustativas. As **glândulas salivares** estão presentes e são bem desenvolvidas nas galinhas e nos perus, mas a secreção contém pouca amilase. A saliva abundante umidifica o alimento ingerido e fornece lubrificação para a deglutição do bolo alimentar.

Esôfago e papo

A Figura 46.1 apresenta uma ilustração esquemática do tubo digestório situado depois da orofaringe, que começa com o esôfago. O esôfago das aves tem dois segmentos: cervical e torácico. O esôfago é largo e dilatável e, deste modo, consegue acomodar alimentos volumosos não mastigados. Perto da entrada do esôfago cervical no tórax, há uma dilatação que forma uma bolsa conhecida como **papo (inglúvio)**, que tem a função de armazenar alimentos. Na região torácica, o esôfago depois do papo termina no **proventrículo** (ver Figura 46.1). As glândulas mucosas são abundantes no esôfago e fornecem lubrificação para o alimento a ser deglutido.

Estômago

O proventrículo é a primeira das duas câmaras que compõem o estômago das aves. A segunda câmara é o **ventrículo**, também conhecido como **moela** (ver Figura 46.1). O proventrículo é o estômago glandular, enquanto o ventrículo é o estômago muscular. O ventrículo é formado por pares de músculos finos e grossos em oposição (músculo liso). A cor vermelho-escura é atribuída à concentração alta de mioglobina. A superfície mucosa do ventrículo é revestida por uma **cutícula** espessa conhecida como **coilina** (um complexo de carboidratos e proteínas). A coilina é formada quando a secreção mucosa solidifica na superfície depois da exposição ao pH ácido do ventrículo. Essa cutícula protege o ventrículo contra o ácido e as enzimas proteolíticas secretadas (e conteúdo regurgitado) pelo proventrículo. A cutícula é secretada continuamente em sua base e é erodida constantemente de sua superfície. Grupos de filetes rígidos na superfície formam uma superfície abrasiva semelhante a uma lixa. A coloração esverdeada ou acastanhada da cutícula é atribuída ao reflexo dos pigmentos biliares provenientes do duodeno.

Os grãos de areia (*i. e.*, pedras diminutas) estão presentes no ventrículo (moela) da maioria das aves herbívoras e granívoras. Eles são usados para triturar alimentos duros entre os músculos espessos do ventrículo. Aparentemente, os grãos não são essenciais à digestão normal, mas a digestão dos alimentos duros é mais lenta e a digestibilidade dos alimentos pode ser reduzida quando eles estão ausentes. Normalmente, a areia é ingerida regularmente, mas quando não está disponível, o alimento fica retido por mais tempo na moela.

Intestino delgado

O intestino delgado continua em direção caudal do ventrículo para o duodeno (ver Figura 46.1). As divisões do intestino delgado em **duodeno**, **jejuno** e **íleo** não são bem demarcadas. As aves têm uma alça duodenal, como a que existe nos mamíferos.

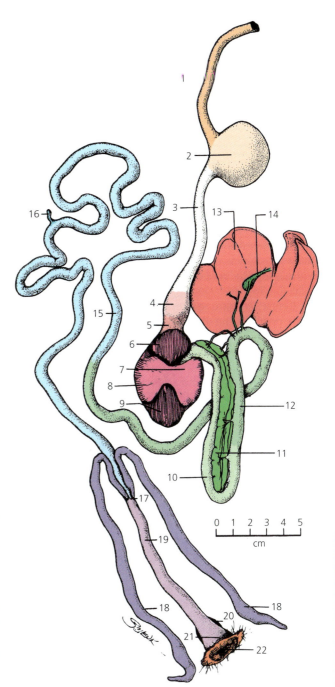

Figura 46.1 Tubo digestório de um peru. 1, Esôfago pré-ingluvial (antes do papo); 2, papo; 3, esôfago pós-ingluvial (depois do papo); 4, estômago glandular (proventrículo); 5, istmo; 6-9, estômago muscular (moela); 10, duodeno proximal; 11, pâncreas; 12, duodeno distal; 13, fígado; 14, vesícula biliar; 15, jejuno; 16, divertículo de Meckel (resquício do saco vitelino); 17, junção ileocecocólica; 18, ceco; 19, colo; 20, bursa de Fabricius; 21, cloaca; 22, ânus. Ver descrição dos diversos segmentos no texto. Segundo Trampel, D.W. and Duke, G.E. (2004) Avian digestion. In: *Duke's Physiology of Domestic Animals*, 12th edn. (ed. W.O. Reece). Cornell University Press, Ithaca, NY. Reproduzida, com autorização, de Cornell University Press.

O vestígio do saco vitelino (**divertículo de Meckel**) está no terço intermediário do intestino delgado e é usado para assinalar a transição entre jejuno e íleo (ver Figura 46.1). Uma rede bem definida de capilares sanguíneos, tecido conjuntivo, músculo liso e fibras nervosas está presente na lâmina própria, mas não existem ductos quilíferos (segmentos iniciais fechados dos capilares linfáticos). O íleo termina com um anel circular de tecido muscular, que se projeta para dentro do lúmen retal e parece funcionar como válvula da junção ileocecocólica (ver Figura 46.1). As entradas dos cecos estão localizadas logo depois desse anel.

Intestino grosso

O intestino grosso inclui os cecos e o reto (colo) (ver Figura 46.1). Na maioria das aves, os cecos direito e esquerdo originam-se da junção entre os intestinos delgado e grosso e descrevem trajetos retrógrados ao lado do íleo, ao qual estão ligados pelas pregas ileocecais. Aparentemente, não há uma relação entre a dieta e o desenvolvimento dos cecos, como também não entre o diâmetro dos cecos e o comprimento e a largura do reto. Nas galinhas, o ceco pode ser dividido em três regiões, dependendo do desenvolvimento de suas vilosidades e da existência ou inexistência de pregas longitudinais e/ou transversais. Perto da junção ileocecal, as vilosidades são bem desenvolvidas e interdigitam-se para formar um filtro, que exclui o conteúdo intestinal mais sólido e permite a entrada dos líquidos. Embora as opiniões iniciais sugerissem que sua função fosse basicamente absortiva, o entendimento mais detalhado e a importância dos cecos estão claros hoje em dia. Nesse aspecto, a cecectomia diminui o metabolismo dos alimentos, reduz a digestibilidade das fibras cruas e aumenta a perda de aminoácidos. Além disso, a decomposição bacteriana da celulose ocorre nos cecos.

Reto e cloaca

O reto (colo) é relativamente curto e liga o íleo ao compartimento coprodial da cloaca (Figura 46.2). O copródio é o segmento mais cranial dos três compartimentos cloacais, que são seguidos em ordem pelo uródio e proctódio. Os três compartimentos estão em continuidade e são separados apenas por duas pregas anulares – as pregas coprourodial e uroproctodial. Os ductos urinário e reprodutivo abrem-se no uródio, enquanto o proctódio abre-se externamente por meio do ânus (cloaca). A bursa de Fabricius (bursa cloacal), que tem função imune, projeta-se em direção dorsal a partir do proctódio.

Fígado e pâncreas

O fígado (lobos direito e esquerdo) e o pâncreas são órgãos acessórios da digestão das aves. O pâncreas está localizado na alça duodenal. Existem três ductos pancreáticos nas galinhas domésticas, que drenam para dentro do segmento distal do duodeno caudal. A vesícula biliar é encontrada nas galinhas, nos perus, nos patos e nos gansos e a bile é transportada ao duodeno por dois ductos (um proveniente de cada lobo hepático). O ducto originado do lobo direito é o único que está ligado à vesícula biliar. Os ductos biliares drenam para dentro do duodeno distal nas proximidades dos ductos pancreáticos.

Preensão e deglutição

> 1 Como as galinhas e os perus realizam a preensão do alimento?
> 2 Como a língua e as papilas projetadas caudalmente facilitam a deglutição na fase oral?
> 3 Quais são as ações realizadas durante a fase faríngea da deglutição?
> 4 De que maneira o enchimento do ventrículo afeta o destino do bolo alimentar deglutido durante a fase esofágica?

O alimento é agarrado pelo bico e introduzido na boca por movimentos repetitivos da cabeça para cima e para baixo. Depois da preensão, a deglutição é realizada em três fases: oral, faríngea e esofágica. Na fase oral, o bolo alimentar move-se em direção caudal para dentro da faringe por movimentos rostrocaudais da língua. O movimento do bolo alimentar é facilitado pelas papilas orientadas na direção distal. Durante a fase faríngea, a glote e as fendas coanal e infundibular são fechadas quando a cobertura faríngea ou a língua é estimulada. A distância entre a orofaringe e o esôfago é reduzida por um movimento do esôfago para frente, combinado com o aparelho hióideo que se torna côncavo; além disso, a língua é movimentada para trás. As partículas alimentares são empurradas da língua para o esôfago por elevações adicionais da cabeça e movimentos linguais, que são facilitados pelos movimentos rostrocaudais do montículo laríngeo contendo fileiras de papilas cornificadas orientadas em direção caudal. Durante a fase esofágica, a peristalse no esôfago movimenta o bolo alimentar na direção do estômago. O bolo alimentar deglutido entra no ventrículo quando ele não está cheio. Quando o ventrículo está cheio de alimentos, os músculos esofágicos da região do papo relaxam e o alimento entra em seu interior. As aves domésticas dependem da gravidade para ajudar a empurrar a água para dentro da faringe de forma que seja deglutida.

Motilidade

> 1 Durante a sequência de contrações gastroduodenais, o movimento do alimento ingerido é oral ou aboral quando os músculos espessos do ventrículo contraem? O que o faz encher?
> 2 O que é preenchido quando os músculos ventriculares finos contraem durante a sequência de contrações?
> 3 Nos perus, o que é remisturado por uma contração menos frequente?
> 4 Quais são as funções das contrações antiperistálticas do colo? Essas contrações são frequentes?
> 5 Qual é a diferença entre as contrações principais e secundárias dos cecos?

Motilidade gastroduodenal

Nas galinhas e nos perus, há uma sequência rítmica de contrações gastroduodenais que ocorre a uma frequência de cerca de

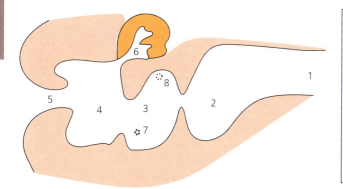

Figura 46.2 Corte mediano da cloaca de uma galinha doméstica de 6 meses. 1, Colo; 2, copródio; 3, uródio; 4, proctódio; 5, cloaca; 6, bursa cloacal; 7, posição da bursa do oviduto, apenas do lado esquerdo; 8, orifício uretérico.

três contrações por minuto. A sequência inclui os seguintes processos em ordem de ocorrência:

- Contração dos músculos ventriculares finos
- Duas ou três ondas peristálticas ao longo do duodeno
- Contração dos músculos ventriculares grossos
- Uma onda peristáltica ao longo do proventrículo.

Durante cada sequência, o alimento ingerido avança aboralmente para dentro do duodeno por meio da contração dos músculos ventriculares finos e continua na mesma direção empurrado pelas ondas peristálticas do duodeno. O alimento avança oralmente para dentro do proventrículo por meio da contração dos músculos ventriculares grossos, que permitem a mistura adicional com as secreções proventriculares. Esse último fluxo produz alterações de pressão no proventrículo, que precedem a sua contração e, desse modo, o bolo alimentar é devolvido ao ventrículo. A sequência seguinte começa com a contração dos músculos ventriculares finos e a entrada do bolo alimentar no duodeno.

As contrações do proventrículo e do duodeno dependem das conexões neurais intrínsecas com o ventrículo. A inervação extrínseca não parece participar da iniciação das contrações, ou não parece ser importante para a regulação da sequência.

Além da sequência de contrações descritas antes, que movimenta o conteúdo do bolo alimentar nas direções oral e aboral, existe outro movimento oral do conteúdo luminar, que ocorre cerca de quatro vezes por hora nos perus. Isso inclui o refluxo dos conteúdos do duodeno e jejuno superior para dentro do ventrículo. Essa atividade permite remisturar o conteúdo intestinal com as secreções gástricas.

Motilidade ileal, cólica e cecal

A peristalse e as contrações segmentares foram observadas por estudos radiográficos do íleo. Nos perus, isso normalmente ocorre a uma frequência média de cerca de quatro por minuto e cerca de seis por minuto nos períodos de atividade mais intensa.

O colo liga o íleo ao compartimento coprodial da cloaca. Os movimentos antiperistálticos ocorrem continuamente no colo. As funções das contrações antiperistálticas são: (i) movimentar a urina da cloaca para o colo e ceco para que a água seja reabsorvida e (ii) preencher os cecos. As contrações antiperistálticas começam na cloaca e ocorrem a uma frequência de 10 a 14 por minuto nas galinhas e nos perus. A antiperistalse cessa pouco antes da evacuação e todo o colo contrai para eliminar as fezes.

Nos cecos, ocorrem contrações principais e secundárias. As contrações principais estão associadas às contrações peristálticas do colo, por meio das quais uma série de contrações principais está associada à evacuação cecal, enquanto uma única contração principal está associada à evacuação. As contrações secundárias têm a função de misturar o bolo alimentar.

As **evacuações cecais** têm coloração marrom achocolatada e textura homogênea e podem ser diferenciadas das **evacuações intestinais**, que têm coloração esverdeada e textura granulosa. Por dia, ocorre uma ou duas evacuações cecais, enquanto ocorrem 20 a 25 evacuações intestinais.

Secreções e digestão

> 1 Qual parece ser a função principal das secreções salivares e esofágicas?
>
> 2 O que é responsável pela digestão que ocorre no papo?
>
> 3 Quais são as secreções das glândulas proventriculares? Qual é a função da pepsina?
>
> 4 Qual é a função da moela?
>
> 5 Quais são as secreções do pâncreas exócrino?
>
> 6 O que garante a inativação proteolítica dentro do pâncreas? Por que isso é importante?
>
> 7 Qual é a função da enteroquinase?
>
> 8 Qual é a função dos sais biliares na hidrólise das gorduras?
>
> 9 Qual é a função da microbiota dos cecos?

Secreções salivares, ingluviais e esofágicas

As glândulas salivares das galinhas e dos perus são células secretórias de muco, que basicamente facilitam a lubrificação. As galinhas secretam entre 7 e 30 mℓ de saliva mucinosa por dia. A superfície mucosa do esôfago contém glândulas que secretam muco para lubrificá-la.

Nas aves galináceas, o muco também é secretado pelo papo, embora não haja secreção de amilase. Uma parte expressiva da digestão do amido ocorre no papo em consequência da ação bacteriana. A digestão não bacteriana dos carboidratos também ocorre no papo e resulta da atividade da amilase neste segmento, que se origina do refluxo intestinal. No estômago e nos intestinos, há digestão mecânica e química mais completa.

Secreções gástricas

Dois tipos de glândulas predominam no proventrículo: (i) **glândulas mucosas simples**, que secretam muco; e (ii) **glândulas mucosas compostas**, que são funcionalmente semelhantes às células principais e parietais do estômago dos mamíferos e secretam muco, HCl e pepsinogênio. O **pepsinogênio** é convertido em **pepsina** no ambiente ácido e esta última enzima inicia a hidrólise das moléculas proteicas em polipeptídios. O pH do suco gástrico (0,5 a 2,5) é apropriado à atividade péptica eficaz. O pH do conteúdo gástrico é mais alto (4,8) por causa da existência do bolo alimentar.

A ação trituradora do ventrículo (moela) não apenas reduz as dimensões das partículas alimentares, como também mistura os líquidos digestivos com o alimento. A trituração é facilitada pela presença de grãos (*i. e.*, areia ou pequenas pedras) nas dietas que contêm partículas grandes (*i. e.*, milho moído ou inteiro). A presença dos grãos não é necessária quando são fornecidas rações preparadas comercialmente, porque o processo de trituração das rações reduz suficientemente as dimensões dos ingredientes e, deste modo, facilita a atividade da moela.

Secreções intestinais, pancreáticas e biliares

O intestino delgado é a região principal de digestão química, que é realizada pelas enzimas pancreáticas e pela microbiota, assim como pelas secreções intestinais. O **pâncreas exócrino** secreta lipase, amilase e precursores das enzimas proteolíticas como **tripsinogênio, quimotripsinogênios A, B e C** e **procarboxipeptidases A e B**. As enzimas proteolíticas não são ativadas até que sejam secretadas no lúmen intestinal, porque o inibidor da tripsina é secretado pelo pâncreas para assegurar sua inativação proteolítica no órgão e, deste modo, impedir sua autodigestão. O tripsinogênio é ativado no lúmen intestinal e convertido em tripsina pela enteroquinase – uma secreção enzimática do intestino. Depois de sua ativação, a tripsina ativa outros precursores das enzimas proteolíticas. A tripsina e a quimotripsina hidrolisam ligações específicas das moléculas proteicas grandes e dos polipeptídios, formando oligopeptídios (peptídios com 2 a 10 aminoácidos). No lúmen intestinal, as carboxipeptidases liberam os aminoácidos livres por decomposição dos oligopeptídios. As aminopeptidases e as dipeptidases são sintetizadas no citoplasma e realizam a hidrólise dos oligopeptídios na borda escovada do intestino.

O carboidrato principal das rações das aves é amido, que se apresenta de duas formas: amilose e amilopectina. Essas duas formas são rapidamente hidrolisadas pela α-amilase secretada pelo pâncreas para formar maltose – um dissacarídeo formado por duas moléculas de glicose. As enzimas principais dos carboidratos são maltase e isomaltase (seus substratos são maltose e dextrinas, respectivamente), que formam glicose, além da sacarase (cujo substrato é a sacarose) que produz glicose e frutose.

As gorduras são hidrolisadas em ácidos graxos e glicerol antes de sua absorção. Essa hidrólise é realizada pela lipase pancreática e pela ação dos sais biliares, que emulsificam as gorduras e ativam esta última enzima.

Além das enzimas digestivas secretadas pelo pâncreas exócrino, este órgão também secreta uma solução aquosa de bicarbonato, que tem a função de neutralizar o quimo gástrico ácido. O pH do tubo intestinal das aves aumenta dos segmentos oral ao aboral de 5,6 para 7,2. A faixa de pH de 6 a 8 é considerada ideal. A secreção de bile no duodeno também facilita a neutralização do quimo. Os sais biliares são facilmente absorvidos na parede intestinal, permitindo sua recirculação e reutilização.

Fatores que afetam a secreção

A secreção pancreática é controlada por componentes neurais e hormonais. O componente neural tem uma fase cefálica, por meio da qual a visão do alimento aumenta a secreção. Essa resposta é mediada pelas fibras colinérgicas do nervo vago. O suco pancreático é formado por componentes aquosos e enzimáticos. A secreção aquosa do pâncreas é estimulada pelo peptídio intestinal vasoativo (PIV) em resposta à entrada do quimo ácido no duodeno. O PIV das aves está envolvido na regulação secretória, como também ocorre com as secreções dos mamíferos. A secreção de colecistoquinina (ou colecistocinina, CCQ ou CCK) inicia a secreção das enzimas pancreáticas. O PIV não estimula a secreção das enzimas pancreáticas. Além disso, a distensão do proventrículo por peptonas (produtos da digestão parcial das proteínas) não apenas estimula a secreção das enzimas pancreáticas, como também do componente aquoso. Esse efeito é mediado pelos peptídios de liberação da gastrina (PLGs).

A dieta pode afetar a taxa de secreção das enzimas pancreáticas. Quando os teores de carboidratos e gorduras da dieta são aumentados, as secreções pancreáticas de amilase e lipase também aumentam. Além disso, o aumento do teor de proteínas da dieta acentua a atividade da quimotripsina no duodeno e no jejuno.

Função cecal

Pouca ou nenhuma digestão ocorre no intestino grosso e apenas cerca de 10% da maioria das dietas sofrem digestão cecal. As funções digestivas mais notáveis dos cecos são reabsorver água da urina refluída e digestão microbiana da celulose. Os cecos são preenchidos pela atividade antiperistáltica do colo. Um anel muscular circular do íleo projeta-se adentro do colo e sua contração (ação semelhante a um esfíncter) impede efetivamente o reflexo do material do colo para dentro do íleo.

A urina é refluída da cloaca para dentro do colo e entra nos cecos por meio da atividade antiperistáltica do colo. O componente nitrogenado da urina das aves é o ácido úrico, que é decomposto para utilização do nitrogênio pela microbiota. A reabsorção de água da urina refluída é uma função importante dos cecos.

Regulação da motilidade e da secreção

> 1 Como são regulados os movimentos de entrada e saída do alimento do papo?
>
> 2 Como as fases cefálica e gástrica regulam a motilidade e a secreção do estômago?
>
> 3 Qual é o mediador da fase cefálica da secreção e da motilidade gástricas?
>
> 4 Qual é o mediador da fase gástrica da secreção e da motilidade gástricas?
>
> 5 O que estimula a liberação de secretina e o que ela causa em seguida?
>
> 6 Qual é o estímulo para a secreção de colecistoquinina e o que ela causa em seguida?

A presença do alimento na boca e no esôfago aumenta as respectivas secreções de saliva e muco e também acentua a motilidade destas áreas. A regulação do movimento dos alimentos para dentro ou para fora do papo é controlada reflexamente pelo enchimento do tubo digestório distal a este segmento.

As fases cefálica e gástrica regulam a motilidade e a secreção do estômago. A visão do alimento (fase cefálica) causa aumentos significativos da frequência das contrações gastro-duodenais, enquanto a ingestão do alimento (fase gástrica) que se segue resulta em aumentos adicionais não apenas da frequência, mas também da amplitude das contrações gástricas. Também há uma relação direta entre o teor de proteínas da dieta e a atividade proteolítica e a taxa de produção das secreções gástricas – um indício adicional da existência de uma fase gástrica.

A fase cefálica de secreção e motilidade gástricas provavelmente é mediada pela hipoglicemia (e subsequente ativação vagal eferente). A fase gástrica é mediada pela inervação vagal eferente, porquanto estudos demonstraram que ela inicia ou aumenta a secreção proventricular e a motilidade gástrica, após ativação vagal aferente. Também há uma fase duodenal de regulação gástrica, por meio da qual a distensão do duodeno diminui a secreção e a motilidade do estômago. O peptídio gastrina estimula a secreção ácida pelo proventrículo.

A fase cefálica está associada à secreção pancreática, que começa logo depois da ingestão do alimento. Os dois hormônios que são secretados quando o conteúdo gástrico entra no duodeno são secretina e CCQ. A liberação de secretina é estimulada pela perfusão ácida do duodeno e estimula o pâncreas a secretar bicarbonato. O hormônio CCQ é secretado em resposta à presença de proteínas e gorduras no duodeno e estimula o pâncreas a secretar enzimas e proenzimas. O PIV das aves é mais potente que a secretina destes animais para estimular a secreção de bicarbonato. A motilidade e as secreções intestinais são aumentadas pela estimulação vagal (parassimpática).

Absorção

> 1 Onde ocorre a maior parte da absorção dos carboidratos e dos aminoácidos?
>
> 2 Onde os ácidos graxos são absorvidos?
>
> 3 O que são portomícrons?
>
> 4 Por que os portomícrons são absorvidos diretamente para a corrente sanguínea porto-hepática, em vez de para os ductos quilíferos?
>
> 5 Qual é a origem dos ácidos graxos voláteis?

A maior parte da absorção dos carboidratos, dos aminoácidos e dos ácidos graxos ocorre no duodeno e no jejuno proximal. A absorção da glicose ocorre principalmente no duodeno e no jejuno por transporte passivo (da concentração mais alta para a mais baixa). O transporte ativo de glicose (mediado por transportador e dependente da Na^+/K^+-ATPase) ocorre principalmente no íleo, onde as concentrações intraluminares da glicose são menores que no duodeno e no jejuno.

Também há absorção significativa de glicose no ceco proximal. Aminoácidos e peptídios também são absorvidos no duodeno e no jejuno por meio de processos que envolvem cotransportadores dependentes de energia da Na^+/K^+-ATPase. Os carboidratos e as proteínas são digeridos rapidamente e a glicose e os aminoácidos podem ser analisados no sangue porta em 15 min depois da ingestão alimentar.

A absorção dos ácidos graxos ocorre na metade distal de jejuno e, em menor grau, no íleo em vez de no duodeno e no jejuno proximal, como acontece com os carboidratos e os aminoácidos. Isso é atribuído à localização da entrada do ducto biliar nas proximidades do duodeno distal. Por isso, a emulsificação das gorduras é mais demorada. Os ácidos graxos entram nos enterócitos e são reesterificados em triglicerídios e acondicionados em portomícrons. Os portomícrons facilitam o transporte dos triglicerídios hidrossolúveis. Nos mamíferos, os triglicerídios reesterificados são acondicionados dentro dos quilomícrons, que entram nos ductos quilíferos (capilares linfáticos) das vilosidades para que sejam levados ao sangue. As aves não têm ductos lactíferos nas vilosidades, de modo que os portomícrons são absorvidos diretamente para a circulação sanguínea porto-hepática.

Os ácidos graxos voláteis (AGVs) originam-se da decomposição microbiana do ácido úrico nos cecos. Dentre esses, o acetato é predominante, mas também há alguma quantidade de propionato e butirato. Os AGVs são absorvidos no íleo e no ceco por transporte passivo.

Utilização da gema

> 1 O que atende às necessidades energéticas dos embriões das aves durante a incubação?
>
> 2 Quando a utilização da gema começa como um processo de absorção para a corrente sanguínea e quanto tempo isto dura?
>
> 3 Qual é o processo por meio do qual o material da gema é utilizado depois da eclosão dos ovos?
>
> 4 Por quanto tempo depois da eclosão dos ovos a gema é utilizada como fonte de energia por processos combinados de absorção endodérmica e secreção no intestino delgado?

As necessidades de energia dos embriões das aves durante o período de incubação são plenamente atendidas pelos lipídios armazenados na gema. Cerca de 50% do material da gema consiste em lipídios. O conteúdo da gema das galinhas e das peruas são utilizados por dois processos simultâneos diferentes. Primeiramente, os lipídios são transferidos da gema para o sangue depois da endocitose pelas células endodérmicas da membrana da gema e seu acondicionamento em lipoproteínas para que sejam liberadas na corrente sanguínea. Esse processo começa no início do período embrionário, aumenta durante a última semana de incubação e continua depois da eclosão do ovo. Em segundo lugar, o material da gema é secretado pelo pedículo vitelino dentro do intestino delgado por meio de pulsos irregulares durante as primeiras 72 h depois da eclosão dos pintos e 120 h depois da eclosão dos ovos das peruas. A peristalse e a antiperistalse do intestino delgado disseminam os materiais da gema por todo o intestino e a moela. Os lipídios da gema que chegam ao intestino delgado proximal são hidrolisados e absorvidos, enquanto a hidrólise e, em seguida, a utilização não ocorrem no íleo e no ceco.

Cerca de 72 h depois da eclosão do ovo, linfócitos acumulam-se no tecido conjuntivo subepitelial do pedículo vitelino. O lúmen do pedículo torna-se parcialmente obstruído e a passagem do material da gema para o lúmen intestinal cessa. O pedículo vitelino das galinhas é fechado pelos agregados de linfócitos no 4º dia depois da eclosão. O pedículo da gema é transformado em tecido linfopoético depois de 14 dias e pode ser usado como área para hematopoese extramedular. O resquício embrionário do pedículo vitelino é conhecido comumente como divertículo de Meckel.

Ontogenia gastrintestinal

> 1 Qual é a causa da aceleração acentuada da taxa de crescimento do tubo gastrintestinal depois da eclosão do ovo, em comparação com o peso corporal total?

Há uma transição importante pouco depois da eclosão do ovo, quando a fisiologia e o metabolismo digestivos dos pintos e filhotes de perus precisam mudar da fonte alimentar lipídica dependente da gema para uma dieta exógena à base de carboidratos. O intestino em desenvolvimento "assume a responsabilidade" de retirar nutrientes do saco vitelino e do alimento ingerido durante o período imediato depois da eclosão, quando a taxa de crescimento relativo das aves alcança nível máximo. Física e funcionalmente, o tubo gastrintestinal das aves é imaturo por ocasião da eclosão do ovo. A adaptação à ingestão oral de alimentos está associada ao aumento rápido do peso do tubo gastrintestinal e à acentuação da atividade das enzimas digestivas durante os primeiros 7 a 10 dias depois da eclosão. Estudos com frangos de corte sugeriram que o intestino delgado cresça a uma taxa quatro vezes maior que o corpo em geral com a idade de 8 dias. Durante os primeiros 6 dias depois da eclosão, os pesos do proventrículo, do pâncreas e do intestino delgado dos filhotes de perus aumentam mais rapidamente que o peso corporal.

A superfície disponível para a absorção aumenta acentuadamente durante a primeira semana depois da eclosão em consequência (i) do crescimento rápido das dimensões das vilosidades em razão da ampliação da quantidade de enterócitos por vilosidade; e (ii) do alongamento das microvilosidades na superfície apical dos enterócitos.

Fatores associados à água e aos alimentos

1 Onde ocorre a absorção final de água e eletrólitos?

2 Como a urina presente no uródio avança até os cecos?

3 O sentido gustativo das aves domésticas é semelhante à gustação dos seres humanos?

4 Qual é a reação das aves domésticas às diferenças de temperatura da água?

O equilíbrio hídrico é mantido quando a ingestão de água é igual às perdas. A maior parte da água é ingerida por via oral e as perdas mais expressivas ocorrem com as fezes e a urina. Os rins regulam o volume e a composição do meio interno do corpo, ou líquido extracelular (LEC). Essa regulação é realizada por algumas trocas osmóticas entre o LEC e o tubo intestinal. De acordo com a necessidade, a água é absorvida ao longo de todos os segmentos dos intestinos delgado e grosso por osmose. Os eletrólitos principais associados ao equilíbrio osmótico são os íons Na^+, K^+ e Cl^-. A mobilização da água e dos eletrólitos necessários ao equilíbrio hídrico entre o LEC e o intestino delgado (absorção final) ocorre nos 25% distais do intestino delgado, assim como nos cecos, no colo e no copródio. A urina produzida pelos rins é excretada dentro da porção urodial da cloaca. A urina reflui do uródio para o copródio e, em seguida, é levada ao colo e aos cecos por antiperistalse. A urina misturada com fezes e água pode ser absorvida pelo colo e cecos para manter o equilíbrio osmótico do LEC.

As aves domésticas têm sentido gustativo, que se caracteriza por uma indiferença geral aos sabores que os seres humanos reconhecem como doce e amargo. Conforme foi mencionado antes, as papilas gustativas estão localizadas em diferentes áreas da orofaringe e as galinhas podem ter até 300 destas papilas. Com uma dieta inadequada sob outros aspectos, as aves são indiferentes às soluções de sacarose. Contudo, quando o aporte calórico da ração é reduzido, a galinha prefere uma solução de sacarose e aumenta a ingestão de líquidos para compensar a deficiência. Essa opção nutricional não foi observada quando se oferecia uma solução isocalórica de gordura ou proteínas.

As aves domésticas em deficiência proteica evitam uma solução de caseína (fonte de proteínas) e preferem apenas água, aparentemente em razão do sabor. Em outros testes, a ração com sabor tão desagradável que era totalmente evitada em situações em que havia opções não afetava a ingestão quando não havia outra alternativa. Entretanto, a reação ao tipo de sabor era modificada pela fome, ou seja, o sabor desagradável precisava ser aumentado em quase 10 vezes quando não havia outra opção, para que houvesse redução da ingestão alimentar ao longo de um período ampliado.

As aves domésticas são extremamente sensíveis à temperatura da água. A aceitabilidade diminui à medida que a temperatura da água se eleva acima da temperatura ambiente. Esses animais conseguem diferenciar entre opções quando as diferenças de temperatura eram de apenas alguns graus Celsius, rejeitando a água com temperaturas mais altas. Além disso, os perus têm sede aguda depois de beber água a 5°C acima da sua

temperatura corporal (temperatura corporal média: 41°C). No outro extremo, a água era prontamente aceita nas faixas mais baixas de temperatura até o congelamento. Essas observações são importantes para a colocação da água em ambientes externos (evitando-se a incidência direta do sol) e quando se procura estimular a ingestão de água medicada. As aves têm uma faixa ampla de tolerância à acidez e à alcalinidade da água que bebem.

Autoavaliação

As respostas encontram-se no final do capítulo.

1 Nos mamíferos, as ondas peristálticas desencadeiam movimento unidirecional do bolo alimentar da cavidade oral para o ânus. Nas aves, o movimento do bolo alimentar é bidirecional em vários segmentos do tubo digestório. Cite exemplos de movimentos orais do conteúdo do tubo digestório e explique por que eles são benéficos às aves.

2 O material da gema serve como fonte nutricional durante o período imediato depois da eclosão do ovo, quando os filhotes estão em processo de adaptação à fonte externa de alimentos. Como os filhos têm acesso ao material da gema armazenado dentro de suas cavidades corporais?

3 O tubo digestório das aves é física e funcionalmente imaturo por ocasião da eclosão do ovo. Descreva os processos de maturação que ocorrem durante a primeira semana depois da eclosão.

4 Nos mamíferos e nas aves, os ácidos graxos são reesterificados em triglicerídios, recebem uma cobertura proteica que os torna hidrossolúveis e são acondicionados em portomícrons e quilomícrons (estes últimos, nos mamíferos). Qual é a diferença quanto à forma como são levados ao sangue?

5 Qual das seguintes estruturas do tubo digestório das aves secreta HCl e pepsinogênio?
A Papo
B Proventrículo
C Moela
D Cecos

6 Qual das seguintes estruturas do tubo digestório das aves é muito musculosa e tem a função de moer ou quebrar os alimentos?
A Papo
B Proventrículo
C Moela
D Cecos

7 Qual das seguintes estruturas do tubo digestório das aves possibilita a digestão microbiana da celulose?
A Moela
B Íleo
C Cecos
D Cloaca

8 O ácido úrico pode ser levado da cloaca para os cecos.
A Verdadeiro
B Falso

9 O ânus das aves:
A Ventila a cloaca

B Serve como abertura para a passagem das fezes, de urina misturada com fezes e dos ovos

10 A bursa de Fabricius:
   A Fina parte do intestino delgado
   B Está associada à imunidade humoral
   C Forma eritrócitos
   D É uma estrutura para reabsorção da água originada cloaca

Leitura sugerida

Denbow, D.M. (2000) Gastrointestinal anatomy and physiology. In: *Sturkie's Avian Physiology*, 5th edn (ed. *G.C. Wittow*), pp. 299–325. Academic Press, New York.

Dyce, K.M., Sack, W.O. and Wensing, C.J.G. (2010) *Textbook of Veterinary Anatomy*, 4th edn, pp. 794–802. Saunders Elsevier, St Louis, MO.

Moran, E.T. Jr (1985) Digestion and absorption of carbohydrates in fowl and events through perinatal development. *Journal of Nutrition* 115:665–674.

Pinchasov, Y. (1995) Early transition of the digestive system to exogenous nutrition in domestic post-hatch birds. *British Journal of Nutrition* 73:471–478.

Tarvid, I. (1995) The development of protein digestion in poultry. *Poultry and Avian Biology Reviews* 6:35–54.7–59.

Respostas

1 Durante cada sequência de contrações gastroduodenais, o bolo alimentar avança da boca para o proventrículo com a contração dos músculos espessos da moela. Além disso, as contrações gastroduodenais causam refluxo do conteúdo do duodeno e do jejuno proximal para dentro do ventrículo e, nos perus, ocorrem cerca de quatro vezes por hora. Esses dois movimentos facilitam a mistura do bolo alimentar com as enzimas digestivas e o ácido clorídrico. As ondas antiperistálticas do colo movimentam o bolo alimentar e a urina da cloaca para o colo e os cecos. Essa ação facilita a absorção da água e fornece nitrogênio às bactérias dos cecos.

2 Primeiramente, os lipídios são transferidos da gema para o sangue através da endocitose realizada pelas células endodérmicas da membrana vitelina e são acondicionados em lipoproteínas, de forma que sejam liberados na corrente sanguínea. Em segundo lugar, o material da gema é secretado pelo pedículo vitelino dentro do intestino delgado na forma de pulsos irregulares durante os primeiros 3 a 4 dias depois da eclosão do ovo. Os nutrientes da gema que chegam ao intestino delgado proximal por meio dos movimentos antiperistálticos são hidrolisados e utilizados.

3 A adaptação à ingestão oral de alimentos está associada ao aumento rápido do peso do tubo gastrintestinal e da atividade das enzimas digestivas. A superfície disponível para a absorção aumenta enormemente em razão do desenvolvimento adicional das vilosidades e das microvilosidades. A capacidade de transportar aminoácidos através das membranas dos enterócitos aumenta rapidamente, junto com a atividade da γ-glutamiltransferase, que é uma enzima necessária à absorção destes nutrientes. A capacidade de captação de glicose aumenta em razão das atividades acentuadas da maltase e da sacarase nas membranas apicais dos enterócitos. O pâncreas cresce rapidamente e a produção das enzimas pancreáticas aumenta proporcionalmente.

4 Nos mamíferos, os quilomícrons entram nos ductos quilíferos centrais (capilares linfáticos) das vilosidades para que possam ser levados ao sangue. As aves não têm ductos quilíferos em suas vilosidades e os portomícrons são absorvidos diretamente para a circulação sanguínea porto-hepática.

5 B
6 C
7 C
8 A
9 B
10 B

Parte 7 | Digestão, Absorção e Metabolismo

47

Distúrbios do Metabolismo dos Carboidratos e Lipídios

Jesse P. Goff

Metabolismo energético, 522
Fase absortiva, 522
   Carboidratos, 523
   Triglicerídios, 523
   Aminoácidos usados para energia, 523
Fase pós-absortiva, 524
   Mobilização da glicose a partir das reservas corporais durante o jejum, 524
   Atividades de preservação da glicose, 524
Metabolismo energético dos ruminantes, 525
Cetose, 526

Cetose clássica, 526
Cetose periparturiente, 527
   Limites da capacidade do fígado de oxidar ácidos graxos, 528
Lipidose hepática nos gatos, 528
Toxemia da prenhez, 528
Síndrome do fígado gorduroso em aves, 528
Diabetes melito, 529
   Tipos de diabetes melito, 529
Hipoglicemia neonatal, 530
Autoavaliação, 530

A capacidade genética de produzir alimento para consumo humano pode desafiar as capacidades metabólicas de muitos de nossos animais de criação. A cetose bovina e a toxemia da prenhez em ovinos são condições hipoglicêmicas dos ruminantes, em que a capacidade do animal de produzir glicose é ultrapassada pela remoção da glicose do sangue pela glândula mamária ou pelo feto em desenvolvimento. Os animais recém-nascidos também podem desenvolver hipoglicemia, particularmente quando são resfriados ou quando não conseguem mamar. O leitão recém-nascido é particularmente suscetível a essa síndrome, visto que apresenta pouca gordura corporal capaz de ser usada como fonte alternativa de energia. O diabetes melito está sendo cada vez mais diagnosticado em nossos animais de companhia, da mesma maneira que em seus proprietários. A etiologia básica do diabetes melito nos cães e nos gatos será examinada. A mobilização excessiva da gordura do corpo pode causar acúmulo de triglicerídios no parênquima hepático. A esteatose hepática é um distúrbio comum no gado leiteiro, nos gatos e nas galinhas poedeiras. A etiologia da síndrome de esteatose hepática nessas espécies é ligeiramente diferente e será comparada.

Metabolismo energético

> 1 O que a presença de glicose na urina nos indica sobre a concentração de glicose no sangue?

As células do corpo necessitam de um suprimento constante de nutrientes que são usados como fonte de energia e para síntese de novas proteínas. Entretanto, os nutrientes em geral não são constantemente supridos pela dieta. A energia precisa ser obtida da dieta e armazenada para uso posterior. Esse processo é conhecido como fase absortiva do metabolismo energético. Depois de uma refeição, ocorre um rápido influxo de açúcares, gorduras e aminoácidos no sangue. O animal precisa remover rapidamente essas substâncias do sangue por vários motivos. A presença dessa grande quantidade de solutos no sangue aumentaria acentuadamente a osmolaridade sanguínea. Por conseguinte, os açúcares absorvidos através do intestino na forma de monossacarídios precisam ser rapidamente condensados em moléculas maiores, como glicogênio, para reduzir seu efeito osmótico. No caso dos muitos solutos que podem ser filtrados através do glomérulo renal, os túbulos renais tem apenas uma capacidade limitada de reabsorver o soluto para evitar a sua perda na urina. A concentração máxima de um soluto no sangue que pode ser filtrada pelo glomérulo e totalmente recuperada por processos reabsortivos nos túbulos renais é conhecida como limiar renal. Quando a concentração sanguínea eleva-se acima do limiar renal, o soluto aparece na urina. O limiar renal para a glicose é de cerca de 180 mg/dℓ de plasma. Depois de uma refeição rica em açúcar, o nível plasmático de glicose poderia aumentar acima do limiar renal não fosse a capacidade do organismo de transferir rapidamente a glicose do plasma para o espaço intracelular das células.

Fase absortiva

> 1 Qual é o papel da insulina no modo pelo qual o organismo processa os carboidratos, aminoácidos e lipídios absorvidos após a ingestão de uma refeição?
> 2 Qual é o destino da glicose, dos aminoácidos e dos lipídios absorvidos após a ingestão de uma refeição?

Uma refeição típica fornece ao animal carboidratos, proteínas e gordura (bem como minerais e vitaminas, discutidos nos Capítulos 48 e 49). Esses nutrientes atravessam o tubo gastrintestinal e entram no sangue na forma de monossacarídios e aminoácidos, ou entram na linfa como triglicerídios. Os compostos que entram no sangue passam inicialmente pelo fígado, que pode modificá-los antes que passem para o restante do organismo. Os triglicerídios que penetram nos linfáticos, acondicionados em quilomícrons, são capazes de entrar diretamente no tecido adiposo para o seu armazenamento. Após a ingestão de uma refeição, ocorre uma rápida elevação nas concentrações sanguíneas e linfáticas de monossacarídios, aminoácidos e triglicerídios, particularmente nas espécies monogástricas. Esse processo é conhecido como fase absortiva do metabolismo, quando os nutrientes podem ser armazenados para uso posterior. Nos ruminantes, a passagem da ingesta do rúmen para o intestino delgado para a sua absorção é relativamente constante, de modo que a fase absortiva é observada com menos facilidade.

O principal hormônio envolvido na coordenação dos eventos da fase absortiva é a insulina. A insulina é produzida pelas células β das ilhotas de Langerhans do pâncreas. Esse hormônio promove a expressão das proteínas transportadoras (e sua inserção na membrana) de glicose (GLUT-4), que facilitam a captação de glicose pelo músculo, pelo tecido adiposo e pelas células α do pâncreas. Quando os níveis de insulina estão baixos, esses tecidos são incapazes de remover a glicose do sangue. A insulina não afeta nem é necessária para a captação de glicose pelas células do cérebro, do fígado, dos túbulos renais, dos eritrócitos, leucócitos e epitélio gastrintestinal. O principal estímulo para a liberação de insulina consiste em uma elevação da concentração de glicose no sangue, que tipicamente ocorre após a ingestão de uma refeição. Por outro lado, a secreção de insulina cessa quando a concentração sanguínea de glicose diminui para limites normais. A concentração normal de glicose no sangue das espécies monogástricas é de 80 a 120 mg/dℓ. Nos ruminantes, a concentração sanguínea de glicose é normalmente de 55 a 75 mg/dℓ. Outros fatores também podem iniciar a secreção de insulina. Uma elevação das concentrações tanto de aminoácidos quanto de potássio no sangue, que ocorre comumente depois de uma refeição, também causa secreção de insulina. Por sua vez, a insulina estimula a captação de aminoácidos e de potássio pelos tecidos. É interessante observar que a frutose, um monossacarídio encontrado na sacarose dos vegetais, utiliza uma proteína GLUT-5 constitutivamente expressa para entrar nas células. Ela também não estimula a secreção de insulina quando administrada por via intravenosa. Entretanto, seu baixo índice glicêmico é um tanto decepcionante. Ela preserva a glicose, de modo que os níveis de glicemia geralmente aumentam após a administração oral de frutose.

Carboidratos

Embora os monossacarídios, como a galactose e a frutose, constituam partes importantes dos carboidratos absorvidos da dieta, a discussão que se segue será simplificada, referindo-se apenas à glicose como um monossacarídio derivado da digestão. O fígado converte rapidamente quase toda galactose em glicose, e tanto a frutose quanto a glicose seguem essencialmente as mesmas vias metabólicas para fins energéticos. Grande parte da glicose absorvida através do tubo gastrintestinal entra nos hepatócitos, porém uma pequena quantidade é oxidada para geração de energia. Parte da glicose é convertida no polissacarídio glicogênio. A insulina controla a atividade da glicogênio sintase, a enzima responsável pela formação do glicogênio tanto no fígado quanto no músculo. Grande parte da glicose absorvida que alcança o fígado é convertida em gordura imediatamente depois de uma refeição (espécies monogástricas). A glicose fornece os carbonos necessários tanto para os ácidos graxos quanto para a estrutura de glicerol usada na formação dos triglicerídios. Parte da gordura produzida no fígado é armazenada no próprio fígado, porém a maioria dos triglicerídios produzidos é acondicionada com lipoproteínas de densidade muito baixa (VLDL) para exportação até o tecido adiposo. O principal efeito da estimulação da síntese de gordura pela insulina consiste em elevar os níveis de glicose intracelular no tecido adiposo. A formação de ácidos graxos e de glicerofosfato é essencialmente impulsionada por substrato, e a ação de massa subsequentemente direciona a reação para a conversão em triglicerídios. A ação direta da insulina sobre o metabolismo dos lipídios consiste em inibir a lipase, a enzima que catalisa a degradação dos triglicerídios. Essa ação possibilita o acúmulo de triglicerídios nos tecidos. Outra função da insulina no fígado consiste em ativar a piruvato desidrogenase, que provoca oxidação do piruvato ou sua conversão em gordura, de modo que ele se torna indisponível para a síntese de glicose. Esse processo faz sentido, visto que, depois de uma refeição, o nível de glicemia deve estar relativamente alto, e não há nenhuma necessidade de gliconeogênese.

Parte da glicose absorvida que se desviou do fígado irá entrar no tecido adiposo, onde é armazenada como gordura; outra parte será armazenada como glicogênio no músculo e outros tecidos periféricos selecionados; e parte da glicose absorvida será oxidada a CO_2 e água dentro dos tecidos do corpo como meio de fornecer energia às células. A glicose constitui a principal fonte de energia do corpo durante a fase absortiva para todos os tecidos, exceto o fígado. Trata-se também da fonte exclusiva (com pequenas exceções) de energia para o tecido nervoso durante a fase pós-absortiva.

Triglicerídios

Os triglicerídios nos quilomícrons são capturados pelo tecido adiposo, onde são armazenados. Uma pequena porção dos triglicerídios absorvidos sofre oxidação durante a fase absortiva pelo músculo (liso, cardíaco e esquelético) para fornecer energia, particularmente se a dieta do animal for pobre em carboidratos, ou se o animal tiver permanecido em um estado de equilíbrio energético negativo. A gordura do tecido adiposo pode derivar dos triglicerídios ingeridos, dos triglicerídios sintetizados no fígado e transportados até o tecido adiposo, ou dos triglicerídios sintetizados a partir da glicose no tecido adiposo. O principal efeito da insulina nesses processos consiste em direcionar a síntese de triglicerídios por meio da captação de glicose pelo tecido adiposo e inibição direta da lipólise ao inibir a atividade da lipase hormônio-sensível.

Aminoácidos usados para energia

Os aminoácidos, os dipeptídios e os tripeptídios absorvidos entram no fígado e são desaminados e convertidos em carboidratos (cetoácidos). A amônia liberada durante a desaminação é convertida em ureia, que se difunde para o sangue para sua excreção final pelos rins. Por conseguinte, os cetoácidos produzidos podem entrar no ciclo do ácido tricarboxílico (ATC) e são oxidados para produzir energia aos hepatócitos. Os aminoácidos fornecem a maior parte da energia necessária pelos hepatócitos durante a fase absortiva do metabolismo. Os cetoácidos também podem ser convertidos em ácidos graxos, atuando como componentes adicionais na síntese de gordura no fígado. Os aminoácidos absorvidos pelo intestino que não são capturados pelo fígado entram em outras células do organismo, particularmente o músculo. Após entrar nas células musculares, os aminoácidos são usados, em sua maior parte, na síntese de nova proteína (particularmente importante no animal em crescimento) e na reposição das proteínas catabolizadas durante a fase pós-absortiva do metabolismo. Os aminoácidos em excesso que entram nas células não são armazenados como proteína, porém são convertidos em carboidratos ou gordura. A insulina aumenta a captação de aminoácidos pelo tecido muscular e sua incorporação em novas proteínas. Ao mesmo tempo, inibe a degradação das proteínas existentes.

Fase pós-absortiva

1 Qual é o papel desempenhado pelo glicogênio hepático e muscular durante o jejum?

2 Como os aminoácidos contribuem para a homeostasia da glicose?

3 De que maneira os lipídios armazenados no tecido adiposo contribuem para a homeostasia da glicose?

4 Quais são os hormônios que regulam o processo descrito nas questões 1 a 3?

Durante o período de jejum, nenhuma glicose é absorvida através do tubo gastrintestinal. Entretanto, o nível de glicemia normal precisa ser mantido, visto que o tecido nervoso é incapaz de oxidar outros nutrientes para a obtenção de energia. (Durante períodos de extremo estresse energético, como inanição, o tecido nervoso pode utilizar os corpos cetônicos derivados dos ácidos graxos no quarto ou quinto dia do período de jejum.) São observadas duas ações principais durante a fase pós-absorvida: a mobilização das fontes de glicose e a utilização de outros combustíveis para preservar a glicose para o tecido nervoso. Os principais hormônios que coordenam esses esforços são o glucagon, a epinefrina, os glicocorticoides e o hormônio do crescimento.

O glucagon é produzido pelas células α das ilhotas pancreáticas, e a sua secreção é estimulada quando a concentração de glicose no sangue cai abaixo dos valores normais. O mecanismo de reconhecimento da concentração sanguínea de glicose reside no interior das células α. Infelizmente, a entrada de glicose nas células α depende da insulina. Por conseguinte, nos animais diabéticos, a secreção de glucagon prossegue, embora a concentração sanguínea de glicose esteja acentuadamente elevada. A presença de altos níveis de ácidos graxos no sangue inibe a secreção de glucagon, enquanto concentrações elevadas de aminoácidos no sangue podem estimular a sua secreção.

A liberação de epinefrina pela medula adrenal encontra-se principalmente sob o controle do hipotálamo e do sistema nervoso simpático. A presença de baixo nível de glicemia é percebida pelos receptores hipotalâmicos de glicose, os quais, por sua vez, têm impacto no controle da secreção de epinefrina pelo sistema nervoso simpático. Alguns nervos simpáticos entram em contato com o tecido adiposo e liberam epinefrina diretamente no tecido.

A secreção de hormônio do crescimento pela adeno-hipófise é complexa. Uma baixa concentração de glicose no sangue é percebida pelos receptores hipotalâmicos de glicose, que estimulam a liberação do fator de liberação do hormônio do crescimento e, subsequentemente, do hormônio do crescimento. Além disso, uma elevação na concentração sanguínea de aminoácidos também estimula a secreção de hormônios do crescimento.

Os glicocorticoides são liberados pelo córtex adrenal em resposta ao hormônio adrenocorticotrófico (ACTH) liberado pela adeno-hipófise. A liberação de ACTH encontra-se principalmente sob o controle do sistema nervoso. A liberação basal de ACTH segue um ritmo diurno. O estresse (frio, dor etc.) pode aumentar acentuadamente o ACTH e, portanto, a secreção de glicocorticoides. Por conseguinte, a secreção de glicocorticoides não está diretamente ligada ao nível de qualquer nutriente. Entretanto, os efeitos dos glicocorticoides sobre o metabolismo são disseminados.

Mobilização da glicose a partir das reservas corporais durante o jejum

O glicogênio armazenado no fígado é rapidamente degradado para liberar glicose no sangue. A quantidade de glicose que pode ser liberada é relativamente pequena, e, nos humanos, a quantidade de glicogênio contida no fígado poderia suprir as necessidades energéticas do organismo em repouso por apenas cerca de 4 h. O conteúdo de glicogênio do músculo e de todos os outros tecidos é quase equivalente ao contido no fígado. Entretanto, existe uma importante diferença: o músculo não tem as enzimas necessárias para formar glicose livre a partir do glicogênio. Com efeito, o glicogênio é degradado a glicose-6-fosfato, que, em seguida, é catabolizada por meio da glicólise a piruvato e lactato. O piruvato e o lactato podem ser liberados no sangue e recuperados pelo fígado, onde podem ser convertidos em glicose e devolvidos à circulação.

O catabolismo dos triglicerídios no tecido adiposo fornece tanto ácidos graxos quanto glicerol. Os ácidos graxos não podem ser convertidos em glicose. Todavia, o glicerol liberado no sangue circula até o fígado, onde pode ser convertido em glicose. Uma importante fonte de glicose sanguínea durante o jejum é a proteína muscular. Grandes porções de proteínas no músculo não desempenham nenhuma função essencial na locomoção, porém são colocadas no músculo como depósito de aminoácidos que é usado como fonte de energia durante a fase pós-absortiva. A liberação desses aminoácidos é estimulada pelos glicocorticoides. Os aminoácidos liberados pelo músculo são convertidos em glicose no fígado. A insulina não é necessária para a captação desses aminoácidos do sangue pelo fígado. Embora o fígado seja o principal órgão envolvido nesses processos gliconeogênicos, o córtex renal também apresenta capacidade gliconeogênica. O glucagon e os glicocorticoides constituem os principais estimulantes das vias gliconeogênicas no fígado. Nos seres humanos, estima-se que o fígado e os rins sejam capazes de produzir cerca de 180 g de glicose por dia. Na vaca leiteira, a quantidade de glicose que precisa ser produzida para sustentar a produção de lactose contida em 40 kg de leite seria de 1,9 kg.

Atividades de preservação da glicose

Nos seres humanos, a produção diária de 180 g de glicose pelo fígado fornece apenas 180 g × 4 kcal/g = 720 kcal de energia metabolizável por dia. Se admitirmos que um homem médio necessita de 2.200 kcal de energia por dia para manter a função dos tecidos corporais, podemos constatar que o fígado é incapaz de suprir uma quantidade suficiente de glicose para atender às necessidades energéticas do organismo durante o jejum. O cérebro e o tecido nervoso continuam oxidando a glicose em taxas semelhantes durante as fases absortiva e pós-absortiva.

Durante a fase pós-absortiva, muitos tecidos, como o músculo, passam a oxidar a gordura para energia, preservando, assim, a glicose para uso pelo tecido nervoso. Durante a fase pós-absortiva, o tecido adiposo cataboliza os triglicerídios armazenados. O glicerol liberado dos triglicerídios entra no sangue e é convertido em glicose no fígado. Os ácidos graxos não esterificados liberados pelo tecido adiposo são absorvidos por praticamente todos os tecidos do organismo, exceto pelo tecido nervoso, e entram no ciclo do ATC, onde são oxidados a CO_2 e água para fornecer energia. O fígado também utiliza ácidos graxos como fonte de energia durante a fase pós-absorvida, desviando-se dos aminoácidos que ele utiliza como sua principal fonte de energia durante a fase absortiva. Essa ação preserva os aminoácidos para o seu uso na gliconeogênese. Enquanto a maior parte dos ácidos graxos que entram no fígado passa pelo ciclo do ATC para oxidação completa, alguns dos ácidos graxos são convertidos em corpos cetônicos, como acetona, ácido acetoacético e β-hidroxibutirato. As cetonas são liberadas no sangue e atuam como importante fonte de combustível para a maioria dos tecidos do organismo. O tecido nervoso, quando privado de glicose por vários dias, também pode começar a oxidar as cetonas para a obtenção de energia, embora sempre tenha preferência pela glicose.

No tecido adiposo, a lipólise é estimulada pelo hormônio do crescimento, pelos glicocorticoides, pela epinefrina e pelo glucagon secretados durante a fase pós-absortiva. Além disso, os níveis de insulina estão baixos durante a fase pós-absortiva, de modo que o efeito inibitório da insulina sobre a lipólise do tecido adiposo é removido. A captação de glicose pelo tecido adiposo é inibida pelo glucagon, pelos glicocorticoides e pelo hormônio do crescimento. Essa ação também inibe as vias de síntese de ácidos graxos. O glucagon atua diretamente sobre as células adiposas, inibindo a captação de glicose. Os glicocorticoides e o hormônio do crescimento reduzem a captação de glicose pelo tecido adiposo, tornando-o resistente aos efeitos da insulina, possivelmente ao reduzir o número de receptores de insulina no tecido adiposo.

No tecido muscular, o hormônio do crescimento reduz a sensibilidade à insulina, diminuindo, assim, a captação de glicose pelo músculo. Dentro do músculo, os glicocorticoides reduzem a captação de aminoácidos e a síntese de proteínas e estimulam a degradação das proteínas existentes. O hormônio do crescimento é efetivamente anabólico para o músculo: ele estimula a captação de aminoácidos e a formação de proteínas, enquanto inibe a degradação de proteína. Ele também estimula a síntese de glicogênio e inibe a sua degradação no músculo. Entretanto, esses efeitos só ocorrem na presença de insulina. Por conseguinte, quando um animal está em equilíbrio energético positivo, o efeito do hormônio do crescimento é anabólico. Se o animal estiver na fase pós-absortiva ou em equilíbrio energético negativo, o hormônio do crescimento tende a ser ineficaz para o músculo. A epinefrina constitui o principal estimulante da glicogenólise no músculo. O glucagon tem pouco ou nenhum efeito direto sobre o metabolismo muscular.

A glicogenólise dentro do fígado é estimulada pela epinefrina e glucagon. Ao mesmo tempo, esses hormônios inibem a formação de novo glicogênio. A formação de nova glicose dentro do fígado e do córtex renal é principalmente estimulada pelo glucagon e pelos glicocorticoides, porém a epinefrina e o hormônio do crescimento também podem estimular a gliconeogênese. Tanto o hormônio do crescimento quanto os glicocorticoides inibem a formação de triglicerídios no fígado.

Nos seres humanos, estima-se que cerca de 160 g de gordura podem ser removidos do tecido adiposo a cada dia durante o jejum. Isso pode fornecer 160 g × 9 kcal/g = 1.440 kcal de energia metabolizável por dia. Os efeitos combinados da gliconeogênese e da preservação da glicose são tão eficientes que, até mesmo depois de 1 mês de jejum completo (com ingestão apenas de água e eletrólitos), a concentração de glicose no sangue estará apenas 25% abaixo de seu valor normal.

Metabolismo energético dos ruminantes

> 1 Como os ruminantes produzem a glicose sanguínea? Quais são os principais substratos derivados da dieta?
>
> 2 Que ação exige a maior parte da glicose sanguínea em uma vaca: manutenção, desenvolvimento fetal ou lactação?

Nas espécies monogástricas, o amido e os açúcares da dieta podem contribuir diretamente para a manutenção das concentrações normais de glicose no sangue. Entretanto, as bactérias do rúmen que permitem que a vaca utilize os carboidratos estruturais do material vegetal, como a celulose, também degradam a maior parte do amido e dos açúcares da dieta a ácidos graxos voláteis antes que possam entrar no sangue do ruminante. A capacidade de utilizar a celulose como fonte de energia exige que os ruminantes sintetizem a maior parte da glicose necessária para o organismo a partir de precursores gliconeogênicos. Em condições normais, existe um número limitado de substâncias que podem ser utilizadas para a produção de glicose. Dos três ácidos graxos voláteis (acetato, propionato e butirato) que compreendem a maior parte dos produtos resultantes da fermentação dos carboidratos no rúmen, apenas o propionato pode ser usado na síntese de glicose. O ácido láctico dos alimentos fermentados (silagens) também pode servir de precursor gliconeogênico. Outros compostos que podem ser usados para gliconeogênese incluem aminoácidos (particularmente aspartato, alanina e glutamina) e glicerol, que provém da hidrólise das gorduras. Nas vacas leiteiras de alta produção que recebem uma dieta rica em grãos, até 70% de sua produção total de glicose provém do propionato. Naturalmente, durante a inanição, o propionato não contribui de modo algum para a manutenção da glicose sanguínea. Nas espécies monogástricas, o nível de glicemia é normalmente mantido entre 90 e 120 mg/dℓ. A concentração sanguínea de glicose no ruminante é normalmente mantida em apenas 55 a 75 mg/dℓ, e esses animais podem tolerar baixos níveis de até 40 mg/dℓ por vários dias, um nível que resultaria em coma na maioria dos animais monogástricos.

A glicose do sangue também é essencial se o animal tiver necessidade de produzir gordura corporal, visto que constitui o precursor da estrutura de glicerol necessária para produzir triglicerídios. É também necessária uma concentração sanguínea elevada de glicose se houver necessidade de produzir glicogênio muscular. O crescimento fetal utiliza quantidades substanciais de glicose, particularmente no final da gestação, quando o conteúdo de glicogênio do fígado e do músculo do feto aumenta rapidamente. A gliconeogênese também é importante no feto. Foi estimado que o feto de bezerro obtém mais da metade de sua glicose por meio de gliconeogênese, utilizando aminoácidos maternos como precursor gliconeogênico.

A lactação impõe um grande estresse sobre o metabolismo da glicose. O açúcar do leite (lactose) é um dissacarídio composto de uma molécula de glicose e uma molécula de galactose. Na maioria das espécies monogástricas, a glicose também é usada como substrato para a produção da gordura do leite. A maioria dos ruminantes utiliza o acetato da fermentação dos carboidratos estruturais das forragens como fonte de acetil-CoA necessária para a síntese da gordura do leite.

Cetose

> 1 A produção de cetonas a partir de ácidos graxos é ruim para a vaca? Explique.
>
> 2 Qual é o problema básico que provoca cetose clássica, conforme observado no gado leiteiro em pastoreio?
>
> 3 Qual é o problema básico responsável pela cetose na vaca periparturiente que recebe uma dieta rica em grãos?
>
> 4 Existe alguma diferença na maneira como você trataria a vaca com cetose clássica *versus* periparturiente?

A vaca leiteira típica foi selecionada para produzir grandes volumes de leite muito rapidamente após o parto. Infelizmente, a quantidade e a qualidade do alimento oferecido à vaca para se alimentar nas primeiras semanas após o parto são limitadas. Praticamente todas as vacas leiteiras de alta produção encontram-se em equilíbrio energético negativo no primeiro mês de lactação. Isso significa que o cálculo da quantidade de energia (calorias) contida no leite e o número de calorias necessárias para a manutenção da vaca é maior do que a quantidade de calorias contida na ração que ela é capaz de consumir. Em consequência, a vaca precisa utilizar o próprio tecido do corpo para manter a produção de leite. A gordura corporal é mobilizada, elevando a concentração de ácidos graxos não esterificados no sangue. Os ácidos graxos têm vários destinos. Inicialmente, podem ser utilizados como fonte energética pelos tecidos periféricos, principalmente o músculo e o fígado. Isso irá preservar a glicose para algumas das funções mais vitais que somente a glicose pode desempenhar, como fonte de energia para o tecido nervoso e produção da lactose do leite. Os ácidos graxos são degradados a acetil-CoA para entrada no ciclo do ATC e podem ser oxidados a CO_2 e água para a geração de ATP e NADPH (Figura 47.1A). Infelizmente, o fígado apresenta capacidade limitada de oxidar os ácidos graxos, e, uma vez ultrapassada essa capacidade, os ácidos graxos são convertidos em corpos cetônicos (ácido acetoacético, β-hidroxibutirato e acetona). Essas cetonas são liberadas na circulação periférica. Muitos tecidos do organismo podem utilizar essas cetonas como fonte de energia (Figura 47.1B). Na maioria das espécies que desenvolvem hipoglicemia grave, o cérebro do animal pode começar a utilizar combustíveis alternativos para energia, como cetonas e ácidos graxos livres. O cérebro do ruminante tem uma adaptação um pouco mais lenta, porém irá começar a oxidar as cetonas como fonte de energia depois de vários dias de hipoglicemia.

Infelizmente, existe também um limite para a capacidade dos tecidos periféricos de utilizar as cetonas, e, quando esse limite é ultrapassado, ocorre acúmulo de corpos cetônicos em altos níveis no sangue do animal. Eles também escapam para a urina e para o leite, um fato que o veterinário utiliza para testar a presença de cetonas na urina e no leite como auxiliar no diagnóstico de cetose. Esse teste é tradicionalmente realizado pela mistura de uma pequena quantidade de urina ou leite com nitroprussiato de sódio e observação do aparecimento de uma cor púrpura característica na presença de ácido acetoacético ou acetona. Recentemente, foram desenvolvidos exames de sangue para o β-hidroxibutirato, que são mais acurados e que podem detectar a presença de cetose subclínica. A presença de níveis elevados de cetonas no sangue reduz o pH do sangue, diminui o apetite da vaca e pode comprometer a função celular imune.

O fígado possui apenas uma capacidade limitada de produzir cetonas a partir dos ácidos graxos que escapam da oxidação no ciclo no ATC. Uma vez ultrapassada essa capacidade, os ácidos graxos são reesterificados a triglicerídios, e estes se acumulam dentro dos hepatócitos, levando a uma condição conhecida como esteatose hepática (Figura 47.1C). Convém lembrar também que a estrutura de glicerol da nova molécula de triglicerídio provém de uma molécula de glicose. Por conseguinte, a formação de triglicerídios no fígado irá reduzir a capacidade de formar moléculas de glicose, um produto que já é escasso.

Em muitas espécies, os triglicerídios nos hepatócitos são acondicionados com lipoproteínas, formando VLDL. Em seguida, os triglicerídios podem ser depurados do fígado por meio de sua exportação para outros tecidos, como o músculo e o tecido adiposo. Infelizmente nos ruminantes (e nos gatos, conforme discutido na próxima seção), a capacidade de produzir VLDL é muito limitada, e a depuração de triglicerídios pelos hepatócitos é difícil nos ruminantes (Figura 47.1D). Uma hipótese formulada é a de que a vaca também pode ter deficiência de proteína no início da lactação e pode não dispor dos aminoácidos essenciais, como a metionina, necessários para a produção de lipoproteína suficiente para acondicionamento nas VLDL. À medida que os triglicerídios acumulam-se nos hepatócitos, ocorre uma redução da função celular hepática. As pesquisas realizadas demonstram uma redução na capacidade de destoxificação da amônia, e suspeita-se que a capacidade de realizar as etapas gliconeogênicas esteja comprometida quando a gordura se acumula no fígado.

Cetose clássica

A forma de cetose comumente observada em vacas mantidas no pasto ou alimentadas com dietas ricas em forragem desenvolve-se em 2 a 3 semanas após o início da lactação. Nessa forma de cetose, a vaca sofre um súbito declínio do nível de glicemia e elevação das cetonas no sangue, seguida de drástica redução na produção de leite. A vaca pode apresentar comprometimento neurológico: marcha com tropeções, andar em círculo ou pressionando a cabeça. O principal problema que provoca a forma clássica da cetose bovina consiste em uma dieta desprovida de precursores gliconeogênicos em quantidade suficiente. As dietas ricas em forragem são fermentadas principalmente a acetato, com produção de pequenas quantidades de propionato. O acetato não pode ser convertido em glicose, embora possa sustentar a produção da gordura do leite. A fermentação dos amidos resulta na produção de maiores quantidades de propionato. O tratamento da forma clássica de cetose consiste em fornecer

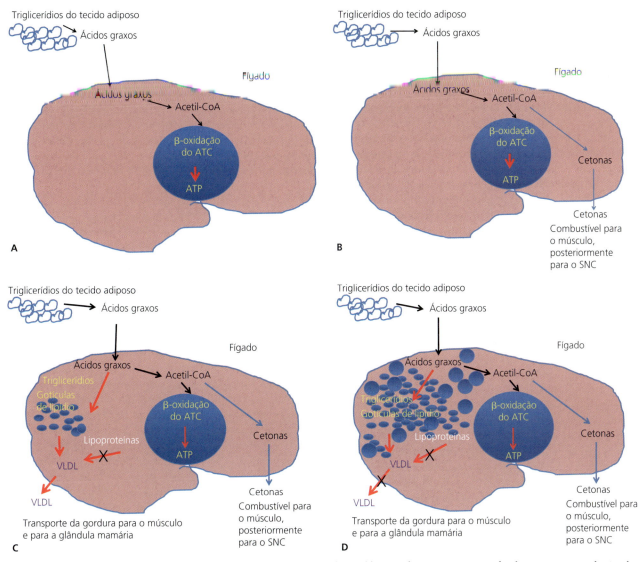

Figura 47.1 A. Durante a fase pós-absortiva do metabolismo, o tecido adiposo libera ácidos graxos não esterificados no sangue, onde circulam ligados à albumina. Os hepatócitos capturam esses ácidos graxos, que são degradados em unidades de 2 carbonos e combinados com coenzima A para formar acetil-CoA, que é oxidada por meio do ciclo do ATC e cadeia de transporte de elétrons mitocondrial a CO_2, gerando ATP. **B.** A capacidade dos ácidos graxos de sofrer β-oxidação completa é limitada, e parte da acetil-CoA é então convertida em β-hidroxibutirato e acetoacetato para exportação até outros tecidos capazes de utilizá-los como fonte de energia. **C.** À medida que se aproxima o limite de produção de cetonas, os hepatócitos começam a converter os ácidos graxos livres em triglicerídios. Em seguida, os triglicerídios são envolvidos em lipoproteínas para formar partículas conhecidas como lipoproteínas de densidade muito baixa (VLDL) para transporte fora dos hepatócitos e exportação para outras células. **D.** Em algumas espécies, como a vaca e o gato, a capacidade de produzir VLDL é limitada, e ocorre acúmulo de triglicerídios no interior das células até alcançar níveis patológicos que comprometem a função dos hepatócitos, uma condição conhecida como esteatose hepática.

imediatamente glicose ao animal, habitualmente por meio de injeção intravenosa de 250 g de glicose, o que restaura habitualmente a função neurológica e o apetite. Em seguida, a dieta da vaca precisa ser suplementada com grãos para fornecer o propionato necessário para a gliconeogênese.

Cetose periparturiente

No moderno confinamento das vacas, aparece uma forma mais prejudicial de cetose. Com frequência, a cetose desenvolve-se nesses animais durante a primeira semana após o parto e parece estar associada a um rápido acúmulo de gordura no fígado. Com frequência, essas vacas recebem dietas relativamente ricas em amidos, que deveriam fornecer quantidades razoáveis de propionato à vaca. A síndrome parece surgir em consequência da inapetência da vaca durante o período pós-parto imediato. A anorexia na vaca pode resultar de distocia, placenta retida, febre do leite ou qualquer outro distúrbio. A acentuada redução na ingestão alimentar no parto desencadeia um rápido aumento na mobilização da gordura corporal, particularmente nas vacas que apresentam um excesso de condição corporal. Parece que a rápida mobilização da gordura corporal leva ao rápido acúmulo de triglicerídios no fígado. A gordura do fígado torna-se um fator precipitante para a cetose. O tratamento bem-sucedido dessas vacas é muito mais difícil. Com frequência, elas não respondem a uma única injeção de glicose por via intravenosa. Em geral, é oferecida uma dieta que forneceria uma quantidade adequada de propionato para a gliconeogênese; todavia, elas permanecem anoréticas, de modo que não conseguem aproveitar a dieta. Além disso, não parecem estar totalmente capazes de utilizar o propionato na produção de glicose. Os tratamentos auxiliares utilizados por veterinários incluem injeção de glicocorticoides sintéticos, presumivelmente para estimular a gliconeogênese pelo fígado. Os glicocorticoides também reduzem a produção de leite pela glândula mamária, reduzindo, assim, o balanço energético negativo da vaca. Ambas as ações podem ser benéficas. Entretanto, é preciso ter em mente que os glicocorticoides são imunossupressores, o que pode aumentar a suscetibilidade da vaca à infecção. O fornecimento de precursores gliconeogênicos na forma de doses administradas à força também pode ser frequentemente útil. O propilenoglicol, o glicerol e os sais de sódio ou cálcio do propionato podem ser usados para esse propósito. O propilenoglicol é convertido no fígado em fosfoenolpiruvato e, em seguida, em glicose. O glicerol é convertido em diacilglicerol e, em seguida, em glicose. O propionato é convertido em succinato e entra no ciclo do ATC, onde é finalmente convertido também em glicose.

Limites da capacidade do fígado de oxidar ácidos graxos

A oxidação dos ácidos graxos requer a sua entrada no ciclo do ATC. Para que a acetil-CoA entre no ciclo do ATC, ela precisa ser combinada com uma molécula oxaloacetato (OAA) para formar citrato. Uma teoria sugere que a demanda de OAA durante a gliconeogênese é tão grande que as células hepáticas sofrem depleção de OAA. Na ausência de OAA, a oxidação da acetil-CoA não pode prosseguir, e a acetil-CoA é então convertida em corpos cetônicos. Os ácidos graxos acumulam-se nos hepatócitos, e a formação de triglicerídios é estimulada, resultando em esteatose hepática. Estudos recentes não conseguiram demonstrar um nível reduzido de OAA nos hepatócitos de vacas com cetose, sugerindo que a causa do catabolismo defeituoso dos ácidos graxos encontra-se em outro local.

A teoria da oxidação hepática, que está adquirindo evidências e interesse, sugere que a liberação excessiva de propionato por fontes de amido altamente fermentáveis, como o milho de alta umidade, pode limitar a duração das refeições na vaca. As vacas ingerem um número limitado de refeições por dia. A rápida captação do propionato pelo fígado envia um sinal de saciedade ao cérebro. Isso faz com que cada refeição seja de duração mais curta, e, portanto, a ingestão total de matéria seca pela vaca é reduzida em um período em que a sua ingestão deveria ser maximizada. O propionato necessário para a gliconeogênese deveria, na verdade, derivar de fontes de fermentação lenta, de modo que cada refeição possa ser de maior duração.

Lipidose hepática nos gatos

Esse distúrbio afeta principalmente gatos que apresentam obesidade leve a mórbida. Nos Estados Unidos, tornou-se a principal causa de doença hepática em gatos. Os gatos podem adoecer em consequência de uma variedade de doenças e, com frequência, tornam-se inapetentes. Quando esses gatos são subitamente privados de calorias e proteínas dietéticas, eles começam a mobilizar grandes quantidades de triglicerídios a partir das reservas do tecido adiposo. Os ácidos graxos não esterificados que entram no sangue são capturados pelo fígado e inicialmente

usados como combustível. Entretanto, à semelhança da vaca, a capacidade de oxidar as gorduras é rapidamente sobrepujada, e os triglicerídios acumulam-se nos hepatócitos. Mais uma vez, à semelhança da vaca, parece que os gatos têm capacidade limitada de produzir VLDL e dificuldade em remover os triglicerídios do fígado. Nos gatos, os hepatócitos perdem rapidamente a sua função, causando icterícia em alguns dias. O aspecto fundamental para o tratamento consiste em fornecer nutrientes, por via intravenosa, se necessário. Mais comumente, utiliza-se uma sonda esofágica de alimentação no gato, e administra-se uma alimentação forçada com dieta líquida altamente digerível.

Toxemia da prenhez

> 1 Por que as ovelhas com gestação de gêmeos são mais suscetíveis à toxemia da prenhez do que as ovelhas com gestação de um único cordeiro?

Trata-se de uma condição hipoglicêmica comumente observada nas ovelhas e vacas de corte. Em ambos os casos, o distúrbio habitualmente ocorre no final da gestação e está associado à presença de múltiplos fetos. Na maioria dos casos, o plano de nutrição dos animais que estão no final da gestação não é adequado para sustentar o desenvolvimento de mais de um feto. Nos ovinos, a quantidade de glicose que precisa ser sintetizada diariamente para manter o corpo da ovelha é de cerca de 100 g. No final da gestação, a quantidade de glicose necessária para que a ovelha sustente cada feto aumenta em 60 a 80 g/dia. Isso é complicado pelo volume reduzido do rúmen, que diminui a ingestão de alimento no final da gestação à medida que os fetos ocupam mais espaço dentro do abdome. As ovelhas e as vacas gordas que passam subitamente por um período de nutrição precária parecem correr risco aumentado, visto que elas mobilizam grandes quantidades de triglicerídios de origem adiposa, superando a capacidade do fígado de metabolizar ou exportar os ácidos graxos. Com frequência, a doença também é complicada pela presença concomitante de hipocalcemia, hipomagnesemia e hipofosfatemia.

Síndrome do fígado gorduroso em aves

> 1 O fígado gorduroso nas aves constitui uma sequela do excesso ou da falta de energia dietética?

Essa doença é mais comum nas galinhas poedeiras. O fígado e o abdome tornam-se infiltrados com gordura e ficam friáveis, e uma causa comum de morte consiste em ruptura e hemorragia do fígado das aves acometidas. A doença está associada a uma ingestão calórica excessiva. A galinha poedeira típica tem uma necessidade calórica muito alta enquanto está pondo ovos. Entretanto, por ocasião da muda, ela deixa de por ovos (ou, se deixar de por ovos antes que o restante das galinhas no galinheiro seja induzido a mudar) e não necessita mais da dieta rica em energia. O fígado e o tecido adiposo acumulam a energia extra e a depositam na forma de triglicerídios. As galinhas poedeiras criadas em gaiolas parecem correr maior risco, talvez porque elas não se exercitam tanto quanto as aves nos galinheiros e, portanto, têm uma necessidade calórica ainda mais baixa.

Em alguns casos, as micotoxinas (aflatoxinas) interferem no metabolismo dos lipídios e causam acúmulo excessivo de gordura corporal. Em alguns países, uma prática comum consiste em oferecer dietas ricas em calorias administradas à força às aves para induzir fígado gorduroso. O *pâté de fois gras* era tradicionalmente obtido pela alimentação forçada de patos e gansos com mais carboidratos do que a quantidade voluntariamente consumida pela ave.

Diabetes melito

> **1** Defina a deficiência de insulina em relação ao diabetes melito tipo I e tipo II.
>
> **2** O que significa exaustão das células β das ilhotas pancreáticas?

Foi relatada a ocorrência de diabetes melito em uma ampla variedade de espécies; todavia, trata-se de uma doença comum em seres humanos, cães e gatos. Todos os animais com diabetes apresentam as seguintes características: presença de concentração elevada de glicose no sangue e, consequentemente, grandes quantidades de glicose na urina. O nível de glicemia está elevado, devido à entrada reduzida de glicose no músculo e no tecido adiposo e devido à produção aumentada de glicose pelo fígado em resposta à estimulação excessiva pelo glucagon. Durante o diabetes, os músculos do corpo ficam essencialmente privados de energia, embora estejam circundados pela glicose.

A insulina é necessária para direcionar a glicose através da membrana celular das células musculares, tecido adiposo e células α do pâncreas. O tecido nervoso, os eritrócitos, os hepatócitos, o epitélio intestinal, a glândula mamária e as células do córtex renal são independentes de insulina e não necessitam de sua presença para a captação de glicose a partir do sangue. Se a insulina não for produzida em quantidades adequadas, ou se for incapaz de atuar em seus tecidos-alvo, a glicose não entra nos tecidos dependentes de insulina e eles precisam então utilizar os ácidos graxos, cetonas e aminoácidos como fontes alternativas de energia. A glicose acumula-se no sangue do animal, visto que não está sendo utilizada pelos tecidos do corpo. A concentração de glicose no sangue do animal diabético habitualmente ultrapassa o limiar renal de reabsorção tubular de glicose[1], e, por esse motivo, é comum encontrar grandes quantidades de glicose na urina do animal diabético. A pressão osmótica exercida pela presença dessa grande quantidade de glicose na urina também aumenta a perda de água pela urina. Isso reduz o volume sanguíneo e provoca sede no paciente diabético, que frequentemente constitui um dos primeiros sintomas clínicos observados pelo proprietário do animal diabético.

A situação é exacerbada pelo fato de que as células α das ilhotas pancreáticas necessitam de insulina, e, quando esta não está disponível, as células α não reconhecem que os níveis de glicemia estão acima do normal. As células α interpretam a incapacidade de captar a glicose do plasma como se as concentrações de glicose no sangue estivessem baixas, resultando em aumento da secreção de glucagon. O glucagon estimula a gliconeogênese, que atua para elevar ainda mais as concentrações de glicose no sangue.

Tipos de diabetes melito

Diabetes tipo I ou diabetes juvenil

Nesse tipo de diabetes, as células β das ilhotas pancreáticas não conseguem produzir insulina em quantidades adequadas. Nos seres humanos, sabe-se que existe um componente genético para o desenvolvimento de diabetes melito tipo I, visto que o distúrbio tende a acompanhar linhagens familiares. Entretanto, sabe-se também que a doença parece ser um distúrbio com um componente autoimune. As células β das ilhotas pancreáticas de muitas vítimas de diabetes juvenil tipo I são consideradas erroneamente como tecido estranho pelo sistema imune e, portanto, são destruídas. Não se sabe por que isso ocorre, embora se acredite que a exposição a determinados vírus possa fazer com que o organismo interprete erroneamente os componentes celulares das ilhotas como antígenos virais. Com a destruição das células β, ocorre perda da capacidade de produzir insulina.

Diabetes tipo II ou de início da fase adulta[2]

Nesse tipo de diabetes, as células β produzem insulina (pelo menos no início). Entretanto, os tecidos não respondem à insulina como o fazem habitualmente. Nos seres humanos, a ausência de resposta à insulina está associada a um declínio no número de receptores de insulina na superfície das células-alvo. Na maioria dos casos, o processo está associado à obesidade. Os tecidos do corpo ainda podem responder à insulina, porém a concentração no sangue deve aumentar consideravelmente acima dos níveis normais para possibilitar a captação adequada de glicose pelos tecidos. No início, as células β do pâncreas respondem com a produção de níveis mais altos de insulina necessários para manter uma concentração normal de glicose no sangue. Entretanto, a produção prolongada de grandes quantidades de insulina leva finalmente a exaustão e atrofia das células β. Neste ponto é que o paciente desenvolve hiperglicemia. O tratamento inicial pode consistir em fármacos, como a tolbutamida, que estimulam as células β remanescentes ao aumentar a sua produção e secreção de insulina. Todavia, na maioria dos casos, a terapia envolve a administração exógena de insulina. Esta é geralmente a situação observada em medicina veterinária, visto que o distúrbio raramente é diagnosticado antes que as células β do pâncreas sejam reduzidas a um número incapaz de manter a produção adequada de insulina. Nos seres humanos com diagnóstico estabelecido muito precocemente no curso dessa doença, a simples perda de peso melhora a responsividade dos tecidos à insulina.

Na medicina humana, o sucesso do tratamento com insulina é frequentemente determinado pelo monitoramento dos níveis de glicemia. Além disso, a prática geral em medicina humana

---

[1] N.R.T: Em decorrência da saturação dos transportadores SGLT1 e SGLT2 no túbulo contornado proximal, desenvolvem-se então glicosúria e poliúria.

---

[2] N.R.T.: Mereceria uma atenção a análise do fato de o diabetes tipo II (não dependente de insulina) associado a resistência insulínica, hiperglicemia, baixa tolerância à glicose e obesidade estar acometendo indivíduos mais jovens. Isso também tem sido observado em animais de companhia (p. ex., cães e gatos) em função da falta de controle da frequência e do tamanho das refeições, bem como de seu teor calórico. Especula-se, adicionalmente, que o ambiente metabólico (maior oferta calórica) no útero pode suscitar uma programação epigenética que impacta o indivíduo mais tardiamente, tornando-o mais propenso ao desenvolvimento da obesidade e diabetes melito tipo II. Há grupos de autores que investigam a perspectiva de a programação epigenética promover uma transmissão transgeracional desse caráter. [Junien C, Nathanielsz P. *Obes Rev.* 8(6): 487-502, 2007; Desai M *et al. Int J Obes.* 39(4): 633-641, 2015; Jimenez-Chillaron JC *et al. Proc Nutr Soc.* 75(1):78-89, 2016.]

Parte 7 | Digestão, Absorção e Metabolismo

consiste em administrar insulina depois de cada refeição para ajudar a direcionar a glicose absorvida dentro das células. Em medicina veterinária, é comum fornecer ao paciente diabético apenas uma refeição por dia e administrar insulina apenas 1 vez/dia durante ocasião da refeição. A maior parte dos protocolos envolve a alimentação e a administração de insulina pela manhã. Em geral, o monitoramento do nível de glicemia é impraticável e apenas usado no hospital veterinário para estabelecer a dose de insulina a ser administrada ao animal. Após receber alta do hospital, o estado do animal geralmente é avaliado pelo proprietário, que monitora o aparecimento de glicose urinária a cada manhã. Admite-se que, se não houver nenhuma glicose na urina, isso significa que o nível de glicemia permaneceu abaixo do limiar renal (180 mg/dℓ) durante a noite. Quando a glicose aparece na urina, significa que supostamente o animal está recebendo uma dose inadequada de insulina.

A suposição inicial é a de que o animal não está recebendo insulina em quantidade suficiente. Isso nem sempre representa uma suposição segura. É também possível que o animal tenha recebido uma quantidade excessiva de insulina. Quando se administra insulina em quantidade excessiva, o animal desenvolve hipoglicemia em 6 a 12 h após a injeção de insulina. O organismo reage com aumento da secreção de cortisol e glucagon para aumentar o nível de glicemia. Como esse efeito começa aproximadamente quando os efeitos da injeção de insulina estão desaparecendo, o animal pode desenvolver hiperglicemia durante a noite, resultando no aparecimento de glicose na urina pela manhã. Esse fenômeno é conhecido como hiperoscilação de Somogyi. A interpretação incorreta do aparecimento de glicose na urina como indicação automática de dosagem insuficiente de insulina pode levar o veterinário ou o proprietário a aumentar a dose de insulina administrada ao animal, resultando, possivelmente, em hipoglicemia fatal em consequência de choque insulínico.

Hipoglicemia neonatal

> 1 Por que é fundamental para os mamíferos recém-nascidos mamar logo após o nascimento?

Os recém-nascidos da maioria das espécies apresentam reservas de glicogênio muito pequenas nos tecidos muscular e hepático. Em consequência, podem apenas manter uma concentração normal de glicose no sangue por um curto período de tempo antes que recebam uma refeição para aumentar as concentrações de glicose sanguínea e de glicogênio tecidual. Clinicamente, o desenvolvimento de hipoglicemia grave é mais importante nos leitões, porém os filhotes de cães e os filhotes de gatos também podem ser acometidos. A condição é particularmente evidente quando os recém-nascidos são resfriados, o que infelizmente pode ocorrer comumente em pisos de concreto das instalações de parto mais antigas. Quando exposto a temperaturas mais frias, o leitão precisa usar mais energia para produzir calor corporal. Diferentemente de algumas outras espécies, o leitão não tem grandes quantidades de gordura branca ou marrom que possa utilizar como fonte de energia. Os recém-nascidos de muitas espécies apresentam quantidades substanciais de uma gordura especial, conhecida como gordura marrom, que é especificamente metabolizada

nas mitocôndrias para produzir calor. Quando resfriado, o leitão deve recorrer à glicose para quase toda a sua produção de calor. Isso reduz rapidamente os níveis de glicemia. Além disso, o leitão resfriado torna-se letárgico e pode não ter a energia necessária para mamar adequadamente na porca. Em consequência, o leitão é incapaz de repor a glicose sanguínea, e, por fim, a hipoglicemia progride até o ponto de induzir coma nos animais acometidos. Os filhotes de cães resfriados podem sofrer um destino semelhante.

A agalactia ou incapacidade de produção adequada de leite em qualquer mãe de mamífero também pode iniciar a condição. A maioria dos animais responde à administração oral de soluções de glicose, particularmente quando fornecidas em um ambiente aquecido.

Autoavaliação

As respostas encontram-se no final do capítulo.

1 Para cada um dos seguintes tecidos, descrever o seu principal papel nas fases absortiva e pós-absortiva do metabolismo: (A) fígado; (B) músculo e (C) tecido adiposo.

2 Que hormônios estimulam a lipólise?

3 Que hormônios controlam a renovação da proteína muscular?

4 Como a proteína muscular contribui para a produção de glicose?

5 De que modo o glicogênio muscular contribui para a concentração de glicose no sangue?

6 Por que a administração de glucagon pode ser boa ideia para o tratamento de uma vaca com cetose? Por que pode ser má ideia?

7 O tratamento atual de vacas com cetose geralmente inclui a administração intravenosa de grande quantidade de solução de glicose em um curto período de tempo. (A) Por que pode ser boa ideia administrar à vaca leiteira com cetose uma injeção de insulina ao mesmo tempo? (B) Por que pode ser má ideia? (C) O uso de propilenoglicol é uma boa ideia? (D) A injeção de dexametasona (um glicocorticoide sintético) é uma boa ideia?

8 A toxemia da prenhez nas ovelhas é algumas vezes tratada pela indução do parto. Por que isso pode ser uma boa ideia?

9 (A) O que é "hiperoscilação de Somogyi"? (B) Por que é importante saber isso?

10 Por que as vacas Holandesas mantidas no pasto no início da lactação frequentemente desenvolvem cetose?

11 A vaca leiteira típica perde 45 a 68 kg de peso corporal no início da lactação, à medida que utiliza as reservas corporais para ajudar a fornecer a energia necessária à produção de leite. (A) Como ela produz a glicose necessária? (B) Qual é o papel desempenhado pela gordura corporal nesse processo?

12 Na medicina humana, muitas pessoas com diabetes de início na vida adulta são tratadas com sucesso utilizando o fármaco hipoglicemiante oral tolbutamida. Por que isso não parece ser uma opção comum em medicina veterinária?

Capítulo 47 | Distúrbios do Metabolismo dos Carboidratos e Lipídios **531**

13 É dia de Natal, com neve no solo, e você é novamente chamado! A mãe de uma ninhada de cães Retriever é trazida porque ela não se alimenta e está com febre. O diagnóstico é de mastite. Você está preocupado com os filhotes que se encontram na garagem. Por quê?

Leitura sugerida

Herdt, T.H. (2000) Ruminant adaptation to negative energy balance. Influences on the etiology of ketosis and fatty liver. *Veterinary Clinics of North America. Food Animal Practice* 16:215–230.

Rook, J.S. (1999) Pregnancy toxemia of ewes. In: *Current Veterinary Therapy. Food Animal Practice* (eds J.L. Howard and R.A. Smith), pp. 228–230. W.B. Saunders, Philadelphia.

Vander, A.J., Sherman, J.H. and Luciano, D.S. (1975) *Human Physiology: The Mechanisms of Body Function*, 2nd edn, pp. 393–401. McGraw-Hill Book Company, New York.

Respostas

1A *Fase absortiva*: O fígado produz glicogênio e produz triglicerídios (combinando o glicerol a partir da glicose absorvida com ácidos graxos provenientes da dieta ou produzidos *de novo*) e os acondiciona em lipoproteínas, formadas a partir dos aminoácidos absorvidos, para uso pelos tecidos periféricos. Os aminoácidos em excesso podem ser convertidos em ácidos graxos.

   Fase pós-absortiva: O fígado degrada o glicogênio para liberar a glicose no sangue, ocorre gliconeogênese a partir dos aminoácidos, glicerol ou outros compostos de três carbonos, como propionato, piruvato ou lactato do músculo. Ocorre oxidação dos ácidos graxos para fornecer combustível para a função hepática. Ocorre conversão de alguns ácidos graxos em cetonas para exportação nos tecidos periféricos.

1B *Fase absortiva*: O músculo armazena glicose na forma de glicogênio muscular, produz proteínas musculares a partir dos aminoácidos e armazena alguma glicose extra (ou glicose a partir do excesso de aminoácidos) como gordura.

   Fase pós-absortiva: Degrada o glicogênio para liberar lactato no sangue. Ocorre catabolismo da proteína muscular para fornecer ao fígado precursores gliconeogênicos.

1C *Fase absortiva*: O tecido adiposo capta glicose para formar ácidos graxos e triglicerídios para armazenamento na forma de gordura, utiliza os ácidos graxos e triglicerídios incorporados nos quilomícrons (dieta) ou lipoproteínas (acondicionadas no fígado) para armazenamento na forma de gordura.

   Fase pós-absortiva: O tecido adiposo libera ácidos graxos (alternativa da glicose como fonte de energia para alguns tecidos) e glicerol (gliconeogênese) na circulação.

2 Epinefrina, hormônio do crescimento, glucagon, glicocorticoides.

3 Os glicocorticoides aumentam o catabolismo; o hormônio do crescimento e a insulina promovem o anabolismo. (Observe que o hormônio do crescimento só é anabolizante quando a insulina está presente. Caso contrário, não tem nenhum efeito.)

4 Durante a fase pós-absortiva, as proteínas musculares sofrem degradação sob a influência dos glicocorticoides e liberam aminoácidos no sangue, os quais são captados pelo fígado e usados na gliconeogênese.

5 Sob a influência da epinefrina, o glicogênio muscular é degradado a glicose-6-fosfato. O músculo carece das enzimas necessárias para metabolizar o glicogênio até a formação de glicose, de modo que a glicose-6-fosfato é usada para produzir piruvato e lactato, que são liberados no sangue. Em seguida, o fígado os converte em glicose.

6 Em baixas doses, o glucagon parece ser capaz de estimular as vias da gliconeogênese no fígado. Isso pode ajudar a melhorar o estado da glicose sanguínea da vaca. Entretanto, em doses mais altas ou por períodos prolongados, o glucagon estimula a lipólise, o que pode sobrecarregar a capacidade do fígado de oxidar os ácidos graxos, contribuindo para a produção de cetonas.

7 (A) Os tecidos da vaca captam mais do que a glicose injetada, de modo que não ocorre perda na urina. (B) Você pode administrar uma superdosagem de insulina na vaca, tornando o nível de glicemia muito baixo. Além disso, a vaca também é capaz de produzir sua própria insulina, de modo que isso é realmente necessário? (C) É provavelmente uma boa ideia administrar à vaca precursores da glicose por via oral, visto que ela habitualmente não está se alimentando quando apresenta cetose. (D) A dexametasona pode estimular a gliconeogênese, o que seria útil. Ela também reduz a produção de leite, o que ajuda a melhorar o balanço energético. Sua principal desvantagem consiste na possível supressão do sistema imune.

8 Remove a drenagem fetal da glicose, o que pode melhorar o balanço energético da ovelha e permitir que ela readquira o controle da glicose sanguínea.

9 (A) Trata-se de um fenômeno que pode ocorrer quando um animal recebe uma grande dose de insulina. Em lugar de direcionar o nível de glicose sanguínea para limites normais, a administração de uma grande dose pode, na realidade, produzir um nível de glicemia abaixo do valor normal por várias horas. Isso estimula o organismo a produzir epinefrina, glucagon e hormônio do crescimento para aumentar a glicose sanguínea. Os mecanismos gliconeogênicos são ativados aproximadamente quando a dose inicial de insulina desaparece. Em consequência, o nível de glicose sanguínea aumenta acima do limiar renal para a glicose, que então aparece na urina. (B) A maior parte dos clínicos veterinários utiliza o aparecimento de glicose na urina como índice de sucesso do tratamento do paciente diabético. Em geral, o aparecimento de glicose na urina pode sugerir que o animal não tenha recebido insulina em quantidade suficiente. Entretanto, é também possível que o animal tenha recebido uma dose excessiva de insulina. Por conseguinte, a presença de glicose na urina precisa ser interpretada com cautela.

10 A fermentação de dietas de gramíneas frequentemente não fornece unidades suficientes de propionato de três carbonos para permitir que as vacas de alta produção (a maioria das vacas Holandesas de hoje) produzam a glicose necessária para a composição da lactose do leite. Pode-se pressupor que elas apenas irão produzir menos leite. Entretanto, as raças leiteiras frequentemente produzem leite, necessitando de energia além daquilo que a dieta fornece, até que se tornem clinicamente doentes em consequência da formação de corpos cetônicos.

11 (A) A vaca leiteira produz a glicose necessária a partir dos aminoácidos liberados da proteína muscular e do lactato liberado do tecido muscular. (B) Libera ácidos graxos e glicerol. O glicerol pode ser utilizado para a produção direta de glicose no fígado. Os tecidos periféricos podem utilizar os ácidos graxos como fonte de energia para preservar a glicose sanguínea para outros usos.

12 A tolbutamida pode estimular as células β remanescentes das ilhotas pancreáticas a aumentar a produção de insulina para superar a resistência tecidual. Por ocasião em que o diabetes é diagnosticado na maioria dos pacientes caninos ou felinos, a condição já progrediu ao ponto em que as células β já sofreram exaustão e não irão responder a secretagogos da insulina.

13 A falta de produção de leite pela mãe significa que os filhotes podem não estar recebendo nenhuma nutrição. Infelizmente, os filhotes apresentam pouca gordura corporal e poucas reservas de glicogênio para utilizar durante a fase pós-absortiva. O clima frio aumenta a necessidade energética dos filhotes. Sem um suprimento contínuo de glicose da dieta, os filhotes correm risco de desenvolver hipoglicemia e hipotermia.

Parte 7 | Digestão, Absorção e Metabolismo

48 Vitaminas

Jesse P. Goff

Vitamina A, 532
   Funções, 533
   Estado da vitamina A, 534
   Deficiência, 534
   Toxicidade, 534
   Síndromes de interesse em medicina veterinária, 534
Vitamina D, 535
   Função, 535
   Deficiência, 536
   Toxicidade, 536
   Síndromes de interesse especial em medicina veterinária, 537
Vitamina E, 537
   Função, 537
   Deficiência, 538
   Toxicidade, 538
   Síndromes de interesse especial em medicina veterinária, 538
Vitamina K, 538
   Função, 538
   Deficiência, 539
   Toxicidade, 539
   Síndromes de interesse especial em medicina veterinária, 539
Biotina, 539
   Função, 539
   Deficiência, 540
   Síndromes de interesse especial em medicina veterinária, 540
Colina, 540
   Função, 540
   Deficiência, 540
   Síndromes de interesse especial em medicina veterinária, 540

Cianocobalamina (vitamina B_{12}), 540
   Função, 540
   Deficiência, 540
Ácido fólico, 540
   Função, 541
   Deficiência, 541
   Síndromes de interesse especial em medicina veterinária, 541
Niacina, 541
   Função, 541
   Deficiência, 541
   Síndromes de interesse especial em medicina veterinária, 541
Ácido pantotênico, 542
   Função, 542
   Deficiência, 542
Piridoxina (vitamina B_6), 542
   Função, 542
   Deficiência, 542
Riboflavina (vitamina B_2), 542
   Função, 542
   Deficiência, 542
   Síndromes de interesse especial em medicina veterinária, 542
Tiamina (vitamina B_1), 542
   Função, 542
   Deficiência, 543
   Síndromes de interesse especial em medicina veterinária, 543
Vitamina C (ácido ascórbico), 543
   Função, 544
   Deficiência, 544
Autoavaliação, 544

As vitaminas são compostos orgânicos essenciais à vida. Atuam como catalisadores ou reguladores metabólicos e, em geral, podem ser classificadas, com base na sua solubilidade, em vitaminas lipossolúveis (A, D, E e K) ou vitaminas hidrossolúveis (vitaminas B e vitamina C). Todas as vitaminas são necessárias para a função normal em todos os animais, e, com frequência, a dieta precisa fornecer esses compostos para que o animal possa funcionar normalmente. Entretanto, algumas das vitaminas são sintetizadas no corpo de alguns animais, de modo que não existe nenhuma necessidade dietética dessas vitaminas para esses animais. Nos ruminantes, os micróbios são capazes de produzir muitas das vitaminas B hidrossolúveis necessárias para sustentar as necessidades teciduais do animal.

O objetivo deste capítulo é familiarizar o estudante de veterinária com (i) o papel que cada vitamina desempenha nas funções corporais; (ii) os sintomas de deficiência; (iii) os sintomas de toxicidade; e (iv) as síndromes de interesse especial em medicina veterinária.

Vitamina A

1 Que composto é a forma biologicamente ativa da vitamina A?
2 O que o retinaldeído faz?
3 Qual é a principal função da vitamina A?
4 Quais são os sinais clássicos da deficiência de vitamina A?
5 Como você pode avaliar o estado da vitamina A de um animal?

O termo "vitamina A" é frequentemente usado para descrever compostos que apresentam atividade biológica do todo-*trans*-retinol, ou que podem ser metabolizados em compostos que têm essa atividade. Uma unidade internacional (UI) de atividade da vitamina A é obtida com 0,3 µg de retinol. As principais formas comerciais de vitamina A, o palmitato de retinal (1 UI = 0,549 µg) e o acetato de retinol (UI = 0,344 µg), são mais estáveis à oxidação do que o retinol. Esses ésteres de retinal são convertidos enzimaticamente em retinol no lúmen do intestino, antes de sua absorção pelas células intestinais. Não existe retinol nos materiais vegetais. Entretanto, são encontrados **carotenoides** (mais de 50 com atividade biológica) em altas concentrações nos vegetais, particularmente em forragem verdes frescas. O betacaroteno é o mais ativo e o mais abundante desses compostos. Os carotenos são absorvidos pelos enterócitos e sofrem conversão parcial em retinol dentro dos enterócitos pela 15,15′-dioxigenase (Figura 48.1). A eficiência da conversão dos carotenos em retinol é muito menor nos herbívoros do que nos humanos e ratos. Para o gado bovino, 1 mg de betacaroteno é considerado equivalente a 400 UI de retinol, que corresponde a cerca de um quarto do valor no rato. Na presença de altos níveis de caroteno dietético, a conversão do caroteno em retinol é ainda menos eficiente, o que representa, talvez, uma adaptação dos herbívoros para evitar a toxicidade das dietas ricas em forragem. Os carotenos também são absorvidos em sua forma intacta na corrente sanguínea da maioria dos herbívoros, explicando a coloração amarela do soro e da gordura. As raças de bovinos da Ilhas do Canal são particularmente reconhecidas por essa característica. Os carotenos podem atuar como antioxidantes do sangue. O retinol em si desempenha pouca atividade antioxidante.

Uma vez no interior do enterócito, o retinol reage com ácidos graxos de cadeia longa para a nova formação de ésteres de retinil, que são incorporados em quilomícrons para transporte até o fígado, o tecido adiposo e outros tecidos. Os quilomícrons são absorvidos pelos hepatócitos do parênquima, e os ésteres de retinil são convertidos em retinol. Em seguida, o retinol é secretado no sangue ligado à **proteína de ligação do retinol (RBP)**. Uma grande quantidade de retinol ligado à RBP também é transferida diretamente dos hepatócitos do parênquima para as células estreladas perissinusoidais para o seu armazenamento na forma de éster de retinil.

As células-alvo do retinol têm um receptor para a RBP em sua superfície. Não se sabe ao certo se o complexo retinol-RBP em seguida sofre endocitose na célula-alvo, ou se a RBP atua simplesmente como transportador de retinol. Uma vez no interior da célula, parte do retinol é convertida em um de vários **ácidos retinoicos**, dos quais os mais ativos são o ácido retinoico todo-*trans* e o ácido 9-*cis* retinoico. Os tecidos-alvo da vitamina A contêm proteínas intracelulares específicas de ligação do retinol e do ácido retinoico, que possibilitam o acúmulo de retinol e de ácidos retinoicos. Os tecidos-alvo diferem acentuadamente na distribuição relativa desses dois tipos de proteínas citosólicas, sugerindo que elas desempenhem um papel regulador no metabolismo da vitamina A nas células.

Na atualidade, foram identificados quatro receptores de **ácido retinoico** nucleares nos tecidos-alvo da vitamina A. O receptor de ácido retinoico α é expresso em altos níveis no cerebelo, nas glândulas adrenais e nos testículos. O receptor de ácido retinoico β é abundante nos rins, na próstata e no córtex cerebral. O receptor de ácido retinoico γ é encontrado exclusivamente na pele. Esses receptores de ácido retinoico compartilham um alto nível de homologia com a família de proteínas receptoras dos hormônios esteroides e tireoidianos. O quarto receptor nuclear de ácido retinoico é designado como receptor X retinoide α e é mais abundante nos tecidos viscerais. Pouco se sabe a respeito de sua estrutura. Quando o ácido retinoico se liga a um receptor de ácidos retinoicos, ele inicia a transcrição e a tradução de determinados genes. Parece razoável admitir que cada proteína receptora de ácido retinoico liga-se a uma região promotora distinta de diferentes genes responsivos à vitamina A. Pouco se sabe a respeito dos genes precisos afetados, embora mais provavelmente estejam envolvidos na diferenciação celular. Em algumas células, o complexo ácido retinoico–receptor de ácido retinoico liga-se ao mesmo domínio que as proteínas receptoras de hormônio tireoidiano e vitamina D, sugerindo que um dos efeitos da vitamina A consista em modular a atividade desses outros hormônios.

Em muitos aspectos, a vitamina A é simplesmente um precursor de um grupo de hormônios, os ácidos retinoicos. O retinol por si só exerce pouca atividade biológica. Precisa ser convertido em um dos ácidos retinoicos para afetar a expressão gênica.

Funções

A vitamina A, também conhecida como retinol, é necessária para o crescimento e o desenvolvimento normais e desempenha um papel essencial na diferenciação das células. A deficiência de vitamina A pode provocar interrupção do alongamento do osso endocondral, embora o crescimento ósseo periosteal não seja afetado. Isso resulta em ossos das pernas curtos e espessos, enquanto os ossos do crânio deixam de crescer, com consequente elevação da pressão do líquido cerebrospinal (LCS).

As células epiteliais revestem a maior parte das superfícies mucosas e proporcionam barreira física e, algumas vezes, mecânica (epitélio ciliado do trato respiratório) contra a invasão por patógenos bacterianos. Na deficiência de vitamina A, as células epiteliais, que normalmente podem ser colunares, cuboides ou de transição, sofrem atrofia e desenvolvem um fenótipo de tipo pavimentoso. Esse processo é denominado **metaplasia** das células, e a secreção de muco diminui. As células epiteliais basais remanescentes proliferam, e as células epiteliais originais são substituídas por epitélio estratificado queratinizado. A perda de células epiteliais funcionais nas superfícies mucosas facilita a entrada e a proliferação das bactérias.

A vitamina A é necessária para a visão. A vitamina A atua como precursor do **retinaldeído**, um componente dos pigmentos visuais necessários para a visão, particularmente quando a luz é fraca. O retinaldeído combina-se com proteínas nos bastonetes e cones da retina, formando os pigmentos visuais, a **rodopsina** (bastonetes) e a **iodopsina** (cones). A luz dissocia esses pigmentos das proteínas, resultando na geração de um

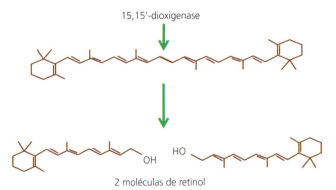

Figura 48.1 O betacaroteno, comumente encontrado em material vegetal, pode ser clivado em duas moléculas de retinol pela 15,15′-dioxigenase intestinal na maioria das espécies.

impulso nervoso para o cérebro. A cegueira noturna (nictalopia ou perda da acuidade visual na luz fraca) é comum na deficiência de vitamina A e resulta em tropeços dos animais acometidos no escuro e incapacidade de evitar objetos colocados no caminho na luz fraca.

Além da manutenção das barreiras mecânicas do hospedeiro à infecção, a vitamina A também modula a resposta do sistema imune à infecção. Durante a deficiência de vitamina A, os órgãos linfoides primários e secundários têm o seu tamanho reduzido, e ocorre diminuição dos títulos de anticorpos contra uma variedade de antígenos. A imunidade celular também está comprometida durante a deficiência de vitamina A. Estudos realizados em camundongos indicam que os principais efeitos da vitamina A no sistema imune são mediados pelo aumento das atividades das células T auxiliares e células *natural killer*.

O betacaroteno pode desempenhar um papel na reprodução, independente de outras formas de vitamina A. O corpo lúteo do bovino apresenta uma concentração inusitadamente elevada de betacaroteno, o que sugere que pode ocorrer ligação específica do betacaroteno a esse tecido, embora ainda não se tenha identificado nenhum receptor. Foi constatado que os corpos lúteos de vacas alimentadas com dietas pobres em betacaroteno produzem menos progesterona, apesar de terem uma suplementação de vitamina A mais do que adequada. Foi relatado que a suplementação de betacaroteno em éguas com concentrações normais de vitamina A resultou em cios mais intensos, melhor concepção e redução da mortalidade embrionária.

Estado da vitamina A

Na maioria das espécies, a concentração plasmática de retinol (determinada por cromatografia líquida de alta resolução) é geralmente mantida acima de 200 ng/mℓ (20 μg/dℓ) e é relativamente independente da dieta. Enquanto houver pequenas reservas de vitamina A no fígado, o nível sanguíneo permanecerá inalterado. Pode ocorrer uma exceção se o animal tiver desnutrição em proteínas ou calorias. Nesse caso, os níveis plasmáticos de RBP (que transporta o retinol no sangue) e, portanto, os níveis plasmáticos de retinol podem estar baixos, apesar de reservas hepáticas adequadas de vitamina A. Os sinais clínicos de deficiência de vitamina A podem ser aparentes, embora o nível plasmático de retinol ainda esteja em torno de 20 μg/dℓ. Entretanto, se o retinol plasmático cair abaixo de 10 μg/dℓ, pode-se estabelecer com segurança um diagnóstico de deficiência de vitamina A. A análise do conteúdo de vitamina A em amostras de biopsia hepática, juntamente com determinações do retinol plasmático, é mais proveitosa na avaliação do estado da vitamina A. A pressão do LCS aumenta durante a deficiência de vitamina A; todavia, a determinação da pressão do LCS em medicina veterinária geralmente não é prática. A toxicidade da vitamina A depende da quantidade acumulada (que pode ser evidente em amostras de biopsia hepática), de modo que a quantidade diária ingerida e a duração do tempo de sua administração são importantes. A concentração de betacaroteno no plasma está bem correlacionada com a ingestão dietética de betacaroteno.

Deficiência

Na deficiência de vitamina A, as células epiteliais, que normalmente podem ser do tipo colunar, cuboide e de transição, sofrem atrofia e metaplasia. Ocorre metaplasia em consequência

da proliferação descontrolada das células epiteliais basais, e as novas células que surgem são incapazes de sofrer diferenciação apropriada e adotar a forma mais simples, isto é, de epitélio estratificado queratinizado. Há também perda das células caliciformes, de modo que a secreção de muco diminui. A perda das células epiteliais funcionais nas superfícies mucosas facilita a entrada bacteriana e a ocorrência de infecção.

As lesões clássicas do olho consistem em nictalopia (cegueira noturna), ceratomalacia (metaplasia da córnea) e xeroftalmia (ressecamento e espessamento da conjuntiva). A pele desenvolve queratinização excessiva e ressecamento da epiderme, com erupções papulares cutâneas. O trato broncorrespiratório exibe metaplasia escamosa do epitélio, o que leva a perda das secreções mucosas e aumento da queratinização do trato, com diminuição da elasticidade do pulmão. É comum haver aumento das infecções do trato respiratório. Os machos apresentam comprometimento da espermatogênese. Com frequência, as fêmeas abortam ou reabsorvem os fetos. É possível ocorrer malformação dos filhotes. Haverá um número reduzido de células caliciformes e perda da secreção de muco no trato gastrintestinal. A metaplasia dos ductos pancreáticos afeta a digestão. Os ossos não conseguem apresentar remodelação apropriada e o seu crescimento é deficiente. Esse crescimento ósseo deficiente produz constrição do fluxo do LCS e pode causar acentuada elevação das pressões do fluxo do LCS.

Toxicidade

A anorexia é comum. Com frequência, ocorre espessamento da pele. As malformações congênitas são particularmente patognomônicas da toxicidade da vitamina A nas fêmeas em prenhez. Com frequência, ocorre reabsorção acelerada do osso e da cartilagem, com formação acelerada de novo osso nas bainhas tendíneas (exostoses). Os ossos continuam crescendo no comprimento, mas não na espessura. Ocorre fechamento prematuro das epífises nos ossos dos animais em crescimento.

Síndromes de interesse em medicina veterinária

Deficiência de vitamina A em aves criadas em gaiolas
Essa deficiência frequentemente constitui uma doença não reconhecida de aves de estimação, em consequência de alimentação inferior da ave. A presença de placas brancas (hiperqueratose) na boca e ao seu redor, nos olhos e seios sugere deficiência de vitamina A. Essas aves frequentemente apresentam condições crônicas, como conjuntivite, sinusite e tumefação nos pés (pele espessa e irregular do pé).

Deficiência de vitamina A em tartarugas
As tartarugas com deficiência de vitamina A apresentam olhos fechados devido ao edema das pálpebras e glândulas orbitais, que sofreram metaplasia escamosa.

Toxicidade da vitamina A em gatos
Essa doença constitui uma sequela comum em gatos alimentados com grandes quantidades de fígado. As lesões são mais proeminentes na região cervical e envolvem reabsorção óssea excessiva, formação de osso subperiosteal e exostoses – osso que se forma em bainhas tendíneas, na superfície periosteal e em outros locais onde o osso normalmente não é encontrado –,

o que pode finalmente levar a uma fusão completa da coluna vertebral. A artrodese ou fusão das articulações também pode ser observada radiograficamente.

Doença da hiena nos bovinos

A administração de grandes quantidades de vitamina A a bezerros jovens (frequentemente fornecida como tratamento adjuvante da diarreia) pode induzir fechamento prematuro das epífises, particularmente as dos membros posteriores. O resultado é um bezerro com crescimento esquelético deprimido, caracterizado por membros posteriores que são consideravelmente mais curtos do que os anteriores.

Vitamina D

1 Qual é a forma biologicamente ativa da vitamina D?
2 Onde ocorre a conversão da vitamina D em 1,25-di-hidroxivitamina D? Isso ocorreria em um animal com insuficiência renal?
3 De que maneira a 1,25-di-hidroxivitamina D afeta a absorção intestinal de cálcio?
4 Como a 1,25-di-hidroxivitamina D afeta a formação do osso e a reabsorção óssea?
5 Por que ocorre desenvolvimento de raquitismo durante a deficiência de vitamina D?
6 Por que a vitamina D_3 é a forma mais comumente usada de suplementação de vitamina D?
7 O que ocorre a um cavalo que não recebe nenhuma suplementação de vitamina D?

Função

A vitamina D é um pró-hormônio que se torna um nutriente necessário apenas na ausência de exposição adequada à luz solar, como ocorre nas latitudes setentrionais ou em caso de confinamento. A exposição da pele à irradiação ultravioleta (UV) da luz solar converte o 7-desidrocolesterol em vitamina D_3 (Figura 48.2). A vitamina D_2 (ergocalciferol) e a vitamina D_3 (colecalciferol) da dieta são absorvidas no intestino delgado, onde entram na circulação linfática após a sua incorporação nos quilomícrons. A vitamina D circula no sangue em uma concentração de 1 a 3 ng/mℓ. Essas baixas concentrações refletem a rápida captação da vitamina D pelo fígado, onde é hidroxilada para formar 25-hidroxivitamina D, e liberada no sangue. Esse metabólito constitui a principal forma circulante de vitamina D e fornece o melhor indicador do estado dessa vitamina no animal. A faixa normal da 25-hidroxivitamina D no sangue da maioria das espécies é de 15 a 70 ng/mℓ. A administração de 30 UI/kg de peso vivo de vitamina D geralmente assegura concentrações plasmáticas normais de 25-hidroxivitamina D. Concentrações plasmáticas de 25-hidroxivitamina D abaixo de 5 ng/mℓ podem ser consideradas como deficiência, enquanto concentrações plasmáticas acima de 130 ng/mℓ são indicativas de toxicidade.

A 25-hidroxivitamina D circula no plasma ligada à proteína de ligação da vitamina D e é capturada pelo rim. A 1α-hidroxilação da 25-hidroxivitamina D no rim resulta na formação do hormônio esteroide, a 1,25-di-hidroxivitamina D [1,25-$(OH)_2$D, também chamado calcitriol]. A produção desse hormônio aumenta com as demandas crescentes de cálcio ou de fósforo. O paratormônio (PTH) atua como estímulo primário para a produção de 1,25-$(OH)_2$D. A glândula paratireoide secreta PTH toda vez que ela detecta um declínio nos níveis plasmáticos de cálcio. Durante períodos de excesso de cálcio, tanto a 25-hidroxivitamina D quanto a 1,25-$(OH)_2$D são hidroxiladas nas posições C-23 e/ou C-24 para formar metabólitos inativos, que são finalmente excretados.

O rim libera a 1,25-$(OH)_2$D no sangue, onde circula ligada à proteína de ligação da vitamina D. Menos de 5% do hormônio circulam no estado livre; todavia, é esta forma que entra prontamente nas células, em virtude de sua natureza lipofílica. A 1,25-$(OH)_2$D acumula-se apenas nos tecidos que têm receptores intracelulares para a 1,25-$(OH)_2$D. O número de receptores de 1,25-$(OH)_2$D nos tecidos-alvo determina a resposta biológica à 1,25-$(OH)_2$D durante períodos de crise de cálcio. Quanto mais alta a concentração de receptor no tecido, maior a resposta ao hormônio. A formação de complexos receptor-hormônio

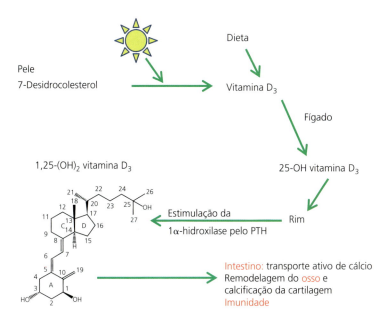

Figura 48.2 Metabolismo da vitamina D. A vitamina D, que é produzida na pele após irradiação UVB ou consumida na dieta, segue o seu trajeto pelo sangue até o fígado, onde sofre hidroxilação na posição C-25. A 25-hidroxivitamina D_3 (25-OH vitamina D_3) assim formada entra na circulação e é captada pelo epitélio tubular renal. Se essas células forem estimuladas pelo paratormônio (PTH), uma enzima 1α-hidroxilase irá atuar sobre a 25-OH vitamina D_3 e convertê-la em 1,25-di-hidroxivitamina D_3 (1,25-$(OH)_2$ vitamina D_3). Esse hormônio estimula a absorção intestinal de cálcio e o desenvolvimento do osso. Além disso, exerce ações disseminadas sobre a imunidade e a diferenciação das células.

resulta em ligação a sítios aceptores ou DNA específicos, seguida de indução ou supressão da transcrição de mRNA específico. Isso regula a síntese de proteínas específicas para a manutenção da homeostasia do cálcio pelos tecidos-alvo clássicos (osso, intestino e rim). Foram encontrados receptores de 1,25-$(OH)_2$D em uma ampla variedade de tecidos no corpo (notavelmente o intestino, o osso, os rins, o timo, a glândula mamária e os tecidos linfoides), sugerindo que a vitamina D module também a função desses tecidos.

Funções da 1,25-$(OH)_2$D

O cálcio é um importante componente e necessário para o funcionamento normal de uma ampla variedade de tecidos e processos fisiológicos. Os vertebrados desenvolveram um sistema endócrino altamente complexo para manter as concentrações de cálcio plasmático e extracelular dentro de uma faixa muito estreita. A homeostasia do cálcio resulta de um equilíbrio complexo de entrada, saída e reciclagem do cálcio. Os mecanismos de reabsorção do cálcio dietético, a reciclagem das reservas de cálcio do osso e a conservação renal do cálcio são principalmente controlados pelo PTH e pela 1,25-$(OH)_2$D.

Uma quantidade limitada de cálcio pode ser absorvida no lúmen do intestino por difusão passiva entre as células epiteliais intestinais, se a concentração de cálcio ionizado no líquido luminal sobre os enterócitos ultrapassar cerca de 6 mmol/ℓ. Estudos experimentais sugerem que, se os animais receberem uma dieta rica em cálcio, mais de 50% do cálcio será absorvido por difusão passiva. A absorção eficiente do cálcio da dieta, quando o cálcio dietético está baixo ou quando as demandas estão muito altas, ocorre por transporte ativo do cálcio através das células epiteliais. Esse processo exige a presença de 1,25-$(OH)_2$D. As concentrações de cálcio dentro dos enterócitos são cerca de 1.000 vezes mais baixas que as do lúmen do intestino (mesmo nos animais que recebem uma dieta pobre em cálcio); por conseguinte, a entrada de cálcio na célula epitelial intestinal ocorre prontamente ao longo de um gradiente de concentração através de canais que estão sob o controle da 1,25-$(OH)_2$D. A 1,25-$(OH)_2$D também estimula a síntese da proteína de ligação do cálcio, que transporta o cálcio do lado luminal dos enterócitos para a membrana basolateral. Em seguida, o cálcio é removido do enterócito para dentro do líquido extracelular por meio de bombas dependentes de Ca^{2+}/Mg^{2+}-ATPase, que também estão sob o controle da 1,25-$(OH)_2$D.

O osso depende extremamente da 1,25-$(OH)_2$D para seu crescimento e remodelagem normais. A deficiência de vitamina D resulta em osteomalacia nos animais adultos (deficiência de mineralização do osteoide) e raquitismo em animais jovens (deficiência de mineralização do osteoide e deficiência de mineralização da matriz cartilaginosa nas placas de crescimento). A mineralização defeituosa do osso e da cartilagem constitui um achado histológico clássico da deficiência de vitamina D. Isso resulta principalmente dos níveis plasmáticos diminuídos de cálcio e de fósforo (e do hiperparatireoidismo secundário) em consequência da absorção intestinal reduzida do cálcio e do fósforo. Se forem mantidas concentrações plasmáticas normais de cálcio e de fósforo em ratos com deficiência de vitamina D por meio de infusão intravenosa contínua desses minerais, ocorrerá mineralização normal do osso. Isso sugere que não há nenhum efeito direto sobre a deposição mineral. A principal função da 1,25-$(OH)_2$D na formação do osso pode consistir, simplesmente,

em manter níveis sanguíneos adequados de cálcio e de fósforo para que possa ocorrer mineralização. Todavia, há evidências de que a 1,25-$(OH)_2$D influencie a produção de proteínas da matriz óssea, e que a 1,25-$(OH)_2$D ou a 24,25-$(OH)_2$D (também chamada de calcidiol) desempenhem um papel direto no reparo de fraturas ósseas, indicando que os metabólitos da vitamina D desempenhem algum papel na formação do osso. A 1,25-$(OH)_2$D desempenha um importante papel na reabsorção óssea osteoclástica do cálcio. A 1,25-$(OH)_2$D aumenta acentuadamente a reabsorção óssea, uma vez iniciada pelo PTH. Todavia, a 1,25-$(OH)_2$D exerce pouco efeito isoladamente sobre a atividade de reabsorção óssea, a não ser que o PTH esteja presente. Uma função menor da 1,25-$(OH)_2$D consiste em atuar com o PTH para aumentar a reabsorção renal de cálcio a partir do filtrado glomerular.

Necessidades

É difícil definir a quantidade de vitamina D dietética necessária para fornecer substrato adequado na produção de 1,25-$(OH)_2$D. Os animais expostos à luz solar nas latitudes mais baixas podem não necessitar de vitamina D dietética. O feno curado ao sol também pode fornecer uma quantidade de vitamina D_2 suficiente para prevenir os sintomas de deficiência de vitamina D. A mudança dos sistemas de alimentação em pasto para o confinamento e o fornecimento de alimentos e subprodutos estocados aumentou a necessidade de suplementação da dieta das vacas com vitamina D.

Deficiência

A deficiência de vitamina D reduz a capacidade de manter a homeostasia do cálcio e do fósforo, resultando em declínio do fósforo plasmático e, com menos frequência, em redução do cálcio plasmático. Isso leva finalmente ao desenvolvimento de raquitismo nos animais jovens e de osteomalacia nos adultos; ambos são doenças ósseas, em que a principal lesão consiste na incapacidade de mineralizar a matriz orgânica do osso. Nos animais jovens, o raquitismo provoca articulações aumentadas e dolorosas; com frequência, as articulações costocondrais das costelas são facilmente palpáveis. Nos adultos, a claudicação e a fratura pélvica constituem sequelas comuns da deficiência de vitamina D.

Toxicidade

A toxicidade da vitamina D é mais comum após a injeção de vitamina D, ou quando são fornecidas grandes quantidades de vitamina D por um tempo prolongado. A intoxicação pela vitamina D está associada a ingestão alimentar reduzida, poliúria inicialmente seguida de anúria, fezes ressecadas e produção reduzida, que são todos secundários a hipercalcemia e hiperfosfatemia pronunciadas, induzidas pela vitamina D em excesso. Em geral, a produção de 1,25-$(OH)_2$D é inibida durante a intoxicação pela vitamina D. Em muitos casos de toxicidade, o composto tóxico efetivo é o metabólito 25-hidroxivitamina D, que alcança níveis muito elevados nos animais acometidos. Nesses níveis, interage com o receptor de 1,25-$(OH)_2$D e simula as ações da 1,25-$(OH)_2$D. Na necropsia, observa-se a calcificação dos rins, da aorta, do abomaso e dos bronquíolos. Essa condição é conhecida como calcificação metastática dos tecidos moles.

Síndromes de interesse especial em medicina veterinária

Vitamina D$_2$ versus vitamina D$_3$

A vitamina D$_2$, a forma associada aos vegetais, e a vitamina D$_3$, à forma associada aos vertebrados, são utilizadas para suplementação das dietas. A atividade biológica das duas formas é geralmente considerada igual; todavia, é importante assinalar que as espécies aviárias, muitos peixes, répteis e macacos do Novo Mundo só podem utilizar a vitamina D$_3$. Presumivelmente, essa discriminação resulta da ligação reduzida dos metabólitos da vitamina D$_2$ às proteínas de ligação da vitamina D no sangue, levando a uma depuração mais rápida dos metabólitos D$_2$ do plasma.

Vitamina D no cavalo e no coelho

O cavalo e o coelho (e, talvez, outros fermentadores pós-gástricos) não parecem ter nenhuma necessidade de vitamina D. Nessas espécies, a absorção intestinal de cálcio não depende das ações da 1,25-(OH)$_2$D. Nunca houve um caso documentado de deficiência de vitamina D nessas espécies. Elas absorvem uma grande proporção do cálcio dietético disponível o tempo todo e, em seguida, excretam o excesso de cálcio na urina, conferindo ao solo uma aparência característica semelhante a giz no local onde urinam. O cavalo e o coelho permanecem muito suscetíveis à intoxicação pela vitamina D, visto que têm receptores para a 1,25-(OH)$_2$D no intestino.

Febre do leite no gado leiteiro

Determinados fatores dietéticos (potássio e sódio) alcalinizam o sangue, o que impede o tecido renal (e também o osso) de reconhecer o PTH. Por conseguinte, a produção de 1,25-(OH)$_2$D pode ficar reduzida, o que impede a homeostasia do cálcio na vaca periparturiente e leva ao desenvolvimento de hipocalcemia grave, conhecida como febre do leite.

Enteque seco (doença da debilidade crônica) de bovinos, ovinos e equinos

Em algumas áreas do mundo, determinadas plantas, como *Solanum malacoxylon*[1], *Cestrum diurnum* e *Trisetum flavescens*, provocam hipercalcemia potencialmente fatal quando ingeridas por animais pastando. Essas plantas contêm altas quantidades de uma forma glicosídica da 1,25-(OH)$_2$D, que se torna biologicamente ativa no intestino delgado.

Intoxicação por vitamina D em gatos e cães por rodenticidas

Os roedores são mais sensíveis à toxicidade da vitamina D do que a maioria das espécies domesticadas. Determinados rodenticidas utilizam a vitamina D como seu componente ativo. Infelizmente, os cães e os gatos que consomem diretamente esses rodenticidas ou ratos e camundongos mortos por esses rodenticidas desenvolveram intoxicação pela vitamina D.

---

[1] N.R.T.: No Brasil, a intoxicação (denominada "espichamento") por consumo de *Solanum malacoxylon* em bovinos no Pantanal de Mato Grosso foi descrita por Dobereiner J *et al.* [*Pesq Agropec Bras* 1971;6(1): 91-117]. Posteriormente, Esparza MS *et al.* [Biochim Biophys Acta, 17(3): 633-640, 1982] identificaram 25-(OH)D e 1,25-(OH)$_2$D como derivados glicosídeos em *Solanum malacoxylon*.

Vitamina E

> **1** Se o acetato de tocoferila não é biologicamente ativo, por que constitui a forma de suplementação mais comumente usada da vitamina E pela indústria alimentar?
>
> **2** Qual é o destino do tocoferol absorvido?
>
> **3** Qual é a principal função da vitamina E na célula?
>
> **4** As células imunes têm necessidade de vitamina E maior que a de outros tecidos?
>
> **5** Por que as vacas leiteiras podem receber suplementos de vitamina E?
>
> **6** A gordura insaturada aumenta a necessidade de vitamina E. Qual a espécie mais afetada?
>
> **7** Quais são alguns dos sinais clássicos da deficiência de vitamina E nos bezerros e nos frangos?

Função

A atividade da vitamina E pode ser encontrada nos tocoferóis (α, β e γ) de ocorrência natural, todos os quais atuam como antioxidantes químicos. O principal tocoferol nos tecidos animais é o α-tocoferol, que também exerce a maior atividade de vitamina E quando avaliado por ensaios biológicos, como prevenção da infertilidade em ratos e distrofia muscular nutricional em coelhos. O α-tocoferol natural dos tecidos vegetais e animais é todo D-α-tocoferol. A síntese química do tocoferol produz ambas as formas racêmicas, D e L; L-α-tocoferol apresenta menos da metade da atividade do D-α-tocoferol. Como o α-tocoferol é um composto facilmente oxidado, a maior parte dos suplementos é preparada na forma de ésteres de acetato ou succinato de DL-α-tocoferol para aumentar a estabilidade. Como os ésteres acetato e succinato do α-tocoferol não atuam como antioxidantes até a clivagem da ligação éster por esterases no intestino, eles são capazes de se desviar do rúmen sem serem oxidados.

Os tocoferóis precisam ser então incorporados em micelas com sais biliares para entrar nas células intestinais. Uma vez no interior das células epiteliais intestinais, o tocoferol é incorporado nos quilomícrons e liberado nos linfáticos mesentéricos. A lipoproteína lipase ligada às células endoteliais dos vasos linfáticos e sanguíneos hidrolisa os triacilgliceróis nos quilomícrons, reduzindo-os a remanescentes de quilomícrons. Esses remanescentes de quilomícrons são captados pelo fígado, e o tocoferol é armazenado, principalmente nas células parenquimatosas. O tocoferol é secretado pelas células hepáticas parenquimatosas em associação a lipoproteínas de densidade muito baixa (VLDL). Essas partículas de VLDL também são degradadas pela lipoproteína lipase endotelial, convertendo-as em lipoproteínas de alta densidade (HDL) ou lipoproteínas de baixa densidade (LDL). O tocoferol deixa a circulação por meio de captação mediada por receptor das LDL pelo fígado e tecidos periféricos.

O fígado, o músculo esquelético e o tecido adiposo têm a capacidade de armazenar o tocoferol e respondem por mais de 90% do tocoferol no organismo. As glândulas adrenais contêm a concentração mais elevada por grama de tecido, o que pode ser devido à ligação específica das HDL por essas glândulas. Os testículos e o cérebro são os que apresentam os níveis mais baixos de tocoferol, sugerindo que serão os primeiros tecidos a sofrer depleção de vitamina E, o que pode explicar dois sinais comuns da deficiência de vitamina E, a falha reprodutiva e a disfunção neurológica.

As células expostas ao oxigênio molecular correm risco de dano por radicais livres derivados do oxigênio (radical ânion superóxido e radical hidroxila) e produtos da peroxidação lipídica. Os antioxidantes, como a vitamina E, a superóxido dismutase, a glutationa peroxidase (que contém selênio), a catalase, a vitamina C e o betacaroteno extinguem os radicais livres antes que possam causar dano aos tecidos. A vitamina E é o antioxidante lipossolúvel mais importante, tornando-a o principal antioxidante das membranas celulares. A exposição das gorduras poli-insaturadas ao oxigênio pode resultar em remoção de um átomo de hidrogênio, com consequente formação de um radical lipídico. Se não for extinto pela vitamina E, esse radical pode reagir com o oxigênio, formando um radical hidroperóxido. Se a vitamina E não for capaz de extinguir esse radical, os radicais hidroperóxidos podem extrair átomos de hidrogênio de outros lipídios (possivelmente dando início a uma cascata de oxidação de ácidos graxos poli-insaturados) para formar hidroperóxidos, com dano subsequente às membranas celulares. A vitamina E extingue os radicais livres pela doação de um átomo de hidrogênio da posição C-6. O elétron não pareado que permanece no átomo de oxigênio na posição C-6 pode ser transferido para a estrutura de anel aromático, aumentando a estabilidade. O radical vitamina E pode ser reduzido de volta ao tocoferol pela glutationa peroxidase e vitamina C, ou pode prosseguir para formar tocoferol quinona e outros compostos que são finalmente excretados na bile e na urina. Em termos mais simples, o organismo prefere sacrificar a vitamina E para os radicais livres, em lugar das membranas celulares.

A suplementação de vitamina E acima das quantidades necessárias para evitar os sintomas de deficiência clássica pode atuar como estimulante do sistema imune. A suplementação com vitamina E leva a aumento das respostas imunes humorais e maior resistência a infecções bacterianas em camundongos e frangos. A suplementação com vitamina E também pode aumentar a atividade das células T auxiliares nos camundongos e a função dos macrófagos alveolares nos ratos. A adição de vitamina E a culturas de células mononucleares do sangue periférico, obtidas de vacas com deficiência de vitamina E, aumentou a produção de anticorpos e a secreção de interleucina-1 *in vitro*.

Deficiência

Os efeitos benéficos da vitamina E são classicamente atribuídos a seu papel como antioxidante e ao efeito estabilizante que ela exerce sobre as membranas celulares. Os sinais de deficiência de vitamina E são numerosos e variados. Nos herbívoros, o sistema que parece correr maior risco é a função do músculo esquelético. Os bezerros e os cordeiros nascem com baixas reservas de vitamina E, o que os torna particularmente propensos ao desenvolvimento de degeneração e necrose dos músculos, que é comumente descrita como doença do músculo branco. Em muitas espécies, os sinais comuns de deficiência de vitamina E consistem em anemia (hemólise eritrocitária), atraso do crescimento e falha reprodutiva. Os sinais clássicos nos frangos consistem em encefalomalacia, que provoca súbita prostração, pernas estendidas e pescoço arqueado; diátese exsudativas, em que os capilares vazam, resultando em edema sob a pele; e distrofia muscular, semelhante à doença do músculo branco em bezerros e cordeiros.

Toxicidade

A vitamina E é essencialmente atóxica.

Síndromes de interesse especial em medicina veterinária

Vitamina E e mastite em vacas leiteiras

A suplementação com 1 g/dia de vitamina E reduziu a incidência de novos casos clínicos de mastite em 37% em uma pesquisa com rebanho leiteiro. Essas observações foram estendidas para rebanhos comerciais, com resultados semelhantes. Foi observada proteção máxima contra mastite quando foram acrescentados vitamina E e selênio à dieta. O edema do úbere e a placenta retida em vacas leiteiras também parecem ser reduzidos pela suplementação dietética com vitamina E. Outro benefício é que o leite das vacas que recebem vitamina E suplementar é menos suscetível à oxidação, o que melhora a comercialização do produto.

Esteatite (doença da gordura branca, doença da gordura amarela) em gatos, mamíferos marinhos e marta

Esses animais frequentemente alimentam-se de peixe morto há algum tempo ou de carne rançosa. O elevado teor de gordura insaturada do peixe provoca o acúmulo de hidroperóxidos no peixe estocado. Esses radicais livres podem induzir esteatite na gordura do mamífero, que se caracteriza por acentuada inflamação do tecido adiposo e depósito de pigmento ceroide nas células adiposas. A vitamina E deve ser rotineiramente acrescentada a essas dietas para proporcionar atividade antioxidante a esses mamíferos. Os gatos domesticados também são propensos a desenvolver essa doença quando recebem dietas ricas em peixe.

Vitamina K

> 1 Que proteínas não são produzidas durante a deficiência de vitamina K? Qual a principal síndrome clínica causada pela deficiência de vitamina K?
>
> 2 O que é envenenamento por trevo-doce?

A vitamina K deve o seu nome ao termo dinamarquês *koagulation* para coagulação do sangue, que constitui uma importante função dessa vitamina. O termo "vitamina K" abrange dois compostos relacionados: a vitamina K_1 ou filoquinona, que é sintetizada pelos vegetais, e a vitamina K_2 ou menaquinona, que é produzida por bactérias. Ambos os compostos contêm uma estrutura de anel menadiona, com uma cadeia lateral de isopreno que pode ter comprimento variável. A vitamina K_3, a menadiona, é a própria estrutura em anel. Apesar de não ser tão ativa quanto as vitaminas K_1 e K_2, a vitamina K_3 pode ser facilmente produzida e constitui a forma utilizada na maioria dos suplementos comerciais.

Função

A vitamina K é necessária para a síntese de muitas das proteínas de ligação do cálcio do organismo. As primeiras que foram descobertas foram as proteínas de ligação do cálcio envolvidas na coagulação sanguínea, isto é, a protrombina e os fatores da coagulação VII, IX e X. Outras proteínas de ligação do cálcio encontradas no osso, como a osteocalcina, são essenciais para a mineralização dos tecidos ósseos. A protrombina e os outros fatores da coagulação dependentes de vitamina K são produzidos no fígado em uma forma inativa, que é incapaz de se ligar ao cálcio. Tornam-se ativos após processamento pós-tradução. A forma reduzida da vitamina K atua com uma enzima carboxilante para incorporar o CO_2 em resíduos de ácido glutâmico nas proteínas para formar o ácido γ-carboxiglutâmico. O ácido γ-carboxiglutâmico lhes confere a capacidade de ligar-se ao cálcio. No processo de produção do ácido γ-carboxiglutâmico, a vitamina K é oxidada à forma epóxido da vitamina K. Em seguida, a forma epóxido pode ser reduzida pela epóxido redutase para regenerar a forma reduzida ou ativa da vitamina K, de modo que possa ser novamente utilizada.

Os micróbios intestinais produzem vitamina K. Os micróbios do rúmen produzem toda a vitamina K necessária aos ruminantes, de modo que não há necessidade dessa vitamina em sua dieta. Nos não ruminantes, os micróbios do ceco e do cólon produzem vitamina K, porém a sua absorção é deficiente. Na maioria das espécies monogástricas, a vitamina K precisa ser acrescentada à dieta, a não ser que o animal pratique rotineiramente a coprofagia. São encontradas grandes quantidades de vitamina K nas forragens de folhas verdes.

Deficiência

A deficiência de vitamina K diminui o conteúdo de protrombina do sangue. O tempo de coagulação aumenta, e, com frequência, ocorrem hemorragias em qualquer parte do corpo, espontaneamente ou após uma contusão. Com frequência, a única evidência real consiste em hemorragia subcutânea. Na necropsia, pode-se encontrar frequentemente a presença de sangue nas cavidades torácica e abdominal. Os antagonistas da vitamina K podem interferir na atividade da vitamina K e induzir sintomas de deficiência da vitamina.

A causa mais comum de deficiência de vitamina K consiste na ingestão de cumarínicos. O dicumarol e compostos relacionados, encontrados em plantas como o trevo-doce, ligam-se à enzima epóxido redutase e interferem na regeneração da forma ativa (reduzida) da vitamina K, causando rápida depleção da atividade da vitamina K no corpo. Muitos rodenticidas são à base de dicumarol e seus derivados, e, com frequência, cães ou gatos são envenenados pela ingestão do rodenticida ou dos animais que morreram em consequência da ingestão do rodenticida.

Toxicidade

Doses muito elevadas podem provocar redução na ingestão alimentar e crescimento deprimido, porém a toxicidade é incomum.

Síndromes de interesse especial em medicina veterinária

Envenenamento por rodenticida anticoagulante

O dicumarol e compostos relacionados, como a varfarina, são utilizados como rodenticidas. Infelizmente, ocorrem envenenamentos acidentais quando espécies domesticadas e espécies selvagens não visadas consomem as iscas ou ratos que foram envenenados. O dicumarol e a primeira geração de anticoagulantes exigiam ingestão repetida para matar os roedores e, portanto, eram menos tóxicos para os animais de estimação.

Todavia, os novos rodenticidas que contêm anticoagulantes de segunda geração, como brodifacoum e bromadiolona, matam os roedores com a ingestão de uma dose única do rodenticida, tornando a ingestão acidental mais perigosa. O tratamento envolve injeções subcutâneas de vitamina K_1. A menadiona, o suplemento alimentar, não deve ser usada por via parenteral, visto que está associada a elevada incidência de reações anafiláticas.

Envenenamento por trevo-doce

Pode ocorrer uma doença hemorrágica em animais que consomem fenos e silagens inadequadamente conservados, contendo quantidades significativas do trevo-doce (*Melilotus officinalis*). O trevo-doce fresco pode conter grandes quantidades de cumarinas naturais não prejudiciais. Entretanto, se o trevo-doce no feno ou na silagem torna-se mofado e estraga, as cumarinas podem ser convertidas em dicumarol, um antagonista da vitamina K. Os bovinos, os ovinos e os equinos são os mais suscetíveis.

Medicamentos com sulfa e antibióticos

Os medicamentos com sulfa utilizados para controlar infecções microbianas e por coccídeos são antagonistas da vitamina K e provocaram síndromes hemorrágicas após o seu uso a longo prazo. O tratamento prolongado com qualquer antibiótico pode reduzir a produção microbiana intestinal de vitamina K, o que pode levar à deficiência de vitamina K nas espécies que dependem dos micróbios intestinais para o suprimento de vitamina K.

Uso de anti-inflamatórios em equinos

Os cavalos consomem pequenas quantidades de anticoagulantes do tipo cumarínico em sua forragem, o que não representa um problema. Esses compostos ligam-se às proteínas na circulação, neutralizando-os de modo efetivo. Por fim, são excretados. Todavia, muitos dos fármacos anti-inflamatórios não esteroides, como a fenilbutazona, podem deslocar o anticoagulante das proteínas no sangue. Nos cavalos com laminite tratados por longos períodos de tempo com altas doses de fenilbutazona, os anticoagulantes deslocados pelo tratamento provocaram efetivamente casos de deficiência de vitamina K (toxicidade dos cumarínicos).

Biotina

1 Que reações bioquímicas necessitam de biotina?

2 Quais são os sintomas típicos da deficiência de biotina em frangos e nos bovinos?

Função

A biotina é um composto hidrossolúvel, que consiste em dois anéis de cinco membros, com três carbonos assimétricos. A biotina é necessária para as reações de descarboxilação. Apenas os isômeros todos-D da biotina são biologicamente ativos. Os micróbios do trato intestinal inferior produzem biotina, e uma quantidade suficiente é absorvida para suprir as necessidades de biotina da maior parte dos animais. Nas aves, a velocidade de passagem da ingesta pelo trato intestinal pode ser demasiado rápida para possibilitar a síntese microbiana de biotina adequada, de modo que a suplementação é habitualmente necessária. A administração de antibióticos orais a longo prazo pode reduzir a produção microbiana de biotina e levar ao desenvolvimento de deficiência de biotina.

Deficiência

A deficiência de biotina é rara nos animais alimentados com dietas à base de farinha de milho/soja. Os animais com deficiência de biotina apresentam pelagem deficiente e exibem alopecia, dermatite escamosa e acromotriquia (falta de coloração dos pelos). Os gatos, a marta e as raposas são as espécies que correm algum risco de desenvolver deficiência de biotina. Nos gatos, observa-se a ocorrência de anorexia, dermatite escamosa ao redor da boca e dos olhos, hipersalivação e alopecia. Nos bovinos, o crescimento deficiente e a falta de dureza do casco são atribuídos à deficiência de biotina.

Nas aves domésticas, as penas do voo quebradas e o encurvamento do metatarso são comuns. Observa-se a ocorrência de dermatite na parte inferior dos pés, cantos da boca e olhos. As dietas que contêm grandes quantidades de gordura, particularmente se a gordura estiver rançosa, podem oxidar a biotina na dieta, resultando em sua deficiência.

Síndromes de interesse especial em medicina veterinária

Claras dos ovos e deficiência de biotina

As claras de ovos crus contêm uma proteína denominada avidina. A avidina liga-se fortemente à biotina, tornando-a indisponível para absorção e induzindo deficiência de biotina. O cozimento da clara do ovo a 91°C durante 5 min destrói a avidina. A biotina para uso pelo embrião de pinto é encontrada apenas na gema do ovo.

Colina

> 1 Qual o papel desempenhado pela colina na fisiologia celular?
> 2 A deficiência de colina é comum em animais alimentados com dietas contendo proteína de alta qualidade?

Função

A colina é necessária para o organismo em quantidades relativamente grandes, de até 0,1% da dieta. As outras vitaminas são, em sua maior parte, necessárias em uma quantidade que corresponde a um centésimo desse nível. A colina é necessária nessas grandes quantidades pelo fato de ser um componente da lecitina, um fosfolipídio encontrado nas membranas celulares, bem como um componente do neurotransmissor acetilcolina. A colina também atua como doador de grupos metila em determinadas reações de metilação, como a conversão da homocisteína em metionina. Algumas das funções doadoras de metila da colina podem ser realizadas pela metionina da dieta.

Deficiência

A deficiência de colina provoca acúmulo de lipídios no fígado, devido à falta dos fosfolipídios necessários para o transporte da gordura do fígado para os tecidos. Uma certa quantidade de colina pode ser sintetizada no organismo a partir da fosfatidilserina, contanto que haja metionina adequada para servir de doador de metila. A maioria das dietas com farinha de milho/soja fornece quantidades adequadas de colina, e os ingredientes alimentares ricos em proteína geralmente constituem boas fontes de colina. Os suínos com deficiência de colina exibem incoordenação e apresentam fígado gorduroso e degeneração renal. O único sinal que pode ser observado em porcas com deficiência de colina é o menor tamanho da ninhada.

Síndromes de interesse especial em medicina veterinária

A colina protegida pelo rúmen tem sido usada como suplemento na dieta de vacas próximo à época do parto. Pode reduzir a incidência de cetose e esteatose hepática ao possibilitar a formação de VLDL necessárias para a remoção da gordura do fígado.

Cianocobalamina (vitamina B$_{12}$)

> 1 O que é fator intrínseco?
> 2 Os ruminantes necessitam de vitamina B$_{12}$?

Função

A cianocobalamina incorpora o cobalto como cofator. A cianocobalamina está envolvida na síntese *de novo* de grupos metila lábeis, que são necessários para a conversão da homocisteína na nova formação de metionina. Os ingredientes de origem vegetal são desprovidos de cianocobalamina. Apenas os subprodutos animais fornecem a vitamina. Nos ruminantes, os microrganismos do rúmen produzem cianocobalamina adequada se o animal receber quantidades adequadas de cobalto em sua dieta. A cianocobalamina é absorvida a partir do íleo por um processo muito específico. Uma proteína produzida no estômago, conhecida como fator intrínseco, deve ligar-se à cianocobalamina no trato gastrintestinal superior. Em seguida, o complexo fator intrínseco-cobalamina interage com receptores específicos no íleo, possibilitando a absorção de cianocobalamina. Em pacientes humanos submetidos a gastrectomia, a ausência de produção do fator intrínseco leva à deficiência de cianocobalamina, causando uma doença denominada anemia perniciosa.

Deficiência

É comum haver déficit de crescimento e produtividade, bem como anemia. Foi também relatada redução da fertilidade. As espécies monogástricas alimentadas com dietas contendo apenas materiais vegetais precisam receber cianocobalamina suplementar para evitar o desenvolvimento de deficiência. A deficiência é observada em ruminantes que recebem dietas deficientes em cobalto. Nos ruminantes, as vias gliconeogênicas parecem ser mais afetadas.

Ácido fólico

> 1 Na ausência de ácido fólico, que produtos bioquímicos não podem ser sintetizados?
> 2 Quais são os principais sinais clínicos da deficiência de ácido fólico?

O ácido fólico consiste em uma estrutura de anel pteridina, unida a um anel de ácido *p*-aminobenzoico, com ácido glutâmico ligado ao anel de ácido *p*-aminobenzoico. O ácido fólico existe em uma forma oxidada e uma forma reduzida. A forma reduzida é o ácido tetra-hidrofólico. Trata-se de um composto termolábil.

Função

O ácido fólico encontrado em muitos ingredientes dietéticos apresenta múltiplos resíduos de ácido glutâmico ligados. Todos eles, com exceção do último, são removidos durante o processo da digestão. O ácido fólico é absorvido através do trato intestinal por difusão passiva e por processos de transporte ativo. Liga-se a proteínas especiais de ligação do folato para o seu transporte no sangue. Essas proteínas carreadas são suprarreguladas durante a deficiência de folato, bem como durante a prenhez. O folato é captado pelo fígado para armazenamento, ou é reduzido a ácido tetra-hidrofólico, e um grupo metila é adicionado para formar o ácido N^5-metiltetra-hidrofólico para liberação do fígado para os tecidos.

Dentro dos tecidos, o ácido tetra-hidrofólico é necessário para a transferência de unidades metila de um carbono de uma molécula para outra, bem como na hidroxilação de vários compostos. A transferência de grupos metila proporcionada pelo ácido tetra-hidrofólico é necessária para a síntese de metionina, timidina e bases purínicas necessárias na produção de ácidos nucleicos. O ácido tetra-hidrofólico é necessário para a hidroxilação da tirosina na formação da norepinefrina e para conversão do triptofano em serotonina.

Deficiência

Os micróbios do rúmen fornecem aos ruminantes todo o ácido fólico necessário. Nos suínos, nos equinos e em muitas outras espécies, a atividade microbiana do intestino posterior e a absorção de folato são suficientes para suprir a maior parte das necessidades de ácido fólico. A alta velocidade de passagem da ingesta nos frangos faz com que essas aves corram maior risco de desenvolver deficiência de folato.

A deficiência de ácido fólico provoca redução do crescimento, pelagem deficiente e desenvolvimento inadequado das penas. É comum a ocorrência de anemia macrocítica hipocrômica. Os filhotes de perus desenvolvem uma paralisia cervical característica, em que o pescoço fica estendido, e as aves olham para o solo.

Nos seres humanos, a deficiência de ácido fólico constitui um importante fator de risco para a espinha bífida no feto. A deficiência de ácido fólico também pode desempenhar um papel na suscetibilidade ao infarto do miocárdio em consequência de aterosclerose, devido ao acúmulo de homocisteína nos tecidos.

Síndromes de interesse especial em medicina veterinária

Antagonistas do ácido fólico no tratamento da coccidiose

As sulfonamidas e o etopabato são antagonistas estruturais do ácido *p*-aminobenzoico, os quais são utilizados para controlar a coccidiose nos frangos e em outras espécies. Os coccídeos são parasitas eucarióticos, que produzem seu próprio ácido fólico para uso, combinando o ácido *p*-aminobenzoico com uma estrutura de pteridina. As sulfonamidas e o etopabato substituem o ácido *p*-aminobenzoico, resultando em ácido fólico biologicamente inativo. Os coccídeos tornam-se deficientes em ácido fólico, incapazes de produzir DNA e RNA, e não conseguem se reproduzir, mantendo a infecção sob controle até que a imunidade possa se desenvolver.

Os medicamentos com sulfa também podem impedir os micróbios intestinais de produzir folato, o que aumenta a necessidade de suplementação dietética de ácido fólico.

Niacina

> 1 Por que a NAD é essencial?
>
> 2 Quais são os tecidos mais afetados pela deficiência de niacina?
>
> 3 Qual o papel desempenhado pelo triptofano na deficiência de niacina?

Função

A niacina, também conhecida como ácido nicotínico, é necessária para as enzimas nicotinamida adenina dinucleotídio (NAD) e nicotinamida adenina dinucleotídio fosfato (NADP). Essas coenzimas são essenciais para o metabolismo dos carboidratos, das proteínas e dos lipídios. Alguns animais são capazes de converter parte do triptofano dietético que ingerem em niacina; todavia, em geral, isso não é suficiente para suprir asa necessidades de niacina do animal. A niacina encontrada em alguns produtos vegetais (milho, aveia, trigo) existe em uma forma ligada que a torna indisponível para o animal, a não ser que seja processada para liberar a niacina. A niacina na farinha de soja é altamente disponível para absorção.

Deficiência

Como a niacina está envolvida em tantas vias metabólicas, a sua deficiência afeta principalmente os tecidos que sofrem rápida renovação e crescimento. É comum haver ganho de peso insuficiente e pele seca e áspera. Ocorre diarreia secundária a necrose e ulceração no trato gastrintestinal. A ingestão de proteína de alta qualidade com excesso de triptofano pode reduzir a dependência da niacina dietética. Os micróbios do rúmen geralmente fornecem quantidades adequadas de niacina para suprir as necessidades dos ruminantes.

Síndromes de interesse especial em medicina veterinária

Pelagra (língua negra)

A *pelagra* é um termo italiano que descreve a pele áspera e a pigmentação escura que surgem em humanos e animais que utilizam o milho como principal componente da dieta. Os cães alimentados com dietas à base de milho desenvolvem língua negra, juntamente com pele seca e áspera. O milho também constitui uma fonte pobre de triptofano, de modo que o animal não pode produzir niacina. Os indígenas das Américas Central e do Sul aprenderam que o tratamento do milho com lixívia e água de cal aumenta a disponibilidade da niacina e impede o desenvolvimento da pelagra. A moderna refinação do milho e do trigo para produzir farinha não preserva a niacina.

Cetose e esteatose hepática

A adição de niacina à dieta das vacas próximo da época do parto ajuda algumas vezes na prevenção da cetose e esteatose hepática nas vacas leiteiras. A niacina é antilipolítica, e acredita-se que essa propriedade possa impedir o desenvolvimento de esteatose hepática, levando à cetose. Acredita-se que as altas demandas metabólicas da produção de leite, juntamente com uma ingestão alimentar precária próximo do momento do parto, podem levar à produção insuficiente de niacina no rúmen.

Ácido pantotênico

> 1 Que enzimas necessitam de ácido pantotênico?
>
> 2 Em que espécies é preciso acrescentar ácido pantotênico à ração?

Função

O ácido pantotênico é um componente necessário da coenzima A. A coenzima A está envolvida em reações catalisadas por enzimas relacionadas com a transferência de grupos acetil (dois carbonos). Essas reações são importantes no metabolismo oxidativo dos carboidratos, particularmente a gliconeogênese. Está envolvida na síntese e na degradação dos ácidos graxos, bem como na síntese dos hormônios esteroides. Esta vitamina está amplamente distribuída nos alimentos, e a sua deficiência é incomum.

Deficiência

A degeneração neuromuscular e a insuficiência adrenocortical são comuns na deficiência de ácido pantotênico. Somente nas aves domésticas é que a deficiência é descrita como possibilidade prática. O principal efeito consiste em redução da eclodibilidade e morte embrionária precoce nos ovos postos por galinhas criadeiras.

Piridoxina (vitamina B$_6$)

> 1 Qual é a enzima que catalisa a produção de neurotransmissor que é afetada pela deficiência de piridoxina?

Função

O fosfato de piridoxal é uma enzima das transformações metabólicas dos aminoácidos, incluindo reações de descarboxilação e transaminação. A piridoxina é necessária para a conversão do triptofano em 5-hidroxitriptamina.

Deficiência

Determinados fármacos, como a isoniazida e a penicilamina, aceleram a excreção de piridoxina e foram associados à sua deficiência. Podem ocorrer dermatite e crises convulsivas durante a deficiência de piridoxina. Os animais tornam-se anormalmente excitáveis. A deficiência é rara, porém foi descrita em pintos recém-eclodidos.

Riboflavina (vitamina B$_2$)

> 1 Qual é a função da flavina adenina dinucleotídio?

Função

A riboflavina é um composto hidrossolúvel, que é relativamente termoestável, mas que sofre rápida inativação com exposição à luz. A riboflavina é absorvida por um processo de transporte ativo no trato intestinal. Em altas concentrações, a riboflavina pode ser absorvida por difusão passiva.

Os concentrados de grãos e as proteínas vegetais tendem a ser fontes pobres de riboflavina, que precisa ser acrescentada à dieta da maior parte dos animais monogástricos. Os ruminantes obtêm a riboflavina em quantidades adequadas a partir da síntese microbiana no rúmen.

A riboflavina consiste em um açúcar ribose e uma estrutura em anel de isoaloxina. É convertida em flavina mononucleotídio ou flavina adenina dinucleotídio por fosforilação da ribose pelo ATP e adição de adenina à cadeia da ribose.

A flavina adenina dinucleotídio e a flavina mononucletídio[2] são enzimas que funcionam no sistema de transporte de elétrons para oxidar o substrato para gerar ATP dentro das mitocôndrias. Durante essas reações, os nitrogênios do anel isoaloxina atuam para transferir H^+ para os substratos ou aceitar deles o H^+.

Deficiência

É difícil associar a função bioquímica da riboflavina a uma doença clínica relacionada com a sua deficiência. Nos mamíferos monogástricos, a deficiência de riboflavina habitualmente manifesta-se como dermatite com alopecia (queda dos pelos), impotência e problemas oftálmicos, que incluem secreção catarral, fotofobia, cataratas e opacidade da lente. Nos frangos, a deficiência de riboflavina provoca lesões nos nervos isquiático e braquial, e as aves caminham com os jarretes em contato com o solo e os dedos curvos, o que foi denominado paralisia dos dedos curvos.

Síndromes de interesse especial em medicina veterinária

Uveíte equina

Essa doença de equinos é também conhecida como oftalmia periódica ou cegueira da lua. No equino, a deficiência de riboflavina devido a uma absorção insuficiente da riboflavina microbiana sintetizada no intestino posterior constitui uma causa ocasional de uveíte. É preciso ressaltar que a deficiência de riboflavina não constitui a principal causa da uveíte equina.

Tiamina (vitamina B$_1$)

> 1 Na ausência de tiamina, os carboidratos podem entrar no ciclo do ATC?
>
> 2 Descreva os três tipos de tiaminas de interesse em medicina veterinária.

Função

A tiamina é um composto hidrossolúvel formado de pirimidina e um anel tiazólico. Nos tecidos, a tiamina é fosforilada pelo trifosfato de adenosina (ATP) para formar pirofosfato de tiamina.

---

[2] N.R.T.: Na realidade, esses dois compostos são cofatores, especificamente grupos prostéticos que compõem a molécula de enzimas oxidorredutases em reações de oxidorredução.

O pirofosfato de tiamina é um cofator necessário da enzima que converte o piruvato em acetil-CoA. Essa enzima desloca os carbonos da via da glicólise para o ciclo do ácido tricarboxílico (ATC). O pirofosfato de tiamina também é essencial dentro do ciclo do ATC, visto que é um cofator para a enzima que converte o α-cetoglutarato em succinil-CoA. O pirofosfato de tiamina é um cofator necessário para as enzimas envolvidas no metabolismo dos cetoácidos formados a partir do catabolismo dos aminoácidos leucina, isoleucina e valina. As enzimas transcetolase da derivação da pentose também necessitam de pirofosfato de tiamina.

A tiamina é comum nos alimentos e habitualmente está presente em quantidades adequadas para satisfazer as necessidades das espécies monogástricas. Entretanto, o tratamento dos alimentos pelo calor destrói rapidamente a atividade da tiamina. O processo de granulação da ração pode gerar calor suficiente para também destruir a tiamina. As microbiotas ruminais normalmente produzem tiamina em quantidade suficiente para suprir as necessidades do ruminante.

Deficiência

Pode ocorrer deficiência de tiamina em consequência de quantidades inadequadas de tiamina na dieta ou, mais comumente, devido à presença de tiaminases nos alimentos, as quais destroem a tiamina ou, pior ainda, a convertem em antivitamina. Determinados vegetais, micróbios e farinhas de peixe contêm enzimas tiaminases. Um tipo de tiaminase cliva o anel tiazólico, destruindo a atividade biológica da tiamina. Um segundo tipo de tiaminase substitui o anel tiazólico da tiamina por ácido nicotínico ou ácido picolínico. O composto resultante não pode ser fosforilado para torná-lo biologicamente ativo e pode segurar as enzimas necessárias à fosforilação da tiamina. Um terceiro tipo de tiaminase substitui o grupo amino no anel pirimidínico por um grupo hidroxila (OH^-). Esse composto, denominado oxitiamina, é uma potente antivitamina, que compete efetivamente com a tiamina normal pelos sítios de ligação das enzimas dependentes de tiamina. O resultado consiste em rápido desenvolvimento dos sintomas de deficiência de tiamina.

A deficiência de tiamina impede a produção de energia pelos tecidos. A deficiência resulta em níveis sanguíneos elevados de piruvato, visto que interfere na conversão do piruvato em acetil-CoA. Como o tecido neurológico apresenta necessidade muito alta de energia, os sintomas neurológicos predominam durante a deficiência de tiamina.

Síndromes de interesse especial em medicina veterinária

Paralisia de Chastek da raposa, de mamíferos marinhos, da marta e do gato

Essa doença está associada a dietas que contêm determinados peixes crus. Os peixes da família Ictaluridae, o arenque, o peixe-branco e a carpa estão entre as espécies de peixes que contêm alta atividade da tiaminase. As dietas com peixe cru fazem com que os animais inicialmente caminhem com os membros rígidos, sendo essa rigidez seguida de convulsões espásticas e, por fim, paralisia e morte. A atividade da tiaminase é destruída ao cozinhar o peixe.

Os gatos têm necessidade de tiamina cerca de cinco vezes maior que a dos cães. O processo (calor e pressão elevados) usado na esterilização do conteúdo do alimento enlatado para gatos destrói cerca de 90% da tiamina. Por conseguinte, os fabricantes de alimentos para gatos precisam enriquecer os produtos enlatados para gatos com grandes quantidades de tiamina para assegurar que os 10% que irão permanecer após o processamento ainda serão adequados para satisfazer as necessidades do gato.

Envenenamento por samambaia-macho em equinos e outros animais

Essas samambaias contêm várias substâncias tóxicas de importância em medicina veterinária. Uma dessas toxinas é uma tiaminase que leva ao desenvolvimento de deficiência de tiamina. Os equinos são mais suscetíveis à deficiência de tiamina do que os ruminantes pastando no mesmo pasto onde a samambaia-macho cresce, provavelmente pelo de que o rúmen produz habitualmente mais tiamina do que o bovino necessita. Os equinos com deficiência de tiamina apresentam anorexia e incoordenação e têm uma postura agachada típica, com pescoço arqueado. Os espasmos clônicos e as convulsões são seguidos de morte.

Polioencefalomalacia (necrose cerebrocortical) no rebanho (ovino)

A produção microbiana de tiamina no rúmen geralmente fornece ao ruminante toda a tiamina de que ele necessita. Todavia, mudanças abruptas na dieta, particularmente a introdução de concentrados e silagem de milho, podem interferir na produção microbiana de tiamina ou resultar em proliferação de micróbios que produzem tiaminases. As dietas ricas em sulfito e sulfato também podem interferir na atividade da tiamina no rúmen.

Baixos níveis teciduais de tiamina resultam em tecidos privados de energia e, no cérebro, levam à necrose das células da glia e neurônios corticais. O cérebro amolece (malacia, amolecimento), e os tecidos emitem autofluorescência sob a luz UV, um teste diagnóstico simples post-mortem. Os animais acometidos estão deprimidos e apresentam estrabismo medial (animais vesgos ou estrábicos) e, com frequência, são cegos (cegueira cortical). Na maioria dos casos, ocorrem hiperestesia, decúbito e morte. O tratamento com tiamina por via intravenosa pode salvar alguns animais.

Amprólio (coccidiostático)

Os coccídeos são parasitas unicelulares que afetam o epitélio intestinal de muitos animais jovens e causam diarreia com hemorragia. Esses parasitas são eucariotas e necessitam de tiamina exatamente como seus hospedeiros. O amprólio simula a estrutura da tiamina e atua como inibidor competitivo dos mecanismos de captação de tiamina pelos coccídeos. Por conseguinte, o amprólio irá causar deficiência de tiamina no parasita, impedindo a sua replicação. Em pequenas doses a curto prazo, o animal hospedeiro pode sobreviver sem tiamina. Entretanto, o uso prolongado de amprólio leva ao desenvolvimento de deficiência de tiamina no paciente. Por outro lado, o excesso de tiamina na dieta reduz as ações coccidiostáticas do amprólio.

Vitamina C (ácido ascórbico)

1 Descreva o papel da vitamina D na síntese do colágeno.

Função

O ácido ascórbico está envolvido em muitas das reações oxidativas no organismo. É necessário para a conversão da prolina em hidroxiprolina, um importante constituinte do colágeno do osso e do tecido. Trata-se de um importante antioxidante do citosol das células em todo o corpo, e o seu papel pode ser particularmente importante na função celular imune. É também necessário para a síntese de esteroides no córtex adrenal, bem como para a absorção do ferro através do trato intestinal. Na maioria das espécies, o ácido ascórbico pode ser produzido a partir da glicose, e os tecidos sintetizam todo o ácido ascórbico de que o animal necessita. Entretanto, os humanos, a maior parte dos primatas (uma exceção pode ser alguns prossímios) e as cobaias carecem da enzima gulonolactona oxidase que converte a L-gulonolactona em ácido ascórbico.

Deficiência

Os primatas e as cobaias com deficiência de vitamina C apresentam letargia e dor muscular e articular. A hemorragia gengival, a perda de dentes e a leucopenia tornam-se evidentes à medida que a deficiência progride. Nos seres humanos, essas lesões foram denominadas escorbuto e eram comuns em marinheiros que ficavam no mar durante meses consecutivos, sem consumir frutas. As dietas comerciais para primatas e cobaias geralmente são bem suplementadas com vitamina C. Entretanto, problemas são algumas vezes observados em dietas com sobras caseiras fornecidas por proprietários bem intencionados.

Autoavaliação

As respostas encontram-se no final do capítulo.

1 Por que os animais que sofrem de deficiência de vitamina A são suscetíveis a infecções respiratórias?

2 Um gato é trazido para exame e apresenta dor ao caminhar. No exame radiográfico, você identifica a formação de novo osso periosteal que se estende até as bainhas tendíneas. A dieta do animal inclui uma grande proporção de fígado. O que poderia ser o problema?

3 De que maneira a vitamina D afeta o metabolismo ósseo?

4 De que maneira a vitamina D afeta a absorção intestinal do cálcio?

5 Que forma de vitamina D é necessária para os frangos? Para os macacos do Novo Mundo?

6 Qual é o principal antioxidante das membranas celulares?

7 A ingestão acidental de rodenticida em cães e gatos pode envolver duas vitaminas diferentes. Quais são essas vitaminas e qual é o mecanismo da toxicidade?

8 Os ruminantes necessitam de vitaminas B? Por quê?

9 A alimentação de seu cão com ovos crus diariamente pode levar a uma deficiência de que vitamina? Que sintomas você espera observar?

10 Os ovinos em pastos pobres em cobalto podem sofrer de alguma deficiência de vitamina? Por quê? Quais são os sintomas?

11 Você administra um coccidiostático (fármaco para combater parasitas coccídeos) a um grupo de filhotes de peru. Duas semanas depois, você é chamado porque os filhotes estão agindo de maneira estranha. Eles permanecem em estação com o pescoço estendido e olhar fixo para o solo. O que aconteceu?

12 Um grupo de novilhos de corte com alimentação completa está exibindo sinais neurológicos, que consistem em andar em círculos e cegueira aparente. Enquanto observa os animais, um deles cai morto. Você realiza uma necropsia e, ao exame do cérebro, identifica áreas do córtex cerebral que parecem amolecidas e de consistência pastosa. Sob a luz negra (luz UV), o cérebro exibe autofluorescência. Qual é o seu diagnóstico? Explique ao proprietário como isso ocorre.

13 Uma criança leva a sua cobaia para exame. Você examina a boca do animal e percebe que os dentes estão frouxos, e o animal tem pelagem de aspecto emaranhado. Qual é a sua suspeita? De que maneira você irá curar o animal?

Leitura sugerida

National Research Council (1985) *Nutrient Requirements of Dogs.* National Academy Press, Washington, DC.

National Research Council (1987) *Vitamin Tolerance of Animals.* National Academy Press, Washington, DC.

National Research Council (1998) *Nutrient Requirements of Swine, 10th revised edn.* National Academy Press, Washington, DC.

Weiss, W.P. (1998) Requirements of fat-soluble vitamins for dairy cows: a review. *Journal of Dairy Science* 81:2493–2501.

Respostas

1 A vitamina A é necessária para a manutenção da estrutura epitelial normal. Na presença de deficiência de vitamina A, o epitélio colunar ciliado dos bronquíolos adquire um tipo mais pavimentoso, perdendo a sua capacidade de movimentar o muco e as bactérias filtradas e capturadas dentro do muco até eliminá-los do trato respiratório.

2 Toxicidade da vitamina A. Algumas vezes, o fígado pode constituir uma fonte maciça de vitamina A. a calcificação dos tendões e da coluna vertebral constitui um achado comum na intoxicação pela vitamina A.

3 A vitamina D ajuda a aumentar absorção de cálcio e de fósforo a partir da dieta. Isso permite ao animal manter concentrações sanguíneas normais de cálcio e de fósforo, o que é necessário para possibilitar o processo de mineralização da matriz orgânica pelos osteoblastos durante a formação do osso.

4 A forma hormonal da vitamina D, a 1,25-di-hidroxivitamina D, interage com o seu receptor localizado nas células epiteliais intestinais. Isso estimula a transcrição e a tradução dos genes que codificam as proteínas envolvidas na absorção do cálcio. Dois exemplos são a proteína de ligação do cálcio, que se liga ao cálcio na superfície luminal e o transporta através do citosol, e uma proteína da bomba de Ca^{2+}-ATPase, que ajuda a transferir o cálcio do citosol da enterócito para o sangue através da membrana basolateral.

5 Ambos os animais possuem necessidade de vitamina D3. Nenhum deles tem a capacidade de utilizar a vitamina D_2.

6 Vitamina E.

7 Os primeiros rodenticidas continham tipos de compostos cumarínicos, os quais interferem na ação da vitamina K. Isso leva a problemas de coagulação do sangue, levando à morte dos roedores (e dos

cães ou gatos) por hemorragia interna. O segundo tipo contém análogos da forma hormonal da vitamina D. Esses rodenticidas matam causando hipercalcemia e hiperfosfatemia excessivas, levando inicialmente à insuficiência renal.

8 Os ruminantes habitualmente não necessitam de vitaminas B, visto que são ruminantes completos. Os microrganismos do rúmen geralmente são capazes de produzir todas as vitaminas B em quantidades acima do nível exigido pelos tecidos do ruminante.

9 A biotina, devido à avidina na clara do ovo, que se liga à biotina, tornando-a indisponível. Os animais com deficiência de biotina apresentam pelagens deficientes e alopecia, dermatite escamosa e acromotriquia (ausência de coloração dos pelos).

10 As bactérias do rúmen precisam utilizar o cobalto para produzir a cianocobalamina para elas próprias e para o ovino. A função deficiente do rúmen leva a uma redução da eficiência alimentar e do crescimento, principalmente devido à deficiência de energia. As bactérias e os ovinos são incapazes de utilizar as vias produtoras de energia que necessitam de cianocobalamina.

11 Alguns coccidiostáticos atuam ao impedir a produção de folato pelos coccídios, de modo que estes não dispõem dessa fonte e, em consequência, têm o seu crescimento interrompido. Infelizmente, em certas ocasiões, o fármaco também provoca deficiência de folato no animal, visto que ele também pode reduzir a produção bacteriana de folato, que é crítico se não for acrescentada nenhum folato à dieta. Outro coccidiostático importante é o ampróllio, o ampróllio interfere na captação de tiamina, e o parasita desenvolve deficiência de tiamina, impedindo a sua replicação. Entretanto, o uso prolongado de altas doses provoca deficiência de tiamina. As aves com deficiência de tiamina exibem opistótono: a cabeça e o pescoço ficam estendidos para trás em grau extremo.

12 Deficiência de tiamina. Em certas ocasiões, os novilhos com alimentação completa sofrem alterações na flora do rúmen, que não favorecem a produção de tiamina ou que promovem a produção de tiaminases no rúmen. O efeito final consiste na ausência de tiamina no intestino delgado. Em geral, as dietas para ruminantes não são suplementadas com vitaminas B, visto que esses animais normalmente obtêm as vitaminas B a partir da flora do rúmen. Se o rúmen não liberar a tiamina no intestino, os novilhos tornam-se deficientes em tiamina.

13 Escorbuto. A cobaia deve receber vitamina C diariamente.

PARTE 8

Minerais, Ossos e Articulações

Editor da parte: Jesse P. Goff

49

Minerais

Jesse P. Goff

Macrominerais, 550
Cálcio, 550
   Função, 550
   Homeostasia do cálcio, 551
   Fontes nutricionais, 553
   Deficiência, 553
   Toxicidade, 553
   Síndromes de interesse especial em medicina veterinária, 553
Fósforo, 554
   Função, 554
   Homeostasia do fósforo, 554
   Fontes nutricionais, 554
   Utilização do fósforo nos ruminantes, 555
   Deficiência, 555
   Toxicidade, 555
   Síndromes de interesse especial em medicina veterinária, 555
Magnésio, 556
   Função, 556
   Homeostasia do magnésio, 556
   Deficiência, 556
   Toxicidade, 556
   Síndromes de interesse especial em medicina veterinária, 556
Sódio, 557
   Função, 557
   Homeostasia do sódio, 558
   Deficiência, 558
   Toxicidade, 558
   Síndromes de interesse especial em medicina veterinária, 558
Cloreto, 558
   Função, 558
   Homeostasia do cloreto, 559
   Deficiência, 559
   Toxicidade, 559
   Síndromes de interesse especial em medicina veterinária, 559
Potássio, 559
   Funções, 559
   Metabolismo e regulação, 560
   Deficiência, 560
   Toxicidade, 560
   Síndromes de interesse especial em medicina veterinária, 560
Enxofre, 561
   Função, 561
   Metabolismo, 561
   Deficiência, 561
   Toxicidade, 561
Microminerais, 561
Cromo, 562
   Função, 562

Regulação, 562
Deficiência, 562
Toxicidade, 562
Cobalto, 562
   Função, 562
   Regulação, 562
   Deficiência, 562
   Toxicidade, 563
   Síndromes de interesse especial em medicina veterinária, 563
Cobre, 563
   Função, 563
   Absorção e metabolismo, 563
   Deficiência, 564
   Toxicidade, 564
   Síndromes de interesse especial em medicina veterinária, 565
Iodo, 565
   Função, 565
   Homeostasia do iodo, 565
   Deficiência, 565
   Toxicidade, 566
   Síndromes de interesse especial em medicina veterinária, 566
Ferro, 566
   Função, 566
   Homeostasia do ferro, 566
   Deficiência, 568
   Toxicidade, 568
   Síndromes de interesse especial em medicina veterinária, 568
Manganês, 568
   Função, 568
   Metabolismo, 568
   Deficiência, 569
   Toxicidade, 569
Molibdênio, 569
   Função, 569
   Absorção, 569
   Deficiência, 569
   Toxicidade, 569
   Síndromes de interesse especial em medicina veterinária, 569
Selênio, 569
   Função, 569
   Metabolismo, 570
   Deficiência, 570
   Toxicidade, 570
   Síndromes de interesse especial em medicina veterinária, 570
Zinco, 571
   Função, 571
   Absorção, 571
   Deficiência, 572

Parte 8 | Minerais, Ossos e Articulações

Toxicidade, 572	Flúor, 573
Síndromes de interesse especial em medicina veterinária, 572	Chumbo, 573
Minerais tóxicos, 572	Mercúrio, 573
Cádmio, 572	Autoavaliação, 574

Diversos elementos inorgânicos demonstraram ser essenciais para o crescimento e a reprodução normais dos animais. Aqueles necessários em maiores quantidades são designados como **macrominerais**, e esse grupo abrange o cálcio, o fósforo, o sódio, o cloro, o potássio, o magnésio e o enxofre. Os macrominerais são importantes componentes estruturais do osso e de outros tecidos e representam constituintes também importantes dos líquidos corporais. Eles desempenham papéis vitais na manutenção do equilíbrio acidobásico, da pressão osmótica, do potencial elétrico das membranas e da transmissão nervosa. Os elementos necessários em quantidades muito menores são designados como **microminerais** ou oligoelementos. Esse grupo inclui o cobalto, o cobre, o iodo, o ferro, o manganês, o molibdênio, o selênio, o zinco e, talvez, o cromo e o flúor. Outros elementos foram sugeridos como essenciais, porém eles geralmente não são considerados de importância prática. Os microminerais são encontrados em concentrações muito baixas nos tecidos corporais e, com frequência, servem como componentes de metaloenzimas e cofatores enzimáticos, ou como componentes de hormônios do sistema endócrino. Uma discussão completa das necessidades nutricionais de cada um desses minerais em cada espécie de animal está além do propósito deste capítulo, e o leitor pode consultar as publicações referentes às necessidades de nutrientes dos animais domésticos produzidas pelo National Research Council of the National Academy of Science.

No caso de todos os minerais considerados essenciais, é possível demonstrar efeitos prejudiciais desses mesmos minerais sobre o desempenho do animal quando são ingeridos níveis excessivamente altos. Em geral, o nível dietético necessário para o desempenho ideal está bem abaixo dos níveis considerados prejudiciais ao desempenho. Entretanto, a toxicidade de vários dos minerais essenciais, incluindo flúor, selênio, molibdênio e cobre, infelizmente constitui um problema que pode ocorrer em condições práticas de alimentação. A publicação *Mineral Tolerance of Domestic Animals* (1980) do National Research Council descreve os sinais de toxicose e as concentrações dietéticas dos minerais que são consideradas excessivas. Determinados elementos, como o chumbo, o cádmio e o mercúrio, são discutidos, visto que eles sempre devem ser considerados tóxicos e são de interesse prático, visto que, infelizmente, ocorre toxicose ocasional em consequência desses elementos.

Este capítulo tem por objetivo familiarizar o estudante de veterinária com (i) o papel desempenhado por cada mineral nas funções corporais; (ii) os mecanismos homeostáticos para cada mineral; (iii) os sintomas de deficiência; (iv) os sintomas de toxicidade; e (v) síndromes de interesse especial em medicina veterinária.

Macrominerais

Os macrominerais são os minerais necessários diariamente em grandes quantidades para o corpo. Em geral, sua concentração na dieta é expressa com base na porcentagem da dieta ou em gramas por quilograma da dieta.

Cálcio

> 1 Onde a maior parte do cálcio do corpo é armazenada?
>
> 2 Qual é a função desempenhada pelo cálcio extracelular?
>
> 3 Qual é a função desempenhada pelo cálcio intracelular?
>
> 4 Qual é o papel do paratormônio na homeostasia do cálcio?
>
> 5 Qual é o papel da vitamina D na homeostasia do cálcio?
>
> 6 De que maneira o equino regula a concentração sanguínea de cálcio?
>
> 7 Por que as galinhas poedeiras apresentam uma concentração sanguínea de cálcio que é quase o dobro daquela do frango de corte?
>
> 8 Que tecido é mais afetado quando o animal recebe uma dieta pobre em cálcio?
>
> 9 De que maneira a alcalose metabólica afeta a homeostasia do cálcio na vaca durante o parto?
>
> 10 O que é tetania da lactação?

Função

O cálcio extracelular é essencial para a formação dos tecidos esqueléticos, a transmissão dos impulsos do tecido nervoso, a excitação da contração do músculo esquelético e músculo cardíaco, a coagulação sanguínea e como componente do leite. O cálcio intracelular, embora represente apenas 1/10.000 da concentração do cálcio extracelular, está envolvido na atividade de uma ampla variedade de enzimas e atua como segundo mensageiro importante, transportando a informação da superfície da célula para o seu interior.

Cerca de 98% do cálcio no organismo estão localizados no esqueleto, onde o cálcio, juntamente com o ânion fosfato, atua para proporcionar força e rigidez estruturais do osso. Os outros 2% do cálcio no organismo são encontrados principalmente no líquido extracelular. Em condições normais, a concentração plasmática de cálcio é de 2,2 a 2,5 mmol/ℓ (9 a 10 mg/dℓ ou 4,4 a 5 mEq) nos mamíferos adultos, e são observados valores ligeiramente mais altos nos animais jovens. Entre 40 e 45% do cálcio plasmático total estão ligados às proteínas, principalmente à albumina, enquanto outros 5% estão ligados a componentes orgânicos do sangue, como citrato ou elementos inorgânicos. Entre 45 e 50% do cálcio plasmático total existem na forma solúvel **ionizada**; esse valor aproxima-se mais de 50% na presença de pH sanguíneo baixo, enquanto está mais próximo de 45% quando o pH sanguíneo está elevado. A concentração de cálcio ionizado do plasma precisa ser mantida em um valor relativamente constante de 1 a 1,25 mmol/ℓ para assegurar a função normal.

Cálcio extracelular

- Resistência e rigidez do esqueleto. A mineralização do osso só ocorre quando as concentrações plasmáticas de cálcio e de fósforo estão normais. O mineral ósseo apresenta estrutura semelhante ao mineral **hidroxiapatita**, $Ca_{10}(PO_4)_6(OH)_2$.

Isso significa que são depositados 10 átomos de cálcio no osso para cada 6 ânions fosfato incorporados no osso. Além de seu papel estrutural, o esqueleto atua como reservatório de cálcio, que pode ser usado para repor o cálcio extracelular um momentos de necessidade

- O cálcio extracelular ajuda a manter o potencial de repouso da membrana dos nervos. O cálcio extracelular, por ter uma carga positiva, aumenta a diferença de potencial através da membrana celular. Quando a concentração de cálcio extracelular cai, a diferença de potencial entre o líquido extracelular de carga positiva e o líquido intracelular de carga negativa é reduzida a um valor que se aproxima muito mais do limiar para iniciar um potencial de ação. Em muitas espécies, a hipocalcemia (baixos níveis de cálcio no sangue) provoca hiperexcitabilidade do sistema nervoso, resultando em **tetania**
- Na junção mioneural, quando um potencial de ação passa para a extremidade terminal do neurônio motor, a permeabilidade da membrana nervosa ao cálcio aumenta. O influxo de cálcio estimula as vesículas que contêm acetilcolina a sofrer fusão com a membrana nervosa, liberando a acetilcolina no espaço que separa as membranas da célula nervosa e da célula muscular. A quantidade de acetilcolina liberada está diretamente relacionada com a quantidade de cálcio que entra na extremidade terminal do neurônio motor, a qual depende, por sua vez, da concentração de cálcio extracelular. A hipocalcemia diminui a força da contração muscular. O magnésio inibe competitivamente a entrada de cálcio no neurônio motor. O animal que apresenta hipocalcemia e hipomagnesemia só é capaz de iniciar contrações musculares muito fracas. Essa condição é conhecida como **paresia**. As vacas leiteiras frequentemente desenvolvem paresia da parturiente ou **paresia puerperal** (ver seção Febre do leite nas vacas leiteiras) em consequência da hipocalcemia associada à hipermagnesemia. A concentração de cálcio extracelular também influencia a secreção de outras substâncias pelos nervos e pelas glândulas endócrinas. Por exemplo, a vaca com hipocalcemia é incapaz de secretar insulina pelo pâncreas e, portanto, desenvolve hiperglicemia
- O cálcio é essencial para a coagulação sanguínea
- Os potenciais de ação no músculo cardíaco envolvem uma mudança na condutância do sódio, potássio e cálcio na membrana. As contrações do coração tornam-se fracas durante a hipocalcemia, em virtude da despolarização incompleta das fibrilas do músculo cardíaco. Clinicamente, o débito cardíaco encontra-se reduzido, e a frequência cardíaca frequentemente aumenta na tentativa de compensar. Por outro lado, a hipercalcemia grave, como a que ocorre durante a administração intravenosa de cálcio, pode levar à parada cardíaca em sístole ao impedir a repolarização do músculo cardíaco.

Cálcio intracelular
- Iniciação da contração das células musculares. Quando um potencial de ação é transmitido ao longo de uma fibra muscular, a célula muscular despolarizada libera cálcio das cisternas laterais do retículo sarcoplasmático. O cálcio liga-se à troponina, que possibilita a ligação cruzada da actina e da miosina, resultando em contração muscular
- O cálcio intracelular atua como **segundo mensageiro** para retransmitir a informação proveniente do exterior da célula para dentro da célula. Por exemplo, os hormônios peptídicos

são, em sua maioria, incapazes de entrar na célula-alvo; apesar disso, eles iniciam a atividade biológica. Entretanto, a interação dos hormônios com seus receptores pode provocar a abertura dos canais de cálcio na membrana celular. O cálcio extracelular é lançado dentro da célula, com consequente elevação da concentração intracelular de cálcio. As proteínas de ligação do cálcio, como a **calmodulina**, ligam-se ao cálcio, o que provoca uma mudança no formato dessas proteínas. Nesse estágio, o complexo cálcio-calmodulina pode estimular os canais iônicos, a atividade enzimática ou a transcrição do DNA para desencadear uma resposta biológica pela célula.

Homeostasia do cálcio

Como o cálcio é tão essencial à vida, os vertebrados desenvolveram um sistema elaborado para manter a homeostasia do cálcio. Esse sistema procura manter a concentração de cálcio extracelular constante, aumentando a entrada de cálcio no líquido extracelular sempre que houver perda de cálcio do compartimento extracelular. Quando a perda de cálcio ultrapassa a sua entrada, pode ocorrer hipocalcemia. Se o cálcio entrar no compartimento extracelular mais rapidamente do que o deixar, pode ocorrer hipercalcemia, podendo resultar em depósito de cálcio nos tecidos moles.

O cálcio deixa o líquido extracelular durante a formação do osso, na forma de secreções digestivas, suor e urina. Ocorre uma perda particularmente grande de cálcio para o leite durante a lactação nos mamíferos e a formação do ovo nas aves. O cálcio perdido por essas vias pode ser reposto a partir do cálcio dietético, da reabsorção do cálcio armazenado no osso ou da reabsorção de maior porção do cálcio filtrado através do glomérulo renal, isto é, reduzindo a perda urinária de cálcio. Toda vez que a perda de cálcio do líquido extracelular ultrapassa a quantidade de cálcio que entra no líquido extracelular, ocorre diminuição na concentração plasmática de cálcio. As glândulas paratireoides monitoram a concentração de cálcio no sangue da artéria carótida e secretam o **paratormônio** (PTH) quando detectam redução na concentração de cálcio sanguíneo (Figura 49.1). O PTH aumenta imediatamente os mecanismos de reabsorção renal do cálcio para reduzir a sua perda urinária. Esse mecanismo terá êxito na normalização da concentração do cálcio sanguíneo se a perda a partir do compartimento extracelular for pequena, visto que, normalmente, apenas uma pequena quantidade de cálcio é excretada diariamente na urina. Quando as perdas de cálcio são maiores, o PTH estimula processos para intensificar a absorção intestinal de cálcio e a reabsorção das reservas de cálcio do osso (Figura 49.1).

Os osteócitos do osso estão inseridos na matriz óssea. São circundados por lacunas, e todas essas lacunas estão interconectadas por uma série de canais, denominados **canalículos**. O líquido nos canalículos e nas lacunas é relativamente rico em cálcio. O PTH pode estimular os osteócitos a bombear esse cálcio de volta ao líquido extracelular, um processo conhecido como **osteólise osteocítica**. Isso devolve muito rapidamente uma quantidade modesta de cálcio ao sangue. Quando há necessidade de maiores quantidades de cálcio, devido a uma dieta que não fornece cálcio em quantidades adequadas, o animal pode usar os **osteoclastos** para reabsorver o osso sólido[1]. O osso é um tecido vivo que está

---

[1] N.R.T.: Fenômeno conhecido por osteólise osteoclástica.

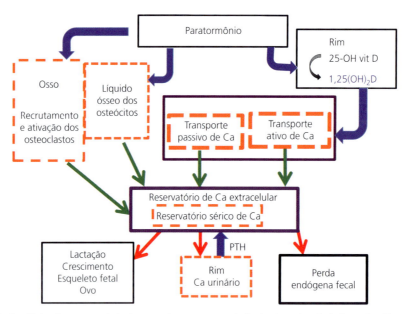

Figura 49.1 Homeostasia do cálcio. O paratormônio é secretado em resposta à diminuição do nível sérico de cálcio, que pode ser causada pela perda de cálcio do reservatório sérico para lactação, crescimento ou desenvolvimento fetal. Além disso, pode ocorrer perda de cálcio nas secreções pancreáticas e na bile, um processo denominado perda endógena de cálcio fetal. O paratormônio aumenta a reabsorção tubular renal de cálcio para reduzir a sua perda na urina, aumenta a liberação de cálcio do osso por meio dos osteócitos e osteoclastos e estimula o rim a produzir a 1,25-di-hidroxivitamina D (1,25(OH)$_2$D).* A 1,25(OH)$_2$D aumenta o transporte ativo de cálcio através do trato intestinal. O cálcio também pode sofrer absorção paracelular se o cálcio da dieta for alto o suficiente. *N.R.T.: Também denominada calcitriol.

constantemente sofrendo formação e reabsorção. Nos animais jovens, a taxa de formação pelos osteoblastos normalmente ultrapassa a taxa de reabsorção óssea pelos osteoclastos, resultando em acréscimo efetivo de osso. Nos animais adultos, partes do esqueleto, presumivelmente aquelas traumatizadas por microfraturas durante o uso e desgaste normais do esqueleto, sofrem reabsorção e são novamente formadas de maneira constante. Nos seres humanos, estima-se que o esqueleto do adulto seja reconstruído a cada 7 anos. O PTH pode desacoplar a reabsorção óssea da formação do osso, estimulando os mecanismos reabsortivos dos osteoclastos ósseos, enquanto inibe a formação mediada pelos osteoblastos ósseos. O resultado final consiste em efluxo de cálcio do osso para o líquido extracelular.

Finalmente, o cálcio dietético precisa entrar no líquido extracelular para possibilitar o desempenho ideal do animal. A absorção do cálcio pode ocorrer por transporte passivo entre células epiteliais através de qualquer porção do trato digestório, sempre que o cálcio ionizado nos líquidos digestivos diretamente em contato com a mucosa ultrapassar 1,5 mmol/ℓ, embora, por motivos práticos, ele provavelmente deva exceder 3 a 4 mmol/ℓ para contribuir de modo significativo. Essas concentrações costumam ser alcançadas quando animais jovens são alimentados com leite. Nas espécies não ruminantes, os estudos realizados sugerem que até 50% da absorção do cálcio dietético podem ser passivos. Não se sabe qual a porcentagem de absorção passiva do cálcio que ocorre com dietas tipicamente fornecidas aos ruminantes, porém o efeito diluidor do rúmen provavelmente deve reduzir o grau com que a absorção passiva de cálcio ocorreria.

O transporte ativo de cálcio constitui a segunda via de absorção do cálcio e é particularmente importante quando as dietas não são ricas em cálcio. O transporte ativo do cálcio é controlado pela **1,25-di-hidroxivitamina D** [1,25-(OH)$_2$D], o hormônio derivado da vitamina D. A vitamina D, que é produzida na pele ou fornecida na dieta, é convertida em **25-hidroxivitamina D** no fígado e pode ser ainda metabolizada a 1,25-(OH)$_2$D nos rins. O PTH estimula indiretamente a absorção intestinal do cálcio, visto que ele constitui o principal regulador da produção renal de 1,25-(OH)$_2$D. A 1,25-(OH)$_2$D é liberada na circulação e interage com receptores nucleares no epitélio intestinal, principalmente no intestino delgado, causando transcrição e tradução de pelo menos três proteínas de transporte do cálcio. Uma **proteína do canal de cálcio** abre-se sob a influência da 1,25-(OH)$_2$D, permitindo que os íons Ca^{2+} com carga positiva atravessem e entrem no citosol. Esses íons são demasiado hidrofílicos para atravessar a membrana lipídica sem as proteínas do canal de cálcio. A **proteína de ligação do cálcio dependente de vitamina D** captura o cálcio na superfície apical das células epiteliais e o transporta até o lado basolateral da célula, onde é bombeado para dentro do espaço extracelular contra um gradiente de concentração por uma proteína da **bomba de Ca^{2+}-ATPase da membrana plasmática** dependente de 1,25-(OH)$_2$D. Ao regular cuidadosamente a quantidade produzida de 1,25-(OH)$_2$D, a quantidade absorvida de cálcio dietético pode ser ajustada para cima ou para baixo, a fim de manter uma concentração de cálcio extracelular constante. Esta é a estratégia utilizada pela maioria dos mamíferos e aves, mas não pelos fermentadores pós-gástricos (ver seção seguinte).

Se o cálcio plasmático aumentar acima das concentrações normais, poderá começar a ser depositado nos tecidos moles do corpo (**calcificação metastática**). A **calcitonina** é um hormônio produzido pela glândula tireoide em resposta à hipercalcemia. A calcitonina inibe a reabsorção renal de cálcio a partir do filtrado glomerular, resultando em excreção aumentada de cálcio. Inibe também a reabsorção de cálcio do osso, retardando a entrada de cálcio no líquido extracelular. A calcitonina não é frequentemente requisitada para restaurar a homeostasia do cálcio, a não ser que uma dieta muito rica em cálcio, como leite, seja fornecida por um curto período de tempo.

Considerações especiais sobre a homeostasia do cálcio

O cavalo e o coelho e, talvez, os fermentadores pós-gástricos selvagens utilizam uma abordagem diferente para manter a homeostasia do cálcio. Nessas espécies, todo o cálcio disponível para absorção é absorvido da dieta, independentemente da presença de vitamina D. Em seguida, excretam o excesso de cálcio pela urina para regular a concentração plasmática de cálcio. A urina do cavalo e a do coelho tendem a apresentar altos níveis de cálcio e podem exibir aparência semelhante a giz. A excreção renal é regulada pelo PTH, exatamente como em outras espécies, e a reabsorção óssea pode ser estimulada se o cálcio dietético estiver muito baixo para suprir as necessidades do animal. Uma consequência interessante dessa adaptação é que a vitamina D não é necessária para essas duas espécies, embora ainda sejam suscetíveis à intoxicação por essa vitamina. Além disso, a hipercalcemia constitui uma característica comum da insuficiência renal nessas espécies.

As aves apresentam outra adaptação especial que possibilita a manutenção da homeostasia do cálcio durante o estresse do cálcio associado à formação da casca do ovo. O estrogênio produzido pelo ovário estimula o fígado a produzir uma proteína de ligação do cálcio que circula no sangue. Em consequência, a concentração total de cálcio no sangue pode alcançar 20 a 25 mg/dℓ na galinha poedeira. O cálcio ionizado permanece em cerca de 5 mg/dℓ, como nos mamíferos e nas galinhas não poedeiras. Essa grande quantidade de cálcio no plasma pode atuar como outro reservatório de cálcio ao qual o animal pode recorrer durante a formação da casca do ovo.

Fontes nutricionais

O cálcio presente nos suplementos minerais, como carbonato de cálcio ou cloreto de cálcio, é geralmente mais disponível do que o cálcio nas forragens e alimentos comuns. Quanto mais solúvel, melhor a sua capacidade de absorção. Os grãos constituem fontes pobres de cálcio, e os animais alimentados com dietas ricas em grãos correm risco de desenvolver deficiência de cálcio. As forragens são fontes mais adequadas de cálcio, enquanto as leguminosas são particularmente ricas nesse mineral. Infelizmente, a disponibilidade do cálcio da forragem pode ser baixa, em virtude da presença de oxalatos que tornam o cálcio insolúvel.

A quantidade de cálcio disponível que é efetivamente absorvida varia de acordo com o estado fisiológico do animal. A eficiência da absorção do cálcio diminui com o avançar da idade do animal. Os animais jovens absorvem o cálcio de modo muito eficiente, enquanto os animais muito idosos absorvem pouco o mineral. À medida que o animal envelhece, ocorre um declínio nos receptores de vitamina D no trato intestinal, o que se acredita possa reduzir a capacidade de responder à 1,25-(OH)$_2$D.

Deficiência

Quando o cálcio dietético é insuficiente para suprir as necessidades do animal, o cálcio é retirado do osso para manter a concentração normal de cálcio extracelular. Se o cálcio dietético estiver gravemente deficiente por um período prolongado de tempo, o animal irá desenvolver lesões ósseas graves. Contudo,

como a necessidade de manter a concentração de cálcio extracelular é tão forte, o cálcio plasmático estará apenas ligeiramente abaixo dos valores normais. Nos animais jovens, a deficiência de cálcio da dieta leva a uma incapacidade de mineralizar o novo osso e contribui para o retardo do crescimento. O raquitismo é mais comumente causado pela deficiência de vitamina D ou de fósforo, porém a deficiência de cálcio também pode contribuir para o raquitismo. Nos animais de mais idade, a deficiência dietética de cálcio força o animal a retirar o cálcio do osso para a homeostasia do líquido extracelular. Isso provoca **osteoporose** e **osteomalacia** nos ossos, tornando o osso propenso a fraturas espontâneas. A concentração de cálcio no leite não é alterada mesmo durante períodos de grave deficiência de cálcio dietético.

No início da lactação, quase todos os mamíferos, porém em particular a vaca, apresentam um equilíbrio do cálcio negativo. Para manter concentrações normais de cálcio no sangue, o animal remove o cálcio dos ossos. Esse processo é designado como **osteoporose lactacional**. Nas vacas leiteiras, ocorre perda de 800 a 1.300 g de cálcio (até 13% do cálcio esquelético) no início da lactação. A reposição dessa perda ocorre no final da lactação, contanto que a vaca receba uma alimentação com teor adequado de cálcio.

As dietas pobres em cálcio fornecidas a galinhas poedeiras resultam em ovos com casca muito fina. A galinha irá também utilizar o cálcio de seus ossos, e a administração prolongada de uma dieta inadequada em cálcio levará a uma síndrome de osteoporose e fratura das pernas, conhecida como **fadiga da poedeira de gaiola**.

Toxicidade

A ingestão de cálcio dietético em excesso geralmente não está associada a qualquer tipo específico de toxicidade. A ingestão de cálcio em excesso pode interferir na absorção de microminerais (particularmente o zinco, ver seção Paraqueratose dos suínos) e substituir a energia ou a proteína que o animal poderia utilizar melhor para aumento da produção. Nos ruminantes, a ingestão de cálcio além das necessidades foi sugerida para melhorar o desempenho, particularmente nos animais com dieta contendo silagem de milho. Como o cálcio é um cátion forte, a adição de carbonato de cálcio a dietas acima do necessário para atender às necessidades de cálcio absorvido pode produzir um efeito alcalinizante no rúmen, melhorando o desempenho.

Síndromes de interesse especial em medicina veterinária

Febre do leite nas vacas leiteiras

A febre do leite acomete cerca de 5% das vacas leiteiras a cada ano nos EUA. Nessas vacas, os mecanismos de homeostasia do cálcio, que normalmente mantêm a concentração sanguínea de cálcio em 9 a 10 mg/dℓ, falham, e a drenagem lactacional do cálcio resulta em declínio da concentração sanguínea de cálcio para menos de 5 mg/dℓ. Essa hipocalcemia compromete a função muscular e nervosa a tal ponto que a vaca fica incapaz de se levantar. São utilizados tratamentos com cálcio intravenoso para manter a sobrevivência da vaca com febre do leite por tempo suficiente para que os mecanismos homeostáticos do cálcio intestinal e ósseo possam se adaptar.

Um importante determinante do risco da febre do leite é o estado acidobásico da vaca por ocasião do parto. A alcalose metabólica compromete a atividade fisiológica do PTH, de modo que tanto a reabsorção óssea quanto a produção de 1,25-$(OH)_2D$ estão comprometidas, reduzindo a capacidade de ajuste bem-sucedido às demandas de cálcio da lactação. As evidências sugerem que a alcalose metabólica induz mudanças na conformação do receptor de PTH, que impede a ligação firme do hormônio a seu receptor. As vacas alimentadas com dietas relativamente ricas em potássio ou em sódio encontram-se em um estado relativo de alcalose metabólica, o que aumenta a probabilidade de não se adaptarem com sucesso às demandas de cálcio da lactação, com consequente desenvolvimento da febre do leite. Essas vacas apresentam pseudo-hipoparatireoidismo temporário por ocasião do parto. As glândulas paratireoides reconhecem o início da hipocalcemia e secretam PTH em quantidade adequada. Entretanto, os tecidos respondem apenas precariamente ao PTH, com consequente reabsorção óssea osteoclástica e produção renal de 1,25-$(OH)_2D$ inadequadas.

Como a alcalose metabólica constitui um importante fator na etiologia da febre do leite, é fundamental prevenir a sua ocorrência. As dietas secas para vacas, que são ricas em potássio e/ou sódio, alcalinizam o sangue da vaca e aumentam a suscetibilidade à febre do leite. A adição de cálcio a dietas práticas no pré-parto não aumenta a incidência da febre do leite. Atualmente, sabe-se que a adição de ânions à dieta pré-parto pode evitar a febre do leite. Sais de cloreto e sulfato de amônio, cálcio e magnésio foram usados com sucesso como fontes de ânions acidificantes. Os sais de cloreto são mais acidogênicos do que os sais de sulfato. O ácido clorídrico também tem sido utilizado com sucesso como fonte de ânions para a prevenção da febre do leite e constitui a mais potente e palatável das fontes de ânions disponíveis.

Uma segunda causa comum de hipocalcemia e febre do leite na vaca durante o período periparto é a hipomagnesemia. Os baixos níveis sanguíneos de magnésio podem reduzir a secreção de PTH das glândulas paratireoides, causando hipoparatireoidismo temporário, e também podem alterar a responsividade dos tecidos ao PTH ao induzir mudanças na conformação do receptor de PTH, causando também pseudo-hipoparatireoidismo temporário.

Tetania da lactação em cadelas, éguas e porcas

Os animais que amamentam intensamente seus filhotes por várias semanas, como as cadelas Chihuahua amamentando vários filhotes ou as porcas de raça branca amamentando muitos leitões, podem não ser capazes de manter o homeostasia do cálcio. Em geral, isso se deve ao fato de que a dieta fornecida é inadequada em cálcio, e a taxa de reabsorção das reservas de cálcio do osso é inadequada para manter níveis normais de cálcio no sangue. A maioria desses animais irá exibir graus variáveis de tetania e paresia muscular. As porcas frequentemente sofrem fraturas ósseas. Respondem à administração parenteral de cálcio e ao aumento do cálcio dietético, contanto que os ossos ainda não estejam fraturados.

Fósforo

> 1 De que maneira o paratormônio afeta a concentração sanguínea de fósforo?
>
> 2 De que maneira a vitamina D afeta a concentração sanguínea de fósforo?
>
> 3 Qual é o papel do fósforo nas secreções salivares da vaca?
>
> 4 De que maneira a deficiência de fósforo afeta o osso no animal jovem e no adulto?

Função

A maior parte do fósforo encontrado no organismo está combinada com oxigênio para formar o **ânion fosfato**. Trata-se do segundo componente principal do mineral ósseo, depois do cálcio. O fosfato é um componente dos fosfolipídios, das fosfoproteínas, dos ácidos nucleicos e das moléculas de transferência de energia, como o ATP, e, portanto, está envolvido em cada via metabólica importante do organismo. O ânion fosfato é um componente essencial do sistema tampão acidobásico. A maior parte das referências fornece a concentração de fósforo no sangue e nos tecidos. Essa concentração seria mais bem expressa como concentração de fosfato, visto que se trata da forma biologicamente relevante do fósforo.

Homeostasia do fósforo

A concentração plasmática de fósforo é normalmente de 1,3 a 2,6 mmol/ℓ ou 4 a 8 mg/dℓ. A concentração intracelular de fósforo é de cerca de 25 mmol/ℓ ou 78 mg/dℓ. Cerca de 30% do fósforo no sangue está presente na forma de ânion fosfato inorgânico; o restante está incorporado em moléculas orgânicas, como proteínas e fosfolipídios das membranas celulares. A concentração sanguínea de fósforo é determinada pelo ânion fosfato orgânico, que é medido por ensaios padronizados. A manutenção do reservatório de fósforo extracelular envolve a reposição do fósforo removido para o crescimento ósseo e muscular, a perda fecal endógena, a perda urinária de fósforo e a produção de leite com o fósforo absorvido da dieta ou reabsorvido do osso.

O fósforo é absorvido principalmente no intestino delgado por meio de um processo de transporte ativo que é responsivo à 1,25-$(OH)_2D$. A eficiência da absorção intestinal de fósforo pode ser suprarregulada durante períodos de deficiência de fósforo, visto que a produção renal de 1,25-$(OH)_2D$ é diretamente estimulada pelos níveis plasmáticos muito baixos de fósforo. As concentrações plasmáticas de fósforo estão bem correlacionadas com a absorção de fósforo da dieta. O fósforo absorvido acima das necessidades é excretado na urina e na saliva.

O PTH, que é secretado durante períodos de estresse de cálcio, aumenta a excreção renal e salivar de fósforo, o que pode ser prejudicial para a manutenção das concentrações normais de fósforo no sangue. Esta é uma razão pela qual os animais com hipocalcemia tendem a desenvolver hipofosfatemia. O PTH poderia aumentar de modo concebível a concentração sanguínea de fósforo, visto que o hormônio estimula a reabsorção mineral óssea. Entretanto, o PTH é secretado em resposta à hipocalcemia, e não à hipofosfatemia. Isso significa que a homeostasia do fósforo e a do cálcio são, algumas vezes, divergentes.

Fontes nutricionais

O fósforo é encontrado em altas quantidades nos grãos e em quantidades menores na forragem. Infelizmente, 35 a 70% do fósforo encontrado em materiais vegetais estão ligados ao **ácido fítico**, um ácido orgânico presente nos vegetais. O fósforo ligado ao fitato praticamente está indisponível para os animais monogástricos. As fontes minerais inorgânicas de fósforo, como o fosfato de sódio ou o fosfato dicálcico, são altamente disponíveis e, com frequência, são incorporadas na dieta dos animais.

Utilização do fósforo nos ruminantes

As secreções salivares removem diariamente 30 a 90 g de fósforo do reservatório de fósforo extracelular, com secreção de maiores quantidades quando o fósforo dietético é elevado. As secreções salivares de fósforo fornecem aos micróbios do rúmen uma fonte prontamente disponível de fósforo, o que parece ser necessário para a digestão da celulose. A maior parte do fósforo salivar secretado é recuperada por meio de absorção intestinal. A microbiota ruminal é capaz de digerir o ácido fítico, de modo que quase todo o fósforo ligado ao fitato, que constitui a principal forma de fósforo nos vegetais, está disponível para absorção nos ruminantes.

Deficiência

A hipofosfatemia crônica moderada, com concentrações plasmáticas de fósforo de 0,64 a 1,3 mmol/ℓ ou 2 a 4 mg/dℓ, geralmente só é reconhecida nos animais com desempenho precário. Tanto o crescimento quanto a fertilidade estão prejudicados. Na presença de hipofosfatemia mais grave, o desempenho dos animais torna-se muito deficiente, e a ingestão alimentar do animal fica deprimida. A redução da ingestão alimentar frequentemente é acompanhada de pica ou apetite anormal, com desejo particular de ingerir solo, carne e ossos. A pica pode causar problemas nos animais com deficiência de fósforo. Surtos de botulismo em bovinos na África do Sul e em outras partes do mundo, onde a deficiência de fósforo é endêmica e o gado tem necessidade desesperada de fosfato, foram atribuídos ao consumo de carcaças de animais selvagens que morreram na Savana e continham toxinas em consequência do crescimento de *Clostridium botulinum* durante a putrefação. O decúbito e a paresia podem ser observados quando as concentrações plasmáticas de fósforo caem abaixo de 0,3 mmol/ℓ ou 1 mg/dℓ. Essa síndrome é designada como síndrome da vaca caída por fósforo e é observada, em certas ocasiões, como sequela da febre do leite.

Raquitismo e osteomalacia

O raquitismo é uma doença que acomete animais jovens em crescimento, nos quais a matriz cartilaginosa na placa de crescimento e a matriz osteoide, formada durante a remodelação óssea, são incapazes de sofrer mineralização. Nos adultos (que não têm placas de crescimento ativas), emprega-se o termo osteomalacia para descrever a falha de mineralização da matriz osteoide. Os íons cálcio e fosfato combinam-se em uma relação de 10 íons cálcio para 6 íons fosfato no ponto de mineralização da cartilagem óssea ou matriz osteoide. A falta de suprimento de fósforo na dieta resulta em baixas concentrações plasmáticas de fósforo, as quais não conseguem sustentar o processo de mineralização, de modo que a matriz óssea não consegue se mineralizar. O fósforo ósseo liberado durante o processo de remodelagem óssea, que normalmente é incorporado no novo osso em formação, é utilizado para manter a concentração plasmática de fósforo.

Os animais jovens em crescimento irão apresentar dor articular e relutância em se mover. A velocidade de crescimento estará acentuadamente deprimida. Os animais apresentam tórax estreito, e as articulações costocondrais estão aumentadas e facilmente palpáveis. Os animais adultos com osteomalacia apresentam dor articular, aumento das articulações e claudicação. O comprometimento do crescimento do osso pélvico

nas novilhas criadas com dietas deficientes em fósforo pode resultar em distocia ou dificuldade no parto posteriormente durante a vida.

Toxicidade

O fósforo dietético em excesso pode interferir na absorção do cálcio, porém a relação entre cálcio e fósforo dietéticos geralmente precisa ser inferior a 1:5 para que isso ocorra. As relações dietéticas não são tão importantes quanto as quantidades totais de minerais fornecidas ao animal. As exceções podem ser o cavalo e o coelho, nos quais o fosfato dietético parece interferir mais na absorção do cálcio do que em outras espécies.

Síndromes de interesse especial em medicina veterinária

Hipofosfatemia aguda nos ruminantes

As vacas de corte alimentadas com dieta contendo quantidades marginais de fósforo irão apresentar hipofosfatemia crônica de 0,6 a 1,1 mmol/ℓ ou 2 a 3,5 mg/dℓ. No final da gestação, o nível plasmático de fósforo pode declinar de modo precipitado, à medida que o crescimento do feto se acelera e remove quantidades substanciais de fósforo a partir da circulação materna. Com frequência, esses animais permanecem em decúbito e são incapazes de se levantar, embora tenham uma aparência bastante alerta e comam o alimento colocado à sua frente. As vacas com gestação de gêmeos são mais frequentemente acometidas. A concentração plasmática de fósforo nesses animais em decúbito frequentemente é inferior a 0,3 mmol/ℓ ou 1 mg/dℓ. A doença é habitualmente complicada pela presença concomitante de hipocalcemia, hipomagnesemia e, em alguns casos, hipoglicemia (ver seção Toxemia da prenhez no Capítulo 47).

No início da lactação, a produção de colostro e de leite remove grandes quantidades de fósforo das reservas extracelulares de fósforo. Isso por si só frequentemente provoca um declínio agudo nos níveis plasmáticos de fósforo. Além disso, se o animal também desenvolver hipocalcemia, haverá secreção de PTH em grandes quantidades, o que aumenta a perda urinária e salivar de fósforo. O cortisol, que é secretado por ocasião do parto, pode deprimir ainda mais as concentrações plasmáticas de fósforo. Nas vacas leiteiras, as concentrações plasmáticas de fósforo caem rotineiramente abaixo da faixa normal na ocasião do parto, e, nas vacas com febre do leite, as concentrações plasmáticas de fósforo frequentemente são de 0,3 a 0,6 mmol/ℓ ou 1 a 2 mg/dℓ. Em geral, as concentrações plasmáticas de fósforo aumentam rapidamente após o tratamento da vaca hipocalcêmica com soluções intravenosas de cálcio. Essa rápida recuperação deve-se a uma redução da secreção de PTH, o que diminui a perda urinária e salivar de fósforo, e à recuperação da motilidade gastrintestinal acompanhada de concentrações plasmáticas elevadas de 1,25-$(OH)_2$D, o que possibilita a absorção do fósforo dietético e a reabsorção das secreções salivares de fósforo.

Em alguns animais que desenvolvem hipofosfatemia aguda, não ocorre normalização da concentração plasmática de fósforo. Essa situação é algumas vezes observada em vacas que são classificadas como portadoras da síndrome da "vaca caída". Essa síndrome frequentemente começa como febre do leite; todavia, diferentemente da vaca com febre do leite típica, o fósforo plasmático permanece baixo em alguns desses animais, apesar do tratamento bem-sucedido da hipocalcemia. A hipofosfatemia

556 Parte 8 | Minerais, Ossos e Articulações

prolongada nessas vacas parece constituir um importante fator na incapacidade desses animais de se levantar, porém ainda não foi esclarecido por que o fósforo plasmático permanece baixo.

Magnésio

> 1 Qual papel o magnésio desempenha na condução nervosa e na contração muscular?
>
> 2 Explique como a reabsorção renal de magnésio regula a concentração sanguínea do magnésio.
>
> 3 Descreva pelo menos três fatores que influenciam a absorção do magnésio através da parede do rúmen.

Função

Magnésio intracelular

O magnésio é um importante cátion intracelular, que atua como cofator necessário para as reações enzimáticas vitais de cada via metabólica principal. O cátion magnésio interage com o trifosfato de adenosina (ATP) de carga negativa, formando **Mg-ATP**, um substrato para a maioria das reações catalisadas por quinases. A **adenilato ciclase**, que é responsável pela produção do segundo mensageiro AMP cíclico; a acil-CoA sintetase, que desempenha um papel na β-oxidação dos ácidos graxos; e a succinil-CoA sintetase, uma enzima essencial no ciclo do citrato, são todas enzimas dependentes do magnésio. A glicólise envolve sete enzimas-chave que necessitam do magnésio, isoladamente ou em associação com ATP ou AMP. A concentração intracelular de magnésio é de cerca de 13 mmol/ℓ, tornando-o o segundo cátion mais abundante encontrado no interior das células.

Magnésio extracelular

O magnésio é vital para a condução nervosa normal. A concentração plasmática de magnésio é normalmente de 0,75 a 1,0 mmol/ℓ ou 1,8 a 2,4 mg/dℓ. À semelhança do cálcio, a redução do magnésio extracelular diminui o potencial de membrana do nervo mais próximo do limiar para a ocorrência de um potencial de ação. Além disso, o aumento da relação entre cálcio e magnésio na junção mioneural aumenta a liberação de acetilcolina na junção mioneural. A hipomagnesemia provoca tetania. A formação do osso normal também exige a presença de magnésio. Cerca de um átomo de magnésio é substituído para cada 40 átomos de cálcio no mineral hidroxiapatita do osso.

Homeostasia do magnésio

Apesar da importância do magnésio, não existe nenhum mecanismo hormonal envolvido principalmente e de forma direta com a homeostasia do magnésio. Os rins desempenham um papel essencial na homeostasia do magnésio, porém apenas em condições de hipermagnesemia. Se o magnésio dietético for absorvido além das necessidades, ocorre elevação da concentração plasmática de magnésio acima do limiar renal para a reabsorção do magnésio, e o excesso é excretado na urina. O **limiar renal para o magnésio** (i. e., a concentração plasmática de magnésio a partir da qual todo o magnésio filtrado através do glomérulo é reabsorvido) é de 0,75 a 0,90 mmol/ℓ ou 1,8 a 2,2 mg/dℓ. As concentrações plasmáticas de magnésio abaixo desse nível indicam que a absorção dietética do magnésio não é suficiente, de modo que pouco ou nenhum magnésio será detectado na urina. O PTH, que é liberado em resposta à hipocalcemia, eleva o limiar renal tanto para o cálcio quanto para o magnésio. O resultado é que, na presença de hipocalcemia, as concentrações plasmáticas de magnésio irão aumentar se a absorção dietética de magnésio estiver adequada. Essa situação é frequentemente observada em vacas que sofrem da febre do leite. Se a concentração plasmática de magnésio estiver abaixo de 0,75 mmol/ℓ ou 1,8 mg/dℓ (sugerindo absorção inadequada do magnésio dietético), elevação adicional do limiar renal não irá aumentar o magnésio plasmático.

O osso não constitui uma fonte significativa de magnésio que possa ser utilizada em situações de déficit de magnésio, visto que ocorre reabsorção óssea em resposta à homeostasia do cálcio, e não ao estado do magnésio. A manutenção da concentração normal de magnésio no plasma é quase totalmente dependente do suprimento constante de magnésio dietético.

O magnésio é absorvido principalmente no íleo e no cólon dos animais monogástricos e ruminantes jovens. A absorção do magnésio ocorre por absorção passiva e, portanto, depende da concentração de íons magnésio na ingesta. À medida que o rúmen e o retículo se desenvolvem, esses órgãos passam a constituir o principal e, talvez, o único local para a absorção de magnésio nos ruminantes adultos. Nesses animais, o intestino delgado constitui um local de secreção efetiva de magnésio.

Deficiência

A deficiência de magnésio provoca hiperexcitabilidade e espasmo muscular. O magnésio do líquido cerebrospinal está em equilíbrio com o do plasma, de modo que, quando a concentração plasmática diminui, a concentração de magnésio do líquido cerebrospinal também diminui, o que pode levar à ocorrência de convulsões clônicas. Em muitas espécies, a hipomagnesemia está associada à calcificação dos tecidos moles do corpo. Existe também uma associação entre a hipomagnesemia e as lesões ateroscleróticas.

O magnésio forma um complexo com as proteínas G que interagem com o receptor de PTH. Na presença de hipomagnesemia, a função do receptor de PTH está comprometida, de modo que a hipomagnesemia é frequentemente acompanhada de hipocalcemia.

Toxicidade

Os animais podem excretar grandes quantidades de magnésio na urina, de modo que a toxicidade do magnésio não constitui um problema prático na maioria das espécies. Os efeitos negativos das dietas ricas em magnésio geralmente são restritos, causando redução na ingestão alimentar (a maioria dos sais de magnésio não é muito palatável, particularmente o sulfato de magnésio e o cloreto de magnésio) e/ou induzindo diarreia osmótica.

Síndromes de interesse especial em medicina veterinária

Síndromes hipomagnesêmicas de gado bovino e ovelhas

A tetania hipomagnesêmica está mais frequentemente associada a vacas e ovelhas de corte no início da lactação, que se alimentam em pastos exuberantes ricos em potássio e nitrogênio e pobres em magnésio e sódio. Esta é a situação mais comum, frequentemente designada como **tetania das pastagens, tetania** da primavera ou tetania da lactação. A deficiência de magnésio ocorre mais frequentemente na primavera ou no outono, quando os pastos estão crescendo em taxas máximas, e é mais comum em ruminantes lactantes pastoreando, visto que a produção de leite remove 0,15 g de magnésio do sangue para cada litro de leite produzido. As ovelhas que amamentam mais de um cordeiro e as vacas de maior produção correm maior risco. O magnésio precisa ser constantemente ingerido, visto que ele não pode ser mobilizado dos tecidos corporais para manter concentrações plasmáticas normais. As condições associadas à hipomagnesemia em consequência da restrição alimentar incluem transporte por longa distância (tetania do transporte) ou exposição súbita a condições climáticas desfavoráveis. As vacas também podem desenvolver hipomagnesemia no final da gestação, que está frequentemente associada a uma ingestão inadequada de energia ou complicada por ela. Essa síndrome é algumas vezes designada como tetania do inverno e é observada em animais levados no inverno a alimentar-se de resíduos de culturas, como pé de milho ou palha. Os animais em pastagem de trigo (tetania das pastagens de trigo) ou outras forragens de cereais de crescimento precoce podem desenvolver hipomagnesemia, com ocorrência concomitante de hipocalcemia grave, resultando em um quadro clínico que se assemelha mais estreitamente à febre do leite. A hipomagnesemia também pode ocorrer nos bezerros, particularmente quando alimentados exclusivamente com leite ou substitutos do leite depois dos primeiros 2 meses de idade (tetania do leite).

A deficiência de magnésio representa um problema comum nos ruminantes, motivo pelo qual são fornecidos alguns detalhes sobre o metabolismo do magnésio nos ruminantes. A absorção do magnésio a partir do rúmen depende da concentração de magnésio em solução no líquido do rúmen e da integridade do mecanismo de transporte do magnésio, que é um processo de transporte ativo ligado ao sódio.

A concentração de magnésio solúvel no líquido do rúmen depende dos seguintes fatores:

- Conteúdo de magnésio da dieta: as forragens pobres em magnésio e a suplementação inadequada irão manter o teor de magnésio solúvel baixo. O tempo frio, que é comum na primavera e no outono, quando os pastos estão vicejando rapidamente, diminui a captação de magnésio pelo tecido vegetal, assim como a fertilização dos pastos com potássio
- O pH do líquido do rúmen afeta acentuadamente a solubilidade do magnésio. A solubilidade do magnésio declina acentuadamente à medida que o pH do rúmen aumenta acima de 6,5. Os animais pastando tendem a apresentar um pH do rúmen mais alto, em virtude do elevado teor de potássio da pastagem e do estímulo da secreção de tampão salivar associado à pastagem. As pastagens exuberantes e intensamente adubadas frequentemente são ricas em nitrogênio não proteico e relativamente pobres em carboidratos prontamente fermentáveis. A capacidade dos micróbios do rúmen de incorporar o nitrogênio não proteico na proteína microbiana é ultrapassada, e ocorre acúmulo de amônia e amônio no rúmen, aumentando o seu pH. Quando são administradas rações ricas em grãos, o pH do líquido do rúmen frequentemente fica abaixo de 6,5, e a solubilidade do magnésio é geralmente adequada

- A forragem frequentemente pode conter 100 a 200 mmol/kg de ácidos palmítico, linoleico e linolênico insaturados, os quais podem formar sais de magnésio insolúveis. Os vegetais também podem conter ácido trans-acotínico ou ácido cítrico. Um metabólito do ácido trans-acotínico, o tricarbalilato, pode formar um complexo com o magnésio e é resistente à degradação no rúmen, porém o seu papel na tetania hipomagnesêmica não está bem esclarecido.

O principal fator que afeta o transporte de magnésio através do epitélio do rúmen é o potássio dietético elevado, que pode reduzir a absorção de magnésio. Os cordeiros que passaram de uma dieta pobre em potássio (0,6% de K) para uma dieta rica em potássio (4,9% de K) tiveram uma redução de cerca de 50% na absorção aparente de magnésio. Concentrações elevadas de potássio no líquido do rúmen causam despolarização da membrana apical do epitélio do rúmen, reduzindo o potencial de membrana transepitelial responsável por propelir o magnésio do líquido do rúmen para o sangue.

Síndrome de urolitíase felina

Cerca de 10% da população felina masculina observada na clínica veterinária apresentam urólitos. Esses gatos "obstruídos" habitualmente apresentam cristais de estruvita, compostos de fosfato de amônio e magnésio hexa-hidratado, que bloqueiam a uretra. As dietas ricas em magnésio, particularmente se o cálcio dietético estiver marginal, podem aumentar a incidência da síndrome de urolitíase felina. Uma dieta rica em magnésio isoladamente tem pouca probabilidade de levar à formação de urólitos. A infecção viral por calicivírus Manx, herpes-vírus felino ou paramixovírus felino também pode preceder a formação de cálculos de estruvita nos gatos. Infelizmente, esses vírus são comuns entre os gatos. A restrição do magnésio dietético tem sido uma prática comum como meio de prevenir a síndrome de urolitíase felina, embora seja mais importante que o animal produza urina ácida diluída para prevenir a formação de cálculos.

Sódio

1 Qual é o papel da renina na manutenção da concentração sanguínea normal de sódio?

2 Qual é o papel da aldosterona na manutenção da concentração sanguínea de sódio?

3 Qual é o papel do peptídio natriurético atrial na manutenção da concentração sanguínea de sódio?

Função

O sódio é o principal cátion do líquido extracelular e desempenha um papel fundamental na manutenção da pressão osmótica e no teor de água (volume extracelular) da circulação. Por ser um dos íons fortes do sangue, o sódio desempenha um papel essencial no equilíbrio acidobásico do organismo. O sódio é o mineral extracelular fundamental que determina o potencial elétrico do tecido nervoso e que desempenha um importante papel na transmissão dos impulsos nervosos. A absorção eficiente de monossacarídios e de alguns aminoácidos depende de processos de transporte acoplados ao sódio.

O fornecimento de sódio sem cloreto (p. ex., bicarbonato de sódio ou propionato de sódio) a um animal irá alcalinizar o sangue.

A concentração extracelular de sódio é estreitamente regulada e, em geral, é mantida em 135 a 155 mmol/ℓ, dependendo da espécie animal. A concentração intracelular de sódio é cerca de um décimo daquela do líquido extracelular. A manutenção desse gradiente é de importância vital para a manutenção do potencial elétrico através das membranas celulares e também é essencial para o transporte de quase todas as outras substâncias para dentro ou para fora da célula. Talvez 40% (alguns estimam até um valor mais alto) da energia utilizada pelo organismo sejam dedicados ao bombeamento de sódio para fora das células do corpo por meio de bombas eletrogênicas de Na^+/K^+-ATPase.

Homeostasia do sódio

Descrições detalhadas dos mecanismos utilizados pelo corpo para manter o sódio corporal total e a concentração plasmática de sódio são fornecidas nas Partes 3 e 6. De modo sucinto, diminuição no volume extracelular ou no volume sanguíneo resulta em redução da perfusão renal, levando o rim a liberar a **renina** do **aparelho justaglomerular**. A renina é uma enzima capaz de converter o **angiotensinogênio**, que circula no sangue, em **angiotensina I**. Em seguida, a angiotensina I sofre conversão em **angiotensina II** nos pulmões. A angiotensina II estimula a reabsorção de sódio no túbulo proximal renal. Um aspecto mais importante é o fato de a angiotensina II estimular a secreção de **aldosterona** pelo córtex adrenal. A aldosterona intensifica a reabsorção renal de sódio nos túbulos coletores corticais e ductos coletores medulares, enquanto aumenta a secreção renal de potássio.

O volume extracelular excessivo estimula a liberação do **peptídio natriurético atrial** a partir das células miocárdicas nos átrios. Esse peptídio inibe a reabsorção renal de sódio, resultando em diminuição do sódio plasmático. Além disso, diminui a produção de angiotensina II e a liberação de aldosterona.

O sódio dietético é absorvido com uma eficiência de cerca de 90% em todas as ocasiões. Cerca de 50 a 60% do sódio dietético são absorvidos por difusão passiva; outros 20 a 45% são cotransportados com outros íons e substratos, alguns por processos passivos e outros por processos ativos.

Deficiência

Os vegetais contêm apenas pequenas quantidades de sódio, de modo que os herbívoros correm risco de desenvolver deficiência de sódio se não for acrescentado sal à dieta. Os animais com deficiência de sódio desenvolvem um intenso desejo de sal, levando à pica, com lambedura e mastigação de vários objetos. A deficiência prolongada de sódio resulta em animal que não se desenvolve, com pelagem áspera, aparência abatida e crescimento e produtividade deficientes. A deficiência grave leva a tremores, incoordenação, fraqueza e arritmias cardíacas. As vacas produzem menos leite. Os equinos privados de sódio cansam com facilidade e apresentam distúrbio da sudorese, reduzindo a sua tolerância ao trabalho.

Toxicidade

Os animais podem tolerar níveis muito altos de sal dietético se for fornecida água e se os rins estiverem funcionando. Eles irão simplesmente excretar o excesso pelos rins. O sal (cloreto de sódio) dietético elevado reduz a ingestão alimentar nos animais. A ingestão de grãos em bovinos alimentados à vontade pode ser limitada pela inclusão de 4 a 5% de sal na ração.

Síndromes de interesse especial em medicina veterinária

Diarreia

Ocorre perda de sódio do organismo quando os animais apresentam diarreia. A perda em consequência de diarreia secretora é maior do que aquela decorrente de diarreia por má absorção; todavia, em ambos os casos, o sódio corporal total pode cair a ponto de causar grave declínio do volume de líquido extracelular, levando a colapso circulatório e acidose metabólica.

Excrementos úmidos em aves

As aves alimentadas com sódio em excesso irão excretá-lo na urina. Uma certa quantidade de água precisa acompanhar cada íon sódio excretado, tornando os excrementos úmidos, um importante problema quando ocorre nas modernas instalações aviárias.

Toxicidade do sal

O termo **toxicidade do sal** é incorreto, visto que essa síndrome é mais propriamente causada pela falta de água. Afeta muitas espécies, porém os suínos e as aves domésticas parecem ser particularmente suscetíveis. Ocorre no verão (fontes de água secas) e no inverno (tubulações de água congeladas para os estábulos). Com a privação de água, as concentrações de sódio do líquido cerebrospinal aumentam. Quando o animal tem então acesso ilimitado à água, a água entra rapidamente no líquido cerebrospinal em virtude de sua alta osmolaridade, causando **edema cerebral** e comprometimento neurológico. É comum a observação de incoordenação e cambaleios, seguidos de convulsões e morte. A água cura o animal, porém o acesso a ela precisa ser limitado, e ela deve ser administrada em pequenos incrementos até que o animal seja reidratado.

Cloreto

> 1 Explique como os ânions cloreto e bicarbonato atuam em conjunto para possibilitar o transporte de dióxido de carbono pelos eritrócitos.
>
> 2 Por que as vacas com abomaso deslocado frequentemente sofrem de alcalose metabólica?

Função

O cloreto é o principal ânion do líquido extracelular, que desempenha um papel na manutenção da pressão osmótica e do teor de água (volume extracelular) da circulação. Por ser um dos íons fortes do sangue, o cloreto desempenha um papel essencial no equilíbrio acidobásico do corpo. O cloreto também desempenha um pequeno papel na determinação do potencial elétrico do tecido nervoso.

O cloreto é bombeado para dentro do lúmen do estômago para formar ácido clorídrico, que ajuda no processo de digestão. O cloreto também desempenha um papel vital no transporte de oxigênio e de dióxido de carbono pelos eritrócitos, constituindo o denominado "desvio do cloreto". À medida que os eritrócitos passam pelos leitos capilares, eles captam o dióxido de carbono, que é convertido no ânion bicarbonato (HCO_3^-). À medida que o bicarbonato sofre difusão do eritrócito para o plasma, um ânion cloreto entra na célula para manter a neutralidade eletroquímica. Ao alcançar os pulmões, o dióxido de carbono deixa o plasma e os eritrócitos, e o cloreto entra novamente no plasma.

A concentração de cloreto extracelular é de 100 a 113 mmol/ℓ, dependendo da espécie do animal e do estado acidobásico do sangue. A concentração de cloreto intracelular é cerca de um décimo daquela do líquido extracelular. Esse gradiente é mantido, em grande parte, pelo potencial elétrico das células (o exterior é positivo em relação ao interior), o que retira o cloreto das células. Esse gradiente é mantido pelas bombas de Na^+/K^+-ATPase.

Homeostasia do cloreto

O cloreto dietético é absorvido com uma eficiência de pelo menos 80% e mais próxima de 100%. Os rins excretam o cloreto que está além da quantidade necessária para produzir o ácido gástrico, as secreções intestinais e o suor, bem como para manter o equilíbrio acidobásico no animal. Com frequência, os ânions cloreto acompanham o movimento dos cátions sódio.

Deficiência

A deficiência de cloreto pode resultar em alcalose metabólica e hipovolemia. A deficiência mais grave pode causar letargia e desempenho precário. Ocorre raramente se for fornecido sal ao animal. Caso contrário, a deficiência de sódio geralmente ocorre bem antes da deficiência de cloreto.

Toxicidade

O fornecimento de grandes quantidades de cloreto não acompanhadas de sódio ou de potássio (p. ex., administração de cloreto de amônio ou cloreto de cálcio) irá induzir acidose metabólica, que pode ser potencialmente fatal. O fornecimento de grandes quantidades pode ter os mesmos efeitos tóxicos que os do sódio em termos de aumento da osmolaridade do sangue e do líquido cerebrospinal.

Síndromes de interesse especial em medicina veterinária

Deslocamento do abomaso nos ruminantes

Durante o **deslocamento do abomaso**, o cloreto secretado na forma de ácido clorídrico é sequestrado no lúmen do abomaso. Dependendo da gravidade do deslocamento, e se houver ou não torção do abomaso, o cloreto pode não estar disponível para reabsorção do intestino delgado. Isso resulta em alcalose metabólica, o que contribui para a depressão observada em vacas com essa doença.

Diarreia

Ocorre perda de cloreto, juntamente com o sódio, quando o animal apresenta diarreia. A perda em consequência de diarreia secretora é maior (as toxinas estimulam efetivamente a secreção de cloreto) do que aquela causada por diarreias por má absorção; todavia, em ambos os casos, a concentração de cloreto corporal total pode cair a ponto de provocar grave declínio do volume de líquido extracelular, levando ao colapso circulatório.

É preciso assinalar que as perdas de potássio e de sódio tendem a ser maiores que as de cloreto durante a diarreia, visto que o cólon absorve o cloreto razoavelmente bem, mesmo durante muitos tipos de diarreia.

Potássio

> 1 Qual é o papel do potássio no líquido extracelular?
>
> 2 Qual é a relação entre a secreção de insulina e a concentração sanguínea de potássio?
>
> 3 De que maneira a secreção de aldosterona afeta a concentração sanguínea de potássio?
>
> 4 Explique por que algumas raças de cavalos Quarto de Milha apresentam hiperpotassemia e contração muscular espástica.

O potássio é o principal cátion intracelular do corpo. Ele desempenha as mesmas funções que o sódio no líquido extracelular: mantém o volume de líquido intracelular e o equilíbrio acidobásico. No interior da maioria das células, a concentração de potássio situa-se em torno de 150 mmol/ℓ; fora das células, a concentração de potássio no plasma e em outros líquidos extracelulares é de 3 a 6 mmol/ℓ.

Funções

O potássio é um importante determinante do potencial de repouso da membrana celular. O interior de uma célula é negativo em comparação com o exterior, visto que a bomba de Na^+/K^+-ATPase movimenta 2 K^+ para dentro da célula para cada 3 Na^+ que movimenta para dentro do líquido extracelular. A carga elétrica positiva do potássio tende a mantê-lo na célula. Entretanto, a concentração de potássio fora da célula é mais baixa do que no interior, de modo que o potássio irá fluir para fora da célula ao longo de seu gradiente de concentração, até que a força eletromotriz que mantém o potássio na célula seja igual à força do gradiente químico que move o potássio para fora da célula. Quando isso ocorre, o potencial elétrico através da célula é de cerca de –90 mV, com o interior da célula negativo. O potencial elétrico efetivo através das células é ligeiramente menos negativo, visto que os íons sódio estão continuamente passando para dentro da célula. A maioria dos canais iônicos que estão abertos na célula em repouso consiste em canais de potássio. Por conseguinte, variações no gradiente de concentração do potássio irão exercer grandes efeitos no potencial de repouso da membrana, o qual pode ser calculado de acordo com a equação de Nernst:

$$\text{Potencial de membrana} = 61,5 \times \log([K]_i/[K]_o)$$

Em que $[K]_i$ é a concentração de potássio no interior da célula, e $[K]_o$, a concentração de potássio fora da célula. Um pequeno declínio na concentração de potássio extracelular irá exercer um efeito notável sobre o potencial de repouso da membrana. Por exemplo, em condições normais, quando $[K]_i$ é de 150 mmol/ℓ, e $[K]_o$ é de 4 mmol/ℓ, a razão de concentração será de 38:1, o potencial de membrana previsto, de –97 mV. Se o potássio plasmático cair para 2 mmol/ℓ, a razão irá se tornar de 75:1 (150/2), e o potencial de membrana previsto irá aumentar para –115 mV, de modo que a célula terá muito menos tendência a alcançar o potencial limiar para um potencial de ação. A elevação do potássio plasmático para 6 mmol/ℓ diminui a razão $[K]_i/[K]_o$ para 25:1, e o potencial de repouso da membrana alcança –86 mV, ou seja, mais próximo do limiar para a abertura dos canais de sódio na célula, dando início a um potencial de ação.

O potássio é necessário para o crescimento. A incorporação dos aminoácidos em proteínas depende de uma concentração normal de potássio intracelular. Além disso, o potássio é necessário para a secreção normal de insulina, de modo que o comprometimento do crescimento durante a deficiência de potássio também pode ser devido a uma deficiência relativa de insulina.

O potássio também é importante no equilíbrio acidobásico do sangue. Quando o sangue se torna ácido, os íons hidrogênio entram no compartimento do líquido intracelular em troca de íons potássio. Isso torna o sangue menos ácido, mas também causa hiperpotassemia. Por outro lado, quando o sangue se torna alcalino, os íons hidrogênio deixam as células e entram no sangue em troca de íons potássio extracelulares, os quais podem resultar em hipopotassemia.

Metabolismo e regulação

Quase todo o potássio dietético é absorvido através do trato intestinal em consequência da absorção do volume de líquido. A maior parte das dietas contém mais do que quantidades adequadas de potássio para suprir o potássio necessário para a manutenção, o crescimento, a prenhez e a lactação. Os rins excretam o excesso de potássio absorvido. A concentração elevada de potássio no sangue (hiperpotassemia) pode estimular diretamente a secreção de aldosterona pelas glândulas adrenais. A atividade mineralocorticoide da aldosterona aumenta a secreção renal de potássio em troca de íons sódio. A aldosterona, por ser um hormônio esteroide, precisa ligar-se a um receptor nuclear e iniciar a transcrição e a tradução das proteínas envolvidas no transporte do sódio e do potássio. É importante ressaltar que o potássio dietético pode entrar com muita rapidez nos líquidos extracelulares depois de uma refeição, enquanto o rim leva várias horas para excretar o excesso de potássio e a resposta à aldosterona. A secreção gastrintestinal de potássio pode atuar com os rins para ajudar a prevenir a hiperpotassemia; todavia, é a captação intracelular de potássio após uma refeição que ajuda a tamponar a concentração sanguínea de potássio. Essa captação intracelular do potássio é mediada pela insulina, que é secretada em resposta à hiperglicemia induzida por uma refeição ou em resposta a concentrações plasmáticas elevadas de potássio. A insulina aumenta a atividade da bomba de Na^+/K^+-ATPase, particularmente no fígado e no músculo esquelético, aumentando a captação de potássio por essas células. Na maioria das condições, a hipopotassemia é corrigida pela redução da secreção de aldosterona. Entretanto, se o potássio dietético estiver inadequado, a hipopotassemia pode não ser corrigida.

Deficiência

Quando o conteúdo corporal total de potássio está abaixo do normal, o animal apresenta depleção de potássio. Quando a concentração plasmática de potássio está abaixo do normal, o animal desenvolve hipopotassemia. Os animais hipopotassêmicos nem sempre apresentam depleção de potássio, e os animais com baixas reservas de potássio corporal total podem apresentar concentrações plasmáticas normais de potássio.

A depleção corporal total de potássio resulta em fraqueza muscular generalizada. A hipopotassemia, seja ela produzida por redistribuição ou depleção corporal total, comporta maior risco à vida. A hipopotassemia afeta adversamente o coração: ocorre redução da frequência cardíaca, e o tamanho da onda T fica diminuído em consequência da repolarização lenta dos ventrículos. A hipopotassemia também interfere na secreção de insulina, perturbando o metabolismo dos carboidratos. A depleção de potássio diminui o fluxo sanguíneo renal e reduz a capacidade dos rins de concentrar a urina.

Toxicidade

A ingestão excessiva de potássio ou um súbito aumento no aporte de potássio podem aumentar com muita rapidez o nível de potássio no sangue. Na maioria dos casos, os rins irão remover o excesso de potássio antes que possa haver desenvolvimento de hiperpotassemia grave. A hiperpotassemia é potencialmente fatal. Um aumento de duas vezes na concentração normal de potássio sanguíneo (4 a 8 mmol/ℓ) pode ser fatal. A hiperpotassemia pode induzir arritmias fatais do coração. O eletrocardiograma revela aumento pronunciado na duração de QRS em consequência da despolarização lenta dos ventrículos. As ondas T em pico também são diagnósticas de hiperpotassemia. A parada cardíaca é mais comum na hiperpotassemia do que na hipopotassemia.

Síndromes de interesse especial em medicina veterinária

Diarreia secretora

Numerosas toxinas bacterianas estimulam a secreção tanto de potássio quanto de cloreto pelo epitélio intestinal. Isso pode levar rapidamente a uma depleção do potássio corporal total. Infelizmente, essa doença também é complicada por acidose, que provoca elevação da concentração sanguínea de potássio. O tratamento deve ser inicialmente dirigido para a restauração do pH sanguíneo normal e, em seguida, para o suprimento de potássio para o corpo. O bicarbonato de potássio oral pode ajudar na resolução de ambos os problemas.

Gatos com obstrução uretral

A incapacidade de excretar potássio pode levar à hiperpotassemia fatal nesses machos felinos com cálculos na uretra.

Deslocamento do abomaso em bovinos

Como os ânions cloreto tornam-se sequestrados dentro do abomaso, o animal desenvolve alcalose. Isso pode causar hipopotassemia.

Crise hemolítica

A ruptura dos eritrócitos pode liberar potássio no sangue, causando hiperpotassemia aguda e grave. De modo semelhante, o sangue que foi resfriado e conservado para transfusão irá perder o potássio dos eritrócitos para o plasma, podendo resultar em hiperpotassemia por transfusão. O aquecimento do sangue à temperatura corporal normal evita esse problema ao ativar a bomba de Na^+/K^+-ATPase, trazendo de volta o potássio para dentro das células. As amostras de sangue que sofrem hemólise fornecem valores de potássio plasmático falsamente elevados no exame bioquímico.

Hipoadrenocorticismo

A falta de produção de aldosterona resulta em hiperpotassemia.

Febre do leite das vacas leiteiras

O potássio dietético em excesso constitui um importante fator que aumenta a suscetibilidade das vacas leiteiras à hipocalcemia grave por ocasião do parto. O potássio absorvido da dieta resulta em alcalose metabólica leve, que interfere na capacidade dos tecidos de reconhecer o PTH, interferindo, assim, na homeostasia do cálcio.

Tetania das pastagens e outros distúrbios hipomagnesêmicos dos bovinos

O elevado teor de potássio das forragens e pastagens, acoplado a um baixo teor de magnésio dietético, impede a absorção do magnésio do rúmen. As concentrações elevadas de potássio no rúmen despolarizam a membrana apical do epitélio do rúmen, reduzindo a força eletromotriz que normalmente possibilita a absorção do magnésio através da parede do rúmen. Os ruminantes não absorvem muito bem o magnésio pelos intestinos, como o fazem os animais monogástricos.

Paralisia periódica hiperpotassêmica dos cavalos Quarto de Milha

A paralisia periódica hiperpotassêmica é uma doença genética autossômica codominante de cavalos. Produz um fenótipo muscular que, infelizmente, tem sido considerado desejável pelo júri das exposições de cavalos Quarto de Milha, resultando na rápida disseminação dessa doença. Os episódios clínicos caracterizam-se por fasciculações e espasmos musculares, que respondem aos tratamentos para a hiperpotassemia concomitante. A sudorese e o prolapso da terceira pálpebra constituem sinais precoces dessa doença. Os músculos esqueléticos começam a sofrer contração e relaxamento de modo alternado e incontrolável. Por fim, nos casos graves, os músculos esqueléticos do animal tornam-se flácidos, e o animal fica em decúbito e essencialmente paralisado. O cavalo desenvolve hiperpotassemia, que pode ter consequências fatais para o coração. Parece que o principal defeito pode consistir, na realidade, em um distúrbio da condutância do sódio através das células musculares esqueléticas. A entrada aumentada de sódio força o potássio para dentro do líquido extracelular e também altera o potencial de membrana mais próximo do potencial limiar. A princípio, as células têm mais tendência a despolarizar, causando espasmos; por fim, essas células não são mais capazes de repolarizar, e o músculo torna-se flácido.

Enxofre

> 1 Quais são os aminoácidos que contêm enxofre?
>
> 2 Quais são os três ingredientes da dieta contendo enxofre que não podem ser produzidos pelos tecidos dos mamíferos?
>
> 3 Os ruminantes que recebem quantidades excessivas de enxofre podem desenvolver sintomas neurológicos. Por quê?

Função

Cerca de 0,15% do peso corporal consiste em enxofre. O enxofre é encontrado nos seguintes aminoácidos: metionina, cisteína (cistina), homocisteína e taurina. O enxofre também está presente no sulfato de condroitina da cartilagem, bem como nas vitaminas B tiamina e biotina. As ligações dissulfeto dos aminoácidos contendo enxofre são, em grande parte, responsáveis

pela determinação da estrutura terciária das proteínas. A oxidação da metionina e da cisteína faz com que o enxofre também ocorra nos tecidos na forma do ânion sulfato, que influencia o equilíbrio acidobásico do animal.

A metionina, a tiamina e a biotina não podem ser sintetizadas pelos tecidos dos mamíferos, de modo que esses nutrientes precisam ser fornecidos na dieta. Quando fornecidos com substratos adequados (nitrogênio, energia e enxofre), a síntese microbiana de metionina, tiamina e biotina do rúmen pode suprir uma quantidade suficiente desses compostos para atender às necessidades diárias dos ruminantes, com a possível exceção das vacas de produção leiteira muito alta. Por conseguinte, pode-se dizer que apenas os ruminantes apresentam necessidade dietética de enxofre.

Metabolismo

O enxofre incorporado na proteína microbiana é absorvido no intestino delgado como cisteína e metionina. Uma certa quantidade do enxofre dietético é absorvida como ânion sulfato ou sulfeto. O sulfeto é absorvido mais rapidamente e de modo eficiente no rúmen dos ovinos do que o sulfato. O enxofre do sulfato é absorvido mais eficientemente no intestino delgado.

Deficiência

O organismo não tem nenhuma necessidade real de enxofre (ou de sulfato). A "deficiência de enxofre" é uma deficiência dos aminoácidos que contêm enxofre, tiamina ou biotina (discutida no Capítulo 48). Os ruminantes necessitam de uma certa quantidade de enxofre dietético para fornecer aos micróbios do rúmen os materiais necessários para a síntese de cisteína, metionina, tiamina e biotina que o animal irá utilizar.

Toxicidade

O enxofre dietético em excesso pode interferir na absorção de outros elementos, particularmente cobre e selênio (ver seções Cobre e Selênio). A toxicidade aguda do enxofre provoca alterações neurológicas, incluindo cegueira, coma, espasmos musculares e decúbito. O exame *post-mortem* revela enterite grave, derrame peritoneal e hemorragias petequiais em muitos órgãos, particularmente os rins. Com frequência, a respiração terá um odor de sulfeto de hidrogênio, que provavelmente é a forma tóxica do enxofre. Os sulfatos são menos tóxicos, embora possam causar diarreia osmótica, visto que o sulfato é apenas pouco absorvido. O sulfato em excesso adicionado às rações pode reduzir a ingestão alimentar e o desempenho do animal. A água com uma concentração de enxofre de mais de 5.000 mg/kg reduz a ingestão de alimento e de água. Observações recentes em bovinos de corte determinaram que uma **síndrome semelhante à polioencefalomalacia** pode ser induzida com dietas contendo 0,5% de enxofre, utilizando sais de sulfato como fontes de enxofre suplementar ou água potável para beber rica em sulfatos. O ambiente fortemente redutor dentro do rúmen pode reduzir o sulfato, sulfito e tiossulfato dietéticos a sulfeto.

Microminerais

Os animais necessitam de microminerais em quantidades muito pequenas diariamente. Sua concentração na dieta

562 Parte 8 | Minerais, Ossos e Articulações

frequentemente é expressa em partes por milhão (ppm), que é equivalente a mg/kg, ou, em alguns casos, como partes por bilhão (ppb), que é equivalente a µg/kg.

Cromo

> 1 Qual é o papel desempenhado pelo cromo na homeostasia da glicose?
>
> 2 Que forma do cromo é biologicamente disponível na dieta?

Função

O cromo é encontrado principalmente nos tecidos na forma de uma molécula organometálica composta de Cr^{3+}, ácido nicotínico, ácido glutâmico, glicina e cisteína, conhecida como **fator de tolerância à glicose**. Na ausência de Cr^{3+}, o fator de tolerância à glicose é inativo. Esse fator pode potencializar o efeito da insulina nos tecidos, estabilizando a molécula de insulina ou facilitando a interação da insulina com seu receptor nos tecidos.

O caráter essencial do cromo como elemento necessário para o metabolismo normal da glicose na dieta dos humanos é bem aceito, e recomenda-se que a dieta dos humanos adultos forneça 50 a 200 µg de cromo por dia. Infelizmente, a quantidade de cromo necessária na dieta para o desempenho ideal dos animais não está bem definida, e a literatura não confirma uma recomendação geral para a suplementação das dietas típicas com cromo. Em geral, acredita-se que as dietas para a maioria dos animais forneçam uma quantidade adequada de cromo.

Regulação

Estudos realizados em ratos determinaram que o cromo é absorvido principalmente pelo intestino delgado. As formas inorgânicas de Cr^{3+} ($CrCl_3$, Cr_2O_3) são muito mal absorvidas (o que explica a utilidade do Cr_2O_3 como marcador para estudos de digestão). A formação de um complexo do Cr^{3+} com compostos orgânicos aumenta acentuadamente a biodisponibilidade do cromo. O nicotinato de cromo e o picolinato de cromo habitualmente são considerados as fontes mais disponíveis de cromo suplementar. O cromo de fontes naturais, como a levedura de cerveja, também apresenta biodisponibilidade alta, com uma absorção de até 10 a 25% nos ratos.

Deficiência

A deficiência de cromo provoca hiperglicemia, visto que o fator de tolerância à glicose está inativo. Vários relatos na literatura sugerem que o cromo é um importante imunomodulador. A suplementação de dietas de porcas com picolinato de cromo pode melhorar o número de leitões nascidos de cada porca. O cromo também pode melhorar a massa corporal sem gordura de suínos em crescimento.

Toxicidade

De modo geral, aceita-se que os níveis de cromo trivalente adicionados às dietas sejam seguros e atóxicos. A toxicidade do cromo está principalmente associada à exposição ao Cr^{6+} hexavalente (trióxido de cromo, cromatos, bicromatos). O cromo hexavalente entra nas células com muito mais facilidade do que o cromo trivalente e é capaz de diminuir o consumo de oxigênio mitocondrial por meio da inibição da α-cetoglutarato desidrogenase. Se quantidades significativas alcançarem o núcleo da célula, pode-se observar uma variedade de alterações patológicas no DNA. Para os bovinos, a concentração tolerável máxima de cromo na dieta foi estabelecida em 3.000 ppm para a forma óxido e 1.000 ppm para a forma cloreto das formas trivalentes de cromo. A forma hexavalente de cromo é pelo menos cinco vezes mais tóxica.

Cobalto

> 1 O cobalto dietético é necessário para as espécies monogástricas?
>
> 2 A deficiência de cobalto nos ruminantes é causada por deficiência de vitamina B_{12} na vaca ou pela falta de cobalto para o crescimento bacteriano no rúmen?

Função

O cobalto é um componente da vitamina B_{12} (**cobalamina**), que é um cofator para duas enzimas principais: a **metilmalonil-CoA mutase**, que é necessária para a conversão do propionato em succinato, e a **tetra-hidrofolato metiltransferase**, que catalisa a transferência de grupos metila do 5-metiltetra-hidrofolato a homocisteína para formar metionina e tetra-hidrofolato. A vitamina B_{12} não é encontrada nos tecidos vegetais. Os micróbios constituem a única fonte natural de vitamina B_{12}. Os micróbios do rúmen produzem toda a vitamina B_{12} necessária para os ruminantes, contanto que haja uma quantidade adequada de cobalto disponível na dieta.

Regulação

Uma certa proporção do cobalto dietético pode sofrer absorção na forma de cátion; entretanto, ele não desempenha nenhuma função conhecida e, uma vez absorvido, não parece ser capaz de entrar novamente no rúmen de modo que os micróbios possam utilizá-lo. A maior parte é excretada na urina, e uma quantidade menor é eliminada com a bile.

O cloreto e o nitrato de cobalto, bem como carbonato e o sulfato cobaltosos parecem constituir fontes apropriadas de cobalto nos ruminantes. O óxido cobaltoso, por ser menos solúvel, é ligeiramente menos disponível. Grânulos de óxido cobaltoso e grânulos de vidro de liberação controlada contendo cobalto, que permanecem no rúmen-retículo, têm sido usados com sucesso para fornecer cobalto durante períodos extensos de tempo a ruminantes na pastagem, embora a regurgitação possa causar perda de alguns tipos de grânulos.

Deficiência

Os não ruminantes não sofrem de deficiência de cobalto, porém de deficiência de vitamina B_{12} (ver Capítulo 48). Os ruminantes, que dependem dos micróbios do rúmen para a produção de vitamina B_{12} podem desenvolver deficiência de vitamina B_{12} se o cobalto dietético for inadequado para possibilitar a síntese microbiana de vitamina B_{12}. Os ruminantes parecem ser mais sensíveis à deficiência de vitamina B_{12} do que os não ruminantes, em grande parte pelo fato de serem muito dependentes da **gliconeogênese** para suprir as necessidades de glicose dos tecidos. A degradação no metabolismo do propionato até o ponto em que a metilmalonil-CoA é convertida em succinil-CoA pode constituir um defeito primário que surge como resultado da deficiência de vitamina B_{12}. O aparecimento do ácido metilmalônico na urina pode ser utilizado como indicador de deficiência de vitamina B_{12}. A deficiência de vitamina B_{12} também pode limitar a produção de metionina e a retenção de nitrogênio. Recentemente, foram analisadas as vantagens e as desvantagens das determinações do ácido metilmalônico e da vitamina B_{12} para avaliar o estado da vitamina B_{12} e/ou cobalto.

Na ausência de cobalto na dieta, a produção de vitamina B_{12} pelo rúmen declina rapidamente (em dias). As reservas de vitamina B_{12} no fígado dos ruminantes adultos habitualmente é suficiente por vários meses, quando os animais recebem uma dieta deficiente em cobalto. Os animais jovens são mais sensíveis à insuficiência do cobalto dietético, visto que apresentam reservas hepáticas mais baixas de vitamina B_{12}. Os sinais precoces da deficiência de cobalto consistem em déficit de crescimento, falta de desenvolvimento e perda de peso. Os sinais mais graves incluem degeneração gordurosa do fígado, anemia com mucosas pálidas e redução da resistência à infecção em consequência do comprometimento da função dos neutrófilos.

Embora a vaca possa ter reservas adequadas de vitamina B_{12} por vários meses, os micróbios do rúmen aparentemente não têm essas reservas. Em poucos dias após mudança para uma dieta deficiente em cobalto, as concentrações de succinato no rúmen aumentam, em consequência da incapacidade dos micróbios de rúmen de converter o succinato em propionato, ou devido a um desvio da população bacteriana do rúmen para a produção de succinato, em lugar de propionato.

Toxicidade

A toxicidade do cobalto provoca redução da ingestão alimentar, perda de peso corporal, hipercromia e, por fim, anemia; esses sinais assemelham-se àqueles observados na deficiência de cobalto.

Síndromes de interesse especial em medicina veterinária

Síndrome de incoordenação por *Phalaris* dos ruminantes

A síndrome de incoordenação por *Phalaris* (*Phalaris staggers*), que é uma síndrome neurológica induzida por alcaloides presentes na gramínea *Phalaris tuberosa*, pode ser evitada com cobalto suplementar. O cobalto inativa ou interfere na absorção dessa neurotoxina. A doença é descrita principalmente na Austrália.

Cobre

1 Cite as três funções essenciais do cobre.

2 Qual é o papel da metalotioneína na regulação da absorção intestinal do cobre?

3 Que problemas podem ocorrer em um cordeiro em caso de ingestão acidental de ração inicial de suíno?

Função

O cobre é um componente de enzimas, como a **citocromo oxidase**, que é necessária para o transporte de elétrons durante a respiração aeróbica; a **lisil oxidase**, que catalisa a formação de ligações cruzadas de desmosina no colágeno e na elastina

necessárias para a formação de osso e tecido conjuntivo resistentes; a **ceruloplasmina**, que é essencial para a absorção e o transporte do ferro necessário na síntese da hemoglobina; a **tirosinase**, que é necessária para a produção do pigmento melanina a partir da tirosina; e a **superóxido dismutase**, que protege as células dos efeitos tóxicos dos metabólitos do oxigênio e que é particularmente importante na função celular fagocítica.

Absorção e metabolismo

A quantidade de cobre dietético necessária para suprir as necessidades de cobre para manutenção, crescimento e lactação irá variar de acordo com a idade do animal, com a forma química do cobre dietético e com a presença de substâncias na dieta que interferem na absorção do cobre dietético. Além disso, varia de acordo com o estado do cobre no animal.

O cobre é absorvido principalmente pelas células mucosas do intestino delgado. Em geral, o cobre dietético encontra-se no estado Cu^{2+}. Para ser absorvido, é necessária a sua redução ao estado Cu^+. Essa reação é realizada por uma enzima **cobre redutase** na borda em escova. Quando o organismo necessita de cobre, os enterócitos expressam uma proteína de transporte do cobre especial para transferir o Cu^+ através da membrana apical (Figura 49.2A). O cobre é transferido para uma segunda proteína para transportá-lo através da célula até a membrana basolateral. Na membrana basolateral, uma bomba de cobre especial utiliza a energia do ATP para movimentar o cobre através da membrana basolateral até o líquido extracelular, onde é capturado por proteínas no sangue portal, como a albumina e a transcupreína, para o seu transporte até o fígado. Esse processo é essencial, visto que o cobre livre é um agente oxidante muito potente e irá causar hemólise dos eritrócitos. O fígado pode utilizar o cobre para sintetizar enzimas dependentes de cobre. Além disso, pode armazená-lo para uso posterior ou pode excretá-lo na bile.

Quando as reservas de cobre são adequadas, a quantidade da proteína transportadora do cobre na membrana apical encontra-se reduzida. Todavia, ocorre difusão de parte do cobre (Cu^{2+}) dietético na célula. O enterócito produz uma proteína denominada metalotioneína, que tem a capacidade de se ligar ao cobre que se difunde na célula, sequestrando-o dentro da célula até que esta seja descamada na ponta da vilosidade. Concentrações elevadas de metalotioneína ajudam a impedir a toxicidade do cobre, reduzindo a quantidade absorvida do cobre dietético (Figura 49.2B). A presença de níveis elevados de cobre intracelular pode induzir a metalotioneína intestinal, o que, em teoria, possibilita a regulação do metabolismo do cobre. Infelizmente, o principal regulador da concentração de metalotioneína no enterócito é o estado de zinco do animal. Um aspecto essencial a considerar é o fato de que uma dieta rica em zinco pode induzir altas concentrações de metalotioneína intestinal, que bloqueia efetivamente a absorção do cobre, levando à sua deficiência.

A disponibilidade do cobre dietético é reduzida pela presença de enxofre e de molibdênio na dieta. O enxofre e o molibdênio formam o **tetratiomolibdato** no digesto do rúmen. O tetratiomolibdato liga-se ao cobre, formando um complexo altamente insolúvel, que torna o cobre indisponível para absorção. O molibdênio também pode reduzir a absorção de cobre nos monogástricos, porém o efeito não é tão pronunciado. Um elevado teor de ferro na dieta e a água contendo grandes quantidades de ferro também foram implicados como causa de deficiência de cobre,

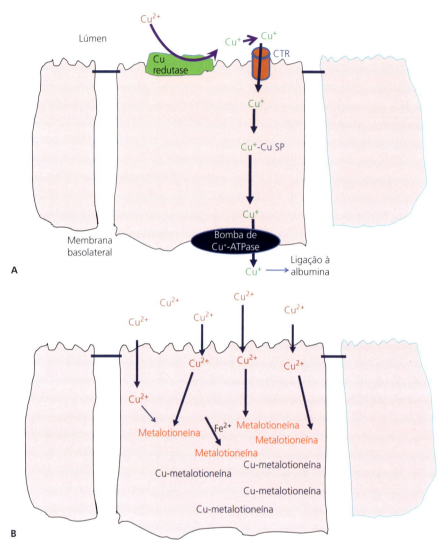

Figura 49.2 Absorção do cobre. **A.** Quando há necessidade de cobre no organismo, os transportadores do cobre transferem o Cu⁺ reduzido através da membrana apical para dentro do citosol. A bomba de Cu⁺-ATPase na membrana basolateral movimenta, então, o Cu⁺ para o sangue, onde se liga à albumina para o seu transporte até o fígado. **B.** Quando o corpo dispõe de uma reserva suficiente de cobre, não ocorre expressão do transportador de cobre na membrana apical. Qualquer cobre que sofra difusão para dentro da célula liga-se à metalotioneína e permanece no interior da célula até a sua morte por senescência e até ser descamada. Isso impede o desenvolvimento de toxicidade pelo cobre.

porém não se pode fazer nenhuma recomendação específica sobre a maneira pela qual o ferro afeta o coeficiente de absorção do cobre. O cobre absorvido em quantidades além das necessárias é armazenado no fígado e pode ser excretado do fígado nas secreções biliares.

Deficiência

A deficiência de cobre pode interferir na produção de melanina, levando à perda da coloração dos pelos. Um sinal clássico inicial da deficiência de cobre no gado bovino é a **perda da pigmentação dos pelos**, particularmente ao redor dos olhos. A proteína que contém cobre, a hefaestina, atua em conjunto com a ferroportina para possibilitar o transporte de ferro através da membrana basolateral das células, de modo que a deficiência de cobre pode resultar em deficiência secundária de ferro. Outra proteína que contém a cobre, a ceruloplasmina, é necessária para a transferência do cobre dos macrófagos para as células progenitoras eritroides. Na deficiência de cobre, observa-se também a ocorrência de anemia (macrocítica hipocrômica), ossos frágeis, osteoporose, insuficiência cardíaca, déficit de crescimento e ineficiência reprodutiva, caracterizada por depressão por estro. A diarreia constitui um sinal clínico da deficiência de cobre, que parece ser exclusiva dos ruminantes, embora a patogenia dessa lesão não esteja ainda elucidada. Um efeito da deficiência de cobre que não é facilmente observado consiste na perda da função imune. Os neutrófilos apresentam capacidade reduzida de matar os micróbios invasores, levando a um aumento da suscetibilidade às infecções. O cobre dietético necessário para a função imune ideal pode ultrapassar a necessidade para evitar a ocorrência dos sinais mais clássicos da deficiência de cobre.

Toxicidade

Embora a toxicidade do cobre possa ser observada em qualquer espécie, os ruminantes não muito mais suscetíveis do que os animais monogástricos. Enquanto os equinos podem tolerar dietas com níveis de cobre de 800 mg/kg, os ovinos podem morrer com dietas contendo apenas 20 mg/kg. Em geral, os bovinos toleram dietas com níveis elevados de cobre de até 100 mg/kg. Em geral, as espécies monogástricas têm grande capacidade de excretar o cobre na bile, porém os ruminantes são incapazes de excretar o cobre dessa maneira, em mesmo grau. Os bovinos parecem ter maior capacidade de eliminar o cobre do organismo por meio da bile do que os ovinos. Os caprinos toleram mais o cobre do que os ovinos, mas não tanto quanto os bovinos. Pode ocorrer toxicose pelo cobre em ruminantes que consomem quantidades excessivas de cobre suplementar ou rações destinadas a animais monogástricos ou que foram contaminadas com compostos à base de cobre usados para outros propósitos agrícolas ou industriais.

Existem diferenças quanto à raça nos ovinos e bovinos que aumentam a suscetibilidade à toxicidade do cobre. O gado Jersey recebendo a mesma dieta que o gado Holstein acumula mais cobre hepático do que o gado Holstein. Não se sabe ao certo se isso reflete diferenças na ingestão alimentar, eficiência da absorção do cobre ou excreção biliar de cobre. Quando ruminantes consomem cobre em excesso, eles podem acumular quantidades extremamente grandes do mineral no fígado antes que a toxicose se torne evidente. O estresse ou a inflamação podem resultar na súbita liberação de grandes quantidades de cobre do fígado para o sangue, como parte de uma resposta de fase aguda. Isso pode sobrepujar as proteínas de transporte do cobre. A presença de cobre livre no sangue atua como forte agente oxidante e provoca **hemólise** dos eritrócitos. A crise hemolítica caracteriza-se por **icterícia** considerável, metemoglobinemia, hemoglobinúria, icterícia generalizada, necrose disseminada e, com frequência, morte.

Síndromes de interesse especial em medicina veterinária

Cobre como promotor do crescimento em suínos e aves domésticas
A adição de cobre em quantidades 10 a 50 vezes as concentrações necessárias para suprir as necessidades pode melhorar substancialmente a taxa de crescimento dos suínos e das aves domésticas, e isso constitui uma prática comum. Nesses níveis, o cobre pode apresentar propriedades antibacterianas, o que parece contribuir para o aumento da taxa de crescimento. O esterco das aves domésticas que recebem níveis elevados de cobre só deve ser fornecido aos ruminantes com muita cautela.

Ataxia enzoótica neonatal (dorso arqueado) dos cordeiros
As ovelhas com deficiência crônica de cobre podem dar à luz cordeiros fracos e atáxicos. A doença caracteriza-se por **desmielinização simétrica do cérebro** e degeneração dos tratos motores na medula espinal. Infelizmente, as lesões são permanentes, e a suplementação com cobre não irá ajudar esses cordeiros. A doença também foi observada raramente em caprinos e bovinos.

Hepatite associada ao cobre em Bedlington terriers
Os Bedlington terriers (talvez a maior parte dos cães dessa raça) podem ser geneticamente predispostos a uma doença hepática causada pelo acúmulo acentuado de cobre nos hepatócitos. Com frequência, depois de algum evento estressante, como parto ou exposição, os animais tornam-se agudamente doentes

em consequência dos efeitos tóxicos do cobre que se acumula no fígado. Desenvolvem icterícia e podem sofrer crises hemolíticas à medida que os hepatócitos lesionados liberam o cobre na circulação.

Iodo

> 1 Qual é o hormônio afetado pela deficiência de iodo?
> 2 Descreva os dois tipos principais de bociógenos presentes em alguns alimentos.

Função

O iodo é necessário para a síntese dos hormônios tireoidianos, a tiroxina e a tri-iodotironina, que regulam o metabolismo energético. A produção de hormônio tireoidiano também está aumentada durante o clima mais frio para estimular um aumento da taxa metabólica basal, à medida que o animal procura se aquecer.

Homeostasia do iodo

Cerca de 80 a 90% do iodo dietético são absorvidos, e a maior parte do iodo não captada pela glândula tireoide é excretada na urina e no leite. Normalmente, o leite contém concentrações de iodo de 30 a 300 $\mu g/\ell$, e o teor de iodo do leite geralmente aumenta à medida que o iodo dietético aumenta, tornando o teor de iodo do leite um indicador razoável do estado de iodo. A disponibilidade de ensaios para hormônio tireoidiano possibilita uma avaliação mais acurada da função efetiva da tireoide e das causas de disfunção da glândula.

Quando o teor de iodo da dieta é mais do que adequado, menos de 20% serão incorporados na glândula tireoide. Em condições em que a ingestão dietética de iodo é marginal, a glândula tireoide irá incorporar cerca de 30% do iodo dietético nos hormônios tireoidianos. Na presença de deficiência grave de iodo, a tireoide hiperplásica pode ligar até 65% do iodo consumido.

As fontes de iodo são, em sua maior parte, prontamente disponíveis, e os iodetos de sódio, potássio e cálcio são comumente usados. O iodeto de potássio tende a ser facilmente oxidado e volatiliza antes que o animal possa ingeri-lo. O ortoperiodato pentacálcico e o etileno diamina di-hidroiodo (EDDI) são mais estáveis e menos solúveis e são comumente utilizados em blocos minerais e sal para lambedura expostos ao ambiente.

As concentrações de iodo na forragem são extremamente variáveis e dependem do teor de iodo do solo. O solo próximo dos oceanos tende a fornecer iodo em quantidades adequadas aos vegetais. Entretanto, nas regiões dos Grandes Lagos e no Noroeste dos EUA, as concentrações de iodo nas forragens são, em geral, baixas o suficiente para resultar em deficiência de iodo, a não ser que seja suplementado. A deficiência de iodo continua sendo um problema comum em muitas partes do mundo.

Deficiência

A deficiência de iodo diminui a produção dos hormônios tireoidianos, retardando a taxa de oxidação de todas as células. Com frequência, a primeira indicação de deficiência de iodo consiste em aumento da glândula tireoide, conhecido como **bócio**, nos animais recém-nascidos. Os animais podem nascer sem pelos, fracos ou mortos. Pode ocorrer morte fetal em qualquer estágio da gestação. Com frequência, as mães têm aparência normal. Em condições de iodo dietético marginal ou deficiente, a glândula tireoide materna torna-se extremamente eficiente na captação de iodo da circulação e reciclagem do iodo do hormônio tireoidiano. Infelizmente, isso deixa pouco iodo para a glândula tireoide fetal, e o feto desenvolve hipotireoidismo. O bócio consiste na resposta hiperplásica da glândula tireoide à produção aumentada do hormônio tireoestimulante da hipófise. Na deficiência leve de iodo, a glândula tireoide hiperplásica pode compensar a disponibilidade reduzida do iodo. Os animais adultos com deficiência de iodo apresentam desenvolvimento deficiente e, com frequência, são inférteis.

Toxicidade

Foi relatada a ocorrência de toxicidade do iodo com uma ingestão de iodo dietético de 50 mg/dia ou mais (cerca de 5 mg/kg de matéria seca dietética). Os sintomas consistem em secreção nasal e ocular excessiva, salivação, produção diminuída de leite, tosse e pelagem seca e escamosa. As concentrações elevadas de iodo dietético também aumentam as concentrações de iodo no leite, e, como os seres humanos são mais sensíveis do que as vacas à tireotoxicose pelo iodo, a limitação do iodo dietético para o gado bovino também representa um problema de saúde pública[2].

Síndromes de interesse especial em medicina veterinária

Fatores que afetam a necessidade de iodo

Os **bociógenos** são compostos que interferem na síntese ou na secreção dos hormônios tireoidianos e que provocam hipotireoidismo. Os bociógenos são divididos em duas categorias principais. Os **bociógenos cianogênicos** comprometem a captação de iodeto pela glândula tireoide. Os glicosídios cianogênicos podem ser encontrados em muitos alimentos, incluindo soja crua, polpa de beterraba, milho, batata-doce, trevo-branco e painço e, uma vez ingeridos, são metabolizados a tiocianato e isotiocianato. Esses compostos alteram o transporte de iodeto através da membrana celular folicular da tireoide (através da NIS, cotransportador Na^+/I^--ATPase), reduzindo a retenção de iodeto. Esse efeito é facilmente superado aumentando a suplementação de iodo.

As **progoitrinas** e as **goitrinas** encontradas nas plantas crucíferas (colza, couve, repolho, nabo, mostarda) e os **dissulfetos alifáticos** encontrados nas cebolas inibem a tireoperoxidase, impedindo a formação de monoiodotirosina e di-iodotirosina. Com as goitrinas, particularmente aquelas do tipo tiouracila, a síntese do hormônio pode não ser prontamente normalizada

---

[2] N.R.T.: O consumo de níveis elevados de iodo na dieta, por período prolongado, pode provocar uma forma de hipotiroidismo conhecida como "Efeito Wolff-Chaikoff" descrito em seres humanos, mas também relatado em cães pelo grupo do Dr. Victor Castillo da Faculdade de Veterinária, Universidade de Buenos Aires (Castillo JA *et al.*, Vet Q 23(4): 218-223, 2001; Castillo JA *et al.*, Vet J 161(1): 80-84, 2001). O relato foi feito após consumo de ração comercial contendo excesso de iodo. Posteriormente, foi descrito o mecanismo responsável por esse distúrbio. Serrano-Nascimento C *et al.* (Am J Physiol, 298(4): C893-C899, 2010; Endocrinology, 155(3): 1145-1156, 2014) demonstraram que essa condição é dependente de redução da expressão de RNAm da NIS (cotransportador Na^+/I^--ATPase) na membrana dos tireócitos.

com a suplementação dietética de iodo, e o alimento responsável precisa ser diminuído ou retirado da dieta. O iodo dietético necessário para superar os efeitos da goitrina pode resultar em quantidade excessiva de iodo no leite.

Ferro

> **1** Qual é o principal sintoma clínico da deficiência de ferro nos animais em crescimento?
>
> **2** Como a ferritina protege o animal do excesso de ferro dietético?
>
> **3** Por que o ferro livre nos tecidos é tão prejudicial?

Função

O ferro atua principalmente como componente do heme, que é encontrado na hemoglobina e na mioglobina. A presença de ferro na forma ferrosa Fe^{2+} possibilita a ligação desses compostos a moléculas de oxigênio. As enzimas da cadeia de transporte de elétrons, a citocromo oxidase, a ferredoxina, a mieloperoxidase, a catalase e as enzimas do citocromo P450 também necessitam de ferro como cofator.

Homeostasia do ferro

O ferro necessário para o corpo precisa ser obtido da dieta. Os carnívoros obtêm o ferro de que necessitam a partir de suas presas, habitualmente na forma dos eritrócitos da presa. Os herbívoros precisam obter o ferro na forma de íons ferroso ou férrico.

Nas espécies carnívoras, as proteínas heme que contêm ferro, liberadas pela digestão do sangue, são muito bem utilizadas como fonte de ferro. Existem proteínas específicas de transporte do heme na superfície apical dos enterócitos, e, quando se ligam ao heme, essas proteínas causam endocitose da proteína heme através da membrana apical (Figura 49.3A). Uma vez no citosol, o ferro do heme (Fe^{2+}) é liberado. À medida que o ferro ferroso (Fe^{2+}) atravessa a membrana basolateral, é oxidado a ferro férrico (Fe^{3+}) e liga-se à transferrina para o seu transporte até o fígado e outros tecidos. O ferro ligado à transferrina circula por todas as células do corpo, que podem então captá-lo a partir da transferrina.

Nos herbívoros, a maior parte do ferro dietético encontra-se na forma Fe^{2+} ou Fe^{3+}. O ferro na forma férrica (Fe^{3+}) é pouco absorvido pelo trato intestinal. Grande parte do ferro dietético encontrado nos alimentos encontra-se na forma férrica. Parte do ferro férrico pode ser reduzida à forma ferrosa (Fe^{2+}) pela reação com o ácido do estômago ou do abomaso. Durante a digestão, o ferro dietético não heme no estado Fe^{2+} liga-se habitualmente a algum quelante, como aminoácidos, mucina ou frutose. Esses quelantes aumentam a absorção do ferro ao solubilizá-lo, protegendo-o no estado ferroso. Outros quelantes (oxalato, fitato e fosfato) podem inibir a absorção do ferro. Durante a absorção, o ferro liga-se a um transportador específico de ferro não heme na borda em escova do enterócito e é transportado para dentro da célula (Figura 49.3B). No interior da célula, o Fe^{2+} é oxidado a Fe^{3+} na membrana basolateral pelo **complexo ferroportina**, um grupo de proteínas que inclui a proteína contendo cobre, a **hefaestina**. Em seguida, é transportado através da membrana basolateral pelo complexo ferroportina. Após o Fe^{3+} atravessar a membrana basolateral, ele se liga à transferrina para o seu transporte no sangue. O ferro livre não pode existir no corpo, visto

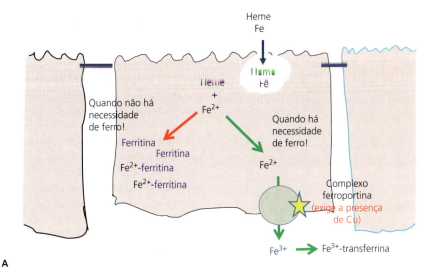

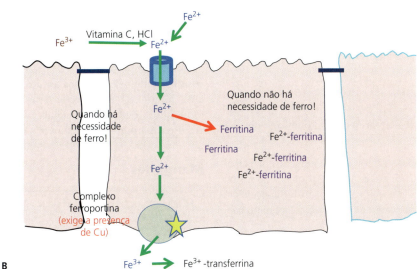

Figura 49.3 Absorção do ferro. **A.** O ferro do heme na dieta (carnívoros) sofre endocitose no citosol, e o ferro Fe^{2+} é liberado da molécula do heme. Quando o organismo necessita de ferro, o Fe^{2+} é transportado através da membrana basolateral utilizando o complexo de proteína ferroportina (que inclui uma proteína contendo cobre). Esse complexo também oxida o Fe^{2+} a Fe^{3+} à medida que atravessa a membrana, de modo que possa ser transportado no sangue na forma de Fe^{3+} ligado à transferrina. Quando o organismo não necessita de ferro, o Fe^{2+} liga-se à ferritina que é expressa pelas células quando o ferro está presente em quantidades abundantes. A ferritina liga-se ao Fe^{2+} durante toda a vida da célula. **B.** O ferro não heme é reduzido ao estado Fe^{2+} e utiliza uma molécula transportadora específica para atravessar a membrana apical. Quando há necessidade de ferro, o complexo ferroportina é expresso, e o Fe^{2+} é transportado para o sangue, conforme descrito anteriormente. Quando não há necessidade de ferro, a célula expressa ferritina para sequestrar o ferro dentro da célula até morrer e ser descamada.

que se trata de um agente oxidante muito poderoso, de modo que o organismo se esforça ao máximo para manter o ferro ligado às proteínas.

Se o estado do ferro no organismo estiver adequado, o Fe^{3+} que entra no enterócito não é transportado até a membrana basolateral, porém liga-se à **ferritina**, uma proteína produzida pelos enterócitos quando o ferro está em excesso. Uma vez ligado à ferritina, o ferro é sequestrado dentro do enterócito e permanece na célula até sua morte e descamação na ponta da vilosidade. A quantidade de ferro dietético absorvida pode ser controlada por meio de suprarregulação ou infrarregulação do conteúdo de ferritina do enterócito. Infelizmente, a ferritina também pode ligar-se ao zinco e ao cobre, de modo que, quando os níveis de ferritina estão muito elevados devido ao ferro dietético excessivo, isso pode reduzir a absorção de cobre e de zinco, podendo causar deficiência secundária desses minerais. Não se sabe como as concentrações de ferritina no enterócito são reguladas pelo estado do ferro, porém se acredita que o fígado possa produzir um "hormônio" capaz de controlar a produção de ferritina dos enterócitos, com base nas reservas hepáticas de ferro. Sabe-se que o fígado produz um hormônio, denominado **hepcidina**, que infrarregula o complexo ferroportina, constituindo uma segunda maneira de bloquear a absorção de ferro.

A principal necessidade de ferro é para a formação da hemoglobina e da mioglobina para o transporte de oxigênio. A maior parte do ferro usado na produção dos eritrócitos em animais adultos provém da reciclagem do ferro obtido da degradação dos eritrócitos senescentes. Os eritrócitos velhos são fagocitados pelos macrófagos, e o ferro é liberado para a transferrina para sua circulação pelo corpo. Os macrófagos utilizam uma enzima que contém cobre, denominada ceruloplasmina, para oxidar o ferro do heme, de modo que ele possa ser transportado para

Deficiência

A deficiência de ferro resulta em **anemia microcítica hipocrômica**, devido à incapacidade de produzir hemoglobina. A cor pálida da carne de vitelo deve-se aos baixos níveis de mioglobina muscular em consequência da restrição do ferro dietético. Os animais anêmicos ficam apáticos, e a ingestão alimentar e ganho de peso são precários. Outro aspecto importante da deficiência de ferro é a maior morbidade e mortalidade associadas à resposta imune deprimida. Pode-se observar um aumento da morbidade antes que a deficiência de ferro tenha um efeito sobre o hematócrito.

A deficiência de ferro em animais adultos não é comum. Em parte, isso se deve à redução de suas necessidades, mas também porque o ferro é onipresente no ambiente, e, no caso dos herbívoros, a contaminação das forragens com solo (juntamente com o solo ingerido pelos animais em pastagem) geralmente assegura que as necessidades de ferro do adulto serão supridas ou ultrapassadas.

Toxicidade

O ferro dietético em excesso representa um problema por dois motivos.

- O ferro interfere na absorção de outros minerais, principalmente cobre e zinco. Uma quantidade pequena de apenas 250 a 500 mg de ferro por quilograma de matéria seca dietética foi implicada como causa de depleção de cobre no gado bovino
- Se o ferro dietético absorvido ultrapassar a capacidade de ligação da transferrina e da lactoferrina no sangue e nos tecidos, os níveis de ferro livre podem aumentar nos tecidos. O ferro livre é muito reativo e pode provocar a geração de espécies reativas de oxigênio, peroxidação lipídica e produção de radicais livres, levando ao "estresse oxidativo" e aumentando as necessidades de antioxidantes do animal. O ferro livre também é necessário para o crescimento das bactérias, e o ferro dietético excessivo poderia contribuir para a ocorrência de infecção bacteriana. O corpo pode produzir substâncias, como a **lactoferrina**, que se liga ao ferro livre, tornando-o indisponível para o crescimento bacteriano e impedindo a ocorrência de infecção bacteriana. A toxicidade do ferro está associada a diarreia e redução da ingestão alimentar e ganho de peso.

Síndromes de interesse especial em medicina veterinária

Anemia nos leitões

Os leitões nascem quase sem nenhuma reserva de ferro no fígado, e, como eles crescem muito rapidamente (quatro a cinco vezes o seu peso ao nascer nas primeiras 3 semanas de vida) eles precisam reter entre 7 e 16 mg de ferro por dia. O leite da porca é uma fonte pobre em ferro, fornecendo apenas 1 mg/ℓ, de modo que o leitão corre alto risco de desenvolver deficiência de ferro. Isso é particularmente verdadeiro para os leitões criados em confinamento. Os suínos criados em pastagem fossam o solo e,

com frequência, podem ingerir ferro suficiente para atender às suas necessidades. Os leitões com deficiência de ferro irão apresentar um nível de hemoglobina abaixo de 10 g/dℓ. Os suínos anêmicos crescem lentamente, têm pelagem áspera e mucosas pálidas. Quando exercitados, os leitões podem apresentar respiração penosa, frequentemente designada como "batimento", uma contração espasmódica do diafragma à medida que o leitão luta contra a anoxia. Uma prática comum consiste em injetar 100 a 200 mg de ferro nos leitões, nos primeiros 3 dias de vida, habitualmente na forma de ferro dextrana, dextrina ou gleptoferrina, que servem para liberar lentamente o ferro do local de injeção. É interessante assinalar que a mesma dose de ferro administrada por via oral, como sulfato ferroso, pode algumas vezes causar aumento da mortalidade, frequentemente em consequência de infecção entérica por *Escherichia coli,* que sofre uma explosão de sua população na presença de ferro livre no intestino.

Hemocromatose de mainás, tucanos e rinocerontes-negros

Esses animais parecem ser particularmente propensos ao acúmulo de ferro no fígado, em consequência do excesso de ferro dietético ou do controle inadequado da absorção de ferro. Os principais efeitos consistem em letargia, anorexia e **hemossiderose**, o acúmulo de ferro nos tecidos, particularmente no fígado e no coração. O acúmulo de ferro provoca estresse oxidativo localizado e destruição tecidual. O tratamento recomendado consiste em sangria para remover o ferro do organismo.

Manganês

> **1** Quais são os tecidos mais afetados pela deficiência de manganês?

Função

O manganês é um cofator necessário para diversas enzimas essenciais na produção do colágeno ósseo e da cartilagem. A manganês superóxido dismutase atua em combinação com outros antioxidantes para minimizar o acúmulo de formas reativas de oxigênio, que poderiam causar dano às células. O manganês é encontrado em concentrações mais altas dentro das mitocôndrias das células. Ele também se acumula na matriz inorgânica do osso.

Metabolismo

A maior parte do manganês dietético que é absorvido é removida da circulação porta pelo fígado e acaba sendo excretada na bile. Uma pequena porção liga-se à transferrina dentro do fígado e é liberada na circulação para transporte até os tecidos. Parte do manganês absorvido liga-se à α_2-macroglobulina e à albumina, evitando o fígado para permanecer na circulação. A proporção do manganês absorvido da dieta é inferior a 4% e, em geral, mais próximo de 1%. Não parece existir nenhum mecanismo para aumentar a eficiência da absorção do manganês durante a deficiência desse elemento. O principal controle homeostático para o manganês parece ser a regulação da excreção biliar do manganês absorvido além das necessidades teciduais. Quase nenhum manganês é excretado na urina. O manganês acumula-se no fígado em proporção direta ao manganês dietético, proporcionando um índice mais preciso do estado do manganês. O fígado e, talvez, outros tecidos têm uma capacidade limitada de armazenar o manganês mobilizável, o qual pode suprir as necessidades por várias semanas em épocas de deficiência de manganês.

Deficiência

A deficiência de manganês pode provocar comprometimento do crescimento, anormalidades esqueléticas (encurtamento e deformação), distúrbio ou redução da reprodução e anormalidades do recém-nascido (incluindo ataxia devido à falha do desenvolvimento da orelha interna). As alterações esqueléticas estão relacionadas com a perda das enzimas galactotransferase e glicosiltransferase, que são vitais para a produção da substância fundamental da cartilagem e do osso, mucopolissacarídios e glicoproteínas.

Em um experimento, todos os bezerros nascidos de vacas que receberam 16 a 17 ppm de manganês dietético durante 12 meses apresentaram deformidades neonatais. As deformidades observadas consistiram em fraqueza das pernas e quartelas, articulações aumentadas, rigidez, pernas torcidas, fraqueza generalizada e resistência óssea reduzida. As novilhas e as vacas que recebem dietas pobres em manganês são mais lentas a apresentar estro, têm mais tendência a ter "cios silenciosos" e apresentam uma taxa de concepção mais baixa do que as vacas com manganês em quantidade suficiente na dieta.

Toxicidade

A toxicidade do manganês tem pouca probabilidade de ocorrer, e existem poucas incidências documentadas, com efeitos adversos limitados a uma redução da ingestão alimentar e crescimento. Esses efeitos negativos começaram a aparecer quando o manganês dietético ultrapassou 1.000 mg/kg.

Molibdênio

> **1** O molibdênio provavelmente deveria ser classificado como um elemento tóxico, e não como nutriente necessário. Por quê?

Função

O molibdênio é um componente da xantina oxidase, sulfeto oxidase e aldeído oxidase, três enzimas encontradas no leite e em muitos tecidos. As concentrações de molibdênio no leite e no plasma aumentam à medida que o molibdênio dietético aumenta.

Absorção

O molibdênio dietético é absorvido de modo muito eficiente, e ocorre difusão passiva não regulada através do intestino delgado. O molibdênio absorvido é armazenado no fígado, no rim e no osso. É eliminado do corpo pela urina.

Deficiência

Do ponto de vista prático, a deficiência de molibdênio não constitui um problema em medicina veterinária, visto que parece muito improvável que os animais venham a desenvolver esse tipo de deficiência com dietas regulares. Um estado de deficiência de molibdênio em animais tem sido difícil de reproduzir até mesmo em animais de laboratório, a não ser que sejam acrescentadas grandes quantidades de tungstênio à dieta para suprimir a absorção do molibdênio.

Toxicidade

O molibdênio dietético torna-se um problema prático, visto que ele antagoniza a absorção do cobre (e, em menor grau, do fósforo). Os sinais de toxicose do molibdênio são essencialmente aqueles associados à deficiência de cobre. O molibdênio e o sulfato interagem dentro do trato digestório para formar um complexo de tiomolibdato, que apresenta alta afinidade pelo cobre. O cobre ligado a esse molibdato não está disponível para absorção (ver seção Cobre). A toxicidade do molibdênio pode ser superada por suplementação aumentada com cobre, e a toxicidade do cobre pode ser reduzida por meio de suplementação com molibdênio. A relação crítica entre cobre dietético e molibdênio dietético, necessária para evitar a deficiência de cobre, varia de 2:1 em relatos do Canadá até 4:1 em pastagens na Inglaterra com elevado teor de molibdênio (20 a 100 mg/kg de matéria seca de forragem). Nos EUA, o molibdênio constitui um problema significativo nos estados do oeste e na área ao redor de Everglades, na Flórida.

Síndromes de interesse especial em medicina veterinária

Diarreia dos ruminantes por pastagens com alto teor de molibdênio ou turfa

Os vegetais que crescem em solos turfosos ou lodosos podem conter altas quantidades de molibdênio. Os bovinos e ovinos que ingerem essas plantas podem tornar-se deficientes em cobre e desenvolver círculos despigmentados ao redor dos olhos e diarreia crônica.

Selênio

> **1** Qual é a principal função das enzimas que contêm selênio?
>
> **2** O que é doença do músculo branco?

Função

O selênio é um componente necessário da **glutationa peroxidase**, uma enzima que desempenha um importante papel na proteção dos tecidos contra a lesão oxidativa. Durante o curso do metabolismo, quantidades pequenas, porém extremamente perigosas de radicais livres são produzidas, incluindo **ânion superóxido (O_2^-), peróxido de hidrogênio (H_2O_2)** e **radical hidroxila ($OH^.$)**. Essas substâncias são extremamente reativas e podem romper a função das proteínas e lipídios normais da célula. Se não forem controladas, elas rapidamente podem destruir a célula. A glutationa peroxidase catalisa a redução do peróxido de hidrogênio e dos hidroperóxidos formados a partir dos ácidos graxos e de outras substâncias, de acordo com a seguinte reação geral:

$$ROOH + 2\,GSH \rightarrow R - OH + HOH + GS - SG$$

em que R representa o H se o radical livre for peróxido de hidrogênio, ou um grupo acil graxo se houve formação de hidroperóxido de ácido graxo, e GSH representa a glutationa no estado reduzido. Os níveis séricos de glutationa peroxidase estão ligeiramente correlacionados com as concentrações de selênio dietético. A vitamina E também pode neutralizar os peróxidos, porém a sua ação limita-se às membranas celulares. A vitamina E pode substituir parte da função antiperoxidante do selênio, e este pode poupar a vitamina E, capturando os radicais livres antes de alcançarem as membranas celulares.

O selênio também é de importância crítica para o metabolismo dos hormônios tireoidianos, visto que a enzima **iodotironina 5′-desiodinase** é uma proteína que contém selênio. Uma selenoproteína também parece ser importante no músculo, embora ainda não tenha sido identificada. Em animais com quantidades adequadas de selênio, pode-se isolar uma selenoproteína do músculo, embora essa proteína não esteja presente nos animais com deficiência de selênio. A proteína parece desempenhar um papel fundamental na degeneração do músculo cardíaco e músculo esquelético comum na deficiência de selênio, designada como **doença do músculo branco**.

Metabolismo

O duodeno é o principal local de absorção do selênio. Cerca de 90% dos sais de selenito e selenato do selênio dietético são absorvidos a partir da dieta. A absorção do selênio não é regulada, porém a sua homeostasia é regulada por meio de controle da excreção urinária de selênio. Quando o selênio dietético ultrapassa as necessidades, ele também é expirado na respiração como dimetilseleneto.

Deficiência

O solo em grandes áreas dos EUA é muito pobre em selênio e não fornece quantidades adequadas do mineral para suprir as necessidades dos animais alimentados com culturas que crescem nesses solos. Os estados que fazem fronteira com os Grandes Lagos, o Noroeste do Pacífico e a Costa Leste são considerados áreas onde a deficiência de selênio tem probabilidade de ocorrer. A deficiência de selênio provoca infertilidade e déficit de crescimento na maioria das espécies. Exerce também alguns efeitos específicos de espécies. Alguns desses efeitos podem ser reduzidos por meio de suplementação com vitamina E. A necessidade dietética de selênio na maioria dos animais é de cerca de 0,1 a 0,3 mg/kg.

Toxicidade

Em suas viagens pela Ásia Menor, Marco Polo relatou que os cavalos que ingeriam determinadas plantas perdiam os pelos da crina e da cauda e havia descamação dos cascos. A toxicidade pelo selênio ocorre em duas formas, aguda e crônica. A **intoxicação aguda pelo selênio** está associada a lesão hepática e renal e pode incluir exsudato hemorrágico nos pulmões, com ocorrência comum de ascite. A cegueira e a marcha aos tropeços também são comuns. Pode-se observar a presença de gastrenterite. A **intoxicação crônica por selênio** nos equinos e bovinos está associada a claudicação, perda dos pelos e malformações dos cascos. Os animais em pastagens acabam morrendo de inanição, devido à mobilidade prejudicada. O selênio pode ser tóxico com uma dieta contendo 8 a 10 mg/kg.

Síndromes de interesse especial em medicina veterinária

Diátese exsudativa dos frangos

A diátese exsudativa dos frangos consiste em edema generalizado, que começa nas áreas do peito, asas e pescoço, devido à permeabilidade anormal dos capilares. O acúmulo de líquido sob a pele ventral confere uma coloração azul-esverdeada. O crescimento é lento, e a mortalidade é elevada. A vitamina E pode prevenir a diátese exsudativa em pintainhos com deficiência de selênio. A deficiência de selênio provoca atrofia do pâncreas em pintainhos muito jovens, resultando em **fibrose pancreática**. O pâncreas produz quantidades subnormais de lipase e tripsina, interferindo principalmente na digestão dos lipídios. A vitamina E não consegue prevenir a fibrose pancreática.

Hepatose dietética dos suínos

Essa síndrome de deficiência de selênio/vitamina E é observada em suínos em fase de crescimento, de 3 a 25 semanas de idade, e está associada a **lesões hepáticas necróticas graves**.

Doença do coração em amora dos suínos

A deficiência de selênio provoca lesões hemorrágicas e necróticas no músculo cardíaco, resultando em aspecto do coração em "amora" vermelho mosqueado. Isso é acompanhado de redução da função cardíaca e transudação de líquidos nas cavidades serosas e insuficiência circulatória generalizada.

Alguns suínos com deficiência de selênio apresentam tanto hepatose dietética quanto doença do coração em amora ao mesmo tempo; todavia, com mais frequência, uma síndrome predomina sobre a outra em determinado rebanho, sugerindo que outros fatores também possam estar envolvidos, particularmente na doença do coração em amora.

Doença do músculo branco em cordeiros e bezerros

A doença do músculo branco é uma **distrofia muscular nutricional**, que provoca alterações necróticas nos músculos estriados do corpo. É mais comum em cordeiros e bezerros, mas também ocorre em suínos, potros e frangos. O nome deriva das estriações brancas observadas em muitos dos músculos do corpo, particularmente os da coxa e do ombro. As lesões são bilateralmente simétricas, e observa-se uma acentuada elevação da atividade da aminotransferase aspártica sérica.

Retenção da placenta em vacas leiteiras

A deficiência de selênio está associada um risco aumentado de retenção da placenta e, talvez, mastite. Acredita-se que a deficiência de selênio possa reduzir a resposta imune na vaca. Os mecanismos envolvidos são, em grande parte, desconhecidos.

Incoordenação cega e doença do álcali em bovinos e equinos

Determinadas espécies de plantas, como espécies de *Stanleya*, *Xylorhiza* e *Astragalus*, encontradas em bolsões da parte superior das grandes planícies e desertos da América do Norte são **acumuladoras de selênio** e podem conter várias centenas a milhares de miligramas de selênio por quilograma. Em geral, não são palatáveis, porém os animais que consomem essas plantas podem desenvolver toxicidade pelo selênio. Se esse mineral for consumido em grandes quantidades, o animal pode exibir intoxicação aguda, designada como **incoordenação cega**. Mais comumente, em períodos de seca, os animais em pastagens podem ter fome o suficiente para ingerir ocasionalmente algumas dessas plantas acumuladoras de selênio, ou o solo (habitualmente alcalino) pode conter selênio em níveis suficientes para que as plantas forrageiras que crescem nessas áreas forneçam mais de 10 mg de selênio por quilograma de pastagem. Com o tempo, os animais desenvolvem claudicação e emaciação, uma condição denominada **doença do álcali**. A agropecuária lucrativa é quase impossível nessas áreas particulares do país.

Zinco

1 Quais são as principais funções das enzimas que contêm zinco?
2 De que maneira a absorção de zinco através do epitélio intestinal é controlada?
3 Por que as dietas ricas em cálcio causam problemas em suínos?

Função

O zinco[3] é um componente de metaloenzimas, como **cobre-zinco superóxido dismutase**, **anidrase carbônica**, álcool desidrogenase, carboxipeptidase, fosfatase alcalina e **RNA polimerase**, que afetam o metabolismo dos carboidratos, das proteínas, dos lipídios e dos ácidos nucleicos. O zinco regula a síntese de calmodulina, proteinoquinase C, ligação do hormônio tireoidiano e inositol fosfato. A deficiência de zinco altera a síntese de prostaglandinas, o que pode afetar a função lútea. O zinco é um componente da timosina, um hormônio produzido pelas células do timo que regula a imunidade celular.

Absorção

A absorção de zinco ocorre principalmente no intestino delgado (Figura 49.4). Nos animais que necessitam de zinco, o mineral entra prontamente nos enterócitos, utilizando a difusão facilitada, e é transportado através da célula por uma proteína transportadora de zinco rica em cisteína. Na membrana basolateral, um segundo transportador de difusão facilitada permite que o zinco entre no líquido extracelular. O zinco é liberado na circulação porta para ser transportado principalmente pela albumina e transferrina até o fígado. O zinco livre é um agente oxidante muito potente, de modo que ele precisa estar ligado a uma proteína para o seu transporte no sangue. Nos animais com quantidade adequada de zinco, a **metalotioneína**, uma segunda proteína rica em cisteína, é induzida nos enterócitos. A metalotioneína compete com a proteína transportadora rica em cisteína pelo zinco que entra através da membrana da borda em escova. O zinco ligado à metalotioneína permanece no enterócito e é excretado com as fezes, quando o enterócito morre e é descamado. Por meio de suprarregulação ou infrarregulação do conteúdo de metalotioneína do enterócito da mucosa, a quantidade de zinco dietético que é absorvida pode ser regulada. Não se sabe como o estado do zinco regula a concentração de metalotioneína intestinal, porém são necessárias várias semanas para alterar a concentração de metalotioneína no intestino quando o animal precisa ajustar-se a uma dieta pobre em zinco.

O zinco e o cobre são antagonistas um do outro. Na maioria dos casos, o zinco interfere na absorção do cobre, causando deficiência de cobre; entretanto, quando a razão dietética cobre/zinco está muito alta (50:1), o cobre pode interferir na absorção

---

[3] N.R.T.: O zinco é importante na síntese de insulina pelas células beta das ilhotas pancreáticas (Emdin SO et al. Diabetologia 19(3): 174182, 1980). Adicionalmente, a deficiência de zinco parece estar associada à resistência insulínica em seres humanos obesos (Cruz KJ et al., Biol Trace Elem Res, 2016). Previamente, Kinlaw WB et al. (Am J Med, 75(2): 273-277, 1983) demonstraram hiperzincúria em pacientes com diabetes melito tipo II. São desconhecidos estudos análogos em animais de companhia. Entretanto, nesse último artigo, os autores demonstraram que a infusão de glicose (levando ao nível sérico de 140 mg/dℓ), associada a uma mistura de aminoácidos em cães sadios não diabéticos, induzia hiperzincúria não osmótica, sem alteração do zinco sérico. Não é conhecido ainda se existe alguma relação desse relato com um presumível déficit corporal de zinco em cães diabéticos.

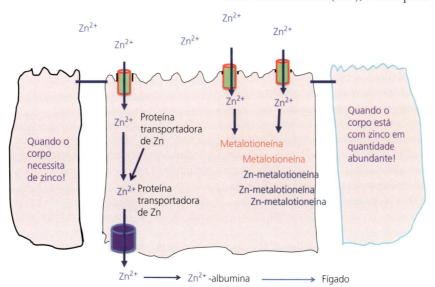

Figura 49.4 Absorção do zinco. Quando o corpo necessita de zinco, os transportadores de zinco transferem o zinco através da membrana apical para dentro do citosol. Uma proteína de transporte do zinco liga-se ao zinco quando entra no citosol e o transfere para a membrana basolateral, onde passa para uma proteína de transporte basolateral de zinco e, em seguida, para o soro, onde se liga à albumina para transporte no sangue porta até o fígado. Quando o corpo dispõe de uma reserva suficiente de zinco, não ocorre expressão do transportador de zinco na membrana basolateral. Qualquer zinco que sofra difusão na célula liga-se à metalotioneína, expressa quando o zinco está em quantidades abundantes, e permanece na célula até morrer de senescência e ser descamada. Isso impede o desenvolvimento de toxicidade pelo zinco.

do zinco. O ferro dietético em excesso também pode interferir na absorção do zinco em humanos e em outras espécies. Em condições práticas, o conteúdo de ferro dietético é, com frequência, bem acima das necessidades de ferro dos herbívoros e pode constituir um fator envolvido na deficiência de zinco e de cobre. O cálcio dietético elevado também interfere na absorção do zinco. Esse efeito é particularmente pronunciado nos não ruminantes (ver seção Paraqueratose dos suínos). O mecanismo envolvido não está bem elucidado.

Os quelantes orgânicos do zinco podem aumentar ou diminuir a sua biodisponibilidade. Aqueles que interferem na absorção tendem a formar complexos insolúveis com o zinco. Um desses quelantes é o fitato (ácido fítico), que também é um importante quelante do fosfato, do cobre e do ferro. O fitato liga-se comumente ao zinco em fontes vegetais do elemento e diminui acentuadamente a disponibilidade do zinco para absorção nos animais monogástricos e pré-ruminantes. Entretanto, os micróbios do rúmen metabolizam a maior parte do fitato dietético, de modo que ele não representa um fator capaz de afetar a absorção do zinco nos ruminantes.

Alguns quelantes do zinco de ocorrência natural melhoram a biodisponibilidade do elemento. Na maioria dos casos, esses complexos melhoram a solubilidade do zinco. Os peptídios e os aminoácidos podem formar complexos solúveis com o zinco. Tanto a cisteína quanto a histidina ligam-se fortemente ao zinco e melhoram a sua biodisponibilidade em pintainhos. No pH alcalino encontrado no intestino, é provável que exista pouca quantidade de cátions zinco livres em solução. Este irá precipitar na forma de hidróxido de zinco se não houver nenhuma outra substância para formar um complexo com o zinco. Uma ação dos quelatos benéficos consiste em formar complexos de zinco que são solúveis dentro do intestino delgado, permitindo ao zinco solúvel alcançar a membrana da borda em escova para absorção. A formação de quelatos solúveis também é importante para a absorção do cobre, do manganês e do ferro.

O cádmio é um antagonista da absorção do zinco e do cobre. Ele também interfere no metabolismo tecidual do zinco e do cobre no fígado e nos rins (ver seção Cádmio).

Deficiência

Os animais com deficiência de zinco exibem rapidamente redução da ingestão alimentar, bem como taxa reduzida de crescimento. Na deficiência mais prolongada, os animais apresentam redução do crescimento dos testículos, parte córnea do casco fraca e paraqueratose da pele nas pernas, na cabeça (particularmente nas narinas) e no pescoço. Na necropsia, a atrofia do timo e a depleção linfoide do baço e dos linfonodos são evidentes. Os animais com deficiência de zinco são altamente imunossuprimidos, tornando-os mais suscetíveis a numerosas infecções oportunistas.

Toxicidade

Os níveis elevados de zinco dietético são razoavelmente bem tolerados pelo gado bovino, embora se observe toxicidade do zinco em bovinos alimentados com uma dieta contendo níveis de zinco de 900 mg/kg. Os níveis elevados de zinco exercem efeito negativo sobre a absorção e o metabolismo do cobre, e é principalmente por essa razão que o teor de zinco dietético deve ser limitado. O nível máximo tolerável de zinco dietético é sugerido em 300 a 1.000 mg/kg.

Síndromes de interesse especial em medicina veterinária

Paraqueratose dos suínos

Os suínos alimentados com dietas deficientes em zinco ou ricas em cálcio podem desenvolver lesões das camadas superficiais da epiderme, conhecidas como **paraqueratose**. Os sinais iniciais limitam-se à pele e consistem em áreas de queratinização excessiva da pele, de distribuição simétrica. Em geral, ocorre pouco prurido (coceira). A pele torna-se escamosa e pode "rachar", devido às fissuras que se formam nessas áreas. Nos casos mais graves, ocorre comprometimento do crescimento, e os animais apresentam anorexia e letargia. Os animais respondem rapidamente à adição de zinco na ração ou à remoção do cálcio da ração.

Deficiência genética de zinco dos bovinos e Malamutes

Foi identificado um defeito genético que reduz acentuadamente a absorção de zinco no gado Black Pied e frísio da Holanda (Dutch-Friesian). Esse defeito também foi identificado em cães Malamute. Esses animais tornam-se gravemente deficientes em zinco, a não ser que recebam níveis altos de zinco dietético. Os bezerros têm aparência normal ao nascimento, porém desenvolvem pele escamosa e espessada no pescoço e ombros dentro de poucos meses. Nos cães, a pele ao redor dos olhos é mais suscetível. Eles também crescem lentamente e mostram-se muito suscetíveis à infecção, em virtude de sua incapacidade de produzir resposta imune.

Minerais tóxicos

> 1 Qual é o perigo de utilizar lamas de depuração como fertilizante para culturas consumidas por animais produtores de alimentos?
>
> 2 Quais são as fontes comuns de chumbo com as quais os animais podem entrar em contato?

Os minerais a seguir estão incluídos por serem, infelizmente, causas comuns de toxicose em animais.

Cádmio

O cádmio é um metal pesado que se acumula no organismo, particularmente no rim, causando lesão renal. É depurado do organismo de modo muito precário e muito lentamente. Trata-se de um problema particular para os humanos, em virtude de seu longo tempo de vida e sua distribuição tão comum no ambiente. O nível máximo tolerável de cádmio na dieta de animais produtores de alimento foi estabelecido em 0,5 ppm, em um esforço de evitar a adição de cádmio à dieta dos humanos que consomem alimentos de origem animal.

O cádmio é um antagonista do zinco e do cobre e, em menor grau, do ferro.[4] Em geral, as dietas que contêm 5 a 30 ppm de cádmio diminuem o desempenho do animal ao interferir na absorção do cobre e do zinco, resultando em sintomas habitualmente associados à deficiência de cobre e de zinco. O cádmio liga-se muito fortemente à metalotioneína intestinal. O fígado e os rins contêm proteínas metalotioneína, que acumulam o cádmio durante toda vida do animal.

---

[4] N.R.T.: Classicamente é conhecido que íons Cd^{+2} podem também mimetizar ou bloquear ações dos íons Ca^{+2}.

O cádmio é um contaminante dos sulfetos de zinco usados na galvanização do ferro para evitar a corrosão. Trata-se de um componente das baterias de níquel-cádmio e é usado como estabilizador em plásticos de polivinilcloreto. As lamas de depuração urbanas contêm quantidades significativas de cádmio e não devem ser usadas como fertilizantes em culturas de fazendas destinadas a consumo humano ou por animais produtores de alimentos.

Menos de 1% do cádmio dietético é absorvido pelos ruminantes. A metalotioneína intestinal liga-se fortemente ao cádmio e limita a sua absorção. O cádmio pode ser detectado no leite em pequenas quantidades, porém a glândula mamária limita o seu transporte, e a concentração de cádmio do leite não é aumentada por altas concentrações de cádmio dietético.

Flúor

Enquanto o flúor em quantidades muito pequenas pode aumentar a resistência dos ossos e dos dentes, ele geralmente não é considerado como componente dietético essencial. O flúor substitui o OH⁻ nos cristais de hidroxiapatita do osso, conferindo-lhes resistência quando presente em pequenas quantidades. O flúor é geralmente considerado como um elemento tóxico para rebanhos domésticos, visto que, em grandes quantidades, ele se acumula no osso e substitui uma quantidade tão grande de OH⁻ nos cristais ósseos que, na verdade, ele enfraquece o osso, aumentando a claudicação e o desgaste dos dentes. Os dentes dos bovinos intoxicados por flúor tornam-se mosqueados e corados e, com frequência, apresentam erosões ou depressões.

As formas solúveis de fluoreto, como o fluoreto de sódio, sofrem absorção rápida e quase completa pelos bovinos. Cerca de 50% do flúor nos fosfatos das rochas não desfluoretados são absorvidos. O cálcio, o alumínio, o cloreto de sódio e a gordura da dieta podem reduzir a absorção do flúor. O flúor não passa prontamente para o leite, e o flúor do leite não aumenta acentuadamente com o aumento do flúor dietético.

Os fosfatos de rocha da Flórida [fluorapatita, $Ca_{10}F_2(PO_4)_6$] podem contaminar o gado bovino quando usados em rações ou quando aplicados como fertilizante sem serem primeiramente desfluoretados. Outras fontes potenciais de flúor incluem a farinha de osso, a água de poço profundo e o solo nas proximidades de vulcões e fumarolas. O flúor na forma de ácido fluorídrico, tetrafluoreto de sílica ou particulados contendo fluoreto pode ser liberado de locais industriais associados ao processamento do alumínio ou do fosfato. Essas emissões podem contaminar a água, o solo e as plantas localizadas a favor do vento nessas regiões, resultando em toxicose pelo flúor nos animais que pastam nessas áreas.

Chumbo

O chumbo constitui a causa comum de toxicose nos rebanhos domésticos. Os haloides de chumbo e o bromocloreto de chumbo, que outrora eram adicionados aos motores a gasolina como lubrificantes de válvulas, eram emitidos dos escapamentos de automóveis durante a combustão e contaminaram muitas terras americanas. Os pigmentos à base de chumbo eram comuns até que restrições legais foram impostas, e as lascas de tinta de estruturas mais antigas continuam sendo uma fonte significativa de contaminação por chumbo no gado. A intoxicação pelo chumbo também tem ocorrido no gado que consome chumbo de baterias, massa de vidraceiro em janelas de vidro, linóleo, telhado de asfalto e óleo para motor ou de cárter. Entre 3 e 10% do chumbo ingerido são absorvidos. Níveis dietéticos elevados de cálcio, fósforo, ferro, zinco, gordura e proteína diminuem a absorção e a retenção de chumbo. O chumbo acumula-se no osso. Ele passa prontamente para o leite, de modo que concentrações crescentes de chumbo dietético resultam em concentrações aumentadas de chumbo no leite.

A intoxicação clínica interfere nas funções enzimáticas normais dependentes de metal. O chumbo causa distúrbios na síntese de porfirina e do heme, interfere na síntese de proteína, provoca pontilhado basofílico dos eritrócitos e anemia microcítica hipocrômica.

A exposição crônica a baixos níveis de chumbo não está associada a sintomas clínicos no gado, visto que os ossos sequestram o chumbo e o liberam gradualmente no sangue para excreção. Nos seres humanos, a exposição a baixos níveis de chumbo está associada a perda da capacidade cognitiva. A intoxicação aguda pelo chumbo causa comprometimento da função neurológica, resultando em cegueira e irritabilidade. A toxicidade do chumbo também provoca dor intestinal e cólica, bem como aborto. O chumbo acumula-se no córtex renal, e a observação de corpúsculos de inclusão tubulares renais sugere comprometimento da função renal. Nos bovinos que morreram em consequência de intoxicação pelo chumbo, as concentrações no córtex renal frequentemente são superiores a 50 ppm e, no fígado, estão muitas vezes acima de 20 ppm (tecido fresco).

Nesses últimos anos, a ingestão de chumbo tornou-se uma importante causa de morte nas aves e em outras aves de rapina. Essas aves podem ingerir peixes que contêm iscas de chumbo deixadas por pescadores, podem ingerir patos mortos a tiro por caçadores e podem também comer aves aquáticas que ingeriram chumbo de caça que caiu na água.

Mercúrio

A toxicidade pelo mercúrio é incomum. A maioria dos casos tem sido associada à ingestão de sementes de grãos recobertas com fungicida contendo mercúrio orgânico. Os concentrados proteicos de farinha de peixe também já causaram acidentalmente intoxicação pelo mercúrio. O peixe concentra o metilmercúrio que pode ser encontrado na água. Os compostos de mercúrio orgânico, particularmente metilmercúrio, são mais tóxicos do que as formas inorgânicas de mercúrio. Os compostos de mercúrio orgânico são absorvidos com maior eficiência e retidos por mais tempo. Pouco mercúrio orgânico ou inorgânico é secretado no leite.

Os compostos de mercúrio inorgânico são muito cáusticos e provocam gastrenterite aguda quando ingeridos. Baixas doses de mercúrio inorgânico ingeridas com o decorrer do tempo causam depressão, anorexia e marcha com as pernas rígidas, seguida de paresia. Alopecia, prurido, lesões escamosas ao redor do ânus e da vulva, queda dos dentes e ocorrência de diarreia são típicos dos estágios mais avançados da intoxicação por mercúrio inorgânico. A principal causa de morte consiste em insuficiência renal aguda.

Os compostos de mercúrio orgânico (alquil mercúrios) afetam principalmente o sistema nervoso, e os sinais clínicos incluem apatia, incoordenação, cegueira progressiva e convulsões.

Autoavaliação

As respostas encontram-se no final do capítulo.

1 Você é chamado para examinar uma vaca Jersey que não consegue se levantar. O bezerro recém-nascido está ao lado dela. Que condição pode ter essa vaca? Qual é o papel que a ingestão de alfafa rica em potássio nos últimos dias antes do parto desempenhou no desenvolvimento desse distúrbio?

2 Qual é o papel que a forragem rica em potássio desempenha na vaca em lactação que está apresentando sinais de tetania?

3 Explique como uma dieta rica em grãos sem adição de cálcio suplementar pode afetar os ossos de um cavalo em crescimento.

4 Em um dia muito quente, um fazendeiro constata que o bebedouro dos porcos não está mais funcionando. Ele o conserta, e todos os animais correm para beber. Depois de 3 h, você recebe um chamado para examinar os suínos. Os animais estão cambaleantes, andando em círculos, e vários morreram. O que está acontecendo?

5 Por que as vacas com deslocamento do abomaso apresentam pH sanguíneo elevado?

6 Explique por que um cão com hipoadrenocorticismo bilateral pode desenvolver hiperpotassemia.

7 Sua clínica está localizada em uma área onde o solo é muito rico em molibdênio. Quando você visita os herbívoros na área, que sintomas devem ser procurados e por que essas lesões podem se desenvolver?

8 Uma cadela Bedlington terrier acabou de parir. Seu proprietário relata que o animal está com icterícia e urinando pequenas quantidades de urina escura. Qual é o provável diagnóstico e por que isso ocorre na ocasião do parto?

9 A garganta de um cordeiro natimorto sem pelos apresenta uma grande massa. A ovelha passou o inverno em pastagem com couve. O que aconteceu?

10 O que é a doença do coração em amora?

11 Suínos com pele escamosa e muita coceira, com lesões e vermelhidão na ponta dos pés, são trazidos para exame. O exame da ração revela que foi colocada uma quantidade quatro vezes maior de cálcio do que o necessário. O que aconteceu com esses animais?

12 Por que a produção de metalotioneína nos enterócitos é importante?

Leitura sugerida

Ammerman, C.B., Baker, D.H. and Lewis, A.J. (1995) *Bioavailability of Nutrients for Animals*. Academic Press, San Diego, CA.

Goff, J.P. (2000) Pathophysiology of calcium and phosphorus disorders. *Veterinary Clinics of North America. Food Animal Practice* 16:319–337.

Martens, H. and Schweigel, M. (2000) Pathophysiology of grass tetany and other hypomagnesemias. Implications for clinical management. *Veterinary Clinics of North America. Food Animal Practice* 16:339–368.

National Research Council (2005) *Mineral Tolerance of Animals*. National Academy of Science Press, Washington, DC.

Underwood, E.J. and Suttle, N.F. (1999) *The Mineral Nutrition of Livestock*, 3rd edn. CABI Publishing, Wallingford, UK.

Respostas

1 Febre do leite. A dieta rica em potássio alcaliniza o sangue, interferindo nos receptores de paratormônio no osso e no tecido renal. Em consequência, a vaca tem dificuldade em manter a homeostasia do cálcio no início da lactação.

2 Pode reduzir a absorção de magnésio através do rúmen, resultando em hipomagnesemia. A hipomagnesemia aumenta diretamente a excitabilidade do sistema nervoso e também pode contribuir para a hipocalcemia.

3 As dietas ricas em grãos tendem a apresentar alto teor de fósforo. Quando essas dietas são acopladas a um baixo nível de cálcio dietético, há uma perturbação na quantidade de cálcio que pode ser absorvida e, em seguida, utilizada na formação do osso. Isso estimula a secreção excessiva de paratormônio, causando reabsorção óssea. Com frequência, o osteoide normal do osso é substituído por colágeno fibroso. O resultado consiste em osteodistrofia. Se a matriz que foi reabsorvida pelos osteoclastos ativados não for substituída, o resultado é frequentemente designado como osteoporose.

4 O fornecimento súbito de água a suínos que estão gravemente desidratados provoca o rápido movimento de água para dentro do cérebro, onde as concentrações de sal tornaram-se elevadas em consequência da desidratação. Essa rápida reidratação dos animais resulta em edema cerebral e disfunção neurológica.

5 O cloreto excretado no abomaso não alcança o intestino delgado, devido a seu sequestro dentro do abomaso deslocado. Essa ausência de ânions cloreto no sangue constitui a causa de uma alcalose metabólica.

6 A falta de produção de aldosterona pode reduzir a excreção renal de potássio.

7 Deve-se suspeitar de deficiência de cobre, que provoca falta de pigmentação da pelagem, crescimento e desempenho deficientes e anemia. O molibdênio e o enxofre da dieta formam um complexo de tetratiomolibdato-cobre que torna o cobre dietético indisponível para absorção, resultando em deficiência de cobre.

8 Toxicidade pelo cobre. O estresse do parto provoca a súbita liberação de grandes quantidades de cobre do fígado. O cobre livre é um poderoso agente oxidante, causando crise hemolítica.

9 O cordeiro desenvolveu bócio (hipotireoidismo). A couve contém uma substância bociogênica que interfere na utilização do iodo pela glândula tireoide da mãe. Por sua vez, ela se esforça para se salvar, aumentando a captação e o armazenamento de iodo, sem nada deixar para o feto em desenvolvimento.

10 Deficiência de selênio dos suínos, causando alterações no músculo cardíaco.

11 O cálcio em excesso na dieta interfere na absorção do zinco, provocando a sua deficiência. O início é de importância crítica para os processos normais de queratinização.

12 A metalotioneína é produzida pelos enterócitos em resposta a altos níveis de zinco e, em menor grau, às reservas de cobre do organismo. A metalotioneína liga-se a qualquer zinco ou cobre que entra no enterócito e os sequestra na célula até que esta sofra descamação no lúmen. O mineral sequestrado é então eliminado nas fezes. A metalotioneína é um fator de importância crítica na prevenção da toxicidade pelo cobre e pelo zinco em muitas espécies.

50 Cartilagem, Ossos e Articulações

Jesse P. Goff

Anatomia da cartilagem, 575
Crescimento da cartilagem, 576
Anatomia do osso, 577
    Osteoblastos, 577
    Osteócitos, 578
    Osteoclastos, 578
Composição do osso, 578
Formação do osso, 580
    Ossificação intramembranosa, 580
    Ossificação endocondral, 581
Crescimento longitudinal dos ossos, 582
Crescimento no diâmetro dos ossos, 583
Remodelação óssea, 583
    Ativação, 584
    Reabsorção, 584
    Reversão, 584
    Formação, 584
Reparo de osso fraturado, 586
Metabolismo ósseo e homeostasia mineral, 588

Articulações, 589
Síndromes que afetam a cartilagem de importância especial
em medicina veterinária, 589
    Osteocondrose dos mamíferos e discondroplasia tibial das aves
    domésticas, 589
Síndromes que afetam o osso de importância especial em medicina
veterinária, 590
    Hiperparatireoidismo primário, 590
    Pseudo-hiperparatireoidismo, 590
    Hiperparatireoidismo secundário, 590
    Hipoparatireoidismo, 591
    Hipercalcitonismo nutricional, 592
    Osteopetrose hereditária dos bezerros, 592
    Osteopetrose do peixe-boi, 592
    Raquitismo e osteomalacia, 592
    Osteoporose, 592
    Pseudo-hipoparatireoidismo e febre do leite em vacas leiteiras, 594
    Hormônio do crescimento e metabolismo ósseo, 594
Autoavaliação, 595

A cartilagem é um tipo especial de tecido conjuntivo de extrema importância no desenvolvimento embrionário, que serve de modelo a partir do qual o osso verdadeiro será posteriormente formado. A cartilagem também persiste nos animais adultos, principalmente como cartilagem articular que protege a interface entre ossos adjacentes ou articulações do corpo (Figura 50.1).

O osso é um órgão rígido e duro do organismo, que desempenha várias funções importantes. Os ossos que formam o crânio e a caixa torácica servem para proteger tecidos moles vitais de danos externos. Os ossos longos das pernas e dos braços e a coluna vertebral formam o esqueleto apendicular, que atua em conjunto com os músculos e os tendões para possibilitar a locomoção. Uma função mais sutil de osso consiste em atuar como reservatório de minerais, principalmente cálcio, que são vitais para a manutenção de um ambiente iônico normal. O propósito deste capítulo é fornecer ao estudante de veterinária um conhecimento básico sobre a fisiologia normal da cartilagem e do osso, de modo que as síndromes de importância especial em medicina veterinária envolvendo esses tecidos possam ser identificadas e compreendidas.

Anatomia da cartilagem

> **1** Por que as células da cartilagem precisam ser tolerantes a um ambiente com baixo teor de oxigênio?

A cartilagem consiste em células especializadas, conhecidas como **condrócitos**, que estão alojados em **matriz amorfa semelhante a gel** secretada pelos próprios condrócitos. As células estão isoladas umas das outras por essa matriz, e cada célula reside em uma pequena cavidade na matriz (Figura 50.2). Diferentemente da maior parte dos outros tecidos, o número de condrócitos na cartilagem é relativamente pequeno. Além disso, a cartilagem não dispõe de nervos ou vasos sanguíneos. Por conseguinte, os condrócitos devem sobreviver em um meio relativamente hipóxico e desnutrido. Todo o oxigênio e os nutrientes necessários para as células da cartilagem precisam sofrer difusão através da matriz cartilaginosa a partir dos leitos capilares localizados fora da cartilagem. A cartilagem está habitualmente incluída em um tecido conjuntivo fibroso denso de cobertura, conhecido como **pericôndrio**. Existem três tipos de cartilagem, que se distinguem pela natureza da matriz que envolve as células e pela quantidade de colágeno ou elastina inseridos nessa matriz. A **cartilagem hialina** forma a maior parte da cartilagem no animal e constitui o tipo mais envolvido nas patologias veterinárias. A cartilagem hialina é encontrada nas extremidades ventrais das costelas, dentro dos anéis da traqueia e na laringe, bem como nas superfícies articulares dos ossos. Nos animais em crescimento, a cartilagem que forma as placas epifisárias dos ossos longos também consiste em cartilagem hialina. Os ossos do corpo surgem a partir de um "modelo" de cartilagem hialina formado no estágio embrionário de desenvolvimento. A **cartilagem elástica** é relativamente escassa, mas pode ser encontrada

Parte 8 | Minerais, Ossos e Articulações

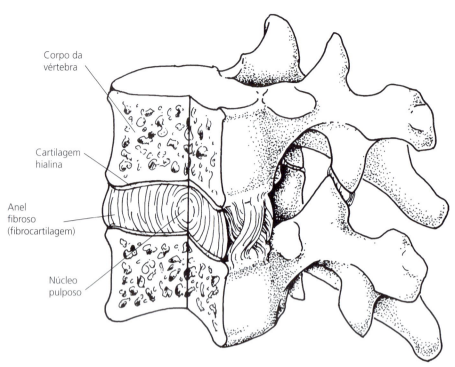

Figura 50.1 Disco intervertebral, composto de cartilagem hialina e fibrocartilagem, serve para interconectar os corpos de vértebras contíguas. De Cormack, D.H. (2001) *Essential Histology*, 2nd edn. Lippincott Williams & Wilkins, Baltimore. Reproduzida, com autorização, de Lippincott Williams & Wilkins.

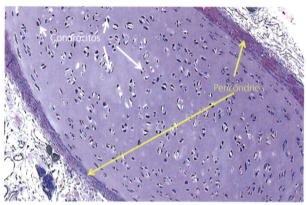

Figura 50.2 Corte através da cartilagem, que compreende um bronquíolo de gato, ilustrando a separação dos condrócitos uns dos outros pela matriz de cartilagem. A cartilagem é circundada pelo pericôndrio, que constitui a fonte dos condrócitos alojados na matriz da cartilagem. Observe a ausência de vasos sanguíneos na cartilagem.

na orelha externa e na epiglote. A **fibrocartilagem** é encontrada no local de inserção de muitos dos ligamentos maiores no osso. Ocorre também dentro dos discos intervertebrais e na sínfise púbica.

Crescimento da cartilagem

> 1 Que tipo de colágeno é exclusivo da cartilagem?

O crescimento da cartilagem é particularmente importante no embrião, no qual existem modelos de cartilagem para todos os tecidos que finalmente irão se transformar em osso no animal. O crescimento também continua no animal adulto, embora em um ritmo muito mais lento. Os condrócitos da cartilagem originam-se das células mesenquimais do embrião. À medida que sofrem mitose, essas células se disseminam, expandindo a cartilagem a partir do seu interior, um processo conhecido como **crescimento intersticial**. À medida que as células da cartilagem se desenvolvem e amadurecem, elas próprias se envolvem com uma mistura especializada de proteínas, formando uma matriz intersticial. A composição da matriz intersticial distingue os três tipos de cartilagem uns dos outros. Na cartilagem hialina, a matriz intersticial é composta de uma mistura de mucopolissacarídios e de mucoproteínas, como sulfato de condroitina 4 e sulfato de condroitina 6. Existem também fibrilas finas de colágeno dentro da matriz. Essas fibrilas são originalmente secretadas na matriz na forma de tropocolágeno pelos condrócitos. Em seguida, agregam-se e reúnem-se em fibrilas de colágeno dentro da matriz. Embora essas fibrilas representem quase 40% do peso da matriz da cartilagem hialina, elas não são tão visíveis quanto os feixes de colágeno que existem no osso e em outros tecidos conjuntivos. A cartilagem elástica é mais flexível do que a cartilagem hialina, devido à presença de fibras de elastina inseridas na substância fundamental que forma a matriz da cartilagem. Na fibrocartilagem, o teor de colágeno da matriz está acentuadamente aumentado, e as fibrilas de colágeno formam feixes espessos e resistentes alinhados em uma direção, conferindo uma grande força de tração.

Os **proteoglicanos** e os **glicosaminoglicanos** que compreendem a matriz amorfa atuam para manter a hidratação da cartilagem por meio de atração eletrostática da água e proporcionar resiliência e resistência compressiva à cartilagem. Existe uma ampla variedade de proteoglicanos, porém todos são compostos de uma proteína nuclear à qual se liga uma extensa variedade de cadeias laterais de diferentes carboidratos, incluindo sulfato de condroitina, sulfato de dermatana, sulfato de heparana e sulfato de queratana.

As proteínas estruturais fibrosas da matriz da cartilagem formam um arcabouço que confere força, elasticidade e resistência à força de cisalhamento à cartilagem. O principal colágeno fibrilar da cartilagem é o **colágeno tipo II**. Essa proteína é responsável por mais de 50% do peso seco na maioria dos tecidos cartilaginosos. Enquanto o colágeno tipo I é o principal colágeno fibrilar do osso e da maioria dos outros tecidos conjuntivos, o colágeno tipo II só é encontrado na cartilagem. A cartilagem também contém vários tipos de colágeno que não formam fibrilas na matriz. O colágeno tipo IX foi identificado da superfície das fibras de colágeno tipo II, onde pode atuar para regular o arranjo espacial das fibras do tipo II. O colágeno tipo X pode ser encontrado nos condrócitos, dentro das placas de crescimento dos ossos longos, e pode ser fundamental para a ossificação endocondral (descrita na seção Formação do osso), em que a cartilagem é substituída por osso.

Anatomia do osso

> 1 Que estrutura separa a diáfise da epífise nos ossos longos em crescimento?
> 2 Quais são os três principais tipos de células ósseas e quais as suas funções?

A Figura 50.3 ilustra um osso longo típico do corpo. As extremidades do osso são denominadas **epífises**. O corpo compacto e longo do osso é a **diáfise**, e, nos animais em crescimento, as duas são separadas por matriz cartilaginosa, denominada **placa epifisária**. A diáfise une-se à placa epifisária (ou placa de crescimento) por um osso esponjoso de transição, denominado **metáfise**. A diáfise consiste em um cilindro de parede espessa constituído de osso muito denso ou compacto, com osso esponjoso no centro ou **espaço medular**.

O espaço medular não é totalmente oco. Um delicado arcabouço de espículas ósseas forma uma estrutura em treliça e proporciona um espaço para a medula óssea, onde residem as células hematopoéticas do organismo. Esse osso esponjoso ou trabecular proporciona uma grande resistência ao osso e possibilita alguma flexibilidade que não seria possível se todo o osso fosse compacto. O efeito de suporte das trabéculas também reduz acentuadamente o peso do osso, sem comprometer de modo apreciável a sua resistência.

A parte externa das superfícies ósseas é coberta por uma camada de células, formando o **periósteo**. Essa camada de células é dotada de propriedades especiais, visto que pode dar origem a **células osteoprogenitoras** ou células formadoras de osso, que são vitais para o crescimento e o reparo do osso. As superfícies internas das trabéculas ósseas na cavidade medular também são revestidas com células osteoprogenitoras, e essa camada é denominada **endósteo**. Nos ossos planos que formam o crânio, a camada externa análoga ao periósteo é denominada **pericrânio**. A **dura-máter** é o nome empregado para referir-se às células que revestem a superfície interna dos ossos planos do crânio. Ambas as camadas servem como fontes de células osteoprogenitoras nos ossos planos, embora o osso plano não pareça ser tão eficiente quanto os ossos longos nos esforços de reparo e remodelação.

São encontrados três tipos principais de células no tecido ósseo: os **osteoblastos**, os **osteócitos** e os **osteoclastos** (Figura 50.4).

Osteoblastos

Os osteoblastos são as principais células envolvidas no processo de ossificação e são facilmente observados durante a formação de novo osso. Em geral, têm 20 a 30 μm de tamanho e, com

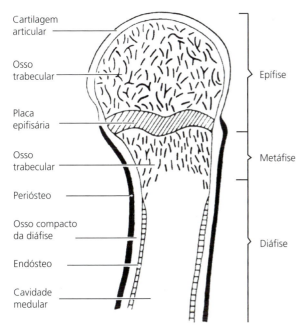

Figura 50.3 Anatomia de um osso longo em crescimento. De Reece, W.O. (2004) *Duke's Physiology of Domestic Animals*, 12th edn. Cornell University Press, Ithaca, NY. Reproduzida, com autorização, de Cornell University Press.

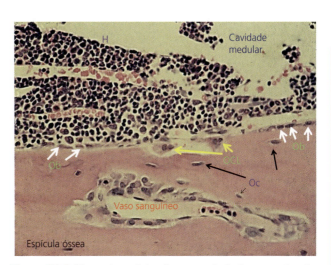

Figura 50.4 Vista microscópica de uma espícula de osso trabecular. Nessa preparação, a matriz orgânica do osso está corada de rosado. Os osteoblastos (Ob) revestem a superfície óssea que forma o endósteo. Os osteócitos (Oc) residem dentro de lacunas no interior da matriz óssea. Podem ser encontrados osteoclastos (OCL) multinucleados em uma cavidade de reabsorção, onde o osso está sendo reabsorvido. Células hematopoéticas (H) fora do osso formam a medula óssea, e observa-se um vaso sanguíneo em corte oblíquo passando pelo osso.

frequência, formam uma camada com espessura de uma única célula que recobre as superfícies que estão sofrendo remodelação óssea ou ossificação primária. Os núcleos dos osteoblastos estão geralmente localizados na extremidade da célula, o mais distante da superfície óssea, e o citoplasma é rico em retículo endoplasmático rugoso, condizendo com uma célula responsável pela síntese e secreção das proteínas que irão formar a matriz orgânica do osso. Quando ativamente envolvidos na formação do osso, os osteoblastos são intensamente basofílicos ao exame histológico, em virtude da presença de quantidades aumentadas de RNA. A intensidade da coloração basofílica diminui quando os osteoblastos encontram-se no estado de repouso.

Osteócitos

Tanto os osteoblastos quanto os osteócitos originam-se de células mesenquimais. Os osteoblastos alojados dentro da matriz óssea transformam-se em osteócitos. Acredita-se que os osteócitos possam reverter a osteoblastos ativos, quando a matriz orgânica que os circunda é dissolvida durante a reabsorção óssea. Os osteócitos são células relativamente solitárias. As pequenas áreas ou orifícios no osso dentro dos quais os osteócitos residem são denominados **lacunas**. Acredita-se que os osteócitos sejam essencialmente osteoblastos que foram aprisionados e inseridos dentro da matriz óssea durante a formação do osso. Os **canalículos** ou túneis formam um labirinto de conexões entre osteócitos vizinhos que residem em suas lacunas. Projeções citoplasmáticas de cada osteócito estendem-se pelos canalículos, possibilitando o contato entre osteócitos vizinhos. Os canalículos estendem-se até a superfície do osso, de modo que os osteócitos também fazem uma rede com os osteoblastos e o líquido extracelular.

O líquido nas lacunas e do sistema canalicular é relativamente rico em cálcio. Quando ativados pelo paratormônio, os osteócitos podem bombear esse cálcio do líquido ósseo para dentro do líquido extracelular, ajudando a elevar as concentrações sanguíneas de cálcio, um processo conhecido como **osteólise osteocítica**. Não envolve a dissolução da matriz, como ocorre com a reabsorção óssea osteoclástica típica, e mobiliza uma quantidade relativamente pequena de cálcio, em comparação com a reabsorção óssea osteoclástica. Entretanto, constitui uma resposta muito rápida à hipocalcemia (dentro de poucas horas), em comparação com a reabsorção óssea osteoclástica, que leva vários dias para se tornar ativa.

Osteoclastos

Os osteoclastos são células multinucleadas muito grandes, que são observadas nas superfícies ósseas que sofrem reabsorção ativa. As evidências atuais sugerem que os osteoclastos provêm dos mesmos progenitores que os monócitos do sistema imune. Por conseguinte, pode ser apropriado considerá-los como macrófagos dos tecidos ósseos. Seus núcleos estão habitualmente localizados na extremidade da célula, o mais distante da superfície óssea. O citoplasma é denso, com ribossomos não ligados à membrana e presença de numerosos lisossomos, de acordo com uma célula cuja origem é semelhante àquela de um macrófago. Além disso, têm uma borda preguead distinta na extremidade em contato com superfície óssea, composta de pregas citoplasmáticas. Os osteoclastos são muito móveis e podem migrar ao longo das superfícies do osso para locais de reabsorção óssea.

Composição do osso

> 1 Quais são os dois tipos de osso?
> 2 Que etapas ocorrem durante a formação da matriz de colágeno?
> 3 Qual é o propósito do espaço existente entre as fibras de microfibrilas colágenas?
> 4 Por que a deficiência de vitamina C afeta o osso?

Os ossos longos contêm dois tipos de osso (Figura 50.5). O **osso compacto ou cortical** é muito denso. Esse tipo de osso é encontrado nas bordas externas dos ossos longos e em cada extremidade dos ossos, sob a cartilagem articular. O **osso trabecular**, também conhecido como **osso esponjoso**, encontrado na cavidade medular, forma um arcabouço leve, porém resistente, para permitir uma ligeira curvatura do osso; além disso, fornece um local onde residem as células hematopoéticas. Os vasos sanguíneos seguem um percurso paralelo ao comprimento do osso e estão contidos em canais, conhecidos como **canais de Havers** (Figura 50.6). Vasos sanguíneos menores seguem um trajeto perpendicular aos vasos dentro dos canais de Havers, e esses canais são denominados **canais de Volkmann**. Os canais de Volkmann conectam os vasos sanguíneos dos canais de Havers com o periósteo no lado externo do osso e com cavidade medular que forma a medula óssea no interior do osso. No osso compacto, os osteoblastos formam o osso em camadas concêntricas em redor de cada canal de Havers. À medida que os osteoblastos tornam-se envolvidos pela matriz óssea que eles criaram, eles se transformam em osteócitos. Um sistema de canais, conhecidos como canalículos, conecta os osteócitos entre si e com o periósteo e a medula óssea. Esses canalículos estão preenchidos com líquido intersticial ósseo, que é relativamente rico em cálcio (Figura 50.7).

O osso trabecular ou esponjoso forma uma treliça no centro dos ossos longos. As células hematopoéticas da medula óssea podem ser encontradas nos espaços da treliça, entre as espículas de osso que formam o osso trabecular. No osso trabecular, as espículas são revestidas por osteoblastos, que também se transformam em osteócitos quando passam a ser envolvidos pela

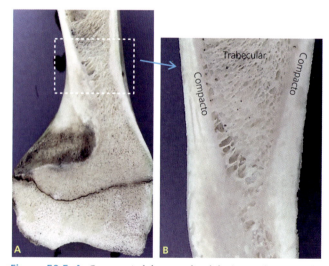

Figura 50.5 A. Corte sagital da parte distal do úmero de um cavalo. **B.** Vista ampliada de parte da diáfise, ressaltando as estruturas do osso compacto e do osso trabecular.

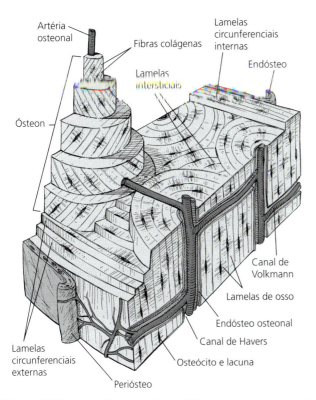

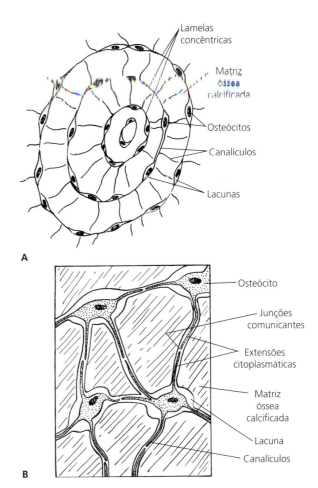

Figura 50.6 Vista tridimensional da diáfise de um osso longo. De Ross, M.H. (2003) *Histology, A Text and Atlas,* 4th edn. Lippincott Williams & Wilkins, Baltimore. Reproduzida, com autorização, de Lippincott Williams & Wilkins.

Figura 50.7 Um ósteon (sistema de Havers). **A.** Lamelas concêntricas, mostrando os osteócitos dentro de suas lacunas e canalículos comunicantes. **B.** Extensões citoplasmáticas dos osteócitos nos canalículos para a sua comunicação com outros osteócitos. De Reece, W.O. (2009) *Functional Anatomy and Physiology of Domestic Animals*, 4th edn. Wiley-Blackwell, Ames, IA. Reproduzida, com autorização, de Wiley.

matriz óssea que eles próprios produziram (ver Figura 50.4). Os osteócitos estão conectados uns aos outros por canalículos preenchidos com líquido intersticial ósseo, que estão em comunicação com o líquido extracelular da cavidade medular.

O osso consiste em sais inorgânicos depositados em matriz orgânica composta de fibrilas de colágeno e glicoproteínas. Os minerais do osso incluem cálcio, fósforo (na forma do ânion fosfato), magnésio, sódio, potássio, cloreto e fluoreto. Quantidades mínimas de muitos outros elementos inorgânicos também podem ser encontradas no osso. O sal ósseo também contém quantidades significativas de citrato, hidroxila e ânions carbamato.

A estrutura geral do mineral ósseo é aproximada pela fórmula dos cristais de hidroxiapatita, $Ca_{10}(PO_4)_6(OH)_2$. Existem cerca de 10 cátions cálcio para cada 6 ânions fosfato no osso. Os ânions citrato e carbonato também são encontrados frequentemente na superfície dos cristais ósseos. Se alguns dos íons OH^- forem substituídos por íons fluoreto nos cristais do osso, ele adquire uma resistência extra. Por conseguinte, uma quantidade mínima de fluoreto adicionada à água potável pode aumentar a resistência dos dentes às cáries. Quantidades maiores de fluoreto enfraquecem, na verdade, a estrutura óssea, e, em algumas áreas, os animais pastando irão consumir fluoreto em quantidade suficiente para causar alterações patológicas no osso.

Outros microminerais também podem se intercalar dentro do mineral ósseo. O chumbo e o estrôncio substituem prontamente o cálcio nos cristais. Em caso de desastre nuclear, o estrôncio 90 pode representar uma ameaça especial aos rebanhos que pastam. O osso atua como reservatório do estrôncio 90, que pode ser excretado no leite por um longo período de tempo.

O componente orgânico do osso fornece resistência e resiliência. Se toda a matriz orgânica do osso for removida, os minerais inorgânicos mantêm o formato visível do osso, porém este perde a sua resistência à tração e fica quebradiço como um prato de porcelana. Por outro lado, se o mineral ósseo for removido por meio de exposição do osso a um ácido fraco, a matriz orgânica ficará muito flexível e perderá a sua dureza.

O principal componente orgânico do osso é o colágeno, uma proteína fibrosa. O principal colágeno do osso é designado como tipo I. O colágeno tipo I representa 90% da matriz do osso. Por outro lado, o colágeno tipo II, encontrado apenas na cartilagem, constitui apenas 40% da matriz da cartilagem. Intercaladas entre as fibrilas de colágeno, encontram-se proteínas menores, denominadas proteoglicanos. Essas proteínas são menores e mais densas do que os proteoglicanos da cartilagem. Na cartilagem, existe espaço suficiente entre os proteoglicanos e as fibrilas de colágeno tipo II para possibilitar a difusão de nutrientes e do oxigênio através da matriz. Por esse motivo, a cartilagem é relativamente desprovida de vasos sanguíneos. Os proteoglicanos do osso formam matriz muito mais densa com o colágeno tipo I do osso. Os nutrientes não sofrem difusão em qualquer grau extenso através do osso. Por conseguinte, todas as células ósseas estão relativamente próximas de um vaso sanguíneo ou conectadas a um vaso sanguíneo pelos canalículos que atravessam o tecido ósseo. Existem também numerosas proteínas menores dentro da matriz óssea. Algumas delas desempenham um importante papel no controle do processo de mineralização.

O colágeno tipo I é sintetizado dentro dos osteoblastos e, em menor grau, nos osteócitos. Nos osteoblastos, a molécula de pró-colágeno recém-traduzida sofre alguma modificação singular pós-tradução, como hidroxilação de alguns dos resíduos de prolina e lisina. A vitamina C (ácido ascórbico) é necessária para as reações de hidroxilação nos osteoblastos. Nas espécies como a cobaia, que são incapazes de produzir ácido ascórbico, a deficiência nutricional de vitamina C provoca enfraquecimento das matrizes de colágeno do osso, dentes e pele, levando a uma condição conhecida como escorbuto. Acredita-se que três fibrilas de colágeno individuais sejam trançadas para formar uma fibrila de tropocolágeno durante a sua extrusão dos osteoblastos e osteócitos (Figura 50.8). As três moléculas de colágeno são trançadas entre si como uma corda e proporcionam maior resistência e rigidez. Cinco fibrilas de tropocolágeno unem-se para formar uma microfibrila. Por sua vez, numerosas microfibrilas se reúnem pelas extremidades em uma formação escalonada, todas seguindo a mesma direção em uma única unidade metabólica óssea, formando a matriz de colágeno. As fibras de microfibrilas têm, cada uma, cerca de 64 nm de comprimento, e existe um pequeno espaço entre as extremidades das fibrilas. Esse espaço parece desempenhar uma importante função como sítio de nucleação inicial dos cristais de mineral na matriz de colágeno.

O colágeno contém o aminoácido singular, a hidroxiprolina. Durante a reabsorção óssea, a digestão das fibrilas colágenas do osso provoca elevação da concentração de hidroxiprolina no sangue. A excreção de hidroxiprolina na urina tem sido usada como estimativa grosseira da atividade de reabsorção óssea em certos estados patológicos, como o hiperparatireoidismo. A hidroxilisina é outro aminoácido comum no colágeno, porém encontrada apenas raramente em outras proteínas. A hidroxilisina forma uma ligação cruzada covalente com a norleucina através das fibrilas de colágeno adjacentes, estabilizando-as. A montagem escalonada e a ligação cruzada das fibrilas de colágeno tipo I produzem um padrão em bandas característico da matriz orgânica.

A osteocalcina é uma proteína específica do osso, que contém três resíduos únicos de glutamato, em que o carbono gama foi carboxilado. Essa reação de carboxilação é dependente da vitamina K. A síntese de osteocalcina é regulada pela 1,25-di-hidroxivitamina D, a forma hormonal da vitamina D. A osteocalcina parece inibir a formação de precipitados de hidroxiapatita e, portanto, pode inibir a mineralização. Trata-se de um quimioatraente dos leucócitos sanguíneos, sugerindo que ela também possa desempenhar um papel na atração dos osteoclastos para um local do osso com necessidade de reabsorção e remodelação.

Outras pequenas proteínas dentro do osso foram isoladas e identificadas, embora pouco se saiba sobre a sua função.

Formação do osso

> **1** De que maneira a ossificação intramembranosa difere da ossificação endocondral?
> **2** O centro de ossificação epifisária substitui toda a cartilagem na epífise?

O osso só se desenvolve a partir de um tecido conjuntivo preexistente. Existem duas vias diferentes para a formação do osso nos embriões e animais em crescimento. Se a formação do osso ocorrer dentro do tecido conjuntivo primitivo, o processo é conhecido como ossificação intramembranosa. Quando uma cartilagem preexistente é convertida em osso, o processo é designado como ossificação endocondral. Em condições patológicas, os tecidos conjuntivos que normalmente não são convertidos em osso tornam-se ossificados, um processo denominado formação de osso ectópico.

Ossificação intramembranosa

Muitos dos ossos planos do crânio, incluindo os ossos frontal, parietal, occipital e temporal, e parte da mandíbula desenvolvem-se por ossificação intramembranosa. O embrião em desenvolvimento tem áreas de mesênquima. O mesênquima é um tecido caracterizado por tipos de células primordiais circundadas por uma grande quantidade de matriz extracelular. Essa matriz consiste em tecido conjuntivo frouxo. Durante o desenvolvimento embrionário, o mesênquima nas áreas destinadas a se transformar em ossos planos sofre condensação e torna-se bem vascularizado. As células mesenquimais começam a secretar fibrilas de colágeno, que se orientam de modo aleatório dentro de uma substância fundamental semelhante a gel. A organização rígida das fibrilas colágenas que é observada no

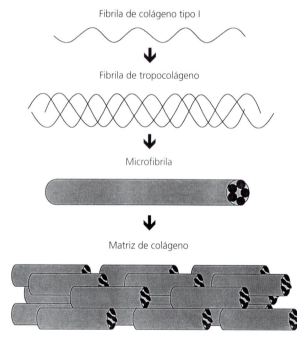

Figura 50.8 Formação do colágeno ósseo. Três fibrilas de colágeno tipo I sintetizadas nos osteoblastos são entrelaçadas para formar uma fibrila de tropocolágeno durante a sua extrusão dos osteoblastos e osteócitos. Em seguida, cinco fibrilas de tropocolágeno se unem para formar uma microfibrila. Por sua vez, numerosas microfibrilas se reúnem pelas suas extremidades em uma formação escalonada, formando a matriz de colágeno. Cada uma das fibras de microfibrila tem cerca de 64 nm de comprimento, e existe um pequeno espaço entre as extremidades das fibrilas adjacentes. Esse espaço parece desempenhar uma importante função como local de nucleação inicial dos cristais minerais na matriz de colágeno.

osso maduro ainda não está presente. À medida que as fibrilas colágenas se acumulam, ocorre espessamento da matriz entre as células, formando filamentos de matriz sólida. Simultaneamente, as células mesenquimais aumentam e reúnem-se na superfície dos filamentos de fibrila de colágeno. As células tornam-se basofílicas e diferenciam-se em osteoblastos. Elas secretam uma quantidade adicional de matriz óssea. Os pequenos filamentos de colágeno tornam-se mais longos e mais espessos e formam uma rede de filamentos ou trabéculas. As fibrilas de colágeno permanecem entremeadas de modo aleatório, e esse osso inicial é designado como **osso reticulado**. A organização aleatória das fibrilas colágenas significa que o osso reticulado é relativamente fraco. A vantagem do osso reticulado é que ele pode se depositar rapidamente, um aspecto que será revisitado quando o estudante estiver aprendendo sobre a consolidação das fraturas.

Logo após o início da produção de fibrilas de colágeno e glicoproteínas pelos osteoblastos, formam-se depósitos de fosfato de cálcio na matriz. À medida que as trabéculas sofrem espessamento e tornam-se calcificadas, alguns dos osteoblastos ficam retidos dentro da matriz, transformando-se em osteócitos. Os osteócitos residem em suas lacunas e permanecem conectados aos osteoblastos na superfície por delicados prolongamentos. Por fim, são formados os canalículos do osso, quando a matriz é depositada ao redor desses prolongamentos celulares. À medida que os osteoblastos são incorporados na matriz para se transformar em osteócitos, são substituídos por meio de divisão mitótica das células osteoprogenitoras na superfície da trabécula. É interessante assinalar que os próprios osteoblastos só raramente foram observados em processo de divisão.

Antes do nascimento, o colágeno organizado de modo aleatório no osso reticulado é substituído por um colágeno mais organizado. Uma distinção é que a nova matriz que substitui a matriz de osso reticulado consiste em fibrilas colágenas secretadas em camadas apertadas de disposição regular em torno dos vasos sanguíneos, de modo que o osso nessas áreas assemelha-se ao osso lamelar maduro. O osso lamelar apresenta alinhamento paralelo regular das fibrilas de colágeno em lâminas (do latim *lamellae*), conferindo ao osso a sua grande resistência. As superfícies externa e interna do osso reticulado estão destinadas a se tornarem osso compacto, com uma fina camada de osso trabecular entre elas.

O tecido conjuntivo nas superfícies externas do osso sofre condensação para formar o pericrânio. Os osteoblastos nessas superfícies revertem a células semelhantes a fibroblastos à medida que o crescimento cessa. Quando solicitados para formar novamente osso, eles podem ser reativados.

Ossificação endocondral

Os ossos que existem inicialmente no embrião como cartilagem hialina desenvolvem-se por um processo conhecido como ossificação endocondral. Incluem os ossos dos membros, a base do crânio, a coluna vertebral e a pelve. Isso contrasta com os ossos intramembranosos, que se desenvolvem diretamente a partir do mesênquima, sem a participação da cartilagem.

A ossificação endocondral começa com a diferenciação das células mesenquimais em condrócitos, que em seguida se depositam na cartilagem hialina, no formato do osso a ser formado (Figura 50.9). Os condrócitos secretam matriz hialina, que consiste em colágeno tipo II, conferindo à cartilagem hialina uma consistência mole e flexível. Enquanto essas mudanças estão ocorrendo no interior do modelo de cartilagem do futuro osso, o potencial osteogênico das células dentro do revestimento de pericôndrio do modelo de cartilagem é ativado. Essas células depositam-se em um fino colar de osso reticulado no lado externo do modelo de cartilagem, em um processo que é muito semelhante à ossificação intramembranosa.

Os **centros de ossificação** surgem na cartilagem hialina. Distinguem-se por um acentuado aumento dos condrócitos em certas áreas do osso cartilaginoso. As lacunas que circundam esses condrócitos se expandem, e apenas filamentos finos de matriz da cartilagem separam as lacunas adjacentes. Em seguida, esses pequenos filamentos de matriz cartilaginosa remanescente

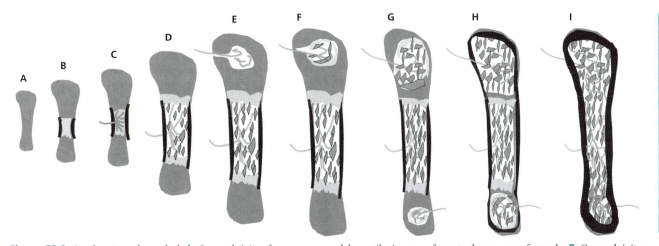

Figura 50.9 Ossificação endocondral. **A.** Os condrócitos formam um modelo cartilaginoso no formato do osso a ser formado. **B.** Os condrócitos sofrem hipertrofia, e a matriz de cartilagem torna-se calcificada na área de um centro de ossificação. Ocorre desenvolvimento de células osteoprogenitoras dentro do pericôndrio. **C.** Os vasos sanguíneos invadem a matriz de cartilagem calcificada a partir do periósteo recém-formado. **D.** As células osteprogenitoras acompanham os vasos sanguíneos na área, dando origem a osteoblastos, que se congregam na superfície das espículas de cartilagem calcificada e começam a depositar a matriz óssea. **E.** Um segundo centro de ossificação começa a se desenvolver dentro da epífise, à medida que os vasos sanguíneos invadem a área dos condrócitos hipertrofiados (área sombreada) e cartilagem calcificada. **F-I.** A ossificação primária da cartilagem calcificada prossegue nos centros de ossificação epifisária e diafisária.

começam a acumular depósitos de fosfato de cálcio. Isso parece desencadear determinados fatores, como o colágeno tipo X, que é produzido pelas células da cartilagem hipertrofiada.

À medida que a cartilagem que os circunda se calcifica, os condrócitos hipertrofiados sofrem apoptose ou morte celular programada. Os vasos sanguíneos que surgem a partir do periósteo recém-formado invadem a área que contém os condrócitos hipertrofiados que estão morrendo, e novas células osteoprogenitoras acompanham os vasos sanguíneos nessa região. Outras células acompanham os vasos sanguíneos e, por fim, passam a constituir elementos hematopoéticos da medula óssea. As células osteoprogenitoras dão origem a osteoblastos, que se congregam na superfície das espículas de cartilagem calcificada e começam a depositar nelas a matriz óssea, que consiste em colágeno tipo I frouxamente organizado. Por conseguinte, as trabéculas ósseas mais precoces formadas no interior do modelo de cartilagem apresentam cartilagem calcificada em sua parte central e uma camada externa de osso reticulado.

O processo efetivo pelo qual a matriz óssea ou cartilaginosa torna-se mineralizada não está bem elucidado. Alguns a comparam a uma solução supersaturada de cálcio e de fósforo, à qual a adição de uma substância estranha inicia a cristalização. No caso do osso, as fibras colágenas (ou o colágeno em combinação com glicoproteínas ou sulfato de condroitina) atuam como catalisador da nucleação, o que transforma o cálcio e o fosfato em solução nos líquidos teciduais em um mineral sólido depositado sobre as fibras colágenas.

Nos equinos e nas vacas, os centros de ossificação aparecem inicialmente na diáfise do modelo de cartilagem hialina de cada um dos ossos longos do esqueleto em torno do terceiro mês de desenvolvimento fetal. Os centros secundários de ossificação aparecem nas epífises dos ossos longos muito mais tarde. Diferem dos centros de ossificação diafisários em dois aspectos.

- A expansão do centro de ossificação epifisária não substitui toda a cartilagem epifisária. Ela não substitui a cartilagem que irá entrar em contato com outro osso. Essa cartilagem persistirá como cartilagem articular durante toda a vida
- Um disco transverso de cartilagem epifisária irá permanecer entre a epífise e a diáfise, dando origem à placa epifisária (mais comumente designada como placa de crescimento). Os condrócitos na placa de crescimento distribuem-se em colunas, o que irá possibilitar o crescimento longitudinal do osso, conforme discutido adiante.

Crescimento longitudinal dos ossos

1 O que ocorre na zona de proliferação de uma placa de crescimento?
2 O que ocorre na zona de maturação?
3 O que ocorre na zona de calcificação provisória?
4 Como a metáfise difere da diáfise?

No modelo de cartilagem de formação do osso, alguns dos condrócitos nas extremidades epifisárias do osso primordial dispõem-se em colunas que seguem paralelamente ao comprimento do osso e que finalmente irão servir como placa de crescimento. Os ossos longos do corpo terão uma placa de crescimento que separa a epífise da diáfise em cada extremidade do osso (Figura 50.10). Em alguns ossos, formam-se placas de crescimento adicionais para possibilitar o crescimento de estruturas especiais, como o trocânter maior do fêmur. As colunas de condrócitos são separadas por barras longitudinais de matriz de cartilagem hialina. Os condrócitos dentro de cada coluna estão diretamente relacionados entre si, visto que resultam da divisão mitótica em cada coluna.

As células que formam a placa de crescimento assumem um formato distinto em camadas, representando, cada uma dessas camadas, um estágio diferente da formação óssea. Os condrócitos dentro da placa de crescimento que estão mais distantes da diáfise constituem a **zona de proliferação**. O próximo estágio visível dentro da placa de crescimento é a **zona de maturação**. Aqui, os condrócitos cessaram as suas divisões e tornaram-se maiores. Isso resulta em acentuada hipertrofia e vacuolização dos condrócitos, formando a **zona de hipertrofia**. A matriz cartilaginosa que circunda essas células começa a sofrer calcificação, levando alguns anatomistas a descrever essa área como a **zona de calcificação provisória**, em lugar da zona de hipertrofia.

Por fim, no lado diafisário da placa de crescimento, os condrócitos sofrem apoptose e degeneram. As extremidades diafisárias de suas grandes lacunas são invadidas por vasos sanguíneos e células progenitoras dos espaços medulares do centro de ossificação primário dentro da diáfise.

À medida que as lacunas são invadidas, os osteoblastos diferenciam-se e formam-se ao longo de barras de cartilagem calcificada de formas irregulares, que se separaram das colunas de condrócitos. Uma fina camada de matriz de colágeno frouxamente organizada (ver Figura 50.8) é depositada na superfície da cartilagem calcificada. Se as condições forem favoráveis (cálcio, fósforo e vitamina D dietéticos adequados), a nova matriz óssea calcifica rapidamente. Essa área primária de osso

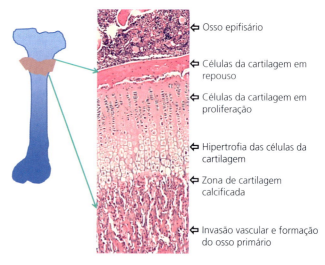

Figura 50.10 Vista macroscópica da placa de crescimento do fêmur de um gato em crescimento. O osso se alonga à medida que os condrócitos na zona de proliferação se dividem e expandem a placa, afastando-se da diáfise. Após a sua proliferação, os condrócitos sofrem hipertrofia e começam a sofrer apoptose ou morte celular programada. Pouco depois disso, a matriz que circunda os condrócitos em processo de apoptose torna-se calcificada. Os vasos sanguíneos invadem a matriz de cartilagem calcificada e transportam os osteoblastos que irão substituir a matriz de cartilagem calcificada e os condrócitos mortos com osso primário ou osso reticulado. Esse osso é bastante fraco e, por fim, é remodelado e substituído por osso mais maduro de maior resistência.

esponjoso é frequentemente designada como metáfise do osso. À medida que o processo do crescimento termina, os osteoclastos movem-se para a metáfise para reabsorver o osso reticulado e a cartilagem calcificada, com movimentação de novos osteoblastos para formar as lâminas organizadas de colágeno tipo 1 que constituem o osso lamelar verdadeiro. Por conseguinte, as células da zona de proliferação que sofrem rápida divisão avançam continuamente na placa de crescimento a partir da diáfise, enquanto os osteoclastos e os osteoblastos convertem continuamente o osso esponjoso primário (também denominado osso esponjoso) em osso lamelar verdadeiro no lado diafisário da placa de crescimento. O resultado final é que a placa de crescimento e a metáfise continuam se afastando do centro de ossificação diafisário. Esse crescimento dos ossos longos é controlado, em parte, pela secreção hipofisária de hormônio do crescimento (somatotropina). O hormônio do crescimento provoca produção local de fator de crescimento semelhante à insulina 1 (somatomedina C[1]), que causa a divisão contínua dos condrócitos na zona de proliferação.

Quando o osso alcança o seu comprimento adulto, a proliferação das células da cartilagem torna-se lenta até cessar. A substituição da cartilagem por osso no lado diafisário na placa de crescimento continua, até que toda a cartilagem da placa de crescimento seja substituída por osso. As trabéculas ósseas da diáfise tornam-se, em seguida, contíguas com as trabéculas das epífises. Esse processo é designado como **fechamento da placa de crescimento**. Significa que o osso alcançou o seu comprimento maduro.

O fechamento da placa de crescimento ocorre em momentos distintos em diferentes ossos, e as duas placas de crescimento em cada osso longo podem se fechar em momentos diferentes. Essa informação torna-se valiosa na avaliação das radiografias e na cirurgia ortopédica. A lesão de uma placa de crescimento pode alterar a estatura do animal. A ingestão excessiva de vitamina A pode provocar fechamento prematuro da placa de crescimento. Uma condição em novilhas leiteiras, em que as placas de crescimento dos membros posteriores se fecham prematuramente, faz com que os membros anteriores fiquem ligeiramente mais longos do que os posteriores, levando à descrição dessa condição como **doença da hiena**. Essa doença é atribuída à administração de grandes doses de vitamina A a bezerros como parte da terapia para a diarreia.

Crescimento no diâmetro dos ossos

> 1 Como um osso sofre espessamento?
> 2 Os condrócitos estão envolvidos?

O crescimento do diâmetro da diáfise dos ossos longos deve-se ao depósito de novo osso na superfície externa por células localizadas no periósteo. Em muitos aspectos, isso constitui simplesmente a continuação de um processo muito semelhante à ossificação intramembranosa. A distinção é que a reabsorção óssea desempenha um importante papel nesse processo. A deposição de novo osso sob o periósteo é acompanhada de reabsorção do osso mais velho na borda interna da haste da diáfise. Isso possibilita o aumento do diâmetro do osso, à medida que as atividades na placa de crescimento aumentam o comprimento do osso, e também possibilita a expansão da cavidade medular no osso. Um osso compacto sólido seria muito mais pesado e menos flexível do que um osso com trabéculas formando uma treliça de sustentação.

Durante o crescimento, os ossos conservam o mesmo formato que tinham no modelo de cartilagem hialina fetal. Isso significa que a velocidade de formação e de reabsorção do osso é um tanto regulada para manter esse formato geral. Entretanto, ocorrem mudanças sutis no formato durante o processo de crescimento. Por exemplo, os ossos do crânio precisam acomodar o cérebro em crescimento. À medida que o raio da curvatura da abóboda craniana aumenta, os ossos tornam-se mais planos. Não se sabe como esse processo é controlado.

O estresse sobre um osso pode aumentar a quantidade de mineral e a espessura da matriz óssea depositada durante a remodelação óssea. Os jogadores de tênis destros podem apresentar até 35% mais osso no úmero direito do que no úmero esquerdo. Por outro lado, astronautas trabalhando em gravidade zero e pacientes acamados podem perder quase 1% da massa óssea vertebral a cada semana despendida nessas condições. Ainda não foi bem elucidado como isso é controlado.

Nas áreas do osso que irão persistir como osso esponjoso ou trabecular, o espessamento das trabéculas cessa em algum momento durante o desenvolvimento, e o espaço entre as trabéculas é transformado em tecido hematopoético, conhecido como medula óssea. À medida que a idade do animal avança, e quando não é bem alimentado, o tecido adiposo pode substituir parte do tecido hematopoético, conferindo à medula a sua aparência amarela.

Remodelação óssea

> 1 Qual é o propósito da remodelação óssea?
> 2 Quais são as principais etapas envolvidas na remodelação de uma porção de um osso?

Quando o animal alcança o seu tamanho adulto, e uma vez formado por completo, o osso não se torna uma estrutura totalmente quiescente. Durante toda a vida, o osso irá sofrer remodelação, um processo em que o osso lamelar velho é substituído por novo osso lamelar, com pouca ou nenhuma alteração na massa óssea (Figura 50.11).

Por que o osso sofre remodelação? O estresse causado pelo traumatismo físico, com o decorrer do tempo, cria fraturas microscópicas no osso maduro. A remodelação possibilita ao organismo substituir continuamente pequenas bolsas de osso desgastado por novo osso, por meio de um processo gradual que não interfere na função óssea. Não se sabe como esse processo é reconhecido. Uma possibilidade envolve a propriedade piezoelétrica do mineral ósseo fixado ao colágeno. As forças aplicadas aos cristais dentro da matriz óssea dão origem a uma corrente ou potencial elétrico muito pequeno no cristal do osso, o que pode influenciar localmente o metabolismo das células ósseas. A interrupção dessa corrente pode iniciar o processo de remodelação nessa parte do osso. Apenas unidades muito pequenas do osso sofrem remodelação a qualquer momento. Essas unidades

[1] N.R.T.: Atualmente denominado IGF-1. [Ver revisões de Nilsson O *et al.*, Horm Res, 64(4): 1577-165, 2005 & Lui JC *et al.*, J Mol Endocrinol, 53(1): T1-T9, 2014.]

são frequentemente designadas como **unidades de remodelação óssea** (URO). O formato das URO no osso compacto ou cortical difere daquele do osso trabecular ou esponjoso, porém as mesmas quatro etapas distintas – ativação, reabsorção, reversão, formação – ocorrem durante a remodelação em ambos os locais.

Ativação

Trata-se do processo que converte uma superfície óssea em repouso ou inativa em uma superfície a ser remodelada (Figura 50.11A,B). Ainda não foi esclarecido como uma determinada parte de um osso é selecionada para remodelação. Parece ser um evento aleatório; entretanto, a presença de microfraturas em uma área parece marcar a área para remodelação. Essa remodelação "seletiva" parece ser dirigida por um sinal proveniente do osso. As microfraturas simplesmente podem desorganizar a orientação ordenada das fibrilas de colágeno. Quando as fibrilas de colágeno estão orientadas de modo correto, existe uma carga elétrica mínima orientada ao longo das fibrilas. As microfraturas perturbam a carga piezoelétrica dessa porção do osso, que pode atuar para iniciar a remodelação dessa área específica. A deterioração do osso também poderia desencadear a secreção de fatores autócrinos ou parácrinos, iniciando localmente a ativação das URO.

Durante a ativação, as células que revestem o osso, que consistem essencialmente em osteoblastos quiescentes, sofrem retração e contração na área do osso a ser remodelada. Isso expõe a matriz óssea (Figura 50.11C). Os osteoclastos multinucleados dirigem-se para esse local, e forma-se uma ligação firme entre o osso e a borda pregueada.

Reabsorção

Os osteoclastos liberam ácidos e enzimas proteolíticas de sua borda pregueada para a superfície óssea, dissolvendo a matriz orgânica do osso (Figura 50.11D). Os ácidos incluem o carbônico, o clorídrico, o cítrico e o láctico. As enzimas proteolíticas (que degradam proteínas) incluem hidrolases ácidas, que funcionam bem em pH baixo. Os cristais minerais são dissolvidos pelos ácidos, e os minerais, juntamente com os produtos de degradação da matriz orgânica, entram no osteoclasto por processos de difusão ou transporte específico. Em seguida, são expelidos para dentro do líquido extracelular no lado oposto do osteoclasto.

No osso trabecular, os osteoclastos reabsorvem o osso até formar uma depressão em formato de pires que tem cerca de 50 μm de profundidade em seu centro e 200 a 300 μm de diâmetro (Figura 50.11E). No osso cortical ou compacto, os osteoclastos perfuram o osso para criar um túnel com apenas cerca de 2,5 mm de profundidade/comprimento e 200 μm de diâmetro. Neste ponto, os osteoclastos interrompem a sua atividade de reabsorção óssea e deixam a URO.

Reversão

Essa fase sinaliza o início da reconstrução do osso reabsorvido (Figura 50.11F). Os osteoblastos movem-se da superfície do osso para as profundidades da cavidade de reabsorção, conhecida como **lacuna de Howship**, em homenagem ao cientista que primeiro a descreveu, em 1816. Não se sabe, em grande parte, quais os sinais que levam os osteoblastos a migrar para dentro da lacuna de Howship. Acredita-se que vários fatores de crescimento, como o fator de crescimento semelhante à insulina 2 e o fator transformador de crescimento (TGF)-β, sejam incorporados na matriz óssea durante a formação do osso. No curso da reabsorção, esses peptídios são liberados durante a digestão da matriz de colágeno e ativam as células de revestimento do osso a sofrer reversão para osteoblastos. Ambos os fatores podem ser encontrados no osso, e foi constatado que ambos estimulam a replicação dos osteoblastos *in vitro*. Muitas outras substâncias, incluindo interleucina (IL)-1, fator de crescimento derivado das plaquetas e fator de crescimento semelhante à insulina 1 (somatomedina), também são consideradas como candidatos capazes de iniciar a fase de reversão da remodelação. Talvez nenhum fator quimioatraente seja elaborado, sendo simplesmente a presença de matriz óssea exposta quando os osteoclastos saem que pode atrair os osteoblastos na área em questão. De algum modo, os osteoblastos são estimulados a se reunir na área do osso reabsorvido em quantidades apropriadas para preencher a cavidade de reabsorção.

Formação

A formação da matriz óssea começa com a deposição de osteoide pelos osteoblastos. Essa matriz orgânica consiste principalmente em colágeno tipo I, proteoglicanos e proteínas menores típicas do osso adulto maduro (Figura 50.11G). O osteoide é depositado em camadas distintas ou lamelas de cerca de 3 μm de espessura, e todas as fibrilas de colágeno dentro de cada lamela estão orientadas paralelamente umas às outras. No osso cortical, o túnel escavado pelos osteoclastos é preenchido a partir da circunferência externa em direção ao centro, até que apenas um pequeno canal central contendo vaso sanguíneo seja mantido aberto. As fibrilas de colágeno dentro de diferentes lamelas estão orientadas em ângulo com a camada acima ou abaixo, conferindo ao osso maior resistência, um processo compartilhado na produção de madeira compensada. No osso trabecular, as camadas de osteoide são depositadas em lâminas delicadamente curvadas, acompanhando a curva da cavidade de reabsorção.

A mineralização da matriz orgânica constitui a etapa final na formação óssea (Figura 50.11H). Ocorre após um atraso de tempo, que é de cerca de 20 dias nos humanos. Uma vez desencadeado, o processo de mineralização é bastante rápido. Durante os primeiros dias do processo, quase 75% do cálcio ósseo total estarão depositados, e os 25% finais da mineralização serão concluídos em alguns meses. O tempo total para que os osteoblastos completem a fase de formação em uma única URO aproxima-se de 150 dias.

A remodelação é necessária nos animais de grande porte de vida longa para substituir o osso que está fatigado e acumulando microfraturas (Figura 50.11I). Se a remodelação óssea parasse, as microfraturas acumuladas iriam causar uma falha mecânica do esqueleto em cerca de 2 anos. Nos roedores e em outros pequenos animais de vida curta, a remodelação não é tão necessária quanto nas espécies de vida mais longa, porém ainda ocorre.

A remodelação do osso também desempenha outra função importante. Permite ao esqueleto atuar como depósito de minerais, possibilitando a transferência de cálcio e de outros íons para dentro e para fora do osso, conforme necessário para manter o equilíbrio eletrolítico. Os hormônios envolvidos na homeostasia do cálcio podem influenciar acentuadamente a velocidade e a extensão da remodelação óssea.

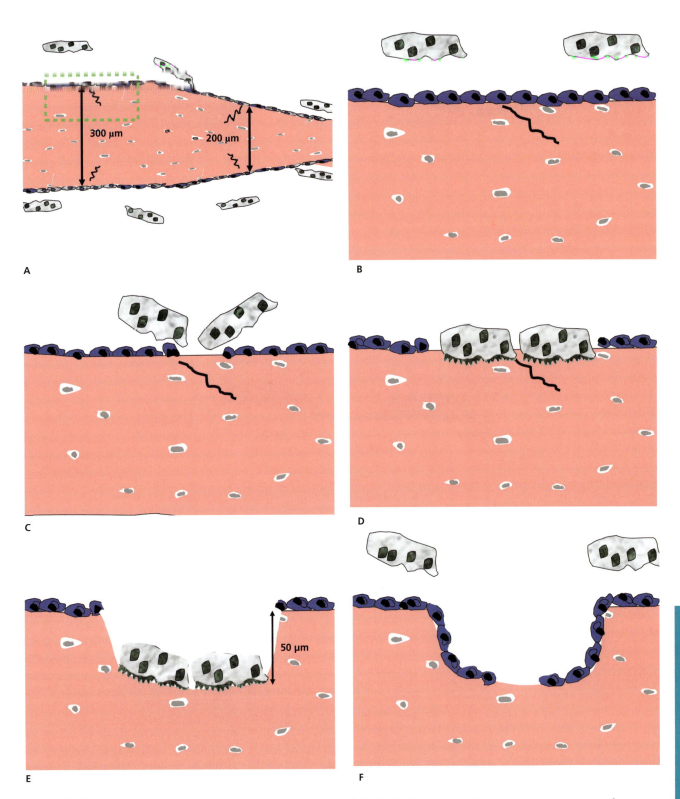

Figura 50.11 Remodelação de um único local em uma peça trabecular. **A.** Espículas de osso trabecular com quatro pequenas microfraturas que serão reabsorvidas e substituídas. **B.** Vista ampliada da superfície endosteal da espícula do osso trabecular delineada com linha verde tracejada em (**A**). Os osteoclastos e os osteoblastos encontram-se no estado de repouso acima de uma pequena microfratura na matriz óssea. **C.** Ativação: os osteoblastos se retraem da superfície da área do osso a ser remodelada. Os osteoclastos movem-se para o local do osso exposto. **D.** Reabsorção: os osteoclastos desenvolvem uma borda pregueada e formam uma vedação firme com o osso exposto. A secreção de ácidos e de enzimas provoca a dissolução da matriz orgânica, liberando os minerais que entram no líquido extracelular. **E.** Reabsorção: os osteoclastos escavam a matriz óssea e o mineral até uma profundidade de aproximadamente 50 μm. **F.** Reversão: os osteoclastos deixam a área e tornam-se inativos. Os osteoblastos entre as células de revestimento do osso endosteal, na borda do local de reabsorção, entram agora nas profundezas da cavidade de reabsorção.

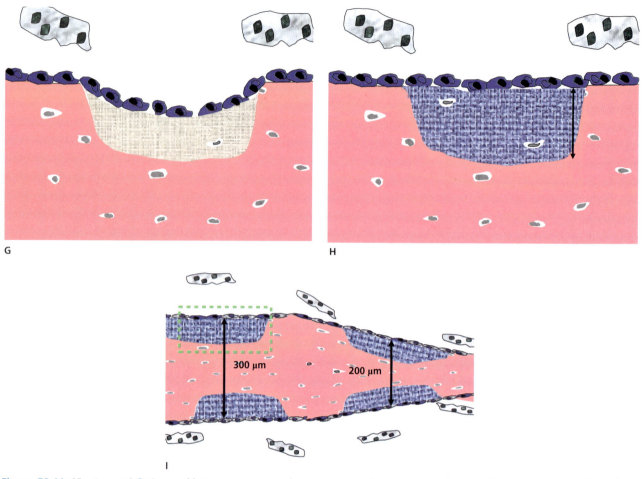

Figura 50.11 *(Continuação)* **G.** Os osteoblastos começam a produzir nova matriz óssea para preencher a cavidade de reabsorção. Alguns ficam retidos na matriz, dando origem a novos osteócitos. **H.** A área da nova matriz torna-se mineralizada, e essa parte do osso volta a entrar em estado de repouso. Todavia, existem agora aproximadamente 50 μm de novo osso formado para substituir a microfratura com o osso novo. **I.** Os quatro locais originais de microfratura na espícula óssea foram substituídos por novo osso resistente.

Reparo de osso fraturado

> 1 Por que a angiogênese (formação de novos vasos sanguíneos) é tão fundamental para o processo de reparo ósseo?
> 2 Por que o osso reticulado é importante nesse processo?

Quando um osso sofre fratura, as extremidades quebradas do osso precisam ser trazidas em estreita aposição para que o osso possa consolidar de modo adequado e rapidamente. Nas fraturas menos graves, o osso é simplesmente partido, e as extremidades ósseas não estão desalinhadas. Nas fraturas mais graves, as extremidades do osso devem ser realinhadas e estabilizadas pela colocação de gesso ou uso de pino ou arame para juntar as extremidades.

No local de ruptura, o periósteo (células osteoprogenitoras e osteoblastos que revestem o lado externo do osso) e o endósteo (células osteoprogenitoras e osteoblastos que revestem as superfícies compacta e trabecular dentro do osso) estão dilacerados, e os vasos sanguíneos na área estão seccionados, causando sangramento. Forma-se um coágulo sanguíneo, e a interrupção do fluxo sanguíneo resulta em morte dos osteócitos na área (Figura 50.12A). Esses tecidos que estão morrendo ou já morreram liberam citocinas proinflamatórias, que atraem os fagócitos para a área, a fim de remover o coágulo sanguíneo e parte dos tecidos mortos (Figura 50.12B).

Infelizmente, na maioria dos casos, a aposição das extremidades ósseas não está próxima o suficiente para possibilitar uma boa vascularização da área contendo o osso morto. Neste caso, as células osteoprogenitoras que surgem do periósteo e do endósteo intactos na área que limita as zonas pobres em oxigênio dão origem a condrócitos. Em seguida, esses condrócitos proliferam e formam cartilagem dentro desse ambiente hipóxico para começar a fechar a lacuna entre as extremidades ósseas (Figura 50.12C). Essa cartilagem é finalmente substituída por osso, da mesma maneira que a ossificação endocondral do modelo de cartilagem hialina ocorre durante o desenvolvimento do osso. Isto é, os condrócitos sofrem hipertrofia e morrem, e ocorre calcificação da matriz de cartilagem. Os vasos sanguíneos proliferam e movem-se para dentro da área da matriz de cartilagem calcificada. À medida que os vasos sanguíneos se movem para dentro da cartilagem calcificada, ela é substituída por osso reticulado frouxamente organizado. Esse processo é realizado por osteoblastos que se originam das células osteoprogenitoras sadias a partir do periósteo e endósteo não lesionados que acompanham a vascularização que fornece oxigênio na área da fratura. As células osteoprogenitoras depositam esse novo osso no topo da cartilagem calcificada (Figura 50.12D).

Esse novo osso reticulado também pode ser firmemente cimentado ao antigo osso morto que já foi reabsorvido. Apresenta muito pouca resistência nesse estágio. À medida que os condrócitos e as células osteoprogenitoras movem-se para a área de ruptura em ambos os lados, um calo ou colar de tecido de reparo forma uma ponte completa através da ruptura. A parte do calo derivada do periósteo é denominada **calo externo**, enquanto aquela que provém do endósteo é denominada **calo interno**. O calo externo forma a ligação mais resistente através da ruptura. Por fim, a cartilagem calcificada é totalmente substituída por novo osso reticulado. Esse processo leva várias semanas, e o novo osso reticulado permanece relativamente fraco (Figura 50.12E). O osso reticulado e qualquer osso antigo morto são, em seguida, reabsorvidos e substituídos por fragmentos ósseos

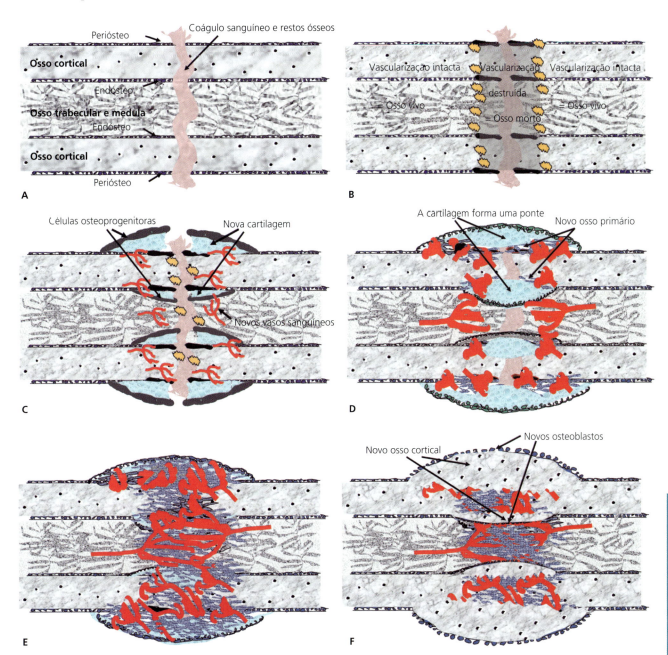

Figura 50.12 Reparo de osso fraturado, em que a aposição das extremidades quebradas é razoavelmente boa. **A.** A fratura dilacera o periósteo e o endósteo. Os vasos sanguíneos rompidos sangram no local da fratura, e ocorre formação de um coágulo sanguíneo. A interrupção do fluxo sanguíneo resulta em morte dos osteócitos na área. **B.** Os tecidos que estão morrendo e aqueles mortos liberam citocinas pró-inflamatórias, as quais atraem fagócitos (em laranja) na área para remover o coágulo sanguíneo e parte dos tecidos mortos. **C.** As células intactas do periósteo e do endósteo na área que limita as zonas pobres em oxigênio dão origem aos condrócitos (verde). Em seguida, esses condrócitos proliferam e formam cartilagem (matriz azul-clara) dentro desse ambiente hipóxico para começar a preencher a lacuna entre as extremidades ósseas. Os fagócitos continuam removendo tecido morto. **D.** Os condrócitos sofrem hipertrofia e morrem, e a matriz de cartilagem calcifica (matriz azul-clara). Os vasos sanguíneos proliferam e movem-se para a área da matriz de cartilagem calcificada. A medida que os vasos sanguíneos se movem para dentro da cartilagem calcificada, ela é substituída por osso trabecular (matriz azul-escura) por osteoblastos que acompanham a rede vascular que fornece oxigênio na área da fratura. **E.** À medida que os condrócitos e as células osteoprogenitoras movem-se para o local de fratura de ambos os lados, forma-se um calo ou colar de tecido de reparo para completar a ponte formada através da ruptura. Por fim, toda cartilagem calcificada é totalmente substituída por novo osso trabecular. **F.** O osso trabecular é então reabsorvido e substituído por osso cortical verdadeiro.

lamelares verdadeiros, começando a partir do osso sadio existente nas bordas da fratura. Esses fragmentos de osso cortical denso crescem através da ruptura de cada lado, até finalmente se fundir (Figura 50.12F). Com o passar do tempo, o calo de osso cortical é reabsorvido e remodelado de acordo com o formato original do osso até completar o reparo.

Em alguns casos, as extremidades dos ossos fraturados podem ser trazidas em aposição muito firme e estabilizadas. Nessas condições, ou se houver simplesmente uma fratura capilar, é possível que ocorra consolidação sem formação de calo. Os vasos sanguíneos e as células precursoras osteogênicas dos canais de Havers simplesmente se estendem através da lacuna no osso morto. Ocorre formação de URO, que se estendem através da quebra. Como uma URO só pode ter cerca de 2,5 mm de comprimento no osso cortical, as extremidades ósseas precisam ser trazidas em aposição muito estreita para que isso possa ocorrer. O novo osso formado une as extremidades dos ossos de modo semelhante ao modo pelo qual os carpinteiros utilizam cavilhas de madeira para unir as extremidades de duas peças de madeira.

Metabolismo ósseo e homeostasia mineral

> 1 Como o paratormônio afeta a osteólise osteocítica?
>
> 2 Como isso difere dos efeitos que ele exerce sobre a reabsorção óssea osteoclástica?

O mineral ósseo é rico em cálcio, fósforo e outros minerais. Durante a remodelação óssea, esses minerais são liberados no líquido extracelular pela ação dos osteoclastos. Eles também são removidos do sangue durante a formação óssea pelos osteoblastos. Em condições estáveis, a taxa de reabsorção óssea é igual à taxa de sua formação, de modo que o conteúdo de mineral do esqueleto permanece inalterado. Durante o crescimento, a taxa de formação óssea ultrapassa a sua taxa de reabsorção. De modo semelhante, durante condições que causam **osteoporose**, a taxa de reabsorção óssea excede a taxa de formação óssea, resultando em perda do mineral do esqueleto para o líquido extracelular.

O osso também atua como tampão do pH sanguíneo. O osso pode liberar cátions (cálcio) para o sangue, em resposta à acidose, ou pode liberar ânions (fosfato), em resposta à alcalose excessiva do sangue.

O metabolismo do mineral ósseo constitui um componente essencial da homeostasia do cálcio. A concentração sanguínea de cálcio precisa ser mantida dentro de limites estreitos para a sustentação da vida. Quando a ingestão dietética de cálcio é inadequada para repor o cálcio que deixa o líquido extracelular (pela urina, secreções pancreáticas, leite ou desenvolvimento do esqueleto fetal), o mineral ósseo deve fornecer o cálcio necessário para evitar o desenvolvimento de hipocalcemia. A homeostasia do cálcio é discutida de modo mais pormenorizado no Capítulo 49, porém justifica-se efetuar uma breve discussão dos efeitos dos hormônios reguladores do cálcio. O principal hormônio que regula a reabsorção do cálcio do osso é o paratormônio (PTH). Quando liberado das glândulas paratireoides em resposta a baixos níveis sanguíneos de cálcio, o PTH atua em primeiro lugar sobre os osteoblastos que revestem as trabéculas ósseas.

A liberação do cálcio das reservas do osso ocorre por meio de dois mecanismos diferentes. O primeiro deles é denominado osteólise osteocítica. Cada osteócito reside dentro de uma lacuna no osso. Na lacuna, existe o líquido ósseo que circunda o osteócito. Esse líquido tem teor de cálcio mais elevado do que o líquido extracelular. Quando estimulados pelo PTH, os osteócitos utilizam o sistema canalicular para bombear parte desse cálcio do líquido ósseo para dentro do compartimento do líquido extracelular. Esse cálcio do osso é pronta e rapidamente intercambiável. Na vaca adulta, o tamanho desse reservatório de cálcio é de aproximadamente 6 a 15 g. Esse reservatório é adequado para atender a perturbações mínimas do equilíbrio do cálcio; entretanto, para déficits maiores ou prolongados de cálcio do líquido extracelular, o esqueleto precisa recorrer à osteólise osteoclástica para fornecer o cálcio. A secreção contínua de PTH provoca aumento no número e na atividade dos osteoclastos do osso. O PTH não atua diretamente sobre os osteoclastos: eles não têm receptores para o PTH. Entretanto, existem receptores de PTH nos osteoblastos. Quando estimulados pelo PTH, os osteoblastos que revestem as superfícies do osso trabecular sofrem retração para expor a matriz óssea aos osteoclastos. Os osteoblastos também elaboram fatores parácrinos locais, como prostaglandina E_2 e IL-1 e IL-6, que estimulam a atividade osteoclástica na área.

Fica logo evidente que essa sequência de eventos assemelha-se àquela observada durante as fases de ativação e de reabsorção na remodelação óssea. O PTH aumenta o número de locais que sofrem ativação e reabsorção óssea em qualquer momento. Todavia, em altas doses, ele também desacopla a reabsorção óssea da formação óssea (ver seção Osteoporose lactacional). O PTH impede a entrada dos osteoclastos na fase de reversão da remodelação óssea. Com efeito, eles continuam produzindo uma erosão lenta do osso.

O PTH também impede que os osteoblastos depositem uma nova matriz dentro da cavidade criada durante a reabsorção óssea. Quando o animal se encontra em equilíbrio positivo do cálcio (a entrada de cálcio proveniente da dieta nos líquidos extracelulares excede a perda de cálcio proveniente do líquido extracelular), a secreção de PTH diminui, e os osteoblastos podem concluir as fases de reversão e de formação da remodelação em cada URO.

Com a estimulação contínua do PTH, maior número de URO entra nas fases de ativação e de reabsorção. A perda de osso sem reposição não pode ser tolerada para sempre. Por fim, a perda óssea pode levar ao enfraquecimento e a uma condição conhecida como osteoporose.

A vitamina D é um precursor do hormônio 1,25-di-hidroxivitamina D (ver Capítulo 48). O papel da 1,25-di-hidroxivitamina D[2] na formação óssea é principalmente indireto. A vitamina atua sobre o intestino para aumentar a eficiência da absorção de cálcio e fósforo dietéticos. Por meio da manutenção de concentrações sanguíneas normais de cálcio e de fósforo, a 1,25-di-hidroxivitamina D possibilita a mineralização da matriz óssea. Os osteoblastos contêm um receptor para a 1,25-di-hidroxivitamina D. Entretanto, o tratamento dos osteoblastos com 1,25-di-hidroxivitamina D não estimula a secreção da matriz óssea. Na verdade, apresenta alguns dos mesmos efeitos do

---

[2] N.R.T.: Esse metabólito da vitamina D é também chamado de calcitriol.

PTH, intensificando a produção dos fatores que aumentam a atividade dos osteoclastos. Foi sugerido que alguns outros metabólitos da vitamina D, notadamente a 24,25-di-hidroxivitamina D, possam desempenhar um papel direto no processo de mineralização.

A calcitonina é o terceiro hormônio importante na regulação do cálcio. A calcitonina é secretada pelas células C dentro da glândula tireoide em resposta a níveis elevados de cálcio sanguíneo. Atua diretamente sobre os osteoclastos, inibindo a reabsorção óssea. Essa ação despertou interesse no uso da calcitonina para inibir a reabsorção óssea nas doenças osteoporóticas. Infelizmente, os osteoclastos desenvolvem tolerância à calcitonina, e a reabsorção óssea retorna, de modo que qualquer eficiência observada é de curta duração.

Articulações

1 Qual é o propósito do líquido sinovial?
2 Qual é a origem dos ligamentos em uma articulação sinovial?

A junção entre dois ossos quaisquer é conhecida como articulação ou junta. Existem vários tipos de articulações. Algumas são praticamente imóveis, como aquelas encontradas entre os ossos do crânio. Algumas vezes, são designadas como articulações fibrosas. Outras são livremente móveis, têm cartilagem articular[3] e cápsulas articulares e são denominadas articulações sinoviais. Sua função consiste em fornecer um meio de fixação entre os ossos, de modo que eles possam suportar as forças de alto impacto, permitindo, contudo, que esses ossos possam "balançar" livremente, com pouca resistência. O movimento de uma articulação é controlado e limitado pela ação dos músculos e de estruturas passivas, como os ligamentos e os tendões.

As articulações sinoviais[4] contêm uma cápsula que abriga uma camada fibrosa externa constituída por fibras colágenas, que se estendem do periósteo de um osso para o periósteo de outro osso, conferindo estabilidade à articulação de um lado a outro (Figura 50.13). Os ligamentos são extensões especiais da cápsula fibrosa, que podem estar localizados no interior ou no exterior da cápsula articular. A superfície interna da cápsula articular é composta pelas membranas sinoviais. As membranas sinoviais estão envolvidas na produção do líquido sinovial, um líquido muito viscoso com consistência semelhante à da clara do ovo. Trata-se essencialmente de um ultrafiltrado do plasma sanguíneo ao qual as células sinoviais acrescentaram substâncias, como o ácido hialurônico, e proteínas, como a lubricina. O líquido sinovial proporciona a lubrificação da articulação, reduzindo o desgaste nas superfícies opostas da cartilagem articular. Os meniscos são áreas especiais de fibrocartilagem densa que existem entre as superfícies cartilaginosas articulares de alguns ossos, particularmente aqueles de sustentação de grande peso. Os meniscos funcionam para amortecer as forças compressivas que atuam nas extremidades dos ossos. A cartilagem articular que recobre as extremidades dos ossos envolvidos na articulação fornece amortecimento adicional sobre aquele obtido pelas duas superfícies ossificadas que entram em contato uma com a outra.

Síndromes que afetam a cartilagem de importância especial em medicina veterinária

Osteocondrose dos mamíferos e discondroplasia tibial das aves domésticas

Esses distúrbios apresentam a característica comum de claudicação causada por uma lesão que consiste em uma pequena área focal de cartilagem necrótica. Na maioria dos casos de osteocondrose nos mamíferos, a lesão está localizada dentro ou próximo da interface entre a cartilagem articular e a cartilagem de

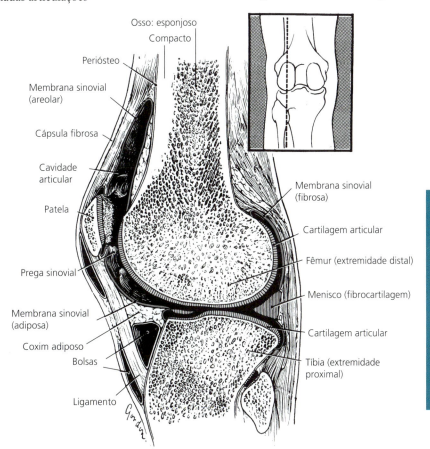

Figura 50.13 Articulação do joelho no ser humano (corte sagital indicado pelo detalhe). Trata-se de um exemplo de articulação sinovial. De Cormack, D.H. (2001) *Essential Histology*, 2nd edn. Lippincott Williams & Wilkins, Baltimore. Reproduzida, com autorização, de Lippincott Williams & Wilkins.

---

[3] N.R.T.: A cartilagem articular é um tecido conjuntivo especializado formado em sua maior parte por condrócitos embebidos em uma matriz extracelular. [Baccarin RYA *et al.*, Can J Vet Res, 78(1): 50-60, 2014.]

[4] N.R.T.: Em cavalos competidores de polo, um glicosaminoglicano, o sulfato de condroitina, pode ser usado como um marcador de inflamação local como a osteoartrite e do *turnover* articular. [Baccarin RYA *et al.*, Can J Vet Res, 78(1): 50-60, 2014.]

crescimento epifisário. Em cães, equinos e suínos, a face caudal da cabeça do úmero constitui o local comum e resulta em dor no ombro. Os côndilos femorais lateral e medial também são comumente acometidos. Nos suínos, a placa de crescimento distal da ulna também é frequentemente acometida. Nos frangos de corte e perus de rápido crescimento, a lesão ocorre, com frequência, na placa de crescimento do osso tibiotarso e é denominada **discondroplasia tibial**. O termo "discondroplasia" pode ser o melhor termo tanto para os mamíferos quanto para as aves, visto que denota uma disfunção do crescimento da cartilagem, mais do que um problema ósseo, como sugere o termo "osteocondrose".

Essas lesões estão associadas a uma rápida taxa de crescimento, e a seleção genética para o crescimento resultou, efetivamente, em incidência aumentada dessa doença esquelética. Foi sugerido que o defeito se desenvolve quando a cartilagem cresce muito rapidamente, e a capacidade de difusão dos nutrientes e do oxigênio através da matriz de cartilagem para todas as células da matriz está comprometida. Os condrócitos que se encontram nessa área morrem antes que possam sofrer hipertrofia e estimular calcificação provisória da matriz de cartilagem. Os vasos sanguíneos só podem invadir uma área de cartilagem calcificada, de modo que a ossificação endocondral não pode prosseguir onde existe cartilagem necrótica, e o tampão de cartilagem permanece no osso, à medida que a ossificação ultrapassa essa área específica (Figura 50.14). A cartilagem necrótica constitui um ponto fraco no osso e na cartilagem articular e pode se fragmentar com facilidade. Pequenos fragmentos de cartilagem podem se separar e formar lascas no espaço articular, onde sofrem calcificação e dão origem à "articulação de camundongo", que pode interferir no movimento suave da articulação e causar claudicação. O traumatismo ou as forças compressivas acentuadas sobre as placas de crescimento podem interromper o suprimento sanguíneo em uma área de desenvolvimento da cartilagem e também podem provocar discondroplasia.

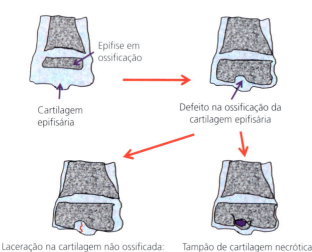

Figura 50.14 Osteocondrose. Durante a ossificação endocondral, a cartilagem deve ser substituída por osso. Em alguns casos, a cartilagem não se ossifica e é mantida. Isso pode levar à osteocondrite dissecante, em que a cartilagem é demasiado mole para sustentar o peso do animal e dilacera, causando dor e claudicação. De modo alternativo, o tampão de cartilagem retida sofre necrose dentro da epífise, causando também dor e claudicação.

A discondroplasia é um defeito muito comum associado às placas de crescimento de frangos de corte, patos, perus e suínos. Em muitas criações de frangos e perus de corte, até 30% das aves podem apresentar lesões de discondroplasia, que se caracterizam por massas anormais de cartilagem abaixo da placa de crescimento (aves domésticas) ou logo abaixo da cartilagem articular das epífises (mamíferos). Embora as lesões possam ser identificadas em grande número de suínos comerciais abatidos com 6 meses de idade, o distúrbio nem sempre causa claudicação. O principal problema manifesta-se em porcas e varrões, nos quais a osteocondrose provoca claudicação e constitui uma importante causa de eliminação do rebanho.

Síndromes que afetam o osso de importância especial em medicina veterinária

Hiperparatireoidismo primário

Em certas ocasiões, uma das glândulas paratireoides dá origem a um adenoma paratireóideo (tumor não maligno). Entre as espécies que os veterinários, em sua maioria, tratam, o cão é o mais comumente acometido. O adenoma produz e secreta PTH de modo descontrolado. Os níveis elevados de PTH no sangue estimulam reabsorção óssea excessiva. O osso reabsorvido é substituído por tecido fibroso, dando origem à descrição patológica de osteodistrofia fibrosa do osso. Ocorre em todo o esqueleto, porém acomete particularmente os ossos com alta proporção de osso trabecular, como a mandíbula e as vértebras.

Os animais acometidos apresentam uma concentração anormalmente alta de cálcio no sangue, e os dentes da arcada inferior frequentemente caem. As radiografias da mandíbula e do crânio revelam áreas radiotransparentes dentro desses ossos.

Pseudo-hiperparatireoidismo

Esse distúrbio é, com efeito, mais comum do que o hiperparatireoidismo primário e tem sido descrito em cães e gatos com bastante frequência, bem como de modo esporádico em outras espécies. Deve ser considerado o distúrbio primário suspeito passível de causar hipercalcemia em cães e gatos.

Esse distúrbio é causado por um peptídio semelhante ao PTH secretado por tumores malignos em uma variedade de tecidos, embora, mais comumente nos cães, esses tumores ocorram nas glândulas apócrinas do saco anal ou linfossarcoma. Foi também relatado que os carcinomas de células escamosas produzem essa substância. O peptídio relacionado com PTH é um peptídio recém-isolado e identificado. Liga-se aos receptores de PTH com alta afinidade, e, por ser secretado em grandes quantidades pelo tumor, a doença óssea clínica é a mesma que aquela observada no hiperparatireoidismo primário. Esses animais também desenvolvem hipercalcemia, a denominada **hipercalcemia de neoplasias malignas**.

Outros tumores podem produzir substâncias, como IL-1 ou IL-6, que estimulam a reabsorção óssea, porém não habitualmente na mesma extensão do que o peptídio relacionado com o PTH.

Hiperparatireoidismo secundário

Essa doença ocorre secundariamente a uma doença crônica na concentração sanguínea de cálcio. As glândulas paratireoides reconhecem a concentração mais baixa de cálcio no sangue e secretam grandes quantidades de PTH na tentativa de manter a normocalcemia. Esse distúrbio ocorre em duas formas básicas.

Hiperparatireoidismo secundário nutricional

A deficiência de cálcio ou de vitamina D na dieta pode reduzir a quantidade de cálcio capaz de ser absorvida através do intestino para dentro do líquido extracelular. As dietas gravemente deficientes em cálcio não irão suprir a quantidade adequada para repor o cálcio perdido das reservas extracelulares. Em consequência, a concentração sanguínea de cálcio diminui, e a secreção de PTH aumenta. O PTH pode atuar sobre o rim para reduzir a perda urinária de cálcio e pode aumentar a síntese de 1,25-di-hidroxivitamina D, para aumentar a eficiência da absorção intestinal de cálcio. Entretanto, se o cálcio dietético for muito baixo, o aumento da eficiência na absorção intestinal do cálcio não consegue aumentar substancialmente a quantidade de cálcio que entra no reservatório extracelular de cálcio. A única ação do PTH que pode melhorar a concentração sanguínea de cálcio nessa situação é intensificar a reabsorção do cálcio do osso. A remoção contínua do osso sem reposição resulta em osteodistrofia fibrosa, conforme descrito anteriormente para o hiperparatireoidismo primário. Em geral, esses animais apresentam quantidades adequadas de vitamina D e fósforo, de modo que os osteoblastos produzem uma matriz. Entretanto, a falta de cálcio e os efeitos contínuos do PTH fazem com que essa matriz seja anormal e não sofra calcificação. Os sinais clínicos do hiperparatireoidismo secundário nutricional consistem em hipertrofia das glândulas paratireoides (embora raramente possam ser palpadas) e parada do crescimento em animais jovens, visto que as epífises também são afetadas. A falta de cálcio disponível para a mineralização da matriz óssea faz com que as placas de crescimento fiquem moles, fracas e intumescidas. O córtex dos ossos longos torna-se fino, e é comum a ocorrência de fraturas mínimas ou maiores.

O hiperparatireoidismo secundário nutricional é, infelizmente, comum em medicina veterinária. Os proprietários de cães e gatos podem perceber que uma dieta "exclusivamente de carne" é melhor para o seu "carnívoro". Infelizmente, a carne apenas constitui uma fonte pobre de cálcio e rica em fósforo, o que pode reduzir a absorção passiva do cálcio através do epitélio intestinal. Os equinos que recebem dietas ricas em grãos (particularmente comuns nos dias em que os cavalos de tração necessitavam de uma dieta rica em energia para mantê-los no trabalho) tinham baixos níveis de cálcio e altos níveis de fósforo. A distrofia fibrosa característica dos ossos do crânio e da mandíbula deu origem ao termo "doença da cabeça grande" nos cavalos com hiperparatireoidismo secundário nutricional. As tartarugas alimentadas com dietas de hambúrguer desenvolvem uma carapaça mole (perda de osso das vértebras modificadas que formam a carapaça). Os macacos adoram frutas, porém as dietas à base de frutas fornecem pouco cálcio (ou proteínas, o que levanta outros problemas). De modo surpreendente, uma vez identificado o problema, a correção dietética pode rapidamente reverter as alterações ósseas induzidas pelo hiperparatireoidismo secundário nutricional se ainda estiver nos estágios iniciais.

Hiperparatireoidismo secundário renal

Essa síndrome deve-se à insuficiência renal e é comum em animais idosos, particularmente cães e gatos. Uma importante função dos rins na maioria das espécies consiste em remover o excesso de fosfato da circulação. Com a perda da função renal, o fosfato é retido, e observa-se o desenvolvimento de hiperfosfatemia. Isso só ocorre quando a quantidade de tecido renal funcional é de 25% ou menos do normal.

A hiperfosfatemia tem dois efeitos. O primeiro deles consiste em reduzir o conteúdo de cálcio ionizado do sangue. Isso se deve ao fato de que os íons cálcio e fosfato existem normalmente no sangue em concentrações que estão ligeiramente abaixo dos níveis que causariam saturação dos líquidos, resultando na precipitação do sal fosfato de cálcio da solução. Entretanto, o nível acentuadamente elevado de fosfato no sangue de pacientes com insuficiência renal pode exceder o equilíbrio do cálcio e do fosfato em solução, reduzindo a quantidade de cálcio que pode coexistir no plasma com as concentrações extremas de fosfato. Isso contribui para o desenvolvimento de hipocalcemia. Mais importante ainda, com o acúmulo de fosfato no sangue, ele exerce um segundo efeito sobre o tecido renal remanescente. Bloqueia a ativação da 1α-hidroxilase, a enzima que catalisa a conversão da 25-hidroxivitamina D em 1,25-di-hidroxivitamina D no rim. Por conseguinte, embora o PTH estimule o tecido renal funcional remanescente a produzir 1,25-di-hidroxivitamina D, essa ação do PTH é bloqueada pela hiperfosfatemia.

À medida que ocorre perda da função renal, a quantidade de tecido renal disponível para produção de 1,25-di-hidroxivitamina D diminui, e as concentrações sanguíneas da vitamina declinam. Isso diminui a absorção do cálcio dietético e deprime ainda mais a concentração sanguínea de cálcio. Isso, por sua vez, estimula um aumento da secreção de PTH, e, mais uma vez, a reabsorção das reservas de cálcio do osso torna-se um importante meio para manter a normocalcemia. A secreção prolongada de PTH é seguida de osteodistrofia fibrosa.

À medida que o cálcio do osso é reabsorvido, ocorre também maior reabsorção de fósforo. Entretanto, a perda da função renal impede que o PTH exerça seu efeito fosfatúrico habitual, exacerbando a hiperfosfatemia. Segue-se, então, um ciclo vicioso de elevação do fosfato sanguíneo, aumento do PTH e reabsorção óssea aumentada. A perda da função renal raramente pode ser revertida. Entretanto, a redução do fosfato dietético (ou de sua absorção com o uso de ligantes do fosfato) e/ou a suplementação da dieta com 1,25-di-hidroxivitamina D podem diminuir a gravidade das lesões ósseas associadas ao hipoparatireoidismo secundário renal.

Hipoparatireoidismo

Em certas ocasiões, ocorre comprometimento da função das glândulas paratireoides, impedindo a secreção de PTH. A doença autoimune, em que as glândulas paratireoides são atacadas, ou os tumores que invadem as paratireoides e causam necrose por pressão podem reduzir a secreção de PTH. Uma causa lamentavelmente mais comum é a remoção inadvertida das glândulas paratireoides durante a ablação cirúrgica da glândula tireoide hiperplásica em gatos. O problema imediato para o paciente consiste no desenvolvimento de hipocalcemia. Entretanto, a falta do estímulo a longo prazo para a reabsorção óssea pode aumentar a espessura do osso cortical e o conteúdo de mineral. Essa condição é denominada **osteopetrose**. Em geral, não comporta risco à vida do paciente. A hipocalcemia que se desenvolve é potencialmente fatal.

Hipercalcitonismo nutricional

Quando os animais recebem dietas muito mais ricas em cálcio do que o necessário, pode ocorrer entrada de quantidades anormalmente grandes de cálcio no líquido extracelular, em consequência da absorção passiva do cálcio através do epitélio intestinal.

O ajuste da concentração de 1,25-di-hidroxivitamina D no sangue controla apenas o transporte ativo do cálcio através do epitélio intestinal. Em consequência, a concentração sanguínea de cálcio pode aumentar acima dos valores normais, o que estimula a secreção de calcitonina. A longo prazo, a secreção excessiva de calcitonina pode provocar exostoses ou depósitos minerais que se estendem para fora das bordas dos ossos (esporões ósseos). As exostoses vertebrais eram evidentes nos touros alimentados com dietas ricas em cálcio destinadas para vacas leiteiras em lactação.

Nos cães de raça de grande porte, o cálcio dietético em excesso tem sido associado a diversas anormalidades esqueléticas, como displasia do quadril e osteocondrose dissecante. A calcitonina aparentemente exerce alguns efeitos negativos significativos sobre o desenvolvimento e a maturação das cartilagens articular e epifisária nos animais em crescimento. Há suspeita de que o efeito inibidor da calcitonina sobre a função dos osteoclastos possa causar anormalidades na formação e na remodelação do osso, resultando em crescimento deficiente e distúrbios de maturação da cartilagem. À semelhança do hipoparatireoidismo primário, o cálcio dietético em excesso diminui a secreção de PTH e aumenta a densidade óssea, causando osteopetrose leve.

Osteopetrose hereditária dos bezerros

Essa doença foi relatada como defeito genético dominante recessivo em bezerros Angus. O defeito parece resultar em falta de atividade dos osteoclastos nesses animais. Manifesta-se *in utero*, e os bezerros habitualmente são natimortos. Apresentam ossos densos, espessos e encurtados, compostos de osso cortical sólido, sem cavidade medular.

Osteopetrose do peixe-boi

Os ossos do peixe-boi normalmente são osteopetróticos, compostos de osso cortical sólido. Felizmente, o peso adicional do osso flutua facilmente devido ao ambiente aquático onde esses animais vivem. A ausência de cavidades medulares nos ossos força o peixe-boi a depender da hematopoese extramedular para a formação das células sanguíneas.

Raquitismo e osteomalacia

O raquitismo é um distúrbio dos animais em crescimento, nos quais o osteoide recém-formado e os septos cartilaginosos dentro da placa de crescimento não sofrem mineralização. Esse distúrbio está mais frequentemente associado a deficiência de vitamina D ou de fósforo dietético. Ambas as condições levam à redução da concentração sanguínea de fosfato. Quando a concentração de fosfato no sangue cai abaixo do nível necessário para sustentar a mineralização, a cartilagem e a esponjosa primária dentro da placa de crescimento não se mineralizam. Os condrócitos dentro da zona de proliferação continuam a alongar o modelo de cartilagem na placa de crescimento. Entretanto, como a cartilagem não se calcifica, nenhum vaso sanguíneo pode invadir a área para iniciar a ossificação, e a placa de crescimento se alonga. Torna-se mais flexível e elástica e confere às extremidades dos ossos uma aparência aumentada, que é particularmente evidente nas placas de crescimento das costelas. A concentração de fósforo sanguíneo nos animais jovens habitualmente é mais alta que a dos animais adultos, um reflexo de sua maior necessidade de fósforo para sustentar a mineralização do novo osso em crescimento.

Nos animais adultos com deficiência de vitamina D ou de fósforo, a concentração sanguínea de fósforo pode cair abaixo do nível necessário para mineralizar a matriz óssea recém-formada durante o processo de remodelação. Ocorrem alterações patológicas muito mais lentamente do que o raquitismo; todavia, no decorrer de um período prolongado, os ossos também podem se tornar mais flexíveis, resultando em dor articular extensa nesses animais. Nessa situação, não ocorre mineralização nos locais do osso remodelado. A condição é denominada **osteomalacia**.

Em princípio, a deficiência de cálcio difere da deficiência de ferro, visto que há formação de osteoide normal, porém este não se mineraliza na deficiência de ferro, ao passo que, na deficiência de cálcio, não há formação de osteoide normal (osteoporose) ou ele é substituído por tecido fibroso. Na deficiência de vitamina D ou de cálcio, é comum a observação de lesões mistas – osteomalacia, osteoporose e osteodistrofia fibrosa no mesmo osso.

A deficiência de vitamina D também parece reduzir a secreção do colágeno tipo X pelos condrócitos dentro da placa de crescimento e, de algum modo, impede a morte celular programada dos condrócitos dentro da zona de calcificação provisória.

Osteoporose

Ocorrem comumente três formas de osteoporose: osteoporose lactacional, pós-menopausa e senil. Dessas três formas, apenas a osteoporose da lactação é uma síndrome de interesse nos animais. Entretanto, como pelo menos metade dos leitores desse texto irá desenvolver osteoporose pós-menopausa, e todos os leitores podem ter a esperança de viver uma longa vida (cerca de 80 anos) para desenvolver osteoporose senil, todas as três formas serão descritas.

O processo que resulta em osteoporose em cada síndrome é descrito à medida que ocorre dentro de uma espícula de osso trabecular (Figura 50.15). O mesmo processo básico também é observado no sistema cortical dos canais de Havers. Durante a remodelação do osso normal, os osteoclastos dentro de uma URO reabsorvem o osso até uma profundidade de 50 μm, e, em seguida, os osteoblastos movem-se para dentro da cavidade em formato de pires para repor os 50 μm de osso removido (Figura 50.15A-C).

Osteoporose pós-menopausa

Após a menopausa nas mulheres, os ovários deixam de produzir estrogênios. Os estrogênios parecem regular a profundidade com a qual os osteoclastos reabsorvem o osso, talvez ao regular a produção pelos osteoblastos de IL-6, um fator de atividade dos osteoclastos. Nesse estágio, durante o processo de remodelação do osso, os osteoclastos reabsorvem o osso até uma profundidade de 70 μm, em lugar de 50 μm (Figura 50.15D-F). Os osteoblastos continuam se movendo para dentro da cavidade de reabsorção e produzem os 50 μm habituais de osso. Entretanto, o resultado final consiste em uma perda de 20 μm de osso em cada URO. Depois da menopausa, a reabsorção óssea é acentuadamente acelerada. Essa atividade não controlada

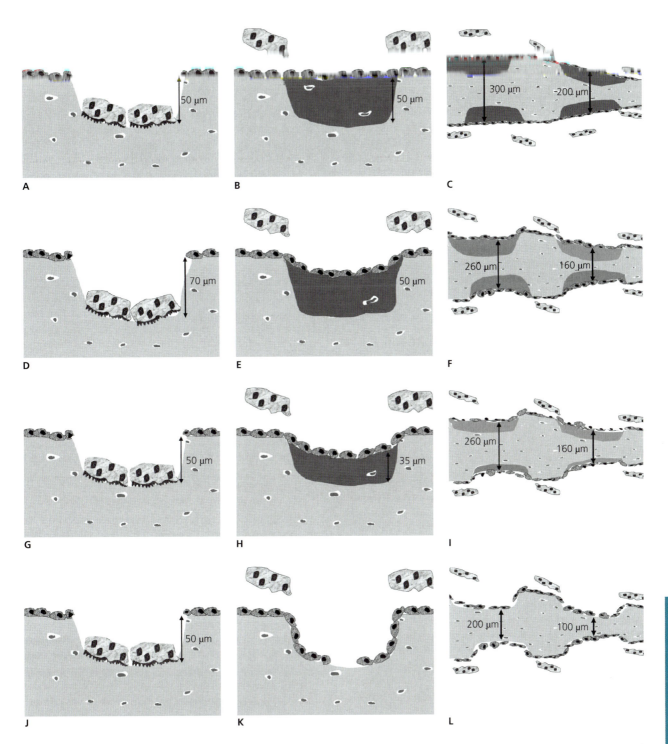

Figura 50.15 Osteoporose. **A-C.** Durante a remodelação óssea normal, o osso perdido durante a fase reabsortiva (aproximadamente 50 μm) é totalmente substituído (área sombreada) durante a fase de reversão da remodelação, sem perda efetiva de osso. **D-F.** Na osteoporose pós-menopausa, a ausência de produção de estrogênio provoca atividade osteoclástica excessiva, resultando em reabsorção de aproximadamente 70 μm de osso. Entretanto, a fase de reversão continua em seu ritmo habitual, repondo aproximadamente 50 μm de osso. Isso deixa um déficit de 20 μm de osso em cada local remodelado. **G-I.** Durante a osteoporose senil, a fase reabsortiva da remodelação ocorre no ritmo normal, removendo 50 μm de osso. Entretanto, os osteoblastos fatigados só conseguem repor 30 μm do osso original, deixando, outra vez, um déficit de 20 μm de osso em cada local remodelado. **J-L.** Durante a osteoporose da lactação, a necessidade de cálcio para sustentar a lactação causa uma desconexão entre as fases reabsortiva e de reversão do processo de remodelação. A reabsorção óssea ocorre normalmente, porém os osteoblastos permanecem inativos, deixando os 50 μm no osso. Esse osso reabsorvido não é substituído até algum momento posterior, quando a absorção do cálcio dietético se torna suficiente para sustentar as necessidades de cálcio da produção de leite. Nesse momento, todo o osso reabsorvido pode ser reposto com sucesso. De Reece, W.O. (2004) *Dukes' Physiology of Domestic Animals*, 12th edn. Cornell University Press, Ithaca, NY. Reproduzida, com autorização, de Cornell University Press.

dos osteoclastos persiste por um período de 5 a 10 anos. Em seguida, por motivos desconhecidos, os osteoclastos reassumem a sua atividade típica de reabsorção óssea e só reabsorvem osso até uma profundidade de 50 μm dentro de cada URO.

Tipicamente, as mulheres perdem 20 a 30% dos minerais esqueléticos durante esse período. Para as mulheres com elevada massa óssea no início da menopausa, essa perda de osso pode não comprometer acentuadamente a resistência do osso. Entretanto, se a massa óssea for baixa por ocasião da menopausa, a perda de mineral ósseo pode deixar a mulher em risco perigoso de sofrer fraturas. A chave para o problema é formar o mineral ósseo enquanto a mulher estiver jovem.

Da puberdade até aproximadamente 35 anos de idade, o esqueleto acumula ativamente massa óssea, se a nutrição o permitir. A cada URO, os osteoclastos reabsorvem 50 μm de osso para formar cada cavidade de reabsorção, enquanto os osteoblastos produzem 51 a 52 μm de osso, ou seja, ligeiramente mais do que a quantidade reabsorvida pelos osteoclastos. Entretanto, depois dos 35 anos de idade, a situação se inverte. Os osteoclastos podem reabsorver 50 μm de osso, porém os osteoblastos só podem repor 49 μm de osso, de modo que o osso é lentamente perdido do esqueleto a partir desse momento em ambos os sexos.

As cadelas e as gatas submetidas à ovariectomia (o rato de laboratório é um modelo preferido de osteoporose) também passam por um período de reabsorção óssea osteoclástica aumentada, devido à perda de estrogênio. Entretanto, a duração da perda óssea e a massa inicial elevada dos ossos dessas espécies impedem que esse efeito se transforme em uma doença clínica significativa.

Osteoporose senil

Na idade muito avançada (depois dos 80 anos), tanto nos homens quanto nas mulheres, os osteoclastos dentro de uma URO reabsorvem osso até a profundidade típica de 50 μm. Entretanto, os osteoblastos que se movem para dentro da área têm muito menos capacidade de repor o osso reabsorvido. Eles podem repor menos de 30 μm, deixando um déficit de 20 μm ou mais em cada URO, resultando em uma condição denominada osteoporose senil (Figura 50.15G-I). Essa perda óssea também pode levar a fraturas, particularmente em mulheres idosas que já sofreram perda óssea em consequência da osteoporose pós-menopausa. Neste caso também, os indivíduos que apresentaram maior massa óssea aos 35 anos de idade terão, mais provavelmente, massa óssea total suficiente para suportar essas taxas aceleradas de perda óssea sem desenvolver doença clínica. Entretanto, poucos indivíduos, particularmente mulheres, ingerem cálcio suficiente na dieta antes dos 35 anos de idade para garantir que a massa óssea máxima seja alcançada. E, à medida que as pessoas passam cada vez mais tempo em ambientes fechados, a insuficiência de vitamina D também se torna comum. À medida que há perda de osso das trabéculas das vértebras, ocorrem pequenas fraturas, e o peso do corpo comprime as vértebras, levando à redução da estatura da pessoa, com curvatura dolorosa da coluna vertebral, criando a "corcunda de viúva" comum em mulheres e homens idosos.

Osteoporose lactacional

Durante a lactação, em praticamente todas as espécies de mamíferos, ocorre perda obrigatória da massa óssea do esqueleto. Nesse caso, os osteoclastos dentro de uma URO absorvem o osso até a profundidade normal de 50 μm se o cálcio dietético for adequado, ou até mesmo em profundidades maiores se o animal estiver em equilíbrio negativo grave do cálcio. Todavia, o movimento dos osteoblastos para dentro da cavidade de reabsorção é temporariamente suspenso (Figura 50.15J-L). Isso ocorre, em certo grau, em todas as fêmeas pouco depois do parto, mesmo quando se encontram em equilíbrio positivo do cálcio. Entretanto, o grau e a duração podem ser acentuadamente aumentados pelo equilíbrio negativo do cálcio. Quando o animal sofre perda óssea osteoporótica obrigatória da lactação, e se estiver em equilíbrio positivo do cálcio, os osteoblastos retornam à cavidade de reabsorção e procedem à reposição do osso perdido. Esta é a única das três formas de osteoporose em que o osso perdido é finalmente substituído. A osteoporose da lactação pode ajudar a fêmea a suprir as demandas de cálcio da lactação pelo desacoplamento entre formação e reabsorção ósseas. Nas vacas leiteiras de alta produção, a ingestão de cálcio dietético é inadequada para suprir as demandas de cálcio da lactação durante as primeiras 4 a 6 semanas de lactação. Durante esse período, esses animais podem perder até 13% de sua massa esquelética, cuja reposição ocorre posteriormente durante a lactação, quando a ingestão de cálcio dietético permite à vaca entrar em um período de equilíbrio positivo do cálcio.

Pseudo-hipoparatireoidismo e febre do leite em vacas leiteiras

As vacas leiteiras começam a lactação no momento do parto. O início da lactação nas vacas leiteiras pode extrair quantidades enormes de cálcio do líquido extracelular para utilização na produção do leite. Normalmente, isso causaria uma ligeira queda na concentração sanguínea de cálcio, desencadeando a secreção de PTH. O PTH estimularia a reabsorção óssea e a produção renal de 1,25-di-hidroxivitamina D para aumentar a absorção do cálcio intestinal. Essas duas ações podem permitir que a vaca consiga suprir as demandas de cálcio da lactação. Todavia, em algumas vacas, esse mecanismo está defeituoso. Evidências atuais sugerem que as dietas ricas em potássio, que são administradas às vacas antes do parto, induzem alcalose metabólica. Isso interfere na interação do PTH com o seu receptor localizado nos osteoblastos ósseos e nas células corticais renais. Nesse estágio, apesar da secreção aumentada de PTH, com o desenvolvimento de hipocalcemia, o osso e os tecidos renais deixam de ser estimulados para aumentar os mecanismos homeostáticos do cálcio. O resultado consiste em grave declínio da concentração do cálcio sanguíneo, que frequentemente leva à morte da vaca se não for tratado.

Hormônio do crescimento e metabolismo ósseo

O hormônio do crescimento recebeu o seu nome, em parte, devido a seu efeito sobre a placa de crescimento. O hormônio do crescimento estimula a proliferação dos condrócitos na zona de proliferação na placa de crescimento[5]. Os animais que

---

[5] N.R.T.: Na realidade a atuação do hormônio do crescimento (GH) na cartilagem epifisária é maciçamente dependente de mediação efetivada pelo fator de crescimento semelhante à insulina subtipo 1, IGF-1 [ver revisões de Nilsson O *et al.*, Horm Res, 64(4): 1577-165, 2005 e Lui JC *et al.*, J Mol Endocrinol, 53(1): T1-T9, 2014], como resumidamente relatado ao final deste capítulo. Neste capítulo o IGF-1 é referido, algumas vezes, em sua denominação antiga como somatomedina.

não conseguem produzir hormônio do crescimento tornam-se anões, embora nem todos os casos de nanismo sejam causados pela deficiência de hormônio do crescimento. O hormônio do crescimento em quantidades excessivas resulta em ossos grandes e frequentemente deformados, e essa condição é denominada **acromegalia**.

Grande parte do efeito do hormônio do crescimento sobre a placa do crescimento parece ser mediada pelo fator de crescimento semelhante à insulina (somatomedina), que é produzido pelo fígado em resposta ao hormônio do crescimento. Há também algumas evidências de que o hormônio do crescimento possa induzir a produção de fator de crescimento semelhante à insulina dentro dos condrócitos, o que, em seguida, desencadeia uma resposta parácrina por outros condrócitos localizados na zona de proliferação.

Autoavaliação

As respostas encontram-se no final do capítulo.

1   A osteocondrose ou retenção da cartilagem dentro das epífises que deveriam ter se transformado em osso constitui um achado patológico comum em várias espécies, incluindo os cães. Por que a administração de uma dieta rica em proteína e energia aos filhotes de cães poderia resultar em alta incidência de osteocondrose?

2   Por que a insuficiência renal causaria a queda dos dentes de um gato idoso?

3   Explique como a remodelação óssea não ocorre adequadamente na mulher pós-menopausa. O que acontece com homens muito velhos? O que acontece com uma vaca no início da lactação?

4   Quando ocorre uma fratura capilar, o osso consolida muito mais rapidamente do que no caso de uma fratura exposta, mesmo se houver um grande cirurgião ortopédico que coloque os ossos em estreita posição. Por quê?

Leitura sugerida

Coe, F.I. and Favus, M.J. (1992) *Disorders of Bone and Mineral Metabolism*. Raven Press, New York.

Respostas

1   A dieta rica em proteína e rica em energia poderia provocar um crescimento excessivamente rápido dos filhotes. Foi sugerido que o defeito se desenvolve quando a cartilagem cresce muito rapidamente, e a capacidade dos nutrientes e do oxigênio de sofrer difusão através da matriz da cartilagem para todas as células da matriz está comprometida. Os condrócitos presentes nessas áreas morrem antes que possam sofrer hipertrofia, cuja ocorrência se acredita seja necessária para estimular a calcificação provisória da matriz da cartilagem. Os vasos sanguíneos só podem invadir uma área de cartilagem calcificada, de modo que a calcificação endocondral não pode prosseguir nessa área de cartilagem necrótica, e o tampão de cartilagem irá permanecer no osso, à medida que a ossificação se desvia

dessa área específica. Essa cartilagem necrótica constitui um ponto fraco no osso e na cartilagem articular e pode sofrer fragmentação com facilidade. Pequenos fragmentos de cartilagem podem se tornar separados, e podem ocorrer lascas no espaço articular, onde se tornam calcificadas e dão origem à "articulação de camundongo", que pode interferir no movimento suave da articulação e causar claudicação.

2   À medida que os rins entram em falência, eles apresentam capacidade reduzida de excretar o fosfato e de produzir o hormônio 1,25-di-hidroxivitamina D, que é vital para a absorção eficiente do cálcio. Os níveis sanguíneos elevados de fosfato deprimem a quantidade de cálcio que pode ser mantida em solução no sangue, de modo que a concentração sanguínea de cálcio diminui. Além disso, a falta de absorção intestinal do cálcio, devido à ausência da 1,25-di-hidroxivitamina D, também provoca um declínio do cálcio sanguíneo. A queda do cálcio sanguíneo estimula a secreção de PTH, o que estimula a ativação dos osteoclastos e a reabsorção óssea. Entretanto, a incapacidade de utilizar o cálcio dietético leva a uma dependência excessiva do osso para a homeostasia do cálcio, e a reabsorção óssea torna-se desacoplada da formação óssea. O tecido ósseo é substituído por tecido fibroso. Isso inclui o osso da mandíbula que mantém os dentes no lugar. Quando enfraquecida por reabsorção óssea excessiva, os ossos da mandíbula não são mais capazes de reter os dentes.

3   Durante a remodelação óssea normal, o osso perdido durante a fase de reabsorção (aproximadamente 50 μm) é totalmente substituído durante a fase de reversão da remodelação, sem perda efetiva de osso. Na osteoporose pós-menopausa, a ausência de produção de estrogênio provoca atividade osteoclástica excessiva, resultando em reabsorção de aproximadamente 70 μm de osso. Entretanto, a fase de reversão continua em seu ritmo habitual, repondo aproximadamente 50 μm de osso. Isso deixa um déficit de 20 μm de osso em cada local remodelado. Durante a osteoporose senil, a fase de reabsorção da remodelação óssea ocorre em seu ritmo normal, removendo 50 μm de osso. Todavia, os osteoblastos fatigados podem repor apenas 30 μm do osso original, deixando, mais uma vez, um déficit de 20 μm de osso em cada local remodelado. Durante a osteoporose da lactação, a necessidade de cálcio para sustentar a lactação provoca uma "desconexão" entre as fases de reabsorção e reversão do processo de remodelação. A reabsorção óssea ocorre normalmente, porém os osteoblastos permanecem inativos, deixando os 50 μm inalterados no osso. Esse osso reabsorvido não é substituído até algum momento posterior, quando a absorção do cálcio dietético é suficiente para manter as necessidades de cálcio na produção de leite. Nesse estágio, todo osso reabsorvido pode ser reposto com sucesso. Este não é o caso da osteoporose pós-menopausa ou da osteoporose senil, nas quais a perda do osso é essencialmente permanente.

4   Em uma fratura capilar, as extremidades do osso podem ser aproximadas o suficiente para permitir a deposição de novo osso pelos osteoblastos diretamente no osso antigo. Isso é estritamente uma função da distância a partir de um bom suprimento sanguíneo, visto que os osteoblastos necessitam de oxigênio para sobreviver. Em uma fratura exposta, o suprimento sanguíneo dentro do local da fratura é demasiado comprometido para fornecer a concentração de oxigênio necessária aos osteoblastos. Neste caso, os condrócitos precisam inicialmente depositar uma ponte de cartilagem através da lacuna, que finalmente será substituída por osso quando os vasos sanguíneos invadirem a matriz de cartilagem calcificada.

PARTE 9

Endocrinologia, Reprodução e Lactação

Editor da parte: Jesse P. Goff

51 Sistema Endócrino

Jesse P. Goff

Hormônios | Conceitos básicos, 599

Hormônios que atuam em receptores de superfície celular | Hormônios peptídicos, 600

    Receptores ligados à membrana celular, 601

    Receptores acoplados a canais de íons, 603

Hormônios que atuam sobre receptores localizados no núcleo da célula, 603

    Hormônios esteroides, 604

    Hormônios tireoidianos, 604

    Receptores de hormônios esteroides e hormônios tireoidianos e transcrição, 604

Controle da secreção hormonal por retroalimentação, 604

Eixo hipotálamo-hipofisário, 605

    Sistema porta hipotálamo-hipofisário, 606

Hormônio do crescimento, 606

    Regulação da secreção de GH, 607

    Efeitos do GH sobre tecidos específicos, 608

    Síndromes de interesse especial em medicina veterinária, 609

Prolactina, 609

Função da tireoide, 610

    Formação e liberação dos hormônios tireoidianos, 610

    Controle da secreção dos hormônios tireoidianos, 611

    Ações dos hormônios tireoidianos, 612

    Hipotireoidismo, 613

    Hipertireoidismo, 614

Glândulas paratireoides, células C da tireoide e homeostasia do cálcio, 614

    Ações principais que o paratormônio desempenha, 614

Calcitonina da tireoide, 614

    Calcitonina exerce dois efeitos principais, 615

Eixo hipófise-adrenal, 615

    Hormônios adrenocorticais, 615

    Androgênios adrenais, 618

Redundância na ação dos corticosteroides, 618

Doença de Addison | Hipoadrenocorticismo, 618

Doença de Cushing | Hiperadrenocorticismo, 619

Eixo das gonadotropinas adeno-hipofisárias-esteroides sexuais, 619

Função da parte intermédia da adeno-hipófise, 620

Medula adrenal, 621

Neuro-hipófise ou hipófise posterior, 621

    Ocitocina, 621

    Hormônio antidiurético (vasopressina), 622

Pâncreas endócrino, 622

Insulina, 623

    A insulina é necessária para o transporte de glicose dentro do tecido adiposo e do músculo, 623

    Efeitos da insulina, 624

    Diabetes melito, 625

Glucagon, 625

    Ações do glucagon, 625

Somatostatina, 625

Glândula pineal e melatonina, 625

Tecido adiposo e leptina, 626

Visão geral do metabolismo energético, 626

De que maneira o animal obtém energia dos componentes dietéticos?, 627

    Carboidratos, 627

    Metabolismo dos lipídios, 628

    Aminoácidos das proteínas como fonte de energia, 629

    Gliconeogênese, 630

    Síntese de lipídios, 632

    Resumo das respostas celulares durante a fase absortiva do metabolismo, 632

    Resumo das respostas celulares durante a fase pós-absortiva do metabolismo, 633

Autoavaliação, 634

Hormônios | Conceitos básicos

> **1** De que maneira os hormônios peptídicos diferem dos hormônios esteroides?

Os tecidos endócrinos secretam **hormônios**, que são transportados na corrente sanguínea para outras células do corpo, onde ajudam a regular o metabolismo e outras funções na célula. Processos como a digestão, a reprodução, o equilíbrio hidreletrolítico, o crescimento e o desenvolvimento são regulados e coordenados por hormônios. As glândulas endócrinas são glândulas desprovidas de ductos: os hormônios são liberados no líquido extracelular e sofrem difusão para a corrente sanguínea. Essa característica as distingue das glândulas exócrinas, as quais secretam substâncias, como a saliva ou leite, dentro de uma estrutura alveolar que transporta essas substâncias até um local específico do corpo por meio de ductos.

O sistema endócrino atua em conjunto com o sistema nervoso, particularmente o sistema nervoso autônomo, para regular as atividades do organismo. O sistema nervoso é capaz de atuar sobre determinada célula em décimo de segundo. Os hormônios alcançam as células-alvo por meio da corrente sanguínea e, para isso, necessitam de pelo menos 30 s. A ação hormonal sobre as células é mais lenta do que a ação nervosa, porém tende a ser mais persistente, proporcionando estimulação prolongada dos tecidos-alvo.

Embora este capítulo esteja focalizado nos efeitos endócrinos dos hormônios, é preciso mencionar que os hormônios também podem atuar localmente. Os hormônios podem ser liberados

Parte 9 | Endocrinologia, Reprodução e Lactação

das células endócrinas e sofrer difusão no líquido extracelular para atuar sobre células vizinhas. Essa ação é conhecida como **ação parácrina** do hormônio. Em casos extremos, um hormônio pode ser produzido por determinada célula e atuar sobre a própria célula, um processo designado como **ação autócrina** do hormônio. As ações parácrinas dos hormônios são particularmente importantes no sistema digestório. Os "hormônios" do sistema imune são denominados **citocinas** e desempenham um importante papel na regulação das respostas imunes, exercendo efeitos tanto parácrinos locais (p. ex., local de uma infecção) quanto endócrinos sistêmicos[1]. Uma categoria especial de hormônios é representada pelos **feromônios**, que são secretados sobre o corpo e a superfície das mucosas para estimular ações em outros animais.

Os hormônios podem ser classificados em duas categorias, com base na localização dos **receptores** do hormônio na célula-alvo sobre a qual o hormônio supostamente atua. Os receptores são proteínas que reconhecem especificamente o hormônio e estabelecem uma ligação iônica com ele. Quando um receptor é ativado dessa maneira pela sua ligação ao hormônio, essa interação frequentemente resulta em mudança no formato da molécula receptora, que então desencadeia alguma ação na célula.

Hormônios que atuam em receptores de superfície celular | Hormônios peptídicos

> **1** Quais são os tipos básicos de hormônios peptídicos?
>
> **2** Onde esses hormônios atuam sobre uma célula?
>
> **3** De que maneira os receptores acoplados à proteína G ativam as células?
>
> **4** O que é fosfolipase C?
>
> **5** Qual é a função da proteína Gα?
>
> **6** De que maneira um receptor de tirosinoquinase ativa as células?

Esses hormônios são principalmente compostos de um a centenas de aminoácidos e, algumas vezes, são designados simplesmente como **hormônios peptídicos**. Esses hormônios são demasiado grandes ou muito hidrossolúveis para entrar nas células. Os hormônios que atuam sobre receptores localizados na membrana da célula-alvo podem ser divididos nas seguintes categorias, com base na sua composição.

- *Catecolaminas*: a tirosina é um aminoácido que é utilizado como substrato pelas células da medula adrenal para sintetizar as catecolaminas, como norepinefrina (noradrenalina), epinefrina (adrenalina) e dopamina. Essas catecolaminas também são neurotransmissores comuns. Tecnicamente, a medula adrenal pode ser considerada como um conjunto de nervos simpáticos pós-ganglionares, que liberam neurotransmissores no sangue
- *Hormônios proteicos e peptídicos*: esses hormônios consistem em uma série de aminoácidos. São designados como

hormônios peptídicos se o comprimento da cadeia de aminoácidos for inferior a 10 aminoácidos, e hormônios proteicos se tiverem mais de 10 aminoácidos de comprimento. Em muitos casos, o hormônio é constantemente sintetizado e armazenado na célula endócrina, porém secretado apenas quando a célula recebe um estímulo apropriado para secretá-lo. Os hormônios proteicos são transcritos a partir do DNA e armazenados na célula endócrina na forma de uma proteína muito mais longa dentro de uma **vesícula** produzida pelo aparelho de Golgi. Essa versão do hormônio é denominada **pró-hormônio**, o qual é, em sua essência, biologicamente inativo. Quando a célula endócrina é estimulada para secretar o hormônio, o pró-hormônio é clivado por enzimas na vesícula de armazenamento para formar o hormônio verdadeiro ativo. A vesícula de armazenamento funde-se com a membrana celular, e o hormônio é então liberado no líquido extracelular

- *Eicosanoides*: esses hormônios originam-se de ácidos graxos insaturados e incluem as prostaglandinas, os tromboxanos e os leucotrienos. O ácido araquidônico é o precursor mais comum de ácidos graxos para esses tipos de hormônios. Os tromboxanos e os leucotrienos são de importância crítica para o processo inflamatório e a agregação das plaquetas e são considerados de modo detalhado em outros capítulos (ver, por exemplo, os Capítulos 12 e 35). As prostaglandinas são importantes em uma ampla variedade de funções, particularmente reprodução, integridade e reparo do intestino e circulação do sangue pelos órgãos. Os eicosanoides tendem a exercer maior ação parácrina do que ação endócrina. Por exemplo, a prostaglandina $(PG)E_2$ pode ser sintetizada por células da mucosa intestinal em resposta a qualquer fator capaz de provocar a sua lesão. As prostaglandinas difundem-se a partir da célula lesionada e podem aumentar a secreção de muco pelas células vizinhas para eliminar os fatores agressores. Além disso, podem difundir-se para arteríolas de localização próxima para aumentar o fluxo sanguíneo na área lesionada para facilitar o processo de reparo.

Em princípio, por serem hidrossolúveis, esses hormônios difundem-se prontamente através dos tecidos e circulam livremente na corrente sanguínea. Alguns deles, como o hormônio do crescimento, circulam pelo sangue ligados a proteínas carreadoras especiais. Entretanto, como não são lipossolúveis, eles não entram nas células-alvo. As células-alvo desses hormônios apresentam receptores localizados dentro da membrana celular, que se estendem para fora no líquido extracelular. Esses receptores reconhecem o seu respectivo hormônio (**ligante**), ligam-se a ele e sofrem mudança no formato, que desencadeia uma alteração na função da célula. O mecanismo envolvido nesse processo é discutido de modo mais pormenorizado na seção seguinte. Em geral, as catecolaminas, os hormônios proteináceos e os eicosanoides têm meia-vida curta na corrente sanguínea (poucos minutos a várias horas) e dão início a ações relativamente rápidas, porém a curto prazo, nas células que eles afetam.

O número de moléculas receptoras existentes na superfície de uma célula não é estático e varia de alguns milhares a mais de 100.000, dependendo do hormônio. O número de receptores também muda de acordo com o estágio de desenvolvimento, e as moléculas receptoras podem ser induzidas ou perdidas em decorrência da ação de outros hormônios. As moléculas

---

[1] N.R.T.: A atuação hormonal, adicionalmente, pode ser realizada por ação neurócrina, intrácrina e justácrina. Para uma revisão, ver Current Frontiers and Perspectives in Cell Biology Edited by Prof. Stevo Najman, Publisher InTech (2012) & Endocrinology: An Integrated Approach Stephen Nussey and Saffron Whitehead. St. George's Hospital Medical School, London, UK, Oxford: BIOS Scientific Publishers (2001).

receptoras velhas são recicladas, e, tipicamente, os receptores que apresentam hormônios ligados são reciclados com bastante rapidez, de modo que a estimulação da célula não se estenda excessivamente.

Receptores ligados à membrana celular

Os hormônios peptídicos são incapazes de entrar em suas células-alvo em virtude de seu tamanho e de sua carga, de modo que eles necessitam de um mecanismo para possibilitar a entrada da mensagem hormonal nas células-alvo, causando uma alteração em seu metabolismo ou função. Esse mecanismo envolve um processo denominado **transdução de sinal**. Quando determinado hormônio liga-se a seu receptor, ele desencadeia uma cascata de eventos que finalmente resulta em alteração da fisiologia da célula.

As moléculas receptoras de hormônios peptídicos têm um segmento que se projeta no líquido extracelular e que se liga ao hormônio, bem como uma porção intracelular que ativa vias de sinalização dentro da célula. Quando um hormônio se liga a seu receptor, ele provoca uma mudança na conformação da molécula do receptor, particularmente na porção localizada dentro da célula. Isso desencadeia a produção de um **segundo mensageiro**, que altera a fisiologia da célula. Existem vários tipos básicos de ações que ocorrem na superfície interna da célula-alvo para gerar cada tipo de segundo mensageiro.

Receptores acoplados à proteína G

Esses receptores têm **proteínas G** ligadas ao nucleotídio de guanina, em estreita aposição com seu segmento interno. A proteína G apresenta três subunidades, α, β e γ. A subunidade Gα normalmente tem um difosfato de guanosina (GDP) ligado a ela. A subunidade é considerada inativa nesse estado. Quando o hormônio se liga ao receptor, a mudança na conformação do segmento interno do receptor de hormônio provoca uma mudança mecânica no complexo da proteína G. A subunidade Gα troca, agora, o GDP por uma molécula de trifosfato de guanosina (GTP) de maior energia e passa a ser considerada como no **estado ativo**. Os eventos subsequentes seguem o cenário A ou o cenário B.

Cenário A

A subunidade Gα migra a partir do receptor e segue ao longo da superfície interna da membrana celular até entrar em contato com uma enzima na membrana, como a **adenilil ciclase** (Figura 51.1). Liga-se a um sítio regulador da enzima e faz com que o sítio catalítico da enzima se torne ativo. No caso da adenilil ciclase, a enzima converte o trifosfato de adenosina (ATP) em monofosfato de adenosina cíclico (AMP cíclico). Por conseguinte, o **AMP cíclico** é o segundo mensageiro. O AMP cíclico pode ligar-se a sítios reguladores em outra enzima, denominada proteinoquinase A, ativando a parte catalítica dessa enzima. Provoca também a dissociação da subunidade catalítica da proteinoquinase do restante da molécula e deixa a membrana celular. A subunidade catalítica da proteinoquinase A adiciona moléculas de fosfato a outras enzimas (incluindo outras proteinoquinases) e proteínas do citosol, estimulando ou inibindo a sua função.

Depois de algum tempo, o GTP ligado à proteína Gα perde o seu fosfato de alta energia, transformando-se em GDP. Isso provoca a liberação da subunidade Gα da adenilil ciclase e seu retorno ao receptor de hormônio, onde se combina com as subunidades Gβ e Gγ, aguardando o próximo momento em que ocorrerá ligação do hormônio ao receptor. A unidade catalítica da adenilil ciclase não é mais estimulada, e a produção de AMP cíclico é interrompida. Os níveis de AMP cíclico também diminuem em consequência de sua degradação por outra enzima,

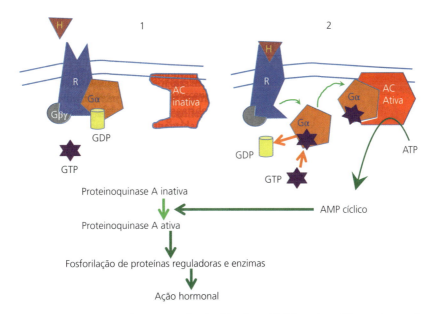

Figura 51.1 Receptor acoplado à proteína G atuando por meio da adenilil ciclase. (1) O hormônio (H) aproxima-se de seu receptor (R) acoplado à proteína G na membrana da célula-alvo. As subunidades reguladoras Gα, Gβ e Gγ aderem firmemente ao componente intracelular do receptor. A subunidade reguladora Gα está ligada a uma molécula de GDP. A adenilil ciclase (AC) na proximidade encontra-se no estado inativo. (2) O complexo ligante-receptor sofre uma mudança de conformação, fazendo com que a unidade reguladora Gα troque a molécula de GDP por uma molécula de GTP. Nesse estágio, separa-se do receptor e move-se para o sítio regulador da adenilil ciclase, causando a sua ativação. Em seguida, a adenilil ciclase pode converter o ATP citosólico em AMP cíclico. O AMP cíclico encaixa-se então em um sítio regulador na proteinoquinase A, ativando a enzima que passa a fosforilar diversas proteínas e enzimas, alterando a fisiologia da célula.

conhecida como AMP cíclico fosfodiesterase. Quando os níveis de AMP cíclico declinam o suficiente, a ação do hormônio sobre a célula cessa.

No exemplo fornecido, a subunidade Gα estimula a ação da adenilil ciclase. Em alguns casos, a subunidade Gα pode ser considerada inibitória: essa forma de subunidade Gα bloqueia a atividade da adenilil ciclase quando se liga ao sítio regulador da adenilil ciclase. A enzima ativada ou inibida pela subunidade Gα é habitualmente a adenilil ciclase, resultando na produção de AMP cíclico como segundo mensageiro. Entretanto, a enzima envolvida também pode ser a guanilil ciclase, resultando na produção de GMP cíclico como segundo mensageiro.

Cenário B

A subunidade Gα ativada move-se do receptor de hormônio para ligar-se a um sítio de ativação na enzima fosfolipase C ligada à membrana (Figura 51.2). Isso ativa a enzima fosfolipase C e cliva o fosfatidilinositol 4,5-bifosfato (PIP$_2$), um componente da bicamada lipídica da membrana celular, em inositol 1,4,5-trifosfato (IP$_3$) e diacilglicerol (DAG). A molécula de IP$_3$ difunde-se através do citosol e liga-se a um receptor localizado na membrana do retículo endoplasmático. O retículo endoplasmático contém grandes quantidades de íons Ca^{2+}. Quando se liga a seu receptor, o IP$_3$ provoca a abertura de um canal de Ca^{2+} na membrana do retículo endoplasmático, e os íons Ca^{2+} entram no citosol e atuam como segundo mensageiro. O Ca^{2+} pode ligar-se à calmodulina, e o complexo Ca^{2+}-calmodulina pode exercer uma variedade de ações dentro da célula. O DAG migra ao longo da membrana celular até entrar em contato com uma enzima denominada proteinoquinase C. Liga-se a um sítio regulador na enzima proteinoquinase C, ativando-a parcialmente. Entretanto, a enzima é denominada proteinoquinase C pelo fato de que, para exercer a sua atividade catalítica completa, a enzima também precisa se ligar a íons Ca^{2+}. Os íons Ca^{2+} liberados do retículo endoplasmático pelo IP$_3$ atuam como estimulador final da ativação da proteinoquinase C. Em seguida, a proteinoquinase C fosforila várias proteínas dentro da célula, alterando a sua função. A ativação da proteinoquinase C termina quando a subunidade Gα hidrolisa o GTP em GDP e une-se novamente às subunidades Gβ e Gγ. A fosfolipase C interrompe a produção de DAG e IP$_3$. O Ca^{2+} é bombeado de volta ao retículo endoplasmático para reduzir os níveis de íons Ca^{2+} intracelulares, e a resposta da célula ao hormônio cessa.

As várias proteínas ativadas nessas vias de sinalização podem ser, elas próprias, proteinoquinases (que adicionam um fosfato a uma molécula de substrato para ativá-la ou desativá-la) ou fosfatases (que removem uma molécula de fosfato de um substrato para ativá-lo ou desativá-lo.

Receptores de tirosinoquinases

No caso de alguns hormônios e fatores de crescimento, como a insulina, o fator de crescimento da epiderme e o fator de crescimento semelhante à insulina, a ligação do hormônio ao receptor faz com que a molécula do receptor desenvolva a capacidade de fosforilar resíduos de tirosina (adquirir atividade de tirosinoquinase). O exemplo mais conhecido de um hormônio que utiliza esse sistema de segundo mensageiro é a insulina, que é utilizado aqui para ilustrar como esses receptores funcionam. Os receptores de insulina estão habitualmente em estreita aposição um com o outro na membrana celular (Figura 51.3). Além disso, têm muitos aminoácidos tirosina em sua porção ou domínio intracelular. Nesse caso, a ligação de uma molécula de insulina a receptores que estão em estreita aposição um com o outro na membrana celular possibilita a aproximação desses receptores

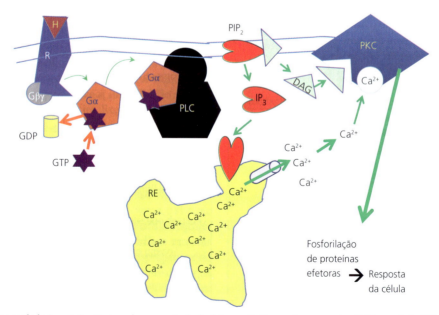

Figura 51.2 Receptor acoplado à proteína G atuando por meio da fosfolipase C. O complexo receptor (R)-hormônio (H) sofre uma mudança de conformação, fazendo com que a unidade reguladora Gα troque a molécula de GDP por uma molécula de GTP. Nesse estágio, separa-se do receptor e move-se para o sítio regulador da fosfolipase C (PLC), tornando-a ativa. Em seguida, a fosfolipase C ativa pode clivar o fosfatidilinositol 4,5-bifosfato (PIP$_2$) na membrana celular em inositol 1,4,5-trifosfato (IP$_3$) e diacilglicerol (DAG). O IP$_3$ move-se no citosol para se ligar a um receptor de IP$_3$ no retículo endoplasmático (RE). Isso abre um canal de cálcio na membrana do retículo endoplasmático, com entrada de íons cálcio no citosol. O diacilglicerol liga-se a uma unidade reguladora da proteinoquinase C (PKC), ativando-a parcialmente. Todavia, só se torna totalmente ativa após a sua ligação a um íon Ca^{2+} liberado pelo RE. Uma vez totalmente ativa, pode fosforilar proteínas e enzimas na célula, alterando a fisiologia da célula.

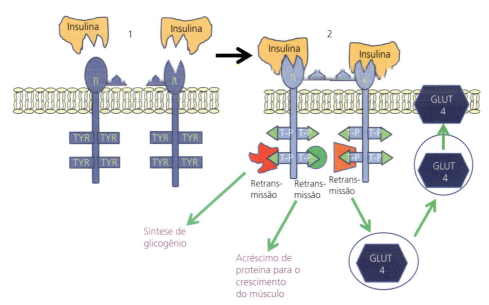

Figura 51.3 Receptor de tirosinoquinase da insulina. (1) Dois receptores de insulina estão localizados um próximo do outro na membrana celular do músculo-alvo. As proteínas receptoras apresentam muitos resíduos de tirosina (TYR). A molécula receptora é uma tirosinoquinase inativa, que é incapaz de fosforilar os resíduos de tirosina nesse estágio. (2) A insulina liga-se ao receptor, causando uma mudança de conformação. Os receptores formam um dímero, estabelecendo uma ligação cruzada entre eles. Nesse estágio, o dímero transforma-se em uma tirosinoquinase ativa, que prossegue para fosforilar todos os resíduos de tirosina existentes nas moléculas do receptor. As tirosinas fosforiladas (T-P) ligam-se a várias proteínas de retransmissão, ativando-as. Isso estimula então determinadas funções, como a síntese de glicogênio e o acréscimo de proteínas, ou pode fazer com que a molécula de GLUT-4 armazenado em uma vesícula seja deslocada até a membrana celular para transporte de glicose.

para formar um dímero. A formação desse dímero, com dois receptores de insulina ligados a duas moléculas de insulina, provoca uma mudança de conformação, de modo que o dímero se transforma em uma **tirosinoquinase** ativa. O receptor transformado em quinase catalisa a conversão do ATP em ADP, e o fosfato liberado é utilizado para fosforilar os resíduos de tirosina nas moléculas dos receptores. Quando todos os resíduos de tirosina estão fosforilados, as tirosinas fosforiladas do dímero do receptor podem interagir e ligar-se a várias proteínas que se difundem através do citosol, conhecidas como proteínas de retransmissão. A tirosina fosforilada pode se encaixar em unidades reguladoras dessas proteínas de retransmissão para aumentar a sua atividade de sinalização. A fosfolipase C, a enzima que converte o PIP_2 em DAG e IP_3, pode ser ativada dessa maneira (bem como pelo receptor acoplado à proteína G). As cascatas de sinalização ativadas pela proteína ativada por mitógeno (MAP) quinase constituem outra via de sinalização ativada pelas tirosinas fosforiladas nas moléculas receptoras e são particularmente importantes no controle da proliferação celular.

Em uma variação desse tema, alguns hormônios têm receptores ligados à tirosinoquinase. O receptor em si não tem a capacidade de fosforilar os aminoácidos tirosina. Em lugar disso, esses receptores, quando ligados a seu hormônio ligante, formam um dímero com uma tirosinoquinase inativa na membrana celular. O processo de dimerização induz mudanças na conformação da tirosinoquinase que a ativam, e, em seguida, essa quinase fosforila as tirosinas na molécula receptora.

Uma vez totalmente fosforilado, um dímero de tirosinoquinase receptor pode ativar muitas (10 ou mais) vias de sinalização por meio da ativação de proteínas de retransmissão. Isso permite que esses receptores de hormônio possam coordenar ao mesmo tempo muitas funções em determinada célula. Por outro lado, os receptores acoplados à proteína G ativam apenas uma via na célula.

Infelizmente, parece que algumas células desenvolvem uma mutação do receptor de tirosinoquinase (como a MAP quinase), que pode ser ativo até mesmo na ausência do hormônio ligante. Isso pode resultar em crescimento descontrolado das células e em neoplasia.

Receptores acoplados a canais de íons

Esse mecanismo é amplamente usado no sistema nervoso para possibilitar a estimulação das células por neurotransmissores. O receptor para o neurotransmissor ou hormônio liga-se a um canal de cátions na membrana celular. Quando o receptor se liga a seu ligante, ele provoca uma mudança de conformação que altera a despolarização da membrana nesse pequeno segmento da membrana celular e provoca a abertura da proteína do canal, possibilitando o fluxo de cátions, frequentemente Ca^{2+}, porém algumas vezes Na^+ ou até mesmo K^+, para dentro da célula, exercendo uma alteração na fisiologia da célula. Não se trata de um importante método de transdução de sinal utilizado pelos principais hormônios das glândulas endócrinas. O leitor deve consultar os capítulos de neurofisiologia na Parte I para maiores detalhes sobre os canais iônicos.

Hormônios que atuam sobre receptores localizados no núcleo da célula

> **1** Um esteroide ou hormônio tireoidiano pode entrar no núcleo de uma célula?
> **2** Onde estão localizados os receptores de hormônios esteroides e hormônios tireoidianos e o que ocorre após a formação do complexo hormônio-receptor?

Hormônios esteroides

Todos esses compostos derivam do colesterol. Os hormônios esteroides são produzidos pelo córtex adrenal, pelas glândulas sexuais, pela placenta, pelos rins e por outros tecidos. Os hormônios esteroides não são armazenados nas células endócrinas que os sintetizam. Isso significa que eles precisam ser produzidos *de novo*, quando necessário. Esse processo é controlado pela regulação das enzimas envolvidas na sua produção. São lipossolúveis e difundem-se a partir da célula imediatamente após a sua síntese. Por serem lipossolúveis, os hormônios esteroides não são muito hidrossolúveis e necessitam de proteínas de transporte para transportá-los por todo o organismo através da corrente sanguínea. Apenas uma pequena fração, talvez 1 a 10%, do hormônio secretado existe efetivamente no líquido extracelular não ligado às proteínas carreadoras. Essa minúscula fração é de extrema importância, visto que é o hormônio livre ou não ligado que tem a capacidade de sofrer difusão nos tecidos-alvo e produzir ação na célula-alvo. Alguns hormônios formam ligações iônicas fracas com a albumina, enquanto outros hormônios esteroides têm proteínas carreadoras exclusivas para transportá-los no sangue. Em todos os casos, um equilíbrio é estabelecido entre o hormônio esteroide ligado às proteínas carreadoras e o hormônio esteroide que está no estado livre ou não ligado. Esse equilíbrio garante que, à medida que as moléculas de hormônio esteroide livres entram nas células-alvo a partir do líquido extracelular, as proteínas carreadoras liberam moléculas de hormônio esteroide no líquido extracelular. Por conseguinte, a concentração geral de hormônio livre está diretamente relacionada com a concentração de hormônio ligado às proteínas carreadoras no sangue.

Hormônios tireoidianos

Os hormônios tireoidianos derivam do aminoácido tirosina por iodação do grupo hidroxila no anel fenil da tirosina. Os hormônios tireoidianos não são hidrossolúveis e precisam circular ligados a uma proteína carreadora especial. À semelhança dos hormônios esteroides, esses pequenos hormônios tireoidianos são lipossolúveis e sofrem difusão para dentro das células do corpo. As células-alvo têm receptores de hormônio tireoidiano no núcleo, que atuam de modo semelhante aos receptores de hormônios esteroides.

Receptores de hormônios esteroides e hormônios tireoidianos e transcrição

Os receptores de hormônios esteroides e hormônios tireoidianos (moléculas de tirosina iodadas) estão localizados no núcleo da célula. Quando o hormônio esteroide ou o hormônio tireoidiano ligam-se a seu receptor, o complexo provoca uma mudança no formato do receptor (Figura 51.4). Na maioria dos casos, o receptor forma então uma ligação (dímero) com uma proteína de regulação da transcrição. O complexo dímero formado pelo hormônio ligado ao receptor e o fator de transcrição possibilita a ligação do complexo a determinados segmentos do DNA, iniciando a transcrição e a tradução de determinados genes. Por outro lado, a formação do complexo dímero pode exercer um efeito inibitório, impedindo a transcrição e a tradução de certos genes. As proteínas recém-sintetizadas (que frequentemente incluem enzimas ou fatores de crescimento) constituem a resposta da célula aos hormônios esteroides. Devido ao tempo levado para a transcrição e a tradução dos genes, os hormônios esteroides e os hormônios tireoidianos estão envolvidos em respostas mais lentas, porém muito mais a longo prazo das células do que os hormônios peptídicos[2].

Controle da secreção hormonal por retroalimentação

1 O que é retroalimentação negativa?

---

[2] N.R.T.: Recentes evidências têm mostrado que os hormônios tireoidianos bem como os esteroides podem também atuar por mecanismos não genômicos. Ver Losel R, Wehling M. Nature Rev Molec Cell Biol, 4:46-55, 2003; e Hammes SR, Davis PJ. Best Pract Res Clin Endocrinol Metab, 29(4):581-593, 2015.

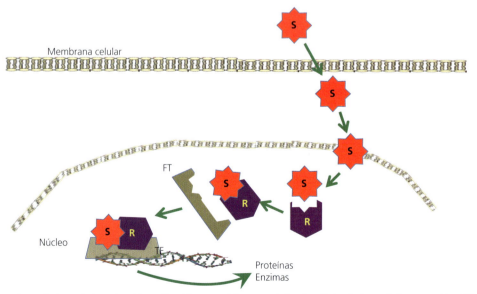

Figura 51.4 Os receptores de hormônios esteroides e tireoidianos residem no núcleo da célula. Os hormônios esteroides (S) e tireoidianos são lipofílicos, sofrem difusão na célula e atravessam o citosol para ligar-se a seus receptores (R). Em seguida, o complexo hormônio esteroide-receptor é capaz de se ligar a um fator de transcrição (FT) e ativá-lo, e todo o complexo liga-se ao DNA, causando a transcrição de um conjunto particular de genes que codificam as proteínas que irão alterar as funções celulares.

Os hormônios têm a capacidade de alterar o metabolismo e as funções dos tecidos-alvo que se encontram a determinada distância do local de produção do hormônio. De que maneira a produção do hormônio é regulada? Os hormônios atuam, em sua maioria, para manter a homeostasia do organismo ou fazê-lo retornar a algum ponto de controle fisiológico. Um importante conceito em endocrinologia é o do **controle por retroalimentação**. Quando um hormônio é secretado, espera-se que ele induza alguma mudança fisiológica nos tecidos-alvo. Em seguida, a resposta do tecido-alvo afeta a secreção posterior do hormônio. O tipo mais comum de controle por retroalimentação é a **retroalimentação negativa**. Nesse caso, alguma perturbação na fisiologia do animal é detectada por centros reguladores no sistema endócrino ou nervoso. Essa identificação provoca a secreção de um hormônio. Esse hormônio atua então sobre os tecidos-alvo para alterar a fisiologia do animal, a fim de corrigir a situação anormal. Os centros reguladores detectam que as células-alvo realizaram a sua missão, e esses centros induzem a interrupção da produção do hormônio. Uma ilustração simples de retroalimentação negativa pode ser vista no metabolismo do cálcio (Figura 51.5). A concentração de cálcio no sangue normalmente é de 10 mg/dℓ em muitos mamíferos. As células nas glândulas paratireoides são muito sensíveis à concentração sanguínea de cálcio. Qualquer declínio na concentração sanguínea de cálcio irá induzir as células a secretar paratormônio (PTH). O PTH estimula a reabsorção tubular renal de cálcio, reduzindo a sua excreção urinária, o que pode contribuir para o aumento do cálcio sanguíneo. Se essa ação elevar a concentração sanguínea de cálcio de volta ao valor de 10 mg/dℓ, as células das paratireoides irão detectar a normocalcemia, e a secreção de PTH cessará. Isso talvez seja uma simplificação excessiva. Com frequência, existem múltiplos fatores que podem atuar sobre os centros sensores reguladores que controlam a secreção de determinado hormônio. Em geral, na retroalimentação negativa, quando o hormônio aumentou efetivamente a atividade do órgão-alvo, a resposta do órgão alvo irá causar uma redução na secreção do hormônio.

O controle por **retroalimentação positiva** é muito menos comum. Nessa situação, ocorre secreção de um hormônio para alcançar determinado ponto de controle. Uma vez secretado, o hormônio promove a sua secreção adicional até que algum ponto de controle fisiológico seja alcançado. Um exemplo desse mecanismo de retroalimentação positiva é fornecido pela ovulação de um ovócito do ovário. Esse processo começa com a secreção hipotalâmica do hormônio de liberação das gonadotropinas (GnRH) no sistema porta hipotálamo-hipofisário, talvez em resposta à glândula pineal que detecta uma mudança na duração do dia. Isso provoca a secreção de hormônio luteinizante (LH) pela adeno-hipófise. Esse hormônio induz a liberação de estradiol por um folículo ovariano em desenvolvimento. O estradiol alcança o hipotálamo e causa a secreção aumentada de GnRH, resultando em maior secreção de LH e maior secreção de estradiol. Esse aumento do estradiol mais uma vez atua sobre o hipotálamo para estimular a secreção de GnRH e LH, causando maior produção de estradiol para estimular uma secreção ainda mais alta de GnRH. Por fim, o pico na secreção de LH é grande o suficiente para induzir a ovulação, que constitui o ponto final de controle dessa sequência fisiológica.

Eixo hipotálamo-hipofisário

1 Qual é a diferença entre a adeno-hipófise e a neuro-hipófise?
2 Que hormônios são secretados pela adeno-hipófise e pela neuro-hipófise?
3 Descreva a via do sistema porta hipotálamo-hipofisário e explique por que se trata de um importante canal entre o hipotálamo e a adeno-hipófise.

O **hipotálamo** é uma área do sistema nervoso central que contém neurônios com alguns dos atributos das células endócrinas. O hipotálamo recebe estímulos de quase todas as regiões do cérebro e usa essa informação para controlar a temperatura corporal, o apetite, o comportamento sexual, as reações de defesa (medo, raiva), os ritmos biológicos e os impulsos eferentes do sistema nervoso autônomo. Trata-se do local onde o sistema nervoso entra em contato com o sistema endócrino. Existem numerosos núcleos (grupos de neurônios com a mesma função) no hipotálamo, que produzem compostos (neuroendócrinos) que afetam a liberação dos hormônios pela hipófise.

A **hipófise** é algumas vezes denominada "glândula mestra", visto que ela produz vários hormônios essenciais e modula as secreções produzidas por várias outras glândulas endócrinas. A hipófise é uma glândula singular, também conhecida como **pituitária**. Localiza-se em uma depressão do osso esfenoide, denominada sela turca, de modo que ela se encontra diretamente abaixo do hipotálamo. A hipófise é dividida em duas partes funcionalmente diferentes: a adeno-hipófise e a neuro-hipófise (Figura 51.6).

A **adeno-hipófise** é um conjunto de células endócrinas que secretam uma variedade de hormônios no sangue. Com frequência, é subdividida na parte distal (lobo anterior da hipófise) e na parte intermédia (lobo intermediário ou médio da hipófise). Os principais hormônios secretados pela parte distal incluem o hormônio tireoestimulante, a prolactina, o hormônio do crescimento, o hormônio luteinizante, o hormônio foliculoestimulante e o hormônio adrenocorticotrófico. As células endócrinas da parte intermédia produzem o hormônio estimulante dos melanócitos, β-endorfinas, encefalinas e o peptídio do lobo intermediário semelhante à corticotropina, o qual é particularmente proeminente e importante nos equinos.

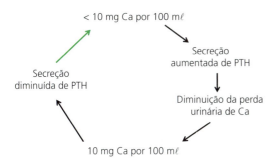

Figura 51.5 Retroalimentação negativa. O ponto de controle homeostático para o cálcio sanguíneo é de 10 mg/dℓ. Se o nível de cálcio sanguíneo cair abaixo dessa concentração, ele estimula a secreção de paratormônio, que atua sobre o epitélio tubular renal para aumentar a reabsorção renal de cálcio. Isso diminui a perda de cálcio na urina e pode fazer com que uma quantidade suficiente de cálcio retorne ao sangue para normalizar a sua concentração sanguínea em 10 mg/dℓ, que é suficiente para interromper a secreção de paratormônio até que a concentração de cálcio novamente diminua para níveis abaixo de 10 mg/dℓ.

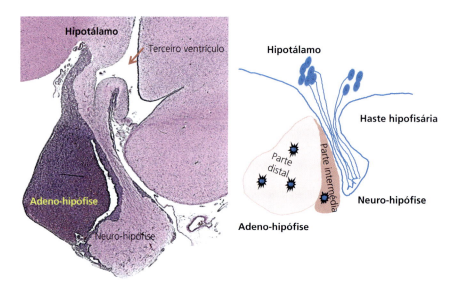

Figura 51.6 Fotomicrografia (5×) do hipotálamo e da hipófise, com esboço de suas estruturas.

A **neuro-hipófise** é essencialmente a área onde os axônios das células nervosas localizadas nos núcleos supraópticos e paraventriculares do hipotálamo terminam e secretam seus neurotransmissores[3] no sangue. Os axônios desses núcleos estendem-se ao longo do infundíbulo (haste hipofisária) que suspende a hipófise na sela turca. Os dois principais neurotransmissores liberados por essas terminações axônicas são a ocitocina e o hormônio antidiurético. Por serem liberados no sangue, são frequentemente denominados hormônios, porém, para ser mais preciso, são simplesmente neurotransmissores especiais, que são liberados diretamente nas veias hipofisárias que deságuam na circulação geral.

Sistema porta hipotálamo-hipofisário

O hipotálamo e a adeno-hipófise são conectados por um sistema porta. Um **sistema porta** refere-se a um sistema de veias que drenam um leito capilar e transportam o sangue para um segundo leito capilar. Neste caso, o primeiro leito capilar encontra-se na porção ventral do hipotálamo. O segundo leito capilar está localizado na adeno-hipófise. As vênulas porta hipofisárias ligam esses dois leitos capilares. Substâncias neuroendócrinas, que serão designadas como neuro-hormônios, são produzidas pelos neurônios dentro dos vários núcleos do hipotálamo e liberadas na área drenada pelo primeiro leito capilar. Em seguida, entram nas vênulas porta que as transportam para os sinusoides (endotélio altamente fenestrado) do segundo leito capilar. Os neuro-hormônios difundem-se no líquido extracelular da adeno-hipófise e podem estimular ou inibir a liberação de hormônios da adeno-hipófise (Figura 51.7).

A vantagem do sistema porta hipotálamo-hipofisário é que ele possibilita a estimulação de todas as células da adeno-hipófise sem a necessidade de enviar um axônio para cada célula endócrina individual da hipófise. Além disso, evita o problema de diluição dos hormônios de liberação do hipotálamo que ocorreria se fossem secretados na circulação geral, em lugar de sua secreção no sistema porta. A neuro-hipófise não recebe nenhum sangue desse sistema porta.

Em resumo, o hipotálamo processa a informação aferente proveniente da maioria das áreas do organismo e do cérebro e, em seguida, secreta neuro-hormônios de liberação ou inibidores da liberação no sistema porta hipotálamo-hipofisário para controlar a secreção dos hormônios pela adeno-hipófise. Os hormônios adeno-hipofisários são secretados nas veias hipofisárias, que os transportam até a circulação sistêmica geral. Em seguida, eles afetam a secreção dos hormônios das glândulas endócrinas secundárias.

Hormônio do crescimento

> 1 Quais são os principais efeitos do hormônio do crescimento?
> 2 Qual é o papel dos fatores de crescimento semelhantes à insulina?
> 3 De que maneira a secreção do hormônio do crescimento é controlada?

O **hormônio do crescimento** (GH), uma proteína de 191 aminoácidos, também conhecida como **somatotropina**, é produzido por somatotropos[4] na parte distal da adeno-hipófise. O GH promove o crescimento dos ossos longos em comprimento e também promove o acréscimo de proteína (na formação do músculo), enquanto exerce um efeito lipolítico que reduz as reservas do tecido adiposo.

Os receptores de GH podem ser encontrados em muitas células do corpo, sendo os mais importantes localizados no fígado e no tecido adiposo. Esses receptores estão ligados a tirosinoquinases, que mediam suas ações biológicas nos tecidos-alvo.

---

[3] N.R.T.: Aqui, não caberia atribuir aos neuropeptídios sintetizados nos núcleos supraóptico e paraventricular o papel de neurotransmissores cuja definição depende de uma série de critérios classicamente estabelecidos pela neurofisiologia, como, dentre outros, a atuação em receptores pós-sinápticos.

[4] N.R.T.: No Brasil, outras expressões para as células endócrinas da adeno-hipófise têm sido usadas, como somatótropos, somatótrofos. O mesmo se registra analogamente, no uso do sufixo e acentuação para outras células endócrinas da adeno-hipófise.

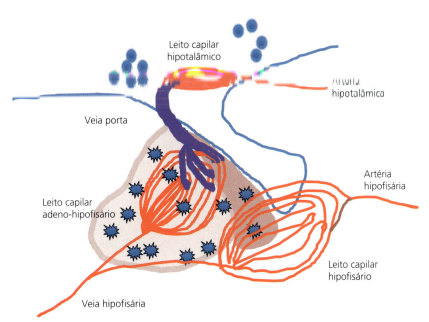

Figura 51.7 Sistema porta hipotálamo-hipofisário. Os neuro-hormônios produzidos no hipotálamo difundem-se para dentro do leito capilar hipotalâmico, e a veia porta os transporta até o leito capilar adeno-hipofisário, onde sofrem difusão para dentro da adeno-hipófise, a fim de regular a secreção de hormônios. Os neurotransmissores produzidos na neuro-hipófise difundem-se em um leito capilar hipofisário convencional nutrido diretamente pela artéria hipofisária e drenado pela veia hipofisária.

Quando o GH atua sobre o fígado, ele afeta o metabolismo das proteínas, dos lipídios e dos carboidratos.

Em muitos tecidos (osso, glândula mamária), a principal ação do GH sobre a sua atividade é mediada por outro hormônio, cuja secreção é controlada pelo GH. Um efeito muito importante do GH sobre o fígado consiste em induzir a secreção hepática de outro hormônio, denominado **fator de crescimento semelhante à insulina (IGF)-1**. Esse hormônio é também conhecido como **somatomedina C**. Trata-se de um hormônio de 70 aminoácidos com uma sequência de aminoácidos semelhante àquela da insulina. De fato, o IGF-1 é semelhante o suficiente para ligar-se aos receptores de insulina e ativá-los, embora não tão bem quanto a própria insulina.[5] O IGF-1 deixa o fígado e é transportado através da circulação até os receptores de IGF-1 localizados na cartilagem e células ósseas, tecido adiposo, células alveolares da glândula mamária e músculo esquelético. O IGF-1 apresenta meia-vida mais longa no sangue do que o GH, e os níveis sanguíneos são muito mais constantes do que os níveis de GH. A produção de IGF-1 após estimulação do fígado pelo GH não é garantida. A subnutrição, particularmente a falta de proteína na dieta, faz com que o fígado não secrete IGF-1.

Além disso, uma forma ligeiramente diferente do IGF, denominada IGF-2, também conhecida como **somatomedina A**, é produzida em muitos tecidos, como a cartilagem e o ovário, após estimulação pelo GH. Nesses tecidos, o IGF-2 atua como hormônio parácrino, ligando-se a receptores presentes nas células adjacentes, em lugar de entrar no sangue para atuar como hormônio endócrino. O IGF-2 é produzido pelo fígado fetal em resposta ao GH e liberado na circulação fetal. É fundamental para o desenvolvimento embrionário normal.

O hormônio do crescimento e o IGF-1 são frequentemente considerados como hormônios que exercem efeitos anti-insulina.[6] Ambos intensificam a lipólise pelo tecido adiposo. O GH reduz a captação de glicose por tecido adiposo e músculo ao reduzir a sensibilidade à insulina. Diminui a atividade gliconeogênica do fígado e dos rins. O resultado final dessas ações consiste em elevação da concentração de glicose no sangue. Quando o IGF-1 liga-se a receptores de IGF-1 nesses tecidos, ele geralmente aumenta a síntese de proteínas dentro do tecido, com consequente acréscimo de proteínas, o que é particularmente importante para o crescimento muscular e a hipertrofia. Além disso, aumenta a proliferação das células como parte do crescimento de um tecido. Essa ação é particularmente importante no crescimento dos ossos longos.

Regulação da secreção de GH

A secreção de GH é regulada principalmente por dois neuro-hormônios, que são produzidos por núcleos do hipotálamo (Figura 51.8). Um deles é o **hormônio de liberação do hormônio do crescimento** (GH-RH), que estimula a secreção de GH pelos somatotropos. O outro neuro-hormônio inibe a liberação de GH pelos somatotropos e é denominado **hormônio inibidor da liberação do hormônio do crescimento** (GH-IH), também conhecido como **somatostatina**. O neurotransmissor dopamina, que é liberado pelas terminações nervosas do hipotálamo, também pode atuar diretamente sobre os somatotropos, causando redução da secreção de GH. O equilíbrio entre esses fatores mantém a secreção de GH rigorosamente regulada pelo hipotálamo. A secreção de GH tende a ser muito episódica, de modo que as concentrações sanguíneas, de seu basal, aumentam e alcançam níveis muito altos 3 a 4 vezes/dia. Os níveis de GH podem permanecer

---

[5] N.R.T.: Aqui os autores devem estar referindo que o IGF-1 pode agir nos receptores insulínicos com atividade menos proeminente que a induzida pela insulina.

[6] N.R.T.: Daí serem considerados como hormônios diabetogênicos, como registrado a seguir.

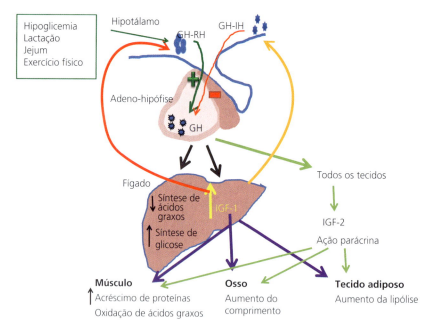

Figura 51.8 O hormônio do crescimento (GH) é secretado pela adeno-hipófise e induz o fígado a secretar um hormônio, denominado fator de crescimento semelhante à insulina (IGF)-1. O IGF-1 atua sobre o músculo, o osso e o tecido adiposo, modificando o seu metabolismo. Esses tecidos, bem como muitas outras células do organismo, também podem responder diretamente ao GH por meio da produção de IGF-2. O IGF-2 atua de modo parácrino para modular o metabolismo nas células-alvo. A secreção de GH é estimulada pelo hormônio de liberação do hormônio do crescimento (GH-RH) produzido no hipotálamo em resposta a determinados fatores, como hipoglicemia, lactação, jejum e exercício físico. O IGF-1 exerce uma ação de retroalimentação sobre o hipotálamo, causando a secreção pelos neurônios hipotalâmicos do hormônio inibidor do hormônio do crescimento (GH-IH), que reduz a secreção de GH da adeno-hipófise.
N.R.T.: Outras evidências têm mostrado que o IGF-1 induz retroalimentação negativa sobre o eixo hipotálamo-hipófise por atuação em receptores (IGF-1R) dos somatotropos (Romero CJ et al., Moll Cell Biol, 32(21): 4248-4269, 2012).

elevados apenas por cerca de duas horas depois de cada pico na secreção do hormônio. A meia-vida plasmática do GH (tempo que leva para que a concentração sanguínea seja reduzida em 50%) é de cerca de 20 min. Em muitas espécies, o pico na concentração sanguínea de GH ocorre à noite, coincidindo com a secreção mais baixa de GH-IH e de dopamina no sistema porta hipotálamo-hipofisário, de modo que os "freios" que normalmente suprimem a secreção de GH são retirados.

O jejum, a atividade física, o estresse, o alto teor de proteína da dieta e os baixos níveis plasmáticos de glicose induzem o hipotálamo a secretar mais GH-RH. Os hormônios tireoidianos e os esteroides sexuais também podem ter impacto sobre o hipotálamo, resultando também em maior estimulação da secreção de GH pelo GH-RH, particularmente na época da puberdade. O GH está aumentado durante a lactação na maioria das espécies e ajuda a direcionar a energia do corpo para a glândula mamária e distante do tecido adiposo.

Uma lista parcial de secretagogos do GH-RH é fornecida a seguir.

- Hipoglicemia, jejum, exercício aeróbico: todos são estímulos que surgem da necessidade de usar a gordura em lugar da glicose para a obtenção de energia
- Melatonina: produzida pela glândula pineal durante períodos de escuridão, ela inibe a liberação de somatostatina
- Xilazina e clonidina: agonistas α_2-adrenérgicos úteis na avaliação clínica da função adeno-hipofisária
- Acetato de medroxiprogesterona: progesterona sintética usada para evitar o estro na cadela (ver acromegalia iatrogênica, mais adiante)
- Arginina: aminoácido usado em grandes quantidades para o crescimento dos tecidos.

A interação desses fatores determina a taxa de secreção de GH. Na realidade, a secreção de GH é muito episódica, e são observados vários picos a cada dia. Não se sabe como os tecidos-alvo, como o osso, são capazes de enviar sinais ou exercer uma ação de retroalimentação sobre a hipófise para interromper a liberação de GH, embora pareça provável que o IGF-1 e o IGF-2 estejam envolvidos.

Efeitos do GH sobre tecidos específicos

Osso e cartilagem

O GH é necessário para o alongamento da cartilagem dentro da epífise; especificamente, provoca aumento da divisão celular na zona epifisária da cartilagem em proliferação. Estimula também a produção de sulfato de condroitina pelas células cartilaginosas. Esse efeito do GH não é mediado pela sua ação sobre os receptores de GH das células da cartilagem. Na verdade, o GH induz as células hepáticas a secretar IGF-1, que se liga a receptores de IGF-1 e estimula diretamente as células localizadas na zona da cartilagem em proliferação. Além disso, estimula as células cartilaginosas a produzir localmente IGF-2, que exerce ações semelhantes àquelas do IGF-1.

A deficiência de GH resulta em nanismo. É interessante assinalar que isso é observado principalmente nas raças de maior porte, como Pastor-alemão e cão Dinamarquês. Entretanto, a maioria dos cães (e humanos) com nanismo produz quantidades adequadas de GH. Na maioria dos casos, os cães com pernas curtas (Corgi, Dachshund etc.) apresentam mutação genética no gene do receptor do fator de crescimento dos fibroblastos, que provoca redução do crescimento no comprimento dos ossos.

A secreção excessiva de GH pode causar **gigantismo** em animais jovens em crescimento. Nos adultos, com placa epifisária fechada, o excesso de GH provoca **acromegalia**. Em geral, a acromegalia é causada por um tumor somatotrópico da adeno-hipófise, que secreta GH de modo descontrolado. Os ossos planos da face e o espaço entre os dentes podem ser afetados.

Órgãos internos
A deficiência de GH resulta em pele fina e mole. O excesso de GH, conforme observado na acromegalia, pode levar a hepatomegalia e cardiomegalia. A cardiomegalia pode resultar em insuficiência cardíaca congestiva.

Metabolismo das proteínas
A administração de GH aumenta a captação de aminoácidos do sangue e aumenta a taxa de síntese de novas proteínas. O GH (habitualmente por intermédio do IGF-1) faz com que as células-alvo aumentem a expressão de mRNA codificador de proteína, bem como a atividade dos ribossomos.

Metabolismo dos carboidratos
O GH é frequentemente descrito como hormônio diabetogênico, visto que a sua administração resulta em elevação dos níveis de glicemia.

- O GH diminui a sensibilidade das células à insulina: reduz o número de receptores de insulina sobre as células do músculo e do tecido adiposo
- Efeito glicostático: o GH pode preservar o glicogênio no músculo, mais provavelmente produzindo um desvio do uso de glicose para o uso de mais lipídios na geração de ATP das células.

Metabolismo dos lipídios
O GH diminui a síntese de ácidos graxos a partir da glicose pelo tecido adiposo e fígado. O GH também aumenta a lipólise e a mobilização das gorduras das reservas corporais.

Síndromes de interesse especial em medicina veterinária

Gatos
Nos gatos idosos, observa-se algumas vezes o desenvolvimento de um **tumor hipofisário somatotrópico**, com secreção excessiva de GH. Com frequência, esses gatos apresentam níveis de glicemia excessivamente altos, lembrando o diabetes, porém mantêm a sua massa corporal magra. Esses animais irão apresentar níveis sanguíneos acentuadamente elevados de insulina (em oposição aos gatos diabéticos). Com frequência, desenvolvem cardiomegalia e insuficiência cardíaca congestiva posteriormente na evolução da doença.

Cães
A progesterona endógena pode exercer um efeito de retroalimentação sobre o hipotálamo e estimular a produção aumentada de GH. Isso pode ser benéfico para iniciar a lactação. Entretanto, quando fêmeas recebem altas doses de progestinas sintéticas, habitualmente para suprimir o estro, elas podem induzir **acromegalia iatrogênica**. Nessa situação muito estranha, as progestinas sintéticas induzem as células dentro da glândula mamária a produzir e secretar anormalmente GH.

Vacas leiteiras
Administra-se uma forma recombinante de GH bovino a vacas leiteiras para aumentar a produção de leite. Essa ação é provavelmente mediada pela estimulação da produção de IGF-1 pelo GH, tendo o IGF-1 dois efeitos.

- O IGF-1 faz com que a energia produzida pela absorção de nutrientes da dieta seja desviada da formação de triglicerídios no tecido adiposo e repartida para a produção pela glândula mamária de proteínas, lactose e gorduras que serão incorporadas no leite. Isso reduz o depósito no tecido adiposo e impede que as vacas leiteiras se tornem excessivamente obesas no final da lactação
- Inibe a apoptose das células alveolares. Normalmente, a produção de leite declina com o passar do tempo, devido à perda das células alveolares por apoptose. O hormônio do crescimento promove um nível de produção de leite mais longo e mais alto.

Prolactina

> **1** Qual é a principal ação da prolactina?

A prolactina é produzida por células localizadas na parte distal da adeno-hipófise, denominadas lactotropos. A prolactina mantém a produção de leite nas fêmeas de mamíferos.[7] Além disso, pode desempenhar um papel na iniciação da secreção de leite em algumas espécies.[8] Em todas as espécies, a secreção de prolactina pela adeno-hipófise ocorre, na maior parte do tempo, em nível basal. Entretanto, quando as condições são apropriadas (gestação ou parto), o hipotálamo secreta o **hormônio de liberação da prolactina**, que aumenta a secreção do hormônio pela hipófise. Os níveis de estrogênio no sangue aumentam em cada ciclo do estro, causando a liberação aumentada de prolactina e aumento no desenvolvimento das glândulas mamárias a cada ciclo durante a puberdade. Ocorre também elevação dos níveis de estrogênio, particularmente nos ruminantes, no final da gestação para promover o desenvolvimento do tecido mamário, a fim de iniciar o processo da lactação. O ato da sucção pelos recém-nascidos também atua como estímulo para a secreção de prolactina em algumas espécies, particularmente aquelas que dão à luz ninhadas. Quando os níveis sanguíneos de prolactina estão excessivamente altos, ela exerce uma ação de retroalimentação sobre o hipotálamo, que então secreta o **hormônio inibidor da liberação de prolactina**[9] no sistema porta hipotálamo-hipofisário, inibindo a secreção de prolactina pelos lactotropos da hipófise.

Nos coelhos, a administração de prolactina a uma fêmea em lactação que foi submetida a hipofisectomia (remoção da hipófise) pode fazer com que o animal volte a ter uma produção normal de leite.

---

[7] N.R.T.: Processo referido como lactopoese.
[8] N.R.T.: Processo referido como lactogênese.
[9] N.R.T.: Anteriormente referido como a catecolamina, dopamina.

Nos ruminantes, a prolactina é apenas um de vários hormônios necessários para iniciar a produção de leite e mantê-la. Atua com o estrogênio e a progesterona, juntamente com o lactogênio placentário produzido pela placenta fetal no final da gestação, para acelerar o crescimento da glândula mamária. Por ocasião do parto, a secreção de prolactina aumenta acentuadamente. A prolactina desencadeia a produção aumentada de caseína no aparelho de Golgi das células alveolares da glândula mamária.

Seu papel nos machos não está bem definido, porém a presença de baixos níveis sanguíneos foi associada a uma redução do comportamento sexual nos machos, e níveis muito elevados podem causar baixos níveis de testosterona ao inibir a secreção de LH pela adeno-hipófise.

Função da tireoide

> 1 De que maneira as células foliculares da tireoide usam o iodo dietético para formar os hormônios tireoidianos?
> 2 De que maneira o hormônio tireoidiano é ativado ou inativado dentro das células-alvo?
> 3 Qual é o fator mais importante que afeta a secreção de TRH?
> 4 O que é bócio e por que ele ocorre em animais com deficiência de iodo ou que consomem vegetais contendo bociógenos?
> 5 Quais são os sintomas clínicos esperados em um gato com hipertireoidismo e qual é a causa dos sintomas?
> 6 Quais são os sintomas clínicos esperados em um gato com hipotireoidismo?

Os dois lobos da glândula tireoide situam-se em cada lado da traqueia, imediatamente abaixo da laringe. Em algumas espécies, os dois lobos são unidos por uma ponte de tecido tireoidiano. O tecido da tireoide consiste em numerosas estruturas semelhantes a sacos, denominados **folículos da tireoide**, que variam de tamanho. Cada folículo é revestido por uma camada de epitélio, e essas células sintetizam os hormônios tireoidianos (Figura 51.9). O lúmen de cada folículo é preenchido por um líquido viscoso rico em proteína, denominado **coloide**. No tecido conjuntivo, entre os folículos da tireoide, encontra-se outro conjunto de células endócrinas, denominadas **células C** ou **células parafoliculares** ou **medulares**. Essas células produzem um hormônio denominado **tireocalcitonina**. Nos lobos da glândula tireoide ou imediatamente fora dos lobos em muitas espécies, são encontradas duas a quatro (dependendo da espécie) glândulas paratireoides que produzem PTH. A tireocalcitonina e o PTH são discutidos de modo mais detalhado na seção Glândulas paratireoides, células C da tireoide e homeostasia do cálcio.

Formação e liberação dos hormônios tireoidianos

As células foliculares da tireoide produzem dois hormônios, que derivam da tirosina iodada, tiroxina e tri-iodotironina. O iodeto ingerido é absorvido no sangue. O iodeto do soro é capturado ativamente e de modo muito eficiente pelas células foliculares da tireoide por meio de um cotransportador de Na^+/I^-,[10] em que um íon Na^+ fornece a força propulsora para transportar o I^- para dentro da célula através da membrana basolateral (Figura

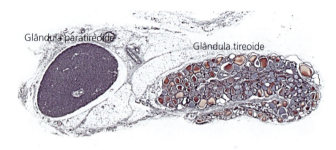

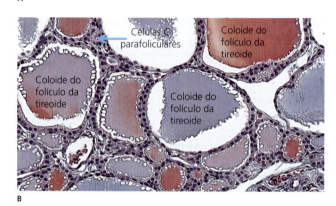

Figura 51.9 A. Histomicrografia (2,5×) das glândulas tireoide e paratireoide. **B.** Fotomicrografia (20×) dos folículos da tireoide e células C parafoliculares. A tireoglobulina iodada é armazenada dentro do coloide até haver necessidade de secreção de hormônios tireoidianos.

51.10). As células foliculares produzem uma proteína muito grande, denominada tireoglobulina, que contém um grande número de moléculas de tirosina. A tireoglobulina sofre exocitose no lúmen do folículo da tireoide através da membrana apical. Um sistema enzimático presente nas células foliculares da tireoide produz peróxido de hidrogênio próximo à membrana apical. Outra enzima, denominada tireoide peroxidase, também é encontrada na membrana apical das células foliculares. À medida que o iodeto é bombeado para dentro do lúmen, a tireoide peroxidase utiliza peróxido de hidrogênio para oxidar o iodeto a iodo elementar. O iodo é muito reativo e efetua a iodação inespecífica dos resíduos de tirosina da tireoglobulina na posição 3 e/ou posição 5. Se o resíduo de tirosina for iodado apenas na posição 3, é designado como monoiodotirosina. Em condições de iodo dietético normal, os resíduos de tirosina sofrem iodação, em sua maioria, nas posições 3 e 5, formando di-iodotirosina (Figura 51.11). Em seguida, a tireoide peroxidase catalisa a fusão de duas dessas tirosinas iodadas pelas suas extremidades. Quando duas di-iodotirosinas são unidas pela tireoide peroxidase, a molécula resultante (com quatro átomos de iodo) é denominada tiroxina ou T_4. Se uma monoiodotirosina for unida a uma di-iodotirosina, o resultado é uma molécula com três átomos de iodo, denominada tri-iodotirosina ou T_3. A T_4 é produzida preferencialmente pelas células foliculares da tireoide quando existe iodo em quantidades suficientes. Normalmente, o hormônio tireoidiano é sintetizado em uma razão de 4:1 (T_4/T_3). Na presença de deficiência de iodo, a razão pode ser de apenas 1:3 (T_4/T_3). Nesse estágio, as moléculas de hormônio tireoidiano ainda estão ligadas à grande molécula de tireoglobulina. São armazenados no coloide do folículo da tireoide até surgir a necessidade de sua secreção.

---
[10] N.R.T.: Esse cotransportador é referido como NIS e constitui na realidade uma Na^+/I^- – ATPase.

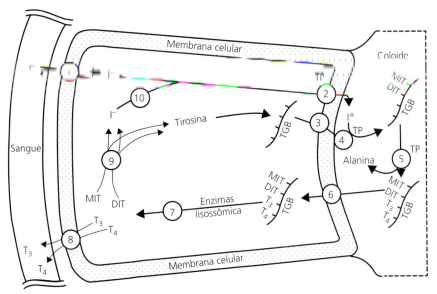

Figura 51.10 Célula folicular mostrando as etapas na síntese e na liberação de tri-iodotironina (T_3) e tiroxina (T_4). Os números identificam as principais etapas: 1, captação de iodeto; 2, oxidação do iodeto; 3, exocitose da tireoglobulina (TGB); 4, iodação da TGB; 5, acoplamento de iodotirosinas; 6, endocitose da TGB; 7, hidrólise da TGB; 8, liberação de T_3 e T_4; 9, desiodação e formação de monoiodotirosina (MIT) e di-iodotirosina (DIT); 10, reciclagem do iodeto. TP, tireoperoxidase. De Hedge, G.A., Colby, H.D. and Goodman, R.L. (1987) *Clinical Endocrine Physiology*. W.B. Saunders, Philadelphia. Com autorização de Elsevier.

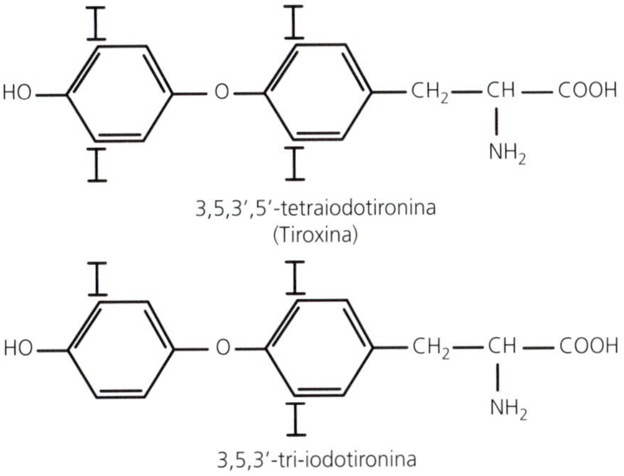

Figura 51.11 Fórmulas estruturais dos hormônios tireoidianos, 3,5,3′,5′-tetraiodotironina (tiroxina, T_4) e 3,5,3′-tri-iodotironina (T_3).

Quando as células foliculares da tireoide são estimuladas a secretar hormônio tireoidiano pelo **hormônio tireoestimulante (TSH)** sintetizado pela adeno-hipófise, a tireoglobulina iodada sofre endocitose para dentro da célula e proteólise, liberando tanto a T_4 quanto a T_3. Os átomos de iodo nos resíduos de tirosina iodados da tireoglobulina que não estavam unidos de modo adequado para formar moléculas de T_4 ou de T_3 são reciclados eficientemente dentro da célula folicular para a iodação de novas moléculas de tireoglobulina.

A T_3 apresenta meia-vida mais curta no sangue do que a T_4, de modo que os níveis circulantes de T_4 tipicamente são nove a dez vezes mais altos do que as concentrações circulantes de T_3. Como os hormônios tireoidianos são lipofílicos, eles precisam ser transportados pelo sangue ligados a uma proteína especial, denominada **globulina de ligação da tiroxina** (produzida pelo fígado). A albumina também pode transportar a T_4 e a T_3, embora tenha menor afinidade pelos hormônios tireoidianos.

Uma pequena quantidade do hormônio tireoidiano encontra-se livre na circulação e está em equilíbrio com o reservatório muito maior de hormônio tireoidiano ligado às proteínas plasmáticas. Essa porção livre tem a capacidade de sofrer difusão nos tecidos-alvo, visto que é muito lipofílica.

Após entrar nos tecidos-alvo, a maior parte da T_4 é convertida em T_3 por iodotironina desiodinases no citosol. A enzima iodotironina desiodinase é incomum, visto que ela contém selênio na forma de selenocisteína, e a sua atividade é diminuída pela deficiência de selênio.

A T_3 liga-se ao receptor nuclear de hormônio tireoidiano com maior afinidade do que a T_4 e, portanto, desempenha ação biológica cerca de quatro vezes maior do que a T_4; por conseguinte, a conversão de T_4 em T_3 é considerada uma etapa de ativação que ocorre dentro das células-alvo. Em seguida, o complexo receptor de hormônio tireoidiano–hormônio tireoidiano liga-se a elementos de resposta da tireoide do genoma e desencadeia a transcrição e a tradução de diversos genes.

São conhecidas três isoformas de iodotironina desiodinase. Um tipo de iodotironina desiodinase remove um iodo alternativo da molécula de T_4. O composto resultante é denominado T_3 reversa. Não apresenta nenhuma atividade biológica. Nesse caso, a ação da iodotironina desiodinase levou à inativação de T_4. Não se sabe de que maneira as diferentes iodotironina desiodinases são reguladas para controlar a inativação ou a ativação da T_3.

Controle da secreção dos hormônios tireoidianos

Os neurônios dentro do hipotálamo produzem um neuro-hormônio tripeptídico, denominado **hormônio de liberação da tireotropina (TRH)**, que entra no sistema porta hipotálamo-hipofisário para estimular as células tireotrópicas da adeno-hipófise a liberar TSH (Figura 51.12). O TSH entra no sangue e estimula a secreção dos hormônios tireoidianos pelas células foliculares da glândula tireoide.

O córtex cerebral responde a diversos sinais ambientais externos, como ambiente mais frio, aumentando a secreção de TRH. Além disso, a secreção de TRH também é controlada por sinais ambientais internos. Por exemplo, a leptina é um hormônio produzido pelo tecido adiposo quando está adquirindo triglicerídios. Reage com neurônios hipotalâmicos e estimula a secreção de TRH. A lactação também aumenta a secreção de TRH. Entretanto, o regulador mais importante da secreção de TRH é o próprio hormônio tireoidiano. O cérebro tem uma certa necessidade de hormônios tireoidianos – de fato, eles influenciam muitos aspectos do sistema nervoso relacionados com a maturação e a função do cérebro, incluindo migração de células neurais, diferenciação dos neurônios e velocidade de condução dos potenciais de ação ao longo dos axônios. Quando os níveis de hormônios tireoidianos diminuem, o cérebro detecta essa situação e sinaliza o hipotálamo para secretar TRH. Quando os níveis de T_4 e T_3 no sangue estão altos o suficiente para o desempenho das funções dos hormônios tireoidianos no cérebro, o hipotálamo interrompe a secreção de TRH. Os hormônios tireoidianos (T4 e T_3) também exercem um efeito de retroalimentação negativo diretamente sobre a adeno-hipófise e causam redução da secreção de TSH.

Ações dos hormônios tireoidianos

Os hormônios tireoidianos aumentam a taxa metabólica das células. Pouco se sabe acerca da fisiologia real envolvida nessa ação. Os níveis circulantes de hormônios tireoidianos estão elevados durante o tempo frio e a lactação. A maior parte da informação sobre as ações dos hormônios tireoidianos foi obtida da secreção anormal da glândula tireoide, isto é, de casos clínicos de hipotireoidismo ou hipertireoidismo.

- Os hormônios tireoidianos aumentam o metabolismo basal. Eles determinam a quantidade de calorias produzidas pelo corpo em repouso. Os hormônios tireoidianos aumentam a taxa de lipólise e de glicólise nas células. Além disso, aumentam a conversão do colesterol em sais biliares, que desempenha uma função desconhecida no estado de energia, mas que pode ser clinicamente útil, visto que animais com hipotireoidismo frequentemente apresentam níveis sanguíneos elevados de colesterol
- Crescimento e desenvolvimento. Os hormônios tireoidianos possibilitam a maturação do sistema nervoso. Quando os hormônios tireoidianos não são produzidos ou são insuficientes em animais ou humanos jovens, isso resulta em redução das capacidades mentais. Os ossos longos não crescem nem amadurecem apropriadamente. O hormônio tireoidiano afeta a secreção de GH, o que pode explicar por que o nanismo é observado no hipotireoidismo crônico em animais jovens
- Os hormônios tireoidianos influenciam a liberação dos hormônios sexuais. A puberdade é retardada, e a ovulação é impedida em fêmeas com hipotireoidismo. A produção de espermatozoides está acentuadamente reduzida em machos com hipotireoidismo

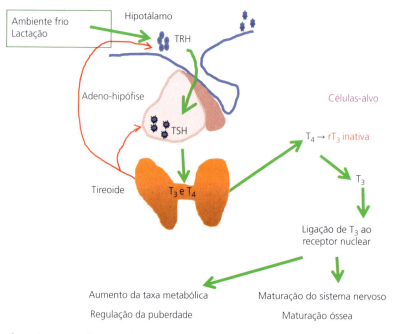

Figura 51.12 Regulação dos hormônios tireoidianos. O hipotálamo produz o hormônio de liberação da tireotropina (TRH) em resposta a uma temperatura fria, lactação e outros fatores. O TRH alcança a adeno-hipófise por meio do sistema porta hipotálamo-hipofisário e estimula a produção de hormônio tireoestimulante (TSH) pela adeno-hipófise. Em seguida, o TSH inicia a mobilização da tri-iodotironina (T_3) e da tiroxina (T_4) da tireoglobulina armazenada no coloide nos folículos da tireoide. Quase todas as células têm receptores de hormônio tireoidiano e, portanto, constituem alvos dos hormônios tireoidianos. A T_4 e a T_3 secretadas são lipofílicas e sofrem difusão nos tecidos-alvo. A T_4 pode ser convertida em T_3 por desiodinases citosólicas. Em alguns casos, quando a T_4 está presente em quantidades abundantes, ela também pode ser convertida em T_3 reversa (rT_3), um composto biologicamente inativo. A T_3 liga-se ao receptor de hormônio tireoidiano e estimula a transcrição e a tradução de proteínas e enzimas para aumentar a taxa metabólica e desempenhar outras funções dos hormônios tireoidianos. O principal regulador da secreção de TRH é a retroalimentação negativa exercida pela T_3 e T_4 sobre o hipotálamo.

- Os hormônios tireoidianos são necessários para a velocidade normal de condução nervosa. O hipotireoidismo resulta em reflexos mais lentos e redução das capacidades mentais
- Os hormônios tireoidianos mantêm o número de receptores de epinefrina e de norepinefrina nos tecidos e, portanto, têm impacto sobre os efeitos do sistema nervoso simpático
- A integridade da pele é mantida pelos hormônios tireoidianos. Animais com hipotireoidismo frequentemente exibem queda dos pelos, alterações na cor da pele e dos pelos e parecem ter predisposição a desenvolver infecções cutâneas
- Nos anfíbios, os hormônios tireoidianos controlam a metamorfose de uma forma de vida para outra, sendo um exemplo fornecido pela metamorfose do girino em rã.

Hipotireoidismo

O hipotireoidismo provoca redução geral do metabolismo, que se caracteriza por frequência cardíaca lenta, diminuição da temperatura corporal, infertilidade, ganho de peso e habilidade mental mais lenta. Pode ocorrer hipotireoidismo em virtude de problemas relacionados com a produção de hormônio tireoidiano (deficiência de iodo, tumor ou atrofia das células foliculares da tireoide), incapacidade do hipotálamo de secretar TRH ou incapacidade de secreção de TSH pela adeno-hipófise.

Bócio por deficiência de iodo | Incapacidade de iodação dos resíduos de tirosina

As concentrações de iodo da forragem são extremamente variáveis e dependem do conteúdo de iodo do solo. O solo próximo aos oceanos tende a fornecer quantidades adequadas de iodo aos vegetais. Entretanto, na região dos Grandes Lagos e no Noroeste dos EUA, as concentrações de iodo das forragens geralmente são baixas o suficiente para resultar em deficiência de iodo, a não ser que a dieta dos animais seja suplementada. A deficiência de iodo diminui a produção de hormônios tireoidianos, reduzindo a taxa de oxidação de todas as células. A deficiência de iodo pode causar aumento da glândula tireoide, uma condição denominada **bócio**. Como não há produção de T_4 e T_3, tampouco ocorre retroalimentação negativa na produção de TRH pelo hipotálamo. O TSH continua sendo secretado em grandes quantidades. Isso estimula a produção aumentada de tireoglobulina, que se acumula e distende os folículos da tireoide. Em condições de grave deficiência de iodo, a glândula tireoide hiperplásica não consegue compensar a disponibilidade reduzida de iodo. Os animais ficam inapetentes, apresentam frequência cardíaca lenta e, com frequência, desenvolvem distúrbios dermatológicos. A deficiência de iodo provoca redução da fertilidade (tanto nos machos quanto nas fêmeas) e aumento da morbidade. Em condições de iodo dietético marginal ou deficiente, a glândula tireoide materna torna-se extremamente eficiente na captação de iodo da circulação e na reciclagem do iodo dos hormônios tireoidianos. Infelizmente, isso deixa pouco iodo para a tireoide fetal, e o feto desenvolve hipotireoidismo. Com frequência, a primeira indicação de deficiência de iodo em um rebanho consiste em aumento da tireoide (bócio) dos recém-nascidos. Os bezerros e os

cordeiros podem nascer sem pelos, fracos ou mortos. Pode ocorrer morte fetal em qualquer estágio da gestação. Com frequência, as mães têm aspecto normal.[11]

Tireoidite autoimune

Esse distúrbio constitui a causa mais comum de hipotireoidismo em cães. Trata-se de uma condição autoimune, em que o sistema imune do cão ataca o tecido folicular normal. É semelhante à síndrome de Hashimoto nos humanos. A falta de produção dos hormônios tireoidianos provoca ganho de peso e adelgaçamento da pelagem, sendo a alopecia comumente observada em um padrão simétrico bilateral na região lombar inferior. A cauda pode perder todos os pelos. Os cães com hipotireoidismo também podem desenvolver acantose *nigricans* ou pele pigmentada preta, particularmente na região da virilha.

Bociógenos

Os bociógenos são compostos que interferem na síntese ou na secreção dos hormônios tireoidianos e provocam hipotireoidismo. Os bociógenos são divididos em duas categorias principais.

- Os **bociógenos cianogênicos** interferem na captação de iodeto pela glândula tireoide. Os glicosídios cianogênicos podem ser encontrados em muitos alimentos, incluindo soja crua, polpa de beterraba, batata-doce, trevo-branco e painço; uma vez ingeridos, são metabolizados a tiocianato e isotiocianato. Esses compostos alteram o transporte de iodeto através da membrana basolateral da célula folicular da tireoide, reduzindo a retenção de iodeto. Esse efeito é facilmente superado aumentando-se o iodo suplementar
- As goitrinas tiouracilas inibem a tireoide peroxidase. As **tiouracilas** são encontradas nas crucíferas (colza, couve, repolho, nabo, mostarda) e os **dissulfetos alifáticos** encontrados nas cebolas inibem diretamente a tireoide peroxidase, impedindo a formação de monoiodotirosina e di-iodotirosina. No caso das goitrinas, particularmente aquelas do tipo tiouracila, a síntese hormonal não normaliza com um aumento na suplementação dietética de iodo. O alimento agressor precisa ser reduzido ou removido da dieta.

Atrofia idiopática da tireoide

Pode ocorrer em alguns animais com o processo do envelhecimento.

Secundário a edema hipofisário

Ocorre hipotireoidismo, uma vez que o tumor diminui a produção de TSH (ocorrência incomum em animais).

---

[11] N.R.T.: Foi comentado no Capítulo 49 que o consumo de níveis elevados de iodo na dieta, por período prolongado, pode provocar uma forma de hipotiroidismo conhecido como "Efeito Wolff-Chaikoff" descrito em seres humanos, mas também relatado em cães pelo grupo do Dr. Victor Castillo da Faculdade de Veterinária, Universidade de Buenos Aires (Castillo JA *et al.*, Vet Q, 23(4): 218-223, 2001; Castillo JA *et al.*, Vet J, 161(1): 80-84, 2001). O relato foi feito após consumo de ração comercial contendo excesso de iodo. Posteriormente, foi descrito o mecanismo responsável por esse distúrbio. Serrano-Nascimento C et al. (Am J Physiol, 298(4): C893-C899, 2010; Endocrinology, 155(3): 1145-1156, 2014) demonstraram que essa condição é dependente de redução da expressão de RNAm da NIS (cotransportador Na^+/I^- – ATPase) na membrana dos tireócitos.

Hipertireoidismo

O hipertireoidismo está associado a um aumento da frequência cardíaca, polifagia e perda de peso.

Tumores da tireoide que secretam quantidades excessivas de hormônios tireoidianos

Essa condição está sendo cada vez mais diagnosticada em gatos. Como os sintomas frequentemente diminuem quando o gato recebe uma dieta com baixo teor de iodo, existe uma preocupação de que isso esteja ocorrendo devido a dietas com teor muito elevado de iodo. Trata-se de um achado ocasional em cães, devido ao desenvolvimento de adenoma benigno ou, mais raramente, carcinoma maligno do tecido folicular da tireoide.

Os gatos são os animais mais comumente afetados pelo hipertireoidismo. Exibem perda de peso, apesar de um apetite insaciável. Com frequência, são inquietos e andam e miam continuamente. Em geral, apresentam taquicardia, e, em alguns casos, a glândula tireoide está aumentada à palpação. Os cães e outras espécies também podem desenvolver carcinoma da tireoide, resultando em produção excessiva de hormônio tireoidiano.

Doença de Graves

Esse distúrbio é muito raro em animais (diferentemente dos humanos, nos quais até 2% das mulheres desenvolvem a condição). A doença de Graves tem sido diagnosticada em cães. Nesse caso, um anticorpo muito estranho é formado pelos linfócitos e secretado na corrente sanguínea. Esse anticorpo tem a capacidade de simular o TSH – liga-se aos receptores de TSH nas células foliculares da tireoide e inicia a secreção de hormônio tireoidiano.

Glândulas paratireoides, células C da tireoide e homeostasia do cálcio

> **1** Quais são as principais ações do paratormônio e como isso ajuda a aumentar a concentração sanguínea de cálcio?
>
> **2** Como a vitamina D é metabolizada e qual o papel do paratormônio?

A maioria das espécies tem dois pares de **glândulas paratireoides**. Um par está localizado na porção cranial de cada lobo da tireoide, enquanto o outro par frequentemente é encontrado próximo da parte cranial do timo ou dentro dela. As glândulas são supridas pelas artérias carótidas. As células das paratireoides são muito sensíveis a um declínio na concentração de cálcio sanguíneo. Apresentam um **receptor sensor de cálcio** em sua superfície, que na realidade é um receptor acoplado à proteína G. Enquanto o cálcio ionizado do sangue está normal (cerca de 5 mg/dℓ na maioria dos mamíferos), o receptor é inativo. Entretanto, se houver declínio da concentração de cálcio ionizado, o receptor é ativado. Ele inicia a fusão da vesícula de armazenamento de PTH com a membrana celular, e o PTH é liberado na corrente sanguínea.

Ações principais que o paratormônio desempenha

- O PTH estimula o rim a reabsorver o cálcio do filtrado glomerular. Se a alteração do cálcio sanguíneo for pequena, isso frequentemente é suficiente para corrigir a hipocalcemia.

Além disso, faz com que o rim excrete mais fósforo, embora constitua apenas um pequeno efeito na maioria dos mamíferos (em comparação com os humanos)

- O PTH liga-se a seus receptores nos osteócitos e estimula essas células a bombear cálcio dos líquidos dentro dos canalículos ósseos para o líquido extracelular e o sangue. Esse processo é algumas vezes designado como **osteólise osteocítica**
- O PTH liga-se a seu receptor nas células osteoblásticas do osso. Os osteoblastos respondem ao secretar uma substância, denominada **fator ativador dos osteoclastos**, que induz a atividade dos osteoclastos de localização próxima. Em seguida, os osteoclastos movem-se para o osso e começam a secretar ácido e enzimas proteolíticas para digerir a matriz orgânica do osso. Os osteoclastos liberam cálcio e fósforo do osso, os quais, em seguida, podem entrar no sangue para ajudar a restaurar a concentração sanguínea de cálcio
- O PTH liga-se a seu receptor nas células tubulares renais proximais e estimula a enzima que converte a 25-hidroxivitamina D em um hormônio, denominado 1,25-di-hidroxivitamina D. A vitamina D pode ser sintetizada na pele de muitos animais se forem expostos à irradiação ultravioleta (UV) do sol (isso não ocorre nos gatos e nos cães). A vitamina D também pode ser suprida na dieta. Essa vitamina é biologicamente inerte. É transportada no sangue até o fígado, onde sofre hidroxilação na posição C-25 para produzir a 25-hidroxivitamina D, que também é biologicamente inerte. Somente após ter sido hidroxilada em C-1 pela enzima 1α-hidroxilase renal, que é ativa apenas quando o PTH atua sobre a célula, é que a vitamina se transforma em hormônio. O hormônio 1,25-di-hidroxivitamina D estimula o transporte ativo do cálcio dietético através do epitélio intestinal. Na ausência de 1,25-di-hidroxivitamina D, a maioria dos animais é incapaz de adquirir cálcio da dieta em quantidade suficiente para sustentar a estrutura normal do osso. Ao regular as concentrações sanguíneas de 1,25-di-hidroxivitamina D, o animal pode regular a quantidade de cálcio que entra no sangue proveniente da dieta. Exceções são o cavalo e o coelho, que são fermentadores pós-gástricos. Esses animais dispõem dos mecanismos intestinais para absorver continuamente o cálcio ativado. Eles regulam o cálcio sanguíneo por meio de aumento ou diminuição da perda urinária de cálcio. Por conseguinte, eles excretam qualquer cálcio dietético que não seja necessário. Este é o motivo pelo qual essas espécies frequentemente eliminam urina de coloração branca como giz.

Calcitonina da tireoide

> **1** De que maneira a calcitonina diminui a concentração sanguínea de cálcio?

As células parafoliculares ou células C da tireoide secretam um hormônio denominado **calcitonina** (tireocalcitonina). Esse hormônio é secretado em resposta a níveis sanguíneos elevados de cálcio. Em princípio, os animais só raramente apresentam hipercalcemia de magnitude suficiente para causar secreção de calcitonina. Todavia, em animais jovens que sugam leite, uma fonte de cálcio disponível, existe um curto período de tempo após uma refeição em que o nível sanguíneo de cálcio está ligeiramente elevado. Isso provoca a liberação de calcitonina por um curto período depois de cada refeição.

Calcitonina exerce dois efeitos principais

- A calcitonina liga-se a receptores nos túbulos renais e inibe a reabsorção tubular renal de cálcio. Isso possibilita a excreção de maiores quantidades de cálcio na urina, com consequente redução dos níveis sanguíneos de cálcio
- A calcitonina liga-se a receptores presentes nas células osteoclásticas e inibe a atividade de reabsorção óssea pelos osteoclastos, reduzindo a liberação de cálcio e de fósforo do osso.

O Capítulo 49 fornece mais detalhes sobre o homeostasia do cálcio, na medida em que está relacionada com distúrbios ósseos e metabólicos comuns observados em determinadas espécies.

Eixo hipófise-adrenal

> 1 Quais são as três zonas do córtex adrenal e que hormônios elas produzem?
> 2 A produção de aldosterona é estimulada por alterações da pressão arterial e perfusão dos rins. Descreva como isso é mediado.
> 3 Quais são as ações da aldosterona que causam a reabsorção de sódio do líquido tubular renal?
> 4 Descreva de que maneira o estresse causa a secreção de cortisol.
> 5 De que maneira o hipotálamo controla a secreção de cortisol?
> 6 Onde estão localizados os receptores dos corticosteroides adrenais? Os mineralocorticoides atuam apenas nos receptores de mineralocorticoides e os glicocorticoides atuam apenas nos receptores de glicocorticoides?
> 7 Quais são as principais ações do cortisol sobre os tecidos, incluindo o sistema imune?
> 8 Os androgênios também são produzidos no córtex adrenal. Onde eles atuam e qual a função que podem desempenhar nas fêmeas?
> 9 Descreva os sintomas esperados em um animal com doença de Addison e explique por que eles ocorrem.
> 10 Descreva os sintomas esperados em um animal com síndrome de Cushing e explique por que eles ocorrem.

As duas glândulas adrenais estão localizadas abaixo do peritônio, cranialmente a cada rim. Cada glândula apresenta duas camadas distintas: o córtex adrenal e a medula adrenal.

Hormônios adrenocorticais

O córtex adrenal origina-se do mesoderma embriológico. O córtex pode ser dividido em três zonas, e cada uma delas está envolvida na secreção de um hormônio diferente (Figura 51.13). A zona mais externa é denominada **zona glomerulosa**. Produz hormônios denominados **mineralocorticoides**, que ajudam a regular o equilíbrio eletrolítico no animal. A zona intermediária é conhecida como **zona fasciculada** e produz **glicocorticoides**, que são importantes no metabolismo da glicose e na resposta ao estresse. A zona mais interna do córtex adrenal é denominada **zona reticular** e produz alguns glicocorticoides, porém é singular visto que ela também secreta **androgênios** (Figura 51.14).

Todos os hormônios produzidos pelo córtex adrenal são sintetizados a partir do colesterol. Na primeira etapa, que é comum a todos os hormônios adrenocorticais, a cadeia lateral da molécula de colesterol é clivada, formando pregnenolona. Essa etapa é regulada pelo hormônio adrenocorticotrófico (ACTH), que é produzido na adeno-hipófise. Trata-se de uma etapa que limita a velocidade de síntese de todos os hormônios adrenocorticais. As reações de hidroxilação em vários sítios da pregnenolona possibilitam a produção de cada um dos diferentes hormônios adrenocorticais (Figura 51.15). Cada zona do córtex adrenal realiza um determinado conjunto de reações de hidroxilação. Os hormônios adrenocorticais não são armazenados nas células adrenais, aguardando um sinal para a sua secreção. Quando há necessidade de sua secreção, eles precisam ser sintetizados *de novo* a partir do colesterol. Os hormônios adrenocorticais são lipossolúveis e difundem-se das células corticais para dentro do líquido extracelular. São transportados no sangue ligados a proteínas especiais de transporte, como a globulina de ligação de corticosteroides.

Mineralocorticoides

Os mineralocorticoides ajudam a regular o metabolismo dos íons sódio, potássio e cloreto. O principal hormônio mineralocorticoide produzido na zona glomerulosa é a **aldosterona**. Quantidades menores de seu precursor, a desoxicorticosterona, também são secretadas, e esse precursor também exerce atividade mineralocorticoide. A aldosterona é discutida aqui para ilustrar a ação de todos os mineralocorticoides. A síntese e a secreção de aldosterona são principalmente reguladas pelo hormônio angiotensina e pela concentração extracelular de potássio.

Sempre que houver redução da pressão arterial abaixo do normal ou diminuição da perfusão renal, ocorre aumento na secreção de uma enzima, denominada **renina**, pelo aparelho justaglomerular nos rins. A renina atua sobre o **angiotensinogênio**, uma proteína globular sanguínea liberada no sangue pelo fígado. A renina converte essa proteína em **angiotensina I**.

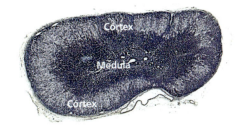

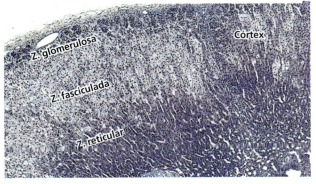

Figura 51.13 Histomicrografia da glândula adrenal e do córtex adrenal.

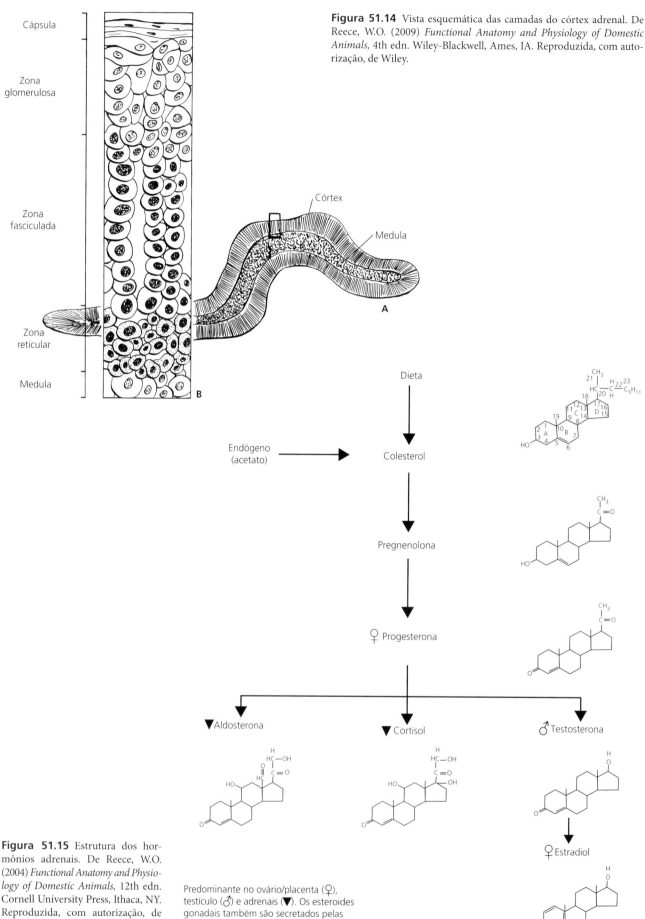

Figura 51.14 Vista esquemática das camadas do córtex adrenal. De Reece, W.O. (2009) *Functional Anatomy and Physiology of Domestic Animals*, 4th edn. Wiley-Blackwell, Ames, IA. Reproduzida, com autorização, de Wiley.

Figura 51.15 Estrutura dos hormônios adrenais. De Reece, W.O. (2004) *Functional Anatomy and Physiology of Domestic Animals*, 12th edn. Cornell University Press, Ithaca, NY. Reproduzida, com autorização, de Cornell University Press.

Predominante no ovário/placenta (♀), testículo (♂) e adrenais (▼). Os esteroides gonadais também são secretados pelas adrenais em pequenas quantidades.

Em seguida, a angiotensina I é convertida em **angiotensina II** por enzimas encontradas nos capilares dos pulmões. A angiotensina II circula pelo sangue e, quando alcança a zona glomerulosa da adrenal, estimula as células a sintetizar e secretar aldosterona. A angiotensina II exerce efeitos independentes da aldosterona, causando vasoconstrição disseminada, com consequente elevação da pressão arterial. Além disso, provoca constrição das arteríolas eferentes no rim para elevar a pressão arterial, enquanto mantém a perfusão glomerular renal.

Uma elevação na concentração de potássio extracelular também pode estimular diretamente as células da zona glomerulosa a iniciar a produção de aldosterona.

Ações da aldosterona

A aldosterona estimula a reabsorção tubular renal de sódio no ramo ascendente da alça de Henle, nos ductos coletores e nos túbulos renais distais. O cloreto acompanha passivamente o sódio para manter a eletroneutralidade. A aldosterona também aumenta a secreção renal de potássio. Por ser um hormônio esteroide, a aldosterona difunde-se no tecido-alvo, liga-se a um receptor nuclear e inicia a transcrição e a tradução de várias proteínas que compõem os canais de íons sódio na membrana apical e as bombas de sódio/potássio na membrana basolateral do epitélio tubular. Isso possibilita a reabsorção ativa do sódio a partir do líquido tubular renal e, em seguida, o seu bombeamento no líquido intersticial. Possibilita também a secreção de potássio no lúmen dos túbulos renais. A aldosterona estimula a conservação renal de sódio, o qual é acompanhado passivamente pela água.

Isso ajuda a determinar o conteúdo corporal total de sódio e de água. Entretanto, a aldosterona não responde nem controla diretamente a concentração de sódio no sangue. A concentração sanguínea de sódio é controlada mais precisamente por osmorreceptores presentes no hipotálamo, que detectam a concentração de sódio e controlam a secreção de hormônio antidiurético para manipular a perda ou a conservação de água, a fim de manter uma concentração sanguínea normal de sódio.

Outro hormônio também desempenha um papel na excreção corporal e renal de sódio. O **peptídio natriurético atrial (ANP)** é um hormônio produzido pelas células musculares cardíacas atriais em resposta a um alto volume sanguíneo, que causa distensão do músculo atrial além dos níveis normais. O peptídio natriurético atrial exerce os efeitos opostos aos da aldosterona e do sistema renina-angiotensina. Ele aumenta a perda renal de sódio, e a presença de sódio adicional na urina também provoca aumento na perda de água.

Glicocorticoides

O **cortisol** é o principal glicocorticoide produzido na zona fasciculada. A **corticosterona** é sintetizada em quantidades menores na maioria dos mamíferos. Todavia, nos anfíbios, nos répteis, nas aves e nos roedores, a corticosterona constitui o principal glicocorticoide produzido.

A secreção de cortisol é regulada pelo ACTH que é produzido pelos corticotropos da adeno-hipófise (Figura 51.16). Uma quantidade menor de peptídio do lobo intermediário semelhante à corticotropina é produzida por células da parte intermédia. O ACTH liga-se a receptores existentes na superfície das células da zona fasciculada da adrenal e estimula a atividade da adenilil ciclase. O aumento do AMP cíclico intracelular estimula a síntese de cortisol. Por sua vez, a secreção de ACTH é controlada por neurônios no hipotálamo, que secretam o **hormônio de liberação do hormônio adrenocorticotrófico (ACTH-RH)** no sistema porta hipotálamo-hipofisário. A elevação das concentrações sanguíneas de cortisol exerce ação de retroalimentação negativa sobre a secreção de ACTH pela adeno-hipófise e sobre a secreção de ACTH-RH pelo hipotálamo. Apesar de sua ação na elevação dos níveis de glicemia, a presença de baixos níveis de glicose no sangue não estimula diretamente a secreção de cortisol.

Muitos animais e humanos normalmente exibem um ritmo circadiano na secreção de ACTH e de cortisol. Nos seres humanos, a secreção de cortisol é máxima nas primeiras horas da manhã e mínima no final da tarde. Em condições de estresse,

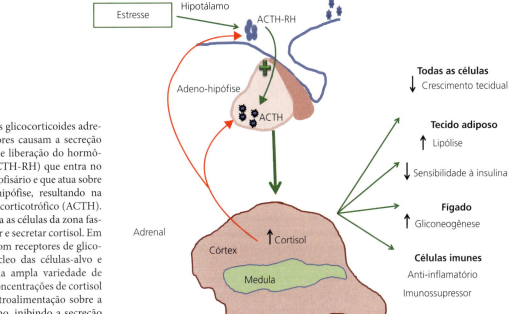

Figura 51.16 Regulação dos glicocorticoides adrenais. O estresse e outros fatores causam a secreção hipotalâmica do hormônio de liberação do hormônio adrenocorticotrófico (ACTH-RH) que entra no sistema porta hipotálamo-hipofisário e que atua sobre os corticotropos da adeno-hipófise, resultando na secreção de hormônio adrenocorticotrófico (ACTH). Em seguida, o ACTH estimula as células da zona fasciculada da adrenal a produzir e secretar cortisol. Em seguida, o cortisol interage com receptores de glicocorticoides presentes no núcleo das células-alvo e afeta o metabolismo de uma ampla variedade de células. A presença de altas concentrações de cortisol no sangue exerce ação de retroalimentação sobre a adeno-hipófise e o hipotálamo, inibindo a secreção de ACTH e de ACTH-RH, respectivamente.

a secreção de cortisol pode ser mais sustentada, impedindo a observação de um ritmo circadiano. O estresse crônico pode causar hipertrofia da zona fasciculada. Uma pequena quantidade de cortisol também é secretada pelas células da zona reticular.

Efeitos do cortisol

O cortisol liga-se a receptores nucleares e estimula ou inibe a expressão de genes específicos. O cortisol é considerado um hormônio de "estresse". O estresse é uma reação do corpo a um desafio. Esse desafio pode originar-se do ambiente por ser muito quente ou demasiado frio. Muitos estudantes de veterinária consideram as provas estressantes! O estresse pode surgir internamente, a partir de fatores como dor ou necessidade de combater uma infecção.

Durante o estresse, a secreção de cortisol provoca aumento dos níveis de glicemia ao estimular a síntese das enzimas envolvidas na gliconeogênese. Os principais substratos usados na gliconeogênese são os aminoácidos provenientes do músculo. O cortisol também diminui a sensibilidade do tecido adiposo e do tecido linfoide à insulina, de modo que menor quantidade de glicose é removida do sangue por esses tecidos. Em consequência, maior quantidade de glicose permanece no sangue para uso pelo cérebro e pelos músculos. O cortisol atua sobre o tecido adiposo para estimular a lipólise, com consequente elevação dos níveis de ácidos graxos no sangue. Atua sobre o músculo e outros tecidos para estimular a degradação de proteínas, resultando em elevação dos níveis sanguíneos de aminoácidos. O cortisol inibe a síntese de DNA e diminui a velocidade de crescimento. O cortisol também potencializa a ação do glucagon e da epinefrina sobre o metabolismo da glicose. Isso pode representar uma adaptação para desviar a energia e os aminoácidos das atividades de crescimento, a fim de assegurar a disponibilidade desses recursos para manter o corpo durante o período de estresse.

Em altas concentrações, o cortisol é **imunossupressor**. Ele inibe a síntese de prostaglandinas produzidas pelos tecidos lesionados e diminui a secreção de histamina pelos mastócitos. O cortisol diminui a fagocitose e suprime a formação de anticorpos. O hormônio também estabiliza as membranas lisossômicas dos granulócitos, impedindo a liberação das enzimas proteolíticas dessas células imunes e consequente dano aos tecidos. Provoca perda da L-selectina dos neutrófilos e linfócitos, impedindo a saída dessas células através das vênulas pós-capilares para a sua migração até um local de infecção.

Essas ações **anti-inflamatórias** reduzem a lesão dos tecidos que poderia ocorrer em consequência de uma resposta inflamatória prolongada. Os glicocorticoides sintéticos são frequentemente administrados para deter respostas inflamatórias que ultrapassaram o estágio útil de destruir os micróbios invasores e que estão causando dano excessivo aos tecidos. A secreção prolongada de cortisol provoca atrofia do timo e linfopenia. A secreção excessivamente alta de cortisol é comumente observada em vacas leiteiras periparturientes. Com frequência, isso é secundário à distocia ou a alguma doença metabólica, como hipocalcemia ou cetose. Infelizmente, essa situação pode causar imunossupressão de tal modo que a vaca se torna mais suscetível a doenças infecciosas oportunistas, como mastite ou metrite.

O cortisol também exerce efeitos psiconeurais. Inicialmente, provoca euforia e aumento do apetite, porém esses efeitos são posteriormente seguidos de depressão. O cortisol também inibe a liberação de hormônio antidiurético (vasopressina), com excreção de maiores quantidades de água na urina. Esse efeito provoca **polidipsia** (sede excessiva) ou **poliúria** (volume excessivo de urina) no animal, devido à perda efetiva de água do corpo.

Androgênios adrenais

Os androgênios são hormônios que interagem com os receptores de hormônios sexuais masculinos. A testosterona é o androgênio mais importante, que é produzido nos testículos. As células da zona reticular da adrenal produzem desidroepiandrosterona (DHEA) e androstenediona. Esses androgênios não são ativos, em comparação com a testosterona, na estimulação dos atributos sexuais masculinos. Entretanto, os androgênios que se originam das adrenais podem circular para vários tecidos, como o tecido adiposo, e sofrer conversão em testosterona. Além disso, podem ser convertidos em estrogênios, os esteroides sexuais femininos. As fêmeas necessitam de pequenas quantidades de testosterona para manter a densidade óssea, a massa muscular e a expressão do comportamento do estro.

A produção adrenal de androgênios pode ser estimulada pelo ACTH, porém parece que a adeno-hipófise secreta um hormônio diferente, provisoriamente denominado hormônio de estimulação dos androgênios adrenais, que estimula as células da zona reticular a sintetizar androgênios adrenais. A produção de androgênios adrenais não é tão grande nem tão significativa na maioria dos animais em comparação com os humanos e outros primatas.

Redundância na ação dos corticosteroides

Os glicocorticoides, como o cortisol, desempenham alguma atividade mineralocorticoide, isto é, podem interagir com receptores de mineralocorticoides e exercer os mesmos efeitos da aldosterona. Não apresentam a mesma afinidade da aldosterona pelos receptores, mas podem exercer algumas ações mineralocorticoides. De modo semelhante, a aldosterona apresenta leve atividade glicocorticoide. Os corticosteroides sintéticos usados em medicina veterinária habitualmente são mais específicos e só irão estimular ações glicocorticoides ou ações apenas mineralocorticoides.

Doença de Addison | Hipoadrenocorticismo

Ocorre **doença de Addison** quando as adrenais são incapazes de produzir hormônios em quantidade suficiente para a sua função normal. Esses animais têm pouco ou nenhum cortisol no sangue. A doença de Addison ocorre mais frequentemente em cães do que nos seres humanos. Nos cães, a causa consiste, com frequência, em um distúrbio autoimune, em que o corpo ataca o córtex adrenal, e a lesão resultante diminui a produção de hormônios por todas as três camadas do córtex adrenal. Certas raças de cães, como o Standard Poodle, parecem mais propensas a desenvolver doença de Addison. A ausência de mineralocorticoides frequentemente provoca uma perturbação dos eletrólitos sanguíneos, com nível de sódio ligeiramente abaixo do normal e nível de potássio ligeiramente acima do normal. A razão entre sódio e potássio no sangue deve ser superior a 27:1. Nos cães com doença de Addison, essa razão frequentemente é inferior a 24:1.

Com frequência, o animal apresenta níveis elevados de ACTH no sangue, visto que não há glicocorticoides produzidos para inibir a síntese de ACTH-RH e de ACTH. Quando se administra ACTH exógeno, o animal produz pouco ou nenhum cortisol. A exposição prolongada a altos níveis de ACTH pode induzir escurecimento da pele, visto que a presença de concentrações elevadas de ACTH pode ativar os receptores de hormônio estimulante dos melanócitos. Os cães com doença de Addison exibem uma ampla variedade de sintomas, que incluem desde vômitos e diarreia até letargia e tremores. A hipoglicemia frequentemente está presente, devido à falta de glicocorticoides. A ausência de mineralocorticoides pode resultar em crise addisoniana, em que ocorre elevação aguda dos níveis de potássio, interferindo na função normal do músculo cardíaco. A deficiência de aldosterona faz com que não haja reabsorção de sódio, resultando em rápida perda do volume de líquido extracelular.

Pode ocorrer também doença de Addison iatrogênica após a administração crônica de glicocorticoides. Durante o tratamento com glicocorticoides, as glândulas adrenais permanecem essencialmente dormentes, visto que os glicocorticoides exógenos atuam sobre o hipotálamo e a adeno-hipófise, impedindo a produção de ACTH. Na maioria dos casos, a secreção de mineralocorticoides é quase normal, embora a ausência prolongada de estimulação do ACTH impeça a conversão do colesterol em pregnenolona. Se o tratamento com glicocorticoides for interrompido de modo abrupto, as glândulas adrenais podem não ser capazes de reativar, e o animal fica sem hormônios adrenais. O animal irá necessitar de terapia de reposição com glicocorticoides para sobreviver. A redução gradual da dose de glicocorticoide administrado por um período de várias semanas possibilita habitualmente a ativação das células dormentes, evitando, assim, o desenvolvimento de doença de Addison iatrogênica. Raramente, um tumor da adeno-hipófise pode causar interrupção da secreção de ACTH, resultando em doença de Addison.

Doença de Cushing | Hiperadrenocorticismo

Na doença de Cushing, a glândula adrenal produz quantidades excessivas de glicocorticoides. Raramente, os mineralocorticoides estão envolvidos. O cortisol provoca lipólise e gliconeogênese. O hormônio compromete a reposição normal do músculo corporal, visto que diminui a velocidade de síntese de proteínas e acelera a sua degradação. Os músculos abdominais estão entre os primeiros músculos afetados e, quando sofrem atrofia, conferem ao cão uma aparência barriguda. Nos cavalos, a curvatura do dorso é comum, devido à deterioração dos músculos lombares. Com frequência, os animais afetados apresentam níveis elevados de glicemia. A secreção de hormônio antidiurético é reduzida pelos altos níveis de cortisol que atuam sobre o hipotálamo. Em consequência, o cão apresenta polidipsia e poliúria. É comum a ocorrência de pele fina e hiperpigmentada (visto que muitos dos tumores da adeno-hipófise também secretam hormônio estimulante dos melanócitos), bem como infecções cutâneas. Os níveis elevados de cortisol exercem um efeito imunossupressor sobre o animal. A calcificação distrófica da pele (calcinose cutânea) constitui uma lesão clássica da doença de Cushing em cães. O **hirsutismo** (pelos longos que não se

desprendem) é um sintoma clássico comumente observado em cavalos.[12]

A doença de Cushing tem três causas:

- *Tumores hipofisários*: a causa mais comum do hiperadrenocorticismo é um tumor que secreta ACTH de modo descontrolado, isto é, as células tumorais não necessitam da estimulação do ACTH-RH para a secreção de ACTH, e as células não respondem à retroalimentação negativa do cortisol sanguíneo para interromper a secreção de ACTH. Esses tumores são mais comuns em cães e em cavalos de idade avançada. No cavalo, os tumores geralmente se desenvolvem na parte intermédia da adeno-hipófise. Produzem quantidades excessivas de peptídio do lobo intermediário semelhante à corticotropina, que essencialmente exerce os mesmos efeitos do ACTH
- *Tumor da glândula adrenal*: as células da zona fasciculada podem transformar-se em tumores benignos e secretar cortisol de modo descontrolado. Não necessitam da estimulação do ACTH para produzir cortisol. Mais raramente, os tumores adrenais secretam mineralocorticoides ou androgênios em excesso
- *Doença de Cushing iatrogênica*: ocorre quando animais são tratados com quantidades excessivas de glicocorticoides por períodos prolongados. Esses animais exibem todos os sintomas de um verdadeiro caso de doença de Cushing quando recebem o glicocorticoide. Em seguida, quando o tratamento com glicocorticoides é interrompido de modo abrupto, muitos desenvolvem doença de Addison.

Diagnóstico da doença de Cushing | Teste de supressão com dexametasona

Quando animais normais recebem uma dose de dexametasona, um glicocorticoide sintético, ela provoca um declínio rápido e acentuado dos níveis endógenos de cortisol. Nos animais com tumores da hipófise ou das glândulas adrenais, não ocorre alteração nos níveis sanguíneos de cortisol. Ambos os tumores adrenais e hipofisários perdem a capacidade de responder ao controle de retroalimentação negativo proporcionado por elevação dos glicocorticoides no sangue.

Eixo das gonadotropinas adeno-hipofisárias-esteroides sexuais

> **1** De que maneira a produção de GnRH é controlada?
>
> **2** O FSH estimula as células da granulosa do ovário para produzir que hormônios?
>
> **3** Que o hormônio é produzido pelas células da granulosa luteinizadas?

Os gonadotropos na parte distal da adeno-hipófise produzem dois hormônios: o **hormônio foliculoestimulante (FSH)** e o **hormônio luteinizante (LH)** (Figura 51.17). Nas fêmeas, o FSH estimula o desenvolvimento dos folículos ovarianos.

---

[12] N.R.T.: Cavalos de idade mais avançada podem ser acometidos de hipertricose relacionada com adenomas da *pars intermedia* que produzem ACTH e alfa-MSH. A hipertricose é imputada aos níveis elevados e crônicos de alfa-MSH. (Van der Kolk J *et al.*, Vet Record, 133: 594-597, 1993.)

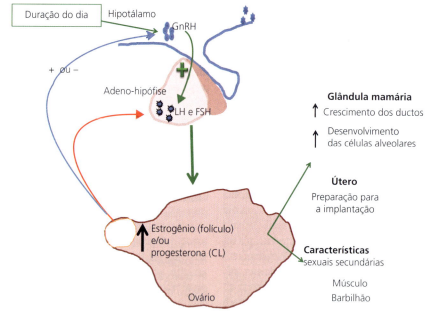

Figura 51.17 Regulação da produção de esteroides sexuais na fêmea. A duração do dia, a idade, o plano de nutrição e outros fatores estimulam os neurônios hipotalâmicos a produzir o hormônio de liberação das gonadotropinas (GnRH). O GnRH alcança a adeno-hipófise por meio do sistema porta hipotálamo-hipofisário e estimula a liberação de hormônio luteinizante (LH) e de hormônio foliculoestimulante (FSH) pela adeno-hipófise. O FSH circula até o ovário e induz a maturação de um ou mais folículos. O FSH estimula as células da granulosa na parede do folículo em desenvolvimento a secretar estrogênio. Os estrogênios podem influenciar o crescimento do útero e da glândula mamária. O estrogênio exerce um efeito estimulador sobre a secreção hipotalâmica de GnRH. Essa retroalimentação positiva alcança finalmente um ponto final, em que a secreção suficiente de GnRH foi estimulada para produzir um pico de secreção de LH, resultando em ovulação do folículo maduro. Em outras épocas da vida reprodutiva de um animal, o estrogênio inibe a secreção de LH e de FSH pela adeno-hipófise. O LH estimula o folículo ovulado a se transformar em corpo lúteo (CL). Nesse estágio, as células da granulosa luteinizadas produzem progesterona. A progesterona é de importância vital na preparação do útero para a implantação do concepto. Além disso, desempenha um papel no desenvolvimento das células alveolares da glândula mamária.* A progesterona exerce ação de retroalimentação sobre o hipotálamo e a adeno-hipófise para inibir a secreção de GnRH e de FSH e LH, respectivamente. *N.R.T.: A plenitude desse fenótipo depende de um conjunto de outros fatores, especialmente da prolactina ao longo do final da gestação. [Hennighausen L, Robinson GW, Nature Rev Molec Cell Biol, 6: 715-725, 2005; Macias H, Hinck L, Wiley Interdiscip Rev Dev Biol, 1(4): 533–557, 2012.]

Além disso, provoca a secreção de estrogênios pelas células da parede do folículo em desenvolvimento. Os estrogênios induzem alterações no trato reprodutor e na glândula mamária, que são necessárias para a reprodução bem-sucedida. O LH é responsável pela indução da ovulação em muitas espécies. Além disso, faz com que as células que compõem o folículo ovulado modifiquem o seu fenótipo, tornando-se células secretoras de progesterona e formando uma estrutura denominada corpo lúteo. A progesterona é necessária para a preparação do útero para a implantação de um ovo fertilizado. Nos machos, o FSH estimula a produção de espermatozoides nos **túbulos seminíferos** dos testículos. O LH estimula a produção de testosteronas pelas **células intersticiais (células de Leydig)**. A testosterona também é necessária para a produção e a maturação dos espermatozoides. A testosterona exerce ações secundárias no corpo, promovendo o crescimento dos músculos, o espessamento da pele e as características sexuais masculinas secundárias, como a espora do galo, e o impulso sexual.

A secreção de LH e de FSH é estimulada pelo GnRH. Esse neuro-hormônio é produzido no hipotálamo e secretado no sistema porta hipotálamo-hipofisário. Muitos fatores determinam o momento e a quantidade de GnRH a ser secretado. Esses fatores incluem a duração do dia para muitas espécies que são reprodutores sazonais e sinais do útero grávido e placenta fetal. A idade e o plano de nutrição também influenciam a secreção de GnRH. A presença de níveis sanguíneos elevados de testosterona exerce uma ação de retroalimentação negativa sobre o hipotálamo, diminuindo a secreção de GnRH e de FSH e LH no macho. Na fêmea, a situação é mais complicada. O estrogênio pode ter um efeito estimulador sobre a secreção de GnRH, quando o "objetivo" é induzir a ovulação do folículo em desenvolvimento. Em outros momentos, o estrogênio pode diminuir a secreção de GnRH. Com frequência, a progesterona pode ter um efeito de retroalimentação sobre o hipotálamo para reduzir a secreção de GnRH. O controle da secreção de GnRH, LH e FSH varia consideravelmente entre espécies (ver Capítulos 52 e 53).

Função da parte intermédia da adeno-hipófise

> **1** De que maneira o hormônio estimulante dos melanócitos permite que um peixe modifique a sua coloração?

A **parte intermédia** da adeno-hipófise é também conhecida como hipófise intermediária. Essas células produzem vários hormônios, dos quais os mais importantes são o **hormônio estimulante dos melanócitos (MSH)**, **β-endorfinas** e **encefalinas**. O MSH é de importância particularmente crítica nos vertebrados inferiores, como peixes, répteis e anfíbios. Esses animais têm melanóforos em suas peles que são capazes de dispersar ou capturar grânulos de melanina. Quando a retina detecta que o animal se encontra em um fundo escuro, o MSH é liberado pela parte intermédia e liga-se a receptores nos melanóforos. Isso provoca a dispersão dos grânulos de melanina e, consequentemente, a pele do animal adquire uma cor mais escura. Entretanto, quando a retina detecta um fundo de coloração clara ou branco, a secreção de MSH cessa, e os grânulos de melanina são reunidos em agregados compactos nas células, tornando a cor da pele mais clara. Os mamíferos não têm melanóforos na pele. Em alguns mamíferos, a exposição das células da pele à luz solar UVA e UVB pode causar aumento da secreção de MSH e da produção de melanina nessas células cutâneas. O MSH e o ACTH compartilham sequências de aminoácidos semelhantes. O ACTH, quando presente em níveis muito elevados no sangue, algumas vezes pode causar escurecimento da pele (ver seção Doença de Addison | Hipoadrenocorticismos).

As células da parte intermédia também produzem β-endorfina e encefalina. Trata-se de **opioides** que produzem analgesia: a β-endorfina proporciona um alívio da dor 80 vezes maior do que a morfina. Ambas são liberadas após lesão traumática e permitem que o animal funcione, pelo menos durante um curto período de tempo, sem atenção para a dor, que seria de outro modo debilitante. Isso faz com que animais com graves ferimentos possam continuar correndo para escapar de um predador ou continuem lutando para sobreviver ou possam suportar a dor associada ao ato do parto.

Medula adrenal

> **1** Que papel as células da medula adrenal desempenham no sistema nervoso simpático?
>
> **2** Quais são os efeitos da epinefrina sobre o fluxo sanguíneo e o metabolismo tecidual na preparação do animal para a luta ou fuga?

A medula adrenal é de origem ectodérmica. Trata-se essencialmente de um gânglio pós-sináptico do sistema nervoso simpático, que secreta neurotransmissor no sangue. A principal catecolamina sintetizada por esses neurônios pós-sinápticos é a epinefrina. Ocorre também produção de uma quantidade igual ou menor de norepinefrina, dependendo da espécie. Ambas as catecolaminas são sintetizadas por hidroxilação do aminoácido tirosina.

A secreção dos hormônios da medula adrenal constitui parte da reação do sistema nervoso simpático ao estresse. A secreção é estimulada por fibras nervosas simpáticas pré-ganglionares na medula adrenal, que secretam acetilcolina nos receptores nicotínicos das células pós-ganglionares simpáticas da medula adrenal. As fibras pós-ganglionares simpáticas não têm axônios e secretam seus neurotransmissores no sangue. Ocorre estimulação da medula adrenal quando o animal é submetido a estresse, que pode consistir em dor, lesão física ou medo psicológico.

A epinefrina e a norepinefrina circulantes ligam-se a receptores adrenérgicos presentes nos tecidos-alvo. Incluem os receptores α e β-adrenérgicos e seus subtipos α_1, α_2, β_1 e β. Esses tecidos-alvo também são inervados, em sua maioria, por fibras pós-ganglionares simpáticas, que também são capazes de liberar norepinefrina nos receptores adrenérgicos desses tecidos. A estimulação dos receptores α nas arteríolas da maioria dos órgãos viscerais provoca a contração do músculo liso arteriolar. Isso ajuda a elevar a pressão arterial e também restringe o fluxo sanguíneo no tecido, preservando o sangue para uso pelos músculos. A epinefrina provoca vasodilatação de arteríolas do músculo esquelético e das arteríolas hepáticas, de modo que possam responder ao evento estressor. As catecolaminas também aumentam a frequência cardíaca e a força de contração de cada batimento cardíaco. A epinefrina circulante e, em menor grau, a norepinefrina também exercem efeitos sobre o metabolismo. Ambas aumentam a decomposição do glicogênio no fígado e no músculo, causando um rápido aumento na disponibilidade de glicose. A glicose liberada pelo fígado entra no sangue, porém a glicose liberada a partir do glicogênio no músculo é utilizada pelas células musculares. As catecolaminas também estimulam a lipólise do tecido adiposo. Aumentam também a taxa metabólica basal. Todas essas ações preparam o animal para uma resposta de **luta ou fuga**.

Neuro-hipófise ou hipófise posterior

> **1** Descreva o trajeto dos axônios do núcleo paraventricular e do núcleo supraóptico do hipotálamo até a neuro-hipófise.
>
> **2** Quais são os principais efeitos da ocitocina e o que controla a sua secreção?
>
> **3** Descreva os principais efeitos do hormônio antidiurético e de que maneira a sua secreção é controlada.

A neuro-hipófise é essencialmente o local onde terminam os axônios dos nervos que residem em núcleos especiais dentro do hipotálamo. Os axônios deixam os núcleos hipotalâmicos e seguem o seu percurso pelo infundíbulo ou haste da hipófise para terminar na área denominada neuro-hipófise. Essas terminações nervosas secretam dois neurotransmissores importantes, a **ocitocina** e o **hormônio antidiurético**, no sangue. Ambos os neuro-hormônios têm um comprimento de nove aminoácidos. Ambos são produzidos nos corpos de células nervosas e transportados ao longo dos axônios em vesículas de transporte para o seu armazenamento nas terminações nervosas até a sua secreção (Figura 51.18).

Ocitocina

Os neurônios que secretam a ocitocina originam-se no núcleo paraventricular. A ocitocina atua sobre o músculo liso do útero, aumentando a força das contrações do útero durante o processo do nascimento. A distensão do colo do útero atua como principal estímulo para a liberação de ocitocina. Neurônios aferentes sensitivos transportam a sensação de distensão do colo do útero até o hipotálamo para desencadear a secreção de ocitocina. A ocitocina provoca a contração do útero, e o feto move-se ainda mais para dentro do colo do útero, causando a sua maior distensão e induzindo o hipotálamo a secretar maior quantidade de ocitocina. Essa alça de retroalimentação positiva aumenta as concentrações de ocitocina e a força das contrações uterinas até que o feto seja finalmente expelido do útero. O colo do útero não é mais distendido, e, em consequência, a secreção de ocitocina diminui.

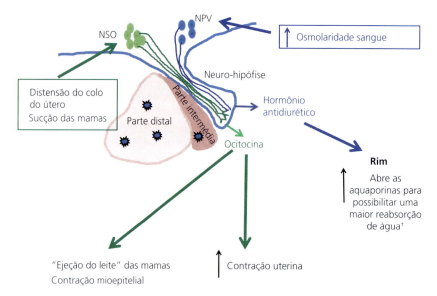

Figura 51.18 Regulação da secreção dos neuro-hormônios da neuro-hipófise. A secreção de ocitocina (via verde) pelos neurônios hipotalâmicos é estimulada pela sucção da mama ou distensão do colo do útero durante o parto. A ocitocina é secretada a partir das terminações nervosas da neuro-hipófise e transportada pela veia hipofisária até o útero, onde estimula um aumento das contrações, ou até a glândula mamária para estimular a ejeção do leite. Os neurônios dos osmorreceptores hipotalâmicos iniciam a secreção de hormônio antidiurético (ADH) toda vez que ocorre elevação da osmolaridade acima do ponto de ajuste normal (via azul). O ADH provoca a abertura das aquaporinas* nos ductos coletores renais e possibilita o fluxo de água para o interstício renal a partir do líquido tubular. Isso fornece uma quantidade adicional de água ao líquido extracelular, reduzindo a osmolaridade. * N.R.T.: Particularmente a aquaporina 2. † N.R.T.: O ADH aumenta a inserção de aquaporina 2 nas células dos ductos coletores.

A ocitocina também atua sobre as células musculares lisas que circundam os alvéolos dentro da glândula mamária. Essas **células mioepiteliais** sofrem contração para provocar o fluxo de leite dos alvéolos até a mama por meio do sistema de ductos. Nesse caso, a sucção ou a estimulação manual da mama serão detectadas e transmitidas por aferentes sensitivos ao hipotálamo, que então inicia a liberação de ocitocina da neuro-hipófise.

Hormônio antidiurético (vasopressina)

O hormônio antidiurético (ADH), também conhecido como vasopressina, é produzido dentro dos neurônios que residem no núcleo supraóptico do hipotálamo. O ADH regula a permeabilidade dos túbulos distais e ductos coletores renais à água. Regula também o número de aquaporinas na membrana luminal do epitélio que reveste essas partes do túbulo renal. As aquaporinas[13] são canais especiais que permitem que a água, mas não as partículas com carga, atravesse a barreira lipídica das membranas celulares. Isso possibilita o movimento da água a favor de seu gradiente osmótico, do líquido tubular renal para o líquido extracelular. Quando a concentração de ADH está baixa, não ocorre reabsorção de água do líquido tubular, e observa-se a produção de urina diluída. Quando a concentração de ADH está elevada, a água é reabsorvida do líquido tubular, reduzindo a sua perda na urina. A principal função do ADH consiste em ajudar a regular a osmolaridade do líquido extracelular. Sensores de osmolaridade presentes no hipotálamo aumentam a secreção neuro-hipofisária de ADH se houver elevação da osmolaridade e reduzem a secreção de ADH se houver diminuição da osmolaridade. A hemorragia ou a diarreia podem causar diminuição do volume extracelular. Os receptores de estiramento e de pressão nos vasos sanguíneos detectam o declínio do volume sanguíneo, e essa informação é transmitida ao hipotálamo, com consequente secreção de ADH.[14]

Pâncreas endócrino

A maior parte do pâncreas consiste em uma **glândula exócrina** constituída de ácinos, que secretam enzimas digestivas no lúmen do duodeno por meio do ducto pancreático. Existem células pancreáticas endócrinas que formam pequenos grupos entre os ácinos, denominados **ilhotas de Langerhans** (Figura 51.19). As ilhotas de Langerhans são altamente vascularizadas e ricamente inervadas por fibras parassimpáticas vagais e simpáticas esplâncnicas. São identificados pelo menos quatro tipos de células. A grande maioria das células, em torno de 70%, consistem em células β que secretam insulina; 20% são constituídos por células α que secretam glucagon. As células δ compreendem células secretoras de somatostatina e do polipeptídio pancreático, e cada uma representa cerca de 5% das ilhotas de Langerhans.

---

[13] N.R.T.: O ADH (vasopressina) atua via acoplamento aos receptores V2, aumentando a inserção de aquaporina 2 na membrana apical das células dos ductos coletores.

[14] N.R.T.: Tem sido adicionalmente demonstrado que ambos os neuro-hormônios hipotalâmicos, ocitocina e vasopressina, estão largamente envolvidos na regulação do metabolismo hidromineral. [Antunes-Rodrigues et al., Physiol Rev, 84(1): 169-208, 2004; Antunes-Rodrigues et al., Chapter 3, In: Neurobiology of Body Fluids Homeostasis: Transduction and Integration, CRC Press/Taylor & Francis, 1st edition, pp 197-213, 2014.] Além de suas ações em nível renal, esses neuropeptídios estão implicados na mediação de respostas comportamentais e autonômicas relativas ao equilíbrio hidreletrolítico.

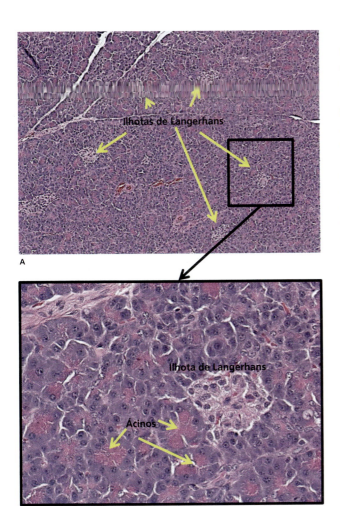

Figura 51.19 Histomicrografia do pâncreas, mostrando (**A**) as ilhotas de Langerhans* do pâncreas endócrino e (**B**) os ácinos do pâncreas exócrino que produzem enzimas digestivas. *N.R.T.: As ilhotas pancreáticas exibem extraordinária plasticidade morfofuncional interespécies e mesmo em uma determinada espécie. Segundo Steiner et al. [Islets, 2(3): 135-145, 2010], esse fenômeno reflete adaptações evolutivas mediante alterações de condições fisiológicas impostas pelo meio.

Insulina

1. De que maneira a secreção de insulina é controlada?
2. O que é o GLUT-4 e qual o papel desempenhado pela insulina no controle da expressão do GLUT-4 nas células adiposas e musculares?
3. O glucagon afeta a expressão do GLUT-4?
4. O cérebro, a glândula mamária e o epitélio intestinal necessitam de insulina para obter a glicose do sangue?
5. Quais são os efeitos da insulina sobre o fígado, o músculo e o tecido adiposo?
6. Descreva os sintomas esperados em um animal com diabetes.

A insulina é um hormônio polipeptídico secretado pelas **células β** em resposta à hiperglicemia. Na maioria dos mamíferos, a glicose no sangue é mantida em um nível de 80 a 90 mg/dℓ de soro. Nos ruminantes, a concentração normal de glicose no sangue é de 55 a 65 mg/dℓ. À semelhança de todos os grandes hormônios proteicos, a insulina é sintetizada no aparelho de Golgi e acondicionada em grânulos secretores, aguardando a sua secreção. As células β têm um sistema de transporte facilitado de glicose (GLUT-2) independente de insulina, que possibilita a difusão livre da glicose para dentro da célula, de modo que a concentração de glicose no líquido extracelular afeta diretamente a sua concentração no interior das células β. Quando a concentração intracelular de glicose aumenta e ultrapassa um determinado nível, ela provoca despolarização da membrana da célula β, seguida de influxo de íons cálcio. A elevação dos íons cálcio intracelulares provoca exocitose dos grânulos secretores da célula, com consequente elevação da concentração sanguínea de insulina.

Outros fatores podem afetar a quantidade de insulina secretada pelas células β. A gastrina e a secretina[15], que são hormônios produzidos quando uma refeição alcança o duodeno, também podem estimular a liberação de insulina, presumivelmente na preparação de uma elevação do nível de glicemia em consequência da refeição. A epinefrina, que é secretada pela medula adrenal, interrompe a liberação de insulina. Isso promove maior concentração de glicose no sangue como parte da resposta de luta ou fuga. A somatostatina (de origem pancreática ou intestinal) também pode inibir a secreção de insulina.

A insulina é necessária para o transporte de glicose dentro do tecido adiposo e do músculo

A insulina promove a captação de glicose do sangue pelos tecidos dependentes de insulina, principalmente o músculo e o tecido adiposo. O tecido adiposo e as células musculares apresentam **moléculas transportadoras de glicose GLUT-4** especiais, que são acondicionadas e armazenadas nas vesículas nas células. Nesse estado de armazenamento, essas moléculas não podem ser usadas para o transporte de glicose. As moléculas transportadoras de glicose dependentes de insulina constituem o principal modo de transporte da glicose para dentro desses tecidos. A insulina é secretada em resposta à hiperglicemia e liga-se a receptores de insulina, que são tirosinoquinases. No tecido adiposo e no músculo, isso desencadeia eventos de fosforilação, que causam a fusão das vesículas de transporte com as membranas celulares e a translocação de moléculas de GLUT-4 para a membrana celular. Nesse estágio, o GLUT-4 pode ser usado para o transporte de glicose dentro da célula. Quando os níveis de glicemia se normalizam, a secreção de insulina diminui e as moléculas de GLUT-4 são recicladas no citoplasma. Outro tipo de célula que necessita de insulina para possibilitar a entrada de glicose é a célula α do pâncreas que secreta glucagon. As implicações disso são discutidas de modo mais detalhado na seção sobre glucagon.

A maioria dos outros tecidos do corpo também pode responder à insulina, porém esses tecidos têm transportadores de glicose alternativos, que não são controlados pela insulina para possibilitar a captação de glicose a partir do sangue. Os transportadores GLUT-1 podem ser encontrados em todas as

---

[15] N.R.T.: Os hormônios gastrintestinais insulinotrópicos são denominados de incretinas. Dentre eles, a literatura científica tem atribuído maior relevância ao polipeptídio inibitório gástrico (GIP) e ao peptídio semelhante ao glucagon-1 (GLP-1). [Kim W, Egan JM. Parmacol Rev, 60(4): 470-512, 2008; Yabe D, Seino Y. Prog Biophys Mol Biol, 107(2): 248-256, 2011.]

células, incluindo o tecido adiposo e o músculo. Todavia, estão presentes apenas em quantidade muito pequena na maioria dos tecidos e possibilitam a entrada apenas de uma quantidade suficiente de glicose nas células para sustentar a vida. Uma exceção é representada pelos eritrócitos, nos quais esses transportadores estão presentes em grande número para acomodar o fato de que os eritrócitos podem utilizar apenas a glicose como combustível. Os transportadores GLUT 2 são encontrados no fígado, no epitélio intestinal e nas células β das ilhotas pancreáticas. Esses transportadores são constitutivamente expressos nas membranas celulares e possibilitam a difusão da glicose através da membrana celular ao longo de seu gradiente de concentração. Isso permite a entrada ou saída de glicose da célula, dependendo apenas do gradiente de glicose. No intestino, esses transportadores possibilitam o transporte da glicose dietética para o sangue. No fígado, servem para o transporte da glicose na célula e permitem que a glicose produzida pela gliconeogênese deixe a célula e entre no sangue. Os transportadores GLUT-3 são encontrados no tecido nervoso. Apresentam capacidade de transporte três a cinco vezes maior do que outras moléculas de GLUT, o que provavelmente reflete a dependência de glicose do cérebro e do tecido nervoso para a energia usada em seus processos metabólitos.[16]

Efeitos da insulina

Quase todas as células têm receptores de insulina. O papel da insulina consiste em promover o armazenamento de energia potencial que será usada pelo corpo quando o alimento estiver abundante (Figura 51.20). A insulina também ajuda a promover o crescimento de muitos tecidos. Ela promove o acúmulo de triglicerídios no tecido adiposo, de glicogênio no músculo e no fígado e de reservas de proteína no músculo. A insulina promove a captação de aminoácidos necessários para o crescimento. Ela também aumenta a atividade das bombas de Na$^+$/K$^+$-ATPase; isso pode causar o movimento de potássio extracelular para dentro das células em uma taxa acelerada. Esse aspecto é importante para veterinários que tratam de animais diabéticos com insulina: a superdosagem pode causar diminuição do potássio extracelular para níveis que irão interferir na função cardíaca, matando o paciente.

Tecido adiposo

A glicose fornecida para o tecido adiposo promove a formação de glicerol. O glicerol combina-se com ácidos graxos liberados para o tecido adiposo para formar triglicerídios. O tecido adiposo recebe ácidos graxos das lipoproteínas de densidade muito baixa (VLDL) produzidas no fígado. Os **quilomícrons** sintetizados pelo epitélio das vilosidades intestinais podem liberar triglicerídios da dieta diretamente no tecido adiposo para armazenamento. A insulina inibe a lipólise. O efeito final consiste em promover o depósito de tecido adiposo.

Músculo

No músculo liso, estriado e cardíaco, a insulina estimula as enzimas envolvidas na síntese de glicogênio, promovendo o armazenamento de moléculas de glicose na forma de glicogênio. A insulina promove a utilização da glicose como fonte de energia. A insulina diminui a oxidação dos ácidos graxos, promovendo ainda mais o uso da glicose como combustível. Na ausência de insulina, os músculos dependem mais dos ácidos graxos como fonte de energia. A insulina também aumenta a captação de aminoácidos pelo músculo, o que promove o crescimento muscular.

[16] N.R.T.: O GLUT-5 é um outro transportador que funciona por difusão facilitada que transporta basicamente frutose, particularmente no intestino delgado. Também é expresso no tecido adiposo, músculo esquelético, testículos e encéfalo. [Uldry M & Thorens B, Pflügers Arch: Eur J Physiol, 447(5): 480-489, 2004; Douard V & Ferraris RP, Am J Physiol Endocrinol Metab, 295(2): E227-E237, 2008.]

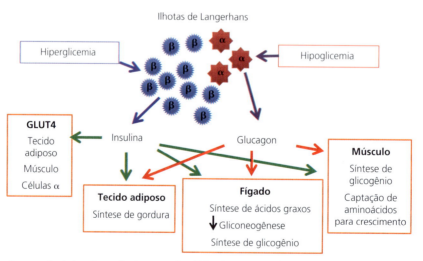

Figura 51.20 Regulação da secreção de insulina e de glucagon. As células β secretoras de insulina são muito sensíveis a alterações na concentração de glicose do líquido extracelular. Sempre que houver elevação acima do ponto de ajuste normal, as células β secretam insulina. A insulina exerce uma variedade de efeitos que visam à utilização do excesso de glicose para o crescimento e à síntese de gordura, bem como a captação de glicose do sangue pelo músculo e pelo tecido adiposo. As setas verdes indicam as ações da insulina sobre vários tecidos. As ações da insulina reduzem o nível de glicemia para a sua concentração normal. O glucagon é secretado pelas células α das ilhotas pancreáticas. Essas células detectam a ocorrência de um declínio na concentração de glicose do sangue (que depende da presença de insulina, visto que o GLUT-4 das células α necessita de insulina). O glucagon exerce os efeitos opostos da insulina sobre os tecidos (setas vermelhas). O glucagon inibe a síntese de ácidos graxos e de glicogênio e diminui a captação de aminoácidos para o crescimento. Estimula também a gliconeogênese, uma ação destinada a aumentar o nível de glicemia para valores normais.

Fígado

O fígado não necessita de insulina para a captação de glicose a partir do sangue. A insulina promove a síntese de ácidos graxos nos hepatócitos e estimula a incorporação desses ácidos graxos e triglicerídios em vesículas envolvidas por lipoproteínas, como VLDL, para transporte até os adipócitos. A insulina estimula a síntese de glicogênio.

Glândula mamária

A glândula mamária não necessita de insulina para obter a glicose a partir do sangue para a produção de leite. Esse aspecto é importante para o veterinário, visto que a cetose, um distúrbio derivado da hipoglicemia observado em vacas leiteiras e cabras, ocorre, em parte, porque a glândula mamária continua removendo glicose a partir do sangue, mesmo quando o nível de glicemia da vaca está abaixo do normal. A insulina também exerce algum efeito sobre o crescimento das células alveolares em desenvolvimento da glândula mamária.

Centros de saciedade

A insulina tem o efeito de induzir saciedade e suprimir o apetite.

Diabetes melito

Ocorre **diabetes melito** sempre que houver incapacidade das células β de produzir insulina ou incapacidade dos tecidos de responder à insulina. O diabetes melito é discutido detalhadamente no Capítulo 47.

Glucagon

> **1** De que maneira a secreção de glucagon é controlada? Como a deficiência de insulina poderia afetar a secreção de glucagon?
>
> **2** Quais são os efeitos do glucagon sobre o fígado, o músculo e o tecido adiposo?

O glucagon é um peptídio de 29 aminoácidos secretado pelas **células α** do pâncreas e, em quantidades muito menores, por determinadas células enteroendócrinas do intestino delgado. As células α respondem a um declínio do nível de glicemia pela secreção de glucagon. À semelhança da insulina, alteração da glicose extracelular reflete-se por alteração semelhante na concentração de glicose intracelular. Os baixos níveis de glicose intracelular provocam exocitose dos grânulos secretores de glucagon, com consequente elevação da concentração de glucagon no sangue. A difusão da glicose para dentro da célula α depende dos transportadores GLUT-4, que estão apenas presentes na membrana celular quando a célula é estimulada pela insulina. Por conseguinte, na presença de diabetes melito, as células α apresentam baixos níveis intracelulares de glicose e secretam grandes quantidades de glucagon, mesmo embora a glicose extracelular já esteja muito elevada.

Ações do glucagon

O principal efeito do glucagon consiste em normalizar os baixos níveis de glicemia. Seus efeitos são opostos à ação da insulina. No fígado, o glucagon estimula a **glicogenólise**, causando a liberação de glicose no sangue. Além disso, estimula as enzimas gliconeogênicas necessárias para a síntese de glicose a partir do propionato e glicerol, bem como a partir de aminoácidos. Estimula a liberação de aminoácidos das células musculares, bem como a glicogenólise no músculo. Em concentrações muito altas, o glucagon pode estimular alguma atividade lipolítica no tecido adiposo.

Somatostatina

A somatostatina é um hormônio peptídico produzido pelas **células δ** do pâncreas. É também sintetizada por células enteroendócrinas espalhadas por todo o trato intestinal. A somatostatina também é produzida por neurônios hipotalâmicos, onde frequentemente é também designada como GH-IH. A somatostatina é mais bem conhecida pela sua ação de inibição da secreção de GH pela adeno-hipófise. A somatostatina produzida pelas células δ atua de modo parácrino, inibindo a secreção tanto de insulina quanto de glucagon. No intestino, a somatostatina diminui a secreção de colecistocinina, o que tem o efeito de reduzir a secreção pancreática exócrina de enzimas digestivas. Não se sabe de que maneira a produção de somatostatina é controlada.

Glândula pineal e melatonina

> **1** De que maneira a exposição à luz solar afeta a secreção de melatonina e de que modo isso poderia determinar o momento em que a fêmea de uma espécie reprodutora sazonal pode iniciar o ciclo sexual?

A **glândula pineal** consiste em uma pequena coleção de células localizada no centro do cérebro (em região diencefálica denominada epitálamo), em um sulco onde se unem as duas metades do tálamo. Com frequência, é designada como **terceiro olho**, visto que a sua atividade é influenciada pela quantidade de luz à qual o animal é exposto.

A glândula pineal secreta um hormônio derivado da serotonina, denominado **melatonina**. A serotonina em altos níveis aumenta o estado de vigília, enquanto altos níveis de melatonina parecem induzir um estado de sono. Nos mamíferos e nas aves, a informação sobre a luz e escuridão é transmitida da retina do olho para a glândula pineal por meio de várias vias neurais (Figura 51.21). Nos répteis e nos anfíbios, a glândula pineal está localizada na fronte e parece receber sinais de luz diretamente através do crânio. A secreção de melatonina é estimulada pela escuridão e inibida pela luz. A pineal é responsável pela regulação dos ritmos circadianos que afetam os padrões de sono e que determinam a periodicidade dos ciclos de estro nas fêmeas. À medida que a duração do dia diminui, ocorre secreção de maior quantidade de melatonina. Isso permite ao animal antecipar mudanças sazonais e preparar-se para cada estação, influenciando determinadas atividades, como a reprodução nos reprodutores sazonais, adaptação ao clima frio ou quente, ou preparação para a migração. Nos reprodutores sazonais, a melatonina pode aumentar ou diminuir o tamanho e o desenvolvimento das gônadas no macho, dependendo da estação em que o animal deve ser mais fértil. Em alguns animais árticos, como a lebre-americana e a raposa-do-ártico, a secreção de melatonina pode influenciar a cor da pelagem.

Parte 9 | Endocrinologia, Reprodução e Lactação

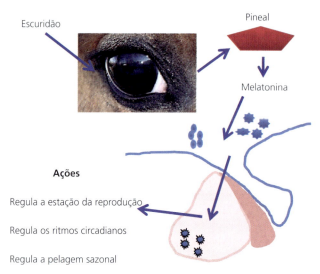

Figura 51.21 Função e regulação da glândula pineal. A glândula pineal localiza-se no centro do cérebro e recebe impulsos aferentes da retina (nos mamíferos) ou através do crânio (aves e vertebrados inferiores). A luz inibe a produção de melatonina pela glândula pineal, enquanto a escuridão promove a secreção de melatonina. Em seguida, a melatonina difunde-se para o hipotálamo e regula a secreção de hormônios envolvidos na reprodução sazonal, nos ritmos circadianos e em outras funções que exigem que o animal saiba em que estação do ano ele se encontra, bem como o número de horas de luz diurna.

Nos animais domésticos, a exposição à luz é frequentemente utilizada para manipular a secreção de melatonina. Por exemplo, na natureza, as galinhas só iriam pôr ovos no final da primavera e no início do verão. Ao mantê-las expostas a 14 a 15 h de luz e 9 a 10 h de escuridão a cada dia, a ave é induzida a pôr ovos o ano inteiro.

Tecido adiposo e leptina

A **leptina** é um hormônio peptídico secretado pelo tecido adiposo que está preenchido de gordura. A leptina entra no sangue e é transportada até o hipotálamo, onde sinaliza a saciedade e deprime o apetite.

Visão geral do metabolismo energético

Os organismos vivos necessitam de uma fonte de energia para manter a vida. A maior parte da energia necessária a cada célula destina-se a manter a composição eletrolítica dentro e fora de cada célula. Por exemplo, a bomba eletrogênica que remove três íons sódio da célula em troca da entrada de dois íons potássio na célula requer a energia na forma de ATP para a sua ação de bombeamento. Outras bombas de íons mantêm baixos níveis de cálcio citosólico e níveis de potássio, sódio e cloreto no sangue relativamente constantes. Em seu conjunto, cerca de 60% de toda energia usada pelos mamíferos são destinados a manter as bombas de íons em ação. Nos mamíferos, outros 10 a 15% da energia necessária são utilizados para a manutenção da temperatura corporal; isso não representa um grande gasto nos répteis, anfíbios e peixes pecilotérmicos, o que lhes confere uma vantagem energética distinta nos climas quentes. Os mamíferos têm a vantagem em climas mais frios, onde podem manter a ação das enzimas em suas temperaturas ideais. O restante da energia necessária para a manutenção do corpo é usado em operações essenciais, que incluem a contração do músculo cardíaco e dos músculos respiratórios, e a energia para o metabolismo intermediário de processos, como a reposição das proteínas teciduais e a reposição das células senescentes. Se o animal estiver em um ambiente frio ou quente, a energia necessária para manutenção aumenta, e cada função acrescentada à manutenção de repouso irá aumentar a energia necessária do corpo. A reprodução, a lactação, o exercício e o crescimento exigem aumento no gasto energético.

A energia origina-se, em última análise, dos componentes dietéticos. A energia derivada do alimento geralmente é descrita em termos de quantidade de energia térmica ou calorias que ele fornece. Nos EUA, o uso do termo "caloria" pode ser confuso. Os físicos e os cientistas que estudam animais descrevem 1 caloria como a quantidade de calor necessária para aumentar a temperatura de 1 g de água de 14,5 para 15,5°C. Esta quantidade de energia é tão pequena que os nutricionistas que trabalham com animais consideram mais fácil descrever as necessidades de energia em termos de 1.000 calorias ou quilocalorias (kcal). Em nutrição humana, a quilocaloria é designada como Caloria (com C maiúscula). Em muitos países, os nutricionistas descrevem a energia usada pelo corpo em termos da quantidade de trabalho que pode ser realizada pelo calor utilizado e, portanto, empregam o termo joule (J) de energia. Existem 4,18 J em uma caloria. Quando se fornece uma dieta a um animal, nem todo o calor contido no alimento está disponível para o animal. Parte da dieta tende a não ser digerível, e as calorias potenciais existentes nesse material são perdidas nas fezes. Algumas calorias que poderiam ser usadas pelo corpo também se perdem na urina excretada diariamente, e algumas calorias potenciais também são perdidas na respiração e eructação de substâncias como o metano. Essa perda pode ser substancial nos herbívoros. Ocorre também perda de certa quantidade de calor do corpo durante o processo digestivo, devido a uma ineficiência na conversão dos alimentos em nutrientes absorvíveis e energia usada nos processos de absorção. A energia existente em determinado alimento que é retida pelo corpo e que pode ser utilizada para manutenção, reprodução etc. é designada como **energia líquida** do alimento. A energia líquida (calorias) que provém da oxidação completa do alimento fora do corpo é definida como a quantidade de energia no alimento (determinada por meio de um calorímetro) menos a energia contida nas fezes, urina e gases expelidos coletados após a ingestão do alimento. É também necessário subtrair a perda de calor durante o processo digestivo. Como é muito difícil medir o calor perdido durante o processo digestivo, o termo **energia metabolizável** frequentemente é usado para descrever a energia que um animal pode obter de determinado alimento. Nos animais monogástricos, cada grama de açúcar ou amido pode fornecer ao animal 4 kcal de energia metabolizável. Os herbívoros frequentemente dependem da fermentação dos carboidratos estruturais dos vegetais (componentes das paredes celulares) para a maior parte de suas necessidades energéticas. Isso é ligeiramente menos eficiente, visto que apenas cerca de 2 kcal de energia metabolizável derivam de cada grama de carboidrato estrutural vegetal consumido. Entretanto, os herbívoros tendem a consumir grandes quantidades desse material, visto que ele geralmente é abundante.

As proteínas são mais bem conhecidas como as unidades básicas das enzimas e proteínas celulares. Entretanto, seus aminoácidos também representam uma importante fonte de energia para as células. Cada grama de proteína pode fornecer cerca de 1 kcal de energia metabolizável. As gorduras são muito mais densas em energia, de modo que cada grama pode fornecer cerca de 9 kcal de energia metabolizável.

É também possível expressar isso em uma base bioquímica. O corpo transfere a energia dos nutrientes para as células ao retirar a energia dos alimentos na forma de ligações químicas. As ligações fosfato e tioéster podem capturar a energia durante o catabolismo dos nutrientes e armazená-la em uma forma que possa ser utilizada pelas células. A ligação de fosfato de alta energia contida em 1 mol de ATP libera cerca de 7,4 kcal de energia com a hidrólise a ADP. O fosfato de creatina é encontrado no músculo e em algumas outras células e pode capturar a energia e armazená-la. O fosfato de creatina pode converter o ADP de volta em ATP, quando pode haver necessidade de energia para a contração muscular. O fosfoenolpiruvato, que é produzido durante a glicólise, fornece rotineiramente a energia da ligação de fosfato para converter o ADP em ATP. Os tioésteres constituem outro tipo de ligação de alta energia. Um tioéster é uma ligação formada entre um ácido carboxílico e um grupo tiol (SH). As ligações tioéster mais conhecidas podem ser as da coenzima A. O tiol da coenzima A pode reagir com um grupo carboxila do ácido acético (produzindo acetil-CoA) ou de ácido graxo (produzindo acil-CoA de ácido graxo). Isso confere ao acetato um potencial de alta energia, tornando-o altamente reativo e pronto para participar em muitos tipos de reações.

De que maneira o animal obtém energia dos componentes dietéticos?

Carboidratos

A glicose é o produto final da digestão dos amidos, e os açúcares da dieta contêm glicose, juntamente com galactose e frutose. A glicose é usada por praticamente todas as células do corpo e constitui a única ou, pelo menos, a principal fonte de energia para os eritrócitos e o tecido nervoso. A galactose e a frutose apresentam um metabolismo ligeiramente diferente, porém fornecem quase a mesma energia que a glicose para as células. Todas as células podem realizar o processo de glicólise, transformando os açúcares de 6 carbonos em duas moléculas de piruvato ou lactato de 3 carbonos. Essas etapas ocorrem no citosol da célula, e a glicólise proporciona um ganho efetivo de 2 ATP por molécula de glicose. Produz também duas moléculas de nicotinamida adenina dinucleotídio (NADH) reduzido. A glicólise pode ocorrer na ausência de oxigênio.

Na presença de oxigênio (metabolismo aeróbico), o piruvato difunde-se para dentro das mitocôndrias e sofre oxidação a ácido acético; com a energia fornecida pelo tioéster da coenzima A, o piruvato é convertido a acetil-CoA para catabolismo no ciclo do ácido tricarboxílico (ATC). Essa etapa produz mais duas moléculas de NADH.

Na ausência de oxigênio (metabolismo anaeróbico), o piruvato é usado para aceitar elétrons do NADH, convertendo-o em ácido láctico. É importante converter o NADH de volta ao NAD+, de modo que a glicólise possa continuar. A incapacidade de regenerar NAD+ deixaria a célula sem aceptores de elétrons para a oxidação do gliceraldeído 3-fosfato, com consequente interrupção das reações da glicólise produtoras de energia (Figura 51.22).

O ciclo do ATC utiliza todos os carbonos, hidrogênios e oxigênios da molécula de piruvato para convertê-los em CO_2 e H_2O. Cada acetil-CoA que entra no ciclo do ATC produz 1 ATP, libera 2 moléculas de CO_2 e produz 3 NADH e 1 $FADH_2$ (flavina adenina dinucleotídio). Por conseguinte, para cada molécula de glicose que entra no ciclo do ATC (incluindo a conversão de piruvato em acetil-CoA), a produção final é de 8 NADH, 2 $FADH_2$, 2 ATP e 6 CO_2 (Figura 51.23). Os elétrons do NADH e do $FADH_2$ entram na cadeia de elétrons mitocondrial e são usados para reduzir o oxigênio molecular (O_2) a H_2O. Nesse processo, um grande número de íons H+ é colocado no lado externo da membrana mitocondrial externa. Isso cria um gradiente de H+ através da membrana mitocondrial externa, e a energia potencial do H+ que se move de volta à mitocôndria, ao longo de seu gradiente de concentração, é utilizada por uma enzima, denominada ATP sintase, para converter o ADP em ATP. Cada molécula de NADH e de $FADH_2$ que entra na cadeia de transporte de elétrons pode produzir cerca de 3 ATP. Esse processo também regenera NAD+ e FADH para a glicólise e o ciclo do ATC (Figura 51.24).

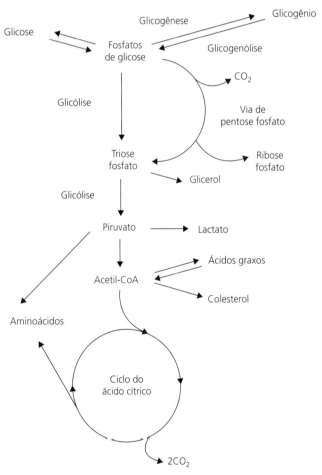

Figura 51.22 Visão geral do metabolismo dos carboidratos nas células animais. A maioria das setas representa sequências de reações. De Reece, W.O. (2004) *Dukes' Physiology of Domestic Animals*, 12th edn. Cornell University Press, Ithaca, NY. Reproduzida, com autorização, de Cornell University Press.

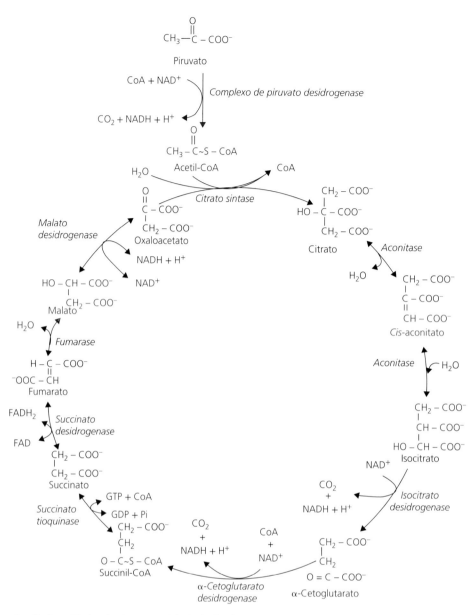

Figura 51.23 Descarboxilação oxidativa do piruvato e ciclo do ácido cítrico. De Reece, W.O. (2004) *Dukes' Physiology of Domestic Animals,* 12th edn. Cornell University Press, Ithaca, NY. Reproduzida, com autorização, de Cornell University Press.

Para cada molécula de glicose que sofre oxidação completa pelo ciclo do ATC e cadeia de transporte de elétrons, a produção total é de 36 ATP. É interessante comparar essa produção com a produção líquida de 2 ATP a partir do metabolismo anaeróbico da glicose.

Metabolismo dos lipídios

A gordura pode constituir uma importante fonte de energia para o corpo. Pode ser também utilizada para produzir vários fosfolipídios, eicosanoides e esteroides necessários para o corpo (Figura 51.25). A gordura provém de três fontes: (i) triglicerídios dietéticos e ácidos graxos livres nas refeições e triglicerídios produzidos no fígado após as refeições e exportados para outros tecidos; (ii) gordura produzida no fígado, que pode ser acondicionada em VLDL e lipoproteínas de alta densidade; e (iii) liberação de ácidos graxos não esterificados a partir de triglicerídios formados ou armazenados no tecido adiposo.

Os triglicerídios são captados dentro das células e decompostos em ácidos graxos livres e glicerol. O glicerol pode ser convertido em piruvato e metabolizado para produzir energia semelhante àquela derivada de uma única molécula de piruvato. A adição de ATP ao glicerol produz fosfato de di-hidroxiacetona, que é usado na gliconeogênese. Os ácidos graxos no citosol são combinados com coenzima A e ATP para formar acil-CoA de ácidos graxos. A acil-CoA atravessa a membrana mitocondrial externa e, no espaço entre as membranas mitocondriais interna e externa, combina-se com carnitina, que transporta a acil-CoA através da membrana mitocondrial interna. Nesse estágio, o ácido graxo pode sofrer β-oxidação. Nesse processo, duas unidades de carbono são clivadas das moléculas de ácidos graxos para reagir com a coenzima A, formando moléculas de acetil-CoA. Em seguida, a acetil-CoA entra no ciclo do ATC, seguido da cadeia de transporte de elétrons, conforme já descrito para o metabolismo da glicose. O palmitato, um

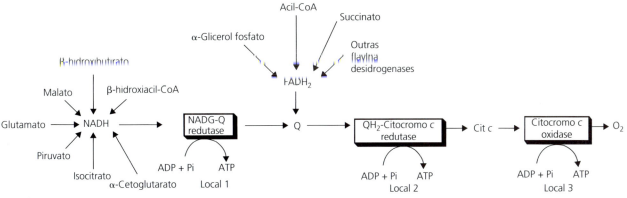

Figura 51.24 Transferência de elétrons e fosforilação oxidativa no processo respiratório. A transferência de elétrons de NADH e FADH$_2$ para o O$_2$ ocorre por reações de oxidação-redução catalisadas por enzimas. O complexo NADH-Q redutase catalisa a transferência de elétrons do NADH para a Q (coenzima Q ou ubiquinona). A QH$_2$-citocromo *c* redutase catalisa a transferência de elétrons da Q para o citocromo *c*. A citocromo *c* oxidase catalisa a transferência de elétrons do citocromo *c* para o O$_2$. São gerados gradientes de prótons pelos três complexos que estão dentro dos retângulos e representam locais de geração de ATP. A sequência de reações para a transferência de elétrons do NADH ou FADH$_2$ resulta no "bombeamento" de prótons (H$^+$) para fora das mitocôndrias, gerando um gradiente de prótons. O ATP é sintetizado quando os prótons entram novamente nas mitocôndrias. Pi, ortofosfato inorgânico. De Reece, W.O. (2004) *Dukes' Physiology of Domestic Animals*, 12th edn. Cornell University Press, Ithaca, NY. Reproduzida, com autorização, de Cornell University Press.

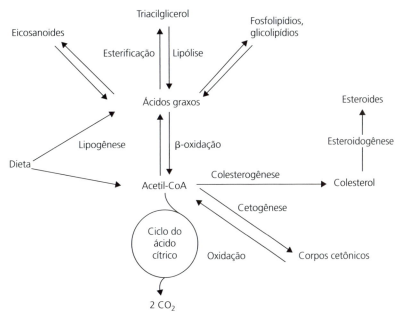

Figura 51.25 Visão geral do metabolismo dos lipídios. De Reece, W.O. (2004) *Dukes' Physiology of Domestic Animals*, 12th edn. Cornell University Press, Ithaca, NY. Reproduzida, com autorização, de Cornell University Press.

ácido graxo de 16 carbonos, produz 34 ATP quando oxidado. É importante lembrar que a β-oxidação das gorduras só ocorre em condições aeróbicas.

Aminoácidos das proteínas como fonte de energia

As proteínas também podem servir como fonte de energia. As proteínas usadas para energia podem derivar da dieta ou originar-se do catabolismo das proteínas teciduais e plasmáticas. As proteínas são constantemente sintetizadas e degradadas no corpo. Algumas proteínas, como as do fígado e do plasma, têm meias-vidas de até 6 meses. Entretanto, muitas enzimas e proteínas receptoras têm meias-vidas que podem ser medidas em questão de minutos ou horas, antes que sejam catabolizadas, e seus aminoácidos, reciclados.

As proteínas são degradadas dentro das células (particularmente dentro dos hepatócitos) por uma variedade de enzimas proteolíticas, e os aminoácidos são usados para fornecer energia durante o intervalo entre as refeições. Uma etapa essencial nesse processo é a **transaminação**. O grupo amino do aminoácido é transferido para o grupo cetona de outra molécula. O aminoácido original transforma-se agora em um **cetoácido**. Essas reações são importantes para a conversão de certos aminoácidos em aminoácidos não essenciais que poderiam ser necessários. Entretanto, os cetoácidos assim formados também podem ser usados como fonte de energia (Figura 51.26). O resultado final dessas reações consiste na conversão de alguns aminoácidos em piruvato, que então pode ser convertido em acetil-CoA e entrar no ciclo do ATC. Outros aminoácidos podem ser convertidos em acetoacetil-CoA e, subsequentemente, em acetil-CoA, enquanto alguns podem ser convertidos diretamente em acetil-CoA. Outros aminoácidos ainda podem ser convertidos em intermediários do ciclo do ATC para gerar ATP e os equivalentes redutores (NADH e FADH$_2$) necessários para impulsionar o transporte de elétrons mitocondriais e a produção de ATP.

Imediatamente depois de uma refeição, quando o corpo se encontra na **fase absortiva** da digestão, ocorre um grande influxo de aminoácidos da dieta para o sangue. Não é possível armazenar os aminoácidos para uso posterior, de modo que eles precisam ser incorporados em proteínas dentro das células, quando disponíveis, ou são perdidos. Tipicamente, o músculo acumula proteínas depois de uma refeição. O hormônio que controla grande parte dessa ação é a insulina, que é secretada pelas células β do pâncreas em resposta a uma elevação dos níveis de glicemia após uma refeição típica. Durante essa fase, a insulina estimula a captação de aminoácidos por vários tecidos para reparo e crescimento (anabolismo). O GH (e IGF associados) também promove o acréscimo de proteínas, porém apenas se os níveis de insulina estiverem elevados. No músculo, os aminoácidos são usados para repor as proteínas musculares que sofreram depleção, e, no animal em crescimento, pode haver acúmulo de novas proteínas musculares.

Durante a fase pós-absortiva, essas proteínas são degradadas quando há necessidade de energia antes da próxima refeição (p. ex., 6 a 10 h após a última refeição). A proteína muscular consiste em 7 a 10% de alanina; entretanto, cerca de 30% dos aminoácidos que deixam o músculo consistem em alanina. À medida que as proteínas musculares são degradadas, elas sofrem várias reações de transaminação, e muitas dessas reações produzem alanina. A alanina que deixa o músculo é absorvida pelo fígado (juntamente com outros aminoácidos) e utilizada para produzir glicose, que é liberada na circulação e usada como fonte de energia para outros tecidos, incluindo o músculo (Figura 51.27). A glicose derivada da proteína muscular é particularmente importante como fonte de energia para o tecido nervoso e os eritrócitos durante os períodos entre as refeições.

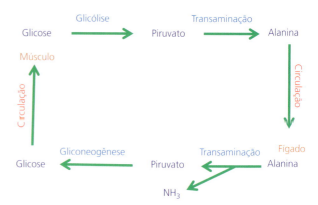

Figura 51.27 Ciclo da glicose-alanina. A proteína muscular é catabolizada, e as reações de transaminação levam à produção de grandes quantidades de alanina. A alanina entra na circulação e é captada pelo fígado. No fígado, é utilizada para transaminar cetoácidos, com formação de piruvato no processo. O piruvato atua como precursor gliconeogênico, e os hepatócitos liberam glicose de volta na circulação, onde pode ser usada pelas células musculares ou por outras células que necessitam de glicose.

Gliconeogênese

Imediatamente após a maioria das refeições, a dieta proporciona um grande influxo de glicose e aminoácidos. A glicose é desviada para o glicogênio ou os lipídios (triglicerídios) para armazenamento. Os aminoácidos são utilizados para o acréscimo de proteína em muitos tecidos e como fonte de energia no fígado. O fígado utiliza uma quantidade muito pequena de glicose para suas próprias necessidades energéticas. Em 6 a 10 h (no cão ou no gato), os níveis de glicemia terão caído, e será necessário que o animal produza a glicose necessária para a função do tecido nervoso e dos eritrócitos. O animal começa a retirar a energia armazenada no glicogênio e nos triglicerídios. O glicogênio armazenado é suficiente para suprir o organismo por apenas um curto período

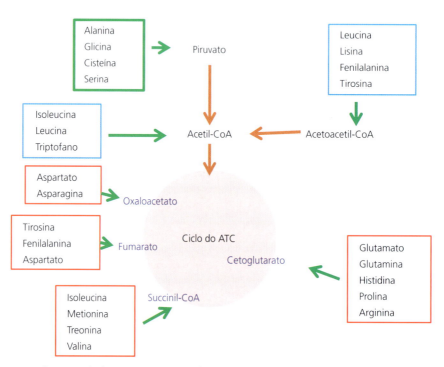

Figura 51.26 Conversão dos aminoácidos em vários intermediários da glicólise e ciclo do ATC para oxidação na produção de energia.

de tempo, no máximo algumas horas. O fígado, o músculo e muitos outros tecidos do corpo utilizam ácidos graxos como fonte de energia nesse período, **poupando a glicose** para o tecido nervoso e os eritrócitos. O fígado e o rim (e, em grau muito menor, o epitélio intestinal) começam a ativar as vias gliconeogênicas para produzir glicose. A gliconeogênese não é simplesmente o processo inverso da glicólise, embora muitas das enzimas e reações envolvidas sejam as mesmas (Figura 51.28). Três das etapas usadas na glicólise podem ser apenas "revertidas" para formar glicose pela indução de vias singulares que estão sob controle hormonal.

- A conversão da frutose 1,6-bifosfato em frutose-6-fosfato é realizada pela frutose 1,6-bifosfatase. A atividade dessa enzima é controlada pelo **glucagon**, e a taxa de gliconeogênese correlaciona-se altamente com a atividade dessa enzima
- A glicose 6-fosfato pode ser convertida em glicose apenas pela glicose 6-fosfatase
- Durante a glicólise, o fosfoenolpiruvato é convertido em piruvato. Não é possível converter diretamente o piruvato de volta em fosfoenolpiruvato. Para formar a glicose a partir do piruvato, é necessário que o piruvato entre no ciclo do ATC e, em seguida, retire o oxaloacetato produzido, convertendo-o em fosfoenolpiruvato utilizando a enzima fosfoenolpiruvato carboxiquinase. Para converter duas moléculas de piruvato em uma molécula de glicose, são necessárias 6 moléculas de ATP ou GTP e 2 moléculas de NADH. O ATP necessário para gliconeogênese é obtido principalmente da oxidação dos ácidos graxos.

O principal hormônio que estimula as enzimas gliconeogênicas é o glucagon, embora os glicocorticoides também possam estimular a gliconeogênese. A disponibilidade de substrato (altas concentrações de acetil-CoA e de citrato) também estimula a gliconeogênese. A gliconeogênese requer a presença de determinados precursores gliconeogênicos, incluindo os seguintes:

- O **lactato**, a partir da glicólise anaeróbica da glicose no músculo, é convertida em piruvato

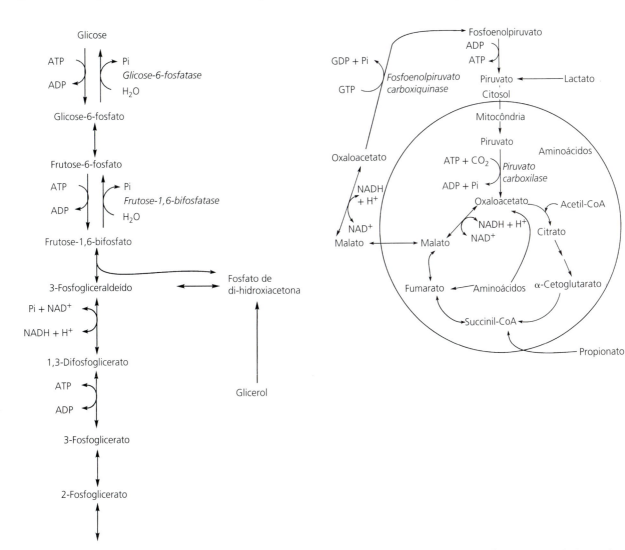

Figura 51.20 Via da gliconeogênese (a coluna da direita é uma continuação da coluna da esquerda). Os nomes das enzimas envolvidas na gliconeogênese que são exclusivas da reversão da glicólise estão indicados. Todos os reagentes de cada reação não estão indicados. As vias para a conversão dos principais compostos gliconeogênicos (glicerol, lactato, propionato e aminoácidos) estão indicadas. Como a conversão do piruvato em fosfoenolpiruvato é irreversível, é preciso que ele seja convertido em oxaloacetato como intermediário necessário para a síntese de piruvato e a conversão final em glicose. Como as reações de conversão da glicose em glicose 6-fosfato e da frutose 6-fosfato em frutose 1,6-bifosfato são irreversíveis, são necessárias reações alternadas de desfosforilação catalisada por enzimas para a reversão dessas duas reações na síntese de glicose. De Reece, W.O. (2004) *Dukes' Physiology of Domestic Animals*, 12th edn. Cornell University Press, Ithaca, NY. Reproduzida, com autorização, de Cornell University Press.

632 Parte 9 | Endocrinologia, Reprodução e Lactação

- O **propionato**, proveniente da fermentação dos carboidratos, entra no ciclo do ATC na forma de succinil-CoA e é finalmente convertido em oxaloacetato. Esse processo é extremamente importante nos ruminantes e fermentadores pós-gástricos. Até mesmo os carnívoros exibem uma pequena quantidade de fermentação pós-gástrica e produzem uma certa quantidade de propionato
- **Aminoácidos glicogênicos**, que são convertidos em piruvato ou vários intermediários do ciclo do ATC
- **Glicerol**, do tecido adiposo, em consequência da lipólise dos triglicerídios. O glicerol entra na via gliconeogênica na forma de 3-fosfogliceraldeído. Observe que todos os precursores gliconeogênicos têm um comprimento de pelo menos três carbonos. Os carbonos liberados de ácidos graxos na forma de unidades de dois carbonos de acetil-CoA *não* fornecem precursores gliconeogênicos.

Síntese de lipídios

Os triglicerídios frequentemente são fornecidos pela dieta e podem ser incorporados diretamente no tecido adiposo ou captados pelo epitélio mamário para a secreção no leite. A síntese *de novo* de ácidos graxos ocorre principalmente no fígado, no tecido adiposo e na glândula mamária. O material inicial é acetil-CoA, derivada dos carboidratos (glicose) ou do catabolismo dos aminoácidos. Nos ruminantes, o acetato produzido durante a fermentação bacteriana dos carboidratos atua como principal fonte de acetil-CoA. A ácido graxo sintase combina a acetil-CoA com a malonil-CoA derivada do ciclo do ATC, utilizando o poder redutor do NADPH. Unidades de dois carbonos continuam sendo adicionadas para formar um ácido graxo de longa longa. Três ácidos graxos combinam-se com o glicerol derivado da glicose para formar um triglicerídio. As gorduras produzidas no fígado são habitualmente transportadas para outros tecidos, como o músculo, para o seu catabolismo, ou para o tecido adiposo para armazenamento mais prolongado.

Resumo das respostas celulares durante a fase absortiva do metabolismo

Pouco depois de uma refeição, quando os aminoácidos, a glicose e a gordura estão presentes em altas concentrações no sangue, os tecidos respondem por meio da ativação dos mecanismos destinados a armazenar esses nutrientes para uso posterior. A resposta de cada um desses tecidos é apresentada nas seções seguintes.

Fígado

Absorção da glicose

A glicose é convertida em glicogênio sob a influência da insulina. A glicose também pode ser convertida em ácidos graxos para incorporação em triglicerídios. Embora alguns triglicerídios sejam armazenados dentro dos hepatócitos, a maior parte dos triglicerídios sintetizados é acondicionada com lipoproteínas para a sua exportação para outros tecidos do corpo (principalmente o tecido adiposo para armazenamento e o músculo para oxidação). A insulina estimula a síntese de ácidos graxos, enquanto o glucagon a inibe acentuadamente.

Absorção dos aminoácidos

Os aminoácidos captados pelo fígado servem como principal fonte de combustível para esse órgão nesse estágio (os hepatócitos utilizam uma quantidade muito pequena de glicose). Os aminoácidos podem ser convertidos em cetoácidos durante as várias reações de transaminação realizadas no fígado. Alguns desses cetoácidos são usados para produção de energia. Alguns dos cetoácidos gerados a partir dos aminoácidos são usados na produção de malonil-CoA para a síntese de ácidos graxos. A insulina estimula esta última via.

Alguns aminoácidos são usados na síntese de proteínas plasmáticas e na reposição das enzimas dos hepatócitos. Esse processo é controlado pelo GH. O GH estimula efetivamente a síntese de proteínas apenas se os níveis de insulina também estiverem elevados.

Absorção das gorduras

Os quilomícrons produzidos dentro dos enterócitos transportam as gorduras derivadas da dieta. Os hepatócitos podem capturar as gorduras dos quilomícrons; todavia, em geral, a maior parte da gordura dietética absorvida dentro dos quilomícrons é removida pelo músculo e pelo tecido adiposo.

Músculo

Absorção da glicose

A glicose é convertida em glicogênio sob a influência da insulina. Convém lembrar que a insulina também é necessária para possibilitar a expressão pela célula muscular das proteínas GLUT-4 necessárias para que a célula muscular possa remover a glicose do sangue.

Absorção dos aminoácidos

Os aminoácidos são usados na síntese e na reposição das proteínas do músculo. Esse processo é controlado pelo GH. O GH estimula efetivamente a síntese de proteínas apenas se os níveis de insulina também estiverem elevados.

Absorção das gorduras

Os quilomícrons liberam ácidos graxos no músculo para oxidação. Isso preserva a glicose, de modo que possa ser utilizada pelo tecido nervoso e pelos eritrócitos.

Tecido adiposo

Absorção da glicose

A glicose é utilizada na produção de glicerol, mas também pode ser utilizada na formação de ácidos graxos. O glicerol e os ácidos graxos podem combinar-se para formar triglicerídios para armazenamento dentro dos adipócitos. A insulina estimula esses processos, enquanto o glucagon os inibe. Convém lembrar que a insulina também é necessária para possibilitar a expressão pelos adipócitos das proteínas GLUT-4 necessárias para que os adipócitos possam remover a glicose do sangue.

Absorção dos aminoácidos

Apenas uma pequena quantidade de proteína é sintetizada dentro dos adipócitos, em grande parte para reposição das enzimas. Os aminoácidos são usados para a síntese e a reposição das proteínas dos adipócitos. Esse processo é controlado pelo GH. O GH estimula efetivamente a síntese de proteínas apenas se os níveis de insulina também estiverem elevados.

Absorção das gorduras

Os quilomícrons liberam a maior parte de seus ácidos graxos nos adipócitos para armazenamento. Nos ruminantes, a maior parte do acetato e do butirato produzidos durante a fermentação dos carboidratos é captada pelo tecido adiposo para a produção de ácidos graxos. Esse processo é estimulado pela insulina.

Glândula mamária

A produção de lactose e de proteína e gordura do leite encontra-se, em grande parte, sob o controle do GH, da prolactina, do lactogênio placentário, dos hormônios tireoidianos, dos glicocorticoides adrenais e dos fatores de crescimento semelhantes à insulina, com grande variabilidade entre as espécies no que concerne à relativa importância de cada hormônio. O papel desempenhado por cada hormônio no controle da síntese do leite também pode mudar, dependendo do estágio da lactação.

Absorção da glicose

A glicose pode ser convertida em lactose, o dissacarídio do leite. A captação de glicose a partir do sangue é independente da insulina. A glicose também pode ser usada para a síntese *de novo* das gorduras do leite em mamíferos monogástricos. A glicose não é tão importante para a síntese da gordura do leite nos ruminantes, que utilizam o acetato.

Absorção dos aminoácidos

Grandes quantidades de caseína e proteína do soro são sintetizadas nas células epiteliais da glândula mamária a partir dos aminoácidos da dieta.

Absorção das gorduras

Os quilomícrons liberam ácidos graxos na glândula mamária para secreção no leite. Nos ruminantes, o acetato e o butirato produzidos durante a fermentação dos carboidratos são captados pelo epitélio mamário para a produção de ácidos graxos.

Cérebro, tecido nervoso e eritrócitos

Absorção da glicose

A glicose é captada por esses tecidos independentemente da insulina. A glicose fornece quase toda a energia necessária para esses tecidos. A glicose sofre glicólise e é metabolizada a lactato nos eritrócitos, visto que essas células sanguíneas carecem das mitocôndrias necessárias para completar a oxidação da glicose.

Absorção dos aminoácidos

Os aminoácidos são utilizados para a reposição das enzimas no tecido nervoso. Os aminoácidos não são captados pelos eritrócitos, visto que essas células não dispõem de mecanismos para a produção de proteínas. Nem os eritrócitos nem o tecido nervoso são capazes de catabolizar os aminoácidos para a obtenção de energia.

Absorção das gorduras

Em virtude da ausência de mitocôndrias, os eritrócitos são incapazes de utilizar as gorduras. O cérebro e o tecido nervoso também carecem das enzimas necessárias para a produção de energia a partir das gorduras. Certos ácidos graxos, particularmente os ácidos graxos essenciais insaturados, são usados para a síntese de glicerofosfolipídios e esfingolipídios que compõem a mielina e as membranas das células nervosas. A barreira hematencefálica impede que os ácidos graxos ligados à albumina entrem no cérebro. O cérebro não utiliza diretamente os triglicerídios presentes nos quilomícrons. Com efeito, o cérebro e o tecido nervoso capturam os ácidos graxos essenciais da dieta que foram acondicionados nas VLDL pelo fígado.

Resumo das respostas celulares durante a fase pós-absortiva do metabolismo

Quando o influxo de nutrientes da dieta cessa, o corpo passa a depender da energia armazenada para manter a atuação dos processos metabólicos. Cada tecido responde a estímulos hormonais para suprir essas necessidades. Como regra geral, a insulina não está elevada durante a fase pós-absortiva do metabolismo, visto que os níveis de glicemia se encontram na extremidade inferior da faixa normal. O glucagon, os glicocorticoides e a epinefrina podem estar elevados durante essa fase do metabolismo. Uma importante força propulsora consiste em manter os níveis de glicemia dentro da faixa normal, de modo que o cérebro, o tecido nervoso e os eritrócitos, que dependem da glicose para suprir quase todas suas necessidades energéticas, sejam capazes de funcionar adequadamente.

Fígado

Para manter o nível de glicemia normal, o fígado libera na circulação a glicose que foi incorporada no glicogênio. Tanto o glucagon quanto a epinefrina estimulam a glicogenólise. As vias gliconeogênicas são ativadas para possibilitar a produção e a liberação de glicose no sangue. O glucagon constitui o principal estímulo para a gliconeogênese. Os glicocorticoides também podem estimular a gliconeogênese. A ausência de insulina também possibilita a gliconeogênese, visto que esse hormônio é inibitório para a gliconeogênese.

Durante o estado pós-absortivo, a principal fonte de energia para os hepatócitos é constituída pelos ácidos graxos livres que são liberados do tecido adiposo ou das reservas internas dos triglicerídios. Alguns dos ácidos graxos escapam da β-oxidação e são convertidos em corpos cetônicos (β-hidroxibutirato e acetoacetato) para a sua exportação para tecidos capazes de utilizar as cetonas como fonte de energia.

A síntese de proteínas é inibida no fígado em consequência da ausência de insulina. O glucagon estimula o uso de aminoácidos para a gliconeogênese. A síntese de ácidos graxos também é inibida pela ausência de insulina.

Músculo

As reservas de glicogênio são convertidas de volta em glicose 6-fosfato (que não pode ser transportada para fora da célula muscular), a qual é metabolizada a lactato por meio da glicólise. O lactato é liberado no sangue e captado pelo fígado para manter a gliconeogênese.

As células musculares em repouso utilizam a oxidação dos ácidos graxos para a maior parte de suas necessidades energéticas. Durante o exercício anaeróbico de alta intensidade, as células musculares dependem da glicólise da glicose armazenada no glicogênio. O lactato é o produto final da glicólise muscular anaeróbica. As reservas de glicogênio são bastante pequenas e sofrem rápida depleção, e esta é a razão pela qual a corrida de velocidade não é um esporte de longa distância.[16] Durante

---

[16] N.R.T.: Aqui os tradutores objetivam explicitar que os estoques de glicogênio muscular são insuficientes para suportar a demanda energética em corridas de longo percurso.

634 Parte 9 | Endocrinologia, Reprodução e Lactação

o exercício sustentado de baixa intensidade, os principais combustíveis para as células musculares consistem nos ácidos graxos e na glicose do sangue. Nesse caso, no atleta adequadamente treinado que pode realizar uma atividade física aeróbica, a glicose é convertida em piruvato pela glicólise e entra no ciclo do ATC e transporte de elétrons da mitocôndria para a sua oxidação completa. As células musculares também são capazes de oxidar cetonas, que são liberadas no sangue pelo fígado, como fonte de energia. A formação de proteína muscular é inibida pela ausência de insulina.

Tecido adiposo

Os triglicerídios sofrem lipólise, e os ácidos graxos livres e glicerol são liberados na corrente sanguínea. Os ácidos graxos livres são transportados ligados à albumina e capturados por vários tecidos (particularmente o músculo e o fígado) por difusão através das membranas celulares. O glicerol é captado pelos hepatócitos e usado para a gliconeogênese. Nos seres humanos, a epinefrina constitui o estímulo mais potente da lipólise nos adipócitos. Em outras espécies, o glucagon e os glicocorticoides podem ser mais importantes. Em todas as espécies, a falta de insulina remove o seu efeito inibitório sobre a lipólise e possibilita a sua ocorrência.

Glândula mamária

Durante a fase pós-absortiva, a glândula mamária normalmente não altera o seu metabolismo em grau apreciável. Ela não necessita de insulina para a captação da glicose do sangue, de modo que ela é capaz de remover a glicose do sangue para a produção de lactose, mesmo se o nível de glicemia estiver abaixo do normal. A lipólise pode efetivamente aumentar a disponibilidade de ácidos graxos livres para a síntese da gordura do leite, de modo que é possível haver aumento das concentrações de gordura do leite em animais hipoglicêmicos. Normalmente, se houver aminoácidos disponíveis, a síntese de proteína do leite prossegue de modo inalterado. Entretanto, se o balanço energético negativo tiver causado um acentuado aumento na secreção de glicocorticoides, a síntese de proteínas estará reduzida. O volume de leite também será reduzido pela presença de níveis elevados de glicocorticoides.

Cérebro, tecido nervoso e eritrócitos

Esses tecidos dependem quase exclusivamente da captação da glicose do sangue para a sua energia. Continuam dependendo do fígado e de outros tecidos para a produção de glicose e utilizam combustíveis alternativos (ação de preservação da glicose), de modo que possam utilizar continuamente a glicose. Entretanto, durante a inanição prolongada, quando os níveis de glicemia caem abaixo do normal, o cérebro e o tecido nervoso podem produzir as enzimas necessárias para a oxidação das cetonas. Essa adaptação no uso de cetonas, além da glicose como fonte de energia, pode levar vários dias.

Autoavaliação

As respostas encontram-se no final do capítulo.

1 O colesterol e o ácido araquidônico são os respectivos precursores de:
   A Tirosina e hormônios peptídicos
   B Hormônios esteroides e prostaglandinas
   C Melatonina e prostaglandinas
   D Epinefrina e hormônios esteroides

2 O sistema porta hipotálamo-hipofisário é mais bem descrito como:
   A Uma veia porta que transporta sangue dos leitos capilares na hipófise para os leitos capilares no hipotálamo
   B Uma veia porta que transporta sangue dos leitos capilares no aparelho justaglomerular para os leitos capilares no hipotálamo
   C Uma veia porta que transporta sangue dos leitos capilares no hipotálamo para os leitos capilares na adeno-hipófise[17]
   D Uma veia porta que transporta sangue dos leitos capilares no aparelho justaglomerular para os leitos capilares no córtex adrenal

3 A secreção de hormônio do crescimento é estimulada por todos os seguintes fatores, exceto um. Qual é esse fator?
   A Hormônio de liberação do hormônio do crescimento produzido na adeno-hipófise
   B Jejum
   C Lactação
   D Exercício

4 Qual a via de transdução de sinal incorretamente descrita?
   A Os receptores de insulina formam um dímero com a ligação da insulina, que ativa o dímero, transformando-se em uma enzima tirosinoquinase ativa
   B Os receptores acoplados à proteína G sofrem uma mudança de conformação com a ligação do hormônio, que faz com que a subunidade Gα da proteína G ative a adenilil ciclase na membrana celular
   C A ativação do receptor acoplado à proteína G pode causar aumento das concentrações intracelulares de íons magnésio, estimulando a atividade da proteinoquinase C
   D A ativação do receptor acoplado à proteína G causa aumento na atividade da fosfolipase C, o que leva à produção de trifosfato de inositol e diacilglicerol

5 Qual é o estímulo para a secreção do hormônio antidiurético?
   A Elevação do cálcio sanguíneo
   B Diminuição do conteúdo de sódio do sangue
   C Aumento da osmolaridade do sangue
   D Glicose excessiva na urina

6 Qual é o fator que estimula a secreção de ocitocina?
   A Ejeção do leite
   B Distensão do colo do útero durante o parto
   C Melatonina
   D Cortisol

7 A glândula pineal secreta melatonina durante:
   A A luz do dia
   B A escuridão

8 Deve-se esperar que o fator de crescimento semelhante à insulina 1:
   A Aumente a síntese de glicogênio no músculo
   B Diminua a gliconeogênese do fígado

---

[17] N.R.T.: Nessa afirmativa o aluno pode interpretar que essa conexão portal é realizada por uma única veia. Na verdade trata-se de um conjunto de vasos porta que drenam sangue (contendo fatores hipofisiotróficos de múltiplos núcleos hipotalâmicos) de leito capilar primário na região da eminência mediana do hipotálamo, diretamente para um segundo leito capilar na adeno-hipófise, sem dissipação das "mensagens" cerebrais para a circulação sistêmica.

C Aumente a lipólise no tecido adiposo

D Diminua o acréscimo de proteína no músculo

9 O fator mais importante que inibe a produção do hormônio de liberação de tireotropina é:

A Clima frio

B Lactação

C Concentrações elevadas de TSH

D Concentrações elevadas de T_3 e T_4

10 Ocorre secreção de glucagon quando o nível de glicemia está muito baixo. Por que o nível de glucagon sanguíneo deve estar elevado em um cão diabético?

A As células musculares não podem captar a glicose, de modo que o glucagon precisa estimular a gliconeogênese

B As células adiposas não são capazes de formar adequadamente ácidos graxos, de modo que o glucagon é necessário para estimular a sua formação pelo fígado

C O glucagon é necessário para estimular a captação de aminoácidos no músculo

D As células α do pâncreas necessitam de insulina para ativar o transportador GLUT-4, de modo que, durante a deficiência de insulina, as células são incapazes de detectar a concentração extracelular de glicose

11 A secreção de hormônio de liberação das gonadotropinas pode ser inibida por todos esses hormônios, exceto um. Qual é esse hormônio?

A Progesterona

B Hormônio adrenocorticotrófico

C Estrogênio

D Testosterona

12 As células na medula adrenal são:

A Corpos celulares de células nervosas parassimpáticas pré-ganglionares

B Corpos celulares de células nervosas parassimpáticas pós-ganglionares

C Corpos celulares de células nervosas simpáticas pré-ganglionares

D Corpos celulares de células nervosas simpáticas pós-ganglionares

13 O cortisol exerce qual dos seguintes efeitos fisiológicos?

A Estimula o crescimento dos tecidos

B Diminui a lipólise pelo tecido adiposo

C Aumenta a gliconeogênese no fígado e no rim

D Estimula a liberação de histamina pelos mastócitos

14 A secreção diminuída de hormônios tireoidianos pode:

A Aumentar a frequência cardíaca

B Aumentar o apetite

C Diminuir a capacidade de adaptação do frio

D Aumentar a produção de leite

15 Um cordeiro nasce sem pelos e natimorto. Apresenta um aumento na garganta, logo abaixo da laringe. Qual pode ter sido o problema?

A Deficiência de cálcio na ovelha

B Deficiência de iodo

C Tumor na adeno-hipófise

D Tumor na neuro-hipófise

Leitura sugerida

Etherton, T.D. and Bauman, D.E. (1998) Biology of somatotropin in growth and lactation of domestic animals. *Physiological Reviews* 78:745–761.

Feldman, E.C. and Nelson, R.W. (1994) Comparative aspects of Cushing's syndrome in dogs and cats. *Endocrinology and Metabolism Clinics of North America* 23:671–691.

Greco, D.S. (2007) Hypoadrenocorticism in small animals. *Clinical Techniques in Small Animal Practice* 22:32–35.

McFarlane, D. (2011) Equine pituitary pars intermedia dysfunction. Veterinary Clinics of North America. *Equine Practice* 27:93–113.

Scott-Moncrieff, J.C. (2012) Thyroid disorders in the geriatric veterinary patient. Veterinary Clinics of North America. *Small Animal Practice* 42:707–725.

Respostas

1	B	**9**	D
2	C	**10**	D
3	A	**11**	B
4	C	**12**	D
5	C	**13**	C
6	B	**14**	C
7	B	**15**	B
8	C		

52 Reprodução Masculina nos Mamíferos

William O. Reece

Testículos e estruturas associadas, 636
    Epidídimo, 638
    Canal deferente, 638
    Escroto, 639
Descida dos testículos, 640
Glândulas sexuais acessórias e sêmen, 641
Pênis e prepúcio, 642
Músculos da genitália masculina, 643
Irrigação sanguínea e inervação, 644

Espermatogênese, 644
    Transporte epidimal, 646
    Onda espermatogênica, 646
    Controle hormonal, 646
Ereção, 648
Monta e penetração, 648
Emissão e ejaculação, 649
Fatores que afetam a função testicular, 649
Autoavaliação, 649

As funções reprodutivas do macho incluem a formação do esperma e sua deposição dentro da fêmea. Os espermatozoides são produzidos nos túbulos seminíferos dos testículos e, em seguida, são transportados por meio da rede testicular até o epidídimo, onde são armazenados e maturados. Depois de começar, a produção de esperma é um processo contínuo. Contudo, em algumas espécies, a taxa de produção pode modificar-se em algumas ocasiões, dependendo da quantidade de luz do dia (fotoperíodo). A introdução do sêmen na fêmea é precedida da ereção do pênis, para que possa entrar em sua genitália tubular. A entrada do pênis é seguida da emissão do esperma dentro da uretra peniana, junto com as secreções armazenadas nas glândulas acessórias. O transporte verdadeiro do sêmen pela uretra peniana até a região da cérvice ou dentro do útero da fêmea é realizado por ejaculação. O processo de reprodução masculina é facilitado por hormônios e pelo sistema nervoso autônomo.

Testículos e estruturas associadas

1 O que são túbulos seminíferos?
2 Descreva a localização relativa das células de Sertoli. Elas estão localizadas nos túbulos seminíferos?
3 Descreva a localização relativa das células de Leydig. Elas estão localizadas nos túbulos seminíferos?
4 Qual compartimento do túbulo seminífero abriga as espermatogônias? O que mobiliza essas células para que cheguem ao outro compartimento? Qual é o nome do compartimento no qual os espermatozoides finalmente são formados?
5 Quais são as partes do epidídimo?
6 O que acontece durante o armazenamento dos espermatozoides no epidídimo?

Os dois testículos produzem espermatozoides. Embora variem até certo ponto quanto ao tamanho, à forma e à localização entre as espécies, sua estrutura é semelhante. As Figuras 52.1 e 52.2 ilustram o testículo do touro. Os **túbulos seminíferos** são contorcidos e ocupam a maior parte de cada testículo. Os espermatozoides são produzidos em seu interior. O testículo está circundado por uma cápsula de tecido conjuntivo, que é conhecida como **túnica albugínea**. A sustentação dos túbulos seminíferos é assegurada pelas extensões de tecido conjuntivo da túnica albugínea (**septos** ou **trabéculas**) para o interior do testículo. Um corte transversal do testículo (Figura 52.3) demonstra as relações dos túbulos seminíferos entre si e com sua rede de sustentação de tecido conjuntivo (tecido intersticial).

Além dos espermatozoides em vários estágios de desenvolvimento, dois outros elementos celulares importantes são a **célula de Sertoli** (célula sustentacular) e a **célula de Leydig** (célula intersticial). As células de Sertoli têm a função de "alimentar" os espermatozoides em formação. Processos originados dessas células circundam as espermátides e os espermatócitos e asseguram contato direto com todos os estágios de produção dos espermatozoides; por este motivo, as células de Sertoli são conhecidas como células sustentaculares (de sustentação). A Figura 52.4 ilustra a disposição das células de Sertoli e detalhes dos compartimentos dos túbulos seminíferos. As células de Sertoli têm suas bases voltadas para a periferia dos túbulos seminíferos e estendem-se na direção do centro. A junção basal (junção estreita) com as células de Sertoli adjacentes forma uma barreira hematotesticular, que permite controlar o ambiente nos túbulos e também impede que os espermatozoides entrem no interstício. As células de Sertoli dividem os túbulos seminíferos em dois compartimentos: (i) **compartimento basal**, que se comunica com o líquido intersticial e fornece espaço para as células epiteliais germinativas; e (ii) **compartimento adluminal**, que é o espaço entre as células de Sertoli e que se comunica centralmente com o lúmen do túbulo. A divisão de uma célula epitelial germinativa (espermatogônia) no compartimento basal fornece uma célula de reposição e outra célula, que precisa passar pela junção da célula de Sertoli para entrar no compartimento adluminal. Nesse compartimento, ocorrem divisões adicionais e, por fim, os espermatozoides são formados. As células de Sertoli

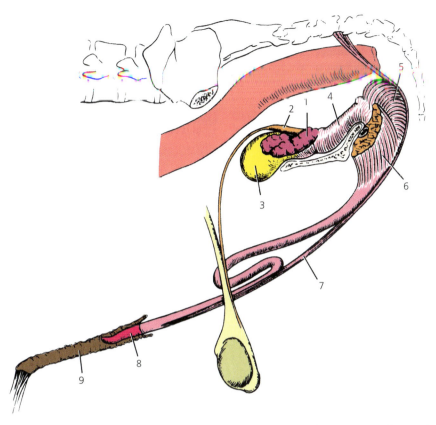

Figura 52.1 Órgãos genitais do touro. 1, Vesícula seminal; 2, ampola do canal deferente; 3, bexiga; 4, músculo uretral circundando a uretra pélvica; 5, músculo bulboesponjoso; 6, músculo isquiocavernoso; 7, músculo retrator do pênis; 8, glande peniana; 9, membrana e cavidade prepuciais. Adaptada de Roberts, S.J. (1986) *Veterinary Obstetrics and Genital Diseases [Theriogenology]*, 3rd edn. Stephen J. Roberts, Woodstock, VT.

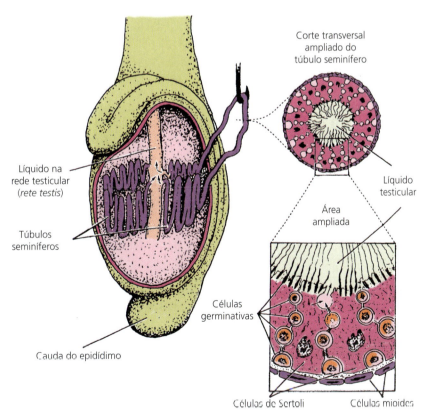

Figura 52.2 Detalhes da estrutura do testículo. A figura ilustra apenas duas alças dos túbulos seminíferos. O líquido testicular é secretado pelas células de Sertoli dentro do lúmen dos túbulos seminíferos. Células mioides são elementos celulares contráteis contidos na membrana basal. Adaptada de Hafez, E.S.E. and Hafez, B. (2000) *Reproduction in Farm Animals*, 7th edn. Lippincott Williams & Wilkins, Baltimore.

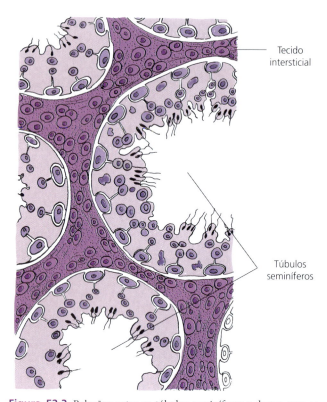

Figura 52.3 Relações entre os túbulos seminíferos e destes com os tecidos intersticiais. Os tecidos intersticiais são preenchidos não apenas pela rede vascular sanguínea habitual, como também pelas células de Leydig (células intersticiais) e pelos septos de tecido conjuntivo (que conferem suporte aos túbulos seminíferos) originados da cápsula de tecido conjuntivo (túnica albugínea) do testículo. Segundo Reece, W.O. (2009) *Functional Anatomy and Physiology of Domestic Animals*, 4th edn. Wiley-Blackwell, Ames, IA. Reproduzida, com autorização, de Wiley.

secretam líquido dentro do compartimento adluminal e sua composição é propícia aos espermatozoides em desenvolvimento.

Epidídimo

O **epidídimo** é um túbulo de acumulação e armazenamento do testículo (Figura 52.5). O epidídimo começa no polo superior do testículo, no qual entram vasos sanguíneos e nervos; esta região é conhecida como **cabeça do epidídimo**. A cabeça estende-se ao longo de um dos lados do testículo formando o **corpo do epidídimo**, que termina antes de descrever uma volta para cima iniciando a **cauda do epidídimo**. A cabeça do epidídimo recebe os espermatozoides e o líquido adluminal por meio dos canais deferentes originados da rede testicular (rede intratesticular de túbulos retilíneos, que recebem o conteúdo originado dos túbulos seminíferos contorcidos). Os espermatozoides provenientes dos espaços adluminais passam ao epidídimo por meio do fluxo do líquido para dentro do lúmen dos túbulos seminíferos. O armazenamento no epidídimo permite que os espermatozoides alcancem sua maturidade e adquiram mobilidade. A reabsorção de grande parte do líquido dos túbulos seminíferos ocorre na cabeça do epidídimo.

Canal deferente

O **canal deferente** (ver Figura 52.1), também conhecido como **vaso deferente**, é a continuação do sistema de ductos originados da cauda do epidídimo em direção à uretra pélvica. À medida que o canal deferente sai do testículo em direção ao abdome, ele é envolvido (junto com artéria, veia, nervo e vasos linfáticos testiculares) pela **camada visceral** da **túnica vaginal**. Essa combinação de estruturas é conhecida como **cordão espermático**

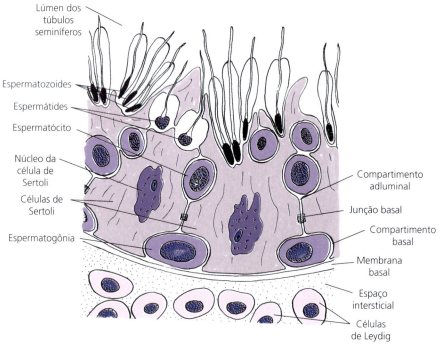

Figura 52.4 Ilustração esquemática da periferia de um túbulo seminífero. As células de Sertoli dividem o túbulo seminífero em compartimentos adluminal e basal em sua junção basal (junção estreita). As células de Leydig estão localizadas no espaço intersticial. A junção basal forma uma barreira hematotesticular, por meio da qual o ambiente dos túbulos é controlado e os espermatozoides são impedidos de entrar no interstício. Segundo Reece, W.O. (2009) *Functional Anatomy and Physiology of Domestic Animals*, 4th edn. Wiley-Blackwell, Ames, IA. Reproduzida, com autorização, de Wiley.

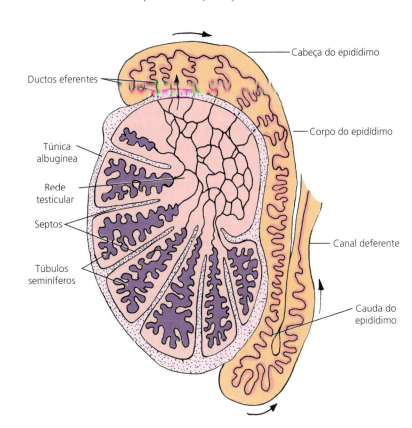

Figura 52.5 Relações entre os túbulos seminíferos e a rede testicular, os canais eferentes, o epidídimo e o canal deferente. A rede testicular é uma trama de túbulos retilíneos, que interligam os túbulos seminíferos contorcidos ao túbulo epididimal acentuadamente contorcido por meio dos ductos eferentes (extratesticulares). As setas indicam o fluxo dos espermatozoides com seus líquidos. Segundo Reece, W.O. (2009) *Functional Anatomy and Physiology of Domestic Animals*, 4th edn. Wiley-Blackwell, Ames, IA. Reproduzida, com autorização, de Wiley.

(Figura 52.6). A camada visceral da túnica vaginal também circunda o testículo e o epidídimo. Essa camada de origem embrionária deriva do peritônio abdominal, quando os testículos descem ao escroto pelo canal inguinal. O **canal inguinal** é uma passagem oblíqua entre a cavidade abdominal e o exterior do corpo, que se estende do **anel inguinal profundo (interior)** ao **anel inguinal superficial (exterior)**. Os anéis inguinais são fendas nas inserções tendíneas dos dois músculos abdominais planos à pelve. Depois que o cordão espermático passa pelo canal inguinal, o canal deferente separa-se do cordão e dirige-se à uretra pélvica (ver Figura 52.1). O canal deferente termina em uma área glandular dilatada (cujas dimensões variam entre as espécies) conhecida como **ampola do canal deferente** (inexistente no porco). A Figura 52.1 ilustra as relações entre o canal deferente terminal e a bexiga, as glândulas acessórias e a uretra pélvica.

Escroto

Escroto é um saco de pele que contém o testículo. O escroto tem uma camada subcutânea de fibras musculares lisas (**túnica dartos**), que contrai no clima frio e sustenta o testículo mais perto

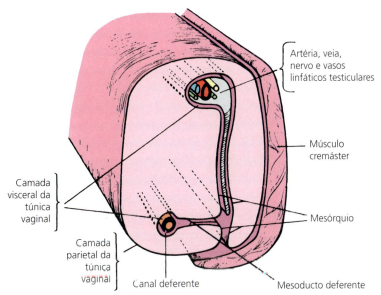

Figura 52.6 Corte transversal do cordão espermático dos mamíferos. Adaptada de Frandson, R.D., Wilke, W.L. and Fails, A.D. (2009) *Anatomy and Physiology of Farm Animals*, 7th edn. Wiley-Blackwell, Ames, IA. Reproduzida, com autorização, de Wiley.

da parede abdominal. O escroto é revestido pela **camada parietal** da túnica vaginal, que está em continuidade com o peritônio parietal que entra no escroto.

Descida dos testículos

> 1 Quais estruturas formam o cordão espermático?
> 2 Leia e entenda a relação entre as hérnias escrotais e as túnicas vaginais visceral e parietal.
> 3 O que é criptorquidia?

É útil descrever o revestimento e a cobertura dos testículos com mais detalhes, porque isto explica a origem das hérnias escrotais ou inguinais encontradas comumente nos porcos. Durante o desenvolvimento embrionário, os testículos estão localizados no abdome, mas fora do peritônio. Os testículos ainda não entraram no escroto, mas cada um mantém uma conexão fibrosa com ele, que é conhecida como **gubernáculo testicular**. À medida que o crescimento e o desenvolvimento progridem, o gubernáculo testicular puxa o testículo pelo canal inguinal até o escroto, formando um tubo de paredes duplas de peritônio. O testículo, o epidídimo, o canal deferente e os vasos, os nervos e os canais linfáticos testiculares são circundados pelo tubo interno de peritônio, que é conhecido como túnica vaginal visceral. Os vasos, os nervos, os canais linfáticos e o canal deferente são os componentes do cordão espermático (ver Figura 52.6). O **músculo cremáster** (uma extensão do músculo oblíquo abdominal externo) está situado sobre o cordão espermático e ajuda a retrair e aproximar os testículos da parede abdominal. O tubo exterior de peritônio é conhecido como túnica vaginal parietal e recobre o escroto (Figura 52.7). Os testículos e o epidídimo, que estão envolvidos na túnica vaginal visceral, preenchem totalmente a cavidade revestida pela túnica vaginal parietal, de modo que resta apenas um espaço exíguo entre as duas túnicas (**cavidade vaginal**). A cavidade vaginal está em continuidade com a cavidade abdominal no anel inguinal profundo (localizada onde a túnica vaginal parietal do escroto está em continuidade com o peritônio parietal da cavidade abdominal). O cordão espermático passa pelos anéis vaginais superficial e profundo até entrar na cavidade abdominal. Quando os anéis vaginais são muito largos, alças intestinais podem entrar na cavidade vaginal e formar o que é conhecido como **hérnia inguinal**. As hérnias inguinais que entram no escroto são conhecidas como **hérnias escrotais**. As alças intestinais herniadas podem sofrer estrangulamento (interrupção da irrigação sanguínea) ou evisceração (expulsão da cavidade abdominal) durante a castração.

A criptorquidia ocorre quando os testículos não conseguem descer. Essa condição parece ser mais comum nos porcos e nos cavalos. Quando o testículo está no canal inguinal, mas não

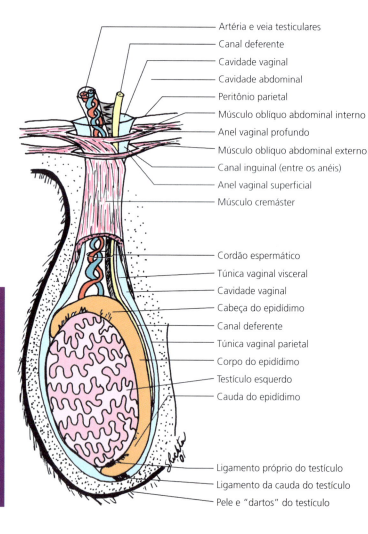

Figura 52.7 Testículo tópico de um touro adulto, demonstrando suas relações com a túnica vaginal visceral envolvente, o cordão espermático, o canal inguinal, os anéis vaginais superficial e profundo, a cavidade vaginal e a cavidade abdominal. O anel vaginal profundo corresponde à área na qual a túnica vaginal parietal do escroto está em continuidade com o peritônio parietal da cavidade abdominal. O ligamento próprio do testículo e o ligamento da cauda do epidídimo são resquícios do gubernáculo testicular. Segundo Reece, W.O. (2009) *Functional Anatomy and Physiology of Domestic Animals*, 4th edn. Wiley-Blackwell, Ames, IA. Reproduzida, com autorização, de Wiley.

no escroto, diz-se que o cavalo é *high flanker*[1]. Em geral, um ou os dois testículos ficam inteiramente retidos na cavidade abdominal.

Glândulas sexuais acessórias e sêmen

> **1** O que compõe as glândulas sexuais acessórias? Qual delas existe em todos os animais domésticos? Qual é a relação entre glândulas sexuais acessórias e uretra pélvica?
>
> **2** Qual é o nome coletivo das secreções das glândulas acessórias? Qual é a diferença entre plasma seminal e sêmen?
>
> **3** Qual é a função do plasma seminal?
>
> **4** Qual função pode ser desempenhada pelas prostaglandinas presentes no plasma seminal?
>
> **5** Qual é a quantidade de espermatozoides presentes em cada inseminação artificial? Cite um exemplo.

As **glândulas sexuais acessórias** formam as secreções que são lançadas na uretra pélvica perto de sua origem (Figura 52.8). O tamanho e o formato dessas glândulas variam entre as espécies e estão ausentes em algumas delas. As glândulas sexuais acessórias são compostas de **ampolas do canal deferente**, **glândulas vesiculares** (algumas vezes referidas como vesículas seminais), **próstata** e **glândulas bulbouretrais** (também conhecidas como glândulas de Cowper). As ampolas (inexistentes no porco e no cão) são dilatações da parte terminal do canal deferente e sua secreção é levada para dentro dos canais deferentes. As glândulas vesiculares (inexistentes no cão) são duas glândulas que drenam para a uretra pélvica por meio do canal deferente. A próstata está presente em todos os animais domésticos e é proeminente nos cães, nos quais circunda a uretra. O crescimento da próstata pode ser uma causa de obstrução do fluxo urinário pela uretra; esta condição é mais comum nos cães velhos. Vários ductos originados dessa glândula abrem-se diretamente na uretra. As duas glândulas bulbouretrais (inexistentes no cão) são as glândulas sexuais acessórias mais caudais. No momento da ejaculação, as secreções das glândulas sexuais acessórias (conhecidas coletivamente como **plasma seminal**) são misturadas com o esperma e o líquido do epidídimo para formar o **sêmen**.

O plasma seminal constitui o ambiente propício à sobrevivência dos espermatozoides no trato reprodutivo feminino. Esse plasma é rico em eletrólitos, frutose, ácido ascórbico e outras vitaminas. Embora a fecundação possa ocorrer com espermatozoides destituídos da ajuda do plasma seminal, o potencial máximo de fecundação é alcançado quando ele está presente. As espécies variam quanto à composição do plasma seminal, mas aparentemente cada espécie superou os mesmos problemas fundamentais de diferentes maneiras. Contudo, frutose é um componente invariável de todas as espécies. A vantagem da frutose como fonte de energia pode ser que ela não requeira energia metabólica para entrar nos espermatozoides.

Várias **prostaglandinas** (ver Capítulo 51) estão presentes no plasma seminal. Aparentemente, essas prostaglandinas facilitam a fecundação por dois mecanismos: (i) elas reagem com o muco cervical e o tornam mais receptivo ao esperma; e (ii) algumas delas causam contrações da musculatura lisa e, deste modo, acredita-se que revertam o peristaltismo iniciado no útero e nos ovidutos para facilitar o transporte dos espermatozoides até os ovários.

A maioria dos espermatozoides ejaculados nunca consegue alcançar o oviduto. Na verdade, apenas algumas dúzias podem chegar às proximidades do ovócito, onde apenas um é necessário

---

[1] N.R.T.: Existem três formas de criptorquidia ou criptorquidismo no cavalo: (i) por retenção na cavidade abdominal, (ii) por retenção no percurso do canal inguinal e (iii) por retenção sob a pele na região inguinal (*high flanker*).

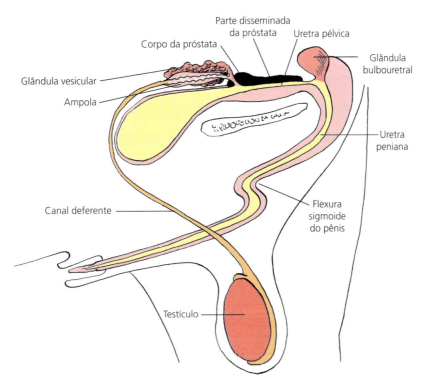

Figura 52.8 Disposição das glândulas acessórias que descarregam suas secreções na uretra pélvica do touro. Segundo Reece, W.O. (2009) *Functional Anatomy and Physiology of Domestic Animals*, 4th edn. Wiley-Blackwell, Ames, IA. Reproduzida, com autorização, de Wiley.

à fecundação. O sêmen recolhido para inseminação artificial frequentemente é diluído e misturado com expansores para obter o maior número possível de unidades de inseminação. A quantidade de espermatozoides almejada para cada inseminação artificial varia entre as espécies: 10 milhões para os bovinos, 125 milhões para os ovinos e 2 bilhões para os porcos e cavalos.

Pênis e prepúcio

1 Por que é possível dilatação mais acentuada do pênis do garanhão que do touro?
2 Qual é o processo uretral do pênis do carneiro?
3 Como a glande bulbar do pênis do cão participa do "nó" que se forma durante o coito canino?
4 Quais espécies domésticas têm uma flexura sigmoide no pênis?
5 Compare o divertículo (bolsa) prepucial do porco e o prepúcio duplo do garanhão (Figura 52.9).

Pênis é o órgão masculino da copulação, por meio do qual a urina e o sêmen passam a caminho da uretra peniana. A Figura 52.9 ilustra os aspectos do pênis de vários animais domésticos e suas estruturas associadas. As **raízes (cruzes)** do pênis começam na borda caudal do arco isquiático pélvico. A extensão anterior das raízes é conhecida como **corpo**, enquanto a extremidade livre é a **glande**. A estrutura interna (Figura 52.10) é ocupada principalmente pelo **tecido cavernoso** (geralmente conhecido como **tecido erétil**). O tecido cavernoso é um conjunto de sinusoides sanguíneos separados por lâminas de tecido conjuntivo. O garanhão tem grande quantidade de tecidos eréteis em comparação com os tecidos conjuntivos (Figura 52.10B) e, durante a ereção, seu pênis pode crescer mais que o do búfalo (Figura 52.10A), no qual a razão entre tecidos eréteis e conjuntivos é menor. A uretra está localizada na superfície ventral do corpo do pênis (Figura 52.10).

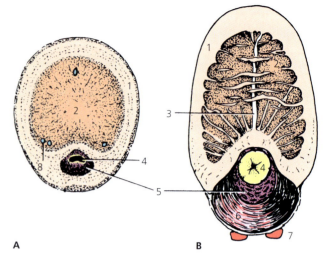

Figura 52.10 Cortes transversais do pênis fibroelástico de um búfalo (**A**) e do pênis musculocavernoso de um garanhão (**B**). 1, Túnica albugínea; 2, corpo cavernoso; 3, septo; 4, uretra; 5, corpo esponjoso; 6, bulboesponjoso; 7, retrator do pênis; 8, veias calibrosas de paredes espessas. Adaptada de Dyce, K.M., Sack, W.O. and Wensing, C.J.G. (2002) *Textbook of Veterinary Anatomy*, 3rd edn. W.B. Saunders, Philadelphia. Com autorização de Elsevier.

O carneiro tem um processo uretral facilmente visível (ver Figura 52.9B) e, em alguns casos, cálculos uretrais podem ficar alojados em sua extremidade estreita. Isso pode ser corrigido por amputação do processo. Alguns autores sugeriram que a função do processo uretral do carneiro seja borrifar a área cervical com sêmen durante a ejaculação. A extremidade livre dessa extensão poderia movimentar-se em um padrão circular com a emissão do líquido sob pressão.

O cão tem uma **glande bulbosa** na parte caudal da glande. A dilatação da glande bulbosa é responsável pela retenção

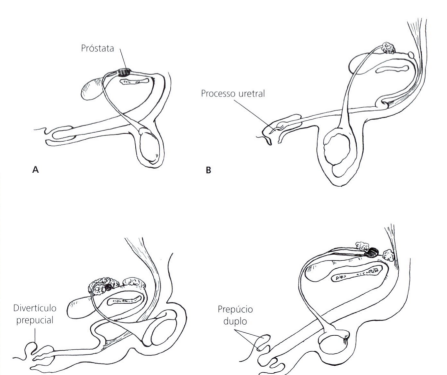

Figura 52.9 Anatomia comparativa dos órgãos reprodutivos masculinos de vários animais domésticos: **A.** cão; **B.** carneiro; **C.** porco; **D.** garanhão. Observe o envolvimento da uretra pélvica pela próstata do cão, o processo uretral do carneiro, o divertículo prepucial do porco e o prepúcio duplo do garanhão. Segundo Reece, W.O. (2009) *Functional Anatomy and Physiology of Domestic Animals*, 4th edn. Wiley-Blackwell, Ames, IA. Reproduzida, com autorização, de Wiley.

prolongada do pênis durante o coito. A contração dos músculos do vestíbulo da vagina da fêmea, que está situado em posição caudal à glande bulbosa, facilita essa retenção – conhecida comumente como **nó** (Figura 52.11).

O touro, o carneiro e o porco têm uma **flexura sigmoide** no pênis, que resulta na configuração de um "S" quando ele não está ereto (ver Figuras 52.8 e 52.9). A ereção provoca extensão da flexura, como se pode observar na Figura 52.12, que ilustra o pênis de um touro.

O **prepúcio** é uma dobra invaginada de pele, que circunda a extremidade livre do pênis (ver Figura 52.9). O garanhão tem um prepúcio duplo. Algumas vezes, acúmulos de cera conhecidos como **feijões** formam-se na dobra exterior e precisam ser removidos manualmente. O porco tem um **divertículo prepucial** (bolsa) na parede dorsal, que frequentemente contém urina em decomposição e epitélio macerado. O líquido do divertículo também contém um **feromônio** (ver Capítulo 51), que estimula as porcas a colocar-se em posição imóvel para acasalamento.

Músculos da genitália masculina

> **1** Analise as funções de músculo cremáster externo, músculo cremáster interno, músculos uretral e bulboesponjoso, músculos isquiocavernosos e músculos retratores do pênis.

O músculo cremáster é formado pelas fibras caudais do músculo oblíquo abdominal interno. Ele passa pelo canal inguinal e tem sua inserção na superfície externa da túnica vaginal parietal (ver Figuras 52.6 e 52.7). Esse músculo puxa os testículos para cima e para dentro do anel vaginal superficial, principalmente quando a temperatura é baixa. Os músculos cremásteres são responsáveis pela retenção dos testículos dentro da cavidade abdominal do elefante, veado e coelho fora da estação de acasalamento.

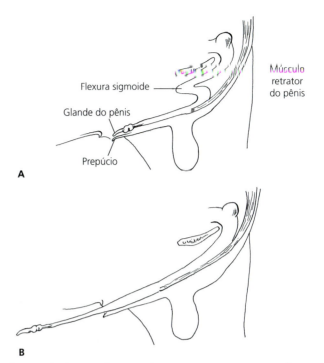

Figura 52.12 Pênis do touro. **A.** posição não ereta com sua flexura sigmoide típica. **B.** Posição ereta com desaparecimento da flexura sigmoide e extensão do pênis além do prepúcio. O músculo retrator do pênis ajuda a trazê-lo de volta à sua posição não ereta. Adaptada de Reece, W.O. (2009) *Functional Anatomy and Physiology of Domestic Animals*, 4th edn. Wiley-Blackwell, Ames, IA. Reproduzida, com autorização, de Wiley.

Um músculo esquelético conhecido como **uretral** (ver Figura 52.1) é a continuação pélvica da parede de músculo liso da bexiga. A ação peristáltica desse músculo facilita o transporte da urina ou do sêmen através da uretra pélvica.

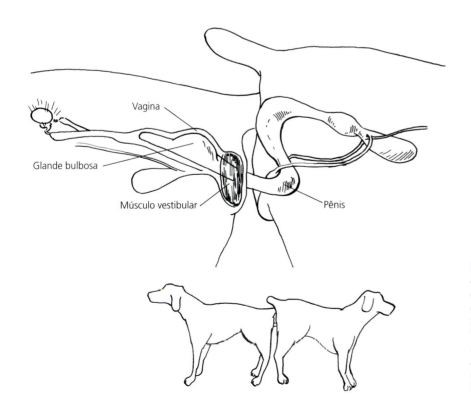

Figura 52.11 Fase de "trava" ou "nó" do coito canino (*vista lateral*). Nos cães, a ereção ocorre principalmente na glande do pênis. A dilatação da glande bulbosa e a contração dos músculos vestibulares durante a penetração "travam" o pênis do cão na vagina da cadela. Adaptada de Reece, W.O. (2009) *Functional Anatomy and Physiology of Domestic Animals*, 4th edn. Wiley-Blackwell, Ames, IA. Reproduzida, com autorização, de Wiley.

O **músculo bulboesponjoso** (Figuras 52.1 e 52.13) é uma continuação estriada do músculo uretral. Esse músculo estende-se por todo o comprimento do pênis do cavalo, mas apenas por uma distância curta ao longo da uretra peniana dos outros animais. O músculo bulboesponjoso continua a ação de esvaziar a uretra, que também é desempenhada pelo músculo uretral.

Os **músculos isquiocavernosos** são pares de músculos estriados que convergem ao corpo do pênis em seu trajeto de suas origens nas superfícies laterais do arco isquiático (ver Figuras 52.1 e 52.13). Quando contraem, esses músculos puxam o pênis para cima e contra o assoalho pélvico. Grande parte da drenagem venosa do pênis é obstruída por causa da localização das veias na superfície dorsal do pênis e, deste modo, a ereção é sustentada.

Os **músculos retratores do pênis** são pares de grupos estriados, que se originam dos ligamentos suspensórios do ânus. Esses músculos continuam para frente e convergem em posição caudal ao corpo do pênis (ver Figuras 52.12 e 52.13). Depois de reunirem-se na superfície inferior do pênis, eles continuam seu trajeto para frente até a glande peniana. Os músculos retratores do pênis puxam o pênis flácido para dentro do prepúcio.

Irrigação sanguínea e inervação

> 1 Qual é a função do plexo pampiniforme?
> 2 Onde ocorre estimulação para ativar o elemento aferente dos reflexos associados à ereção e à ejaculação?

Os dois testículos são irrigados pelas artérias testiculares. As veias testiculares são paralelas a essas artérias. A artéria e a veia estão envolvidas no cordão espermático (ver Figura 52.6). Por uma distância curta acima do testículo, a veia testicular é contorcida (**plexo pampiniforme**) e está em contato direto com a parte contorcida da artéria testicular (Figura 52.14). Sua proximidade e o fato de serem contorcidas e, consequentemente, mais longas, são as razões pelas quais o sangue que entra no testículo é resfriado pelo sangue venoso que dele sai. As artérias e as veias também estão próximas da superfície do testículo e, deste modo, a perda direta de calor dos testículos é facilitada. A espermatogênese requer uma temperatura mais baixa que a temperatura corporal normal. O sangue arterial do pênis é responsável por encher o tecido cavernoso e fornecer nutrição aos tecidos. A irrigação exclusiva é fornecida pela artéria do pênis, que é um ramo terminal das artérias pudendas internas. A irrigação sanguínea do pênis do cavalo é ligeiramente diferente da que é encontrada em outras espécies e é mais abundante.

Além das fibras nervosas autônomas do testículo, do pênis e das glândulas sexuais acessórias, o pênis é inervado por um nervo espinal conhecido como nervo pudendo. As terminações do nervo pudendo estão localizadas na glande peniana. A estimulação sensorial da glande constitui o componente aferente dos reflexos associados à ereção e à ejaculação. Os centros reflexos da ereção e da ejaculação estão localizados nas regiões sacral e lombar da medula espinal.

Espermatogênese

> 1 Defina espermatogênese.
> 2 As espermátides passam por transformações nucleares e citoplasmáticas e desenvolvem uma cauda. Como essa maturação é conhecida?
> 3 O que é espermiação?
> 4 Onde os espermatozoides adquirem capacidade de fecundação? Onde eles são armazenados? O que acontece com os espermatozoides que não são ejaculados?
> 5 Qual é a função desempenhada pela onda espermatogênica?
> 6 Descreva o sistema de *feedback* negativo que se relaciona com a produção de testosterona pelas células de Leydig. Por que o hormônio luteinizante é conhecido como hormônio de estimulação das células intersticiais (ICSH)?
> 7 Qual é a função da testosterona na espermatogênese?
> 8 Quais são as funções desempenhadas pelo FSH no macho?
> 9 Além da espermatogênese, quais são as outras funções da testosterona no macho?
> 10 Quais estruturas embrionárias estimuladas pela testosterona transformam-se nos segmentos tubulares do sistema reprodutivo masculino?
> 11 Qual é a função metabólica desempenhada pela testosterona?
> 12 O que são androgênios não saturados C-16, que são secretados pelos testículos do porco?

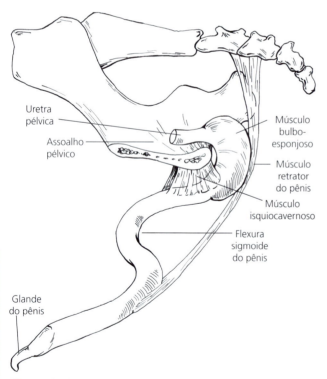

Figura 52.13 Pênis do búfalo e alguns dos seus músculos associados. O músculo bulboesponjoso facilita o esvaziamento da uretra. O músculo isquiocavernoso ajuda no processo de ereção, enquanto o músculo retrator do pênis tem a função de retornar o pênis para dentro do prepúcio depois da penetração. Adaptada de Reece, W.O. (2009) *Functional Anatomy and Physiology of Domestic Animals*, 4th edn. Wiley-Blackwell, Ames, IA. Reproduzida, com autorização, de Wiley.

O termo **espermatogênese** refere-se a todo o processo envolvido na transformação das células epiteliais germinativas (células-tronco) em espermatozoides e pode ser dividido em duas fases: espermatocitogênese e espermiogênese. **Espermatocitogênese** é a fase proliferativa, por meio da qual as espermatogônias multiplicam-se por uma série de divisões mitóticas seguidas

Capítulo 52 | Reprodução Masculina nos Mamíferos **645**

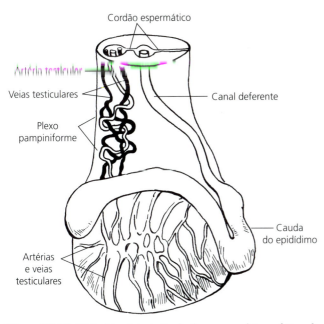

Figura 52.14 Visão lateral do testículo de um garanhão, enfatizando o plexo pampiniforme. O plexo pampiniforme está ilustrado pelo entrelaçamento de artéria e veia testiculares. Isso permite que o sangue venoso mais frio resfrie o sangue arterial mais quente direcionado ao testículo. Adaptada de Reece, W.O. (2009) *Functional Anatomy and Physiology of Domestic Animals*, 4th edn. Wiley-Blackwell, Ames, IA. Reproduzida, com autorização, de Wiley.

de divisões meióticas, que formam a contagem haploide (n) de cromossomos (Figura 52.15).

As **células-tronco (espermatogônias)** estão localizadas no compartimento basal dos túbulos seminíferos (ver Figura 52.4). A divisão mitótica de uma espermatogônia forma uma célula, que substitui a que acabou de dividir-se (ou seja, permanece no compartimento basal). A outra célula transforma-se na **espermatogônia tipo A**, que migra através da barreira de células de Sertoli para o compartimento adluminal. As espermatogônias tipo A sofrem divisão mitótica (algumas vezes, incluem várias gerações), até que sejam produzidas grandes quantidades (variáveis entre as espécies) de **espermatogônias tipo B**. As espermatogônias tipo B passam pelas últimas divisões mitóticas, resultando na formação dos espermatócitos primários com quantidade dupla de cromossomos ($2n$). Os espermatócitos primários sofrem divisão meiótica (descrita antes) para formar espermatócitos secundários que, por sua vez, passam por divisão meiótica para formar as espermátides (metade da contagem de cromossomos, ou n). Nos touros, 64 espermátides são formadas a partir de uma única espermatogônia tipo A.

A segunda fase da espermatogênica – conhecida como **espermiogênese** – consiste na maturação das espermátides enquanto ainda estão no compartimento adluminal. A espermiogênese inclui uma série de modificações nucleares e citoplasmáticas e a transformação de uma célula imóvel (incapaz de mover-se) para uma célula potencialmente móvel, na qual se formou um

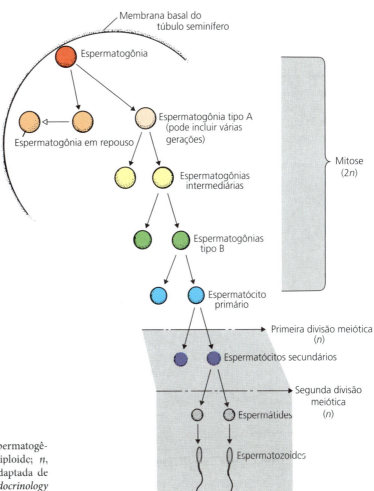

Figura 52.15 Ilustração esquemática dos estágios da espermatogênese masculina. As contagens de cromossomos ($2n$, diploide; n, haploide) também estão assinaladas para cada estágio. Adaptada de Pineda, M.H. (2003) The biology of sex. In: *Veterinary Endocrinology and Reproduction*, 5th edn. (eds., M.H. Pineda and M.P. Dooley). Iowa State Press, Ames, IA. Reproduzida, com autorização, de Wiley.

flagelo (cauda). As espermátides maduras formadas durante a última fase da espermiogênese são liberadas no lúmen dos túbulos seminíferos na forma de **espermatozoides**.

A liberação das espermátides maduras no lúmen dos túbulos seminíferos é conhecida como **espermiação**. A Figura 52.16 compara os espermatozoides de várias espécies.

Transporte epididimal

Os espermatozoides recém-formados são praticamente imóveis. Eles são transportados ao epidídimo pelas secreções líquidas dentro dos túbulos seminíferos e da rede testicular e pela atividade dos elementos contráteis dos testículos, que direcionam este líquido para a cabeça do epidídimo.

A capacidade de fecundação de um animal é alcançada progressivamente durante o trânsito dos espermatozoides pelo epidídimo. As alterações incluem desenvolvimento de motilidade unidirecional (em vez de circular), modificações da cromatina nuclear (complexo DNA-proteína) e alterações do tipo de superfície da membrana plasmática.

O segmento principal do epidídimo onde os espermatozoides são armazenados no trato reprodutivo é a cauda (último segmento). Cerca de 70% da quantidade total de espermatozoides dos ductos situados fora da rede testicular (**sistema de ductos excurrentes**) estão localizados na cauda do epidídimo. Alguns dos espermatozoides formados nos testículos são fagocitados no sistema de ductos excurrentes ou perdidos na urina. Nos carneiros sexualmente inativos, cerca de 85% da produção diária de espermatozoides são eliminados na urina.

Onda espermatogênica

Se todos os segmentos dos túbulos seminíferos estivessem envolvidos com o mesmo grau de atividade ao mesmo tempo, não seria possível produzir um suprimento contínuo de espermatozoides porque a espermatocitogênese (desenvolvimento das espermatogônias em espermatozoides) requer 64 dias para ser concluída (no touro) no compartimento adluminal. Embora esse desenvolvimento seja contínuo, uma nova espermatogônia tipo A migra pela barreira de células de Sertoli e entra no compartimento adluminal para iniciar seu desenvolvimento e substituir a espermatogônia tipo A em desenvolvimento que a precedeu. Nos touros, isso corre a cada 14 dias. Como são necessários 64 dias para que os espermatozoides se desenvolvam, ocorrem 4,6 ciclos (64/14) de desenvolvimento, antes que o primeiro ciclo originado de determinada área do epitélio seminífero comece a chegar à rede testicular. Um ciclo pode ser definido por uma série de alterações, que ocorrem em determinada área do epitélio seminífero entre dois estágios de desenvolvimento aparentes. Uma parte do túbulo em um estágio geralmente está em posição adjacente às partes do túbulo em estágios que o precederam, ou depois deste estágio. Essa alteração sequencial do estágio do ciclo ao longo do comprimento do túbulo é conhecida como **onda espermatogênica**. A Figura 52.17 ilustra uma onda espermatogênica com 12 ciclos. A onda inclui uma sequência de estágios, que começam com os estágios menos avançados do meio da curva e avançam progressivamente para estágios mais desenvolvidos e mais próximos da rede testicular. Os estágios avançam em direções contrárias do **sítio de inversão** na parte intermediária da curva na direção da rede testicular.

Grande quantidade de espermatozoides é formada diariamente nos animais machos normais – cerca de $6,0 \times 10^9$ espermatozoides no touro e cerca de $16,5 \times 10^9$ no porco. Nos touros, a produção diária de espermatozoides aumenta com a idade e alcança seu nível máximo em torno da idade de 7 anos.

Controle hormonal

As células de Leydig e Sertoli são responsáveis por produzir hormônios nos testículos. A produção de **testosterona** pelas células de Leydig é controlada pela gonadotrofina conhecida como **hormônio de estimulação das células intersticiais,** ou **ICSH**). Níveis baixos de testosterona podem aumentar a secreção de

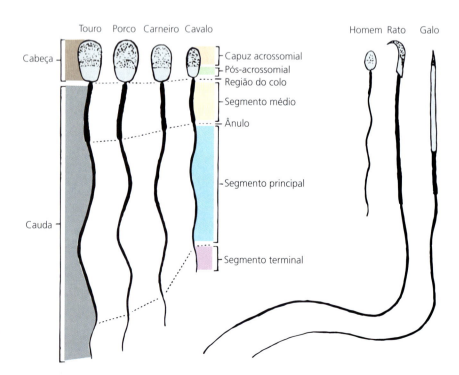

Figura 52.16 Comparação dos espermatozoides dos animais domésticos e de outras espécies. A figura ilustra os elementos estruturais principais. Observe as diferenças quanto ao tamanho relativo e à forma. Adaptada de Hafez, E.S.E. and Hafez, B. (2000) *Reproduction in Farm Animals*, 7th edn. Lippincott Williams & Wilkins, Baltimore.

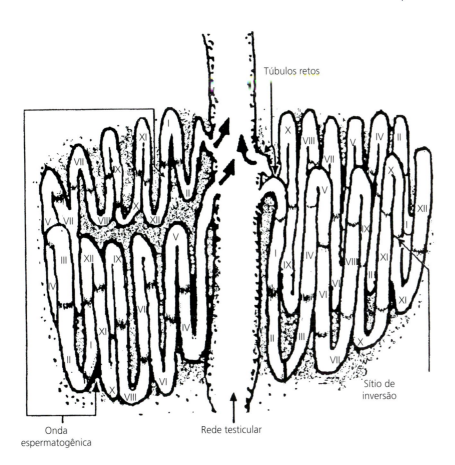

Figura 52.17 Um túbulo seminífero representando esquematicamente a onda de atividade do epitélio seminífero ao longo do comprimento do túbulo. A figura ilustra a sucessão dos estágios I a XII (ciclo de 12 dias), o sítio de inversão no segmento intermediário do túbulo e a relação da onda com a rede testicular. Os estágios mais avançados de cada onda estão localizados mais próximos da rede testicular. Qualquer túbulo pode ter até 15 ondas espermatogênicas. Adaptada de Hafez, E.S.E. and Hafez, B. (2000) *Reproduction in Farm Animals*, 7th edn. Lippincott Williams & Wilkins, Baltimore.

LH pela hipófise anterior. O aumento da secreção de LH leva as células de Leydig a secretar testosterona; quando alcança níveis altos, este último hormônio inibe a secreção adicional de LH e, deste modo, os níveis de testosterona são estabilizados. O declínio subsequente da testosterona estimula novamente a secreção de LH e o ciclo repete-se; isto é conhecido como sistema de *feedback* negativo.

A influência da testosterona na espermatogênese depende de sua difusão dos tecidos intersticiais para os túbulos seminíferos. Nos túbulos seminíferos, esse hormônio aparentemente mantém a espermatogênese sustentando o processo meiótico.

Outro hormônio gonadotrófico – **hormônio foliculoestimulante (FSH)** – secretado pela hipófise anterior estimula a produção de uma **proteína de ligação dos androgênios** pelas células de Sertoli. Essa proteína é secretada dentro do lúmen dos túbulos seminíferos e liga-se à testosterona e a outros androgênios para estabilizar suas concentrações e assegurar quantidades suficientes para a espermatogênese. Além disso, acredita-se que o FSH estimule a secreção de estrogênios pelas células de Sertoli. Na verdade, a secreção de estrogênio poderia advir da conversão intracelular da testosterona (originada das células de Sertoli) pelas próprias células de Sertoli. As células de Sertoli também produzem um hormônio conhecido como **inibina**, que inibe a secreção do FSH pela hipófise anterior.

Embora o LH seja necessário continuamente à espermatogênese (meiose sustentada pela testosterona), o FSH não é essencial à sua manutenção depois que ela começa. A iniciação da espermatogênese na puberdade e depois de interrupções fisiológicas ou patológicas requer FSH.

Outras funções da testosterona

Além de sua atividade espermatogênica, a testosterona desempenha outras funções na circulação periférica. Depois da secreção desse hormônio pelas células de Leydig no espaço intersticial do testículo, uma parte mais expressiva difunde-se para a corrente sanguínea e os capilares linfáticos, em comparação com a que se difunde para dentro dos túbulos seminíferos. Depois de entrar na corrente sanguínea, a testosterona liga-se fracamente a uma proteína plasmática para ser transportada. Em 15 a 30 min, a testosterona é liberada da proteína para fixar-se aos tecidos-alvo, ou para ser decomposta principalmente no fígado em produtos inativos, que depois são excretados.

Outras funções da testosterona são a ativação e a manutenção da **libido**, a atividade secretória das glândulas sexuais acessórias e as características corporais gerais associadas aos machos. Libido significa excitação sexual e pode ser eliminada definitivamente pela **castração** (remoção dos testículos). Embora não ocorra em todos os casos, os animais castrados geralmente não têm libido. Quantidades pequenas de testosterona originada de outras fontes, inclusive glândulas adrenais (potencial de interconversão), poderiam ser suficientes para manter a libido de alguns animais.

O desenvolvimento estrutural e as funções fisiológicas (produção de secreções) das glândulas sexuais acessórias são afetados pela testosterona. Nesse aspecto, as próstatas hiperativas (aumentadas) podem ser tratadas eficazmente pela administração de estrogênio. O estrogênio inibe a secreção do LH e, deste modo, a produção de testosterona pelas células de Leydig é suprimida. A concentração baixa de testosterona faz com que a próstata hiperativa reduza sua atividade e suas dimensões diminuem.

As características corporais gerais associadas aos machos (**características sexuais secundárias**) são afetadas pela testosterona. Essas características incluem crescimento ósseo aumentado (ossos mais pesados), músculos mais desenvolvidos, pele mais espessa e voz mais grossa (nos touros). Durante o crescimento fetal, a testosterona regula a descida dos testículos. A presença ou ausência da testosterona determina o desenvolvimento respectivo do pênis e do escroto, ou do clitóris e da vagina. Antes da diferenciação sexual do embrião, as estruturas necessárias ao desenvolvimento dos dois sexos estão presentes. Com a estimulação hormonal masculina normal, os **ductos wolffianos** transformam-se nos segmentos tubulares do sistema reprodutivo masculino, enquanto os **ductos müllerianos** regridem. Na fêmea, os ductos müllerianos transformam-se nos segmentos tubulares do sistema reprodutivo, enquanto os ductos wolffianos regridem.

Metabolicamente, a testosterona desempenha funções anabólicas, que afetam o desenvolvimento muscular mais acentuado dos machos. É provável que a pele mais espessa e as alterações laríngeas do macho também estejam relacionadas com essa função da testosterona. Por causa da busca por mais músculos e menos gordura nos animais abatidos para produzir carnes, a tendência atual é usar machos não castrados para produzir carne. Desse modo, o efeito anabólico da testosterona nas proteínas é preservado.

Outros androgênios

A testosterona é um dos diversos hormônios esteroides classificados como androgênios. Além da testosterona, os testículos suínos secretam grandes quantidades de compostos conhecidos como **androgênios não saturados C-16**. Esses androgênios atuam como feromônio quando são excretados na saliva do porco e estimulam as porcas no cio a adotar a postura de acasalamento. Quando os androgênios não saturados C-16 são excretados na urina, eles contribuem para o odor típico da urina suína. Esses compostos também são responsáveis pelo sabor desagradável da carne suína, que é conhecida como **odor sexual do porco**.

Ereção

---
1 Como a ereção do pênis é produzida?

2 A ereção produz retificação da flexura sigmoide?

3 Qual é a pressão arterial aproximada do corpo cavernoso do pênis de um touro durante o coito? O que é hematoma peniano?

O aumento da turgência do pênis é conhecido como **ereção**. A ereção é causada pela elevação da pressão arterial nos seios cavernosos do pênis, em consequência da entrada de mais sangue, em comparação com o sangue que sai. A entrada do sangue aumenta por causa da vasodilatação das artérias, que é causada pela estimulação parassimpática.[2] A saída do sangue diminui por causa da compressão das veias dorsais do pênis contra a

pelve, quando os músculos isquiocavernosos contraem. A contração dos músculos isquiocavernosos também comprime o sangue localizado nos seios cavernosos (que então formam um sistema fechado) e também contribui para a ereção, aumentando a pressão arterial nos seios cavernosos (ver Figura 52.13).

A ereção completa da glande peniana do cavalo ocorre apenas depois da introdução do pênis dentro da vagina da égua. A montagem da égua comprime o prepúcio contra a vulva e a drenagem venosa prepucial diminui. Desse modo, a ereção completa da glande é possível porque a drenagem venosa da glande é direcionada para o prepúcio, que está bloqueado.

Nos animais que têm uma flexura sigmoide, o enchimento dos seios cavernosos e o relaxamento dos músculos retratores do pênis resultam na eliminação da flexura e o pênis torna-se retilíneo. Embora os animais com flexura sigmoide tenham razões maiores entre tecidos conjuntivos e cavernosos (ver Figura 52.10), o comprimento e o diâmetro do pênis aumentam até certo ponto em consequência da ereção, além da retificação do pênis. Em comparação com o touro, o carneiro e o porco, o pênis do cavalo tem razão mais baixa entre tecidos conjuntivo e cavernoso e, durante a ereção, há um aumento relativamente maior do comprimento e do diâmetro do seu pênis.

A pressão arterial no corpo cavernoso do pênis do touro foi determinada durante o coito. A atividade máxima foi associada a uma pressão em torno de 14.000 mmHg e a atividade de pico estava relacionada com o aumento da intensidade das contrações do músculo isquiocavernoso, que comprimiam ainda mais o sangue do tecido cavernoso. Pressões mais altas foram registradas. Aparentemente, essas pressões altas e a fraqueza da cápsula dos tecidos cavernosos poderiam ser a causa da ruptura do corpo cavernoso do pênis (hematoma peniano) de alguns touros. O local que frequentemente rompe é a superfície dorsal da curva distal da flexura sigmoide (ver Figura 52.12).

Monta e penetração

---
1 Quais são algumas das causas de insucesso da monta?

2 Defina penetração. Quais espécies domésticas têm penetrações mais demoradas e mais curtas? Quais são as causas de insucesso da penetração?

Monta é a posição assumida pelo macho, por meio da qual o pênis é aproximado e colocado em aposição à vulva da fêmea. O sucesso da monta deve ser precedido pela postura receptiva da fêmea. Os fracassos de monta ocorrem quando há lesões, fraqueza ou ferimentos nas patas traseiras do macho.

A introdução do pênis na vagina e sua manutenção nesta posição durante o coito é conhecida como **penetração**. Empurrões pélvicos facilitados pelos músculos abdominais ajudam na penetração do pênis na vagina. A duração da penetração varia entre as espécies: é mais breve no touro e no carneiro e mais longa no porco. As falhas de penetração ocorrem em alguns animais e as causas incluem fimose (constrição do orifício prepucial), hematoma peniano (como ocorre nos touros) e deformidades congênitas. A distensão final do pênis não ocorre nos cães, até depois da penetração. Aparentemente, a penetração é facilitada nesses animais pela existência do **osso peniano** (*os penis*).

---

[2] N.R.T.: Adicionalmente, evidência de Ayajiki K *et al.* [Hypertension Res, 2009; 32:685-689] no macaco-japonês (*Macaca fuscata*) mostrou a relevância de uma inervação nitrérgica (não adrenérgica e não colinérgica) na ereção peniana.

Emissão e ejaculação

> **1** Diferencie emissão de ejaculação.

À medida que a excitação sexual aumenta, o animal chega a um ponto em que os centros reflexos da medula espinal produzem **emissão** e **ejaculação**. A emissão ocorre antes da ejaculação e resulta da inervação simpática, por meio da qual o esperma e os líquidos presentes nos canais deferentes e nas ampolas são esvaziados dentro da uretra junto com os líquidos fornecidos por outras glândulas acessórias (**plasma seminal**). A inervação simpática produz movimentos peristálticos para transportar o material até a uretra e contrair o colo da bexiga para reduzir o refluxo (fluxo retrógrado) do esperma e dos líquidos para dentro da bexiga. Depois de terminar a emissão, o peristaltismo reflexo dos músculos uretrais empurram o conteúdo da uretra na direção do orifício uretral externo. A última fase – peristaltismo uretral – é facilitada pela contração dos músculos bulboesponjosos que, por sua vez, comprimem a uretra.[3] A combinação de pressão e peristaltismo força o sêmen (mistura do plasma seminal com espermatozoides e líquidos provenientes dos epidídimos) da uretra para o exterior – processo conhecido como ejaculação. A estimulação para a emissão e a ejaculação provém dos nervos sensoriais localizados na glande do pênis.

Nos bovinos e ovinos, o esperma e os líquidos são ejaculados nas proximidades do orifício cervical; diretamente dentro do útero nos suínos; e parcialmente no útero dos equinos.

Fatores que afetam a função testicular

> **1** Quando a função testicular torna-se evidente?
>
> **2** Como a puberdade masculina começa?
>
> **3** Qual é a finalidade da influência do fotoperíodo na função testicular?
>
> **4** Como o aumento progressivo do fotoperíodo afeta carneiros e bodes? Isso é diferente do que ocorre no garanhão? Os bovinos e suínos são influenciados pelo fotoperíodo?
>
> **5** Qual glândula é responsável por responder ao fotoperíodo?

A função testicular torna-se evidente com o início da **puberdade**. Aparentemente, a puberdade está relacionada com a redução da sensibilidade do hipotálamo à testosterona, de modo que o LH é secretado em quantidades maiores.[4] O aumento da concentração do LH estimula as células de Leydig a secretar quantidades maiores de testosterona e todos os efeitos funcionais deste último hormônio começam a aparecer. O FSH é essencial à iniciação da espermatogênese na puberdade.

Em algumas espécies, as alterações do **fotoperíodo (duração da luz do dia)** têm influência marcante na função testicular. O fotoperíodo também está relacionado com a atividade ovariana das fêmeas dessas mesmas espécies. A finalidade dessa sensibilidade ao fotoperíodo é coordenar o nascimento com condições climáticas favoráveis. Os carneiros e os bodes têm períodos significativos de regressão testicular durante os fotoperíodos mais longos, mas isto é recuperado com a redução progressiva do fotoperíodo. No garanhão, a redução do fotoperíodo diminui a função testicular. A glândula pineal (também conhecida como corpo pineal) é uma glândula endócrina fixada por um pedículo à parede dorsal do terceiro ventrículo do cérebro. A glândula pineal tem ação inibitória nas gônadas e é o mecanismo principal envolvido no efeito do fotoperíodo nas funções ovariana e testicular. A glândula pineal intermedeia a resposta ao fotoperíodo do carneiro e da ovelha e, provavelmente, participa da resposta de outras espécies. Nos bovinos e suínos, a função testicular e o fotoperíodo estão relacionados apenas em grau menor. Quando a espermatogênese é interrompida durante a inibição do fotoperíodo, o FSH torna-se novamente necessário à sua iniciação.

Autoavaliação

As respostas encontram-se no final do capítulo.

1 Qual das seguintes células revestem a periferia dos túbulos seminíferos e desempenha a função de "nutrir" os espermatozoides em desenvolvimento?
A Células de Leydig
B Espermátides
C Células de Sertoli
D Células MPS

2 A hérnia escrotal ocorre quando uma alça do intestino:
A Desce ao escroto por dentro do canal espermático
B Desce ao escroto pela cavidade vaginal
C Está na cavidade peritoneal
D Ocupa a cavidade pleural

3 Plasma seminal é:
A O mesmo que sêmen
B Um componente do sangue
C Nome coletivo para as secreções das glândulas sexuais acessórias
D Líquido originado dos epidídimos

4 Qual das seguintes glândulas sexuais acessórias poderia obstruir o fluxo urinário quando está aumentada?
A Glândulas bulbouretrais
B Ampolas dos canais deferentes
C Glândulas vesiculares
D Próstata

5 O plexo pampiniforme:
A "Amima" os testículos
B Ajuda a aquecer os testículos
C Ajuda a resfriar os testículos
D É uma rede de nervos do testículo

6 A fase de maturação, por meio da qual as espermátides passam por alterações nucleares e citoplasmáticas e desenvolvem caudas, é conhecida como:
A Espermatidose
B Espermiação
C Espermatogênese
D Espermiogênese

---

[3] N.R.T.: Essa etapa é somática, envolvendo inervação dirigida aos músculos bulboesponjosos (de natureza esquelética ou somática).

[4] N.R.T.: Tem sido demonstrado que o surgimento da puberdade possivelmente envolve a influência da leptina em circuito neural hipotalâmico kisspeptidérgico – neurônios Gn-RH. [Roa J *et al.* Biol Reproduct 2011;85(4): 650-660; Chehab FF. J Endocrinol 2014;223(1): T37-T48.]

650 Parte 9 | Endocrinologia, Reprodução e Lactação

7 A testosterona é produzida pelas:
   A Células de Leydig em resposta à estimulação pelo LH
   B Células de Sertoli em resposta à estimulação pelo FSH
   C Células de Leydig em resposta à estimulação pelo FSH
   D Células de Sertoli em resposta à estimulação pelo LH

8 A onda espermatogênica:
   A É uma exibição ao expectador em eventos atléticos
   B Assegura o suprimento contínuo de espermatozoides
   C É uma atividade do epidídimo
   D É um reconhecimento amigável

9 No animal macho, a função do hormônio luteinizante é:
   A Estimular a produção de estrogênio pelas células de Sertoli
   B Estimular a espermatogênese
   C Estimular a produção de testosterona pelas células intersticiais (células de Leydig)
   D Resfriar o testículo

10 A contração do músculo isquiocavernoso do búfalo:
   A Puxa o testículo para cima contra o anel inguinal externo
   B Ajuda a esvaziar a uretra
   C Puxa o pênis para cima contra o assoalho pélvico, obstruindo a drenagem venosa e, deste modo, facilitando a ereção
   D Puxa o pênis flácido para dentro do prepúcio

Leitura sugerida

Brackett, B.G. (2004) Male reproduction in mammals. In: *Dukes' Physiology of Domestic Animals*, 12th edn (ed. W.O. Reece). Cornell University Press, Ithaca, NY.

Dyce, K.M., Sack, W.O. and Wensing, C.J.G. (1996) *Textbook of Veterinary Anatomy*, 2nd edn. W.B. Saunders, Philadelphia.

Frandson, R.D., Wilke, W.L. and Fails, A.D. (2009) *Anatomy and Physiology of Farm Animals*, 7th edn. Wiley-Blackwell, Ames, IA.

Hafez, E.S.E. and Hafez, B. (2000) *Reproduction in Farm Animals*, 7th edn. Lippincott Williams & Wilkins, Baltimore.

Pineda, M.H. (2003) Male reproductive system. In: *McDonald's Veterinary Endocrinology and Reproduction*, 5th edn (eds M.H. Pineda and M.P. Dooley). Iowa State Press, Ames, IA.

Respostas

1 C	**6** D
2 B	**7** A
3 C	**8** B
4 D	**9** C
5 C	**10** C

Reprodução Feminina dos Mamíferos

William O. Reece

Anatomia funcional do sistema reprodutor feminino, 651
   Ovários, 651
   Trato genital tubular, 654
   Genitália externa, 655
   Irrigação sanguínea da genitália feminina, 656
Hormônios da reprodução feminina, 657
   Estrogênios, 657
   Progesterona, 658
   Gonadotrofinas, 659
Atividade dos folículos ovarianos, 659
   Crescimento folicular, 659
   Ovulação, 660
   Formação e regressão do corpo lúteo, 660
   Resumo das etapas do ciclo ovariano, 661
Receptividade sexual, 662
Ciclo estral e fatores relacionados, 663
   Estágios do ciclo estral, 663

Fotoperíodo, 663
Nutrição, 664
Características das espécies, 664
Gestação, 665
   Transporte do ovócito e dos espermatozoides, 666
   Fecundação, 666
   Implantação e placentação, 667
   Hormônios, 668
   Diagnóstico, 668
Parto, 670
   Sinais de parto iminente, 670
   Alterações hormonais, 670
   Estágios, 671
Involução uterina, 671
   Cadela, 672
Autoavaliação, 672

As funções reprodutivas da fêmea incluem a produção de ovócitos, o fornecimento de um ambiente apropriado ao crescimento e à nutrição do feto que se desenvolve depois da fecundação de um ovócito maduro por um espermatozoide, a realização do parto e nascimento no tempo certo e a manutenção da função nutricional durante a lactação. As relações complexas entre hormônios e alterações dos tecidos são coordenadas para assegurar o êxito da perpetuação da espécie.

Anatomia funcional do sistema reprodutor feminino

1. Durante a realização da palpação retal de uma vaca para avaliar os componentes do sistema reprodutor feminino, o examinador poderia avaliar as estruturas situadas dorsalmente (acima) ou ventralmente (abaixo)? Qual é a posição relativa da bexiga?
2. Todos os animais domésticos (fêmeas normais) ovulam sobre toda a superfície do ovário?
3. Compare as contagens de espermatozoides e ovócitos que se formam a partir de um espermatócito primário e um ovócito primário, respectivamente.
4. Como é conhecido o processo de formação dos ovócitos?
5. O que são folículos primordiais? A quantidade desses folículos ao nascer – afora os que se destinam a formar ovócitos maduros – é a mesma durante todo o ciclo de vida reprodutiva da fêmea?
6. Qual é a função desempenhada pelas tubas uterinas?
7. O que são fímbrias?
8. Como é conhecida a serosa que recobre as tubas uterinas?
9. Qual é a função desempenhada pelo útero?
10. O endométrio glandular é completo em todos os animais domésticos (fêmeas normais)?
11. Qual é a função desempenhada pela secreção glandular do endométrio?
12. A cérvice permanece sempre aberta?
13. O que compõe o miométrio e qual é sua função?
14. Qual é o suporte principal do útero grávido?
15. Qual é a junção de referência entre a vagina e a vulva? O que é vestíbulo vaginal?
16. O que é fórnice?
17. De onde provém o suprimento sanguíneo principal do útero? O que é frêmito?
18. Qual é a função desempenhada pela intercomunicação entre veias e artérias?

O sistema reprodutivo da fêmea consiste em dois ovários e no trato genital tubular formado por duas tubas uterinas, útero, vagina e genitália externa (Figura 53.1). As glândulas mamárias também são elementos importantes do sistema reprodutor e estão descritas separadamente em outro capítulo. A Figura 53.2 ilustra a localização do sistema reprodutivo em relação com o reto e a bexiga.

Ovários

Os **ovários** são glândulas duplas que possibilitam o desenvolvimento dos ovócitos e a produção de hormônios. Cada ovário está localizado em posição distal ao seu respectivo rim direito

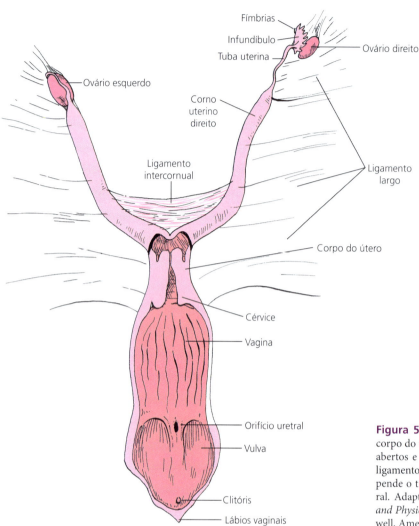

Figura 53.1 Trato reprodutivo da vaca (visão dorsal). O corpo do útero, a vagina e a vulva (vestíbulo vaginal) foram abertos e o ovário direito foi separado do infundíbulo. O ligamento largo (uma reflexão inferior do peritônio) suspende o trato reprodutivo da parede abdominal dorsolateral. Adaptada de Reece, W.O. (2009) *Functional Anatomy and Physiology of Domestic Animals*, 4th edn. Wiley-Blackwell, Ames, IA. Reproduzida, com autorização, de Wiley.

ou esquerdo e está suspenso da parede dorsal do abdome por uma reflexão peritoneal conhecida como **mesovário**. O mesovário faz parte do **ligamento largo** (Figura 53.3) e este é um termo inclusivo, que também se refere às estruturas suspensórias das tubas uterinas (**mesossalpinge**) e do útero (**mesométrio**). A suspensão nitidamente pendular dos ovários possibilita a manipulação fácil por palpação retal da vaca e da égua. Os ovários são descritos como estruturas em forma de amêndoas na maioria das espécies e em forma de feijão (formato de um rim) na égua (Figura 53.4). Nas porcas, o ovário assemelha-se a um cacho de uvas (formato de bagas), por causa do número maior de folículos protuberantes. A ovulação (liberação dos ovócitos maduros) ocorre por toda a superfície do ovário da maioria das espécies, mas na égua limita-se à **fossa ovulatória** (uma endentação); isto confere ao seu ovário um formato de feijão.

O ovário tem uma camada superficial de epitélio, que é revestida pela **túnica albugínea** – uma cobertura de tecido conjuntivo que reveste todo o ovário. Sob a túnica albugínea está o **córtex**, que contém massa expressiva de folículos em vários estágios de desenvolvimento. A **medula** está localizada ao centro e contém tecido conjuntivo frouxo, vasos sanguíneos, canais linfáticos e nervos.

Folículos ovarianos

Os folículos presentes dentro do córtex são classificados como (i) folículos primordiais (às vezes também denominados primários), (ii) folículos em crescimento e (iii) folículos de De Graaf ou graafianos (Figura 53.5). Os **folículos primordiais** contêm um único ovócito circundado por uma camada simples de células da granulosa. As células da granulosa derivam do epitélio superficial, enquanto os ovócitos originam-se por mitose das oogônias da crista genital embrionária, que depois migram ao ovário. Os **folículos em crescimento** são os que iniciam o processo de crescimento partindo do estágio de repouso na forma de folículos primordiais, mas ainda não se desenvolveram até formar uma camada tecal ou antro (cavidade cheia de líquido; ver Figura 53.5). Esses folículos em desenvolvimento têm duas ou mais camadas de células da granulosa circundando o ovócito. À medida que o crescimento avança, outras camadas são acrescentadas. Também pode haver uma zona pelúcida em torno do ovócito. A zona pelúcida forma poros, através dos quais os processos das células da granulosa podem interagir com a superfície do ovócito. Além disso, o espermatozoide precisa primeiramente reconhecer e depois entrar em contato e atravessar a zona pelúcida para chegar à membrana plasmática do ovócito. Os **folículos de De Graaf** (ou graafianos) são os

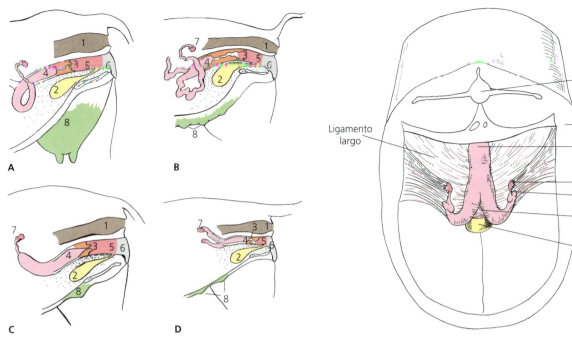

Figura 53.2 Localização dos órgãos reprodutivos em relação com o reto e a bexiga: **A.** vaca; **B.** porca; **C.** égua; **D.** cadela. Observe as diferenças entre as espécies no que se refere à anatomia da cérvice e da(s) glândula(s) mamária(s). 1, reto; 2, bexiga; 3, cérvice; 4, útero; 5, vagina; 6, vulva; 7, ovário; 8, glândula(s) mamária(s). Adaptada de Reece, W.O. (2009) *Functional Anatomy and Physiology of Domestic Animals*, 4th edn. Wiley-Blackwell, Ames, IA. Reproduzida, com autorização, de Wiley.

Figura 53.3 Visão dorsocranial dos órgãos reprodutivos femininos bovinos. Ligamento largo é um termo abrangente usado para descrever mesovário, mesossalpinge e mesométrio, que respectivamente suspendem o ovário, as tubas uterinas e o útero da parede dorsolateral da região infralombar. O ligamento largo é uma reflexão do peritônio. Adaptada de Reece, W.O. (2009) *Functional Anatomy and Physiology of Domestic Animals*, 4th edn. Wiley-Blackwell, Ames, IA. Reproduzida, com autorização, de Wiley.

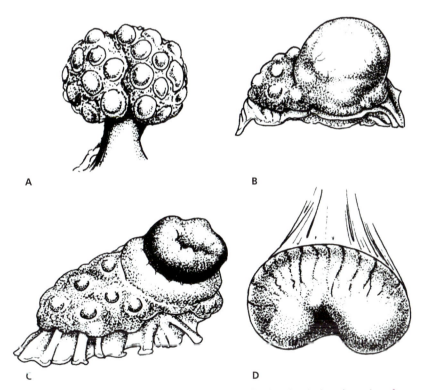

Figura 53.4 Diferenças entre os ovários resultantes da morfologia e das alterações funcionais de cada espécie. **A.** Ovário de porca (formato de bagas). **B.** Ovário de vaca (formato de amêndoa) com folículo amadurecendo. **C.** Ovário de vaca com corpo lúteo totalmente formado. **D.** Ovário de égua (formato de rim) com fossa ovulatória (endentação na curvatura menor). Segundo Dyce, K.M., Sack, W.O. and Wensing, C.J.G (1996) *Textbook of Veterinary Anatomy*, 2nd edn. W.B. Saunders, Philadelphia. Com autorização de Elsevier.

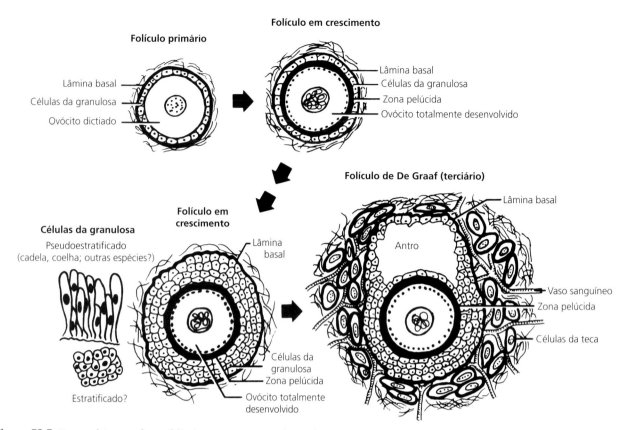

Figura 53.5 Desenvolvimento de um folículo ovariano a partir da sua forma primordial (primária) até um folículo de De Graaf (ou graafiano). Os folículos em crescimento são os que iniciaram o processo de crescimento partindo do estágio de repouso na forma de folículos primordiais, mas que não desenvolveram as camadas tecais ou o antro. Segundo Pineda, M.H. (2003) Female reproductive system. In: *McDonald's Veterinary Endocrinology and Reproduction*, 5th edn. (eds. M.H. Pineda and M.P. Dooley). Iowa State Press, Ames, IA. Reproduzida, com autorização, de Wiley.)

que contêm um antro claramente visível. Duas camadas de células tecais – teca interna e teca externa – também estão presentes (ver Figura 53.5).

Regressão dos folículos

A partir do nascimento e ao longo de todo o ciclo reprodutivo da fêmea, há **atresia (regressão)** considerável de alguns folículos primordiais. No final do ciclo reprodutivo da fêmea, restam apenas poucos folículos primordiais e até estes sofrem atresia pouco tempo depois. O crescimento de alguns folículos primordiais não ocorre depois do nascimento e antes da puberdade, mas estes nunca alcançam o estágio de folículo graafiano e regridem. O crescimento que ocorre antes da puberdade não está relacionado com hormônios e provavelmente é controlado por um fator intraovariano desconhecido. A formação dos folículos graafianos depende de hormônios e começa na puberdade, quando os níveis tônicos do hormônio luteinizante (LH) e do hormônio folículo-estimulante (FSH) começam a aumentar e diminuem a cada ciclo estral. Alguns dos folículos que começam a crescer e maturar a cada ciclo nunca são ovulados. Por esse motivo, a quantidade de folículos primordiais que chegam ao estágio do folículo de De Graaf e avançam até a ovulação representa uma fração muito pequena do número de folículos presentes ao nascer.

Oogênese

O processo por meio do qual os ovócitos são formados é conhecido como **oogênese**. O ovócito do folículo primordial é um ovócito primário em estado de inatividade da meiose (meiose interrompida). A meiose recomeça por ocasião da ovulação. Enquanto quatro espermatozoides originam-se de um espermatócito primário, apenas um ovócito desenvolve-se a partir da divisão redutora de um ovócito primário. Um corpo polar sem material citoplasmático suficiente para assegurar sua viabilidade forma-se quando um ovócito primário se divide para formar o ovócito secundário. Outro corpo polar forma-se por divisão do ovócito secundário por ocasião da ovulação. O ovócito sobrevivente tem contagem haploide (n) de cromossomos (semelhante à contagem de um espermatozoide), de modo que a união de um espermatozoide com um ovócito resulta em uma célula com quantidade diploide ($2n$) de cromossomos.

Trato genital tubular

Trato genital tubular é a estrutura encarregada de transportar os espermatozoides até o ovócito. Quando há fecundação, o trato transforma-se no local de desenvolvimento do feto.

Tubas uterinas

As **tubas uterinas** também são conhecidas como ovidutos e, menos comumente, tubas uterinas. As tubas são dois tubos contorcidos, que conduzem os ovócitos dos ovários para o respectivo corno uterino. Nas espécies domésticas, as tubas uterinas atuam como local de fecundação dos ovócitos liberados pelos espermatozoides. O segmento de cada tuba adjacente ao seu respectivo ovário expande-se para formar o **infundíbulo** (ver Figura 53.1) e as **fímbrias** que se projetam de sua borda livre.

As fímbrias ajudam a direcionar o ovócito para dentro do infundíbulo por ocasião da ovulação.

Os lumens das tubas uterinas estão revestidos por células secretórias e células ciliadas. Essas células asseguram um ambiente propício aos ovócitos e o transporte dos espermatozoides. Músculos lisos longitudinais e circulares estão presentes nas paredes das tubas uterinas e facilitam o transporte dos ovócitos e dos espermatozoides por meio de suas contrações. A cobertura serosa das tubas uterinas (ver Figura 53.3) é conhecida como mesossalpinge, que é uma continuação do mesovário e faz parte do ligamento largo (que constitui um sistema de sustentação serosa para os órgãos genitais internos).

Útero

O útero fornece um local para o desenvolvimento do feto quando há fecundação. O **útero** consiste em um **corpo**, uma **cérvice (colo)** e dois **cornos**. As proporções relativas representadas pelo corpo, cornos e cérvice variam entre as espécies. O corpo é maior na égua, menos extenso nas vacas e ovelhas e pequeno nas porcas e cadelas (Figura 53.6).

O revestimento de mucosa do interior do útero (**endométrio**) é profusamente glandular. As glândulas estão dispersas por todo o endométrio do útero, exceto nos ruminantes, nos quais as **carúnculas** (projeções em forma de cogumelos, que partem da superfície interna e permitem a fixação das membranas fetais) não têm estruturas glandulares (Figura 53.7). A espessura e a vascularização do endométrio variam com as alterações hormonais do ovário e durante a prenhez. A secreção glandular do endométrio fornece nutrientes ao embrião antes que ocorra a **placentação** (desenvolvimento das membranas da placenta); em seguida, a nutrição é fornecida pelo sangue materno.

A **cérvice** projeta-se em direção caudal até a vagina (ver Figura 53.2). Esse esfíncter de músculo liso maciço é mantido firmemente fechado, exceto durante o cio e no parto (nascimento do filhote). O muco eliminado no cio é a secreção das células caliciformes da cérvice. A secreção de muco pelas células caliciformes durante a gestação e sua eliminação ao exterior impedem que matérias infecciosas entrem a partir da vagina.

O **miométrio** é a parte muscular do útero, que é formada por células musculares lisas. O miométrio hipertrofia durante a gestação e o número e o tamanho das células aumentam. A função principal do miométrio é facilitar a expulsão do feto durante o parto.

A cobertura serosa do útero está em continuidade com a mesossalpinge; no útero, esta cobertura é conhecida como mesométrio. O mesométrio confere sustentação suspensória, principalmente para o útero não gestante. É importante salientar (ver Figura 53.3) que existem dois ligamentos largos, cada qual se estendendo da região infralombar direita ou esquerda e da parede pélvica lateral até seu respectivo ovário, tuba uterina e corno uterino; estes ligamentos estendem-se distalmente até o corpo do útero. O **útero grávido** cresce e a sustentação principal é fornecida pela parede abdominal (Figura 53.8).

Vagina

Vagina é a parte do canal do parto localizada dentro da pelve, entre o útero situado proximalmente e a vulva em posição distal (ver Figuras 53.1 e 53.2). A vagina funciona como uma bainha para o pênis masculino durante a copulação. Ela é revestida por epitélio escamoso estratificado sem glândulas.

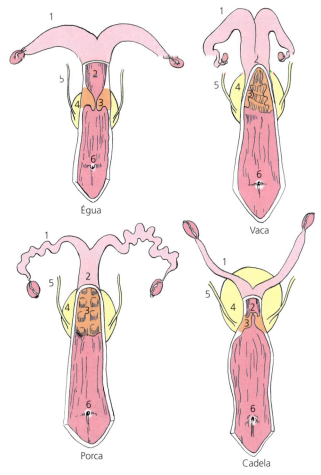

Figura 53.6 Comparações dos tratos genitais de alguns animais domésticos. 1, Corno uterino; 2, corpo do útero; 3, cérvice; 4, bexiga; 5, ureter; 6, orifício uretral. Os tratos genitais estão abertos dorsalmente na proximidade do corpo uterino e a abertura foi ampliada em direção distal até os lábios vaginais para demonstrar a cérvice e o orifício uretral. Observe que as proporções relativas dos cornos uterinos, do corpo do útero e da cérvice variam entre as espécies. As ilustrações não foram desenhadas em escala e não comparam tamanhos. Adaptada de Reece, W.O. (2009) *Functional Anatomy and Physiology of Domestic Animals*, 4th edn. Wiley-Blackwell, Ames, IA. Reproduzida, com autorização, de Wiley.

Fórnice é o espaço formado em posição proximal à projeção da cérvice dentro da vagina. Em alguns animais, o fórnice é visível apenas em posição dorsal, enquanto outros pode circundar completamente a cérvice, ou estar totalmente inaparentes (p. ex., nas porcas).

Genitália externa

A **genitália externa** consiste em **vulva**, **lábios vaginais** e **clitóris**. Vulva é a parte distal da genitália feminina, que se estende da vagina até o exterior. O orifício (abertura) uretral externo é a referência que marca a transição entre vagina e vulva. **Vestíbulo vaginal** (Figura 53.9) é outro nome para vulva e faz parte da genitália externa em seu segmento entre a vagina e os lábios vaginais (lábios da vulva). O clitóris (correspondente vestigial feminino do pênis) está oculto pela parte mais inferior da vulva. O clitóris contém tecido erétil e terminações de nervos sensoriais. A parte externa da vulva é seu orifício vertical, ou lábios vulvares (ver Figura 53.1).

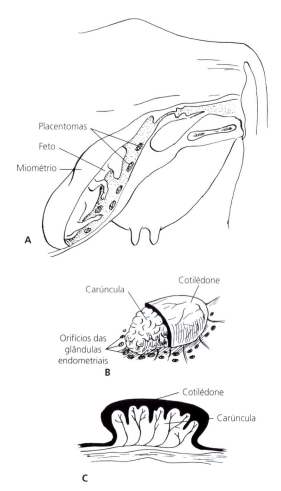

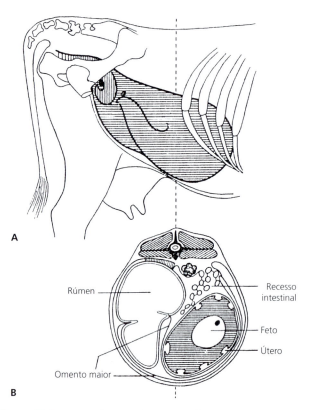

Figura 53.7 Relação entre a placenta fetal bovina e o endométrio materno. **A.** Imagem do feto dentro do útero, demonstrando vários placentomas. **B.** Ampliação de um placentoma circundado por alguns orifícios das glândulas endometriais. Apenas uma parte do cotilédone fetal está ilustrada, de modo que a carúncula materna subjacente e os orifícios das glândulas endometriais possam ser observados. **C.** Corte transversal de um placentoma. A contribuição da placenta fetal é conhecida como cotilédone, enquanto a contribuição materna é referida como carúncula. Adaptada de Reece, W.O. (2009) *Functional Anatomy and Physiology of Domestic Animals*, 4th edn. Wiley-Blackwell, Ames, IA. Reproduzida, com autorização, de Wiley.

Irrigação sanguínea da genitália feminina

O ovário e o oviduto recebem sua irrigação sanguínea da **artéria ovariana**, enquanto a vagina é irrigada pelo sangue originado da **artéria vaginal** (Figura 53.10). A maior parte da irrigação sanguínea do útero provém da **artéria uterina** (antes conhecida como artéria uterina média). A parte proximal do útero também é irrigada por sangue proveniente da artéria ovariana, enquanto a parte distal do útero recebe sangue da artéria vaginal. Durante a gestação, a irrigação sanguínea do útero aumenta drasticamente. Quando a artéria uterina é palpada, pode-se sentir a vibração do sangue em seu interior: isto é conhecido como **frêmito** e é considerado um indicador seguro de gestação. A artéria ovariana é espiralada e adere firmemente à veia uterina (Figura 53.11). Essa disposição é importante para a difusão do hormônio **prostaglandina (PG) F$_{2\alpha}$** (ver Capítulo 51) proveniente da veia uterina para a artéria uterina em algumas espécies (p. ex., vaca e ovelha, talvez outras espécies). O transporte inicial por essa configuração evita a circulação geral, na qual grande parte do hormônio seria

Figura 53.8 Posição do útero da vaca. **A.** Útero não gestante (listras verticais) em comparação com o útero gestante de 6 meses (listras horizontais). **B.** Localização do útero gestante de 6 meses em corte transversal (rúmen à esquerda e útero à direita do abdome). Segundo Dyce, K.M. and Wensing, C.J.G. (1971) *Essentials of Bovine Anatomy*. Lea & Febiger, Philadelphia. Reproduzida, com autorização, de Wolter Kluwer.

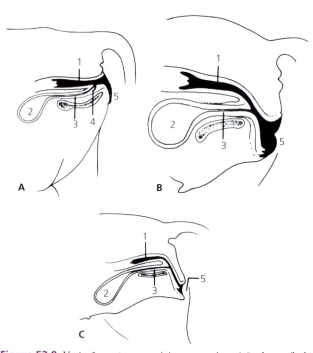

Figura 53.9 Variações entre as espécies quanto à posição do vestíbulo vaginal: **A.** vaca; **B.** égua; **C.** cadela. A vulva e, consequentemente, o vestíbulo vaginal estendem-se em direção distal desde o orifício uretral externo. 1, vagina; 2, bexiga; 3, uretra; 4, divertículo suburetral; 5, vulva. Segundo Dyce, K.M., Sack, W.O. and Wensing, C.J.G (1996) *Textbook of Veterinary Anatomy*, 2nd edn. W.B. Saunders, Philadelphia. Com autorização de Elsevier.

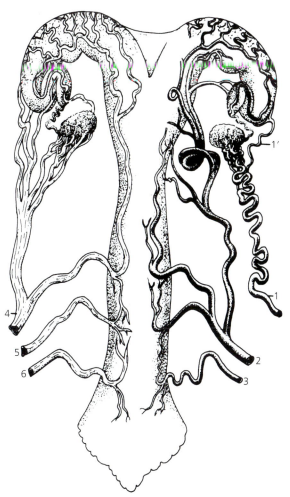

Figura 53.10 Visão ventral da irrigação sanguínea do trato reprodutivo da vaca. As artérias estão ilustradas no lado direito e as veias no lado esquerdo. 1, artéria ovariana; 1', ramo uterino; 2, artéria uterina; 3, artéria vaginal; 4, veia ovariana; 5, veia uterina; 6, veia vaginal. Segundo Dyce, K.M., Sack, W.O. and Wensing, C.J.G (2010) *Textbook of Veterinary Anatomy*, 2nd edn. W.B. Saunders, Philadelphia. Com autorização de Elsevier.

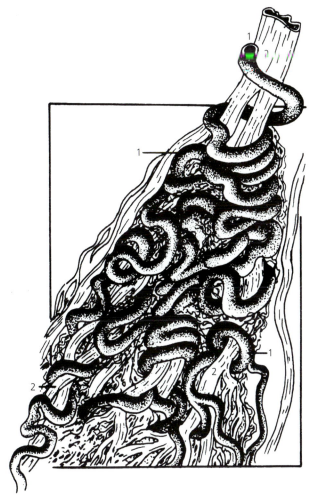

Figura 53.11 Relação entre a artéria ovariana de um ruminante e seus ramos (1) com os ramos da veia uterina (2). A intercomunicação assegura uma área mais ampla de contato. Segundo Dyce, K.M., Sack, W.O. and Wensing, C.J.G (2002) *Textbook of Veterinary Anatomy*, 2nd edn. W.B. Saunders, Philadelphia. Com autorização de Elsevier.

inativada pelas células endoteliais vasculares dos pulmões. A quantidade necessária de prostaglandina é menor porque a maior parte da $PGF_{2\alpha}$ produzida é levada apenas ao seu órgão-alvo (ovário), evitando a circulação sistêmica (e sua inativação subsequente) para todas as partes do corpo. No ovário, essa prostaglandina inicia a **luteólise** (desintegração do corpo lúteo).

Hormônios da reprodução feminina

1 Dietilestilbestrol e estradiol-17β são estrogênios? Ambos são esteroides?
2 Qual hormônio esteroide feminino tem atividades que são realizadas em combinação com os estrogênios e geralmente depende da ativação inicial destes últimos hormônios?
3 Qual hormônio esteroide feminino evita a contração do útero durante a gestação?
4 Quais são as funções principais das gonadotrofinas da fêmea?
5 Os níveis tônicos das gonadotrofinas da fêmea aumentam ou diminuem por ação dos estrogênios?

6 Qual é a função do sistema porta-hipofisário na secreção de FSH e LH?
7 Qual é o significado do aumento progressivo das concentrações de estrogênio durante algum tempo sobre a secreção de LH?

Os hormônios principais associados aos ciclos ovarianos, à gestação e ao parto são estrogênios, progesterona e gonadotrofinas.

Estrogênios

Os estrogênios podem ser naturais ou sintéticos. Nos mamíferos, os estrogênios importantes são esteroides produzidos pelo ovário (células da granulosa folicular), placenta e córtex adrenal. O **dietilestilbestrol** é um estrogênio sintético comum, que não é um esteroide, mas um álcool complexo com propriedades estrogênicas. A Figura 53.12 ilustra as estruturas químicas do dietilestilbestrol e do estradiol-17β (um esteroide). Independentemente do local onde são produzidos, os esteroides têm a mesma via de biossíntese (Figura 53.13).

O estradiol-17β e a estrona são os estrogênios que predominam nos animais domésticos que não estão gestantes e nos animais gestantes, respectivamente. Em geral, a função principal dos estrogênios é estimular a proliferação celular e o crescimento dos tecidos relacionados com a reprodução. As respostas teciduais produzidas pelos estrogênios são:

- Estimulação da proliferação das glândulas endometriais
- Estimulação da proliferação dos ductos da glândula mamária
- Aumento da atividade secretória dos ductos uterinos
- Iniciação da receptividade sexual
- Regulação da secreção de LH pela hipófise anterior
- Possível regulação da secreção de $PGF_{2\alpha}$ pelos úteros gestantes ou não
- União inicial das epífises com as diáfises dos ossos longos, depois da qual cessa o crescimento dos ossos longos
- Anabolismo proteico
- Atividade epiteliotrófica.

O efeito anabólico proteico dos estrogênios é menos acentuado que o associado à testosterona. É provável que seu efeito esteja associado mais especificamente aos órgãos sexuais, que a uma ação generalizada. A função epiteliotrófica evidencia-se no cio, quando o epitélio vaginal prolifera e a queratinização é mais prevalente.

Progesterona

Como os demais estrogênios, a progesterona é um hormônio sexual esteroide produzido pelo corpo lúteo (CL) do ovário, pela placenta e pelo córtex adrenal. A Figura 53.13 ilustra sua posição na via comum de biossíntese desses hormônios. A progesterona é o hormônio progestacional principal. Alguns agentes progestacionais naturais e sintéticos são conhecidos como **progestinas**.

As atividades associadas à progesterona geralmente são realizadas em combinação com os estrogênios e, em geral, depende da ativação inicial provocada por estes últimos hormônios. As funções da progesterona são: (i) promover a proliferação das glândulas endometriais; (ii) estimular a atividade secretória do oviduto e das glândulas endometriais para fornecer nutrientes ao embrião em desenvolvimento, antes da implantação; (iii) estimular a proliferação lobuloalveolar da glândula mamária; (iv) impedir a contração do útero durante a gestação; e (v) regular a secreção das gonadotrofinas.

As relações entre estrogênios, progesterona e gonadotrofinas estão descritas adiante na seção sobre ciclo estral e gestação.

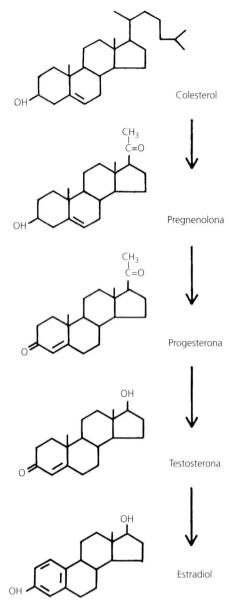

Figura 53.13 Biossíntese dos hormônios esteroides a partir do colesterol. Segundo Hafez, E.S.E. and Hafez, B. (2000). *Reproduction in Farm Animals*, 7th edn. Lippincott Williams & Wilkins, Baltimore.

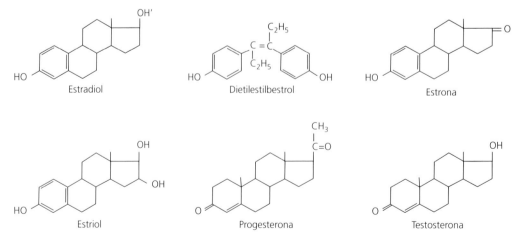

Figura 53.12 Estruturas químicas de alguns hormônios esteroides e do dietilestilbestrol. Segundo Pineda, M.H. (2003) Female reproductive system. In: *McDonald's Veterinary Endocrinology and Reproduction*, 5th edn. (eds. M.H. Pineda and M.P. Dooley). Iowa State Press, Ames, IA. Reproduzida, com autorização, de Wiley.

Gonadotrofinas

O **hormônio foliculoestimulante** e o **hormônio luteinizante** são conhecidos coletivamente como gonadotrofinas por causa de suas funções de estimular células dentro dos ovários e dos testículos (gônadas). O FSH e o LH são secretados pelas células presentes dentro da hipófise anterior. Quimicamente, esses dois hormônios são classificados como **glicoproteínas**. Glicoproteína é uma proteína conjugada, na qual o grupo não proteico é um carboidrato.

Na fêmea, a função principal do FSH é estimular o crescimento dos folículos. O LH é importante para o processo ovulatório e a luteinização da granulosa – um elemento essencial à formação do CL. Aparentemente, as concentrações plasmáticas do FSH e do LH oscilam em uma faixa basal ou tônica. Esses níveis são controlados por *feedback* negativo gerado pelas gônadas. Os níveis tônicos aumentam por ação dos estrogênios e diminuem por ação da progesterona.

A secreção de FSH e LH pela hipófise anterior é controlada por um hormônio de liberação originado do hipotálamo. O sistema circulatório envolvido é conhecido como **sistema porta-hipofisário** (Figura 53.14). Um sistema porta começa com capilares e termina com capilares. Os capilares hipotalâmicos recebem uma secreção das células sensíveis do hipotálamo, que é conhecida como **hormônio de liberação das gonadotrofinas (GnRH)**. Esse hormônio é secretado em resposta aos níveis baixos de LH ou FSH e estimula a secreção de um destes hormônios.[1]

As concentrações dos estrogênios e da progesterona também afetam a quantidade de LH ou FSH secretado. Em geral, a concentração crescente de estrogênio aumenta a sensibilidade da hipófise anterior ao GnRH e amplia a secreção das gonadotrofinas. A progesterona reduz a sensibilidade da hipófise anterior ao GnRH e as concentrações de LH e FSH diminuem. Essas ações – especialmente dos estrogênios – dependem do aumento gradativo das concentrações dos estrogênios ao longo de determinado intervalo, resultando no pico pré-ovulatório de secreção de LH. Por outro lado, quando a concentração de estrogênio é basal e tem duração curta, as secreções de LH e FSH são suprimidas.

Atividade dos folículos ovarianos

1. Como os folículos em crescimento transformam-se em folículos graafianos?
2. Qual parte do folículo graafiano secreta andrógenios? Os andrógenios persistem nesta forma hormonal?
3. Quais hormônios causam a formação de um espaço preenchido por líquido, que é conhecido como antro?
4. Quais são as funções desempenhadas pelo pico pré-ovulatório (24 h) de LH?

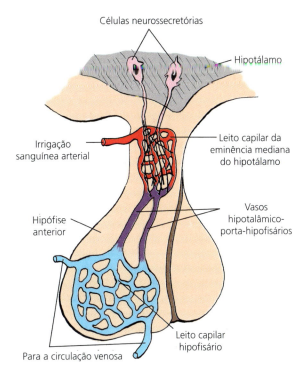

Figura 53.14 Circulação porta-hipofisária envolvida na secreção dos hormônios da hipófise anterior. Os corpos celulares do hipotálamo "percebem" a necessidade de um hormônio e secretam um hormônio de liberação no leito capilar hipotalâmico. O hormônio de liberação entra no leito capilar hipofisário e difunde-se às células específicas, levando-as a secretar seu hormônio correspondente. Adaptada de Reece, W.O. (2009) *Functional Anatomy and Physiology of Domestic Animals*, 4th edn. Wiley-Blackwell, Ames, IA. Reproduzida, com autorização, de Wiley.

5. Todos os animais ovulam antes do final do cio? Qual é a diferença entre ovulação reflexa e espontânea?
6. A ovulação ocorre em todos os folículos em desenvolvimento? Os folículos continuam a crescer e desenvolver-se durante todas as fases do ciclo ovariano? Qual é a característica necessária a que os folículos possam ser ovulados?
7. Quais alterações estão envolvidas na formação do corpo lúteo? Como o corpo lúteo é mantido?
8. Qual é a substância luteolítica natural que causa regressão do corpo lúteo? A regressão aguda do corpo lúteo ocorre nas cadelas e nas gatas?
9. Descreva o sistema de liberação singular da substância luteolítica natural.
10. O que é um corpo lúteo persistente e qual é a causa principal disto?

Quando os ciclos reprodutivos começam, determinados folículos no ovário são estimulados por hormônios e avançam no processo de crescimento e maturação seguida de ovulação, formação do corpo lúteo e sua regressão. Essas alterações são repetidas com outros folículos a intervalos característicos de cada espécie.

Crescimento folicular

A **puberdade** é definida pelo início da vida reprodutiva que, nas fêmeas, geralmente é marcada pelo início da atividade ovariana. A formação dos folículos de De Graaf a partir dos folículos em crescimento é dependente de hormônios e começa na

---

[1] N.R.T.: Na literatura, é amplamente demonstrado que, adicionalmente, baixos níveis plasmáticos de esteroides ovarianos exercem retroalimentação negativa ao eixo hipotálamo-hipófise. De modo oposto, próximo da metade de cada ciclo reprodutivo feminino, exercem retroalimentação positiva (nesse caso, particularmente o estradiol), especialmente na área pré-óptica medial. [Moenter SM *et al.* J Neuroendocrinol 21(4): 327-333, 2009; Hameed S *et al.* J Endocrinol, 208, 97-105, 2011; Smith JT. Adv Exp Med Biol, 784, 275-295, 2013; Putteeraj M *et al.* Front Endocrinol, 7: 21, open access.] Para ambas as ações de retroalimentação negativa ou positiva, circuitos kisspeptidérgicos (originários especialmente na região anteroventral periventricular do hipotálamo) intermedeiam a atuação dos esteroides ovarianos e outros fatores endógenos e exógenos.

puberdade, quando os níveis tônicos de FSH e LH começam a aumentar e a diminuir a cada ciclo estral. As células intersticiais começam a circundar a membrana basal de células da granulosa para formar a **teca**, que se diferencia em **teca interna** e **teca externa**. À medida que as células da teca são formadas ao redor do folículo, desenvolve-se um leito capilar entre elas. Esses capilares tecais aumentam de calibre e concentram-se na teca interna, nas proximidades da membrana basal que separa as células da teca interna das células da granulosa (Figura 53.15). Os receptores de LH formam-se nas células da teca interna, enquanto os receptores de FSH e estrogênio desenvolvem-se nas células da granulosa.

Durante o estágio de dependência hormonal sob influência do LH, as células da teca interna produzem **androgênios**. Os androgênios difundem-se da teca interna para as células da granulosa. Sob ação do FSH, as células da granulosa convertem os androgênios em estrogênios. Os estrogênios produzidos estimulam o crescimento e a divisão das células da granulosa e, em combinação com FSH, levam estas células a produzir secreções que afetam a separação das células da granulosa e a formação de um espaço preenchido por **líquido folicular** (*liquor folliculi*), que é conhecido como **antro** (Figura 53.15). Além disso, o FSH estimula a formação dos receptores de LH nas células da granulosa. Um pico de secreção de LH (**pico pré-ovulatório**) ocorre cerca de 24 h antes da ovulação. Além de seu papel na ovulação e na formação do corpo lúteo, o pico de LH provoca redução da quantidade de receptores de FSH nas células da granulosa, de modo que a secreção de estrogênio por estas células diminui.

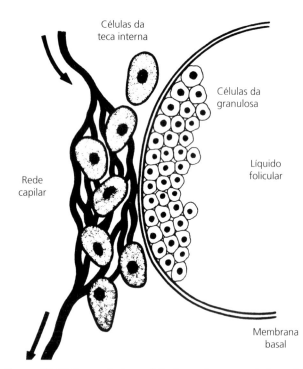

Figura 53.15 Formação de um folículo graafiano a partir de um folículo em desenvolvimento. Estrutura da parede. As células da teca interna são bem irrigadas por sangue. A membrana basal priva as células da granulosa de irrigação sanguínea. Segundo Baird, D.T. (1972) Reproductive hormones. In: *Reproduction in Mammals, Book 3* (eds CR.R. Austin and R.V. Short). Cambridge University Press, Cambridge, UK. Reproduzida, com autorização, de Cambridge University Press.

Ovulação

Quando o ovócito é liberado dentro do abdome por seu folículo protrudente (saliente), ele é coberto pelas células da granulosa que a circundaram diretamente pouco antes da ovulação; estas células são conhecidas como **coroa radiada**. O ovócito e as células da granulosa são eliminados com um líquido folicular viscoso (gelatinoso) ao redor. Na ovulação, o ovócito junto com suas células e sua massa gelatinosa circundante são levados para dentro das tubas uterinas pela motilidade das fímbrias. A Tabela 53.1 descreve a relação entre a ovulação e o cio dos animais domésticos e outros fatores envolvidos na reprodução feminina.

A ovulação é espontânea (sem necessidade de estimulação) em todas as espécies de animais domésticos, exceto nas gatas. Os gatos e outros animais que não ovulam espontaneamente (p. ex., visão[2], coelho, furão) são **ovuladores reflexos**, nos quais o coito é necessário para que ocorra ovulação. Aparentemente, o contato durante o coito estimula um pico de LH.

A seleção dos folículos para ovulação parece ocorrer basicamente de forma aleatória. Em geral, a ovulação está associada aos folículos maiores em crescimento ativo presentes quando o último CL regrediu (*i. e.*, quando a secreção de progesterona diminui e os níveis de FSH e LH começam a aumentar). Os folículos continuam a crescer e desenvolver-se durante todas as fases do ciclo ovariano, com alguma interrupção durante a fase lútea; o pico de LH é necessário a que ocorra ovulação. Os folículos que estão perto do desenvolvimento completo, mas não têm receptores de LH em quantidades suficientes, não ovulam em resposta ao pico de LH e tornam-se atrésicos.

Formação e regressão do corpo lúteo

A formação do CL envolve a **luteinização da granulosa**, por meio da qual esta camada de células é convertida da secreção de estrogênio para a secreção de progesterona (os receptores de LH das células da granulosa eram previamente induzidos pelo FSH). Esse processo é iniciado pelo pico pré-ovulatório de LH. A cavidade do folículo rompido e o coágulo de fibrina em seu interior servem como estrutura sobre a qual se desenvolvem as células da granulosa. Vasos sanguíneos originados da teca externa invadem o CL em formação, que se torna vascularizado. A manutenção do CL é assegurada pelo LH originado do pico deste hormônio e pelos seus níveis basais circulantes. Na ovelha, além do LH, a prolactina (hormônio gonadotrófico em algumas espécies) também é necessária à manutenção do CL.

O útero (endométrio) desempenha uma função importante no controle da duração do CL das éguas, vacas, porcas, ovelhas e cabras que não estão prenhes, mas não desempenha um papel ativo na regressão do CL das cadelas e das gatas. A $PGF_{2\alpha}$ é liberada pelo útero não gestante em torno de 14 dias depois da ovulação e acredita-se que ela seja a substância luteolítica (que causa regressão do CL) natural. O retorno venoso do sangue do útero ao coração direito e daí para os pulmões antes do transporte do sangue arterial aos ovários resulta na inativação de cerca de 90% da $PGF_{2\alpha}$ pelo endotélio vascular. Para assegurar que quantidades suficientes dessa prostaglandina sejam liberadas diretamente no ovário para produzir luteólise, a configuração anatômica da veia uterina e da artéria ovariana é tal que a $PGF_{2\alpha}$ pode

---

[2] N.R.T.: O visão ou *vison* é um pequeno mamífero mustelídeo (assim como o furão).

Tabela 53.1 Fatores relacionados com a reprodução feminina.

Animal	Início da puberdade (meses)	Idade da primeira cópula (média)	Duração do ciclo estral (dias)	Duração do cio	Duração da gestação (dias)
Égua	18 (10 a 24)	2 a 3 anos	21 (19 a 21)	5 (4,5 a 7,5) dias	336 (323 a 341)
Vaca	4 a 24	14 a 22 meses	21 (18 a 24)	18 (12 a 28 h)	282 (274 a 291)
Ovelha	4 a 12 (primeira cruza)	12 a 18 meses	16,5 (14 a 20)	24 a 48 h	150 (140 a 160)
Porca	3 a 7	8 a 10 meses	21 (18 a 24)	2 (1 a 5) dias	114 (110 a 116)
Cadela	6 a 24	12 a 18 meses	6 a 12 meses	9 (5 a 19) dias	63 (60 a 65)

	Época da ovulação	Ocasião ideal para a cópula	Intervalo recomendável para procriar depois do parto
Égua	1 a 2 dias antes do final do cio	3 a 4 dias antes do final do cio; ou segundo ou terceiro dia do cio	Cerca de 25 a 35 dias, ou segundo cio; cerca de 9 dias do primeiro cio apenas quando for normal em todos os aspectos
Vaca	10 a 15 h depois do final do cio	Pouco antes do meio do cio até o final do cio	60 a 90 dias
Ovelha	12 a 24 h antes do final do cio	18 a 24 h depois do início do cio	Geralmente no próximo cio
Porca	30 a 36 h depois do início do cio	12 a 30 h depois do início do cio	Primeiro cio 3 a 9 dias depois de desmamar os porquinhos
Cadela	1 a 2 dias depois do início do cio verdadeiro	2 a 3 dias depois do início do cio; ou 10 a 14 dias depois do início do sangramento proestral	Em geral, primeiro cio, ou 2 a 3 meses depois de desmamar os filhotes

difundir-se da veia para a artéria e a perfusão ovariana desta prostaglandina pode ocorrer antes que ela passe pela circulação pulmonar (Figura 53.16). Para que a $PGF_{2\alpha}$ seja efetiva quando entra na circulação geral, ela precisa ser secretada pelo útero em quantidades maiores, ou ser mais resistente à decomposição nos pulmões, ou ambas. A sobrevida da $PGF_{2\alpha}$ na circulação sistêmica é mais importante nas porcas e éguas.

O motivo da regressão final do CL das cadelas e gatas (cadelas, 75 dias; gatas, 35 dias) não é conhecido, mas nestes animais não há um processo luteolítico agudo.

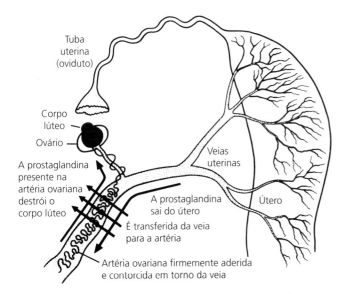

Figura 53.16 Via sugerida para explicar como a prostaglandina secretada pelo útero estimulado pela progesterona pode entrar na artéria ovariana e destruir o corpo lúteo da ovelha e, possivelmente, também de outras espécies. Segundo Short, R.V. (1972) Role of hormones in sex cycles. In: *Reproduction in Mammals, Book 3* (eds. C.R. Austin and R.V. Short). Cambridge University Press, Cambridge, UK. Reproduzida, com autorização, de Cambridge University Press.

Persistência do corpo lúteo

O prolongamento da fase lútea por mais de 14 dias, ou talvez por 1 a 5 meses, é conhecido como **persistência do corpo lúteo**. A existência de um CL persistente impede o retorno à fase folicular e sua ovulação subsequente. A razão direta da persistência do CL é a incapacidade de sintetizar $PGF_{2\alpha}$ no endométrio. Em geral, essa incapacidade é causada por inflamação endometrial aguda ou crônica.

Resumo das etapas do ciclo ovariano

Os processos ovarianos associados às alterações hormonais cíclicas podem ser resumidos da seguinte maneira.

- Depois da regressão do CL (luteólise causada pela $PGF_{2\alpha}$), as secreções de FSH e LH aumentam (em consequência da redução da concentração de progesterona)
- O LH estimula a secreção de androgênio pelas células da teca interna, que difunde para as células da granulosa
- O FSH estimula a conversão do androgênio[3] em estrogênio pelas células da granulosa e a concentração deste último hormônio aumenta progressivamente
- O FSH estimula a formação dos receptores de LH nas células da granulosa
- O líquido rico em estrogênio que se acumula nas células da granulosa separa estas células e forma uma bolsa conhecida como antro
- A concentração progressivamente mais alta de estrogênio causa um pico pré-ovulatório de secreção de LH
- O pico de LH estimula a maturação dos ovócitos, que reiniciam a meiose através do estágio do primeiro corpo polar
- O pico de LH estimula a produção intrafolicular de PGA e PGE, que estão associadas à ruptura do folículo

---

[3] N.R.T.: É importante ressaltar aqui que a conversão (reação chamada de aromatização) de testosterona em estradiol é realizada pela enzima aromatase, também expressa em vários outros tecidos [Simpson ER *et al.*, Ann Rev Physiol, 64: 93-127, 2002].

- Junto com a produção de PGA e PGE, formam-se corpos multivesiculares (CMVs), que produzem saliências na teca externa exposta
- Os CMVs parecem secretar enzimas proteolíticas que digerem a substância basal que fixa os fibroblastos da teca externa, permitindo a expulsão do ovócito (ovulação)
- O pico de LH diminui a quantidade de receptores de FSH das células da granulosa, de modo que a taxa de conversão do androgênio em estrogênio diminui
- O LH liga-se aos receptores de LH das células da granulosa e, nesta camada de células, inicia a conversão da secreção de estrogênio da fase folicular para a secreção de progesterona da fase lútea
- Em algum momento dos últimos estágios desses processos, ocorre a ovulação e a cavidade antes ocupada pelo folículo maduro forma um CL
- O CL secreta progesterona, que diminui as secreções de FSH e LH pela hipófise anterior
- O CL regride e a secreção de progesterona começa a diminuir
- A redução do nível de progesterona aumenta as secreções de FSH e LH e o ciclo recomeça.

A Figura 53.17 ilustra esses processos que acontecem nos ovários.

Receptividade sexual

> 1 Qual é o hormônio necessário à iniciação da receptividade sexual de todos os animais?
> 2 Como a progesterona aumenta a receptividade de algumas espécies de animais domésticos?
> 3 Quais espécies de animais domésticos dependem do sinergismo entre estrogênio e progesterona?

Para que a cópula ocorra perto da ovulação, a fêmea precisa estar receptiva ao macho. A iniciação da receptividade sexual de todos os animais depende do estrogênio originado dos folículos antrais. Além disso, em algumas espécies (p. ex., cadela, ovelha, porca e vaca), a progesterona atua sinergicamente com o estrogênio para promover a receptividade. Os neurônios associados a um "**centro sexual**"* estão localizados difusamente no hipotálamo e são essenciais à iniciação dos mecanismos do comportamento sexual em resposta aos hormônios. Aparentemente, a progesterona (níveis tônicos) atua como estimulador dos centros sexuais hipotalâmicos, para que o estrogênio possa ser efetivo. Durante o período pós-parto (puerpério) de algumas vacas e porcas, a concentração baixa de progesterona não consegue ativar os centros sexuais do hipotálamo e os animais não ficam sexualmente receptivos por ocasião da primeira ovulação depois do parto. Na ovelha, a estimulação do hipotálamo pela progesterona é essencial depois de seu anestro sazonal, ou antes que a receptividade sexual seja manifestada. Por esse motivo, esses animais não têm receptividade sexual associada à primeira ovulação da estação de procriação.

Durante o **proestro** da cadela, quando os níveis do estrogênio aumentam, não há receptividade sexual, ainda que a fêmea possa ser sexualmente atrativa. Apenas quando ocorre o pico de LH perto da ovulação é que a receptividade sexual começa. A progesterona pré-ovulatória liberada pelo pico de LH (células da granulosa luteinizadas) pode ser suficiente para estimular o hipotálamo. Antes do proestro, há um período longo de inatividade sexual (**anestro**), durante o qual os níveis de progesterona são baixos ou nulos.

---

* N.R.T.: Os grupos neuronais mais investigados nesse contexto são o núcleo sexualmente dimófico da área pré-óptica (SDN-POA) e a área anteroventral periventricular (AVPV) do hipotálamo anterior. [Gorski RA, J Anim Sci, 61(3-4): 38-61, 1985; Rhees RW et al., Brain Res Bull, 50(3): 193-199, 1999; Tsukahara S, J Neuroendocrinol, 21(4): 370-376, 2009.]

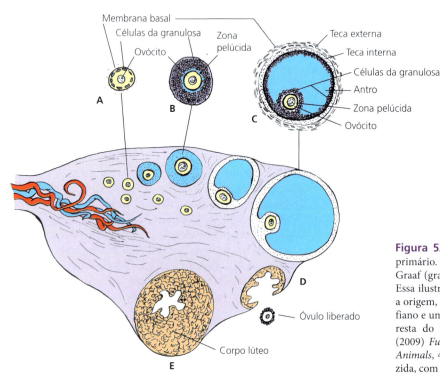

Figura 53.17 Corte sagital de um ovário. **A.** Folículo primário. **B.** Folículo em crescimento. **C.** Folículo de De Graaf (graafiano). **D.** Folículo rompido. **E.** Corpo lúteo. Essa ilustração esquemática demonstra sequencialmente a origem, o crescimento e a ruptura de um folículo graafiano e um corpo lúteo que se desenvolve a partir do que resta do folículo rompido. Adaptada de Reece, W.O. (2009) *Functional Anatomy and Physiology of Domestic Animals*, 4th edn. Wiley-Blackwell, Ames, IA. Reproduzida, com autorização, de Wiley.

Alguns indícios sinalizam que o GnRH tenha um papel importante na manifestação da receptividade sexual. Estudos demonstraram que a injeção desse hormônio sem estrogênio resulta em comportamento sexual em alguns animais. Além disso, o início da receptividade sexual está relacionado diretamente com o pico pré-ovulatório de LH, que é causado pela secreção de GnRH.

A progesterona não tem atividade sinérgica com o estrogênio para manifestar receptividade sexual em coelhas, gatas e éguas.

Ciclo estral e fatores relacionados

1. Qual é a definição de um intervalo de ciclo estral?
2. Descreva os estágios do ciclo estral e suas relações com a atividade ovariana.
3. Qual hormônio esteroide predomina durante os períodos foliculares?
4. Qual estágio do ciclo estral caracteriza-se por receptividade sexual?
5. Revise a influência do fotoperíodo em gata, égua, ovelha e cabra. De que maneira ele está relacionado com os períodos de "ligar" e "desligar"?
6. Como a nutrição está relacionada com a puberdade e o reinício da atividade ovariana depois do parto?
7. Descreva as características das espécies associadas aos seus ciclos estrais: vaca – ovulação pós-estral; ovelha – intervalo de ciclo estral curto; cadela – alterações citológicas vaginais e pseudociese clássica; gata – ovulação reflexa, sinais de estro, comportamento de copular.

O termo **ciclo estral** refere-se ao fenômeno cíclico observado em todos os animais, que envolve períodos regulares – embora limitados – de receptividade sexual (estro) ocorrendo a intervalos típicos de cada espécie. **O intervalo de ciclo** é definido como tempo decorrido entre o início de um período de receptividade sexual e o seguinte (intervalo ovulatório).

Em geral, os animais são classificados como **monoestrais** ou **poliestrais**. Os animais monoestrais caracterizam-se por ter um estro por ano. A maioria dos animais carnívoros é monoestral e, com algumas variações, a cadela também é considerada um animal monoestral. Os animais poliestrais, inclusive a maioria das espécies domésticas, tem mais de um período de estro por ano. Um animal poliestral sazonal é aquele que tem ciclos estrais repetidos dentro de uma estação de procriação fisiológica (certa época do ano), seguidos de um período de anestro até que chegue a próxima estação de procriação.

Estágios do ciclo estral

O ciclo estral pode ser dividido em vários estágios de acordo com as alterações de comportamento ou dos ovários.

- **Estro**: período de receptividade sexual, algumas vezes também referido como cio. A ovulação geralmente ocorre no final do estro, embora isto nem sempre ocorra
- **Metaestro**: período pós-ovulatório imediato, durante o qual começa o desenvolvimento do CL
- **Diestro**: período de atividade do corpo lúteo maduro, que começa cerca de 4 dias depois da ovulação e termina com a regressão do CL
- **Proestro**: período que começa com a regressão do CL e termina com o início do estro. Durante o proestro, o desenvolvimento folicular rápido resulta na ovulação e no início da receptividade sexual.

Os **períodos foliculares (proestro e estro)** caracterizam-se pela ação predominante do estrogênio. Na perspectiva comportamental, o estro (ou período de receptividade sexual) abrange o cio, enquanto o diestro (ou período sexualmente não receptivo) inclui o metaestro, o diestro e o proestro.

Fotoperíodo

Entre os animais domésticos, considera-se que os procriadores sazonais são gatas, coelhas, ovelhas e éguas. Esses animais tornam-se sexualmente inativos durante certas épocas do ano. O reinício da atividade sexual está relacionado com a concepção, de modo que o nascimento ocorre quando as condições ambientais são mais propícias à sobrevivência dos filhotes.

Fotoperíodo (durações relativas dos períodos alternantes de luz e escuridão) é o fator mais importante associado à procriação sazonal. As gatas e as éguas tornam-se **anestrais** (sem ciclos estrais) no final do outono (tempo de "desligamento") por causa da diminuição da luminosidade e os ciclos ovarianos são reiniciados no final do inverno ou no início da primavera (período de "ligação") com o aumento da luminosidade. O fenômeno que ocorre com as ovelhas e coelhas é o oposto do que se observa com as gatas e éguas, porque o ciclo ovariano tem um intervalo de "desligamento" associado à redução da luz do dia e um período de "ligação" relacionado com o aumento da luz do dia. Além de existirem diferenças de resposta ao fotoperíodo, também existem variações entre as espécies por causa das diferenças genéticas (raça). A diferença entre as espécies é mais evidente nas raças de ovelhas e provavelmente está relacionada com sua origem e com as diferenças ambientais associadas. A Figura 53.18 ilustra um esquema da influência do fotoperíodo

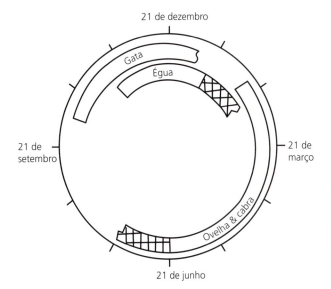

Figura 53.18 Efeitos do fotoperíodo na atividade ovariana das gatas, éguas, ovelhas e cabras a uma latitude de 38,5° N (Califórnia). As barras abertas representam períodos de inatividade ovariana (anestro). A transição do anestro ao estro (em geral, errática) está ilustrada pela parte tracejada das barras referidas à égua, ovelha e cabra. Segundo Stabenfeldt, G.H. and Edqvist, L. (1993) Female reproductive processes. In: *Duke's Physiology of Domestic Animals*, 11th edn. (eds. M.J. Swenson and W.O. Reece). Cornell University Press, Ithaca, NY. Com autorização de Cornell University Press.

na atividade ovariana de gatas, éguas, ovelhas e coelhas. As datas aproximadas de "desligamento" e "ligação" variam de acordo com a distância do equador e as diferenças correspondentes nos fotoperíodos.

Nutrição

A influência da nutrição no ciclo estral é muito evidente na puberdade e no restabelecimento dos ciclos estrais depois do parto. Os animais que ingerem regimes nutricionais saudáveis chegam à puberdade em uma idade mais precoce que os animais em privação nutricional. Por esse motivo, as estações de procriação podem ser atrasadas quando os bezerros ficam privados de nutrição adequada. Depois do parto e durante os primeiros estágios da lactação, as vacas podem ter balanço metabólico negativo, que pode aumentar o intervalo entre o parto e o reinício da atividade ovariana.

Características das espécies

Embora o padrão geral do ciclo estral seja semelhante entre as diversas espécies domésticas, existem diferenças não apenas quanto à duração do ciclo, mas também quanto aos estágios dentro do ciclo. A Tabela 53.1 descreve as durações dos ciclos e do estro dos animais domésticos. A idade de início da puberdade também varia e, em algumas espécies, é afetada por suas estações de procriação.

Vaca

Em geral, as raças de vacas menores alcançam a puberdade com idade mais precoce que as raças de animais maiores (Jersey, 8 meses; Holstein, 11 meses). As alterações comportamentais associadas ao estro incluem inquietude, atividade de montagem, imobilidade para ser montada, alerta acentuado aos outros animais e redução do apetite. Ao mesmo tempo, ocorrem alterações como redução da produção de leite, secreção de muco na vulva e eritema e relaxamento da vulva. É importante detectar o estro, para que se possa determinar a época certa para inseminação artificial.

A maioria dos animais domésticos ovula perto do final do estro, mas as vacas ovulam 12 a 14 h depois do estro. A inseminação artificial mais bem-sucedida ocorre quando é realizada cerca de 12 h depois do início do estro. Desse modo, nas vacas a inseminação é realizada antes da ovulação e a fecundação ideal está associada às durações previstas dos espermatozoides e do ovócito e sua capacitação. O termo capacitação refere-se à modificação dos espermatozoides ejaculados ou inseminados dentro do trato reprodutivo feminino, que lhes permite fecundar os ovócitos. O período de fertilidade dos espermatozoides bovinos (tempo permanecido na genitália feminina) é de 30 a 48 h e o dos ovócitos bovinos (depois da ovulação) é de 20 a 24 h. A Figura 53.19 ilustra o efeito do momento da inseminação sobre a taxa de concepção.

Égua

O início da puberdade da égua ocorre durante a estação de procriação depois do nascimento. Quando o intervalo entre o nascimento e a próxima estação de procriação é curto (p. ex., quando o animal nasce no verão), a puberdade pode ser postergada em 12 meses. Nesses animais, a idade com que ocorre a puberdade varia de 12 a 18 meses.

A transição do anestro de inverno para o estro no final do inverno ou início da primavera geralmente é errática, porque os folículos poderiam crescer, mas não ovular. Isso acarreta períodos estrais prolongados. Depois da primeira ovulação, a duração do ciclo estral estabiliza e o estro dura 5 a 6 dias.

A ovulação ocorre cerca de 24 h antes do final do estro e resulta em sua finalização – um sinal confiável de que houve ovulação. Nas éguas, os sinais de estro são elevação da cauda, posição imóvel com as patas dianteiras afastadas, agachar-se para urinar e ereções rítmicas do clitóris.

Ovelha

Quando os filhotes nascem normalmente entre dezembro e março (no hemisfério norte), o início da puberdade ocorre no outono seguinte, ou seja, com cerca de 8 a 9 meses de vida.

O ciclo estral da ovelha é mais curto que os ciclos das outras espécies domésticas porque a fase antral de crescimento folicular é 3 a 4 dias mais curta. A estação de procriação fisiológica dura 6 a 7 meses e, durante este intervalo, ocorrem ciclos estrais repetidos quando o animal não fica prenhe.

Um sinal marcante de estro é a tremulação da cauda. Além disso, as fêmeas separadas dos machos por uma barreira frequentemente se aproximam da divisória.

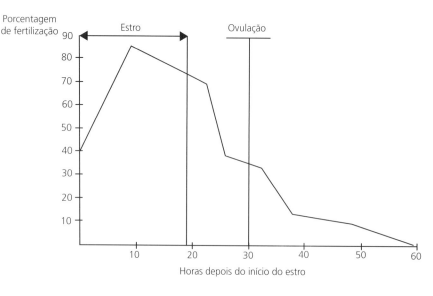

Figura 53.19 Efeito do momento da inseminação na taxa de concepção das vacas. A taxa de concepção é mais alta quando a inseminação ocorre cerca de 10 h depois do início do estro. Segundo Stabenfeldt, G.H. and Edqvist, L. (1993) Female reproductive processes. In: *Duke's Physiology of Domestic Animals*, 11th edn. (eds. M.J. Swenson and W.O. Reece). Cornell University Press, Ithaca, NY. Com autorização de Cornell University Press.

Porca

As porcas nascidas em qualquer época do ano chegam à puberdade com 6 a 7 meses de vida. Os índices de ovulação são mais acentuados no terceiro estro depois da puberdade.

Os sinais de estro incluem edema da vulva, inquietude e redução do apetite. A aplicação de pressão no dorso da porca durante o estro provoca rigidez reflexa, que ocorre durante o acasalamento natural com o porco.

A ovulação ocorre nos dois ovários e cerca de 14 a 16 ovócitos podem ser liberados. Por causa do grande número de folículos ou corpos lúteos existentes em determinado momento, os ovários das porcas frequentemente parecem lobulados (ver Figura 53.4).

Cabra

A estação de procriação e os períodos de gestação são semelhantes para as cabras e as ovelhas e a puberdade é alcançada praticamente com a mesma idade (8 a 9 meses). Entretanto, a procriação geralmente é postergada até a próxima estação de acasalamento.

Os sinais de estro desses animais são semelhantes aos da ovelha. Quando há acasalamento, a penetração e a ejaculação são realizadas rapidamente, em geral dentro de alguns segundos.

Pseudociese é uma condição na qual a fêmea apresenta a maioria dos sinais de gestação, mas não está prenhe. O crescimento do útero ocorre em consequência da acumulação de líquidos. Esse fenômeno ocorre nas cabras e parece ser causado pelo prolongamento da duração do CL (ver seção Persistência do corpo lúteo). A injeção de $PGE_{2\alpha}$ provoca regressão do CL e eliminação do líquido uterino acumulado.

Cadela

O início da puberdade da cadela ocorre 2 a 3 meses depois de chegar ao tamanho adulto. Nas diversas raças, isso varia de 6 a 12 meses de vida.

A cadela tem um período excepcionalmente longo de inatividade ovariana (anestro), que não está relacionada com o fotoperíodo ou a nutrição. Por esse motivo, algumas vezes esses animais são classificados como monoestrais. Os ciclos estrais são comuns em todas as épocas do ano. Os estágios do ciclo estral são diferentes do que ocorrem nas outras espécies, porque todos são mais longos. O proestro e o estro duram 7 a 10 dias cada, enquanto o diestro é prolongado e estende-se por 70 a 80 dias.

O pico de LH ocorre no final do proestro e a ovulação ocorre cerca de 24 a 48 h depois. A cadela poderia estar sexualmente atrativa durante o proestro, mas não é sexualmente receptiva até depois do pico de LH. A secreção de progesterona que ocorre em seguida é essencial à receptividade e, ainda que o nível de estrogênio diminua, a receptividade sexual é mantida por 7 a 10 dias.

As alterações citológicas vaginais parecem ser mais marcantes nas cadelas que nas outras espécies de animais domésticos e foram correlacionadas com cada estágio do ciclo estral. Os esfregaços vaginais são úteis para avaliar o estágio do estro e prover o período mais propício para o acasalamento. As alterações citológicas principais são: (i) espessamento e cornificação do epitélio vaginal; (ii) perda de leucócitos por causa do espessamento epitelial; e (iii) aparecimento de eritrócitos provenientes do sistema vascular em desenvolvimento no endométrio.

Entre os animais que desenvolvem pseudociese, isto é mais comum nas cadelas. Quando o animal não emprenha, o CL persiste e, durante o diestro prolongado, a progesterona continua a ser produzida por 50 a 80 dias. Esse fenômeno é normal nas cadelas, porque o útero não exerce um papel ativo na regressão do CL (produção de $PGF_{2\alpha}$). O endométrio hipertrofia e as glândulas endometriais desenvolvem-se, embora não existam fetos. Algumas cadelas não têm outros sinais de elevação prolongada da concentração de progesterona, mas outras têm crescimento da glândula mamária e relaxamento pélvico. Em alguns casos, o animal desenvolve um comportamento materno que o leva a preparar um ninho. Em casos raros, a cadela começa a produzir lente e apresenta sinais de trabalho de parto.

O período longo de predomínio da progesterona (diestro longo), combinado com o período relativamente longo de regressão do endométrio depois da luteólise do CL, predispõem o endométrio a desenvolver piometra (pus no útero). Essa complicação é comum nas cadelas idosas.

Gata

As gatas que nascem nos meses da primavera e do verão alcançam a puberdade na próxima estação de procriação, ou seja, com cerca de 6 a 8 meses de vida. As gatas nascidas no outono e no início do inverno têm sua puberdade postergada por 1 ano, até a próxima estação de acasalamento. No hemisfério norte, a estação de procriação estende-se de janeiro a outubro.

Quando a gata não tem coito, a ovulação não ocorre e não há uma fase lútea até o próximo ciclo. Entretanto, a fase folicular de 8 dias é seguida de um período de 8 dias de inatividade ovariana. Quando a gata copula, mas não emprenha, a fase lútea prolonga-se até o início do próximo estro, com intervalo mínimo de 42 dias entre os estros. Nas gatas, a pseudociese desenvolve-se quando a fase lútea ocorre sem gestação. O desenvolvimento do útero, das glândulas mamárias e do abdome não é tão marcante quanto nas cadelas e a preparação do ninho e a lactação raramente ocorrem.

Os sinais de estro das gatas incluem aumento da afetividade, que pode ser demonstrada por quase qualquer objeto – seres humanos, pernas de mesa ou peças de mobília. Além disso, as gatas rastejam sobre o tórax no piso, rolam de um lado para outro e emitem sons vocais por períodos longos.

Vários coitos podem ocorrer com penetração e ejaculação estendendo-se por apenas 10 a 15 s de cada vez. Um período refratário ou de falta de receptividade sexual estende-se por 5 a 10 min depois de cada penetração. Durante a primeira hora de contato, podem ocorrer quatro a cinco penetrações e ejaculações.

Gestação

1 Cite as durações das gestações de cada espécie de animal doméstico (ver Tabela 53.1).

2 O que é um reservatório de esperma? Onde se localizam os reservatórios importantes?

3 O que é capacitação? Cite uma alteração que ocorre durante a capacitação.

4 O que é reação zonal associada à fecundação? Onde a fecundação ocorre normalmente?

5 O que é leite uterino?

6 O que é introduzido com a implantação?

7 O que é placentação? Quais são as membranas que compõem a placenta fetal?

8 Descreva as relações entre as membranas placentárias e destas com o feto e a mãe. Onde se localizam os ramos das artérias e veias umbilicais?

9 O que é úraco persistente?

10 Quais animais têm placentas cotiledôneas? O que compõe um placentoma?

11 Qual hormônio esteroide predomina durante a gestação? Onde ele é produzido? As fontes e a duração de sua produção variam entre as espécies? Quando a fonte do corpo lúteo é necessária a todas as espécies?

12 Qual é a função desempenhada pela gonadotrofina sérica da égua prenhe (PMSG)?

13 Quais são alguns dos sinais de gestação da vaca detectáveis por palpação retal?

Gestação é a condição da fêmea em que ela abriga um filhote em seu corpo. A gestação também é conhecida como **prenhez** e sua duração é referida comumente como **período gestacional**, que se estende da fecundação até o nascimento. A Tabela 53.1 descreve a duração da gestação de vários animais domésticos. A gestação começa com a fecundação, termina com o nascimento e inclui os elementos essenciais de implantação e placentação. Antes da fecundação, o ovócito e o espermatozoide são transportados até os segmentos apropriados das tubas uterinas.

Transporte do ovócito e dos espermatozoides

Com a ovulação, as fímbrias das tubas uterinas (ver Figura 53.1) ficam em contato direto com os ovários. A atividade contrátil das fímbrias direciona o ovócito desprendido para dentro do orifício cuneiforme da tuba uterina. Dentro da tuba uterina, o ovócito é dirigido para o útero pelos cílios e pela atividade da tuba.

Os espermatozoides ejaculados são transportados até as tubas uterinas pela motilidade acentuada dentro do útero pela secreção de ocitocina por ocasião do coito e pela presença de prostaglandinas no sêmen. A ocitocina é efetiva porque o útero está sendo estimulado pelo estrogênio. Outro fator que facilita o transporte parece ser a existência de pressão negativa (vácuo) no útero. Muitos espermatozoides são transportados rapidamente até as tubas uterinas depois da ejaculação, mas aparentemente não são estes que se destinam à fecundação. Sua presença poderia ser coincidente com a disseminação dos líquidos acessórios por toda a genitália tubular. Os espermatozoides destinados à fecundação são transportados mais lentamente dos locais onde são depositados (canal cervical, útero e vagina) até os **reservatórios de esperma**. A cérvice dos ruminantes tem protuberâncias salientes e criptas na mucosa, que proporcionam uma superfície secretória extensiva (Figura 53.20). As criptas cervicais e sua cobertura de mucosa facilitam a retenção física dos espermatozoides e funcionam como reservatórios de esperma. Outro reservatório de espermatozoides importante é a junção dos cornos uterinos com as tubas uterinas.

Dentro dos reservatórios de esperma, os espermatozoides passam pelas alterações necessárias à penetração subsequente da zona pelúcida e à fecundação do ovócito. Essas alterações – conhecidas como **capacitação** – demoram várias horas. Uma alteração importante afeta o **acrossomo**, nos quais se estabelecem canais para a passagem de hialuronidase e uma enzima proteolítica[5]; estas substâncias são essenciais à penetração do óvulo. Os espermatozoides capacitados são liberados lentamente dos reservatórios de esperma e avançam na direção da ampola do oviduto (segmento dilatado situado perto do infundíbulo) para a fecundação. A ovulação ocorre depois do início do estro, de modo que a inseminação é realizada antes da ovulação. Isso oferece tempo suficiente para a capacitação e, como o período de fertilização é duas vezes maior para os espermatozoides que para os ovócitos, grandes quantidades de espermatozoides geralmente estão prontas para a fecundação no momento da ovulação. Os ovócitos conservam sua viabilidade por cerca de 12 a 18 h depois da ovulação na maioria dos animais domésticos, enquanto os espermatozoides retêm sua capacidade de fecundar por 24 a 48 h nas vacas, ovelhas e porcas; por até 90 h nas cadelas; e por 120 h (5 dias) nas éguas.

Fecundação

Fecundação é a fusão dos gametas masculino e feminino para formar uma única célula, ou zigoto. A primeira etapa da fecundação é a penetração do espermatozoide na zona pelúcida. Isso requer não apenas as enzimas **hialuronidase** e **acrosina** (enzima proteolítica do acrossomo), mas também a motilidade do espermatozoide. A motilidade cessa quando se estabelece contato com o ovócito. Na maioria das espécies domésticas, a segunda divisão de maturação (meiose) ocorre quando um espermatozoide penetra na zona pelúcida, enquanto a primeira meiose ocorreu poucas horas antes da ovulação. A reação zonal ocorre depois da penetração da zona pelúcida e protege o ovócito da penetração adicional de outros espermatozoides. A penetração de mais de um espermatozoide (**poliespermia**) é deletéria ao desenvolvimento normal do zigoto.

Os pró-núcleos desenvolvem-se a partir dos núcleos do espermatozoide e do ovócito, que são seguidos da fusão dos respectivos pró-núcleos para formar um zigoto com contagem diploide de cromossomos. A fecundação termina depois que os pró-núcleos fundidos desapareceram e foram substituídos por grupos cromossômicos unidos na prófase da primeira divisão mitótica.

Em geral, os zigotos permanecem na tuba uterina por 3 a 4 dias, antes que sejam transferidos para o útero. A motilidade uterina não é favorável à sobrevivência do zigoto e o predomínio do estrogênio no estro precisa ser substituído pelo predomínio da progesterona, que ocorre com a formação do CL. A progesterona tem ação imobilizante no útero e promove o desenvolvimento do endométrio glandular, que pode secretar **leite uterino** – um meio nutriente para o embrião antes de sua implantação. A divisão celular forma uma estrutura com 16 a 32 células, que é conhecida como mórula. Com 6 a 8 dias de vida, forma-se uma cavidade dentro da mórula e a massa de células é conhecida como blastocisto.

O período de oocisto termina quando o blastocisto se fixa ao endométrio. Isso marca o início do período embrionário. O **período embrionário** caracteriza-se por crescimento rápido; os

---

[5] N.R.T.: Esse fenômeno é conhecido por reação acrossômica. Na realidade é uma resposta exocitótica, portanto, dependente de íons Ca^{+2}. [Gadella BM. Anim Reprod Sci, 68(3-4):249-265, 2001; Yanagimachi R. Biol Reprod, 85(1):4-5, 2011; Stival C. Adv Anat Embryol Cell Biol, 220:93-106, 2016.]

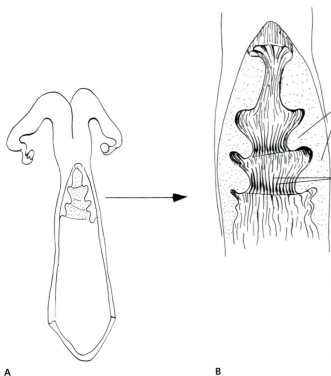

Figura 53.20 Visão dorsal da cérvice dos ruminantes. **A.** A cérvice foi cortada e suas paredes laterais refletidas para demonstrar as pregas e criptas. **B.** Visão ampliada da cérvice. A cobertura de mucosa facilita a retenção física dos espermatozoides destinados à fecundação. As pregas e as criptas funcionam como reservatórios de esperma e permitem a capacitação dos espermatozoides. Adaptada de Reece, W.O. (2009) *Functional Anatomy and Physiology of Domestic Animals*, 4th edn. Wiley-Blackwell, Ames, IA. Reproduzida, com autorização, de Wiley.

tecidos, órgãos e sistemas principais desenvolvem-se e os elementos principais do corpo exterior tornam-se reconhecíveis. O **período fetal** estende-se desse estágio até o nascimento e começa em torno do 45º dia de gestação da vaca.

Implantação e placentação

Os requisitos nutricionais do blastocisto em desenvolvimento são fornecidos pela difusão da gema do ovócito e pelas secreções da tuba uterina e do útero (leite uterino), até que o blastocisto esteja fixado em sua posição no útero. A **implantação** do embrião ocorre quando ele está fixo em sua posição e estabelece contato físico e funcional com o útero. Isso ocorre 2 a 5 semanas depois da fecundação. Esse intervalo é mais curto na gata (duas semanas) e mais longo nas vacas e éguas (cinco semanas).

Como o embrião continua a crescer, a massa central de células torna-se ainda mais afastada da superfície. A difusão dos nutrientes não é mais adequada e as membranas desenvolvem-se junto com um sistema circulatório que assegura o recebimento dos nutrientes da mãe. O desenvolvimento das membranas extraembrionárias é conhecido como **placentação** e o nome coletivo das membranas é **placenta fetal**, que é formada de **cório, alantoide** e **âmnio**. A Figura 53.21 ilustra as relações entre as membranas fetais e o feto. O cório é a membrana mais externa e a que está em contato mais direto com o endométrio. O âmnio circunda o feto e contém **líquido amniótico** na cavidade amniótica. O líquido amniótico é originado da urina fetal eliminada pela uretra, das secreções do trato respiratório e da cavidade oral e da circulação materna. O líquido amniótico protege o feto de choques externos, impede a aderência da

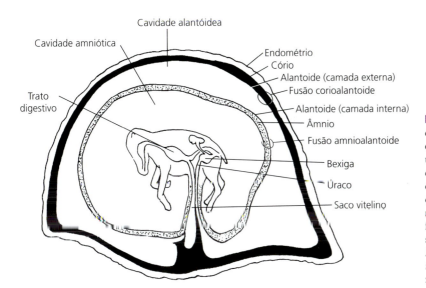

Figura 53.21 Feto de cavalo dentro da placenta. O corioalantoide é formado pela combinação da camada externa do alantoide com o cório. As artérias e as veias umbilicais (não ilustradas) ocupam o espaço (enegrecido) entre o alantoide externo e o cório. O cório está diretamente relacionado com o endométrio. A fixação ao endométrio não está ilustrada nesta figura e sua extensão varia com o tipo de placenta. O alantoide interno está fundido ao âmnio (pontilhado para ressaltar o contraste). Adaptada de Reece, W.O. (2009) *Functional Anatomy and Physiology of Domestic Animals*, 4th edn. Wiley-Blackwell, Ames, IA. Reproduzida, com autorização, de Wiley.

pele fetal às membranas amnióticas e ajuda a dilatar a cérvice e lubrificar o canal do parto durante o nascimento. A camada exterior do alantoide está fundida ao cório e sua camada mais interior está ligada ao âmnio. O espaço entre as duas camadas do alantoide é conhecido como cavidade alantóidea. Essa cavidade está em continuidade com a extremidade proximal da bexiga urinária por meio do úraco, que passa através do cordão umbilical. Quando o úraco não se fecha por ocasião do nascimento, observa-se gotejamento contínuo de urina do umbigo – uma condição conhecida como **persistência do úraco** (Figura 53.22). O líquido alantoide é formado pela urina fetal e pela atividade secretória da membrana alantoide. O líquido coloca a membrana corioalantoide em aposição direta com o endométrio durante as fases iniciais da fixação e armazena produtos excretores fetais. Os ramos das artérias e veias umbilicais estão distribuídos entre a camada externa do alantoide e o cório. O saco vitelino está ligado ao intestino fetal (cujo resquício depois do parto é conhecido como divertículo de Meckel) e funciona como fonte de nutrição nos estágios iniciais do desenvolvimento.

Quando a inserção (extensão das vilosidades coriônicas) das membranas fetais no endométrio está em continuidade ao longo de toda a superfície das membranas fetais, isto é conhecido como **placenta difusa**. A placenta difusa é encontrada nas éguas e nos porcos (Figura 53.23A). Os ruminantes têm **placenta cotiledônea**, na qual a inserção ocorre apenas das numerosas projeções em forma de cogumelo, que partem do endométrio (Figura 53.23B). Os cotilédones fetais estão fixados às carúnculas maternas e esta combinação é conhecida como **placentoma**. As placentas fetais das cadelas e das gatas estão fixadas por uma faixa semelhante a um cinto circundando a placenta, que é conhecida como **placenta zonária** (Figura 53.23C). A inserção da placenta humana está confinada a uma área discoide e é conhecida como **placenta discoidal** (Figura 53.23D).

Uma bezerra nascida de um par de gêmeos de uma vaca normal é estéril e é conhecida como *free martin* (**bezerra estéril**). Isso ocorre quando a bezerra se desenvolve no útero com um filhote macho normal e ambos compartilham a mesma irrigação sanguínea (anastomose dos vasos sanguíneos placentários). Quando isso ocorre, os hormônios sexuais provenientes do macho em desenvolvimento mais avançado passam para o filhote fêmea, resultando na diferenciação sexual masculina e feminina sob controle dos hormônios masculinos. Cerca de 90% das bezerras estéreis que nascem de um par de gêmeos são estéreis e isto geralmente pode ser detectado clinicamente por causa de sua vagina encurtada (um instrumento rombo pode ser avançado por uma distância curta) e seu clitóris avantajado.

Hormônios

A gestação é mantida por causa do predomínio da progesterona. Durante a gestação, a progesterona é produzida pela placenta e pelo CL. A contribuição da placenta e do corpo lúteo e a duração de suas contribuições variam entre as espécies. A fonte de progesterona do CL é necessária a todas as espécies nas fases iniciais da gestação, mas não é necessária às éguas e ovelhas depois de 100 e 60 dias, respectivamente. O CL é necessário durante a maior parte das gestações de vacas, cadelas e gatas e por toda a gestação das porcas e cabras. Embora a progesterona proveniente do CL não seja necessária às ovelhas, a regressão do CL não ocorre e a produção lútea continua, embora a produção placentária predomine. A regressão do CL ocorre nas éguas em torno do meio da gestação e a placenta é a única fonte de progesterona para a manutenção da gestação.

Nas éguas, os **cálices endometriais** começam a ser formados em torno do 35º dia de gestação dentro do endométrio a partir das células que migram da placenta. Os cálices começam a secretar um hormônio conhecido como **gonadotrofina sérica de égua prenhe (PMSG)** em torno do 35º dia e continua até cerca de 130 dias de gestação. A PMSG ajuda a formar novos folículos, que ovulam e fornecem corpos lúteos adicionais. Desse modo, fica assegurado um suprimento maior de progesterona lútea até que o fornecimento endometrial deste hormônio seja suficiente à manutenção da gestação. Todos os corpos lúteos regridem em torno de 150 dias. O início da gestação da égua pode ser diagnosticado por um teste para detectar a presença da PMSG.

Diagnóstico

Frequentemente, há importância econômica em determinar se um animal está realmente prenhe. A gestação é evidente nos estágios avançados, quando o tamanho do feto e do útero e o volume dos líquidos fetais aumentaram a ponto de fazer

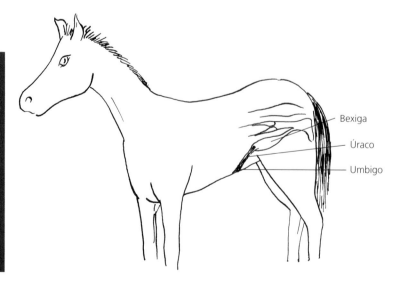

Figura 53.22 Ilustração esquemática da persistência do úraco em um potro. A falha de fechamento do úraco ao nascer resulta no gotejamento contínuo de urina por sua saída umbilical. Adaptada de Reece, W.O. (2009) *Functional Anatomy and Physiology of Domestic Animals*, 4th edn. Wiley-Blackwell, Ames, IA. Reproduzida, com autorização, de Wiley.

Capítulo 53 | Reprodução Feminina dos Mamíferos **669**

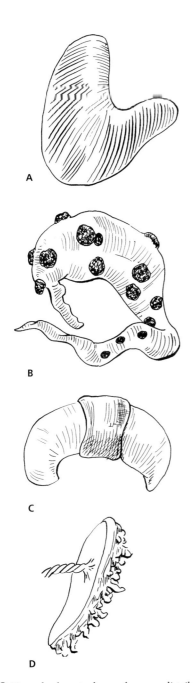

Figura 53.23 Tipos de placenta de acordo com a distribuição das projeções coriônicas (vilosidades) no endométrio. **A.** Placenta difusa da égua e da porca. **B.** Placenta cotiledônea dos ruminantes. **C.** Placenta zonária da cadela e da gata. **D.** Placenta discoidal dos seres humanos e macacos. Adaptada de Reece, W.O. (2009) *Functional Anatomy and Physiology of Domestic Animals*, 4th edn. Wiley-Blackwell, Ames, IA. Reproduzida, com autorização, de Wiley.

meses, as membranas fetais podem ser palpadas e escorregadas entre os dedos quando o útero é levantado e as carúnculas pequenas da parede uterina são palpáveis. Também com 3 meses, pode-se palpar uma vibração ou "zumbido" de sangue na artéria uterina, que é conhecido como frêmito. Com 5 a 7 meses, o peso do feto faz com que o útero deslize sobre o rebordo pélvico e a cérvice torna-se abaulada. Os ovários e o feto são difíceis de palpar quando isso ocorre, por causa de sua distância do examinador, mas as carúnculas bem definidas são palpáveis.

Depois da descida do feto sobre o rebordo pélvico da vaca, o examinador pode detectar gestação por uma técnica externa conhecida como **ballottement** (ou sacudidela). O examinador exerce pressão sobre a parede abdominal direita inferior (ver Figura 53.8) com o punho ou o joelho com movimentos para dentro e para cima e, em seguida, libera a pressão – isto faz com que o feto suba e caia em seus líquidos suspensores. A queda deve ser sentida pelo examinador.

O uso da radiografia para diagnosticar gestação tem aplicação limitada em medicina veterinária. A penetração dos raios é limitada nos animais de grande porte e a exposição da película é difícil. Nos animais de pequeno porte, como cães, a exposição é satisfatória, mas a diferenciação de um feto não é possível até que a calcificação óssea seja suficiente para definir contraste. Nesses animais, isso não ocorre antes de cerca de 45 dias e outros meios – como palpação e observação – comumente são mais úteis para estabelecer o diagnóstico precoce de prenhez.

Na égua, pode-se realizar um teste biológico para detectar gestação, que está baseado na produção de PMSG pelos cálices endometriais (ver seção anterior). A injeção de soro retirado de uma égua com 40 a 130 dias de gestação em uma coelha que tenha ficado isolada de coelhos machos por no mínimo 30 dias estimula os folículos ovarianos, que se rompem e formam corpos hemorrágicos avermelhados cerca de 48 h depois da injeção. Os corpos hemorrágicos podem ser detectados quando a coelha é submetida à eutanásia, ou podem ser observados por outros procedimentos quando o animal é anestesiado. Como a coelha não ovula e forma corpos hemorrágicos apenas quando há coito, apenas a presença de PMSG no soro injetado poderia ter causado a ovulação.

Atualmente, a **ultrassonografia** é o método mais usado para diagnosticar gestação nos animais de grande e pequeno portes. A ultrassonografia tem sido utilizada com essa finalidade por veterinários e teriogenologistas. Nas cadelas, a ultrassonografia é mais esclarecedora depois de 24 dias de gestação, quando as vesículas amnióticas aparecem como bolas pretas com massa de tecidos em formato de vírgula em seu interior. Depois de 24 a 30 dias, os batimentos cardíacos podem ser demonstrados. Nas gatas, essa técnica é utilizada mais apropriadamente depois de 16 dias de gestação e as vesículas amnióticas têm aspecto semelhante às das cadelas. Depois de 16 a 25 dias, os batimentos cardíacos podem ser detectados.

A ultrassonografia transretal é usada nos animais de grande porte. Um estudo com vacas sugeriu que o embrião esteja bem demarcado com cerca de 18 dias, com uma curvatura extremamente acentuada em seu eixo anteroposterior. Os batimentos cardíacos também estão visíveis nessa época.

o abdome crescer e definir a descida da parede abdominal que ocorreu (conhecida como **ventre rebaixado**). A palpação retal é um procedimento útil para detectar sinais iniciais de gestação, principalmente das vacas. A mão é introduzida no reto e as estruturas localizadas fora da parede retal podem ser palpadas.

Por meio da palpação retal da vaca, a gestação em estágio inicial é sugerida quando há um corpo lúteo e quando um dos cornos uterinos está mais saliente que o outro. Essa condição pode ser detectada dentro de 30 a 45 dias. Com cerca de 3

Parto

> **1** Quais são alguns dos sinais de parto iminente?
>
> **2** De que maneira a frequência respiratória da porca está associada à proximidade da parição? O que acontece com a temperatura corporal da cadela pouco antes do parto?
>
> **3** Quais são as funções desempenhadas pelo aumento do estrogênio pouco antes do parto?
>
> **4** Quais são as funções desempenhadas pela $PGF_{2\alpha}$ na ocasião do parto?
>
> **5** Como a ocitocina e a presença dos pés no canal pélvico facilitam o parto?
>
> **6** Quais são os estágios do trabalho de parto?
>
> **7** O que quer dizer apresentação fetal? Como ela começa?
>
> **8** Qual é a diferença entre apresentação anterior e posterior? Cite um exemplo de apresentação anormal.
>
> **9** Qual é o termo usado para descrever a dificuldade encontrada na expulsão do feto?

Também conhecido como trabalho de parto, a **parturição** ou parto consiste no processo fisiológico pelo qual o útero gestante elimina o feto e as membranas fetais do animal.

Sinais de parto iminente

Ao longo de toda a gestação, o abdome continua a aumentar e seu tamanho máximo é alcançado pouco antes do parto. As glândulas mamárias também continuam a crescer e, alguns dias antes do parto, começam a secretar um material leitoso. Outros sinais incluem edema da vulva e eliminação de muco pela vagina. Os músculos abdominais relaxam e isto provoca descida do ventre e afundamento dos dois quartos e da base da cauda. Hoje se acredita que o hormônio relaxina combinado com o nível crescente de estrogênio no final da gestação provoquem o relaxamento dos ligamentos, para permitir a dilatação do canal do parto. Além disso, acredita-se que a $PGF_{2\alpha}$ ajude a relaxar a cérvice. Além desses sinais fisiológicos, alguns indícios comportamentais são típicos, inclusive inquietude, deitar-se e levantar-se frequentemente e urinar repetidamente. A cadela e a porca frequentemente tentam preparar seus ninhos.

Nas porcas, as frequências respiratórias são indicadores mais seguros que a descida do leite de que o parto é iminente. As frequências respiratórias aumentam continuamente e alcançam nível máximo 6 h antes do parto de quase todas as porcas. Por outro lado, algumas porcas produzem colostro até 3 a 4 dias antes da parição. Um exemplo do índice de frequência respiratória pode ser obtido com base nos seguintes dados:

- Frequências respiratórias médias de 54 respirações/minuto durante o período de 24 a 12 h que antecedem o parto
- Cerca de 12 a 4 h antes do parto, as frequências respiratórias são mais altas e podem chegar a 91 respirações/minuto
- As frequências respiratórias mais baixas são registradas cerca de 6 a 18 h depois do parto do último porquinho – em média, 25 respirações/minuto.

As alterações da temperatura retal também foram estudadas como indícios de parto iminente, partindo-se do pressuposto de que determinados hormônios influenciem a temperatura corporal. Por exemplo, a progesterona aumenta a temperatura corporal basal porque aumenta a taxa metabólica basal. Contudo, com a regressão do corpo lúteo pouco antes do parto (ver adiante), a produção de progesterona cessa e é seguida de uma redução da temperatura corporal. A redução da temperatura corporal é mais acentuada e confiável na cadela, na qual uma redução da temperatura em 2° a 3°C poderia ser detectada 6 a 8 h antes do parto. Estudos demonstraram que a temperatura corporal não é um indicador confiável nas outras espécies.

Alterações hormonais

Uma alteração hormonal importante que ocorre pouco antes do parto é o aumento da produção de estrogênio. A unidade fetoplacentária produz estrona à medida que aumenta a maturidade fetal (cerca de 3 a 4 semanas antes do parto das vacas). O aumento da produção de cortisol pelos córtices adrenais, somado à maturação do feto, inicia o aumento da produção de estrogênio antes do parto. A secreção de estrogênio estimula a produção de proteínas contráteis na musculatura do útero antes do trabalho de parto.[6] O estrogênio também poderia ser o sinal para a secreção de $PGF_{2\alpha}$, que ocorre no período imediato antes do parto (24 a 36 h antes da parturição da vaca). A $PGF_{2\alpha}$ inicia a regressão do CL (quando está presente) e a redução subsequente das concentrações de progesterona. O aumento do nível do estrogênio e a redução da concentração de progesterona convertem o útero de um estado de inatividade para um estado de contratilidade potencial. O aumento do nível de estrogênio varia entre os animais domésticos no que se refere à época em que ocorre antes do parto (Figura 53.24). A duração dessa elevação é mais longa na vaca e menor na ovelha.

As alterações dos níveis dos hormônios maternos não parecem desempenhar um papel significativo na parturição da égua. Durante o parto, a égua tem níveis relativamente altos de progesterona e concentrações baixas de estrogênio. Entretanto, o nível de $PGF_{2\alpha}$ aumenta durante o parto de um potro. A concentração de progesterona da égua não diminui depois da secreção de $PGF_{2\alpha}$, porque não há CL depois de cerca de 150 dias de gestação.

Também se acredita que a $PGF_{2\alpha}$ aumente a contratilidade uterina permitindo maior mobilidade ao cálcio sarcoplasmático. Esses aumentos iniciais da contratilidade poderiam ser importantes para posicionar o feto para o nascimento (apresentação) no canal pélvico. A presença do feto no canal pélvico provoca secreção de ocitocina pela hipófise posterior. Quando o útero está preparado pela ação do estrogênio, as contrações musculares aumentam de intensidade para ajudar a expelir o feto. Além disso, a $PGF_{2\alpha}$ aumenta a sensibilidade do útero à ocitocina, que aumenta as contrações rítmicas da musculatura uterina durante o trabalho de parto. Apenas o útero pode ajudar a expulsar o feto e precisam ocorrer contrações coordenadas dos músculos abdominais. A presença dos pés no canal pélvico e a estimulação subsequente da vagina desencadeiam contração reflexa dos músculos abdominais, semelhante ao esforço expulsivo que ocorre quando se tenta recolocar um útero prolapsado.

---

[6] N.R.T.: Embora a coordenação do controle contrátil uterino seja multifatorial, atribui-se grande relevância à participação do estrogênio que aumenta a expressão de receptores para ocitocina no útero, enquanto a progesterona promove o oposto. [Nissenson R *et al.*, Proc Natl Acad Sci USA, 75(4): 2044-2048, 1978; Fang *et al.*, Endocrinology, 138(7): 2763-2768, 1997; Murata T *et al.*, J Endocrinol, 166(1): 45-52, 2000.]

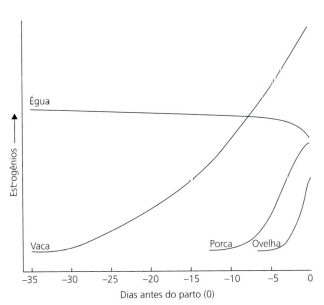

Figura 53.24 Padrões da secreção de estrogênio em égua, vaca, porca e ovelha antes do parto. Os números negativos referem-se aos dias que precedem o parto (0). Segundo Edqvist, L.E. and Stabenfeldt, G.A. (1980) Reproductive hormones. In: *Clinical Biochemistry of Domestic Animals*, 3rd edn. (ed. J.J. Kaneko). Academic Press, New York.

As contrações dos músculos uterinos e abdominais, somadas ao relaxamento dos ligamentos pélvicos, à separação da sínfise pélvica e à dilatação da pelve, asseguram a expulsão do feto. A Figura 53.25 apresenta um resumo dos eventos associados ao parto, que começa com a secreção pré-parto de cortisol fetal e termina com a expulsão do feto.

Estágios

Os três estágios do trabalho de parto são os seguintes:

- Contrações uterinas (contribuem para a dilatação da cérvice e a apresentação do feto)
- Contrações associadas à expulsão do feto (envolvem contrações da musculatura abdominal)
- Expulsão das membranas fetais.

A Tabela 53.2 resume os estágios do trabalho de parto e os eventos relacionados.

Nas espécies monotócicas (um único filhote), o feto fica apoiado em seu dorso durante a gestação. Pouco antes do nascimento, o feto assume uma posição no útero que é típica para cada espécie (apresentação). A apresentação pode ser iniciada pelas primeiras contrações uterinas. A Figura 53.26 ilustra a apresentação apropriada do feto bovino. As patas anteriores estão apontadas para a cérvice, a cabeça está estendida e inserida entre as patas e o dorso do bezerro está direcionado para as vértebras sacrais. Essa posição é conhecida como **apresentação anterior ou cranial**. A **apresentação posterior ou caudal** com as patas traseiras estendidas dentro do canal pélvico é considerada normal, embora seja menos comum. Um exemplo de apresentação anormal é aquele em que poderia ocorrer uma apresentação anterior, mas com o desvio da cabeça e do pescoço. Em geral, a apresentação anormal precisa ser corrigida antes que o feto possa ser eliminado com sucesso.

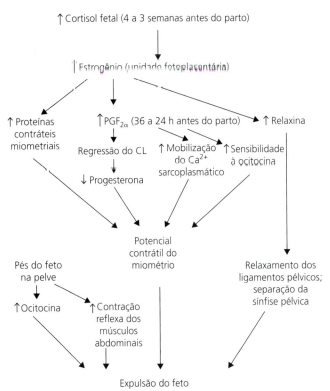

Figura 53.25 Eventos da parturição, que começa com a secreção de cortisol fetal antes do parto e termina com a expulsão do feto. $PGF_{2\alpha}$, prostaglandina $F_{2\alpha}$; CL, corpo lúteo. Adaptada de Reece, W.O. (2009) *Functional Anatomy and Physiology of Domestic Animals*, 4th edn. Wiley-Blackwell, Ames, IA. Reproduzida, com autorização, de Wiley.

É comum encontrar dificuldades durante a parturição e ocorrem prolongamentos das durações consideradas normais de cada estágio. A demora indevida em intervir frequentemente agrava o problema e pode causar danos à mãe e morte fetal. A Tabela 53.3 relaciona as regras de memorização das durações médias dos três estágios do trabalho de parto da égua, vaca, búfala, ovelha e porca. **Distocia** é o termo usado para descrever as dificuldades encontradas durante a expulsão do feto.

Involução uterina

> 1 O que quer dizer involução? Quais são os eventos que a caracterizam?
> 2 O que é "febre do potro" nas éguas?
> 3 O estro pós-parto (3 a 5 dias depois da parturição) da porca é fértil ou não?

O processo por meio do qual o útero volta às suas dimensões fisiológicas (antes da gestação) depois do parto é conhecido como **involução uterina**. Os pontos de inserção da placenta fetal ao endométrio desprendem e o endométrio exposto cicatriza, formando epitélio novo. Além da proliferação do epitélio novo, o miométrio contrai e as células encurtam

Vaca

Em 6 a 7 dias depois do parto, os dois terços superiores da carúncula materna desprendem-se dentro do útero e são eliminados junto com os líquidos. As células epiteliais da carúncula

Tabela 53.2 Estágios do trabalho de parto e eventos relacionados nos animais de fazenda.

Estágio do trabalho de parto	Forças mecânicas	Período	Eventos relacionados
I. Dilatação da cérvice	Contrações uterinas regulares	Início das contrações uterinas até a dilatação completa da cérvice em continuidade com a vagina	Inquietude materna, aceleração das frequências do pulso e da respiração Alterações da posição e da postura do feto
II. Expulsão do feto*	Contrações uterinas e abdominais vigorosas	Da dilatação completa da cérvice até o final da expulsão do feto	Gestante na posição deitada e realizando força Ruptura da membrana corioalantoide e eliminação de líquido pela vulva Aparecimento do âmnio (bolsa d'água) na vulva Ruptura do âmnio e saída do feto
III. Expulsão das membranas fetais	Redução da amplitude das contrações uterinas	Depois da expulsão do feto até a eliminação das membranas fetais	A gestante para de fazer força Afrouxamento das vilosidades coriônicas das criptas maternas Inversão do corioalantoide Esforço materno e expulsão das membranas fetais

*Nas espécies que dão à luz vários fetos (porcas) e nas espécies que dão à luz gêmeos (ovelhas e cabras), esse estágio não pode ser separado do estágio seguinte (III).
Fonte: Hafez, E.S.E. and Hafez, B. (2000) *Reproduction in Farm Animals*, 7th edn. Lippincott Williams & Wilkins, Baltimore.

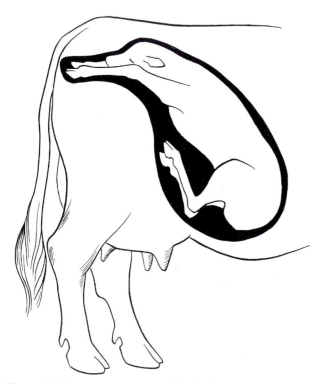

Figura 53.26 Apresentação normal do feto bovino, também conhecida como apresentação anterior ou cranial. Segundo Frandson, R.D., Wilke, W.L. and Fails, A.D. (2009) *Anatomy and Physiology of Farm Animals*, 7th edn., Wiley-Blackwell, Ames, IA.

Tabela 53.3 Durações médias dos três estágios do trabalho de parto dos animais de fazenda (horas).

Animal	Estágio I: dilatação cervical	Estágio II: expulsão do(s) feto(s)	Fase III: expulsão das membranas fetais
Égua	1 a 4	0,2 a 0,5	1
Vaca, búfala	2 a 6	0,5 a 1,0	6 a 12
Ovelha	2 a 6	0,5 a 2,0	0,5 a 8
Porca	2 a 12	2,5 a 3,0	1 a 4

Fonte: Hafez, E.S.E. and Hafez, B. (2000) *Reproduction in Farm Animals*, 7th edn. Lippincott Williams & Wilkins, Baltimore.

precisam ser desprendidas da placenta para que possam ser expelidas. Em 21 a 35 dias, toda a reparação celular está concluída e a função das glândulas endometriais foi recuperada. As carúnculas retraíram e não podem ser palpadas. Normalmente, o próximo estro ocorre 45 a 60 dias depois do parto. Sucção do bezerro, ingestão de calorias insuficientes, infecções e lactação profusa retardam o estro.

Égua, ovelha e porca

Na égua, a involução é rápida, embora ainda não esteja completa por ocasião da **febre do potro**, que ocorre dentro de 6 a 13 dias depois do parto. A febre do potro geralmente é acompanhada de ovulação e as éguas acasaladas nessa ocasião podem emprenhar. Contudo, os índices de concepção são menores quando a cópula ocorre durante a febre do potro.

Nas ovelhas e porcas, são necessários cerca de 24 a 28 dias para que haja involução completa. Na porca, há um estro não fértil (sem ovulação) em 3 a 5 dias depois do parto. O estro combinado com ovulação geralmente é suprimido durante toda a lactação. As porcas que não amamentam seus filhotes durante a primeira semana depois do parto têm estro com ovulação dentro de 2 semanas. O desmame dos porquinhos a qualquer tempo induz o estro com ovulação em 3 a 5 dias.

O reinício dos cios da ovelha e da égua é compatível com o fotoperíodo de atividade estral típica destas espécies.

Cadela

As áreas interplacentárias voltam ao normal nas primeiras semanas, mas os sítios placentários requerem cerca de 12 semanas para involuir e cicatrizar. Em geral, o estro não ocorre antes que os filhotes estejam desmamados.

Autoavaliação

As respostas encontram-se no final do capítulo.

1. A intercomunicação da artéria ovariana com a veia uterina serve para:
   A. Resfriar o ovário
   B. Suspender o ovário
   C. Transportar $PGF_{2\alpha}$ do útero ao ovário
   D. Transportar espermatozoides do útero ao ovário

Capítulo 53 | Reprodução Feminina dos Mamíferos **673**

2 A fecundação dos ovócitos liberados pelo ovário ocorre em:
   A Cavidade uterina
   B Tubas uterinas
   C Útero
   D Vagina

3 Qual das seguintes opções descreve mais claramente a ação da progesterona?
   A Aumenta a libido
   B Aumenta a irrigação sanguínea e a motilidade uterina
   C Estimula o desenvolvimento do endométrio e a secreção glandular endometrial e diminui a motilidade uterina
   D Facilita a ruptura do folículo e a formação subsequente do corpo lúteo

4 Os níveis tônicos de LH e FSH da fêmea aumentam com a elevação dos níveis de:
   A Estrogênio
   B Progesterona
   C Androgênio

5 Qual das seguintes opções descreve melhor a ação do LH (hormônio luteinizante) na fêmea?
   A Causa desintegração ou redução do tamanho do corpo lúteo
   B Aumenta a irrigação sanguínea e a motilidade uterina
   C Facilita a maturação de um folículo ovariano, sua ruptura e a formação e a manutenção subsequentes do corpo lúteo
   D Estimula as células intersticiais (células de Leydig) a secretar testosterona

6 Qual hormônio tem sua concentração acentuadamente aumentada pouco antes da ovulação (pico pré-ovulatório), para facilitar a ovulação e a conversão do folículo rompido em um corpo lúteo?
   A FSH
   B Estrogênio
   C LH
   D Progesterona

7 Qual das seguintes opções descreve melhor a ação do FSH (hormônio foliculoestimulante) na fêmea?
   A Causa desintegração ou redução do tamanho do corpo lúteo
   B Estimula as células da granulosa a converter androgênio em estrogênio
   C Facilita a maturação de um folículo ovariano, sua ruptura e a formação e manutenção subsequentes do corpo lúteo
   D Estimula as células intersticiais (células de Leydig) a secretar testosterona

8 Um intervalo de ciclo estral:
   A Estende-se do diestro ao proestro
   B Estende-se de um período de receptividade sexual ao outro
   C É igual em todos os animais
   D Estende-se da puberdade ao início da vida reprodutiva

9 A pseudociese é mais comum na:
   A Cadela
   B Égua
   C Cabra
   D Gata

10 Nas espécies bovinas, *freemartin* é:
   A Uma bezerra estéril que se desenvolve no mesmo útero com um gêmeo macho normal e com ele compartilha da mesma irrigação sanguínea durante a vida intrauterina
   B Igual à resposta A, exceto que se refere a um macho estéril
   C Raramente estéril
   D Um bezerro "voluntarioso"

Leitura sugerida

Des Coteaux, L., Gnemmi, G., and Colloton, J. (2010) *Practical Atlas of Ruminant and Camelid Reproductive Ultrasonography*. Wiley Blackwell, Ames, IA.

Dyce, K.M., Sack, W.O. and Wensing, C.J.G. (2002) *Textbook of Veterinary Anatomy*, 3rd edn. W.B. Saunders, Philadelphia.

Frandson, R.D., Wilke, W.L. and Fails, A.D. (2009) *Anatomy and Physiology of Farm Animals*, 7th edn. Wiley-Blackwell, Ames, IA.

Hafez, E.S.E. and Hafez, B. (2000) *Reproduction in Farm Animals*, 7th edn. Lippincott Williams & Wilkins, Baltimore.

Pineda, M.H. and Dooley, M.P. (eds) (2003) *McDonald's Veterinary Endocrinology and Reproduction, 5th edn*. Iowa State Press, Ames, IA.

Root Krustritz, M.V. (2010) *Clinical Canine and Feline Reproduction*. Wiley Blackwell, Ames, IA.

Thompson, F.N. (2004) Female reproduction in mammals. In: *Dukes' Physiology of Domestic Animals*, 12th edn (ed. W.O. Reece). Cornell University Press, Ithaca, NY.

Respostas

1	C	6	C
2	B	7	B
3	C	8	B
4	A	9	A
5	C	10	A

Parte 3 | Endocrinologia, Reprodução e Lactação

54 Lactação

Patrick J. Gorden e Leo L. Timms

Anatomia funcional da glândula mamária, 674
    Anatomia externa, 675
    Anatomia interna, 675
    Defesas primárias do sistema imune, 679
Mamogênese, lactogênese, galactopoese e involução, 679
    Mamogênese, 679
    Lactogênese, 681
    Galactopoese, 682
    Involução, 682
Síntese e secreção do leite, 682
    Metabolismo da glândula mamária, 683
    Secreção dos componentes do leite, 684
    Biossíntese dos componentes do leite, 685

Controle fisiológico da secreção e da remoção do leite, 686
    Controle da secreção de leite, 686
    Remoção do leite, 686
Fatores que afetam a lactação, 687
    Genética ou hereditariedade, 687
    Nutrição e fatores fisiológicos e ambientais, 688
    Distúrbios metabólicos e mastite, 689
Função biológica do leite, 690
    Valor nutricional e diferenças entre as espécies, 690
    Colostro, 690
    Sistemas internos de defesa imune secundária, 691
Autoavaliação, 693

O leite – o alimento mais perfeito da natureza e um nutriente essencial ao desenvolvimento neonatal – é um líquido singular composto de glóbulos lipídicos emulsificados e revestidos por uma membrana proteica essencial específica; partículas proteicas coloidais suspensas, que também fazem a quelação e liberam alguns minerais; uma solução aquosa com outras proteínas e carboidratos especiais, sais minerais e vitaminas; e água, que assegura a viscosidade adequada à amamentação, bem como a única fonte de hidratação e nutrição dos recém-nascidos. O leite é secretado por uma glândula cutânea especializada. A estrutura tubuloalveolar da glândula mamária bem desenvolvida origina-se do ectoderma durante o desenvolvimento fetal e diferencia-se ao longo de todo o crescimento e a gestação do animal. A **lactação** é definida como um processo combinado de **secreção** e **remoção do leite** e é o último estágio do ciclo reprodutivo. A lactação depende de processos fisiológicos sincrônicos para manter a homeorrese do reservatório de leite e a aquisição dos nutrientes essenciais à produção do leite.

Embora as estruturas anatômicas e os processos fisiológicos que resultam na lactação sejam semelhantes entre as espécies e o produto resultante – o próprio leite – contenha nutrientes comuns em proporções variáveis entre a classe de animais conhecidos como **mamíferos**, a evolução do processo de nascimento dos filhotes e algumas estruturas são singularmente diferentes. Os mamíferos não extintos mais primitivos fazem parte da subclasse **Prototéria** e são conhecidos como **monotremos** (*i. e.*, têm uma cloaca) e incluem o ornitorrinco e dois tipos de equidna. Esses mamíferos põem ovos, que eclodem e originam filhotes muito imaturos. Eles não têm tetas ou mamilos e o leite é secretado por mais de 100 a 150 glândulas e ductos, que se abrem diretamente na pele do abdome. Os equidnas desenvolveram uma bolsa para abrigar seus ovos e seus filhos e uma região areolar. O passo seguinte da evolução formou a classe **Téria**. A **Metatéria**, que hoje inclui apenas os **marsupiais**, gera filhotes nascidos vivos, ainda que muito imaturos, por meio da utilização de uma **placenta coriovitelina**. Esses animais têm glândulas mamárias inguinais cobertas por uma bolsa e alguns (como os cangurus) têm glândulas mamárias separadas, que podem diferenciar-se independentemente à medida que os filhotes crescem e, deste modo, podem fornecer leites específicos para as idades de duas ninhadas com idades diferentes. A classe **Eutéria**, que abrange mais de 95% das 4.500 espécies de mamíferos, tem uma **placenta verdadeira**, tem gestações mais longas e dão à luz filhos mais desenvolvidos e avançados. Provavelmente o mamífero mais notável seja a vaca de leite, que tem a capacidade de produzir mais de 57 ℓ de leite por dia. Isso corresponde a mais de 10% do seu peso corporal diariamente, embora outras espécies produzam – metabólica e energeticamente – quantidades semelhantes de energia por unidade de peso corporal metabólico.

Ainda que existam diversas espécies de mamíferos com referência às quais muito se sabe quanto às glândulas mamárias, a grande quantidade de materiais publicados sobre as vacas torna estes animais um modelo excelente para este capítulo; referências às variações existentes em espécies importantes também são incluídas, quando apropriado.

Anatomia funcional da glândula mamária

1 Quais são os locais principais nos quais as glândulas mamárias são encontradas? O número de orifícios/tetas ou glândulas é diferente?

2 Quais são as diferenças entre os ligamentos suspensórios medial e lateral da glândula mamária bovina?

3 Qual é a unidade funcional básica responsável pela secreção de leite pela glândula mamária?

4 Onde estão localizadas as células mioepiteliais e qual é sua função?

5 Por que o canal da teta é diferente e muito importante?

6 Qual é a estrutura principal responsável pela retenção do leite dentro do úbere da vaca?

7 Quantos litros de sangue circulam pela glândula mamária bovina para produzir 1 ℓ de leite?

8 Qual é a finalidade de um suprimento de sangue venoso colateral no ruminante que amamenta?

9 Qual é o linfonodo principal associado à drenagem linfática do úbere bovino?

10 As fibras nervosas sensoriais são necessárias à secreção ou à ejeção do leite?

Anatomia externa

Toda a superfície exterior da glândula mamária é recoberta de pele com graus variáveis de cobertura de pelos – outra característica dos mamíferos. A pele ajuda a proteger o tecido mamário, mas confere pouca sustentação mecânica. As glândulas mamárias e as tetas exteriores de várias espécies estão localizadas em diferentes áreas do corpo. Cada espécie tem não apenas sua localização (tórax, abdome e/ou região inguinal) e quantidade singulares de glândulas mamárias, mas também quantidades variáveis de ductos ou orifícios/tetas (Tabela 54.1).

Anatomia interna

No gado leiteiro, a glândula mamária pode pesar até 60 kg; entretanto, é importante ressaltar que a dimensão do úbere tem pouca correlação com a produtividade da vaca. Cada úbere da vaca é dividido em quatro glândulas mamárias e cada glândula tem tecidos glandulares, sistema coletor de leite e teta independentes. Cada uma das glândulas está separada por tecido conjuntivo, que geralmente é definido externamente pelos contornos do úbere. Cada metade do úbere contendo duas glândulas mamárias é irrigado por sistemas sanguíneo, nervoso e linfático independentes.

Estruturas de sustentação

No gado, a glândula mamária é suspensa pelos ligamentos suspensórios medial e lateral formados por lâminas fasciais que, essencialmente, circundam e sustentam a glândula. O **ligamento suspensório medial elástico** origina-se da linha alba em posição proximal e do tendão pré-púbico em posição distal. Esse ligamento é dividido em lamelas direita e esquerda por tecidos conjuntivos frouxos, permitindo que cada metade do ligamento sustente sua metade correspondente do úbere. Os **ligamentos suspensórios laterais fibrosos** são formados de tecido conjuntivo denso, que se origina dos tendões subpúbico e pré-púbico, e têm a função de sustentar e envolver as superfícies laterais do úbere. O ligamento suspensório lateral ajuda a proteger os vasos sanguíneos mamários superficiais e também as estruturas linfáticas. Os ligamentos suspensórios medial e laterais são mais espessos em posição dorsal e tornam-se mais finos à medida que se aproximam do úbere. À medida que se estendem em direção ventral, os ligamentos entrelaçam-se com a trama de tecido conjuntivo que circunda o parênquima glandular. Por fim, os ligamentos suspensórios medial e lateral estabelecem anastomoses na superfície ventral de cada metade da glândula, de modo a constituir uma estrutura de sustentação semelhante a uma tipoia.

Sistemas de produção, coleta e transporte do leite

A síntese e a secreção do leite são realizadas pela glândula mamária por meio de **glândulas sebáceas especializadas**, cada qual com uma capacidade volumétrica de cerca de 1 mm³ – os chamados **alvéolos**. Uma camada única de epitélio secretor reunido por junções estreitas – a zona oclucente – está disposta em configuração cilíndrica para formar os alvéolos. Vários alvéolos estão agrupados entre os septos de tecido conjuntivo formando unidades conhecidas como lóbulos. A ramificação adicional dos lóbulos forma os lobos (Figuras 54.1 e 54.2).

Faixas de **músculo liso** – conhecidas como **células mioepiteliais** – circundam cada alvéolo independente e os ductos lactíferos. As células mioepiteliais são responsáveis por contrair em resposta à ocitocina, resultando na liberação do leite e sua transferência dos alvéolos até os ductos – processo também

Tabela 54.1 Variações da localização, do número e dos orifícios das glândulas mamárias por teta.

| Ordem | Nome comum | Posição das glândulas | | | Total de glândulas | Orifícios por teta |
		Torácica	Abdominal	Inguinal		
Marsupial	Canguru-vermelho		4		4	15
Marsupial	Gambá		13		13	8
Carnívoro	Gato doméstico	2	6		8	3 a 7
Carnívoro	Cão doméstico	2	6	2	10	8 a 14
Roedor	Rato doméstico	4	2	4	10	1
Lagomorfo	Coelho	4	4	2	10	8 a 10
Cetáceo	Baleia			2	2	1
Proboscídeo	Elefante	2			2	10 a 11
Perissodáctilo	Cavalo			2	4	2
Artiodátilo	Bovinos			4	2	1
Artiodátilo	Ovinos			2	2	1
Artiodátilo	Caprinos			2	2	1
Artiodátilo	Suínos	4	6	2	12	1
Primata	Ser humano	2			2	12 a 15

Fonte: adaptada de Akers, R.M. (2002) *Lactation and the Mammary Gland*. Iowa University Press, Ames, IA.

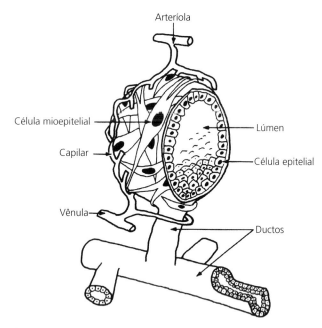

Figura 54.1 Alvéolo circundado pelos vasos sanguíneos e pelas células mioepiteliais da glândula mamária. Ilustração de C.B. Choi. Segundo Reece, W.O. (2004) *Duke's Physiology of Domestic Animals*, 12th edn. Cornell University Press, Ithaca, NY. Reproduzida, com autorização, de Cornell University Press.

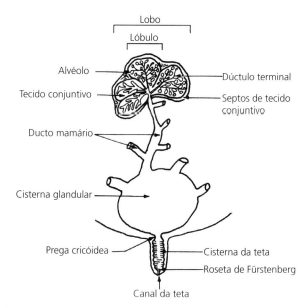

Figura 54.2 Sistemas de ductos e lobuloalveolares da glândula mamária bovina. Segundo Reece, W.O. (2004) *Duke's Physiology of Domestic Animals*, 12th edn. Cornell University Press, Ithaca, NY. Reproduzida, com autorização, de Cornell University Press.

conhecido como **ejeção do leite**. Os corpos das células mioepiteliais estão em contato direto com os leitos capilares responsáveis por fornecer nutrientes às células alveolares e ocitocina para a contração.

Ductos secretórios drenam cada alvéolo independente e levam a ductos maiores conhecidos como **ductos lactíferos**. Esses ductos combinam-se para formar sistemas ductais maiores e, por fim, drenam para a cisterna glandular. A partir da cisterna glandular, o leite flui pela cisterna da teta e por seu canal até sair na teta. Duas camadas de epitélio cuboide recobrem todo o sistema ductal, a cisterna glandular e a cisterna da teta.

A transição entre a cisterna da teta e o **canal da teta** é um segmento conhecido como **roseta de Fürstenberg**, que é formada de dobras frouxas de epitélio colunar bilaminar, cada camada contendo várias pregas secundárias. A partir da roseta de Fürstenberg, o epitélio torna-se escamoso estratificado e este tipo de epitélio está em continuidade com a pele da teta. A diferença principal entre o epitélio do canal da teta e a pele exterior é que o primeiro contém **queratina**, que tem a função de reter bactérias que possam invadir a teta. À medida que o leite flui pelo canal da teta, a queratina descama junto com quaisquer bactérias retidas e, deste modo, remove os microrganismos da teta. No gado, há um pequeno anel de músculo liso conhecido como **músculo esfinctérico da teta**, que funciona como um esfíncter para reter o leite dentro da teta.

Entre as ordenhas ou os períodos seguintes de mamada, o leite é armazenado nos alvéolos e nas cisternas glandular e da teta. Existem amplas variações entre as espécies no que se refere à capacidade de armazenamento das estruturas diferentes – as vacas armazenam apenas 20 a 30% do seu leite nas cisternas depois de um intervalo de 10 a 12 h entre as ordenhas. Comparativamente, as cabras armazenam até 80% do seu leite nas cisternas, enquanto as porcas não armazenam leite nas cisternas entre os períodos de amamentação.

Redes sanguíneas

A rede de artérias e veias que irrigam a glândula mamária é abundante de modo a fornecer a grande quantidade de sangue que precisa passar pelo úbere diariamente e os nutrientes necessários para sintetizar volumes copiosos de leite. Algumas estimativas sugeriram que no mínimo 500 ℓ de sangue circulem pelo úbere para cada litro de leite produzido por uma vaca leiteira com produção média. Durante a lactação, isso equivale a cerca de 10% do débito cardíaco. A irrigação sanguínea do úbere da vaca origina-se da aorta distal, divide-se nas artérias ilíacas direita e esquerda e continua seu trajeto bilateralmente para irrigar as metades direita e esquerda do úbere. Cada uma das artérias ilíacas divide-se em artérias ilíacas interna e externa, mas a artéria perineal – que fornece uma quantidade pequena de sangue para o úbere distal – é o único vaso significativo para a glândula mamária que se origina da artéria ilíaca interna. A artéria ilíaca externa fornece a maior parte da irrigação sanguínea ramificando-se na artéria pré-púbica, até que atravessa o anel inguinal interno; a partir deste ponto, este vaso é conhecido como artéria pudenda externa, até que o sangue entra na glândula mamária, quando então essa artéria passa a ser conhecida como artéria mamária. Antes de entrar na glândula mamária, essa artéria descreve uma flexura sigmoide para proteger o vaso contra estiramento. A artéria mamária ramifica-se nas artérias mamárias cranial e caudal e irriga as áreas correspondentes do úbere. As artérias mamárias direita e esquerda interconectam-se por trás do ligamento suspensório medial. Também há uma circulação colateral potencial por meio da artéria perineal, que se comunica com a artéria mamária caudal. As artérias mamárias continuam a ramificar-se e irrigam as diversas áreas do úbere, com vários ramos finos reunindo-se acima da teta para formar o plexo por meio do qual as paredes das tetas são irrigadas (Figura 54.3).

O sangue retorna ao coração por veias que recebem nomes semelhantes, até chegar à veia cava caudal. Entretanto, existe um sistema de retorno sanguíneo por uma **via colateral** quando o fluxo

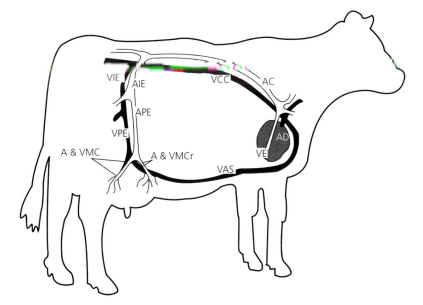

Figura 54.3 Circulação sanguínea que entra e sai da teta. AD, átrio direito; VE, ventrículo esquerdo; AC, artéria caudal; VCC, veia cava caudal; VIE, veia ilíaca externa; AIE, artéria ilíaca externa; APE, artéria pudica externa; VPE, veia pudica externa; A & VMC, artéria e veia mamárias caudais; A & VMCr, artéria e veia mamárias craniais; VAS, veia abdominal subcutânea. Desenhada por W.L. Keller. Segundo Reece, W.O. (2004) *Duke's Physiology of Domestic Animals*, 12th edn. Cornell University Press, Ithaca, NY. Reproduzida, com autorização, de Cornell University Press.

sanguíneo é obstruído no animal em posição deitada. Um desses sistemas colaterais ocorre por meio da veia perineal em suas conexões com a veia mamária caudal. A via colateral mais importante existente nas vacas, ovelhas e cabras inclui veias abdominais subcutâneas tortuosas, que são conhecidas comumente como veias lactíferas, que dirigem o sangue ao coração por meio da veia cava cranial. As veias abdominais subcutâneas desenvolvem-se no final da gestação, quando os vasos epigástricos superficiais cranial e caudal reúnem-se. Essa união ocorre à medida que as válvulas existentes nas veias epigástricas cranial e caudal do filhote tornam-se incompetentes ao longo da gestação e o fluxo sanguíneo pela glândula mamária aumenta. Embora sejam muito calibrosas, essas veias abdominais subcutâneas não são essenciais à produção do leite.

Os animais que têm glândulas mamárias em locais diferentes dispõem de trajetos diferentes para a circulação sanguínea. Nas porcas, as glândulas caudais recebem sangue por meio do sistema irrigado pela aorta caudal, conforme foi descrito antes. Contudo, as glândulas craniais são irrigadas pelas artérias torácicas interna e externa.

Rede linfática

Durante a lactação, o fluxo sanguíneo do úbere forma grande quantidade de **linfa** (1,6 vez maior que o volume de leite). A linfa circula por uma rede extensiva de vasos até os **linfonodos supramamários** localizados na bolsa de gordura mamária acima das glândulas caudais, embora possa haver alguma circulação de linfa da mama por meio dos linfonodos pré-femorais. Existe ampla variação de número e volume dos linfonodos supramamários. Os vasos eferentes deixam o linfonodo supramamário e atravessam o anel inguinal para entrar no abdome e, em seguida, a linfa pode passar pelos linfonodos inguinais profundos, ilíacos externos ou pré-femorais a caminho da circulação sistêmica (Figura 54.4).

Na vaca pouco antes do parto ou nas vacas com mastite, pode haver acumulação de edema no úbere em consequência do afrouxamento das junções estreitas existentes entre as células epiteliais dos alvéolos, ou do aumento da pressão dentro do parênquima por causa das secreções lácteas; deste modo, os canais linfáticos são obstruídos. Isso permite que os componentes do leite com potencial osmótico extravasem para o espaço intersticial e diminui a filtração linfática. Nos casos em que ocorre acumulação de linfa, o linfonodo inguinal profundo pode ser palpado dentro do reto da vaca.

Inervação

A glândula mamária tem **nervos sensoriais** e **motores**. Os nervos mamários não estabelecem quaisquer conexões diretas com as células alveolares e não exercem efeitos diretos na secreção láctea; contudo, os nervos sensoriais são importantes para o processo de ejeção do leite. Os ramos ventrais do primeiro ao quarto nervos lombares são responsáveis pela inervação sensorial do úbere. O primeiro e o segundo ramos ventrais unem-se e fornecem inervação a uma parte pequena do úbere cranial, principalmente a pele. Os ramos ventrais do segundo, terceiro e quarto nervos lombares reúnem-se para formar o nervo inguinal. O nervo inguinal atravessa o canal inguinal junto com os vasos sanguíneos que inervam a glândula mamária e, em seguida, divide-se nos nervos inguinais cranial e caudal. O nervo inguinal cranial inerva a parte proximal do quarto anterior, inclusive a teta. O nervo inguinal caudal ramifica-se novamente para formar ramos cranial e caudal, dentre os quais o ramo (ou os ramos) cranial(is) inerva(m) a pele lateral do quarto anterior e a parte distal do quarto anterior, embora haja pouco efeito no tecido glandular do quarto anterior. O ramo distal do nervo inguinal caudal inerva o tecido glandular, a parte distal do quarto anterior e todo o quarto posterior. Além disso, esse nervo inerva a área ao redor do linfonodo supramamário e a pele do quarto posterior, com exceção da parte distal situada acima da base da teta posterior, que é inervada pelo nervo perineal superficial. A complexidade da inervação sensorial complica a anestesia local do úbere, mas a complexidade da cirurgia da teta é reduzida, porque quase todos os nervos da teta estendem-se verticalmente dentro da parede da teta (Figura 54.5).

A pele da teta tem grande quantidade de receptores sensoriais, especialmente nas proximidades do esfíncter da teta. A estimulação dos nervos sensoriais é essencial à descida do leite dos alvéolos e ocorre por meio do reflexo neuro-hormonal responsável pela secreção de ocitocina.

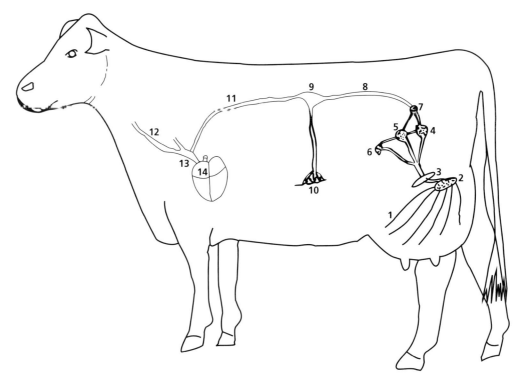

Figura 54.4 Sistema linfático da vaca, demonstrando o fluxo da linfa desde o útero até a veia cava anterior. 1, Vasos linfáticos do úbere; 2, linfonodo supramamários; 3, anel inguinal; 4, linfonodo inguinal profundo; 5, linfonodo ilíaco externo; 6, linfonodo pré-femoral; 7, linfonodo ilíaco interno; 8, tronco linfático lombar; 9, cisterna de quilo; 10, vasos linfáticos intestinais; 11, ducto linfático torácico; 12, veia jugular; 13, veia cava anterior; 14, átrio direito. Segundo Anderson, R. (1985) Mammary gland. In: *Lactation* (ed. B.L. Larson). Iowa State University Press, Ames, Iowa.

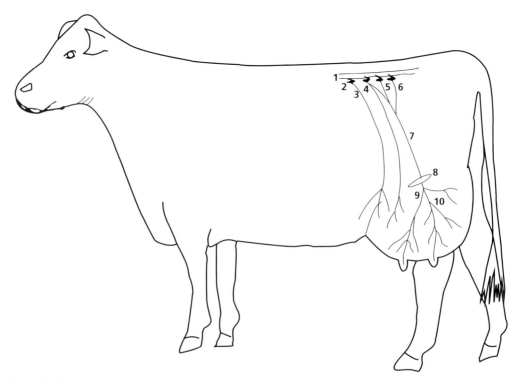

Figura 54.5 Nervos do úbere com seus componentes aferentes e eferentes que se conectam à medula espinal. 1, Medula espinal; 2, gânglios do tronco nervoso simpático; 3, primeiro nervo lombar; 4, segundo nervo lombar; 5, terceiro nervo lombar; 6, quarto nervo lombar; 7, nervo inguinal; 8, anel inguinal; 9, nervo inguinal anterior; 10, nervo inguinal posterior. Segundo Anderson, R. (1985) Mammary gland. In: *Lactation* (ed. B.L. Larson). Iowa State University Press, Ames, Iowa.

A inervação motora contém fibras nervosas originadas do sistema simpático, mas aparentemente não há inervação parassimpática, apesar da origem cutânea da glândula mamária. Os nervos motores originam-se do plexo simpático lombar e sua atividade principal é causar vasoconstrição e contração muscular do esfíncter da teta.

Defesas primárias do sistema imune

As secreções da glândula mamária constituem um ambiente propício à proliferação das bactérias, quando estes microrganismos conseguem ter acesso à glândula. A função imune é singular em comparação com as outras partes do corpo e é comprometida em diversos estágios da lactação. A maioria das infecções primárias que se desenvolvem na glândula mamária entra pelo canal da teta, de forma que as barreiras anatômicas e fisiológicas constituem as linhas primárias de defesa imune da glândula mamária. A musculatura lisa do esfíncter da teta fecha o acesso ao canal da teta, impedindo a entrada de bactérias, mas existem ocasiões em que a atividade muscular do esfíncter diminui, ou seja, imediatamente depois da ordenha mecânica ou durante o período de redução da atividade muscular associada à paresia periparto, que permite acesso mais fácil aos microrganismos.

Como também ocorre com outras partes do corpo, a pele que reveste a teta e o úbere, assim como o canal da teta, constitui uma barreira físico-química contra a invasão bacteriana. A pele e o revestimento do canal da teta têm uma flora bacteriana normal que inibe a colonização por bactérias patogênicas. Além disso, a queratina reveste a superfície do canal da teta. A queratina contém componentes lipídicos e proteicos com propriedades antibacterianas. A função da queratina é impedir a invasão bacteriana iniciada pela fixação das bactérias à sua superfície e, em seguida, a queratina repleta de microrganismos é eliminada por descamação controlada durante o processo de secreção do leite. Além disso, o ressecamento da queratina pode ajudar a formar um tampão de queratina no canal da teta, deste modo fechando o canal durante os períodos em que não há amamentação.

Alguns desses mecanismos anatômicos e fisiológicos primários são traços hereditários marcantes, inclusive o tamanho e o formato do úbere e das tetas; o comprimento e o formato das tetas; a posição da teta; a profundidade do úbere; o esfíncter da teta; e a queratina.

Mamogênese, lactogênese, galactopoese e involução

> 1 Quais são as etapas do desenvolvimento estrutural do parênquima mamário que ocorrem entre o nascimento e a gestação, inclusive a puberdade?
>
> 2 O que são crescimento isométrico e crescimento alométrico e quando eles ocorrem durante a mamogênese? Por que a amamentação apropriada é importante durante esses períodos?
>
> 3 Quando ocorre a maior parte do desenvolvimento estrutural da glândula mamária?
>
> 4 Qual é a causa do crescimento mamário acelerado durante a gestação?
>
> 5 Quais são os dois estágios da lactogênese e o que a impede de ocorrer até o final da gestação?

> 6 Quais são as alterações das células secretórias mamárias que ocorrem depois da exposição aos hormônios do complexo lactogênico? Quais são os hormônios do complexo lactogênico?
>
> 7 Quais são as características da involução mamária e o que a desencadeia?

A lactação bem-sucedida é necessária à conclusão do processo reprodutivo da maioria das espécies de mamíferos e as fisiologias da reprodução e da lactação são diretamente interdependentes. Isso depende dos processos de crescimento coordenados, que começam durante a vida intrauterina e estendem-se até o nascimento do primeiro filhote e, até certo ponto, aos primeiros estágios da lactação, por um processo conhecido como **mamogênese** (ou desenvolvimento e crescimento das glândulas mamárias). A **lactogênese** é definida pela iniciação da lactação, durante a qual as células alveolares diferenciam-se em células e tecidos produtores e secretores de leite, enquanto a **galactopoese** é definida como manutenção e/ou aumento da lactação já estabelecida. O termo **involução** indica alterações anatômicas e fisiológicas (imediatas e de curto e longo prazos) associadas à cessação da produção de leite.

Todos os processos associados à lactação, desde a mamogênese até a galactopoese e finalmente a involução, são regulados por interações hormonais com a glândula mamária e permutas com outros tecidos do corpo. As glândulas endócrinas associadas mais diretamente à lactação bem-sucedida são hipotálamo, hipófise, adrenais, ovários e placenta, mas outras glândulas endócrinas também afetam este processo (Tabela 54.2).

Mamogênese

A mamogênese (ou desenvolvimento e crescimento das glândulas mamárias) ocorre durante diferentes épocas do ciclo reprodutivo, a começar no período pré-natal ou fetal e estendendo-se até o parto e, em algumas espécies, até os primeiros estágios da lactação. A mamogênese caracteriza-se por uma interação singular entre tecidos de origem ectodérmica ou parênquima (células dos ductos lactíferos e do epitélio secretório) e os tecidos de origem mesodérmica ou estroma (células mioepiteliais, adipócitos, fibroblastos e células associadas aos sistemas vascular, neural e imune). O crescimento das mamas, especialmente no que se refere aos tecidos parenquimatosos, está relacionado com o rendimento da produção de leite. Embora grande parte desse crescimento ocorra durante a gestação (especialmente no final da gestação), existem evidências convincentes de que a alteração do crescimento em todos os períodos que precedem este crescimento possa comprometer a lactação e a reprodução futuras. Além disso, a glândula mamária é um dos poucos tecidos dos mamíferos que podem passar repetidamente por ciclos de crescimento, diferenciação funcional e regressão.

Desenvolvimento fetal[1]

O primeiro indício de desenvolvimento mamário é o espessamento discreto do ectoderma ventrolateral embrionário, conhecido como faixa mamária, praticamente na mesma

---

[1] N.R.T.: As glândulas mamárias constituem apêndices da epiderme originárias do ectoderma. [Watson CJ, Khaled WT. Development. 2008; 135(6): 995-1003.] Do ponto de vista evolutivo, as glândulas mamárias possivelmente evoluíram a partir de glândulas apócrinas primitivas. [Oftedal OT. J Mammary Gland Biol Neoplasia. 2002; 7:253-266.]

680 Parte 9 | Endocrinologia, Reprodução e Lactação

Tabela 54.2 Principais hormônios que afetam o desenvolvimento ou a função das glândulas mamárias.

Glândula endócrina	Hormônio secretado	Efeito mamário principal
Hipófise anterior	Hormônio adrenocorticotrófico (ACTH)	Estimula a secreção adrenal de cortisol
	Hormônio foliculoestimulante (FSH)	Secreção de estrogênio
	Hormônio do crescimento (GH)	Estimula a produção de leite
	Hormônio luteinizante (LH)	Secreção de progesterona
	Prolactina (PRL)	Lactogênese, diferenciação celular, expressão dos genes da proteína do leite
	Hormônio de estimulação da tireoide (TSH)	Estimula a glândula tireoide a secretar tiroxina e tri-iodotironina
Hipófise posterior	Ocitocina	Reflexo de ejeção do leite
Hipotálamo	Hormônio de liberação do hormônio do crescimento	Estimula a secreção de GH
	Somatostatina	Inibe a secreção de GH
	Hormônio de liberação do TSH (tirotrofina)	Estimula a secreção de TSH (e também de PRL e GH)
	Hormônio de liberação do ACTH (corticotrofina)	Estimula a secreção de ACTH
	Hormônio de inibição da prolactina (dopamina)	Inibe a secreção de PRL
Tireoide	Tiroxina, tri-iodotironina	Promovem o consumo de oxigênio e a síntese proteica
	Tireocalcitonina	Metabolismo do cálcio e fósforo
Paratireoides	Hormônio paratireoideo	Metabolismo do cálcio e fósforo
Pâncreas	Insulina	Metabolismo da glicose (variações entre as espécies)
Córtex adrenal	Glicocorticoides (cortisol, corticosterona)	Lactogênese, diferenciação celular, expressão dos genes da proteína do leite
Medula adrenal	Epinefrina	Inibição do reflexo de ejeção do leite (periférico)
Ovários	Estrogênio	Proliferação dos ductos mamários
	Progesterona	Desenvolvimento lobuloalveolar das mamas, inibição da lactogênese
Placenta	Estrogênio	*Veja* Ovários
	Progesterona (variações entre as espécies)	
	Lactogênio placentário	Desenvolvimento das mamas

Fonte: Akers, R.M. (2002) Overview of mammary development. In: *Lactation and the Mammary Gland*. Iowa State Press, Ames, IA. Reproduzida, com autorização, de Wiley.

época em que os botões dos membros começam a crescer (30 dias nos bovinos). A sequência das etapas de desenvolvimento é semelhante entre as espécies, considerando-se as diferentes durações da gestação. Essas células ectodérmicas proliferam e condensam-se em massas celulares, que definem onde as glândulas mamárias serão formadas (faixa, linhas e crista mamárias) em torno do 35º dia de gestação. A massa ectodérmica cresce para formar o mesoderma (montículo mamário) e depois uma estrutura hemisférica em forma de cúpula (botão mamário; 43 dias de gestação nos bovinos; 49 dias nos seres humanos). Essas camadas de tecidos sempre estão separadas por uma membrana basal bem definida. Até esse estágio, as fêmeas e os machos desenvolvem-se igualmente. Depois disso, os machos e as fêmeas crescem de forma ligeiramente diferente, ou seja, os machos crescem mais lentamente na maioria das espécies, mas os machos de ratos, camundongos e cavalos interrompem a formação das tetas. A proliferação do ectoderma avança aos planos mais profundos dentro do mesênquima, formando o broto primário (60 a 80 dias de gestação). Nas espécies nas quais existem vários ductos emergindo de cada teta, a camada mais interna do broto primário prolifera e forma botões secundários para cada ducto emergente futuro (10 a 25 nos seres humanos) e cada um deles desenvolve um cordão ou broto epitelial que, por fim, forma os ductos lactíferos. Com cerca de 100 dias de gestação, os brotos secundários crescem e ramificam-se a

partir do broto primário. Nessa época, o processo de formação do lúmen dessa massa sólida de células epiteliais – a chamada canalização – começa na extremidade proximal do broto primário e avança nas duas direções. O broto primário canalizado transforma-se nas cisternas da glândula e da teta em torno de 130 dias e, por fim, forma o canal vestigial, enquanto os brotos secundários transformam-se nos ductos lactíferos principais. A expansão e a canalização continuam até que os canais estejam revestidos por apenas uma camada dupla de células epiteliais. Nesse ponto, a proliferação rápida do mesênquima ao redor do botão eleva essa área, resultando na formação da teta primordial. Os vasos sanguíneos e linfáticos começam a formar-se no mesênquima denso, com presença de alguns fibroblastos na área associada ao botão e ao broto. Começa então o desenvolvimento do formato do úbere, inclusive da bolsa de gordura. As dimensões e o desenvolvimento dessa bolsa e do mesênquima são fundamentais, porque determinam o crescimento futuro do parênquima. Entre os hormônios envolvidos nesse período estão o hormônio de crescimento e os esteroides adrenais, além de fatores locais como os fatores de crescimento semelhantes à insulina (IGFs) – todos envolvidos no metabolismo das células e dos nutrientes. À medida que se desenvolve a teta, a ponta invagina de fora para dentro, resultando nas células superficiais que queratinizam e formam o canal vestigial e a camada de queratina.

Mamogênese dos animais em crescimento | Do nascimento ao parto

Antes da puberdade

Por ocasião do nascimento, as tetas estão bem desenvolvidas com a glândula canalizada até que a proliferação do tecido ectodérmico interior não secretório (conhecido como estroma) esteja bem formada, embora os elementos secretórios ou glandulares ainda não estejam desenvolvidos. Na maioria das espécies, o crescimento mamário pré-púbere é **isométrico** (igual à taxa de crescimento do corpo) e está associado basicamente ao alongamento dos ductos e ao desenvolvimento dos tecidos estromais associados. Os hormônios envolvidos são semelhantes aos que atuam no período fetal. Contudo, nos bovinos o crescimento **alométrico** (mais rápido que a taxa de crescimento do corpo) começa com 3 a 4 meses de vida e estende-se por alguns meses depois da puberdade.

A alimentação e a nutrição durante esse período são fundamentais. Estudos recentes que avaliaram a alimentação e o crescimento acelerados de bezerros pré-desmamados (*i. e.*, durante o período isométrico, quando os tecidos parenquimatosos aumentam em 20 vezes) demonstraram efeitos nos tecidos mamários, que resultaram no aumento da produção subsequente de leite. O fornecimento de energia adicional por excesso alimentar durante a fase alométrica, especialmente na fase pré-púbere, pode provocar deposição excessiva de gordura e possível inibição da proliferação parenquimatosa e produção subsequente de leite.

Da puberdade à concepção

A proliferação mamária é alométrica durante os primeiros poucos ciclos estrais e depois volta à fase de crescimento isométrico após a concepção. Grande parte do crescimento parenquimatoso caracteriza-se por alongamento e/ou ramificação do sistema ductal; este crescimento acelerado e também a proliferação do estroma (especialmente dos vasos sanguíneos) estão sob influência do **estrogênio** e, consequentemente, a proliferação é mais acentuada nas fêmeas. Esse aumento dos tecidos estromais, especialmente dos vasos sanguíneos, é tema de muitas pesquisas relacionadas com os efeitos estrogênicos e o desenvolvimento de tumores e cânceres mamários. Nas espécies como os roedores, o alongamento dos ductos pode formar botões distais terminais (BDT), que são tecidos ectodérmicos em proliferação ativa sob estimulação estrogênica com ramificação limitada. Nos ruminantes, nos seres humanos e em outras espécies, esse desenvolvimento ductal também está associado à ramificação (possivelmente por ação do estrogênio e da progesterona associados à fase lútea mais longa e aos efeitos permissivos da prolactina) e resulta na formação de unidades lobulares ductulares terminais (ULDTs). As ULDTs são unidades de parênquima funcionais em desenvolvimento, que são reunidas por tecido conjuntivo intralobular frouxo e estão circundadas por tecidos conjuntivos interlobulares mais densos, resultando na formação dos lóbulos e lobos.

Da concepção até o parto

Fatores associados ao eixo maternofetal aceleram o crescimento alométrico, representando 45 a 95% do crescimento mamário total durante esse período. Esse crescimento é exponencial em comparação com o crescimento do feto e da placenta, com a maior parte ocorrendo durante o último trimestre da gestação.

Esse crescimento do parênquima envolve proliferação lobuloalveolar extensiva. O início da gestação caracteriza-se por alongamento e ramificação dos ductos, enquanto os terços médio e final da gestação estão associados ao desenvolvimento alveolar. Os alvéolos são formados por uma camada única de células epiteliais (ou bola), que se diferencia em células secretórias lactíferas que secretam leite dentro do lúmen aberto e dos ductos, embora estejam circundados por células mioepiteliais (que formam a musculatura lisa) e redes de vasos sanguíneos. O crescimento mamário ideal, especialmente no final da gestação, depende do estrogênio e da progesterona e dos níveis simultaneamente elevados destes dois hormônios esteroides, que estão associados à gestação e à placenta, além dos hormônios mamogênicos citados antes. Além disso, esse crescimento requer as secreções simultâneas de prolactina (PRL) e hormônio do crescimento (GH) e é potencializado ainda mais pelo lactogênio placentário – um hormônio derivado da placenta de algumas espécies, que exerce atividade semelhante à PRL e ao GH. Esses aumentos e a permissividade conferida pela prolactina são importantes para a maioria das espécies, mas são essenciais aos roedores para diminuir o nível de BDT e permitir a ramificação dos ductos lactíferos e o desenvolvimento alveolar rápidos. A insulina e os IGFs também estão envolvidos na mitose celular mamária durante a gestação[2], enquanto os hormônios tireóideos contribuem para a taxa metabólica global e o consumo de oxigênio do corpo. As células alveolares proliferam durante o período pré-parto, até que estejam diferenciadas em células secretórias por um perfil hormonal orquestrado, que inclui redução da progesterona por causa da luteólise por meio da secreção de prostaglandinas ovarianas antes do parto.

Embora a gestação seja considerada essencial ao crescimento e desenvolvimento mamários e à lactação, pesquisadores desenvolveram programas para induzir a lactação em muitas espécies, inclusive nos seres humanos. Em geral, esses programas incluem a administração simultânea de hormônios esteroides (estrogênio e progesterona), seguida da administração adequadamente programada de agonistas da PRL e, por fim, um corticoide. Os programas focados apenas na estimulação da PRL por estimulação da teta e/ou compostos que aumentam o nível deste hormônio ou o fluxo sanguíneo mamário, resultaram na produção de leite, ainda que geralmente limitada em comparação com a que se observa quando todos os hormônios são sincronizados. Todos esses programas precisam ser acompanhados de supervisão médica apropriada e, nos EUA, são ilegais quando aplicados aos animais usados como fontes de alimento.

Lactogênese

Três eventos diferentes precisam ocorrer, para que a lactação seja bem-sucedida: (i) proliferação pré-parto das células epiteliais alveolares; (ii) diferenciação bioquímica e celular das células epiteliais; e (iii) síntese e secreção dos componentes do leite. Lactogênese (ou iniciação da lactação) é esse processo de diferenciação, por meio do qual as células alveolares mamárias adquirem capacidade de secretar leite. A lactação pode ser definida por um mecanismo em duas etapas. O primeiro

---

[2] N.R.T.: Gravidez ou gestação na mulher e gestação ou prenhez nos outros mamíferos.

estágio da lactogênese consiste na diferenciação enzimática e citológica parcial das células alveolares, que resulta na secreção de quantidades limitadas de leite. O segundo estágio começa com a secreção copiosa de todos os componentes do leite pouco antes do parto e, na maioria das espécies, estende-se por vários dias depois do parto. O nível alto de progesterona no final da gestação impede a lactogênese. A redução do nível desse hormônio pouco antes do parto permite que o **complexo lactogênico** inicie a diferenciação celular e a lactação. O estrogênio tem efeito estimulador na secreção de PRL. Os glicocorticoides diminuem sua taxa de ligação às globulinas proteicas e o complexo PRL-glicocorticoides inicia a diferenciação e as atividades enzimáticas iniciais necessárias à produção e à secreção do leite. Outros hormônios envolvidos são GH, IGF, insulina e hormônios tireóideos. No início da lactação, as células alveolares passam por maturação notável do retículo endoplasmático rugoso, do retículo endoplasmático liso e do aparelho de Golgi sob a influência da PRL e dos glicocorticoides, resultando na capacidade celular de sintetizar e secretar proteína, gordura e lactose.

Galactopoese

A galactopoese (ou manutenção da lactação) depende da preservação das contagens de células alveolares, da atividade sintética por célula e da eficácia do reflexo de ejeção do leite. Os hormônios envolvidos são semelhantes aos que fazem parte do complexo lactogênico: o complexo PRL-glicocorticoide é responsável pela síntese e secreção do leite com a colaboração de outros hormônios. Embora todos os hormônios sejam importantes, a PRL é o regulador principal dos roedores, além do GH em muitas outras espécies.

Desempenho da lactação

Depois do parto, a produção de leite aumenta a uma taxa acelerada até alcançar o desempenho máximo e, em seguida, o volume diário de leite diminui progressivamente até o final da lactação. Essa curva de lactação é semelhante em todas as espécies, mas as diferenças principais estão relacionadas com a amplitude do pico e com a persistência e a duração da lactação. No gado leiteiro, a produção de pico normalmente ocorre entre 8 e 12 semanas depois do parto e pode facilmente passar de 45 kg/dia em uma vaca Holstein madura.

Depois de alcançar a produção de pico, a produção diária de leite diminui em consequência da redução de eficiência e da perda de parte das células secretórias, quase certamente por apoptose. A taxa de redução da produção diária de leite depois do volume de pico e durante todo o restante da lactação é definida como **persistência**: os animais que têm declínios menores da produção são mais persistentes. A idade do animal e o estado gestacional afetam mais significativamente a contribuição da persistência para a curva de lactação, supondo-se que o suporte nutricional seja adequado. Em geral, a produção das fêmeas primíparas diminui em cerca de 6% ao mês, enquanto as vacas mais maduras geralmente declinam sua produção em 9% ao mês. As vacas que não engravidam podem amamentar indefinidamente, mas os custos financeiros da ordenha destes animais geralmente limita sua lactação produtiva a um período de 1 a 2 anos, contanto que não se tornem prenhes. À medida que as vacas leiteiras envelhecem, a produção de leite por lactação aumenta, sugerindo que a proliferação mamária continue com as lactações sucessivas.

A lactação é controlada por um complexo hormonal, mas a menos que o leite seja retirado frequentemente, a produção de leite não persiste. Por outro lado, as mamadas ou ordenhas muito frequentes de forma a assegurar a remoção adequada do leite não mantêm a lactação indefinidamente. A ocitocina é necessária à remoção ou à ejeção do leite. A produção e a secreção do leite e sua remoção fazem parte dos processos necessários à persistência da lactação.

Involução

Involução é o processo que ocorre depois da cessação da ordenha e que resulta nas alterações estruturais e fisiológicas da glândula mamária. A atividade secretória diminui em consequência das elevações da pressão e dos níveis do hormônio inibidor da lactação por *feedback* (ILF[3]). Os roedores perdem rapidamente (em dias) a estrutura alveolar e têm apenas ductos aparentes na bolsa de gordura, por causa da redução do nível de PRL. As vacas leiteiras perdem sua atividade secretória ao longo de um período maior e podem manter suas estruturas alveolares por semanas a meses (Figura 54.6).

Síntese e secreção do leite

1 Quais são os cinco métodos de transporte dos constituintes do leite para o lúmen alveolar?

2 Qual é o carboidrato principal do leite, quais açúcares ele contém, que enzimas o produzem e onde ele é sintetizado?

3 Quais são os dois tipos principais de proteínas do leite, onde elas são sintetizadas e onde são acondicionadas?

4 Espécies diferentes têm taxas variáveis das duas proteínas principais? Por quê?

5 Quais são as características singulares das caseínas α, β e κ?

6 Qual é o tipo principal de lipídio do leite e quais são os precursores principais dos ácidos graxos e da gordura do leite? Quais são as enzimas essenciais à síntese dos ácidos graxos e onde ocorre a síntese dos ácidos graxos? Onde os triglicerídeos são constituídos?

7 Qual enzima está presente na membrana celular e aumenta a captação tecidual, assim como a decomposição dos triglicerídeos durante esta captação?

8 Quais são as formas nas quais o cálcio, o fósforo, o magnésio, o sódio, o cloro e o potássio estão presentes no leite? Por que elas são diferentes? Em geral, qual é o mineral com maior teor no leite?

9 Por que se deve ter cuidado (na perspectiva dos sais minerais) quando se fornecem componentes e fórmulas lácteas de uma espécie para outra como fonte de alimentação?

10 Por que há interesse quanto aos teores de iodo e selênio no leite?

---

[3] N.R.T.: O FIL na sigla inglesa age por meio de bloqueio reversível da secreção láctea constitutiva pelas células epiteliais da glândula mamária. [Wilde CJ *et al.* Biochem J. 1995;305(Pt 1): 51-58; Peaker M, Wilde CJ. J Mammary Gland Biol Neoplasia. 1996;1(3):307-315.] Como a inibição é realizada pelo hormônio produzido pela mesma célula epitelial, conclui-se que o mecanismo inibitório seja de natureza autócrina. A compreensão desse mecanismo assume relevância nas espécies leiteiras que são submetidas a ciclos de produção e ejeção láctea.

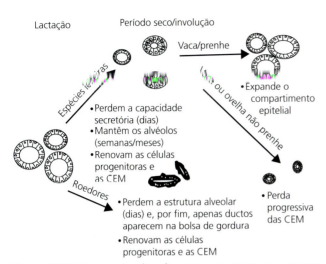

Figura 54.6 Comparação das alterações estruturais que ocorrem durante a involução mamária de espécies leiteiras e dos roedores. CEM, células epiteliais mamárias. Segundo Akers, R.M. (2002) Overview of mammary development. In: *Lactation and the Mammary Gland*. Iowa State Press, Ames, IA. Reproduzida, com autorização, de Wiley.

A célula alveolar passa por diferenciação extensiva de modo a tornar possível a síntese e a secreção de leite (Figura 54.7). Além disso, outras alterações metabólicas, inclusive aumento do apetite (ingestão de alimentos e água), dimensões e função do trato intestinal, metabolismo dos nutrientes e perda de peso, precisam ser coordenadas para atender às demandas da lactação.

Metabolismo da glândula mamária

O início da lactação impõe enorme desgaste nutricional ao corpo. Nas vacas leiteiras, as necessidades de energia para a lactação podem chegar a 80% do total de energia fornecida pela alimentação e a produção de lactose pode consumir 85% da glicose circulante. Para atender a essas demandas nutricionais, há um aumento tremendo da ingestão de água e nutrientes e hipertrofia subsequente do trato gastrintestinal, do fígado e do coração, além da própria glândula mamária. Na tentativa de atender às demandas nutricionais não repostas pela ingestão alimentar, as reservas de nutriente do corpo são utilizadas por meio da lipólise e, até certo ponto, pelo catabolismo

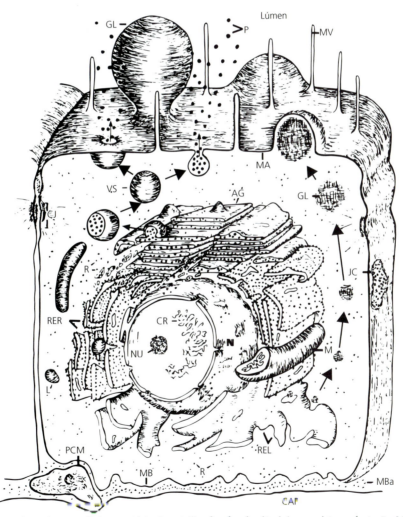

Figura 54.7 Ilustração esquemática de uma célula secretória do epitélio alveolar da glândula mamária em lactação. MA, membrana plasmática apical; MB, membrana plasmática basal; MBa, membrana basal; CAP, capilar; CR, cromossomos; AG, aparelho de Golgi; JC, junções comunicantes; CJ, complexo juncional; L, lisossomo; GL, gotícula lipídica (glóbulo); M, mitocôndria; PCM, processo da célula mioepitelial; MV, microvilosidades; N, núcleo; NU, nucléolo; P, micélio de proteína (caseína); R, ribossomos (livres e ligados); RER, retículo endoplasmático rugoso; REL, retículo endoplasmático liso; VS, vesícula secretória. Os precursores provenientes do capilar sanguíneo (CAP) entram na célula e saem no lúmen na forma de constituintes do leite. Segundo Reece, W.O. (2004) *Dukes' Physiology of Domestic Animals*, 12th edn. Cornell University Press, Ithaca, NY. Reproduzida, com autorização, de Cornell University Press.

dos músculos.

dos músculos. Algumas estimativas sugeriram que uma vaca leiteira perca 50 kg ou mais do seu peso corporal durante o primeiro e segundo meses depois do início da lactação, na tentativa de estabelecer a homeorrese nutricional.[4] Com o objetivo de conservar glicose para a síntese de lactose, os ruminantes desenvolveram mecanismos de conservação da glicose na glândula mamária e nos outros tecidos do corpo (*i. e.*, miócitos), para utilizar preferencialmente outros metabólitos como ácidos graxos não esterificados (AGNEs) e corpos cetônicos como fontes de energia para as atividades metabólicas. A Tabela 54.3 descreve as alterações metabólicas e hormonais que ocorrem durante os estágios intermediário e final da gestação, que se estendem até a lactação.

Secreção dos componentes do leite

Durante a lactação, os componentes do leite são secretados através do epitélio mamário e/ou no lúmen dos ductos por uma dentre cinco vias: (i) membrana; (ii) aparelho de Golgi; (iii) gordura do leite; (iv) transcitose; e (v) via paracelular.

Membrana

Substâncias originadas do líquido intersticial (p. ex., água, ureia, glicose e alguns íons) utilizam a **via da membrana**. Depois que esses compostos atravessam a membrana basolateral da célula epitelial alveolar, eles são transportados no citoplasma e por fim se difundem pela membrana apical da célula até entrar no lúmen alveolar.

Aparelho de Golgi

Os produtos que utilizam a **via de Golgi** precisam primeiramente ser sintetizados dentro da célula e depois acondicionados em vesículas secretórias dentro do aparelho de Golgi. Quando esses compostos são acondicionados, as vesículas desprendem-se das pilhas das membranas de Golgi, são levadas até a membrana apical, onde se fundem com a membrana e liberam seus componentes, deixando suas membranas para trás. Entre as substâncias que são secretadas pela via de Golgi estão lactose, caseína, proteínas do soro, citrato e cálcio.

Gordura do leite

Quando as gotículas de gordura do leite são secretadas pela **via da gordura do leite**, uma parte da membrana apical circunda essas gotículas. Durante o processo de desprendimento das gotículas de gordura do leite através da membrana apical, partes do citoplasma e outras substâncias celulares originadas da célula apical podem ficar retidas na gotícula de gordura do leite. Exemplos de substâncias que geralmente são secretadas desse modo são todas as moléculas lipossolúveis presentes na célula, inclusive fármacos e hormônios. Entretanto, por causa do padrão aleatório com que o citoplasma é incorporado às gotículas de gordura, quaisquer componentes celulares ou substâncias citoplasmáticas podem ser secretados dessa forma.

---

[4] N.R.T.: Para o aluno que deseja avançar nesse contexto, ver: McEwen BS, Wingfield JC. Horm Behav. 2009;57(2): 105-111; Schulkin J. Adaptation and well-being: social allostasis, Cambridge University Press, 2011. Esses autores consideram que a homeorrese (*homeorhesis*) e a *poikilostasis* (não há ainda expressão em português, mas equivaleria a pecilostase) seriam incorporadas no conceito de alostase.

Tabela 54.3 Alterações das concentrações séricas dos supostos hormônios homeorréticos e homeostáticos, da sensibilidade tecidual e da reatividade de alguns tecidos durante a gestação e a lactação.

	Meio da gestação	Final da gestação	Início da lactação
Hormônios homeorréticos			
Progesterona	↑	↓	↓
Lactogênio placentário		↑	↓
Estrogênios		↑	↓
Prolactina	–	–	↑
Hormônio do crescimento			↑
Leptina	?	?	?
Hormônios homeostáticos			
Insulina		↑	↓
Glucagon	–	–	–
CCC e somatostatina	?	?	?
Sensibilidade tecidual			
Insulina	↑	↓	↓
Catecolaminas		↑	↑
Reatividade dos tecidos			
Insulina		↓	↓
Catecolaminas	↓	↑	↑
Fígado			
Gliconeogênese			↑
Cetogênese			↑
Tecido adiposo			
Lipogênese	↑	↓	↓
Esterificação dos ácidos graxos	↑	↓	↓
Lipólise		↑	↑
Utilização de glicose		↓	↓
Músculo esquelético			
Síntese de proteínas		↓	↓
Degradação de proteínas		↑	↑
Utilização de glicose		↓	↓

CCC, colecistocinina; ↑, aumenta; ↓, diminui; –, nenhuma alteração;?, efeito desconhecido nos ruminantes. Também é importante entender que nem todos os ruminantes são necessariamente equivalentes (p. ex., existem diferenças nos níveis do lactogênio placentário entre vacas e ovelhas). *Fonte*: Akers, R.M. (2002) Overview of mammary development. In: *Lactation and the Mammary Gland*. Iowa State Press, Ames, IA. Reproduzida, com autorização, de Wiley.

Transcitose

A **transcitose** consiste no transporte de vesículas provenientes da membrana basolateral por meio de endocitose ou pinocitose; em seguida, estas vesículas atravessam o citoplasma celular e são secretadas no leite por exocitose. Exemplos de produtos transportados por transcitose são imunoglobulinas durante a lactação e albumina.

Via paracelular

O transporte **paracelular** consiste na passagem de materiais provenientes do líquido intersticial entre células adjacentes, de modo a que sejam secretados no leite. Durante a produção do colostro, grande parte das imunoglobulinas e outras proteínas originadas do soro são transportadas para as secreções mamárias por meio da via paracelular, antes da formação das junções estreitas. Entretanto, depois do parto, a maturação das junções estreitas impede o transporte paracelular da maioria desses compostos, inclusive imunoglobulinas, a menos que estas junções sejam rompidas. A ruptura das junções estreitas pode ocorrer por diapedese dos leucócitos, episódios de mastite, administração de doses suprafisiológicas de ocitocina, ou intervalos prolongados entre a ordenha do leite. O resultado disso são níveis mais altos das proteínas séricas (p. ex., albumina sérica bovina, ou ASB) e concentrações mais altas de sódio e cloreto em consequência do extravasamento; a síntese de lactose diminui por hiporregulação da α-lactalbumina de modo a manter o equilíbrio osmótico.

Biossíntese dos componentes do leite

Carboidratos do leite (lactose)

Lactose é o carboidrato principal do leite da maioria das espécies e sua síntese depende do suprimento de glicose originada da digestão direta dos açúcares e amidos pelos animais não ruminantes; da digestão indireta em propionato nos ruminantes; e da conversão do propionato e/ou dos aminoácidos gliconeogênicos no fígado. A molécula original de glicose entra na célula e é fosforilada, resultando em sua fixação dentro da célula. Em seguida, parte das moléculas de glicose são convertidas em galactose por uma enzima epimerase e trifosfato de uridina (UTP). A lactose é formada no aparelho de Golgi pela combinação de glicose com galactose sob o controle da enzima **lactose-sintetase** (um complexo formado de duas moléculas da enzima **galactosiltransferase**, que é comum nos tecidos; e **α-lactalbumina** específica do tecido mamário). A lactose é acondicionada em vesículas secretórias junto com proteínas específicas para que sejam exportadas da célula. Enquanto a vesícula espera na célula para ser secretada, quantidades expressivas de água são incorporadas em consequência do efeito osmótico da lactose. Esse carboidrato é o componente principal que contribui para a osmolaridade do leite.

Proteínas do leite

A maioria das proteínas do leite é sintetizada no retículo endoplasmático rugoso a partir dos aminoácidos do sangue, que resultam da digestão da proteína alimentar, das proteínas bacterianas formadas durante a ruminação, ou do catabolismo limitado das proteínas corporais. O processo celular de composição dessas proteínas é semelhante ao de outras células que sintetizam proteínas. As duas classes principais de proteína produzidas são **caseína** e **soro**, além de quantidades pequenas de nitrogênio não proteico (principalmente ureia), que pode ser usado com finalidade diagnóstica para avaliar as interações da alimentação proteico-calórica dos ruminantes. Cada espécie apresenta proporções diferentes dessas duas classes de proteínas (bovinos, 79% e 21%; porcas, 58% e 42%; seres humanos, 35% e 65% de caseína e proteínas do soro, respectivamente), tendo em vista que seus filhotes recém-nascidos têm diferenças quanto à capacidade de metabolizar e digerir cada uma destas classes de proteína. As proteínas do soro são acondicionadas nas vesículas secretórias de Golgi e incluem β-lactoglobulina e α-lactalbumina, proteínas imunes (como lactoferrina e enzimas lisossômicas) e hormônios proteicos. A caseína é fosforilada no aparelho de Golgi e isto permite a ligação de outros minerais (inclusive Ca, Mg, Zn, Fe, Cu e Mn), formando produtos quelantes orgânicos naturais. As **caseínas** α **e** β contêm grandes quantidades de fosfato de cálcio e ligam-se para formar coloides proteicos

conhecidos como micélios de caseína. A **caseína** κ está localizada fora do micélio e tem menos fosfato de cálcio, mas apresenta uma cadeia de carboidrato que dificulta a coagulação dos micélios. O micélio é acondicionado na vesícula secretória do Golgi. Durante a digestão, o pH baixo (< 4,6) e/ou a presença da enzima renina[5] hidrolisa o carboidrato e os micélios coagulam, formando coágulos ou coalhos, que facilitam a descida e a eliminação do leite e melhoram a digestão. As proteínas do leite têm um perfil excelente de aminoácidos e são facilmente digeríveis.

Gordura ou lipídios do leite

A **gordura do leite** é formada basicamente de **triglicerídeos**, que são compostos de misturas variáveis de ácidos graxos, dependendo da disponibilidade dietética destes compostos; o equilíbrio dos glóbulos de gordura é alcançado quando eles contêm diglicerídeos, monoglicerídeos, ácidos graxos livres, fosfolipídios, colesterol e ésteres de colesterol.

Nos bovinos, a gordura do leite é constituída por cerca de 98% de triglicerídeos com grandes quantidades de ácidos graxos saturados, por causa da hidrogenação parcial ou completa do ruminante. Quilomícrons e lipoproteínas circulantes contendo triglicerídeos interagem com a **lipase lipoproteica** – uma enzima celular que ajuda os tecidos a sequestrar lipídios e decompor os triglicerídeos de modo que possam entrar na célula. Existem três vias de síntese da gordura do leite na glândula mamária. Contudo, os mecanismos de conservação da glicose e a disponibilidade dos precursores limitam a utilização de todas estas três vias na maioria das espécies. Uma parte significativa da gordura do leite é derivada diretamente da dieta, da qual uma porção expressiva é de ácidos graxos C_{16} ou maiores, inclusive os ácidos graxos essenciais como os ácidos linoleico e linolênico. Nos bovinos, esses ácidos graxos representam cerca de metade da gordura do leite, inclusive a maior parte dos ácidos graxos C_{18} e cerca de 30% dos ácidos graxos C_{16}. Na tentativa de conservar glicose para a síntese de lactose, os ruminantes adquirem a outra metade dos seus ácidos graxos necessários por meio da neossíntese nas células do epitélio mamário, utilizando acetato e β-hidroxibutirato como precursores. Nas espécies que não ruminam, o metabolismo da glicose pela célula epitelial fornece acetil-CoA, que pode ser usada como fornecedor de carbono para a síntese dos ácidos graxos. A síntese dos ácidos graxos ocorre no citoplasma das células dos mamíferos e depende da ação da enzima **acetil-CoA-carboxilase**, além de outro sistema de quatro enzimas conhecidas como **sintetase dos ácidos graxos**, que reúne duas cadeias de carbono.

A síntese e a transferência dos triglicerídeos dentro da célula epitelial começam nas proximidades do retículo endoplasmático liso, embora o mecanismo exato de transporte ainda não esteja bem esclarecido. A acumulação dos triglicerídeos e de outros produtos lipídicos dentro do citoplasma resulta na formação de microgotículas, que se reúnem em gotículas maiores à medida que são transferidas para a membrana apical, de onde são secretadas.

---

[5] N.R.T.: Na realidade, a renina do leite (também chamada quimosina) é uma protease, envolvida na coagulação do leite, particularmente por meio da conversão de caseinogênio em caseína. [Moller KK *et al.* J Agric Food Chem. 2012;60(21): 5454-5460; Jensen JL *et al.* J Dairy Sci. 2015; 98(5): 2853-2860.] Essa propriedade biológica é usada industrialmente, em que a quimosina (coalho) é usada na produção de queijo.

Outros componentes

O leite fornece todas as vitaminas e os sais minerais essenciais em quantidades apropriadas ao crescimento neonatal de cada espécie. O leite é uma fonte abundante de cálcio e fósforo, mas também contém magnésio, potássio, cloreto e sódio. Esses minerais são originados do sangue e o equilíbrio entre o leite e o sangue é mantido por mecanismos de transporte ativo. O cálcio, o fósforo e o magnésio são quelados em caseína, enquanto o sódio, o cloreto e o potássio são secretados na forma de íons livres amplamente disponíveis e controlados por mecanismos sofisticados de bombeamento e *feedback*. O potássio fornece a concentração mais alta de mineral na maioria das espécies, mas o cálcio é mais abundante nos suínos. As diferenças das concentrações iônicas em relação com a função renal neonatal são fundamentais, quando se considera a alimentação de outras espécies com leite artificial, porque geralmente são estas diferenças iônicas que causam problemas renais. O iodo é amplamente sequestrado no leite em quantidades desproporcionais às acumuladas na tireoide, de modo que as preocupações quanto ao teor de iodo do leite por causa da utilização de produtos alimentícios contendo iodo resultaram no estabelecimento de um limite legal para o leite. Além disso, durante o tufão que se abateu sobre o Japão em 2011 e danificou usinas nucleares e liberou materiais radioativos (inclusive iodo), o leite dos animais de todo o mundo foi especialmente monitorado em vista da capacidade que as glândulas mamárias têm de sequestrar iodo. O selênio orgânico, geralmente fornecido como leveduras ricas em selênio, pode aumentar os níveis deste mineral no leite e nos laticínios; isto suscitou interesse quanto ao consumo humano, mas têm sido expressas preocupações quanto aos efeitos tóxicos potenciais do selênio nos animais. As vitaminas do leite também são absorvidas do sangue. As concentrações crescentes de vitaminas no sangue das vacas geralmente resultam no aumento de suas concentrações no leite.

As concentrações de lactose, sódio e potássio geralmente são constantes no leite. Junto com o cloreto, esses componentes determinam o equilíbrio osmótico entre o leite e o sangue. A manutenção do equilíbrio osmótico do leite determina o volume produzido. O extravasamento paracelular de sódio e cloreto durante um episódio de mastite diminui o teor de lactose por causa da hiporregulação da α-lactalbumina para manter o equilíbrio osmótico.

Controle fisiológico da secreção e da remoção do leite

> 1 A secreção de leite pelas glândulas mamárias sempre ocorre a uma taxa constante? Se não, quais fatores afetam a taxa de secreção de leite no lúmen dos alvéolos?
>
> 2 Qual é o fator principal que afeta a taxa de secreção de leite e a lactação estável?
>
> 3 Quais são os fatores físicos e químicos que afetam a taxa de secreção de leite?
>
> 4 Qual hormônio é essencial ao processo de ejeção ou descida do leite? Onde esse hormônio é produzido, como ele chega à glândula mamária e qual é o tecido-alvo no qual ele atua?
>
> 5 Quais fatores provocam a secreção de ocitocina? Qual fator resulta na secreção de níveis mais altos desse hormônio?
>
> 6 Por que se deve esperar um intervalo de 90 a 120 s entre a estimulação das tetas e a aplicação dos aparelhos de ordenha?

Controle da secreção de leite

Uma vez iniciada, a secreção de leite pelas células do epitélio alveolar é um processo contínuo, mas a secreção não ocorre a uma taxa constante ao longo do tempo. A manutenção da secreção ao longo de todo um ciclo de lactação requer a remoção periódica do leite da glândula. A taxa de secreção de leite depende da capacidade de armazenamento disponível na glândula. A taxa de secreção de leite é mais alta logo depois da remoção do leite por sucção ou ordenha, mas diminui drasticamente em 10 a 12 h. A adoção de um intervalo mais curto entre os episódios subsequentes de remoção do leite pode aumentar a capacidade de produzir leite. Cerca de 35 h depois da remoção mais recente do leite, a secreção láctea praticamente é interrompida.

O controle da secreção de leite é realizado por interações físicas e químicas. As **limitações físicas** são impostas pela acumulação de pressão dentro dos alvéolos, resultando em uma relação inversa entre pressão intramamária (PIM) e taxa de secreção de leite. À medida que a pressão do leite aumenta, as estruturas de sustentação (inclusive vasos sanguíneos) são deslocadas e, por sua vez, isto limita o fornecimento dos nutrientes às células alveolares. A pressão na glândula é mais alta no momento da sucção ou da ordenha, quanto a estimulação das tetas provoca secreção de ocitocina e contração das células mioepiteliais, resultando em descida ou ejeção do leite. Durante esse período, a PIM é de cerca de 35 a 55 mmHg. À medida que o processo de remoção do leite continua, a pressão cai até perto de zero, independentemente da quantidade de leite retirada. Em uma hora de ordenha, a pressão eleva-se até um nível em torno de 8 mmHg e continua a elevar-se progressivamente até a próxima ordenha. No gado leiteiro, as vacas de alto e baixo desempenhos apresentam as mesmas alterações de pressão absoluta, mas a pressão por unidade de leite recém-secretado é menor nas vacas de alto desempenho.

O **controle químico** da secreção de leite parece ocorrer em nível local por meio de uma fração proteica conhecida como **inibidor da lactação por** *feedback* (ILF), que é secretado pelas células do epitélio mamário. A taxa de secreção de leite é inversamente proporcional à concentração do ILF nos alvéolos. O mecanismo de ação desse inibidor não está inteiramente esclarecido, mas aparentemente envolve a redução da taxa de secreção de leite por supressão das enzimas essenciais das células epiteliais, deste modo retardando a secreção dos componentes fundamentais do leite. Com o tempo, as concentrações crescentes do ILF estimulam a decomposição intracelular da caseína, reduzem a quantidade de receptores do ILF nas células do epitélio mamário e inibem a diferenciação destas células.

Remoção do leite

A remoção do leite da glândula mamária é realizada quando o leite é liberado das áreas alveolares das glândulas para dentro dos ductos e cisternas da glândula e da teta e, em seguida, é expelido das tetas durante o processo de sucção ou ordenha mecânica. A ejeção ou descida do leite é efetuada quando a ocitocina é secretada pela hipófise posterior na corrente sanguínea e interage com seus receptores presentes nas células mioepiteliais que circundam os alvéolos. Essa interação hormônio-receptor provoca contração das células mioepiteliais, que essencialmente espremem o leite do lúmen alveolar e liberam-no dentro dos ductos que levam à cisterna da glândula.

A secreção de ocitocina pela hipófise posterior é desencadeada pela estimulação tátil dos receptores sensoriais existentes na teta, ou por respostas condicionadas geradas nos centros encefálicos superiores desencadeados por estímulos externos (i. e., choro de um filhote, visão do recém-nascido, ou aproximação do equipamento de ordenha das vacas leiteiras). A estimulação tátil das extremidades das tetas ocorre durante a sucção do filhote, ou pela estimulação mecânica das extremidades das tetas durante as manobras de preparação do úbere para a ordenha mecânica.

Depois da estimulação mecânica, elevações das concentrações de ocitocina podem ser detectadas na veia jugular em 30 s, independentemente do nível de produção de leite, do estágio da lactação, da estação do ano ou de outros fatores potencialmente influentes. Nas vacas leiteiras ordenhadas mecanicamente, os níveis sanguíneos basais de ocitocina oscilam na faixa de 1 a 5 pg/mℓ entre as ordenhas e chegam a 10 a 100 pg/mℓ depois da secreção deste hormônio, dependendo da efetividade da estimulação. A estimulação mais eficiente e a sucção do bezerro produzem níveis mais altos de ocitocina, mas alguns estudos demonstraram que níveis na faixa de 10 pg/mℓ são suficientes para produzir secreção adequada de leite dos alvéolos por meio da contração das células mioepiteliais. O aparecimento do leite alveolar na cisterna das tetas varia amplamente, dependendo do grau de enchimento do úbere: o leite alveolar chega à teta dentro de 40 a 50 s nas vacas com úberes cheios, enquanto pode demorar até 3 min nas vacas com úberes menos cheios. Por isso, recomenda-se um intervalo de 90 a 120 s entre a estimulação das tetas e a aplicação dos bicos de ordenha, de modo a assegurar a ejeção homogênea do leite por toda a mama durante a ordenha mecânica.

Quando a ejeção ou descida começa, todo o volume de leite armazenado nos alvéolos não é liberado imediatamente. A ocitocina tem meia-vida de 2 a 3 min quando interage com seu receptor e este intervalo é menor que a duração média da ordenha; por isso, a remoção máxima da fração alveolar do leite requer estimulação contínua da teta durante todo o processo de remoção do leite. Durante a ordenha mecânica, isso é conseguido apenas com a movimentação da parede de revestimento da unidade de ordenha ao redor da ponta da teta. Desse modo, a estimulação contínua das extremidades das tetas por meio da movimentação do revestimento da unidade provoca secreção pulsátil de ocitocina durante todo o processo de ordenha, assegurando o esvaziamento completo do úbere, exceto por um volume residual de 5 a 20% do volume total de leite (dos alvéolos e das cisternas), que não pode ser retirado a menos que se administre ocitocina exógena.

A remoção do leite das tetas ocorre porque se estabelece uma diferença de pressão entre o leite presente na cisterna das tetas e a área fora delas. Essa diferença de pressão precisa ser suficiente para superar a resistência ao fluxo do leite, que é criada pelo esfíncter da teta e pela resistência dos ductos. O úbere facilita a evacuação do leite por elevação da pressão hidrostática, que é conseguida com a ejeção do leite. O bezerro pequeno produz vácuo dentro de sua boca durante o processo de sucção e isto permite que o leite flua da teta, enquanto os filhotes de cabra seguram a teta com a boca e usam a língua para espremê-la e retirar mecanicamente o leite de seu interior. Portanto, o bezerro simula o processo utilizado pela máquina de ordenha, enquanto os filhotes de cabra simulam o processo de ordenha manual.

Há muito se sabe que as catecolaminas (epinefrina e norepinefrina) interferem com o processo de remoção do leite porque causam contração acentuada do músculo liso. Contudo, estudos recentes indicaram que esses hormônios afetam a remoção do leite apenas quando estão em níveis suprafisiológicos, a menos que as concentrações de ocitocina não sejam suficientes. Aparentemente, a interferência com a ejeção do leite por certos animais (i. e., período pós-parto imediato de vacas em primeira lactação) pode ser resultado da secreção baixa ou inexistente de ocitocina. A administração de fontes exógenas desse hormônio a esses animais é o tratamento utilizado mais comumente para compensar essa falta de ocitocina. Entretanto, deve-se ter cuidado extremo ao decidir quando utilizar esse tratamento, por diversos motivos. Primeiramente, a administração de ocitocina exógena causa níveis altos que persistem por várias horas, resultando na acumulação inicial de leite nas cisternas e aumentando o risco de desenvolver mastite. Em segundo lugar, a administração exógena crônica pode causar dependência do hormônio depois da primeira semana de uso, com necessidade contínua de administrar hormônio exógeno – ou seja, a ocitocina precisará ser administrada durante todo o ciclo de lactação. As tentativas de suprimir a dependência por interrupção do uso exógeno de ocitocina demoram 48 h ou mais para produzir efeito, resultando na redução irreversível do desempenho lactacional e no aumento do risco de desenvolver infecções bacterianas intramamária novas.

Fatores que afetam a lactação

> **1** A produção e os componentes do leite são afetados pelos genitores do animal? Em caso afirmativo, qual porcentagem de variação na produção e nos componentes do leite (lactose, gordura e proteínas) pode ser explicada ou atribuída à herança genética?
>
> **2** Qual é o nutriente mais limitante durante a fase inicial da lactação? Por quê?
>
> **3** Qual é o componente mais variável do leite? Quais são algumas das causas dessa variação ampla?
>
> **4** Quais fatores afetam ou resultam na redução da gordura do leite?
>
> **5** A ordenha mais frequente afeta a produção de leite?
>
> **6** O que é rBST? Como isso aumenta a produção de leite?
>
> **7** Nas vacas leiteiras, em qual temperatura o estresse do calor começa a alterar sua fisiologia? Quais são as alterações que ocorrem durante o estresse do calor?
>
> **8** O que é mastite e qual é sua causa principal?
>
> **9** Quais são as alterações de composição do leite que ocorrem durante a mastite?
>
> **10** Qual é a faixa normal de pH do leite?

Genética ou hereditariedade

A produção e os componentes (ou composição) do leite são traços hereditários marcantes. A hereditariedade (h^2) é definida pelo grau de variação que pode ser explicado pela genética ou herança genética. No gado leiteiro, a h^2 da produção de leite é de 0,25 a 0,27 (ou variação de 25 a 27% por causa de fatores genéticos), enquanto as h^2 da lactose, da proteína e da gordura são de 0,55, 0,49 e 0,58, respectivamente. As correlações genéticas entre as porcentagens de gorduras e proteínas são de 0,5 (há um efeito positivo sobre uma delas, quando se escolhe a outra), enquanto as correlações genéticas entre a produção de leite e as porcentagens de gordura e proteína são de –0,2 e –0,1, respectivamente.

Nutrição e fatores fisiológicos e ambientais

A produção de leite pelas vacas leiteiras segue um padrão típico ao longo de todos os estágios da lactação. No início da lactação, ou seja, depois do parto, a produção de leite começa a uma taxa elevada e aumenta progressivamente durante as primeiras 8 a 12 semanas de lactação. Durante a maior parte desse período, a vaca não pode consumir quantidades suficientes de energia e proteínas com sua dieta, de modo a repor as perdas de nutrientes com a produção de leite. As vacas mobilizam as reservas de energia armazenadas por meio da lipólise das gorduras do corpo e as reservas de proteínas armazenadas por meio do catabolismo muscular, para que possam atender às suas necessidades de nutrientes. Além disso, as vacas leiteiras precisam mobilizar grandes quantidades de minerais (p. ex., cálcio) armazenados nos ossos durante os estágios iniciais da lactação. Os **compostos energéticos** (notadamente os carboidratos) constituem o grupo de nutrientes limitante no início da lactação e têm relação direta com a quantidade de leite produzida, porque o teor de lactose do leite é regulado rigorosamente e em vista do efeito osmótico que a lactose produz na mobilização da água para o leite.

No gado leiteiro, as necessidades proteicas são muito específicas e requerem proporções apropriadas de proteínas degradáveis e não degradáveis por ruminação, de modo a aumentar ao máximo a produção de leite. O fornecimento de proteínas abaixo das necessidades específicas pode causar redução dramática da produção leiteira. Entretanto, o fornecimento de proteínas acima das necessidades ou a acumulação de energia dentro do intestino ruminante exige que a vaca gaste energia para eliminar o excesso de proteínas do corpo por meio de nitrogênio da ureia. Em geral, os nutricionistas especializados em gado leiteiro usam o teor de nitrogênio ureico para monitorar o equilíbrio nutricional proteico-calórico das vacas em lactação.

O componente mais variável do leite é o teor de gordura. Intervenções hereditárias e nutricionais têm efeitos marcantes no teor de gordura do leite. O fornecimento de quantidades adequadas de fibras aos animais ruminantes resulta em suprimentos suficientes de acetato derivado da ruminação que, junto com o β-hidroxibutirato, é essencial à neossíntese de gorduras dentro das células secretórias mamárias.

A bio-hidrogenização das gorduras dietéticas no rúmen bovino é uma fonte importante de **ácidos linoleicos conjugados (ALCs)**, que proporcionam alguns benefícios à saúde humana. O leite e os laticínios são as fontes principais de ALCs da dieta da maioria dos seres humanos. Entretanto, as alterações da fermentação no rúmen podem formar isômeros geométricos específicos dos ALCs, especialmente **ALCs *cis-10* e *trans-12*,** que podem reduzir drasticamente a produção de gordura do leite pelo gado leiteiro por causa do bloqueio da captação dos ácidos graxos pela glândula mamária. Condições específicas que podem alterar o metabolismo no rúmen e causar redução da gordura do leite são: indução de acidose no rúmen por meio da administração excessiva de concentrados e/ou administração insuficiente de fibras; inclusão de quantidades excessivas de gorduras vegetais na dieta; e inclusão do ionóforo monensina na dieta. A monensina seleciona bactérias no rúmen, que produzem propionato (um ácido graxo volátil) à custa da produção de acetato.

Como já foi explicado, a secreção de leite depende da secreção contínua de PRL e da remoção do *feedback* negativo associado à acumulação dos componentes do leite e ao hormônio ILF. Estudos extensivos manipularam os intervalos de remoção do leite na tentativa de aumentar a produção láctea. Alguns estudos demonstraram que ordenhar as vacas 2 vezes/dia aumenta a produção diária de leite em cerca de 20 a 40%, em comparação com uma única ordenha por dia, dependendo do estágio de lactação. Outros estudos demonstraram que ordenhar 3 vezes/dia aumenta a produção em 5 a 20%, quando comparada com duas ordenhas diárias. Pesquisas mais recentes evidenciaram que ordenhar as vacas 4 a 6 vezes/dia durante um período delimitado durante os primeiros 14 a 21 dias de lactação resulta em produção diária de mais leite ao longo de todo o restante do ciclo de lactação, apesar da redução do número de ordenhas depois do período definido. Esse fenômeno fisiológico parece ser causado pela proliferação das células secretórias adicionais, ou pela acentuação da diferenciação funcional de uma população de células não secretórias preexistentes.

Sem dúvida alguma, o tratamento galactopoético utilizado mais comumente pela indústria leiteira moderna é a administração de **somatotrofina bovina recombinante (rBST)** às vacas. A rBST aumenta a produção de leite estimulando o epitélio secretório da mama a aumentar sua taxa metabólica, reduz o envelhecimento celular e melhora a utilização e a distribuição dos nutrientes, em vez de atuar por meio da diferenciação de novas células epiteliais. Atualmente, o único produto de rBST comercializado aumenta a produção leiteira durante o período de tratamento e exige que as doses sejam reaplicadas a cada 14 dias, senão a produção de leite volta aos níveis pré-tratamento.

Todas as espécies animais ficam expostas às condições climáticas externas e são expostas a temperaturas situadas fora da sua zona termoneutra; isto aumenta as necessidades nutricionais de manutenção destes animais. Na indústria leiteira dos EUA, o **estresse do calor** começa a ocorrer em torno de 20°C com as raças típicas desta indústria e, anualmente, acarreta custos de milhões de dólares perdidos. O estresse do calor aumenta a necessidade de manutenção do gado Holstein em 25 a 30%, mas também há uma redução simultânea da ingestão de matéria seca, resultando em equilíbrio calórico negativo e diminuição da produção leiteira. Entretanto, a redução resultante da matéria seca explica apenas cerca de 50% da redução da produção de leite, indicando que outras adaptações metabólicas ocorram com o objetivo de diminuir a elevação da temperatura. Normalmente, as vacas em balanço calórico negativo poderiam desviar os mecanismos homeorréticos para alterar seu metabolismo, inclusive reduzindo os níveis de insulina e aumentando a lipólise das reservas armazenadas. Contudo, estudos recentes demonstraram que algumas espécies animais diminuem a lipólise regulada pelo aumento dos níveis circulantes de insulina, resultando na utilização ampliada de glicose pelos hepatócitos e miócitos. A utilização dos lipídios armazenados como fontes de energia aumenta a elevação da temperatura e, então, parece que o gado leiteiro utiliza preferencialmente glicose como fonte predominante de energia na tentativa de manter a termoneutralidade, embora à custa da produção de leite. Por outro lado, durante os períodos de estresse do frio, o gado aumenta a ingestão de matéria seca para compensar o aumento das necessidades nutricionais de manutenção. O aumento da ingestão de matéria seca evita que ocorra redução da produção de leite, até que a temperatura esteja abaixo de –20°C.

Em geral, existem variações na composição do leite durante as alterações sazonais: os níveis de gordura, proteínas, sólidos totais e sólidos não lipídicos geralmente são maiores durante os meses de inverno, enquanto os teores de gordura e proteína diminuem durante os meses de verão.

Distúrbios metabólicos e mastite

Distúrbios metabólicos

O início da gestação impõe enorme demanda de energia, proteínas e minerais para sustentar os níveis altos de produção leiteira. Na tentativa de manter a homeorrese calórica, as espécies animais realizam lipólise extensiva para fornecer AGNEs ao fígado, de modo que sejam metabolizados para produzir fontes de energia para os outros tecidos, além de corpos cetônicos, na tentativa de conservar glicose para a galactopoese. A oxidação parcial dos AGNEs leva à formação de corpos cetônicos, que são liberados na corrente sanguínea e podem ser utilizados pelos outros tecidos do corpo como fontes de energia. Os corpos cetônicos podem acumular-se nos tecidos (inclusive no leite) e a presença de cetonas em excesso causa **cetose**. A determinação dos níveis de cetonas no leite é realizada frequentemente pelos veterinários para detectar e monitorar os níveis de cetose nos rebanhos leiteiros.

Com a biossíntese de gordura do leite, a glândula mamária incorpora AGNEs circulantes à gordura do leite. É comum que vacas leiteiras pós-parto tenham concentrações sanguíneas altas de AGNEs, que são acrescentados à gordura do leite e podem resultar em concentrações de gordura acima de 6% no primeiro mês de lactação. Os níveis altos de gordura no leite do período pós-parto geralmente são usados como indicador para monitorar a mobilização dos AGNEs e a ocorrência de cetose do gado leiteiro: a razão entre gordura/proteína do leite entre 1:4 e 1:5 ou mais é usada como sinal ou indicador de problemas potenciais.

Durante o parto, há enorme necessidade de cálcio para sustentar a síntese de colostro e leite. O colostro tem concentração de cálcio em torno de 2,1 g/ℓ, enquanto o leite tem concentração de cálcio de 1,22 g/ℓ. Depois do parto, o animal precisa suprir esse cálcio a partir de suas reservas circulantes e das fontes extravasculares, inclusive ossos e dieta. Quando essas fontes não são suficientes para atender a demanda, o animal pode ter **hipocalcemia** subclínica ou clínica, que limita suas funções metabólicas e altera a atividade muscular, resultando possivelmente em imobilidade do animal e, quando o problema não é corrigido, pode levar à morte. A homeostasia do cálcio é essencial à função apropriada do sistema imune e, deste modo, é importante para a prevenção das doenças do puerpério.

Mastite

A **mastite** é definida por uma inflamação da glândula mamária, mas na maioria dos casos as alterações do leite são subclínicas, ou seja, sem qualquer alteração do aspecto visível do leite. No gado leiteiro, a mastite subclínica aumenta as perdas econômicas associadas a esta doença. Algumas estimativas sugeriram que apenas 25% de todas as perdas causadas por mastite estejam associadas aos casos nos quais o leite estava visualmente anormal – condição conhecida como **mastite clínica**. A maioria das fazendas de gado leiteiro tem incidência anual de mastite clínica na faixa de 25 a 40%. A maioria das infecções intramamárias é de origem bacteriana, mas também existem casos em que leveduras e algas são os agentes etiológicos.

A porcentagem mais alta de infecções intramamárias (IIM) recém-desenvolvidas ocorre durante o período não lactante, também conhecido como **período seco**. Em termos mais específicos, a maioria das IIMs ocorre durante as primeiras 2 semanas depois de iniciar o período seco e nas últimas 2 semanas deste período. A razão que explica o aumento da suscetibilidade às infecções primárias nesses períodos é a supressão dos mecanismos de defesa das mamas, inclusive o afrouxamento do esfíncter da teta em consequência do aumento da PIM; o consumo preferencial dos componentes do leite pelas células fagocitárias; e a supressão da funcionalidade das células imunes em consequência do parto. Além disso, o leite não é eliminado pela glândula mamária durante esses períodos e este é um mecanismo importante para a eliminação das bactérias.

A prevalência da mastite nas fazendas de gado leiteiro é monitorada comumente pelo grau de elevação da **contagem de células somáticas (CCS)** no leite. Em geral, as vacas normais têm CCS abaixo de 200.000 células/mℓ e, dentre estas células, a maioria é de células epiteliais e macrófagos. Quando o animal desenvolve uma IIM recente, a CCS aumenta rapidamente com o afluxo rápido de neutrófilos para controlar a infecção. Dependendo da gravidade clínica da infecção, a glândula mamária pode apresentar pouquíssimos danos a longo prazo ou, nos casos de mastite grave, as glândulas individuais do úbere podem parar de produzir leite por causa da apoptose das células secretórias ou da disfunção da PRL. Nos casos muito graves, a vaca pode morrer em consequência da endotoxemia resultante das toxinas produzidas pelo agente patogênico. As infecções intramamárias (IIMs) alteram a consistência do leite porque alteram o metabolismo das células secretórias e em consequência do aumento dos produtos do soro (inclusive albumina sérica) no leite, por causa do rompimento das junções estreitas entre estas células. Em comparação com o leite com CCS baixa, a CCS alta diminui o teor de lactose para manter o equilíbrio osmótico em consequência do extravasamento aumentado de sódio e cloreto. Durante os episódios de mastite, o animal tem (i) alterações mínimas nas porcentagens de gordura do leite, mas aumenta a lipólise e o mau cheiro (rançoso) em consequência do rompimento das membranas dos glóbulos de gordura do leite e das lipases do hospedeiro e das bactérias presentes no leite; (ii) alteração mínima do teor proteico total, mas a concentração de caseína diminui significativamente em consequência do aumento da decomposição proteica no lúmen dos alvéolos e no leite; e (iii) aumentos notáveis das proteínas do soro e dos polipeptídios inflamatórios solúveis. Essas alterações podem diminuir a utilidade do leite para processamento, por causa da redução do rendimento do queijo e do aumento potencial de rancidez devido às alterações da composição dos ácidos graxos.

Tratamento da mastite

O tratamento das infecções intramamárias (IIMs) é a razão principal do uso de produtos antimicrobianos nas fazendas de gado leiteiro e acarreta consumo expressivo de outros produtos, inclusive fármacos anti-inflamatórios. Os produtos antimicrobianos podem ser administrados diretamente no leite por via intramamária, ou indiretamente por administração sistêmica. Essas duas vias produzem níveis terapêuticos efetivos no leite, quando os princípios farmacológicos apropriados são levados em consideração. Em geral, a via intramamária produz concentrações altas do fármaco no foco da infecção, contanto que a inflamação não impeça a difusão do produto. Os fármacos sistêmicos que são bases fracas, hidrofóbicos, não ionizados e que não se ligam amplamente às proteínas podem atravessar eficazmente a membrana celular do epitélio secretório e alcançar concentrações terapêuticas no leite.

O pH do leite normalmente varia de 6,5 a 6,8, mas o leite das vacas com mastite geralmente tem pH na faixa de 6,9 a 7,2 – isto pode alterar a efetividade dos agentes antimicrobianos. Além disso, o rompimento das junções estreitas entre as células secretórias pode permitir que os compostos, que normalmente não se difundem pelas membranas epiteliais intactas, passem mais facilmente ao leite.

Resíduos no leite

Independentemente do tipo de fármaco administrado por via sistêmica, a molécula e/ou seu metabólito acumula-se no leite em alguma concentração. A eliminação dos fármacos presentes no leite ocorre principalmente por remoção do leite da glândula durante o processo de ordenha ou sucção do filhote e por difusão dos fármacos para o sangue. No processo de aprovação de um fármaco, as empresas farmacêuticas precisam apresentar dados farmacocinéticos de modo a estabelecer os intervalos apropriados de "descarte" do leite e das carnes dos animais tratados, antes que sejam oferecidos para consumo humano. Entretanto, é importante lembrar que esses períodos de "suspensão" são estabelecidos com base nos animais saudáveis e alguns fármacos apresentam perfil farmacodinâmico diferente nos animais doentes. Os recém-nascidos que ingerem laticínios preparados a partir de animais tratados podem ingerir quantidades de resíduos farmacêuticos suficientes para violar essas regulamentações.

Os resíduos do leite também podem resultar de vários produtos ingeridos acidental ou intencionalmente, ou administrados por via tópica ou sistêmica. Exemplos de compostos ou metabólitos que poderiam deixar resíduos no leite são micotoxinas, parasiticidas, pesticidas, hormônios, detergentes e desinfetantes. Os veterinários devem estar cientes das medidas de prevenção de resíduos no leite e nas carnes quando tratam espécies animais usadas como alimento.

Função biológica do leite

> 1 A composição do leite varia nas diferentes espécies? Por quê?
>
> 2 O que é colostro e qual é sua função?
>
> 3 O que são células somáticas? Quais são a CCS normal e os tipos celulares normais encontrados nas glândulas mamárias não infectadas? E quanto à CCS e aos tipos celulares presentes nas glândulas infectadas?
>
> 4 O que é lactoferrina? Quando o nível de lactoferrina está elevado nas vacas, nos seres humanos e nos cavalos?

O leite fornecido pela lactação assegura que a reprodução seja bem-sucedida por meio do fornecimento dos componentes essenciais ao crescimento e à saúde do recém-nascido. O leite bovino tornou-se um produto básico da dieta humana, inclusive por sua inclusão como ingrediente principal das fórmulas para lactentes. O leite fornece energia derivada da lactose, das gorduras e das proteínas e também proteínas para atender as necessidades de aminoácidos, tanto na forma de caseína como de proteínas do soro. Além disso, o leite contém sais minerais e vitaminas essenciais, inclusive cálcio, fósforo, tiamina e riboflavina, além de ser uma fonte de água necessária ao metabolismo.

Valor nutricional e diferenças entre as espécies

A Tabela 54.4 descreve as composições dos leites de 30 espécies de mamíferos. Como se pode observar nessa tabela, existem variações enormes entre as espécies, dependendo dos requisitos evolucionários específicos de cada recém-nascido da espécie. O leite da vaca leiteira da raça Holstein contém cerca de 3,5% de gordura, 3,2% de proteínas e 4,6% de lactose. As espécies marinhas (p. ex., foca-de-capuz) produzem leite com 50% de gordura, 6% de proteínas e praticamente nenhuma lactose. Os filhotes recém-nascidos das focas mamam por apenas cerca de 4 dias, mas adquirem força enorme e isolamento durante este período; na verdade, eles duplicam seu peso ao nascer enquanto são amamentados. As espécies de crescimento rápido (p. ex., coelhos e ratos) tendem a ter leites com teores proteicos altos para suportar o desenvolvimento muscular acelerado. Por outro lado, o leite das cobaias contribui pouquíssimo para o crescimento final dos filhotes. Também é importante ressaltar que os fatores como raça, condições ambientais estressantes, nutrição e hábitos de amamentação dos filhotes podem contribuir significativamente para a variação da composição do leite entre as espécies.

Colostro

O **colostro** – primeira secreção da glândula mamária antes do parto – fornece componentes importantes e, em alguns casos, essenciais à saúde e à sobrevivência do recém-nascido. Em comparação com o leite, a composição do colostro tem teores consideravelmente maiores de sólidos, proteínas e cinzas (especialmente zinco, ferro, ácido fólico, colina, riboflavina e vitaminas A, E e B_{12}) (Tabela 54.5). Algumas estimativas sugeriram que, ao nascer, um bezerro tenha reservas de energias suficientes (na forma de gordura e glicogênio) para apenas cerca de 18 h, caso não receba colostro.

As espécies animais de fazenda, inclusive bois, ovelhas e porcos, têm placentas epiteliocoriais que contêm seis camadas que, deste modo, impedem a transferência das imunoglobulinas da gestante para o feto. Nessas espécies, o consumo adequado de colostro é essencial à sobrevivência do recém-nascido. A imunoglobulina predominante nessas espécies é da classe IgG, mas IgM e IgA também estão presentes e conferem ao recém-nascido imunidade sistêmica e relacionada com o intestino, que é essencial à sua sobrevivência nos primeiros dias. Os cães e os gatos têm placenta endoteliocorial, que permite transferência moderada de imunoglobulinas; por isso, estes animais recebem imunoglobulinas *in utero*, assim como por meio da ingestão do colostro. A transferência das imunoglobulinas ocorre através da placenta hemocorial das espécies como seres humanos, macacos e coelhos. Nesses últimos animais, a concentração de imunoglobulinas no colostro é muito menor e as classes principais são IgA e IgM (Figura 54.8). As diferenças nas quantidades e nos isótipos das imunoglobulinas podem ser apreciadas entre as espécies e no soro e nas secreções mamárias (Tabela 54.6).

Tabela 54.4 Composição dos leites de vários animais.

	Porcentagem por peso							
			Proteína					
	Água	Gordura	Caseína	Soro	Total	Lactose	Cinzas	Energia (kcal/100 g)
Porco-da-terra (*Orycteropus afer*)	68,5	12,1	9,5	4,8	14,3	4,6	1,4	184
Morcego-de-franja (*Myotis thysanodes*)	59,5	17,9	ND	ND	12,1	3,4	1,6	223
Urso-negro (*Ursus americanus*)	55,5	24,5	8,8	5,7	14,5	0,4	1,8	280
Búfalo, aquático (*Bubalus bubalis*)	82,8	7,4	3,2	0,6	3,8	4,8	0,8	101
Camelo (*Camelus dromedarius*)	86,5	4,0	2,7	0,9	3,6	5,0	0,8	70
Vaca (*Bos taurus*)	87,3	3,9	2,6	0,6	3,2	4,6	0,7	66
Cadela (*Canis familiaris*)	76,4	10,7	5,1	2,3	7,4	3,3	1,2	139
Golfinho (*Tursiops truncatus*)	58,3	33,0	3,9	2,9	6,8	1,1	0,7	329
Burro (*Equus asinus*)	88,3	1,4	1,0	1,0	2,0	7,4	0,5	44
Equidna (*Tachyglossus aculeatus*)	63,2	19,6	8,4	2,9	11,3	2,8	0,8	233
Elefante indiano (*Elephas maximus*)	78,1	11,6	1,9	3,0	4,9	4,7	0,7	143
Cabra (*Capra hircus*)	86,7	4,5	2,6	0,6	3,2	4,3	0,8	70
Cobaia (*Cavia porcellus*)	83,6	3,9	6,6	1,5	8,1	3,0	0,8	80
Ouriço (*Erinaceus europaeus*)	79,4	10,1	ND	ND	7,2	2,0	2,3	100
Égua (*Equus caballus*)	88,8	1,9	1,3	1,2	2,5	6,2	0,5	52
Mulher (*Homo sapiens*)	87,1	4,5	0,4	0,5	0,9	7,1	0,2	72
Canguru vermelho (*Macropus rufus*)	80,0	3,4	2,3	2,3	4,6	6,7	1,4	76
Peixe-boi (*Trichechus manatus*)	87,0	6,9	ND	ND	6,3	0,3	1,0	88
Gambá (*Didelphis virginiana*)	76,8	11,3	ND	ND	8,4	1,6	1,7	142
Porca (*Sus scrofa*)	81,2	6,8	2,8	2,0	4,8	5,5	1,0	102
Coelha (*Oryctolagus cuniculus*)	67,2	15,3	9,3	4,6	13,9	2,1	1,8	202
Rata (*Rattus norvegicus*)	79,0	10,3	6,4	2,0	8,4	2,6	1,3	137
Rena (*Rangifer tarandus*)	66,7	18,0	8,6	1,5	10,1	2,8	1,5	214
Urso-do-mar (*Calorhinus ursinus*)	34,6	53,5	4,6	4,3	8,9	0,1	0,5	516
Ovelha (*Ovis aries*)	82,0	7,2	3,9	0,7	4,6	4,8	0,9	102
Musaranho, de árvore (*Tupaia belangeri*)	59,6	25,6	ND	ND	10,4	1,5	ND	278
Bicho-preguiça (*Bradypus variegatus*)	83,1	2,7	ND	ND	6,5	2,8	0,9	62
Esquilo cinzento (*Sciurus carolinensis*)	60,4	24,7	5,0	2,4	7,4	3,7	1,0	267
Iaque (*Bos grunniens*)	82,7	6,5	ND	ND	5,8	4,6	0,9	100
Zebu (*bos indicus*)	86,5	4,7	2,6	0,6	3,2	4,7	0,7	74

ND, indeterminado.
Fonte: Park, S. and Lindberg, G.L. (2004) The mammary gland and lactation. In: *Duke's Physiology of Domestic Animals*, 12th edn. (ed. W.O. Reece). Cornell University Press, Ithaca, NY. Reproduzida, com autorização, de Cornell University Press.

Tabela 54.5 Composição do colostro bovino e do leite integral normal.

Componente	Colostro (%)	Leite integral (%)
Sólidos totais	23,9	12,9
Lactose	2,7	5,0
Gordura	6,7	4,0
Proteína	14,3	3,2
Caseína	5,2	2,6
Albumina	1,5	0,47
Imunoglobulinas	6,0	0,09
Cinzas	1,1	0,7
Vitamina A (ng/dℓ)	295,0	34,0
Densidade (g/mℓ)	1,056	1,032

Fonte: Park, S. and Lindberg, G.L. (2004) The mammary gland and lactation. In: *Duke's Physiology of Domestic Animals*, 12th edn. (ed. W.O. Reece). Cornell University Press, Ithaca, NY. Reproduzida, com autorização, de Cornell University Press.

Além das imunoglobulinas e de outros nutrientes necessários ao crescimento e desenvolvimento, o colostro contém inúmeras proteínas e células imunes necessárias à proteção imunológica inicial, além de outros fatores que facilitam a digestão.

Sistemas internos de defesa imune secundária

Nos planos mais profundos da glândula mamária, leucócitos e mecanismos de defesa solúveis (p. ex., lactoferrina, imunoglobulinas e complemento) combinam-se na tentativa de controlar infecções intramamárias. Os leucócitos constituem o mecanismo de defesa primária da glândula mamária. O leite de uma glândula mamária não infectada pode ter CCS na faixa de 20.000 a 200.000 células/mℓ, com predomínio de macrófagos entre os leucócitos. Quando há invasão bacteriana, os neutrófilos invadem rapidamente o foco infeccioso em resposta às citocinas proinflamatórias. É comum que uma vaca com IIM tenha 500.000 ou mais células somáticas presentes no leite, com predomínio dos neutrófilos.

Parte 1 | Endocrinologia, Reprodução e Lactação

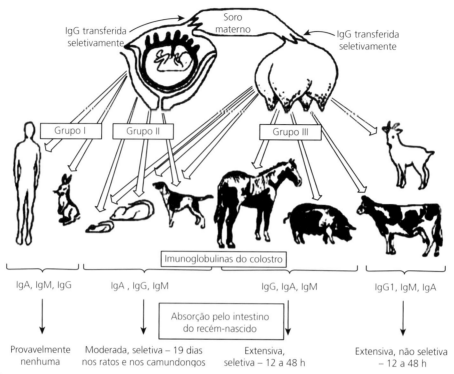

Figura 54.8 Transferência de imunoglobulina materna (mediador universal da imunidade passiva em todas as espécies) à prole de algumas espécies importantes. A transferência que ocorre no grupo I é *intrauterina*; no grupo III, por meio do colostro; e no grupo II é mista. As concentrações relativas das imunoglobulinas do colostro estão representadas pelo tamanho da designação da imunoglobulina. A absorção relativa e os tempos de absorção pelo intestino do recém-nascido também estão referidos. Segundo Guidry, A.J. (1985) Mastitis and the imune system of the mammary gland. In: *Lactation* (ed. B.L. Larson). Iowa State University Press, Ames, IA.

Estudos demonstraram que as vacas que desenvolviam uma infecção intramamária recente em glândulas previamente normais tinham respostas imunes celulares retardadas em consequência dos distúrbios da migração celular e de uma redução intrínseca da capacidade fagocitária no leite. Contudo, descobertas recentes comprovaram que os neutrófilos intramamários dispõem de um mecanismo de controle bacteriano adicional conhecido como **armadilhas extracelulares do neutrófilo (NETs)** que, ao contrário da atividade fagocitária, funciona com muita eficiência no leite. As NETs são membranas antibacterianas de DNA extracelular e histona combinadas com outras proteínas nucleares e granulares produzidas muito rapidamente para sustar infecções bacterianas recém-instaladas.

A fagocitose bacteriana é potencializada pela opsonização com anticorpo, com ou sem participação do complemento. IgG1 é a imunoglobulina predominante na glândula não infectada e parece ser um fator contribuinte importante para os mecanismos de defesa inicial das mamas por meio do reconhecimento de infecções recentes. A opsonização das bactérias pela IgG2 amplia a fagocitose pelos neutrófilos, enquanto a opsonização por IgG1 e IgG2 aumenta a fagocitose bacteriana pelos macrófagos. A IgA do leite tem a função de aglutinar bactérias, evitar a multiplicação bacteriana, impedir a adesão aos revestimentos mucosos e ligar-se e neutralizar toxinas. No leite normal, os níveis das imunoglobulinas são menores que 0,1%, mas durante a produção de colostro, as concentrações das imunoglobulinas chegam a cerca de 6%.

A roseta de Fürstenberg é significativa dentro do processo de reconhecimento de antígenos na glândula mamária. Embora essa estrutura tenha granjeado grande notoriedade nos compêndios de veterinária ao longo dos últimos anos, seu significado clínico foi definido apenas recentemente. Estudos recentes determinaram que existem centros germinativos linfoides nessa área, que são conhecidos como **tecido linfoide associado à roseta de Fürstenberg (FALT)** e são muito semelhantes aos que são encontrados no intestino ou no brônquio; estes centros germinativos desempenham um papel importante no processamento dos antígenos dentro da glândula mamária. Vários tipos de linfócitos estão presentes no leite e são muito semelhantes

Tabela 54.6 Concentrações (mg/mℓ) das imunoglobulinas no soro e nas secreções mamárias de três espécies representativas.

	Soro	Colostro	Leite
Ser humano			
IgG	12,10	0,43	0,04
IgA	2,50	17,40	1,00
IgM	0,93	1,60	0,10
Bovinos			
IgG	18,90	50,50	0,80
IgA	0,50	3,90	0,20
IgM	2,60	4,20	0,05
Suínos			
IgG	21,50	58,70	3,00
IgA	1,80	10,70	7,70
IgM	1,10	3,20	0,30

Fonte: Akers, R.M. (2002) Overview of mammary development. In: *Lactation and the Mammary Gland*. Iowa State Press, Ames, IA. Reproduzida, com autorização, de Wiley.

aos encontrados no sangue. Os subtipos de linfócitos conhecidos como *natural Killer* participam da citotoxicidade celular dependente de anticorpo; os linfócitos B são responsáveis pela memória antigênica e pela produção de anticorpos, enquanto os linfócitos T são responsáveis por produzir citocinas para ajudar a regular a função imune. No leite, a razão entre células CD4+ (células T auxiliares) e CD8+ (células T supressoras) é menor que no sangue. Além disso, a funcionalidade do sistema imune da glândula mamária pode ser afetada pelo estágio de lactação do animal. Por exemplo, nas vacas leiteiras em pós-parto, o aumento da expressão fenotípica dos linfócitos supressores CD8+ pode reduzir a atividade fagocitária da glândula mamária. Além disso, estudos demonstraram que diferentes bactérias alteram a expressão das citocinas e, deste modo, conquistam uma vantagem competitiva no leite.

A **lactoferrina** está presente nas células secretórias mamárias e nos neutrófilos. Essa molécula é uma glicoproteína de ligação do ferro, que geralmente é encontrada na forma de apolactoferrina (deficiente em ferro). As propriedades de ligação ao ferro da apolactoferrina tornam o mineral indisponível às bactérias que dependem deste elemento. A lactoferrina é extremamente importante durante a involução das mamas e seu nível é 100 vezes maior durante este período das vacas leiteiras. A lactoferrina está presente em concentrações altas no leite dos seres humanos e das éguas ao longo de todo o ciclo de lactação.

A função imune da glândula mamária é uma combinação complexa com graus variáveis de imunossupressão durante todo o ciclo de lactação. Apesar disso e da ampla exposição aos microrganismos, a glândula mamária desempenha um papel marcante no controle das infecções intramamárias.

Autoavaliação

As respostas encontram-se no final do capítulo.

1 No que concerne à anatomia funcional da glândula mamária (assinale todas as respostas certas):
   A A capacidade de lactação do úbere bovino está diretamente relacionada com o peso do úbere vazio, porque a relação entre parênquima e estroma é relativamente invariável.
   B A unidade funcional da glândula mamária em lactação é o alvéolo, que consiste em uma camada simples de células epiteliais secretórias que sintetizam e secretam leite no seu lúmen.
   C Para produzir 1 ℓ de leite, cerca de 1.200 ℓ de sangue precisam circular pela glândula mamária
   D No úbere bovino, os nervos aferentes e eferentes são necessários aos processos de secreção e ejeção do leite.

2 Quanto ao crescimento e à diferenciação das mamas e no que se refere à lactação, quais das seguintes opções estão certas (assinale todas as respostas certas)?
   A O crescimento da glândula mamária (mamogênese) é o determinante principal da produção de leite bovino, porque a quantidade de células secretórias afeta diretamente o volume produzido.
   B A involução mamária caracteriza-se pela redução das contagens de células secretórias. Quando uma vaca entra no período seco nos estágios avançados da gestação, a redução da quantidade de células é muito menor que se o animal entrasse no período seco nos estágios iniciais da gestação.

C O crescimento mamário acelerado durante a gestação é resultado da secreção sincrônica ampliada de estrogênio e hormônio do crescimento.
   D Embora a maior parte da proliferação das células secretórias mamárias ocorra no final da gestação, aumentos adicionais da contagem de células persistem ao longo de todo o ciclo de lactação.

3 Durante a síntese e a secreção de leite (assinale todas as respostas certas):
   A Glicose é o substrato energético principal dos animais não ruminantes, enquanto glicose (originada do propionato) e acetato são as fontes energéticas principais dos ruminantes.
   B As proteínas principais do leite, que são sintetizadas para exportação nos tecidos mamários bovinos, são caseína e proteínas do soro.
   C As gorduras do leite bovino caracterizam-se por uma mistura de triglicerídeos com grandes proporções de ácidos graxos de cadeias curtas (C_4 a C_{16}).
   D Os minerais do leite são originados do sangue, enquanto as vitaminas são absorvidas da dieta ou são sintetizadas no rúmen.

4 No que se refere à fisiologia da ordenha (assinale todas as respostas certas):
   A A taxa de secreção de leite depende da pressão que se acumula dentro da glândula mamária e da regulação por *feedback* por ação dos componentes específicos do leite.
   B Embora seja necessária uma diferença de pressão para superar a resistência do esfíncter ao fluxo do leite, a sucção dos filhotes não gera vácuo suficiente para suplantar a resistência do esfíncter das tetas.
   C A máquina de ordenha utiliza vácuo para remover o leite. O vácuo contínuo faz com que o leite flua rapidamente, sem causar danos à teta.
   D Leite residual é o volume que permanece no úbere depois da sucção ou da ordenha normal (cerca de 10 a 20% do volume total de leite). Uma vaca com porcentagem alta de leite residual tem persistência da lactação por mais tempo.

5 No que concerne à função biológica do leite (escolha todas as respostas certas):
   A Um bezerro recém-nascido adquire imunidade passiva pelo colostro, que é sua única fonte de imunoglobulinas.
   B O leite das vacas pode funcionar como componente único ou principal da dieta dos lactentes humanos e é uma fonte valiosa de proteínas e cálcio para os indivíduos idosos.
   C Embora existam diferenças enormes na composição dos leites das diversas espécies e mesmo na mesma espécie, a composição do leite bovino é consistente entre as raças de gado e entre animais da mesma raça.
   D Os resíduos acumulados no leite entram apenas por processos de secreção ou infusão pelo canal da teta e podem formar resíduos potencialmente deletérios à saúde humana.

6 Quais fatores afetam a lactação (assinale todas as respostas certas)?
   A Embora os nutrientes (carboidratos, lipídios, proteínas, minerais, vitaminas e água) tenham enorme importância para o crescimento e a lactação, acredita-se que proteína seja o nutriente limitante porque é necessária ao metabolismo apropriado de todos os demais nutrientes.
   B O aumento da oferta de proteínas dietéticas (p. ex., acima de 19%) tem pouco efeito na produção de leite e no teor proteico do leite. Entretanto, o aumento do teor de gordura da dieta da vaca em lactação aumenta expressivamente o teor de gordura do leite.

694 Parte 9 | Endocrinologia, Reprodução e Lactação

C O aumento da frequência da ordenha aumenta a produção de leite, por exemplo, ordenhar 2 vezes/dia fornece no mínimo 40% mais leite que ordenhar apenas 1 vez/dia. Entretanto, a resposta da produção de leite às ordenhas mais frequentes diminui com o aumento adicional da frequência.

D O estresse do calor reduz a ingestão alimentar e altera a utilização da glicose por outros tecidos além da glândula mamária, causando declínio rápido da produção leiteira. A redução da produção de leite durante os períodos de estresse do frio é atribuída basicamente ao aumento das necessidades para manter a temperatura central do corpo.

7 Quanto ao sistema imune da glândula mamária (assinale todas as respostas certas):

A Os macrófagos representam os leucócitos principais encontrados na glândula bovina não infectada

B Os neutrófilos invadem rapidamente em resposta às infecções intramamárias recentes e são muito efetivos na fagocitose no leite.

C IgG e IgA desempenham funções importantes no leite durante uma infecção intramamária.

D As citocinas desempenham um papel importante na regulação da resposta inflamatória dentro da glândula mamária durante uma infecção e têm propriedades semelhantes às que são encontradas no soro.

Leitura sugerida

Akers, R.M. (2002) *Lactation and the Mammary Gland.* Iowa State Press, Ames, IA.

Anderson, R.R., Collier, R.J., Guidry, A.J. *et al.* (1985) In: *Lactation* (ed. B.L. Larson). Iowa State University Press. Ames, IA.

Lippolis, J.D., Peterson-Burch, B.D. and Reinhardt, T.A. (2006) Differential expression analysis of proteins from neutrophils in the peri-parturient period and neutrophils from dexamethasone treated dairy cows. *Veterinary Immunology and Immunopathology* 111:149–164.

Rhoads, M.L., Rhoads, R.P., VanBaale, M.J. *et al.* (2009) Effects of heat stress and plane of nutrition on lactating Holstein cows: I. Production, metabolism, and aspects of circulating somatotropin. *Journal of Dairy Science* 92:1986–1997.

Respostas

1 B
2 A, B
3 A, B, C, D
4 A
5 A, B, D
6 C, D
7 A, C

55 Reprodução das Aves Domésticas

Patricia A. Johnson

Fotoperiodismo, 695
    Fotorreceptores, 695
    Fotoestimulação, 696
    Fotorrefratariedade, 696
    Glândula tireoide, 696
    Hormônio de liberação das gonadotrofinas, 696
Função reprodutiva masculina, 697
    Testículos, 697
    Órgãos sexuais acessórios, 698
    Espermatogênese, 698
    Regulação endócrina dos testículos, 698
    Criopreservação do sêmen, 699

Função reprodutiva feminina, 699
    Anatomia do trato reprodutivo, 699
    Crescimento dos folículos, 699
    Anatomia do oviduto, 701
    Armazenamento do esperma, 701
    Endocrinologia do ovário, 701
    Seleção dos folículos, 702
    Ciclo ovulatório, 704
    Oviposição, 704
Choco, 704
Autoavaliação, 704

Uma das diferenças evidentes entre as aves e os mamíferos é que não há um ciclo estral ou gestação bem definida. As aves são ovíparas e o embrião precisa ter tudo de que necessita quando o ovo é posto. Por esse motivo, entre as aves e os mamíferos, existem diferenças significativas na fisiologia reprodutiva e também na anatomia. Por exemplo, a produção e a acumulação da gema são necessárias às aves, assim como a formação de um envoltório protetor. Essas adaptações requerem fundamentos endócrinos específicos.

As galinhas (*Gallus domesticus*) são as aves domésticas mais numerosas e têm sido detalhadamente estudadas. Além disso, perus (*Meleagris gallopavo*), patos (*Anas platyrhynchos*) e codornas japonesas (*Coturnix coturnix japonica*) também são espécies domésticas amplamente estudadas. A importância comercial desses tipos de aves tem suscitado pesquisas acerca de sua fisiológica básica, enquanto as pressões comerciais também estimularam a seleção genética que as tornou diferentes de algumas espécies aviárias de vida livre. Por exemplo, a seleção de quantidades maiores de ovos postos resultou em raças de galinhas que põem anualmente 250 a 270 ovos por animal, enquanto a tendência a que estas raças parem de pôr e incubem seus ovos foi praticamente eliminada. Esses traços têm vantagens comerciais evidentes para a produção de ovos, mas poderiam acarretar problemas de adaptação em ambientes naturais. Do mesmo modo, a seleção de perus com peitos maiores tornou impossível o acasalamento natural e exigiu inseminação artificial para a produção destas aves. Nesse capítulo, as informações apresentadas referem-se basicamente às aves domésticas, porque este é o tema deste livro e, por causa de seu interesse comercial, estudos detalhados têm fornecido muita informação acerca de sua fisiologia reprodutiva básica.

Fotoperiodismo

1 Como a informação fotoperiódica é recebida pelas aves?
2 Qual é a diferença entre refratariedade relativa e refratariedade absoluta?
3 O que é fase fotossensível?
4 Como a fotorrefratariedade é interrompida?
5 Qual é o mediador endócrino da informação fotoperiódica?

Fotorreceptores

Fotoperíodo é o estímulo ambiental mais significativo para a atividade reprodutiva das aves. Embora estímulos nutricionais, precipitação atmosférica e interações sociais estejam envolvidos na estimulação da atividade reprodutiva de algumas espécies, a grande maioria das aves das regiões temperadas (inclusive as espécies domesticadas comuns) usa o fotoperíodo como estímulo. A luz que afeta estimulação e periodicidade reprodutivas é percebida pelos **fotorreceptores** localizados no hipotálamo. Algumas experiências demonstraram que a luz precisa atravessar o crânio das aves e que a glândula pineal e os olhos não são fundamentais à percepção da duração do dia.[1] Quando cientistas impediram que a luz penetrasse através do crânio colocando-se toucas impermeáveis à luz nos patos, ou injetando-se corante sob o crânio, estas aves não foram capazes de responder à fotoestimulação. Do mesmo modo, estudos demonstraram que a informação fotoperiódica foi igualmente bem recebida por aves que tinham ou não capacidade de enxergar. Vários estudos sugeriram que esses fotorreceptores estejam localizados no hipotálamo e nas proximidades dos ventrículos. Alguns neurônios dessas áreas contêm material proteico (semelhante à opsonina) comparável ao que está presente nos fotorreceptores da retina. A percepção da luz no cérebro resulta na secreção do

---

[1] N.R.T.: O aluno que se interesse em aprofundar essa propriedade fisiológica pode consultar o excelente artigo recente: Kuenzel WJ *et al*. Poult Sci 2015;94(4): 768-798.

hormônio de liberação das gonadotrofinas (GnRH), que é seguida da secreção das gonadotrofinas e da estimulação das gônadas (Figura 55.1).

Fotoestimulação

No que diz respeito ao efeito da luz nas espécies aviárias, é importante entender que a luz tem ação fotoestimuladora, estimulando as aves a tornarem-se reprodutivamente aptas e ativas quando a duração da luz é suficiente. Além disso, a luz também atua no sentido de regular os eventos do ciclo reprodutivo (conforme descrito com mais detalhes na seção intitulada Ciclo ovulatório). Para a maioria das espécies domesticadas, um dia longo é constituído de um período de luminosidade maior que 12 h, embora a ave não perceba isto como uma luz contínua. Para que ocorram efeitos estimuladores no sistema reprodutivo, a luz precisa incidir durante a *fase fotossensível*, que é estabelecida pela hora do amanhecer e geralmente ocorre no mínimo 12 h depois do alvorecer. Contanto que a luz incida durante a fase fotossensível, a fotoestimulação ocorre, mesmo que haja um período de escuridão entre as horas do amanhecer e o início da fase fotossensível. Além disso, esse período de sensibilidade repete-se diariamente.

Fotorrefratariedade

Em geral, a resposta ao horário de iluminação é profundamente influenciada pelo fotoperíodo anterior que a ave experimentou. Isto é, um ciclo de luz/escuridão de 13/11 pode ter efeito estimulador ou inibidor, dependendo da exposição pregressa da ave. Quando a ave percebe que a duração do dia está aumentando, o efeito é estimulador. Por outro lado, a percepção de um fotoperíodo decrescente leva à regressão fotoinduzida. Além disso, a exposição prolongada a um dia de duração longa por fim resulta na incapacidade de ser estimulada por este período de luz – um fenômeno conhecido como **fotorrefratariedade absoluta**. Nas codornas, ocorre um fenômeno conhecido como **fotorrefratariedade relativa**, por meio do qual, embora não ocorra regressão gonadal nos dias longos extensos, quando a duração do dia diminui, a regressão começa imediatamente. Isso ocorre mesmo que a redução do fotoperíodo torne a duração do dia maior que aquela que estimulou originalmente a ave. A exposição a um período de dias curtos é necessária para suprimir as fotorrefratariedade absoluta e relativa e permitir que a ave readquira sua fotossensibilidade.

Glândula tireoide

Curiosamente, estudos demonstraram que a glândula tireoide é muito importante para a resposta fotoperiódica das aves (o mesmo se aplica aos mamíferos). Quando não há glândula tireoide, as aves não conseguem desenvolver fotorrefratariedade, mas mantêm a estimulação gonadal durante um período prolongado de dias longos. Estudos recentes demonstraram que a fotorrecepção hipotalâmica afeta a produção do hormônio de estimulação da tireoide (TSH) na parte tuberal da hipófise. Nos dias longos, há um aumento da concentração hipotalâmica de deiodinase tipo 2, que aumenta a síntese local do hormônio tireóideo bioativo (T_3). Os níveis altos do hormônio tireóideo bioativo parecem causar alterações morfológicas nas terminações nervosas de GnRH e nas células gliais, facilitando a secreção deste último hormônio (Figura 55.2).

Hormônio de liberação das gonadotrofinas

O efeito estimulador da luz nas aves é mediado por alterações do decapeptídio hipotalâmico GnRH. Curiosamente, estudos descobriram que o GnRH das aves existe em duas formas: **GnRH-I** (que difere da molécula dos mamíferos por um aminoácido) e **GnRH-II**. Essas formas diferem entre si por três aminoácidos nas posições 5, 7 e 8. Embora o GnRH-I e o GnRH-II estimulem a secreção de hormônio luteinizante *in vivo*, a segunda molécula é mais potente que a primeira em sua ação de estimular a secreção de LH pelas células hipofisárias de galinhas *in vitro*. Apesar dessas descobertas, acredita-se que o GnRH-I seja a molécula fisiologicamente relevante para estimular a secreção das gonadotrofinas pela hipófise. Neurônios contendo GnRH-I foram localizados na região da eminência mediana do hipotálamo, em contraste com os neurônios que contêm GnRH-II; além disto, a secreção deste último hormônio não foi detectada na região da eminência mediana. Essa evidência é apoiada pelos resultados indicando que a imunização contra GnRH-I cause involução do sistema reprodutor, embora sem qualquer efeito na função reprodutiva depois da imunização contra GnRH-II.

O **hormônio luteinizante (LH)** e o **hormônio foliculoestimulante (FSH)** das galinhas foram isolados e purificados e os

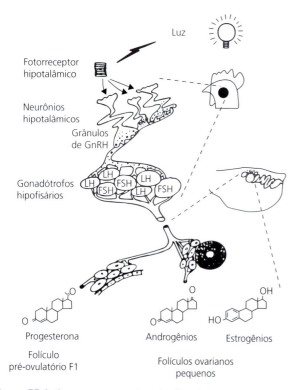

Figura 55.1 Ilustração esquemática do efeito da luz na estimulação do eixo hipotalâmico-hipofisário-gonadal. Fotorreceptores hipotalâmicos ativam neurônios que contêm hormônio de liberação das gonadotrofinas (GnRH). O GnRH-I é liberado nos vasos porta-hipofisários e transportado até a hipófise. Em resposta a isso, a glândula hipófise libera hormônio luteinizante (LH) e hormônio foliculoestimulante (FSH). Esses hormônios estimulam os ovários (conforme ilustrado nesta figura) ou os testículos. Em resposta às gonadotrofinas, o desenvolvimento dos folículos e a secreção de esteroides são estimulados na fêmea e a produção de esperma e a síntese de androgênio são promovidas nos machos. Segundo Etches, R.J. (1996) – *Reproduction in Poultry*. CAB International, Cambridge, UK. Reproduzida, com autorização, de CAB International.

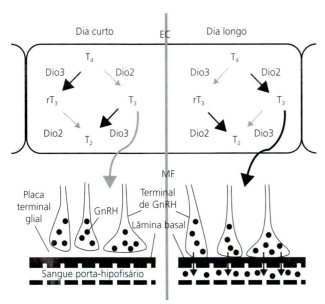

Figura 55.2 Nas aves e nos mamíferos, a deiodinase tipo 2 (Dio2) converte o pró-hormônio tiroxina (T_4) em tri-iodotironina (T_3) bioativa quando os dias são longos (LD), enquanto a deiodinase tipo 2 (Dio3) metaboliza os hormônios tireóideos nas condições de dias curtos (SD). Nas codornas, a T_3 induzida pelos LD parece induzir alterações morfológicas nas terminações nervosas do hormônio de liberação das gonadotrofinas (GnRH) e nos processos gliais, desta forma resultando na secreção de GnRH no sangue porta-hipofisário. T_2, di-iodotironina; rT_3, tri-iodotironina reversa; EC, células ependimárias; ME, eminência mediana. Reproduzida, com autorização, de Society for Reproduction and Development, segundo Ikegami K et al. Seasonal time measurement during reproduction. *J Reprod Dev* 2013;59:327-333.

hormônios resultantes foram usados para produzir anticorpos específicos. Isso permitiu a validação de radioimunoensaios específicos, que contribuem para o entendimento da fisiologia reprodutiva das aves. As gonadotrofinas das aves são hormônios glicoproteicos diméricos, semelhantes aos correspondentes dos mamíferos. Estudos caracterizaram os sítios de ligação específicos do LH e do FSH nos folículos ovarianos, que variam no que se refere ao desenvolvimento folicular. Além disso, pesquisadores caracterizaram os padrões de expressão dos mRNA dos receptores de LH e FSH durante os estágios do desenvolvimento folicular.

Função reprodutiva masculina

1. Quais são os tipos celulares principais dos testículos das aves?
2. Qual é a função do sistema de ductos excurrentes dos machos?
3. Como o sêmen é depositado na fêmea?
4. Qual é o efeito da temperatura corporal das aves na espermatogênese?
5. Como as gonadotrofinas regulam a função dos testículos das aves?
6. O que determina o tamanho dos testículos?
7. Qual é o impedimento principal ao uso de sêmen criopreservado de aves?

Testículos

Como também ocorre com mamíferos, os testículos das aves desempenham duas funções: produzir hormônios (androgênio) e gametas. As aves têm dois testículos internos, que estão localizados perto da extremidade cefálica dos rins e em posição ventral a estes órgãos. Em geral, os testículos de um macho reprodutivamente competente são muito grandes. As aves têm um epidídimo pequeno e um canal deferente, que conduz o esperma até o orifício cloacal (Figura 55.3). Em algumas espécies de aves, principalmente pássaros canoros, o canal deferente alonga-se na extremidade distal e é conhecido como **glomo seminal**. Quando o glomo está cheio de esperma, ele causa uma protrusão em um dos lados da cloaca e, embora não seja um escroto, indica que o animal esteja pronto para procriar. Outra característica sexual secundária associada ao crescimento e à função dos testículos é a **glândula cloacal** da codorna japonesa (*Coturnix coturnix japonica*). A glândula cloacal está localizada na cloaca e é dependente de androgênio. A produção de uma substância espumosa está diretamente relacionada com a secreção de testosterona e a espuma é depositada dentro da cloaca da fêmea no momento do acasalamento, embora a função desta adaptação ainda seja desconhecida. Os androgênios são necessários para induzir o crescimento da crista e dos barbilhões dos galos.

Os testículos são formados de **túbulos seminíferos** com **células intersticiais** dispersas entre os túbulos. Os túbulos seminíferos contêm espermatogônias e células germinativas em desenvolvimento em contato direto com as células de Sertoli.

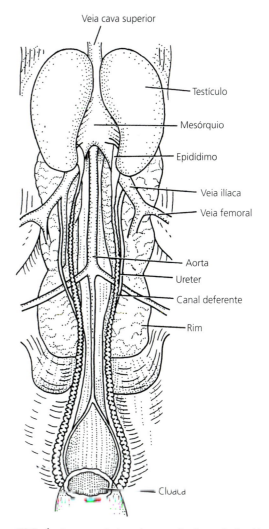

Figura 55.3 Órgãos reprodutivos de um galo. Segundo Sturkie, P.D. (1976), *Avian Physiology*, 3rd edn. Hartcourt, Inc. Orlando, FL. Reproduzida, com autorização, de Springer-Verlag GmbH & Co.

Existem junções estreitas entre as células de Sertoli, que contribuem para o desenvolvimento de condições cuidadosamente reguladas no túbulo seminífero. As células de Sertoli reagem ao FSH e à testosterona e são reguladas por estes hormônios. As células intersticiais (células de Leydig) secretam vários andrógenios, inclusive testosterona e androstenediona, embora o andrógenio principal presente no sangue seja o primeiro. Em resposta aos fotoperíodos estimuladores ou à medida que se aproxima a maturidade sexual, quantidades crescentes de LH circulante estimulam a diferenciação das células de Leydig. Em seguida, as células de Leydig maduras são capazes de produzir andrógenio sob ação estimuladora do LH.

Órgãos sexuais acessórios

Os túbulos seminíferos estão conectados ao sistema de ductos excurrentes do testículo na **rede testicular** (*rete testis*). Esse sistema ductal consiste em ductos eferentes, ductos conectores e ductos epididimais. Os ductos epididimais conectam-se ao ducto deferente distal, que conduz o sêmen até a cloaca. Em consequência da absorção do **líquido dos túbulos seminíferos**, a concentração do esperma é acentuadamente aumentada durante seu transporte ao longo desse sistema. Além disso, os espermatozoides adquirem motilidade à medida que percorrem o sistema de ductos excurrentes, enquanto os espermatozoides presentes no canal deferente não parecem móveis. Curiosamente, a motilidade dos espermatozoides não parece ser essencial à fecundação, porque os espermatozoides testiculares têm a capacidade de fertilizar oócitos quando são colocados dentro do oviduto acima da vagina. Estudos demonstraram que as células germinativas testiculares e epididimais do galo contêm atividade de aromatase e existem receptores de estrogênio nos **ductos eferentes** e no **epidídimo**. Como também ocorre com os mamíferos, a ação do estrogênio nos ductos eferentes das aves é essencial à reabsorção do líquido dos túbulos seminíferos. As aves não têm glândula prostática, nem vesículas seminais.

A anatomia do **falo** difere até certo ponto entre as diversas aves. As aves não têm pênis verdadeiro como está presente nos mamíferos. Os patos e gansos têm um falo bem desenvolvido (pseudopênis), que é torcido em forma de espiral e serve como órgão intromitente. Essa estrutura não é um pênis verdadeiro porque o esperma não flui em seu interior, mas sim ao longo do sulco espiral. Os galos e os perus têm um falo erétil pequeno na parte ventral da cloaca, que se torna ereto pouco antes do acasalamento. O falo torna-se ingurgitado de um líquido semelhante à linfa durante a estimulação sexual. Cada canal deferente abre-se dentro de uma papila pequena existente na parede dorsal da cloaca. O sêmen proveniente do canal deferente flui ao longo do sulco longitudinal do falo. A inseminação ocorre por **contato cloacal**; as cloacas do macho e da fêmea são colocadas em aposição direta, em vez de ocorrer uma penetração real.

Espermatogênese

Na maioria das espécies de aves, ocorrem cerca de 8 a 12 alterações morfológicas durante a **espermiogênese** (transformação das espermátides em espermatozoides). A espermatogênese das aves ocorre nos túbulos seminíferos e existem associações celulares específicas ao longo destes túbulos, que contêm células germinativas em diversos estágios de desenvolvimento. Assim como ocorre nos mamíferos, a maturação avança da periferia para a luz e, à medida que a maturação progride, as associações celulares alteram-se com o tempo em determinada posição. A série de estágios é referida como ciclo do epitélio seminífero, enquanto a série completa de estágios dentro do túbulo seminífero é conhecida como onda espermatogênica.

Embora os testículos das aves sejam internos, isto não significa que a espermatogênese seja insensível à temperatura. Várias experiências demonstraram que a espermatogênese está bem adaptada à temperatura corporal alta das aves (cerca de 41°C). A espermatogênese foi interrompida quando os testículos de aves foram expostos à temperatura corporal mais baixa por meio da criação de um escroto artificial e quando os testículos foram aquecidos por incubação em soro fisiológico morno.

Regulação endócrina dos testículos

Nos galos, a maturidade sexual não é definida pela produção dos primeiros gametas (como ocorre nas galinhas), porque a primeira célula espermática tem pouca capacidade de fecundação. Ao final da fase puberal dos galos (18 a 19 semanas), as dimensões dos testículos são máximas e a fertilidade é ideal. As células de Leydig produzem andrógenios, principalmente testosterona e androstenediona. Nos machos, os níveis do hormônio hipofisário FSH aumentam durante o desenvolvimento. Nos frangos mantidos em dias longos, os níveis desse hormônio começam a aumentar na 11ª semana e alcançam um platô na 19ª semana. Nessas mesmas aves, o nível de LH está elevado entre a 7ª e a 15ª semanas, sugerindo que seus níveis aumentem antes que as concentrações do FSH. Em geral, os galos têm níveis plasmáticos de LH significativamente mais altos, quando comparados com as fêmeas ao longo de todo o desenvolvimento. Níveis mensuráveis de **inibina** imunorreativa são detectados no plasma dos machos, embora não exista uma relação inversa evidente durante o desenvolvimento entre inibina e FSH nos galos, conforme se observa nas galinhas.

Os testículos das aves são regulados por um mecanismo de *feedback* negativo convencional entre as gônadas e os hormônios hipofisários LH e FSH. Ou seja, a remoção de um ou dos dois testículos resulta na elevação das gonadotrofinas. Além disso, a remoção de apenas um testículo causa hipertrofia compensatória do outro. A época da remoção unilateral do testículo determina o grau de compensação. Aparentemente, a compensação plena no que se refere ao tamanho e à produção de esperma ocorre quando o testículo é retirado no início da vida (menos de 4 semanas de vida). Contudo, observa-se algum grau de compensação quando a remoção ocorre até a 8ª semana de vida. Esse grau de compensação funcional parece estar relacionado com a coincidência parcial com a duração da mitose das células de Sertoli. Embora o período absoluto para a mitose das células de Sertoli não esteja definida nas aves, isto parece limitar a capacidade de ocorrer hipertrofia compensatória.

Como também foi observado nos mamíferos, existe uma relação linear nas aves entre o tamanho dos testículos e a produção de espermatozoides. Isto é, quanto maior o tamanho, maior é a produção de espermatozoides. Embora vários fatores como fotoperíodo, genética e idade afetem a produção de espermatozoides, o tamanho das gônadas é muito importante. Conforme foi mencionado antes, os hormônios tireóideos estão envolvidos na atividade reprodutiva sazonal das aves e dos mamíferos. Curiosamente, estudos demonstraram que o tratamento com fármacos que causam hipotireoidismo durante uma fase crítica do desenvolvimento (aparentemente associada à mitose das células de Sertoli) estava associado ao aumento notável das dimensões testiculares. O tratamento dos frangos de 6 a 12 semanas com um agente bociogênico resultou na duplicação do peso dos testículos (e aumento da produção de espermatozoides) na fase adulta. Essa descoberta pode ter implicações no aumento da produção de espermatozoides pelos machos das aves com interesse comercial, ou com finalidades de conservação.

Criopreservação do sêmen

A criopreservação dos espermatozoides e a **inseminação artificial (IA)** têm sido estudadas quanto à sua aplicação em espécies de aves domesticadas e não domesticadas. Estudos são realizados com várias espécies, mas a maioria das pesquisas utiliza-se de galinhas. As galinhas foram os primeiros animais fecundados utilizando criopreservação de espermatozoides e IA, embora a utilização ampla dessa tecnologia nas aves tenha sido dificuldade por problemas técnicos. O armazenamento do esperma na fêmea (descrito mais detalhadamente na seção Armazenamento do esperma) implica que a função do sêmen congelado/descongelado deva ser avaliada quanto à fertilidade e também quanto à duração da fecundidade. Pesquisadores desenvolveram protocolos de congelamento e descongelamento dos espermatozoides de galos e perus, com índices de fertilidade relativamente bons depois da IA. Entretanto, os procedimentos são um pouco mais trabalhosos por causa da necessidade de diluir ou remover o crioprotetor glicerol que, segundo alguns estudos, tem efeito contraceptivo quando é inseminado na vagina da galinha. Outros crioprotetores como dimetilacetamida e metilacetamida foram estudados, porque não precisam ser retirados antes da inseminação das galinhas. Alguns desses compostos alternativos mostraram resultados promissores quanto à eficácia. Embora tenham sido efetuados progressos na criopreservação e na IA de algumas espécies de aves, a tecnologia não avançou a ponto de ser utilizada nos mamíferos. Além disso, ficou muito claro que existem diferenças significativas entre as espécies, no que se refere à suscetibilidade dos espermatozoides aos danos causados pelo congelamento e descongelamento. Isso explica por que a utilização dessa tecnologia de preservação do germoplasma de outras espécies de aves ainda não é amplamente aplicável. Atualmente, outros procedimentos como a criação de quimeras de linhagem germinativa e transferências de células germinativas entre as espécies estão em processo de desenvolvimento com o objetivo de facilitar a conservação dos recursos genéticos das aves.

Função reprodutiva feminina

1 O que regula o padrão assimétrico de desenvolvimento dos ovários e ovidutos das aves?

2 Onde a gema é formada e como se acumula?

3 Quais são os tipos celulares presentes nos folículos das aves?

4 Como o oviduto especializou-se para a formação do ovo?

5 Como o esperma é armazenado na galinha?

6 Quais são os tipos celulares esteroidogênicos do ovário?

7 Qual hormônio induz o pico pré-ovulatório de LH das aves?

8 Como os folículos em crescimento estão dispostos no ovário das aves e quais folículos são suscetíveis à atresia?

9 Qual é a duração de um ciclo ovulatório das galinhas?

10 Quais hormônios estão envolvidos na oviposição?

Anatomia do trato reprodutivo

Na maioria das aves fêmeas, inclusive espécies domesticadas, apenas o ovário e o oviduto esquerdo desenvolvem-se. Como também ocorre com os mamíferos, os embriões masculinos e femininos das aves apresentam ductos **müllerianos** e **wolffianos** indiferenciados durante seu desenvolvimento embrionário. Em torno da metade do período de incubação de um embrião macho, os ductos müllerianos já involuíram e desapareceram. O ducto mülleriano direito da fêmea desaparece pouco depois, enquanto o ducto mülleriano esquerdo continua a desenvolver-se até formar o oviduto esquerdo. Quando o **hormônio antimülleriano (HAM)** foi implicado na regressão dos ductos müllerianos dos mamíferos machos, pesquisadores apresentaram e depois confirmaram a hipótese de que o HAM desempenhasse um papel importante na regressão dos ductos müllerianos das aves do sexo masculino e do ducto mülleriano direito das aves do sexo feminino. Nas aves, as duas gônadas embrionárias expressam HAM, embora a secreção de estrogênio pelo ovário esquerdo seja maior que a do ovário direito. O estrogênio inibe a ação do HAM no lado esquerdo e, por esta razão, o trato reprodutivo deste lado é preservado. Em alguns casos, pode-se encontrar um resquício do oviduto direito na extremidade distal em que ele se reuniria com a cloaca. Há alguma flexibilidade no desenvolvimento do sistema reprodutivo, porque a remoção do ovário esquerdo resulta na formação de um testículo direito quando a extração é realizada no início da vida. Por outro lado, quando a ovariectomia é realizada em um animal mais maduro, o ovotestículo direito desenvolve-se. Algumas espécies de aves, inclusive gaviões e falcões, têm dois ovários e dois ovidutos. A capacidade excelente de voar dessas espécies parece contrariar o argumento de que um trato reprodutivo unilateral aumente a eficiência do voo de outras aves. Esse padrão de desenvolvimento do trato reprodutivo parece ser determinado em um estágio embrionário muito precoce. Nas galinhas, as células germinativas primordiais migram para a suposta gônada a uma razão de 5:1 entre os lados esquerdo e direito. Por outro lado, essa razão é de 1:1 nas fêmeas dos falcões, que geralmente têm dois ovários.

Crescimento dos folículos

Como se pode observar na Figura 55.4, o ovário de uma ave consiste em folículos em vários estágios de desenvolvimento. Durante a estação de reprodução ou durante a fotoestimulação das aves domésticas, os folículos cheios de gema estão dispostos com uma **hierarquia**. O folículo maior é aquele que ovulará primeiro, o segundo maior depois deste e assim por diante. Ainda não se sabe o que regula essa hierarquia, mas os folículos dispostos hierarquicamente foram caracterizados em relação com a secreção de esteroides e outros parâmetros, conforme está descrito nas seções subsequentes. A **gema** que se acumula nos folículos é produzida no fígado sob a influência do estradiol. Lipoproteínas – especialmente as **lipoproteínas de densidade muito baixa (VLDL)** – e a proteína **vitelina** são produzidas no fígado em resposta ao estrogênio. Depois de sua síntese no fígado, as lipoproteínas são transportadas no sangue até o ovário, onde são incorporadas aos folículos em crescimento por um processo mediado por receptores, conforme está ilustrado na Figura 55.5. Os folículos hierárquicos são muito bem vascularizados e isto provavelmente é importante para a transferência de grandes quantidades de gema. A gema acumulada pelo folículo em crescimento é depositada em camadas concêntricas. Isso pode ser demonstrado pela administração de corantes lipossolúveis de cores diferentes ao longo dos dias. Depois de alguns dias, a gema apresenta anéis concêntricos de gema colorida, um padrão resultante da acumulação de gema. O efeito do estradiol no fígado das aves também pode ser replicado nos machos pela administração deste hormônio. Isso resulta na síntese e secreção de componentes da gema na corrente sanguínea.

Os tipos de células do folículo das aves são semelhantes aos de um mamífero (Figura 55.6). O **oócito** é grande e cheio de gema (ao contrário dos mamíferos). O oócito está circundado por uma membrana vitelina. A **região do disco germinativo**, que contém o material nuclear, é uma estrutura opaca situada na superfície do oócito sob a membrana vitelina. Nas aves, o sexo heterogâmico é a fêmea com um cromossomo sexual ZW complementar (o macho é ZZ). Por essa razão, o sexo dos embriões das aves é determinado na ovulação com a extrusão do primeiro corpo polar. A **camada de células da granulosa** é uma camada

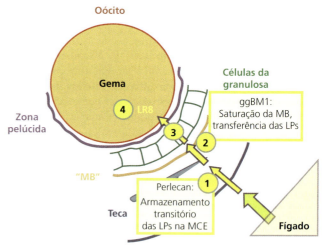

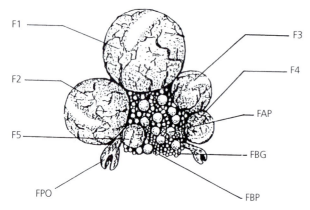

Figura 55.4 Ovário da galinha. Os folículos pré-ovulatórios da hierarquia estão assinalados de acordo com o tamanho – o folículo F1 é o maior e será o próximo a ovular, depois o folículo F2, que é o segundo maior, e assim por diante. O folículo pós-ovulatório (FPO) é a estrutura que resta depois da ovulação do oócito. Os folículos pequenos são classificados de acordo com seu tamanho: folículos amarelos pequenos (FAP; 6 a 12 mm de diâmetro), folículo branco grande (FBG; 2 a 5 mm de diâmetro) e folículo branco pequeno (FBP; < 2 mm de diâmetro). Segundo Cupps, P.T. (1991) *Reproduction in Domestic Animals*, 4th edn. Harcourt, Inc. Orlando, FL. Reproduzida, com autorização, de Elsevier.

Figura 55.5 Várias etapas do esquema proposto para o transporte dos precursores da gema do fígado para o oócito. Quatro etapas foram identificadas com base em análises bioquímicas e de biologia celular. Depois do transporte do fígado para os folículos por meio da circulação sanguínea, as macromoléculas entram nos folículos e atravessam as camadas de células da teca, onde se combinam intermitentemente com a perlecan (1) e, em seguida, avançam ainda mais e atravessam a chamada membrana basal ("MB") por meio da interação com a proteína 1 da membrana basal do *Gallus gallus* (ggBM1). (2) A seguir, os precursores da gema difundem-se pelos espaços entre as células da granulosa e pela zona pelúcida (3), para alcançar o receptor principal dos precursores da gema situado na superfície do oócito (receptor de lipoproteína com 8 repetições de ligação do ligando, LR8) (4), que medeia sua captação para formar a gema. Segundo Schneider, W.J. (2009). Receptor-mediated mechanisms in ovarian follicle and oocyte development. *General and Comparative Endocrinology* 163:18-23). Reproduzida, com autorização, de Elsevier.

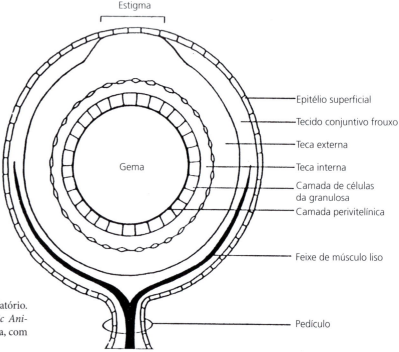

Figura 55.6 Estrutura anatômica do folículo pré-ovulatório. Segundo Cupps, P.T. (1991) *Reproduction in Domestic Animals*, 4th edn. Harcourt, Inc., Orlando, FL. Reproduzida, com autorização, de Elsevier.

avascular que circunda a membrana vitelina. Essa camada está circundada por uma membrana basal e, ao seu redor, está a **camada teca** vascularizada – que consiste em **teca interna** e **teca externa** e tecido conjuntivo. Cada folículo é suspenso por um pedículo.

Anatomia do oviduto

O **oviduto** das aves é basicamente um conduto que se estende do ovário até a cloaca, no qual cada região está especializada para desempenhar funções específicas (Figura 55.7). O oócito permanece intervalos de tempo variáveis em cada segmento (os períodos específicos indicados aqui se referem às galinhas). A extremidade fimbriada do **infundíbulo** torna-se ativa por ocasião da ovulação e engolfa o ovo. Alguns espermatozoides são armazenados nas glândulas do infundíbulo, que é onde ocorre a fecundação. Os ovos passam cerca de 15 a 30 min nesse segmento. O próximo segmento do oviduto é o **magno** que, como o nome sugere, é a parte mais longa do oviduto. A albumina (produzida em resposta ao estrogênio) é depositada nesse segmento ao longo de duas a três horas. O ovo permanece no **istmo** por 60 a 90 min e este é o local onde as membranas das cascas interna e externa são depositadas. O ovo passa a maior parte do tempo (cerca de 20 h) na **glândula da casca** (ou útero), onde a casca é acrescentada. Água e sais, além de pigmento, também são acrescentados ao ovo na glândula da casca. A **junção uterovaginal** é a área principal dos túbulos de armazenamento dos espermatozoides. A **vagina** é a parte do oviduto que se estende entre a glândula da casca e a cloaca e não tem função na formação do ovo.

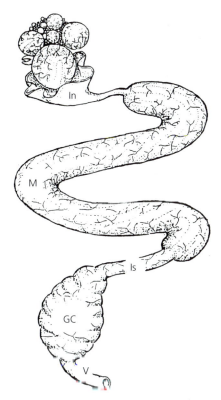

Figura 55.7 Oviduto das galinhas. In, infundíbulo; M, magno; Is, istmo; GC, glândula da casca; V, vagina. Segundo Cupps, P.T. (1991) *Reproduction in Domestic Animals*, 4th edn. Harcourt, Inc., Orlando, FL. Reproduzida, com autorização, de Elsevier.

Armazenamento do esperma

Os espermatozoides inseminados são armazenados nos **túbulos de armazenamento de esperma** da junção uterovaginal e são liberados e transportados ao infundíbulo para que ocorra a fecundação. Apenas os espermatozoides móveis e morfologicamente normais entram nos túbulos de armazenamento de esperma e os espermatozoides inseminados mantêm sua fertilidade por 7 a 14 dias nas galinhas e por 40 a 50 dias nas peruas. O armazenamento de esperma também ocorre nas espécies de aves selvagens (os períodos de tempo variam), nas quais a vantagem do armazenamento de esperma é muito evidente. Quando uma fêmea perde um lote de ovos, outro lote fértil de ovos pode ser depositado e incubado sem necessidade de que haja um macho. Os espermatozoides instalam-se inicialmente nos túbulos de armazenamento de esperma da extremidade distal e enchem progressivamente os túbulos mais proximais, deste modo preenchendo os túbulos de armazenamento com um padrão estratificado. Curiosamente, os espermatozoides do último macho têm precedência na fecundação e, por esta razão, a maioria dos filhotes seria gerada pela inseminação mais recente.

Endocrinologia do ovário

O ovário de uma galinha reprodutivamente ativa contém uma mistura de tipos celulares e folículos em crescimento de diferentes estágios de desenvolvimento. A produção hormonal do ovário de algumas espécies domésticas foi bem caracterizada no que se refere ao tamanho dos folículos e aos hormônios secretados durante seu desenvolvimento. Os tipos de células esteroidogênicas do ovário das aves são as camadas de células da granulosa e da teca. A teca pode ser diferenciada em camadas interna e externa. As células da teca externa caracterizam-se pela existência de função de **aromatase**. A teca interna produz basicamente **androgênios**, enquanto os **estrogênios** são originados da teca externa. A **progesterona** é produzida em quantidades maiores pela camada de células da granulosa dos folículos grandes. O LH estimula a esteroidogênese, tanto na camada de células da teca quanto da granulosa; além disto, o mRNA do receptor de LH e a quantidade de receptores aumentam dramaticamente na camada da granulosa com o desenvolvimento do folículo. Por outro lado, há pouca alteração do mRNA do receptor de LH ao longo de todo o desenvolvimento do folículo na camada da teca, ainda que uma quantidade expressiva seja expressa em todos os estágios. Existem receptores de FSH nas células da teca ao longo de todo o desenvolvimento dos folículos, mas estes receptores são mais abundantes nas células da granulosa dos folículos pré-hierárquicos pequenos.

Semelhante ao que ocorre nos mamíferos, parece que o oócito interage com as células somáticas circundantes para facilitar o desenvolvimento do folículo. Os hormônios do oócito – **fator de diferenciação do crescimento 9 (GDF-9)** e **fator morfogênico ósseo 15 (BMP-15)** – foram demonstrados nos oócitos das galinhas. A Figura 55.8 ilustra a expressão do mRNA do GDF-9 localizado no oócito.

A Figura 55.9 ilustra as quantidades relativas dos hormônios esteroidogênicos primários secretados pelos folículos grandes da hierarquia ovariana das galinhas. A camada granulosa do folículo maior é a fonte principal de progesterona, enquanto os folículos pequenos em crescimento produzem principalmente estrogênio nas galinhas. Nesses animais, um pico pré-ovulatório de

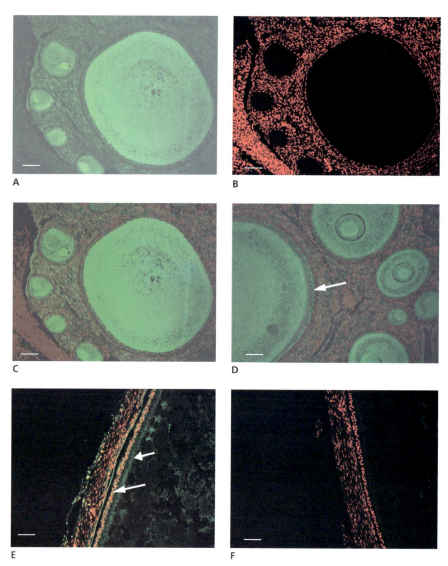

Figura 55.8 Imunocitoquímica da expressão do GDF-9 nos folículos de galinha. O antissoro primário usado era contra a região C-terminal do GDF-9 de camundongo (JH131) e o antissoro secundário era de IgG de cabra anticoelho (Alexa Fluor 488). Iodeto de propídio foi usado para identificar os núcleos. **A.** Corte realizado através do ovário contendo folículos com diversos tamanhos. A fluorescência forte apareceu em todos os oócitos visualizados, dos quais o maior media cerca de 300 μm de diâmetro. **B.** Coloração por iodeto de propídio do mesmo corte mostrado em (**A**), demonstrando os núcleos das células que circundavam o oócito. **C.** Superposição das imagens (**A**) e (**B**). **D.** Corte semelhante ao ilustrado em (**C**), mas nesta imagem a *seta* indica coloração para GDF-9 na camada de células da granulosa. **E.** Coloração para GDF-9 do oócito pedunculado (6 mm). A coloração para GDF-9 era mais intensa na periferia do oócito (indicado pela *seta curta*), pouco abaixo da membrana vitelina e adjacente à camada granulosa (*seta*). Uma coloração positiva pontilhada também pode ser observada dentro do oócito nas áreas do citoplasma entre as plaquetas da gema. A coloração com iodeto de propídio indica os núcleos das células das camadas da granulosa e da teca. **F.** Controle negativo com soro de coelho normal usado em substituição ao antissoro primário. Escala de referência = 50 μm. Segundo Johnson, P.A., Dickens, M.J., Kent, T.R. and Giles, J.R. (2005) Expression and function of growth differentiation factor-9 in an oviparous species, *Gallus domesticus. Biology of Reproduction* 72:1095-1100. Reproduzida, com autorização, de Society for the Study of Reproduction.

progesterona (em contraste com o pico de estrogênio da maioria dos mamíferos) pelo folículo maior estimula a secreção de LH, que causa a ovulação. O hormônio proteico conhecido como inibina é produzido pelas células da granulosa da galinha. Um padrão diferente de expressão das subunidades da inibina foi observado durante o desenvolvimento folicular e este hormônio parece atuar por um mecanismo convencional de *feedback* negativo com o FSH. O HAM também está expresso nas células da granulosa das galinhas, com nível de expressão mais abundante nos folículos pequenos (< 5 mm de diâmetro) em crescimento, assim como nos folículos que ainda não acumularam gema (Figura 55.10). Existem evidências de que o oócito da galinha desempenhe um papel importante na regulação da expressão do HAM e que este hormônio estimule a proliferação das células da granulosa. O folículo pós-ovulatório permanece depois da ovulação e, embora tenha alguma função na regulação da oviposição, ele não continua a produzir progesterona. A ressecção cirúrgica do folículo pós-ovulatório depois da ovulação retarda a oviposição do ovo.

Seleção dos folículos

Os folículos ovarianos estão dispostos hierarquicamente, ou seja, o folículo que será ovulado em seguida é referido como F1, o folículo que será ovulado no dia seguinte é denominado como

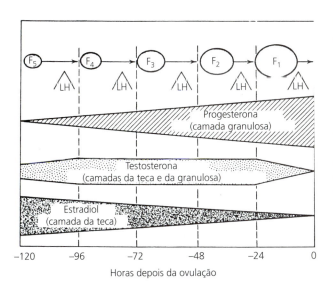

F2 e assim por diante. Esses folículos são muito bem vascularizados e isto provavelmente é importante para a transferência de grandes quantidades de componentes da gema proveniente do sangue. Os folículos hierárquicos são selecionados de uma reserva de folículos pequenos em crescimento. Os folículos não hierárquicos das galinhas geralmente são referidos com folículos brancos (grandes e pequenos, com dimensões variando entre 1 e 5 mm; FBP e FBG, respectivamente) e folículos amarelos pequenos (FAP; 5 a 12 mm). Esses folículos são assim denominados por causa de sua acumulação de gema branca ou amarela. O mecanismo responsável pela manutenção da hierarquia folicular não está definido, como também não são conhecidos os fatores envolvidos na seleção do próximo folículo em crescimento para entrar na hierarquia.

Os folículos que constituem a hierarquia das aves domésticas quase sempre são ovulados. A **atresia** ou apoptose (morte celular programada) dos folículos hierárquicos grandes pode ocorrer em determinadas condições, por exemplo, durante a transição do comportamento de choco, ou ao final da estação de procriação. Contudo, em geral, parece que a maior parte da atresia folicular envolve a população de folículos pequenos em crescimento, que ainda não foram selecionados para entrar na hierarquia. É lógico que a atresia seja rara entre os folículos grandes porque a formação e a deposição da gema é energeticamente demandante.

Figura 55.9 Ilustração esquemática das alterações das concentrações dos esteroides das camadas da granulosa e da teca durante a maturação folicular. O LH "com acento circunflexo" representa o pico de LH pré-ovulatório, que ocorre 4 a 6 h antes da ovulação. Segundo Bahr, J.M., Wang, S.C., Huang, M.Y. and Calvo, F.O. (1983) Steroid concentrations in isolated theca and granulosa layers of preovulatory follicles during the ovultory cycle of the domestic hen. *Biology of Reproduction* 29:326-334. Reproduzida, com autorização, de Society for the Study of Reproduction.

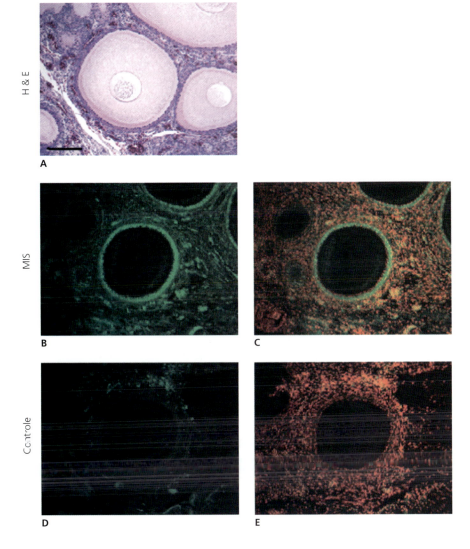

Figura 55.10 Imuno-histoquímica da expressão do hormônio antimülleriano (HAM) no ovário de galinha. **A.** Corte do ovário contendo folículos de vários tamanhos, corado com H&E. **B.** Corte corado com antissoro de HAM, demonstrando coloração citoplasmática predominante na camada granulosa. **C.** Corte corado com antissoro de HAM e também com iodeto de propídio (IP) para indicar os núcleos. **D.** Controle negativo com IgG de coelho usada em substituição ao antissoro primário. Parte da fluorescência devida às hemácias aparece nessa imagem. **E.** Controle negativo corado com IP. Escala de referência em (**A**) = 50 μm. Segundo Johnson, P.A., Kent, T.R., Urick, M.E. and Giles, J.R. (2008) Expression and regulation of anti-Mullerian hormone in an oviparous species, the hen. *Biology of Reproduction* 78:13-19. Reproduzida, com autorização, de Society for the Study of Reproduction.

Algumas aves produzem um **punhado** ou uma **sequência** de ovos depositados em dias consecutivos. O número de ovos depositados depende de se a espécie é classificada como determinante ou indeterminante. Nas espécies **determinantes**, uma quantidade específica de ovos é maturada e ovulada. Quando os ovos são retirados ou perdidos, a fêmea não os repõem imediatamente. Isso pode ocorrer na estação seguinte, antes que outro grupo de ovos seja maturado e ovulado. Por outro lado, a maioria das espécies domésticas (inclusive galinhas domésticas) é classificada como poedeiras **indeterminantes**. Nessas espécies, quando os ovos são repetidamente retirados do ninho à medida que são depositados, a galinha continua a ovular e pôr ovos para alcançar um punhado teórico. Evidentemente, essa característica é explorada comercialmente nas atividades de postura, quando os ovos são retirados logo que são postos.

Ciclo ovulatório

Nas aves domésticas, o tempo de **ovulação** e, consequentemente, o tempo de **oviposição** são diferentes em cada espécie. Nas galinhas, as ovulações ocorrem a intervalos aproximados de 26 h. Cada ovulação é seguida de oviposição depois de cerca de 26 h. Nessas aves, o primeiro ovo da sequência geralmente é depositado nas primeiras horas da manhã de um fotoperíodo convencional (14L/10D, ou 15L/9D, em que L representa as horas de luz diurna e D corresponde às horas de escuridão), enquanto os ovos subsequentes são depositados em horas sucessivamente mais avançadas nos dias seguintes. Quando o último ovo da sequência é depositado (em geral, no final da tarde), não ocorre ovulação nesse dia e, consequentemente, não há oviposição no dia seguinte (dia saltado). No dia saltado, um oócito é ovulado e no dia subsequente este ovo é depositado nas primeiras horas da manhã e a sequência recomeça (em geral, com um número semelhante de ovos). Nas espécies domésticas, o número de ovos da sequência depende da raça, da fase do ciclo de oviposição e da idade do animal.

O padrão incomum de ovulação das espécies domésticas é determinado pelo momento em que os picos de LH são iniciados, bem como pela taxa de desenvolvimento dos folículos. O chamado **período aberto** para a iniciação dos picos de LH parece estar limitado a determinada hora do dia. Nas galinhas, o período aberto para secreção de LH ocorre durante a fase escura. Cada ovulação é precedida de um pico pré-ovulatório de LH plasmático. Nos pássaros, o pico de LH é induzido pela progesterona e os picos pré-ovulatórios de progesterona e LH ocorrem cerca de 4 a 6 h antes da ovulação. A elevação da concentração plasmática de testosterona (e, menos comumente, do estrogênio) também precede a ovulação.

Oviposição

Cada ovulação é seguida de oviposição. Na maioria dos casos, a oviposição ocorre cerca de 24 a 26 h depois da ovulação. Em todas as oviposições, com exceção da última da sequência, a ovulação ocorre pouco depois da postura do ovo. Várias influências hormonais foram implicadas na oviposição do ovo. A secreção de **prostaglandinas** pelo folículo pré-ovulatório e também pelo folículo pós-ovulatório colabora para a oviposição. A contribuição do folículo pós-ovulatório parece ser mais significativa, porque a remoção deste folículo retarda a oviposição em vários dias, enquanto a demora que se segue à retirada do folículo pré-ovulatório é menor. Além disso, a concentração do hormônio da hipófise posterior **arginina-vasotocina** aumenta por ocasião da oviposição.

Choco

> 1 Qual é a frequência do choco nas aves? Ela varia entre as espécies?
>
> 2 O ovário está ativo durante o choco?
>
> 3 Qual é o hormônio hipofisário associado mais frequentemente ao choco?
>
> 4 Como a prolactina é regulada nas aves?
>
> 5 O choco pode ser controlado nas peruas?

O **choco** é observado quando a produção de ovos declina e a galinha começa a incubar seus ovos. Essa condição está associada à redução da ingestão de alimentos. Entre as aves domésticas, o choco é raro nas raças de galinhas poedeiras, é observado nas raças de galinha para abate e é comum e problemático nos perus. Durante o choco, quando a galinha está incubando, as concentrações plasmáticas das gonadotrofinas são muito baixas e há regressão do ovário. A concentração plasmática de **prolactina** é alta. O choco foi muito bem estudado nos perus, porque há um problema comercial quando as peruas se tornam chocas e, consequentemente, diminuem a produção de ovos. Curiosamente, nas aves a secreção de prolactina hipofisária é regulada basicamente pelos efeitos hipotalâmicos estimuladores, ao contrário do que se observe nos mamíferos. O principal fator que estimula a secreção de prolactina foi identificado como polipeptídio intestinal vasoativo (PIV). Experimentos com perus demonstraram que a imunização contra o PIV é muito eficaz para reduzir a frequência do choco. As aves tratadas apresentaram redução notável do comportamento de incubação, em comparação com os controles não imunizados ou com as peruas imunizadas portadoras.

Autoavaliação

As respostas encontram-se no final do capítulo.

1 Qual é o fator neuroendócrino que medeia os efeitos da luz no sistema reprodutivo de uma galinha?

2 Onde o esperma é produzido nos testículos das aves?

3 Qual é o segmento principal dos túbulos de armazenamento de esperma?

4 Qual hormônio provoca regressão do oviduto direito em muitas espécies de aves?

5 Qual hormônio estimula o pico pré-ovulatório de LH das aves?

Leitura sugerida

Bakst, M.R. (1998) Structure of the avian oviduct with emphasis on sperm storage in poultry. *Journal of Experimental Zoology* 282:618–626.

Dunn, I.C. and Millam, J.R. (1998) Gonadotropin releasing hormone: forms and functions in birds. *Poultry and Avian Biology Reviews* 9:61–85.

El Halawani, M.E., Silsby, J.L., Rozenboim, I. *et al.* (1995) Increased egg production by active immunization against vasoactive intestinal peptide in the turkey (*Meleagris gallopavo*). *Biology of Reproduction* 52:179–183.

Etches, R.J. (1996) *Reproduction in Poultry*. CAB International, Cambridge, UK.

Ikegami, K. and Yoshimura, T. (2013) Seasonal time measurement during reproduction. *Journal of Reproduction and Development* 59:327–333.

Johnson, A.L. and Woods, D.C. (2009) Dynamics of avian ovarian follicle development: cellular mechanisms of granulosa cell differentiation. *General and Comparative Endocrinology* 163:12–17.

Tajima, A. (2013) Conservation of avian genetic resources. *Journal of Poultry Science* 50:1–8.

Whittow, G.C. (ed.) (2000) *Sturkie's Avian Physiology, 5th edn.* Academic Press, San Diego, CA.

Respostas

1 Os fotorreceptores hipotalâmicos detectam luz e aumentam a secreção de GnRH-I no sistema porta-hipofisário. O GnRH-I atua na hipófise e estimula a secreção das gonadotrofinas LH e FSH. As gonadotrofinas estimulam a síntese de esteroides e o desenvolvimento dos folículos ovarianos. Em resposta à secreção dos esteroides, o oviduto cresce e torna-se funcionalmente maduro. O estrogênio atua no fígado e estimula a síntese de gema, que é secretada na corrente sanguínea e acumula-se nos folículos em crescimento por um processo mediado por receptor. Por fim, o crescimento do folículo resulta na ovulação do folículo maior. Os efeitos estimuladores dos dias longos sobre as gônadas são exercidos quando as aves fotossensíveis ficam expostas à luz durante um período restrito do dia – conhecido como fase fotossensível.

2 O esperma é produzido nos túbulos seminíferos. Esses túbulos contêm espermatogônias e células germinativas em desenvolvimento, que se combinam com as células de Sertoli. As células de Sertoli são reguladas pelo FSH e pela testosterona. As células intersticiais estão situadas fora dos túbulos, são sensíveis ao LH e produzem androgênios.

3 O segmento principal dos túbulos de armazenamento de esperma encontra-se na junção uterovaginal. Além desse segmento, também há alguns túbulos de armazenamento de esperma no infundíbulo. Como o próprio nome sugere, o esperma é armazenado nesses túbulos entre os períodos de acasalamento. Os espermatozoides preenchem os túbulos e os mais recentes ficam situados no orifício proximal e, por esta razão, são liberados primeiramente para a fecundação. Durante o ciclo ovulatório, os espermatozoides são liberados a intervalos regulares e percorrem o trajeto até o infundíbulo, onde ocorre a fertilização. Evidências recentes sugeriram que a progesterona estimula a liberação dos espermatozoides dos túbulos de armazenamento de esperma. O esperma pode ser armazenado por intervalos variáveis em cada espécie, assegurando a fertilidade mesmo que o macho não esteja presente.

4 O hormônio antimülleriano (HAM) foi implicado na regressão do oviduto direito. Nas aves, as gônadas embrionárias masculina e feminina produzem esse hormônio. Os ductos müllerianos do macho também regridem durante o desenvolvimento embrionário. A secreção de estrogênio pelo ovário esquerdo parece inibir a ação do HAM no oviduto esquerdo.

5 Esse pico é estimulado pela progesterona secretada principalmente pelo folículo maior. Nas galinhas, o pico pré-ovulatório de LH precede a ovulação em cerca de 4 a 6 h. A camada granulosa do folículo maior é a fonte principal de progesterona e a capacidade de secretar este hormônio por esta camada aumenta com o desenvolvimento do folículo. Nas galinhas, a iniciação do pico de LH parece estar limitada à fase escura e, consequentemente, os picos de LH, a ovulação e também a oviposição geralmente estão restritas a determinada parte do dia.

Parte 3 | Endocrinologia, Reprodução e Lactação

Índice Alfabético

A

Abdutores, 253
Abomaso, 506
- deslocamento do, 511
- - em bovinos, 560
- - nos ruminantes, 559
Abscesso, 113
Absorção, 519
- da glicose, 632, 633
- das gorduras, 496, 632, 633
- das proteínas dietéticas, 493
- de água, 498
- de luz, 60
- de minerais da dieta, 490
- de proteínas intactas, 495
- de sódio, 164
- de zinco, 571
- do cobre, 563
- do molibdênio, 569
- dos ácidos graxos, 519
- - voláteis através da parede do rúmen, 508
- dos aminoácidos, 632, 633
- dos carboidratos, 519
- paracelular, 489
- - no líquido extracelular, 491
- transcelular, 489
Ação
- do hormônio
- - autócrina, 600
- - parácrina, 600
- tóxica vascular, 380
Aceleração
- angular, 80
- linear, 81
Acetil coenzima A, 23
Acetil-CoA-carboxilase, 685
Acetilcolina (Ach), 23, 92, 258, 267, 333, 338, 340
Acetilcolinesterase (AchE), 258
Achados eletrocardiográficos em cavalos de corrida, 434
Acidemia, 132, 137
Ácido(s), 132
- acetilsalicílico, 471
- araquidônico, 347, 471
- ascórbico, 543
- - função do, 544
- γ-carboxiglutâmico, 539
- etilenodiaminotetracético, 127
- fítico, 554
- fólico, 540
- - deficiência de, 541
- - função, 541
- glicurônico, 473
- graxos
- - absorção dos, 519
- - limites da capacidade do fígado de oxidar, 528
- - não esterificados, 442
- - sintetase dos, 685

- - voláteis, 519
- - - através da parede do rúmen, absorção dos, 508
- hialurônico, 104
- láctico, 525
- linoleicos conjugados, 688
- nicotínico, 541
- pantotênico, 542
- - função do, 542
- retinoicos, 533
- taurocólico, 474
- tetra-hidrofólico, 541
- tricarboxílico, 523
- úrico, 518
- - excreção de, 189
- - formação de, 189
Acidose, 132
- com hipercapnia, 380
- metabólica, 138, 139, 225, 438
- - compensação respiratória para a, 141
- respiratória, 138, 140, 214, 225, 438
- - compensação renal para a, 141
Acomodação, 57
Acoplamento
- excitação-contração, 259, 270, 315
- - no músculo liso, 266
- neurovascular, 392
Acromegalia, 595, 609
- iatrogênica, 609
Acrosina, 666
Acrossomo, 666
Actina, 126, 255, 259, 264, 286, 366
- alterações mecânicas da, 259
Açúcares, 525
Acuidade visual, 61
Adaptação(ões), 34
- à falta de água, 108
- cardiovasculares ao condicionamento físico, 434
- do músculo, 270
- - esquelético, 439
Adenilato ciclase, 556
Adeno-hipófise, 605
- parte intermédia da, 620
Adenosina, 388
- trifosfatase (ATPase), 260
Adesão das plaquetas, 124
Adrenalina, 341
Adutores, 253
Agalactia, 530
Agente(s)
- inotrópico(s), 318
- - positivo, 420
- ototóxicos, 52
- quelantes, 127
Aglutinação, 116
Agonista, 139
Agranulócitos, 111
Agregação plaquetária, 124
Água
- absorção de, 498

- corporal, 99
- - distribuição da, 104
- - total, 104
- ganho de, 106
- isenta de solutos, depuração de, 184
- metabólica, 106
- necessidades de, 107
- perda de, 106
- - imperceptível, 145
- renovação da, 106
- secreção de, 478
Ajuste(s)
- circulatórios, 145
- de volume, 176
Alantoide, 667
Albumina, 128
- plasmática, 128
Alça
- de Henle, 153
- - ramo ascendente, 156
- - - delgado, 156
- - - espesso, 156
- - ramo descendente, 156
- - - delgado, 156
- de pressão-volume, 324
- subclávia, 89
Alcalemia, 132, 140
Alcalose, 132
- metabólica, 138, 140, 225
- - compensação respiratória para a, 141
- respiratória, 138, 140, 214, 225
- - compensação renal para a, 141
Aldosterona, 164, 177, 178, 190, 346, 558, 615
- ações da, 617
Alfaglobulinas, 128
Alterações bioquímicas, 441
Alvéolos, 198, 675
- pulmonares, 198, 372
Amicacina, 52
Amido, 525
α-amilase salivar, 495
Amilopectina, 518
Amilose, 518
Aminérgicos, 23
Aminoácidos, 447
- absorção dos, 632, 633
- das proteínas como fonte de energia, 629
- glicogênicos, 632
- reabsorção de, 165
- usados para energia, 523
Aminopeptidases, 518
Âmnio, 667
Amônia, excreção de, 189
AMP cíclico, 601
AMPA (ácido α-amino-3-hidroxi-5-metil-4-isoxazol propiônico), 27
Ampola(s), 76
- do canal deferente, 639, 641
Amprólio, 543
Anaerobiose obrigatória, 442
Anafilaxia, 379

Analgesia, 446
Anastomoses arteriovenosas, 393
Androgênios, 347, 615, 660, 701
- adrenais, 618
Androgênios não saturados C-16, 648
Androstenediona, 618
Anel inguinal
- profundo, 639
- superficial, 639
Anemia, 121
- aplásica, 122
- ferropriva, 121
- funcional, 121
- macrocítica hipocrômica, 541
- microcítica hipocrômica, 568
- nos leitões, 568
Anestro, 662
Angiogênese, 387
Angiotensina
- bloqueadores dos receptores de, 419
- I, 175, 338, 346, 379, 558, 615
- II, 107, 162, 175, 190, 338, 346, 347, 379, 558, 617
- III, 338
Angiotensinogênio, 163, 175, 558, 615
Anidrase carbônica, 220, 571
Animais
- de sangue frio, 144
- de sangue quente, 144
- monoestrais, 663
- noturnos, 144
- pecilotérmicos, 144
- poliestrais, 663
Ânions fixos, 14
Anosmia, 44
Anoxia, 234
Ânsia de vômito, 462
Antagonismo acentuado, 336
Anti-inflamatórios, 618
- em equinos, 539
- não esteroides (AINEs), 471
Antibióticos, 539
- aminoglicosídeos, 52
Anticorpos, 115
Antitrombina III, 127
Antracose, 232
Antro, 660
Anúria, 182
Ânus, 516
Aparelho
- de Golgi, 684
- justaglomerular, 157, 158, 558
Ápice da cóclea, 50
Apneia, 200
Apneuse, 224
Aporte de água, 107
Apotransferrina, 119
Apresentação
- anterior, 671
- caudal, 671
- cranial, 671
- posterior, 671
Aptenodytes forsteri, 245
Area centralis, 59
Área(s)
- da fibra, 441
- de controle cardiovascular no sistema nervoso central, 344
- motora primária, 66
Arginina vasotocina, 188, 704
Aromatase, 701
Arritmia(s)
- cardíacas, mecanismos das, 307

- sinusal, 375, 435
- - respiratória, 337
Artéria(s)
- coronárias colaterais, 386
- hepática, 473
- ovariana, 656
- pulmonares, 198
- uterina, 656
- vaginal, 656
Arteriogênese, 386
Arteríola(s), 365
- aferente, 156
- eferente, 156
- hepática, 473
- pré-capilares, 376
- terminais, 360
Articulações, 589
- sinoviais, 589
Artrodese, 535
Asbestose, 232
Ascite, 380
- hipóxica, 216
Asfixia, 209, 234, 429
Asparagina, 183
Aspartato, 23
Assentamento gravitacional, 230
Astrócitos, 6, 7
Ataxia, 70
- enzoótica neonatal, 565
Atelectasia, 234
Atenolol, 416
Atividade
- beta-adrenérgica, 389
- deflagrada, 309
- elétrica cardíaca de superfície, 304
- fagocitária, 232
- nervosa simpática renal eferente, 175
ATP, 342
Atresia, 703
Átrios, 284, 331
Atrofia, 271
- e hipertrofia do miocárdio, 291
- idiopática da tireoide, 613
- muscular do cavalo, 271
- por denervação, 271
- por desuso, 271
Atropina, 93, 435
Ausculta, 202, 435
- cardíaca, 403
Autofluorescência, 543
Automaticidade, 300
Automatismo
- anormal, 309
- normal, alteração do, 308
Autorregulação, 162, 363, 379
- do fluxo sanguíneo, 417
- - cerebral, 392
- e reserva coronariana, 389
- heterométrica, 324, 329
- homeométrica, 325, 329
Autotransfusão de eritrócitos, 430
Avaliação laboratorial, 183
Aves
- anatomia respiratória das, 236
- digestão das, 514
- domésticas, 520
Avidina, 540
Azotúria, 444

B

Bactérias celulolíticas, 506
Ballottement (ou sacudidela), 669
Banda

- A, 256, 286
- I, 256, 286
Barorreceptores, 349
- arteriais, 422
- - e reajuste reflexo, 352
- cardíacos, 175
- curva de função dos, 352
- do arco da aorta, 349
- do seio carotídeo, 349
- modificação da respiração por, 224
Barorreflexo arterial, 349, 351
- função do, 350
Barreira
- hematencefálica, 9, 390
- hematogasosa muito delgada, 374
- hematoliquórica, 8
Base(s), 132
- tampão, 138
Basófilos, 112, 115
Bastões, 112
Bastonetes, 57, 59
Batimentos prematuros, 434
Batmotrópica, 333
Betacaroteno, 533, 534
Betaglobulinas, 128
Bexiga
- colo da, 153
- urinária, 94
Bile, 474
Bilirrubina, 110, 183, 473
- livre, 119
Biliverdina, 119
Bioquímica, 442
Biotina, 539, 561
- deficiência de, 540
- função, 539
Bloqueadores
- dos canais de cálcio, 418
- dos receptores de angiotensina, 419
Bloqueio
- atrioventricular de segundo grau, 435
- de condução, 311
- neuromuscular, 259
Bócio por deficiência de iodo, 613
Bociógenos, 566, 613
- cianogênicos, 566, 613
Bolsa de Fabricius, 115
Bomba
- de Ca^{2+}-ATPase da membrana plasmática, 552
- de Cl^-, 491
- de músculo esquelético, 394
- de Na^+/Cl^-, 491
- de Na^+/K^+-ATPase, 163
- de prótons, 469
- eletrogênica, 490
Botão(ões)
- olfatório, 42
- gustatórios, 44, 45
- terminais, 29
Botulismo, 28, 555
Bowman, William, 181
Bradicardia, 245, 434
- sinusal, 308
Bradicinina, 115, 348, 379
Bradipneia, 200
Brodifacoum, 539
Bromadiolona, 539
Brônquios, 237
- intrapulmonar, 238
- mesobrônquio, 238
- primários, 237
- secundários, 238

Índice Alfabético **709**

- terciários, 238
Bronquite crônica, 215
Bulbo
- olfatório, 43, 44
- ventrolateral
- - caudal, 345
- - rostral, 332, 345
Bulha(s) cardíaca(s), 403
- classificação das, 403
- normais, 407
- primeira bulha cardíaca, 320, 403, 404
- - desdobramento da, 405
- - intensidade da, 404
- quarta bulha cardíaca, 403, 406, 435
- segunda bulha cardíaca, 320, 403, 405
- - desdobramento da, 405
- terceira bulha cardíaca, 403, 405
Bursa
- cloacal, 516
- de Fabricius, 516
Butirato, 505

C

Cabeça(s)
- da ponte cruzada de miosina, 266
- do epidídimo, 638
- inervação da, 88
Cadeia
- leve de miosina, 366
- reguladora, 266
Cádmio, 572
Calafrio, 147
Calcificação metastática, 552
Cálcio, 318, 492, 550
- concentração de, 179
- deficiência de, 553
- extracelular, 550, 551
- fontes nutricionais de, 553
- homeostasia do, 551, 553, 614
- intracelular, 551
Cálcio-calmodulina, 266
Calcitonina, 552, 589, 615
- da tireoide, 614
Calcitriol, 179
Cálculos biliares, 474
Cálices endometriais, 668
Calicreína, 348
Calidina, 348
Calmodulina, 266, 551
Calo
- externo, 587
- interno, 587
Calor
- aumento da produção de, 147
- redução da perda de, 147
Camada
- de células da granulosa, 700
- monomolecular de proteína, 127
- parietal, 640
- visceral da túnica vaginal, 638
Camelídeos, 512
Camelos, 108
cAMP, 43
Campo
- receptivo, 36
- - do corpo e córtex cerebral, 38
Canal(is)
- arterial, 399
- - fechamento fisiológico do, 401
- - patente, 373, 401, 407

- - persistência do, 412
- da teta, 676
- de cálcio, bloqueadores dos, 418
- de Havers, 578
- de K_{ATP}, 388
- de Na^+
- - condutores, 164
- - regulados por voltagem, 17
- de Volkmann, 578
- deferente, 638
- indiretamente controlados, 25
- inguinal, 639
- iônicos, 13
- - diretamente controlados, 24
- proteicos, 100
- semicirculares, 76
- - lateral, 80
Canalículos, 551, 578
Canamicina, 52
Capacidade(s)
- anaeróbica aumentada, 245
- de relaxamento, 326
- inspiratória, 203
- pulmonares, 203
- residual funcional, 203
Capacitação, 666
Capacitância, 278
Capilares, 8, 360, 367
- aéreos, 239
- contínuos, 360
- descontínuos, 360
- fenestrados, 360
- linfáticos, 369
- peritubulares, 156, 163
- sinusoides, 360
- tecais, 660
Cápsula de Bowman, 156, 181
Características sexuais secundárias, 648
Carboidratos, 523, 627
- absorção dos, 519
- do leite, 685
- não estruturais, digestão de, 495
Carboxi-hemoglobina, 117
Carne bovina de corte escuro, 272
Carotenoides, 533
Cartilagem, 575
- anatomia da, 575
- crescimento da, 576
- elástica, 575
- hialina, 575
- necrótica, 589
Carúnculas, 655
Caseína
- A, 685
- B, 685
- K, 685
Castração, 647
Catecolaminas, 600, 687
- circulantes, 429
- P, 346
Cavéolas, 265
Cavidade(s)
- nasais, 196
- oral, 451
- vaginal, 640
Ceco, 464, 482, 514
- função do, 518
- B-linfoporina, 8
Cegueira
- cortical, 543
- da lua, 542
- noturna, 534

Célula(s)
- B, 112
- - ativadas, 115
- - de memória, 115
- C, 610
- - da tireoide, 614
- caliciformes, 476, 477
- cardíaca polarizada, 295
- da mácula densa, 162
- de Kupffer, 115, 473
- de Leydig, 620, 636, 698
- de memória, 115
- de Paneth, 476
- de Schwann, 5
- de Sertoli, 636, 698
- do pâncreas, 625
- do sistema nervoso, 3
- em cúpula, 477
- enteroendócrinas, 476
- ependimárias, 7
- epiteliais do plexo coroide, 8
- estrelada, 473
- fotorreceptoras, 57, 59
- granulares, 247
- - justaglomerulares, 157, 175
- intersticiais, 620, 697
- - de Cajal, 459
- lacis, 157
- M, 477
- medulares, 610
- mesangiais, 157
- - extraglomerulares, 157
- miocárdica, 286, 287
- mioepiteliais, 622, 675
- musculares esqueléticas, 255
- nas vilosidades do intestino delgado, 477
- osteoprogenitoras, 577
- parafoliculares, 610
- parietais, 468
- - controle da secreção de ácido pelas, 469
- - e secreção de ácido, 468
- pilosas sensoriais, 49, 77, 78
- - externa, 51
- pré-ganglionares parassimpáticas, 334
- principal, 468
- receptoras gustatórias, 46
- refratária, 296
- relativamente refratária, 296
- segmentadas, 112
- sensoriais, 49
- - orientação das, 77
- somáticas, contagem de, 689
- T, 112
- - auxiliares, 115
- - citotóxicas, 115
- - de memória, 115
Células-tronco, 645
- das criptas, 476
- hematopoéticas, 115
- mieloides, 112
Centro(s)
- apnêustico, 223
- de ossificação, 581
- do vômito, 161
- pneumotáxico, 223
- respiratório, 223
- - rítmico, 660
- Corluto, 91
Ceratomalacia, 534
Cerebelo, 345
Cérebro, desmielinização simétrica do, 565
Ceruloplasmina, 563

Cérvice, 655
Cetoácido, 629
Cetose, 526, 542
- clássica, 526
- periparturiente, 527
Cheiro, percepção do, 42
Choco, 704
Choque
- anafilático, 425
- anestésico, 425
- cardiogênico, 424
- circulatório, 420, 424
- - compensado, 425
- - irreversível, 426
- - progressivo, 425, 426
- classificação do, 424
- de alto débito, 424
- de baixo débito, 424
- endotóxico, 379
- estágios do, 425
- hemorrágico, 379
- hipovolêmico, 424, 425
- neurogênico, 425
- séptico, 424, 425
Chumbo, 573
Cianocobalamina, 540
Cianose, 91, 234
Ciclo(s)
- cardíaco, 320
- da marcha, 73
- estral, 663
- estral, estágios do, 663
- intervalo de, 663
- ovariano, etapas do, 661
- ovulatório nas aves domésticas, 704
- respiratório, 199
Ciclo-oxigenase (COX)-1, 471
Cimetidina, 472
Cinetose, 461
Cininas, 348
Cinomose canina, 21
Circuito gama, 71
Circulação
- cerebral, 390
- controle neural/neuro-humoral da, 348
- coronariana, 385
- - anatomia funcional da, 385
- cutânea, 392
- dos músculos esqueléticos, 393
- esplâncnica, 396
- - homeostasia cardiovascular e, 399
- fetal, 399
- hepática, 398
- intestinal, 396
- neonatal, 399
- normal, prevenção na, 127
- pulmonar, 277
- sistêmica, 277, 339
Citocinas, 480, 600
Citocromo oxidase, 563
Citrato, 165
- trissódico, 127
Claras dos ovos e deficiência de biotina, 540
Classe
- Eutéria, 674
- Metatéria, 674
- Téria, 674
Clique sistólico, 406
Clitóris, 655
Cloaca, 186, 190, 514, 516
Cloreto, 491, 558
- deficiência de, 559

- desvio do, 220
- homeostasia do, 559
- secreção de, 478
- toxicidade, 559
Clostridium
- *botulinum*, 28, 555
- *perfringens*, 513
- *tetani*, 271
Coagulação sanguínea, 124
- defeitos da, 127
- prevenção da, 126
Coágulo
- crescimento do, 126
- formação do, 124
Cobalamina, 562
Cobalto, 562
- deficiência de, 562
- regulação, 562
- toxicidade do, 563
Cobre, 563
- absorção do, 563
- deficiência de, 564
- metabolismo do, 563
- promotor do crescimento, 565
- redutase, 563
- toxicidade do, 564
Cobre-zinco superóxido dismutase, 571
Coccídeos, 543
Coccidiose, antagonistas do ácido fólico no
   tratamento da, 541
Coccidiostático, 543
Cóclea, 49
- espiralada, 51
Coilina, 515
Colagenase, 113
Colágeno, 104, 123
- tipo I, 580
- tipo II, 577
Colapso, 373
- dos pulmões, 210
Colecalciferol, 535
Colecistocinina, 471, 493, 502, 518
Colecistoquinina, 518
Colélitos, 474
Cólera, 481
Colerese, 474
Colesterol, 498
Colículo
- caudal, 53
- rostral, 62
Colina, 23, 540
- deficiência de, 540
- função, 540
Colinesterase, 335
Colo, 514
Coloide, 610
Cólon, 464, 482
- dorsal esquerdo, 465
Colostro, 690
Comando central, 356
Compartimento(s)
- adluminal, 636
- basal, 636
- de líquidos, 104
Compensação
- renal
- - para a acidose respiratória, 141
- - para a alcalose respiratória, 141
- respiratória
- - para a acidose metabólica, 141
- - para a alcalose metabólica, 141

Complacência
- pulmonar, 211
- vascular, 278, 284
Complexo
- da protrombinase, 125
- da tenase, 125
- ferroportina, 566
- lactogênico, 682
- QRS, 304, 320, 434
Componentes hemostáticos, 122
Compostos nitrogenados não proteicos, 130
Concentrações osmolares, 101
Conchas nasais, 196
Condicionamento físico, 446
Condições metabólicas basais, 107
Condrócitos, 575
Condução, 287, 443
- atrioventricular, 337
- saltatória, 21
Cone(s), 57, 58, 59
- medular, 187
Congestão venosa, 421, 423
Constante de dissociação, 133
Contagem diferencial, 116
Contato cloacal, 698
Continência urinária, 182
Contração(ões), 288
- abomasal, 511
- atrial, 324
- de eructação, 460, 510
- de mistura, 509
- de regurgitação, 510
- do músculo
- - esquelético, 259, 266
- - liso, 265, 266
- - - estímulos para a, 267
- esplênica, 429
- excitação, 315
- isométrica, 316
- isotônica, 316
- isovolumétrica, 321
- muscular, energia para a, 442
Contratilidade, 318, 325
- do ventrículo esquerdo, 420
- efeitos autônomos na, 337
- miocárdica, exercício e, 433
Contratransporte, 164
Contratura fisiológica, 262
Controle
- da secreção
- - de ácido pelas células parietais, 469
- - de leite, 686
- - dos hormônios tireoidianos, 611
- da ventilação, 245
- do coração
- - pelo sistema nervoso parassimpático, 334
- - pelo sistema nervoso simpático, 332
- do fluxo sanguíneo
- - cerebral, 391
- - coronariano, 387
- endócrino, 346
- fisiológico da secreção e da remoção
   do leite, 686
- hormonal, 646
- - do coração, 337
- humoral da respiração, 225
- motor
- - reflexo, 71
- - rítmico, 73
- - voluntário, 66
- neural, 340
- - da ventilação, 224

Índice Alfabético **711**

- - fatores de, 391, 398
- parácrino, 347
- por retroalimentação, 605
- pupilar autônomo, 64
- químico da secreção de leite, 686
- reflexo dos sistemas humorais, 354
- voluntário da respiração, 225
Convecção, 443
- de solutos, 488
Copródio, 516
Cor pulmonale, 380
Coração, 277, 284
- alterações entre a vida fetal e o adulto, 401
- ativação elétrica do, 293
- controle hormonal do, 337
- desenervado, 336
- eletrofisiologia do, 293
- função cardíaca, regulação
- - extrínseca da, 330
- - intrínseca, 329
- inervação parassimpática do, 340
- regulação do, 329
Cordão espermático, 638
Cório, 667
Córnea, 56
Coroa radiada, 660
Coroide, 57
Coroidopatia, 417
Corpo(s)
- aórticos, 349
- carotídeos, 349
- celular do neurônio, 4
- do epidídimo, 638
- lúteo
- - desintegração do, 657
- - formação e regressão do, 660
- - persistência do, 661
- trapezoide, 52
Corpúsculo(s)
- de Malpighi, 181
- de Meissner, 31, 32
- de Merkel, 31
- de Nissl, 4
- de Pacini, 31, 32
- de Ruffini, 31, 33
- densos, 265
- lamelares, 32
Corrente
- de entrada
- - de cálcio, 300
- - de sódio rápida, 295
- - retificadora, 295
- escura, 60
Córtex, 652
- auditivo, 53
- cerebral, 66, 345
Corticosteroides, redundância na ação dos, 618
Corticosterona, 617
Cortisol, 115, 445, 617
- efeitos do, 618
- imunossupressor, 618
Cotransportador
- de Cl$^-$/K$^+$, 491
- de Na$^+$-fosfato, 179
Cotransporte, 163
COX-2, 471
Creatina fosfato, 261
- creatinina, 184, 447
- depuração da, 184
Crescimento
- alométrico, 681
- da cartilagem, 576

- do coágulo, 126
- dos folículos, 659, 699
- intersticial, 576
- longitudinal dos ossos, 582
- mamário pré-púbere, 681
- no diâmetro dos ossos, 583
Criopreservação do sêmen, 699
Criptas de Lieberkühn, 475
Criptorquidia, 640
Crise hemolítica, 560
Crista ampular, 77
Cristais de estruvita, 557
Cromo, 562
- deficiência de, 562
- regulação, 562
- toxicidade do, 562
Cúpula, 77
Curare, 28, 259
Curva(s)
- de comprimento-tensão, 288
- de dissociação oxigênio-hemoglobina, 217
- de função
- - dos barorreceptores, 352
- - ventricular, 324
- de Starling, 324
- de transporte do dióxido de carbono, 221
- força-velocidade, 317
Cushny, Arthur, 181

D

Débito
- cardíaco, 277, 318, 329, 414, 431
- - determinação do, 326
- - distribuição do, 278
- - - regional do, 385
- urinário, aumento do, 176
Defecação, 465
Deficiência, 540, 542
- da vitamina E, 538
- de ácido fólico, 541
- de biotina, 540
- - claras dos ovos e, 540
- de cálcio, 553
- de cloreto, 559
- de cobalto, 562
- de cobre, 564
- de colina, 540
- de cromo, 562
- de enxofre, 561
- de ferro, 568
- de iodo, 565
- - bócio por, 613
- de magnésio, 556, 557
- de manganês, 569
- de molibdênio, 569
- de niacina, 541
- de potássio, 560
- de riboflavina, 542
- de selênio, 570
- de tiamina, 543
- de vitamina
- - A, 534
- - em aves criadas em gaiolas, 534
- - em tartarugas, 534
- - C, 544
- - D, 536
- - K, 539
- de zinco, 572
- - genética dos bovinos e malamutes, 572
- prolongada de sódio, 558
Deglutição, 453, 516

Dendritos, 4
Densidade
- capilar, 441
- de volume mitocondrial, 440
- específica da urina, 183
Dentes
- braquiodontes, 452
- hipsodontes, 452
Depleção de volume, 175
Deposição, 230
Depuração
- alveolar, 231
- da creatinina, 184
- das vias respiratórias superiores, 231
- de água isenta de solutos, 184
- osmolar, 184
- renal, 183
- respiratória, 230
Dermacentor
- *andersoni*, 28
- *variabilis*, 28
Dermatite com alopecia, 542
Dermátomo, 35
- do cão, 37
Derrame pericárdico, 286
Desaceleração
- angular, 80
- linear, 81
Descamação, 232
Descida dos testículos, 640
Desenvolvimento fetal, 679
Desidratação, 107
7-desidrocolesterol, 535
Desidroepiandrosterona, 618
Desinativação, 18
Deslizamento de ombro, 271
Deslocamento do abomaso, 511
- em bovinos, 560
- nos ruminantes, 559
Desmielinização simétrica do cérebro, 565
Desmossomos, 286
Despertar da hibernação, 148
Despolarização, 15, 16, 293, 294
- das fibras musculares, 258
- espontânea, 287
- para o limiar, 300
α-dextrinase, 495
1,25-di-hidroxicolecalciferol, 179
1,25-di-hidroxivitamina D, 535, 552
Diabetes
- de início da fase adulta, 529
- insípido, 172
- juvenil, 529
- melito, 166, 172, 416, 529, 625
- - tipos de, 529
- - tipo I, 529
- - tipo II, 529
Diáfise, 577
Diafragma, 199
Diagrama
- de comprimento-tensão, 317
- de pressão-volume ventricular, 324
- de Wiggers, 321
- pH-bicarbonato, 141
Diapedese, 113
Diarreia, 558, 559
- dos ruminantes por pastagens com alto teor de molibdênio ou turfa, 569
- mal absortiva, 500
- osmótica, 500
- secretora, 560
- - causada por H$_2$O Cl, 481

712 Índice Alfabético

Diástase, 323
Diástole, 320
Diátese exsudativa, 538
- dos frangos, 570
Dicumarol, 127, 539
Diestro, 663
Dieta, absorção de minerais da, 490
Dietilestilbestrol, 657
Diferenças morfológicas, 269
Difusão, 24, 334, 486
- de oxigênio alveolocapilar, 438
- dos gases, fatores que afetam a, 207
- facilitada, 100, 487
- mediada por carreador, 487
- não iônica, 488
- simples, 99
Digestibilidade, 452
Dilatação
- cardíaca, 290
- da pupila, 63
Dinâmica capilar nos capilares
      peritubulares, 163
Dióxido de carbono, 130
- curvas de transporte do, 221
- no plasma, 220
- nos eritrócitos, 220
- transporte de, 219
Dipeptidases, 518
Dirofilaria immitis, 381
Dirofilariose em cães, 381
Disco(s)
- germinativo, região do, 700
- intercalares, 269, 286
Discondroplasia tibial, 590
- das aves domésticas, 589
Disfagia, 91
Disfunção
- diastólica, 420
- - causas da, 421
- sistólica, 420
- - causas da, 420
Dispneia, 91, 200
Dissulfetos alifáticos, 566, 613
Distensão do estômago, 460
Distensibilidade, 373
Distocia, 555, 671
Distribuição, 342
- da água corporal, 104
- do débito cardíaco, 278
- do fluxo sanguíneo, 392
- do sangue no glomérulo, 159
- do volume sanguíneo, 280
- dos íons intracelulares e extracelulares, 13
- regional do débito cardíaco, 385
Distrofia muscular, 538
- nutricional, 570
Distúrbio(s)
- adrenocortical, 415
- do equilíbrio acidobásico, 138
- metabólicos e mastite, 689
- musculares, 271
Disúria, 182
Diurese, 166, 176, 382
- osmótica, 166
- por pressão, 415
Diuréticos, 176
- osmóticos, 177
Divertículo
- de Meckel, 515, 519
- prepucial, 643
Divisão do sistema nervoso, 3
- adrenérgica, 92

- colinérgica, 92
- parassimpática, 90
- simpática, 29, 87, 157
Doença(s)
- da debilidade crônica, 537
- da gordura
- - amarela, 538
- - branca, 538
- da hiena, 535, 583
- de Addison, 618
- de Cushing, 115, 619
- - diagnóstico da, 619
- - iatrogênica, 619
- de Graves, 614
- de von Willebrand, 128
- diarreicas, reidratação oral e, 500
- do álcali, 570, 571
- do coração em amora dos suínos, 570
- do músculo branco, 538, 570
- do parênquima renal, 415
- periodontal, 512
- pulmonares obstrutivas crônicas, 381
- renal crônica, 415, 417
Dopamina, 23
Dor, 32
Dragagem do solvente, 488
Dromotrópica, 333
Ducto(s)
- coclear, 49
- coletores, 153, 187
- dos néfrons, 156
- eferentes, 698
- lactíferos, 676
- müllerianos, 648, 699
- timpânico, 49
- venoso, 399
- vestibular, 49
- wolffianos, 648, 699
Duodeno, 515
Dura-máter, 577
Duração da estimulação, 35

E

Eclâmpsia, 259, 272
Ecocardiografia transtorácica ou esofágica, 327
Ecologia microbiana do tubo digestório, 512
Ectotérmicos, 144
Edema, 359, 366
- cerebral, 558
- hipofisário, 613
- periférico, 370
- pulmonar, 370, 378
- - intersticial e troca gasosa limitada por
      difusão, 438
- - neurogênico, 378
EDTA sódico, 127
Efeito(s)
- adrenérgicos no sistema cardiovascular, 342
- autônomos na contratilidade, 337
- da insulina, 624
- da pressão hidrostática, 376
- da respiração, 374
- de Bohr, 219, 438
- de frequência cardíaca, 329
- de refreamento, 227
- de ritmo cardíacos, 329
- de Windkessel, 279
- do cortisol, 618
- do GH sobre tecidos específicos, 608
- do treinamento com exercícios, 396
- gravitacional quantitativo, 281

- Haldane, 221
- muscarínicos no sistema cardiovascular, 341
Eficiência metabólica máxima, 443
Eicosanoides, 347, 600
Eixo
- hipófise-adrenal, 615
- hipotálamo-hipofisário, 605
Ejaculação, 649
Ejeção
- do leite, 676
- máxima, 321, 324
- reduzida, 321, 324
Elasticidade, 253
Elemento contrátil, 316
Eletrocardiograma, 304, 403
- e atividade elétrica celular, 304
- *versus* início dos eventos de pressão, 324
Eletrofisiologia do coração, 293
Eletrólitos, excreção de, 190
Embolia, 378
Emissão, 649
Encefalinas, 620
Encefalomalacia, 538
Encefalopatia hipertensiva, 417
Enchimento
- rápido, 323
- redução do, 323
Encolhimento do coágulo, 126
Endocitose, 113, 489
Endolinfa, 49, 76
Endométrio, 655
Endomísio, 254
Endorfinas, 446
β-endorfinas, 620
Endoscopia, 382
Endósteo, 577
Endotelina, 366
Endotélio vascular, 123
Energia, 446
- cinética, 281
- fonte de, 261, 269, 446
- líquida do alimento, 626
- metabolizável, 626
- mudanças de, 260
- para contração muscular, 442
Enfisema
- em equinos, 381
- pulmonar alveolar, 215
Enoftalmia, 89
Enteque seco de bovinos, ovinos e equinos, 537
Enterócitos
- absortivos das vilosidades, 477
- das criptas, 476
- vilosos, 494, 495
Enteroquinase, 518
Enterotoxinas bacterianas, 481
Envenenamento
- por rodenticida anticoagulante, 539
- por samambaia-macho em equinos e outros
      animais, 543
- por trevo-doce, 127, 539
Enxofre, 561
- deficiência de, 561
- toxicidade, 561
Enzima(s)
- conversora de angiotensina (ECA), 162, 175
- lisossômicas, 115
Eosinófilos, 112, 115
Epicárdio, 286
Epidídimo, 698
- cauda do, 638

Índice Alfabético — 713

- corpo do, 638
Epífises, 577
Epiglote, 197
Epimísio, 254
Epinefrina, 11, 23, 147, 338, 341, 346, 379, 445, 524, 525, 621
Epistaxe, 439
Epitélio
- coroide, 8
- de transição, 182
- olfatório, 197
Equação
- de Henderson-Hasselbalch, 133
- de Poiseuille, 373
- de Poiseuille-Hagen, 283
Equilíbrio
- acidobásico
- - introdução ao, 132
- - manutenção do, 133
- - respiração no, 225
- - tensões dos gases sanguíneos e, 438
- glomerulotubular, 166
- hídrico, 105, 444
- - no tubo gastrintestinal, 499
- - termorregulação e, 443
Ereção, 648
Ergocalciferol, 535
Eritrócitos, 116
- autotransfusão de, 430
- destino dos, 119
- dióxido de carbono nos, 220
- formato característico dos, 118
- índices eritrocitários, 119, 430
- mobilização dos, 429
- número de, 118
- tamanho, 119
- tempo de sobrevida dos, 119
Eritropoese, 117
Eritropoetina, 118
"Escada rolante" mucociliar, 247
Escape de urina, 182
Escherichia coli, 481, 513
- enterotoxigênica, 501
Esclerótica, 56
Escorbuto, 544, 580
Escroto, 639
Escuridão, 60
Esfíncter(es), 253
- externo, 153, 182
- interno, 153
- pilórico, 460
Esforço físico, 356
Eslaframina, 457
Esôfago, 459, 505, 515
Espaço
- de Disse, 473
- intercelular, 104
- intersticial, 104
- intrapleural, 195
- medular, 577
- morto fisiológico, 214
Esperma
- armazenamento do, 701
- reservatórios de, 666
Espermatocitogênese, 644
Espermatogênese, 644
Espermatogônia(s), 645
- tipo A, 645
- tipo B, 645
Espermatozoides, 646, 666
Espermiação, 646
Espermiogênese, 645, 698

Espessura média harmônica, 239
Espinha bífida, 541
Esqueleto
- apendicular, 118
- axial, 117
Estado acidobásico
- avaliação do, 140
- intervalo aniônico e, 142
Estado
- ativado, 18
- de oxidação
- - férrico, 120
- - ferroso, 120
- de repouso, 17
- inativado, 18
- inotrópico, 316, 318, 325
- polarizado, 294
Estatocônios, 77
Esteatite, 538
Esteatose hepática, 526, 542
Estenose
- aórtica, 408
- da valva pulmonar, 408
- mitral, 378, 411
- tricúspide, 411
Estercobilina, 119
Estereocílios, 49
Estetoscópio, 403
Estimulação
- alfa-adrenérgica, 387
- simpática versus parassimpática, 335
Estímulo(s)
- aceleradores cardíacos, 438
- autônomo, 267
- intensidade e duração do, 35
- localização do, 35
- modalidade do, 35
- para a sede, 107
Estômago, 515
- cardíaco, 467
- distensão do, 460
- esofágico, 467
- fúndico, 468
- pilórico, 468
- simples, 451
Estrabismo, 543
Estradiol-17β, 657
Estrangúria, 182
Estresse
- da parede, 290
- do calor, 688
Estrias acústicas, 52
Estribo, 49
Estríola, 77, 81
Estro, 663
Estrogênios, 347, 657, 681, 701
Estrona, 657
Estruturas retroperitoneais, 153
Etopabato, 541
Eupneia, 200
Evacuações
- cecais, 517
- intestinais, 517
Evaporação, 145, 443
- reduzida, 148
Excitabilidade, 253
Excitação reentrante, 308
Excreção
- de ácido úrico, 189
- de amônia, 189
- de eletrólitos, 190
- de ureia, 189

Excrementos úmidos em aves, 558
Exercício(s)
- avaliação da tolerância ao, 446
- efeitos do treinamento com, 396
- energética do, 443
- hiperviscosidade do sangue induzida por, 439
Exostoses, 534
Expiração, 199
Extensibilidade, 253
Extensores, 253
Extrassístoles, 434

F

Fadiga da poedeira de gaiola, 553
Fagocitose, 113, 247
- bacteriana, 692
Faixa nasal, 382, 439
Falência renal aguda, 162
Falo, 698
Farejar, 197
Faringe, 197
Fáscia aderente, 286
Fase(s)
- absortiva, 522
- - da digestão, 630
- ascendente, 18
- de oscilação, 73
- de postura, 73
- descendente, 19
- do ciclo cardíaco, 322
- fotossensível, 696
- lenta do nistagmo, 83
- pós-absortiva, 524, 630
- rápida do nistagmo, 84
Fator(es)
- ativador dos osteoclastos, 614
- da coagulação VII, IX e X, 538
- de crescimento semelhante à insulina (IGF)-1, 607
- de diferenciação do crescimento, 701
- de necrose tumoral, 480
- de tolerância à glicose, 562
- de von Willebrand, 124
- intrínseco, 540
- morfogênico ósseo, 701
- neurotróficos, 6
- tecidual, 125
Febre, 148
- do leite, 272, 537, 553, 561, 594
- do potro, 672
Fechamento
- da placa de crescimento, 583
- fisiológico do canal arterial, 401
Fecundação, 666
Feedback sensorial, 74
Feijões, 643
Fenda
- infundibular, 514
- sináptica, 258
Fenestrações, 9
Fenilalanina, 10, 493
Fenômeno
- da escada, 262, 329
- de tudo ou nada, 17
- em cascata, 125
Feocromocitomas, 415
Fermentação no rúmen, 506
Fermentadores
- pós-gástricos, 451
- pré-gástricos, 451
Feromônios, 600, 643

714 Índice Alfabético

Ferritina, 119, 567
Ferro, 566
- deficiência de, 568
- homeostasia do, 566
- metabolismo do, 120
- toxicidade, 568
Fibra(s)
- brancas, 254
- de contração
- - lenta, 440
- - rápida, 254, 440
- do nervo
- - olfatório, 43
- - óptico, 64
- - vestibular, 78
- do tipo I, 440
- do tipo II, 440
- elásticas, 104
- muscular(es)
- - tipos de, 440
- - lisas, 265
- - alterações nos tipos de, 441
- - recrutamento das, 440
- nervosa, 6
- olfatórias, 43
- parassimpáticas, 87
- - origem das, 90
- pós-ganglionar, 86, 332
- - simpáticas colinérgicas, 93
- pré-ganglionares, 64, 86, 90, 332, 340
- reticulares, 266
- satélites, 270
- simpáticas, 87, 332
- somatossensoriais, 39
- tipos de, 254
- vasoconstritoras
- - importância funcional, 343
- - simpáticas, 342
- vasodilatadoras, 343
- - colinérgicas simpáticas, 341, 343
- - parassimpáticas, 341
- vermelhas, 254
- viscerossensoriais, 36
Fibrilação
- atrial, 435
- ventricular, 307
Fibrina, 124
- degradação da, 126
- formação da, 126
Fibrinogênio, 126, 128, 430
Fibrinólise, 126
Fibroblastos, 104
Fibrocartilagem, 576
Fibronectina, 7, 123
Fibrose pancreática, 570
Fígado, 472
- anatomia microscópica do, 472
- das aves, 516
- gorduroso nas aves, 528
Filoquinona, 538
Filtração glomerular, 161
- fatores que influenciam a, 162
- taxa de, 159, 162, 188
Filtrado glomerular, 159
- formação do, 161
- natureza do, 161
Fímbrias, 654
Flexores, 253
Flexura
- pélvica, 465
- sigmoide, 643
Flunixino meglumina, 471

Flúor, 573
Fluxo
- coronariano
- - fatores físicos que afetam o, 387
- - regulação neural do, 388, 389
- fásico, 376
- laminar, conceito de, 376
- plasmático renal, 159, 188
- sanguíneo, 282
- - aórtico, 324
- - autorregulação do, 417
- - - cerebral, 392
- - capilar, 361, 376
- - cerebral, controle do, 391
- - coronariano, controle do, 387
- - da artéria hepática e da veia porta, 398
- - desequilíbrio de ventilação e, 215
- - distribuição do, 392
- - do músculo esquelético em repouso, 394
- - durante a antecipação de esforço, 394
- - durante a transição do repouso ao exercício, 394
- - durante esforço moderado, 395
- - durante exercício muito intenso, 395
- - exercício e, 433
- - intestinal está relacionado com o metabolismo, 397
- - laminar, 283
- - na lâmina própria da vilosidade, 477
- - pulmonar, 375
- - regulação local do, 339
- - renal, 158, 159, 162, 175
- - turbulento, 283
Folículos
- crescimento dos, 652, 659, 699
- da tireoide, 610
- de De Graaf, 652
- ovarianos, 652
- - atividade dos, 659
- primordiais, 652
- regressão dos, 654
- seleção dos, 702
Fonocardiograma, 403
Fonte(s)
- de energia, 261, 269, 446
- de proteínas, 507
- nutricionais
- - de cálcio, 553
- - de fósforo, 554
Forame oval, 399
Força(s)
- da contração, 262
- de torção, 376
- eletrostáticas, 14
- físicas, 230
- gravitacionais, 281
- inerciais, 230
- lateral, 281
- propulsora total, 294
Formação
- da fibrina, 126
- da matriz óssea, 584
- de ácido úrico, 189
- de osso ectópico, 580
- de urina, 159, 188
- do coágulo, 124
- do corpo lúteo, 660
- do filtrado, 161
- do osso, 580
- dos hormônios tireoidianos, 610
- reticular, 67
Fórnice, 655

Fosfato, 493
- concentração de, 179
- de creatina, 184, 442
Fosfocreatina, 261
Fosforilação
- anaeróbica, 442
- oxidativa, 262, 442
Fósforo, 554
- deficiência de, 555
- fontes nutricionais de, 554
- homeostasia do, 554
- ruminantes e, 555
- toxicidade, 555
Fossa ovulatória, 652
Fotoestimulação, 696
Fotoperiodismo, 695
Fotoperíodo, 649, 663, 695
Fotopigmentos, 57
Fotorreceptores, 695
- fototransdução dos, 61
Fotorrefratariedade, 696
- absoluta, 696
- relativa, 696
Fovéolas gástricas, 468
Fração
- de ejeção, 319
- de extração, 217
- - de oxigênio, 372
- de filtração, 159
Fragilidade dos eritrócitos, 103
Free martin (bezerra estéril), 668
Frêmito, 656
Frequência
- cardíaca, 326, 336, 414
- - efeitos de, 329
- - em repouso, 331
- - - influência no débito cardíaco, 331
- - exercício e, 432, 434
- - intrínseca, 336
- do pulso, 336
- do tom, detecção da, 50
- respiratória, 200
Frutose, 523
Função, 540, 542
- reprodutiva
- - feminina, 699
- - masculina, 697
- respiratória durante o exercício, 436
- testicular, fatores que afetam a, 649
Furosemida, 177, 382, 439
Fusos musculares, 33, 34

G

GABA, 23
Galactopoese, 679, 682
Galactose, 523
Galactosiltransferase, 685
Galeno, Cláudio, 181
Gamaglobulinas, 128
Gânglio(s)
- cervical
- - cranial, 88, 89
- - médio, 89
- cervicotorácico, 89
- estrelados, 332
Gases, 460
- física dos, 205
- remoção de, 509
Gasto calórico, 107
Gastrina, 462, 464, 469, 502, 518
Gema, 519, 699

Gêneros amilolíticos, 506
Genética, 687
Genitália externa, 655
Gerador de padrões centrais, 73
Gestação, 665, 666
Gigantismo, 609
Glande, 642
Glande bulbosa, 642
Glândula(s)
- adrenal, 445
- bulbouretrais, 641
- cloacal, 697
- da casca, 701
- de Brunner, 475
- de Cowper, 641
- de sal, 190
- exócrina, 622
- gástrica, 468
- inervação das, 89
- mamária, 633
- - anatomia funcional da, 674
- - - externa, 675
- - - interna, 675
- - inervação, 677
- - metabolismo, 683
- - redes sanguíneas, 676
- - secreções, 679
- mucosas
- - compostas, 517
- - simples, 517
- nasais, 190
- paratireoides, 614
- pineal, 625
- pituitária, 605
- salivares, 515
- sebáceas, 675
- sexuais acessórias, 641
- sudoríparas
- - apócrinas, 87, 145
- - écrinas, 145
- - merócrinas, 87, 93
- tireoide, 445, 696
- vesiculares, 641
Glicerol, 524, 525, 632
Glicina, 23
Glicocorticoides, 445, 524, 615, 617, 618
Glicogênio, 524
- armazenamento de, 447
Glicogenólise, 525, 625
- hepática, 445
Gliconeogênese, 562, 630
Glicoproteínas, 659
Glicosaminoglicanos, 576
Glicose, 289, 627
- absorção da, 632, 633
- atividades de preservação da, 524
- fator de tolerância à, 562
- jejum e, 524
- reabsorção de, 165
Glicosídios digitálicos, 420
Glicuronídeo de bilirrubina, 119
Globina, 117, 216
Globulina(s), 128
- de ligação da tiroxina, 611
Glomérulo, 155, 181
Glomo(s)
   carotídeos, 226
   para-aórticos, 226
- seminal, 697
Glote, 197, 514
Glucagon, 338, 445, 524, 525, 625, 631
- ações do, 625

GLUT 1, 10
Glutamato, 23, 24
Glutationa peroxidase, 569
Goitrina, 566
Gonadotrofina(s), 659
- sérica de égua prenhe, 668
Gordura(s), 628
- absorção das, 496, 632, 633
- digestão das, 496
- do leite, 684, 685
Gotículas lipídicas, 287
Gradiente(s)
- de concentração, 14, 99
- de temperatura, 144
- eletroquímico, 14, 164
Grandes altitudes, 380
Granulócitos, 111
Grânulos
- azurófilos, 113
- de glicogênio, 287
Grupo respiratório
- dorsal, 223
- ventral, 223
Gubernáculo testicular, 640
Gustação, 42, 44

H

Haptoglobina, 120, 161
Harvey, William, 277
Hefaestina, 566
Heidenhain, Rudolph, 181
Helicobacter
- *acinomyx*, 472
- *pylori*, 472
Hematócrito, 110
Heme, 119, 216
Hemiplegia laríngea, 382, 439
Hemocromatose de mainás, tucanos e
   rinocerontes-negros, 568
Hemodinâmica, 281
Hemoglobina, 110, 134, 135, 216
- aviária, 244
- corpuscular média, 119, 430
- - concentração de, 119, 430
- formas, 116
- função de tamponamento do
      oxigênio pela, 218
- molécula de, 216
- nos eritrócitos, 103
Hemoglobinemia, 103, 120
Hemoglobinúria, 103, 120, 162
Hemólise, 103, 565
- extravascular, 119
- intravascular, 119
Hemorragia
- gengival, 544
- pulmonar induzida por exercício, 378, 381, 439
Hemossiderina, 119
Hemossiderose, 568
Hemóstase, 122
Hemostasia, 122
Heparina, 127
Hepatite associada ao cobre em Bedlington
   terriers, 565
Hepatose dietética dos suínos, 570
Hepcidina, 567
Hereditariedade, 687
Hérnia(s)
- escrotais, 640
- inguinal, 640
Heterófilo, 113

Hexoses, 495
Hialuronidase, 666
Hibernação, 147
- características da, 148
Hidroxiapatita, 550
5-hidroxitriptamina, 379
25-hidroxivitamina D, 535, 552
Hilo renal, 153
Hiperadrenocorticismo, 619
Hiperbasemia, 140
Hipercalcemia de neoplasias malignas, 590
Hipercalcitonismo nutricional, 592
Hipercapnia, 140, 234
- alveolar, 379
Hiperemia
- induzida por exercício, 364
- pós-prandial, 397
- reativa, 363, 389
Hiperfosfatemia, 591
Hipermetria, 70
Hiperoscilação de Somogyi, 530
Hiperosmolalidade, 174
Hiperoxia, 234
Hiperparatireoidismo
- primário, 590
- secundário, 590
- - nutricional, 591
- - renal, 591
Hiperplasia, 270, 290
Hiperpneia, 200
Hiperpolarização, 16, 19
- das células sensoriais, 80
Hiperpotassemia, 19, 136, 137, 560
Hiper-reflexia, 70, 72
Hipertensão, 356
- arterial, 414
- crônica, 352
- idiopática, 414
- pulmonar, 373, 379, 381
- - vasoclusiva, 380
- secundária, 414
- sistêmica, 414
Hipertermia, 148
Hipertireoidismo, 416, 614
Hipertonia, 70, 72
Hipertrofia, 270
- concêntrica, 291
- do miocárdio, 291
- excêntrica, 291
- ventricular esquerda, 418
Hiperventilação, 214
Hiperviscosidade do sangue induzida por
   exercício, 439
Hipervolemia, 176
Hipoadrenocorticismo, 560, 618
Hipobasemia, 139
Hipocalcemia, 689
Hipocapnia, 140, 234
Hipocinesia, 70
Hipófise, 605
- posterior, 621
Hipofosfatemia
- aguda, 555
   crônica, 555
Hipoglicemia neonatal, 530
Hipoparatireoidismo, 591
Hipopotassemia, 20, 136, 137, 560
Hipotálamo, 345, 605
Hipotermia, 148
Hipotireoidismo, 613
Hipoventilação, 214
Hipovolemia, 107, 164, 175

716 Índice Alfabético

Hipoxemia, 140, 207, 215, 234
- arterial, 438
Hipoxia, 234
- alveolar, 379
- ambiental, 234
- anêmica, 234
- da inspiração, 373
- estagnante, 234
- histotóxica, 234
- isquêmica, 234
Hirsutismo, 619
Histamina, 23, 115, 379, 469, 502
Histaminase, 115
Histidina, 10, 134
Histoquímica, 442
Homeostasia, 277
- cardiovascular, 399
- do cálcio, 551, 553, 614
- do cloreto, 559
- do ferro, 566
- do fósforo, 554
- do iodo, 565
- do magnésio, 556
- do sódio, 558
- mineral, 588
Homeotérmicos, 144
Homúnculo, 38
Hormônio(s), 599
- ação
- - autócrina do, 600
- - parácrina do, 600
- adrenocorticais, 615
- adrenocorticotrófico, 338, 524
- antidiurético, 169, 171, 188, 347, 422, 621, 622
- antimülleriano, 699
- da reprodução feminina, 657
- da tireoide, 416
- de crescimento
- - efeitos sobre tecidos específicos, 608
- - regulação da secreção de, 607
- de estimulação das células intersticiais, 646
- de liberação
- - da prolactina, 609
- - da tireotropina, 611
- - das gonadotrofinas, 605, 659, 695, 696
- - do hormônio adrenocorticotrófico, 617
- - do hormônio do crescimento, 607
- do crescimento, 524, 525, 606
- - e metabolismo ósseo, 594
- em receptores
- - de superfície celular, 600
- - localizados no núcleo da célula, 603
- esteroides, 604
- estimulante dos melanócitos, 620
- foliculoestimulante, 619, 647, 659, 696
- inibidor da liberação
- - de prolactina, 609
- - do hormônio do crescimento, 607
- lipotrópicos, 446
- luteinizante, 619, 659, 696
- peptídicos, 600
- proteicos, 600
- receptores do, 600
- tireoestimulante (TSH), 611
- tireóideo, 147
- tireoidianos, 347, 445
- - ações dos, 612
- - controle da secreção dos, 611
- - e transcrição, 604
- - formação e liberação dos, 610
Humor
- aquoso, 56
- vítreo, 56

I

Ibuprofeno, 471
Icterícia, 120, 565
IgA secretora, 482
Íleo, 514, 515
Ilhotas de Langerhans, 474, 622
Imidazol, 134
Implantação, 667
- do axônio, 4
Impulso
- formação do, 308
- propagação do, 311
Imunidade
- celular, 115
- humoral, 116
Imunoglobulinas, 115, 128
Inativação enzimática, 24
Incisura dicrótica, 320
Inclinação da cabeça, 80
Incoordenação cega, 570, 571
Inervação
- cardiovascular eferente, 343
- ventricular, 331
Infarto agudo do miocárdio, 378
Infecção(ões)
- da orelha, 52
- do nervo facial, 52
- intramamárias, 689
Inflamação, 366
- neurogênica, 393
Infundíbulo, 654, 701
Inglúvio, 515
Inibição da NO sintase e, 382
Inibidor(es)
- da lactação por *feedback*, 686
- da ECA, 419
Inibina, 647
Inseminação artificial, 699
Inserção muscular, 254
Insolação, 148
Inspiração, 199
Insuficiência
- cardíaca, 420
- - classificação da, 420
- - congestiva, 378
- - consequências da, 423
- - de alto débito, 420
- - de baixo débito, 420
- - do lado direito, 423
- - manejo da, 424
- - sinais
- - - anterógrados da, 423
- - - retrógrados de, 423
- circulatória, 420
- da valva
- - aórtica, 411
- - pulmonar, 411
- diastólica, 420
- miocárdica, 420
- mitral, 409
- renal crônica, 172
- sistólica, 420
- tricúspide, 410
- valvar, 434
- ventricular
- - direita, 216
- - esquerda, 423
Insulina, 338, 445, 523, 524, 529, 623
- efeitos da, 624
Intensidade da estimulação, 35
Interações simpáticas e parassimpáticas, 335

Intermação, 444
Interneurônios, 66, 73
Interstício, 104
- renal, 159
Intervalo(s)
- aniônico, 142
- PR, 434
- QT, 434
Intestino
- delgado, 475, 515
- grosso, 482, 516
Intoxicação
- hídrica, 105
- pelo selênio
- - aguda, 570
- - crônica, 570
Involução, 679, 682
- uterina, 671
Iodação dos resíduos de tirosina, incapacidade de, 613
Iodo, 565
- bócio por deficiência de, 613
- deficiência de, 565
- homeostasia do, 565
- toxicidade do, 566
Iodopsina, 58, 59, 533
Iodotironina 5-desiodinase, 570
Íons
- hidrogênio, concentração de, 111
- intracelulares e extracelulares, distribuição dos, 13
- redistribuição de, 297
Íris, 57
Irrigação sanguínea, 644
- da genitália feminina, 656
Isoleucina, 10
Isomaltase, 518
Isoniazida, 542
Isoproterenol, 379

J

Janela coclear, 49
Jejum, 524
Jejuno, 515
Jumentos, 108
Junção(ões)
- comunicantes, 265, 267, 270, 286
- ileocecocólica, 516
- neuromuscular, 28, 257, 258
- ureterovesical, 155
- uterovaginal, 701

L

L-DOPA, 10
Lábios vaginais, 655
Lactação, 526, 674
- desempenho da, 682
- fatores que afetam a, 687
- inibidor por *feedback*, 686
- manutenção da, 682
α-lactalbumina, 685
Lactase, 495
Lactato, 165, 289, 631
Lactobacilos, 513
Lactoferrina, 113, 568, 693
Lactogênese, 679, 681
Lactose, 685
Lactose-sintetase, 685
Lacuna(s), 578
- de Howship, 584

Índice Alfabético **717**

Lâmina basal, 266
Laminina, 7
Laringe, 197
Lavado broncoalveolar, 439
Lavagem (*washout*) medular, 170
Lei
- de Boyle, 205
- de Charles, 205
- de Henry, 205, 206
- de Laplace, 210, 247, 290
- de Poiseuille, 212
- de Starling, 317, 329
Leite, 674
- biossíntese dos componentes do, 685
- coleta, 675
- controle da secreção de, 686
- - fisiológico, 686
- - químico da, 686
- função biológica do, 690
- produção, 675
- remoção do, 674, 686
- resíduos no, 690
- secreção do, 674, 682
- - dos componentes, 684
- síntese, 682
- transporte do, 675
- uterino, 666
- vascular, organização funcional do, 359
Leptina, 626
Lesão(ões)
- da medula espinal, 72
- do fascículo longitudinal medial, 83
- do nervo pélvico, 95
- dos segmentos
- - espinais C1–L7, 95
- - sacrais da medula espinal, 95
- hepáticas necróticas graves, 570
Leucemia, 116
Leucina, 10
Leucócitos, 111, 112
- circulantes, 112
- função, 113
- número de, 116
- procedimentos diagnósticos, 116
Leucocitose, 116
Leucopenia, 116
Leucotrienos, 348
Libido, 647
Lidocaína, 20
Ligamento(s)
- largo, 652
- suspensório(s)
- - laterais fibrosos, 675
- - medial elástico, 675
Limiar, 16
- de excitação, 15
- renal para o magnésio, 556
Limite aeróbico de mergulho (LAM), 245
Linfa, 359, 677
Linfáticos, 369
- pulmonares, 378
Linfoblastos, 115
Linfócitos, 112, 115
- pequenos, 115
- grandes, 115
Linfonodos, 232
- satélites, 232
- supramamários, 677
Língua, 452
- negra, 541
Linha Z, 256, 265, 286
Lipase lipoproteica, 685

Lipídios, 472
- da gema, 519
- metabolismo dos, 628
- síntese de, 632
Lipidose hepática nos gatos, 528
Lipólise, 445, 525
Lipoproteína de densidade muito baixa, 472, 523, 699
Líquido(s)
- amniótico, 667
- cerebrospinal, 8, 390
- dos túbulos seminíferos, 698
- extracelular, 7, 104, 132, 183, 520
- - absorção paracelular no, 491
- - pH do, 132
- - regulação
- - - do volume do, 174
- - - dos eletrólitos do, 177
- folicular, 660
- intersticial, 104, 377
- intracelular, 104
- intravascular, 104
- transcelular, 104
- tubular, 159
Lise, 116
Lisil oxidase, 563
Lóbulo hepático, 472
Localização do estímulo, 35
Locomoção
- bipedal, 438
- respiração e, 438
Losartana, 419
Lusitropia, 326
Luteinização da granulosa, 660
Luteólise, 657
Luz, 60

M

Macrófagos, 114, 232
- alveolares, 232
Macrominerais, 550
Mácula, 77
- densa, 156, 157
Magnésio, 556
- concentração de, 179
- deficiência de, 556, 557
- extracelular, 556
- homeostasia do, 556
- intracelular, 556
- limiar renal para o, 556
- toxicidade do, 556
Mal da montanha, 216, 380
Malacia, 543
Maltase, 495, 518
Maltose, 518
Maltotriase, 495
Mamíferos, 674
Mamogênese, 679
- dos animais em crescimento, 681
Manganês, 568
- deficiência de, 569
- metabolismo do, 568
- toxicidade do, 569
Manobra de Valsalva, 375
Manto periparabronquial, 239
Marca-passo(s), 287
- supraventriculares subsidiários, 301
- ventriculares, 302
Marcha, 73
Marginação, 113
Marsupiais, 674

Martelo, 49
Massa eritrocitária, 430
Mastigação do alimento, 452
Mastite, 689
- clínica, 689
- distúrbios metabólicos e, 689
- em vacas leiteiras, 538
- tratamento da, 689
Mastócitos, 104, 115
Material extracelular, 266
Matriz
- amorfa semelhante a gel, 575
- mesangiais, 157
- óssea, formação da, 584
Mecânica
- da respiração, 208, 240
- muscular, 316
Mecanismo(s)
- da sede, 107
- de ação, 342
- de contracorrente, 168, 242
- de controle
- - do sistema circulatório, 339
- - locais, 391
- - reflexos, 348
- de defesa pulmonar, 246
- de Frank-Starling, 317, 325, 329, 433
- de regulação neuro-humoral, 345
- de retroalimentação, 438
- heterométrico, 329
Mecanorreceptores, 31, 246
- periféricos, 246
- renais, 159
Mediastino, 195
Medula, 652
- adrenal, 87, 90, 341, 344, 346, 621
- espessura relativa da, 172
- espinal
- - coluna de células intermediolaterais da, 344
- - coluna intermediolateral da, 332
Melatonina, 11, 625
Membrana(s)
- apical, 491, 492, 493, 494, 495, 497
- basilar, 50, 51
- - deflexão da, 51
- basolateral, 491, 492, 493, 495, 496, 498
- estatoconial, 77
- neuronal, 13
- seletivamente permeáveis, 101
- semipermeável, 100
- tectorial, 49
Menadiona, 538
Menaquinona, 538
Meniscos, 589
Mensageiros intracelulares, 124
Mercúrio, 573
- toxicidade, 573
Mesencéfalo, 73
Mesométrio, 652
Mesossalpinge, 652
Mesovário, 652
Metabolismo
- aeróbico, 262
- do cobre, 563
- energético, 522, 525, 626
- miocárdico, 388
- ósseo, 588
Metacolina, 379
Metaestro, 663
Metáfise, 577
Metalotioneína, 571
Metaplasia, 533

718 Índice Alfabético

- da córnea, 534
Metarteríolas, 360
Metemoglobina, 117
Metilmalonil-CoA mutase, 562
Metimazol, 416
Metionina, 10, 561
Método
- de depuração da creatinina endógena, 184
- do intervalo aniônico, 142
Metoprolol, 416
Miastenia *gravis*, 28
Micção, 94, 95, 181, 182
Microcirculação, 359, 360, 362
Micróglia, 6
Microminerais, 550, 561
Mieloblastos, 112
Mielopatia degenerativa canina, 21
Minerais, 447
- tóxicos, 572
Mineralocorticoides, 338, 615
Miocárdio, 286
Miofibrilas, 255, 286
Miofilamentos, 264
- de proteínas, 255
Mioglobina, 117, 441
Miométrio, 655
Miose, 64, 89
Miosina, 126, 255, 264, 286, 366
- alterações mecânicas da, 259
- fosfatase, 266
- quinase, 266
Mirounga leonina, 245
Mitocôndrias, 269, 286
Modalidade sensorial, 34
Modelo
- de corrente cruzada, 242
- de três componentes do músculo, 316
Modificação da respiração por barorreceptores, 224
Modulação cerebelar dos movimentos voluntários, 70
Moela, 515
Molécula(s)
- de adesão extracelulares, 7
- odorífera, 42, 43
- transportadora
- - de glicose GLUT-4, 623
- - de hexose SGLT-1, 496
Molibdênio, 569
- absorção do, 569
- deficiência de, 569
- dietético, toxicidade do, 569
Monoblastos, 112
Monócitos, 112, 114
Monossacarídios, 523
Monotremos, 674
Monta, 648
Montículo laríngeo, 514
Morfometria, 442
Motilidade, 516
- cecal, 517
- cólica, 517
- do estômago, 460
- do pré-estômago dos ruminantes, 509
- gastroduodenal, 516
- ileal, 517
Movimento(s), 253
- ameboide, 113
- browniano, 99, 230
- corporal
- - reflexo, 66
- - rítmico, 66

- - voluntário, 66
- da água entre os compartimentos de líquidos, 105
- da cabeça, detecção do, 80
- da cobertura mucosa, 231
- da ingesta pelo tubo gastrintestinal, 454
- das partículas através das membranas celulares, 485
- do bolo alimentar
- - ao longo do esôfago, 459
- - ao longo do intestino delgado, 462
- - pelo estômago, 460
- - pelo intestino grosso, 462
- oculares
- - horizontais, 83
- - rotacionais, 83
- tipos de, 253
Muco, 183
Mucosa intestinal, 482
Multiplicador por contracorrente, 168
Músculo(s), 253
- bulboesponjoso, 644
- cardíaco, 269
- ciliar, 57
- cremáster, 640, 643
- da genitália masculina, 643
- da respiração, 240
- detrusor, 153
- dilatador da pupila, 57
- do esqueleto torácico, 240
- esfíncter interno do ânus, 95
- esfinctérico
- - da pupila, 57
- - da teta, 676
- esquelético, 254, 269
- - estrutura do, 254
- - microestrutura do, 255
- - uretral, 643
- estapédio, 54
- estriado esfíncter externo do ânus, 95
- intercostais, 199
- isquiocavernosos, 644
- liso
- - circular, 458
- - do tubo gastrintestinal, 458
- - inervação dos, 89
- - longitudinal, 458
- - microestrutura do, 265
- - multiunitário, 264
- - tipos de, 264
- - unitário, 264
- - vascular, 372
- retratores do pênis, 644
- tensor do tímpano, 54

N

Na⁺/K⁺-ATPase e potenciais de ação, 19
Nanismo, 608
Narinas, 195
Nascimento, alterações circulatórias durante o, 400
Natriurese, 177, 415
- pressórica, 356
Náuseas, 462
Necrose cerebrocortical, 543
Néfron(s), 153, 155
- componentes do, 155
- cortimedulares, 155
- do tipo mamífero, 187
- do tipo réptil, 187
- justamedulares, 155

Neomicina, 52
Nervo(s)
- aferentes, 349
- aórtico, 349
- coclear, 52
- depressor aórtico, 349
- do seio carotídeo, 349
- esplâncnico
- - lombar, 90
- - maior, 90
- facial, 91
- glossofaríngeo, 91
- hipogástrico, 94
- oculomotor, 90
- pélvico, 91, 94
- pudendo, 94
- simpáticos renais eferentes, 157
- vagos, 91, 238, 335, 340
- vasomotores, 379
- vestibular, 81
Neuro-hipófise, 606, 621
Neuróglia, 4, 5
Neurônio(s), 3, 4
- bipolares, 5
- classificação dos, 5
- corpo celular do, 4
- de disparo excitatórios, 84
- motores
- - inferiores, 69, 70
- - superiores, 69
- multipolares, 5
- pré-ganglionar, 455, 457
- pré-simpáticos, 345
- pré-tectais, 64
- sensoriais primários, 52
- simpáticos pós-ganglionares, 429
- unipolares, 5
Neuropeptídio Y, 342
Neurotransmissores, 23
- do SNP e do SNC, 23
- receptores, 92
Neutralização, 116
Neutrófilo(s), 112, 113
- armadilhas extracelulares do, 692
Niacina, 541
- antilipolítica, 542
- deficiência de, 541
- função da, 541
Nictalopia, 534
Nistagmo, 83
- anormal, 70, 84
- direção do, 83
- fisiológico, 83
Nitrogênio, 130
NMDA (*N*-metil-D-aspartato), 27
Nó
- de Ranvier, 5
- SA, 300, 335
Nociceptores, 31, 34
Nomograma de alinhamento de Siggaard-Andersen, 140
Noradrenalina, 341
Norepinefrina, 11, 23, 147, 267, 318, 333, 338, 341, 346, 379, 621
Normopotassemia, 136, 137
Normoventilação, 214
Normovolemia, 176
Núcleo(s)
- ambíguo, 350
- cocleares, 52
- da base e movimentos dirigidos por objetivo, 70
- do trato solitário, 350

- dorsal do corpo trapezoide, 53
- geniculado
- - lateral, 62
- - medial do tálamo, 53
- motor(es)
- - dorsal do vago, 350
- - do tronco encefálico, 67
- paraventricular do hipotálamo, 332, 345
- pré-tectal, 63
- rubro, 67
- vestibulares, 68, 81
Número
- absoluto de leucócitos, 116
- de eritrócitos, 118
- de Raynolds, 283
Nutrição, 446
- e fatores fisiológicos e ambientais, 688
- no ciclo estral, 664

O

Obstrução
- da via respiratória superior, 439
- linfática, 378
- uretral, 560
Ocitocina, 338, 621
- secreção de, 687
Odor
- da urina, 183
- sexual do porco, 648
Ofego, 215
Oftalmia periódica, 542
Olfação, 42
Olfato, 42
Olho, estrutura do, 56
Oligodendrócitos, 5
Oligoelementos, 550
Oligopeptídios, 518
Oligúria, 182
Omaso, 506
Ombro, deslizamento de, 271
Onda(s)
- A, 324
- C, 324
- de Mayer, 354
- de pressão
- - atrial, 324
- - não respiratórias, 375
- de Traube-Hering, 354, 375
- espermatogênica, 646
- P, 304, 320
- peristálticas, 264
- sistêmicas, 375
- T, 304, 320
- V, 324
Ontogenia gastrintestinal, 519
Oócito, 700
Oogênese, 654
Opioides endógenos, 446
Opsonização, 116
Orelha
- externa, 48
- interna, 49
- média, 48
Órgão(s)
- circunventriculares, 391
- de Corti, 49, 52
- periventiculares, 390
- sensorial auditivo, 49
- tendíneos de Golgi, 33
- vestibular, 76
- viscerais, 87

Orofaringe, 514
Osmoconcentração, 107, 174
Osmol, 101
Osmolalidade, 101
- do LEC, 174
- regulação da, 174
Osmorreceptores, 174
Osmorregulação, 174
Osmose, 488
- e pressão osmótica, 100
Ossificação
- endocondral, 580, 581
- intramembranosa, 580
Osso(s)
- anatomia do, 577
- compacto, 578
- composição do, 578
- cortical, 578
- crescimento
- - longitudinal dos 582
- - no diâmetro dos, 583
- ectópico, formação de, 580
- esponjoso, 578
- formação do, 580
- fraturado, reparo de, 586
- peniano, 648
- reticulado, 581
- trabecular, 578
Osteoblastos, 577
Osteocalcina, 539, 580
Osteócitos, 577, 578
Osteoclastos, 551, 577, 578
Osteocondrose dos mamíferos, 589
Osteólise osteocítica, 551, 578, 614
Osteomalacia, 536, 553, 555, 592
Osteopetrose
- do peixe-boi, 592
- hereditária dos bezerros, 592
Osteoporose, 553, 588, 592
- lactacional, 553, 594
- pós-menopausa, 592
- senil, 594
Otite
- externa, 52
- média, 52
- - interna, 52
Otocônios, 77
Ovário(s), 651
- endocrinologia do, 701
Ovelhas, 108
Oviduto, anatomia do, 701
Oviposição, 704
Ovulação, 660, 704
Ovuladores reflexos, 660
Oxalato de sódio, 127
Óxido nítrico, 24, 364, 365, 379, 388, 398
- sintase, 364
Oxigenação hiperbárica, 234
Oxigênio, 130
- com a hemoglobina, 218
- esquema geral do transporte de, 216
- exercício e, consumo de, 436
- extração de, 431
- liberação de, 431
- transporte de, 216
- treinamento físico e capacidade de
transporte do, 430
Oxitiamina, 543

P

Padrão respiratório, 199
Padrões de esvaziamento ventricular, 319

Paladar, 42
Palato, 514
- duro, 196
- mole, 196
Pâncreas, 474
- das aves, 516
- endócrino, 622
- exócrino, 474, 517
Papilas gustativas, 515
Papo, 515
Parabrônquios, 238
Paralisia
- da contratilidade linfática, 378
- de Chastek da raposa, de mamíferos marinhos,
da marta e do gato, 543
- dos dedos curvos, 542
- periódica hiperpotassêmica dos cavalos
Quarto de Milha, 561
- por carrapato, 28
Paraqueratose dos suínos, 572
Paratormônio, 179, 190, 535, 551
- ações do, 614
Paresia, 70
- da parturiente bovina, 272
- puerperal, 551
Parto, 670
- alteração hormonal, 670
- iminente, sinais de, 670
- três estágios do trabalho de, 671
Parturição, 670
Pedículo vitelino, 519
Pelagra, 541
Pelve renal, 153
Penetração, 648
Penicilamina, 542
Penicilina, 8, 513
Pênis, 642
Pentoses, 495
Pepsina, 517
Pepsinogênio, 468, 493, 517
Peptídio(s)
- de liberação da gastrina, 518
- intestinal vasoativo, 518
- natriurético atrial, 176, 190, 347, 558, 617
- reabsorção de, 165
Peptonas, 518
Perda(s)
- da pigmentação dos pelos, 564
- de calor por evaporação, 145
- insensíveis, 106
- sensíveis, 107
Perfusão
- inadequada, 423
- ventilação e, 215
Pericárdio, 285
- parietal, 286
Pericário, 4
Pericôndrio, 575
Pericrânio, 577
Perilinfa, 49, 76
Perimísio, 254
Período(s)
- aberto, 704
- embrionário, 666
- fetal, 667
- foliculares, 663
- gestacional, 666
- refratário, 19
- - absoluto, 19
- - da célula de Cajal, 459
- - relativo, 19
- seco, 689

720 Índice Alfabético

Periósteo, 577, 586
Peristaltismo, 264, 458
Permeabilidade seletiva da
  membrana neuronal, 13
Peroxidase, 113
Peróxido de hidrogênio, 113
Persistência, 682
- do canal arterial, 412
- do corpo lúteo, 661
- do úraco, 668
Pescoço, inervação do, 88
Phalaris
- *staggers*, 563
- *tuberosa*, 563
Physeter macrocephalus, 245
Pico pré-ovulatório, 660
Piloereção, 147
Pimobendana, 318, 420
Pinocitose, 113, 489
Piridoxina, 542
Placa(s)
- de Peyer, 476
- epifisária, 577
Placenta
- coriovitelina, 674
- cotiledônea, 668
- difusa, 668
- discoidal, 668
- fetal, 667
- verdadeira, 674
- zonária, 668
Placentação, 655, 667
Placentoma, 668
Plaquetas, 122, 123
- ativação das, 124
Plasma
- composição, 128
- dióxido de carbono no, 220
- seminal, 641, 649
- viscosidade do, 430
Plasmina, 126
Plasminogênio, 126
- tecidual, ativador do, 123
Plasmócitos, 104, 115
Plasticidade, 119
Pleura, 195
- costal, 195
- visceral, 195
Plexo
- de Auerbach, 454
- de Meissner, 454
- mioentérico, 454
- nervoso
- - mioentérico, 476
- - submucoso, 475
- pampiniforme, 644
- submucoso, 454
Pneumoconiose, 232
Pneumonia, 234
Pneumotórax, 209
Podócitos perivasculares, 7
Policitemia, 121, 122
- absoluta, 122
- relativa, 122
- vera, 122
Polidipsia, 172
Poliespermia, 666
Polígono de Willis, 390
Polioencefalomalacia, 543
Polipneia, 200
Polirribossomos, 118
Polissomos, 118

Poliúria, 172, 182
Pontes cruzadas, 259
Ponto
- cego do olho, 62
- de equilíbrio, 351
Porcentagem de extração, 217
Poros, 100
Portomícrons, 519
Pós-carga, 278, 316, 325, 329, 418, 433
Pós-despolarização(ões), 309
- precoces, 309, 310
- tardias, 310
Postura, 72, 73
Potássio, 137, 491, 559
- concentração de, 177
- deficiência de, 560
- metabolismo e regulação do, 560
- toxicidade, 560
Potencial(is)
- da placa motora (PPM), 28
- de ação, 17, 270
- - cardíacos, 293, 294
- - de resposta
- - - lenta, 298
- - - rápida, 298
- - duas fases do, 18
- - iniciação espontânea dos, 299
- - propagação dos, 20, 298
- de repouso da membrana, 13, 15, 296
- gradativos pós-sinápticos excitatórios
    (PPSEs), 43
- graduado, 15
- limiar, 17
- pós-sináptico
- - excitatório, 15
- - inibitório, 15, 16
- receptor, 34
Potencialização pós-extrassistólica, 330
Pré-bióticos, 513
Pré-carga, 278, 316, 325, 329, 418, 420
- ventricular, 433
Pré-estômagos da vaca, 505
Precipitação, 116
Preensão, 516
Prenhez, 666
Prepúcio, 642, 643
Pressão(ões), 32, 281, 373
- alveolar, 208
- arterial
- - regulação da 414
- - - a longo prazo, 356
- - basal, 339
- - exercício e, 433, 434
- - média, 433
- - pulmonar, 373
- - sistêmica
- - - causas da elevação persistente da, 415
- - - consequências da elevação
        persistente da, 417
- - - manejo da elevação persistente da, 418, 419
- - - medição da, 416
- - - métodos não invasivos de medição da, 281
- - - prevalência da elevação persistente da, 418
- - capilar, 375
- - coloidosmótica, 129, 161, 377
- - configuração do pulso de, 373, 374
- da aorta, 324
- da artéria pulmonar, 324
- de encunhamento, 375
- de pulso, 281
- diastólica, 281
- - final ventricular esquerda, 433

- do sangue capilar, 361
- e circulação sistêmicas, 339
- e volume do ciclo cardíaco, 320
- em um tubo, 281
- extravascular, 373
- hidrostática, 161, 498
- - através da membrana capilar, 377
- - capilar, 359
- intra-alveolar, 208
- intracraniana, 392
- intrapleural, 208, 374
- intrapulmonar, 208
- intratorácica, 208
- intravascular, 373
- média, 281
- no espaço mediastínico, 209
- oncótica
- osmótica, 100, 101, 375, 498
- - através da membrana capilar, 377
- - efetiva, 101
- - - do plasma, 129
- parciais dos gases, 205
- - nos pulmões, 206
- - no sangue, 206
- - nos tecidos, 206
- respiratórias, 208
- sistólica, 281
- transmurais, 375
- - capilar, 439
- ventricular direita, 373
Pressorreceptores arteriais, 349
Princípio(s)
- de Fick, 375
- de Starling, 377
- eletrofisiológicos, 293
- físicos da troca gasosa, 205
- iso-hídrico, 134
Pró-hormônio, 600
Probióticos, 513
Procarboxipeptidases, 517
Processo(s)
- centrais, 36
- hemostático, 122
- periféricos, 36
Procoagulantes, 123
Proctódio, 516
Produtos de degradação da fibrina, 126
Proestro, 662, 663
Progesterona, 347, 658, 701
Progestinas, 658
Progoitrinas, 566
Prolactina, 609, 704
Prolapso, 89
Propionato, 632
Proprioceptores, 31, 32, 70
Propriorreceptores, 438
Prostaciclina, 123, 347, 348
Prostaglandinas, 338, 480, 502, 641, 656, 704
- E2, 348
- vasodilatadoras PGE_1 e PGE_2, 379
Prostanoides, 347
Próstata, 641
Proteína(s), 122, 447
- contráteis da plaqueta, 126
- de ligação
- - do cálcio, 536, 538
- - - dependente de vitamina D, 552
- - do retinol, 533
- - dos androgênios, 647
- - olfatória, 42
- degradável no rúmen, 507
- dietéticas

Índice Alfabético

- - absorção das, 493
- - digestão das, 493
- do canal de cálcio, 552
- do leite, 685
- fontes de, 507
- G, 29, 601
- intactas, absorção de, 495
- não degradável no rúmen, 507
- plasmáticas, 128, 129
- reabsorção de, 165
- transportadora de pentose (GLUT-5), 496
Proteoglicanos, 162, 576
Protodiástole, 323
Prototéria, 674
Protozoários no rúmen, 507
Protrombina, 538
Proventrículo, 515
Pseudo-hiperparatireoidismo, 590
Pseudo-hipoparatireoidismo, 594
Pseudópodes, 124
Ptose, 89
Puberdade, 649, 659
Pulmões, 195
- tendência ao colapso dos, 210
Punhado, 704
Pus, 113

Q

Quantidade de urina, 183
Quelantes do zinco, 572
Queratina, 676
Quilomícrons, 519, 624
- na circulação, 498
Quimiorrecepção
- central, 226
- periférica, 226
Quimiorreceptores, 246
- arteriais, 353
- centrais, 354
- dos corpos carotídeos, 349
- renais, 159
Quimiorreflexo arterial, 353
Quimiotaxia, 116
Quimo, 518
Quimotripsina, 518
Quimotripsinogênios, 517
Quociente respiratório, 222

R

Rabdomiólise por esforço, 271, 444
Radiação, 443
Radiotelemetria, 435
Rampa
- do tímpano, 49
- do vestíbulo, 49
Raquitismo, 536, 553, 555, 592
Razão de ventilação/perfusão, 215
Reabsorção
- de aminoácidos, 165
- de eletrólitos secretados, 490
- de glicose, 165
- de peptídios, 165
- de proteínas, 165
- tubular, 163
Reação(ões)
- aos extremos de calor, 146
- de defesa, 356
- de descarboxilação, 539
- de hidratação, 132, 214

- de liberação das plaquetas, 124
- de luta ou fuga, 356
- do complemento, 116
- fisiológicas
- - ao calor, 145
- - ao frio, 147
- plaquetárias, 123
- pupilar, 64
- termorreguladoras, 356
Receptividade sexual, 662
Receptor(es)
- acoplados
- - a canais de íons, 603
- - à proteína G, 601
- adrenérgicos, 25, 93, 333
- - alfa-adrenérgicos, 93, 333, 341, 389
- - beta-adrenérgicos, 93, 333, 341, 343
- AMPA, 27
- cardiopulmonares, 349
- colinérgicos, 25, 93
- - ganglionares nicotínicos, 340
- - muscarínicos do tipo M_2, 340
- α-constritores, 379
- de ácido retinoico, 533
- de fluxo, 182
- de glutamato, 27
- de hormônios esteroides, 604
- de mudança de volume, 175
- de substâncias odoríferas, 42
- de tirosinoquinases, 602
- β-dilatadores, 379
- fisiológicos, 34
- ionotrópico, 25
- ligados à membrana celular, 601
- metabotrópicos, 25
- muscarínicos de acetilcolina, 25, 93
- NMDA, 27
- para neurotransmissores, 24
- sensoriais, propriedades dos, 31
- somatossensoriais, 31
- viscerossensoriais, 34
Recirculação, 169
Rede
- linfática, 677
- testicular, 698
Reentrada nodal, 311
Reflexo(s), 71
- acústico estapediano, 54
- cardíacos, 336
- cardiopulmonares, 353
- cardiovasculares
   componente aferente dos, 349
- - componente eferente dos, 349
- da defecação, 465
- da orelha média, 54
- de Bainbridge, 337
- de Cushing, 392
- de estiramento, 72
- de Hering-Breuer, 224, 337
- de mergulho, 356
- de micção, 182
- do sulco reticular, 511
- extensor cruzado, 73
- monossináptico, 71
- nas vias respiratórias superiores, 224
- pressórico
- - ao esforço, 354
- - somático, 354
- pupilar à luz, 64
- renorrenais, 159
- vestibulocular, 82
- vestibuloespinal, 82

Refreamento, 227
Regeneração, 290
Região mesangial, 157
Registros de superfície, 304
Regulação
- da osmolalidade, 174
- da pressão arterial, 414
- - a longo prazo, 356
- da respiração, 223
- da secreção de GH, 607
- da utilização de substrato, 442
- do coração, 329
- do tônus vasomotor, 378
- do volume, 174
- - do líquido extracelular, 174
- - normal, 176
- dos eletrólitos do líquido extracelular, 177
- endócrina dos testículos, 698
- extrínseca da função cardíaca, 330
- fatores de, 227
- homeométrica, 329
- intrínseca da função cardíaca, 329
- local do fluxo sanguíneo, 339
- neural do fluxo coronariano, 389
Regurgitação
- do conteúdo luminal, 509
- valvar, 407
Reidratação oral no tratamento das doenças diarreicas, 500
Relação
- comprimento-tensão, 329
- de Frank-Starling, 415, 421
Relaxamento isovolumétrico, 323
Relaxantes musculares, 259
Remodelação óssea, 583, 584
Renina, 157, 162, 346, 493, 558, 615
Repolarização, 16, 294
- da célula, 295
- transitória, 296
Reprodução das aves domésticas, 695
Reserva
- circulatória coronariana, 389
- coronariana, autorregulação e, 389
- lusitrópica, 326
Resfriamento evaporativo, 443
Resíduos no leite, 690
Resistência, 278
- ao fluxo de ar, 212
- pós-capilar, 359
- vascular, 284
- - periférica total, 414
- - pulmonar, 373, 376
- - sistêmica, 284
Respiração
- abdominal, 199
- agrupada, 227
- complementar, 224
- consumo metabólico da, 212
- controle
- - humoral da, 225
- - voluntário da, 225
- costal, 199
- de Cheyne-Stokes, 227
- e locomoção, 438
- estados da, 200
- fatores associados à, 199
- nas aves, 236
- no equilíbrio acidobásico, 225
- ofegante, 146, 232
- periódica, 227
- regulação da, 223
- tipos de, 199

722 Índice Alfabético

Resposta(s)
- ao exercício, 228
- barorreflexas do seio carotídeo, 350
- circulatórias integradas no nível central, 355
- compensatórias à insuficiência cardíaca, 421
- consensual, 64
- de amortecimento da artéria hepática, 398
- de luta ou fuga, 621
- direta, 64
- hormonais, 444
- indireta, 64
- integrada à hemorragia, 354
- lentas, 294
- miogênica, 387
- neuro-humoral à insuficiência cardíaca, 422
- rápidas, 294
- renal à insuficiência cardíaca, 422
- vasoconstritora hipóxica pulmonar, 373
Retenção da placenta em vacas leiteiras, 570
Retículo, 505
- sarcoplasmático, 256, 287, 315
Reticulócitos, 118
Reticuloperitonite traumática, 510
Retificador tardio, 297
Retina, 57
Retinaldeído, 533
Retinol, 533
Retinopatia hipertensiva, 417
Reto, 514, 516
Retorno da água tubular, 171
Retorno venoso, 278
Retração do coágulo, 126
Retroalimentação
- negativa, 604, 605
- positiva, 605
- tubuloglomerular, 162
Rhizoctonia leguminicola, 457
Riboflavina, 542
- deficiência de, 542
- função, 542
Rigidez, 262, 270
- cadavérica, 262
Rigor mortis, 262
Rins, 135
- anatomia macroscópica dos, 153
- função renal nas aves, 186
- inervação do, 157
Ritmo
- cardíaco, efeitos de, 329
- de galope, 406
RNA polimerase, 571
Rodenticida anticoagulante, 539
Rodopsina, 57, 58, 59, 533
Ronqueira, 382
Ronronar, 233
Roseta de Fürstenberg, 676, 692
Rubriblasto, 118
Ruídos adventícios, 202
Rúmen, 505
- absorção dos ácidos graxos voláteis através da parede do, 508
- fermentação no, 506
- fungos e protozoários no, 507
Ruminação, 511
Ruminantes
- fisiologia digestiva, 505
- microbiologia intestinal dos, 505

S

Sabor
- doce, 46

- salgado, 46
Sacarase, 495, 518
Sacos aéreos, 239
Sáculo, 76, 81
Sal(is)
- biliares, 474
- toxicidade do, 558
Saliva, 45, 452
- na digestão, 467
Samambaia-macho, 543
Sangue
- cor do, 110
- do *shunt*, 215
- no glomérulo, distribuição do, 159
- pH do, 111
- prevenção da perda de, 122
- viscosidade do, 283
Sarcolema, 254
- interno, 287
Sarcômero(s), 255, 286
- comprimento do, 315
Sarcotúbulos, 256
Secreção(ões)
- acidobásica, 483
- biliares, 473, 517
- da glândula mamária, 679
- das células das criptas, 478
- de cloreto, sódio e água, 478
- de IgA secretora, 482
- de ocitocina, 687
- do estômago fúndico, 468
- do leite, 674, 682
- - dos componentes, 684
- e digestão, 517
- esofágicas, 517
- gástricas, 467
- ingluviais, 517
- intestinais, 517
- pancreáticas, 517, 518
- salivares, 452, 517
- tubular, 165
Secretina, 453, 462, 502, 518
Sede, 107, 174
- alívio da, 107
- estímulo para a, 107
Sedimentação, 230
Segmento inicial, 4
Segundo mensageiro, 601
Seio
- aórtico, 385
- carotídeo, 349
- coronariano, 386
- de Valsalva, 385
Selênio, 569
- acumuladoras de, 570
- deficiência de, 570
- intoxicação, 570
Sêmen, 641
- criopreservação do, 699
Septo(s), 636
- interatrial, anomalia do, 410
- interventricular, anomalia do, 410
- nasal, 196
Serotonina, 11, 23, 115, 379
Shunt, 207
Silicose, 232
Símbolo pH, 111
Simpatólise funcional, 395
Sinais
- somatossensoriais, 31
- viscerossensoriais, 31
Sinapse(s), 23

- elétrica, 23
- excitatórias, 15
- inibitórias, 16
- neuromuscular, 26, 27, 28
- química, 23
Sincício
- funcional, 269, 286
- morfológico, 286
Síndrome(s)
- de Cushing, 415
- de Horner, 52, 89
- de incoordenação por *Phalaris* dos ruminantes, 563
- de resposta inflamatória sistêmica (SRIS), 425
- de urolitíase felina, 557
- do fígado gorduroso em aves, 528
- hipomagnesêmicas de gado bovino e ovelhas, 556
- semelhante à polioencefalomalacia, 561
- urológica felina, 182
Sinusoide(s), 398
- hepático, 473
Siringe, 197
Sistema(s)
- arterial, 278
- auditivo, 48
- canalicular aberto, 124
- cardiovascular, 277, 430
- - efeitos
- - - adrenérgicos no, 342
- - - muscarínicos no, 341
- complemento, 116
- da calicreína-cinina, 348
- da Na+/K+-ATPase, 178
- da vasopressina, 347
- de "luta ou fuga", 87
- de "repouso e digestão", 87
- de ADH-sede, 177
- de baixa resistência e de baixa pressão, 372
- de contracorrente, 147
- de ductos excurrentes, 646
- de *feedback* negativo, 350
- de membrana das células cardíacas, 315
- de troca por contracorrente, 170
- de túbulos transversos, 287
- defesa imune, 691
- endócrino, 599
- gustatório, 42
- imune, 679
- límbico, 44
- linfático, 368
- mononuclear fagocitário (SMF), 115
- motor, 66
- multiplicador por contracorrente, 168
- muscular, 439
- nervoso
- - autônomo, 3, 86, 267, 457
- - - e tubo gastrintestinal, 455
- - - inervação do coração pelo, 331
- - - inervação do sistema cardiovascular pelo, 340
- - - organização do, 86
- - central, 3
- - - ambiente extracelular do, 8
- - entérico, 454
- - parassimpático
- - - controle do coração pelo, 334
- - - inervação do tubo gastrintestinal pelo, 455
- - - parte sacral do, 91
- - periférico, 3
- - simpático, 341
- - - controle do coração pelo, 332

Índice Alfabético · 723

- - - inervação do tubo gastrintestinal pelo, 457
- olfatório, 42
- porta, 278
- - hipotálamo-hipofisário, 606, 659
    renal, 187
- renal, 153
- renina-angiotensina-aldosterona, 175, 190, 346, 415
- reprodutor feminino, 651
- respiratório, 134, 195
- - exercício e, 436
- reticuloendotelial, 379
- sarcotubular, 256
- simpaticoadrenal, 444
- somatossensorial, 35
- T, 287
- tampão
- - de bicarbonato, 133
- - de fosfato, 134
- - químico, 133
- transdutores com cateter sólido, 433
- urinário, anatomia macroscópica, 153
- vascular, 110
- venoso, 278
- vestibular, 76
- viscerossensorial, 35
- visual, 56
Sístole, 320
- atrial, 323
Sobrecarga
- de pressão, 421
- de volume, 421
Sódio, 177, 444, 490, 557
- absorção de, 164
- concentração de, 177
- deficiência prolongada de, 558
- homeostasia do, 558
- secreção de, 478
- toxicidade, 558
Solução(ões)
- hipertônica, 102
- hipotônica, 102
- isotônica, 102
- propriedades físico-químicas das, 99
- tonicidade das, 101
Som respiratório, 202
Soma, 4
Somação
- de ondas, 262
- de potenciais graduados, 16
- de unidades motoras, 262
- espacial, 16
- temporal, 17
Somatomedina
- A, 607
- C, 607
Somatostatina, 607, 625
Somatotrofina bovina recombinante, 688
Somatotropina, 606
Sons
- pulmonares, 202
- sistólicos, 406
- transitórios, 403
Sopros, 403
- cardíacos, 407
- contínuos, 412
- diastólicos, 411
- - inocentes, 412
- sistólicos, 408
- - funcionais, 410
Submucosa, 475
Substância(s)

- autócrinas, 346
- branca, 4
- cinzenta, 4
- endócrinas, 346
- fundamental amorfa, 104
- intercelulares, 104
- parácrinas, 346
- quimiotáticas, 113
- trilaminar, 247
- vasoativas, 379
Substrato no cavalo em atividade física, 442
Succinilcolina, 259
Suco gástrico, 483
Sulfa, 539
Sulfonamidas e, 541
Suor, composição do, 444
Superfície lisa do endotélio, 127
Superóxido dismutase, 563
Suplementos vitamínicos, 447
Surfactante(s), 210, 247
- alterações no, 212
Suspiro, 199, 224

T

Tálamo, 38
Tamanho da partícula, 231
Tampão
- hemostático secundário ou coágulo, 124
- plaquetário, 124
Tamponamento cardíaco, 286
Tapetum lucidum, 57
Taquicardia, 380, 423
- sinusal, 308
Taquipneia, 200
Taurina, 474
Taxa
- de difusão, 207
- de filtração glomerular, 159, 162, 188
Teca
- externa, 660, 701
- interna, 660, 701
Tecido
- adiposo, 626
- - branco, 148
- - marrom, 147, 148
- cavernoso, 642
- erétil, 642
- linfoide associado à roseta de Fürstenberg, 692
- parabronquial, 239
- - neopulmonar, 239
- - paleopulmonar, 239
Técnica
- de diluição de indicador, 327
- oscilométrica, 282
Telmisartana, 419
Temperatura, 32
- corporal, 144, 330
- crítica, 147
- diurna, 144
- retal, 144
Tempo
- de sobrevida dos eritrócitos, 119
- de trânsito, 377
Tensão(ões)
- dos gases sanguíneos e equilíbrio acidobásico, 438
- superficial, 210
Teoria
- da oxidação hepática, 528
- de Bowman-Heidenhain, 181
- moderna da formação da urina, 181

Terminações
- anuloespirais, 34
- em "borrifador de flor", 34
- nervosas
- - encapsuladas, 31
- - livres, 31, 32
- primárias, 34
- secundária, 34
Termorreceptores, 31, 246
Termorregulação e equilíbrio hídrico, 443
Teste(s)
- de coagulação, 127
- de fragilidade osmótica, 103
- de posicionamento proprioceptivo, 40
- de supressão com dexametasona, 619
Testículos, 636, 697
- descida dos, 640
- regulação endócrina dos, 698
Testosterona, 347, 646
- funções da, 647
Tetania, 262, 271, 551
- da lactação, 554, 557
- da primavera, 557
- das pastagens, 556, 557, 561
- do inverno, 557
- do leite, 557
- do transporte, 557
- puerperal, 259, 272
Tétano, 271
Tetra-hidrofolato metiltransferase, 562
Tetralogia de Fallot, 410
Tetratiomolibdato, 563
Tetrodoxina, 20
Tiamina, 542, 561
- deficiência de, 543
- função, 542
Tiaminases, 543
Timpanismo, 510
Tiouracilas, 613
Tireocalcitonina, 610, 614
Tireoide, função da, 610
Tireoidite autoimune, 613
Tirosina, 10, 23
Tirosinase, 563
Tirosinoquinase, 603
- receptores de, 602
Tiroxina, 338
Tobramicina, 52
Tocoferóis, 537
α-tocoferol, 537
Todo-*trans*-retinol, 532
Tolerância
- ao exercício, 446
- hipoxêmica, 245
Tonicidade das soluções, 101
Tônus, 264, 267
- basal, 362, 387
- microvascular, 362
- miogênico, 387
- muscular, manutenção do, 72
- vascular, 280
- - de origem miogênica, 362
- vasomotor, regulação do, 378
Toque, 32
Tornozelo, 73
Toxemia da prenhez, 528
Toxicidade, 534, 539, 570
- da vitamina
- - A, 534
- - D, 536
- - E, 538
- de cálcio, 553

- de cloreto, 559
- do cobalto, 563
- do cobre, 564
- do cromo, 562
- do enxofre, 561
- do ferro, 568
- do fósforo, 555
- do iodo, 566
- do magnésio, 556
- do manganês, 569
- do mercúrio, 573
- do molibdênio dietético, 569
- do potássio, 560
- do sal, 558
- do zinco, 572
Toxina da cólera, 481
Trabéculas, 636
Transaminação, 629
Transcitose, 684
Transdução
- de estímulo, 34
- - auditivo, 49
- - gerado pelo receptor, 34
- - gustatório, 46
- - olfatório, 43
- - vestibular, 78
- de sinal(is), 601
- - parassimpático, 29
- - simpáticos, 29
- - visuais, 59
Transdutor eletrônico, 281
Transferrina, 119
Transmissão sináptica, 26
- na sinapse neuromuscular, 28
Transplante de pulmão, 373
Transportadores de recaptação, 334
Transporte
- ativo, 13, 100
- - através da membrana celular, 487
- da urina até a bexiga urinária, 181
- de água, 165
- - e solutos de reabsorção não ativa, 165
- de dióxido de carbono, 219
- de oxigênio, 216
- do leite, 675
- do ovócito e dos espermatozoides, 666
- epididimal, 646
- máximo, 166
- mucociliar, 247
- paracelular, 684
- - de Ca^{2+}, 492
- - de HPO_4^-, 493
- - de K^+, 491
- - *versus* transcelular, 489
- pela membrana
- - apical, 490, 491
- - basolateral, 490, 491
- transcelular
- - de Ca^{2+}, 492
- - de HPO_4^-, 493
- - de K^+, 491
- tubular, 163
Traqueia, 198, 237
- aviária, 237
Trato(s)
- corticoespinal, 67
- - lateral, 67
- - ventral, 67
- corticonuclear, 66
- corticopontino, 66
- espinomedular, 38
- espinotalâmico, 36, 38

- extrapiramidal, 69
- gastrintestinal, 90
- genital tubular, 654
- piramidal, 69
- reprodutivo, anatomia do, 699
- reticuloespinal
- - bulbar, 68
- - pontino, 67, 94
- vestibuloespinais, 82
Treinamento físico e capacidade de transporte do oxigênio, 430
Tremores intencionais, 70
Trevo-doce, 127, 539
Tríade, 257
- portal, 473
Tricarbalilato, 557
Trifosfato
- de adenosina (ATP), 442
- de inositol (IP_3), 43
Triglicerídios, 498, 523, 526, 628, 685
Tripsina, 518
Tripsinogênio, 517
Triptofano, 10
Troca gasosa, 242, 372
- e mergulho, 245
- voo e altitude, 242
Trocador por contracorrente, 168
Trombina, 124, 127
- geração de, 125
Trombócitos, 123
Trombomodulina, 123, 127
Tromboplastina, 125
Trombostenina, 126
Tromboxano, 347
- A_2, 124, 348
Tropomiosina, 259, 286
Troponina, 259, 286
Tubas
- auditivas, 514
- uterinas, 654
Tubo digestório, 514
Túbulo(s)
- coletor(es), 153
- - cortical, 156
- de armazenamento de esperma, 701
- distal, 156, 171
- dos néfrons, 156
- seminíferos, 620, 636, 697
- T, 256, 265
Tumor(es)
- da glândula adrenal, 619
- da tireoide, hormônios tireoidianos, 614
- hipofisário somatotrópico, 609
- hipofisários, 619
Túnica
- albugínea, 636, 652
- dartos, 639
- fibrosa, 56
- íntima, 365
- mucosa do intestino delgado, 475
- muscular, 476
- neuroepitelial, 56
- serosa, 476
- vascular, 56

U

Úlceras, 471
Ultrafiltrado de plasma, 161
Ultrapassagem, 16, 19
Ultrassonografia, 669
Unidade(s)

- de medida, interconversão das, 103
- de remodelação óssea, 584
- lobulares ductulares terminais, 681
- motora, 28, 71, 258
- neurovascular, 392
Úraco, persistência do, 668
Ureia, 183, 447
- excreção de, 189
- papel da, 169
Ureter, 153
Uretra, 153, 182
Urina, 518
- componente nitrogenado da, 183
- composição da, 183, 189
- concentração de, 171, 188
- consistência, 183
- cor da, 183
- das aves, 190
- densidade específica da, 183
- dos mamíferos, 182
- formação da, 159, 188
- incapacidade de concentração da, 172
- odor da, 183
- ureteral, modificação da, 190
Urobilina, 119, 183
Urobilinogênio, 119, 183, 473
Uródio, 516
Urólitos, 557
Útero, 655
- grávido, 655
Utrículo, 76, 81
Uveíte equina, 542

V

Vaca
- caída por fósforo, 555
- leiteira, 526
Vagina, 655, 701
Valina, 10
Valvas
- atrioventriculares, 285, 320
- cardíacas, 285
- mitral, 434
- semilunares, 285
- tricúspide, 434
Válvula(s)
- aerodinâmicas, 241
- expiratórias, 241
- inspiratórias, 241
- porta renal, 188
- semilunar, 320
- vesicoureteral, 181
Varfarina, 539
Varicosidades, 267
Vaso(s)
- bronquiais, 373
- de capacitância, 360
- de resistência, 359
- de *shunt*, 360
- de troca, 360
- deferente, 638
- elásticos de condução, 359
- linfáticos, 232
- pulmonares, 372
- retos, 168, 187
- sanguíneos, 87
Vasoconstrição, 363
- hipóxica, 215
Vasodilatação, 362
- ativa, 343
- cerebral

- - induzida pela hipercapnia, 391
- - mediada pela hipoxia, 391
- conduzida, 364, 395
- de início rápido, 394
Vasopressina, 171, 338, 347, 622
Veia(s)
- cardíacas mínimas, 438
- porta, 398, 473
- pulmonares, 198
Velocidade
- de condução, 20
- sanguínea, 282
Ventilação
- alveolar, 431
- controle, 245
- - neural da, 224
- do espaço morto, 214
- e perfusão, 215
- exercício e, 436
- minuto, 214
- pulmonar, 214
- total, 214
Ventre rebaixado, 669
Ventrículo(s), 284, 285, 515
- direito, 372
Vênulas pós-capilares, 367
Vesículas pinocitóticas, 9
Vestíbulo vaginal, 655
Vetores integrados, 306
Via(s)
- anticoagulante da proteína C, 127
- auditivas
- - ascendentes, 52
- - centrais, 52
- barorreflexas arteriais, 349
- central(is)
- - da gustação, 46
- - do olfato, 43
- da ciclo-oxigenase (COX), 347
- da gordura do leite, 684
- da lipo-oxigenase, 348
- da membrana, 684
- de ativação por contato, 125
- de Golgi, 684
- do fator tecidual, 125
- dos sinais visuais, 62
- gliconeogênicas, 540
- para a formação de trombina, 125
- paracelular, 684

- respiratórias
- - para os pulmões, 195
- - superiores, depuração das, 231
- sensoriais ascendentes, 36
- vestibulocular, 82
Vibração, 32
Vibrio cholerae, 481
Vilosidades, 475
Visão, 56
Vísceras
- abdominais, 90
- pélvicas, 90
- torácicas, 89
Viscosidade
- do plasma, 430
- do sangue, 283
Vitamina(s), 447
- A, 532
- - deficiência de, 534
- - - em aves criadas em gaiolas, 534
- - - em tartarugas, 534
- - estado da, 534
- - funções, 533
- - toxicidade da, 534
  B, 540, 542
- B_1, 542
- B_2, 542
- C, 543
- - deficiência de, 544
- D, 179, 535
- - deficiência de, 536
- - função, 535, 536
- - intoxicação por, 537
- - necessidades de, 536
- - no cavalo e no coelho, 537
- - toxicidade da, 536
- D_2 *versus* vitamina D_3, 537
- deficiência de, 539
- E, 537
- - deficiência da, 538
- - e mastite em vacas leiteiras, 538
- - função da, 537
- - toxicidade, 538
- - função, 538
- hidrossolúveis, 165
- K, 538, 539
Vitelina, 699
Volume(s)
- corpuscular médio, 119, 430

- corrente, 203
- de LEC, 174
- de reserva
- - expiratório, 203
- - inspiratório, 203
- diastólico final, 319
- - aumento do, 433
- globular ou hematócrito, 429
- minuto respiratório, 214
- mitocondrial, densidade de, 440
- plasmático, 111, 104
- pulmonares, 203
- residual, 203
- sanguíneo, 111, 278, 430
- - distribuição do, 280
- - exercício e, 434
- - expansão do, 176
- - pulmonar, 375
- - *versus* peso corporal, 278
- sistólico, 281, 318, 414
- - exercício e, 432, 434
- - final, 319
Vômito, 461, 462
Vulva, 655

X

Xeroftalmia, 534
Xilocaína, 20

Z

Zinco, 571
- absorção de, 571
- deficiência de, 572
- - genética dos bovinos e Malamutes, 572
- toxicidade do, 572
Zona
- de calcificação provisória, 582
- de gatilho, 15, 20
- - quimiorreceptora, 461
- de hipertrofia, 582
- de maturação, 582
- de proliferação, 582
- fasciculada, 615
- glomerulosa, 615
- reticular, 615
Zônulas de oclusão, 9